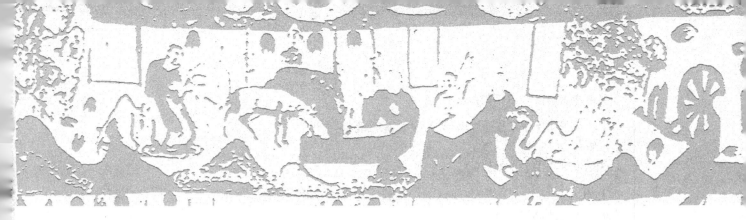

# 中药生制饮片
# 临床鉴别应用

主　编　贾天柱

副主编　许　枬　丁安伟　赵荣华　胡昌江　孙立立
　　　　高　慧　张振凌　窦志英　陈晓霞

编　委（按姓氏笔画排序）
　　　　丁安伟　才　谦　史　辑　许　枬　孙立立
　　　　刘鸣昊　李　群　张　凡　张会敏　张　丽
　　　　张振秋　张振凌　陈晓霞　林桂梅　罗琛艳
　　　　周　倩　单国顺　赵荣华　胡昌江　俞　捷
　　　　姜　丽　贾天柱　徐　钢　高　慧　窦志英
　　　　熊　瑞　鞠成国

摄影及图像处理　张　凡

人民卫生出版社

**图书在版编目（CIP）数据**

中药生制饮片临床鉴别应用/贾天柱主编.—北京：人民卫生出版社，2015

ISBN 978-7-117-20245-9

Ⅰ.①中…　Ⅱ.①贾…　Ⅲ.①饮片-临床应用②饮片-辨析　Ⅳ.①R283.3

中国版本图书馆 CIP 数据核字（2015）第 037993 号

| 人卫社官网 | www.pmph.com | 出版物查询，在线购书 |
| 人卫医学网 | www.ipmph.com | 医学考试辅导，医学数据库服务，医学教育资源，大众健康资讯 |

**中药生制饮片临床鉴别应用**

主　　编：贾天柱

出版发行：人民卫生出版社（中继线 010-59780011）

地　　址：北京市朝阳区潘家园南里 19 号

邮　　编：100021

E - mail：pmph @ pmph.com

购书热线：010-59787592　010-59787584　010-65264830

印　　刷：北京汇林印务有限公司

经　　销：新华书店

开　　本：889×1194　1/16　印张：51　插页：16

字　　数：1580 千字

版　　次：2015 年 9 月第 1 版　2015 年 9 月第 1 版第 1 次印刷

标准书号：ISBN 978-7-117-20245-9/R·20246

定　　价：155.00 元

**打击盗版举报电话：010-59787491　E-mail：WQ @ pmph.com**

（凡属印装质量问题请与本社市场营销中心联系退换）

　　《中药生制饮片临床鉴别应用》一书主要是为临床医生提供生、制饮片处方区分使用依据的专著，同时为中药工作者和研究生、本科生提供参考。其成书依托于我们承担的国家中医药行业专项课题"19种生熟异用饮片临床规范使用研究"（编号：201107007）。该课题是2011年按照国家中医药管理局"中药炮制研究重心前移"的指示，将炮制研究成果紧密联系临床，为临床服务的精神而立的。重点针对饮片生熟不分、生熟混用、随意替代等现象，深入研究饮片炮制前后的性状与药性、化学成分与药理作用变化等内容，进一步找出生、制饮片的各种差异，为临床的合理应用提供科学依据。

　　课题由辽宁中医药大学主持，南京中医药大学、天津中医药大学、成都中医药大学、山东省中医药研究院、云南中医学院、河南中医学院、大连大学、大连化学物理研究所参加，进行了深入细致的研究。研究品种：①生泻熟补：何首乌、地黄、决明子、五味子、黄芪、桑螵蛸；②生行熟止：蒲黄、茜草、延胡索；③生峻熟缓：大黄；④生燥熟补：白术、苍术、人参；⑤生打熟补：三七；⑥生散熟疏：柴胡；⑦生祛湿、熟壮阳：巴戟天、淫羊藿；⑧生杀虫、利水，熟止咳：百部、桑白皮。

　　课题组还就生熟易混饮片对全国主要的省、市、县各级医院，药店，饮片厂等进行了调查，编者亲自调查了几家北京的大医院，饮片厂以及一些地方医院。调查发现省级以上及三甲医院用药比较规范，炮制品种全，基本没有随意替换现象。但小医院的炮制品根本不全，随意替用现象严重，如生、炒酸枣仁功用相近，但仍有用生酸枣仁醒睡的，药房没有生酸枣仁时就付炒酸枣仁，其不知越睡越多也；更有甚者，药房没有炒薏苡仁竟然让患者自己回家炒；多数种子类饮片不捣碎就给患者入煎剂等。这些现象都是促成本书编写的要因。

　　"饮片入药、生熟异治"是中药的一大特点，但是近年却有所忽略。原因是多家中医院校的中医专业没有开设中药炮制学课程，使得年轻中医对炮制和饮片临床生熟异用情况了解较少，加之关于饮片生熟异用方面的参考书也很少，故此，急需编写一本能反映生熟饮片研究成果和应用的好书。在课题中期检查时，有专家认为课题研究内容很好，正是临床所需要的内容，有必要整理编写专著。于是，编者有了将课题内容在原来编写《鉴别手册》的基础上扩展出书的想法，通过总结该课题的研究成果，同时整理各承担者近年的研究内容，加上国内外研究文献的融入——此书诞生了。

　　本书编写以临床常用中药为主，收载生饮片205种，加上其炮制品将近500种饮片，基本涵盖了临床常用饮片。编写宗旨是为临床服务，切忌从书到书，拾人牙慧，粗制滥造。书中有多处创新点：首次采用生制饮片对照、鉴别使用列表形式进行比较，并逐项进行注释，是本书的第1个亮点。但对于临床医生关注度不高的内容未加注释，如检查和浸出物等。增加了药物代谢、不良反应和毒性等内容，直接注释。对生制饮片的化学成分、薄层和液相的差别及含量测定等做了简单注释，供临床医生参考，因为化学成分是饮片治病的物质基础。对临床医生关注度高的药理作用进行了较为详细的注释。

首次从化学成分和药理作用变化等方面结合药性和功用来论述炮制作用，开创了炮制作用解析的新模式，是本书的第 2 个亮点。

首次将生制饮片纳入不同复方进行比较研究，继而将方中的生、制品互换来深入研究其差别，从复方的角度阐释生制饮片作用的异同，是本书的第 3 个亮点。

首次对生制饮片的功能主治、化学成分和药理药效关系进行归纳，并形成框图，使应用者对炮制的变化与功效和药理作用的关系一目了然，便于选择和区分使用生制饮片，是本书的第 4 个亮点。

新炮制理论的提出，是本书的第 5 个亮点。如白术的炮制理论"减酮减燥、增酯增效"；柴胡的炮制理论"生解表，原油原苷；制疏肝，减油转苷"等。

为了便于应用，本书仍按中药学功效以生品分类，又为了方便比较，炮制品一般不单列，亦不列入目录，但在对照表和注释中均对生品和炮制品进行比较，利于鉴别应用。在索引中同时列入生制饮片，便于查阅。同时将常用的生制饮片彩色图片列于书后，便于参考。

中药炮制在临床上发挥着不可替代的减毒存效、减毒增效或减副增效作用。这些作用的发挥是因为炮制过程中存在着非常复杂的化学变化，化学成分有升高也有降低的，有转化的也有没变化的，总之炮制所致饮片化学成分的变化是极其深奥的，还需要长期的、艰苦的深入研究，才能全面揭示炮制的原理。只有当炮制原理清晰并建立新炮制工艺的时候，炮制的特色才能变成优势。我们将继续遵循"禀雷公之法，扬炮制精华"的宗旨，进行探索与创新。非继承无以创新，非创新无以发展。相信经过几代人的共同努力，中药炮制学科一定会开创出新的道路。

本书颇具创新点，属于大胆的尝试，甚至有牵强之处，但意在抛砖引玉，推动中药炮制学科的进步。

本书由贾天柱、许枬、高慧、史辑、鞠成国、陈晓霞、林桂梅、张凡统稿及校对。附录由鞠成国整理。感谢国家中医药管理局的课题立项和经费支持，感谢陆建伟、孙丽英等悉心指导。感谢课题论证、运行和验收的专家。编者团队在出色地完成课题研究任务之外，还成就了本书的编写出版，实为投桃报李之作。

感谢所有课题承担者及其单位，感谢本书编写者付出的劳动，感谢本书引用文献的作者。

时间紧迫，水平有限，错漏之处在所难免，恳切祈望同道和读者提出宝贵意见。

贾天柱

2015 年 6 月大连

# 目 录

## 总 论

## 各 论

# 总 论

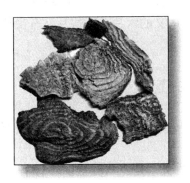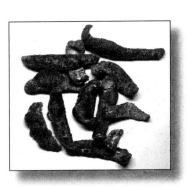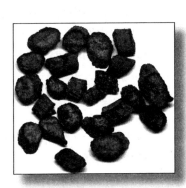

# 第一章

## 中药生制饮片的概念

### 一、中药饮片的定义

中医临床汤剂普遍使用的配方原料统称为饮片，即中药调剂室的所有植物、动物、矿物药。因为最早的饮片是用牙咬的，所以称"咬咀"。后以刀代之，仍称为"咀片"，不忘本源也。即使是在今天，仍有"咀片"之称谓。据考证宋代就有"生药饮片、熟药圆散"之说，为什么叫饮片呢？片是药材切制的形状，饮者喝也，也就是古代把这种植物性药材切成片状专入汤剂，并供患者服用的原料称为"饮片"，这就是狭义的饮片。后来不只入汤剂，配方原料也不只是植物性药材切制成的片了，还包括动物、矿物等不同形状的中药，也都统称为"饮片"，这就是广义的饮片。因此，狭义饮片的定义是"将药材软化切制成不同的形状，如片、段、丝、块等，干燥而成的配方原料"。

2010年版《中国药典》炮制通则中饮片的定义："药材凡经净制、切制或炮炙等处理后，均称为饮片；饮片是中医临床调剂及中成药生产的配方原料。"凡例中饮片的定义："系指药材经过炮制后可直接用于中医临床或制剂生产使用的处方药品。"这两者均指广义的饮片。而饮片又有生饮片、熟饮片和制饮片的不同。

### 二、中药生、熟、制饮片的定义

当我们熟悉了饮片的概念后，就要问什么是生饮片？什么是熟饮片？什么是制饮片？需要从根本上弄清楚其内涵。

中药有三大支柱，即中药材、中药饮片和中成药。三者的关系是：药材是农产品，不能直接用于临床，未经炮制并具有完整的原形，是饮片的原料；饮片是经过炮制的产品，是中医临床的处方药，更是中成药的原料。三者是递进的依存关系，药材炮制得到饮片，饮片经制剂过程得到中成药。

单纯经过净制或软化切制的饮片称为"生饮片"，化学成分与药材是一致的，只存在量变，不存在质变。

经过加热炮炙处理的饮片称为"熟饮片"，如经过炒、炙、煅、蒸、煮、燀等法炮制的饮片。因其加热程度较重或受热时间较长，其化学成分与药材不尽相同，量变或质变比较明显，熟饮片的药性和功用与生饮片比较都存在明显不同。

明确了生饮片和熟饮片的概念后，制饮片的概念就不难理解了。制饮片是个广义的概念：凡是经过炮制（加热或不加热处理）的饮片统称为"制饮片"。化学成分与药材不尽相同，有量变或质变存在。显然制饮片包括所有经加热处理的熟饮片和非加热处理的生饮片，如水飞、发芽等。当制饮片只等于非加热处理的生饮片时，其化学成分与药材基本是相同的，或仅存量变。而当制饮片等于熟饮片时，其化学成分与药材就不尽相同了，肯定存在量变或质变。因此，制饮片是生饮片和熟饮片的总和。换言之，能直接用于临床的饮片都是制饮片，但业内还是习惯把仅经净制或切制过的饮片称为生饮片。

　　生饮片是相对熟饮片而言，实质上生饮片属于制饮片的一类，因为经过了净制或切制。净制、切制和炮炙是中药炮制的三个重要组成部分。

　　弄清楚生饮片、熟饮片和制饮片的概念及相互关系后，我们来看一下书名《中药生制饮片临床鉴别应用》，可能有人要问，生饮片也属于制饮片，为什么还说是生制饮片临床鉴用呢？因为生饮片虽然包括于制饮片中，但严格说它只是经过净制或切制而成的，是没有经过加热或其他处理的饮片，也是相对于熟饮片而存在的。但熟饮片并不能包括所有的制饮片，因为还有很多制法的饮片还没达到熟的程度，如净制、切制、发芽、发酵、水飞、提净、制霜等。如果叫生熟饮片临床鉴用，则不能包含上述方法炮制的制饮片。所以，为了全面反映生饮片与所有炮制过的饮片的差别，命名为《中药生制饮片临床鉴别应用》。"鉴用"就是为生、制饮片临床鉴别使用提供依据，找出生、制饮片的各种差别，以指导临床上的准确使用。

## 三、饮片与药材的区别

　　弄清了生饮片、熟饮片和制饮片的差别与关系后，接着要弄清的是饮片和药材的差别，尽管上边已经明确药材是饮片的原料。

　　饮片和药材本该是很好区别的两种物质，但有些时候却也容易混淆。原因就是有些药材经过净制后外形和色泽等并没有多大变化，也可以直接用于临床。

　　那么饮片和药材究竟怎么区别呢？首先来看一下药材的定义。徐国钧等《中国药材学》中药材的定义："是指经过简单加工而未精制的天然药物，包括植物药、动物药、矿物药。药材既可以切制成饮片，供调配中医处方煎服，或磨成细粉服用；又是供中药厂生产成方制剂或制药工业提取有效化学品的原料药。"[1]目前中成药生产按《中国药典》要求，也应该用饮片。

　　有的药材与饮片原形和色泽均相同，经过净制可直接用于临床。如花类药材之菊花、红花、月季花等，虽然外形和颜色均无变化，但经过炮制的第一个环节——净制，并可直接用于临床，所以它就可以称为饮片了。

　　因此，区别饮片和药材的标准就是炮制与否，能否直接用于临床，经过炮制，可用于临床，那就是饮片。

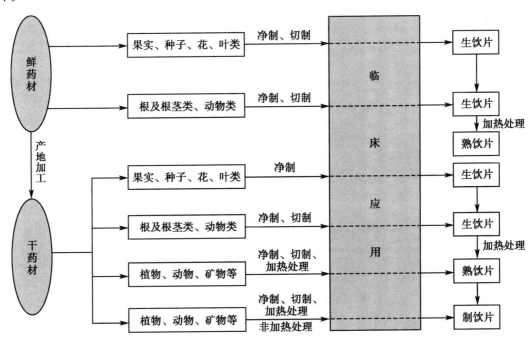

**图 1-1　药材与生、熟、制饮片关系图**

换句话说，凡是可以直接用于临床调剂配方的中药都是饮片，而果实、种子类药材则有"逢子必炒""逢子必破"的说法，这样才能用于临床。

（贾天柱）

───────────── ▶参　考　文　献◀ ─────────────

［1］徐国钧，何宏贤，徐珞珊，等，《中国药材学》. 北京：中国医药科技出版社，1996.

# 第二章

# 中药传统炮制理论

　　中药炮制之所以能发展到今天，就是因为它有独特而系统的理论体系和应用形式。中药炮制品即饮片的应用形式主要入汤剂，其特点是复方配伍。中药炮制的理论最早见于汉代《神农本草经》的七情相制论；继而有汉代张仲景《金匮玉函经》的净制理论；元代王好古《汤液本草》的酒制理论；元代葛可久《十药神书》的炭药止血理论；明代李时珍《本草纲目》的升降浮沉变化论；明代傅仁宇《审视瑶函》的中药生熟论；明代李梴《医学入门》的炮制论；明代陈嘉谟《本草蒙筌》的切制理论、贮藏理论、辅料作用论；清代张仲岩《修事指南》的炮制论；清代徐灵胎《医学源流论》的中药制药论。正是这些炮制理论一直指导着中药炮制的生产和研究。

　　《修事指南》的炮制论概括了炮制的重要性和基本制法："药有生熟，制有修事，乌得卤莽决裂，概言咀片可用也。近世用药，畴无修治，惜不得其传。曷不思药草创于神农，炮制始于雷敩，若不宗神农本经，安知药草之精良，不遵雷敩修事，安知炮制之真妙也。夫药性出自本草，炮制亦出自本草，使夫本草参彻，何愁药性不灵，炮制不效耶，其不效者，皆由炮制之不的，始于后人谬撰汤头药性，托名雷公炮制，及检阅斯书并无炮制之说，以致炮制不明，药性不确，则汤方无准，而病症不验也。予因检本草，知雷公始创制度，时珍辈增补修事，有时以物制药者，有时以药制药者，有时以热药而制冷药者，有时良药而制毒药者，有时润药而制燥药者，有时缓药而制烈药者，有时霸药而制良药者，有时泻药而制补药者，有时补泻良霸而各制者。"其中修事、修治即今之炮制；"畴"语助，此处通"愁"；"曷"即"何"；"夫"音"浮"，文言虚词。

## 一、七情相制论

　　《神农本草经》记载："若有毒宜制，可用相畏相杀者，不尔，勿合用也。"[1]首次提出了按七情和合理论进行炮制，用相畏相杀配伍制约中药的毒性，如半夏畏生姜，即生姜可解半夏毒。

## 二、净 制 理 论

　　汉代张仲景《金匮玉函经》提出："或须皮去肉，或去皮须肉，或须根去茎，又须花须实，依方拣采，治削，极令净洁。"强调药用部位的纯正。

## 三、切 制 理 论

　　明代陈嘉谟《本草蒙筌》提出切制理论："古人口咬碎，故称㕮咀，今以刀代之，惟凭剉用，犹曰咀片，不忘本源，诸药剉时，须要得法，或微水渗，或略火烘。湿者候干，坚者待润，才无碎末，片片薄匀，状与花瓣相侔，合成方剂起眼，仍忌剉多留久，恐走气味不灵，旋剉应人，速能求效。"
既提出了㕮咀和咀片的来历，又说明了软化切制的方法。

# 四、贮藏理论

明代陈嘉谟《本草蒙筌》提出贮藏理论："凡药贮藏，宜常提防，阴干，曝干，烘干，未尽去湿，则蛀蚀霉垢朽烂不免为殃……见雨久者火频烘，遇晴明向日旋曝。粗糙旋架上，细腻贮坛中。"

# 五、炭药止血理论

元代葛可久《十药神书》首先提出炭药止血理论："大抵血热则行，血冷则凝……见黑则止。"[2]著名的"十灰散"就是该书的方剂之一。为什么说血见黑止呢？《十药神书》亦解释道："经云，北方黑色，入通于肾，皆肾经药也。夫血者，心之色也，血见黑即止者，由肾水能制心火，故也。"这是古代以五行相克理论来解释血见黑止。其实，还应该用现代科学来系统解释血见黑止的理论。

关于炒炭存性，清代名医陈修园说："今药肆中只知烧灰则变为黑色，而不知存性二字大有深义，盖各药有各药之性，若烧之太过则成死灰无用之物。"

# 六、中药制药论

清代徐灵胎《医学源流论》进一步明确了中药制药理论："凡物气厚力大者，无有不偏；偏则有利必有害。欲取其利，而去其害，则用法以制之，则药性之偏者醇矣。其制之义又各不同，或以相反为制，或以相资为制，或以相恶为制，或以相畏为制，或以相喜为制。而制法又复不同，或制其形，或制其性，或制其味，或制其质……"[3]亦称为传统的制药原则。

相反为制：是指用药性相对立的辅料或中药来炮制，以制约中药的偏性或改变药性。如用辛热升提的酒来炮制苦寒沉降的大黄，能够缓和苦寒之性，使药性转降为升。用辛热的吴茱萸炮制苦寒的黄连，可制其大寒之性。用咸寒润燥的盐水炮制温燥的益智仁，可缓和其温燥之性。此"相反为制"不同于七情的"相反者两不相合也"的含义。

相资为制：是指用药性相似的辅料或中药来炮制，以增强药效，相当于中药配伍中的"相须""相使"。如用咸寒的盐水炮制苦寒的知母、黄柏，可增强滋阴降火作用。用辛热的酒来炮制辛热的仙茅，可增强温肾助阳作用。百合蜜炙可增强其润肺止咳的功效。

相恶为制：是指用某种辅料或中药来炮制，以减弱某些中药的副作用。实际上是中药配伍中"相恶"内容在炮制中的延伸应用。《本草纲目》解释为"相恶者夺我之能也"，即指两种中药合用，一种中药能使另一种中药的作用降低或功效丧失，一般属于配伍禁忌。当中药的某种功能太过或不需要这种功能的时候，可采用相恶的办法来解决。如枳实破气作用过强，可用麸炒的方法来缓和。苍术之燥性，可用米泔水制来缓和。木香辛散理气之性较强，一般忌加热，但当用于实肠止泻时，必加热煨制，以缓和辛散之性，增强止泻之功。

相畏为制：是指用某种辅料或中药来炮制，以制约另一种中药的毒副作用，相当于中药配伍中的"相畏""相杀"。如用生姜来炮制半夏、南星，炮制后可降低半夏、南星的毒性。另外一些辅料，古代医药著作在论述配伍问题时虽未言及，但在炮制有毒中药时常用到它们，因此也应列为"相畏为制"的内容。如用白矾、石灰、皂荚制半夏、南星；蜂蜜、童便、黑大豆、甘草、豆腐制川乌等。

相喜为制：是指五味与五脏的相喜，如酸、苦、甘、辛、咸分别喜入肝、心、脾、肺、肾。因此，入肝经药常用醋制，以引药入肝经，增强疏肝解郁作用。入脾经药常用蜜制，增强健脾益气作用。入肾经药常用盐制，以引药入肾经，增强补肾助阳作用。

制其形：是指通过炮制改变中药材的外观形态。中药材因形态各异，体积较大，不利于调剂和制剂，所以在配方前都要切制成饮片应用。种子类药材常常是通过炒制或碾、捣等方法来改变外形以增加煎出，即"逢子必炒""逢子必破"。

制其性：是指通过炮制改变或增强中药的性能。炮制可抑制中药过偏之性，免伤正气；或增强中药的寒热温凉之性，或改变中药的升降浮沉等性质，满足临床灵活用药的需要。

制其味：是指通过炮制调整中药五味的太过或不及。根据临床用药要求，用不同的辅料炮制，可以改变或增强中药固有的味，以达"制其太过，扶其不足"的目的。

制其质：是指通过炮制改变中药的质地，利于最大限度地发挥疗效。如王不留行炒至爆花，穿山甲砂炒至膨胀鼓起，龟甲、鳖甲砂炒至酥脆，矿物药煅或淬等，既改变了外形，也改变了质地，均有利于煎出有效成分。

## 七、中药生熟论

中药生熟概念的提出最早见于《神农本草经》，在序例中就有"药有酸咸甘苦辛五味，又有寒热温凉四气，及有毒无毒，阴干暴干，采造时月，生熟，土地所出，真伪陈新，并各有法"的陈述。汉代张仲景《金匮玉函经》卷一"证治总例"中也明确指出："有须烧炼炮炙，生熟有定。"总结出中药有生用、熟用之分。明代傅仁宇《审视瑶函》进一步明确了用药生熟各宜论："药之生熟，补泻在焉。剂之补泻，利害存焉。盖生者性悍而味重，其攻也急，其性也刚，主乎泻。熟者性淳而味轻，其攻也缓，其性也柔，主乎补。补泻一差，毫厘千里，则药之利人害人判然明矣……殊不知补汤宜用熟，泻药不嫌生。"[4]形成了中药生熟理论。

## 八、辅料作用论

历代医药学家不仅用辅料炮制药物，还重视辅料对中药药性及功用的影响，不断创造中药炮制新方法、新理论，并用于指导中药炮制品的临床应用，形成了中药炮制学中最为重要的辅料作用论。

元代王好古《汤液本草》中引李东垣"用药心法"有："黄芩、黄连、黄檗、知母，病在头面及手梢皮肤者，须用酒炒之，借酒力以上腾也。咽之下、脐之上，须酒洗之，再下生用。大凡生升熟降，大黄须煨，恐寒则损胃气。至于川乌、附子须炮以制毒也。"说明了酒的作用。

明代李梴《医学入门》也提出："芫花本利水，非醋不能通。绿豆本解毒，带壳不见功。草果消膨胀，连壳反胀胸。黑豆生利水，远志苗毒逢。蒲黄生通血，熟补血运通。地榆医血药，连梢不住红。陈皮专理气，连白补胃中。附子救阴药，生用走皮风。草乌解风痹，生用使人蒙。人言烧过用。诸石火煅红，入醋能为末，制度必需工。川芎炒去油，生用气痹痛。凡药入肺蜜制，入脾姜制，入肾用盐，入肝用醋，入心用童便。凡药用火炮，汤泡煨炒者，制其毒也。醋浸姜制酥炙者，行经活血也。"

明代陈嘉谟《本草蒙筌》的"制造资水火"提出："酒制升提，姜制发散，入盐走肾脏仍仗软坚，用醋注肝经且资住痛，童便制除劣性降下，米泔制去燥性和中，乳制滋润回枯助生阴血，蜜制甘缓难化增益元阳，陈壁土制窃真气骤补中焦，麦麸皮制抑酷性勿伤上膈，乌豆汤、甘草汤渍曝并解毒致令平和，羊酥油、猪脂油涂烧，咸渗骨容易脆断……"[5]首次系统概括了辅料炮制药物的主要作用。

　　酒制升提：指中药用酒炮制可引药上行。

　　姜制发散：指中药用姜汁炮制可取其温经发散之功，增强中药疗效。

　　入盐走肾脏仍仗软坚：指中药用盐水炮制可引药入肾经，更好地发挥其软坚散结的作用。

　　用醋注肝经且资住痛：指中药用醋炮制可以引药入肝经，且有协同疏肝止痛的功效。

　　童便制除劣性降下：指中药用童便炮制可除去中药的毒副作用，引药下行以滋阴降火。

　　米泔制去燥性和中：指中药用米泔水炮制，可除去其温燥之性而增强健脾和胃之功。

　　乳制滋润回枯助生阴血：指中药用乳汁炮制可使其补血润燥之功增强，使血亏所致的形体赢瘦，燥渴枯涸之症得以恢复。

　　蜜制甘缓难化增益元阳：指中药用蜂蜜炮制可借蜂蜜之味甘难溶之性，赋中药以缓急止痛之功，并能增强补中益气及补肾益元之效。

　　陈壁土制窃真气骤补中焦：真气是指东壁土"得太阳频照之功，引真火发生之气"（《得配本草》）。指中药用日久之东壁土来炮制，可借真火发生之气，迅速达到补益中焦脾胃之功效。

　　麦麸皮制抑酷性勿伤上膈：上膈，即膈上，宗气所存之地。指中药用麸皮制药可以缓和中药的燥烈之性，而免伤宗气。

　　乌豆汤、甘草汤渍曝并解毒致令平和：指中药用乌豆汤、甘草汤浸渍，然后日晒，可减缓其毒副作用。

　　羊酥油、猪脂油涂烧，咸渗骨容易脆断：指中药用羊酥油、猪脂油涂烧，容易渗入骨内，易于粉碎。

　　清代张仲岩《修事指南》亦增补了辅料作用论[6]。

　　吴萸汁制抑苦寒而扶胃气：吴茱萸乃大辛大热之品，以其制苦寒之药，可缓解苦寒之性，而免伤胃气。如吴茱萸制黄连。

　　猪胆汁制泻胆火而达木郁：猪胆汁具苦寒之性，清热泻火作用强，当肝胆火盛时可用猪胆汁炮制药，可达清泻胆火而致疏肝解郁之妙用。如《本草纲目》记载黄连"治本脏之火，则生用之；治肝胆之火，则以猪胆汁浸炒"。

　　牛胆汁制去燥烈而清润：牛胆汁亦为苦寒之品，可去温热药燥烈之性，而变清热泻火。如牛胆汁制天南星变为胆南星而具清热化痰之功。

　　秋石制抑阳而养阴：秋石具滋阴降火之用，黄柏用秋石制，可增强滋阴降火作用。

　　枸杞汤制抑阴而养阳：枸杞子偏于补阳。用其炮制巴戟天，可增强补肾助阳之功。

　　麸皮制去燥性而和胃："麦麸性凉，用炒诸药"（《炮制大法》），意思是用麦麸皮炮制药，可以去其温燥之性，又能健脾和胃。如麸炒白术、苍术等。

　　糯饭米制润燥而滋土：滋土为健脾之意。用糯米制可以达到滋润健脾之效。如米炒党参。

　　牡蛎粉制成珠而易研：用牡蛎粉或蛤粉烫制可以使之成珠，而容易粉碎。如蛤粉烫阿胶珠。

　　黄精自然汁制补土而益母：黄精具有补气养阴，润肺，健脾，益肾的功能。古代多用黄精自然汁蒸制，以达健脾益肺之功。如黄精自然汁浸菟丝子，黄精与白芷同蒸一伏时等。

　　明代龚廷贤《寿世保元》述及炮制理论问题时曾说："炒以缓其性，泡以剖其毒，浸能滋阴，炼可助阳，但制有太过不及之弊。"

　　李中梓《本草通玄》除了对辅料炮制作用有类似陈嘉谟的论述外，还强调了工艺要求，如"煅则通红，炮则烟起，炒则黄而不焦，烘则燥而不黄"。

（贾天柱）

---

### ● 参考文献 ●

[1] 清·孙星衍，孙冯翼重辑. 神农本草经. 北京：人民卫生出版社，1963.

［2］元·葛可久. 十药神书. 北京：人民卫生出版社，1956.

［3］清·徐灵胎. 医学源流论. 北京：人民卫生出版社，2007.

［4］明·傅仁宇. 审视瑶函. 上海：上海科学技术出版社，1959.

［5］明·陈嘉谟. 本草蒙筌. 北京：人民卫生出版社，1988.

［6］清·张仲岩. 修事指南. 杭州：杭州抱经堂书局，丙寅仲冬.

# 第三章

## 中药生制饮片的炮制技术与作用

中药炮制是一项传统的制药技术，历史悠久，内容丰富，可以说是有了中药就有了炮制。炮制的成品是饮片，饮片是中医临床汤剂的配方原料，也是处方药。

炮制技术主要包括净制、切制和炮炙。

## 一、净　　制

净制是指去除杂质和非药用部位以及分离药用部位的操作过程。又称净选、治削。净制后能直接用于临床的则称为"饮片"，如菊花等。

净制的作用：

1. 大小分档，便于切制和炮炙。
2. 除去杂质和非药用部位，便于临床调配和制剂。
3. 分离药用部位，保证用药剂量准确。
4. 降低或消除中药的毒性或副作用。

净制的方法主要有挑选、筛选、风选、水选，摘、揉、擦、撞、燎、刮、拭、刷、刮、碾、捣、研、颠簸、剪切、敲、挖、剥、轧、水飞等。

### （一）去除非药用部位

**1. 去残根**　用茎、地上部分或根茎的药材须除去非药用部位的残根，一般指除去主根、支根、须根等非药用部位。以茎入药的，如石斛、麻黄等；以地上部分入药的，如荆芥、大蓟、广藿香、薄荷、马齿苋、马鞭草、泽兰、茵陈、益母草、瞿麦、萹蓄等；以根茎入药的，如黄连、干姜、升麻、芦根、藕节、重楼、香附等。一般采用剪切、挑选、火燎、撞、刮等法。

**2. 去残茎、去地上部分**　用根、根茎的药材须除去非药用部位的残茎、地上部分，如当归、白芍、白芷、地榆、党参、前胡、百部、木香、黄芩、威灵仙、续断、防风、秦艽、广豆根、柴胡、银柴胡、麻黄根、金荞麦、射干、细辛等均需除去残茎、地上部分及须根等。另外，某些以草质茎、地上部分、全草入药的药材，应将其中的木质茎、老茎、粗茎除去，如麻黄、薄荷、茵陈、颠茄草等。一般采用剪切、搓揉、风选、挑选等法。

**3. 去枝梗**　指除去某些茎、叶、花、果实类药材中夹杂的老茎枝、叶柄、花蒂、果柄等非药用部位，以使药材纯净，用量准确。如桂枝、钩藤、桑寄生、槲寄生、西河柳、桑枝中常混有老的茎枝；桑叶、侧柏叶、荷叶、辛夷、密蒙花、旋覆花、款冬花、槐花、五味子、花椒、连翘、槐角、夏枯草、女贞子、淫羊藿、栀子等混有叶柄、花柄、果柄等。一般采用挑选、筛选、风选、剪切、摘等法。

**4. 去皮壳**　一般采用刮除、捣、敲、擦、碾、刮、剥、燀、撞等方法去皮壳。

（1）去栓皮类：苦楝皮、雷公藤、杜仲、黄柏、厚朴、肉桂、苦楝皮、川木通、苏木、沉香、降香等。

（2）去根皮类：桑白皮、椿皮、白芍、知母、小秦艽、南沙参、桔梗等，若不趁鲜及时去皮，干后则不易刮除。三棱、大黄、山药、千年健、黄精、川贝母、天南星、天花粉、木香、甘遂、平贝母、白及、白附子、半夏、竹节参、防己、红景天、泽泻、穿山龙、珠子参、粉葛、浙贝母、黄芩等均需刮净或撞去外皮。天冬、北沙参、明党参等置沸水中煮或蒸后，趁热除去外皮。

（3）去果皮类：草果、益智、使君子、鸦胆子、巴豆等可砸破皮壳，去壳取仁；豆蔻、砂仁等则采用剥除外壳取仁的方法。

（4）去种皮类：大风子、木鳖子、白果、芡实、核桃仁、娑罗子、蓖麻子、郁李仁等需去壳取仁；薏苡仁、柏子仁等常用碾、擦法去皮；苦杏仁、桃仁等可用燀法去皮；榧子需将种子表面的肉质假种皮除去。

**5. 去毛刺**　一般采用刷除、砂烫、筛选、挑选、燀、碾、撞、挖等方法去毛刺。

（1）烫、炒去毛：狗脊、骨碎补、苍耳子、马钱子、香附、知母等，可用砂烫法将毛烫焦，再撞净、筛除。

（2）刷去毛：枇杷叶、石韦等，可在产地采摘后趁鲜用棕刷刷去绒毛；大量加工可用机器刷。石韦叶背实为孢子。

（3）挖去毛：金樱子内部生有淡黄色绒毛，一般在产地趁鲜纵剖二瓣，用工具挖净毛、核。

（4）燎去毛：鹿茸加工时先用火燎茸，再用刀具等利刃将其表面刮净。

**6. 去心**　"心"一般指根类药材的木质部或种子的胚根、胚芽及幼叶。需要去心的药材有远志、巴戟天、五加皮、白鲜皮、地骨皮、牡丹皮、香加皮等。

**7. 去核**　需要去核的药材有山茱萸、金樱子、诃子、乌梅、山楂、龙眼肉等。

**8. 去瓤**　需去瓤的药材有枳壳、化橘红、瓜蒌皮、青皮等。

**9. 去头、鳞、足、翅**　斑蝥、红娘子、青娘子等去头、足、翅；蜈蚣去头、足。

**10. 去残肉、筋膜、骨塞**　龟甲、鳖甲、珍珠母、牡蛎、蛤壳等均需除去残肉、筋膜。

### （二）分离不同的药用部位

**1. 地上部分与根的分离**

（1）麻黄、麻黄根分别以同一植物的不同部位入药，作用截然不同。麻黄为地上草质茎，味辛、微苦而性温，是辛温解表药，能发汗、平喘、利水；麻黄根为地下根，味甘性平，是敛汗固表药，以止汗为长，主治体虚自汗、盗汗等。

（2）何首乌、首乌藤分别以蓼科植物何首乌的块根、藤茎入药。何首乌生用解毒、消痈、润肠通便，制用补肝肾、益精血、乌须发、强筋骨。首乌藤具有养血安神、祛风通络的作用。二者须在产地采集时加以分离。

（3）天花粉、瓜蒌分别以葫芦科植物栝楼或双边栝楼的根、果实入药。天花粉具有清热生津、消肿排脓的功能；瓜蒌具有清热涤痰、宽胸散结、润燥滑肠的功能。二者应分别采收入药。

**2. 叶、花、果实与茎枝的分离**

（1）唇形科植物紫苏有3个不同药用部位，功效差异明显。其叶入药称为紫苏叶，具有解表散寒，行气和胃的功能；其果实入药称为紫苏子，能降气消痰、平喘、润肠；其茎入药称为紫苏梗，具有理气宽中、止痛、安胎作用。净制时应将这3个药用部位加以分离，不可混用。

（2）金银花、忍冬藤分别以忍冬科植物忍冬的花蕾、茎枝入药，均有清热解毒作用，但前者兼可凉散风热，后者还能疏风通络。故应将二者分离后分别入药。

（3）马兜铃以马兜铃科植物北马兜铃或马兜铃的果实入药，性味苦寒，具有清肺降气、止咳平喘的功能，主治肺热咳喘、咳血、失音、痔瘘肿痛等症；马兜铃的茎叶入药称为天仙藤，性味苦温，具有行气化湿、活血止痛的功能，主治胃痛、疝气痛、妊娠水肿、产后血气腹痛、风湿疼痛等症。故应将马兜铃的茎叶和果实分别入药。

**3. 种子与果皮、种仁与种皮、胚与子叶的分离**

（1）种子与果皮的分离：槟榔、大腹皮均来源于棕榈科植物槟榔的果实。以种子入药为槟榔，味苦、辛，性温，有杀虫消积、降气、行水、截疟的功效，用于虫积腹痛、疟疾等症；以果皮入药为大腹皮，味辛，性微温，能下气宽中、行水消肿，主治湿阻气滞、水肿胀满、小便不利。二者在性味、功能与主治方面有所不同，故须将果实煮后干燥，纵剖两瓣，再进行剥离。

橘红、橘核均来源于芸香科植物橘及其栽培变种的果实。橘红为外层果皮入药，味辛、苦，性温，归肺、脾经，有散寒、燥湿、利气、消痰之功，主治风寒咳嗽、喉痒痰多、呕恶痞闷等症；橘核为种子入药，味苦，性平，归肝、肾经，具理气、散结、止痛之效，用于小肠疝气、睾丸肿痛、乳痈肿痛。二者在性味归经、功能与主治方面相去甚远，故须在果实成熟后，先用刀削下外果皮，再收集种子，使二者得以分离。

花椒与椒目均来源于芸香科植物青椒或花椒，中药花椒为其果皮入药；中药椒目为其种子入药。花椒味辛，性温，有小毒，有温中止痛、杀虫止痒的功效，用于脘腹寒痛、寒湿泄泻、心腹冷痛、虫积腹痛或吐蛔，疥疮、湿疹或皮肤瘙痒等症。椒目味苦性寒，亦有小毒，能利水、定痰喘，主治水肿胀满、痰饮喘逆。两药性味、功效相去甚远，需剥开果皮，去除种子，分别药用。

（2）种仁与种皮的分离：白扁豆、扁豆衣分别为豆科植物扁豆的种子、种皮。二者均有健脾化湿、和中消暑的功效。但扁豆衣气味俱弱，故健脾作用较弱，偏于祛暑化湿。通过燀制，可将二者分离。

（3）胚与子叶的分离：睡莲科植物莲，全植物各部分均可入药：地下根茎入药称为藕，性味甘寒，具有清热、凉血、散瘀的功效，主治热病烦渴、吐血、衄血、热淋等；根茎的节部入药称为藕节，性味甘涩而平，能止血散瘀，主治各种出血证；莲的叶入药称为荷叶，性味苦涩而平，能清暑利湿、升发清阳、止血，主治暑湿泄泻、水气肿满、吐血、衄血、崩漏、便血、产后血晕等；成熟的花托称为莲房，性味苦涩而温，具有散瘀、止血、去湿的功能，主治血崩、月经过多、瘀血腹痛、血痢、皮肤湿疮等；从莲房中取出果实，除去果壳，用种子入药称莲子。而莲子若进一步分离又可分为莲子肉、莲子心两味药。莲子肉味甘、涩，具有补脾止泻、益肾涩精、养心安神之功效，用于脾虚久泻、遗精带下、心悸失眠；莲子心以幼叶及胚根入药，味苦，性寒，具有清心安神、交通心肾、涩精止血之功效，用于热入心包、神昏谵语、心肾不交、失眠遗精、血热吐血。上述莲的各部分性味、功能与主治不同，故须分别入药。莲子肉与莲子心的分离方法是将莲子略浸、润透、剖开，取出莲子心，分别干燥。

# 二、切 制

将净制过的中药材软化，并制成一定规格的片、丝、段、块的过程，称为切制。中药材经切制后称为"饮片"。经切制后便于有效成分煎出；利于炮炙；利于调配和制剂；便于鉴别。饮片切制可分为趁鲜切制、软化切制和炮炙后切制等。

**1. 趁鲜切制** 某些形成产地规模化生产的药材，可在产地采收、洗净，干燥至一定程度后，直接切制成饮片再干燥；如乌药、茯苓、地榆、功劳木、皂角刺、鸡血藤、浙贝母、绵萆薢、葛根、人参、鹿茸等。产地趁鲜切制成饮片，可以省去再次浸润软化干燥的过程，减少有效成分的损失，提高饮片质量，同时节省人力、物力。但趁鲜切制的饮片不宜长期贮存。

**2. 软化切制** 大多数植物药在采收后需先经过产地加工，制成不同商品规格的药材，进入市场流通，由饮片生产企业将干燥的中药材进行软化，再切成一定规格的饮片，干燥后包装。如白芍、甘草、黄芪等。

**3. 炮炙后切制** 部分毒剧药材生品不能直接入药，必须经过蒸煮等复杂的过程炮制以后方能保证内服用药安全。如天南星、半夏、白附子、川乌、草乌等，经炮制符合要求后再切片干燥。

### （一）中药饮片的类型

中药饮片类型主要依据其切制方法、厚度、形状划分。

**1. 按饮片切制厚度划分**

（1）极薄片：厚度在 0.5mm 以下。木质类及动物骨、角质类药材，根据需要，入药时可分别制成极薄片。如羚羊角、鹿角、松节、苏木、降香等。

（2）薄片：厚度 1～2mm。适宜质地致密坚实、切薄片不易破碎的药材。如土茯苓、川木通、射干、白芍、槟榔、当归、天麻、三棱等。

（3）厚片：厚度 2～4mm。适宜质地松泡、淀粉性强、切薄片易破碎的药材。如茯苓、山药、葛根、防己、天花粉、泽泻等。

（4）丝：包括细丝和宽丝；适宜皮类、叶类和较薄果皮类药材。细丝宽 2～3mm，一般多为皮类药材，如黄柏、厚朴、桑白皮、青皮、合欢皮、陈皮等；宽丝宽 5～10mm，如较大的叶类药材，荷叶、枇杷叶、淫羊藿等。

（5）段：包括短段和长段，短段 5～10mm，长段 10～15mm。长段又称节，短段又称咀。主要为全草类药材，如荆芥、麻黄、薄荷、益母草、香薷、青蒿等；此外，形态细长、成分易溶出的根类以及茎木类药材也常切成段，如党参、北沙参、怀牛膝、芦根、桑寄生、忍冬藤等。

（6）块：指近方形或不规则的块状饮片，边长 8～12mm。有些药材煎熬时易糊化，需切成不等的块状，如葛根、茯苓、何首乌、商陆等。

**2. 按切制方法划分**

（1）顶刀片：又称顶头片、圆片、横片，将根茎药切面与切药刀成垂直方向所切出的横片，如白芍、乌药等。

（2）顺刀片：将药材长轴与切药刀成平行方向所切出的片，如白术、川乌等。

（3）直片：先将药材腰断，然后再纵切成的片，厚度 2～4mm，适于形状肥大、组织致密、色泽鲜艳和需突出其鉴别特征的药材。如大黄、天花粉、何首乌、防己等。

（4）斜片：将药材与刀成一定角度切制的片型，厚度 2～4mm，适于长条形而纤维性强或组织致密的药材，如黄芪、甘草等。片型小的称瓜子片，如桂枝、桑枝等；片型稍大者称柳叶片，如甘草、黄芪等。片型较大者称马蹄片，如鸡血藤、山药等。

**3. 按切成饮片的形状划分**　为了突出药材及饮片的固有特征，在切制过程中，遵循切制的法度，掌握好恰当的切面，使饮片形如其物，并具有一种特殊形状，从而提高饮片的切制质量和商品质量，又称特型饮片。由于生产的机械化，有些片型已经不存在了。

（1）蝴蝶片：适用于不规则块根或菌类药材，如白术、川芎等饮片。川芎药材呈不规则结节状拳形团块，节盘突出，茎常数个丛生（近似并排分枝），中间高，两边低，顶（底）端有类圆形凹陷的茎（根）痕。以拳形正面为切面，纵切，厚约 0.2cm，饮片与蝴蝶相似而得名。

（2）凤眼片（鸡眼片）：指细条圆筒状皮类药材的横切薄片，中间有圆孔，形似鸡眼，如牡丹皮、枳壳等。

（3）燕窝片：软化的某些药材以小刀逢中顺切一定深度去掉木心，将其内部向外翻转，形似燕窝，如天冬、麦冬等。

（4）盘香片：指卷筒形皮类药材的横切丝片，呈圆形盘状似蚊香，如厚朴。

（5）肾形片：扁圆球形药材直切成 1mm 厚的片型，形似肾脏，如浙贝母。

（6）铜钱片：泽泻药材的形状有圆形、椭圆形和倒卵形，在切制过程中，根据泽泻的形状特征，只能横切，所有饮片呈一圆形，厚约 0.4cm，形似于我国清末以来所铸造的各种新式铜币——铜圆（钱）而得名。

（7）鬼脸片：为升麻的斜片，其片面色灰黑蓝草绿，边缘微黑色，内有青绿空洞及网状花纹，纹内呈交叉的青绿黄色，形似鬼脸。

（8）纽襻片：枳壳药材"为半圆球形，翻口似盆状"。将净药材抢水洗，润软后翻口对齐折拢，置特制的压架中，数个相叠，数叠一架，悬挂于通风干燥处，每日加压挤紧（以防饮片干后翻口处张开），干透后拆开压架，枳壳形似钟面。将枳壳再均匀喷洒清水润软后，依钟壁纵切，厚约0.2cm，饮片形似我国传统服装的布纽扣而得名。

（9）阴阳片：将药材切制成具两种不同颜色表面的饮片，如黄柏阴阳片、黄芪阴阳片。

（10）双飞片：软化后的桔梗药材，以小刀逢中顺切一定深度，将其内部向外翻转达并砸扁平，称为桔梗双飞片。

（11）骨牌片：杜仲、黄柏等长方形片状药材，先切成长段，再纵切成的片。

## （二）软化

干燥的药材欲切成饮片前所采取的不同程度的水处理过程，称为软化。通过软化主要使药材吸收一定量的水分，使药材质地由硬变软，利于药材切制，更可减少破碎，保持片型整齐、美观。明代《本草蒙筌》载："诸药剉时，须要得法，或微水渗，或略火烘。湿者候干，坚者待润，才无碎末，片片薄匀，状与花瓣相侔，合成方剂起眼，仍忌剉多留久，恐走气味不灵，旋剉应人，速能求效。"

**1. 常温常压软化**　利用冷水在室温自然状态下软化药材的操作工艺，称之为常温常压软化。主要有喷淋法、洗润法、泡润法、漂润法。

**2. 常温减压软化**　常温常压软化的时间长、效率低，所以人们开始利用减压软化，先排除药材内外的空气，则可加速水分的渗透，从而大大提高了软化效率，更保证了饮片的质量。

**3. 加温减压软化**　将净药材洗涤后，采用减压设备，通过抽气和通入热蒸汽的方法，使药材在负压情况下吸收热蒸汽，加速药材软化。此法能显著缩短软化时间，且药材含水量低，便于干燥，适用于遇热成分稳定的药材。

**4. 特殊软化**　有些药材不宜用常温常压水软化，需采用特殊软化法。主要有湿热软化、干热软化等。

（1）湿热软化：本法实际是一种炮炙方法的综合利用，是采用水火共制法，经蒸、煮等处理，既进行了炮炙，又使之软化，进行切制的方法。如黄芩、木瓜、天麻等，川乌、半夏等亦属此类。

鹿茸除产地鲜切外，还可刮去茸毛，加酒稍润，置高压锅脐上喷汽趁热切片，边蒸边切，既利于切片，又保证质量。

（2）干热软化：干热软化是将药材置烘箱内加热，利用其内存的水分及其自身性质，使之回软的方法。如胶类常用烘烤法。有些地区红参、天麻也用此法。

## （三）切制方法

**1. 手工切制**　手工切制适用于特别讲究外形的饮片规格以及太软、太黏及粉质药材和贵重药材。优点是操作方便、灵活，不受药材形状的限制，切制的片型美观、齐整、规格齐全，损耗率低，弥补了机器切制的不足。但是生产效率低，劳动强度大，因此已经少用。

**2. 机器切制**　目前，全国各地生产的切药机种类较多，基本特点是生产能力大，速度快，节约时间，减轻劳动强度，提高生产效率。但一些特殊的片型、出口和贵重饮片等，不宜采用机械切制，否则败片率较高。常用切药机有剁刀式切药机、直线往复式系列切药机、转盘式切片机、旋料式切片机、多功能切药机。

**3. 其他切制与加工**　有些药材不易软化切制，可根据不同情况选择适宜工具或采用其他方法进行加工处理，使之大小适宜，便于调剂和制剂。

（1）镑：镑片所用的工具是镑刀。此法适用于质地坚硬的动物骨、角类药材，如羚羊角、水牛角等。

（2）刨：操作时，将刨刀固定在案上，推动药材即得刨片，如檀香、松节、苏木等。

（3）劈：本法是利用斧类工具将动物骨骼类或木质类药材劈成块或厚片，如降香、松节等。

（4）锉：用钢锉将其锉为末，如水牛角、羚羊角等。

（5）碾捣：某些药材由于质地特殊或形体较小，不便于切制，均碾碎或捣碎后入药，如自然铜、穿山甲、栀子、三七等。

（6）制绒：某些纤维性和体轻泡的药材经捶打，推碾成绒絮状，可以缓和药性或便于应用，如麻黄绒、艾叶绒等。

（7）揉搓：对于质地松软而呈丝条状的药材，须揉搓成团，便于调配和煎熬，如竹茹、谷精草等；荷叶、桑叶须揉搓成小碎块，便于调剂和制剂。

（8）拌衣：将净药材表面用水湿润，使辅料黏于药材上，以增加中药疗效，便于临床应用，如朱砂拌茯苓、远志，可增强宁心安神的作用；青黛拌灯心草则有清热凉肝的作用。

### （四）干燥

**1. 自然干燥**　指把切制好的饮片利用自然条件去除其中水分的方法，主要包括晒干法和阴干法。

**2. 人工干燥**　人工干燥的温度应视药材性质而灵活掌握。一般饮片以不超过80℃为宜；含芳香挥发性成分的饮片以不超过60℃为宜。已干燥的饮片需放凉后再贮存，否则余热会使饮片回潮，易于发生霉变。干燥后的饮片含水量控制在7%～13%为宜。常用的干燥设备有翻板式干燥机、热风式干燥机、红外线辐射干燥设备、微波干燥技术，此外还有传送带式干燥器、太阳能干燥器等。

## 三、炮　炙

炮炙是除净制、切制以外的所有炮制方法。主要以动火炮制为主，但个别不动火的，如水飞、提净等也归在此类。根据其操作方式可分为单炒、固体辅料炒、制炭、蒸煮燀、复制、制霜等。

### （一）单炒

不加任何辅料的炒制称为单炒，原称清炒。按炒制程度分为炒黄、炒焦两种炮制工艺。

**1. 炒黄**

**炒黄工艺**

1）手工炒制：先用适宜的火力将炒制容器预热后，投入大小分档的饮片，迅速拌炒至所需程度，取出，摊凉，除净碎屑，检验合格后，包装贮藏。

2）机器炒制：应根据炒药机的类型、中药饮片的物理参数（水分、形状、密度、传热性等）、加入物料的量、炒制季节以及炒制的质量要求等因素，确定炒制温度、炒制时间、投药数量和转速等工艺参数后，进行规范化生产。

**炒黄的作用：**①易于饮片的粉碎和有效成分的煎出，增强疗效：如王不留行、决明子等。②降低毒性或副作用：如苍耳子、白果等。③缓和或改变药性：如牵牛子、葶苈子、牛蒡子、莱菔子等。④杀酶保苷：如槐米、芥子等。⑤矫臭矫味，利于服用：如九香虫等。⑥利于调剂、制剂：具有硬刺等非药用部位的药，炒制后易于去除。如苍耳子、蒺藜等。

**2. 炒焦**

**炒焦工艺：**手工炒制、机器炒制的工艺同炒黄法。炒制程度一般为表面呈焦黄色或焦褐色，内部浅黄色或焦黄色，逸出焦香气。

**炒焦的作用**　①增强健脾消食作用：如麦芽、神曲等。②缓和药性：如槟榔、栀子等。

### （二）固体辅料炒

**1. 米炒**　将净制或切制过的饮片与定量的米共同加热，并不断翻动至规定程度的操作过程，称为米炒。适用于某些补中益气的中药及某些具有毒性的昆虫类中药。

米炒中药所用的米为符合食用卫生标准的稻米。稻米为禾本科植物粳稻、籼稻或糯稻的种仁。古代多用糯米，也有用粳米的，现代多用粳米或籼米。

稻米主要含有淀粉、蛋白质、脂肪、矿物质，尚含少量的 B 族维生素、多种无机盐及糖类。稻米味甘，性平，入脾、胃经，具有补中益气、健脾和胃、除烦止渴、止泻痢的作用。

**米炒工艺**

1）米拌炒法：取净制或切制过的中药与米，置炒制容器内，用中火加热，拌炒至中药表面呈黄色或颜色加深，米呈焦黄或焦褐色时，取出，筛去焦米，放凉。

2）米上炒法：取米用清水浸湿，将湿米置炒制容器内，使其均匀地平铺一层，用中火加热至米粘住锅底时，投入净制或切制过的中药，在米上轻轻翻动，炒至中药颜色加深、表面的米呈焦黄色时，取出，筛去焦米，放凉。

米的用量：一般为每 100kg 中药，用米 20kg。

**米炒的作用**　①增强健脾止泻作用：如党参。②降低毒性和刺激性：如斑蝥。③矫臭矫味，指示炮制程度：如斑蝥。

**2. 土炒**　将净制或切制过的饮片与定量的灶心土共同加热，并不断翻动至规定程度的操作过程，称为土炒。适用于炮制补脾止泻的中药。

土炒所用的土通常为灶心土，也有用黄土者。灶心土为久经柴草熏烧的锅底所对灶心之土，又称伏龙肝。将烧结的灶心土块，用刀削去焦黑部分及杂质，所余焦黄部分粉碎成细粉，过筛即得灶心土粉。成品灶心土为红褐色、质细软的粉末，有烟熏气，味淡。灶心土主含硅酸盐、钙盐及多种碱性氧化物。

灶心土味辛，性温，具有温中和胃、止血、止呕、涩肠止泻的作用。明代《本草蒙筌》载："陈壁土制，窃真气骤补中焦。"

**土炒工艺**　取碾细过筛的灶心土细粉，置炒制容器内，用中火加热，翻炒至土呈灵活状态时，投入净制或切制过的中药，继续翻炒至中药表面呈黄色，并均匀挂上一层土粉，逸出香气时，取出，筛去土粉，放凉。

灶心土的用量：一般为每 100kg 中药，用灶心土粉 25～30kg。

**土炒的作用**　增强补脾止泻作用，如白术、山药等。

**3. 砂炒**　将净制或切制过的饮片与河砂共同加热，并不断翻动或转动至规定程度的操作过程，称为砂炒，亦称砂烫。砂炒适用于质地坚硬的动物和植物类中药。砂炒法是近代开始用的炮制工艺，可能是由古代土炒法衍变而来的。

砂炒所用的砂为质地坚硬、中等粗细的河砂。取河砂，筛去粗粒、细粒和土粉，选取颗粒均匀的中等粗细的河砂，洗净，干燥，即得。河砂性质稳定、质地坚硬、传热较快，用其做传热体炒烫中药，与饮片接触面积大，受热均匀。

油砂制备：取洗净并干燥的河砂，置炒制容器内加热，拌入 1%～2% 的食用植物油，继续拌炒至油烟散尽，河砂颜色均匀加深，光亮时，取出，放凉，备用。

**砂炒工艺**　取洁净河砂，置炒制容器内，用武火加热至翻动滑利状态时，投入大小分档的净制或切制过的中药，边炒边埋，翻炒至鼓起发泡、质地酥脆、外表呈黄色或较原色加深时，迅速取出，筛去砂，放凉；或趁热投入米醋中浸淬数分钟，取出，干燥。

河砂的用量：一般以炒时能将中药全部掩埋为宜。

米醋的用量：醋淬时，一般每 100kg 中药，用米醋 20～30kg。

**砂炒的作用**　①增强疗效，便于调剂和制剂：如龟甲、狗脊等。②降低毒性：如马钱子等。③便于除去非药用部位：如骨碎补、狗脊等。④矫臭矫味：如鸡内金等。

**4. 蛤粉炒**　将净制或切制过的饮片与蛤粉共同加热，并不断翻动至规定程度的操作过程，称为蛤粉炒。亦称蛤粉烫。适用于胶类中药。

蛤粉为帘蛤科动物文蛤或青蛤的贝壳，经洗净晒干碾粉或煅后碾粉而成。蛤粉为灰白色或青灰色的粗粉，夹杂黄紫黑色的微粒。其主要成分为氧化钙、碳酸钙等。蛤粉味苦、咸，性寒，归肺、肾、胃经，具有清热化痰、软坚散结、制酸止痛的功效。

**蛤粉炒工艺**　取碾细过筛后的净蛤粉，置炒制容器内，用中火加热至灵活状态时，投入大小分档的净制或切制过的中药，适当降低火力，翻炒至鼓起或成珠、内部疏松、外表呈黄色时，迅速取出，筛去蛤粉，放凉。

蛤粉的用量：每100kg中药，用蛤粉30～50kg。

**蛤粉炒的作用**　①使质地酥脆易碎，便于调剂和制剂：如阿胶、鹿角胶。②降低滋腻之性，矫正不良气味：如阿胶、鹿角胶。③增强疗效：如阿胶。

**5. 滑石粉炒**　将净制或切制过的中药与滑石粉共同加热，并不断翻动至规定程度的操作过程，称为滑石粉炒，亦称滑石粉烫。适用于韧性较大的动物类中药。

滑石粉为硅酸盐类矿物滑石族滑石经精选净化、粉碎、干燥而制得的细粉，主含含水硅酸镁$[Mg_3(Si_4O_{10})(OH)_2]$。滑石粉为白色或类白色、微细、无砂性的粉末，手摸有滑腻感。气微，无味。酸碱度、水中可溶物、酸中可溶物、铁盐、灼烧失重等均应符合国家标准。

滑石粉味甘、淡，性寒，具有利尿通淋、清热解暑、祛湿敛疮的作用。滑石粉质地细腻而滑利，与药物接触面积大，传热较缓慢，用其做传热体炒烫中药，可使药物整体受热均匀。

**滑石粉炒工艺**　取滑石粉置炒制容器内，用中火加热至灵活状态时，投入净制或切制分档后的中药，翻炒至鼓起、酥脆、表面黄色或色泽加深时，迅速取出，筛去滑石粉，放凉。

滑石粉的用量：每100kg中药，用滑石粉40～50kg。

**滑石粉炒的作用**　①使质地酥脆，便于粉碎和煎煮：如狗鞭等。②降低毒性、矫臭矫味：如刺猬皮、水蛭等。③降低滋腻之性：如鱼鳔等。

**6. 麸制**　将净制或切制过的饮片与麦麸共同加热，并不断翻动至规定程度的操作过程，称为麸制。麸制包括麸炒、麸煨。

麦麸为禾本科植物小麦的种皮，又称麸皮，呈淡黄色。主含淀粉、蛋白质及维生素等。

麦麸味甘、淡，性平，具有和中益脾的作用，与补脾胃的中药共制可协同增效。正如《炮炙大法》说："麦麸性凉，用炒诸药。"

（1）**麸炒**：将净制或切制过的饮片，与均匀撒布热锅中已起烟的麦麸共同加热翻动至规定程度的操作过程，称为麸炒。麦麸经用蜂蜜或红糖制过者称为蜜麸或糖麸。麦麸炒制适用于健脾和胃或有燥烈之性或有腥臭之味的中药，以达到"麦麸皮制抑酷性勿伤上膈"和"麸皮制去燥烈而和胃"的作用。

麦麸炒历史悠久，早在《雷公炮炙论》就有记载："（枳壳）用时，先去瓤，以麸炒过，待麸焦黑，遂出。"至唐宋时期一直沿用麦麸炒。

**麸炒工艺**　先用中火或武火将炒制容器加热，撒入麦麸即刻烟起时，投入净制或切制过的饮片，迅速均匀翻动，炒至饮片表面呈亮黄色或深黄色时，立即取出，筛去麦麸，放凉。

麦麸的用量：一般每100kg中药，用麦麸10～15kg。

**麸炒的作用**　①增强疗效：如山药、白术等。②缓和药性：如苍术。③矫臭矫味：如僵蚕。④增味赋色：如白术等。

（2）**麸煨**：将净制或切制过的饮片与定量的麦麸同置炒制容器内，加热至规定程度的操作过程，称为麸煨。

除了麦麸煨外，还有面裹煨、湿纸煨等。将净制或切制过的中药用面皮包裹，置加热至滑利状态的滑石粉或河砂中，边炒边埋至所需程度的操作方法为面裹煨；将饮片与湿纸层叠放置，并加热至所需程度的操作方法为湿纸煨。

麸炒与麸煨主要区别在于：麸炒所需温度高、时间短，麦麸用量小，且先下麸后下药；麸煨所需温度低、时间长，麦麸用量大，麸药同下。

**麸煨工艺** 将净制或切制过的中药，与定量的麦麸同置炒制容器内，文火加热，不断翻埋，至中药表面颜色加深，麦麸焦黄色，取出，筛去麦麸，放凉。

麦麸的用量：每100kg中药，用麦麸50kg。

**麸煨的作用** ①增强疗效：如木香、诃子等。②降低毒副作用：如肉豆蔻。

### （三）制炭

将净制或切制过的中药，置适宜容器内，武火或中火加热，使之炭化的操作过程，称为制炭。根据操作方式不同，分为炒炭和煅炭。

中药制炭历史悠久。早在《五十二病方》和《黄帝内经》就有"燔发"的记载。张仲景的《金匮要略方论》也有"（枳实）烧令黑，勿太过""（桑根皮）烧灰存性，勿令太过"等记载。炭药历代均有增加，到清代最盛，达到70余种。

传统炭药的止血理论是元代葛可久应用十灰散止血而总结出来的，即"大抵血热则行，血冷则凝，见黑即止"，是根据中医五行学说解释炭药止血的理论。

炭药讲究存性。汉代强调"烧灰存性"，至清代提出"炒炭存性"，说明存性的重要。清代陈修园提出："今药肆中只知烧灰则变为黑色，不知存性二字大有深义，盖各药有各药之性，若烧之太过，则成死灰无用之物。"

炭药止血的物质基础：①炭药本身存在止血成分或产生新的止血成分。②鞣质增加而收敛止血。③可溶性钙离子增加而促进止血。④炭素吸附而止血等。

**1. 炒炭** 炒炭是将净制或切制过的饮片置炒制容器内，用武火或中火加热，不断翻动，至中药饮片表面焦黑色或焦褐色，内部呈焦褐色或焦黄色的操作过程，称为炒炭。

**炒炭工艺** 将净制或切制过的饮片，置预热的炒制容器内，用武火或中火加热，不断翻动，至表面焦黑色，内部焦褐色，见火星喷淋少许清水，熄灭火星，炒干，取出，冷后收藏。

**炒炭的作用** ①增强止血、止泻作用：如大蓟、石榴皮、乌梅等。②产生止血作用：如干姜、荆芥。③缓和药性：如牡丹皮、荆芥、干姜。

**2. 煅炭** 在高温缺氧的条件下，将净制或切制过的中药，密闭加热使之炭化的操作过程，称为煅炭，又称扣锅煅、密闭煅、焖煅、暗煅、子母锅煅。适用于煅制质地疏松、炒炭易灰化及难以炒炭的中药。

**煅炭工艺** 将净制或切制过的中药，置铁锅内，上扣一较小的锅，两锅结合处用盐泥固济，扣锅上压一重物，防止锅内气体膨胀而冲开扣锅。扣锅底部贴一白纸条或放几粒大米，用武火加热，煅至白纸或大米呈深黄色，中药全部炭化即可。待完全冷却后，取出。

**煅炭的作用** ①扩大用药范围，产生或增强止血作用：如血余炭、棕榈等。②降低毒性和刺激性：如干漆等。

### （四）炙法

将净制或切制过的饮片，加入定量的液体辅料润炒至规定程度的操作过程，称为炙法。

炙法与固体辅料炒的区别在于：辅料炒是用固体辅料，辅料主要起中间传热作用，制后辅料多弃去；而炙法是用液体辅料，要求辅料渗入到饮片内部。固体辅料炒的温度较高，一般用中火至武火，加热时间较短；炙法所用温度较低，一般用文火，加热时间稍长，以饮片炒至干为宜。固体辅料炒一般先加热处理辅料，后投药炒；炙法一般先将药与液体辅料拌匀闷润后，炒干或先炒药后加液体辅料。

饮片吸入相应的液体辅料并经加热炒制后，在性味、归经、作用趋向、临床疗效和理化性质方面均发生了一定的改变，起到降低毒性、改变或缓和药性、增强疗效、矫臭矫味等作用。

炙法根据所用辅料不同，可分为酒炙、醋炙、盐炙、蜜炙、油炙、药汁炙等。

**1. 酒炙**　将净制或切制过的饮片，加入定量黄酒润炒至规定程度的操作过程，称为酒炙。

酒的传统名称有酿、盎、醇、醨、酎、醴、醅、醑、醍、清酒、美酒、粳酒、有灰酒、无灰酒等。《新修本草》规定："诸酒醇醨不同，惟米酒入药用"，故古代炮制用酒均为黄酒。古称清酒、米酒。而白酒又称烧酒，至元代始有应用。现代酒炙时，除明确规定外，一般用黄酒。

黄酒味甘、苦、辛，性温，具有通血脉、御寒气、行药势的作用。气味芳香，能升能散，宣行药势，具有活血通络、散寒、去腥的作用。

黄酒为米、麦、黍等用曲酿制而成，一般为棕黄色透明液体，气味醇香特异。含乙醇15%～20%，相对密度约0.98，含糖类、酯类、氨基酸、矿物质等。其中氨基酸有21种，有8种人体自身不能合成必须依靠食物摄取的必需氨基酸。无机盐有18种之多，包括Ca、Mg、K、P等常量元素和Fe、Cu、Zn、Se等微量元素。黄酒尚含多酚物质、类黑精、谷胱甘肽等生理活性成分，它们具有清除自由基、防治心血管病、抗癌、延缓衰老等多种生理功能。

黄酒应为橙黄色至深褐色，清亮透明，并具有黄酒特有的浓郁醇香，无异味。酒度一般为12%～17%。总酸度（以醋酸计）一般在0.3%～0.5%。

酒具有稀醇的性质，和中药拌匀闷润后，渗入组织内部，改变中药组织的物理状态，有利于成分的浸润、溶解、置换、扩散与溶出过程的进行，可产生某些助溶作用，提高有效成分的溶出率。动物药的腥膻气味为三甲胺、氨基戊醛类等成分，酒制时此类成分可随酒挥发而除去。酒中还含有酯类等醇香物质，故可以矫味矫臭。

酒制的方法比较早，在《神农本草经》就有酒煮刺猬皮。唐以前有酒洗、酒浸、酒蒸、酒炒等，以后又出现了酒炖等。

酒制的理论："酒制升提""借酒力以上腾也"。

**酒炙工艺**

（1）先拌酒后炒药：将净制或切制过的饮片，加入定量黄酒拌匀，闷润，待酒被吸尽后，置炒制容器内，用文火炒干，颜色加深，取出，放凉。如黄连、川芎、白芍等，此法为常用方法。

（2）先炒药后加酒：先将净制或切制过的饮片，置炒制容器内，文火加热，不断翻炒至一定程度，再分次喷洒定量的黄酒，炒至颜色加深，取出，放凉。因该法酒不易渗入中药组织内部，一般少用。

黄酒的用量：一般为每100kg中药，用黄酒10～20kg。

**酒炙的作用**　①引药上行：如黄连、黄柏。②增强活血通络作用：如当归、威灵仙。③缓和药性，降低毒副作用：如大黄、常山；④矫味矫臭：如乌梢蛇、蕲蛇。

**2. 醋炙**　将净制或切制过的饮片，加入定量米醋润炒至规定程度的操作过程，称为醋炙。

醋炙中药所用的醋为符合食用卫生标准的食醋，是用米、麦、高粱或酒、酒糟等酿制而成的酸性调味料。著名的食醋有山西老陈醋、镇江香醋和浙江玫瑰米醋等。在古代又称为苦酒、酢、醯、米醋等。

炮制用醋，以米醋为佳，且陈久者良。《新修本草》规定："惟米醋二、三年者入药，馀止可啖，不可入药也。"醋为淡黄棕色至棕色澄明液体，有特异的醋酸气味。醋主要成分为醋酸，尚有维生素、琥珀酸、草酸、山梨糖等。醋的质量要求为琥珀色或红棕色，具有食醋特有的香气，酸味柔和，回味绵长，无异味。不得检出游离酸，总酸量（以醋酸计）不得低于3.5%。

醋性温，味酸、苦、甘，具有散瘀止痛、行水消肿、解毒杀虫、矫臭矫味的功效。

李时珍在《本草纲目》中总结为："醋，酸苦温，无毒。消痈肿，散水气，杀邪毒，理诸药，消毒。治产后血运，除癥块坚积，消食，杀恶毒，破结气……治妇人心痛血气并产后及伤损，金疮出血昏运，杀一切鱼肉菜毒。"所以历代采用醋制以便于粉碎，去毒，入妇科药，入血分药等。

现代研究表明：醋的主要成分醋酸是一种能与水混溶的亲水性有机溶剂，对植物细胞的穿透力较强，中药经醋制后能改变其物理状态，有利于成分的浸润、溶解、置换、扩散等溶出过程的进行，产生助溶作用，提高有效成分的溶出率。难溶于水的游离生物碱，能与醋酸结合，形成生物碱盐而增大溶解度，以增强疗效，如醋炙延胡索。醋还能与具腥膻气味的三甲胺类结合成盐而无臭气，起到解腥矫臭的作用。

醋制早在汉代《金匮玉函经》就有记载，乌梅用苦酒渍。唐代以前还有醋浸、醋煮等。后来逐渐增加了醋蒸、醋淬等。

醋制的理论："用醋注肝经且资助痛""醋取收敛"。

**醋炙工艺**

（1）先拌醋后炒药：将净制或切制过的饮片，加入定量米醋拌匀，闷润，待醋被吸尽后，置炒制容器内，用文火炒干，颜色加深，取出放凉。此法适用于大多数植物类中药，如甘遂、商陆、芫花、柴胡、三棱等。

（2）先炒药后喷醋：将净制或切制过的饮片，置炒制容器内，文火加热，不断翻动，至表面熔化发亮（树脂类）或表面颜色改变时，喷洒定量米醋，炒干，取出，摊开，放凉。此法适用于树脂类中药，如乳香、没药等。

醋的用量：每100kg中药，用米醋10～30kg。

**醋炙的作用**　①引药入肝经，增强活血止痛作用：如乳香、没药、三棱、莪术。②增强疏肝行气解郁作用：如柴胡、香附、青皮、延胡索。③降低毒性，缓和药性：如京大戟、甘遂、芫花、商陆。④矫臭矫味：如乳香、没药。

**3. 盐炙**　将净制或切制过的饮片，加入定量食盐水润炒至规定程度的操作过程，称为盐炙。

食盐水为食盐的结晶体加适量的水溶解，经过滤而得的澄明液体。食盐氯化钠含量≥97%；尚含少量的氯化镁、硫酸镁、硫酸钙等。氯化钠是维持人体组织正常渗透压所必需的物质，参与人体的新陈代谢，促进胃液分泌和对蛋白质的吸收，并能使肾脏泌尿功能旺盛。白色，无可见的外来杂物，无苦味、涩味，无异臭。

食盐为《别录》中品，味咸，性寒，具有清热凉血、软坚散结、润燥通便、强筋骨、引药入肾经及防腐、矫味的作用。与中药共制，可增强补肝肾、滋阴降火、疗疝止痛及利尿的功效。

盐制的历史并不是很早，《雷公炮炙论》记载了石决明盐水煮，蓖麻子盐汤煮半日。至宋代以后，盐炙品才多起来。

盐制的理论："入盐走肾脏仍仗软坚。"李时珍曰："盐为百病之主，百病无不用之，服补肾药用盐汤者，咸归肾，引药气入本脏也。补心药用盐炒者，心苦虚以咸补之也；补脾药用盐炒之者，虚则补其母，脾乃心之子也。"

同时，历代医药学家也认识到盐的应用禁忌，如宋代寇宗奭指出"病喘嗽人及水肿者，宜全禁之"。李时珍也明确指出"喘嗽、水肿、消渴者，盐为大忌"。一般认为对部分脾肾阳虚和肾阳虚衰的水肿患者，不宜用盐炙中药治疗，因为水肿与钠离子的代谢有关。

**盐炙工艺**

（1）先拌盐水后炒药：将食盐加适量清水溶解，与净制或切制过的中药拌匀，放置闷润，待盐水被吸尽后，置炒制容器内，用文火炒至一定程度，取出放凉。

（2）先炒药后加盐水：先将净制或切制过的中药，置炒制容器内，用文火炒至一定程度，再分次喷淋食盐水，炒干，取出放凉。含黏液质较多的中药一般用此法。

盐的用量：一般为每100kg中药，用食盐2kg。

**盐炙的作用**　①引药入肾经，增强补肾作用：如杜仲、补骨脂、巴戟天、菟丝子。②增强疗疝止痛作用：如小茴香、橘核、荔枝核。③增强固精缩尿作用：如益智仁、沙苑子。④增强滋阴降火作用：如知母、黄柏。⑤缓和辛燥之性：如杜仲、补骨脂、巴戟天。

**4. 蜜炙**　将净制或切制过的饮片，加入定量炼蜜润炒至规定程度的操作过程，称为蜜炙。

蜂蜜为蜜蜂科昆虫中华蜜蜂或意大利蜂所酿的蜜。蜂蜜成分复杂，到目前为止，从蜂蜜中已鉴定出 180 多种物质。其主含葡萄糖和果糖，两者含量约占蜂蜜的 70%，尚含有多种氨基酸、维生素、矿物质、酵素、高级醇、色素、花粉、激素、有机酸、酶类和生物活性物质等。蜂蜜为半透明、带光泽、浓稠的液体，白色至淡黄色或橘黄色至黄褐色，放久或遇冷渐有白色颗粒状结晶析出。气芳香，味极甜。还原糖、相对密度、酸度、5-羟甲基糠醛、淀粉等均应符合国家标准或者辅料标准。

蜂蜜性味甘平，具有甘缓益脾、润肺止咳、矫味等作用。蜂蜜虽言性平，实则生用性偏凉，能清热解毒；熟则性偏温，以补脾气、润肺燥之力胜。

蜜炙所用蜂蜜都要先加热炼制。其方法为将蜂蜜置适宜容器内，加热至徐徐沸腾后，改用文火，保持微沸，并除去泡沫及上浮蜡质，然后用罗筛或纱布滤去死蜂、杂质，再倾入锅内，加热至 116～118℃，满锅起鱼眼泡，用手捻之有黏性，两指间尚无长白丝出现时，迅速出锅。炼蜜的含水量应控制在 10%～13% 为宜。加热时注意蜂蜜沸腾外溢或焦化，当蜜液微沸时，及时用勺上下搅动，防止外溢。

汉代《金匮要略》就有蜜煎乌头，晋代《肘后方》有蜜煎升麻，后来逐渐增加。

蜜炙的理论："蜜炙甘缓难化增益元阳"。

**蜜炙工艺**

(1) 先拌蜜后炒药：先取定量炼蜜，加适量开水稀释，与净制或切制过的饮片拌匀，放置闷润，使蜜逐渐渗入饮片组织内部，然后置炒制容器内，用文火炒至颜色加深且不粘手时，取出摊晾，凉后及时收贮。

(2) 先炒药后加蜜：先将净制或切制过的饮片，置炒制容器内，用文火炒至颜色加深时，再加入定量的炼蜜，迅速翻动，使蜜与饮片拌匀，炒至不粘手时，取出摊晾，凉后及时收贮。

一般中药用第一种方法炮制。但有的中药含糖多、黏性大，吸蜜量小，应采用第二种方法炮制，先除去部分水分，并使质地略变酥脆，则蜜较易被吸收。

炼蜜的用量视中药性质而定。一般质地疏松、纤维多的中药用蜜量宜大；质地坚实、黏性较强、油分较重的中药用蜜量宜小。

炼蜜的用量：除另有规定外，一般为每 100kg 饮片，用炼蜜 25kg。

**蜜炙的作用** ①增强润肺止咳作用：如百部。②增强补脾益气作用：如党参。③缓和药性：如麻黄。④矫味，降低副作用：如马兜铃。

**5. 油炙** 将净制或切制过的饮片，与定量的食用油脂共同加热处理至规定程度的操作过程，称为油炙。

油炙所用的油包括植物油和动物油两类。常用的有麻油（芝麻油）、羊脂油。此外，酥油亦可采用。

麻油为胡麻科植物芝麻的干燥成熟种子经冷压或热压所得的油质，主要成分为亚油酸甘油酯、芝麻素等。麻油味甘，性微寒，具有清热、润燥、生肌的功效。因沸点较高，常用于炮制质地坚硬或有毒中药，使之酥脆，降低毒性。含杂质或酸败者不可用。常用麻油制的中药有马钱子、地龙、豹骨。

羊脂油为牛科动物山羊的脂肪经低温熬炼而成。主要成分为油脂，皂化值 192～195，含饱和及不饱和脂肪酸等。羊脂油性热，味甘，具有温散寒邪、补肾助阳的功效。

油炙的历史也很长，从《雷公炮炙论》就记载了淫羊藿用羊脂油炙。麻油炙在古代多为涂酥，如虎骨唐代有炙黄、炙焦，宋代有涂酥（《太平圣惠方》）。穿山甲用麻油煮（《正宗》）。

油炙的理论：猪脂油、羊脂油涂烧，咸渗骨容易脆断。

**油炙工艺**

(1) 油炒：先将羊脂切碎，置炒制容器内，加热炼制，至脂肪完全熔化后，去渣取油。取羊脂油置锅内，用文火加热熔化后，倒入净制或切制过的饮片，拌炒至油被吸尽，中药表面显油亮光泽时，取出，放凉。

一般为每 100kg 饮片,用羊脂油(炼油)20kg。

(2)油炸:取植物油置适宜容器内,用文火加热至沸腾时,投入净制过的中药,炸至表面呈黄色,质酥脆时,捞出,沥去油,放凉。

(3)涂酥:取净制过的中药,再置烘箱或烤箱内烘烤,烤热后,均匀地涂布酥油或麻油,待油渗入中药内部后,继续涂油和烘烤,如此反复操作,至中药呈黄色,质地酥脆时,取出,放凉。

**油炙的作用** ①增强疗效:如淫羊藿。②利于粉碎,利于制剂和服用:如蛤蚧。

**6. 药汁炙** 将净制或切制过的饮片,与定量药汁共同加热处理至规定程度的操作过程,称为药汁炙。常见的有姜汁炙、甘草汁炙、黑豆汁炙、米泔炙、胆汁炙等。

生姜味辛,性温,能温中止呕、化痰止咳。故姜炙法多用于祛痰止咳、降逆止呕的中药。

甘草味甘,性平,具补脾益气、清热解毒、祛痰止咳、缓急止痛等作用。常用甘草汁制的中药有远志、半夏、吴茱萸等。

黑豆性味甘、平,能养血解毒,祛风利水,滋补肝肾。主含蛋白质、脂肪、维生素、色素、淀粉等物质。中药经黑豆汁制后能增强疗效,降低毒性或副作用等。黑豆汁为黑大豆加适量水煮熬去渣而得的黑色混浊液体。

米泔水味甘,性凉,无毒,能益气、除烦、止渴、解毒。对油脂有吸附作用,常用来浸泡含油质较多的中药,以除去部分油质,降低中药辛燥之性,增强补脾和中的作用。常用米泔水制的中药有苍术、白术等。米泔水为淘米时第二次滤出的灰白色混浊液体,为水与淀粉的混悬液,也有称"米二泔"。因易酸败发酵,应临用时收集。目前因米泔水不易收集,大量生产也有用 2kg 米粉加水 100kg,充分搅拌,代替米泔水用。

胆汁味苦,性大寒,能清肝明目、利胆通肠、解毒消肿、润燥等。与中药共制后,能降低中药的毒性、燥性和增强疗效。主要用于制备胆南星。胆汁系动物牛、猪、羊的新鲜胆汁,为绿褐色、微透明的液体,略有黏性,有特异腥臭气。主要成分为胆酸钠、胆色素、黏蛋白、脂类及无机盐类等。

吴茱萸味辛、苦,性热,有小毒,具有温中下气,散寒止痛,降逆止呕,温中止泻的功效;与性味苦寒的药物共制,可缓和被制药物的药性,如吴茱萸汁制黄连,可抑制黄连的苦寒之性,使黄连寒而不滞,善清气分湿热,散肝胆郁火,疏肝和胃而止呕。

其他的液体辅料还有萝卜汁、鳖血等。根据临床需要而选用。

药汁炙历史悠久,最具中药炮制特色,是值得发扬的一种炮制工艺。早在汉代就有姜炙半夏(《集注》),唐代有姜炙厚朴(《产宝》),《雷公炮炙论》有甘草水浸远志,还有黄精汁蒸、姜汁浸、黑豆汁煮等,非常重视药汁制。

**药汁炙工艺**

(1)先拌药汁后炒:将饮片与一定量的药汁拌匀,放置闷润,使药汁逐渐渗入饮片内部,然后置炒制容器内,用文火炒至一定程度,取出放凉。或将饮片与药汁拌匀,待药汁被吸尽后,进行干燥。此法为药汁炙的首选法,适用于大多数中药。

(2)与药汁共煮:将药切片煎汤,加入中药煮 2 小时,待药汁基本被吸尽,取出,进行切片,干燥。此法多用于既能药汁炙又需要切制的中药。

**药汁的制备方法**

(1)捣汁:将生姜洗净切碎,置适宜容器内捣烂,加适量水,压榨取汁,残渣再加水共捣,再压榨取汁,如此反复 2~3 次,合并药汁,备用。

(2)煮汁:取净姜片、甘草、吴茱萸、黑豆等,置适宜容器内,加适量水煎煮两次,滤过,合并两次滤液,适当浓缩,取出备用。

**药汁炙的作用** ①增强疗效:如远志。②降低副作用:如厚朴。③降低毒性:如吴茱萸。

**7. 煅制** 将净制过的中药,置适宜的耐火容器内,高温加热处理至规定程度的操作过程,称为煅制。适用于矿物、贝壳及化石类中药。

煅制工艺历史悠久，《五十二病方》中即对部分矿物药、动物药和少量植物药"燔"制。《神农本草经》对禹余粮、涅石要求"炼"，贝子则有"烧用之良"的记载。《金匮玉函经》提出"有须烧炼炮炙，生熟有定"。因此，古代文献所记述的"燔""烧""炼"均属煅制工艺。

煅制的理论："诸石火煅红，用醋能为末"。

中药经过高温煅烧，发生物理状态和化学成分变化，使中药质地酥脆，利于粉碎，减少或降低副作用，利于有效成分的溶出，提高疗效或产生新的药效。

目前饮片企业生产中使用各种型号和规格的煅药锅和煅药炉，可以自动控制加热温度和时间。

煅制的操作根据所煅中药的种类、性质、目的、加辅料与否，分为明煅和煅淬。

（1）**明煅**：将净制过的中药，置适宜的耐火容器内，高温加热至红透的操作过程，称为明煅。适用于矿物、贝壳及化石类中药。

**明煅工艺**

1）敞锅煅：取净制过的中药，砸成小块或碾碎，直接放入耐火容器内，武火加热至红透，取出，放凉。适用于含结晶水的矿物药。

2）煅药炉煅：取净制过的中药，置煅药炉内，加热至红透或酥脆易碎，取出，放凉。适用于质地坚硬的矿物、动物药。

**明煅的作用**　①使中药质地酥脆，易于粉碎和煎出有效成分：如牡蛎、石决明。②除去结晶水，增强收敛作用：如白矾、石膏、硼砂。③缓和药性：如寒水石、石决明。

（2）**煅淬**：将中药按明煅法灼烧至红透后，立即投入规定的液体辅料中骤然冷却的操作过程，称为煅淬。煅后趁热投入液体中的操作程序称为"淬"，所用的液体辅料称为"淬液"。

**煅淬工艺**　取净制的中药，按明煅法煅烧至红透时，取出，立即投入规定的液体辅料中浸泡，使之酥脆（可反复煅至酥脆），取出，干燥，打碎或研粉用。

**煅淬的作用**　①使中药质地酥脆，易于粉碎，利于有效成分煎出：如赭石、磁石。②增强疗效：如自然铜。③清除杂质，洁净中药：如炉甘石。

**注意事项**　①质地坚硬的矿物药煅淬时要反复进行，使淬液全部吸尽、完全酥脆为度，避免生熟不均。②所用的淬液种类和用量，应根据中药的性质和煅淬目的要求而定。

**8. 蒸制**　将净制或切制过的中药，不加辅料或加辅料拌润，置适宜容器内，用水蒸气加热至规定程度的操作过程，称为蒸制。其中，利用流通蒸汽直接加热者，称为直接蒸法；将中药放在密闭的容器内，隔水或隔蒸汽加热者，称为间接蒸法，又称为炖法。一般加液体辅料蒸制者，常采用间接蒸法，以防辅料很快挥散或辅料与中药成分流失（如笼屉蒸），并利于液体辅料渗入中药内部，更好地达到炮制要求。

蒸法历史悠久，早在《神农本草经》就记载了蒸桑螵蛸。后来到《雷公炮炙论》就大量用蒸法炮制中药，很多一直沿用至今。

蒸制的理论："蒸者取味足"（《修事指南》）。

**蒸制工艺**　传统按其所用工具的不同，可分为笼屉蒸、木甑蒸和蒸罐蒸；现代则根据所用蒸制设备的不同，分为常压蒸制和加压蒸制。按蒸制前是否拌加辅料，可将蒸制工艺分为单蒸和加辅料蒸两类。

（1）单蒸：取原药材，除去杂质，大小分档，洗净，或取净药材，置适宜的蒸制容器内，用蒸汽加热至规定程度，取出，干燥，或及时切片后干燥。单蒸的时间应视不同中药的炮制要求而定，一般要求蒸热（软）者所需时间短，如黄芩、天麻；要求蒸熟或蒸黑者所需时间长，如何首乌、地黄。

（2）加辅料蒸：取大小分档的净制或切制过的中药，加入定量的液体辅料拌匀，润透，置适宜的蒸制容器内，用蒸汽蒸至规定程度，或密闭后隔水或隔蒸汽加热至规定程度，取出，干燥或切片后干燥。蒸制时间一般视中药性质和炮制要求而有所不同，短者1~2小时，长者数十小时，有的还须反复蒸制，直至达到炮制要求。如黑豆汁蒸何首乌，九蒸九晒熟地黄等。

**蒸制的辅料** 常用的辅料有黄酒、黑豆汁、醋等（见药汁炙）。

**蒸制的作用** ①改变中药性能，扩大用药范围：如地黄、何首乌。②减少毒副作用：如川乌、黄精、桑螵蛸、何首乌。③保存药效，利于贮存：如桑螵蛸、黄芩。④便于软化切片：如木瓜、天麻、黄芩。⑤增强疗效：如五味子、山茱萸、肉苁蓉。

**9. 煮制** 将净制过的中药，加辅料或不加辅料，置适宜容器内，加适量清水共同加热至规定程度的操作过程，称为煮制。因加入辅料不同，一般分为清水煮和豆腐煮等。主要适用于有毒的中药。

早在《神农本草经》中就有酒煮刺猬皮，《金匮玉函经》有麻黄煮数沸，《雷公炮炙论》更以煮法为多，如辛夷浆水煮，吴茱萸醋煮等。

煮法的理论："煮者取易烂"（《修事指南》）。

**煮制工艺** 煮制的操作因辅料的不同，分为两种。

（1）清水煮：先将待煮中药大小分开，淘洗干净，浸泡至内无干心，置适宜容器内，加入清水没过药，武火煮沸后，改用文火煮至取大个实心者切开检视内无白心，口尝微有麻舌感时，取出，晾晒至六成干后，切片，干燥，如制川乌和制草乌。

（2）豆腐煮：先将大块豆腐中间挖一不透底的长方形槽，将中药置槽中，再用豆腐盖严，置适宜容器内，加入清水没过豆腐，煮至规定程度，取出放凉，除去豆腐，如制藤黄。

**煮制的作用** 降低毒性：如生川乌、生草乌有大毒，经炮制后的制川乌、制草乌毒性降低。藤黄煮制后亦可降低毒性。

**10. 燀制** 将净制过的中药，置多量沸水中浸煮短暂时间，取出，分离种皮的操作过程，称为燀制。适用于种子类中药。

**燀制工艺** 取多量水加热至沸，投入净制分档后的中药，浸煮短暂时间，至种皮膨胀、易于挤脱时，立即取出，投入冷水中，浸泡片刻，捞起，搓去种皮，干燥，簸去或筛取种皮。

**燀制的作用** ①杀酶保苷，利于贮存：如苦杏仁。②除去非药用部位：如苦杏仁、桃仁。③分离不同的药用部位：如白扁豆。④降低毒性：如白扁豆。

**11. 复制** 将净制或切制过的中药，加入一种或数种辅料，分步操作至规定程度的操作过程，称为复制。复制是指工序复杂，分步进行的意思，并非一道工序反复操作。这种方法目前主要用于天南星、半夏、白附子、附子等有毒中药的炮制。

复制早在汉代以前就有记载，唐代对某些中药有较为完整的复制方法论述，如《千金翼方》中的造熟地黄、造干地黄等。部分中药从古至今有几十种复制方法，但工艺和辅料等并不完全一致，具有鲜明的地方特色。

复制的工艺较复杂，一般是经过水处理和水火共制或数法共用，炮制至规定程度，其特点是炮制时间长，工序多，加入辅料品种多。

**复制工艺** 将净制或切制过的中药，置适宜的容器内，加入一种或数种辅料，按规定的工艺程序，浸、泡、漂，或蒸、煮，或数法共用，分步操作，以达到规定的质量要求为度。其方法和辅料的选择视具体中药而定。

**复制的作用** ①降低或消除毒性：如半夏、附子。②改变药性：如天南星。③增强疗效：如白附子。

**12. 发芽** 将净制过的新鲜成熟种子，在适宜的温度、湿度条件下促使萌发幼芽的操作过程，称为发芽。种子在浸种催芽过程中，有两种呼吸作用，即有氧呼吸和无氧呼吸。有氧呼吸释放的能量高于无氧呼吸释放的能量。种子正常发芽需要充分的氧气，但在缺氧的情况下，种子具有一定的耐受缺氧能力，可以进行无氧呼吸。如果无氧呼吸时间过长，则会消耗较多的有机物，释放较少的能量，还积累过多乙醇，使种子受毒。因此，在种子发芽过程中保持一定的温度、湿度和通气十分重要。

《神农本草经》记载了大豆黄卷，即用发芽法制造。《新修本草》收载了麦蘖，即今之麦芽。

**发芽工艺**

（1）发芽率的测定：在规定的条件和时间内，生出的正常幼苗数占供检种子数的百分率，称为种子的发芽率。其方法是从经充分混合的净种子中，用数种设备或手工随机数取400粒种子，通常以100粒为一次重复，大粒种子或带有病原菌的种子，要以再分为50粒甚至25粒为一次重复。发芽床常用纸床和沙床。若采用纸床，将滤纸放3层在发芽盒内，用水润湿后，将种子整齐排列在滤纸上。若进行沙床发芽试验，用事先经过洗涤消毒，pH为6.0~7.5，直径为0.05~0.8mm的沙子，加入适量的水，混匀，在培养皿或发芽盒底部垫上一薄层，然后把种子播在湿沙层上，上面再加盖10mm厚的松散的沙。湿润发芽床的水质应纯净、无毒无害，pH为6.0~7.5。根据种子的不同，调整人工气候箱"昼""夜"的温度至所需要温度，如大麦的温度为20℃，稻芽的温度为30℃。根据发芽床和种子特性决定发芽床的加水量。如沙床加水量为其饱和含水量的60%~80%（禾谷类等中小粒种子为60%，豆类等大粒种子为80%）；如纸床，吸足水分后，沥去多余水即可。发芽期间发芽床必须保持湿润，种子周围有足够的空气。大多数种子可在光照下发芽，光照强度为750~1250Lx，如在变温条件下发芽，光照应在8小时高温时进行。当温度、湿度达到平衡时，将样品置于恒温箱内；发芽第5日，拣出正常幼苗和确证的死种子，并计数；第14日对剩余种子进行检验。检查出芽粒数与总粒数，计算出芽率（%）。

（2）发芽工艺操作：选择新鲜、粒大、饱满、无病虫害、色泽鲜艳的种子或果实，用清水浸泡适度，捞出，置于能透气漏水的容器中，或已垫好竹席的地面上，用湿物盖严，每日喷淋清水2~3次，保持湿润，经2~3日即可萌发幼芽，待幼芽长出0.2~1cm时，取出干燥。

**发芽的作用**　通过发芽，种子内淀粉分解为糊精、葡萄糖及果糖，蛋白质分解成氨基酸，脂肪分解成甘油和脂肪酸，并产生各种消化酶、维生素，使其具有新的功效，扩大用药品种。

**13. 发酵**　将经净制或粉碎过的中药制成一定形状，在适宜的温度和湿度条件下，利用微生物和酶的催化分解作用，使其发泡、生衣的操作过程，称为发酵。中药制成的块状或颗粒状制剂，经发酵处理后，称为曲剂。

利用微生物发酵技术进行中药炮制在我国有着悠久的历史，古代的中药如神曲是由辣蓼、青蒿、苦杏仁等多种中药加入面粉或麸皮经发酵制成的曲剂，能促进消化。其他中药如淡豆豉、半夏曲、红曲等均是通过微生物固体发酵转化后而成的中药。现代中药发酵制药技术是在继承中药炮制学发酵法的基础上，吸取了近代微生物学研究成果，结合现代生物工程的发酵技术而形成的高科技中药制药新技术。以优选的有益菌群中的一种或几种、一株或几株益生菌作为菌种加入中药中，再按照现代发酵工艺制成产品，它是一种含有中药活性成分、菌体及其代谢产物的全组分发酵的新型中药发酵制剂。中药发酵产生大量的新化合物，可为筛选高效新药提供重要的途径。

**发酵工艺**　发酵过程主要是有机物质通过微生物和酶的作用转化为其他物质的过程。根据微生物的特性不同，分为有氧发酵和厌氧发酵；根据培养基含水量的不同，分为固态发酵和液态发酵。传统的中药发酵为固态发酵。目前常用的方法有药料与面粉混合发酵，如六神曲、建神曲、半夏曲等；直接用药料进行发酵，如淡豆豉。

发酵过程主要是微生物新陈代谢的过程，该过程要保证其生长繁殖的条件。主要条件如下。

（1）菌种：菌种是发酵的重要因素。固态发酵理想的微生物应具备以下特征：①能够利用多糖的混合物。②有完整的酶系，可以迅速从对某一种多糖的代谢转化为对另一种多糖的代谢。③能够深入到料层中，也能穿过基质细胞内。④在发酵过程中以菌丝形式生长，而不易孢子化。⑤生长迅速，染菌概率小。⑥可以在含水量低的基质中生长。⑦能够耐受高浓度的营养盐。⑧可以耐受基质预处理过程中产生的苯类等有毒物质。

传统中药发酵利用空气中的微生物自然发酵，常常因菌种不纯而影响质量。

（2）基质：基质基本结构为大分子，为微生物生长代谢提供碳源和能量。主要为含氮物质、含碳物质等。如六神曲中面粉为菌种提供了碳源，赤小豆为菌种提供了氮源。基质在使用时要进行粉碎过重筛，颗粒的结构、大小、形状、多孔性、均匀性、硬度及基质的异质性都会影响发酵的质量。

（3）温度：一般发酵的温度为 30 ~ 37℃，最适宜的温度要根据具体菌种而定。温度的控制一是控制微生物的生长，利于有益微生物的生长，抑制杂菌的生长；既要考虑微生物的生长，同时考虑酶催化反应速度；通过温度的控制来控制酶催化反应的速度。随着发酵的进行，发酵过程产生代谢热。由于底物热传导性差，产生热量很难及时扩散，造成温度梯度，难以控制发酵的温度，影响发酵的质量。因此，控制物料层厚度，控制块曲的大小厚薄，及时调整物料的位置，控制通风道的风速及流量，都是保证发酵温度均匀的行之有效措施。

（4）湿度：一般发酵的相对湿度为 70% ~ 80%。基质的含水量以及发酵环境的相对湿度是影响产出的重要因素。水在固态发酵中不仅为微生物生长提供营养充足的水环境，而且还影响到微生物对氧的利用。微生物能否在底物上生长取决于该基质的水活度 $a_w$，它与底物的含水量 $W$ 有关。含水量和水活度是两个直接相关的量，定义为：

$$w = \frac{物料湿重 - 物料干重}{物料湿重}$$

$$a_w = \frac{P}{P_a}$$

式中，$a_w$ 为基质的水活度；$P$ 为湿料饱和蒸气压；$P_a$ 为同样温度下纯水饱和蒸气压。

底物的性质、最终产物的类型及微生物的需求共同决定底物含水量的水平，微生物不同，水活度也不同。一般而言，大多数酵母菌的 $a_w$ 在 0.80 ~ 0.90，真菌及少数酵母菌的 $a_w$ 在 0.60 ~ 0.70。因此，固态发酵常用真菌就是因为其对水活度要求低，可以排除其他杂菌的污染。水活度是影响水和溶质穿守细胞膜的一个重要参数，通过 $a_w$ 的调整，可以用于调节微生物代谢物的产生。在发酵过程中，由于蒸发及温度上升，导致 $a_w$ 下降，可以通过往底物加无菌水，加湿空气，安装喷湿器等办法来提高 $a_w$。固态底物中水活度可以用空气的相对湿度（RH）来调节，相对湿度应控制在 70% ~ 85%。湿度太大，则药料发黏，且易生虫霉烂，造成曲剂发暗；过分干燥，则曲剂易散而不能成形。经验以"握之成团，指间可见水迹，放下轻击则碎"为宜。

（5）pH：发酵过程中的 pH 一般控制在 4.0 ~ 7.6，为避免发酵过程中湿物料 pH 的变化，通常采用具有缓冲能力的物质做底物，以消除 pH 变化所带来的不利影响。在敞开式发酵中，经常用一定浓度碱（酸）水溶液喷洒在曲剂上来调节 pH。另外也可采用含氮无机盐（如脲）作为氮源，以抵消发酵过程中生成的酸所带来的负面影响。

（6）通气：在好氧微生物的固态发酵过程中，氧的传递往往是限制微生物生长和产物形成的重要因素之一，底物含水量如果太高，空隙中充满了游离水，空气被排出，造成厌氧环境，微生物的生长会受到抑制。采用搅拌和通气可为微生物提供充分的氧气。一般情况下采用颗粒状多孔或纤维状物质做底物，减少底物的厚度，增大底物间空隙，使用多孔浅盘发酵，使用转鼓反应器等措施能改善通气状况，有利于发酵进行。

原卫生部部颁曲剂标准：中药经过发酵后制成的曲剂大多呈块状，个别呈颗粒状。块状曲剂形状应完整，不易松散，表面粗糙，质脆有霉斑。除另有规定外，水分不得超过 8.0%，每块（包）与标示重量相比较，重量差异限度不得超过 ±10.0%。超过重量差异限度的不得多于 2 块，并不得有 1 块超过重量差异限度的 1 倍。

发酵制品以曲块表面霉衣黄白色、内部有斑点，并有酵香气味逸出为佳。

**发酵的作用** ①改变原有性能，产生新的治疗作用，扩大用药品种，实质亦是制备新药：如六神曲、建神曲、淡豆豉。②增强疗效：如半夏曲。

**14. 制霜** 将中药制成松散粉末或制取结晶的操作过程，称为制霜。根据操作方法的不同，制霜可分为去油制霜、渗析制霜和升华制霜。升华制霜涉及中药较少，目前不常用。

（1）**去油制霜**：将中药适当加热，除去油脂，制成松散粉末的操作过程，称为去油制霜。本法适用于含油脂较多且多具滑肠或峻泻作用的果实、种子类中药。

**去油制霜工艺** 取原药材，去壳取仁，碾成细末或捣烂如泥，加热，压榨去油，如此反复操作，至成为松散粉末，不再黏结即得。

**去油制霜的作用** ①降低毒性，缓和药性：如巴豆、木鳖子。②降低副作用：如柏子仁。

（2）**渗析制霜**：中药与相应物质共同处理，使之析出结晶的操作过程，称为渗析制霜。

**渗析制霜工艺** 取净制过的中药，共置适宜容器内，置阴凉通风处，待析出结晶，随时刮取，至无结晶析出为止。

**渗析制霜的作用** 制造新药，扩大用药范围，增强疗效：如西瓜霜。

**15. 提净** 利用药材与杂质在水中的溶解性差异，经过溶解，滤过，重结晶，去除杂质，纯净中药的操作过程，称为提净。本法适用于某些可溶性无机盐类矿物药。

**提净工艺** 根据中药的性质与结晶温度不同，提净的方法可分为冷结晶和热结晶两种。

（1）冷结晶：将药材与辅料加水共同加热至药材全部溶化，滤过，除去杂质，适当浓缩，置阴凉处或低温处放置，使之冷却重新析出结晶，取出结晶，母液再浓缩，可继续析出结晶，如法操作，至不再析出结晶为止。如芒硝。

（2）热结晶：将药材先适当粉碎，加适量水加热溶化，滤去杂质，滤液置适宜容器中，加入定量米醋，再将容器隔水加热，使液面析出结晶，随析随捞取，至无结晶析出为止；或取净药材与醋共煮，滤去杂质，取滤液加热蒸发至干。如硇砂。

**提净的作用** ①去除杂质，纯净中药，提高疗效：如芒硝。②缓和药性：如芒硝。③降低毒性：如硇砂。

**注意事项** 加水量不宜过多，以使结晶易于析出。

**16. 水飞** 利用粗细粉末在水中的悬浮性不同，将某些不溶于水的中药，经反复研磨，分离制备极细粉末的操作过程，称为水飞。本法适用于不溶于水的矿物、贝壳类中药。

**水飞工艺** 将药材适当破碎，置乳钵或其他适宜容器内，加适量清水，研磨成糊状，再加多量水，搅拌，待粗粉下沉，立即倾出混悬液，残渣按上述方法再反复操作数次，至研细为止，最后将不能混悬的杂质弃去；合并前后倾出的混悬液，静置，分取沉淀物，适当干燥，研细。

**水飞的作用** ①除去杂质，洁净中药：如朱砂、滑石。②除去可溶于水的砷、汞等有毒物质，降低毒性：如朱砂。③制备极细腻粉末，利于内服或外用：如朱砂、珍珠。④防止粉末制备过程中的粉尘飞扬，减少环境污染。

**17. 干馏** 将中药置适宜容器内，加热灼烧，使之产生汁液或馏油的操作过程，称为干馏。

干馏法历史悠久，如竹沥早在汉代《神农本草经》就有记载。唐代更详细地记述了竹沥的制备方法，并用其治疗中风口噤。

原药材经过高温干馏，产生了复杂的质的变化，形成了新的化合物，如鲜竹、米糠干馏所得的化合物是以不含氮的酸性、酚性物质为主的成分。含蛋白质类动、植物药（鸡蛋黄、黑豆等）干馏所得的化合物则是以含氮的碱性物质为主的活性成分。它们都有抗过敏、抗真菌的作用，有消炎、止痒止痛、促进伤口愈合等功效。此外，从含蛋白质的动、植物干馏油中还分离出解痉的成分。

干馏的制备方法：一般多以砂浴加热，此外还有武火炒制和容器周围加热等，加热的温度也根据药料而各不相同。

**干馏工艺**

（1）砂浴加热：将原药材用砂浴加热，在干馏器上部收集冷凝的液状物。如黑豆馏油等。

（2）武火炒制：将原药材放入炒制容器内，以文火除去水分后用武火熬炒，至油出尽，滤过后收集馏油。如蛋黄油等。

（3）容器周围加热：将原药材放入适宜容器后倒置，在容器周围用武火加热，下口收集液状物。如竹沥等。

**干馏的作用**　制备有别于原药材的干馏物，扩大用药范围。亦是制备新药的工艺之一。

**注意事项**　干馏的温度较高，一般在 $120\sim450℃$，由于药料不同，各干馏物的裂解温度也不相同，如蛋黄油在 $280℃$ 左右，竹沥油在 $350\sim400℃$，而豆类一般则在 $400\sim450℃$ 制油。

（贾天柱）

# 第四章

## 中药生制饮片的差别

　　中药有别于天然药物的一个主要方面就是"加工炮制"后应用，而中医用药的两大特点就是辨证施治和复方配伍。在遣药组方时又非常讲究"药之生熟"，生熟效异，各有其功，用法不同。中药炮制主要包括净制、切制、炮炙，其中炮炙的内容90%以上都是生熟的变化。中药的一生一熟不仅从药性及外形上发生了变化，而且从化学成分和药理作用方面也发生了变化，这就是炮制的奥妙所在。

　　中药生熟概念的提出最早见于《神农本草经》，在"序例"中就有"药有酸咸甘苦辛五味，又有寒热温凉四气，及有毒无毒，阴干暴干，采造时月，生熟，土地所出，真伪陈新，并各有法"的陈述。汉代名医张仲景在《金匮玉函经》卷一"证治总例"中也明确指出"有须烧炼炮炙，生熟有定"，总结出中药有生用、熟用之分。论述最为深刻的当属明代傅仁宇在《审视瑶函》中提出的用药生熟各宜论："药之生熟，补泻在焉。剂之补泻，利害存焉。盖生者性悍而味重，其功也急，其性也刚，主乎泻。熟者性淳而味轻，其功也缓，其性也柔，主乎补。补泻一差，毫厘千里，则药之利人害人判然明矣……殊不知补汤宜用熟，泻药不嫌生。"说明了饮片生熟的性质和用法，形成了中药生熟理论。那么中药生制饮片究竟有哪些差别呢？我们逐一解析。

## 一、生制饮片性状的差别

　　**1. 生形熟异**　中药炮制后很多在外形上都发生了较大的变化，如阿胶制成阿胶珠后，由原来的棕色丁块变成了黄白色圆球状；穿山甲制成炮山甲后，则由原来的灰色片子变成了金黄色卷曲的甲珠；王不留行炒制后则由原来的黑色种子变为白色的爆花；煅制品都改变了外形，由大块变小块或颗粒。一生一熟，性状迥异，利于应用，增强疗效。

　　**2. 生色熟增**　很多中药炮制后可改变药材或饮片的色泽。如炒炭者则变为黑色；麸炒、砂烫、蜜炙后多变为焦黄之色；一般固体辅料炒由于温度较高，多数变为焦黄之色；液体辅料炙温度较低，多变为浅黄色或黄色。种子类药材有的本身颜色就比较深，如牛蒡子、酸枣仁、决明子、牵牛子等。炒制时光看表面很难判断炒制程度，因此要从断面上看，原来断面是白色的炒后变为浅黄色，原来断面是黄色的变为深黄色即可。无论是单炒品还是辅料炙品，其断面颜色都有变化，多数是颜色加深。所以看炒制品断面的颜色，又是判定炒制程度的另一个重要指标。因为很多表面颜色较深的饮片，仅从表面根本看不出炒制程度，而辅以看断面的指标就很容易判定了。

## 二、生制饮片药性的差别

　　药性是中药的最大特色，包括四气五味、升降浮沉、归经、补泻、有毒无毒等。正常情况下可直接利用中药的这些特性来治病，但当嫌其药性太过或不足时，则需用炮制的方法来解决，以制其太过、扶其不足，利于临床应用。

　　**1. 生寒熟温与生热熟凉**　中药四性寒者为主，治热以寒药，但太寒伤阳。所以临床应用时不需其寒或嫌其太过，则用法以制之。如生地黄性寒，经酒蒸制成熟地黄后，则由寒转温。侧柏叶亦有"生用凉，炙用温"之说。山茱萸生者性平，酒炙后性温。豨莶草"苦辛，生寒熟温"。白芍酸寒，制熟后性平。黄芩、黄连、黄柏均为苦寒药，但经大辛大热的黄酒制，则寒性明显缓和。这就是说药性虽是中药固有的，但制熟后可以得到改变或缓和，谓之寒者热制，即反制。

一般说来，炮制多数是以热制寒，可达生寒熟温之妙，而以寒制热欲成生热熟凉之用者很少见。尽管如此，临床上也有这样的例子，如天南星本是温热之性，但用苦寒的胆汁炮制成胆南星后则变为苦凉，功用也由燥湿转为清热，以成生热熟凉之势。谓之热者寒制，亦即反制。

**2. 寒者益寒与热者益热**　尽管有些药寒性凛冽，然而当临床上遇有大热之症时，有时仍嫌其寒性不足，这就要采取以寒助寒的方法来炮制，以增强其寒性。如胆汁制黄连则明显增强了黄连的寒性，谓之寒者益寒，即从制。

同样，有时热性药亦嫌热之不够，需用热性辅料来炮制。如仙茅本身是热性，温肾助阳，但用于肾阳虚寒时，嫌其温热不足，故用黄酒以制之，则可增强补肾温阳之功，此谓之热者益热，亦即从制。

**3. 生味熟减与生味熟增**　各药有各药之味，制熟后可以减味，也可以增味。生地黄味苦，制熟后味甘，主要是单糖含量增加，减少了苦味并增加了甘味。山楂味酸，炒后有机酸降低，所以减少了酸味，谓之生味熟减。生白矾味酸，煅成枯矾则增加了涩味。一般来讲，炭药、煅药多增加涩味，而蜜炙多增加甘味，酒炙多增加辛味，醋炙多增加酸味，盐炙多增加咸味，姜制品则增加辛辣之味，谓之生味熟增。

**4. 生升熟降与生降熟升**　生升熟降是中药的一大特性。如莱菔子"生用能升，熟用能降"，可谓是生升熟降的典型。又如柴胡，生品能升举阳气，醋制后则能疏肝解郁止痛，鳖血柴胡更能抑制升浮之性，而增强退虚热的作用，呈下降趋势。香附"生则上行胸膈，外达肌肤，熟则下走肝肾，外彻腰足"。

一般认为生升熟降是非常合理而典型的，要提生降熟升似乎与其相背。其实这样的例子并不少，如原本作用于下焦沉降之品的大黄、黄柏之类，用酒制后则引药上行，清上焦热，是谓生降熟升。

生升熟降和生降熟升均属反制之范畴。

**5. 升者益升与降者益降**　原本作用于上焦心肺的黄连、黄芩，以酒制后，增强上行作用，清头目之热，此谓之曰升者益升，正是"升降在物，亦在人也"。

原本沉降之品的黄柏、杜仲等，用盐制后增强引药入肾经，更好地发挥滋阴降火，补肾助阳的作用，可谓之降者益降也。

升者益升和降者益降均属从制范畴。

**6. 生经熟异**　归经是药物对体内脏腑经络的选择性作用。中药炮制后，可以改变或加强某药入某经的作用。如生姜发表散寒入肺经；制成煨姜后暖脾止泻而入脾胃经；晒成干姜后则回阳救逆而入心经；制成炮姜温经止血专入脾经。生地黄酒炙后由原来的清热凉血入心经，变为滋阴补血以入肾经为主。一般用醋炙先入肝经，用盐炙先入肾经，用蜜炙先入脾经，姜炙则先入肺心经。关于黄连的制法，《本草纲目》有具体的论述："治本脏之火，则生用之；治肝胆之实火，则以猪胆汁浸炒；治肝胆之虚火，则以醋浸炒；治上焦之火，则以酒炒；治中焦之火，则以姜汁炒；治下焦之火，则以盐水或朴硝研细调水和炒；治气分湿热之火，则以茱萸汤浸炒；治血分块中伏火，则以干漆末调水炒；治食积之火，则以黄土研细调水和炒；诸法不独为之引导，盖辛热能制其寒，咸寒能制其燥性，在用者详酌之。"如果将炮制对中药四气五味、升降浮沉的影响归纳图解，便得到如下关系（图4-1）。

# 三、生制饮片毒性的差别

**1. 生毒熟减**　古时虽有"药以治病，因毒为能"的说法，而千百年来死于毒药者却常有发生。也就是说有些药不炮制者要慎用。如乌头、巴豆、马钱子、斑蝥等，生品毒性极大，必须用各种方法处理以制其毒。如乌头起初以乌豆汤、甘草汤渍曝，现在只用清水煮或蒸即可解毒，主要是促进乌头碱的水解。马钱子以油炸或砂烫，都是使其士的宁及马钱子碱开环氧化，形成异士的宁的氮氧化物及

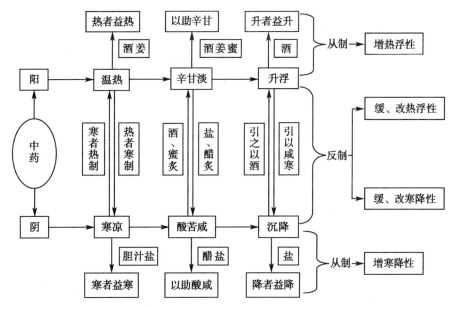

图 4-1　炮制对中药四气五味、升降浮沉的影响图解

异马钱子碱的氮氧化物；半夏与白矾、生姜共煮，都可降低毒性，其减毒可能是由于铝离子与半夏某种成分的螯合所致。斑蝥如用低浓度的碱来炮制，使斑蝥素直接生成斑蝥酸钠而达到减毒作用。巴豆制霜后减毒是由于去掉了大毒的巴豆油和毒蛋白。这样一生一熟，药材可由大毒减为低毒乃至无毒，保证了临床用药的安全有效。

又如大戟、甘遂、芫花、商陆、狼毒等，炮制后亦可降低毒性。

有小毒的花椒、牵牛子、吴茱萸、苍耳子、川楝子等，炮制后也可降低毒性。

**2. 生毒熟增**　炮制总的作用是减毒增效，然而，炮制方法运用不好，亦有生毒熟增的现象。如雄黄、朱砂若用火煅，则使毒性增大。因为加热会使雄黄的 $As_2S_2$ 氧化产生 $As_2O_3$ 从而导致毒性增加，所以有"雄黄见火毒如砒"之说。朱砂火煅也会使游离汞增加，而使毒性增大。因此，雄黄、朱砂都不宜用火煅法炮制，应该用水飞法炮制为最佳。

# 四、生制饮片功效的差别

**1. 生效熟增**　中药制熟后会明显增强疗效。如蜜炙黄芪、甘草能增强补中益气的作用，主要是靠蜂蜜的滋补作用可协同增效。一些止咳平喘药，如紫菀，枇杷叶，款冬花等，蜜炙后皆能增强润肺止咳作用。醋炙延胡索可增强止痛作用，主要是使延胡索中的生物碱与酸成盐，增大溶解度而增强疗效。酒炙牛膝可增强活血通络的功能。盐炙巴戟天可增强补肾阳、强筋骨的作用。

总之，用液体辅料制熟者多有增效作用。所以"生毒熟减"和"生效熟增"又构成中药炮制的两大作用：减毒增效。

**2. 生泻熟补**　生泻熟补的泻包括两方面，即直接泻下和间接泻下作用。直接泻下指饮片作用可直接导致腹泻，间接泻下则是指降低机体功能的泻。"补泻"也是中药药性的一方面。

（1）炮制缓和直接泻下作用：如何首乌，生用能通便解疮毒，制熟则补肝肾、益精血、乌须黑发。究其原因主要是生何首乌中含有蒽醌苷类化合物，有直接泻下作用，但蒸熟后结合性蒽醌苷类水解，其泻下作用也随之消失；同时一些具有滋补作用的糖类增加，磷脂类成分也相应增加，还有 2 个新的磷脂类化合物，所以增加了滋补作用。桑螵蛸"三月采，蒸之，当火炙，不尔令人泻"（《千金翼方》），蒸熟后可消除其致泻的副作用，而增强补肾助阳，固精缩尿的功能。一般认为蒸是杀灭虫卵，防止翌年孵化，但更有杀菌、抑酶的作用，才有不泻之理。

（2）炮制缓和间接泻下作用：最为明显的是生地黄清热凉血而主泻；熟地黄滋阴补血而主补。

泻是由于其性寒凉,补是由于其温性。蒸后,苷类水解,糖类增加等成分变化改变了药性。又如甘草"生则泻火,炙则温中",蜂蜜亦有同样说法。传统认为是生则性凉,故能泻火;熟则性温,故能补中,但从现代药学角度上说,应搞清楚凉与温,泻与补的作用物质基础与作用原理,才能更好地认识炮制的意义。

中医临床有"虚补实泻"的原则,而中药炮制又有生泻熟补的特点,所以用药、制药时要考虑"补汤宜用熟,泻药不嫌生"的原则。

**3. 生峻熟缓** 有些中药生品作用猛烈,制熟后却大为缓和。如大黄,生品攻下作用很强,走而不守,直达下焦,有推墙倒壁之功。制成熟大黄,泻下作用明显缓和,更不伤胃,这是由于泻下主要成分蒽醌苷类成分水解成苷元所致。又如枳实,生用破气作用较强,麸炒后可缓和其峻烈之性,免伤正气,所谓"麦麸皮制抑酷性勿伤上膈"。另外如牵牛子、芫花、甘遂、商陆等,生品均是药性猛烈,制熟后都可得到缓和,主要是因其泻下的苷类有不同程度的水解,而使泻下作用缓和。

**4. 生行熟止与生凉熟止** 所谓生行熟止,是指有些药生品具行血、活血的作用,制熟后则止血。如蒲黄"行血生用,止血炒黑"。牡丹皮生用活血去瘀,制炭后止血。卷柏"生用破血,炙用止血"。

很多药的生品具有凉血止血作用,制炭后止血作用增强。如地榆生用凉血止血,炒炭则止血,是因其止血成分 $3,3',4$-三甲氧基鞣花酸的增加。侧柏生用凉血止血,炒炭则止血,是因其止血成分槲皮苷的增加。槐米亦是生用凉血止血,炒炭则止血,是因其止血成分槲皮素的增加,而抗止血成分异鼠李素的降低所致;同时收敛固涩的鞣质增加也有助于止血作用的增强。

**5. 生利熟止** 主要包括生用利水、熟用止咳的桑白皮,生品利水消肿,用于水肿尿少。蜜制后则缓和寒泻之性,利水作用降低,偏于润肺止咳。葶苈子盐制后亦有同样作用。

薏苡仁生品利水渗湿,炒熟则健脾止泻。

**6. 生清熟止** 诃子生品能清肺,熟能止泻,故有"生用清金行气,煨熟温胃固肠"之说。而葛根生品解肌退热,升阳透疹,煨熟后解表作用降低,偏于止泻、止痢。因此,古有"入阳明表药生用,胃热烦渴煨熟用"的说法。

**7. 生打熟补** 生三七有散瘀止血,消肿定痛之效,常用于跌打损伤,有止血而不留瘀的特点;熟三七则有补气补血之功,其主要止血成分为三七素,所以有"生打熟补"或"生撵熟补"之说。

**8. 生燥熟补** 传统认为白术、苍术具有燥性,非米泔制或麸皮制不可,取"米泔制去燥性和中"的理论。是指白术、苍术用米泔水炮制后可降低其温燥之性,同时达到和中益脾的作用。其内涵是使其化学成分发生变化,炮制过程中使苍术酮转为白术内酯,从而达到"减酮减燥、增酯增效"的作用。

补骨脂本身具有温燥之性,经过盐制不仅可改善其燥性,还可引药入肾经,增强补肾助阳作用。人参虽说有生津止渴作用,却也有一定的温燥之性,易造成鼻出血等热象,但经炮制后可抑制其燥性,达到平补作用。

**9. 生散熟疏** 生柴胡偏于和解少阳、解表退热,主要是其挥发油的作用。当用醋制后,引药入肝经,同时挥发油降低,皂苷类成分有转化,故疏肝解郁的作用增强。

**10. 生祛湿熟壮阳** 如巴戟天和淫羊藿生品都能祛风除湿,炮制后都能起到补肾壮阳的作用。

生品和炮制品的功用是不同的,要区别使用。还有百部生品能杀虫灭虱,蜜制能润肺止咳。又如槟榔,生品由于槟榔碱的存在可以杀虫,犹以杀绦虫见长,炮制后则以消食除胀为主。肉苁蓉生品能润肠通便,酒蒸后则补肾壮阳。肉豆蔻生品滑肠致泻,煨熟则涩肠止泻。木香生品理气,煨熟止泻。

**11. 生酶熟灭** 凡是含有苷类成分的中药都含有相应的酶,这种酶在一定湿度和温度的情况下就会水解苷类成分。如黄芩、苦杏仁经过炮制可以破坏酶,起到杀酶保苷的作用。

总之,中药之生熟,虽一字之差,却效异千里,不可滥制,不可妄用。药家制药必定生熟,医家处方必斟生熟。中药生熟的根本是化学成分发生了变化,而导致药理作用的不同,搞清楚中药生熟的变化机制,有助于说明炮制原理和指导临床应用。

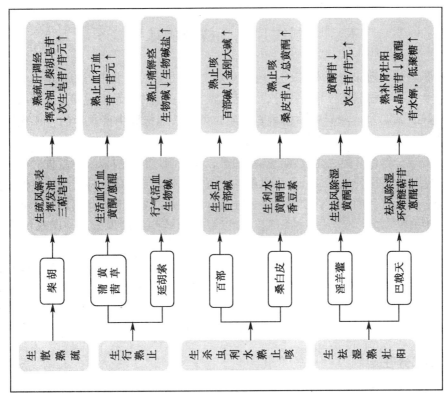

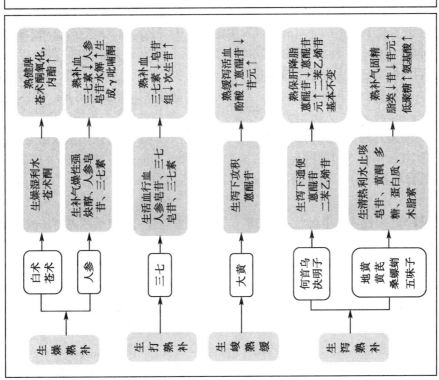

图 4-2 中药生制饮片功用差别图解

• 参考文献 •

[1] 贾天柱. 再论中药生熟的变化与作用 [J]. 中成药, 2006, 28 (7): 984-986

# 五、生制饮片化学成分的差别

化学组分是药物功效、性味的物质基础。中药炮制的本质是通过改变中药的化学组分以适应疾病治疗对药物功效、性味需要的制药技术。因此,从活性成分和药效作用角度说明炮制所引起的生熟饮片临床应用上的差异,阐明"生熟异用"的科学实质,可有效地指导中药饮片的临床应用,帮助医生精准地鉴别使用生制中药饮片,从而发挥更好的疗效。

中药的主要有效成分包括苷类、生物碱、挥发油等,在炮制过程中可以发生各种变化,并发挥减毒增效的作用。通过炮制可以使化学成分发生水解、裂解、氧化、聚合等反应,促使毒性成分转化为低毒乃至无毒成分,降低饮片的毒性;使无效或低效成分向高效成分转化,从而增强疗效。炮制虽传统,内涵却深刻。从炮制前后化学成分的转变,可以揭示中药炮制的原理,说明临床功用不同的原因。

中药炮制过程中,可导致化学成分的质变和量变,引发多种成分同时发生复杂的化学反应,这些变化的研究正逐步揭示中药炮制的"逢子必炒""盐制入肾""醋制入肝""炒炭止血"等传统理论所具有的深刻内涵。鉴于成分变化的复杂性和部分成分变化的规律性,归纳一些有代表性的成分变化实例,以熟悉生制饮片化学成分变化的差异与药效不同的关系,更好地把握临床应用。

## (一) 三萜类成分在炮制过程中的变化

三萜类成分结构复杂,在炮制过程中发生的变化也非常复杂。但多半发生苷键裂解、乙酰基脱除、异构化等结构变化,使炮制前后含量和组成发生变化,从而引发炮制前后药物功效改变。

**1. 红参** 红参制备过程中,人参皂苷发生水解,脱掉糖链,转化为相应的次生皂苷 (图 4-3)。人参蒸制过程中,达玛烷型皂苷主要脱去糖基和羟基。原人参三醇型皂苷因 C-6、C-3、C-20 位都可能连有糖基,故可以分别脱去不同位置的糖基,水解为次生皂苷。如人参皂苷 $Rg_6$ 和 F4 脱去 C-6 位糖基水解为人参皂苷 $Rh_4$ 和 $Rk_3$,人参皂苷 Re 可以水解为人参 $Rh_1$。原人参二醇型没有 C-6 位糖基,因此不涉及脱去 C-6 位糖基的变化,只发生脱去 C-3、C-20 位糖基的变化。如人参皂苷 $Rb_1$、$Rb_2$、Rc、Rd 水解脱去 C-20 位和 C-3 位的糖基,生成人参皂苷 $Rh_2$;$Rb_1$、$Rb_2$、Rc 脱去 C-20 位糖基水解为人参皂苷 $Rg_3$,人参皂苷 $Rg_3$ 在高温条件下还可以进一步脱去 C-20 位糖基转化为人参皂苷 $Rk_1$ 和 $Rg_5$ (图 4-4)[1]。

鲜人参经过蒸制,还可使人参中天然的丙二酸单酰基人参皂苷受热水解脱掉丙二酸和羧基,生成相应的人参皂苷 (图 4-5,图 4-6)。

现代研究显示,达玛烷型人参皂苷 C-20 位上侧链的变化以及糖链的长短都与其抗癌、抗衰老活性有关。提示上述这些人参皂苷类成分的变化与生晒参和红参功效差异有密切关系。

**2. 甘草** 甘草在蜜制过程中,其三萜皂苷可发生苷键断裂反应 (图 4-7)。如甘草酸受热水解为 $18\beta$-甘草次酸。相同炮制温度下,蜜制甘草中 $18\beta$-甘草次酸含量较清炒品高,可能是因为蜜制过程中水含量较大,促进了此反应的发生。这一转化与蜜制甘草抗炎作用增强密切相关。

**3. 锁阳** 锁阳具有补肾阳、益精血的功效,经盐制后可以增强其补肾壮阳的作用。研究发现锁阳在炮制过程中,部分三萜类成分含量降低,其中丙二酰熊果酸单酯含量降低最快。经模拟实验证实,丙二酰熊果酸单酯在有水存在的条件下发生酯键水解,生成熊果酸和乙酰熊果酸;无水条件下主要分解为乙酰熊果酸,其中丙二酰基通过释放二氧化碳转化为乙酰基 (图 4-8)[2]。

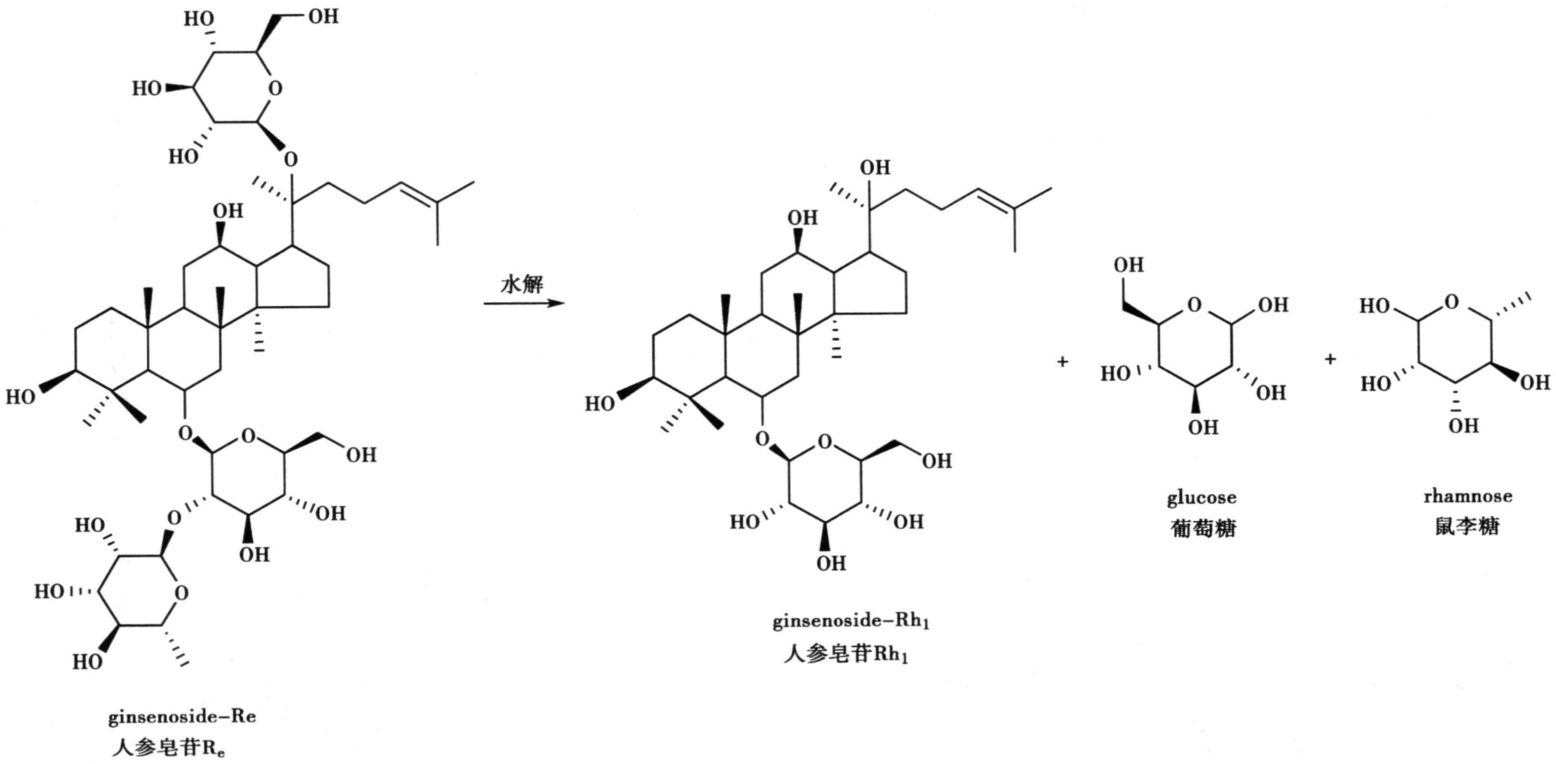

图 4-3　人参炮制过程中人参皂苷转化为次生苷的反应

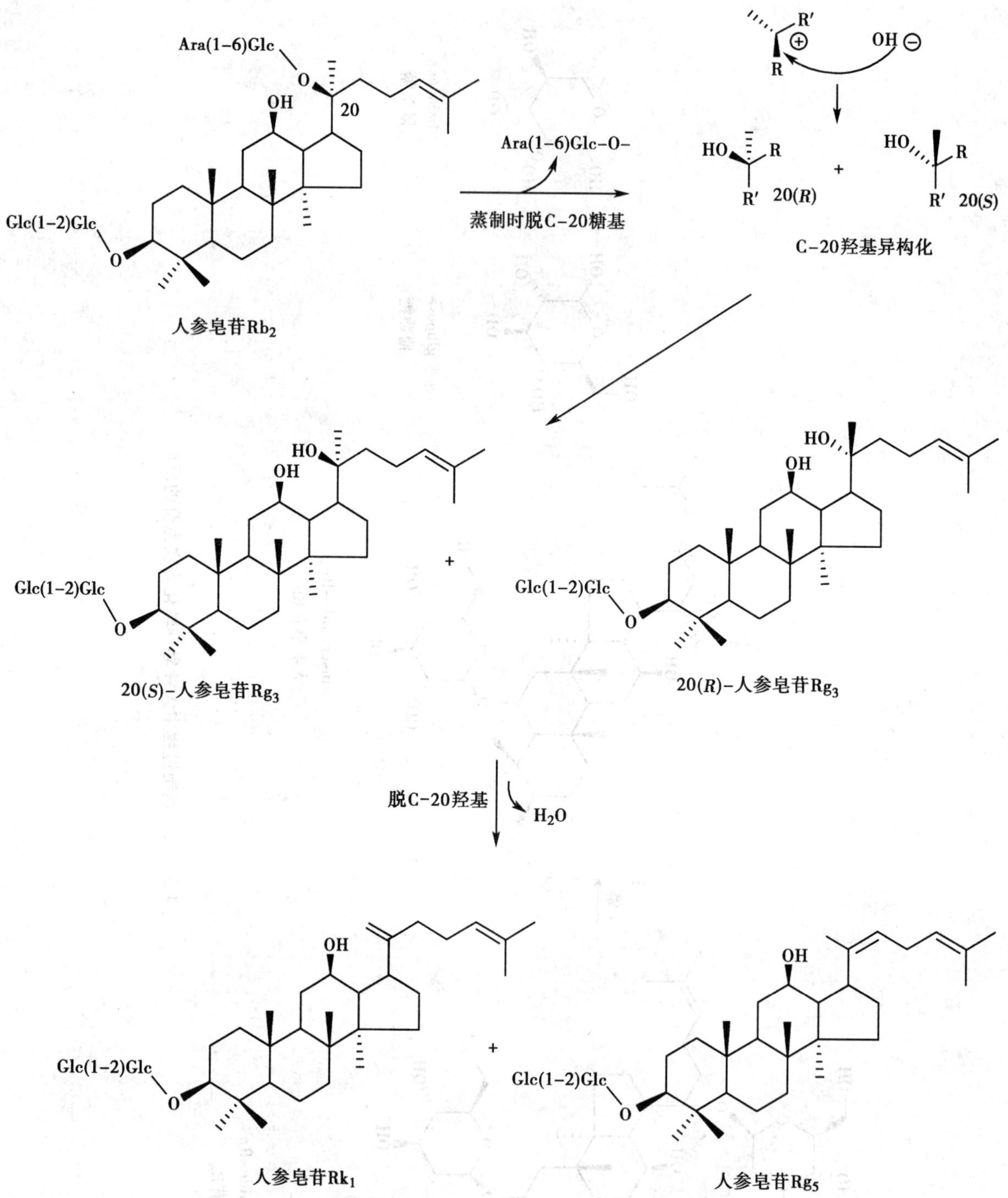

图 4-4 人参蒸制时达玛烷型人参皂苷类化合物的转化反应

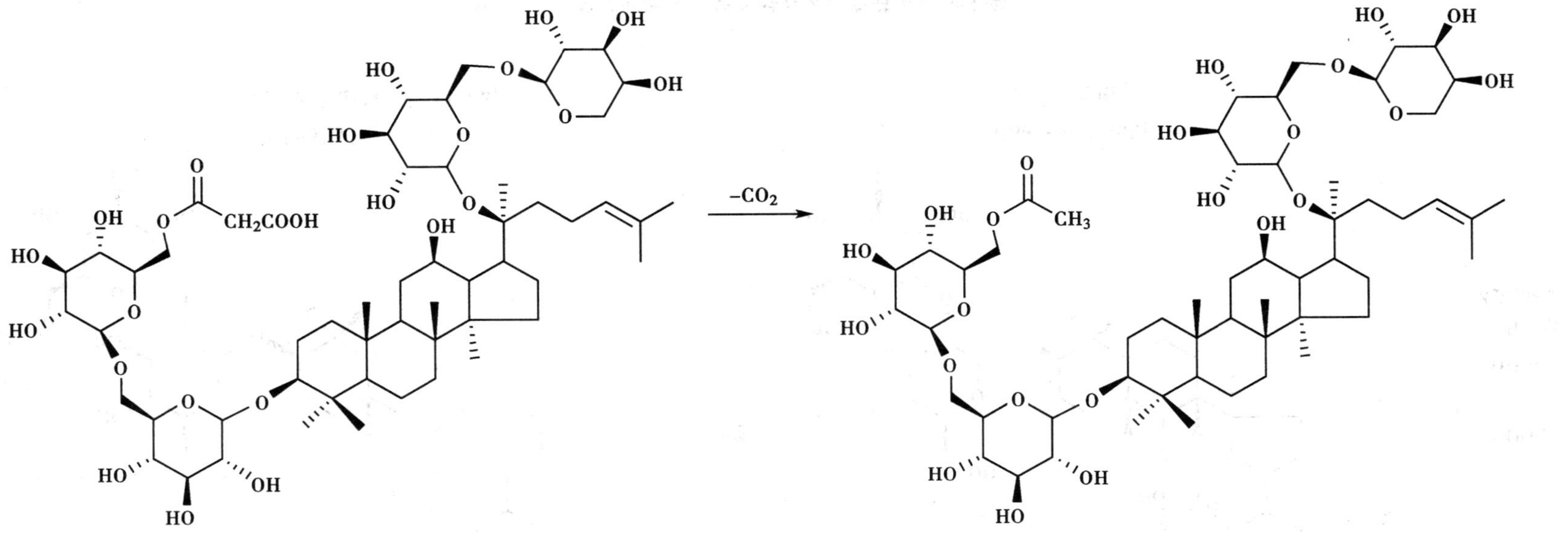

malonyl–ginsenoside Rb₂
丙二酰基–人参皂苷 Rb₂

ginsenoside Rs₁
人参皂苷 Rs₁

图 4-5　人参炮制时丙二酸单酰基人参皂苷 **Rb₂** 的脱羧基反应

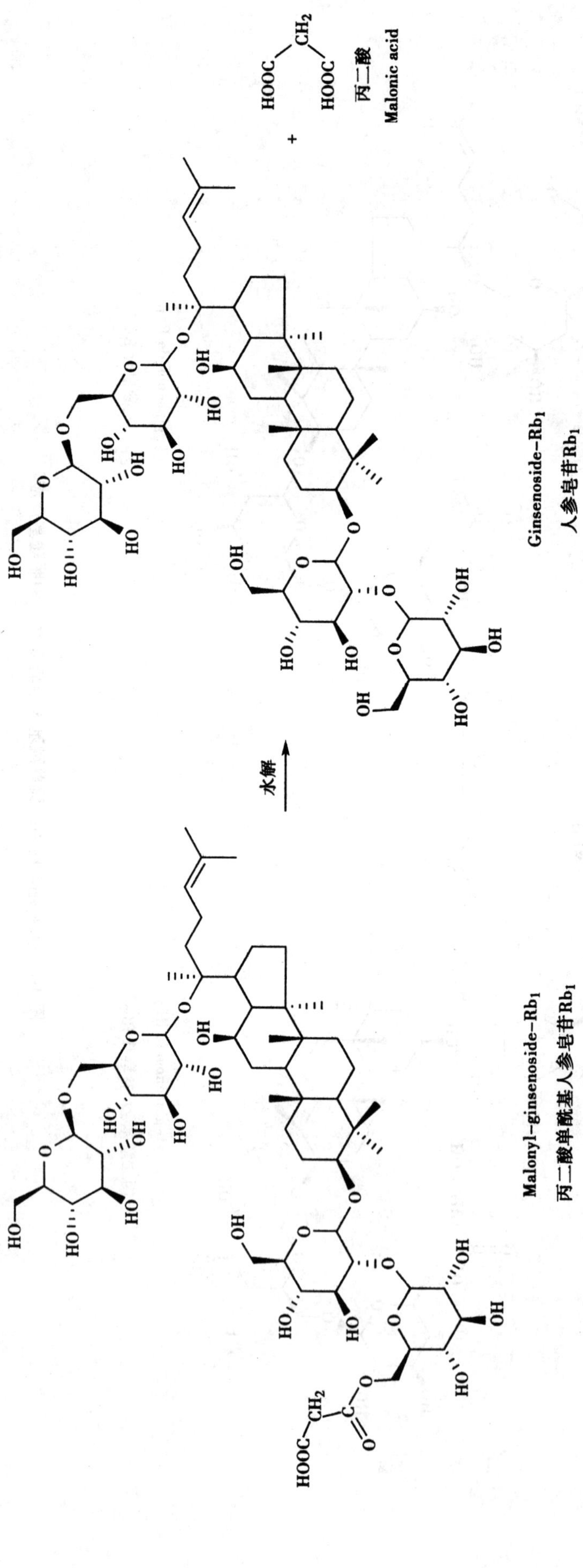

图 4-6　人参蒸制时丙二酸单酰基人参皂苷 Rb$_1$ 的分解反应

HOOC—CH$_2$—COOH
丙二酸
Malonic acid

Ginsenoside–Rb$_1$
人参皂苷Rb$_1$

水解

Malonyl–ginsenoside–Rb$_1$
丙二酸单酰基人参皂苷Rb$_1$

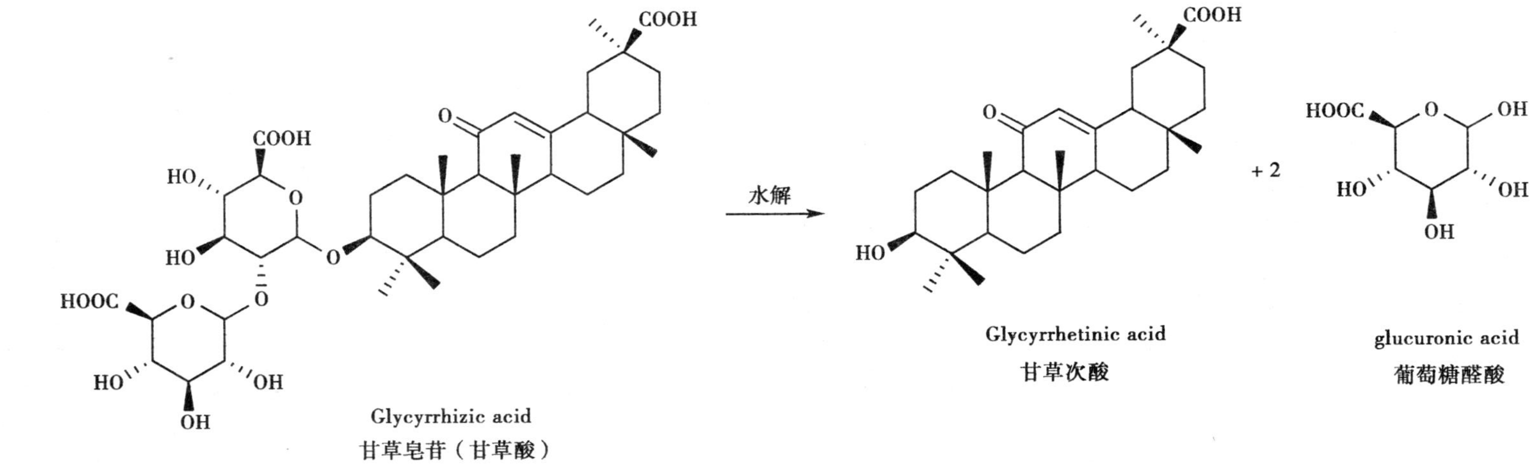

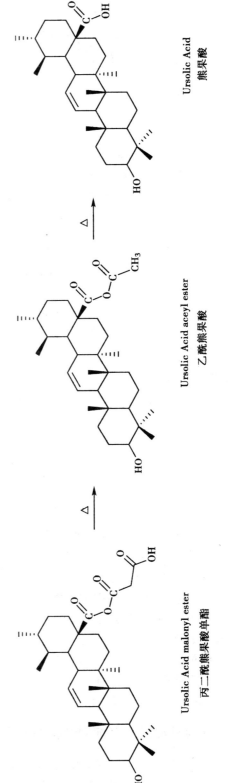

图 4-7 甘草蜜制时甘草酸水解为苷元的过程

图 4-8 锁阳炮制时丙二酰熊果酸的降解过程

**4. 柴胡** 柴胡醋制时，柴胡皂苷 a 和柴胡皂苷 d 结构中的醚环开裂，发生脱水反应生成柴胡皂苷 $b_1/b_2$ 和柴胡皂苷 $b_3/b_4$（图 4-9）。这一反应过程可能与其抗抑郁作用有关[3]。

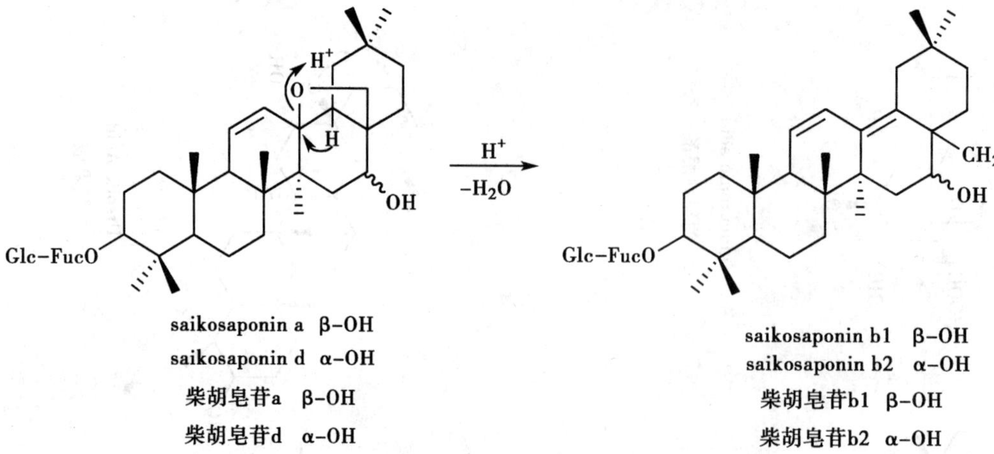

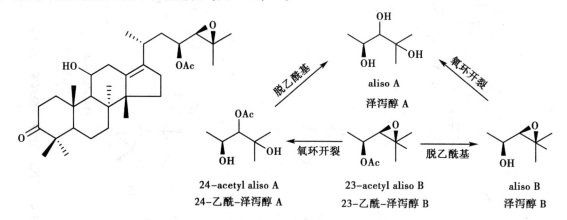

H+
O
H
OH
Glc-FucO
H+
-H2O
CH2OH
OH
Glc-FucO
saikosaponin a β-OH
saikosaponin d α-OH
柴胡皂苷a β-OH
柴胡皂苷d α-OH
saikosaponin b1 β-OH
saikosaponin b2 α-OH
柴胡皂苷b1 β-OH
柴胡皂苷b2 α-OH

图 4-9 柴胡醋制过程时含有醚环皂苷的开环反应

**5. 泽泻** 泽泻盐制和麸制后，主要成分 24- 乙酰泽泻醇 A 和 23- 乙酰泽泻醇 B 的含量明显变化，有人提出可能是发生了如下转化过程（图 4-10）[4]。

HO
O
OAc
O
OH
OH
OH
aliso A
泽泻醇 A
脱乙酰基
氧环开裂
OAc
OH
OH
氧环开裂
O
OAc
脱乙酰基
O
OH
24-acetyl aliso A
24-乙酰-泽泻醇 A
23-acetyl aliso B
23-乙酰-泽泻醇 B
aliso B
泽泻醇 B

图 4-10 泽泻炮制过程中三萜皂苷的可能变化

为证实这一结果，采用体外模拟实验发现，24- 乙酰泽泻醇 A 加热后的反应过程远比想象中的复杂。经对其 180℃转化物分析发现，其可能发生如下反应（图 4-11）。

泽泻中三萜类化合物的变化与其利尿、降血脂活性有密切关系。

**6. 三七** 三七蒸制后，三七的三萜多糖苷如三七皂苷 $R_1$ 和人参皂苷 $Rg_1$、Re、$Rb_1$、Rd 等含量均有下降，同时有新的皂苷成分生成。已鉴定了人参皂苷 20(*S*)-$Rh_1$ 等 8 个新转化的成分，提示多糖苷发生脱糖基反应。这些变化可能与三七制后改善血液黏度，提高免疫、补气作用优于生三七有关。具体反应机制过程（图 4-12）可以参考人参蒸制过程中三萜皂苷的脱糖基反应[5]。

**7. 商陆** 商陆醋制时，其所含的一系列 C-28 和 C-30 位羧基糖苷化的三萜皂苷在酸性和高温条件下，水解掉糖基成为苷元（图 4-13）。由于苷元的利水作用弱于苷，故醋商陆的利尿作用较生品缓和[6]。

## （二）生物碱类成分在炮制过程中的变化

植物体内的生物碱类成分水溶性往往较差，但易溶于醇（黄酒）中；与醋反应可以生成醋酸盐，可增加其在水中的溶解度。故酒制和醋制是含生物碱药物的常用炮制方法。

**1. 乌头** 乌头炮制时，毒性较大的双酯型生物碱水解掉乙酰基，生成毒性较小的单酯型生物碱（苯甲酰乌头碱类），再水解掉苯甲酰基生成毒性更小的乌头胺，这一变化是代表性的中药炮制过程的酯键水解反应（图 4-14）。如乌头中毒性较大的乌头碱在炮制过程水解为乌头次碱和乌头原碱[7]。

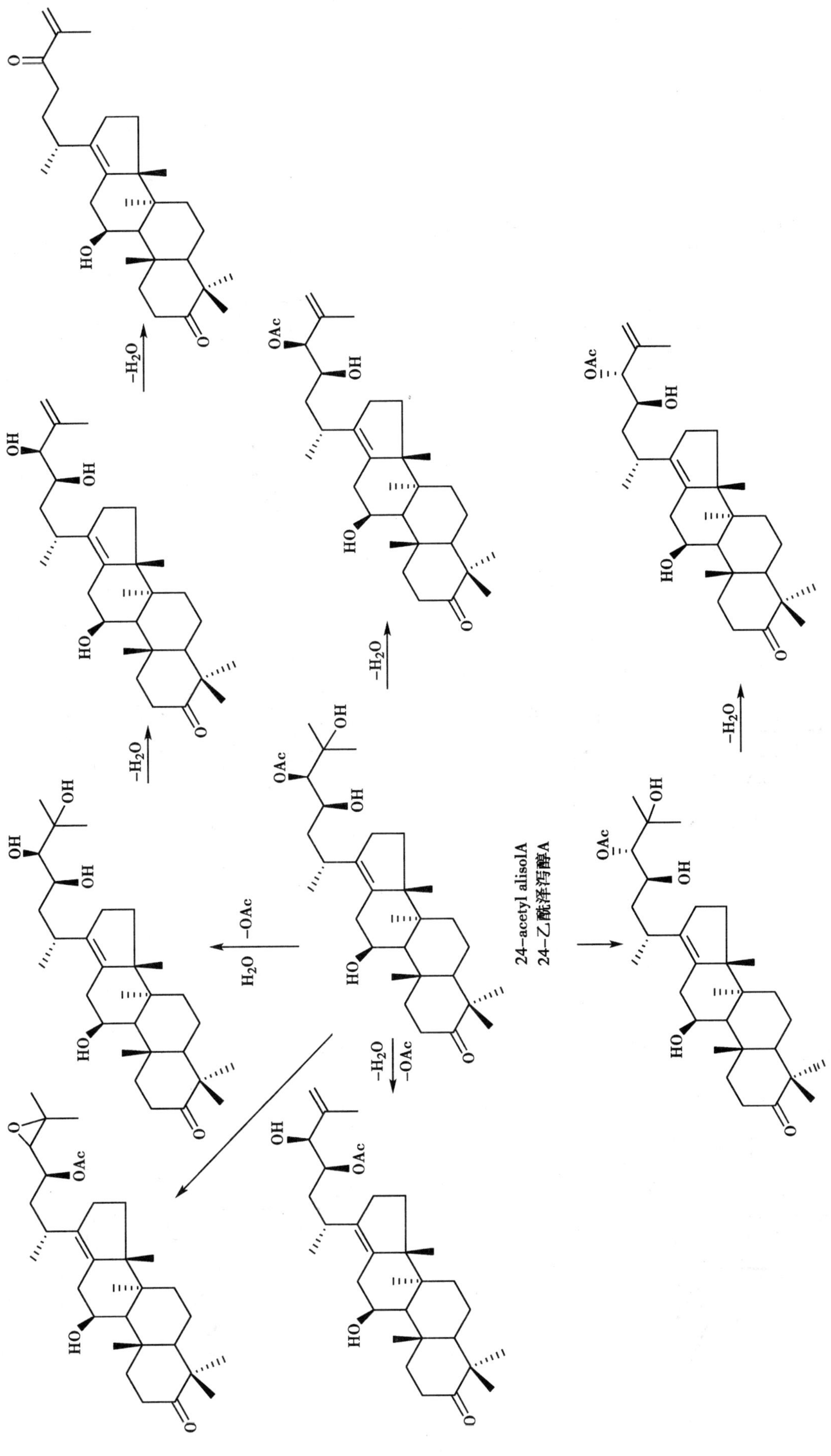

图 4-11　24- 乙酰泽泻醇 A 在高温条件下（180℃）可能的复杂反应过程

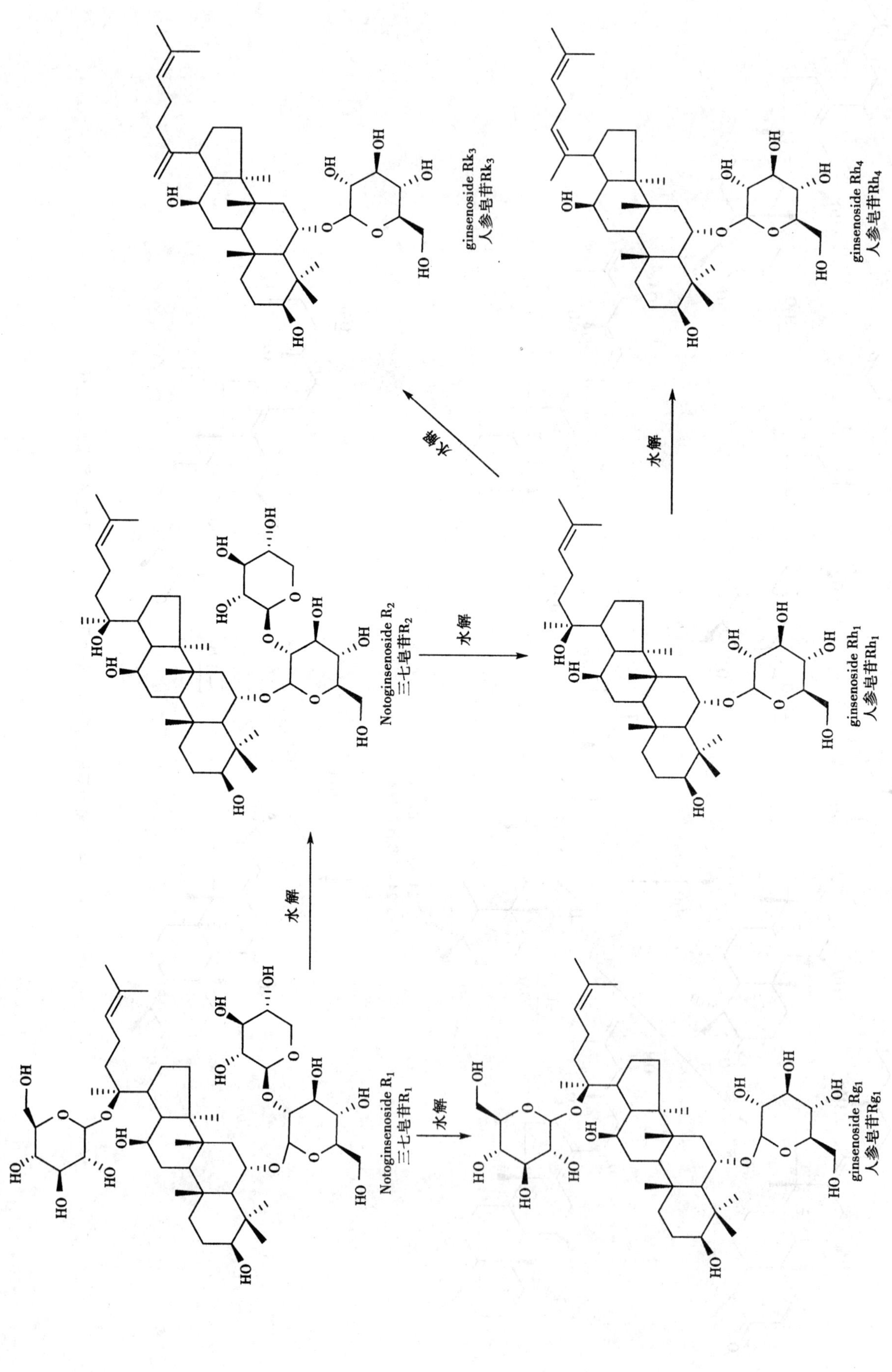
Notoginsenoside R1
三七皂苷R1
水解
Notoginsenoside R2
三七皂苷R2
水解
ginsenoside Rg1
人参皂苷Rg1
水解
ginsenoside Rh1
人参皂苷Rh1
水解
ginsenoside Rk3
人参皂苷Rk3
水解
ginsenoside Rh4
人参皂苷Rh4

图4-12 三七炮制过程中原人参三醇型皂苷的可能变化过程

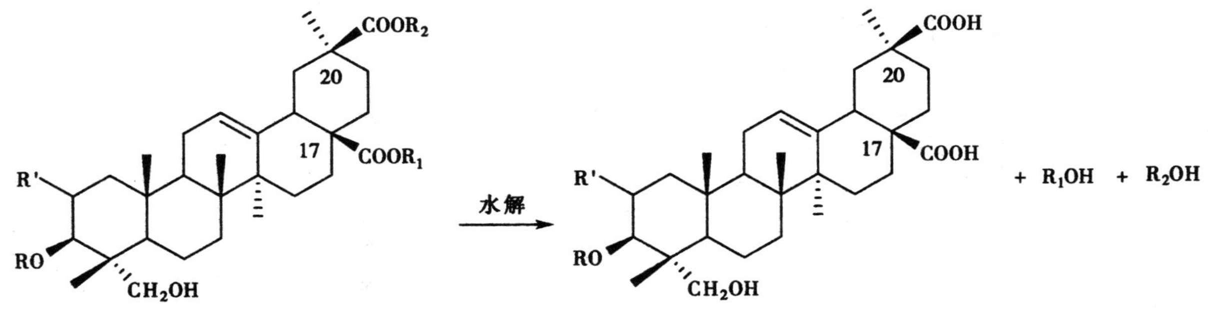

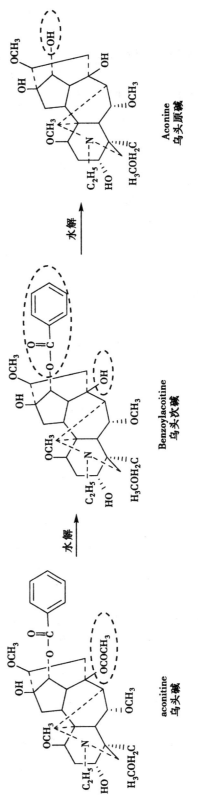

**图 4-13　商陆醋制时皂苷的水解反应**（$R_1$ 和 $R_2$ 分别代表糖取代基）

aconitine　乌头碱　　Benzoylacoitine　乌头次碱　　Aconine　乌头原碱

**图 4-14　乌头蒸制过程中乌头碱的酯键水解反应过程**

　　附子与草乌中也含有结构相似的生物碱，炮制过程中会发生类似变化，因而附子和草乌炮制后也可降低毒性。

　　甘草汁制附子前后的化学成分变化研究显示，在炮制过程中甘草中的有机酸类成分与附子中的乌头碱类成分发生了酰基交换，生成了毒性较小的脂基生物碱，这是甘草汁制附子减毒的重要机制。

　　**2. 马钱子**　马钱子炮制过程中，高温使毒性生物碱，即士的宁和马钱子碱部分转化为氧化物（图 4-15），使制马钱子毒性降低，但增进其促进血液循环作用，故制品活血化瘀作用强，还可以反射性增加胃液分泌，促进消化[1]。

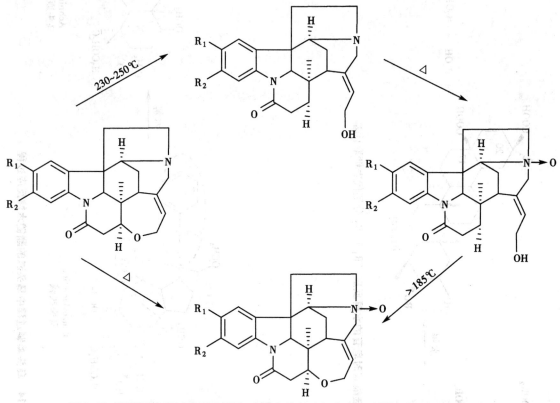

**图 4-15　马钱子炮制过程中马钱子/士的宁炮制过程中生物碱转化为氮氧化物的途径**

　　**3. 延胡索**　延胡索的止痛活性成分是生物碱，如延胡索甲素、延胡索乙素等，这些生物碱在生品饮片中多以游离形成存在，水溶性较差，煎煮时溶出率较低。延胡索醋制后使这些生物碱与食醋中的醋酸发生中和反应，生成醋酸盐，增加其在水中的溶解度，从而提高了醋制品的止痛作用[7]。

　　**4. 黄连**　黄连生物碱易溶于醇，故选择黄酒作为炮制辅料，能增加其生物碱的溶解度，增强疗效。同时在高温炮制过程中小檗碱还可以转化为小檗红碱（图 4-16）。故黄连炮制时应严格控制炮制温度[7]。

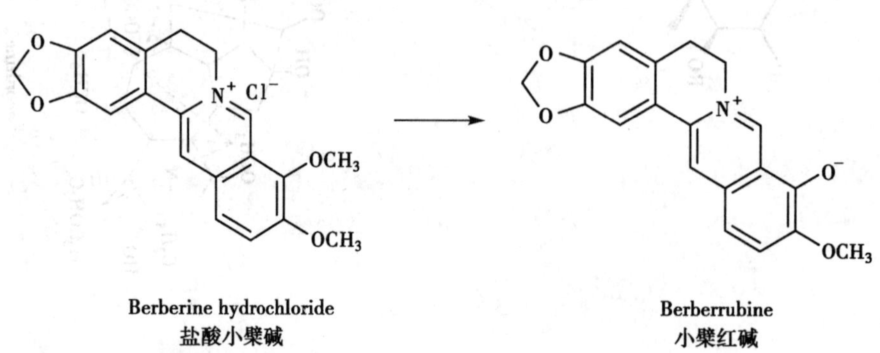

Berberine hydrochloride
盐酸小檗碱

Berberrubine
小檗红碱

**图 4-16　黄连炮制时小檗碱加热转化为小檗红碱的过程**

### （三）黄酮类成分在炮制过程中的变化

黄酮类成分常含有多个羟基，常易与糖结合成苷，加热后易被水解为苷元。苷和苷元的药理作用往往有明显的差异。炮制使二者含量比例变化则成为炮制前后药物功效差异的主要物质基础。

**1. 甘草**　甘草蜜制过程中，甘草芹菜素糖苷和异甘草素糖苷水解，脱掉芹糖，生成甘草素和异甘草素（图4-17），是甘草炮制后抗炎作用增强的重要物质基础。

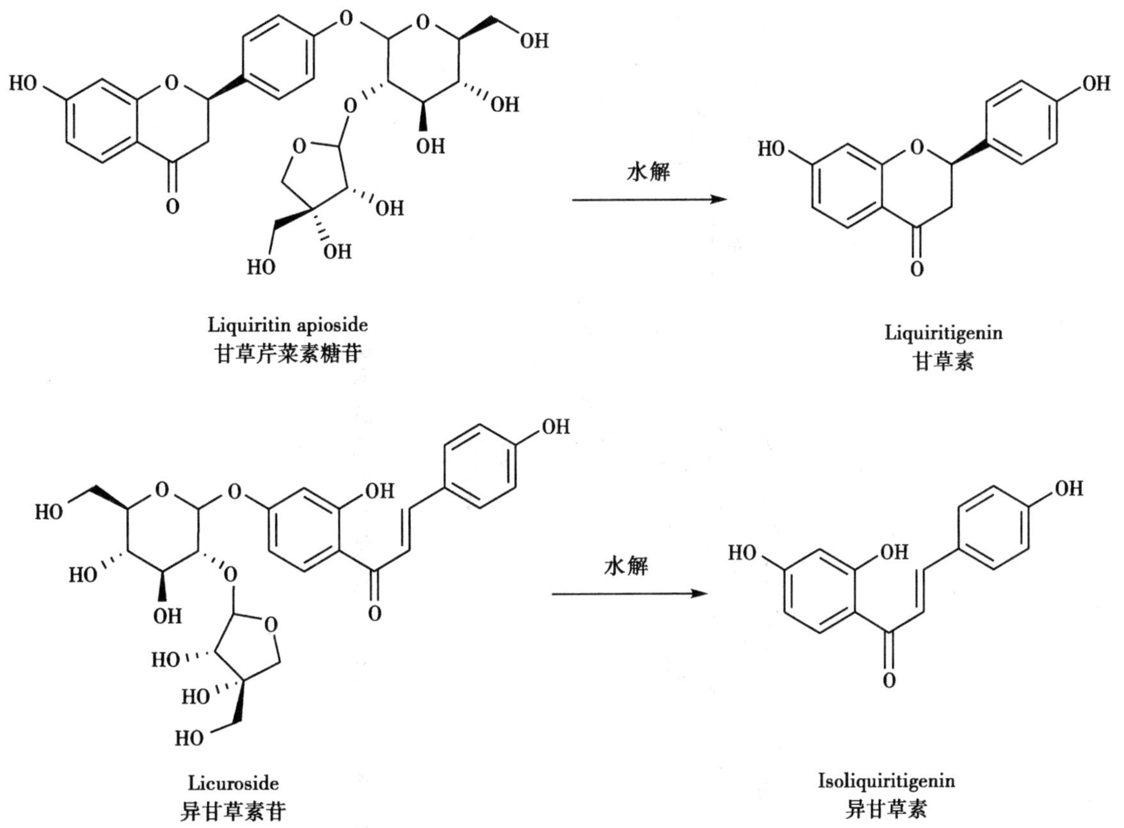

Liquiritin apioside
甘草芹菜素糖苷

Liquiritigenin
甘草素

Licuroside
异甘草素苷

Isoliquiritigenin
异甘草素

**图4-17　甘草蜜制时黄酮苷类成分的水解反应**

**2. 淫羊藿**　淫羊藿羊油炙过程中，多糖苷水解，脱掉糖基生成次生苷，继续脱掉相应的糖基生成更低一级的糖苷或苷元。因此，淫羊藿炮制时，出现朝藿定A、朝藿定B、朝藿定C含量降低和淫羊藿苷、宝藿苷I含量增加的现象。如朝藿定C在170℃时3位脱掉1个鼠李糖基成为淫羊藿苷，淫羊藿苷继续脱掉3位的鼠李糖转化为淫羊藿次苷I（图4-18）[8]。

**3. 黄芩**　黄芩中含有能水解自身苷类成分的酶，如黄芩苷酶，它能将黄芩苷水解为苷元黄芩素（图4-19）。如果有效成分黄芩苷被水解，其药效作用将被减弱，故采用燀法破坏黄芩中的酶，以确保黄芩的功效。

**4. 沙苑子**　沙苑子总黄酮是沙苑子的主要生物活性组分，具有明显的降低血清胆固醇和三酰甘油作用，且有降脂保肝作用。沙苑子生品中，具有保护肝细胞、抑制肝纤维化的沙苑子苷A含量较高，但随着贮藏时间延长，其含量逐渐减小，而盐制品则不因贮藏而发生沙苑子苷A含量的明显变化，其原因可能是盐制过程中沙苑子苷A的酶被破坏，从而抑制了沙苑子苷A的酶解（图4-20）。

**5. 大蓟炭**　大蓟的黄酮苷类成分主要有二羟基二甲氧基黄酮、蒙花苷、柳穿鱼苷等成分。通过对不同炮制时间制品的成分测定显示，柳穿鱼苷和蒙花苷在炮制过程中均可发生先脱掉外侧鼠李糖，

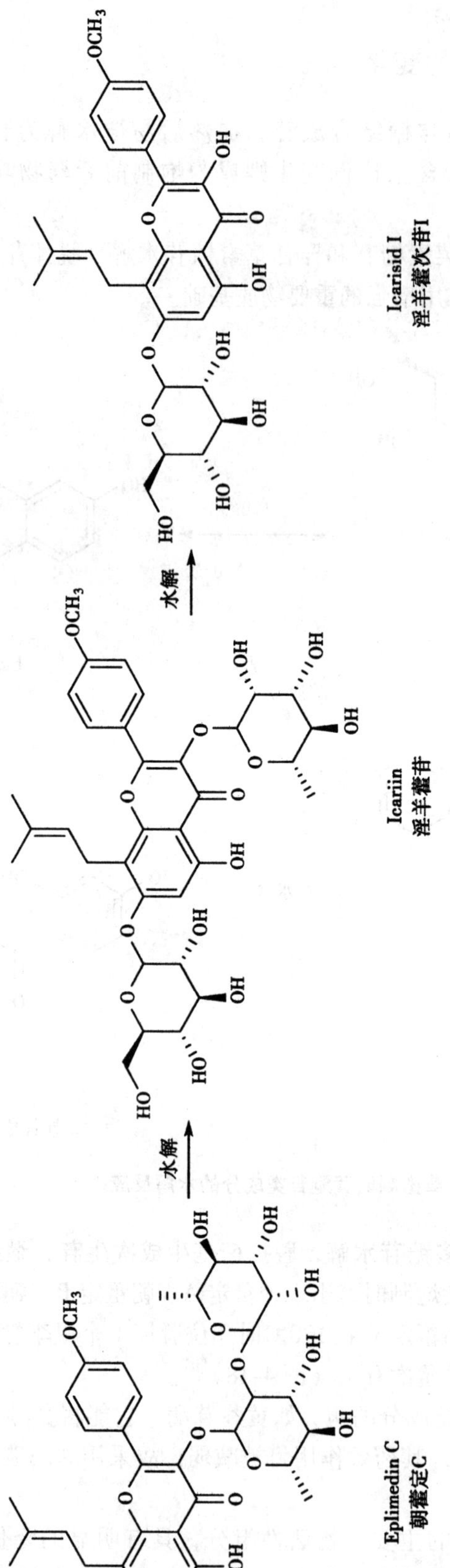

**图 4-18　淫羊藿羊油炙过程中黄酮苷的水解反应**

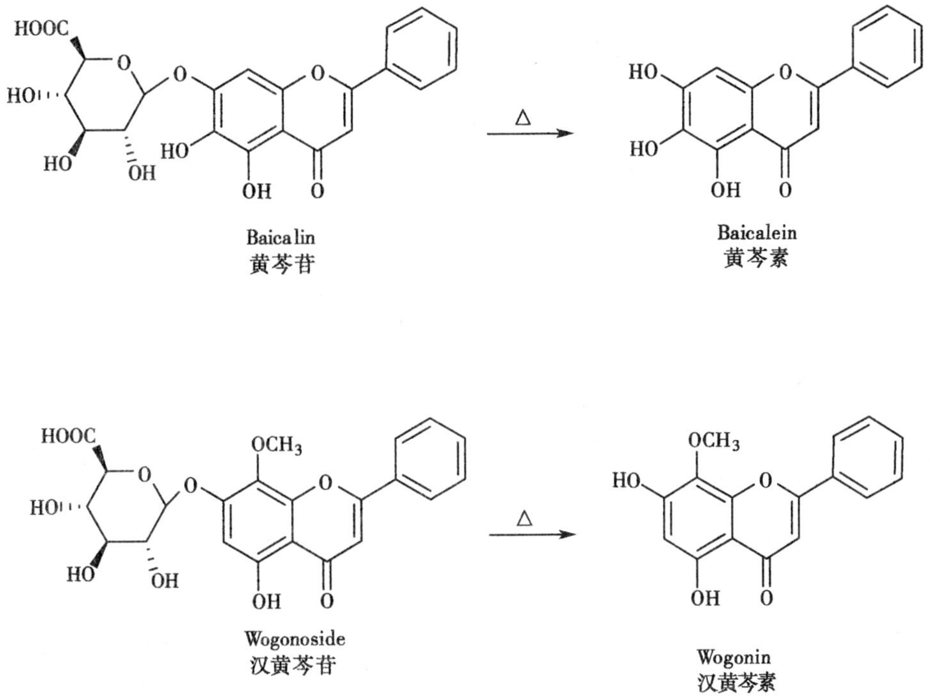

Baicalin
黄芩苷

Baicalein
黄芩素

Wogonoside
汉黄芩苷

Wogonin
汉黄芩素

图 4-19　黄芩炮制时黄芩苷和汉黄芩苷裂解为黄芩素和汉黄芩素的过程

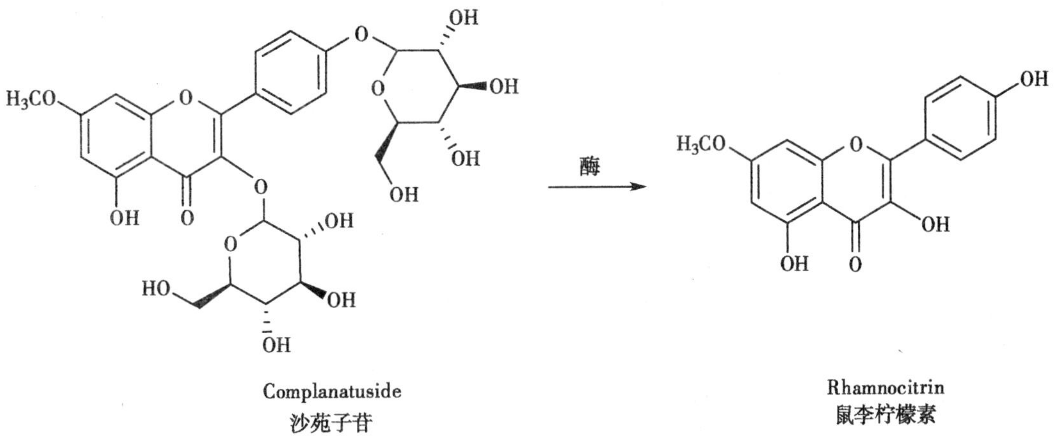

Complanatuside
沙苑子苷

Rhamnocitrin
鼠李柠檬素

图 4-20　沙苑子中沙苑子苷酶水解的可能途径

生成单糖苷，再脱掉结构内侧葡萄糖，生成苷元的变化（图 4-21）。生成的单糖苷和苷元的止血作用均强于二糖苷，故大蓟炒炭后止血作用增强。

**6. 槐米炭**　槐米炒炭的过程中，芦丁含量明显降低，其苷元槲皮素含量明显增加。研究发现，含量较高的芦丁在炮制过程中发生苷键断裂，脱掉一分子葡萄糖和一分子鼠李糖，转变为槲皮素（图 4-22），这是槐米炒炭过程中两种黄酮类成分含量变化的主要原因。由于槲皮素的止血作用强于芦丁，使槐米炒炭后止血作用明显增强。

**7. 侧柏炭**　侧柏炒炭后止血作用增强的机制与槐米和大蓟炒炭基本相同，也是由于其槲皮素苷水解，生成槲皮素引起的（图 4-23）。

**8. 蒲黄炭**　蒲黄炒炭前后黄酮类组分变化最明显，黄酮苷基本转化为相应的黄酮苷元（图 4-24），提示蒲黄炒炭前后凝血活性变化可能与黄酮苷与苷元的相对比例变化密切相关[9]。

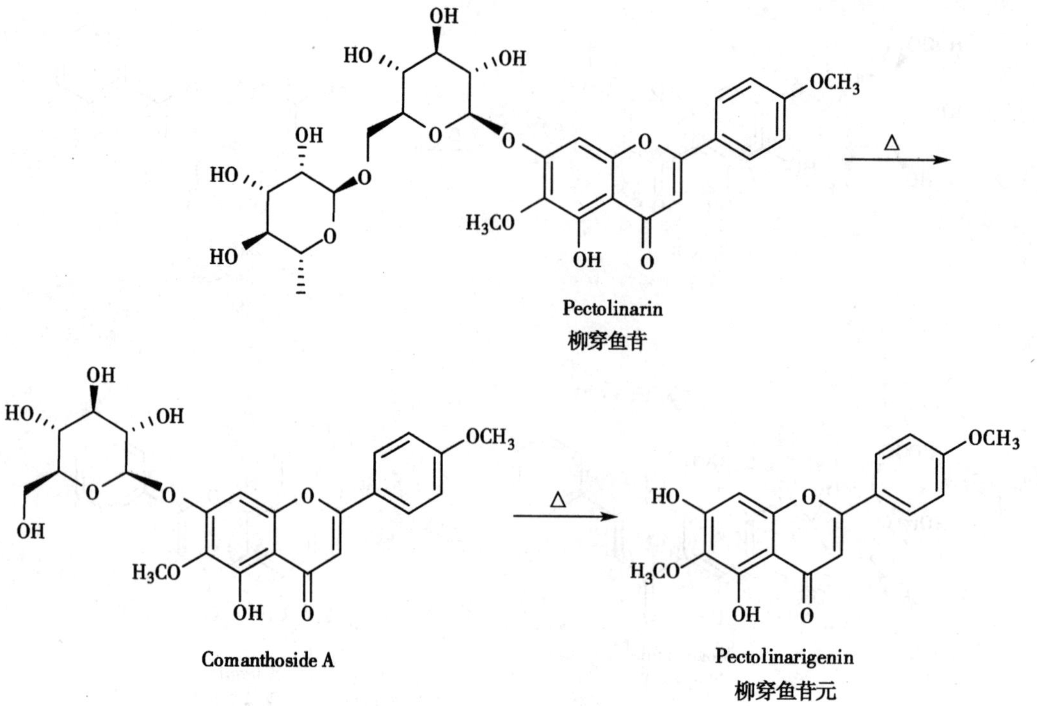

图 4-21 大蓟炒炭时黄酮二糖苷的裂解反应过程

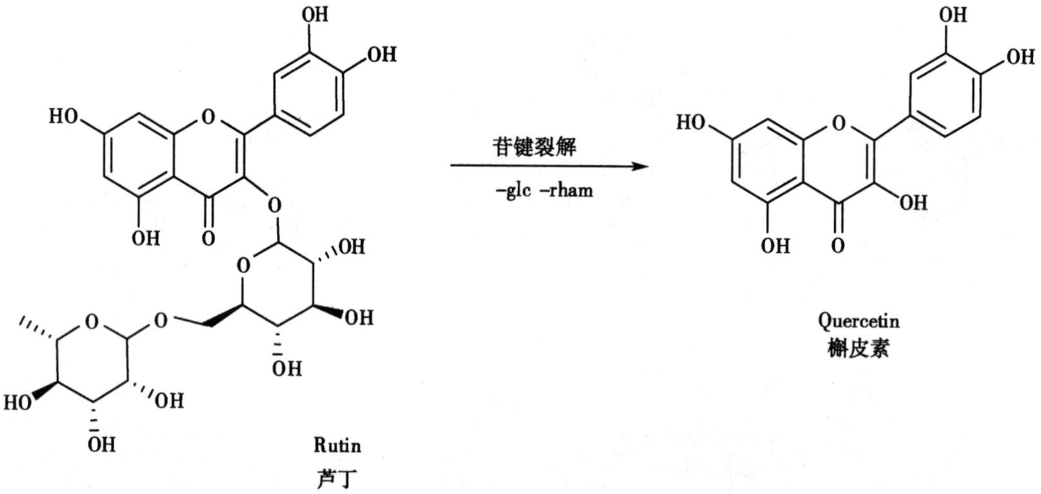

图 4-22 槐米炒炭时芦丁裂解为槲皮素的过程

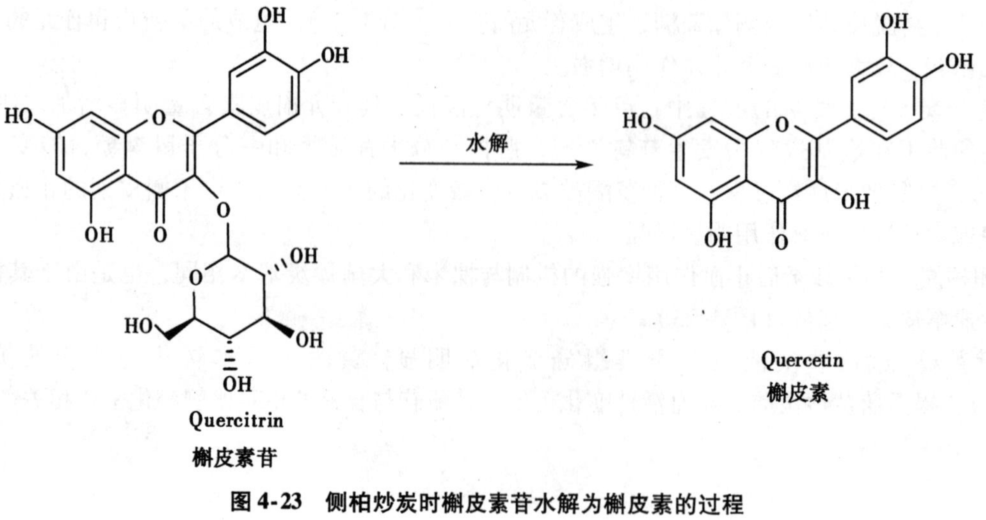

图 4-23 侧柏炒炭时槲皮素苷水解为槲皮素的过程

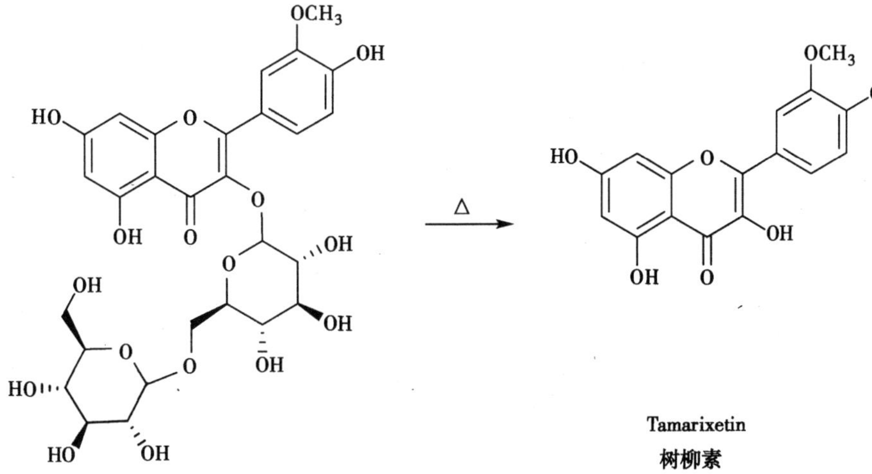

Tamarixetin
树柳素

Tamarixetin-3-O-β-D-glucosyl-(1→6)-β-D-glucoside
树柳素-3-O-β-D-葡萄糖基-(1→6)-β-D-葡萄糖苷

图 4-24 蒲黄炒炭时黄酮苷裂解为苷元的过程

## (四) 二萜类成分在炮制过程中的变化

**1. 芫花** 芫花醋制后，羟基芫花素和芫花素的含量均高于生芫花，不同的炮制方法其含量也有差别。这可能是芫花在炮制过程中受醋酸和加热的影响，苷发生水解，从而使苷元含量增加（图 4-25），提高了芫花中镇咳有效成分的含量[10]。

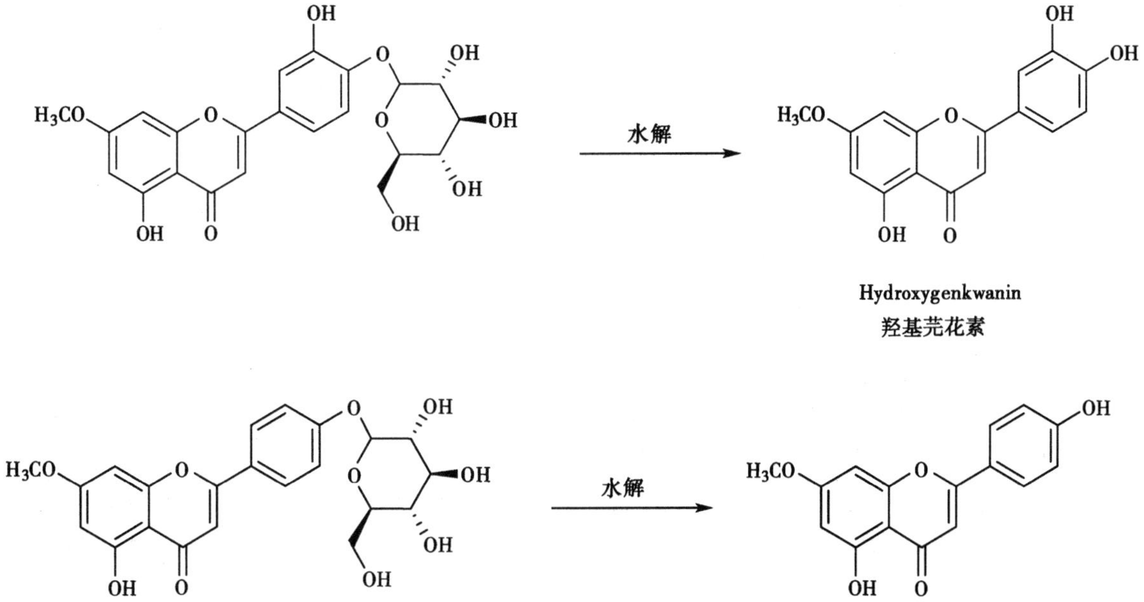

Hydroxygenkwanin
羟基芫花素

Genkwanin
芫花素

图 4-25 芫花醋制时羟基芫花素和芫花素的可能转化过程

**2. 甘遂** 甘遂醋制时，部分巨大戟二萜醇酯分子内脂肪酰基可发生位置转移（图 4-26），如具有一定毒性和刺激性的 3-酰基酯转化为无刺激性的 20-酰基酯，从而降低毒性；同时在加热醋制过程中二萜类成分与醋中有机酸反应，生成的酰化二萜类成分极性降低，水溶出率下降，从而使毒性降低。

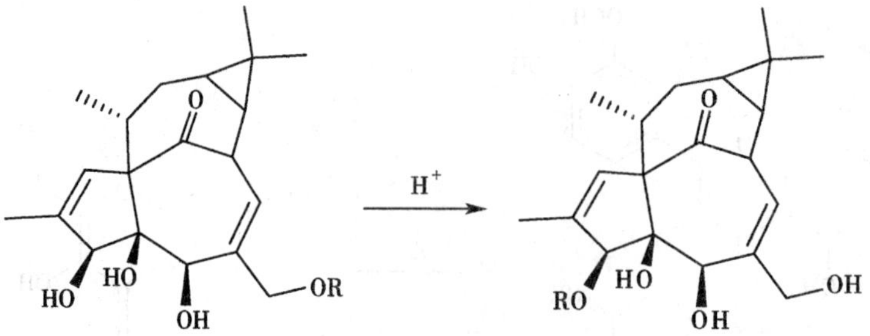

**图4-26 甘遂醋制时二萜醇酯类成分的可能转变过程（R=酯基，包括肉豆蔻酸酯，脂肪酸酯）**

**3. 大戟** 京大戟醋制后其大戟二萜醇含量降低，转变为乙酰化物（图4-27），与醋大戟减毒降低和作用缓和药效有关。

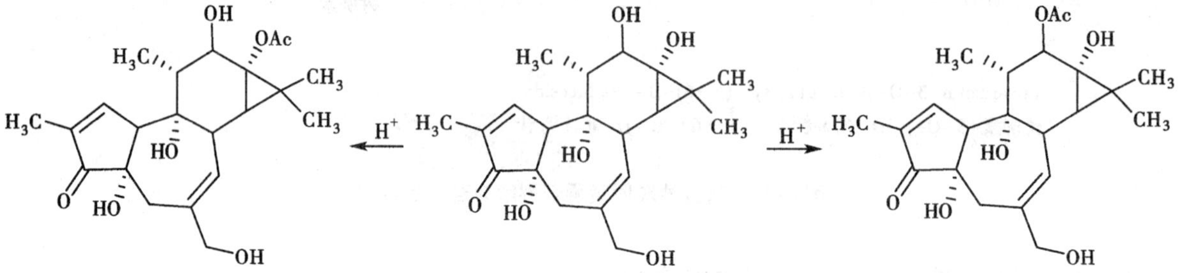

Phorbol
大戟二萜醇

**图4-27 大戟醋制时大戟二萜醇转变为乙酰化物的过程**

**4. 栀子** 栀子中的二萜苷类（如西红花苷）具有抗炎、抗血小板聚积、保肝和利胆的活性。栀子炮制后二萜苷裂解为苷元（图4-28），是栀子炮制后凉血、止血作用增强的主要原因之一[11]。

**5. 苍耳子** 苍耳子的小毒与其热不稳定成分有关，炒制时因加热可被破坏，故苍耳子需要炒制后使用。苍耳子中的主要毒性成分羧基苍术苷在炮制过程中会受热分解转化为苍术苷（图4-29）。文献研究表明，羧基苍术苷和苍术苷，其重要的毒性机制是对线粒体膜外氧化磷酸化的抑制作用，其中羧基苍术苷的毒性是苍术苷的10倍，由此可见，羧基苍术苷向苍术苷转化对于苍耳子的炮制减毒具有重要意义。

## （五）倍半萜类成分在炮制过程中的转化

**1. 白术** 白术炒制后苍术酮可转化为白术内酯Ⅰ和白术内酯Ⅱ、Ⅲ等成分（图4-30）[6]，从而增加了白术内酯Ⅰ、Ⅱ、Ⅲ的含量，致使麸炒白术在促进胃肠蠕动及对营养物质的吸收方面的作用增加，并且对脾虚模型动物胃肠激素水平的调节作用也优于生品[12]。

**2. 莪术** 莪术的主要活性成分为倍半萜，包括莪术醇、莪术二酮等。莪术醋制后挥发性倍半萜类成分含量降低，如莪术酮、莪术二酮、吉马酮等含量明显减少，且有化学转变，如莪术二酮可转变为莪术内酯（图4-31），致使挥发油组成也发生改变，抗病毒作用降低。

## （六）糖类成分在炮制过程中的转化

单糖类成分加热时可以直接脱水生成5-羟甲基糠醛（图4-32）。

发生此类反应的药物较多，目前已经确定的有五味子、苍术、地黄、吴茱萸等药材，其中均发现5-羟甲基糠醛。上述变化与药材颜色变化有关，还与补益作用有一定的关联性。

低聚糖在炮制过程中往往易水解为单糖，如地黄在炮制过程中水苏糖可以水解为甘露糖、葡萄糖和果糖（图4-33）。

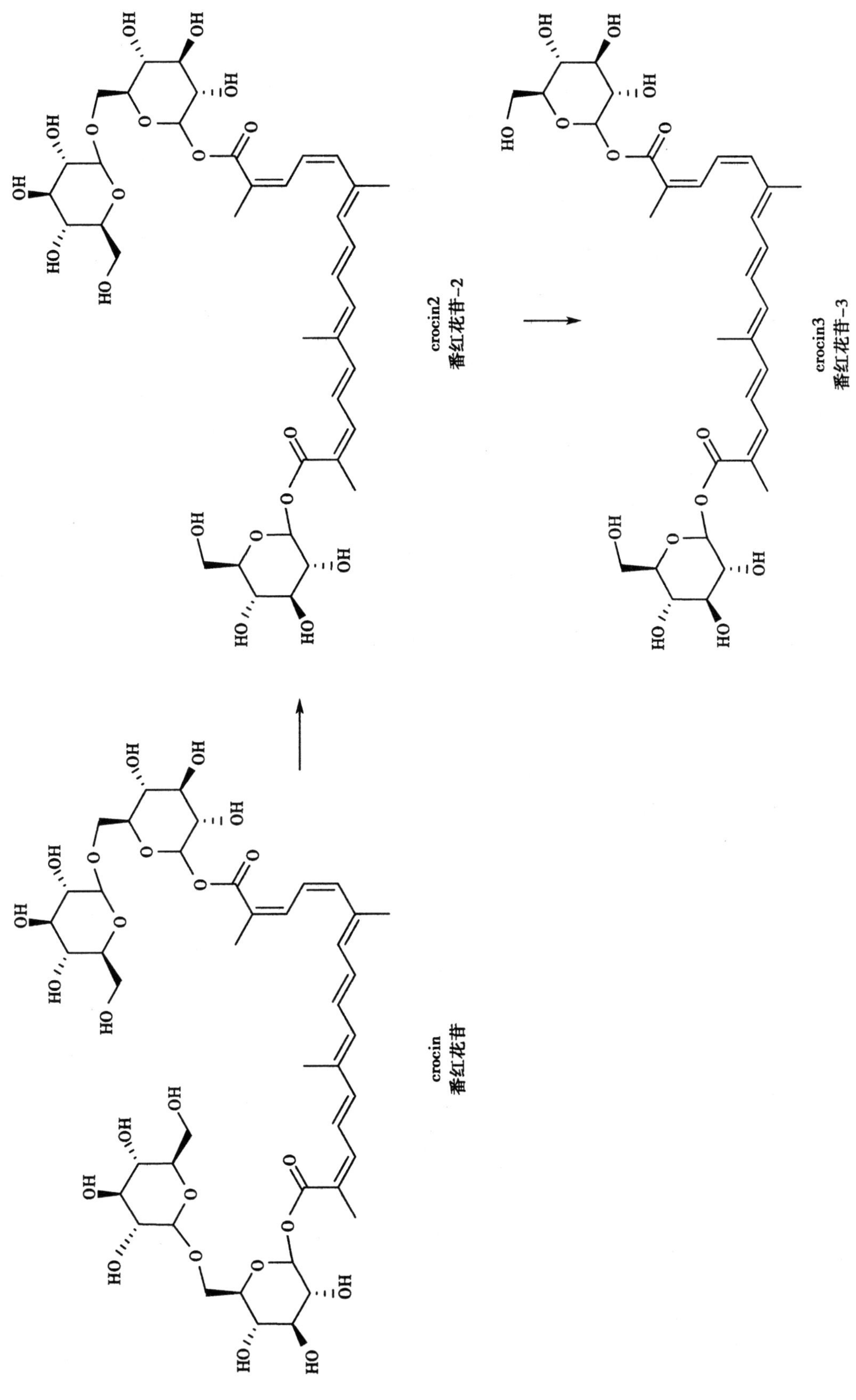

图 4-28 栀子炮制过程中二萜类化合物的转化途径

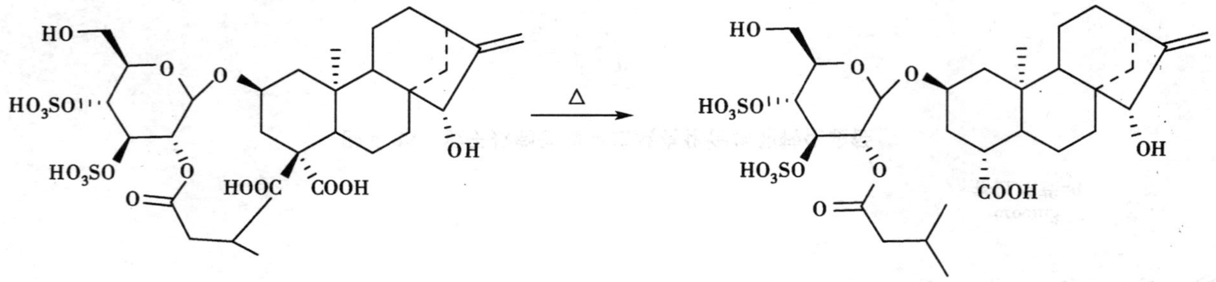

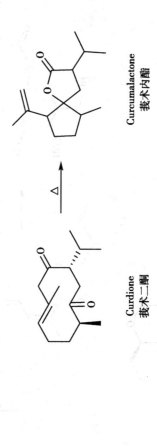

Atractyloside
苍术苷

Carboxyatractyloside
羧基苍术苷

**图 4-29 羧基苍术苷受热转化为苍术苷**

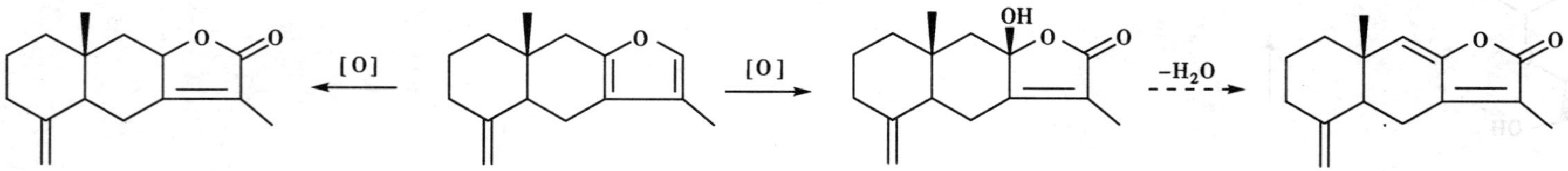

Atractylenolide I
白术内酯 I

Atractylenolide III
白术内酯 III

Atractylenolide II
白术内酯 II

Atractylon
苍术酮

−H₂O

[O]

[O]

**图 4-30 白术麸炒时苍术酮转化为白术内酯类成分的过程**

Curcumalactone
莪术内酯

Curdione
莪术二酮

Δ

**图 4-31 莪术醋制时莪术二酮转化为莪术内酯的过程**

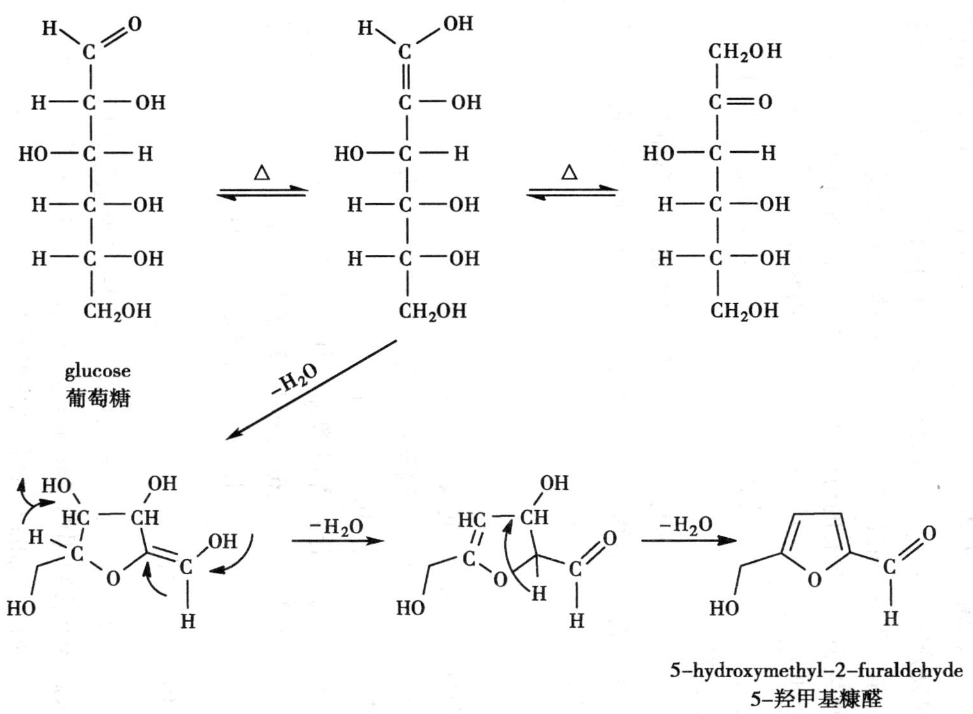
glucose
葡萄糖
-H2O
-H2O
-H2O
5-hydroxymethyl-2-furaldehyde
5-羟甲基糠醛

图 4-32 糖类在炮制过程中转化为糠醛类成分的机理

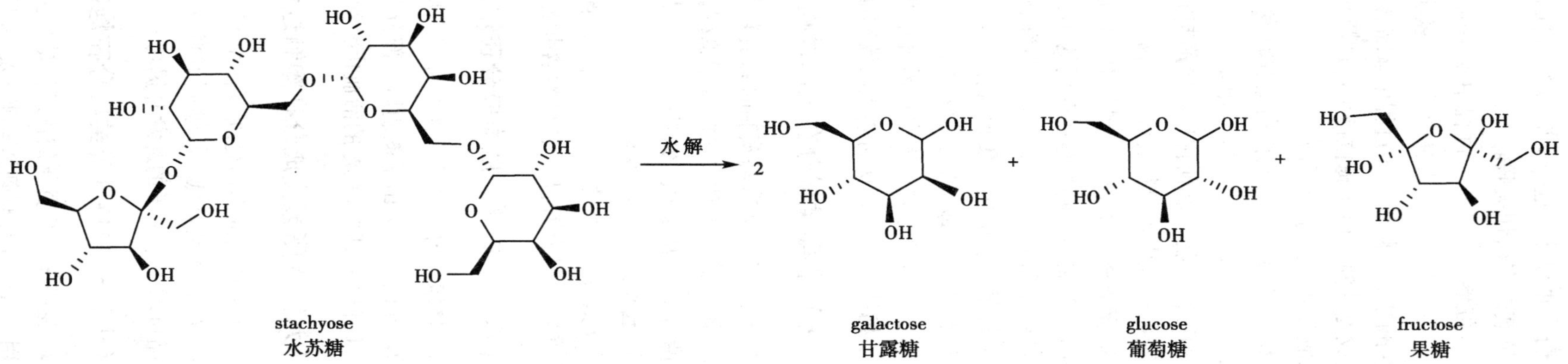
stachyose
水苏糖
水解
2
galactose
甘露糖
glucose
葡萄糖
fructose
果糖

图 4-33 地黄炮制时水苏糖的水解过程

此外，加热时还原糖的羰基（C=O）通常还可与氨基酸、蛋白质或肽的氨基（—NH₂）进行缩合，再经环化、分子重排、脱水等反应，生成糠醛、吡嗪、γ-吡喃酮等复杂产物，如 5-羟甲基糠醛、麦芽酚、曲酸等。这一反应过程与糖直接脱水的反应机制有较大差异，产物也不同，与制品的抗氧化、抗衰老有密切关联。

**1. 红参** 红参加工过程中麦芽酚含量的对比试验证明，麦芽酚出现于第一次烘干（高温干燥）之后。在蒸参阶段，人参中的还原糖类（如麦芽糖）与氨基化合物发生缩合反应，生成 1-氨基-1-脱氧-2-酮糖。在烘烤工序过程中该缩合物经脱水、异构化、环合等反应，生成麦芽酚的糖苷，之后水解生成麦芽酚。由于梅拉德反应产物可发生聚合，生成褐色物，致使红参加工后产生特殊的颜色，其香味成分亦来源于此反应。

**2. 何首乌** 认定何首乌蒸制时发生了梅拉德反应有 3 个重要依据：①何首乌蒸制后新产生的成分 2,3-二氢-3,5-二羟基-6-甲基-4（H）吡喃-4-酮（DDMP）和 5-羟甲基糠醛（5-HMF）是梅拉德反应的特征产物。②何首乌不同蒸制时间的成分研究显示，新成分含量随蒸制时间延长而增加。③何首乌蒸制过程中梅拉德反应的底物，糖和氨基酸类成分的含量明显减少，并伴有 pH 变化[13]。

**3. 烫狗脊** 从狗脊炮制品中鉴定出多种生狗脊不具有的梅拉德反应特征产物，如 5-羟甲基糠醛、麦芽酚、曲酸等。随着炮制时间的延长，这些成分的含量不断增加，而且在炮制过程还伴有糖、氨基酸含量变化和 pH 的改变，提示狗脊炮制过程中发生了梅拉德反应。正是由于这些炮制过程中的成分变化，使烫狗脊的抗骨质疏松作用明显强于生狗脊[14]。

**4. 地黄** 生地黄制成熟地黄时，伴有大量的 5-羟甲基糠醛产生，同时颜色也有"黑如漆"的变化，以往认为是炮制过程中环烯醚萜类成分发生氧化聚合而造成颜色变黑，但近年的研究表明可能是发生了梅拉德反应，从而造成功效和颜色的变化。

### （七）蒽醌类成分在炮制过程中的变化

**1. 何首乌** 何首乌蒸制时蒽醌苷类化合物发生水解，可缓和其泻下的副作用。

**2. 酒大黄** 大黄中含结合型蒽醌，但其苷元作用较弱。酒制后大黄中具有泻下作用的番泻苷以及蒽醌苷成分因水解减少超过 25%，故大黄酒制后泻下作用缓和（图 4-35）。

**3. 茜草炭** 茜草炒炭后，由于蒽醌苷水解，导致苷元含量增加。如 1,3,6-三羟基-2-甲基蒽醌-3-O-α-L-鼠李糖（1→2）-β-D 葡萄糖苷可水解为 1,3,6-三羟基-2-甲基蒽醌（图 4-36）。同时鞣质含量明显升高，总蒽醌含量减少，可能是其炒炭后止血作用增强的主要原因。

### （八）蛋白质、肽类成分在炮制过程中的变化

**1. 鳖甲** 鳖甲醋淬促使多种蛋白质裂解为寡肽，改变了其肽的组成，使制品软坚散结作用增强。

**2. 穿山甲** 穿山甲烫制后，部分肽类水解为活性更强的二肽和氨基酸，尤其是 L-丝-酪环二肽和 D-丝-L-酪环二肽有良好的活血化瘀活性，从而增加了制品的活血通经作用[15]。

### （九）木脂素类成分在炮制过程中的变化

牛蒡子炒制的高温处理可使牛蒡子中具有抗炎、能直接抑制流感病毒复制的牛蒡子苷受到破坏（图 4-37），含量降低，故炒制不当可使牛蒡子的疏散风热功效减弱。牛蒡子苷可溶于乙醇，故酒炒、酒蒸品可增强牛蒡子的透发升提功能。

### （十）一些特殊苷类成分在炮制过程中的变化

**1. 生芥子** 生芥子的挥发油是其主要刺激性成分。多种无刺激作用的苷类成分经自身所含芥子酶的作用，可生成具有刺鼻辛辣味及刺激作用的挥发油，可使皮肤发红，甚至引起水泡、脓疱。炒制可杀灭能水解自身苷类成分的酶，降低挥发油含量，还可促进对祛痰止咳活性成分羟基苯乙腈的转化。

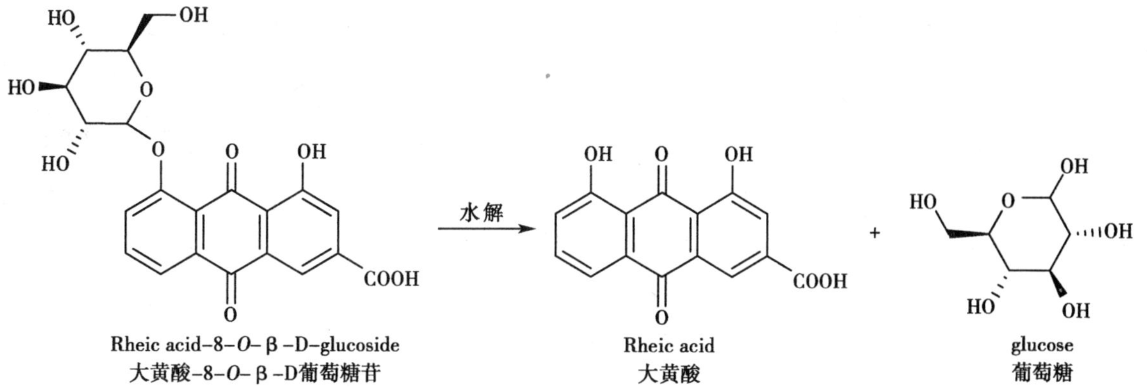

图 4-34　大黄酸-8-**O**-β-**D** 葡萄糖苷在炮制过程的变化

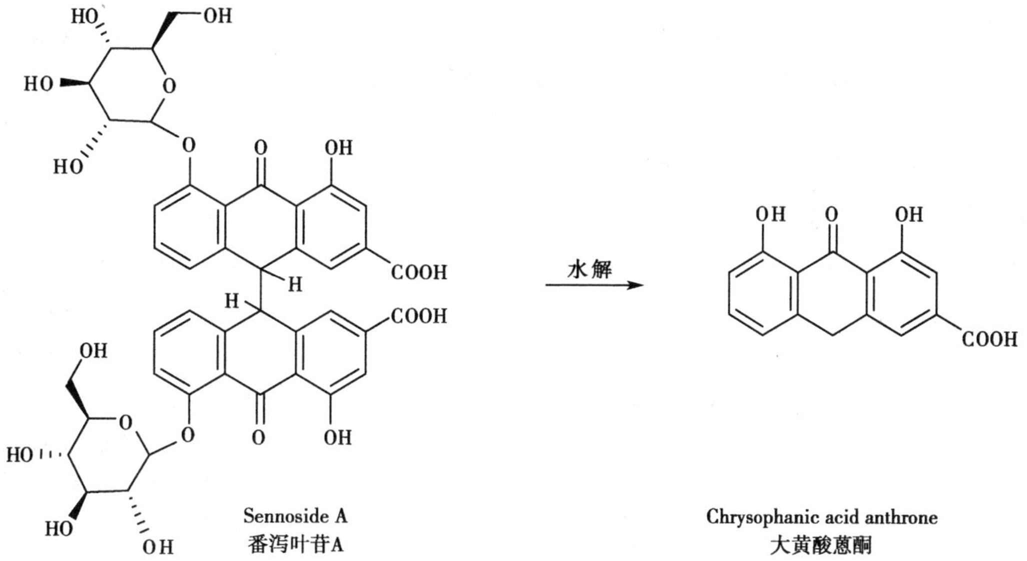

图 4-35　大黄炮制时番泻苷的可能裂解反应过程

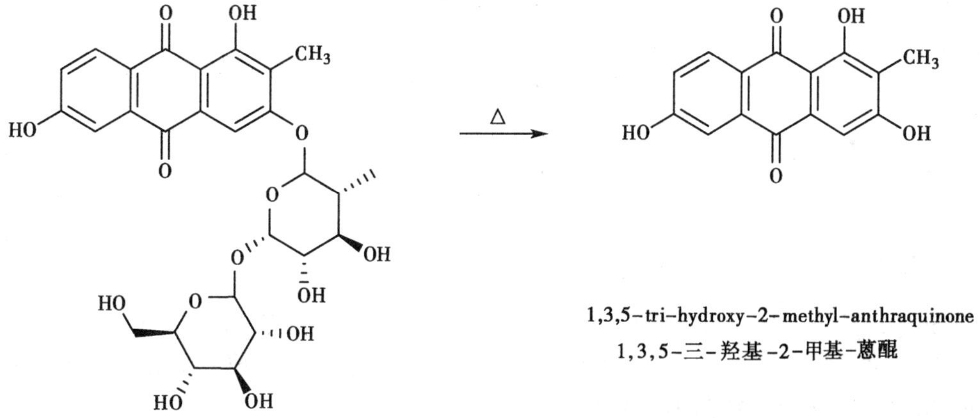

图 4-36　茜草炒炭时蒽醌苷裂解为苷元的过程

**2. 莱菔子**　莱菔子炒制可抑制其所含硫代葡萄糖苷分解酶的活性，防止萝卜苷在煎煮过程中水解成莱菔子素，进而生成（$S$）-6-甲亚砜基甲基-1,3-噻嗪烷-2-硫酮和 N-（$E$）-（4-甲亚砜基-3-丁烯基）胺基硫代甲酸乙酯。可减少恶心、呕吐等副作用。

**3. 牵牛子**　牵牛子中的泻下作用主要由牵牛子苷（A、B、C、D）在体内分解为牵牛子素，刺激肠道，增进肠蠕动，但其也可引起呕吐、腹痛、腹泻及黏液血便，还可能刺激肾脏，引起血尿。炮制可使部分牵牛子苷分解，含量下降，毒性降低，使泻下作用缓和。

**4. 苦杏仁**　苦杏仁中的苦杏仁苷是其止咳平喘的有效成分，口服后在体内胃酸的作用下缓慢分

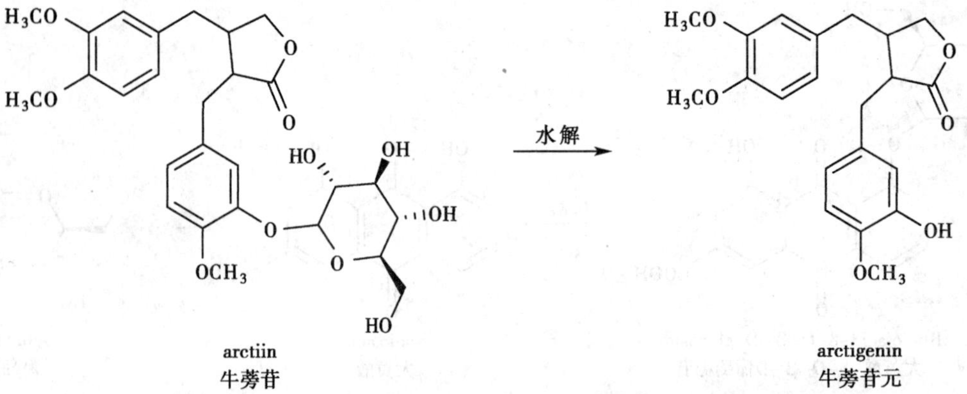

arctiin
牛蒡苷

arctigenin
牛蒡苷元

图 4-37　牛蒡炮制时牛蒡子苷水解为牛蒡子苷元的过程

解，产生适量的氢氰酸，起到镇咳平喘作用而不致引起中毒。苦杏仁苷在适宜温度和湿度条件下，易被共存的苦杏仁苷酶水解，生成野樱苷；野樱苷又可被野樱苷酶水解为不稳定的杏仁腈（图 4-38），从而分解为苯甲醛和氢氰酸，降低其止咳平喘作用。苦杏仁经加热炮制后，酶被破坏，可抑制贮存过程中苦杏仁苷的水解。同时，苦杏仁燀制后除去非药用部位，可利于有效成分的煎出。

### （十一）　鞣质类成分在炮制过程中的变化

**1. 诃子**　诃子煨制后，具有抗炎、止血作用的没食子酸含量增加，而具泻下作用的番泻苷 A 含量下降，使诃子煨制后涩肠温胃作用增强。这一过程主要是由于诃子中的可水解鞣质在加热条件下发生水解，裂解出没食子酸（图 4-39）。番泻苷 A 遇热也不稳定，可以水解为单蒽酮，其至继续变化。

**2. 五倍子**　陈嘉谟在《本草蒙筌》中五倍子条下记载有"百药煎"的制备方法："新鲜五倍子十斤，捣烂，细磁缸盛，稻草盖盦七昼夜，取出复捣，加桔梗、甘草末各二两，又盦一七，仍捣仍盦。务过七次，捏成饼，晒干任用。"百药煎是一种中药，是五倍子经发酵制成的块状物。其制作过程实际上是没食子酸的制备，基本化学变化与上述诃子中鞣质类成分变化相近。

### （十二）　无机成分在炮制过程中的变化

**1. 自然铜**　自然铜煅制时，其中硫化铜经氧化生成三氧化二铁，降低了毒性。具体反应如下：

$$2FeS_2 + 11/2O_2 = Fe_2O_3 + 4SO_2 \tag{1}$$

$$FeS_2 + O_2 = FeS + SO_2 \tag{2}$$

$$2FeS + 7/2O_2 = Fe_2O_3 + 2SO_2 \tag{3}$$

**2. 炉甘石**　炉甘石煅制后收敛作用增强是由于碳酸锌转化为氧化锌。

$$ZnCO_3 \rightarrow ZnO + CO_2$$

### （十三）　其他类成分在炮制过程中的变化

**1. 锦灯笼**　β-胡萝卜素（具有橙红色）在加热过程中可断裂掉部分碳链，氧化为 β-紫罗兰酮，进而异构化为 β-大马酮（图 4-40）。β-大马酮结构中的共轭链较 β-胡萝卜素短，故颜色变淡。这是很多含有 β-胡萝卜素成分药物炮制后出现怡人香味，但颜色减弱的原因。

**2. 肉苁蓉**　肉苁蓉经炮制后，苯乙醇苷类化合物分子结构中的乙酰基、酚羟基及苷键易发生氧化及水解而被破坏，使其炮制后苷类成分减少，或因自身所含苯乙醇苷酶水解所致（图 4-41）。

**3. 肉豆蔻**　肉豆蔻面裹煨后，具有小毒的黄樟醚肉豆蔻醚含量降低，而具止泻作用的甲基丁香酚、异甲基丁香酚（图 4-42）含量升高，这是肉豆蔻煨制的主要机制[16]。

**4. 青黛**　将含有吲哚母核生物碱的植物青黛叶浸泡于温水中，其中酯类（靛红烷 B）在碱性条件下或苷类（吲哚苷在内源酶）酶解作用下分解出吲哚酚，吲哚酚阴离子在氧气存在的条件下生成吲哚酚自由基，生成的吲哚酚自由基可与吲哚酚缩合成无色靛蓝（也称靛白），继续氧化形成蓝色靛蓝。吲哚酚自由基还可以氧化吲哚满二酮，其与吲哚酚结合形成的产物就是靛玉红（图 4-43）。

Amygdalin 苦杏仁苷　Prunasin 野樱苷　Mandelonitrile 苦杏仁腈　Benzaldehyde 苯甲醛　Hydrocyanic acid 氢氰酸

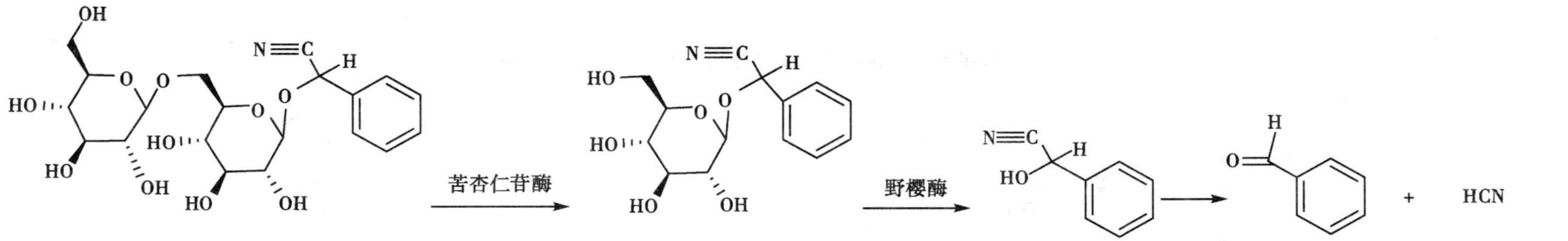

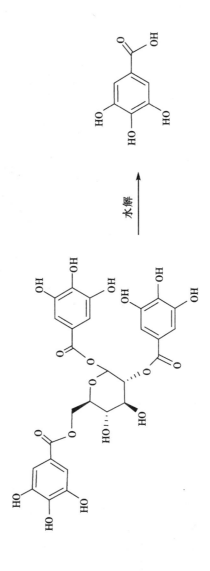

**图 4-38　苦杏仁生品中苦杏仁苷在酶的作用下结构的转化途径**

1,2,6-tri-*O*-galloyl-β-D-glucose
1,2,6-三-没食子酰-β-D-葡萄糖

Gallic acid
没食子酸

**图 4-39　诃子炮制过程中可水解鞣质水解为没食子酸的途径**

β-Carotene β-胡萝卜素　β-Ionone β-紫罗兰酮　β-Damascenone β-大马酮

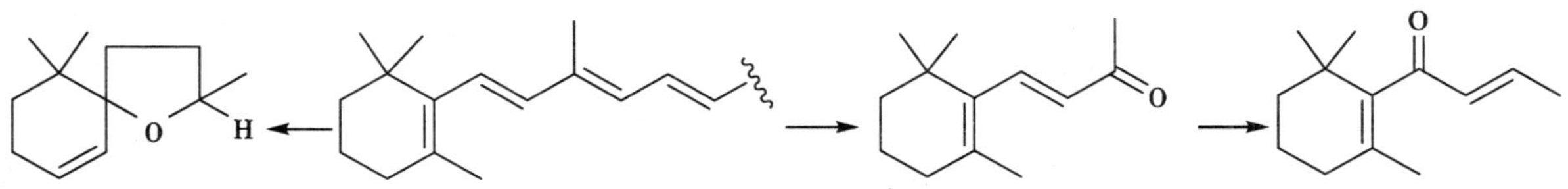

**图 4-40　β-胡萝卜素成分在炮制过程中的转化途径**

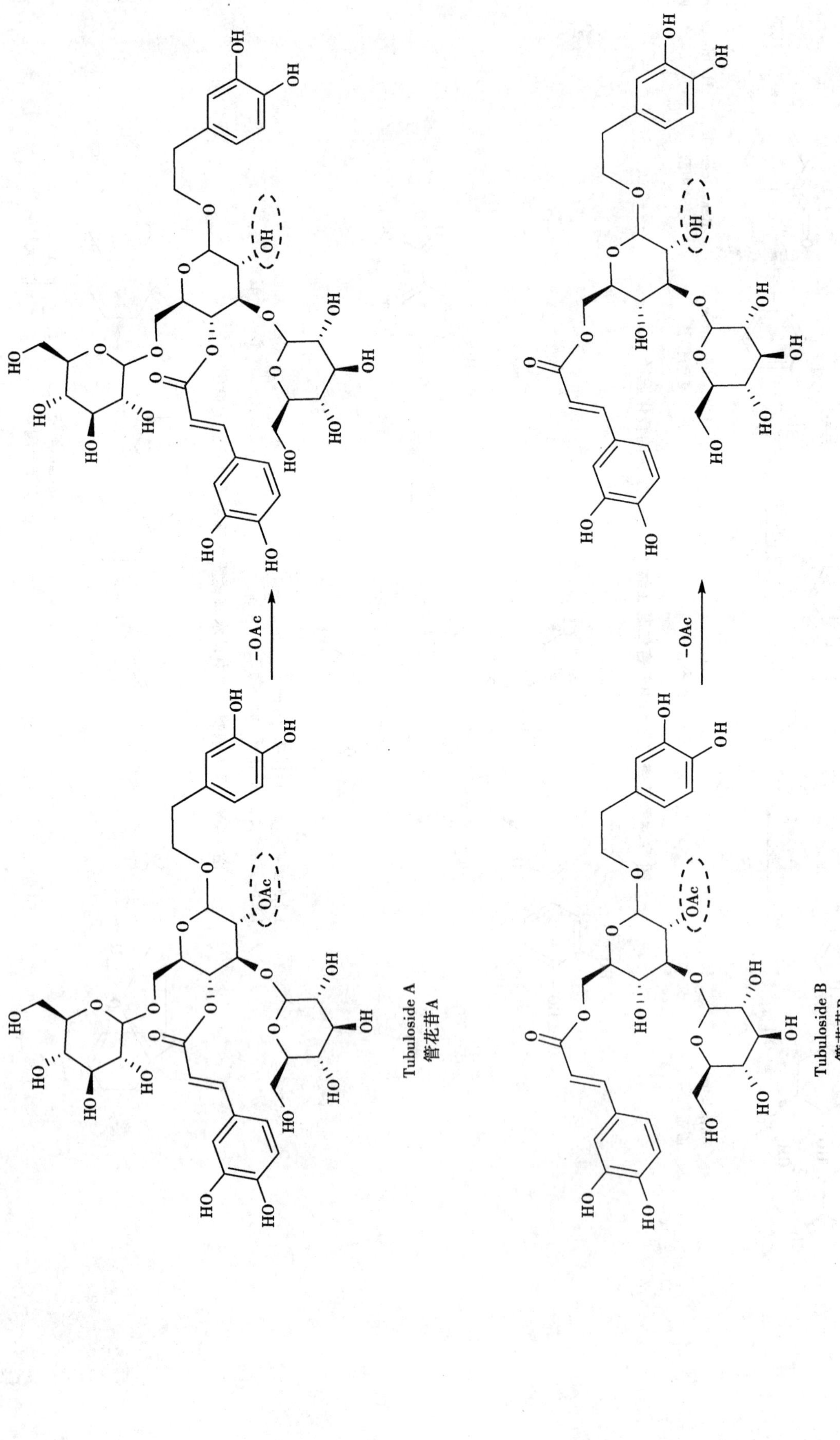

图 4-41　肉苁蓉炮制时苯乙烯苷类成分水解可能转化途径

Tubuloside A
管花苷 A

Tubuloside B
管花苷 B

−OAc

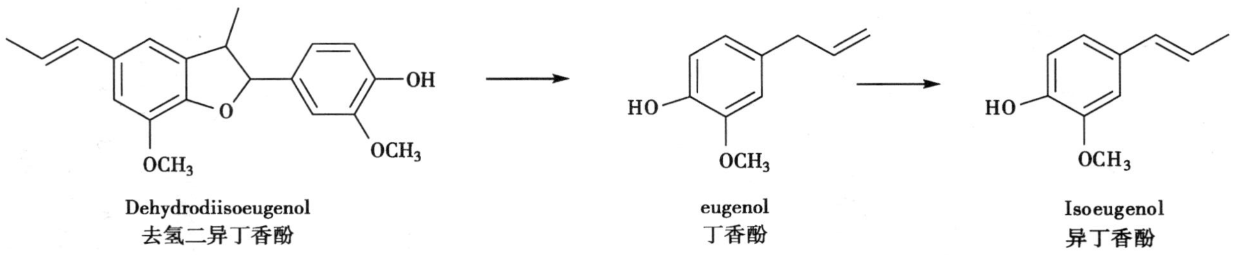

图 4-42 肉豆蔻炮制过程中丁香酚和异丁香酚含量增加的可能途径

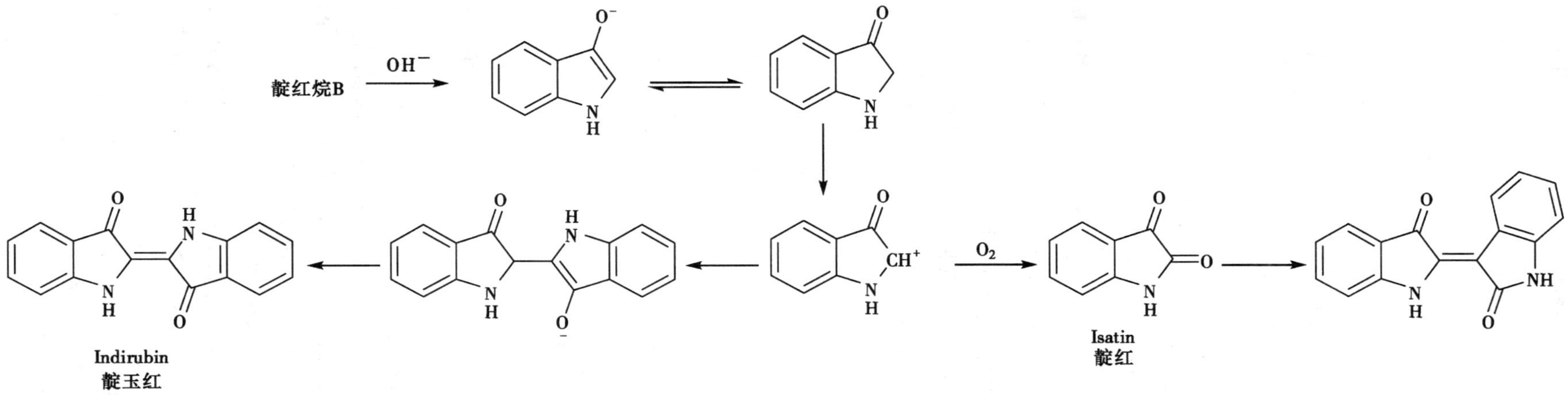

图 4-43 青黛炮制过程中靛红烷 B 的缩合反应

**5. 川芎**　川芎炮制过程中当归内酯 A 和 riligustilide 含量明显升高，是由于两分子的藁本内酯在不同位置上缩合成二聚体，分别为欧当归内酯 A 和 riligustilide（图 4-44）。

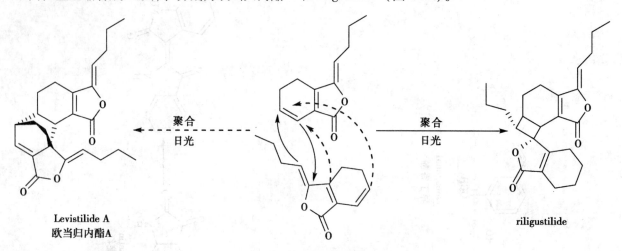

Levistilide A
欧当归内酯A

riligustilide

**图 4-44　川芎炮制时藁本内酯的转化和聚合反应**

**6. 斑蝥**　斑蝥中的活性成分斑蝥素毒性较大，斑蝥中的蚁酸具有强烈的刺激性，能刺激皮肤，引起炎症，内服过量也可引起内脏损害。故斑蝥生品只能外用。游离斑蝥素在 110℃ 可升华，因此米炒炮制可降低游离斑蝥素及蚁酸的含量而降低毒性，可以内服。现代炮制工艺改进时，利用斑蝥素的内酯结构，用氢氧化钠浸泡，使其内酯环开裂（图 4-45），实现了降低毒性的目的。

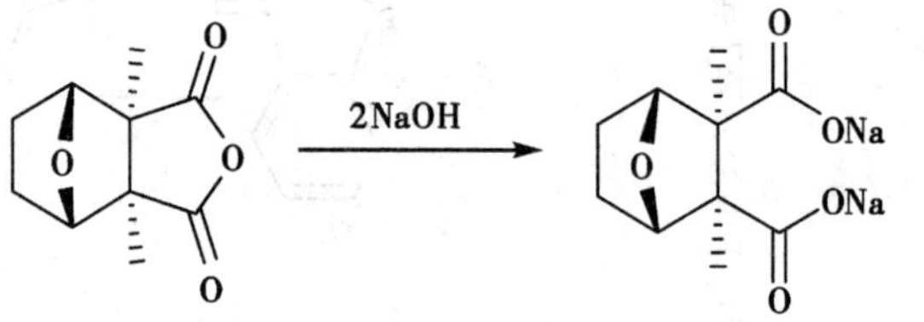

cantharidin
斑蝥素

2NaOH

Cantharidin sodium
斑蝥酸钠

**图 4-45　斑蝥用氢氧化钠炮制时斑蝥素的转化**

（许　枬）

●**参 考 文 献**●

[1] 蔡宝昌，秦昆明，吴浩，等. 中药炮制过程中化学机理研究 [J]. 化学进展，2012，24（4）：637-647.

[2] Ma CM, Wei Y, Wang ZG, et al. Triterpenes from Cynomorium songaricum- analysis of HCV protease inhibitory activity, quantification, and content change under the influence of heating [J]. J Nat Med, 2009, 63：9-14.

[3] 王丽娜. 柴胡"生解表，制疏肝"原理研究 [D]. 辽宁中医药大学博士论文，2012.

[4] 张宏达. 泽泻麸制前后化学成分及药效学研究 [D]. 辽宁中医药大学硕士论文，2010.

[5] 余河水，张丽娟，宋新波，等. 三七炮制品化学成分研究 [J]. 中国中药杂志，2013，38（22）：3910-3917.

[6] 马杰，孙文基. HPLC-ELSD 法测定商陆药材、饮片和醋商陆中商陆皂苷甲的含量 [J]. 中药材，2010，33（3）：356-358.

[7] 董长云. 浅谈含生物碱成分的中药材炮制 [J]. 中国现代药物应用，2013，7（8）：129-131.

[8] 金晓勇，贾晓斌，孙娥，等. 炙淫羊藿炮制过程中 5 种黄酮类成分变化规律研究 [J]. 中国中药杂志，2009，34（21）：2738-2742.

[9] 陈佩东，孔祥鹏，李芳，等. 蒲黄炒炭前后化学组分的变化及谱效相关性研究 [J]. 中药材，2012，35（8）：1221-1224.

[10] 李菲菲，彭缨，宋少江. 芫花炮制的研究概况 [J]. 沈阳药科大学学报，2012，29（3）：247-250.

[11] 张村，肖永庆，李丽，等. 不同栀子饮片二萜色素类成分比较研究 [J]. 中国中药杂志，2008，33（21）：2470-2473.

[12] 赵文龙，杨彦华，贾天柱. 白术生、制品对脾虚大鼠血清 SS，GAS，CHE 的影响 [J]. 中国实验方剂学杂志，2013，19（14）：212-214.

[13] Liu Z, Chao Z, Liu Y, Song Z, et al. Maillard reaction involved in the steaming process of the root of *Polygonum multiflorum*, Planta Med, 2009, 75（1）：84-88.

[14] 许枬，贾天柱. 烫狗脊炮制过程中的化学反应及产物研究 [J]. 中国中药杂志，2011，15（8）：2066-2070.

[15] 陈振德，许重远，庄志栓，等. 穿山甲及其炮制品蛋白多肽高效毛细管电泳法鉴定 [J]. 广东药学院学报，2000，16（4）：302-304.

[16] 贾天柱，沙明，王忠海，等. 肉豆蔻不同炮制品挥发油中肉豆蔻醚、黄樟醚的 HPLC 法测定 [J]. 中国中药杂志，1997，22（7）：410-411.

# 各 论

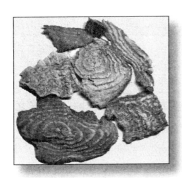 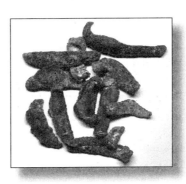 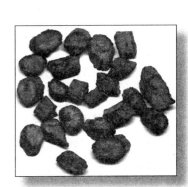

# 第五章

# 解 表 药

## ～ 麻 黄 ～

【来源】 本品为麻黄科植物草麻黄 *Ephedra sinica* Stapf、中麻黄 *Ephedra intermedia* Schrenk et C. A. Mey. 或木贼麻黄 *Ephedra equisetina* Bge. 的干燥草质茎。秋季采割绿色的草质茎，晒干。主产于河北、山西、内蒙古等地。

**生制麻黄鉴别使用表**

| 处方用名 | 麻黄 | 蜜麻黄 |
|---|---|---|
| 炮制方法 | 切制 | 蜜制 |
| 性状 | 圆柱形段。表面淡黄绿色至黄绿色，粗糙。切面中心显红黄色。气微香，味涩、微苦 | 圆柱形段。表面深黄色，微有光泽，略具黏性。有蜜香气，味甜 |
| 性味归经 | 辛、微苦，温<br>归肺、膀胱经 | 甘、辛、微苦，温<br>归肺、脾、膀胱经 |
| 功能主治 | 发汗散寒，宣肺平喘，利水消肿<br>用于风寒感冒，胸闷喘咳，风水浮肿 | 润肺止咳<br>用于表证已解的气喘咳嗽 |
| 炮制作用 | 利于调剂和成分煎出 | 缓和辛散发汗作用，增强宣肺平喘止咳之功 |
| 用法用量 | 水煎口服或入中成药<br>2～10g | 水煎口服或入中成药<br>2～10g |
| 配伍 | 常与桂枝、石膏、生姜、连翘、赤小豆、薏苡仁等配伍治疗表寒实证和风水浮肿。但过汗有伤阴亡阳之虑，对体虚患者不宜。如麻黄汤、越婢汤、风寒感冒颗粒等 | 常与杏仁、甘草、干姜、细辛等配伍治疗表证较轻，而肺气壅阻，咳嗽气喘。如麻杏石甘汤、小青龙汤、咳喘丸等 |
| 药理作用 | 发汗、利尿、镇咳、平喘、抗过敏、升高血压、兴奋中枢神经系统、解热、抗病毒及影响神经肌肉传递等 | 发汗作用缓和，平喘作用增强 |
| 化学成分 | 含生物碱、挥发油、黄酮、有机酸、氨基酸、多糖、鞣质等 | 挥发油中能检出4种新增成分 |
| 检查 | 水分不得过9.0%<br>总灰分不得过9.0% | 水分不得过9.0%<br>总灰分不得过8.0% |
| 含量测定 | 盐酸麻黄碱和盐酸伪麻黄碱的总量不得少于0.80% | 盐酸麻黄碱和盐酸伪麻黄碱的总量不得少于0.80% |
| 注意 | 老人、小儿、体虚患者慎用 | |

## 注释

**【炮制方法】**

麻黄：取原药材，除去木质茎、残根及杂质，切段[1]。

蜜麻黄：麻黄饮片加入蜂蜜，拌匀，于室温闷润，待蜂蜜被吸尽后，文火炒至不粘手，取出，放凉即可[1]。以药效和蜜炙前后化学成分含量为权重指标，对麻黄蜜炙工艺进行优化，优化参数为：每100kg麻黄用炼蜜20kg，于110℃炒10分钟为宜[2]。

除蜜麻黄外，还有麻黄绒、蜜麻黄绒。

**【性状差异】** 麻黄表面淡黄绿色至黄绿色，粗糙。而蜜麻黄表面呈深黄色，微有光泽，略具黏性，有甜味。

**【炮制作用】** 麻黄，味辛、微苦，性温。麻黄主入肺、膀胱经，具有发汗散寒、宣肺平喘、利水消肿的功效，用于风寒感冒，胸闷喘咳，风水浮肿。如麻黄汤（《伤寒》）、风寒感冒颗粒（《中国药典》）等。

麻黄蜜炙后，辛味缓和，因用蜜炮制，使其微具甘味，能够缓和辛散发汗作用，增强其宣肺平喘止咳之功。多用于表证较轻，而肺气壅阻，咳嗽气喘的患者。如麻杏石甘汤（《伤寒》）、咳喘丸（《部颁标准》）等。

麻黄绒，即取麻黄段，碾绒，作用较麻黄缓和，适于老人、幼儿及体虚患者风寒感冒。蜜麻黄绒，即将麻黄绒按蜜炙法，文火炒至深黄色、不粘手，作用更为缓和，适于表证已解而咳喘未愈的体虚患者。

麻黄的主要活性成分为挥发油和生物碱，其中发挥发汗作用的主要有效成分是挥发油，故麻黄解表发汗作用较强。因此，麻黄用于发汗解表时多生品入药。

麻黄经过炮制之后，具有挥发性的麻黄碱及挥发油含量均有所下降，挥发油 GC-MS 分析结果表明，麻黄蜜炙后具有发汗作用的成分含量降低[3]。蜜炙麻黄发挥平喘的主要有效部位是生物碱和挥发油，挥发油兼具发汗、平喘的功效。蜜炙麻黄挥发油中检出了4种生品所没有的化合物，挥发油 GC-MS 分析结果表明，蜜麻黄新产生了具有平喘止咳作用的成分。在蜜炙品中具有平喘作用的 L-α-萜品烯醇、四甲基吡嗪、石竹烯，及具有镇咳祛痰、抗菌、抗病毒作用的 D-柠檬烯、芳樟醇含量增高；而α-松油醇相对减少[4]。挥发油类成分中异桉叶素、对-聚伞花素、D-柠檬烯、桉叶素、T-萜品烯等成分相对含量显著增加，其中对-聚伞花素具有抗流感病毒、祛痰消炎作用，D-柠檬烯有扩张支气管、祛痰及抗菌作用，桉叶素具有祛痰、解热抗炎及镇痛作用。故止咳祛痰作用增强，适于表证已解的咳喘。

综上，通过挥发油和生物碱类成分的变化和药理作用，证明了麻黄"发汗解表生用，止咳平喘需蜜炙"传统理论的合理性。

**【药理作用】**

### 一、麻黄的药理作用

**1. 治疗糖尿病相关活性** 麻黄的提取物和 L-麻黄碱可以使由链脲佐菌素（STZ）诱导所致糖尿病模型小鼠萎缩的胰岛再生，恢复分泌功能，纠正高血糖。草麻黄水煎复用甲醇提取以后，其 Sep-Pac（$C_{18}$）柱的吸附部分具促进脂肪细胞合成脂肪的作用，具胰岛素样的活性[5-7]。

**2. 免疫抑制作用** 草麻黄70%乙醇提取后的滤过物用水提浓缩得到的沉淀物能减轻二硝基氯苯所致的小鼠耳郭肿胀，使胸腺萎缩，调整二硝基氯苯所致的血液中 T 淋巴细胞亚群 CIM/CD8 的失调，证明其对小鼠的细胞免疫具有抑制作用。麻黄、附子、细辛汤中麻黄可以抑制 IgE 的间接组胺释放和增加大鼠嗜碱性粒细胞白血病细胞的环磷酸腺苷（cAMP）的含量，而该方中附子、细辛没有此种作用[8,9]。麻黄多糖能通过抑制脾细胞增殖来发挥免疫抑制作用，对自身免疫性疾病和遗传性过敏症有治疗潜力[10]。

**3. 抗氧化作用**　麻黄中提取的水溶性多糖对邻苯三酚的自氧化产生较强的抑制作用，表明麻黄多糖可清除氧自由基，具有抗氧化作用。从麻黄中提取的黄酮类物质具有清除二苯代苦味酰肼自由基（DPPH）的活性[11,12]。

**4. 改善慢性肾衰竭作用**　麻黄干浸膏能使肾衰竭大鼠血中尿素氮下降，血钙升高，肌酐下降，甲基胍下降，血磷下降，尿中甲基胍排泄，胍基琥珀酸下降。这说明麻黄干浸膏通过抑制肌酐和羟自由基（·OH）的产生，从而使甲基胍的产生量减少，明显改善慢性肾衰竭大鼠的肾功能，纠正高磷低钙血症[13]。

**5. 调节血压**　麻黄根碱 A、B、C、D 都能明显降低大鼠血压，其中麻黄根碱 B 活性最强，对大鼠和自发性高血压大鼠的降压作用在一定范围内呈量效关系；由于结构与肾上腺素的化学结构类似，麻黄碱具有拟肾上腺素的作用，能够兴奋肾上腺素能神经而发挥升高血压的作用。麻黄碱和伪麻黄碱均有增加心输出量和升高血压的作用。从麻黄根中分离得到的酪氨酸甜菜碱对大鼠有类似麻黄碱的升压作用[14]。

**6. 利尿作用**　d-伪麻黄碱具有显著的利尿作用，推测其利尿机制是扩张肾血管使肾血流量增加，也有人认为是阻碍肾小管对钠离子重吸收的结果[15]。

**7. 平喘和发汗作用**　麻黄中的平喘有效成分是麻黄碱。麻黄碱通过三方面的作用达到平喘目的：①促进去甲肾上腺素和肾上腺素释放，间接发挥肾上腺素作用；②直接兴奋 α 受体，使末梢血管收缩而缓解支气管黏膜肿胀，直接兴奋 β 受体，使支气管平滑肌松弛；③阻止过敏介质的释放。麻黄中的挥发油有发汗作用。麻黄的水溶性提取物在大鼠的发汗作用具有剂量依赖性。有人认为其作用机制是麻黄阻碍了汗腺导管对钠的重吸收，进而导致汗腺分泌增加[15]。

**8. 兴奋中枢神经系统的作用**　麻黄碱有兴奋大脑皮质中枢、皮质下中枢、呼吸中枢及血管运动中枢的作用。通过哌唑嗪拮抗麻黄碱增加小鼠自发活动的作用等实验现象，推断麻黄碱的中枢兴奋作用是激动中枢 $\alpha_1$ 受体所致。麻黄能作用于与神经疾病（帕金森病）有关的基因，使该基因的表达发生变化[16,17]。

**9. 抗凝血作用**　采用寒凝气滞的急性血瘀模型，发现麻黄水煎液具有抗凝作用，能明显延长模型大鼠的 PT、缩短 ELT，还可明显降低模型大鼠的血液黏度，改善其血液流变性[18]。

**10. 抗病毒和抗癌作用**　麻黄鞣酸中的(+)-儿茶素通过抑制 MDCK 细胞细胞器的酸化作用来抑制 MDCK 细胞中流感病毒 A/PR/8/34 的生长。麻黄可通过影响糖蛋白的运输来增强紫杉醇抗癌的灵敏性[19,20]。

## 二、蜜麻黄的药理作用

**1. 发汗作用**　生麻黄、蜜麻黄都有显著发汗作用，其中生麻黄发汗作用强于蜜麻黄[4]。

**2. 平喘作用**　生麻黄、蜜麻黄均具有平喘作用，其中蜜麻黄的平喘作用强于生麻黄，能显著延长豚鼠平喘潜伏期[4]。

【化学成分】

麻黄　主要成分有苯丙胺类生物碱、喹啉类生物碱，包括麻黄碱，伪麻黄碱，4-羟基-2-喹啉羧酸，4,6-二羟基-2-喹啉羧酸等[21-23]。另外还含有黄酮、挥发油、有机酸、氨基酸、多糖、鞣质等[24]。

蜜麻黄　麻黄经蜜炙后，麻黄碱和伪麻黄碱含量少有损失，挥发油含量显著降低，约减少 1/2，挥发油中所含的成分、各成分含量比例都发生变化[25]。蜜炙后挥发性成分异桉叶素、对-聚伞花素、D-柠檬烯、桉叶素、T-萜品烯等含量显著升高，苯甲醛、四甲基吡嗪、对乙烯基茴香醚、1-d-松油醇、T-松油醇等含量均降低，总生物碱含量则亦减少[26]。

【含量测定】　采用 RP-HPLC 测定麻黄、蜜炙麻黄中的麻黄碱和伪麻黄碱，蜜炙后的麻黄中麻黄碱及伪麻黄碱与生品相比均有所降低[25]。

【不良反应】　麻黄中含有麻黄碱、伪麻黄碱，能够抑制丁氨基氧化酶的活性，从而减慢对肾上腺素和肾上腺素能神经化学递质的破坏，能兴奋大脑皮质和皮质下各中枢。作用于呼吸中枢、血管运动中枢，可使支气管平滑肌发生良好而持久的弛缓，血压升高。作用于心脏，可增加心肌收缩力，提高应激性和加快传导，从而增加心率，增加排出量，大剂量可引起心脏抑制[27]。麻黄或与其他兴奋剂合用易致严重不良反应[28]。美国 FDA 禁止所有含麻黄碱成分的产品[29]，但允许有经验的中医大夫可继续使用麻黄治疗哮喘、发热等病症[30]。

有关麻黄不良反应的报告大多集中于心血管系统和神经系统，最典型的不良反应临床症状是心悸、神经过敏、头疼和失眠，麻黄也是肝损害的可能诱因[31]。

**【毒性】** 麻黄水煎剂可显著减缓新西兰大白兔心率，心肌酶谱出现以活性显著增高为主的紊乱变化，心电图波形异常，P 波、R 波群振幅增大，P-R 间期延长，中剂量/高剂量分别延长/缩短 Q-T 间期，心脏组织结构造成损伤，损伤累及全心。结果表明，麻黄对实验动物心脏功能和结构造成明显损伤，而且损伤在一定范围内呈现剂量累积效应[32]。

**【生制麻黄成分、药效与功用关系归纳】** 麻黄蜜炙前后的对比研究提示挥发油和生物碱的变化是引起麻黄生制品药效差异的物质基础。其变化关系如图 5-1 所示。

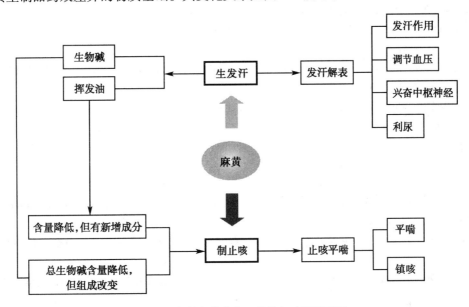

图 5-1 生制麻黄成分、药效与功用关系图

（高 慧）

---

**参 考 文 献**

［1］国家药典委员会. 中华人民共和国药典（一部）［S］. 北京：中国医药科技出版社，2010：262.

［2］钟凌云，祝婧，龚千锋. 多指标正交试验法优选麻黄蜜炙工艺［J］. 中药材，2008，8（32）：1126-1128.

［3］龚千锋. 中药炮制学［M］. 北京：中国中医药出版社，2003：244-246.

［4］陈康，许晓峰，林文津，等. 麻黄蜜炙前后挥发性化学成分的气相-质谱联用分析［J］. 时珍国医国药，2005，16（6）：465-466.

［5］Xiu LM, Miura AB, Yamamoto K, et al. Pancreatic islet regeneration by ephedrine in mice with streptozotocin-induced diabetes［J］. *Am J Chin Med*, 2001, 29（3-4）：493-500.

［6］蒋明，高久武司，奥田拓道. 麻黄胰岛素样作用的实验研究［J］. 中国药学杂志，1997，32（12）：782.

［7］蒋明，高久武司，奥田拓道. 麻黄对脂肪细胞脂质代谢影响的实验研究［J］. 中国中药杂志，1999，24（5）：302-304，320.

［8］陈荣明，朱耕新，许银芝. 麻黄中不同提取物对细胞免疫的影响［J］. 南京中医药大学学报（自然科学版），2001，17（4）：234-236.

［9］Saito SY, Maruyama Y, Kamiyama S, et al. Ephedrae herba in Mao-Bushi-Saishin-To inhibits lgE-mediated histamine release and increases cAMP content in RBL-2H3 cells［J］. *J Pharmacol Sci*, 2004, 95（1）：41-46.

［10］Kuang HX, Xia YG, Yang BY, et al. Screening and comparison of the immuno-suppressive activities of polysaccharides from the stems of Ephedra sinica Staf [J]. *Carbohydrate Polymers*, 2011, 83 (2): 787-795.

[11] 张连茹, 邹国林, 杨天鸣. 麻黄水溶性多糖的提取及其清除氧自由基作用的研究 [J]. 氨基酸与生物资源, 2000, 22 (3): 24-26.

[12] Okawa M, Kinjo J, Nohara T, et al. DPPH (1, 1-diphenyl-2-picrylhydrazyl) radical scavenging activity of flavonoids obtained from some medicinal plants [J]. *Biol Pharm Bull*, 2001, 24 (10): 1202-1205.

[13] 王国柱. 麻黄干浸膏及其单宁成分治疗慢性肾功能衰竭的实验研究 [J]. 中国中西医结合杂志, 1994, 14 (8): 485-488.

[14] Hikino H, Ogato M, Konno C, et al. Hypotensive actions of ephedradines, macrocyclic spermine alkaloids of Ephedra roots [J]. *Planta med*, 1983, 48 (4): 290-293.

[15] 王筠默. 中药药理学 [M]. 上海: 上海科学技术出版社, 1985: 25-27.

[16] 李琴, 李宝华. 比较麻黄碱和阿朴吗啡的中枢兴奋作用 [J]. 中国药理学报, 1991, 12 (5): 468-474.

[17] Kim BY, Cao LH, Kim JY. Common responses in gene expression by Ephedra herba in brain and heart of mouse [J]. *Phytother Res*, 2011, 25 (10): 1440-1446.

[18] 陈文梅, 何基渊. 中药麻黄、夏枯草、乌贼骨对抗急性血瘀证形成的实验研究 [J]. 北京中医药大学学报, 1997, 20 (3): 39-41.

[19] Mantani N, Iman NI, Kawamata H. Inhibitory effect of (+)-catechin on the growth of influenza A/PR/8 virus in MDCK cells [J]. *Planta Med*, 2001, 67 (3): 240-243.

[20] Takara K, Horibe S, Obata Y. Effects of 19 herbal extracts on the sensitivity to paclitaxel or 5-fluorouracil in Hela cells [J]. *Biol Pharm Bull*, 2005, 28 (1): 138-142.

[21] Nawwar M AM, Barakat H bI, Buddrust J, et al. Alkaloidal, lignan and phenolic constituents of Ephedra alata [J]. *Phytochemistry*, 1985, 24 (4): 878.

[22] Starratt AN, Caveney S. Quinoline-2-carboxylic acids from Ephe-dra species [J]. *Phytochemistry*, 1996, 42: 1477.

[23] al-Khalil S, Alkofahi A, el-Eisawi D, et al. Transtorine, a new quinoline alkaloid from Ephedra transtoria [J]. *J Nat Prod*, 1998, 61 (2): 262-263.

[24] 丁丽丽, 施松善, 崔健, 等. 麻黄化学成分与药理作用研究进展 [J]. 中国中药杂志, 2006, 31 (20): 1661-1664.

[25] 杨金燕, 林朝展, 祝晨蔯, 等. 麻黄蜜炙前后麻黄碱和伪麻黄碱含量的变化 [J]. 华西药学杂志, 2007, 22 (5): 559-561.

[26] 陈康, 林文津, 林励. 中药麻黄炮制前后生物碱和挥发油的变化 [J]. 中成药, 2005, 27 (2): 173-174.

[27] 王芝春, 李逢菊, 杨静. 浅谈麻黄的不良反应 [J]. 科技信息, 2010 (13): 407-408.

[28] 陆斌. 麻黄或与其它兴奋剂合用易致严重不良反应 [J]. 药物不良反应杂志, 2002, (4): 275.

[29] 李行. 药物不良反应报告 [J]. 中国处方药, 2004, 2 (23): 85.

[30] 周慧芳. 含麻黄的减肥药被禁用 [J]. 药物不良反应杂志, 2004 (3): 203.

[31] 潘国华, 孙晓如. 国外对麻黄及其制剂的安全性评价 [J]. 药物警戒, 2007, 4 (2): 111-117.

[32] 何永明, 钟钦卿, 王凯, 等. 麻黄对家兔心脏的毒性作用 [J]. 华中农业大学学报, 2010, 29 (4): 484-488.

## ∽ 荆 芥 ∽

【来源】 本品为唇形科植物荆芥 *Schizonepeta tenuifolia* Briq. 的干燥地上部分。夏、秋二季花开到顶、穗绿时采摘，除去杂质，晒干。主产于江苏、浙江、河南、河北、山东等地。

生制荆芥鉴别使用表

| 处方用名 | 荆芥 | 荆芥炭 |
|---|---|---|
| 炮制方法 | 切制 | 炒炭 |
| 性状 | 不规则段状。茎呈方柱形，表面淡黄绿色或淡紫红色，被短柔毛。切面类白色。叶多已脱落。穗状轮伞花序。气芳香，味辛凉 | 全体黑褐色。茎方柱形，体轻，质脆，断面焦褐色。具焦香气，味苦、涩、辛 |

续表

| 性味<br>归经 | 辛，微温<br>归肺、肝经 | 苦、涩、辛，微温<br>主入肝经 |
|---|---|---|
| 功能<br>主治 | 解表散风，透疹，消疮<br>用于感冒，头痛，麻疹，风疹，疮疡初起 | 收敛止血<br>用于便血，崩漏，产后血晕 |
| 炮制作用 | 利于调剂和成分煎出 | 缓和辛散之性，产生止血作用 |
| 用法<br>用量 | 水煎口服或入中成药<br>5～10g | 水煎口服或入中成药<br>5～10g |
| 配伍 | 常与防风、羌活、独活、金银花、连翘、薄荷、川芎等配伍，治疗外感表证及麻疹不透、风疹瘙痒兼有表证。如荆防败毒散、银翘散、荆白合剂等 | 常与蒲黄炭、黄芩炭、当归炭、棕榈炭、升麻炭、槐花炭、艾叶炭、茜草根、地榆炭、鲜地黄等配伍，治疗出血证和产后血晕。如黑蒲黄散、加味荆芥散等 |
| 药理作用 | 解热、镇痛、抗炎、发汗、抗病毒、抑菌 | 止血 |
| 化学成分 | 挥发油、单萜苷、黄酮、有机酸、三萜、鞣质、甾醇类 | 挥发油含量降低，组成比例也发生变化；总黄酮含量增加；熊果酸和齐墩果酸含量降低 |
| 检查 | 水分不得过 12.0%；总灰分不得过 10.0%；酸不溶性灰分不得过 3.0% | 水分不得过 10.0%；总灰分不得过 15.0%；酸不溶性灰分不得过 7.0% |
| 浸出物 | 水浸出物不得少于 8.0%；醇浸出物不得少于 4.0% | 70% 乙醇浸出物不得少于 8.0% |
| 含量测定 | 挥发油含量不得少于 0.30%（ml·g$^{-1}$）；胡薄荷酮不得少于 0.020% | 总黄酮含量为 16～20mg·g$^{-1}$ |
| 注意 | 生品用于解表时，不宜久煎 | |

## 注释

**【炮制方法】**

荆芥：取原药材，除去杂质，喷淋清水，洗净，润透，于50℃烘1小时，切段，干燥[1]。

荆芥炭：取荆芥段，置炒制容器中，用中火炒至表面焦黑色，内部焦褐色，喷淋清水少许，熄灭火星，取出，晾干[1]。

**【性状差异】** 荆芥表面淡黄绿色，切面类白色，气芳香。荆芥炭表面黑褐色，切面焦褐色，略具焦香气。(见文末彩图1)

**【炮制作用】** 荆芥，归肺、肝经，性辛，微温。因其辛散之性，而具有较强的解热、镇痛、发汗、抗炎、抗病毒、抑菌等作用，临床上主要用于外感表证，麻疹不透、风疹瘙痒，疮疡初起兼有表证。如荆防败毒散、银翘散、荆白合剂等。

荆芥炒炭后，其性味由辛温变为苦涩平和，主入肝经，长于理血止血，用于吐血、衄血、便血、崩漏等多种出血证[2]。如黑蒲黄散、加味荆芥散等。

挥发油是荆芥解热、镇痛、抗炎的主要活性成分。研究表明，荆芥内酯类提取物具发汗作用[3]，荆芥醇提取物具有较好的抗 H1N1 病毒作用[4]。故荆芥具有良好的解热、镇痛、发汗、抗炎作用，可用于外感和疮疡初起。荆芥炒炭后，其主要成分薄荷酮、胡薄荷酮等仍存在[5]，挥发油含量显著降低，其组成比例也发生了质的变化。生品中原有的成分如 β-蒎烯、香芹酮等炒炭后未能检出，而荆芥炭中的荆芥酚、乙酰呋喃等9种成分在生品中未能检出[6]。这些变化使荆芥炭的解热、镇痛、发汗等作用减弱。荆芥炒炭后总黄酮含量明显增加[7]，与止血药效的变化有关。荆芥中的熊果酸和齐墩果酸为其主要的抗炎活性成分，在炒炭后含量明显降低[8]。

【药理作用】

## 一、荆芥的药理作用

**1. 解热镇痛作用**　荆芥挥发油 0.5ml·kg⁻¹ 灌胃给药，对大鼠有降温作用；荆芥水煎剂 4.4g·kg⁻¹ 腹腔注射，对伤寒、副伤寒杆菌菌苗精制破伤风类毒素混合剂引起的体温升高家兔有解热作用；荆芥水煎剂 15g·kg⁻¹ 灌胃，可使热板法实验小鼠的痛阈提高 2～3 倍[9]。荆芥镇痛的主要成分为 $d$-薄荷酮，荆芥中分离出的挥发性成分 3-甲基环己酮也有镇痛作用。

**2. 抗炎作用**　荆芥挥发油对二甲苯致小鼠耳郭肿胀、小鼠腹腔毛细血管通透性亢进、角叉菜胶导致的大鼠足肿胀有显著的抑制作用[10]；能显著降低胸腔炎症渗出液体积、白细胞、蛋白质和炎症介质 PGE₂、IL-1 与 TNF-α 的含量，同时对大鼠肺组织中 MDA 的生成有显著抑制作用，并降低 MPO 含量。分析认为荆芥挥发油作用机制可能与抑制花生四烯酸代谢产物的生成和抑制氧自由基的产生有关[11]。荆芥花蕾中所含苯并呋喃基丙烯酸衍生物有明显的抗炎作用，在体外对 3α-羟基类固醇脱氢酶有明显的抑制作用[12]。

**3. 发汗作用**　荆芥内酯类提取物可明显提高汗腺腺泡上皮细胞的空泡发生率、数密度和面密度[3]。

**4. 镇静作用**　家兔腹腔注射荆芥挥发油，可见活动明显减少，四肢肌肉略有松弛，呈现镇静作用[13]。

**5. 抗病毒作用**　荆芥醇提取物具有较好的抗 H1N1 病毒作用[4]。荆芥挥发油可对抗流感病毒性肺炎[14]。荆芥挥发油及其主要成分胡薄荷酮在鸡胚内具有较好的抗流感病毒作用[15]。

**6. 抑菌作用**　荆芥水煎剂在体外对金黄色葡萄球菌、表皮葡萄球菌、变形杆菌、支气管败血性博代杆菌和白喉杆菌均有较强的抗菌作用，对炭疽杆菌、乙型链球菌、伤寒杆菌、痢疾杆菌和铜绿假单胞菌等也有一定的抗菌作用[16]。

**7. 抗氧化作用**　从荆芥中分离出的黄酮及若斯马林酸等 11 种化合物均能抑制大鼠脑匀浆脂质过氧化物（LPO）的生成。对来自 LBL-1 的 5-LOX 和来自兔血小板的 12-LOX 的损害有抑制作用[17]。

**8. 抗肿瘤作用**　荆芥挥发油高浓度时对人肺癌 A549 细胞株有杀伤作用，低浓度时对 A549 有诱导细胞凋亡的作用。荆芥治疗肿瘤有效，药理作用机制可能与荆芥对基质金属蛋白酶的抑制有关[18]。

**9. 抗补体作用**　研究发现荆芥穗有明显的抗补体作用。荆芥穗中分离的薄荷酮、胡薄荷酮、荆芥醇、荆芥二醇、橄榄内酯、荆芥苷（A、D、E）、橙皮苷、橙皮素、香叶木素及毛地黄酮具有抗补体作用[3]。

**10. 对平滑肌的作用**　荆芥挥发油能直接松弛豚鼠气管平滑肌，对豚鼠药物性哮喘有明显的平喘作用。挥发油对致敏豚鼠气管平滑肌释放 SRS-A 具有抑制作用，具有直接拮抗 SRS-A 的作用[19]。

**11. 其他作用**　荆芥挥发油有局部止痒作用，挥发油对大鼠被动皮肤过敏反应（PCA）有一定的抑制作用。荆芥对毛囊有明显促生长作用。荆芥穗配于复方中或单用对皮肤病均有较好的治疗作用[17]。

## 二、荆芥炭的药理作用

**止血作用**　荆芥炭可显著缩短实验小鼠的出血时间和凝血时间，具有体内抗肝素的作用，且不致引起弥散性血管内凝血。研究表明，荆芥炭的止血作用是通过体内促凝血和抗纤溶双重途径实现的[13]。

【化学成分】

**荆芥**　主含挥发油，如胡薄荷酮、薄荷酮、异胡薄荷酮、荆芥内酯等；黄酮；酚酸等成分。此外还含有甾醇；三萜酸，如熊果酸、齐墩果酸等；内酯类等成分。

**荆芥炭**　荆芥炒炭后，挥发油含量显著降低，总黄酮含量显著增加；熊果酸和齐墩果酸含量下降[5-8]。

【高效液相色谱异同点】　由生、制荆芥 HPLC 谱图（图 5-2）可见，荆芥炒炭后，橙皮苷含量显著降低。

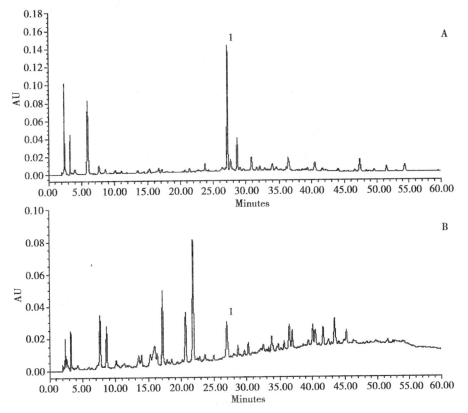

图 5-2　荆芥（A）与荆芥炭（B）的 HPLC 图
1. 橙皮苷

【含量测定】　对不同产地荆芥及荆芥炭饮片中的齐墩果酸和熊果酸含量进行了测定，发现炒炭后饮片中这两个与抗炎作用有关的成分含量显著降低[8]。

荆芥炒炭后的挥发油含量也明显下降，从 1.12% 降至 0.06%，其中各挥发性成分的含量也发生了明显变化[7]。见表 5-1，表 5-2。

表 5-1　荆芥及荆芥炭饮片挥发油中主要成分含量（%）

| 化合物 | 荆芥 | 荆芥炭 |
| --- | --- | --- |
| 柠檬烯 | 3.43 | 0.07 |
| 薄荷酮 | 39.13 | 22.8 |
| 异薄荷酮 | 4.88 | 15.11 |
| 异胡薄荷酮 | 2.09 | 8.21 |
| 胡薄荷酮 | 43.27 | 47.74 |
| 辣薄荷酮 | 1.19 | 1.97 |

炒炭后荆芥炭饮片中与止血作用相关的总黄酮含量比荆芥饮片中的含量有所上升[6]。

表 5-2　荆芥及荆芥炭饮片中总黄酮含量（mg·g$^{-1}$）

| 产地 | 荆芥 | 荆芥炭 |
| --- | --- | --- |
| 山东 | 15.204 | 20.058 |
| 河北 | 16.969 | 19.355 |
| 江苏 | 17.066 | 19.751 |

【不良反应】 《本草纲目》中有"荆芥忌驴肉、反河豚、一切无鳞鱼蟹"的记载。《中药大辞典》中"苇航记谈"也有"凡服荆芥风药，忌食鱼"的记载。临床内服本品，有引起过敏反应的报告。主要表现为胸闷、上腹部不适、腹痛、恶心、呕吐、皮肤疼痛、瘙痒、瘀血及皮疹等。口服荆芥后食鱼、虾也可引起过敏反应。

【毒性】 荆芥煎剂小鼠腹腔注射给药，半数致死量（$LD_{50}$）为（$39\,800 \pm 1161.2$）$mg \cdot kg^{-1}$；荆芥挥发油（StE）家兔口服 $LD_{50}$ 为（$2.652 \pm 0.286$）$g \cdot kg^{-1}$；腹腔注射 $LD_{50}$ 为（$1.945 \pm 0.072$）$g \cdot kg^{-1}$[15,20]。StE 乳剂小鼠腹腔注射 $LD_{50}$ 为（$1.945 \pm 0.207$）$g \cdot kg^{-1}$，口服 $LD_{50}$ 为（$2.652 \pm 0.286$）$g \cdot kg^{-1}$。荆芥挥发油小鼠灌胃 $LD_{50}$ 为（$1.22 \pm 0.31$）$ml \cdot kg^{-1}$。

【生制荆芥成分、药效与功用关系归纳】 由荆芥炒炭前后的对比研究，初步认为挥发油、黄酮、三萜酸的变化可能是引起荆芥生制品药效差异的物质基础。其变化关系如图 5-3 所示。

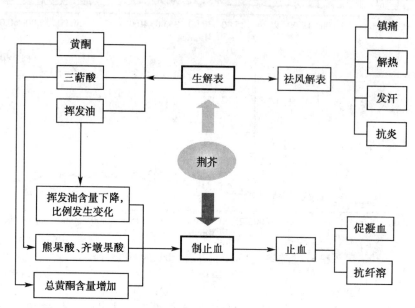

图 5-3　生制荆芥成分、药效与功用关系图

（丁安伟　张 丽）

## 参 考 文 献

［1］国家药典委员会. 中华人民共和国药典（一部）［S］. 北京：中国医药科技出版社，2010：216-217.

［2］张丽，包贝华，严辉，等. 荆芥饮片的质量标准研究［J］. 江苏中医药，2005，26（8）：34-35.

［3］卢金福，张丽，冯有龙，等. 荆芥内脂类提取物对大鼠足跖汗腺及血液流变学的影响［J］. 中国药科大学学报，2002，33（6）：502-504.

［4］徐立，朱萱萱，冯有龙，等. 荆芥醇提物抗病毒作用的实验研究［J］. 中医药研究，2000，16（5）：45-46.

［5］丁安伟，叶定江，王苏玲. 荆芥炭饮片质量标准研究［J］. 中药材，1992，15（1）：25-26.

［6］包贝华，张丽，丁安伟. 分光光度法测定荆芥炭中总黄酮的含量［J］. 时珍国医国药，2004，15（5）：264-265.

［7］叶定江，丁安伟，俞链. 荆芥不同药用部位及炒炭后挥发油的成分研究［J］. 中药通报，1985，10（7）：19-21.

［8］曹雨诞，张丽，杨梅，等. RP-HPLC 法测定荆芥饮片中齐墩果酸和熊果酸［J］. 中草药，2007，83（12）：1827-1829.

［9］李淑蓉，唐光菊. 荆芥与防风的药理作用研究［J］. 中药材，1989，12（6）：37-39.

［10］解宇环，沈映君. 荆芥挥发油抗炎作用的实验研究［J］. 中国民族民间医药，2009，11：1-2.

［11］曾南，杨旋，赵璐，等. 荆芥挥发油对胸膜炎模型大鼠的抗炎作用研究［J］. 中药与临床，2010，1（1）：31-33.

［12］Mnuehito Matsuda, Michide Kanita, Yasuko Hitomi et al. Isolation of benzofuranylpropenoic acid derivative from *Schizonepeta tenuifolia*［J］. *Jpn. Kokai Tokkyo Koho*，1989，19（5）：5-9.

[13] 丁安伟，黄雪梅，吴军. 荆芥炭止血作用研究（Ⅱ）[J]. 中国医药学报，1989，4（2）：30-31.

[14] 解宇环，沈映君，金沈锐，等. 荆芥挥发油对流感病毒性肺炎小鼠 Myd88、TRAF6 蛋白表达影响 [J]. 中药药理与临床，2007，23（5）：98-100.

[15] 汤奇，杨发龙，曾南，等. 荆芥挥发油及其主要成分抗流感病毒作用研究 [J]. 中药药理与临床，2012，28（2）：28-31.

[16] 郝莉萍，于树劳. 荆、防、柴、菊抑制流感病毒的实验研究 [J]. 人民军医，1992，35（11）：49-50.

[17] 郑虎占，董泽宏，佘靖. 中药现代研究与应用（第四卷）. 北京：学苑出版社，1999：3072.

[18] 陈彦冰. 荆芥抑制基质金属蛋白酶治疗肿瘤的实验研究 [D]. 吉林大学硕士学位论文，2009.

[19] 卞如谦，杨秋水，任熙云，等. 荆芥油的药理研究 [J]. 浙江医科大学学报，1981，10（5）：219-223.

[20] 丁安伟，孔令东，吴皓，等. 荆芥炭提取物止血活性部位的研究 [J]. 中国中药杂志，1993，18（9）：535-538.

# 苍 耳 子

**【来源】** 本品为菊科植物苍耳 *Xanthium sibiricum* Patr. 的干燥成熟带总苞的果实。秋季果实成熟时采收，干燥，除去梗、叶等杂质。全国各地均有分布。

生制苍耳子鉴别使用表

| 处方用名 | 苍耳子 | 炒苍耳子 |
| --- | --- | --- |
| 炮制方法 | 净制 | 炒制 |
| 性状 | 纺锤形或卵圆形，表面黄棕色或黄绿色，全体有钩刺，气微，味微苦 | 表面黄褐色，有刺痕。微有香气 |
| 性味归经 | 辛、苦，温；有小毒<br>归肺经 | 辛、苦，温<br>归肺经 |
| 功能主治 | 解表散寒，祛风止痒，敛疮疡<br>用于风寒头痛，鼻塞流涕，湿疹疥癣，风疹瘙痒。适于湿疹疥疮、风寒头痛 | 祛风湿止痛，通鼻窍<br>用于风湿痹痛，四肢拘挛，鼻流浊涕，嗅觉失聪。适于鼻渊流涕、风湿痹痛 |
| 炮制作用 | 洁净药材 | 降低毒性，易去刺，便于粉碎和煎出有效成分 |
| 用法用量 | 水煎口服或入中成药<br>3~10g | 水煎口服或入中成药<br>3~10g |
| 配伍 | 常与野菊花、豨莶草、半枝莲、地丁草、麻黄、紫河车等配伍治疗风疹，疥疮等症。如七星剑 | 常与薄荷、辛夷、白芷、羌活、独活、威灵仙等配伍治风湿侵袭肌肉、经络、肢体疼痛，四肢拘挛等症。如苍耳子散、通窍鼻炎片 |
| 药理作用 | 镇痛、抗炎、抗过敏、抗菌、降血糖、抗病毒等作用 | 镇痛、抗菌 |
| 化学成分 | 水溶性苷类、噻酮苷类、酚酸类、倍半萜内酯类、蛋白质等 | 羧基苍术苷含量下降，苍术苷含量先增加后降低；绿原酸含量增加 |
| 检查 | 水分不得过12.0%；总灰分不得过5.0% | 水分不得过10.0%；总灰分不得过5.0% |
| 注意 | 血虚头痛、痹痛不宜用 | 血虚头痛、痹痛不宜用 |

## 注释

**【炮制方法】**

苍耳子：取原药材，除去杂质。用时捣碎[1]。

炒苍耳子：取净苍耳子，置炒制容器中，用中火炒至黄褐色时，取出，放凉，撞去刺，筛净[2]。

**【性状差异】** 生苍耳子全体有钩刺，表面黄棕或黄绿色；炒苍耳子表面黄褐色，无刺。（见文末彩图2）

**【炮制作用】** 苍耳子，辛、苦，温，归肺经。以消风止痒力胜，多用于皮肤痒疹、疥癣及其他皮肤病。治疗疔疮初起，憎寒作热，恶心呕吐，肢体麻木，痒痛非常，心烦作躁，甚或昏愦者，配野菊、豨莶草、半枝莲、地丁草、麻黄、紫河车等，如七星剑（《外科正宗》）；治白癜风和麻风，可用苍耳子煎汤内服（《医宗金鉴》）。

炒苍耳子，辛、苦，温，归肺经。以祛湿止痛力强，多用于鼻渊，风湿痹痛，外感头痛。治风湿侵袭肌肉、经络、肢体疼痛，四肢拘挛等症，常配羌活、独活、威灵仙等，如苍耳子散（《普济方》）；治鼻渊头疼，配防风、黄芪、白芷、辛夷、炒白术、薄荷，如通窍鼻炎片（《中国药典》）。

《景岳全书》曰："治鼻渊宜炒熟为末"，《炮炙大法》曰："蒸用或炒熟捣去刺用"。

苍耳子的水溶性苷类，如羧基苍术苷、苍术苷、4′-去磺基苍术苷等可抑制人的正常肝细胞株L-02和正常大鼠肝细胞BRL增殖，还可抑制体内ADP/ATP，影响蛋白转运，可使血糖下降，导致体内代谢紊乱，与苍耳子中毒表现一致，因此被认为是苍耳子的主要毒性物质。炒制后羧基苍术苷和苍术苷的含量降低[3]，与苍耳子炒制后毒性降低有关。另外，苍耳子中含有的大量酚酸及倍半萜类化合物具有良好的抗氧化、抗炎、抗微生物、酶抑制作用，保护肝细胞，抑制血小板聚集等生物活性[4-6]。以绿原酸为主的酚酸类成分被认为是苍耳子中的主要镇痛抗炎活性成分。这些成分炒制后溶出率增加，表现为炒苍耳子抗炎、镇痛作用增强。

综上，通过水溶性苷类、酚酸类成分的变化和药理作用，证明了苍耳子"炒制降毒"的合理性。

**【药理作用】**

## 一、苍耳子的药理作用

**1. 镇痛作用** 苍耳子水煎液给小鼠灌胃，对乙酸引起的扭体反应有抑制作用，提高热痛刺激引起的甩尾反应痛阈[7]。

**2. 抗炎作用** 苍耳子醇提取物给小鼠灌胃，能降低二甲苯引起的耳郭肿胀抑制率、角叉菜胶引起的足跖肿胀抑制率。苍耳子的正丁醇提取物能明显抑制小鼠腹腔毛细血管通透性，表明其不仅对炎症早期有显著的预防作用，而且对炎症后期亦有显著效果[7]。

**3. 抗过敏作用** 苍耳子70%乙醇提取物为其抗过敏活性部位[8]，该提取物给大鼠灌胃能抑制大鼠同种被动皮肤过敏性炎症反应，这可能是苍耳子通过稳定肥大细胞膜，减少组胺等过敏介质的释放，从而抑制肥大细胞依赖性速发型过敏反应[9]。

**4. 抗菌、抗真菌作用** 苍耳子丙酮或乙醇提取物对红色发癣菌，其水提取物对堇色毛癣菌有抗真菌作用[10,11]。

**5. 降血糖作用** 苍耳子水浸液中提取到的苷类化合物具有很强的降糖作用，羧基苍术苷对鼠、兔和犬有显著的降糖作用，且能降低四氧嘧啶引起的大鼠血糖升高[12]。苍耳子水提取物对高血糖模型小鼠有降低血糖和维持血糖的作用，并具有改善高血糖模型小鼠糖耐量的作用；在 $1.25 \sim 2.5 \text{g} \cdot \text{kg}^{-1}$ 剂量范围内，药物剂量和效应呈正相关[13]。

**6. 对呼吸系统作用** 苍耳子的提取物对 Trp-P-2 突变型有很强的抑制作用，用0.3ml的100%苍耳子煎剂给小鼠灌胃，具有镇咳作用；对蛙注射苍耳子酊剂，能够促进其呼吸兴奋，而过度则具有抑制作用[14]。

**7. 抗病毒作用** 相当于生药量 $0.5 \text{g} \cdot \text{ml}^{-1}$ 的苍耳子乙醇提取液，1:5稀释时，可完全抑制疱疹病毒的生长；1:10稀释时，可抑制100TCID50疱疹病毒的生长。在所用的药物浓度范围内，对正常细胞无毒害作用[15]。

## 二、炒苍耳子的药理作用

**1. 镇痛作用** 苍耳子炒品、炒后去刺的苍耳子水煎液 $40 \text{g} \cdot \text{kg}^{-1}$ 给小鼠灌胃，它们对乙酸引起的扭体反应的抑制率分别为27.1%和32.0%，明显强于生品[16]。

**2. 抗菌作用** 炒苍耳子水煎剂对金黄色葡萄球菌、肺炎双球菌、乙型链球菌均有效，对大肠埃希菌、变形杆菌无效。抑菌作用炒制品高于生品[17,18]。

【化学成分】

**苍耳子** 主要含水溶性苷类，如苍术苷、羧基苍术苷；倍半萜内酯类，如苍耳亭、苍耳素等；酚酸类，如咖啡酸、阿魏酸等；此外还含有蛋白质、挥发油、脂肪油等化学成分[19]。

**炒苍耳子** 羧基苍术苷和苍术苷含量降低；绿原酸含量增加；炒制后脂肪油含量下降[3-6]。

【高效液相色谱异同点】 苍耳子及炒苍耳子毒性部位的HPLC鉴别色谱图，见图5-4。

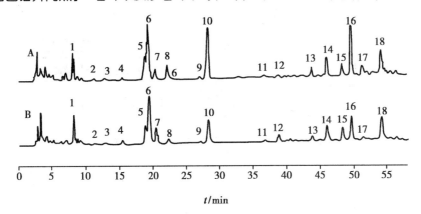

图5-4 苍耳子（A）及炒苍耳子（B）毒性部位的HPLC鉴别色谱图

苍耳子中6号峰为绿原酸，16号峰为1,5-二咖啡酰奎宁酸，两者为苍耳子的有效成分，苍耳子经过炮制后，两者的成分均有所降低。醇提取物部位为苍耳子的主要毒性部位，而经过炒制后毒性降低，但炒制前后该部位HPLC图谱比较分析表明，炒制后并没有色谱峰的消失、只有部分峰面积的降低[20]。

【不良反应】 苍耳子所致的不良反应多见于皮肤、消化系统、神经系统、心血管系统、泌尿系统、呼吸系统、造血系统，临床表现主要以实质脏器损害为主，其中肾、肝损害最为明显。有报道认为苍耳子的毒性成分苍耳蛋白是引发不良反应的主要因素，对胃黏膜有强烈刺激作用，严重时可致肝、肾、心、脑等脏器衰竭，引起细胞变性坏死，毛细血管扩张，渗透性增加，广泛出血，对中枢神经系统有抑制作用，常因呼吸及循环衰竭而死亡。发生不良反应时间最快的为首次用药后30分钟，最迟为连续用药1个月以上，以连续用药1~4天出现反应的较多，提示苍耳子的不良反应以慢性积蓄性中毒为主[21]。

【毒性】 苍耳子属有毒中药，临床中常因长期、过量、反复使用苍耳子，以及炮制不当或者未经炮制使用而发生中毒。毒理学研究提示其对多脏器均有损伤，主要是肝、肾损害较为严重。动物实验毒性表现为对外界刺激反应迟钝，呼吸不规则，死前呼吸极度困难并伴有阵发性惊厥。病理组织检查表明肝脏有退行性变性或坏死；肾脏曲管上皮细胞肿胀，其中肝脏损害最严重，与四氯化碳损害相似，继发性脑水肿所致惊厥可能是死亡的直接原因[22]。

苍耳子水提取物的小鼠半数致死量（$LD_{50}$）为201.14g·kg$^{-1}$，水浸剂小鼠腹腔注射的$LD_{50}$为0.93g·kg$^{-1}$[23]。水浸剂中分离出的毒性成分AA2，对小鼠、大鼠腹腔注射的$LD_{50}$分别为10ml·kg$^{-1}$和4.6ml·kg$^{-1}$[24]。

苍耳子的正丁醇萃取物和水萃取物可使大鼠体重减轻，水萃取物可使肝脏指数、ALT、AST、AKP水平明显升高，正丁醇萃取物可使肝脏指数、AST升高。肝脏病理检测显示肝细胞间隙增大、细胞核溶解、炎症细胞浸润和脂肪性变性等结果，证实了正丁醇和水萃取物对肝脏具有毒性作用[24]。

【生制苍耳子成分、药效与功用关系归纳】 由苍耳子炒制前后的对比研究，提示了水溶性苷类和酚酸的变化是引起苍耳子生制品药效差异的物质基础。其变化关系如图5-5所示。

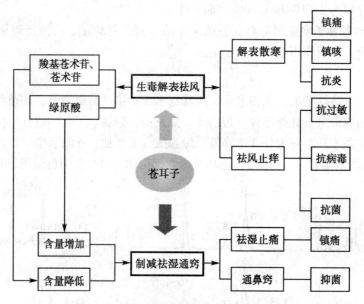

图5-5　生制苍耳子成分、药效与功用关系图

（李　群　张会敏）

# ● 参考文献 ●

[1] 贾天柱. 中药炮制学 [M]. 第2版. 上海：上海科学技术出版社，2013：88-89.

[2] 张典瑞，陈慧玲. 正交法优选炒苍耳子工艺参数 [J]. 中药材，1996，19（7）：347-349.

[3] 朵睿，陈燕，刘玉红，等. 苍耳子炒制对羧基苍术苷和苍术苷的影响 [J]. 中成药，2013，35（2）：353-355.

[4] 邱玉玲，代英辉，王东，等. 高效液相法测定苍耳子中苍耳子噻嗪双酮苷的含量 [J]. 沈阳药科大学学报，2010，27（4）：306-310.

[5] 盛昌翠，安靖，聂磊，等. 苍耳子炒制前后总酚酸的含量比较 [J]. 湖北中医药大学学报，2013，15（5）：36-38.

[6] 程智，陈斌，李莆，等. 热处理对中药苍耳子中活性成分绿原酸含量的影响 [J]. 时珍国医国药，2011，22（9）：2108-2110.

[7] 张明发，沈雅琴，朱自平. 辛温（热）合归脾胃经中药药性研究 [J]. 中药药理与临床，1996，12（4）：1.

[8] 邵海峰，胡晓梅，柴天川，等. 苍耳子抗过敏有效部位的实验研究 [J]. 四川中医，2006，24（8）：25-26.

[9] 戴岳，毕培曦，陈耀邦. 苍耳子对速发型过敏反应的抑制作用 [J]. 中国野生植物资源，2002，21（6）：61.

[10] 赵传胜. 苍耳子及其炮制品抗菌作用实验研究 [J]. 时珍国医国药，2002，13（9）：522-523.

[11] 李广勋. 中药药理毒理与临床 [M]. 天津：天津科技翻译出版公司，1992：92.

[12] 宋振玉，张凌云，谢明智，等. 苍耳子的有毒成分及其药理作用 [J]. 药学学报，1962，9（11）：678.

[13] 张梅，吴越，慕春海，等. 苍耳子水提取物对实验性糖尿病小鼠的降血糖作用研究 [J]. 石河子大学学报（自然科学版），2008，26（5）：549-551.

[14] 杨雨晴. 苍耳子的药理作用 [J]. 医学信息，2011，（4）：1645-1646.

[15] 姜克元，黎维，王岚. 苍耳子提取液抗病毒作用的研究 [J]. 时珍国药研究，1997，8（3）：217.

[16] 金传山，吴德林，张京生. 不同炮制方法对苍耳子成分及药效的影响 [J]. 安徽中医学院学报，2000，19（1）：54-56.

[17] 赵传胜. 苍耳子及其炮制品抗菌作用实验研究 [J]. 时珍国医国药，2002，13（9）：522-523.

[18] 代英辉，崔征，李建林. 苍耳属植物化学成分及药理作用研究进展 [J]. 沈阳药科大学学报，2007，24（12）：786-790.

[19] 王光忠，安靖，吴慧，等. 苍耳子炒制前后毒性部位的高效液相指纹图谱研究 [J]. 时珍国医国药，2013，24（3）：663-666.

[20] 苏伟琴. 95例苍耳子致不良反应文献分析 [J]. 今日药学，2008，18（5）：44-45.

［21］钱培忠. 有毒中药大辞典［M］. 天津：天津科学技术出版公司，1995.

［22］李涓，高天，谢子清. 苍耳子不同提取物的毒性比较实验［J］. 时珍国医国药，2005，16（6）：484-487.

［23］宋振玉，张凌云，谢明智，等. 苍耳子的有毒成分及其药理作用［J］. 药学学报，1962，11（9）：678-682.

［24］武斌，曹敏，刘树民，等. 苍耳子水萃取物对大鼠肝脏毒性作用的实验研究［J］. 药物不良反应杂志，2010，12（6）：381-386.

## ❧ 生 姜 ❧

【来源】 本品为姜科植物姜 *Zingiber officinale* Rosc. 的新鲜根茎。秋、冬二季采挖，除去须根和泥沙。主产于四川、贵州。

生制姜鉴别使用表

| 处方用名 | 生姜 | 煨姜 |
| --- | --- | --- |
| 炮制方法 | 切制 | 煨制 |
| 性状 | 呈不规则的厚片，可见指状分枝。切面浅黄色，内皮层环纹明显，维管束散在。气香特异，味辛辣 | 呈不规则块状，姜皮偶见焦斑，表面显油黄色。辛辣气味减弱，微苦 |
| 性味 归经 | 辛，微温 归肺、大肠、膀胱经 | 辛，温 主入脾、胃经 |
| 功能 主治 | 解表散寒，温中止呕，化痰止咳，解鱼蟹毒 用于风寒感冒，胃寒呕吐，寒痰咳嗽，鱼蟹中毒 | 温中止呕，散寒止痛止泻 用于中寒腹痛，吐泻 |
| 炮制作用 | 利于调剂和成分煎出 | 缓和药性 |
| 用法 用量 | 水煎口服或入中成药 3～10g | 水煎口服或入中成药，也可外敷 5～10g |
| 配伍 | 常与桂枝、白芍、甘草等配伍治疗风寒感冒，如桂枝汤等。与半夏配伍治疗寒湿呕吐，如生姜半夏汤。与黄芩、人参、黄连等配伍治疗咳喘痞胀，如生姜泻心汤 | 常与高良姜、肉豆蔻、木香等配伍治疗寒湿泄泻，如二姜丸。与半夏、人参、吴茱萸等配伍治疗胃寒呕吐，如吴茱萸汤 |
| 药理作用 | 抗氧化、健胃止吐、抗血栓、抑菌防腐、消炎镇痛、改善脂质代谢、改善心脑血管系统功能、防辐射作用较强 | 止吐、止泻 |
| 化学成分 | 含挥发油、姜辣素、二苯基庚烷、天冬素、哌啶酸-2以及多种氨基酸 | 挥发油含量降低，组成比例也有改变 |
| 检查 含量测定 | 总灰分不得过2.0% 6-姜辣素不得少于0.050% | 总灰分不得过1.9% |
| 注意 | 邪热内盛、阴虚火旺、失血患者及月经量多者忌用 | 邪热内盛、阴虚火旺、失血患者及月经量多者忌用 |

## 注释

【炮制方法】

生姜：取原药材，去杂质，洗净。用时切厚片[1]。

煨姜：取生姜块，置无烟炉火上，烤至半熟，或用草纸包裹数层，浸湿后置炉台上或热火灰中，煨至纸变焦黄、姜半熟时取出，除去纸，切薄片[2]。

【性状差异】 生姜外皮浅黄色，辛香气浓。煨姜偶见焦斑，表面显油黄色，辛辣气味减弱，微苦。

【炮制作用】 生姜，味辛，性微温。归肺、大肠、膀胱经。辛温发散，通窍利肺气，宁咳嗽。具有散寒解表，降逆止呕，化痰止咳功效。用于风寒感冒，恶寒发热，头痛鼻塞呕吐，痰饮喘咳，胀满泄泻。可单味煎服，也可捣碎取汁，配伍他药共用。如治患者胸中似喘不喘，似呕不呕，似哕不哕的生姜半夏汤。

生姜煨制后，辛散之性缓和，辛温不燥，主入脾、胃经，故解表作用减弱，而温中止呕作用增强。适用于腹痛呕吐、大便泄泻等症。用于中寒腹痛、吐泻，常配木香、甘草同用。姜皮，味辛，性凉，走表，善利水。用于脾虚受湿，气滞水停者。治疗水肿初起，小便不利，并具有止汗作用。《本草便读》记载"姜皮散水和脾，温凉稍异"。姜皮常与大腹皮、茯苓皮等合用，方如五皮散[2]。

古时对生姜的药用部位和炮制品的功效均有明确认识。《本草通玄》记载"生用发散，熟用和中，要热则去皮，要冷则留皮"。《本草逢原》记载"生姜，煨熟则降而不升，止腹痛泻利，扶脾气，散郁结，故逍遥散用之"[2]。《本草从新》记载："煨姜，和中止呕……凡和中止呕，及与大枣并用，取其脾胃之津液而和营卫，最为平妥。"

生姜含有水分，气重于味，辛散之力较强，长于发散，走而不守，又能温中止呕，多用于外感风寒及胃中寒饮等症；煨姜辛散性缓，走表作用弱而温中作用增强，故专注温里而治胃腹冷痛、泄泻等症[3]。

生姜挥发油也称精油，包括低沸点和较高沸点两类，二者性质差异明显，低沸点成分受热后易于挥发，而高沸点成分受热挥发少。生姜中抗氧化作用的主要成分是酚类、β-二酮基类等物质和生姜精油中不含氧原子的萜烯类物质。生姜中大极性成分具有较好的止吐和利胆作用。生姜精油及其低沸点成分含量较高，具有解热、抗炎、镇痛、抑制支气管痉挛等活性作用，故生姜偏重于散寒解表，化痰止咳，宜用于风寒感冒，恶寒发热，痰饮喘咳。

生姜煨制后，低沸点挥发油损失较多，而大极性成分比例相对升高，使煨姜解热、镇痛、抗炎作用减弱的同时，止呕、利胆作用增强，故煨姜偏于温胃止呕，宜用于腹痛呕吐。

【药理作用】

# 一、生姜的药理作用

**1. 抗氧化作用** 生姜可以提高机体总抗氧活性，明显降低血清 MDA 含量，并显著增加离体血清和肝匀浆 SOD 活力，提示生姜对体内多种氧自由基具有较高的清除能力，说明这种抗氧化作用与肝损害的保护及防治脑缺血灌注损伤作用有关，而且可能在抗衰老及防治大骨节病等方面有积极效果[4,5]。

**2. 抗过敏作用** 生姜油能明显抑制豚鼠过敏性支气管痉挛；对卵白蛋白所致的豚鼠回肠过敏性收缩有抑制作用；也能抑制组胺、乙酰胆碱所致的豚鼠回肠收缩作用，其抑制程度随剂量加大而增加，提示生姜油有抗过敏作用[6]。豚鼠气管螺旋条和肺灌流实验表明，生姜汁有收缩豚鼠气管、支气管平滑肌的作用，且不被 M-R 阻断剂阿托品、α-R 阻断剂酚妥拉明拮抗，但易被 β-R 激动剂异丙肾上腺素及磷酸二酯酶抑制剂氨茶碱所拮抗，认为该药引起支气管平滑肌收缩的作用可能是通过阻断 β-R，降低 cAMP 含量等途径所致[7]。

**3. 抗肿瘤作用** 生姜醇能抑制 12-$O$-十四酰佛波醇-13-乙酸酯所致的小鼠肿瘤，与辣椒素协同对小鼠癌症有化学抑制作用[8]。姜的主要辛辣成分 6-生姜醇有明显的抗肿瘤活性。该成分可明显抑制 7,12-双苯蒽引起的雌性 ICR 小鼠表皮乳头状瘤生成，也能抑制佛波醇酯诱发的炎症[9]。

**4. 降低胆固醇作用** 生姜或生姜加大蒜可明显降低雄性白化变种型 Wistar 大鼠血糖、总胆固醇值和碱性磷酸酶[10]。生姜的乙醇提取物可使胆固醇造成的高血脂家兔的血清及组织中胆固醇、血清三酰甘油、血清脂蛋白和磷脂明显降低[11]。

**5. 止吐作用** 对非健康混血犬静脉注射 $3mg \cdot kg^{-1}$ 顺铂（100% 呕吐剂量），再给予生姜的丙酮、50% 乙醇和水的提取物，剂量为 25，50，100，200mg · $kg^{-1}$，可观察到丙酮和乙醇提取物有明显的止吐效应[12]。

**6. 消炎镇痛作用** 生姜油能明显抑制大鼠爪及关节的肿胀，具有潜在消炎和抗风湿作用。鲜姜注射液对大鼠甲醛性足肿有明显的抗炎、消肿作用[13]。

**7. 利胆与肝损伤保护作用** 生姜对四氯化碳和半乳糖胺所致肝损伤的抑制作用表明，生姜辛辣成分中的姜酚、姜烯酚对上述两种毒物所致的肝损伤均有抑制作用[14]。

**8. 抑菌作用** 生姜挥发油的单萜醛类中，紫苏醛、橙花醛和香味醛具有很强的抗真菌活性[15]。

## 二、煨姜的药理作用

**止呕作用** 煨姜对化疗导致的呕吐有很好的抑制作用[16]。

【化学成分】

**生姜** 主要含有挥发油，包括姜辣素、姜精油和二苯基庚烷。其中姜辣素包括姜酚、姜烯酚和姜酮等成分；姜精油主要成分为单萜类物质，如 α-蒎烯、β-倍半萜类、α-姜烯、β-红没药烯等；二苯基庚烷可分为线性和环状二苯基庚烷类化合物[17]。

**煨姜** 生姜煨制后挥发油含量明显降低，颜色加深，成分比例也有不同程度的改变[2,18]。

【生制姜成分、药效与功用关系归纳】 由生姜炮制前后的对比研究，初步认为挥发油等化合物的含量变化是引起生姜生制品药效差异的物质基础。其变化关系如图 5-6 所示。

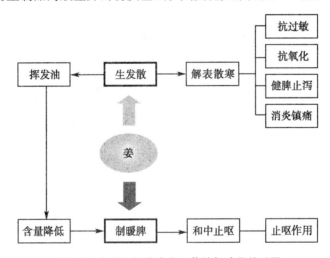

图 5-6 生姜和煨姜成分、药效与功用关系图

（林桂梅）

## 参考文献

[1] 国家药典委员会. 中华人民共和国药典（一部）[S]. 北京：中国医药科技出版社，2010：93.

[2] 叶定江，原思通. 中药炮制学辞典 [M]. 上海：上海科学技术出版社，2005：239.

[3] 邓理有. 生姜、煨姜、干姜、炮姜 [J]. 开卷有益（求医问药），2003 (8)：31.

[4] 黄雪松，王建华，路福绥. 生姜抗氧化作用的研究 [J]. 食品工业科技，1997，(4)：16-17.

[5] 何文珊，李琳，郭祀远，等. 姜油的提取及其对油脂抗氧化活性的研究 [J]. 中国油脂，1999，24 (1)：42-44.

[6] 张竹心，刘连生. 生姜油的抗过敏作用 [J]. 中成药，1992，14 (11) 30-31.

[7] 刘善庭，辛勤，李建美，等. 生姜对呼吸平滑肌作用的实验研究 [J]. 济宁医学院学报，1996，19 (4) 26-27.

[8] Park K K, Chun K S, Lee J M, et al. Inhibitory effects of [6]-gingerol, a major pungent principle of ginger, on phorbol ester-induced inflammation, epiderami ornithine decarboxylase activity and skin tumor promotion in ICR mice [J]. *Caner*

*Lett*, 1998, 129 (2)：139-144.

[9] Surh Y J, L E, Lee J M. Chemoprotective properties of some pungent ingredients present in red pepper and ginger [J]. *Mutat Res*, 1998, 402 (1, 2)：259-267.

[10] Ahmed RS, Sharma SB. Biochemical studies on combined effects of garlic and ginger in albino rats [J]. *Indian J Exp Biol*, 1997, 35 (8)：841-843.

[11] Bhandari U, Sharma JN, Zafar R. The protective action of ethanolic ginger extract in cholesterol fed rabbits [J]. *Ethnopharmacol*, 1998, 61 (2)：167-171.

[12] Sharma SS, Kochupillai V, Gupta SK, et al. Antiemetic efficacy of ginger against cisplatin-induced emesis in dogs [J]. *J Ethnopharmacol*, 1997, 57 (2)：93-96.

[13] 孟海琴，张宝恒. 生姜和干姜的药理作用 [J]. 中西医结合杂志, 1990, 10 (10)：638-640.

[14] 彭平健. 生姜的药理研究和临床运用 [J]. 中国中药杂志, 1992, 17 (6)：370-373.

[15] 余珍，巫华美，丁靖垲. 生姜的挥发性化学成分 [J]. 云南植物研究, 1998, 20 (1)：113-118.

[16] 应琴华. 煨姜汤方剂防治肿瘤患者化疗致消化不良反应的临床观察及护理 [J]. 临床合理用药, 2011, 4 (12A)：74-75.

[17] 卢传坚，欧明. 姜的化学成分分析研究概述 [J]. 中药新药与临床药理, 2003, 14 (3)：215-217.

[18] 李娟，王智民，高慧敏. 炮制对生姜及其不同炮制品中挥发性成分的影响 [J]. 中国实验方剂学, 2012, 18 (19)：77-81.

## ❧ 牛　蒡　子 ❧

【来源】　本品为菊科植物牛蒡 *Arctium lappa* L. 的干燥成熟果实。秋季果实成熟时采收果序，晒干，打下果实，除去杂质，再晒干。主产于河北、山西、山东、江苏等地。

生制牛蒡子鉴别使用表

| 处方用名 | 牛蒡子 | 炒牛蒡子 |
|---|---|---|
| 炮制方法 | 净制 | 炒制 |
| 性状 | 呈长倒卵形，略扁，微弯曲，表面灰褐色，带紫黑色斑点，断面白色，富油性。气微，味苦后微辛而稍麻舌 | 微鼓起，表面黑褐色，断面淡黄色，略具香气 |
| 性味归经 | 辛、苦，寒<br>归肺、胃经 | 辛、苦，寒<br>归肺、胃经 |
| 功能主治 | 散风热，宣肺透疹，解毒利咽<br>用于风热感冒，咳嗽痰多，麻疹，风疹，咽喉肿痛，痄腮，丹毒，痈肿疮毒 | 解毒透疹，利咽散结，化痰止咳<br>用于风热感冒 |
| 炮制作用 | 去除杂质，利于调剂 | 缓和寒滑之性，可杀酶保苷，质变酥脆，利于粉碎和煎出有效成分 |
| 用法用量 | 水煎口服或入中成药<br>6～12g | 水煎口服或入中成药<br>6～12g |
| 配伍 | 常与淡竹叶、西河柳、蝉蜕等配伍，治疗热壅不能透发，胸闷心烦，口干发热，如竹叶牛蒡汤；常与大黄，或单味研末，温开水服，用于治疗风热所致的大便不通，及头面浮肿，水盅腹大，如治风水身肿欲裂方；常与板蓝根、青黛、黄芩等配伍用于痄腮红肿疼痛，发热恶寒，如普济消毒饮 | 常与刺蒺藜、蝉蜕、蔓荆子等配伍，治疗风热上搏，头面赤肿疼痛，或风温初起，咳嗽咽痛，如鼠粘子散；咽喉肿痛：常与薄荷、荆芥穗、防风等配伍，用于风热上壅之咽喉肿痛，喉痧，赤紫丹毒，如牛蒡子汤；常与甘草、荆芥穗配伍用于治疗风热郁肺，肺气闭塞，气急喘咳，浊涕痰黏，烦渴欲饮，身热咽痛，如消毒饮 |

续表

| 药理作用 | 抗肿瘤、抗炎、抗病毒、抗糖尿病活性、抗肾炎作用 | 抗肿瘤 |
|---|---|---|
| 化学成分 | 木脂素类、挥发油、生物碱、甾醇等 | 牛蒡子苷含量降低，苷元增加。但入煎剂时牛蒡子苷不被破坏，即可杀酶保苷 |
| 检查 | 水分不得过9.0%<br>总灰分不得过7.0% | 水分不得过7.0% |
| 含量测定 | 含牛蒡子苷不得少于5.0% | 含牛蒡子苷不得少于5.0% |
| 注意 | 气虚便溏者忌用 | 气虚便溏者忌用 |

## 注释

**【炮制方法】**

牛蒡子：取原药材，筛去灰屑及杂质，用时捣碎[1]。

炒牛蒡子：取净牛蒡子，用文火加热，炒至略鼓起，微有香气，断面淡黄色，取出，用时捣碎。优化得到的炮制工艺为：加热至300℃，清炒4～5分钟[2]。

除炒牛蒡子外，还有酒制牛蒡子。

**【性状差异】** 牛蒡子表面灰褐色，断面白色。炒牛蒡子断面浅黄色，略显鼓起，微有香气。

**【炮制作用】** 牛蒡子，味辛、苦，性寒，主入肺、胃经。辛散苦泻，寒能清热，升散之中具有清降之性。具有疏散风热，宣肺透疹、解毒利咽的功效。生品长于疏散风热、解毒散结，用于风热初起、痈毒疮疡。如治发热、咽喉肿痛的小儿金丹片（《中国药典》）；治热壅不能透发，胸闷心烦，口干发热的竹叶柳蒡汤（《先醒斋医学广笔记》）；治风热所致的大便不通，及头面浮肿，水蛊腹大的治风水身肿欲裂方（《太平圣惠方》）；治疟腮红肿疼痛，发热恶寒的普济消毒饮（《医方集解》）。

牛蒡子炒制后，寒滑之性有所缓和，气变芳香，宣散作用增强。长于解毒透疹、利咽散结、化痰止咳。如治风热感冒的银翘解毒丸（《中国药典》）；治风热上搏，头面赤肿疼痛，或风温初起，咳嗽咽痛的鼠粘子散（《张氏医通》）；治风热上壅之咽喉肿痛，喉痧，赤紫丹毒的牛蒡子汤（《证治准绳》）。

牛蒡子中还含有大量的脂肪油，有润肠泻下作用，炒制后含量降低，从而抑制了寒滑之性[6]，故炮制后能缓和药性。牛蒡子炒制后牛蒡子苷受到破坏，含量降低，各种炮制品的含量依次为：生品＞微炒品＞炒黄品＞炒焦品[3]。因牛蒡子苷在体外有直接抑制流感病毒复制的作用，作用强于牛蒡子苷元，是牛蒡子解表功能的主要有效成分[4]，故生品侧重于疏散风热的功效。药理实验研究表明，牛蒡子中牛蒡子苷有明确的抗炎、抗肿瘤、抗病毒等作用。其抗炎效果可能与牛蒡子苷元通过调节免疫应答来对活性巨噬细胞、淋巴细胞 TNF-α、NO 产生及淋巴细胞增殖起作用有关[5]。牛蒡子苷可溶于乙醇，古代文献的酒炒、酒蒸品符合中医原理，既可增强牛蒡子的透发升提功能，又可缓和药性。

**【药理作用】**

### 牛蒡子的药理作用

**1. 抗炎作用** 牛蒡子苷元对由 DSS 诱导产生的结肠病变小鼠有良好的治疗作用，可能是通过调节免疫应答来对活性巨噬细胞、淋巴细胞 TNF-α、NO 产生及淋巴细胞增殖起作用[5]。

**2. 抗肿瘤作用** 牛蒡子苷元可通过诱导结肠直肠癌细胞的凋亡，起到抑制结肠直肠癌的作用[6]。在葡萄糖缺失的体外环境中，牛蒡子苷元可诱导胰腺癌细胞 PANC-1 的死亡[7]。

**3. 通利二便作用** 牛蒡子中含有牛蒡子苷及脂肪油，有通便止涎作用[8]。

**4. 抗病毒作用** 牛蒡子苷及其苷元对 H1N1 流感病毒有直接抑制作用，可能是通过抑制细胞外钙内流和内钙的释放，从而松弛离体大鼠的气管、结肠、肺动脉和胸主动脉，直接抑制病毒的生长，且在体表对 H1N1 有较强的抵抗作用[9]。

**5. 抗糖尿病作用** 牛蒡子提取物对糖尿病大鼠肾脏病变有一定的改善，其作用机制可能与降低尿蛋白、尿微量白蛋白及肾脏 TGF-$\beta_1$ 和 MCP-1mRNA 的表达有关[10]。

**【化学成分】**

**牛蒡子** 主要含有木脂素、脂肪酸类等及少量生物碱、甾醇、维生素 A 样物、维生素 B、蛋白质[11]。

**炒牛蒡子** 炮制后化学成分组成基本不变，在炒制过程中牛蒡子苷含量略降低，但炮制后可杀酶保苷，使牛蒡子入煎剂时牛蒡子苷不被破坏。

**【高效液相色谱异同点】** 牛蒡子炮制前后的 HPLC 指纹图谱（图 5-7）有明显差别，主要表现在极性较大的部位，炮制后新增加了 2 个色谱峰，分别为 7 号峰和 16 号峰；原来在生品中含有的色谱峰炮制后消失或减少，分别为 a 号峰、b 号峰、6 号峰、8 号峰、c 号峰；原来在生品中含量非常微小的成分炮制后显著增加，分别为 2 号峰、3 号峰、5 号峰、9 号峰和 11 号峰、12 号峰、17 号峰[12]。

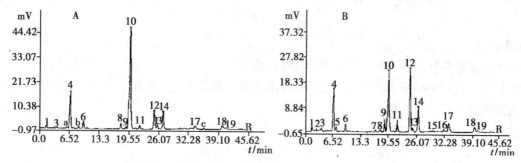

图 5-7 牛蒡子（A）、炒牛蒡子（B）HPLC 指纹图谱

**【含量测定】** 照 2010 年版《中国药典》牛蒡子项下【含量测定】方法，炮制前后牛蒡子中牛蒡子苷含量降低[12]。

**【药物代谢】** 牛蒡子苷在进行动物体内实验（尤其是口服时）表现出活性，主要是由于牛蒡子苷在消化道中，在肠菌的作用下转变为苷元的脱甲基化物，此脱甲基化物在肝脏中儿茶酚-O-甲基转移酶（COMT）的作用下恢复为苷元[2]。

**【不良反应】** 牛蒡子苷过量，可引起蛙、小鼠、兔惊厥，呼吸细弱，运动消失以致麻痹等过敏反应[13]。另外，生牛蒡子可以治疗习惯性便秘，气虚便溏者慎用，阳虚水泛之喘证慎用或炒用[14]。

**【生制牛蒡子成分、药效与功用关系归纳】** 由牛蒡子炒制前后的对比研究，提示了牛蒡子苷及酶的变化是引起牛蒡子生制品药效差异的物质基础。其变化关系如图 5-8 所示。

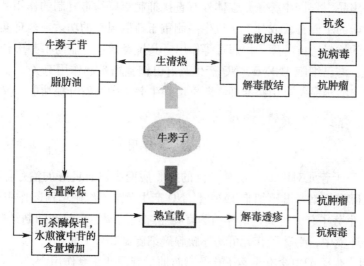

图 5-8 生制牛蒡子成分、药效与功用关系图

（鞠成国）

• 参 考 文 献 •

[1] 国家药典委员会. 中华人民共和国药典（一部）[S]. 北京：中国医药科技出版社，2010：66-67.
[2] 王平，韩丽妹，王建新. 正交设计法优化炒牛蒡子的炮制工艺 [J]. 中成药，2010，32（4）：607-610.
[3] 张涛. 牛蒡子不同炮制品中牛蒡苷含量的 HPLC 测定 [J]. 中草药，2004，35（4）：406-407.
[4] 高阳，董雪，康廷国，等. 牛蒡苷元体外抗流感病毒活性 [J]. 中草药，2002，33（8）：724-726.
[5] Tzou-Chi Huang, Shinn-Shyong Tsai, Li-Fang Liu. Effect of Arctium lappa L. in the dextran sulfate sodium colitis mouse model [J]. *World Journal of Gastroenterology*，2010，16（33）：4193-4199.
[6] 刘彬彬，康廷国. 牛蒡子炮制的历史沿革及现况研究 [J]. 山西医药杂志，2005，34（6）：443-445.
[7] Hausott B, Greger H, Marian B, et al. Naturally occurring lignans efficiently induce apoptosis in colorectal tumor cells [J]. *Journal of cancer research and clinical oncology*，2003，129（10）：569-576.
[8] Awale S, Lu J, Kalauni S K, et al. Identification of arctigenin as an antitumor-agent having the ability to eliminate the tolerance of cancer cells to nutrient starvation [J]. *Cancer Res*，2006，66（3）：1751-1757.
[9] 张波，徐德会，陈智敏. 牛蒡子治疗氯氮平所致便秘及流涎 [J]. 中国民间疗法，2001，9（11）：35-36.
[10] 王海颖，陈以平. 牛蒡子提取物对糖尿病大鼠肾脏病变作用机制的实验研究 [J]. 中成药，2004，26（9）：745-749.
[11] 李燕，孙敬勇，武海艳. 牛蒡子化学成分及药理作用研究进展 [J]. 齐鲁药事，2009，28（12）：738-740.
[12] 康凯，窦德强，许亮，等. 牛蒡子炮制前后 HPLC 指纹图谱及牛蒡苷含量比较. 中国现代中药，2009，11（10）：22-25.
[13] 肖培根. 新编中药志. 第二卷 [M]. 北京：化学工业出版社，2002：145-149.
[14] 李正民. 牛蒡子引起过敏反应报告 [J]. 实用中医内科杂志，1994，8（3）：37.

## ∾ 桑 叶 ∾

【来源】 本品为桑科植物桑 *Morus alba* L. 的干燥叶。初霜后采收，除去杂质，晒干。主产于云南、福建、安徽等地。

生制桑叶鉴别使用表

| 处方用名 | 桑叶 | 蜜桑叶 |
|---|---|---|
| 炮制方法 | 净制 | 蜜制 |
| 性状 | 多皱缩、破碎。表面黄绿色或浅黄棕色，叶脉突出。气微，味淡、微苦涩 | 多破碎。表面浅黄棕色或浅棕褐色，微有光泽。具蜜香气，味甜，略带黏性 |
| 性味 归经 | 甘、苦，寒 归肺、肝经 | 甘、微苦，微寒 归肺、肝经 |
| 功能 主治 | 疏散风热，清肺润燥，清肝明目 用于风热感冒，肺热燥咳，头晕头痛，目赤昏花 | 疏散风热，清肺润燥，清肝明目 用于肺燥咳嗽 |
| 炮制作用 | 利于调剂和成分煎出 | 增强清燥润肺作用 |
| 用法 用量 | 水煎口服或入中成药 5~10g | 水煎口服或入中成药 5~10g |
| 配伍 | 常与菊花、杏仁、连翘、桔梗、薄荷、芦根、甘草、决明子、栀子等配伍，治疗表热证，或肝阳上亢之头疼眩晕、肝阴不足之眼目昏花等症。如桑麻丸、桑姜感冒片 | 常与杏仁、沙参、浙贝母、石膏、麦冬、枇杷叶、阿胶、人参、胡麻仁等配伍，治疗肺燥证。如桑杏汤、清燥救肺汤 |

续表

| | | |
|---|---|---|
| 药理作用 | 抗炎、镇咳、抗病毒、降糖、降脂、降压、抗疲劳、抗衰老等作用 | 镇咳、抗炎、抗病毒、降脂、降压等作用 |
| 化学成分 | 黄酮、绿原酸、生物碱、植物甾醇、γ-氨基丁酸、桑叶多糖等 | 槲皮素含量增加，绿原酸含量明显降低 |
| 检查 | 水分不得过 15.0%；总灰分不得过 13.0%；酸不溶性灰分不得过 4.5% | 水分不得过 15.0%；总灰分不得过 13.0%；酸不溶性灰分不得过 4.5% |
| 浸出物 | 无水乙醇热浸物不得少于 5.0% | 无水乙醇热浸物不得少于 8.0% |
| 含量测定 | 含芦丁不得少于 0.10% | 含芦丁不得少于 0.10% |

## 注释

**【炮制方法】**

桑叶：取原药材，除去杂质，搓碎，去柄，筛去灰屑[1,2]。

蜜桑叶：取炼蜜，加适量沸水稀释，淋入净桑叶中拌匀，稍闷，置热锅内，文火（100~120℃）炒至表面深黄色，微有光泽，不粘手为度，取出，放凉。每 100kg 桑叶，用炼蜜 25kg[3]。

**【性状差异】** 桑叶呈黄绿色，多完整。蜜桑叶呈浅黄色，多不完整，味甜，略带黏性。（见文末彩图 3）

**【炮制作用】** 桑叶，味甘，性寒，质轻。轻清疏散，长于凉散风热，以解表退热力专，多用于表热证之发热、头昏头疼、咳嗽、咽喉肿痛，与菊花、薄荷等同用，能增强疏风解表，清泻邪热作用，可用于风热侵袭卫表，发热微恶风寒，头痛，口微渴，或咽痒咳嗽，亦治风温初起者，如桑姜感冒片（《中国药典》）。入肝经，有平降肝阳之效，配菊花、石决明、白芍等可用于治疗肝阳上亢，头痛眩晕；本品既能疏散风热，又能清泻肝火，配菊花、夏枯草、车前子等可用于治疗肝经风热，肝火上攻所致目赤、涩痛、流泪等实证；配合滋补精血之黑芝麻，即桑麻丸（《医方集解》），又可用于肝阴不足，眼目昏花之虚证。

桑叶蜜制后，清燥润肺力增强，多用于肺燥证。与杏仁、贝母、北沙参等同用，可用于燥热伤阴，干咳无痰，身热口干，如桑杏汤（《温病条辨》）；若症势较剧，咳呛气喘，身热烦渴，常与石膏、麦冬、枇杷叶等同用，如清燥救肺汤（《医门法律》）。

桑叶主要含黄酮、绿原酸类、生物碱及多糖类成分，其中黄酮类化合物具有抗炎、抗过敏、利尿、解痉、镇咳等作用[4]，绿原酸类具有消炎、杀菌等作用[5]，生物碱类中主要的功效成分 1-脱氧野尻霉素（DNJ）是 α-葡萄糖苷酶抑制剂，具有降血糖、抗病毒、抗氧化、抗肿瘤转移等多种生物活性，故生桑叶抗炎、杀菌作用较强。桑叶蜜炙后可能由于部分芸香苷转化为有解痉作用的槲皮素[6]，使槲皮素含量明显升高，故镇咳、解痉作用增强。蜜炙桑叶中绿原酸含量明显降低，可能是其抗炎作用减弱的原因。因此，临床上生桑叶常用于外感发热，蜜桑叶多用于肺燥证。

**【药理作用】**

### 桑叶的药理作用

**1. 镇咳作用** 桑叶乙醇提取液能延长氨水致小白鼠咳嗽潜伏期及减少每 1 分钟内的咳嗽次数，具有显著的镇咳作用，呈剂量依赖性[7]。

**2. 抗炎作用** 桑叶能显著抑制巴豆油致小鼠耳郭肿胀，还能抑制醋酸所致小鼠腹腔毛细血管通透性增加，抑制角叉菜胶所致的小鼠足跖水肿[8]。

**3. 降血压作用** 桑叶中的芸香苷、槲皮素、槲皮苷能增加离体及在位蛙心的收缩力与输出量，并减少心率[9]。

**4. 降血脂** 桑叶的丁醇提取物具有抑制低密度脂蛋白（LDL）氧化变性的作用，从而对高脂血症血清脂质增加和动脉粥样硬化有抑制作用[10,11]。

**5. 降血糖作用** 桑叶多糖和黄酮是通过提高机体抗氧化能力，促使胰岛素分泌增多，降低血糖和糖化血清蛋白水平，进而起到控制糖尿病大鼠血糖和改善机体相关症状的作用[12,13]。桑叶生物碱通过对 $\alpha$-葡萄糖苷酶的抑制作用而发挥降血糖作用[14,15]。

**6. 抗疲劳、抗衰老** 桑叶能提高体内及皮肤表皮细胞内超氧化物歧化酶的活性，加强活性氧化自由基的消除，阻止体内有害物质的产生，改善机体的代谢，减少或消除已经产生并积滞于体内的脂褐质[16]；能使肾上腺皮质分泌的醛固酮增加，刺激血浆肾素的活性，延缓内分泌系统功能的衰老[17,18]。

**7. 抗氧化** 桑叶提取液对体外氧自由基系统、黄嘌呤-黄嘌呤氧化酶体系产生的超氧阴离子，Fenton 体系产生的羟自由基和过硫酸-$N,N,N'N$-四甲基乙二胺体系产生的氧自由基均有较强的清除作用[19]。桑叶提取物可清除二苯代苦味酰肼自由基（DPPH），抑制小鼠心肌匀浆中 MDA 的生成，并呈现出一定的剂量-效应关系[20,21]。

**8. 抑菌作用** 桑叶水煎液在体外对金黄色葡萄球菌、金黄色葡萄球菌耐药株、大肠埃希菌、铜绿假单胞菌、甲型溶血性链球菌、乙型溶血性链球菌具有明显的抗菌作用[22]。

**9. 抗血栓形成** 桑叶提取液有明显的抗动脉血栓形成作用，其作用机制可能与抑制血小板活化、增强纤溶活性有关[23]。

**10. 抗病毒** 桑叶中 1-脱氧野尻霉素（DNJ）及其衍生物对糖蛋白加工均有较强的抑制作用；DNJ 具有显著的抗逆转录酶病毒活性[10]。桑叶对呼吸道合胞病毒（RSV）有直接灭活作用，对 RSV 侵入 HeLa 细胞有阻断作用，对 RSV 在 HeLa 细胞内的增殖有抑制作用。在相同质量浓度下，以预防作用更显著[24]。

**11. 解痉、抗溃疡作用** 桑叶中的槲皮素能降低肠、支气管平滑肌的张力，其解痉作用强于芸香苷，芸香苷能降低大鼠的胃运动功能，并能解除氯化钡引起的小肠平滑肌痉挛[25]。

**12. 改善消化系统的功能** 桑叶能抑制有害细菌的增殖，能使肠道内含水量增大，使粪便软化，促进肠道蠕动，加速粪便排出，利于排出体内过多的水分和缓解水肿，起到调节肠道、改善便秘、改善腹部胀满感和利尿的作用[26]。

**13. 抗肿瘤作用** 桑叶能预防癌细胞生成，提高人体免疫力，能抑制染色体突变和基因突变。对人早幼粒细胞白血病细胞系（HL-60）的生长表现出显著的抑制效应。桑叶中的桑素具有抗癌活性，并有抑制真菌的作用；桑叶中的维生素具有抑制变异原效应[27]。

**14. 免疫调节作用** 桑叶多糖可显著提高小鼠碳粒廓清指数和血清溶血素水平及 ConA 诱导的小鼠脾淋巴细胞转化能力，具有一定的免疫增强作用[28,29]。

**15. 抗凝血作用** 桑叶提取物能明显延长小鼠体内全血凝固时间，显著延长家兔血浆的激活部分凝血活酶时间（APTT）、凝血酶原时间（PT）和凝血酶时间（TT），其作用机制是通过抑制凝血酶水解纤维蛋白原转变为水解蛋白实现的[30]。

**16. 抗丝虫病作用** 单味桑叶研制成的桑叶注射液具有抗丝虫病的作用[31]。

**17. 美白作用** 桑叶中的桑皮苷 F 通过抑制酪氨酸酶的活性，有效减少黑色素生成[32]。

**【化学成分】**
桑叶 含黄酮类成分，如芦丁、槲皮素、异槲皮苷、槲皮素-3-三葡萄糖苷；生物碱类，如 1-脱氧野尻霉素；甾醇类；$\gamma$-氨基丁酸；多糖等[9]。

蜜桑叶 桑叶蜜炙后绿原酸含量降低[6]。多糖，槲皮素等含量增加。

**【毒性】** 大鼠连续给予混有桑叶粉的饲料 4 周，未见腹泻及其他异常；进食量与饮水量（均换算为成人 1 日量）与对照组比较无显著性差异；大鼠体重 4 周后均增加至成年大鼠的重量，与对照组无显著差异；器官重以脏器体重比进行比较时无显著性差异，解剖时亦无任何异常变化；病理组织学检查无异常；白细胞总数及分类与对照组比较无显著性差异，表明桑叶对骨髓中白细胞生成无影响，也未引起细菌或寄生虫感染；生化检查中发现对肝、肾等器官未引起损伤。以上表明桑叶安全，对健康造成影响的可能性很低[33]。

**【生制桑叶成分、药效与功用关系归纳】**　由桑叶蜜炙前后的对比研究，提示了绿原酸、黄酮类成分的变化可能是引起桑叶生制品药效差异的物质基础。其变化关系如图5-9所示。

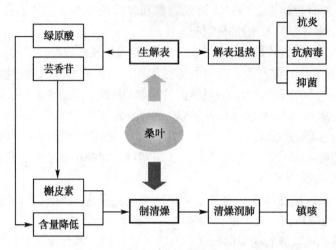

图5-9　生制桑叶成分、药效与功用关系图

（李　群　张会敏）

# 参 考 文 献

[1] 山东省食品药品监督管理局. 山东省中药饮片炮制规范［M］. 济南：山东科学技术出版社，2013：574-575.

[2] 国家药典委员会. 中华人民共和国药典（一部）［S］. 北京：中国医药科技出版社，2010：279.

[3] 叶定江，张世臣，吴皓. 中药炮制学［M］. 第2版. 北京：人民卫生出版社，2011：459.

[4] 王芳，励建荣. 桑叶的化学成分、生理功能及应用研究进展［J］. 食品科学，2005，26（增刊）：111-116.

[5] Wang P Y, Li S P, Zhen T M. Therapeutic observation of lower limbs elephantiasis using raw Morus albatablets［J］. *J Tradit Chin Med*（中医杂志），1992，33（10）：612-613.

[6] 王龙虎，任玉珍，梁焕，等. HPLC测定桑叶及其炮制品中绿原酸含量［J］. 中国现代中药，2007，9（10）：16-18.

[7] 周绍坚，苏湘敏，陈华俊，等. 桑叶对小白鼠的镇咳作用实验研究［J］. 右江民族医学院学报，2007，（5）：697-698.

[8] 陈福君. 桑的药理研究（Ⅱ）-桑叶、桑枝、桑白皮抗炎药理作用的初步比较研究［J］. 沈阳药科大学学报，1995，12（3）：222.

[9] 徐爱良，熊湘平，文宁，等. 桑叶的现代研究进展［J］. 湖南中医学院学报，2005，25（2）：60-62.

[10] 欧阳臻，陈钧. 桑叶的化学成分及其药理作用研究进展［J］. 江苏大学学报，2003，24（6）：39-44.

[11] 高志刚，成晓杰. 桑叶的药理研究进展［J］. 中国药业，2002，11（7）：77-78.

[12] 龚云，沈兴珠，张鑫，等. 桑叶粗多糖对糖尿病大鼠糖代谢及脑组织氧化应激的影响［J］. 西北师范大学学报（自然科学版），2011，47（4）：98-101.

[13] 陈玲玲，刘炜，陈建国，等. 桑叶黄酮对糖尿病小鼠调节血糖的作用机制研究［J］. 中国临床药理学杂志，2010，26（11）：835-838.

[14] 胡竟一，雷玲，刘亚欧，等. 桑叶的α-葡萄糖苷酶抑制作用研究［J］. 中药药理与临床，2006，22（6）：44-45.

[15] 李有贵，钟石，吕志强，等. 桑叶1-脱氧野尻霉素（DNJ）对α-蔗糖酶的抑制动力学研究［J］. 蚕业科学，2010，36（6）：885-888.

[16] 黄东亮. 蚕业资源在医疗保健方面的应用［J］. 广西蚕业，1999，36（3）：43.

[17] 杨海霞，朱祥瑞，陆洪省. 桑叶保健制品开发利用研究进展［J］. 科技通报，2003，19（1）：72-76.

[18] 唐法娣，王砚，卞如濂. 桑叶延年益寿的药理学研究［J］. 中草药，2000，31（9）：685.

[19] 黄代青. 桑叶提取液对体外氧自由基的清除作用及对果蝇寿命的影响［J］. 福建师范大学学报（自然科学版），

1995，11（1）：85.

[20] 王洪侠. 桑不同提取物体外抗氧化活性的比较研究［J］. 赤峰学院学报（自然科学版），2008，24（1）：104-106.

[21] 薛淑萍，张立伟. 桑叶总黄酮清除自由基作用研究［J］. 山西师范大学学报（自然科学版），2009，23（4）：66-68.

[22] 肖艳芬，黄燕，甄汉深，等. 桑椹、桑叶水煎液体外抗菌作用的实验研究［J］. 广西中医学院学报，2009，12（3）：48-49.

[23] 徐爱良，彭延古，雷田香，等. 桑叶提取液对家兔动脉血栓形成的影响［J］. 湖南中医学院学报，2005，25（3）：14-15.

[24] 戴开金，罗奇志，侯连兵. 桑叶体外抗呼吸道合胞病毒作用研究［J］. 中药材，2009，32（8）：1276-1278.

[25] 花蕾，张文清，赵显峰. 桑叶水提浸膏的抑菌作用研究［J］. 上海生物医学工程，2007，28（1）：16-18.

[26] 杨海霞，朱祥瑞，陆洪省. 桑叶保健制品开发利用研究进展［J］. 科技通报，2003，19（1）：72-76.

[27] 杨超英，董海丽. 桑叶的化学成分及在食品工业中的应用［J］. 食品研究与开发，2004，24（2）：8-10.

[28] 侯瑞宏，廖森泰，刘凡，等. 桑叶多糖对小鼠免疫调节作用的影响［J］. 食品科学，2011，32（13）：280-283.

[29] 林霞，吴炜，朱海红，等. 桑叶和鸭跖草对人 TH1、TH2 细胞 IFN-γ、IL-4 水平影响的体外实验研究［J］. 浙江预防医学，2004，16（8）：17-19.

[30] 彭延古，葛金文，付灿云，等. 桑叶提取液对凝血机制的影响［J］. 湖南中医学院学报，2002，22（4）：21-23.

[31] 姚连初，朱丽华. 桑叶注射剂的研制、质控及临床应用［J］. 现代应用药学，1996，13（4）：48.

[32] 张宁宁摘译. 桑叶中桑皮苷 F 对黑素生物合成的抑制作用［J］. 国外医学中医中药分册，2003，25（6）354-355.

[33] 徐爱良，熊湘平，文宁，等. 桑叶的现代研究进展［J］. 湖南中医学院学报，2005，25（2）：60-62.

# 蔓 荆 子

**【来源】** 本品为马鞭草科植物单叶蔓荆 *Vitex trifolia* L. var. *simplicifolia* Cham. 或蔓荆 *Vitex trifolia* L. 的干燥成熟果实。秋季果实成熟时采收，除去杂质，晒干。主产于江西、安徽、湖南等地。

生制蔓荆子鉴别使用表

| 处方用名 | 蔓荆子 | 炒蔓荆子 |
|---|---|---|
| 炮制方法 | 净制 | 炒制 |
| 性状 | 呈球形，表面灰黑色或黑褐色，被灰白色粉霜状茸毛，体轻，质坚韧。气特异而芳香，味淡、微辛 | 圆球形，表面黑色或黑褐色，基部偶见残留宿萼和短果梗。气特异而芳香，味淡、微辛 |
| 性味 归经 | 辛、苦，微寒<br>归膀胱、肝、胃经 | 味淡，微辛<br>归膀胱、肝、胃经 |
| 功能 主治 | 疏散风热，清利头目<br>用于风热感冒头痛，齿龈肿痛，目赤多泪，目暗不明，头晕目眩 | 升发清阳，祛湿止痛<br>用于耳目失聪，风湿痹痛，偏正头痛 |
| 炮制作用 | 洁净药材，利于调剂 | 缓和寒性和辛散之性，长于升发清阳和祛湿止痛 |
| 用法 用量 | 水煎口服或入中成药<br>5~10g | 水煎口服或入中成药<br>5~10g |
| 配伍 | 常与菊花、川芎、防风、薄荷、蝉蜕等配伍，治疗风热表证和耳目失聪之感冒头痛，齿龈肿痛，目赤多泪，目暗不明，头晕目眩等。如菊芎饮、蝉花散、天菊脑安胶囊等 | 常与人参、黄芪、白芍、川芎、菊花、黄芩、栀子、黄连、薄荷、连翘、荆芥穗、羌活、藁本等配伍，治疗清阳不升之耳聋目障、偏正头痛等。如益气聪明汤、芎菊上清丸等 |

续表

| 药理作用 | 镇痛、抗菌、抗炎、祛痰、平喘等作用 | 镇痛作用弱于生品，亦有炮制后镇痛作用强于生品的报道 |
|---|---|---|
| 化学成分 | 挥发油、黄酮类、双萜类、氨基酸类及酚酸等 | 蔓荆子黄素含量增加 |
| 检查 | 杂质不得过2%；水分不得过14.0%；总灰分不得过7.0% | 水分不得过7.0%；总灰分不得过7.0% |
| 浸出物 | 甲醇热浸出物不得少于8.0% | 甲醇热浸出物不得少于8.0% |
| 含量测定 | 含蔓荆子黄素不得少于0.030% | 含蔓荆子黄素不得少于0.030% |

## 注释

**【炮制方法】**

蔓荆子：取原药材，除去杂质，筛去灰屑。用时捣碎[1]。

炒蔓荆子：取净蔓荆子，用中火加热，炒至表面黑色，蒂下白膜（宿萼）呈深黄色，并有香气逸出时，取出，搓去白膜，筛净。用时捣碎。

除炒蔓荆子外，尚有酒蒸蔓荆子。

**【性状差异】**　蔓荆子外被灰白色粉霜状茸毛和白膜（宿萼），炒蔓荆子表面黑色。（见文末彩图4）

**【炮制作用】**　蔓荆子，味辛、苦，性微寒，归膀胱、肝、胃经。具有疏散风热，清利头目的功效。用于风热表证和耳目失聪之感冒头痛，齿龈肿痛，目赤多泪，目暗不明，头晕目眩。治风热头疼，多配菊花、防风、薄荷、川芎、石膏、羌活、旋覆花、枳壳、甘草等，如菊芎饮（《上池秘录》）；治目赤泪出，头疼昏闷，多配菊花、谷精草、蝉蜕、羌活、白蒺藜、防风、密蒙花、草决明、黄芩、栀子、木贼、荆芥、川芎、甘草等，如蝉花散（《证治准绳》）；治肝风夹瘀的偏头疼，常配川芎、天麻、菊花、藁本、白芍、丹参、墨旱莲、女贞子、牛膝，如天菊脑安胶囊（《中国药典》）。

蔓荆子炒后，寒性缓和，长于升发清阳和祛湿止痛，以聪耳明目为主，治清阳不升之耳聋目障，常配人参、黄芪、白芍、葛根、升麻、黄柏、炙甘草等，如益气聪明汤（《证治准绳》）；治外感风邪引起的偏正头痛，常配川芎、菊花、黄芩、栀子、黄连、薄荷、连翘、荆芥穗、羌活、藁本、桔梗、防风、甘草、白芷，如芎菊上清丸（片）（《中国药典》）。

酒蒸蔓荆子，治血虚肝郁所致的月经不调，闭经，痛经，经期头痛，常与熟地黄、生地黄、酒当归、酒黄芩、酒白芍等配伍，如妇科养坤丸（《中国药典》）。《雷公炮炙论》曰："用酒浸一伏时后蒸，从巳至未，出，晒干用"，酒制法古代应用广泛，现代沿用较少。

蔓荆子果实中含有多种挥发油以及黄酮类等化学成分，具有解热、镇痛、抗炎等多方面作用，挥发油和黄酮类是镇痛有效成分，炒制过程中随样品炮制程度加重，挥发油含量明显下降，影响其镇痛效果。动物实验表明蔓荆子生品、炒黄品均有明显镇痛作用，生品镇痛作用最强，炒制后其镇痛效果降低，故取其镇痛作用时，建议蔓荆子生用较好[2]。但也有研究认为蔓荆子炒制后镇痛作用较生品增强[3]，估计与炮制程度有关。

临床上治耳目失聪属于中气虚者，宜炒用，以免过于辛散耗气；若风热上扰阻塞耳窍，两耳重听，宜生用，取其性寒味辛，疏风散热作用，并常与祛风清热药同用。

**【药理作用】**

### 一、蔓荆子的药理作用

**1. 解热作用**　对2,4-二硝基苯酚所致的大鼠发热具有显著解热作用，蔓荆子作用大于单叶蔓荆子[4]。

**2. 镇痛作用**　热板法和扭体法实验均表明，蔓荆子具有显著的镇痛作用，单叶蔓荆强于蔓荆子[4]。蔓荆子的水煎液、醇浸液腹腔注射$30g \cdot kg^{-1}$能延长小鼠热板法痛阈潜伏期，在给药后20分钟痛阈明显提高，30分钟左右作用最强，持续30~60分钟[5]。

**3. 抗菌作用** 蔓荆子水煎剂在体外对枯草杆菌、蜡样芽孢杆菌有强抗菌作用，对表皮炎葡萄球菌等有中等强度的抗菌作用[6]。

**4. 祛痰作用** 蔓荆子水煎液或醇浸液20g·kg⁻¹小鼠酚红法实验表明有显著的祛痰作用；其挥发油灌胃和腹腔注射给药对实验性哮喘有显著的保护作用，明显降低组胺对离体豚鼠气管平滑肌收缩的反应性，能显著地对抗组胺或乙酰胆碱对回肠的强烈兴奋收缩作用，具有明显缓解哮喘的药理作用[7]。

**5. 抗炎作用** 蔓荆子具有抗炎作用。在毛细管透过性试验中，以小鼠腹腔内色素渗出为指标，蔓荆子能抑制腹腔内色素渗出；从蔓荆子的醇提取物中分离出的紫花牡荆素、3-甲氧基-4-羟基肉桂醛具有抑制5-脂氧合酶（为炎症因子）活性的作用，而从植物含量考虑，蔓荆子的消炎作用成分主要是紫花牡荆素[8]。

**6. 平喘作用** 蔓荆子灌胃和腹腔注射给药对实验性哮喘有显著的保护作用，明显降低组胺对离体豚鼠气管平滑肌收缩的反应性，能显著地对抗组胺或乙酰胆碱对回肠的强烈兴奋收缩作用，具有明显缓解哮喘的药理作用[7]。

**7. 促进睡眠作用** 作用显著，作用强度单叶蔓荆强于蔓荆子[4]。

**8. 调节免疫** 蔓荆中viteosin-A和紫花牡荆素能够阻断由组胺诱导的雄性豚鼠气管的自发性收缩，紫花牡荆素通过稳定细胞膜，从而抑制组胺从肥大细胞中的释放[7,9,10]。

## 二、炒蔓荆子的药理作用

**镇痛作用** 炒品弱于生品，水提取物明显弱于醇提取物[2,11]。但亦有炒品镇痛作用强于生品的报道[3,12]。

【化学成分】

**蔓荆子** 含有挥发油、黄酮类、双萜类、氨基酸类及酚酸等[13]。

**炒蔓荆子** 炒制后挥发油含量显著下降，总黄酮含量显著上升[14,15]。

【毒性】 临床毒性尚不清楚。动物实验显示，蔓荆子的毒性很小，水煎液小鼠灌胃270g·kg⁻¹，腹腔注射90g·kg⁻¹，全部存活，此剂量相当于临床中药用量0.3g·kg⁻¹的900倍和300倍。醇提取物小鼠灌胃9g·kg⁻¹，腹腔注射60g·kg⁻¹，全部存活，此剂量相当于临床中药口服用量0.3g·kg⁻¹的300倍和200倍。小鼠的口服LD₅₀=627.78g·kg⁻¹，说明毒性很小[16]。

【生制蔓荆子成分、药效与功用关系归纳】

由蔓荆子炒制前后的对比研究，提示了黄酮和挥发油的变化是引起蔓荆子生制品药效差异的物质基础。其变化关系如图5-10所示。

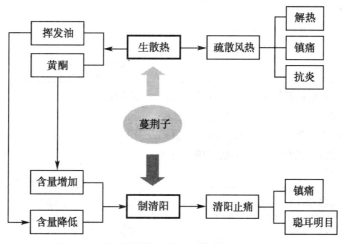

图5-10 生制蔓荆子成分、药效与功用关系图

（李 群 张会敏）

**参考文献**

[1] 贾天柱. 中药炮制学 [M]. 第2版. 上海：上海科学技术出版社，2013：83.

[2] 龚拥军，王新军. 蔓荆子镇痛作用的炮制方法探讨 [J]. 中国现代药物应用，2012，6（4）：134-135.

[3] 孙蓉，郭长强，高洪常，等. 蔓荆子的炮制药效学研究 [J]. 中成药，1997，28（1）：32.

[4] 钟世同，邱光泽，刘元锦，等. 单叶蔓荆子、蔓荆子、牡荆子和黄荆子的药理活性比较 [J]. 中国药理与临床，1996，12（1）：37-39.

[5] 曹晖，李富保. 蔓荆子炮制的初步研究 [J]. 中药通报，1988，13（5）：24-26.

[6] 王本祥. 现代中药药理与临床 [M]. 天津：天津科技翻译出版公司，2004：1648.

[7] 黄敬耀，徐彭，朱家谷，等. 牡荆子平喘作用的药理实验研究 [J]. 江西中医学院学报，2002，14（4）：13-14.

[8] 藤木康雄. 蔓荆子的抗炎活性研究 [J]. 国外医学中医中药分册，1989，（6）：33.

[9] Alam G, Wahyuono S, Ganjar IG, et al. Tracheospasmolytic activity of viteosin-A and vitexicarpin isolated from Vitex trifolia [J]. *Planta Med*, 2002, 68 (11)：1047-1049.

[10] Wahyuono S, Alam G, Ganjar IG, *et al*. A ntiasthmatic indone- sian medicinal plants：their tracheospasmolytic activity against histamine induced contractions [C]. Netherlands：Elsevier Science B. V. 2001.

[11] 陈青莲，龚拥军. 蔓荆子酒炙方法的探讨 [J]. 中成药，1997，19（1）：22-23.

[12] 金宏，刘洪玲. 蔓荆子的现代炮制研究 [J]. 青岛医药卫生，2001，33（1）：62-63.

[13] 辛海量，胡园，张巧艳，等. 蔓荆子的化学成分研究 [J]. 第二军医大学学报，2006，27（9）：1038-1040.

[14] 金传山，蔡亚禄，刘毅. 蔓荆子炮制初探 [J]. 时珍国医国药，2000，11（6）：503-504.

[15] 王坤，张桂菊，王宏. 蔓荆子炮制标准化研究 [J]. 中成药，2010，32（3）：515-517.

[16] 陈奇，连晓媛，毕明，等. 蔓荆子药理作用研究 [J]. 江西中医药，1991，21（1）：47.

## 葛　根

【来源】 本品为豆科植物野葛 *Pueraria lobata*（Willd.）Ohwi 的干燥根，习称"野葛"。秋、冬二季采挖，趁鲜切成厚片或小块，干燥。主产于河南、湖南、浙江、四川等地。

生制葛根鉴别使用表

| 处方用名 | 葛根 | 煨葛根 |
|---|---|---|
| 炮制方法 | 切制 | 煨制 |
| 性状 | 呈不规则的厚片。切面浅黄棕色至棕黄色。质韧，纤维性强。气微，味微甜 | 呈不规则的厚片，表面焦黄色。质地松脆。气微香 |
| 性味归经 | 甘、辛、凉<br>归脾、胃、肺经 | 甘、微辛、凉<br>主归脾、胃经 |
| 功能<br>主治 | 解肌退热，生津止渴，透疹，升阳止泻，通经活络，解酒毒<br>用于外感发热头痛，项背强痛，口渴，消渴，麻疹不透，热痢，泄泻，眩晕头痛，中风偏瘫，胸痹心痛，酒毒伤中 | 升阳止泻<br><br>用于湿热泻痢，脾虚泄泻诸症 |
| 炮制作用 | 利于调剂和成分煎出 | 缓和发散之性，增强止泻作用 |
| 用法<br>用量 | 水煎口服或入中成药<br>10~15g | 水煎口服或入中成药<br>10~15g |

续表

| | | |
|---|---|---|
| 配伍 | 与麻黄、桂枝等配伍可发表解肌，用于表证而项背强痛。与麦冬、升麻等配伍，可用于透发毒疹，如葛根汤。与升麻、芍药等配伍可治伤寒温疫，风热壮热，头痛、肢体痛，如升麻葛根汤 | 与黄连、黄芩、甘草、人参、白术、木香合用可健脾生津，行气消胀，用于治疗脾胃久虚，津液内耗，呕吐泄泻频作，烦渴多饮。如七味白术散、葛根芩连汤 |
| 药理作用 | 抗氧化、抗肿瘤、增强免疫、保肝、预防骨质疏松、抗抑郁、抗痛风、抗帕金森、解酒 | 止泻，治疗轮状病毒肠炎合并心肌损害 |
| 化学成分 | 含异黄酮、三萜皂苷、多糖等成分 | 总黄酮和葛根素含量增加；微量元素 Fe 含量减少 |
| 检查 | 水分不得过 13.0%<br>总灰分不得过 6.0% | 水分不得过 13.0%<br>总灰分不得 6.0% |
| 浸出物<br>含量测定 | 乙醇浸出物不得少于 24.0%<br>含葛根素不得少于 2.4% | 乙醇浸出物不得少于 24.0%<br>炮制后葛根素含量增加 |
| 注意 | 性凉，易于动呕，不可多服，恐损胃气。夏日表虚汗多尤忌 | |

## 注释

**【炮制方法】**

葛根：取原药材，除去杂质，洗净，润透，切厚片，晒干[1]。

煨葛根：取麦麸置锅内，文火加热，投入净葛根片，适当翻动，至葛根片呈焦黄色，取出，筛去麦麸，放凉。以药效和麸煨前后化学成分含量为权重指标，对葛根麸煨工艺进行优化，优化参数为：每 100kg 葛根片，用麦麸 40kg，于 165℃ 烘制 40 分钟为宜[2]。

除麸煨葛根外，还有滑石粉煨、湿纸煨、米汤煨、醋制、炒制和麦麸烘制[3]。

**【性状差异】** 葛根表面颜色较浅，质韧。麸煨葛根表面呈焦黄色，质地松脆，并有焦香气。（见文末彩图 5）

**【炮制作用】** 葛根，味甘、辛，性凉。归脾、胃、肺经。气味皆薄，最能升发脾胃清阳之气[4]，具有解肌退热、透疹生津，通经活络，解酒毒的作用。偏重用于外感发热头痛，项背强痛，口渴，麻疹不透，眩晕头痛，中风偏瘫，胸痹心痛，酒毒伤中，如葛根汤。

煨葛根，散性全无，升清为用，可以升阳止泻[5]。因辛散之性缓和，减少了入肺经的作用。偏于升阳止泻，故止泻的作用增强。适于湿热泻痢，脾虚泄泻诸症。用治湿热泻痢，脾虚腹泻，如葛根芩连汤。

葛根总黄酮能扩张冠状动脉血管，具抗氧化、保肝、降血压等作用。故有通经活络，解肌作用，对眩晕头痛、中风等病有较好疗效。

葛根水煎液有较好的止泻活性。葛根经麦麸煨制后其水醇浸出物总黄酮、葛根素以及无机微量元素的含量均有不同程度的改变。煨制葛根水煎液中有效成分总黄酮、葛根素的含量高于生品，这可能是葛根煨制后止泻增强的原因之一[6,7]。炮制后无机成分的溶出量也有改变，其中以 Fe 最为显著，制品是生品的 1/3，可能与葛根生制品的调节脾胃作用差异有关。

**【药理作用】**

### 葛根的药理作用

**1. 对心、脑血管系统的作用**[8]

（1）对血压的作用：葛根对动物的正常血压和高血压均有一定的降压作用，葛根浸膏能对抗异丙肾上腺素引起的升压作用，减弱甚至完全抵消肾上腺素的升压作用，增强其降压作用。

（2）对心律失常的作用：葛根主要成分可影响细胞膜对钾、钠、钙离子的通透性，降低心肌兴奋性，预防心律失常的发生。

（3）对冠状动脉、心脏功能、心肌代谢的影响：葛根总黄酮和葛根素能明显扩张冠状动脉血管，可使正常和痉挛的冠状动脉血管扩张，且其作用随着剂量的增加而加强。此外，总黄酮和葛根素能对抗垂体后叶素引起的大鼠急性心肌缺血；静脉注射葛根黄酮能改善正常和缺血心肌的代谢。葛根素还能明显减少缺血引起的心肌乳酸的产生，降低缺血与再灌流时心肌的氧消耗量与心肌水含量。

（4）对脑循环的作用：葛根可以扩张脑血管，解除脑血管痉挛，改善脑循环，增加脑血流量。

**2. 抗氧化作用** 葛根异黄酮具有较强的抗氧化作用，能明显消除氧自由基和抗脂质过氧化，可用于防止生物膜的氧化损伤。葛根及葛根素可以提高自然衰老小鼠血清中过氧化氢酶活性，降低过氧化氢含量[9]。

**3. 抗肿瘤及诱导细胞分化作用** 葛根提取物对 ESC 癌、S180 肉瘤及 Lewis 肺癌均有一定的抑制作用。葛根黄酮提取物有抗氧化、抑制癌细胞增殖、诱导黑色素瘤和肝癌细胞凋亡等抗肿瘤作用[10,11]。

**4. 对免疫作用的影响** 葛根使巨噬细胞的异物吞噬功能活化，而使初期感染状态下的异物排除功能增强，同时通过活化的细胞性免疫施以影响[12]。

**5. 肝损伤的保护作用** 葛根总黄酮对慢性肝损伤有一定的保护作用。其机制可能与清除氧自由基、抗脂质过氧化和抗纤维化相关[13]。

**6. 降血糖、降血脂、降血压** 葛根主要成分中的葛根黄酮具有降低血压、降低血脂等功效，对糖基化终产物致血管内皮细胞损伤有明显的修复作用。葛根黄酮还能够明显改善糖尿病小鼠的病理症状，降低血糖水平[13]。

**7. 抗骨质疏松** 葛根素可以促进成骨细胞增殖，可能是通过促进成骨细胞增殖和分化来促进骨形成[14]。

**8. 抗抑郁** 葛根异黄酮具有显著的抗抑郁作用，其机制可能与调节单胺能神经系统功能有关。另外，葛根异黄酮可显著减轻更年期妇女的抑郁症状，其作用与补充体内雌激素有关[15]。

**9. 止泻作用** 葛根水煎液具有良好的抑制小肠蠕动和降低胃排空速度的作用，能明显减少番泻叶引起的小鼠腹泻次数，表明葛根具有良好的抗腹泻作用[16]。

**【化学成分】**

**葛根** 主要含异黄酮、三萜皂苷、生物碱、多糖等成分。还含有多种微量元素（铁、锌、镁、铜）和维生素、氨基酸。

**煨葛根** 葛根总异黄酮、葛根素、大豆苷、大豆苷元等异黄酮含量增加。

**【含量测定】** 采用高效液相色谱法，以葛根素、大豆苷和大豆苷元为对照品，测定 11 个地区的生葛根和煨葛根中这 3 种成分的含量，结果表明葛根炮制后 3 种成分的含量均增加，分别增加1.084～1.219 倍，1.176～1.477 倍和 1.045～1.359 倍[17]。

**【生制葛根成分、药效与功用关系归纳】** 由葛根煨制前后的对比研究，提示了黄酮类成分和水浸出物含量的变化是引起葛根生制品药效差异的物质基础。其变化关系如图 5-11 所示。

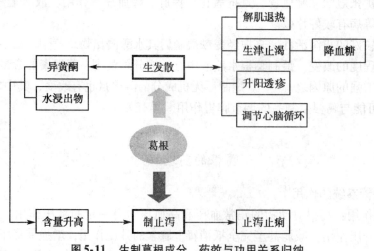

**图 5-11 生制葛根成分、药效与功用关系归纳**

（才 谦）

● 参考文献 ●

[1] 国家药典委员会. 中华人民共和国药典（一部）[S]. 北京：中国医药科技出版社，2010：312.
[2] 王和平，桑咏梅，巩如利，等. 烘制麸葛根的实验研究 [J]. 中成药，1991，13（6）：31.
[3] 刘计权，刘亚明，刘必旺，等. 正交试验优选葛根醋制工艺 [J]. 中国实验方剂学杂志，2012，18（6）：3-6.
[4] 罗琼，郝近大，杨华，等. 葛根的本草考证 [J]. 中国中药杂志，2007，32（12）：1141-1144.
[5] 解统新. 浅谈葛根炮制 [J]. 山东中医杂志，2003，22（8）：496-497.
[6] 吴可，谢朝晖，王芳. 炮制对葛根中总黄酮及葛根素含量的影响 [J]. 药品鉴定，2011，8（1）：64-66.
[7] 于少军，王月敏，李绍华，等. 葛根炮制前后化学成分的对比 [J]. 中国中药杂志，1997，17（9）：534-535.
[8] 陈荔炽，陈树和，刘焱文. 葛根资源、化学成分和药理作用研究概况 [J]. 时珍国医国药，2006，17（11）：2305-2306.
[9] 戴红旗，鄢贵龙，刘沐东，等. 葛根提取物抗氧化活性研究 [J]. 安徽农业科学，2008，36（24）：10508-10509.
[10] 张蕾，李娟，王彦平，等. 葛根素对人小细胞肺癌 H446 细胞增殖与凋亡的影响及其作用机制研究 [J]. 中国实用医药，2009，4（34）：17-19.
[11] 袁怀波，縻漫天，陈宗道，等. 葛根黄酮提取物对 HL-60 细胞增殖和凋亡的影响 [J]. 肿瘤防治研究，2007，3（9）：671-674.
[12] 叶淑静. 中药葛根研究进展 [J]. 浙江中医学院学报，2003，11（6）：96-97.
[13] 徐轶尔，李秋红，杨菲菲. 中药葛根的药理药效研究 [J]. 杏林中医药，2010，30（11）：993-994.
[14] 孔蓓蓓，刘连起，王新详. 近十年葛根防治骨质疏松症的研究进展 [J]. 环球中医药，2012，5（3）：226-230.
[15] 王海领，师天元. 葛根异黄酮抗抑郁作用的实验研究 [J]. 中国实验方剂学杂志，2012，18（21）：268-271.
[16] 黄伟强，金哲雄，张景君，等. 葛根止泻作用实验研究 [J]. 黑龙江医药，2009，22（6）：821-823.
[17] 裘维瀚，戴辉，胡泓，等. 葛根煨制前后成分的比较研究 [J]. 中成药，2013，35（10）：2213-2217.

## ～ 柴 胡 ～

【来源】 本品为伞形科植物柴胡 *Bupleurum chinense* DC. 或狭叶柴胡 *Bupleurum scorzonerifolium* Willd. 的干燥根。按性状不同分别习称"北柴胡"及"南柴胡"。春秋二季采挖，除去茎叶及泥沙，干燥。主产于河北、内蒙古、山西。

生制柴胡鉴别使用表

| 处方用名 | 柴胡 | 醋柴胡 |
|---|---|---|
| 炮制方法 | 切制 | 醋制 |
| 性状 | 北柴胡：不规则横切厚片，外表皮黑褐色或浅棕色，具纵皱纹和支根痕。切面淡白色，纤维性。气微香，味微苦<br><br>南柴胡：类圆形或不规则横切厚片。外表皮红棕色或黑褐色。切面黄白色，平坦，具败油气 | 醋北柴胡：不规则横切厚片。外表皮黑褐色或浅棕色，有的有焦斑。切面淡黄棕色，微具醋香气，味微苦<br><br>醋南柴胡：类圆形或不规则横切厚片。切面黄棕色，平坦。略有败油气，微有醋香气 |
| 性味<br>归经 | 辛、苦，微寒<br>归肺、肝、胆经 | 辛、苦、微酸，微寒<br>主入肝、胆经 |
| 功能<br>主治 | 疏散退热，疏肝解郁，升举阳气<br>用于感冒发热，寒热往来，胸胁胀痛，月经不调，子宫脱垂，脱肛 | 疏肝解郁，升举阳气<br>用于肝气郁滞，胸胁胀痛，月经不调等 |
| 炮制作用 | 利于调剂和成分煎出 | 缓和升散之性，增强疏肝解郁作用 |

续表

| | | |
|---|---|---|
| 用法<br>用量 | 水煎口服或入中成药<br>3～10g | 水煎口服或入中成药<br>3～10g |
| 配伍 | 常与黄芩、大黄、半夏，生姜、人参、桂枝、黄芪、石膏、升麻、羌活、白芷、桔梗、葛根等配伍，治疗少阳证或兼有阳明证和胃气失和症状。如小柴胡汤、大柴胡汤、补中益气汤等 | 常与枳壳、枳实、陈皮、香附、川芎、当归、桃仁、红花、葛根、白术、炙甘草、白芍等配伍，治疗肝气郁滞，气机不畅，不欲饮食等。如柴胡疏肝散、逍遥丸等 |
| 药理作用 | 解热、抗炎、镇痛、保肝、调节免疫作用较强 | 疏肝理气、调经、调节雌激素和脑内神经递质作用较强 |
| 化学成分 | 三萜类柴胡皂苷、黄酮、挥发油 | 三萜类柴胡皂苷、黄酮、挥发油，能明显检出柴胡皂苷 $b_2$ |
| 检查<br><br>浸出物<br>含量测定 | 水分不得过 10.0%<br>总灰分不得过 8.0%<br>乙醇浸出物不得少于 12.0%<br>柴胡皂苷 a 和柴胡皂苷 d 的总量不少于 0.30%。柴胡皂苷 $b_2$ 含量为 0.02%～0.05% | 水分不得过 11.0%<br>总灰分不得过 8.0%<br>乙醇浸出物不得少于 15.0%<br>柴胡皂苷 a 和柴胡皂苷 d 的总量不少于 0.25%。柴胡皂苷 $b_2$ 含量为 0.20%～0.40% |
| 注意 | 肝肾阴虚者慎用 | 肝肾阴虚者慎用 |

## 注释

**【炮制方法】**

柴胡：取原药材，除去杂质和残茎，洗净、润透，切厚片，干燥[1]。

醋柴胡：取柴胡饮片加入米醋，拌匀，于室温闷润，待醋液被吸尽后，炒干，取出，放凉即可。以药效和醋制前后化学成分含量为权重指标，对柴胡醋制工艺进行优化，优化参数为：每 100kg 柴胡用米醋 20kg，闷润 2 小时，于 140～160℃炒 5 分钟为宜[2]。

除醋柴胡外，还有鳖血柴胡、酒柴胡和蜜柴胡。

**【性状差异】**　柴胡切面颜色较浅，呈淡黄白色或黄白色。而醋柴胡其切面颜色较深，呈黄棕色，表皮颜色也较生品加深，且有醋香气，同时使南柴胡醋制品的败油气降低。（见文末彩图6）

**【炮制作用】**　柴胡，味辛、苦，性微寒。因味苦，专清邪热，故《名医别录》称其微寒。生柴胡，性升而散，主入肺经和肝、胆经，具有解表清热、止痛、疏肝、升阳作用，偏重用于外感，寒热往来的少阳证。如治疗寒热往来的小柴胡汤。

柴胡醋制后，缓和辛味和寒性，并微具酸味，故增强入肝经止痛的作用，主入肝、胆经。多用于肝郁气滞的胁痛、腹痛及月经不调等症。如治肝郁气滞血阻、积聚不消的中华肝灵胶囊[3]；治肝郁脾虚型慢性肝炎的乙肝益气解郁颗粒[1]。

生、醋柴胡的功用差异如《药性切用》所述："柴胡，生用升阳，解表……醋炒则专入肝经而调经散结，为和解表里之专药。"

鳖血柴胡，即以鳖血拌蒸用，能抑制升浮之性，增强清肝退热、截疟的功效，多用于热入血室，骨蒸劳热。蜜柴胡可增强补中之功，减轻走表作用。酒柴胡可加强行血通经及助阳之功效。故《本草害利》有"酒炒则升，蜜炒则和"的说法。

柴胡主要含有挥发油和皂苷类成分，其中挥发油具有解热、抗炎、镇痛等作用[4,6]，生品中含量较高，故用其解表退热时多用生品。《雷公炮炙论》提出的"勿令犯火，立便无效也"即是指用柴胡解表时勿高温炒制。挥发油的解热作用主要是抑制外周 IL-1β、$PGE_2$ 的增加和下丘脑 cAMP、$PGE_2$

的释放[4,5]。

柴胡醋制后挥发油含量显著降低，导致其解热、抗炎和镇痛作用明显弱于生柴胡。柴胡醋制后抗炎、保肝的活性成分柴胡总皂苷溶出量增加[8]，且柴胡皂苷 a、d 部分转化为次柴胡皂苷和皂苷元，致使促进胆汁分泌、调节雌激素 $E_2$ 和抗抑郁作用增强[8-11]。同样，酒柴胡也因增加皂苷成分的溶出，使其抗炎、促进胆汁排泄和抑制宫缩素所致子宫收缩等作用亦强于生柴胡[12]。

综上，通过挥发油和皂苷类成分的变化和药理作用，证明了柴胡"入解表药生用，清肝炒熟用"传统理论的合理性。并提出新的炮制理论："生解表，原油原苷；制疏肝，减油转苷。"

**【药理作用】**

## 一、柴胡的药理作用

**1. 解热作用** 柴胡水煎液对 2,4- 二硝基苯酚和干酵母制备的大鼠发热模型均有较好的解热作用[13-16]。抑制外周 IL-1β、$PGE_2$ 的增加和下丘脑 cAMP、$PGE_2$ 的释放。

**2. 镇痛和抗炎作用** 柴胡水煎液和柴胡总皂苷均有镇痛和抗炎作用。抗炎作用的主要机制为改善毛细血管通透性，抑制炎症介质释放、白细胞游走和结缔组织增生。镇痛的作用物质是柴胡皂苷，其能抑制组胺和 5- 羟色胺的释放[13-16]。

**3. 保肝作用** 柴胡水提取物能不同程度地降低血清 AST、ALT、ALP 和 TNF-α 含量。对急性肝损伤也有保护作用[17,18]。

**4. 免疫调节作用** 柴胡水煎液可增强巨噬细胞的吞噬作用，也有调节 T 细胞和 B 细胞的作用[19]。

**5. 抗流感病毒作用** 北柴胡的总黄酮和挥发油有较强的抗流感病毒作用[20]。

**6. 抗肾炎作用** 柴胡皂苷 d 可减轻肾小球基底膜型肾炎及 Heymann 肾炎大鼠的尿蛋白，降低血脂，减轻肾小球病理变化。可能通过刺激 HPA 轴，增强糖皮质激素的功能，诱导脂皮质素生成，抑制花生四烯酸等代谢产物的生成，从而抑制了炎症的发生[7]。

**7. 镇静作用** 柴胡制剂和柴胡总皂苷均有明显镇静作用，小鼠口服粗柴胡皂苷 $200 \sim 800 \mathrm{mg} \cdot \mathrm{kg}^{-1}$ 即可出现镇静作用[21]。

**8. 对心血管系统的影响** 北柴胡醇浸出液能使麻醉兔血压轻度下降，引起短暂的降压反应，心率减慢[22]。

## 二、醋柴胡的药理作用

**1. 调节雌激素作用** 醋柴胡水煎剂可以显著上调慢性束缚应激方法加激惹法复制肝郁证大鼠模型的雌激素 $E_2$ 水平。

**2. 抗抑郁作用** 醋柴胡制水煎剂可上调悬尾实验加利血平给药处理制备的抑郁症模型大鼠脑内多巴胺（DA）、去甲肾上腺素（NE）、5-羟色胺（5-HT）及 5-羟基吲哚乙酸（5-HIAA）水平，提高糖水消耗量、胸腺指数和脾脏指数，并可增加悬尾不动时间，作用明显强于生柴胡，主要机制可能与调节垂体-肾上腺素轴有关。

**3. 抗肾炎作用** 醋柴胡均具有降低 IgA 肾病大鼠尿红细胞计数及尿蛋白含量的作用。

**4. 促进胆汁分泌** 醋柴胡水煎液可以明显增加肝纤维化大鼠 3 小时内的胆汁分泌量。

## 三、生醋柴胡之复方的药理作用差异

**1. 生、醋柴胡之小柴胡汤的药理作用差异**

（1）抗炎作用：生、醋柴胡制备的小柴胡汤均有良好的抗炎作用（包括角叉菜胶足趾肿、巴豆油耳郭肿胀，棉球肉芽肿，醋酸致腹腔渗透性实验），高剂量时二者差异显著。

（2）解热作用：采用酵母菌致热试验显示，生、醋柴胡制备的小柴胡汤均有解热作用，且生柴胡之小柴胡汤强于醋柴胡之小柴胡汤（$P < 0.05$）。提示解热时应用生柴胡。

（3）镇痛作用：热板实验显示，生、醋柴胡制备的小柴胡汤均有镇痛作用，且生柴胡之小柴胡汤优于醋柴胡之小柴胡汤，但二者的差异不显著。

**2. 生、醋柴胡之逍遥丸的药理作用差异**

（1）抗抑郁症作用：生、醋柴胡制备的逍遥散对抑郁症大鼠的糖水偏爱率、穿越格数、直立时间和悬尾不动时间都有明显影响，但醋柴胡制备的逍遥散优于生柴胡（$P < 0.05$），提示醋柴胡制备的逍遥散较生柴胡制备的逍遥散抗抑郁作用强。

（2）保肝作用：生、醋柴胡制备的逍遥散均有抗肝郁大鼠的肝脏损伤作用，但二者没有明显差异。

（3）调节激素作用：生、醋柴胡制备的逍遥丸均可明显调节肝郁大鼠脑内神经递质（多巴胺、5-羟色胺，5-羟吲哚乙酸，去甲肾上腺素）的作用，且二者有差异（$P < 0.05$）。

（4）调节离体子宫活动的作用：生、醋柴胡制备的逍遥丸均可明显抑制缩宫素所致离体大鼠子宫的活动，使收缩频率和强度降低，小剂量时二者无显著性差异，但高剂量时二者有明显差异（$P < 0.05$）。

**【化学成分】**

**柴胡** 主要成分为挥发油，柴胡皂苷，如柴胡皂苷 a、d、c、$b_1$、$b_2$、$b_4$，次柴胡皂苷 A-H，柴胡皂苷元 A-H[23-26]。另外还含有黄酮和萜类成分[25]。

**醋柴胡** 柴胡醋制后挥发油含量降低，柴胡皂苷 a、d 含量下降，柴胡皂苷 $b_1$、$b_2$、$b_4$ 含量明显增加[27,28]。

**【高效液相色谱异同点】** 由柴胡醋制前后的 HPLC 谱图（图 5-12）可见，柴胡皂苷炮制前后含量有明显变化，其中柴胡皂苷 a、d 醋制后含量降低，柴胡皂苷 $b_2$、$b_4$ 含量明显增加。

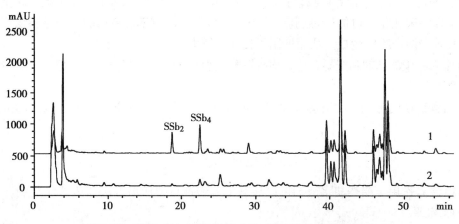

**图 5-12 柴胡（1）和醋柴胡（2）的 HPLC 鉴别色谱图**

**【含量测定】**

**北柴胡** 照 2010 年版《中国药典》（一部）柴胡项下【含量测定】方法[1]，生、醋柴胡中柴胡皂苷 $b_1$ 和 $b_2$ 含量有明显差异，见表 5-3。

**表 5-3 北柴胡与醋北柴胡的皂苷含量（$mg \cdot g^{-1}$）**

| 样品 | 柴胡皂苷 a | 柴胡皂苷 $b_2$ | 柴胡皂苷 $b_1$ | 柴胡皂苷 d |
|---|---|---|---|---|
| 北柴胡 | 2.644 | 0.048 | 0.122 | 2.096 |
| 醋北柴胡 | 1.771 | 0.280 | 0.168 | 1.251 |

**【药物代谢】** 人肠内代谢研究表明，柴胡皂苷 a、d 在体内的代谢过程与上述柴胡醋制变化过程相似。发生葡萄糖链断裂和母核中醚环开裂等化学反应[28-30]。

**【不良反应】** 柴胡的副作用古代就有认识。张景岳《本草正》云："柴胡之性，善泄善散，所以大能走汗，大能泄气，断非滋补之药。凡病阴虚水亏而孤阳劳热者，不可再损营气……"叶天士亦在《幼科要略》中提及"柴胡劫肝阴"。因其性升散，因此阴虚阳亢，肝风内动，阴虚火旺及气机上逆者忌用。

柴胡副作用较小，但长期大量使用可能出现氨基转移酶异常、血胆红素异常、头晕目眩等毒副作用，亦有引起肝炎、药物性肝损害、黄疸等急性肝损害的报道，停药后患者肝功能可恢复正常[31]。柴胡注射液也有不良反应，轻者头晕、恶心，重者引起过敏性休克，甚至死亡[32]。

【毒性】 临床毒性尚不明确。但柴胡的伪品大叶柴胡在临床出现过中毒事件[33]。动物实验显示，柴胡总皂苷、柴胡皂苷 a 含量与急性毒性呈正相关。柴胡总皂苷粗提取物导致大鼠肝毒性损伤途径与引起肝细胞脂质过氧化作用增强有关，也与机体氧化应激后诱导脂质过氧化和组织内活性分子-SH 损耗而造成肝组织损伤有关。柴胡皂苷 a 的含量测定及急性毒性比较发现，柴胡皂苷 a 含量为生品 > 醋制品，其急性毒性为生品 > 醋制品，提示柴胡皂苷 a 单独使用副作用较大[35]。

【生制柴胡成分、药效与功用关系归纳】 由柴胡醋制前后的对比研究，说明了挥发油和柴胡皂苷的变化是引起柴胡生制品药效差异的重要物质基础。其变化关系如图 5-13 所示。

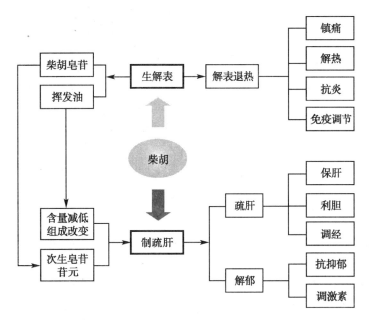

图 5-13 生制柴胡成分、药效与功用关系图

（许 枬）

• 参 考 文 献 •

[1] 国家药典委员会. 中华人民共和国药典（一部）[S]. 北京：中国医药科技出版社，2010：263-265.

[2] 刘伟. 柴胡不同炮制方法对其有效成分的影响[J]. 中药材，1995，18（1）：52-54.

[3] 国家药典委员会. 中药部颁标准（第5册）[S]. Z5-36，标准编号：WS3-B-0905-91.

[4] 谢东浩，贾晓斌，蔡宝昌，等. 北柴胡及春柴胡挥发油的抗炎镇痛作用的实验研究[J]. 药学与临床研究，2007，15（2）：108-110.

[5] 左泽平，王志斌，高阳，等. 柴胡注射液对 LPS 发热大鼠解热机制的研究[J]. 中药药理与临床，2012，28（4）：57-60.

[6] 郭炳新，刘伟，郭庭江. 柴胡不同炮制方法对其有效成分及药理作用影响的研究[J]. 河南中药学刊，1995，10（5）：52-54.

[7] 梁云，崔若兰. 柴胡皂苷-d 治疗抗肾小球基膜型肾炎的实验研究[J]. 第二军医大学学报，1999，20（7）：415-418.

[8] 王丽娜. 柴胡"生解表，制疏肝"原理研究[D]. 辽宁中医药大学博士论文，2013.

［9］胡燕，洪敏. 柴胡类方治疗抑郁症研究［J］. 中国实验方剂学杂志，2010，16（17）：247-249.

［10］康大力，瞿融，朱维莉，等. 柴胡加龙骨牡蛎汤对抑郁动物下丘脑-垂体-肾上腺轴的影响［J］. 中国临床药理学与治疗学，2005，10（11）：1231.

［11］党博，褚代芳，刘燕，等. 逍遥散加味治疗卒中后抑郁症疗效观察［J］. 内蒙古中医药，2009，4（6）：7-9.

［12］陈青莲. 柴胡炮制品的泌胆汁作用初探［J］. 中成药，1993，15（14）：18-19.

［13］胡继鹰，许湘，潘克英，等. 保康北柴胡解热抗炎作用的药效学研究［J］. 中医药学刊，2005，23（4）：631-632.

［14］曹站霞. 黑柴胡与北柴胡解热、抗炎作用的比较［J］. 中医研究，2009，22（10）：15-17.

［15］杨敏，陈勇，张廷模，等. 膜缘柴胡与柴胡（北柴胡）抗炎、解热作用的比较［J］. 四川中医，2010，28（10）：50-51.

［16］李振宇，李振旭，赵润琴，等. 北柴胡根及其地上部分解热、保肝药理作用的比较研究［J］. 中国实用医药，2010，5（12）：173-174.

［17］李苑实，延光海，李镐，等. 北柴胡乙醇提取物对急性肝损伤小鼠肝脏的保护作用及成分分析［J］. 延边大学医学学报，2010，33（2）：105-106.

［18］王占一，南极星. 北柴胡对对乙酰氨基酚所致小鼠急性肝损伤的保护作用［J］. 中国药师，2008，11（7）：747-748.

［19］马春玲，张西强. 南柴胡对小鼠免疫功能影响的实验研究［J］. 临沂医专学报，1999，21（1）：11-13.

［20］Fernández-Ocaña AM, Gómez-Rodríguez MV, Velasco-Negueruela A, et al. In vivo antifungal activity of the essential oil of Bupleurum gibraltarium against Plasmopara halstedii in sunflower［J］. *J Agric Food Chem*, 2004, 52（21）：6414-6417.

［21］孙兵，郝洪谦. 柴胡皂苷对猫睡眠活动调制的实验研究［J］. 天津医科大学学报，2000，6（3）：274.

［22］梁鸿，赵玉英，李德宇. 柴胡属植物化学成分及药理作用研究进展［J］. 国外药学植物药分册，1999，14（5）：191-195.

［23］Ding J.-K, Fujino H, Kasai R, et al. Chemical evaluation of Bupleurum species collected in Yunnan, China［J］. *Chem Pharm Bull*, 1986, 34（3）：1158-1167.

［24］Ashour ML, El-Readi M, Youns M, et al. Chemical composition and biological activity of the essential oil obtained from Bupleurum marginatum（Apiaceae）［J］. *J Pharm Pharmacol*, 2009, 61（8）：1079-1087.

［25］刘培，冯煦，董云发，等. 北柴胡化学成分研究［J］. 时珍国医国药，2008，19（9）：2103-2104.

［26］王宁. 北柴胡地上部分生物活性成分的研究［D］. 沈阳：沈阳药科大学硕士学位论文，2005.

［27］口维敏. 炮制对柴胡药效的影响及临床运用规律［J］. 时珍国医国药，2006，17（10）：1998-1999.

［28］Kim DH, Yu KU, Bae EA, et al. Metabolism of puerarin and daidzin by human intestinal bacteria and their relation to in vitro cytotoxicity［J］. *Biol Pharm Bull*, 1997, 20（12）：1274-1278.

［29］Kida H, Akao T, Meselhy R, et al. Metabolism and pharmacokinetics of orally administered saikosaponin b1 in conventional, germ-free and Eubacterium SP. A-44-infected gnotobiote rats［J］. *Biol Pharm Bull*, 1998, 21（6）：588-593.

［30］Shimizu K, Amagaya S, Ogihara Y. Structural transformation of saikosaponins by gastric juice and Intestinal Flora［J］. *Journal of Pharmacobio-dynamics*, 1985, 9（8）：718-725.

［31］苏立稳. 浅析中药引起的肝损害［J］. 实用肝脏病杂志，2003，6（3）：183-189.

［32］梁少媚，张红梅，龙华. 37例柴胡注射液不良反应分析［J］. 今日药学，2008，18（2）：62-63.

［33］许正斌，郭秀芳. 叶柴胡毒性的探讨［J］. 黑龙江中医药，1980，（1）：30-32.

［34］黄伟，孙蓉，张作平. 柴胡总皂苷粗提物多次给药对大鼠肝毒性的"量-时-毒"关系研究［J］. 中国中药杂志，2010，35（24）：3344-3347.

## 升 麻

【来源】 本品为毛茛科植物大三叶升麻 Cimicifuga heracleifolia Kom. 、兴安升麻 Cimicifuga dahurica（Turcz.）Maxim. 或升麻 Cimicifuga foetida L. 的干燥根茎。秋季采挖，除去泥沙，晒至须根干时，燎去或除去须根，晒干。主产于黑龙江、吉林、辽宁、内蒙古。

生制升麻鉴别使用表

| 处方用名 | 升麻 | 蜜升麻 |
|---|---|---|
| 炮制方法 | 切制 | 蜜制 |
| 性状 | 不规则的长方形块状，多分枝。表面黑褐色或棕褐色，粗糙不平，有坚硬的细须根残留。体轻，质坚硬，不易折断，断面不平坦，黄绿色或淡黄白色 | 不规则的长方形块状，多分枝。外表皮黑色，切面黄褐色，滋润，有蜜香气 |
| 性味<br>归经 | 辛、微甘，微寒<br>归肺、脾、胃、大肠经 | 辛、甘，凉<br>主入脾、胃 |
| 功能<br>主治 | 发表透疹，清热解毒<br>用于麻疹不透，风热头痛，口疮，阳毒发斑 | 升阳举陷<br>用于胃下垂，脱肛，子宫脱垂 |
| 炮制作用 | 利于调剂和成分煎出 | 缓和升散之性，增强升阳举陷作用 |
| 用法<br>用量 | 水煎口服或入中成药<br>3~10g | 水煎口服或入中成药<br>3~10g |
| 配伍 | 常与芍药、炙甘草、葛根等配伍，治疗麻疹初起，疹发不出，身热头痛。如升麻葛根汤 | 常与黄芪、人参、柴胡等配伍，治疗脾胃虚弱、中气下陷、脱肛、久泻久痢。如补中益气汤 |
| 药理作用 | 抗炎、解热、抗病毒、抑制核苷运转、抗肿瘤、抗溃疡、抗骨质疏松 | 镇痛、镇静、抗炎、解热、抗病毒。镇痛、镇静作用增强 |
| 化学成分 | 有机酸、酚类、生物碱 | 有机酸、酚类、生物碱。阿魏酸和异阿魏酸含量增加 |
| 检查<br>浸出物<br>含量测定 | 杂质不得过5%；水分不得过13%；总灰分不得过8%。酸不溶性灰分不得过4.0%<br>乙醇浸出物不得少于17%<br>含异阿魏酸不得少于0.10% | 杂质不得过5%；水分不得过13%；总灰分不得过8%。酸不溶性灰分不得过4.0%<br>乙醇浸出物不得少于17%<br>含异阿魏酸不得少于0.10% |
| 注意 | 阴虚阳浮，喘满气逆及麻疹已透之证忌服 | 阴虚阳浮，喘满气逆及麻疹已透之证忌服 |

## 注释

【炮制方法】

升麻：取原药材，除去杂质，略泡，洗净，润透，切厚片，干燥。

蜜升麻：取炼蜜用适量开水稀释后，加入升麻片，拌匀，闷透，置炒制容器内，用文火加热，炒至不粘手时，取出放凉。每100kg升麻，用炼蜜25kg。

【性状差异】 升麻外表皮黑褐色或棕褐色，切面黄绿色或淡黄白色，味微苦而涩。而蜜升麻外表皮黑色，切面黄褐色，滋润，有蜜香气，味微甜而后苦。

【炮制作用】 升麻，味辛、微甘、微寒。主入肺、脾、胃、大肠经，具有发表透疹，清热解毒，升举阳气的作用[1,2]。用于麻疹不透，风热头痛，口疮，阳毒发斑。如升麻葛根汤。《神农本草经》："治风肿诸毒，咽喉口疮。"《本草纲目》称之为"疮家圣药"。

升麻蜜炙后，辛、寒均有所缓和，甘味增加，故补脾益气之力增强，长于升提中气。主入脾、胃。多用于胃下垂、脱肛，子宫脱垂等症。如补中益气汤。

生、蜜升麻的功用差异在于发表透疹生用，升阳举陷蜜用。

升麻主要含有机酸和酚类成分，有机酸和酚类成分具有抗炎、解热、解毒作用[3,4]。因此，用其清热解毒时多用生品。抗炎、解毒作用主要是抑制组胺释放的活性，降低白介素-4、-5的水平和肿瘤坏死因子mRNA的表达[5]，抑制淋巴细胞对核苷酸的转运[7]。

升麻蜜炙后，升麻中阿魏酸等有机酸和酚类成分含量升高，致使其对肠管、子宫、膀胱支气管作用增强，消化道的腺体分泌增多。故蜜升麻对平滑肌的镇痛、镇静作用增强。

综上，通过有机酸和酚类成分的变化和药理作用，证明了"升麻清热解毒生用，升阳举陷蜜炙用"的合理性。

**【药理作用】**

升麻的药理作用

**1. 抗炎、解热、镇痛及抗溃疡作用** 口服升麻提取物可以显著抑制抗 IgE 诱导的皮肤过敏反应，抑制组胺释放的活性，抑制人肥大细胞白血病细胞系 HMC1 细胞中白介素-4、-5 和肿瘤坏死因子 mRNA 的表达[5]。升麻提取物具有抗变态反应的活性，可能与其抑制肥大细胞组胺释放和细胞因子基因表达有关。升麻甲醇提取物的水溶性部分可使大鼠正常体温下降，并能抑制乙酸诱导的大鼠直肠溃疡。异阿魏酸和阿魏酸可以明显抑制乙酸引起的小鼠扭体反应[6]。

**2. 抑制核酸转运作用** 从升麻根茎中分离得到的 24 个三萜化合物，能抑制植物血凝素（PHA）刺激的淋巴细胞的核苷酸转运。侧链上的半缩醛基团、$C_2$ 位氧取代、B 环上的环丙烷、C-7(8) 双键均与活性有关。升麻苷的活性最强，$4mg \cdot ml^{-1}$ 时抑制率达 50%[7]。

**3. 抗骨质疏松作用** 升麻提取物对去卵巢大鼠的骨密度及最大荷载、挠度、破坏载荷、能量吸收极限强度和破坏强度在指标上均表现有良好的骨保护效应[8]。

**4. 对平滑肌的作用** 升麻水提取物能抑制离体肠管与妊娠子宫，对膀胱和未孕子宫呈兴奋作用，松弛小肠平滑肌，增强支气管及消化道的腺体分泌。升麻中呋喃色酮衍生物开林对平滑肌（膀胱、子宫等）具有明显的解痉作用。

**5. 抗病毒作用** 升麻抑制 T158c/S14a 毒素 K1 的分泌，可能是其有效成分影响核糖体移码效率[9]。升麻的三萜皂苷成分具有明显的抗 H9 淋巴细胞中 HIV 复制的作用[10]。

**6. 抗肿瘤作用** 从兴安升麻提取的 24-$O$-乙酰升麻醇 3-$O$-β-D-木糖苷，可有效抑制人肝癌细胞株 HepG2 的增殖[11]。升麻总苷对人肝癌细胞株 HepG2 具有较强的抑制作用。升麻总苷可明显抑制小鼠肝癌 H22 的生长，具有良好的抗肿瘤活性，并呈现一定的剂量依赖性[12]。升麻中提取的三萜皂苷化合物对人乳腺癌细胞株 MDA-MB-453 具有较高的抑制活性[13]。

**7. 对神经细胞凋亡的保护作用** 类叶升麻苷可明显减少鱼藤酮诱导的多巴胺能神经元 SH-SY5Y 细胞的凋亡。类叶升麻苷对抗鱼藤酮致多巴胺诱导的抗帕金森病神经损伤，其机制可能与上调 α-synuclein 蛋白水平有关[14]。

**8. 类雌激素作用** 升麻具有缓解绝经期热潮红的作用[15]。

**9. 降糖作用** 北升麻根茎中提取的化合物异阿魏酸具有抗高血糖的作用，可降低血糖动物模型的血浆葡萄糖水平[16]。

**10. 其他药理活性** 从升麻中提取的三萜类化合物具有抗疟原虫的活性[17]，升麻能改善血脂和骨特异性碱性磷酸酶水平，且无雌激素所导致的子宫内膜增厚的不良反应。还可用于解蓖麻子中毒，治疗慢性胃炎和习惯性流产等疾病[18,19]。

**【化学成分】**

**升麻** 主要成分为有机酸、酚类，如阿魏酸、异阿魏酸等[20]。另外还含有生物碱。

**蜜升麻** 升麻蜜炙后，阿魏酸和异阿魏酸等有机酸、酚类含量增加[3]。

**【含量测定】** 照文献【含量测定】方法[3]，生、蜜升麻中阿魏酸、异阿魏酸有明显差异，见表5-4。

表5-4 升麻炮制前后有效成分含量测定（$mg \cdot g^{-1}$）

| 样品 | 产地 | 类别 | 阿魏酸 | 异阿魏酸 |
|------|------|------|--------|----------|
| 升麻 | 四川开源 | 生片 | 0.378 | 1.78 |
|      |      | 蜜炙片 | 0.509 | 1.91 |

续表

| 样品 | 产地 | 类别 | 阿魏酸 | 异阿魏酸 |
|------|------|------|--------|----------|
| 兴安升麻 | 牡丹江 | 生片 | 0.150 | 0.713 |
| | | 蜜炙片 | 0.192 | 0.835 |

升麻蜜炙以后，阿魏酸和异阿魏酸含量有所增高[3]。升麻酚酸类化合物多以酸酯的形式存在，可能在炮制过程中，其酸酯类成分水解生成有机酸和醇类，使阿魏酸和异阿魏酸含量增加。

【不良反应】 升麻内服可引起呕吐及胃肠炎；剂量过大可出现头痛、震颤、四肢强直性收缩，甚者可发生心脏抑制、血压下降、呼吸困难、谵妄，可因呼吸麻痹而死亡。本品外用，升麻碱能使皮肤充血，乃至形成溃疡。蜜升麻内服可引起呕吐及胃肠炎；剂量过大可出现头痛、震颤、四肢强直性收缩，甚者可发生心脏抑制、血压下降、呼吸困难、谵妄，可因呼吸麻痹而死亡。本品外用，升麻碱能使皮肤充血，乃至形成溃疡。

【生制升麻成分、药效与功用关系归纳】 由升麻蜜制前后的对比研究，初步认为阿魏酸、异阿魏酸含量的变化是引起升麻生制品药效差异的物质基础。其变化关系如图5-14所示。

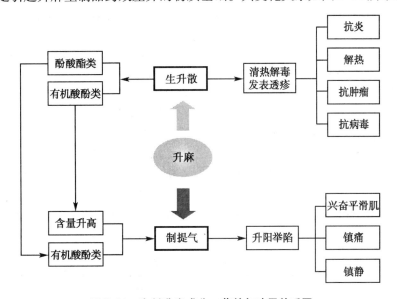

图5-14 生制升麻成分、药效与功用关系图

（张振秋）

━━━━━━━━━━━━━━ ● 参 考 文 献 ● ━━━━━━━━━━━━━━

［1］国家药典委员会. 中华人民共和国药典（一部）［S］. 北京：中国医药科技出版社，2010：68.

［2］高学敏. 中药学 ［M］. 北京：中国中医药出版社，2003：84-86.

［3］潘瑞乐，陈迪华，斯建勇，等. 升麻炮制前后有效成分的比较研究 ［J］. 中成药，2007，29（9）：1335-1337.

［4］胡益勇，徐晓玉. 阿魏酸的化学和药理研究进展 ［J］. 中成药，2006，28（2）：253-255.

［5］Kmi CD，Lee WK，Lee M H，et al. Inhibition of mast cell-dependent allergy reaction by extract of black cohosh（Cimicifuga racemosa）［J］*Immunopharmacol Immunotoxicol*，2004，26（2）：299-308.

［6］Shibata M，Sakurai N，Onopa M. Pharmacological Studies on the Crude Drug Shoma. Ⅱ，Anti-inflammatory Action of Cimicifuga Rhizome，Cimicifuga simplex Wormsk. ［J］. *Yakugaku asshi*，1977，97（8）：911-913.

［7］Hiromichi H，Fumio K，Nakao I，et al. Inhibition of Thymidine Transport into Phytohem agglutinin-stimulated Lymphocytes by Triterpenoides from Cimicifuga Species. ［J］. *Pharamacobio-Dyn*，1979，2（6）：339-342.

［8］李春梅，刘志峰，李敏，等. 升麻提取物对去卵巢所致大鼠骨质疏松症的作用 ［J］. 中草药，2005，36（11）：

1686-1688.

[9] 潘力，黄耀威，叶燕锐，等. 以酵母嗜杀系统为基础的抗病毒药物筛选模型的建立 [J]. 微生物学报，2007，47（3）：517-521.

[10] Sakurai N, Wu JH, Sashida Y, et al. Anti- AIDS Agents Part 57：Actein, an anti- HIV principle from the rhizome of Cimicifuga racemosa （black cohosh）, and the anti HIV activity of related saponins [J]. *Bioorg Med Chem Lett*, 2004, 14（5）：1329-1332.

[11] 田泽，斯建勇，王婷，等. 24-*O*-乙酰升麻醇-3-*O*-β-D-木糖苷对 HepG2 细胞的细胞毒性及其作用机制 [J]. 中国药学杂志，2007，42（7）：505-508.

[12] Tian Z, Si JY, Chang Q, et al. Antitumor activity and mechanisms of action of total glycosides from aerial part of Cimicifuga dahurica targeted against hepatoma [J]. *BMC Cancer*, 2007, 31（7）：237.

[13] Einbond LS, Wen- Cai Y, He K, et al. Growth inhibitory activity of extracts and compounds from Cimicifuga species on human breastcancer cells [J]. *Phytomedicine*, 2008, 15（6/7）：504-511.

[14] 赵磊，蒲小平. 类叶升麻苷对 MPTP 所致帕金森病小鼠模型的神经保护作用 [J]. 中国药理学通报，2007，23（1）：42-46.

[15] Boekhout AH, Beijnen JH, Schellens JHM. Symptoms and Treatment in Cancer Therapy- Induced Early Menopause [J]. *Gynecol Oncol*, 2006, 11（6）：641-654.

[16] Liu MI, Chi TC, Hsu FL, et al. Isoferulic acid as active principle from the rhizoma of Cimicifuga dahurica to lower plasma glucose in diabetic rats [J]. *Planta Med*, 1999, 65（8）：712-714.

[17] Takahira M, Kusano A, Shibano M, et al. Antimalarial activity and nucleoside transport inhibitory activity of the triterpenic constituents of Cimicifuga spp [J]. *Biol Pharm Bull*, 1998, 21（8）：823-828.

[18] 康凤龙. 升麻善解蓖麻子中毒 [J]. 中医杂志，2006，47（3）：177.

[19] 李焕溥，李文韬. 升麻治疗慢性胃炎和习惯性流产 [J]. 中医杂志，2006，47（3）：177.

[20] 康廷国. 中药鉴定学 [M]. 中国中医药出版社. 2007：97-98.

# 淡 豆 豉

【来源】　本品为豆科植物大豆 *Glycine max* （L.） Merr. 成熟种子的发酵加工品。全国大部分地区均产。

生制黑豆鉴别使用表

| 处方用名 | 黑大豆 | 淡豆豉 |
|---|---|---|
| 炮制方法 | 净制 | 发酵 |
| 性状 | 呈椭圆形或类球形，稍扁，表面黑色或灰黑色，光滑或有皱纹，具光泽，一侧有淡黄色长椭圆形种脐。质坚硬。气微，味淡，嚼之有豆腥味 | 本品呈椭圆形，略扁，表面黑色，皱缩不平，质柔软，断面灰棕色。气香，味微甘 |
| 性味 归经 | 甘，平 归脾、肾经 | 苦、辛，凉 归肺、胃经 |
| 功能 主治 | 益精明目，养血祛风，利水解毒 用于阴虚烦渴，头晕目昏，体虚多汗，肾虚腰痛，水肿尿少，痹痛拘挛，手足麻木，药食中毒 | 解表，除烦，宣发郁热 用于感冒，寒热头痛，烦躁胸闷，虚烦不眠 |
| 炮制作用 | 去除杂质，便于制剂 | 改变药性和功效 |
| 用法 用量 | 煎服或外用煎汤洗患处 9～30g。外用适量 | 煎服或入中成药 6～12g |
| 配伍 | 多用于药膳 | 常与金银花、连翘配伍，用于虚烦不眠、心中懊恼等，如银翘散、葱豉汤、栀子豉汤 |

续表

| 药理作用 | 调节血脂，抗肿瘤，促进骨骼生长等 | 抗动脉硬化、降血糖及抗骨质疏松等作用 |
|---|---|---|
| 化学成分 | 异黄酮、蛋白质、氨基酸、脂肪等 | 异黄酮、B 族维生素、多糖及微量元素等。游离氨基酸、B 族维生素、可溶性糖等含量均有明显提高 |
| 检查 浸出物 | 水分不得过 9.0%，总灰分不得过 7.0% 乙醇浸出物不得少于 12.0% | 待测 待测 |
| 注意 | 孕妇不宜使用过量，否则会影响男婴生殖系统 | 孕妇不宜使用过量，否则会影响男婴生殖系统。胃虚易泛恶者慎用 |

## 注释

**【炮制方法】**

黑豆：采收成熟果实，晒干，打下种子，除去杂质。

淡豆豉：取桑叶、青蒿各 70～100g，加水煎煮，滤过，煎液拌入净黑大豆 1000g 中，俟吸尽后，蒸透，取出，稍凉，再置容器内，用煎过的桑叶、青蒿渣覆盖，闷使发酵至黄衣上遍时，取出，除去药渣，洗净，置容器内再闷 15～20 天，至充分发酵、香气溢出时，取出，略蒸，干燥，即得[1]。

**【性状差异】** 黑大豆表皮光滑略有皱缩，嚼之有豆腥味。淡豆豉表皮皱缩不平，气香，味微甘。（见文末彩图 7）

**【炮制作用】** 黑大豆，甘，平。归脾、肾经。益精明目，养血祛风，利水，解毒。用于阴虚烦渴，头晕目昏，体虚多汗，肾虚腰痛，水肿尿少，痹痛拘挛，手足麻木，药食中毒。

淡豆豉，味苦性辛凉，归肺、胃经。既能透散外邪，又能宣发郁热、除烦，故可用于外感热病，邪热内郁胸中，心中懊憹，烦热不眠[2]。《本草纲目》中有"豆豉具开胃增食、消食化滞、发汗解表、除烦喘等疗效"的记载。淡豆豉辛散轻浮，能疏散表邪，且发汗解表之力颇为平稳，对于外感表证，恶寒发热，头身疼痛，鼻塞等症，无论风寒、风热表证，皆可配伍使用。如银翘散等。

淡豆豉含有黑大豆的主要成分，但经发酵后，其游离型异黄酮和多糖溶出量明显提高。研究表明，黑大豆中的异黄酮苷多是游离型异黄酮与一分子葡萄糖的 7-位键合产物，发酵时被水解产生的 β-D-葡萄糖可供微生物代谢利用，从而使异黄酮苷转化为生物活性更高的游离型异黄酮，使炮制后染料木素和大豆苷元含量显著升高[3]。淡豆豉中的游离型异黄酮、多糖等具有抗氧化、抗肿瘤、改善心血管功能和抗骨质疏松等作用，故淡豆豉有较强的抗氧化、抗骨质疏松、抗动脉硬化等作用。

**【药理作用】**

### 一、黑大豆的药理作用

**1. 调节血脂** 大豆异黄酮具有降血脂的作用，其作用机制与其抗氧化作用、类雌激素作用、增强低密度脂蛋白（LDL）受体活性、抑制毛细血管内皮细胞增殖、抑制血管渗透性因子诱导的冠状动脉舒张、抑制主动脉平滑肌细胞的作用有关[4]。

**2. 抗肿瘤作用** 大豆黄酮在体内及离体培养的研究表明其具有明显的抗癌作用。

**3. 促骨骼生长** 黑大豆中含有丰富的维生素 K，可促进人体骨骼发育生长。

### 二、淡豆豉的药理作用

**1. 调节血脂** 淡豆豉也具有调节血脂的作用，但经发酵后的淡豆豉调节作用强于黑大豆。淡豆豉的提取物异黄酮对于卵巢切除或不切除的雌性小鼠均有降低血清胆固醇浓度的作用[5]。

**2. 抗动脉硬化** 以大鼠去卵巢的方法建立脂代谢紊乱模型，观察血脂、脂蛋白、脂质过氧化物的变化，表明淡豆豉抗动脉硬化机制与其调节血脂、抗氧化有关[6]。

**3. 降糖作用** 有实验证明淡豆豉总提取物、乙酸乙酯部分、正丁醇部分均有一定的降糖作用，其中正丁醇部分更为明显[7]。

**4. 抗肿瘤作用** 有文献报道淡豆豉醇提取物体外具有抗肝癌细胞作用[8]。

**5. 抗骨质疏松的作用** 淡豆豉水煎液可显著提高卵巢切除大鼠的骨密度及血清钙、磷浓度，降低血清总碱性磷酸酶的活性，其作用与剂量有关[9]。淡豆豉中含有大量的维生素 $K_2$，可能会帮助预防骨质疏松，维生素 $K_2$ 或异黄酮对于经绝后的妇女骨丢失有保护作用。

**6. 免疫调制** 作用研究表明，淡豆豉中的果聚糖是一种免疫调制物，并且可能对变态反应性疾病有预防作用。

**7. 肾钙质沉着作用** 通过实验证实，淡豆豉中的主要成分大豆异黄酮的苷及苷元均具有促进肾钙质沉着的作用。

**8. 抑制非酶糖化反应** 黑大豆和淡豆豉均能明显抑制非酶糖化反应，随着浓度升高，抑制作用更加明显。在同等浓度下，淡豆豉的抑制作用强于黑大豆[10]。

**【化学成分】**

**黑大豆** 含异黄酮类成分（大豆苷，黄豆苷，大豆素，黄豆素等）、蛋白质、脂肪、维生素、多糖及微量元素等。

**淡豆豉** 含有黑大豆的主要成分，但经发酵后，其游离型异黄酮和多糖含量明显提高，炮制后染料木苷、大豆苷、染料木素和大豆苷元含量显著升高。

**【高效液相色谱异同点】** 由黑大豆与淡豆豉的 HPLC 谱图（图 5-15）可见，黑大豆发酵后，有明确生物活性的异黄酮苷元——染料木素含量明显升高，同时还伴有其他成分的含量变化（成分 e，f，g），淡豆豉制备过程中黑大豆的化学成分发生明显变化[3]。

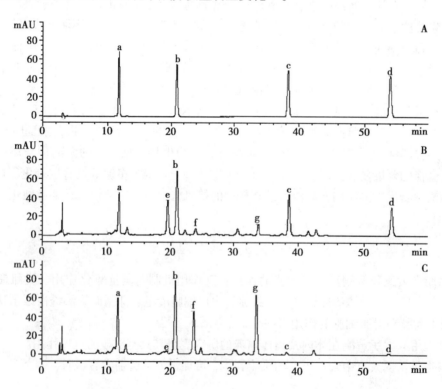

图 5-15 对照品（A）、淡豆豉（B）和黑大豆（C）的 HPLC 色谱图

a. 大豆苷；b. 染料木苷；c. 大豆苷元；d. 染料木素；e，f，g. 未知成分

**【含量测定】** 在 261nm 波长下检测，以乙腈-3%冰醋酸水溶液为流动相，梯度洗脱：0～10分钟，13%～15%乙腈；10～40分钟，15%～25%乙腈；40～55分钟，25%～30%乙腈；55～

60 分钟，30% ~ 30% 乙腈；采用 $C_{18}$ 色谱柱，对黑大豆和淡豆豉中黄酮类成分进行测定，结果如表 5-5 所示。

**表 5-5 黑大豆和淡豆豉黄酮类成分含量测定结果**[3] （$\mu g \cdot g^{-1}$，$n = 3$）

| 样品 | 大豆苷 | 染料木苷 | 大豆苷元 | 染料木素 |
|---|---|---|---|---|
| 黑大豆 | 569.4 | 475.5 | 18.7 | 11.7 |
| 淡豆豉 | 439.7 | 388.7 | 255.7 | 142.5 |

【不良反应】 研究表明孕妇摄入超常水平的植物雌激素可能会增加男婴生殖系统疾病的危险性。男性射精减少很可能是受外界雌激素如大豆异黄酮的影响。实验表明大豆异黄酮高剂量组大鼠的体重增长，睾丸、附睾的脏/体比值与空白组比较有显著性差异，睾丸的病理学组织检查和雌、雄激素水平均出现异常[11]。

【毒性】 大豆异黄酮会影响雄性动物的内分泌，使其体内激素水平发生改变，并产生实质性病理学变化，对男性生殖系统存在一定危险性[11]。

【黑大豆、淡豆豉成分、药效与功用关系归纳】 由黑大豆发酵前后的对比研究发现，大豆异黄酮和蛋白的含量变化是引起炮制前后药效差异的物质基础，其关系如图 5-16 所示。

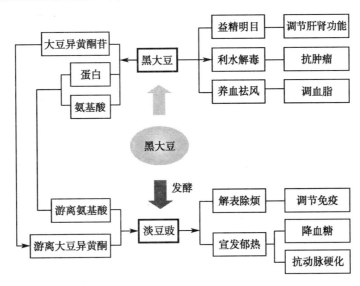

图 5-16 黑大豆、淡豆豉成分、药效与功用关系图

（窦志英 罗琛艳）

---

### 参考文献

[1] 国家药典委员会. 中华人民共和国药典（一部）[S]. 北京. 中国医药科技出版社，2010：308.

[2] 国家药典委员会. 中华人民共和国药典用药须知（中药饮片册）[S]. 北京：化学工业出版社，2010：146-147.

[3] 牛丽颖，杜红娜，刘姣，等. 淡豆豉炮制前后异黄酮组分含量的比较 [J]. 大豆科学，2008，（4）：672-673.

[4] 葛喜珍，王鑫国，力提甫·斯拉木，等. 中药淡豆豉有效成分大豆异黄酮调节血脂的研究进展 [J]. 河北中医药学报，2002，17（3）：4148.

[5] Kishida T，Mizushing T，Nagamoto M，et al. Lowering effect of an isoflavone-rich fermented soybean extract on the serum cholesterol concentrations in female rats，with or without ovariectomy，but not in male rats [J]. *Biosci Biotechnol Biochem*，2006，70（7）：1547-1556.

[6] 王鑫国，葛喜珍，白霞，等. 淡豆豉对去卵巢大鼠脂代谢的影响 [J]. 中药材，2003，26（9）：652-654.

[7] 牛丽颖，王鑫国，葛喜珍，等. 淡豆豉提取物降糖有效部位研究 [J]. 中药药理与临床，2004，20（5）：21-22.

［8］毛俊琴，李铁军，黄晓瑾，等. 中药淡豆豉提取物的体外抗肿瘤作用研究［J］. 解放军药学学报，2003，19 （6）：407-410.

［9］毛俊琴，李铁军，黄晓瑾. 中药淡豆豉防治去卵巢大鼠骨质疏松的实验研究［J］. 解放军药学学报，2006，22 （2）：136-138.

［10］葛喜珍，刘海燕，郑来丽，等. 淡豆豉、黄大豆及黑大豆体内外抗蛋白非酶糖化作用研究［J］. 食品科学，2008，29 （10）：557-559.

［11］袁晓雪，李丽立，肖朝武，等. 大豆异黄酮对雄性动物生殖系统的影响［J］. 大豆科学，2001，30 （3）：522-525.

# 第六章

# 清 热 药

## ～ 黄 芩 ～

【来源】 本品为唇形科植物黄芩 *Scutellaria baicalensis* Georgi 的干燥根。春、秋二季采挖，除去须根和泥沙，晒后撞去粗皮，晒干。主产于河北、内蒙古、山西等地。

**生制黄芩鉴别使用表**

| 处方用名 | 黄芩 | 酒黄芩 |
|---|---|---|
| 炮制方法 | 切制 | 酒制 |
| 性状 | 类圆形或不规则形薄片，外表皮黄棕色至棕褐色，切面黄棕色或黄绿色。老根中心呈枯朽状暗棕色或棕黑色。气微 | 类圆形或不规则形薄片，外表皮棕褐色，切面黄棕色。略具焦斑，微有酒香气 |
| 性味归经 | 苦，寒<br>归肺、胆、脾、大肠、小肠经 | 苦，凉<br>主入肺经 |
| 功能主治 | 清热燥湿，泻火解毒，止血，安胎<br>用于湿温，暑湿，胸闷呕恶，湿热痞满，泻痢，黄疸，肺热咳嗽，高热烦渴，血热吐衄，痈肿疮毒，胎动不安 | 清上焦热，清肺热<br>用于目赤肿痛，瘀血壅盛，上部积血失血，上焦肺热及四肢肤表之湿热 |
| 炮制作用 | 利于调剂和成分煎出 | 缓和苦寒之性，引药上行 |
| 用法用量 | 水煎口服或入中成药<br>3~10g | 水煎口服或入中成药<br>3~10g |
| 配伍 | 常与半夏、黄芩、干姜、人参、炙甘草、黄连、大枣等配伍，治疗寒热错杂之痞证，如半夏泻心汤；与黄连、黄柏、栀子配伍，治疗三焦火毒热盛证，如黄连解毒汤 | 常与黄连、陈皮、甘草、玄参、柴胡、桔梗、连翘、板蓝根、马勃、牛蒡子、薄荷、僵蚕、升麻配伍，治疗大头瘟症，如普济消毒饮 |
| 药理作用 | 解热、抗氧化、抗肿瘤、抗变态反应作用较强 | 抑菌、抗炎、镇痛作用较强 |
| 化学成分 | 黄酮类化合物 | 黄酮类化合物。野黄芩苷、黄芩苷、汉黄芩苷的含量下降，黄芩素、汉黄芩素的含量增加 |
| 检查浸出物含量测定 | 水分不得过12.0%<br>总灰分不得过6.0%<br>乙醇浸出物不得少于40.0%<br>黄芩苷不得少于8.0% | 水分不得过12.0%<br>总灰分不得过6.0%<br>乙醇浸出物不得少于40.0%<br>黄芩苷不得少于8.0% |
| 注意 | 脾胃虚寒者不宜使用 | 脾胃虚寒者不宜使用 |

## 注释

**【炮制方法】**

黄芩：取原药材，除去杂质，置沸水中煮10分钟，取出，闷透，切薄片，干燥；或蒸半小时，取出，切薄片，干燥（注意避免暴晒）[1-2]。

酒黄芩：取黄芩片，加酒拌匀，闷透，置炒制容器内，用文火炒至规定的程度时，取出，放凉。每100kg黄芩片，用黄酒10kg。

**【性状差异】** 黄芩外表皮黄棕色或棕褐色，切面黄棕色或黄绿色。而酒黄芩外表皮棕褐色，切面黄棕色，略带焦斑，微有酒香气。（见文末彩图8）

**【炮制作用】** 黄芩，味苦，性寒，归肺、胆、脾、大肠、小肠经[1-2]。具有清热燥湿，泻火解毒，止血，安胎之功效。偏重于治疗湿热证、热毒证等，如治疗三焦火毒热盛的黄连解毒汤。

黄芩酒制后，缓和苦寒之性，入血分，引药上行。主入肺经。多用于治疗目赤肿痛，瘀血壅盛，上部积血失血，上焦肺热及四肢肤表之湿热。如治疗大头瘟的普济消毒饮。

生、酒黄芩的功用差异在于生用清热燥湿，酒制清上焦热，清肺热。

黄芩主要含有黄酮类化合物，黄酮苷类成分具有解热、抗氧化等作用[9,10]，其中黄芩苷的作用效果最强[18]。因此，用其清热燥湿时多用生品，解热作用主要是通过对单核细胞的DNA作用，抑制$Ca^{2+}$内流以及Pr合成，防止出现内生致热原[18]。

黄芩酒制后黄酮苷类成分的含量下降，导致其解热、抗氧化作用弱于生黄芩[25]。黄芩酒制后镇痛抗炎的活性成分黄酮苷溶出量增加，且黄芩黄酮苷类成分因局部高温部分分解为黄芩苷元[27]，致使酒黄芩抑菌、镇痛、抗炎作用增强[22-24]。

综上，通过生制黄芩中黄酮类成分的变化和药理作用，证明了黄芩"生用清热燥湿，酒制清上焦热"的合理性。

**【药理作用】**

## 一、黄芩的药理作用

**1. 抗氧化作用** 黄芩具有较明显的抗氧化活性，对酶促和非酶促两个途径生成过氧化脂质都有显著的抑制作用[3-6]。黄芩苷对$Fe^{2+}$-过氧化氢和还原型辅酶Q钠盐-$Fe^{2+}$诱导的大鼠肝线粒体脂质过氧化损伤有抑制作用，且呈剂量依赖关系[7]。黄芩苷对Fenton反应生成的-OH清除作用特别显著[8]。

**2. 抗菌、抗病毒作用** 黄芩体外对多种革兰染色阳性菌、阴性菌、螺旋菌、真菌及病毒有抑制作用。黄芩素对尖孢镰刀菌和白念珠菌的生长有抑制作用，黄芩苷有抗内毒素作用，能减轻内毒素对细胞膜结构的损伤作用[9]。黄芩还具有抗HIV的作用，能诱导感染HIV的细胞发生凋亡，可抑制HIV-1病毒逆转录酶（RT）和细胞病变（CPE），抑制病毒荧光抗原（FA）、P24抗原和成人TCC白血病病毒[10]。

**3. 抗炎作用** 黄芩抗炎作用与抑制炎症介质的生成和释放有关，黄芩新素、汉黄芩素、汉黄芩苷、黄芩素等均能抑制大鼠膜肥大细胞释放组胺[11]。

**4. 抗肿瘤作用** 黄芩黄酮A能抑制肝癌细胞BEL-7402的增殖，当与顺铂、多柔比星、氟尿嘧啶合用时有相加或协同作用，可降低端粒酶活性的表达[12]。黄芩及其化合物黄芩素、黄芩苷、汉黄芩苷对膀胱癌细胞链具有抑制作用[13]。

**5. 抗变态反应作用** 黄芩苷、黄芩素及其他黄酮类化合物对多型变态反应有不同程度的抑制作用，尤其对E型变态反应抑制作用强[14]。低剂量黄芩苷可明显促进COA诱导的小鼠脾淋巴细胞增殖反应，显著升高巨噬细胞吞噬中性粒细胞作用，而高剂量则明显抑制[15]。

**6. 免疫调节作用** 黄芩苷能明显提高小鼠血清IgM和B细胞分泌IgM水平，对血清IgM含量的影响呈浓度依赖性，并可显著增加血清IgG的含量[15]。黄芩苷对小鼠红细胞-C3b受体花环形成有促进作用[16]。

**7. 解热作用** 可能通过抑制下丘脑中 $PGE_2$ 和 cAMP 含量升高而发挥其解热作用[17]。黄芩苷可以对单核细胞的 DNA 作用，抑制 $Ca^{2+}$ 内流以及 Pr 合成，防止出现内生致热原，从而达到清热的目的[18]。

**8. 对心血管作用** 黄芩素对离体大鼠肠系膜动脉在低浓度时表现为收缩作用，而在高浓度时则表现为松弛血管平滑肌作用，其机制是抑制了蛋白激酶的收缩作用[19]。黄芩苷在浓度依赖的情况下显著降低大鼠主动脉平滑肌细胞内静息 $Ca^{2+}$ 浓度，并显著抑制去甲肾上腺素和高 $K^+$ 引起的细胞内 $Ca^{2+}$ 浓度的升高[20]。

**9. 对消化系统作用** 黄芩素、黄芩苷均能显著降低肝损伤大鼠血清丙氨酸转氨酶（ALT）、天冬氨酸转氨酶（AST），减轻肝细胞变性坏死，其作用机制可能与抗脂质过氧化作用有关[21]。

**10. 其他作用** 黄芩苷元有血栓形成作用。黄芩制剂和黄芩苷可增加红细胞生成。黄芩的根、叶提取物有抗溃疡活性。此外，黄芩苷还能吸收紫外线、抑制黑色素的生成。

## 二、酒黄芩的药理作用

**1. 抗菌作用** 酒炒黄芩对宋内痢疾杆菌的抑菌活性高于生品[22]，酒黄芩对金黄色葡萄球菌、白色葡萄球菌、铜绿假单胞菌、流感杆菌等多种细菌的体外抑制作用优于生黄芩[23]。

**2. 抗炎镇痛作用** 黄芩不同炮制品的抗炎镇痛实验发现，酒黄芩的镇痛抗炎作用优于黄芩，可能原因是酒可增加黄芩中有效成分的溶出[24]。

**3. 抗氧化作用** 黄芩具有清除自由基和羟基自由基的能力。黄芩酒制后并不影响其清除自由基的能力，但是清除羟基自由基的能力显著下降，这在一定程度上表明黄芩酒制后抗氧化能力下降[25-26]。

【化学成分】

**黄芩** 主要含有黄酮类化合物，如野黄芩苷、黄芩苷、汉黄芩苷。另外还含有挥发油。

**酒黄芩** 野黄芩苷、黄芩苷、汉黄芩苷的含量稍有下降，而黄芩素、汉黄芩素的含量稍有增加。

【高效液相色谱异同点】 照文献[27]方法测定，由黄芩酒制前后 HPLC 谱图（图6-1）可见，黄芩酒制后野黄芩苷、黄芩苷、汉黄芩苷的质量分数稍有下降，而黄芩素、汉黄芩素的质量分数稍有增加。

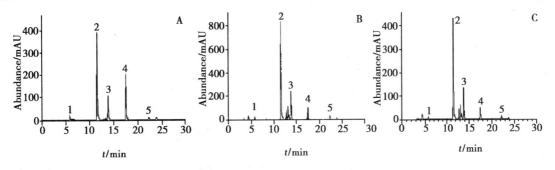

图6-1 混合对照品（A）、黄芩片（B）及酒黄芩（C）HPLC 色谱图
1. 野黄芩苷；2. 黄芩苷；3. 汉黄芩苷；4. 黄芩素；5. 汉黄芩素

【含量测定】 照文献[27]方法测定黄芩片与酒黄芩中野黄芩苷、黄芩苷、汉黄芩苷、黄芩素、汉黄芩素的含量，见表6-1。

表6-1 生制黄芩中5种成分的含量（%）

| 样品 | 野黄芩苷 | 黄芩苷 | 汉黄芩苷 | 黄芩素 | 汉黄芩素 |
|---|---|---|---|---|---|
| 黄芩 | 2.51 | 13.44 | 2.44 | 0.93 | 1.15 |
| 酒黄芩 | 2.43 | 12.95 | 2.35 | 0.96 | 1.21 |

【不良反应】《神农本草经疏》："脾肺虚热者忌之。凡中寒作泄，中寒腹痛，肝肾虚而少腹痛，血虚腹痛，脾虚泄泻，肾虚溏泻，脾虚水肿，血枯经闭，气虚小水不利，肺受寒邪喘咳，及血虚胎不安，阴虚淋露，法并禁用。"

【毒性】　临床毒性尚不明确。动物实验毒性极低，煎剂给兔灌胃，醇提取液静脉注射，仅呈活动减弱，亦未见任何毒性反应。黄芩提取物肌内及静脉注射，可使正常家兔白细胞总数短时间内显著降低。黄芩素腹腔注射对小鼠的半数致死量为 $3081mg \cdot kg^{-1}$。黄芩浸剂 $15g \cdot kg^{-1}$ 灌胃对犬有呕吐现象，$5g \cdot kg^{-1}$ 灌胃连续 8 周，使犬粪便稀软。

【生制黄芩成分、药效与功用关系归纳】　由黄芩生制的对比研究，初步认为黄酮类成分的变化是引起黄芩生制品药效差异的物质基础。其变化关系如图 6-2 所示。

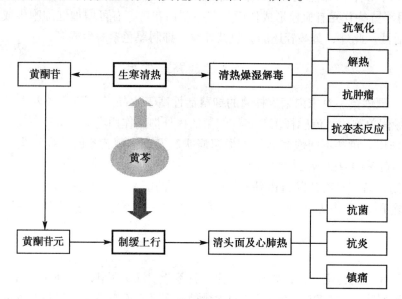

图 6-2　生制黄芩成分、药效与功用关系图

（张振秋）

## 参 考 文 献

[1] 袁俊贤. 古今黄芩炮制 [J]. 中成药研究，1986，(8)：25-26.

[2] 国家药典委员会. 中华人民共和国药典（一部）[S]. 北京：中国医药科技出版社，2010：282.

[3] 阴健，郭力弓. 中药现代研究与应用 [M]. 北京：学苑出版社，1993：559.

[4] 周新华，欧五书，张天喜. 麦芽、黄芩的炮制与效能的关系 [J]. 河南中医，1989，9 (2)：40.

[5] 于留荣，王孝涛，刘美蓝. 黄芩炮制的研究——炮制对粘毛黄芩主要成分的影响 [J]. 中成药研究，1982，(6)：18-21.

[6] 高忠洪，黄开勋，徐军壁，等. 黄芩中黄酮类生物活性的研究进展 [J]. 中国药学杂志，1998，33 (12)：705-707.

[7] 高中洪，黄开勋，徐辉碧. 黄芩黄酮对 $H_2O_2$ 导致的神经细胞损伤的保护作用 [J]. 中国药理学报，2000，16 (5)：589-590.

[8] 谭华，刘爱华，王玉英，等. 黄芩苷和芸香苷对·OH 的清除作用 [J]. 西安医科大学学报，1997，18 (1)：41-43.

[9] 侯家玉. 中药药理学 [M]. 北京：中国中医药出版社，2005：41.

[10] 赵晶，张致平，陈鸿珊，等. 黄芩苷元及其苄基衍生物的制备与抗人免疫缺陷病毒实验研究 [J]. 药学学报，1997，32 (2)：140-143.

[11] 侯艳宁，朱秀媛，程桂芳，等. 黄芩苷的抗炎机理 [J]. 药学学报，2000，35 (3)：161-164.

[12] 侯华新. 黄芩黄酮 A 对人肝癌细胞 7402 的抑制能力及体外增效作用 [J]. 中国临床药学志，2000，9 (3)：

166-168.

[13] Ikemoto S, Sugimuka K, Yoshida N, et al. Antitumor effects of Scutellariae radix and its components baicalein, baicalin, and wogonin on bladder cancer cell lines. *Urology*, 2000, 55 (6): 951-955.

[14] 张庆民. 浅析黄芩抗炎、抗过敏的药理作用 [J]. 山东医药工业, 2002, 21 (5): 20-21.

[15] 蔡德仙, 穆维同, 王立新. 黄芩苷对小鼠细胞免疫功能的影响 [J]. 南京铁道医学院学报, 1994, 13 (2): 65-68.

[16] 王新慧. 黄芩苷对小鼠红细胞免疫黏附功能的促进作用 [J]. 中国实验免疫学杂志, 2002, 4 (3): 41-43.

[17] 赵红艳, 张蟠, 范书铎, 等. 黄芩苷对发热大鼠下丘脑 PGE 和 cAMP 含量的影响 [J]. 中国应用生理学杂志, 2002, 18 (2): 139-141.

[18] 杨淑贞. 黄芩的药理分析及炮制方法 [J]. 中国中医药现代远程教育, 2013, 11 (13): 122.

[19] Chen ZY, Su YL, Lau CW, et al. Endothelium—dependent contraction and direct relaxation induced by baicalein in rat mesenteric artery [J]. *Eur J Pharmacology*, 1999, 374 (1): 41-47.

[20] 黑爱莲, 孙颂三, 王泽生. 黄芩苷对培养的大鼠主动脉平滑肌细胞内游离钙浓度的影响 [J]. 中药药理与临床, 1998, 14 (4): 6-8.

[21] 卢春凤, 王丽敏, 陈廷玉. 黄芩素和黄芩苷对四氯化碳所致肝脏损伤大鼠转氨酶的影响 [J]. 黑龙江医药科学, 2003, 26 (4): 50-51.

[22] 宋霄宏, 昝日增. 炮制对黄芩体外抑菌作用的影响 [J]. 中药材, 1988, 11 (5): 34.

[23] 应群芳, 张慧华. 黄芩不同炮制品的体外抑菌作用研究 [J]. 山东中医杂志, 2007, 26 (10): 711.

[24] 李艳玲, 樊克峰, 汤法银, 等. 黄芩不同炮制品抗炎镇痛作用比较 [J]. 中国兽医医药杂志, 2010, 13 (3): 51.

[25] 鲍建伟, 张金龙, 徐晓华. 炮制对黄芩抗氧化作用的影响 [J]. 中国药学杂志, 2002, 37 (9): 661.

[26] 孙丽莉, 范锡英, 张冬红, 等. 黄芩微量元素的含量分析 [J]. 微量元素与健康研究, 2005, 22 (1): 68.

[27] 杨欣文, 吴德康, 李俊松, 等. 黄芩炮制前后 6 种黄酮类成分含量的比较 [J]. 广东药学院学报, 2012, 28 (3): 282-286.

# ❧ 黄 连 ❧

**【来源】** 本品为毛莨科植物黄连 *Coptis chinensis* Franch.、三角叶黄连 *Coptis deltoidea* C. Y. Cheng et Hsiao 或云连 *Coptis teeta* Wall. 的干燥根茎。以上三种分别习称"味连""雅连""云连"。秋季采挖, 除去须根和泥沙, 干燥, 撞去残留须根。主产于四川、湖北、云南、贵州。

生制黄连鉴别使用表

| 处方用名 | 黄连 | 酒黄连 | 姜黄连 | 萸黄连 |
|---|---|---|---|---|
| 炮制方法 | 切制 | 酒制 | 姜汁炒 | 吴茱萸汁炒 |
| 性状 | 不规则的薄片。外表皮灰黄色或黄褐色, 切面或碎断面鲜黄色或红黄色 | 不规则的薄片。切面深黄色。略有酒香气 | 不规则的薄片。切面棕黄色。有姜的辛辣味 | 不规则的薄片。切面棕黄色。有吴茱萸的辛辣香气 |
| 性味归经 | 苦, 寒 归心、脾、胃、肝、胆、大肠经 | 辛、苦, 微寒 主入心、脾经 | 辛、苦, 微寒 主入脾、胃经 | 辛、苦, 微寒 主入胃、肝经 |
| 功能主治 | 清热燥湿, 泻火解毒 用于湿热痞满, 呕吐吞酸, 泻痢, 黄疸, 高热神昏, 心火亢盛 | 善清上焦火热 用于目赤, 口疮 | 清胃和胃止呕 用于寒热互结, 湿热中阻, 痞满呕吐 | 疏肝和胃止呕 用于肝胃不和, 呕吐吞酸, 湿热泻痢 |

续表

| 炮制作用 | 利于调剂和成分煎出 | 引药上行，寒性缓和 | 苦寒之性缓和，止呕作用增强 | 增加了疏肝理气的作用 |
|---|---|---|---|---|
| 用法用量 | 水煎口服或入中成药2～5g外用适量 | 水煎口服或入中成药2～5g外用适量 | 水煎口服或入中成药2～5g外用适量 | 水煎口服或入中成药2～5g外用适量 |
| 配伍 | 常与黄芩、黄柏、栀子、石膏、知母、玄参、牡丹皮配伍，治疗一切实热火毒等证。如黄连解毒汤等 | 常与栀子、天花粉、菊花、川芎、薄荷、连翘配伍，治疗目赤肿痛之证。如黄连天花粉丸 | 常与地榆、木香、诃子、当归、阿胶、乌梅肉配伍，治疗湿热所致的久泻，久痢之证。如香姜散 | 常与木香配伍，治疗泄泻腹痛，便黄而黏之证。如香连片 |
| 药理作用 | 解热抗炎、抗菌、抗心律失常、抗癌、抗溃疡作用较强 | 抗氧化、增强免疫作用 | 抗氧化、增强免疫、降压作用较强 | 抗氧化、增强免疫、降压作用较强 |
| 化学成分 | 生物碱、黄酮、苯丙素。盐酸小檗碱、盐酸巴马汀、盐酸药根碱等 | 生物碱、黄酮、苯丙素。盐酸小檗碱、盐酸巴马汀、盐酸药根碱等。小檗红碱 | 生物碱、黄酮、苯丙素。盐酸小檗碱、盐酸巴马汀、盐酸药根碱等。小檗红碱 | 生物碱、黄酮、苯丙素。盐酸小檗碱、盐酸巴马汀、盐酸药根碱等。小檗红碱 |
| 检查<br>浸出物<br>含量测定 | 水分不得过12.0%<br>总灰分不得3.5%<br>乙醇浸出物不得少于15.0%<br>以盐酸小檗碱计，含小檗碱不得少于5.0%，含表小檗碱、黄连碱和巴马汀的总量不得少于3.3% | 水分不得过12.0%<br>总灰分不得过3.5%<br>乙醇浸出物不得少于15.0%<br>以盐酸小檗碱计，含小檗碱不得少于5.0%，含表小檗碱、黄连碱和巴马汀的总量不得少于3.3% | 水分不得过12.0%<br>总灰分不得过3.5%<br>乙醇浸出物不得少于15.0%<br>以盐酸小檗碱计，含小檗碱不得少于5.0%，含表小檗碱、黄连碱和巴马汀的总量不得少于3.3% | 水分不得过12.0%<br>总灰分不得过3.5%<br>乙醇浸出物不得少于15.0%<br>以盐酸小檗碱计，含小檗碱不得少于5.0%，含表小檗碱、黄连碱和巴马汀的总量不得少于3.3% |
| 注意 | 脾胃虚寒者忌用；阴虚津伤者慎用 | 阴虚津伤者慎用 | 阴虚津伤者慎用 | 阴虚津伤者慎用 |

## 注释

【炮制方法】

黄连：取原药材，除去杂质，润透后切薄片，晾干，或用时捣碎。

酒黄连：黄连饮片加入黄酒，黄连与黄酒拌润，待酒被吸尽，炒干，即得。每100kg黄连，用黄酒12.5kg。

姜黄连：黄连饮片加入姜汁，黄连与姜汁拌匀，文火炒至姜汁被吸尽，炒干，即得。每100kg黄连，用生姜12.5kg。

萸黄连：取吴茱萸加适量水煎煮，煎液与黄连拌匀，待液吸尽，炒干，即得。每100kg黄连，用吴茱萸10kg。

除酒黄连、姜黄连、萸黄连外，还有盐黄连、胆汁制黄连。

【性状差异】 黄连切面鲜黄色或红黄色；酒黄连切面深黄色，略有酒香气；姜黄连切面棕黄色，

有姜的辛辣味；萸黄连切面棕黄色，有吴茱萸的辛辣香气。(见文末彩图9)

【炮制作用】 黄连，味苦，寒。因味苦，专清邪热。生黄连，归心、脾、胃、肝、胆、大肠经，具有清热燥湿、泻火解毒的作用[1]，用于治疗一切实热火毒，三焦热盛、湿热疫毒等症。如黄连解毒汤、清瘟败毒饮、白头翁汤等。

酒黄连能引药上行，缓其寒性，善清上焦火热，用治目赤，口疮，如黄连天花粉丸；姜黄连缓和其苦寒之性，并增强其止呕作用，以清胃和胃止呕为主，用治寒热互结、湿热中阻、痞满呕吐，如香姜散；萸黄连制其苦寒之性，且能疏肝理气，使其寒而不滞，以清气分湿热、清肝胆郁火为主，善于疏肝和胃、止呕、止泻，用治肝胃不和、呕吐吞酸、湿热泻痢等证[1]，如香连片。

生、制黄连的功用差异在于清热燥湿、泻火解毒生用，清上焦火酒制，清胃和胃止呕姜制，清气分湿热、清肝胆郁用萸黄连。

黄连主要含有生物碱类成分，其中生物碱具有较强的抗菌[2-7]、抗病毒等作用。因此，用其泻火解毒时多用生品。黄连中主要成分为小檗碱，小檗碱的解毒作用主要是抑菌。

黄连经酒、姜汁、吴茱萸汁炮制后，各黄连生物碱的含量与生品相比无明显的降低，但黄连生物碱组分的溶出比例变化影响其药性改变，从而导致药效的不同。黄连经过酒制，有利于小檗碱的溶出，姜黄连和吴茱萸黄连，因加入姜汁和吴茱萸汁，成分与小檗碱相互结合，降低了溶出率。黄连炮制品还由于使用不同的辅料，引起生理变化，从而使药性及功能主治发生变化。酒制延长巴马汀和小檗碱在体内被吸收的时间，姜制促进巴马汀和小檗碱在脾和胃的吸收，萸制促进巴马汀和小檗碱在肝组织的吸收。

综上，通过生物碱类成分的变化和药理作用，证明了黄连"清热燥湿、泻火解毒生用，清上焦火酒制，清胃和胃止呕姜制，清气分湿热、清肝胆郁用萸黄连"的合理性。

【药理作用】

## 一、黄连的药理作用

**1. 抗病原微生物作用**

(1)抗菌作用：黄连能抑制幽门螺杆菌生长，但其杀菌作用机制较为复杂，可能是小檗碱抑制细菌的生长与呼吸，抑制细菌的葡萄糖及糖代谢中间产物的氧化过程，特别是脱氧反应，从而杀灭细菌[3-7]。

(2)抗病毒作用：用黄连对用柯萨奇B3病毒（CB3V）感染BALA/c小鼠建立CB3V心肌炎动物模型有抗病毒心肌炎作用[8]。

(3)抗真菌作用：黄连具有体外抑制白念珠菌生长的作用。其机制可能是药物作用于真菌细胞的细胞壁，改变其选择性渗透的性质，进而弥散入细胞内，与核的细胞膜部分磷脂成分结合，导致细胞器消失[9-12]。

(4)抗寄生虫作用：黄连还有一定的杀寄生虫作用，对阿米巴原虫有抑制作用，黄连素在体外对阴道毛滴虫有明显的抑制和杀灭作用[13,14]。

(5)抗内毒素作用：黄连不仅对细菌存在抑制作用，对内毒素也有很好的抵抗作用[13,14]。

**2. 对血液系统的作用** 小檗碱对腺苷二磷酸（ADP）、花生四烯酸（AA）、胶原等诱导的血小板聚集和ADP释放均有不同程度的抑制作用[15]。

**3. 对心血管系统的作用**

(1)对心脏及血流动力学作用：研究指出，静注小檗碱（Ber）对犬的心脏有强的正性肌力作用，使心率减慢，舒张压下降，脉压增加，总外阻力下降，每搏输出量增加[16]。

(2)抗心肌缺血作用：研究指出Ber可提高小鼠耐缺氧能力，使兔实验性心肌梗死范围和程度减少[17]。

(3)抗心律失常作用：黄连中的Ber有明显抗心律失常作用。可延长动作电位时程和功能不应期，使期前冲动不易引起折返激动并中止折返的持续进行，从而发挥抗心律失常作用[18]。

（4）对脑损伤的保护作用：Ber 可明显抑制谷氨酸（Glu）诱导的脑细胞 C-fos 高表达，抑制 Glu 引起细胞内钙离子升高，可能是其治疗脑缺血性疾病的机制之一[19]。

**4. 降血压作用**　Ber 有明显降压作用。静注给药可降低动脉压，尤其是舒张压，且与剂量呈正相关。降压机制主要是竞争性阻断血管平滑肌上 β 受体，使外周血管阻力降低所致[20]。

**5. 降血糖作用**　黄连碱、Ber 均有降血糖作用[21,22]。对正常小鼠及自发性糖尿病 KK 小鼠均有降血糖作用。其降血糖作用可能为受体后效应，它可以抑制注射葡萄糖引起的血糖升高，其作用通过抑制糖原异生或促进糖酵解途径实现。

**6. 降血脂作用**　Ber 能明显降低血清三酰甘油（TG）、总胆固醇（TC）及极低密度脂蛋白胆固醇（VLDL-C）的含量。用 Ber 0.5g、每日 3 次饭后口服治疗高脂血症，有效率达 90%。Ber 的降血脂作用与提高机体抗氧化能力和促进脂类代谢有关[23-25]。

**7. 抗肿瘤作用**　Ber 对人 K562 细胞具有明显细胞毒作用和抑制生长作用[26]。Ber 不论在体外和体内试验对小鼠肉瘤 S180 都有明显抑制作用。黄连对鼻咽癌和宫颈癌、裸鼠移植瘤也有抑制作用[27]。

**8. 增强免疫作用**　黄连对免疫系统的影响较为复杂，既有作用性质上的差异，也有剂量效应的异同。总的效应是增强单核-吞噬细胞系统功能，抑制细胞和体液免疫功能[28,29]。

## 二、制黄连的药理作用

黄连和各种炮制品对福氏痢疾杆菌、宋内痢疾杆菌、金黄色葡萄球菌、白色葡萄球菌的抑菌作用较强，对伤寒杆菌、副伤寒杆菌的抑菌作用较弱，而酒黄连水煎液对金黄色葡萄球菌和白色葡萄球菌的抑制作用优于生品及其他炮制品[30]。姜黄连和萸黄连抗菌作用比黄连略有增强。其中对金黄色葡萄球菌的抑菌作用增强 1 倍，对鲍氏志贺菌 I 型抑菌作用增强 1 倍，对痢疾志贺菌 II 型杀菌作用增强 1 倍，而对所剩其他细菌作用则没有变化[31]。

黄连生品、清炒品和酒制品均具有清除超氧阴离子自由基（SAFR）、羟基自由基能力和抗脂质过氧化作用，炮制降低了黄连的抗氧化能力。黄连水提取物和醇提取物清除 SAFR 作用略大于炒黄连和酒黄连，然而清除 HFR 能力和抗脂质过氧化作用却显著强于炒黄连和酒黄连[32]。

【化学成分】

**黄连**　主要含生物碱，如盐酸小檗碱、盐酸巴马汀、盐酸黄连碱、盐酸药根碱。另外还含有黄酮、苯丙素[33]。

**酒黄连、姜黄连、萸黄连**　盐酸小檗碱、盐酸巴马汀、盐酸黄连碱、盐酸药根碱及总生物碱含量升高[34]。

【含量测定】　照 2010 年版《中国药典》（一部）黄连项下【含量测定】方法[1]。生黄连、酒黄连、姜黄连、萸黄连中盐酸小檗碱、盐酸巴马汀、盐酸药根碱、总生物碱含量有明显差异，见表 6-2[35]。

表 6-2　生制黄连 3 种生物碱的含量（%）

| 样品 | 盐酸小檗碱 | 盐酸巴马汀 | 盐酸药根碱 | 总量 |
|---|---|---|---|---|
| 生黄连 | 14.23 | 3.01 | 2.24 | 19.48 |
| 酒黄连 | 17.08 | 3.81 | 2.57 | 23.46 |
| 姜黄连 | 16.67 | 3.75 | 2.37 | 22.79 |
| 萸黄连 | 16.01 | 3.35 | 2.32 | 21.68 |

【不良反应】　新加坡政府认为孕妇或新生儿服用黄连或小檗碱后，能诱发葡萄糖-6-磷酸脱氢酶缺陷的新生儿发生溶血性黄疸或核黄疸[36]。

【毒性】　中医临床认为黄连无毒，且具有清热解毒功效，是很多解毒方剂的重要组成药味。黄连水煎液给小鼠灌胃剂量达 3g·kg$^{-1}$ 时可引起动物死亡。LD$_{50}$ 为 4.89g·kg$^{-1}$，其 95% 可信限为 4.38~5.47g·kg$^{-1}$。黄连与其他中药如黄芩和甘草配伍时，可以有效降低黄连提取液的急性毒性，即产生减毒效应[37]。

**【生制黄连成分、药效与功用关系归纳】** 由黄连炮制前后的对比研究，初步认为生物碱的变化是引起黄连生制品药效差异的物质基础。其变化关系如图 6-3 所示。

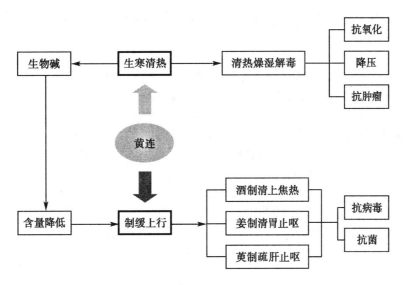

图6-3 黄连生制前后成分、药效与功用关系图

（张振秋）

● 参 考 文 献 ●

[1] 国家药典委员会. 中华人民共和国药典（一部）[S]. 北京：中国医药科技出版社，2010：285.

[2] 钟凌云，杨金梅，龚千锋，等. 不同辅料炮制对黄连生物碱类成分的影响 [J]. 中药材，2010，33（2）：195-199.

[3] 陈群，陈南菊，王胜春. 黄连对大肠杆菌 R 质粒消除作用的实验研究 [J]. 中国中西医结合杂志，1996，16（1）：37-38.

[4] 陈渡华，刑洪君，张影，等. 浅述黄连等中药抑制幽门螺杆菌生长的实验研究 [J]. 时珍国药研究，1996，7（1）：115-116.

[5] 陈芝芸，项柏康，朱林喜，等. 10 味中药对幽门螺杆菌抑菌作用的实验研究 [J]. 时珍国药研究，1996，7（1）：25-16.

[6] 李娟，傅颖媛. IgY、黄连、太子参影响幽门螺杆菌感染小鼠胃黏膜的变化 [J]. 中国临床康复，2006，10（31）：78-80.

[7] 吴静，王克霞，李朝品，等. 黄连与盐酸小檗碱对幽门螺杆菌的体外抗菌活性 [J]. 中药药理与临床，2006，22（2）：37-38.

[8] 马伏英. 黄连等中药抗实验性小鼠柯萨奇 B3 病毒性心肌炎的实验研究 [J]. 武警医学，1998，9（4）：187-190.

[9] 陈国良，叶寿山，刘家骏，等. 金地蓝消毒片对小鼠感染模型的体内抗菌作用观察 [J]. 安徽医学，2002，23（5）：5-7.

[10] 匡铁吉，黄梅，宋萍，等. 黄连素对结核分枝杆菌的体外抑菌作用 [J]. 中国中药杂志，2001，26（12）：867-868.

[11] 常明向，严劲松，刘小平，等. 香连丸组方抗菌作用研究 [J]. 时珍国药研究，1999，10（1）：7-8.

[12] 姜广水，吴钦贞. 黄连提取物对牙周致病菌的抑制作用 [J]. 山东医药，2000，40（18）：41.

[13] 刘强，李力，陈枝岚. 黄连体外抗白色念珠菌的实验研究 [J]. 中国药业，2004，13（10）：26-27.

[14] 杨婧，傅颖媛. 黄芩苷、黄连素体外杀灭阴道毛滴虫的实验研究 [J]. 中国中医药信息杂志，2006，13（4）：

37-47.

[15] 黄伟民，严建，徐珏，等. 三黄合剂抑制血小板聚集作用的临床与实验研究 [J]. 中国中西医结合杂志，1995，15（8）：465-467.

[16] 陆志强，王道生. 小檗碱的心血管药理作用 [J]. 现代应用药学，1987，(3)：49.

[17] 李亦秀，李文汉. 小檗胺抗心肌缺血药理实验研究 [J]. 实用中西医结合杂志，1994，7（8）：16.

[18] 张永施. 应用黄连素治疗频发室早 22 例 [J]. 实用中西医结合杂志，1994，7（8）：16.

[19] 吴俊芳. 小檗碱抑制谷氨酸引起的新生大鼠脑细胞 C-fos 表达及游离钙的升高 [J]. 中国药理学通报，1997，13（1）：50.

[20] 国家中医药管理局科技教育司. 中药药理学 [M]. 北京：中国中医药出版社，1997，15.

[21] 李真. 生地黄连液对四氧嘧啶小鼠影响的研究 [J]. 辽宁中医杂志，2000，27（12）：574.

[22] 叶菲，申竹芳，谢明智. 中药黄连及其复方对实验动物血糖的影响 [J]. 中国实验方剂学杂志，1999，5（3）：23-26.

[23] 匀祥辉. 黄连素治疗高血脂 59 例 [J]. 人民军医，1995（2）：35.

[24] 左彦方，郭毅，姜昕，等. 小檗碱对兔动脉粥样及其血脂的影响 [J]. 中国脑血管病杂志，2006，3（5）：204-207.

[25] 魏敬，蒋建东，吴娜丹，等. 盐酸小檗碱的调脂作用的研究 [J]. 中华糖尿病杂志，2005，13（1）：49-52.

[26] 林青. 小檗碱对 K562 细胞生长的抑制作用 [J]. 福建医学院学报，1996（4）：309.

[27] 黄林清. 小檗碱抗肿瘤作用实验研究 [J]. 中国药理学通报，1997，13（2）：189.

[28] 何贤辉，曾耀英，徐丽慧，等. 黄连素对 T 淋巴细胞活化和增殖的抑制作用 [J]. 中国病理生理杂志，2002，18（10）：1183-1186.

[29] 耿东升，刘发，刘学彬，等. 硫酸黄连素对免疫系统的影响 [J]. 中国药理学通报，1996，12（6）：536-539.

[30] 赵满靖. 黄连不同炮制品的体外抑菌实验观察 [J]. 中国现代临床医学杂志，2006，5（9）：51.

[31] 王红，徐卫宾. 黄连不同炮制品体外抗金葡菌和痢疾杆菌实验 [J]. 山东医药工业，2002，21（1）：48.

[32] 杨澄，仇熙，孔令东. 黄连炮制品清除氧自由基和抗脂质过氧化作用 [J]. 南京大学学报，2001，37（5）：659.

[33] 康廷国. 中药鉴定学 [M]. 北京：中国中医药出版社，2007：93-97.

[34] 高希梅，李飞，乔延江. 黄连不同炮制品 HPCE 特征图谱研究 [J]. 中国中药杂志，2010，35（2）：158-161.

[35] 樊冬丽，廖庆文，鄢丹，等. 黄连不同炮制品中生物碱类成分的比较研究 [J]. 解放军药学学报，2006，22（4）：276-279.

[36] 雷志英. 黄连及黄连素的用药安全性 [J]. 中国药业，2010，19（9）：84.

[37] 邱塞红，汤淮波，李飞艳，等. 常用苦寒药的急性毒性实验研究 [J]. 中南药学，2004，2（1）：37-39.

# 黄 柏

**【来源】** 本品为芸香科植物黄皮树 *Phellodendron chinense* Schneid. 的干燥树皮。习称"川黄柏"。剥取树皮后，除去粗皮，晒干。主产于四川、云南、贵州等地。

生制黄柏鉴别使用表

| 处方用名 | 黄柏 | 盐黄柏 | 酒黄柏 | 黄柏炭 |
|---|---|---|---|---|
| 炮制方法 | 切制 | 盐炙 | 酒炙 | 制炭 |
| 性状 | 呈丝条状。外表面黄褐色或黄棕色，内表面暗黄色或淡棕色，具细密的纵棱纹。体轻，质硬，断面纤维性。气微，味极苦，嚼有黏性 | 呈丝条状。外表面黄褐色或黄棕色。内表面暗黄色或淡棕色，具纵棱纹。切面纤维性，呈深黄色。味苦 | 呈丝条状，表面深黄色，外表有少量焦斑，略具酒气，味苦 | 呈丝条状，表面焦黑色，内部深褐色或棕黑色。体轻，质脆，易折断。味苦涩 |

| 性味<br>归经 | 苦,寒<br>入肾、膀胱经 | 苦,寒<br>入肾、膀胱经 | 苦,微寒<br>入心、肺、肾经 | 苦、涩,微寒<br>入肾、膀胱、脾经 |
|---|---|---|---|---|
| 功能<br><br>主治 | 清热燥湿<br><br>湿热泻痢、湿热黄疸、小便淋沥涩痛、赤白带下、疮疡肿毒、湿疹、烧烫伤 | 滋肾阴,泻肾火,退虚热<br><br>阴虚发热、梦遗滑精、骨蒸劳热、盗汗、咳嗽咯血 | 清热上焦湿热,清血分湿热<br><br>热壅上焦诸症及热在血分 | 清湿热之中兼具涩性<br><br>多用于便血、崩漏下血 |
| 炮制作用 | 利于调剂和成分煎出 | 引药下行入肾,缓和苦燥之性,不伤脾胃 | 缓和苦寒之性,免伤脾阳,并引药上行 | 大减苦寒之性,增强收涩止血的功效 |
| 用法<br><br>用量 | 水煎口服或入中成药,或外用<br>3~12g | 水煎口服或入中成药<br><br>3~12g | 水煎口服或入中成药<br><br>3~12g | 水煎口服或入中成药,或外用<br>3~12g |
| 配伍 | 常与黄连、黄芩、栀子配伍,治疗热毒壅盛,壮热烦躁或狂乱不寐等症。如黄连解毒汤 | 常与知母、熟地黄、牡丹皮配伍,治疗肾阴不足,虚火内扰,骨蒸潮热,遗精梦泄。如知柏地黄丸 | 常与牛黄、黄连、石膏配伍,治疗头晕目眩、牙痛、口舌生疮、咽喉肿痛、耳痛耳鸣。如牛黄上清丸 | 常与黄芩、白芍、椿根皮配伍,治疗冲任夹热,崩中漏下,血色鲜红或有紫块。如固经丸 |
| 化学成分 | 小檗碱、黄柏碱、巴马汀、药根碱、柠檬苦素、黄柏酮 | 小檗碱、黄柏碱、巴马汀、柠檬苦素等含量减少,而产生新成分小檗红碱 | 小檗碱、黄柏碱、巴马汀、柠檬苦素等含量减少,而产生新成分小檗红碱 | 小檗碱等指标性成分含量更少 |
| 检查<br><br>浸出物<br><br>含量测定 | 水分不得过12.0%<br>总灰分不得过8.0%<br>乙醇浸出物不得少于14.0%<br>含小檗碱以盐酸小檗碱计,不得少于3.0%,含黄柏碱以盐酸黄柏碱计,不得少于0.34% | 水分不得过12.0%<br>总灰分不得过8.0%<br>乙醇浸出物不得少于14.0%<br>含小檗碱以盐酸小檗碱计,不得少于3.0%,含黄柏碱以盐酸黄柏碱计,不得少于0.34% | 水分不得过12.0%<br>总灰分不得过8.0%<br>乙醇浸出物不得少于14.0%<br>含小檗碱以盐酸小檗碱计,不得少于3.0%,含黄柏碱以盐酸黄柏碱计,不得少于0.34% | 待测<br><br>待测<br><br>待测 |
| 注意 | 脾虚泄泻,胃弱食少者忌服 | 脾虚泄泻,胃弱食少者忌服 | 脾虚泄泻,胃弱食少者忌服 | |

## 注释

**【炮制方法】**

黄柏:取原药材,除去杂质,刮去粗皮,洗净,润透,切丝或块,干燥。黄柏在切丝或块前软化时应掌握好水头,若吸水过多,容易发黏,不易切片。

盐黄柏:取净黄柏丝或块,加盐水拌匀,稍闷,待盐水被吸尽后,置炒制容器内,用文火炒干,取出,放凉。筛去碎屑。每100kg黄柏,用食盐2kg。

酒黄柏:取净黄柏丝或块,加黄酒拌匀,稍闷,待酒被吸尽后,置炒制容器内,用文火炒干,取出,放凉。筛去碎屑。每100kg黄柏,用黄酒10kg。

黄柏炭：取净黄柏丝或块，置炒制容器内，用武火炒至表面焦黑色，内部深褐色，喷淋少许清水灭尽火星，取出晾干。筛去碎屑[1]。

有报道盐黄柏的最佳炮制工艺是：每 100g 黄柏加入盐 2g，闷润 1 小时，在 150～160℃条件下炒 6 分钟。以药材量 30% 的水溶解盐。酒黄柏的炮制工艺是：每 100g 黄柏加入 20% 黄酒，闷润 2 小时，在 150～160℃条件下炒 6 分钟[2,3]。

【性状差异】　黄柏外表面黄褐色或黄棕色，味极苦。盐黄柏表面深黄色，偶有焦斑，微咸。酒黄柏表面颜色为深黄色，有少量焦斑，略具酒气。黄柏炭表面焦黑色，味苦涩。（见文末彩图 10）

【炮制作用】　黄柏，味苦，性寒，归肾、膀胱经，具有清热燥湿、泻火解毒功效。

生黄柏苦燥，清热燥湿作用较强，多用于湿热泻痢、湿热黄疸、小便淋沥涩痛、赤白带下、疮疡肿毒、湿疹、烧烫伤。如治湿热阻络所致痹病的风痛安胶囊。

盐黄柏，引药下行入肾，缓和苦燥之性，不伤脾胃，增加了滋肾阴、泻肾火、退虚热的作用。用于阴虚发热、梦遗滑精、骨蒸劳热、盗汗、咳嗽咯血，如治阴虚火旺、潮热盗汗、咳嗽咯血、耳鸣遗精的大补阴丸。

酒黄柏，缓和苦寒之性，免伤脾阳，并借酒升腾之力，引药上行，且能入血分，清血分湿热。用于热壅上焦诸证及热在血分，治头晕目眩、暴发火眼、牙痛、口舌生疮、咽喉肿痛、耳痛耳鸣的黄连上清丸。

黄柏炭苦寒之性大减，收涩之性增加，清湿热之中兼具涩性，多用于便血、崩漏下血，如用于脾虚湿盛所致带下病，症见带下量多、色白质稀、纳少、腹胀、便溏等症的除湿白带丸[1]。

黄柏的主要成分为生物碱，其中生物碱又以小檗碱为主要指标成分。研究表明，黄柏中的小檗碱成分在炮制过程，其分子中的 9 位处脱甲基生成离子型小檗红碱，该结构不稳定，发生分子内的结构重排，而生成小檗红碱[4]。故在炮制后其小檗碱成分有所降低，其中黄柏炭的小檗碱含量最低，而酒黄柏、盐黄柏次之，生黄柏最高。但炮制之后可提高浸出物含量，其顺序为：盐黄柏＞酒黄柏＞生黄柏＞黄柏炭[5]。

对黄柏及其不同炮制品的水煎液进行抑菌、抗炎、解热实验。结果表明，黄柏各炮制品均有不同程度的抑菌和抗炎作用，尤以生品为著，随炒制温度升高，对急性炎症的抑制作用也下降。炒制温度达到 250℃时，抗炎作用也极弱。单味黄柏的解热作用较弱且缓慢[1]。黄柏及其不同炮制品（盐炙品、清炒品、酒炙品）对清除自由基方面有明显的作用，其中酒炙品作用最强[6]。此外，黄柏经过盐炙后，其抗痛风作用有所加强；其酒炙品的抗氧化作用也强于生品。而在滋阴方面，黄柏可降低肾阴虚大鼠血液中皮质醇、血管升压素（AVP）、cAMP 的水平，并可明显增加 $AQP_2$ 的灰度值，表明其滋阴效果增强[4]。

【药理作用】

## 一、黄柏的药理作用

**1. 抗菌作用**　黄柏抗菌的有效成分为小檗碱，小檗碱体外试验对金黄色葡萄球菌、草绿色链球菌、白喉杆菌等均有效[7]。

**2. 解热和抗炎作用**　黄柏能对抗微生物感染引起的发热。除具有抗菌作用，消除病因导致退热以外，另一方面也与其自身具有的解热作用有关，而黄柏中所含的小檗碱具有明显的抗炎作用[8]。

**3. 降压作用**　黄柏对麻醉动物静脉和腹腔注射会产生显著而持久的降压作用，其中颈动脉注射较静脉注射的作用更强，推测降压可能是中枢性的[9]。

**4. 降血糖作用**　黄柏的正丁醇提取物可通过激活 ERK2 及 $PI_3$-激酶，以促进肝糖原的合成，并调节血糖浓度[10]。

**5. 抗血小板聚集作用**　黄柏中的小檗碱能对抗富含血小板血浆凝块收缩。血小板活力的高低与胞质内 $Ca^{2+}$ 浓度有直接关系。小檗碱与硝苯地平等钙通道阻滞药一样，直接抑制 $Ca^{2+}$ 的内流，从而抑制凝块的收缩[11]。

**6. 抗溃疡作用**　黄柏中抗溃疡功效是黄柏酮、黄柏内酯等柠檬苦素类成分作用的结果[12]。

**7. 对免疫系统的影响**　黄柏可显著抑制小鼠对 SRBC 所致的迟发型超敏反应和 IgM 生成；抑制脾

细胞在 LPS 以及 ConA 刺激下的增殖反应；同时可使血清溶菌酶减少；有降低腹腔吞噬中性粒细胞的作用，说明黄柏有较强的免疫抑制作用[13]。

**8. 抗癌作用** 研究发现黄柏加药照光组对癌细胞生长、癌细胞噻唑蓝代谢活力均有光敏抑制的效应。黄柏对 BGC823 人胃癌细胞的确具有光敏抑制效应[14]。

## 二、制黄柏的药理作用

**1. 抑菌作用** 以酒炙黄柏的抑菌作用最强；$1.84g \cdot kg^{-1}$ 酒炙黄柏对注射了金黄色葡萄球菌的小鼠病死率改善作用较明显[15]。

**2. 滋阴作用** 黄柏生、盐炙品高剂量能降低大鼠尿 17-羟皮质类固醇含量，二者均具有滋肾阴作用，其中盐炙品作用强于生品。黄柏及其各炮制品均可增加大鼠的尿液量，降低尿渗透压；可降低肾阴虚大鼠血液中皮质醇、血管升压素（AVP）、cAMP 的水平；可明显增加 $AQP_2$ 的灰度值。表明黄柏生品和炮制品均有滋阴的作用，特别是盐制品，滋阴效果确切有效[3]。

**3. 抗痛风作用** 黄柏生品及其炮制品都具有抗痛风的作用，但生品及各炮制品之间无显著性差别[3]。

**4. 抗氧化作用** 黄柏生品、清炒品、盐炙品和酒炙品的水提取物及醇提取物可清除次黄嘌呤-黄嘌呤氧化酶系统所产生的超氧阴离子（$O_2^-$）和 Fenton 反应生成的羟自由基（·OH），并能抑制羟自由基诱导的小鼠肝匀浆上清液脂质过氧化作用，它们之间的抗氧化作用存在一定的差异性。炒炭品则无抗氧化作用。酒炙品醇提取物抗氧化作用较好[6]。

**【化学成分】**

**黄柏** 主要成分有小檗碱、巴马汀、药根碱等生物碱类成分，此外还含有黄柏酮、黄柏内酯等柠檬苦素类成分。

**制黄柏** 黄柏不同炮制品（盐炙品、酒炙品、黄柏炭）相对于生品的原有生物碱含量有所降低，此外也有新成分产生，如小檗红碱[16]。

**【高效液相色谱异同点】** 由黄柏炮制前后 HPLC 谱图（图6-4）可见，在盐酸小檗碱前出现了新的色谱峰，最后被鉴定为盐酸小檗红碱，该成分有抗癌的活性[3]。

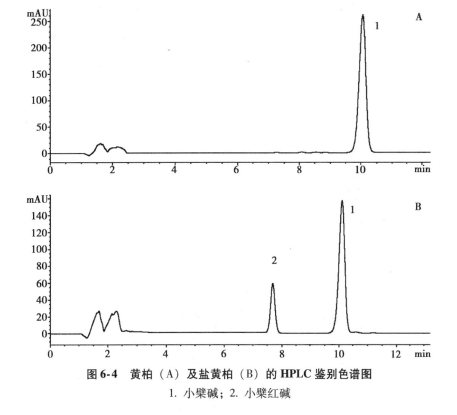

**图6-4 黄柏（A）及盐黄柏（B）的 HPLC 鉴别色谱图**
1. 小檗碱；2. 小檗红碱

【含量测定】 对生制黄柏中盐酸小檗碱、盐酸小檗红碱和盐酸黄柏碱进行含量测定，发现其各成分含量有明显差异[17]，见表6-3。

表6-3 生黄柏与制黄柏的生物碱含量（mg·g$^{-1}$）

| 样品 | 盐酸小檗碱 | 盐酸小檗红碱 | 盐酸黄柏碱 |
|---|---|---|---|
| 生黄柏 | 46.9 | — | 6.40 |
| 盐黄柏 | 43.4 | 1.6 | 6.08 |
| 酒黄柏 | 44.2 | 1.1 | 5.97 |

【药物代谢】 有报道黄柏中盐酸小檗碱在大鼠体内药动学参数为：血药浓度曲线下面积（$AUC$）= 774.3mg·min·L$^{-1}$，肾排泄速度常数（$K_e$）= 7.285 × 10$^{-3}$L·min$^{-1}$，吸收速度常数（$K_a$）= 4.166 × 10$^{-2}$L·min$^{-1}$，吸收半衰期 $T_{1/2(K_a)}$ = 16.64min，肾排泄半衰期 $T_{1/2(K_e)}$ = 95.15min，出峰时间 $T$ = 50.73min，最大血药浓度（$C_{max}$）= 3.898mg·L$^{-1}$[18]。

【毒性】 以小鼠不出现死亡的最大耐受浓度给予黄柏水煎液灌胃给药，给药后观察记录小鼠反应及死亡情况，最终对大鼠黄柏的 MTD（最大耐受量）进行测定，其结果为80g·kg$^{-1}$，且出现了少动、腹泻的症状[19]。黄柏流浸膏腹腔注射，对小鼠的 LD$_{50}$ 为2.7g·kg$^{-1}$。黄柏碱腹腔注射对小鼠的 LD$_{50}$ 为69.5mg·kg$^{-1}$。黄柏果挥发油灌胃对小鼠的 LD$_{50}$ 为（6.683 ± 0.656）g·kg$^{-1}$[20]。

【生制黄柏成分、药效与功用关系归纳】 由黄柏炮制前后的对比研究，提示了生物碱成分的化学变化以及初生物质的含量增减是引起黄柏生制品药效差异的物质基础。其变化关系如图6-5所示。

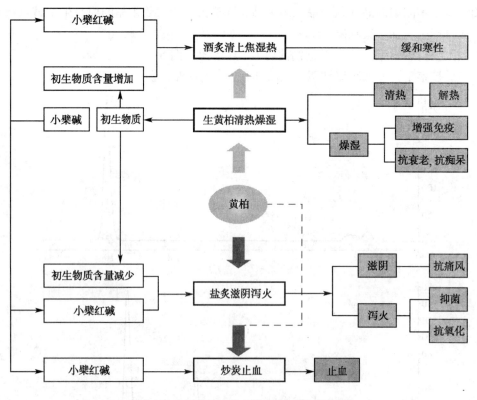

图6-5 生制黄柏成分、药效与功用关系图

（张 凡）

• 参 考 文 献 •

[1] 贾天柱. 中药炮制学 [M]. 上海：上海科学技术出版社，2008：197.

[2] 祁东利. 黄柏炮制原理及质量标准研究 [D]. 沈阳：辽宁中医药大学硕士学位论文，2010.

[3] 张凡. 黄柏相反为制的炮制原理研究 [D]. 沈阳：辽宁中医药大学硕士学位论文，2011.

[4] 廉莲. 黄柏炮制原理研究 [D]. 沈阳：辽宁中医药大学博士学位论文，2008.

[5] 战旗，张学兰，王苓，等. 黄柏及其炮制品水提液的成分比较 [J]. 中成药，1999，21（3）：21-23.

[6] 孔令东，杨澄，仇熙，等. 黄柏炮制品清除氧自由基和抗脂质过氧化作用 [J]. 中国中药杂志，2001，26（4）：245-248.

[7] 丁兆梦. 中药药效与临床 [M]. 北京：中国医药科技出版社，1999：79.

[8] 张明发，沈雅琴. 小檗碱的抗腹泻、抗痢疾、抗炎作用及其机制 [J]. 中国药理学报，1989，10（2）：174.

[9] 冯高闶，曾广信. 黄柏素的降低血压作用 [J]. 江西医药，1961，（7）：29.

[10] Sung-Jin Kim, You-Young Kim, Kwang Ho Ko, et al. Butanol extract of 1∶1 mixture of Phellodendron cortex and Aralia cortex stimulates PI3-kinase and ERK2 with increase of glycogen levels in HepG2 cells [J]. *Phytotherapy Research*, 1998，25（4）：255-260.

[11] 储钟禄，黄才国，赖福生. 小檗碱抗富含血小板血浆凝块收缩的作用及其机制 [J]. 中国药理学通报，1994，10（2）：114-116.

[12] 同心. 消化系统疾病的汉方治疗：黄柏提取物的抗溃疡效果 [J]. 国外医学中医中药分册，1996，18（5）：34.

[13] 邱全瑛，谭允育，赵岩松，等. 黄柏和小檗碱对小鼠免疫功能的影响 [J]. 中国病理生理杂志，1996，6：664.

[14] 廖静，鄂征. 中药黄柏的光敏抗癌作用研究 [J]. 首都医科大学学报，1999，20（3）：153-155.

[15] 林海，龚又明，邓广海，等. 黄柏及其炮制品水提物体内、外抑菌作用研究 [J] 中国药房，2013，23（31）：2900-2902.

[16] 祁东利，贾天柱，廉莲，等. 黄柏炮制后化学成分转化研究 [J]. 中成药，2010，32（3）：443-447.

[17] 张凡，高慧，徐钢，等. 黄柏炮制过程中生物碱成分含量变化的研究 [J]. 中国医药科学，2013，3（1）：43-45.

[18] 肖学凤，乔晓莉，高岚，等. 黄柏中盐酸小檗碱的药代动力学研究 [J]. 天津中医药大学学报，2008，27（4）：263-265.

[19] 李飞艳. 从苦寒药伤胃看常用苦寒药一般毒性及对胃肠运动影响的实验研究 [D]. 长沙：湖南中医学院硕士学位论文，2005.

[20] 国家中医药管理局中华本草编委会. 中华本草 [M]. 上海：上海科学技术出版社，1999，4：952.

## 龙 胆

【来源】 本品为龙胆科植物条叶龙胆 Gentiana manshurica Kitag.、龙胆 Gentiana scabra Bge.、三花龙胆 Gentiana triflora Pall. 或滇龙胆 Gentiana rigescens Franch. 的干燥根及根茎。前三种习称"龙胆"，后一种习称"坚龙胆"。春秋二季采挖，洗净，干燥。主产于东北及内蒙古、河北、陕西、新疆等地。

生制龙胆鉴别使用表

| 处方用名 | 龙胆 | 酒龙胆 |
|---|---|---|
| 炮制方法 | 切制 | 酒制 |
| 性状 | 呈不规则形的段或块状，根圆柱形，表面淡黄色或黄棕色，切面皮部黄白色至棕黄色，木部色较浅，气微，味甚苦 | 呈不规则形的段或块。根圆柱形，表面深黄色至黄褐色，切面皮部棕色，木部黄色。味甚苦，微有酒气 |

续表

| 性味<br>归经 | 苦，寒<br>归肝、胆经 | 苦，微寒<br>归肝、胆经 |
|---|---|---|
| 功能<br>主治 | 清热燥湿，泻肝胆火<br>用于湿热黄疸，阴肿阴痒，带下，湿疹瘙痒，肝火目赤，耳鸣耳聋，胁痛口苦，强中，惊风抽搐 | 泻肝胆火<br>用于肝胆实火所致的头胀头痛，耳聋耳鸣以及风热目赤胀痛口苦等 |
| 炮制作用 | 利于调剂和成分煎出 | 缓和苦寒之性，引药上行 |
| 用法<br>用量 | 入汤剂或中成药<br>3～6g | 入汤剂或中成药<br>3～6g |
| 配伍 | 常与牛黄、冰片、麝香同用，具有清肝息风的作用，如凉惊丸；常与栀子、黄柏、木通等同用，具有清肝利湿、解毒的作用，如龙胆泻肝汤；常与大黄、栀子、茵陈等同用，具有清肝经实火，除湿退黄的作用，如龙胆散 | 常与炒栀子、生地黄、柴胡等同用，具有泻肝胆及头目之湿热的作用，如大清凉散；常与芦荟、大黄、栀子等同用，如小龙荟丸 |
| 药理作用 | 保肝、利胆、抗炎、健胃、抗肿瘤、升血糖 | 保肝、利胆、抗炎、健胃、抗肿瘤、升血糖 |
| 化学成分 | 含环烯醚萜苷、生物碱、黄酮、多糖、挥发油等成分 | 环烯醚萜苷类成分溶出量增加 |
| 检查<br><br>浸出物<br>含量测定 | 水分不得过9.0%<br>总灰分不得过7.0%<br>水溶性浸出物不得少于36.0%<br>含龙胆苦苷不得少于3.0%；坚龙胆含龙胆苦苷不得少于1.5% | 水分不得过12.0%<br>总灰分不得过6.0%<br>水溶性浸出物不得少于36.0%<br>含龙胆苦苷不得少于4.5% |
| 注意 | 脾胃虚寒泄泻者慎用 | |

## 注释

**【炮制方法】**

龙胆：取原药材，除去杂质，洗净，润透，切段，干燥[1]。

酒龙胆：将龙胆与酒拌匀，闷润至酒被吸尽时放入锅内，用文火炒干，取出，放凉，即得。以龙胆苦苷和水溶性浸出物含量为指标，对龙胆酒制工艺进行优化，优化参数为：每100kg龙胆用黄酒15kg，拌匀闷润，120℃加热40分钟，炒至近干[2]。

除酒龙胆外，还有甘草炙品，姜炙品，炒炭品。

**【性状差异】**　龙胆表面淡黄色，酒龙胆表面深黄色，微具酒气。

**【炮制作用】**　龙胆，味苦涩，性寒。生龙胆泻肝胆实火，除下焦湿热。《药证》：生品善于清热泻火，燥湿，用于湿热黄疸，阴肿阴痒，白带，湿疹等证。如用于惊痫热搐的凉惊丸。

酒制龙胆，寒性缓和，引药上行，长于上行以清肝明目。《珍珠囊》云："泻肝热，止眼睛疼痛，酒浸上行。"用于肝胆实火所致的头胀头痛，耳聋耳鸣以及风热目赤胀痛、口苦等。如大清凉散，如小龙荟丸等。

《神农本草经》中对龙胆生品和酒制品的功用有明确记述，谓："龙胆能主骨间寒热及惊痫邪气"。骨间寒热与惊痫邪气皆由肝火游动所为，龙胆能清泻肝火，故能治此类病症，若复以酒炮制之，则酒性走窜，无所不至，可助龙胆清除游走之肝火"[3-5]。

龙胆苦苷是龙胆中含量较高的活性成分，具有抗炎、保肝、利胆、健胃等活性。獐牙菜苦苷及其他环烯醚萜类成分也有抗炎、利胆等作用。

龙胆酒制后并无新成分的生成，但各成分之间的比例发生变化，龙胆苦苷和獐牙菜苦苷的含量升高，这种成分间比例关系的变化可能是造成酒龙胆作用趋向变化的原因。

【药理作用】

### 龙胆的药理作用

**1. 抗炎作用** 龙胆苦苷可减轻二甲苯所致小鼠耳郭肿胀，抑制冰醋酸所致小鼠腹腔毛细血管通透性的增加，阻止角叉菜胶及酵母多糖A所致大鼠足跖肿胀，但对制霉菌素所致的炎症模型无明显作用[6,7]。

**2. 保肝作用** 龙胆对不同机制诱导的实验性肝损伤有减轻作用，机制为保护肝细胞膜，抑制在肝脏发生的特异性免疫反应，促进吞噬功能及在肝损伤状态下刺激肝药酶的活性，加强对异物的代谢和处理等。龙胆中的主要成分龙胆苦苷可显著抑制由 $CCl_4$ 和 D-氨基半乳糖（GALN）所致的小鼠急性肝损伤引起的血清谷丙转氨酶升高，从而对肝脏产生保护作用[8-10]。

**3. 利胆作用** 龙胆苦苷能增加大鼠胆汁分泌，促进胆囊收缩[11]。

**4. 健胃作用** 经胃瘘管注入龙胆苦苷可使胃液中游离酸含量提高，降低胃内pH；舌下涂抹龙胆苦苷可使胃液量稍微增加，而静脉给药胃液量基本不增加，提示龙胆苦苷刺激胃液和胃酸分泌的作用方式为直接作用[11]。

**5. 抗肿瘤作用** 龙胆苦苷在体外对人肺腺癌细胞株A549具有一定的抑制作用，可抑制SMMC-7721人肝癌细胞的增殖。关龙胆石油醚、乙酸乙酯、正丁醇萃取物对肿瘤细胞有不同程度的抑制作用，其中关龙胆乙酸乙酯萃取物对 MGC-803、HeLa、HepG2肿瘤细胞均有较强的抑制作用[12]。

**6. 升血糖** 给大鼠腹腔注射龙胆碱30分钟后血糖升高，可持续3小时，且升血糖作用与剂量成正比，切除动物肾上腺则升血糖作用消失，肾上腺素能部分或完全阻断龙胆碱的作用[11]。

【化学成分】

**龙胆** 主要含裂环环烯醚萜及其苷类化合物，如龙胆苦苷、马钱酸、獐牙菜苦苷、獐牙菜苷等；还含有生物碱、黄酮、多糖、挥发油等[12]。

**酒龙胆** 龙胆苦苷和獐牙菜苦苷含量增加[13]。

【含量测定】 采用高效液相色谱法测定酒制前后龙胆中龙胆苦苷和獐牙菜苦苷的含量，结果表明二者的含量炮制后都有所增加[13]，见表6-4。

表6-4 龙胆酒制前后龙胆苦苷和獐牙菜苦苷含量（%）

| 样品 | 龙胆苦苷 | 獐牙菜苦苷 |
| --- | --- | --- |
| 生龙胆 | 4.8646 | 0.2023 |
| 酒龙胆 | 5.6107 | 0.2383 |

【药物代谢】 大鼠肠内菌代谢研究表明，龙胆碱和龙胆醛是龙胆苦苷体内代谢的重要生物活性产物。龙胆碱产生的机制是龙胆苦苷首先被肠内菌产生的葡萄糖苷酶水解为苷元（二烯醛），然后再与来自肠内菌代谢氨基酸产生的氨反应生成席夫盐，再经环化而生成含氮化合物[14,15]。

【不良反应】 龙胆对胃肠道有轻度刺激作用，有利于食物的消化。但大剂量龙胆草服用则妨碍消化，并可出现头痛、面红、头晕、心率减慢。另外，龙胆为大寒之品，泻火力强，易伤阳气，长期服用常会出现头晕、乏力、神倦[16]。

【毒性】 临床毒性尚不明确。动物实验显示，龙胆苦苷一次性大剂量腹腔注射，小鼠 $LD_{50}$ 为 $2770mg \cdot kg^{-1}$（96小时内），犬腹腔注射龙胆苦苷 $500mg \cdot kg^{-1}$ 引起呕吐，$1000mg \cdot kg^{-1}$ 引起死亡；龙胆苦苷腹腔注射 $LD_{50}$ 为 $350mg \cdot kg^{-1}$[11]。

【生制龙胆成分、药效与功用关系归纳】 由龙胆酒制前后的对比研究，提示了环烯醚萜苷的变化是引起龙胆生制品药效差异的物质基础。其变化关系如图6-6所示。

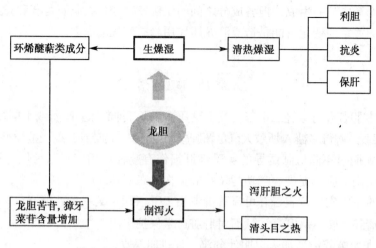

图6-6　生制龙胆成分、药效与功用关系归纳

（才　谦）

## 参 考 文 献

[1] 国家药典委员会. 中华人民共和国药典（一部）[S]. 北京：中国医药科技出版社，2010：89.

[2] 杨书彬，于鹤丹，李俊行. 正交试验设计优选酒制龙胆最佳炮制工艺研究 [J]. 中医药信息，2008，25（2）：47-48.

[3] 叶定江. 中药炮制学 [M]. 北京：中国中医药出版社，1999：147.

[4] 苗明三. 常用中药炮制新释及应用 [M]. 西安：世界图书出版西安公司，1998.

[5] 冉懋雄. 现代中药炮制手册 [M]. 北京：中国中医药出版社，2002.

[6] 王德健，李巧云，徐世军，等. 龙胆草水提物的抗炎解热作用研究 [J]. 四川省卫生管理干部学院学报，2007，26（1）：3-5.

[7] 杨芳，王洪伦，李春婷，等. 白花龙胆花抗炎作用研究 [J]. 天然药物研究与开发，2010，3（22）：330-333.

[8] 徐丽华，徐强. 龙胆对实验性肝损伤的影响 [J]. 中药药理与临床，1994，9（3）：20-22.

[9] 崔兴日，郑光浩，南极星. 关龙胆提取物的保护肝脏作用实验研究 [J]. 延边大学学报，2004，9（27）：170-172.

[10] 刘占文，陈长勒，金若敏，等. 龙胆苦苷的保肝作用研究 [J]. 中草药，2002，33（1）：47-51.

[11] 张勇，蒋家雄，李文明. 龙胆苦甙药理研究进展 [J]. 云南医药，1991，12（5）：304-305.

[12] 沈涛，金航，王元忠. 中药龙胆化学成分研究进展 [J]. 安徽农业科学，2010，38（30）：16868-16870.

[13] 徐宏亮，刘玉强，才谦. 酒制前后龙胆中龙胆苦苷和獐牙菜苦苷的含量变化研究 [J]. 中成药，2009，31（8）：1237-1239.

[14] Kawata Y, Hatorri M, Ako T, et al. Formation of Nitrogen containing Metabolites from Geniposide and Gardenoside by Human Intestinal Bacteria [J]. *Planta Medica*, 1991, 57：536.

[15] 杨肖锋，宋纯清. 龙胆苦苷的肠内菌群代谢研究 [J]. 中国中药杂志，2000，25（11）：673-676.

[16] 刘薇. 龙胆炮制饮片原料药筛选及质量标准研究 [D]. 成都：成都中医药大学硕士学位论文，2006.

## ❧ 石　膏 ❧

【来源】　本品为硫酸盐类矿物硬石膏族石膏，主含含水硫酸钙（$CaSO_4 \cdot 2H_2O$），采挖后，除去杂石及泥沙。研细生用或煅用。主产于湖北、甘肃、四川等地，以湖北应城产者最佳。

生制石膏鉴别使用表

| 处方用名 | 石膏 | 煅石膏 |
| --- | --- | --- |
| 炮制方法 | 净制 | 煅制 |
| 性状 | 纤维状集合体，呈长块状、板块状或不规则块状。白色、灰白色或淡黄色，有的半透明。气微，味淡 | 白色的粉末或酥松块状物，表面透出微红色的光泽，不透明。气微，味淡 |

续表

| 性味<br>归经 | 甘、辛,大寒<br>归肺、胃经 | 甘、辛、涩,寒<br>归肺、脾、胃经 |
|---|---|---|
| 功能<br>主治 | 清热泻火,除烦止渴<br>用于外感热病,高热烦渴,肺热喘咳,胃火亢盛,头痛,牙痛 | 收湿,生肌,敛疮,止血<br>外治溃疡不敛,湿疹瘙痒,水火烫伤,外伤出血 |
| 炮制作用 | 利于成分煎出 | 缓和寒性,增强收敛作用 |
| 用法<br>用量 | 水煎口服或入中成药<br>15~60g | 研末撒敷患处<br>适量 |
| 配伍 | 常与知母、甘草、玄参、地黄、麻黄、杏仁、麦冬等配伍,治疗肺热咳嗽、胃热亢盛等症,如白虎汤 | 常与红粉、炉甘石、赤石脂等配伍,治疗湿疹瘙痒等症,如三石散 |
| 药理作用 | 解热、镇痛、消炎 | 生肌、止血 |
| 化学成分 | 水合硫酸钙 | 硫酸钙 |
| 检查 | 重金属不得过百万分之十<br>含砷量不得过百万分之二 | 重金属不得过百万分之十 |
| 含量测定 | 含水硫酸钙($CaSO_4 \cdot 2H_2O$)不得少于95.0% | 含硫酸钙($CaSO_4$)不得少于92.0% |
| 注意 | 脾胃虚寒及阴虚内热者忌用或慎用 | 不能内服 |

## 注释

【炮制方法】

石膏:取原药材,打碎,除去杂石,粉碎成粗粉[1]。

煅石膏:取生石膏,置适宜容器内,用武火煅至红透,取出,放凉[1]。

【性状差异】 石膏呈白色半透明块状。煅石膏为不透明的白色粉末。(见文末彩图 11)

【炮制作用】 石膏,味甘、辛,性大寒。甘能缓脾益气,辛能发汗解肌,生津止渴(淡而下行,消炎利尿),性寒能清热降火。主入肺、胃经。主治外感热病,高热烦渴,肺热喘咳,胃火亢盛,头痛,牙痛,如白虎汤[2]。又因胃主肌肉,肺主皮毛,故石膏为发斑发疹之要品。

石膏煅制后,含水量降低,所含微量元素和晶型结构也发生了改变[3,4],其寒性大大降低,收敛作用增强。涩味增加,归肺、脾、胃经。临床外用专于收敛生肌,如三石散[5]。

关于石膏炮制作用的认识,古今并不一致。古代认为炮制作用主要是缓和药性而不是改变药性[6,7],现代认为石膏生熟异治,生用内服专于清热泻火、除烦止渴,煅后外用则专于收敛生肌,其目的在于改变药性,产生新的治疗作用[8]。究其原因,石膏在煅制过程中不仅是失去结晶水,而且其晶格结构完全松散或破坏,这种松散结构发挥了煅石膏的收敛生肌作用[3]。

采用原子发射光谱对各产地石膏生品和炮制品的微量元素进行测定,发现生品中 Al、Co、Cu、Fe、Mg、Si、Sr、Zn 等元素全部或大部分被检出[9]。经高温煅制后,纯度相对较高,各地石膏中上述的元素含量均不同程度下降,只有 Sr 的含量相对增加,有害元素 Be 没有被检出,因此石膏煅制后降低了有毒元素含量,从而降低石膏毒性。

【药理作用】

### 一、石膏的药理作用

**1. 解热作用** 生石膏对正常体温无降温作用,而对人工发热动物具有一定的解热作用,对人工发热家兔有明显的退热作用[9]。

**2. 解毒、镇痉、消炎的作用**　石膏内服经胃酸作用，一部分变成可溶性钙盐，至肠吸收入血能增加血清内钙离子浓度，可抑制神经应激能力（包括中枢神经的体温调节功能），减低骨骼肌的兴奋性，缓解肌肉痉挛，又能减少血管通透性，故有解毒、镇痉、消炎的作用[10]。

**3. 抗病毒、提高免疫力**　石膏煎剂 1:4 浓度每只灌胃 4ml，可使烧伤大鼠脾与腹腔巨噬细胞 cAMP 含量增加，也可使血浆环单磷酸腺苷及前列腺素 $E_2$（$PGE_2$）含量增高。对烧伤大鼠，石膏煎剂还可使 T 淋巴细胞数增加，并使腹腔巨噬细胞吞噬功能加强[11]。

**4. 对平滑肌的作用**　小剂量石膏上清液使家兔的离体小肠和子宫振幅增大，大剂量则使紧张性降低，振幅减小[12]。

二、煅石膏的药理作用

**收敛、生肌作用**　煅石膏可加快肉芽组织中纤维细胞和新生毛细血管的形成，使毛细血管数增多和毛细血管管腔增大[13]。

**【化学成分】**

**石膏**　主要成分为含水硫酸钙[1]。

**煅石膏**　主要成分为硫酸钙[1]。

**【含量测定】**　采用毛细管电泳法测定生、煅石膏在模拟胃酸 pH 提取液中 Na、Ca 元素的溶出率，分析 Na/Ca 比值（表6-5）[14]。

表6-5　生、煅石膏 Na、Ca 元素含量及比值

| 编号 | $Na^+$（$\mu g \cdot g^{-1}$） | $Ca^{2+}$（$mg \cdot g^{-1}$） | Na/Ca |
|---|---|---|---|
| 煅石膏 | 42.0258 | 3.3769 | 0.0124 |
| 生石膏 | 32.7837 | 4.2721 | 0.0077 |

**【生煅石膏成分、药效与功用关系归纳】**　由石膏炮制前后的对比研究，提示了石膏含水量及其结构变化是引起石膏生制品药效差异的物质基础。其变化关系如图6-7所示。

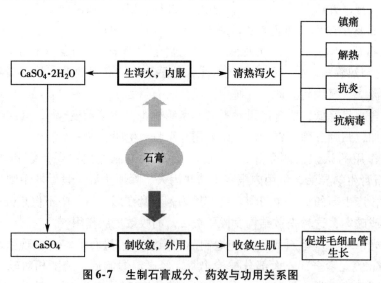

图6-7　生制石膏成分、药效与功用关系图

（陈晓霞）

● 参 考 文 献 ●

［1］国家药典委员会. 中华人民共和国药典（一部）［S］. 北京：中国医药科技出版社，2010：87-88.

［2］张仲景. 伤寒论［M］. 北京：中国中医药出版社，2006：176.

［3］陈建伟，李凡，刘元芬，等. 生、煅石膏的扫描电镜观察［J］. 中南药学，2006，4（4）：253-255.

[4] 李晓明，邵爱娟，陈敏，等. 生、煅石膏的粉晶 X- 射线衍射分析 [J]. 中国实验方剂学杂志，2010，16（17）：75-78.

[5] 杨清叟. 仙传外科集验方 [M]. 北京：人民卫生出版社，1991：367.

[6] 张景岳. 景岳全书 [M]. 上海：上海科学技术出版社，1984：959.

[7] 李时珍. 本草纲目校点本（上册）[M]. 北京：人民卫生出版社，1991：544.

[8] 吕文海. 中药炮制学 [M]. 北京：科学出版社，1992：295.

[9] 马英平，薛长松. 石膏退热的进展 [J]. 黑龙江中医药，1995，3：54-55.

[10] 刘甘泉，姚愈忠，张金梅. 石膏注射液中枢镇痛作用的实验研究 [J]. 中药药理与临床，1995，11（5）：22.

[11] 褚秀玲，韦旭斌. 抗病毒中草药研究进展 [J]. 中兽医学杂志，2006，1：33-38.

[12] 亢志兰. 略谈石膏之药理作用及其临床应用 [J]. 光明中医，2006，21（5）：16-17.

[13] 李祥，刘元芬，项晓人，等. 石膏炮制前后的生肌药效比较研究 [J]. 中西医结合学报，2006，4（6）：624-627.

[14] 秦云，李祥，陈建伟，等. 毛细管电泳测定单味石膏及其复方中 Na、Ca 元素 [J]. 中国民族民间医药，2010，9：15-17.

## ～ 知 母 ～

**【来源】** 本品为百合科植物知母 *Anemarrhena asphodeloides* Bge. 的干燥根茎。春、秋二季采挖，除去须根和泥沙，晒干，习称"毛知母"；或除去外皮，晒干。主产于河北、山西、内蒙古等地。

生制知母鉴别使用表

| 处方用名 | 知母 | 盐知母 |
|---|---|---|
| 炮制方法 | 切制 | 盐制 |
| 性状 | 不规则类圆形的厚片。外表皮黄棕色或棕色。切面黄白色至黄色。气微，味微甜、略苦，嚼之带黏性 | 不规则类圆形的厚片。切面黄色，有的微带焦斑。气微，味微咸，嚼之带黏性 |
| 性味归经 | 苦、甘，寒 归肺、胃、肾经 | 苦、咸，寒 主归肾经 |
| 功能主治 | 清热泻火，滋阴润燥 用于外感热病，高热烦渴，肺热燥咳，骨蒸潮热，内热消渴，肠燥便秘 | 滋阴降火 用于骨蒸潮热，盗汗遗精，腰脊酸痛 |
| 炮制作用 | 利于调剂和成分煎出 | 引药入肾，增强滋阴降火作用 |
| 用法用量 | 水煎口服或入中成药 6 ~ 12g | 水煎口服或入中成药 6 ~ 12g |
| 配伍 | 常与桑白皮、黄芩、石膏、大黄等配伍，治疗肺火喘咳，胃热壅盛，阴虚燥结等证。如知母散、白虎汤、护胃承气汤等 | 常与黄柏、熟地黄、山茱萸、肉桂等配伍，治疗肾阴不足，阴虚尿闭等证。如知柏地黄丸、滋肾丸等 |
| 药理作用 | 抗菌、抗炎、清热、保护心肌、抗衰老、提高记忆力、抗血小板聚集、降血糖、抗肿瘤等 | 清热、降血糖、镇静、滋阴等 |
| 化学成分 | 含皂苷、黄酮、木脂素、多糖、生物碱类、挥发油、有机酸等 | 皂苷、黄酮、木脂素、多糖、生物碱类、有机酸等 |
| 检查 | 水分不得过 12.0%；总灰分不得过 9.0%；酸不溶性灰分不得过 2.0% | 水分不得过 12.0%；总灰分不得过 9.0%；酸不溶性灰分不得过 2.0% |
| 含量测定 | 芒果苷含量不得少于 0.50%，知母皂苷 B Ⅱ 含量不得少于 3.0% | 芒果苷含量不得少于 0.40%，知母皂苷 B Ⅱ 含量不得少于 2.0% |
| 注意 | 脾胃虚寒，大便溏泻者慎用 | 脾胃虚寒，大便溏泻者慎用 |

## 注释

**【炮制方法】**

知母：取原药材，除去杂质，洗净，润透，切厚片，干燥，去毛屑[1]。

盐知母：取知母饮片加入盐水，拌匀，于室温闷润，待盐水被吸尽后，炒干，取出，放凉即可[1]。以盐制前后化学成分含量为权重指标，对知母盐制工艺进行优化，优化参数为：每100kg知母用盐3kg（加30L水溶解），润透，在150~160℃下炒制8分钟为宜[2]。

除盐知母外，还有炒知母。

**【性状差异】**　知母切面黄白色至黄色，味微甜、略苦。盐知母切面呈黄色，有的微带焦斑，味微咸。（见文末彩图12）

**【炮制作用】**　知母，味苦、甘，性寒。归肺、胃、肾经。具有清热泻火，滋阴润燥的作用。用于外感热病，高热烦渴，肺热燥咳，骨蒸潮热，内热消渴，肠燥便秘。如治肺胃火盛的清胃黄连丸（《中国药典》）。生知母偏于清热泻火，如与石膏配伍的白虎汤。

知母盐制后，具咸寒之性，引药下行，专于入肾经，增强滋阴降火的作用，善清虚热。常用于肝肾阴亏、虚火上炎、骨蒸潮热、盗汗遗精、虚劳咳嗽。如治阴虚火旺、潮热盗汗、咳嗽咯血、耳鸣遗精的大补阴丸（《中国药典》）。

知母主要含知母皂苷、黄酮、多糖等活性成分。其中知母皂苷是知母滋阴降火的主要物质基础；黄酮类化合物具有抗炎活性；多糖具有调节免疫、耐缺氧作用；水提取物具有清热、降血糖作用。这些药效活性与知母的清热泻火、滋阴润燥功效基本一致。知母滋阴降火作用表现为能降低阴虚大鼠血清中 $FT_3$、$FT_4$ 值，尿中 17-OHCS 含量，降低 $Na^+$-$K^+$-ATP 酶活性[2]。

知母盐制后，皂苷含量增加，其他成分变化不大，但总体上成分比例有所改变。制品对阴虚大鼠的血清中 $FT_3$、$FT_4$ 值，尿中 17-OHCS 含量，$Na^+$-$K^+$-ATP 酶活性等生化指标调节能力强于生品。同时制品能够大大促进活性成分芒果苷在大鼠体内的吸收[2]，且降血糖、抗炎活性也强于生品，但清热作用弱于生品。故盐知母滋阴作用增强，而生品清热作用力强。

综上，通过知母皂苷、黄酮类成分的变化和药理作用，能够解释知母盐炙后引药入肾经，增强滋阴降火作用的合理性。

**【药理作用】**

### 一、知母的药理作用

**1. 抗炎作用**　知母芒果苷有显著的抗炎作用。知母水提取物及总多糖能显著抑制二甲苯致小鼠耳郭肿胀和醋酸致腹腔毛细血管通透性增高，且具有剂量依赖性，而知母醇提取物只能抑制醋酸致腹腔毛细血管通透性增高，对二甲苯所致耳郭肿胀无明显抑制作用。动物模型证实知母总多糖（TPA）对多种致炎剂引起的急性毛细血管通透性增高、炎性渗出增加及组织水肿均有明显抑制作用，对慢性肉芽肿增生有显著抑制作用。知母总多糖可增强肾上腺功能，减少 ACTH 分泌、释放，并且抑制 PGE 合成或释放[3]。

**2. 抗病原微生物作用**　知母水煎剂对葡萄球菌、结核杆菌、白喉杆菌、肺炎球菌、伤寒杆菌、痢疾杆菌、副伤寒杆菌、枯草杆菌、霍乱弧菌有一定的抑制作用。在沙氏培养基上，对某些常见的致病性皮肤癣也有抑制作用。醇浸膏及在此浸膏中经丙酮处理的结晶对普、拜二氏培养基上的 $H_{37}RV$ 人型结核杆菌亚种有较强的抑制作用[4]。异芒果苷具有显著的抗单纯疱疹病毒作用[5]。

**3. 清热作用**　知母对皮下注射大肠埃希菌所致的家兔发热有解热作用[5]。知母皂苷及皂苷元对正常小鼠肝 $QO_2$ 值有降低趋势，但无显著性差异。对注射甲状腺素诱导产生 $Na^+$-$K^+$-ATP 酶从而引起 $QO_2$ 值增高的小鼠肝脏，知母皂苷及苷元也有降低作用[4]。知母在细胞内对单胺氧化酶 A、B 两型均有抑制作用，而单胺氧化酶对包括 5-羟色胺在内的多种神经递质的代谢起着重要作用，故而表现出清热的作用。

**4. 降血糖作用** 知母水提取物对四氧嘧啶或胰岛素抗血清诱导的高血糖小鼠及四氧嘧啶诱导的高血糖家兔，有降低血糖水平的作用。知母水溶性提取物腹腔注射，可使四氧嘧啶诱导的高血糖小鼠的血糖值下降，并在 5 小时内使尿中酮体减少[6]。芒果苷及其葡糖苷口服可降低 KK-Ay 小鼠血糖水平，而对正常小鼠血糖水平没有影响，提示芒果苷及其葡糖苷可用于治疗 2 型糖尿病[7]。

**5. 抗血小板聚集作用** 知母皂苷中分离出的知母皂苷 AⅢ和马尔可皂苷元-3-$O$-P-D-吡喃半乳糖苷，对 ADP、5-羟色胺和由花生四烯酸诱导的兔血小板聚集，均有很强的抑制作用。此外，从知母中分离出来的 6 种螺甾烷皂苷有很强的抑制血小板聚集活性，APTT（活性部分凝血活酶时间）对 6 种物质浓度的增加比较敏感[5]。

**6. 提高学习记忆力作用** 大鼠 19～20 月龄时起，在饲料中添加一定量知母中提取的皂苷元（ZMS），到 23～24 月龄时，迷宫实验发现其学习和记忆能力明显高于饲料中不加 ZMS 的平行对照老年大鼠。用放射配基结合法和免疫沉淀法测定动物脑 M 受体密度，ZMS 组 M 受体密度显著高于对照组[8]。

**7. 对心肌缺血再灌注损伤的保护作用** 知母皂苷 D 能降低家兔心脏 I/R 引起的心电图改变，抑制 I/R 过程中血清 CK 及 MDA 含量的增高，减少心肌梗死范围。其保护心肌 I/R 损伤作用的机制可能与其抗 PAF、抗血小板聚集和清除自由基等有关[4]。淫羊藿苷能够改善心脑血管系统功能、增强机体免疫力及调节内分泌[9]。

**8. 其他作用** 知母是 CAMP 磷酸酯酶抑制剂，有促进消化道功能，抗肿瘤等药理作用。知母皂苷具有抑制新生大鼠甲胎蛋白（AFP）的作用，用于治疗人肝癌移植裸大鼠，可使其生存期延长[9]。知母总皂苷能显著拮抗地塞米松对垂体-肾上腺皮质系统的抑制作用。知母中的芒果苷可治疗慢性支气管炎，减轻多柔比星（DOX）的毒副作用，预防哮喘，抗氧化，并能通过增强胰岛素敏感性而发挥抗糖尿病作用[4]。

## 二、盐知母的药理作用

**1. 滋阴作用** 知母不同炮制品均具有一定的降血糖、提高耐缺氧能力及拮抗心率加快等作用，盐制品略强于生品，但无显著性差异[10]。生知母和盐知母均能够降低甲亢阴虚大鼠血清中 $FT_3$、$FT_4$ 值，尿 17-OHCS 含量，均具有滋阴作用，且盐制后作用增强[2]。

**2. 镇静作用** 知母具有显著的镇静作用，炒知母、酒炒知母可使此作用增强[11]。

**3. 清热作用** 低剂量的生知母及盐知母水煎液对酵母所致的大鼠高热模型具有明显清热作用，但剂量升高清热作用反而降低，盐知母与生知母之间未见显著性差异。生知母及盐知母均能显著降低 $Na^+$-$K^+$-ATP 酶活性，具有滋肾阴、清虚热的作用。对于低剂量组，盐知母优于生知母，但高剂量组时生知母优于盐知母，且不及低剂量组[2]。

**4. 降血糖作用** 知母盐制前后对高血糖大鼠血糖的影响，盐知母明显优于生知母，高剂量组优于低剂量组，呈现明显量效关系。且盐制品高剂量组优于格列本脲组，盐制后表现出明显的降血糖作用[2]。

**5. 抗炎作用** 生知母与盐知母均有明显抗炎作用，量效关系明显，且盐制后作用显著增强，显著优于氢化可的松组（浓度为 0.1%）[2]。

【化学成分】

**知母** 主要成分有皂苷类，目前发现的知母皂苷元有菝葜皂苷元、马尔可皂苷元、新吉托皂苷元、薯蓣皂苷元等，还含有黄酮、木脂素、多糖、生物碱类、挥发油、有机酸等[9]。

**盐知母** 知母盐制后皂苷类成分含量增高，其他成分含量变化不大[2]。

【高效液相色谱异同点】 由知母盐制前后 HPLC 谱图（图 6-8）可见，知母盐制后有新增色谱峰，也有明显增量的色谱峰，即知母炮制后化学成分发生了一定的质变和量变。

【含量测定】 HPLC-CAD 法测定知母盐制前后知母皂苷 BⅡ和菝葜皂苷元的含量变化，盐制后知母皂苷 BⅡ和菝葜皂苷元的含量明显增加，见表 6-6。

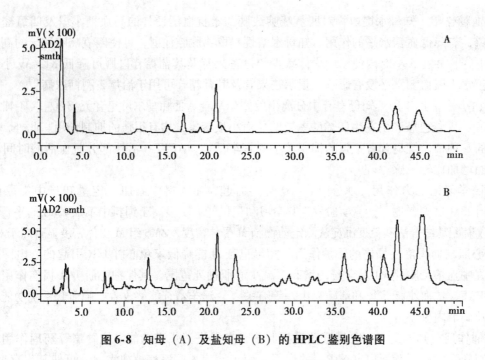

图6-8　知母（A）及盐知母（B）的HPLC鉴别色谱图

表6-6　知母、盐知母中知母皂苷BⅡ和菝葜皂苷元的含量（%）

| 样品 | 知母皂苷BⅡ | 菝葜皂苷元 |
|------|-----------|-----------|
| 生知母 | 6.48 | 1.43 |
| 盐知母 | 7.85 | 1.85 |

【生制知母成分、药效与功用关系归纳】　由知母盐制前后的对比研究，提示了知母皂苷、黄酮、多糖的变化是引起知母生制品药效差异的物质基础。其变化关系如图6-9所示：

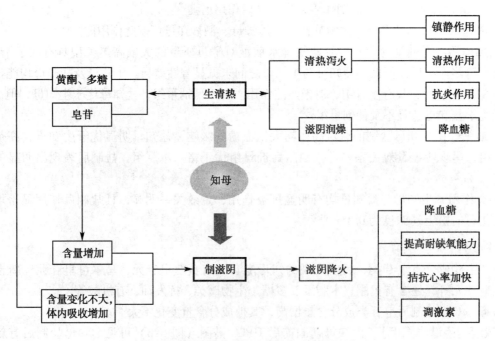

图6-9　生制知母成分、药效与功用关系图

（高　慧）

**参 考 文 献**

[1] 国家药典委员会. 中华人民共和国药典（一部）[S]. 北京：中国医药科技出版社，2010：197.

[2] 高慧. 盐知母炮制原理研究 [D]. 沈阳：辽宁中医药大学博士学位论文，2010.

[3] 陈万生，韩军，李力，等. 知母总多糖的抗炎作用 [J]. 第二军医大学学报，1999，20（10）：758-760.

[4] 倪梁红，秦民坚. 知母资源化学及药理研究进展 [J]. 中国野生植物资源，2005，24（4）：16-20.

[5] 杨丽蓉. 知母的化学成分及药理作用研究进展 [J]. 国外医学中医中药分册，2002，24（4）：207-210.

[6] Hiniko，H. 知母的成分和生理活性 [J]. 国外医学中医中药分册，1992，14（3）：15-17.

[7] Miura T, Ichiki H, Iwamoto N, et al. Antidiabetic activity of a xanthone compound, mangiferin [J]. *Phytomedicine*, 2001, 8（2）：85-87.

[8] 徐建中，陆敏，照日格图，等. 知母㈣元 ZMS 对老龄大鼠学习、记忆的影响 [J]. 中药药理与临床，1995，(3)：18-21.

[9] 廖洪利，王伟新，赵福胜，等. 知母化学成分研究进展 [J]. 药学实践杂志，2005，23（1）：12-14.

[10] 郭志力，陆兔林，季德. 知母不同炮制品滋阴作用研究 [J]. 中国中医基础医学杂志，2008，14（5）：386-387.

[11] 陈万生，乔传卓. 加工炮制对知母品质的影响 [J]. 中国中药杂志，1997，22（4）：212-213.

# ❧ 栀 子 ❧

【来源】 本品为茜草科植物栀子 *Gardenia jasminoides* Ellis 的干燥成熟果实。9—11 月果实成熟呈红黄色时采收，除去果梗和杂质，蒸至上气或置沸水中略烫，取出，干燥。主产于浙江、江西、湖南、福建等地。

**生制栀子鉴别使用表**

| 处方用名 | 栀子 | 焦栀子 | 栀子炭 |
|---|---|---|---|
| 炮制方法 | 净制、破碎 | 炒焦 | 炒炭 |
| 性状 | 不规则碎块状。果皮表面红黄色或棕红色，种子为深红色或红黄色。气微，味微酸而苦 | 不规则的碎块。表面焦褐色或焦黑色，种子表面为黄棕色或棕褐色，伴有焦糊味 | 不规则的碎块。表面黑褐色或焦黑色，气微，味涩苦 |
| 性味 归经 | 苦，寒 归心、肺、三焦经 | 苦，微寒 主入心经 | 苦，微寒 主入心、脾经 |
| 功能 主治 | 泻火除烦，清热利湿，凉血解毒；外用消肿止痛 用于热病心烦，湿热黄疸，淋证涩痛，血热吐衄，目赤肿痛，火毒疮疡；外治扭挫伤痛 | 清热，除烦 用于血热病，身热，心烦，胸脘痞满 | 凉血，止血 用于血热吐衄，尿血，崩漏 |
| 炮制作用 | 去除杂质，便于调剂和煎出 | 缓和苦寒之性，增强清热除烦的作用 | 缓和苦寒之性，增强清热凉血止血的作用 |
| 用法 用量 | 水煎口服或入中成药。外用适量，研末调敷 6～10g | 水煎口服或入中成药 6～10g | 水煎口服或入中成药 6～10g |
| 配伍 | 常与黄芩、黄连、黄柏等配伍，治疗热病火毒炽盛，三焦俱热而见高热烦躁、神昏谵语者，如黄连解毒汤 | 常与豆豉等配伍，治疗热在气分而见发热，胸闷，心烦者，如栀子豉汤 | 常与生地黄、牡丹皮、白茅根等配伍，治疗热迫血溢，吐血、衄血、尿血等，如十灰散 |

续表

| | | | |
|---|---|---|---|
| 药理作用 | 解热、镇痛、抗炎、抗氧化、保肝、利胆、抗肿瘤等 | 解热、镇痛、抗炎、抗氧化、保肝、利胆、抗血小板聚集等 | 止血、解热、镇痛、抗炎、护肝等 |
| 化学成分 | 环烯醚萜类、二萜、鞣质、有机酸及黄酮等化合物 | 环烯醚萜类和二萜苷类成分降低，而鞣质的含量增加 | 环烯醚萜类和有机酸类成分明显降低，而鞣质的含量增加 |
| 检查 | 水分不得过 8.5%；总灰分不得过 6.0%，酸不溶性灰分不得过 0.1% | 水分不得过 3.5%；总灰分不得过 7.0%，酸不溶性灰分不得过 0.1% | 水分不得过 4.0%；总灰分不得过 7.0%，酸不溶性灰分不得过 0.1% |
| 浸出物含量测定 | 乙醇浸出物不得少于 23.0%　栀子苷的含量不得少于 1.5% | 乙醇浸出物不得少于 22.0%　栀子苷的含量不得少于 1.0% | 乙醇浸出物不得少于 10.0%　栀子苷的含量不得少于 0.5% |
| 注意 | 苦寒伤胃，体虚便溏，食欲不振者忌用 | | |

## 注释

**【炮制方法】**

栀子：取原药材，除去杂质、碾碎[1,2]。

焦栀子：取栀子碎块，大小分档置锅内，用文火炒成焦褐色或焦黑色，取出，放凉，即可[1,2]。以色泽、浸出物及栀子苷的含量作为评价指标，对焦栀子炒焦工艺进行优化，优化参数为：180℃，炒 30 分钟[3]。

栀子炭：取栀子碎块，大小分档置锅内，用武火加热炒成黑褐色，喷淋少许清水熄灭火星，取出，放凉，即可[1,2]。以栀子炭的性状，栀子苷和鞣质的含量、凝血作用效果为评价指标，对栀子炭的炮制工艺进行优化，优化参数为：200℃，炒 10 分钟，喷水少许后，再炒 1 分钟至干[4]。

除焦栀子和栀子炭外，还有炒栀子和姜栀子。

**【性状差异】**　栀子表面为红黄色或棕红色，略有光泽；种子为深红色或红黄色。焦栀子表面颜色加深，呈焦褐色或焦黑色；种子表面为黄棕色或棕褐色。栀子炭的表面呈黑褐色或焦黑色[1,2]。（见文末彩图 13）

**【炮制作用】**　栀子，味苦，性寒。因苦寒清降，归心、肺、三焦经，故主泻心火以除烦，且能清泻三焦火邪，为治热病心烦、躁扰不宁之要药。还兼具清利下焦肝胆湿热之功，可用于黄疸的治疗。栀子炒焦后，其寒性有所缓和，偏入血分，故可清血分郁热。多用于血热吐衄，尿血崩漏等症。栀子炒炭后止血作用增强，善于凉血止血，多用于吐血、咯血、咳血、衄血、尿血、崩漏下血等症。故《寿世保元》中亦有"栀子，生用清三焦实火，炒黑清三焦郁热"的论述[1,2,5,6]。

栀子中的环烯醚萜类（如栀子苷）成分具有较强的解热、抗炎和保肝作用，而二萜苷类（如西红花苷）类成分也具有抗炎、抗血小板聚集、保肝和利胆的活性。在栀子的炮制过程中：栀子中的环烯醚萜类成分可发生分解、聚合等反应而使含量降低，而二萜苷类成分则在加热的作用下亦可发生苷键裂解作用而导致含量降低，上述两种情况也都随着炮制温度升高和时间延长而使其程度加深。这也解释了为何炮制品中清热泻火的相关作用较生品降低。此外在炮制过程中，具有止血和镇静作用的鞣质及西红花酸（二萜苷元）的含量增加[7]，也说明了栀子炮制后凉血止血作用增强的原因。

另外，栀子中具有解热作用的栀子苷，其在种仁中含量较高，是种皮中的 4 倍[1,2,5,6,8]，这也解释了为什么栀子"内热用仁，表热用皮"。

【药理作用】

一、栀子的药理作用

**1. 解热作用** 栀子的乙醇提取物对干酵母致大鼠发热模型具有较好的解热作用[9]。

**2. 镇痛、抗炎作用** 栀子中的栀子苷及西红花苷均具有明确的抗炎作用。可抑制炎症早期的水肿和渗出，对炎症晚期的组织增生和肉芽组织生成亦有抑制作用；同时栀子苷还具有一定的镇痛作用。对化学物质引起的扭体反应有抑制作用，可明显升高小鼠对热板刺激的痛阈值[10]。

**3. 抗氧化作用** 栀子中栀子苷、西红花素、总皂苷等成分具有抗氧化作用，可明显提高损伤的内皮细胞存活率，提高细胞内超氧化物歧化酶、一氧化氮活性[11]。

**4. 保肝作用** 栀子苷对正常小鼠肝微粒体内 CYP4502E1 具有明显抑制作用，并能增强肝脏内谷胱甘肽还原酶（GR）以及谷胱甘肽-S-转移酶活性，对 $CCl_4$ 致急性小鼠肝损伤具有保护作用，能抑制四氯化碳肝中毒小鼠血清中 ALT 和 AST 的活性，增加肝脏内 GSH 的含量[12]。

**5. 利胆作用** 栀子中的栀子苷和西红花苷可明显增加大鼠胆汁流量，改变胆汁成分，阻止胆固醇结石的形成[13]。

**6. 抗焦虑作用** 大鼠群体接触实验证实栀子提取物及栀子苷均能剂量依赖性地延长大鼠群体接触时间[14]。

**7. 降血脂、抗血栓作用** 栀子中的西红花苷及其代谢物藏红花酸可明显抑制胰脂酶的活性，可抑制脂肪和胆固醇的吸收。栀子苷及其代谢产物京尼平可抑制体内血栓因子及血小板聚集，显著延迟生化反应中大鼠股动脉血栓闭塞时间，抑制磷脂酸酶的活性，达到抗血栓作用[15]。

**8. 抗动脉粥样硬化作用** 栀子乙醇提取物能有效抑制 TNF-γ 诱导的 NF-κB 活性和黏附分子表达以及单核细胞和内皮的接触，从而可能用于动脉粥样硬化等血管疾病的治疗。西红花酸能明显减轻模型大鼠动脉粥样硬化性损伤，可有效抑制血管紧张素 II 引起的主动脉血管平滑肌细胞的增殖[16]。

**9. 抗肿瘤作用** 栀子苷具有抑制亚致死量强度 X 射线的致癌变作用，能减少高强度有害的 X 射线对细胞的伤害。西红花苷对白血病、结肠癌、卵巢癌、扁平细胞瘤和软组织肉瘤等也都具有较强的抑制作用。西红花酸也具有较强的抑癌、抗癌能力，其机制可能与藏红花酸具有破坏肿瘤细胞中 DNA、RNA 的合成及其抗氧化功能有关[17]。

**10. 抗病原体作用** 栀子水提取物及醇提取物均对金黄色葡萄球菌、脑膜炎双球菌、卡他球菌等具有抑制作用。栀子提取物还具有明显抑制单纯疱疹病毒复制的作用，其机制可能与其可上调 IFN-γ mRNA 的表达有关[18]。

二、栀子炮制品的药理作用

**1. 解热作用** 栀子不同炮制品的乙醇提取液均有较好的解热作用，其解热作用的强弱顺序为：栀子＞炒栀子＞焦栀子，说明栀子加热炮制后解热作用减弱[7,19]。

**2. 抗炎作用** 栀子、炒栀子水煎液对二甲苯致小鼠耳郭肿胀均有较好的抑制作用，且栀子的抑制作用强于炒栀子，而焦栀子无此作用，说明栀子加热炮制后抗炎作用减弱[7,20]。

**3. 镇静作用** 栀子不同炮制品的水煎液均能明显延长戊巴比妥钠小鼠的睡眠时间，具有较好的镇静作用，镇静作用的强弱顺序为：焦栀子＞炒栀子＞栀子，说明栀子加热炮制后镇静作用增强[7]。

**4. 凝血作用** 焦栀子水煎液可明显缩短实验小鼠的凝血时间，具有较好的凝血作用，而栀子、炒栀子的水煎液在同等剂量下无凝血作用[7,21]。

**5. 保肝作用** 焦山栀水煎浓缩液对兔结扎胆管后的胆色素出现轻度抑制作用[7,22]。

【化学成分】
**栀子** 主要成分有环烯醚萜苷，如栀子苷；二萜类化合物，如西红花苷、西红花酸；有机酸，如绿原酸等。另外还含有黄酮和皂苷类成分[23]。

**焦栀子** 栀子苷、西红花苷含量降低，鞣质及西红花酸的含量明显增加。

**栀子炭** 环烯醚萜类以及有机酸类成分的含量明显降低，而鞣质的含量明显增加。

**【高效液相色谱异同点】** 由栀子炮制前后 HPLC 谱图（图 6-10）可见[7,24]，栀子炮制前后化学成分在质和量上均具有较大的不同，该方法可用于区别生制品栀子。

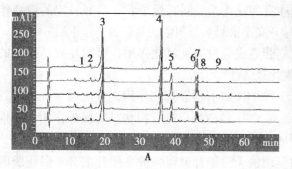 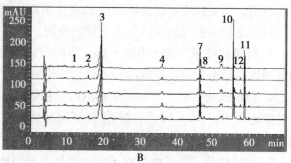

**图 6-10  5 批生栀子（A）及焦栀子（B）炮制前后 HPLC 鉴别色谱图**

（产地由上至下分别为：江西抚州、江西宜春、湖南衡阳、浙江金华及湖北）

3. 栀子苷；4. 西红花苷-Ⅰ；5. 西红花苷-Ⅱ

**【含量测定】** 照 2010 年版《中国药典》（一部）栀子（焦）项下【含量测定】方法[1]，生制栀子中主要活性成分的含量具有明显差异，见表 6-7。

**表 6-7  栀子、焦栀子及栀子炭中的栀子苷、西红花酸和鞣质的含量（%）**

| 样品 | 栀子苷 | 西红花酸 | 鞣质 |
| --- | --- | --- | --- |
| 生栀子 | 1.5 | - | 3.0 |
| 焦栀子 | 1.0 | 0.12 | 5.0 |
| 栀子炭 | 0.6 | 0.14 | 5.5 |

**【药物代谢】** 对栀子提取物中栀子苷在小肠及其各部位的吸收动力学研究表明，栀子苷在大鼠整段小肠内均有吸收，尤其在十二指肠中吸收速率最大。而在小肠部位的吸收速率随浓度的增加而减小，提示药物的吸收机制除了被动扩散外，可能还有主动转运和易化扩散因素[28]。大鼠口服栀子苷或栀子提取物后，体内主要以京尼平硫酸盐的代谢形式存在，血流中检测不到栀子苷和京尼平原形成分。栀子水提取物的吸收显著优于经剂量校正的京尼平口服，提示可能是由于栀子苷在胃肠中分散良好，被肠部微生物逐步分解成京尼平后，通过肠上皮细胞而渗透吸收[25]。而大鼠口服西红花苷同样吸收不良，可在肠道水解转化为西红花酸吸收，血浆中未检测到原形成分，主要通过粪便排泄；多剂量重复给予西红花苷未出现富集现象，提示西红花酸体内极易代谢[26]。

**【毒性】** 栀子临床毒性尚不明确。栀子粉末及水煎液长期毒性实验未发现任何严重的毒性反应[27]。但大鼠单独给予京尼平后存在明显的急性毒性。大鼠连续 3 天大剂量灌胃，可导致肝重增加，肝指数增大，ALT、AST 活性增高，TBIL 含量增加，光镜下可见明显肝细胞肿胀、坏死，大量炎症细胞浸润等形态改变，提示栀子苷是栀子肝毒性的主要物质基础。给予栀子提取物后，经剂量校正，同等剂量未见急性和亚急性毒性反应发生[28]。大鼠一次性口服大剂量栀子苷，可造成急性肝损伤甚至死亡，并显示有毒性时-效、量-效关系；自由基损伤可能是其肝毒性机制之一[29]。

**【生制栀子成分、药效与功用关系归纳】** 由栀子炒制前后的对比研究，初步认为环烯醚萜苷、二萜苷及鞣质的变化是引起栀子生制品药效差异的物质基础。其变化关系如图 6-11 所示。

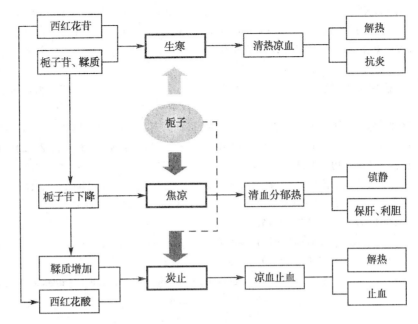

图 6-11　生制栀子成分、药效与功用关系图

（单国顺）

## 参考文献

[1] 国家药典委员会. 中华人民共和国药典（一部）[S]. 北京：中国医药科技出版社，2010：231-232.

[2] 贾天柱. 中药炮制学 [M]. 上海：上海科学技术出版社，2008：101-102.

[3] 程合丽. 栀子饮片炮制规范化研究 [D]. 济南：山东中医药大学硕士论文，2005.

[4] 张彤，马玮芸，陶建生，等. 多指标综合评分法优选栀子炭炮制工艺 [J]. 中国药师，2007，10（4）：322-324.

[5] 叶定江，原思通. 中药炮制学辞典 [M]. 上海：上海科学技术出版社，2005：363-364.

[6] 叶定江，张名伟，姚石安. 中药临床的生用与制用 [M]. 南昌：江西科学技术出版社，1991：38-40.

[7] 徐苹. 焦栀子炮制机理及质量研究 [D]. 济南：山东中医药大学硕士论文，2008.

[8] 刘怡，陈磊，张留记. 不同产地栀子皮和栀子仁中有效成分的含量比较 [J]. 中药新药与临床药理，2012，23（1）：81-83.

[9] 石军译，油田正树. 山栀子的药理 [J]. 现代东洋医学，1983，4（1）：42.

[10] 朱江. 栀子的抗炎镇痛作用研究 [J]. 中草药，2000，31：198-200.

[11] Wu HK, Fen-PC, Shun-CY, et al. Geniposide activates GSH S-transferase by the induction of GST M1 and GST M2 subunits involving the transcription and phosphorylation of MEK-1 signaling in rat hepatocytes [J]. *Toxicol Appl Pharmacol*, 2005, 208 (2)：155-162.

[12] 张立明，何开泽，任治军，等. 栀子中京尼平甙对 $CCl_4$ 急性小鼠肝损伤保护作用的生化机理研究 [J]. 应用与环境生物学报，2005，11（6）：669-672.

[13] 孙旭群，赵新民，杨旭. 栀子苷利胆作用实验研究 [J]. 安徽中医学院学报，2004，23（5）：33-36.

[14] Toriizuka K, Kamiki H, Ohmura NY, et al. Anxiolytic effect of Gardeniae Fructus- extract containing active ingredient from Kamishoyosan (KSS), a Japanese traditional Kampo medicine [J]. *Life Sciences*, 2005, 77 (24)：3010-3020.

[15] Koo HJ, Lee S, Shin KH, et al. Geniposide, an anti-angiogenic compound from the fruits of Gardemia jas minoides [J]. *Planta Med*, 2004, 70 (5)：467-469.

[16] 邓远雄，钱之玉，唐富天. 西红花酸对大鼠实验性动脉粥样硬化的影响 [J]. 中草药，2004，35（7）：777-781.

[17] Hsu HY, Yang JJ, Lin SY, et al. Comparisons of geniposidic acid and geniposide on antitumor and radioprotection after sublethal irradiation [J]. *Cancer Letters*, 1997, 113 (1-2)：31-37.

[18] Shi YJ, Huang Y, Cui XL, et al. Effect of the gardenia extracts-T9 on viral replication and IFN-γ mRNA in herpes simplex virus type-1 infected mice brains [J]. *Chinese Journal of virology*, 2009, 25 (1): 41-46.

[19] 张学兰, 孙秀梅, 刘玉荣, 等. 炮制对栀子部分成分及解热作用的影响 [J]. 中药材, 1995, 18 (3): 136-139.

[20] 张学兰, 战旗, 王苓, 等. 栀子及炮制品抗炎作用比较研究 [J]. 山东中医学院学报, 1994, 18 (6): 416-417.

[21] 盛萍, 白杰, 张冰. 栀子炒炭止血活性部位的药效学筛选研究 [J]. 中药材, 2008, 31 (1): 23-25.

[22] 张学兰, 孙秀梅, 刘玉荣. 栀子不同炮制品护肝作用比较研究 [J]. 中成药, 1996, 18 (2): 18-19.

[23] 娄素卉. 中药材栀子的化学物质基础研究 [D]. 上海: 华东理工大学硕士学位论文, 2012.

[24] 陈红, 程再兴. 炮制前后栀子饮片HPLC指纹图谱比较研究 [J]. 光明中医, 2009, 24 (6): 1044-1045

[25] Akao T, Kobashi K, Aburada M. Enzymic studies on the animal and intestinal bacterial metabolism of geniposide [J]. *Biol Pharm Bull*, 1994, 17 (12): 1573-1576.

[26] Xi L, Qian ZY, Du P, et al. Pharmacokinetic properties of crocin (crocetin digentiobiose ester) following oral administration in rats [J]. *Phytomedicine*, 2007, 14 (9): 633-636.

[27] Sato S, Kitamura H, Chino M, et al. A 13-week oral dose subchronic toxicity study of gardenia yellow containing geniposide in rats [J]. *Food Chem Toxicol*, 2007, 45 (8): 1537-1544.

[28] Hou YC, Tsai SY, Lai PY, et al. Metabolism and pharmacokinetics of genipin and geniposide in rats [J]. *Food Chem Toxico*, 2008, 46 (8): 2764-2769.

[29] Yamano T, Tsujimoto YJ, Noda T, et al. Hepatotoxicity of gardenia yellow color in rats [J]. *Toxicology Letters*, 1988, 44 (1-2): 177-182.

## ☙ 寒　水　石 ❧

**【来源】**　本品为硫酸盐类矿物红石膏 Gypsum Rubrum 或碳酸盐类矿物方解石 Calcitum。前者多用于北方，后者多用于南方。全年均可采挖。红石膏主产于辽宁、吉林、内蒙古、山东、甘肃等地。方解石主产于河南、安徽、江苏、浙江等地。

生制寒水石鉴别使用表

| 处方用名 | 寒水石 | 煅寒水石 |
|---|---|---|
| 炮制方法 | 净制 | 煅制 |
| 性状 | 红石膏: 不规则块状, 纵断面呈纤维状纹理, 半透明, 具丝绢光泽。体重质松, 易成小块, 无臭无味<br>方解石: 不规则块状, 表面光滑, 有玻璃样光泽, 无色或白色, 透明或半透明。体重质松, 易碎成方形或长方形小块 | 煅红石膏: 不规则块状, 纹理破坏, 无光泽, 黄白色, 不透明, 质地酥脆, 手捻易碎<br>煅方解石: 不规则块状, 白色或灰白色, 不透明。体轻质重, 易成粉 |
| 性味<br>归经 | 辛、咸, 大寒<br>归心、胃、肾经 | 辛、咸、寒<br>主入心、肾经 |
| 功能<br>主治 | 清热泻火, 除烦止渴<br>用于时行热病, 积热烦渴, 吐泻水肿 | 消肿敛疮<br>用于风热火眼, 水火烫伤, 诸疮肿毒 |
| 炮制作用 | 去除杂质及非药用部位, 便于临床调配使用 | 缓和大寒之性, 消除伐脾阳的副作用, 并增强收敛固涩的作用 |
| 用法<br>用量 | 水煎口服或入丸散, 研末敷或调敷<br>3~30g, 外用适量 | 水煎口服或入中成药; 多外用, 研末敷或调敷<br>3~30g, 外用适量 |

续表

| 配伍 | 常与石膏、滑石等配伍，治疗温热病，热入气分，高热烦躁，口渴欲饮，脉象洪大等症，如寒水石散 | 常与石膏、炉甘石等配伍，研磨后撒于创面，可减少创面渗出及疼痛。亦可研末水调，搽患处，可治诸疮肿毒，如拔毒散 |
|---|---|---|
| 药理作用 | 中和胃酸，消毒、杀菌作用 | 中和胃酸，消毒、杀菌作用 |
| 化学成分 | 红石膏：主要成分为硫酸钙（$CaSO_4 \cdot 2H_2O$），尚含有铁、铝等杂质<br>方解石：主要成分是碳酸钙（$CaCO_3$），尚含镁、铁、锰、锌等杂质 | 煅红石膏：主要成分为无水 $CaSO_4$<br>煅方解石：主要成分为 $CaCO_3$ 和 CaO |
| 含量测定 | 红石膏：硫酸钙（$CaSO_4$）含量不得少于75%<br>方解石：碳酸钙（$CaCO_3$）含量不得少于95% | 煅红石膏：硫酸钙（$CaSO_4$）含量不得少于95%<br>煅方解石：碳酸钙（$CaCO_3$）含量不得少于97% |
| 注意 | 脾胃虚寒者忌服，脾虚泄泻者不用，孕妇禁用 | |

## 注释

### 【炮制方法】

寒水石：取原药材，除去杂质，洗净、砸成碎块或碾成粉末[1]。

煅寒水石：净寒水石块或粗粉，置煅制容器内，用武火煅制红透，取出，放凉，碾成粉末[1]。以 $Ca^{2+}$ 的溶出量和总成分煎出率为指标，对煅寒水石的炮制工艺进行优化，结果发现方解石的炮制温度应该在800℃以上，炮制时间30~60分钟[2-4]；红石膏的炮制温度为700℃，炮制时间30分钟[5]。

除煅寒水石外，还有酒制、奶制和食盐拌炒等方法[6,7]。

### 【性状差异】
寒水石为不规则块状或粉末。其中红石膏为粉红色，半透明，光泽明显。方解石为无色或黄白色，透明或半透明，并有玻璃样光泽。煅后二者变为粉末状，光泽消失且不透明。其中煅红石膏为黄白色，煅方解石为白色或黄白色[1]。

### 【炮制作用】
寒水石，味辛、咸，性寒，可清热泻火，《神农本草经》记载："主身热，腹中积聚邪气，皮中如火烧，烦满，水饮之"。《本经逢原》谓其"治心肾积热之上药"。本品入心经可清热泻火以除烦，入胃经可清泻胃火以止渴。故可解热毒，治疮疡。但由于其性大寒，内服易伐脾阳，且质坚不易有效成分煎出，故常以煅法炮制来降低其大寒之性，增加收敛固涩的作用，并消除伐脾阳之弊。如治痈疽疔毒的飞龙夺命丸。

目前使用的寒水石有主成分为硫酸钙的红色石膏和主成分为碳酸钙的方解石两种[9,10]。煅制可使二者的质地变得疏松，利于粉碎和 $Ca^{2+}$ 的煎出，从而能更好的发挥抑制胃酸的作用[11-12]。药理作用研究也表明，炮制品在对小鼠的肠推动和钙吸收率方面的作用增强，并且可显著增加结扎幽门小鼠的胃液 pH，降低胃液排酸量和总酸度[11-14]。上述内容也解释了寒水石炮制后在消除胃酸、呃逆症状方面的作用增强的原因。

### 【药理作用】

#### 寒水石的药理作用

**1. 肠推动作用** 寒水石粉末对正常小鼠的小肠推进具有良好的促进作用[13]。

**2. 黏膜保护作用** 寒水石粉末具有很好的胃黏膜保护作用。可促进正常小鼠对钙的吸收率；显著增加结扎幽门小鼠的胃液 pH，该作用可能与寒水石具有促进正常小鼠对钙离子的吸收；增加结扎幽门小鼠的胃液 pH，降低其胃液总酸度和总排酸量等作用相关[11-14]。

### 【化学成分】
**寒水石** 包括碳酸盐类寒水石，主要由方解石（$CaCO_3$）、文石（$CaCO_3$）和白云石（$CaMg[CO_3]_2$）

组成；硫酸盐类寒水石，主要由硬石膏（$CaSO_4$），石膏（$CaSO_4 \cdot 2H_2O$）和芒硝（$Na_2SO_4 \cdot 10H_2O$）组成[15-17]。

**煅寒水石**　碳酸盐类寒水石煅后主要为 $CaCO_3$、CaO 和 Mg 等的混合物；硫酸盐类寒水石煅后主要为 $CaSO_4$[9]。

**【含量测定】**　照 $Ca^{2+}$ 浓度测定方法进行，包括钙指示剂法和钙黄绿素法[18-21]，生煅寒水石中钙离子含量有明显差异，见表6-8。

表6-8　寒水石与煅寒水石中主要成分的含量（%）

| 样品 | $CaCO_3$ | 样品 | $CaSO_4$ |
| --- | --- | --- | --- |
| 方解石 | 98 | 红石膏 | 80 |
| 煅方解石 | 99 | 煅红石膏 | 95 |

**【生制寒水石成分、药效与功用关系归纳】**　由寒水石煅制前后的对比研究，初步认为钙离子浓度的变化是引起寒水石生制品药效差异的物质基础。其变化关系如图6-12所示。

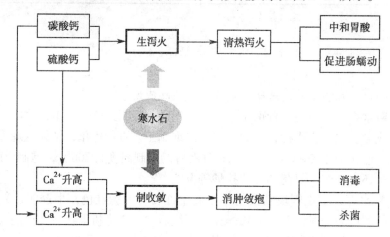

图6-12　生制寒水石成分、药效与功用关系图

（单国顺）

参考文献

[1] 贾天柱. 中药炮制学 [M]. 上海：上海科学技术出版社，2008：236-237.

[2] 李明雄，王洪军. 煅制火候对寒水石炮制质量的影响 [J]. 湖北中医学院学报，2003，5（2）：25-26.

[3] 全正香，杜玉枝，魏立新，等. 炮制对藏药南寒水石钙溶出率的影响 [J]. 中国实验方剂学杂志，2011，17（11）：16-18.

[4] 夏振江，魏立新，杜玉枝，等. 南寒水石质量标准研究 [J]. 中南药学，2010，8（9）：654-657.

[5] 夏振江，魏立新，杜玉枝，等. 北寒水石质量标准研究 [J]. 时珍国医国药，2010，21（7）：1658-1659.

[6] 孟根巴根. 蒙药寒水石的炮制沿革探析 [J]. 内蒙古民族大学学报，2007，13（5）：56.

[7] 巴图，娜仁花. 寒水石的常用炮制方法及其作用 [J]. 中国民族民间医药杂志，2002，（2）：101.

[8] 高学敏. 中药学 [M]. 上海：上海科学技术出版社，2008：94-95.

[9] 王保荣，胡多朝. 寒水石的鉴别及药理效应 [J]. 基层中药杂志，1996，10（4）：11-12.

[10] 撒吉，南太加. 矿物药"君西"在藏药中的临床应用 [J]. 现代中西医结合杂志，2000，9（12）：1159-1160.

[11] 陆景坤，陈朝军，周昊菲，等. 不同产地北寒水石炮制前后药效学研究 [J]. 中华中医药杂志，2011，26（11）：2547-2550.

[12] 陆景坤，陈朝军，周昊菲，等. 寒水石生品、炮制品在人工胃肠液中的溶出率 [J]. 中国实验方剂学杂志，2012，18（9）：23-25.

[13] 陈朝军，陆景坤，高甜，等. 南寒水石炮制工艺及药效学初探 [J]. 中国实验方剂学杂志，2013，19（1）：

191-194.

[14] 高甜，陈朝军，陆景坤，等. 北寒水石对大鼠胃液分泌的影响 [J]. 畜牧与饲料科学，2013，34（1）：29-31.

[15] 李鸿超，李大经，严寿鹤，等. 中国矿物药 [M]. 北京：地质出版社，1988：231-236.

[16] 聂克. 寒水石基源的研究概况 [J]. 新疆中医药，1990，2：32-33.

[17] 樊小纯. 寒水石考 [J]. 北京中医药大学学报，1996，3（2）：5-6.

[18] 四川省地质矿产综合利用研究所，华北地质研究所. 矿物原料分析方法 [M]. 北京：地质出版社，1972：61-62.

[19] 张绍琴，赵忠杰，郑丽文. 中药寒水石中主要成分的含量测定 [J]. 中药材，1986，9（4）：42-43.

[20] 温雅琴，关金风，高娃，等. EDTA滴定法测定蒙药寒水石中硫酸钙的含量 [J]. 药物分析杂志，1995，（1）：50.

[21] 陆景坤，周昊菲，陈朝军，等. 不同产地寒水石炮制前后主成分、微量元素含量对比分析 [J]. 中药材，2011，34（3）：357-361.

# 决 明 子

【来源】 本品为豆科植物决明 *Cassia obtusifolia* L. 或小决明 *Cassia tora* L. 的干燥成熟种子。秋季采收成熟果实，晒干，打下种子，除去杂质[1]。主产于河南、河北、广西、四川等地。

生制决明子鉴别使用表

| 处方用名 | 决明子 | 炒决明子 |
|---|---|---|
| 炮制方法 | 净制 | 清炒 |
| 性状 | 略呈菱方形或短圆柱形，两端平行倾斜。表面绿棕色或暗红棕色，断面白色。质坚硬。气微，味微苦 | 略呈菱方形或短圆柱形，两端平行倾斜，微鼓起，表面绿褐色或暗棕色，偶见焦斑。断面浅黄色。微有香气 |
| 性味 归经 | 甘、苦、咸，微寒 归肝、大肠经 | 甘、苦、咸，平 主入肝、肾经 |
| 功能 主治 | 清热明目，润肠通便 用于目赤涩痛，羞明多泪，头痛眩晕，目暗不明，大便秘结 | 寒泻之性缓和，有平肝养肾的功效 用于肝肾亏虚所致头痛及青盲内障等症 |
| 炮制作用 | 利于调剂和成分煎出 | 缓和寒泻之性，具有平肝养肾的功效 |
| 用法 用量 | 水煎口服或入中成药或研末调敷 9～15g | 水煎口服或入中成药或研末调敷 9～15g |
| 配伍 | 常与山楂、何首乌、泽泻、枸杞子、夏枯草、栀子、菊花、桑叶、沙苑子等配伍，如血脂灵片、降脂灵片 | 常与山楂、何首乌、泽泻、枸杞子、夏枯草、栀子、菊花、桑叶、沙苑子等配伍，如山菊降压片 |
| 药理作用 | 润肠、降血脂、抑菌作用较强 | 保肝、降压、免疫调节较强 |
| 化学成分 | 蒽醌类、萘并吡喃酮类。如大黄素、大黄酚、橙黄决明素、大黄素甲醚、红镰霉素龙胆二糖苷、决明子苷等 | 蒽醌类、萘并吡喃酮类。苷类含量减少，游离蒽醌含量增加。新生成去甲基红镰霉素-6-*O*-β-*D*-（6′-*O*-乙酰基）吡喃葡萄糖苷，1-去甲基橙钝叶决明素-2-*O*-β-*D*-吡喃葡萄糖苷，钝叶决明素 |
| 检查 | 水分不得过 15.0% 总灰分不得过 5.0% | 水分不得过 12.0% 总灰分不得过 6.0% |
| 含量测定 | 大黄酚不得少于 0.20%。橙黄决明素不得少于 0.080% | 大黄酚不得少于 0.12%。橙黄决明素不得少于 0.080% |
| 注意 | 气虚便溏者、脾胃虚寒、脾虚泄泻及低血压者不宜长期使用 | 低血压者不宜长期使用 |

## 注释

【炮制方法】

决明子：取原药材，除去杂质，洗净，干燥。用时捣碎。

炒决明子：取净决明子，置炒制容器内，炒至微鼓起、有香气，断面浅黄色[2]。用时捣碎。以药效和炒制前后化学成分含量为权重指标，对炒决明子工艺进行优化，优化参数为：200g 药材，140℃热锅下药，炒至药温升至 140℃，持续此温度 10 分钟。用时捣碎。

【性状差异】 决明子表面绿棕色或暗棕色，断面白色。炒决明子微鼓起，表面绿褐色或暗棕色，偶见焦斑，断面浅黄色。微有香气。（见文末彩图 14）

【炮制作用】 决明子，味甘、苦、咸，性微寒。归肝、大肠经。具有清热明目，润肠通便作用，偏重于治疗肝热或肝经风热所致目赤涩痛，大便秘结以及高脂血症等。如血脂灵片、降脂灵片。

炒决明子寒邪之性缓和。《本草正》："味微苦微甘，性平，微凉。主入肝、肾经"。有平肝养肾之功，多用于肝肾亏虚所致头痛及青盲内障等症。如山菊降压片。

生、炒决明子的功用差异在于生决明子清热润肠，炒决明子平肝滋肾。

决明子主要含有蒽醌类和萘并吡喃酮类成分，其中蒽醌类具有润肠通便、降血压、降血脂等作用[3-6]。因此，用其清热润肠时多用生品。蒽醌类的润肠作用主要是大黄酚二蒽酮苷等结合型蒽醌促使肠壁对固醇类物质的吸收减小，从而增强了肠道的排泄功能[5,6]。

决明子炒制后结合型蒽醌类含量显著降低，游离型蒽醌增多，导致其润肠作用弱于生决明子，泻下作用缓和。决明子炒制后，保肝的活性成分蒽醌苷和萘并吡喃酮糖苷溶出量增加，且红镰霉素龙胆二糖苷、决明子苷、橙黄决明素葡萄糖苷等部分转化为苷元，致使炒决明子保肝、调节免疫作用强于生决明子[7,8]。

综上，通过蒽醌类和萘并吡喃酮类成分的变化和药理作用，证明了决明子"清热润肠生用，平肝滋肾熟用"的合理性。

【药理作用】

### 一、决明子的药理作用

**1. 降血压作用** 决明子的水和醇提取物对实验动物均有降压及利尿作用，但水提取物的降压作用不明显。决明子蛋白质、低聚糖和蒽醌苷均能显著降低实验性高血压大鼠的血压[3]。

**2. 降血脂作用** 决明子蒽醌具有降血脂作用，是决明子降脂的主要有效部位，抑制细胞内胆固醇的合成可能是决明子蒽醌降脂的作用途径之一[4]。

**3. 润肠通便作用** 决明子含有多种泻下化学成分，包括蒽醌、多糖及纤维素类，其中蒽醌类是泻下的主要成分。多糖与纤维素的通便效果则比较平缓，两者结合则出现协同作用。普遍认为蒽醌类泻下机制为大黄酚二蒽酮苷等结合型蒽醌促使肠壁对固醇类物质的吸收减小，从而增强了肠道的排泄功能。有研究表明，结合蒽醌含量与致泻强度间有一定的相关性[5,6]。

**4. 保肝作用** 决明子对急性肝损伤有显著的保护作用，能明显降低血清 ALT、AST、MDA，显著升高血清 SOD、GSH-PX，其保肝机制与对抗自由基脂质过氧化密切相关，以及通过保护细胞膜，清除氧自由基抑制脂质过氧化而对肝细胞起到保护作用。决明子中蒽醌、萘并吡喃酮糖苷和多糖是抗肝毒的主要活性成分，其中蒽醌类有降低转氨酶的作用[7,8]。

**5. 明目作用** 决明子能提高眼组织中乳酸脱氢酶的活性，决明子滴眼液具有抗炎、消肿、镇痛、抑菌作用，能防治老年白内障和近视眼等眼科疾病[9,10]。

**6. 抑菌的作用** 决明子对镰刀菌、弯孢菌、油菜菌、核病菌、金黄色葡萄球菌、棉花炭疽病菌、番茄灰霉病菌、辣椒枯萎病菌、大肠埃希菌、铜绿假单胞菌、变形杆菌、枯草杆菌、痢疾杆菌和伤寒杆菌均有一定的抑制作用。但决明子能显著促进肠道有益菌的增殖[11,12]。

**7. 调节免疫的作用** 决明子蒽醌苷能显著增强小鼠的免疫功能，是决明子增强免疫功能的主要活性成分之一[13]。

**8. 抗氧化作用** 决明子水溶性多糖有明显的体外抗氧化能力，水提取物对羟自由基、超氧阴离子自由基和过氧化氢自由基有较好的清除作用，并高于维生素 C 的清除能力；此外，也能较好地清除 DPPH 自由基，清除能力与维生素 C 相当[14]。

**9. 抗癌作用** 决明子对人体子宫颈癌细胞培养株系 JTC-26 抑制率大于 90%，大黄素对小鼠黑色素瘤及癌细胞醇解有较强的抑制作用[15]。

**10. 对糖尿病以及糖尿病肾病的影响** 决明子可显著改善糖尿病大鼠的脂代谢紊乱，减轻脂质过氧化，对糖尿病及其慢性并发症具有较好的预防作用。决明子还可减少尿蛋白排泄，降低血脂，改善肾功能，抑制细胞外基质堆积和系膜细胞增生，对糖尿病肾病有明显治疗作用，其作用机制可能是抑制 NF-κB 的活化[16,17]。

## 二、炒决明子的药理作用

**1. 润肠通便作用** 炭末推进实验表明，决明子炒制后通便作用减弱[18]。

**2. 保肝作用** 采用腹腔注射 0.1% 四氯化碳油溶液法复制急性肝损伤模型实验显示，炒决明子保肝作用减弱，且随着炒制温度的升高，保肝作用减弱更明显[18]。

**3. 降压作用** 炒决明子降压作用较好，强于生品[19]。

**4. 抗氧化作用** 清除羟自由基和超氧阴离子作用表明，生决明子抗氧化性优于炒决明子的抗氧化性[20]。

## 三、生、炒决明子之复方的药理作用差异

**1. 生、炒决明子之山菊降压片的药理作用差异**

（1）对润肠通便作用的影响：生、炒决明子制备的山菊降压片均对肠燥便秘模型大鼠的首便时间、排便粒数和重量、粪便性状都有影响，生决明子之山菊降压片略优于炒决明子之山菊降压片，但二者的差异不显著。

（2）对保肝作用的影响：采用酒精性肝损伤实验显示，生、炒决明子制备的山菊降压片均有调节 ALT、AST、SOD、GSH-PX、MDA 的作用，生决明子之山菊降压片保肝略强于炒决明子之山菊降压片，但二者的差异不显著。

（3）对降血脂作用的影响：高血脂实验显示，生、炒决明子制备的山菊降压片均有调节 TC、TG、LDL-C、HDL-C 的作用，且炒决明子之山菊降压片优于生决明子之山菊降压片，但二者的差异不显著。

**2. 生、炒决明子之血脂灵片的药理作用差异**

（1）生、炒决明子制备的血脂灵片均对肠燥便秘模型大鼠的首便时间、排便粒数和重量、粪便性状都有影响，生决明子之血脂灵片略优于炒决明子之血脂灵片，但二者的差异不显著。

（2）对保肝作用的影响：采用酒精性肝损伤实验显示，生、炒决明子制备的血脂灵片均有调节 ALT、AST、SOD、GSH-PX、MDA 的作用，但二者的差异不显著。

（3）对降血脂作用的影响：高血脂实验显示，生、炒决明子制备的血脂灵片均有调节 TC、TG、LDL-C、HDL-C 的作用，炒决明子之血脂灵片降血脂略强于生决明子之血脂灵片，但二者的差异不显著。提示降血脂时宜用炒决明子。

**3. 生、炒决明子之降脂灵片的药理作用差异**

（1）生、炒决明子制备的降脂灵片均对肠燥便秘模型大鼠的首便时间、排便粒数和重量、粪便性状都有影响，但二者的差异不显著。

（2）对保肝作用的影响：采用酒精性肝损伤实验显示，生、炒决明子制备的降脂灵片均有调节 ALT、AST、SOD、GSH-PX、MDA 的作用，但二者的差异不显著。

（3）对降血脂作用的影响：高血脂实验显示，生、炒决明子制备的降脂灵片均有调节 TC、TG、

LDL-C、HDL-C 的作用，但二者的差异不显著。

【化学成分】

**决明子**　主要成分为蒽醌类、萘并吡喃酮类，如蒽醌苷、萘并吡喃酮苷[21,22]。

**炒决明子**　蒽醌苷和萘并吡喃酮苷的含量明显降低，并且随着炒制温度的升高，降低更显著；但游离蒽醌含量升高，总蒽醌基本不变。新生成了去甲基红镰霉素-6-*O*-β-*D*-（6′-*O*-乙酰基）吡喃葡萄糖苷，1-去甲基橙钝叶决明素-2-*O*-β-*D*-吡喃葡萄糖苷，钝叶决明素[23]。

【高效液相色谱异同点】　由图6-13可见，生品4、5、6、7号峰在炮制品中消失，炒品（140℃，10分钟）生成18、20号新成分峰。炮制后多数峰的峰面积不同程度地减小，3、11、16号峰面积炮制后分别减少了88.02%、49.15%、53.45%。但19号峰面积明显增大。可见，决明子 HPLC 图谱能够较好地反映炮制前后成分的变化[23]。

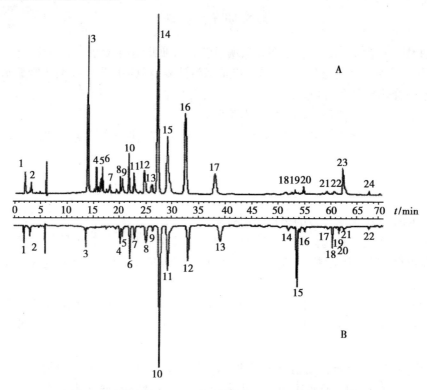

图6-13　决明子（A）及炒决明子（B）HPLC 图谱比较

【含量测定】　生、炒决明子中苷类和游离蒽醌类含量有明显差异[24,25]，见表6-9、表6-10。决明子中苷类成分明显高于炒决明子，而炒决明子中绝大部分的苷元成分都高于决明子。

表6-9　决明子与炒决明子的游离蒽醌类成分的含量（mg·g⁻¹）

| 样品 | 橙黄决明素 | 芦荟大黄素 | 大黄酸 | 大黄素 | 大黄酚 | 大黄素甲醚 |
|---|---|---|---|---|---|---|
| 决明子 | 0.913 | 0.3167 | 1.625 | 0.2221 | 2.422 | 0.5192 |
| 炒决明子 | 2.043 | 0.4068 | 1.903 | 0.2731 | 4.893 | 0.5944 |

表6-10　决明子与炒决明子的结合蒽醌苷类和游离蒽醌类成分的含量（mg·g⁻¹）

| 样　品 | 结合蒽醌苷类 | | | 游离蒽醌类 | |
|---|---|---|---|---|---|
| | 红镰霉素龙胆二糖苷 | 决明子苷 | 橙黄决明素葡萄糖苷 | 黄决明素 | 决明素 |
| 决明子 | 6.544 | 5.301 | 2.233 | 0.1914 | 0.1329 |
| 炒决明子 | 2.008 | 0.475 | 2.200 | 0.2989 | 0.2795 |

**【毒性】** 决明子长期服用，可引起肾、结肠、直肠、肠系膜淋巴结、睾丸等靶器官病理改变。决明子乙醇提取物（5～45g·kg⁻¹）掺入饲料连续喂养大鼠90天，各剂量组均使大鼠肾脏、肝脏系数升高，肾、结肠、直肠、肠系膜淋巴结色素沉积，肠系膜淋巴结反应性增生，并随剂量增加显著加重。剂量在25g·kg⁻¹BW以上剂量组部分动物出现睾丸萎缩，观察可见睾丸体积小，镜下可见曲精小管萎缩，间质增宽，纤维结缔组织增生，部分曲精小管内无精原细胞和精子。睾丸萎缩可能与决明子的泻下作用有关[26,27]。

**【生制决明子成分、药效与功用关系归纳】** 由决明子炒制前后的对比研究，初步认为蒽醌类和萘并吡喃酮类成分的变化是引起决明子生制品药效差异的物质基础。其变化关系如图6-14所示。

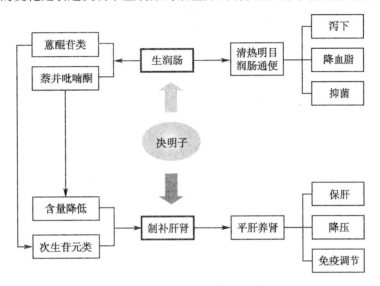

图6-14 生制决明子成分、药效与功用关系图

（张振秋）

● **参考文献** ●

[1] 国家药典委员会. 中华人民共和国药典（一部）[S]. 北京：中国医药科技出版社，2010：136，468.

[2] 贾天柱. 中药炮制学 [M]. 上海：上海科学技术出版社，2008：85.

[3] 李续娥，郭宝江，曾志. 决明子蛋白质、低聚糖及蒽醌苷降压作用的实验研究 [J]. 中草药，2003，34（9）：842-843.

[4] 李续娥，郭宝江. 决明子蛋白质和蒽醌苷对高脂血症大鼠血脂的影响 [J]. 中国临床康复，2004，8（18）：3695.

[5] 刘安军，李琨，高献礼，等. 决明子中通便有效成分研究 [J]. 食品科技，2004，（11）：93-96.

[6] 曲毅，王伽伯，李会芳，等. 蒽醌类中药的致泻强度与化学含量相关性研究 [J]. 中国中药杂志，2008，33（7）：808.

[7] 杨永久，刘安军，曹东旭，等. 决明子活性成分对四氯化碳肝损伤的保护作用 [J]. 食品研究与开发，2007，28（3）：155.

[8] 田立元. 决明子的不同提取物及炮制品对四氯化碳致小鼠急性肝损伤的保护作用 [J]. 时珍国医国药，2008，19（8）：2005-2006.

[9] 韩昌志. 决明子的明目作用 [J]. 中国医院药学杂志，1993，13（5）：200-201.

[10] 余建清，姜雁，刘辉，等. 决明子滴眼液的制备及临床应用 [J]. 中国医院药学杂志，2001，21（8）：498-499.

[11] 程玲玲，孙梅，涂凌. 决明子提取物对植物病原菌的抑菌活性初探 [J]. 四川理工学院学报（自然科学版），2005，18（2）：53-55.

[12] 李琨，刘安军，王稳航，等. 决明子活性成分对小鼠肠道菌相的影响 [J]. 天津科技大学学报，2005，20（2）：

19-21.

[13] 南景一, 王忠, 沈玉清, 等. 决明子对小鼠免疫功能影响的实验研究 [J]. 辽宁中医杂志, 1989, 13 (5): 43-44.

[14] 刘娟, 邓泽元, 于化泓. 决明子水溶性多糖的抗氧化作用 [J]. 食品科学, 2006, 27 (5): 61-64.

[15] 刘金珠, 林湘, 李续娥, 等. 决明子蛋白质和蒽醌苷对 D - 半乳糖衰老小鼠学习记忆及代谢产物的影响 [J]. 中国中药杂志, 2007, 32 (6): 516-519.

[16] 吴红, 孙艳, 吴琦, 等. 决明子对糖尿病大鼠糖代谢、脂代谢的影响 [J]. 牡丹江医学院学报, 2006, 27 (2): 6-8.

[17] 杨明正, 张小如. 决明子对糖尿病大鼠肾组织 NF - κB 活化的影响 [J]. 浙江中西医结合杂志, 2006, 16 (3): 149-150.

[18] 高钦, 许惠琴, 陈建伟, 等. 不同炮制的决明子保肝及润肠通便作用研究 [J]. 中药新药与临床药理, 2007, 18 (3): 194-196.

[19] 王亚红. 生炒决明子临床应用辨析 [J]. 河南中医, 2001, 21 (5): 67.

[20] 刘安军, 杨永久, 张国蓉, 等. 生、炒决明子抗氧化作用的研究与比较 [J]. 食品科技, 2006 (12): 181-184.

[21] 贾振宝, 丁霄霖. 决明子中蒽醌类成分研究 [J]. 中药材, 2006, 29 (1): 28-29.

[22] 唐力英, 王祝举, 赫炎, 等. 决明子中苷类化学成分研究 [J]. 中国实验方剂学杂志, 2009, 15 (7): 35-37.

[23] 李丽, 张村, 肖永庆. 基于炒制原理的决明子饮片质量评价研究 [J]. 北京中医药大学学报, 2011, 34 (6): 413-416.

[24] 梁朔, 张振秋, 米宝丽, 等. HPLC 法同时测定决明子中 6 种蒽醌类成分 [J]. 中成药, 2013, 35 (3): 584-588.

[25] 张杰, 张振秋, 米宝丽, 等. HPLC 测定不同来源决明子饮片中 9 个成分的含量 [J]. 药物分析杂志, 2013, 33 (10): 1665-1671.

[26] 周宇红, 汪会玲, 杨华, 等. 决明子亚慢性毒性病理实验 [J]. 毒理学杂志, 2005, 19 (3): 265-266.

[27] 高芃, 隋海霞, 刘海波, 等. 决明子乙醇提取物的亚慢性毒性研究 [J]. 中国食品卫生杂志, 2004, 16 (5): 410-415.

## ⌑ 贯 众 ⌑

【来源】 本品为鳞毛蕨科植物粗茎鳞毛蕨 *Dryopteris crassirhizoma* Nakai 的干燥根茎和叶柄残基。秋季采挖, 削去叶柄, 须根, 除去泥沙, 晒干。主产于黑龙江、吉林、辽宁。

### 生制贯众鉴别使用表

| 处方用名 | 贯众 | 贯众炭 |
|---|---|---|
| 炮制方法 | 净制、切制 | 炒炭 |
| 性状 | 为不规则的厚片或小块, 外表面黄棕色或黑棕色。质硬而脆, 气特异, 味初淡而后微涩, 后渐苦、辛 | 为不规则的厚片或碎片。表面焦黑色, 内部焦褐色。味涩 |
| 性味 归经 | 苦, 微寒; 有小毒 归肝、胃经 | 苦、凉 入脾、肝、胃经 |
| 功能 主治 | 杀虫, 清热解毒, 止血 用于虫积腹痛, 温热时疫, 疹透不畅, 痄腮肿痛 | 清热解毒, 止血 用于衄血、呕血、咯血, 内痢、便血, 崩漏下血 |
| 炮制作用 | 利于调剂和煎出 | 制炭后寒性减弱、增加涩味, 长于止血 |
| 用法 用量 | 水煎口服或入中成药 5～10g | 水煎口服或入中成药 5～10g |

续表

| | | |
|---|---|---|
| 配伍 | 常与升麻、淡竹叶、赤芍、板蓝根、蒲公英、野菊花等配伍，如下虫丸、快斑散、抗毒汤 | 常与侧柏叶、血余炭、白茅根、黄芩、槐花、黄连、乌贼骨、陈棕炭等配伍，如独圣散、贯众散、四圣散 |
| 药理作用 | 驱虫、抗病原微生物、止血、雌激素样作用、抗肿瘤 | 涩血止血 |
| 化学成分 | 苯三酚衍生物、鞣质、绵马酸类 | 绵马贯众素含量减少，总酚类成分含量增加，鞣质类含量增加 |
| 检查 | 水分不得过12.0%；总灰分不得过7.0%；酸不溶性灰分不得过1.5% | 水分不得过12.0%；总灰分不得过7.5%；酸不溶性灰分不得过1.3% |
| 浸出物含量测定 | 50%乙醇浸出物不得少于20.0%<br>绵马贯众素不得少于2.5% | 50%乙醇浸出物不得少于16.0%<br>绵马贯众素不得少于1.5% |
| 注意 | 本品有小毒，用量不宜过大。忌油腻，孕妇慎用 | |

## 注释

**【炮制方法】**

贯众：取原药材，除去杂质，喷淋清水，洗净，润透，切厚片，干燥，筛去灰屑，即得[1]。

贯众炭：取贯众片或块，大小分开，分别置炒制容器内，用武火加热，炒至表面焦黑色，内部焦褐色，喷淋少许清水，灭尽火星，取出，晾干。或取贯众片置锅内，再盖上较小的锅，盖锅底上贴白纸一张，用重物压好，密封，用武火加热至白纸焦黄时停火，凉透取出[2]。

除贯众炭外，还有炒贯众[3]。

**【性状差异】** 贯众表面黄棕色或红棕色。质硬而脆。贯众炒炭后表皮呈焦黑色，切面焦褐色，味涩。（见文末彩图15）

**【炮制作用】** 贯众，味苦，性微寒，有小毒。归肝、胃经。长于杀虫，清热解毒。用于寄生虫，风热感冒，湿热发斑，痄腮，热毒疮疡等证。如治蛔虫攻心，吐如醋水，痛不能止的贯众散（《太平圣惠方》）；治一切热毒，或中食毒、酒毒、药毒等的贯众散（《普济方》）；治热病发斑的快斑散（《小儿卫生总微论方》）；单味煎服，预防流感，流脑，麻疹。

贯众制炭后，寒性减弱，涩味增强，长于止血，主入肝经。用于衄血、吐血、便血、崩漏等多种出血证。如治暴吐血、嗽血的贯众散（《圣济总录》）；治产后下血不止的独圣散（《校注妇人良方》）；治肠风便血的四圣散（《普济方》）等[4-7]。

贯众含鞣质、酚酸、绵马酸类成分，其中总酚和鞣质具有止血作用。绵马酸类成分具有驱虫、抗菌、抗病毒等活性。生品中绵马酸类成分含量较高，故生品长于杀虫、清热解毒。绵马贯众炒炭后，绵马贯众素含量明显降低，总酚类成分含量增加，鞣质类含量增加。因而，炒炭后止血作用增强，清热、杀虫作用减弱[8]。

**【药理作用】**

### 一、贯众的药理作用[9-14]

**1. 驱虫作用** 贯众所含绵马素类物质对绦虫具有强烈毒性。对动物血吸虫病的治疗有显著疗效，有对抗日本血吸虫作用。对猪蛔虫、绵羊肺线虫、肝吸虫的活动有不同程度的抑制。

**2. 抗菌作用** 贯众对伤寒杆菌、大肠埃希菌、铜绿假单胞菌、变形杆菌、痢疾杆菌、金黄色葡萄球菌、枯草芽孢杆菌、流感病毒等均具有抑制作用。

**3. 抗病毒作用**　贯众对腺病毒Ⅲ、脊髓灰白质炎病毒Ⅱ型、乙肝病毒表面抗原、埃可病毒9型、柯萨奇病毒、流行性乙型脑炎病毒、流感病毒及单纯疱疹病毒等有明显抑制作用。

**4. 雌激素样作用**　雌性幼鼠灌胃绵马贯众提取物2mg，连续3日可使子宫明显增重。成年雌性小鼠以阴道涂片法亦证明，本品可使子宫内膜处于增殖期。

**5. 抗肿瘤作用**　贯众提取物有明显抗肿瘤活性。贯众B（苯三酚类化合物）抗肿瘤活性的主要成分为绵马贯众素。绵马贯众提取物对小鼠宫颈癌、小鼠肉瘤$S_{180}$、$B_{22}$脑瘤和小鼠腹水型网织细胞肉瘤（ARS）有抑制作用。

## 二、贯众炭的药理作用

**止血作用**　贯众炒炭后止血作用增强，出血时间及凝血时间均比生品有明显缩短[8]。

**【化学成分】**

**贯众**　含绵马酸类，包括绵马酸BBB、绵马酸PBB、绵马酸PBP等；黄绵马酸类；羊齿三萜、双盖蕨烯、鞣质、挥发油、树脂等。

**贯众炭**　贯众炒炭以后绵马贯众素含量明显降低[15-17]；总酚类成分含量增加；鞣质类含量增加[8]。

**【不良反应】**　绵马贯众所含的绵马酸对胃肠道黏膜有强烈刺激，可致呕吐、腹痛、腹泻、血便等[3]。

**【毒性】**　本品注射液给麻醉兔静注2ml，对呼吸、血压无明显影响，较大剂量连续多日注射于兔，也未见对主要脏器有明显影响，其对小鼠$LD_{50}$为（$1.7 \pm 0.021$）$g \cdot kg^{-1}$。绵马贯众抗肿瘤有效部位贯众B小鼠灌胃给药的$LD_{50}$为853mg·$kg^{-1}$，绵马酸灌胃的$LD_{50}$为298mg·$kg^{-1}$。绵马贯众提取物小鼠皮下给药和口服给药的$LD_{50}$分别为420mg·$kg^{-1}$和670mg·$kg^{-1}$。急性毒性表明，该提取物对周围血象无任何影响，除个别犬的肝、肾功能稍有损伤外，大多数实验犬均正常[3]。

**【生制贯众成分、药效与功用关系归纳】**　由贯众炒炭前后的对比研究，初步认为间苯三酚类和鞣质的含量变化是引起贯众生制品药效差异的物质基础。其变化关系如图6-15所示。

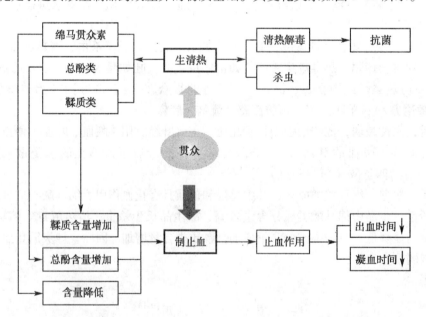

**图6-15　生制绵马贯众成分、药效与功用关系图**
注：药典来源正名用的是"绵马贯众"但习惯上处方用名仍用贯众。

（胡昌江　熊　瑞）

▪ **参 考 文 献** ▪

[1] 国家药典委员会. 中华人民共和国药典（一部）[S]. 北京：中国医药科技出版社，2010：310.
[2] 雷载权，张廷模. 中华临床中药学 [M]. 北京：人民卫生出版社，1998.
[3] 国家中药管理局《中华本草》编委会. 中华本草 [M]. 上海：上海科学技术出版社，1999.
[4] 叶定江，原思通. 中药炮制学辞典 [M]. 上海：上海科学技术出版社，2005.
[5] 贾天柱. 中药炮制学 [M]. 上海：上海科学技术出版社，2008.
[6] 叶定江. 中药炮制学 [M]. 上海：上海科学技术出版社，1996.
[7] 胡昌江. 临床中药炮制学 [M]. 北京：人民卫生出版社，2008.
[8] 叶茂. 贯众炮制规范化研究及其与紫萁、单芽狗脊贯众的初步对比研究 [D]. 成都：成都中医药大学硕士学位论文，2004.
[9] 蒋亚生，杨宁. 贯众的药理研究进展 [J]. 药学实践杂志，2001，18（1）：17-18.
[10] 陈琦，王洁，刘桂敏，等. 贯众抗生育有效部分的药理研究 [J]. 天津医药，1980，22（8）：488.
[11] 李德华，郝晓阁. 贯众有效部分的抗肿瘤作用 [J]. 中草药，1986，17（6）：4.
[12] 薛惟建，王士贤，李德华. 贯众抗肿瘤有效成分对 R-388 细胞超微结构及细胞呼吸的作用 [J]. 中国药理学通报，1987，3（5）：291.
[13] 肖正明，宋景贵，徐朝晖，等. 贯众水提物对体外培养人肝癌细胞增殖及代谢的影响 [J]. 医学研究通讯，2000，29（5）：5-7.
[14] 刘郁达，焦杨. 贯众有效组分对实验性肝损伤的药理研究 [J]. 天津药学，1995，7（2）：19-21.
[15] 马国祥，徐国钧. 薄层色谱扫描法测定 7 种贯众中绵马贯众素及绵马酸 ABA 的含量 [J]. 中国药科大学学报，1994，25（6）：376-377.
[16] 吴寿金，杨秀贤，张丽，等. 绵马贯众化学成分的研究 [J]. 中草药，1996，27（8）：458-459.
[17] 高增平，李世文. 中药绵马贯众的化学成分研究 [J]. 中国药学杂志，2003，8（4）：260-262.

## 牡 丹 皮

【来源】 本品为毛茛科植物牡丹 *Paeonia suffruticosa* Andr. 的干燥根皮。秋季采挖根部，除去细根和泥沙，剥取根皮，晒干或刮去粗皮，除去木心，晒干。前者习称"连丹皮"，后者习称"刮丹皮"。主产于湖南、湖北、安徽、四川、甘肃、山西、山东、贵州等地。

生制牡丹皮鉴别使用表

| 处方用名 | 牡丹皮 | 牡丹皮炭 |
|---|---|---|
| 炮制方法 | 切制 | 炒炭 |
| 性状 | 呈圆形或卷曲形的薄片。外表皮灰褐色或黄褐色，栓皮脱落处粉红色。切面黄色。切面淡粉红色，粉性。气芳香，味微苦而涩 | 呈不规则片状，外表皮黑褐色，切面褐色，气香，味微苦而涩 |
| 性味归经 | 苦、辛，微寒 归心、肝、肾经 | 苦、辛、涩，平 入肝、心、肾经 |
| 功能主治 | 清热凉血，活血化瘀 用于热入营血，温毒发斑，经闭痛经，跌仆伤痛，痈肿疮毒 | 清热凉血，止血 用于吐血，衄血、月经过多等 |
| 炮制作用 | 利于调剂和成分煎出 | 产生止血作用 |
| 用法用量 | 煎汤或入丸散 6~12g | 煎汤或入丸散 6~12g |

续表

| | | |
|---|---|---|
| 配伍 | 常与赤芍、大黄、鳖甲等配伍，治疗血瘕；治热毒蕴结于肠，气血瘀滞不通等，如大黄牡丹汤等 | 常与大蓟、小蓟、荷叶、侧柏叶、白茅根、茜根、山栀子、大黄等配伍，治血热妄行之上部出血等，如十灰散等 |
| 药理作用 | 调节心血管，抗惊厥，保肝，降压，免疫调节，抗菌消炎 | 止血，促进凝血 |
| 化学成分 | 酚及酚苷、单萜及其苷、三萜、甾醇等成分 | 芍药苷、丹皮酚含量下降；没食子酸、5-羟甲基糠醛含量先增加后降低；炭素增加；槲皮素、山奈酚、异鼠李素含量下降 |
| 检查<br>浸出物<br>含量测定 | 水分不得过 13.0%<br>总灰分不得过 5.0%<br>醇浸出物不得少于 15.0%<br>丹皮酚不得少于 1.2% | 水分不得过 9.0%<br>总灰分不得过 8.0%<br>醇浸出物不得少于 19.0%<br>没食子酸不得少于 0.06% |
| 注意 | 血虚有寒，孕妇及月经过多者慎用 | |

## 注释

**【炮制方法】**

牡丹皮：取原药材，洗净，润透，切薄片，干燥[1]。

牡丹皮炭：取净牡丹皮片，用武火炒至表面焦黑色，内部焦褐色。喷水熄灭火星，文火炒干，放凉即可。以化学成分含量变化为指标，对牡丹皮炒炭工艺进行优选，优化参数为：温度为280℃、炒制 5 分钟[2]。

**【性状差异】** 牡丹皮外表皮灰褐色或黄褐色，切面黄色，气芳香。牡丹皮炭外表皮呈黑褐色，切表面褐色，有焦香气。（见文末彩图 16）

**【炮制作用】** 牡丹皮，味辛、苦，性微寒，入心、肝、肾经。具有清热凉血，活血散瘀作用，用于治疗温热病热入血分、发斑、吐衄，热病后期热伏阴分发热，阴虚骨蒸潮热，血滞经闭，痛经，痈肿疮毒，跌扑伤痛，风湿热痹等症，如治热入血分证、热伤血络证的犀角地黄汤。

牡丹皮炒炭后，苦寒之性缓和，清热凉血作用减弱，但增加了入肝经止血的作用。丹皮炭具有活血止血作用，适于治疗各种出血性疾病。如治血热妄行，吐血、咯血、衄血的十灰散。

牡丹皮中含有多种有效成分，丹皮酚有较强的镇静、催眠、抗菌、抗炎、抗氧化、降血压作用；芍药苷有较强的扩张血管、镇痛镇静、抗炎抗溃疡、解热解痉、利尿作用。牡丹皮炒炭后丹皮酚和芍药苷含量下降，尤其是丹皮酚含量下降明显[3]。

黄酮类成分槲皮素、山奈素、异鼠李素等含量下降[4]。牡丹皮中含有大量的没食子酰类化学成分，当温度在一定范围内升高时，酰键断裂，没食子酸以游离的形式存在，没食子酸有止血作用，其含量即随之升高，当温度高于一定范围时，没食子酸本身化学键断裂。没食子酸含量随炒制时间和炒制温度的增加而增加，但当增加一定程度后开始降低[4]。

5-羟甲基糠醛是葡萄糖等单糖化合物在高温或弱酸等条件下脱水产生的一个醛类化合物，由于5-羟甲基糠醛不稳定，可进一步分解为乙酰丙酸和甲酸或聚合。故5-羟甲基糠醛含量随炒制时间和炒制温度的增加而增加，但当增加一定程度后开始降低[4]。

牡丹皮炒炭后炭素含量显著增加，因炭素具有一定的收敛止血作用，所以牡丹皮炒炭后炭素含量的增加可能是丹皮炭具有止血作用的原因之一[5]。

牡丹皮炒炭前后化学成分和药效的变化很好地验证了"红见黑则止"的传统理论。

## 【药理作用】

### 一、牡丹皮的药理作用

**1. 抗炎作用** 用牡丹皮甲醇提取物、水或正丁醇提取物给动物灌胃，对大鼠角叉菜胶性足肿，甲醇提取物对小鼠腹腔内色素渗出均有显著抑制作用。其主要成分丹皮酚灌胃或腹腔注射对角叉菜胶、蛋清、甲醛、组胺、5-羟色胺、缓激肽致大鼠足肿，二甲苯致小鼠耳郭肿胀及醋酸和内毒素所致腹腔毛细血管通透性升高，均有显著抑制作用[6]。

**2. 抗菌作用** 牡丹皮水提取物及不同浓度乙醇提取物的体外抑菌和杀菌作用，试管内对大肠埃希菌、铜绿假单胞菌、金黄色葡萄球菌等有不同程度的抑制作用[7]。

**3. 调节心血管作用** ①抗血栓形成和抗动脉粥样硬化：牡丹皮水提取物对ADP、胶原和肾上腺素诱导的血小板凝集有显著抑制作用，血小板凝集时产生的血栓素$B_2$（$TXB_2$）也明显减少，说明牡丹皮水提取物作用机制是抑制从花生烯酸至$PGH_2$的环氧化酶反应。②抗心肌缺血：给犬静脉注射牡丹皮水煎醇沉提取液或其粉针剂，可使因结扎冠状动脉引起的心外膜电图N-ST及$\sum$-ST段变化有明显改善，并能降低心肌耗氧量，增加冠状动脉血流量和降低心输出量。③抗心律失常：丹皮酚可显著抑制正常心肌细胞的快相和慢相$^{45}$Ca摄取，对钙反常心肌细胞对$^{45}$Ca的摄取也有显著抑制作用，$Ca^{2+}$内流减少，可使心肌细胞免受钙超载的损伤。④降压：牡丹皮水煎液静脉注射，可使麻醉犬的血压下降27%~50%，作用持续5~60分钟。丹皮酚给肾性高血压犬口服，第10天开始降压，持续9~14天。丹皮酚灌胃对肾性高血压大鼠也有降压作用[8]。

**4. 中枢抑制作用** 丹皮酚腹腔注射能明显抑制小鼠自主活动及咖啡因所致活动亢进，显著延长环己巴比妥的睡眠时间；腹腔注射或灌胃明显抑制小鼠醋酸扭体和压尾反应，表明有镇痛作用；对正常小鼠体温和伤寒、副伤寒杆菌所致发热有明显降温和解热作用；腹腔注射能明显对抗戊四氮、士的宁、烟碱和电休克所致的惊厥[8]。

**5. 调节免疫功能** 牡丹皮甲醇提取物、丹皮酚及所含单萜苷类给雄性小鼠口服，能增强肝脏库普弗细胞吞噬碳粒的作用，增加腹腔浸出液的细胞数，故牡丹皮可能有激活免疫系统的作用[8]。

**6. 保肝作用** 丹皮总苷（TGM）对$CCl_4$和D-Gal-N所致小鼠血清ALT和AST的升高，促进损伤组织血清蛋白含量增加和肝糖原合成增加，降低损伤的肝匀浆脂质过氧化物丙二醛（MDA）的含量，提高血清和肝脏谷胱甘肽过氧化物酶（GSP-Px）活力，清除体内有害自由基，增强机体抗氧化作用，并缩短$CCl_4$中毒小鼠腹腔注射戊巴比妥钠后的睡眠时间，增强解毒能力[9-11]。

### 二、丹皮炭的主要药理作用

**止血作用** 丹皮炭鞣质部位及乙酸乙酯部位均具有缩短大鼠PRT、TT、APTT的作用，说明三者均能影响内源性凝血系统，加速纤维蛋白原的利用度以及对内源性凝血系统中的凝血因子Ⅷ、Ⅸ、Ⅺ、Ⅻ表现出明显的激活作用，达到止血、促进凝血的作用[12]，丹皮炭可能是通过对$TXB_2$和6-keto-$PGF_{1\alpha}$量的影响来实现对血小板活化作用的调节，血小板活化后增强血小板的聚集功能，起到止血作用。

### 三、生、制牡丹皮之复方的药理作用差异

**生、制牡丹皮之十灰散的药理作用差异** 用生牡丹皮和丹皮炭制备的十灰散均有止血、凝血作用，而炭药的止血作用尤佳。与对照组相比，炭药可将凝血时间缩短50%。生牡丹皮和丹皮炭制备的十灰散均有缩短凝血酶原时间、凝血酶时间和血浆复钙时间的作用，与对照组和活性炭组比较均有统计学意义。炒、煅结合组可将凝血酶原时间缩短27%，凝血酶时间缩短35%，血浆复钙时间缩短45%；部分生品结合炒炭组可将凝血酶原时间缩短36%，凝血酶时间缩短42%，血浆复钙时间缩短49%，作用更加明显，其余几组均有一定程度的作用[12]。炭药有激活内、外源性凝血系统中的多种凝血因子作用，进一步证明了十灰散的作用机制[13]。十灰散生品与炭药有明显加强血小板功能的作

用，用药后扩大型数量增多，其中炒、煅结合组扩大型血小板增多了 72.8%，聚集数增多 38.8%。部分生品结合炒炭组，扩大型血小板增多了 88.8%，血小板聚集数增多了 56.0%。其余各组均有不同程度的增多。可见，十灰散生品与炭药均有促进或加强血小板功能的作用，而炭药的作用好于生药[13]。

【化学成分】

**牡丹皮**　主要含酚及酚苷、单萜及其苷、三萜、甾醇、黄酮、有机酸、香豆素等[14]。

**丹皮炭**　牡丹皮炒炭后，没食子酸、5-羟甲基糠醛含量先增加后降低；黄酮类成分槲皮素、山奈素、异鼠李素等含量下降；碳素含量增加；丹皮酚和芍药苷含量下降[3-5]。

【毒性】　牡丹皮临床毒性尚不清楚。动物实验显示，牡丹皮的毒性较小。研究发现，牡丹皮提取物给雄性 Wistar 大鼠和 ddY 小鼠灌服后，其 $LD_{50}$ 大于 $6g \cdot kg^{-1}$，大鼠腹腔注射 10～20 分钟呈镇静状态（自主运动抑制，ET 腹部着地），12 小时内全部死亡。小鼠给予相同剂量的牡丹皮提取物后，10 分钟始与大鼠的反应相同，死亡前 2～3 分钟内强直性痉挛，6 小时全部死亡[15]。

丹皮酚的急性毒性较低，小鼠静脉注射、腹腔注射和灌胃的 $LD_{50}$ 分别为 $196mg \cdot kg^{-1}$、$781mg \cdot kg^{-1}$ 和 $3430mg \cdot kg^{-1}$。主要中毒症状有中枢抑制、体温下降、死前翻正反射消失。另外，未发现该药有致畸作用[15]。

【生制牡丹皮成分、药效与功用关系归纳】　由牡丹皮炒炭前后的对比研究，初步认为没食子酸、黄酮、酚苷类等成分的含量变化是引起牡丹皮生制品药效差异的物质基础。其变化关系如图 6-16 所示。

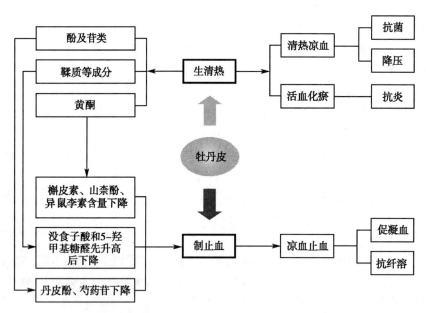

图 6-16　生制牡丹皮成分、药效与功用关系图

（丁安伟　张　丽）

● 参 考 文 献 ●

[1] 国家药典委员会. 中华人民共和国药典（一部）[S]. 北京：中国医药科技出版社，2010：160.

[2] 赵学龙. 丹皮炭炮制工艺及质量标准的研究 [D]. 南京：南京中医药大学博士学位论文，2009.

[3] 丘志春，孙冬梅，张诚光. 不同炮制方法对牡丹皮中丹皮酚及芍药苷含量的影响 [J]. 医学研究杂志，2009，38（4）：131-133.

[4] 李娴，卫向龙，赵学龙，等. 比较牡丹皮炒炭前后的化学成分变化 [J]. 中国实验方剂学杂志，2011，17（23）：32-35.

[5] 李娟，张虹，丁安伟. 牡丹皮炒炭前后吸附力变化的比较研究 [J]. 中医学报，2011，26（1）：959-960.

[6] 吕成明，刘海燕. 丹皮酚的药理作用研究进展 [J]. 医药导报，2005，24（2）：142.

[7] 傅若秋，孟德胜，胡大强，等. 牡丹皮水提取物及乙醇提取物的抗菌作用研究 [J]. 中国药业，2010，18：29.

[8] 王祝举，唐力英，赫炎. 牡丹皮的化学成分和药理作用 [J]. 国外医药植物药分册，2006，21（4）：155-159.

[9] 梅俏，魏伟，许建明，等. 丹皮总苷对化学性肝损伤保护作用机制 [J]. 中国药理学通报，1999，15（2）：176-178.

[10] 梅俏，魏伟，许建明，等. 丹皮总苷对小鼠化学性肝损伤的影响 [J]. 安徽医科大学学报，1999，34（2）：86-88.

[11] 高本波，徐叔云，戴俐明. 丹皮总苷和白芍总苷的细胞保护作用的比较研究 [J]. 安徽医科大学学报，1991，26（3）：234.

[12] 李娟，张丽，丁安伟. 丹皮炭止血作用有效部位及作用机制研究 [J]. 中草药，2009，40（8）：1278-1280.

[13] 崔箭. 十灰散止血、凝血作用机制研究 [J]. 山东中医药大学学报，2004，28（6）：463-466.

[14] 王祝举，唐力英，赫炎. 牡丹皮的化学成分和药理研究 [J]. 国外医药植物药分册，2006，21（4）：187-191.

[15] 李方军，牡丹皮化学成分及药理作用研究进展 [J]，安徽医药，2004，8（1）：9-10.

## ❧ 赤 芍 ❧

【来源】 本品为毛茛科植物赤芍 *Paeonia lactiflora* Pall. 或川赤芍 *Paeonia veitchii* Lynch 的干燥根。春、秋二季采挖，除去根茎，须根及泥沙，晒干，切片。全国大部分地方均产。

**生制赤芍鉴别使用表**

| 处方用名 | 赤芍 | 酒赤芍 |
|---|---|---|
| 炮制方法 | 切制 | 酒制 |
| 性状 | 类圆形切片，外表皮棕褐色。切面粉白色或粉红色，皮部窄，木部放射状纹理明显，有的有裂隙 | 类圆形切片，外表皮深棕褐色。切面深黄色或深红色，微有酒气 |
| 性味 归经 | 苦，微寒 归肝经 | 苦、平 归肝经 |
| 功能 主治 | 清热凉血，散瘀止痛 用于肝热目赤，血热发斑，血漏带下，疮疡痈肿等 | 活血通经，祛瘀，行气止痛 用于经闭腹痛，胸胁痹痛，跌仆损伤等 |
| 炮制作用 | 利于调剂和成分煎出 | 缓和寒性，增强活血散瘀止痛作用 |
| 用法 用量 | 水煎口服或入中成药 6~12g | 水煎口服或入中成药 6~12g |
| 配伍 | 常与牡丹皮、生地黄、水牛角粉、香附、菊花、防风、牛蒡子、丹参、白芷等配伍，治疗血热发斑，血漏带下，疮疡痈肿等症，如犀角地黄汤、如神散、酒煎散、丹参膏、仙方活命饮等 | 常与牡丹皮、白芷、自然铜、乳香、红花、当归、三七、降香等配伍，治疗经闭腹痛，胸胁痹痛等，如赤芍散、赤芍药丸等 |
| 药理作用 | 作用于心血管系统和神经系统、抗炎、抗氧化、抗肿瘤、抑制胃酸分泌 | 作用于心血管系统和神经系统、抗炎、抗氧化、抗肿瘤、抑制胃酸分泌 |
| 化学成分 | 主要含单萜及其苷类、没食子酸及其衍生物、儿茶素类 | 芍药苷含量下降；没食子酸含量增加；*d*-儿茶素含量下降 |
| 含量测定 | 含芍药苷不得少于1.5% | 含芍药苷得少于1.5% |
| 注意 | 不宜与藜芦同用 | 不宜与藜芦同用 |

## 注释

【炮制方法】

赤芍：取原药材，除去杂质，分开大小，洗净，润透，切厚片，干燥[1]。

酒赤芍：取赤芍片，加黄酒拌匀，闷润，置锅内，用文火炒至微黄色，取出，放冷（每100kg赤芍，用黄酒10kg）。

除酒赤芍外，还有炒赤芍，醋赤芍，烘制赤芍等炮制方法。

【性状差异】　赤芍味淡，切面粉白色；酒赤芍切面深黄色，具酒气。

【炮制作用】　赤芍，味苦，性微寒，善清热泻火。《神农本草经》记载："主邪气腹痛，除血痹，破坚积，止痛，利小便"。生赤芍，主入肝经，清热凉血。具有较强的清泻肝火、泻血分郁热而奏凉血止血之功。用于肝热目赤，血热发斑，血漏带下，疮疡痈肿等，如犀角地黄汤、如神散等。

赤芍酒制后，苦寒之性得以缓和，活血散瘀止痛的作用也有所增强，以活血通经，行气止痛为主要功效。用于经闭腹痛，胸胁痹痛，跌仆损伤等，如赤芍散等。

赤芍含有单萜、鞣质、三萜等活性成分。单萜中含量较大的芍药苷具有促进免疫调节，抗肿瘤，降血糖，抗炎，促进血液循环等作用。赤芍的鞣质类成分具有促进血小板聚积，止痛，促进溃疡愈合的作用。故赤芍有凉血、止血之功。

赤芍炮制后芍药苷的含量下降，分析原因是由于芍药苷不稳定，于较高温度下部分水解，使部分芍药苷损失[2]。此外，随着酒制时间的延长，没食子酸含量有所上升，d-儿茶素含量则下降。这可能是因为没食子酸鞣质为水解性鞣质，而d-儿茶素是缩合性鞣质，随着酒制时间延长，一个呈上升趋势，另一个趋于下降[3]。这些变化造成酒赤芍抗炎作用减弱，散瘀止痛作用增强。

【药理作用】

### 赤芍的药理作用

**1. 对心血管系统的作用**

（1）对内皮素的作用：研究表明"赤芍801"（没食子酸丙酯）可与内皮素-1特异性结合，抑制其活性[4]。

（2）对内膜系统的作用：赤芍可抑制动脉损伤后内膜的增生。同时亦发现赤芍可抑制血管壁MCP-1 mRNA表达，减轻兔颈动脉球囊损伤术后内膜增生程度[5,6]。

**2. 抗炎作用**　芍药苷可抑制佐剂诱发的关节炎，主要是通过抑制滑骨细胞的非正常增殖，减少滑骨细胞中IL-1、PGE$_2$、IL-6、VEGF、GM-CSF的产生，降低滑膜内Gi和COX-2的表达[7]。芍药苷和芍药醇可改善IgE复合体诱导的过敏炎症反应。此外，赤芍可减少鼻黏膜成纤维细胞中MCP-1、MCP-3的分泌，具有抗鼻炎的活性[8,9]。

**3. 抗氧化作用**　赤芍乙醇提取物中的没食子酸、没食子酸甲酯可清除DPPH自由基，并对抗脂质过氧化反应，亦可抑制过氧化氢诱导的NIH/3T3成纤维细胞的DNA损伤，赤芍50%乙醇提取物可抑制小鼠外周血液内由KBrO$_3$诱导的微核网状细胞的形成[10]。

**4. 抗肿瘤作用**　用赤芍水提取物处理肝癌细胞HepG2后，通过cDNA芯片技术和RT-PCR分析发现，在HepG2的凋亡早期，相关基因BNIP3的表达上调，而ZK1、RAD23B、HSPD1基因的表达下调，从而加速了HepG2细胞的凋亡。因此，赤芍水提取物可作为潜在的抗肝癌药物[11]。

**5. 抑制胃酸分泌作用**　赤芍提取物五没食子酰葡萄糖（PGG）可抑制H$^+$-K$^+$-ATP酶，同时对Mg$^{2+}$-ATP酶、Na$^+$-K$^+$-ATP酶有抑制作用，是一种潜在的酸分泌抑制剂[12]。

**6. 抗脓毒血症**　赤芍水提取物五没食子酰葡萄糖（PGG）可使内毒素失活，对脓毒血症大鼠、小鼠均有治疗效果[13]。

**7. 对神经系统的作用**　芍药苷可通过活化腺苷A1受体来抑制神经细胞营养不良，从而缓解MTPT诱导帕金森病小鼠的症状，表明芍药苷可作为神经保护剂治疗帕金森病[14]。芍药醇可抑制吗啡诱导的快速移动行为和条件型位置偏爱行为，还可抑制突触后多巴胺受体的超敏性，这可能是一种潜在的调节吗啡诱导的多巴胺能行为的作用机制[15]。

【化学成分】
赤芍　主要含单萜及其苷类成分，如芍药苷；没食子酸及其衍生物；儿茶素类；三萜类等[16]。

酒赤芍　芍药苷含量下降；没食子酸含量有上升趋势，$d$-儿茶素含量呈下降趋势，二者呈动态平衡状态[2,3]。

【药物代谢】　应用 HPLC-MS/MS 技术研究了大鼠尿液和胆汁中芍药苷和芍药内酯苷的代谢，在口服芍药苷的大鼠尿样中监测到 6 个代谢产物，分别为单氧化、三氧化、双甲基化、与水结合、甲基化和葡萄糖苷酸化的产物。在口服芍药内酯苷的大鼠尿样中也发现 6 个代谢物，分别为去甲基、与一分子葡萄糖结合和双氧化、单氧化、与一分子葡萄糖结合、谷胱甘肽反应和与两分子葡萄糖结合的产物；在其胆汁中发现 5 个代谢产物，分别为去甲基、双氧化、与一分子葡萄糖结合、葡萄糖苷酸化和三氧化产物，其中有些代谢物可能与尿液中发现的代谢物为同一种物质[17]。

【生制赤芍成分、药效与功用关系归纳】　由赤芍酒制前后的对比研究，提示了鞣质和芍药苷的变化是引起赤芍生制品药效差异的物质基础，其变化关系如图 6-17 所示。

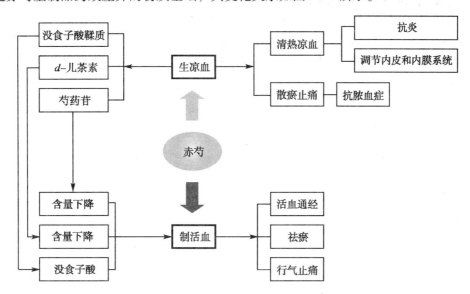

图 6-17　生制赤芍成分、药效与功用关系归纳

（才　谦）

参 考 文 献

[1] 国家药典委员会. 中华人民共和国药典（一部）[S]. 北京：中国医药科技出版社，2010：147.
[2] 周慧，宋凤瑞，刘志强，等. ESI-MS 和 HPLC-UV 法研究大黄、黄柏、赤芍炮制前后化学成分变化 [J]. 药物分析杂志，2009，29（6）：883-888.
[3] 李赛，欧阳强，夏琴. 酒炙时间与赤芍化学成分含量变化关系 [J]. 中成药，1991，13（10）：14-15.
[4] Chen Q, Huang J D, Yin H J, et al. The applications of affinity biosensors：IAsys biosensor and quartz crystal microbalance to the study on interaction between Paeoniae radix 801 and endothelin-1 [J]. *Sens Actuators* B, 2006, 116-122.
[5] 朱慧民，金国健，林福禧. 赤芍对家兔血管内膜平滑肌细胞增生的影响 [J]. 中国中医急症，2005，14（4）：349-350.
[6] 朱慧民，牟华明. 赤芍对球囊损伤术后血管内膜单核细胞趋化蛋白-1 基因表达的影响 [J]. 中国中西医结合急救杂志，2008，15（3）：138-141.
[7] Zheng Y Q, Wei W, Zhu L, et al. Effects and mechanisms of Paeonilorin, a bioactive glucoside from paeony root, on adjuvant arthritis in rats [J]. *Inflamm Res*, 2007, 56：182-188.

[8] Lee B, ShinY W, Bae E A, et al. Antiallergic effect of the root of *Paeonia lactiflora* and its constituents paeoniflorin and paeonol [J]. *Arch Pharm Res*, 2008, 31 (4): 445-450.

[9] Leem K, Kim H. Effects of *Paeonia lactiflora* root extracts on the secretions of monocyte chemotactic protein-1 and-3 in human nasal fibroblasts [J]. *Phytother Res*, 2004, 18: 241-243.

[10] Lee S C, Kwon Y S, Son K H, et al. Antioxidative constituents from *Paeonia lactiflora* [J]. *Arch Pharm Res*, 2005, 28 (7): 775-783.

[11] Lee S M Y, Li M L Y, Tse Y C, et al. Paeoniae Radix, a Chinese herbal extract, inhibit hepatoma cells growth by inducing apoptosis in a p53 independent pathway [J]. *Life Sci*, 2002, 71 (19): 2267-2277.

[12] Koichi O, Tetsuya S, Yoshikuni M, et al. Pentagalloylglucose, an antisecretory component of 11 Paeoniae radix, inhibits gastric $H^+$, $K^+$-ATPase [J]. *Clinica Chimica Acta*, 2000, 290: 159-167.

[13] Lv G, Zheng J, Zhou H, et al. The screening and isolation of an effective anti-endotoxin monomer from Radix Paeoniae Rubra using affinity biosensor technology [J]. *Int J Immunopharmacol*, 2005, 5: 1007-1017.

[14] Liu H Q, Zhang Y W, Luo X T, et al. Paeoniflorin attenuates neuroinflammation and dopaminergic neurodegeneration in the MPTP model of Parkinson's disease by activation of adenosine A1 receptor [J]. *Eur J Pharmacol*, 2006, 148 (3): 314-325.

[15] Eun J S, Bae K H, Yun Y P, et al. Inhibitory effects of paeonol on morphine-induced locomotor sensitization and conditioned place preference in mice [J]. *Arch Pharm Res*, 2006, 29 (10): 904-910.

[16] 冀兰鑫, 黄浩, 李长志, 等. 赤芍药理作用的研究进展 [J]. 药物评价研究, 2010, 33 (3): 233-236.

[17] 刘鑫鑫. 中药赤芍与白芍药代动力学及其药效物质基础研究 [D]. 石家庄: 河北医科大学硕士学位论文, 2006.

# 第七章

●●●●

# 泻 下 药

## ～ 大 黄 ～

【来源】 本品为蓼科植物掌叶大黄 *Rheum palmatum* L.、唐古特大黄 *Rheum tanguticum* Maxim. ex Balf. 或药用大黄 *Rheum offcihale* Baill. 的干燥根和根茎。秋末茎叶枯萎或次春发芽前采挖，除去细根，刮去外皮，切瓣或段，绳穿成串干燥或直接干燥。主产于四川、青海、甘肃等地。

### 生制大黄鉴别使用表

| 处方用名 | 大黄 | 熟大黄 | 酒大黄 | 大黄炭 |
|---|---|---|---|---|
| 炮制方法 | 切制 | 单蒸或酒蒸 | 酒制 | 炒炭 |
| 性状 | 不规则小丁或块。表面黄棕色或黄褐色。中心有纹理，微显朱砂点。质轻。气清香，味苦而微涩 | 不规则小丁或块。内外均呈黑褐色。质坚实。有特异芳香气，味微苦 | 不规则小丁或块，表面深褐色或棕褐色，偶有焦斑，折断面成浅棕色，质坚实。略有酒香气 | 不规则小丁或块，表面焦黑色，断面焦褐色，质轻而脆。有焦香气，味微苦 |
| 性味归经 | 苦，寒<br>归脾、胃、大肠、肝、心包经 | 微苦，微寒<br>归心、肝、脾、胃经 | 苦，微寒<br>归脾、胃、大肠、肝、心包经 | 苦，涩，凉<br>归脾、心、胃、肝经 |
| 功能 | 泻下攻积，清热泻火，凉血解毒，逐瘀通经，利湿退黄 | 活血化瘀，缓下 | 清上焦湿热，泻下 | 清热止血 |
| 主治 | 用于实热积滞便秘，血热吐衄，目赤咽肿，痈肿疔疮，肠痈腹痛，瘀血经闭，产后瘀阻，跌打损伤，湿热痢疾，黄疸尿赤，淋证，水肿；外治烧烫伤 | 用于瘀血内停、癥瘕、闭经、脘腹痞满、产后腹痛 | 用于蓄血发狂，血热妄行之吐血、衄血及火邪上炎所致的目赤肿痛 | 用于大肠有积滞的大便出血，呕血、咯血，下痢腹痛 |
| 炮制作用 | 利于调剂和成分煎出 | 缓和峻下作用，增强活血化瘀作用 | 缓和泻下作用，引药上行，清上焦湿热 | 泻下作用极弱，增加止血作用 |
| 用法 | 水煎口服，不宜久煎，或入中成药 | 水煎口服或入中成药 | 水煎口服或入中成药 | 水煎口服或入中成药 |
| 用量 | 3~10g | 5~15g | 5~15g | 5~15g |

续表

| 配伍 | 常与芒硝、枳实、厚朴、牡丹皮、桃仁、附子、干姜、黄柏、茵陈蒿等配伍，治疗热积便秘、阳水水肿、湿热黄疸，如大承气汤、舟车丸、茵陈蒿汤 | 常与枳实、白术、神曲、桃仁、土鳖虫、干漆、虻虫等配伍，治疗脘腹痞满、产后腹痛、月经停闭，如枳实导滞丸、下瘀血汤、大黄䗪虫丸 | 常与水蛭、虻虫、桃仁、红花、当归、酒黄连、酒黄柏、酒黄芩等配伍，治疗蓄血发狂、跌仆损伤、上焦热盛，如抵挡汤、复元活血汤、泻心汤 | 常与侧柏叶、茜草、棕榈炭、山楂、枳壳、神曲等配伍，治疗呕血、咳血、下痢腹痛，如十灰散 |
|---|---|---|---|---|
| 药理作用 | 泻下、解热、抑菌、消炎、免疫 | 解热、抑菌、消炎、免疫、活血化瘀作用 | 泻下、解热、抑菌、消炎、免疫、抗氧化、活血化瘀作用 | 解热、抑菌、消炎、免疫、止血作用 |
| 化学成分 | 蒽醌苷类、二苯乙烯苷类、苯丁酮类、鞣质类等成分 | 游离蒽醌增加，结合蒽醌减少，没食子酸增加 | 结合蒽醌略减少，游离蒽醌苷元稍增加 | 蒽醌苷类减少至微量，收敛止血作用的没食子酸增加明显 |
| 检查 | 干燥失重不得过 15.0%<br>总灰分不得过 10.0% | 干燥失重不得过 15.0% | 干燥失重不得过 15.0% | 待测 |
| 浸出物 | 水溶性浸出物不得少于 25.0% | 待测 | 待测 | 待测 |
| 含量测定 | 芦荟大黄素、大黄酸、大黄素、大黄酚和大黄素甲醚的总量不得少于 1.5% | 芦荟大黄素、大黄酸、大黄素、大黄酚和大黄素甲醚的总量不得少于 1.0% | 芦荟大黄素、大黄酸、大黄素、大黄酚和大黄素甲醚的总量不得少于 1.0% | 待测 |
| 注意 | 孕妇及月经期、哺乳期慎用。用于泻下不能久煎 | 孕妇及月经期、哺乳期慎用 | 孕妇及月经期、哺乳期慎用 | 孕妇及月经期、哺乳期慎用 |

## 注释

**【炮制方法】**

大黄：取原药材，除去杂质，洗净，润透，切厚片或块，晾干[1]。

熟大黄：取大黄片（厚度 2~4mm）或块，加入酒水（黄酒：水 =1:1）拌匀，闷润 1.5 小时，置笼屉内，隔水蒸 24 小时，取出于 60℃ 下烘干。每 100kg 大黄用黄酒 30kg[2]。

酒大黄：取大黄片或块，用黄酒喷淋均匀，稍闷润，待黄酒被吸尽后，置炒制锅内，温度 150℃ 炒制 10 分钟，取出晾干，即可。每 100kg 大黄用黄酒 10kg[3]。

大黄炭：取大黄片或块，置炒制锅内，220℃ 炒制 10 分钟[4]。取出摊晾。

除熟大黄、酒大黄、大黄炭外，还有醋大黄、清宁片。

**【性状差异】**　大黄表面黄棕色或黄褐色，熟大黄内外均呈黑褐色。酒大黄表面深棕色或棕褐色，偶有焦斑，略具酒香气。大黄炭表面焦黑色，断面焦褐色，有焦香气。（见文末彩图 17）

**【炮制作用】**　大黄味苦，性寒；入脾、胃、大肠、肝、心经。苦寒，沉降，气味重浊，走而不守，直达下焦，泻下作用峻烈，攻积导滞，泻火解毒力强，用于实积便秘，高热，谵语，湿热黄疸，跌打损伤，热毒疮痈，痈肿疔毒；外治烧烫伤等证。如治疗热结便秘的大承气汤（《伤寒论》）。

大黄酒拌蒸熟后，苦寒泻下作用得到缓和，腹痛之副作用减轻，并增强了活血化瘀作用。多用于瘀血内停，脘腹痞满，产后腹痛，月经停闭，跌打损伤，瘀血凝积等证，《医学入门》有言："熟用则疗诸疮毒，泻心火"。如治疗瘀血内停、腹部肿块、月经停闭的大黄䗪虫丸（《金匮要略方论》）。

大黄经酒制后，借酒升提之性，引药上行，善清上焦血分热毒，用于目赤咽肿，齿龈肿痛。

大黄炒炭后，泻下作用极微，具有凉血化瘀止血作用，用于血热有瘀出血症。

醋大黄以醋制后，泻下作用减弱，以消积化瘀为主，用于食积痞满，产后瘀停，癥瘕癖积。

清宁片泻下作用缓和，具有缓泻而不伤气，逐瘀而不败正之功，用于饮食停滞，口干舌燥，大便秘结之年老、体弱及久病患者。

《本草备要》记载："有酒浸酒蒸，生熟之不同，生用更峻"，说明古人已认识到生用大黄较为峻烈，可损胃气，熟大黄较之力缓。

大黄的主要化学成分为蒽醌苷类、苯丁酮类以及鞣质类，其中番泻苷以及蒽醌苷为泻下的主要有效成分。炮制后，蒽醌苷转化为蒽醌苷元，其泻下成分明显减少。酒蒸熟大黄后总蒽醌的减少超过25%，其中结合型蒽醌减少50%；酒炒后总蒽醌减少10%，其中结合型蒽醌减少25%；炒炭后大黄的蒽醌类成分被大量破坏，结合型蒽醌仅为生品的10%，游离型蒽醌大黄酚、大黄素甲醚、鞣质的含量增加[5]。故大黄的致泻效价为 825.22U·$g^{-1}$，远远高于酒大黄、熟大黄[6]。其泻下作用主要与一氧化氮合酶（NOS）特别是诱导型一氧化氮合酶（iNOS）的活性有关，可增加肠道蛋白的分泌，抑制肠道液中电解质 $Na^+$、$Cl^-$ 的吸收[7]。

大黄酒蒸后，其结合蒽醌的含量下降，游离型蒽醌增加，鞣质类成分也有增加，缓和了生大黄苦寒峻下的副作用，增强了活血化瘀作用，故临床上常用于治疗产后腹痛，瘀血内停、凝积，月经停闭，脘腹痞满，尤其是年老体弱或久病患者。熟大黄与炒大黄的结合型蒽醌和游离型蒽醌比例有差异，故活血止血作用强度也不同。酒大黄活血化瘀的有效部位为50%乙醇提取物，主成分为大黄酸、大黄素和大黄酚[8]，其活血化瘀作用可能是与血管内皮细胞内皮素 ET 与 NO 的比例、血管性血友病因子（von Willebrand factor，vWF）、前列环素的分泌有关。

综上所述，通过蒽醌苷类成分的变化和药理作用，证明了大黄"入泻下药生用，活血止血蒸熟或炒炭用"理论的合理性。

**【药理作用】**

## 一、大黄的药理作用

**1. 抗炎作用** 大黄粉混悬液具有较好的抗炎作用[9,10]。

**2. 解热作用** 大黄水煎液对内毒素导致的发热炎症大鼠，大黄粉末混悬液对干酵母引发的发热模型大鼠，均具有解热作用[9,11]。

**3. 泻下作用** 大黄水煎液对热性中药结合胃肠抑制剂制备的热结便秘模型大鼠有较强烈的泻下作用[12,13]。

**4. 抑菌作用** 体外抑菌试验表明，大黄水煎液对金黄色葡萄球菌、铜绿假单胞菌、志贺菌属、伤寒沙门菌、大肠埃希菌等菌种具有一定的抑制作用[14-16]。

**5. 镇痛作用** 大黄总蒽醌对冰醋酸导致的小鼠扭体模型具有一定的镇痛作用[17]。

**6. 抗氧化作用** 大黄提取物具有一定的抗氧化能力。体外试验结果显示，大黄可清除次黄嘌呤、黄嘌呤氧化酶系统产生的超氧阴离子以及 Fenton 反应生成的羟自由基，并能抑制羟自由基诱导的小鼠肝脏匀浆脂质过氧化[18,19]。

**7. 免疫作用** 大黄对免疫细胞具有双向调节作用，大黄一方面对过度的炎症反应具有抑制和治疗作用，另一方面对机体的正常免疫防御功能又有促进作用[20-22]。

## 二、制大黄的药理作用

**1. 泻下作用** 熟大黄的水煎液对热性中药结合胃肠抑制剂制备的热结便秘模型大鼠有较强烈的

泻下作用[12,13]。

**2. 活血化瘀作用** 熟大黄粉或水煎液、酒大黄水煎液对血瘀模型大鼠的血液流变学具有良好的改善作用，其作用较生大黄强[12,23]。

**3. 解热、镇痛、抗炎、抑菌作用** 制大黄与生大黄同样具有解热、镇痛、抗炎、抑菌的作用[9-11,17]。

**4. 降血脂作用** 熟大黄醇提取物以及大黄蒽醌衍生物对高血脂模型大鼠具有较好的降血脂作用，根据实验研究，推测其降血脂作用机制可能是通过刺激肠道，加速脂类排出，同时阻断肝肠循环，减少胆固醇在肠道内的重吸收而达到降脂作用，对于低密度脂蛋白的降低也可能是因为脂类摄入减少而代谢产生的低密度脂蛋白减少[24-27]。

**5. 抗氧化作用** 熟大黄提取物具有一定的抗氧化能力。体外试验结果显示，大黄可清除次黄嘌呤、黄嘌呤氧化酶系统产生的超氧阴离子以及 Fenton 反应生成的羟自由基，并能抑制羟自由基诱导的小鼠肝脏匀浆脂质过氧化[18,19]，熟大黄炮制后其抗氧化作用减弱。

**6. 免疫作用** 制大黄去鞣质煎剂对免疫细胞具有双向调节作用，一方面对过度的炎症反应具有抑制和治疗作用，另一方面对机体的正常免疫防御功能又有促进作用[20-22]，熟大黄的作用效果较生大黄及其他制品好。

**7. 止血作用** 微米大黄炭颗粒可明显提高血小板聚集性和 $TXB_2$ 水平，而下调 6-keto-$PGF_{1\alpha}$ 水平，具有较强的止血作用[23]。

### 三、生制大黄之复方的药理作用差异

**1. 生制大黄之大承气汤的药理作用差异**

（1）对热结便秘模型大鼠的影响：生、熟大黄分别制备的大承气汤对热结便秘模型小鼠的首便时间、排便频度、小肠推进均具有显著影响，生大黄组成的大承气汤作用效果显著强于熟大黄组成的大承气汤，二者具有显著性差异。这提示使用大承气汤治疗便秘时应用生大黄，但对于年老体弱及久病患者应用熟大黄。

（2）对胃肠激素的影响：生、熟大黄分别制备的大承气汤均可调节热结便秘模型大鼠的胃肠激素（GAS、MTL、VIP、NT），生大黄组成的大承气汤作用效果显著强于熟大黄组成的大承气汤，二者具有显著性差异。

（3）对神经递质的影响：生、熟大黄分别制备的大承气汤均具有调节神经递质（SS、AChE、SP）的作用，生大黄组成的大承气汤作用效果显著强于熟大黄组成的大承气汤，二者具有显著性差异。

**2. 生制大黄之下瘀血汤的药理作用差异**

（1）对血液流变学的影响：生、熟大黄分别制备的下瘀血汤对血瘀模型大鼠的血液流变学具有良好的改善作用，熟大黄组成的下瘀血汤作用效果显著强于生大黄组成的下瘀血汤，二者具有明显统计学差异。提示使用下瘀血汤治疗月经停闭、瘀血内停时，应用熟大黄。

（2）对血管内皮细胞及微循环的影响：生、熟大黄分别制备的下瘀血汤对血瘀模型大鼠的血管内皮细胞（血管内皮素 ET、NO）及微循环调节物质（前列环素 $PGI_2$、vWF 因子）具有调节作用，熟大黄组成的下瘀血汤作用效果显著强于生大黄组成的下瘀血汤，二者具有明显差异。

**【化学成分】**

**大黄** 主要含蒽醌类物质大黄素、大黄酸、芦荟大黄素、大黄素甲醚、大黄酚及其衍生物，二苯乙烯苷类、苯丁酮类、鞣质类[28-30]，此外还含有少量挥发油、多糖[31-33]。

**熟大黄** 大黄酒蒸成熟大黄后，结合蒽醌含量降低，游离蒽醌的含量增加，没食子酸的含量增加[33]。

**酒大黄** 酒炒后，结合型蒽醌含量降低明显，游离型蒽醌含量增加，尤其是与活血作用有关的蒽

醌苷元[33]。

**大黄炭** 炒炭后，蒽醌类物质含量大幅度降低，没食子酸含量增加[31]。

【高效液相色谱异同点】 高效液相色谱图（图7-1）显示，大黄酒蒸后化学成分前后含量有明显变化，其中游离蒽醌（20 芦荟大黄素；22 大黄酸；23 大黄素；24 大黄酚；25 大黄素甲醚）的含量显著性增加。

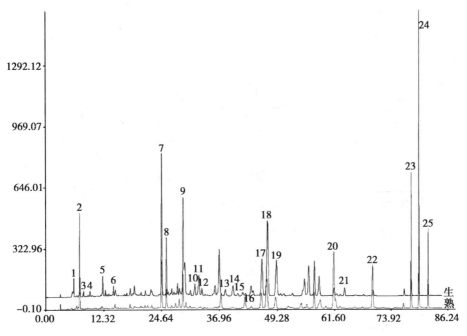

图7-1 大黄及熟大黄的 HPLC 鉴别色谱图

【含量测定】 照2010年版《中国药典》（一部）大黄项下【含量测定】方法[1]，生、熟大黄游离蒽醌的含量有明显差异，见表7-1。

表7-1 生制大黄的蒽醌苷元类含量（mg·g⁻¹）

| 样品 | 芦荟大黄素 | 大黄酸 | 大黄素 | 大黄酚 | 大黄素甲醚 |
|------|-----------|--------|--------|--------|-------------|
| 大黄 | 3.968 | 7.656 | 5.950 | 3.624 | 1.811 |
| 熟大黄 | 1.189 | 3.431 | 1.214 | 1.457 | 1.599 |
| 酒大黄 | 1.38 | 2.59 | 1.78 | 2.51 | 3.96 |

【不良反应】 临床使用大黄一般是少量、短期服用，长期服用过量大黄、用药不当时，会表现出头晕、恶心、腹痛、便秘、损伤胃气，引发继发性便秘。有报道称大黄会引发肝肾毒性、胃肠毒性，但是停药一段时间后会自然恢复[32-34]，提示不能长期过量使用。

【毒性】 近年来国内外实验报道，大黄中蒽醌成分具有肝、肾细胞毒性[35-37]。研究发现，不同浓度的大黄素和大黄酸对人的类淋巴母细胞 WTKl 具有较弱的致突变作用，提示大黄可能具有体外遗传毒性[41]。急性毒性以及长期毒性动物实验表明，导致大黄肝、肾毒性的主要物质为蒽醌类化合物，这与国外报道的蒽醌化合物毒性研究是一致的[37]。通过长期应用大黄提取物及总蒽醌观察其对大鼠生殖系统的毒性，发现大黄对雄性大鼠睾丸及雌性大鼠性腺轴有一定的毒性作用[38-42]。

【生制大黄成分、药效与功用关系归纳】 由大黄炮制前后的对比研究，初步认为大黄蒽醌的变化是引起大黄生制品药效差异的物质基础。其变化关系如图7-2所示。

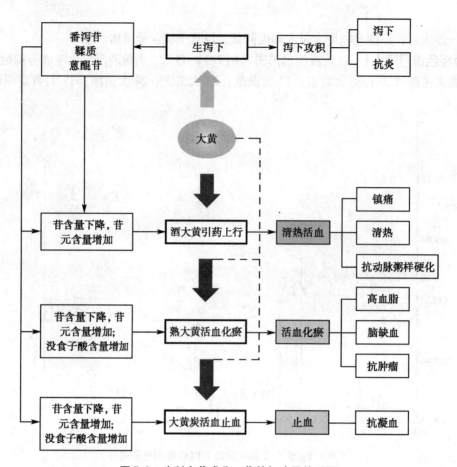

**图7-2　生制大黄成分、药效与功用关系图**

（胡昌江　熊　瑞）

## 参考文献

[1] 国家药典委员会. 中华人民共和国药典（一部）[S]. 北京：中国医药科技出版社，2010：22-23.

[2] 江文君，毛淑杰，吴连英，等. 熟大黄热压制法炮制工艺 [P]. 北京：中国专利：CN85100957，1986-07-23.

[3] 刘志坚，徐建伟. 酒炙大黄炮制工艺研究 [J]. 浙江中医杂志，2012，17（10）：766-767.

[4] 李昭，杜星，郭东艳，等. 正交实验优选大黄炭的炮制工艺 [J]. 现代中医药，2013，33（3）：117-119.

[5] 罗仁书. 大黄不同炮制方法对其有效成分及临床疗效的影响 [J]. 临床合理用药，2013，6（5）：108-109.

[6] 李会芳，王伽伯，曲毅，等. 大黄炮制前后致泻效价的研究 [J]. 中国中药杂志，2012，37（3）：302-304.

[7] 罗培，徐象珍，谭正怀. 大黄游离蒽醌致泻作用机制研究 [J]. 中药药理与临床，2013，29（3）：88-90.

[8] 刘欣. 大黄和酒大黄活血祛瘀药理作用部位的 HPLC 指纹图谱研究 [D]. 成都：成都理工大学硕士学位论文，2008.

[9] 杨伟鹏，王怡薇，王彦礼，等. 不同炮制方法对大黄泻下、解热、抗炎作用的影响 [J]. 中国实验方剂学杂志，2011，17（13）：117-119.

[10] 隋峰，闫美娟，林娜，等. 大黄不同炮制品解热作用及机制研究 [J]. 中国实验方剂学杂志，2012，18（15）：167-169.

[11] 李红，张艳，于一平，等. 大黄解热作用与降低血浆一氧化氮作用的 PK-PD 研究 [J]. 中国中药杂志，2013，38（3）：1231-1235.

[12] 杨涛. 大黄生熟异用相关研究 [D]. 成都：成都中医药大学硕士学位论文，2012.

[13] 陈立军，张廷模，彭成. 大黄不同炮制品对热结便秘模型大鼠结肠 c-kit mRNA 表达的影响 [J]. 中药药理与临床，2009，25（4）：37-40.

[14] 徐艳，曹松屹，曲格霆. 大黄抑菌作用的体外研究 [J]. 中国中医药信息杂志，2007，14（2）：43-44.

[15] 肖碧琼. 大黄不同炮制品提取物的体外抑菌作用分析 [J]. 现代诊断与治疗, 2013, 24 (7): 1555-1556.

[16] 江文君, 毛淑杰, 应钶. 中药大黄炮制研究Ⅳ: 炮制对大黄抑菌作用与成分的影响 [J]. 中药通报, 1983, 8 (3): 18-20.

[17] 陈一村, 陈永洁, 蔡聪艺, 等. 大黄总蒽醌对小鼠扭体模型的镇痛作用 [J]. 现代生物医学进展, 2010, 10 (3): 558-559.

[18] 王陆军, 李仙义, 韩晋, 等. 日服用次数对大黄体外抗氧化效应的影响 [J]. 中国实验方剂学杂志, 2013, 19 (15): 262-265.

[19] 王琪. 不同提取方式对大黄抗氧化作用的影响 [J]. 包头医学, 2004, 28 (4): 28-30.

[20] 马迪, 唐阁. 大黄免疫功能的研究进展 [J]. 中医药学刊, 2006, 24 (8): 1505-1507.

[21] 马路, 侯桂霞, 顾华, 等. 大黄免疫调节作用的实验研究 [J]. 中西医结合杂志, 1991, 11 (7): 418-419.

[22] 杨文修, 王辉, 刘曼, 等. 大承气汤和大黄对巨噬细胞免疫活性的双向调节作用 [J]. 天津中医药, 2004, 21 (1): 53-56.

[23] 时昭红, 张书, 郝建军, 等. 微米大黄炭对大鼠血小板功能和纤溶活性的影响 [J]. 世界华人消化杂志, 2008, 16 (3): 311-313.

[24] 隋峰, 闫美娟, 李燕, 等. 不同炮制法对大黄活血化瘀作用影响的对比研究 [J]. 中药药理与临床, 2012, 28 (6): 90-93.

[25] 李超, 汪婷婷, 谢惠春. 唐古特大黄对小鼠降血脂作用研究 [J]. 健康必读杂志, 2012, (6): 452.

[26] 胡昌江, 马烈, 何学梅, 等. 九制大黄蒽醌衍生物对动物高血脂及血液流变学的影响 [J]. 成都中医药大学学报, 2000, 23 (4): 25-26.

[27] 赵琳琳, 李盖, 王会还, 等. 大黄与姜黄不同配比降高血脂大鼠模型疗效研究 [J]. 中国煤炭工业医学杂志, 2013, 16 (6): 978-980.

[28] 徐庆, 覃永俊, 苏小建, 等. 掌叶大黄化学成分研究 [J]. 中草药, 2009, 40 (4): 533-536.

[29] 金伟, 格日立, 黄志勤, 等. 唐古特大黄化学成分研究 [J]. 中国药学 (英文版), 2006, 15 (4): 206-210.

[30] 江文君, 罗文毓, 江萍. 大黄炮制研究Ⅲ: 炮制对大黄鞣质类成分影响的初步探讨 [J]. 中药通报, 1987, 12 (12): 22-24.

[31] 张丙生, 王树槐, 宋根萍, 等. 大黄挥发油化学成分的研究 [J]. 中草药, 1992, 23 (3): 165.

[32] 王雪峰, 郑俊华, 陈青云. GC/MS 对唐古特大黄挥发油化学成分的研究 [J]. 中国药学杂志, 1995, 30 (12): 719-720.

[33] 徐晓霞. 大黄多糖的组分及结构分析 [J]. 中国现代医生, 2012, 50 (32): 93-94.

[34] 葛亚宁, 魏宝林, 董明芝, 等. 不同炮制方法对大黄有效成分的影响研究 [J]. 陕西中医, 2013, 34 (8): 1069-1070.

[35] 徐忠云. 浅析大黄安全用药 [J]. 中国医药指南, 2012, 10 (9): 524-525.

[36] 李果, 肖小河, 金城, 等. 大黄不良反应古今论 [J]. 中华中医药杂志, 2007, 22 (7): 439-441.

[37] 郭鹏, 张铁军, 朱雪瑜, 等. 大黄毒性的现代研究与减毒对策 [J]. 中草药, 2009, 40 (10): 1671-1674.

[38] 王伽伯, 马永刚, 张萍, 等. 炮制对大黄化学成分和肝肾毒性的影响及其典型相关分析 [J]. 药学学报, 2009, 44 (8): 885-890.

[39] 任红兵, 王艳艳, 王团结. 大黄总蒽醌对大鼠急性肾毒性研究 [J]. 辽宁中医药大学学报, 2012, 14 (1): 69-71.

[40] 高建波, 刘云. 大黄颗粒对大鼠的长期毒性试验研究 [J]. 中国当代医药, 2013, 20 (22): 4-6.

[41] 朱钦翥, 陈维, 张立实. 大黄素和大黄酸的体外遗传毒性评价 [J]. 检测研究, 2010, 23 (1): 65-67.

[42] 胡晓丞, 李亚洲, 佟继铭, 等. 大黄提取物对成年大鼠睾丸的毒性作用 [J]. 中国药理学与毒理学杂志, 2012, 26 (5): 658-663.

## ❧ 芒 硝 ❧

**【来源】** 本品为硫酸盐类矿物药芒硝族芒硝 Natrii Sulfas 经加工精制而成的结晶体。全国大部分地区均有生产。

生制芒硝鉴别使用表

| 处方用名 | 朴硝 | 芒硝 |
|---|---|---|
| 炮制方法 | 净制 | 重结晶 |
| 性状 | 为不规则颗粒状结晶，半透明，有杂质斑点 | 为棱柱状、长方形或不规则块状及粒状。无色透明或白色半透明。质脆，易碎，断面呈玻璃光泽。气微，味咸 |
| 性味<br>归经 | 咸、苦，寒<br>归胃、大肠经 | 咸、苦，微寒<br>归胃、大肠经 |
| 功能<br>主治 | 消积散痞<br>不宜内服，多外用于治疗乳痈、肠痈 | 泻下通便，润燥软坚，消火消肿<br>用于实热积滞，腹胀腹痛，大便燥结，肠痈疼痛；外治乳痈、痔疮肿痛 |
| 炮制作用 | 去除杂质 | 缓和药性，降低毒性 |
| 用法<br>用量 | 多外用<br>外用适量 | 冲服或入中成药<br>6~12g，外用适量 |
| 配伍 | 单用 | 常与大黄、枳实、甘草、甘遂、明矾等配伍，如治疗胃肠实热积滞，大便不通或热结便秘的大承气汤、调胃和气汤；治疗下焦蓄血证的桃核承气汤；治疗水热互结之结胸证的大陷胸汤 |
| 药理作用 | 抑菌作用 | 小肠推进、抗炎作用 |
| 化学成分 | 含水硫酸钠（$Na_2SO_4 \cdot 10H_2O$），微量元素等 | 含水硫酸钠（$Na_2SO_4 \cdot 10H_2O$）。钠元素含量略降，钾元素含量明显升高，钙元素和镁元素含量显著下降 |
| 检查 | 待测 | 应进行铁盐、锌盐、镁盐以及重金属和砷盐的检查<br>干燥失重：本品在105℃干燥至恒重，减失重量应为51.0%~57.0% |
| 含量测定 | 待测 | 含硫酸钠不得少于99.0% |
| 注意 | 孕妇慎用，不宜与硫黄、三棱同用 | 孕妇慎用，不宜与硫黄、三棱同用 |

## 注释

【炮制方法】

朴硝：将天然矿产品加热水溶解过滤，除去泥沙及不溶性杂质，将滤液静置，析出结晶。

芒硝：取适量的鲜萝卜，洗净，切块，置锅中，加适量水煮透，投入适量天然芒硝（朴硝）共煮，至全部溶化，取出滤过或澄清以后取上清液，放冷。待结晶大部分析出，取出置通风处适当干燥即可。结晶母液经浓缩后可继续析出结晶，直至不再析出结晶为止。

【性状差异】　朴硝为半透明不规则碎块，芒硝为透明棱柱状、长方形或不规则块状及粒状。

【炮制作用】　芒硝味咸、苦、性寒，归胃、大肠经，具有泻热通便、软坚润燥、泻火消肿的功效，临床主要用于热性便秘。朴硝杂质较多，多作外用，不宜内服，以消积散痞见长，多外用于乳痈、肠痈。

芒硝最早的炮制见于汉代《神农本草经》："炼"。煎炼，过滤，重结晶是芒硝主要的炮制方法。萝卜提净法始见于明代《本草乘雅半偈》："凡是朴硝，多恐不洁，再用萝卜煎提一、二次用。"其主要目的为萝卜甘温之性，缓和芒硝咸寒泻下的作用。

经研究证实，萝卜制后不仅能使其纯净，而且萝卜中的锌、锰、铁等元素进入芒硝的同时还能吸附铜、铅、铬、镁离子[1]，可增加糖类成分，这些成分变化缓和了芒硝的泻下作用，以及由于剧泻而对人体造成的伤害[2]。

【药理作用】

## 一、朴硝的药理作用

**1. 抑菌作用** 朴硝对肺炎球菌和乙型链球菌有较弱的抑制作用[3]。

**2. 对二甲苯所致小鼠耳郭肿胀的影响** 朴硝对二甲苯所致小鼠耳郭肿胀有一定的抑制作用，抑制率为 67.73%[3]。

**3. 对小肠运动的影响** 朴硝对小鼠小肠运动有明显的推进作用[3]。

## 二、芒硝的药理作用

**1. 抗炎作用** 芒硝溶液外用对急性炎症有好的抑制作用，对兔耳静脉炎有好的治疗作用[4]。

**2. 对小肠运动的影响** 芒硝对小鼠小肠运动也有明显的推进作用[3]。

**3. 对二甲苯所致小鼠耳郭肿胀的影响** 芒硝对二甲苯所致小鼠耳郭肿胀的抑制作用优于朴硝，抑制率为 78.83%[3]。

【化学成分】

**朴硝** 含水硫酸钠（$Na_2SO_4 \cdot 10H_2O$）及微量元素。

**芒硝** 含水硫酸钠（$Na_2SO_4 \cdot 10H_2O$）；钠元素含量略降，钾元素含量明显升高，钙元素和镁元素含量显著下降[5]。

【生制芒硝成分、药效与功用关系归纳】 由芒硝炮制前后的对比研究，提示了钠、钾、镁、钙的变化是引起芒硝生制品药效差异的物质基础。其变化关系如图 7-3 所示。

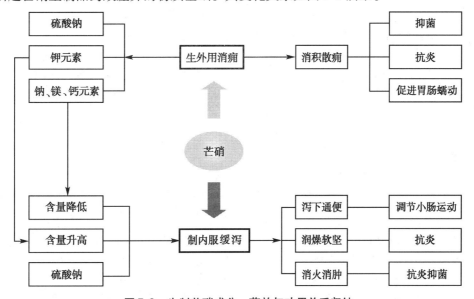

图 7-3 生制芒硝成分、药效与功用关系归纳

（才 谦）

● 参 考 文 献 ●

[1]张振凌，杨林莎，李军，等. 芒硝不同炮制品中部分无机元素含量测定［J］. 中国中药杂志，1995，20（4）：218.

[2]张振凌，杨林莎，李军，等. 炮制对芒硝主要化学成分的影响［J］. 河南中医药学刊，1994：23.

[3] 应帮智, 张卫华, 张振凌. 中药芒硝药理作用的研究 [J]. 现代中西医结合杂志, 2003, 12 (20): 2155-2156.

[4] 刘绍夔, 白明, 杨亚蕾, 等. 芒硝外用抗炎作用研究 [J]. 中华中医药杂志, 2012, 27 (2): 312-315.

[5] 周永学, 王倩, 张筱军. 芒硝的临床运用与药理研究 [J]. 陕西中医学院报, 2007, 30 (1): 54-55.

## ❧ 甘 遂 ❧

【来源】 本品为大戟科植物甘遂 *Euphorbia kansui* T. N. Lion ex T. P. Wang 的干燥根。春季开花前或秋末茎叶枯萎后采挖, 撞去外皮, 晒干。主产于陕西、山西、河南等地。

**生制甘遂鉴别使用表**

| 处方用名 | 甘遂 | 醋甘遂 |
|---|---|---|
| 炮制方法 | 净制 | 醋制 |
| 性状 | 呈椭圆形, 长圆柱形或连珠形。表面类白色或黄白色。质脆, 易折断, 断面粉性, 类白色。气微, 味微甘而辣 | 呈椭圆形, 长圆柱形或连珠形。表面黄色至棕黄色, 粉性不明显, 有的可见焦斑。微有醋香气, 味微酸而辣 |
| 性味 归经 | 苦, 寒; 有毒 归肺、肾、大肠经 | 苦, 寒; 有小毒 归肺、肾、大肠经 |
| 功能 主治 | 泻水逐饮, 消肿散结 用于水肿胀满, 胸腹积水, 痰饮积聚, 气逆咳喘, 二便不利, 风痰癫痫, 痈肿疮毒 | 毒性降低, 峻泻作用缓和 用于腹水胀满、痰饮积聚, 气逆咳喘, 风痰癫痫, 二便不利 |
| 炮制作用 | 除去杂质, 使洁净 | 降低毒性, 缓和药性 |
| 用法 用量 | 外用适量 | 多入丸、散用 0.5~1.5g |
| 配伍 | 常与大戟、芫花、大枣、白芥子、朱砂等配伍, 治疗胸腹积水, 痰迷癫狂, 湿热肿毒, 如十枣汤, 控涎丹, 遂心丹等 | 常与牵牛子、大黄、大戟、芫花、青皮、厚朴、木香、黄芩、槟榔、牛蒡子、商陆、朱砂、桃仁、赤芍等配伍, 治疗腹水胀满, 腹痛便秘, 宿食不消, 疝气偏坠, 如二气汤、舟车丸, 甘遂通结汤, 甘遂破结散, 甘遂散等 |
| 药理作用 | 泻下、利尿、抗生育、抗肿瘤、抗病毒、免疫抑制、抗氧化等 | 泻下、利尿等, 但较生品作用均降低 |
| 化学成分 | 二萜、三萜、香豆素、有机酸、生物碱、糖、维生素、鞣质、树脂等 | 成分发生了一定的量变和质变, 其中大戟二烯醇的含量降低 |
| 检查 | 水分不得过 12.0% 总灰分不得过 3.0% | 水分不得过 12.0% 总灰分不得过 3.0% |
| 浸出物 含量测定 | 醇溶性浸出物不得少于 15.0% 大戟二烯醇含量不得少于 0.12% | 醇溶性浸出物不得少于 15.0% 大戟二烯醇含量不得少于 0.12% |
| 注意 | 孕妇禁用; 不宜与甘草同用 | 孕妇禁用; 不宜与甘草同用 |

## 注释

**【炮制方法】**

甘遂: 取原药材, 除去杂质, 洗净, 干燥[1]。

醋甘遂: 取净甘遂, 加醋拌匀, 闷润, 待醋吸干, 置炒制容器内, 用文火炒干, 取出, 放凉[1]。对甘遂醋制工艺进行优化：每100kg甘遂用米醋30kg，置预热至230℃电炒药锅内，炒制30分钟为宜[2]。

除了醋甘遂，还有豆腐制、甘草制、面煨制、麸煨制、土炒制等。

【性状差异】 甘遂表面黄白色，凹陷处有棕色外皮残留。醋甘遂表面颜色加深呈黄色至黄棕色，微有醋香气[1]。（见文末彩图18）

【炮制作用】 甘遂，味苦，性寒；有毒。归肺、肾、大肠经。其药力峻烈，临床多入丸、散剂用，可用于痈疽疮毒，胸腹积水，二便不通[3]。如用于水肿腹胀，大便秘结的十枣汤（《伤寒论》）；用于消痰逐饮的控涎丹（《三因极一病证方论》）；用于水饮结胸，痰迷心窍，癫狂烦乱的遂心丹（《济生方》）。

甘遂醋制后毒性降低，峻泻作用缓和。用于腹水胀满，痰饮积聚，气逆咳喘，风痰癫痫，二便不利。如用于水湿壅阻，气机不利，腹水胀满，口渴，气粗，大小便秘的舟车丸（《景岳全书》）；用于湿热与糟粕互结，肠胃气机壅阻，腹中剧痛阵作，满胀不舒，呕吐物带有粪臭味，大便秘结不同的甘遂通结汤（《经验方》）；用于饮食宿积，结为癥瘕，腹满水肿，或湿热壅结，发为疝气，偏肿疼痛的甘遂破解散（《太平圣惠方》）；用于水气，心腹鼓胀，上气喘息的甘遂散（《普济方》）。

化学成分比较显示，甘遂经醋制后，毒效部位石油醚部位中极性相对小的成分（二萜类成分和大戟二烯醇）明显降低，其中3-O-苯甲酰基-20-去氧巨大戟二萜醇和5-O-苯甲酰基-20-去氧巨大戟二萜醇的下降最为明显，减少至1/5左右，而具有泻下作用的大戟二烯醇转化成无毒副作用的羊毛甾醇。这些变化导致醋甘遂毒性降低。乙酸乙酯、丙酮及甲醇部位共有峰的比例发生了明显变化，有多种成分的产生和消失；另外，甘遂经醋制后脂肪油成分发生了量变和质变，其中生品和醋制品共有成分中的羊毛甾醇与大戟二烯醇为13、14和17位的光学异构体，经验证大戟二烯醇在汽化过程中可转化成羊毛甾醇，揭示了甘遂经醋制后大戟二烯醇含量降低的原因。此外，甘遂醋制后多糖含量亦有所增加。这些变化可能是甘遂经醋制后泻下和利尿作用较生品缓和的物质基础。

【药理作用】

## 一、甘遂的药理作用

**1. 泻下作用** 甘遂能够刺激消化道，增加肠蠕动，具有较强的泻下作用。甘遂生品、醋制品及甘草制品醇提取物对小鼠致泻的半数有效量依次为 $0.59g \cdot kg^{-1}$、$3.26g \cdot kg^{-1}$、$4.79g \cdot kg^{-1}$，炮制后泻下作用减弱[4]。甘遂生品和醋制品的石油醚部位、三氯甲烷部位和乙酸乙酯部位均有一定的泻下作用，且生品的泻下作用明显强于醋制品[5]。

**2. 利尿作用** 甘遂水煎剂对大鼠无利尿作用，对实验性腹水大鼠也无明显的利尿作用，反而有尿量减少的倾向，甘遂的乙醇及乙醚浸剂对实验性腹水大鼠的排尿量有一定的促进作用[6]。甘遂醋制后利尿作用减弱，甘草制对利尿作用无明显影响[4]。

**3. 抗肿瘤作用** 甘遂浸膏对肺鳞癌，未分化癌及恶性黑色素瘤有杀伤作用，肿瘤细胞多呈急性坏死[7]。甘遂提取物可明显抑制荷瘤小鼠瘤细胞的生长[8]。从甘遂中分离得到的大戟二烯醇能显著抑制TPA诱导的小鼠皮肤致癌[9]。

**4. 治疗胰腺炎** 在大鼠急性出血性坏死性胰腺炎（acute hemorrhagic necrotic pancreatitis，AHNP）模型上，甘遂能显著减少肠腔游离细菌总数、降低肠腔内毒素含量，而且可以吸收腹腔（或血液）中的内毒素自肠道排出，从而发挥其阻碍AHNP时细菌、内毒素易位的作用[10]。

## 二、醋甘遂的药理作用

**1. 泻下作用** 甘遂经醋制后，泻下作用较生品明显减弱。

**2. 利尿作用** 甘遂经醋制后，利尿作用较生品明显减弱。

【化学成分】

**甘遂** 主要化学成分是二萜、四环三萜类、甾体类和香豆素类化合物，其他成分包括生物碱、脂肪酸、维生素、蔗糖、右旋葡萄糖、鞣质、柠檬酸、棕榈酸、草酸和树脂等[11]。

**醋甘遂** 甘遂经醋制后，三萜成分大戟二烯醇含量明显降低；二萜成分甘遂萜酯 B 和甘遂萜酯 A 含量均降低[12]，巨大戟二萜醇含量降低[13]。

【含量测定】 照 2010 年版《中国药典》甘遂项下【含量测定】方法，生、醋甘遂中大戟二烯醇的含量有一定的差异，醋制后含量降低。

【不良反应】 主要为中毒反应，表现为：恶心、呕吐、腹痛、腹泻、水样大便、里急后重。同时产生头痛、头晕、心悸、血压下降、脉搏细而弱、发绀、谵语、体温下降、脱水、昏迷、痉挛、呼吸困难、瞳孔散大，最后可由于呼吸、循环衰竭而死亡。外用中毒者主要有皮肤黏膜刺激症状，可引起接触性皮炎和肌无力，严重者可造成肢体乏力、呼吸困难、恶心、呕吐、头晕等症状[14]。

甘遂经醋制后毒性和刺激性较生品明显降低。但若服用过量仍可出现同生品的中毒症状，外用不当也可出现刺激症状。

【毒性】 甘遂具有一定的毒性。毒理研究表明[15]，它具有类似巴豆酸和斑蝥素的作用，中毒潜伏期 30 分钟～2 小时。甘遂注射液 5mg·kg$^{-1}$ 和 1mg·kg$^{-1}$ 剂量均有明显胚胎毒性，但对存活胎仔无致畸作用；致突变试验为阴性结果，其中包括小鼠骨髓细胞染色体畸形分析和基因突变试验[16]。甘遂生品小鼠灌胃半数致死量（LD$_{50}$）为 32g·kg$^{-1}$ 左右，醋制品及甘草制品 LD$_{50}$ 分别为 103g·kg$^{-1}$、160g·kg$^{-1}$ 左右，炮制后毒性显著下降[17]。家兔耳静脉连续给甘遂注射液 7 天后，心、肝、肾有一定中毒性的组织学改变。家兔腹腔内 1 次给药，第 4 天处死剖检，未见病灶性出血和坏死。

【生制甘遂成分、药效与功用关系归纳】 由甘遂醋制前后的对比研究，提示了二萜和三萜类的变化是引起甘遂生制品药效差异的物质基础。其变化关系如图 7-4 所示。

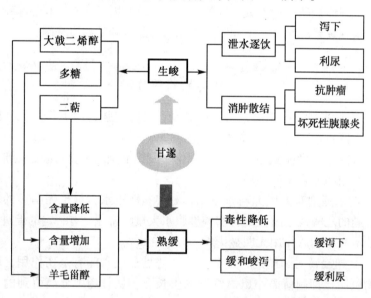

图 7-4 生制甘遂成分、药效与功用关系图

（孙立立 周 倩）

## 参 考 文 献

[1] 国家药典委员会. 中华人民共和国药典（一部）[S]. 北京：中国中医药出版社，2010：81-82.

[2] 石典花，张姗姗，孙立立. 有毒中药甘遂醋炙工艺研究 [J]. 中成药，34（7）：1324-1328.

[3] 叶定江，张世臣，吴皓. 中药炮制学 [M]. 第 2 版. 北京：人民卫生出版社，2011：413-414.

[4] 聂淑琴，李泽琳，梁爱华，等. 炮制对甘遂、牛膝、苦杏仁特殊毒性及药效的影响 [J]. 中国中药杂志，1996，21（3）：153-156.

[5] 刘艳菊，李水清，夏艺，等. 甘遂炮制前后不同极性部位泻下作用的药效研究 [J]. 湖北中医杂志，2010，32

(1)：77-78.

[6] 修彦凤，曹艳花，张永太. 甘遂的药理作用研究进展 [J]. 上海中医药杂志，2008，42（4）：79-81.

[7] 刘春安，彭明. 抗癌中草药大辞典 [M]. 武汉：湖北科学技术出版社，1994：169.

[8] 陈亮，于志敏. 甘遂提取物对肿瘤瘤株 Hep、S180 的抑制作用观察 [J]. 中国现代医药杂志，2008，10（7）：6-8.

[9] Yasukawa K，Akihisa T，Yoshida Z，et al. Inhibitory effects of euphol, a triterpene alcohol from the roots of Euphorbia kansui, on tumor romotion by 12- O- tetredecanoylphorbol- 1- acetate in two- stage carcinogenesis in mouse skin [J]. *J Pharm Pharmacol*，2000，52（1）：119-124.

[10] 吴飞跃，韩明，吕新生. 内毒素对急性出血坏死性胰腺炎早期细菌易位的影响及甘遂治疗作用的实验研究 [J]. 中国普通外科杂志，1996，5（2）：65-67.

[11] Uemura D，Chen H. Isolation and structure of 20 deoxyingenol new diterpene, derivatives and ingenol derivative obtained from kansui [J]. *Tetrahedron Lett*，1974：2527-2528.

[12] 李征军，李媛，高兰，等. 甘遂不同炮制品中二萜类成分的变化研究 [J]. 中成药，2011，33（12）：2122-2125.

[13] 修彦凤，施贝，王海颖，等. 甘遂饮片中巨大戟二萜醇的含量测定 [J]. 时珍国医国药，2011，22（2）：394-396.

[14] 赖祥林. 常见中草药毒副反应与合理应用 [M]. 广州；广东科学技术出版社，2009：296-299.

[15] 杨静，彭仁秀，于皆平，等. 18α-甘草酸下调"胶原蛋白凝胶三明治"培养的大鼠肝细胞 P450 酶活性及 mRNA 表达 [J]. 中国药理学与毒理学杂志，2001，15（2）：155-158.

[16] 吴坤，韩向阳. 中药甘遂注射液的毒性实验研究 [J]. 哈尔滨医科大学学报，1990，24（6）：484-486.

[17] 丁安伟，叶定江，全应灿，等. 甘遂不同炮制品的研究 [J]. 江苏中医杂志，1986，7（7）：24-25.

# 芫 花

【来源】 本品为瑞香科植物芫花 *Daphne genkwa* Sieb. et Zucc. 的干燥花蕾。春季花未开放时采收，除去杂质，干燥。主产于山东、河南、陕西等地。

生制芫花鉴别使用表

| 处方用名 | 芫花 | 醋芫花 |
|---|---|---|
| 炮制方法 | 净制 | 醋制 |
| 性状 | 基部有苞片的花朵，呈棒槌状，多弯曲，花被筒表面淡紫色或灰绿色，密被短柔毛。质软。气微，味甘、微辛 | 基部有苞片的花朵，呈棒槌状，多弯曲，饮片表面微黄色，质稍脆，微有醋香气 |
| 性味 归经 | 苦、辛，温 归肺、脾、肾经 | 苦、辛，微酸，温 主入肺、肾经 |
| 功能 主治 | 泻水逐饮；外用杀虫疗疮 用于水肿胀满，胸腹积水，痰饮积聚，气逆咳喘，二便不利；外用治疗癣秃疮，痈肿，冻疮 | 泻水逐饮 用于胸腹积水，水肿胀满，痰饮积聚，气逆咳喘，二便不利等 |
| 炮制作用 | 除去杂质及非药用部位 | 降低毒性，增强泻水逐饮的作用 |
| 用法 用量 | 水煎口服或入中成药 1.5～3g，外用适量 | 研末吞服或入中成药 0.6～0.9g |
| 配伍 | 常与大枣同煮食枣，可治疗咳嗽胸闷，痰多色白黏者。本品粉末与猪油调敷，或配雄黄、猪油调敷，可治疗顽癣 | 常与甘遂、大戟等配伍，治疗痰饮积聚，停于胸胁而致的悬饮咳喘。亦可治腹水胀满，元气壮实者，如十枣汤 |

| 药理作用 | 利尿、镇咳、祛痰、镇痛、镇静、抗惊厥、杀虫、抑菌、抗炎、调节免疫、引产、抗肿瘤等作用 | 利尿、镇咳祛痰、抗炎、调节免疫等作用 |
|---|---|---|
| 化学成分 | 黄酮、香豆素、挥发油（二萜原酸酯类）、绿原酸 | 黄酮类成分含量升高，挥发油类成分含量降低 |
| 检查 | 水分不得过8.0%；总灰分不得过15.0%，酸不溶性灰分不得过4.0% | 水分不得过10.0%；总灰分不得过12.0%，酸不溶性灰分不得过5.0% |
| 浸出物含量测定 | 乙醇浸出物不得少于7.0%<br>含芫花素不得少于0.08% | 乙醇浸出物不得少于12.0%<br>含芫花素不得少于0.10% |
| 注意 | 孕妇禁用；不宜与甘草同用 | 孕妇禁用；不宜与甘草同用 |

## 注释

### 【炮制方法】

芫花：取原药材，除去杂质及梗、叶，筛去灰屑[1,2]。

醋芫花：取净芫花，加米醋拌匀，闷润至透，置炒制容器内，文火炒干，至颜色加深，取出放凉。以药效、毒性及其相关化学成分多指标综合考察。对醋制芫花的工艺进行优化。优化参数：每100kg芫花，用60kg水将30kg米醋稀释后与芫花拌匀，闷润1小时，置滚筒式炒药机中，文火炒至近干，挂火色时，取出[3]。

### 【性状差异】　芫花呈淡紫色或黄棕色，醋芫花呈微黄色，破碎品较多，且有醋香气[1,2]。

### 【炮制作用】　芫花，味辛、苦，性温；有毒。主入肺、脾、肾经，具有较强的泻水逐饮、祛痰止咳作用，但其泻水逐饮作用不如甘遂、京大戟，以祛痰止咳见长。故偏重用于治疗喘咳、胸胁引痛、心下痞满以及水肿等证，如治水病通身微肿，腹大，食饮不消的小消化丸。又因其有毒，可杀虫疗疮。如治蛲虫的芫花散。另外，芫花外用可治头疮、白秃、顽癣等皮肤病及痈肿[1-5]。

芫花醋制后，可缓和其泻下的副作用，降低毒性。多用于胸腹积水，水肿胀满，痰饮积聚，气逆咳嗽，二便不利等证，如治慢性支气管炎及支气管炎合并肺气肿的祛痰止咳冲剂；治水饮积滞、腹水肿胀的十枣丸[1-5]。

芫花挥发油系芫花的不良反应与毒性及泻下作用的活性部位之一；二萜原酸酯类化合物则是其引产的有效成分，同时也是毒性成分；而黄酮类化合物则是芫花镇咳祛痰的有效成分。芫花醋制后，黄酮类化合物，羟基芫花素、芫花素的含量升高，而挥发油总量及中二萜原甲酸内酯类成分芫花酯甲的含量均降低[6-8]。故芫花经醋制后毒性降低，对小白鼠的$LD_{50}$比生芫花提高了1倍，而利尿及祛痰作用要强于生品[9-12]。

### 【药理作用】

## 一、芫花的药理作用

**1. 抗炎作用**　芫花单体及芫花根提取物均具有很好的抗炎作用。其抗炎作用主要是通过抑制脂质过氧化反应和炎症介质的释放、增强SOD的活力、钝化iNOS的活性以及提升ROS的吞噬作用来实现的[13-16]。

**2. 利尿、泻下作用**　大鼠及腹水模型动物灌服芫花水煎剂，排尿、排钠及排钾率均有明显增加。此外，芫花水煎剂还有一定的导泻作用，其作用与剂量间呈依赖关系。该作用主要是通过增加肠蠕动，提高胆囊、膀胱肌条的张力来实现的[17,18]。

**3. 免疫调节活性** 芫花总黄酮对小鼠的细胞免疫功能具有调节作用,其含药血清能增强正常小鼠细胞免疫功能[19,20]。

**4. 杀虫、抗寄生虫作用** 芫花酯甲具有杀线虫及驱肠虫的作用,芫花提取物对慈竹竹象虫也具有良好的防治效果[21,22]。

**5. 镇咳、祛痰作用** 芫花及其所含的黄酮类化合物芫花素、羟基芫花素和木犀草素-7-O-β-D-吡喃葡萄糖苷均有一定的镇咳作用[12]。

**6. 镇痛、镇静和抗惊厥作用** 芫花乙醇提取物对中枢神经系统具有抑制作用,对热、电及化学刺激致痛都有抑制作用[23]。

**7. 引产抗生育作用** 芫花水煎液还可提高未孕大鼠离体子宫平滑肌张力。而芫花中的二萜原酸酯类成分具有引产作用,其引产机制可能是通过促进蜕膜细胞变性坏死来达到的。同时,芫花酯甲、乙具有前列腺素样功能,能直接兴奋子宫平滑肌[24,25]。

## 二、醋芫花的药理作用

**1. 镇咳、祛痰作用** 醋制芫花有一定的镇咳、祛痰作用,其中羟基芫花素为止咳、祛痰的主要成分[12]。

**2. 利水作用** 芫花及其炮制品均具有利尿作用,且醋制品作用强于生品[12]。

**3. 泻下作用** 醋芫花在高浓度时对离体兔肠有兴奋作用[12]。

**4. 镇痛作用** 生、醋芫花具有一定镇痛作用,二者间无显著性差异[12]。

**5. 抑菌作用** 醋制芫花对肺炎球菌、溶血性链球菌、流行性感冒杆菌有抑制作用[26]。

**6. 酶抑制作用** 芫花及其醋制品中的总黄酮均可抑制 cAMP 磷酸二酯酶和黄嘌呤氧化酶的活性,可能对慢性支气管炎和尿酸过多而致的痛风有效[27]。

**【化学成分】**

**芫花** 主要成分为挥发油,包括二萜原酸酯类化合物芫花酯甲、乙、丙、丁、戊、己、庚;黄酮类化合物芫花素、羟基芫花素、芹菜素、木犀草素等。另外,还含有香豆素及绿原酸等化合物[9]。

**醋芫花** 芫花醋制后,挥发油类成分含量降低,二萜原酸酯类化合物芫花酯甲的含量降低,黄酮类化合物芫花素、羟基芫花素含量明显增加[6-8]。

**【含量测定】** 照 2010 年版《中国药典》(一部)芫花项下【含量测定】方法[1],生醋芫花中芫花素的含量有一定的差异,见表7-2。

表 7-2 芫花与醋芫花中的芫花素含量(%)

| 样品 | 芫花素 |
| --- | --- |
| 芫花 | 0.20 |
| 醋芫花 | 0.23 |

**【不良反应】** 芫花的副作用古代就有认识,《神农本草经》中列为"下品",并指出其可"杀虫鱼"。《本草纲目》有"大毒,多服令人泻""催生去胎""留数年陈久者良"的记载。在临床上,也有口服芫花制剂引起神经系统疾病的报道,包括轻度头痛、头晕及四肢酸痛,以及口干、胃部烧灼感、恶心呕吐、腹痛腹泻等症。此外,在用于引产时,多数孕妇用药后出现体温升高和白细胞计数升高的情况,停药后可自行消失[28]。

**【毒性】** 芫花与甘草配伍的毒性:芫花反甘草为中药十八反之一。研究表明芫花与甘草合用时,利尿和泻下作用明显减弱,并有使芫花毒性增强的倾向。且这种作用与甘草用量有密切关系,甘草用量愈大,其相反作用亦愈强。

芫花的毒性:临床毒性尚不明确。动物实验显示,芫花煎剂大鼠腹腔注射的 $LD_{50}$ 为 $9.25g \cdot kg^{-1}$,死亡前有惊厥现象,多死于呼吸衰竭。芫花与醋制芫花的醇浸剂,小鼠腹腔注射的 $LD_{50}$ 分别为

$1.0g \cdot kg^{-1}$ 与 $7.0g \cdot kg^{-1}$，而其水浸剂的 $LD_{50}$ 分别为 $8.30g \cdot kg^{-1}$ 与 $17.8g \cdot kg^{-1}$。可见，生芫花的毒性大于醋制芫花，芫花醇提取物的毒性大于水提取物[28]。

**【生制芫花成分、药效与功用关系归纳】** 由芫花醋制前后的对比研究，初步认为挥发油和黄酮的变化是引起芫花生制品药效差异的物质基础。其变化关系如图7-5所示。

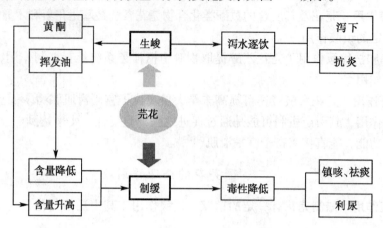

图7-5 生制芫花成分、药效与功用关系图

（单国顺）

# 参考文献

[1] 国家药典委员会. 中华人民共和国药典（一部）[S]. 北京：中国医药科技出版社，2010：148.

[2] 贾天柱. 中药炮制学 [M]. 上海：上海科学技术出版社，2013：190-191.

[3] 原思通，王祝举，夏坤. 芫花炮制工艺的综合评价及中试验 [J]. 中国中药杂志，1999，24 (8)：464-465.

[4] 叶定江，原思通. 中药炮制学辞典 [M]. 上海：上海科学技术出版社，2005：441-442.

[5] 叶定江，张名伟，姚石安. 中药临床的生用与制用 [M]. 南昌：江西科学技术出版社，1991：63-64.

[6] 王弘志，刘洁，杨海光，等. 芫花炮制前后羟基芫花素、芫花素的含量测定 [J]. 中国中药杂志，1989，14 (11)：24-26.

[7] 董倩. 芫花及其炮制品的质量评价 [D]. 沈阳：辽宁中医药大学硕士学位论文，2010.

[8] 吴海涛，蒋翠平，宋慧鹏，等. 不同炮制方法对芫花中4种黄酮苷元含量的影响 [J]. 中医药学报，2012，40 (3)：105-108.

[9] 韩伟. 芫花化学成分及质量标准研究 [D]. 咸阳：陕西中医学院硕士学位论文，2010.

[10] 张瑞，花似虎，李淑莲，等. 芫花醋炙对其毒性的影响 [J]. 吉林中医药，1985，(2)：30-31.

[11] 李孟广. 芫花炮制的初步研究 [J]. 山东中医杂志，1988，7 (3)：34-36.

[12] 赵一，原思通，李爱媛，等. 炮制对芫花毒性和药效的影响 [J]. 中国中药杂志，1998，23 (6)：344-347.

[13] Mee-Young K, Bo-Young Park, Ok-Kyoung Kwon, et al. Anti-inflammatory activity of (-)-aptosimon isolated from Daphne genkwa in RAW264. 7 cell [J]. *International Immunopharmacology*, 2009, 9 (7-8)：878-885.

[14] Bo-Young Park, Sei-Ryang Oh, Kyung-Seop Aha, et al. (-)-Syringaresinol inhibits proliferation of human promyeloeytic HL-60 leukemia cells a G1 arrest and apoptosis [J]. *International Immunopharmacology*, 2008, 8 (7)：967-973.

[15] Bo-Young park. Byung-Sun Min, Kyung-Seop Aha, et al. Daphnane diterpene esters isolated from flower buds of Daphne genkwa induce apoptosis in human myelocytic HL-60 cells and suppress tumor grows in lewis lung carcinoma (LLC)-inoculated mouse model [J]. *Journal of Ethnopharmacology*, 2007, 111 (3)：496-503.

[16] Zha-Jun Zhan, Cheng-Qi Fan, Jian Ding, et al. Novel diterpenoids with potent inhibitory activity against endothelium cell HMEC and cytotoxic activities from a well known TCM plant Daphne genkwa [J]. *Bioorganic&Medicinal Chemistry*, 2005, 13 (3)：645-655.

[17] 张英福，邱小青. 田治锋，等. 芫花对豚鼠膀胱逼尿肌收缩活动的影响 [J]. 中药药理与临床，1999，15 (5)：36-38.

[18] 周旭，彭涛，瞿颂义．等. 芫花对豚鼠离体胆囊肌条的作用及其机制初探 [J]. 山西中医，2000，16（1）：50-52.

[19] 郑维发，王莉，石枫，等. 芫花根总黄酮对小鼠细胞免疫功能的调节作用 [J]. 解放军药学学报，2004，20（4）：241-245.

[20] 高晓雯，郑维发，彭烨城. 芫花根总黄酮含药血清对小鼠细胞免疫功能的影响 [J]. 中草药，2006，37（5）：721-725.

[21] 莫建初，刘志茹，王海，等. 芫花杀虫活性成分的结构鉴定 [J]. 中南林学院学报，2001，21（4）：5-10.

[22] 王维德，陈封政，王雄清，等. 芫花提取物对竹象虫的防治研究 [J]. 乐山师范学院学报，2003，18（4）：35-36.

[23] 王莉，郑维发，王建华，等. 芫花根总黄酮的镇痛作用及其机制研究 [J]. 宁夏医学杂志，2005，27（1）：21-23.

[24] 王伟成，沈淑人. 芫花酯甲和芫花酯乙对大鼠离体子宫的作用 [J]. 生殖与避孕，1988，8（2）：60-61.

[25] 马永明，刘恒．瞿颂义，等. 芫花对未孕大鼠离体子宫平滑肌条作用的研究 [J]. 中国中药杂志，1998，23（7）：429-430.

[26] 中国人民解放军南京军区防治慢性气管炎协作组. 芫花治疗慢性气管炎药化药理的初步研究及疗效观察 [J]. 中草药通讯，1973，（5）：7

[27] Noro T，Oda Y，Hiyase T，et al. Inhibitors of the xanthine oxidase from the flowers and buds of Daphne genkwa [J]. *Chem Pharm Bull*，1983，31（11）：3984-3989.

[28] 吴葆杰. 中药药理学 [M]. 北京：人民卫生出版社，1983：197.

# 商 陆

【来源】 本品为商陆科植物商陆 *Phytolacca acinosa* Roxb. 或垂序商陆 *Phytolacca americana* L. 的干燥根。秋季至次春采挖，除去须根和泥沙，切成块或片，晒干或阴干。主产于河南、湖北、安徽等地。

生制商陆鉴别使用表

| 处方用名 | 商陆 | 醋商陆 |
|---|---|---|
| 炮制方法 | 切制 | 醋制 |
| 性状 | 横切或纵切的不规则块片，厚薄不等。外皮灰黄色或灰棕色。切片弯曲，切面浅黄棕色或黄白色，具同心环纹。质硬。气微，味稍甜，久嚼麻舌 | 横切或纵切的不规则块片，厚薄不等。切面浅黄棕色或黄白色表面黄棕色，具同心环纹颜色较深。微有醋香气，味稍甜，久嚼麻舌 |
| 性味 归经 | 苦、寒；有毒 归肺、脾、肾、大肠经 | 苦、微酸，寒；有毒 归肺、脾、肾、大肠经 |
| 功能 主治 | 消肿解毒，泻下利水 用于水肿胀满，二便不通；外治痈肿疮毒 | 逐水消肿，通利二便 用于水肿胀满，二便不通 |
| 炮制作用 | 利于调剂和成分煎出 | 缓和峻泻之性，降低毒性 |
| 用法 用量 | 外用适量，煎汤熏洗 3~9g | 水煎服或入中成药 3~9g |
| 配伍 | 常与当归、赤芍、红花等配伍，熬膏外敷，治疗痈疽肿毒，如商陆膏 | 常与泽泻、赤小豆、茯苓皮等配伍，治疗水肿胀满，二便不通，如疏凿饮子 |
| 药理作用 | 祛痰、镇咳、平喘、利尿、抗炎、抗肿瘤 | 祛痰、平喘、抗病原微生物、利尿、抗炎、抗肿瘤 |

续表

| | | |
|---|---|---|
| 化学成分 | 三萜及其皂苷类、多糖类、蛋白多肽类化合物、微量元素等成分 | 商陆毒素含量下降；商陆皂苷甲含量升高 |
| 检查 | 杂质不得过2%；水分不得过13.0%；酸不溶性灰分不得过2.5% | 水分不得过13.0%；酸不溶性灰分不得过2.0% |
| 浸出物含量测定 | 水溶性浸出物（冷浸法）不得少于10.0%<br>商陆皂苷甲不得少于0.15% | 水溶性浸出物（冷浸法）不得少于15.0%<br>商陆皂苷甲不得少于0.20% |
| 注意 | 孕妇禁用 | 孕妇禁用 |

## 注释

**【炮制方法】**

商陆：除去杂质，洗净，润透，切厚片或块，干燥[1]。

醋商陆：商陆生品片（块）加入米醋，拌匀，于室温闷润，待醋液被吸尽后，炒至干，取出，放凉即可。以药效和醋制前后化学成分含量为权重指标，对商陆的醋制工艺进行优化，优化参数为：加入30%醋拌匀，闷润至醋被吸尽，于120℃炒制30分钟[2]。

**【性状差异】**　商陆为不规则块片，外皮灰黄色或灰棕色，切面浅黄棕色或黄白色。醋商陆切面颜色呈黄棕色，表皮颜色加深，有醋香气。（见文末彩图19）

**【炮制作用】**　商陆，味苦，性寒；有毒，归肺、脾、肾、大肠经。《神农本草经》曰："味辛，平。主水张、疝瘕、痹，熨除痈肿，杀鬼精物。"因其苦寒沉降，可逐水消肿，通利二便，解毒散结，用于水肿胀满，二便不通；外治痈肿疮毒。临床常用于治疗水肿，胀满，脚气，喉痹，痈肿，恶疮，黄疸。如外用治疗痈疽肿毒的商陆膏。

醋商陆，苦味和寒性均有所缓和，归肺、脾、肾、大肠经。醋制商陆可降低毒性，缓和泻下作用，增强祛痰作用[3]。如治疗水肿胀满，二便不通的疏凿饮子。

豆叶制商陆，即取生商陆饮片，加入豆叶，置蒸锅中蒸制后取出。《雷公炮炙论》记载："每修事，先以铜刀刮去上皮了，薄切，架甑蒸，以豆叶一重了，与章陆一重，如斯蒸。从午至亥，出，仍去豆叶，暴干了，细剉用。若无豆叶，只用豆代之。"商陆豆叶制或豆制后，亦可减毒增效。

现代研究从化学和药效学角度揭示了商陆不同炮制品的物质基础及作用机制：①商陆皂苷及皂苷元是其逐水消肿、解毒散瘀的主要物质基础。其中，商陆皂苷甲具有显著的抗炎、免疫抑制、提高DNA合成率等生物活性。②商陆毒素作为商陆中主要的毒性成分，对交感神经、消化道黏膜有较强的刺激。

醋制后，商陆毒素明显降低，从而降低了商陆的局部刺激性[4]。同时商陆中所含皂苷水解成苷元，缓和了利尿作用，并抑制了巨噬细胞的吞噬和分泌功能，减少了炎症介质的产生，提升了抗炎功效，且增强了祛痰作用[5,6]。醋制商陆中商陆皂苷甲的含量最高，但是如果醋蒸过长时间，商陆皂苷甲17位和20位的酯键断裂，反而会导致商陆皂苷甲含量有所下降[7]。由于商陆皂苷甲具有显著的抗炎等生物活性，因此醋制饮片才是增强商陆药效的较佳炮制方法。

**【药理作用】**

### 一、商陆的药理作用

**1. 利尿作用**　商陆中的硝酸钾具有利尿作用，商陆水煎液灌注蟾蜍肾，能明显增加尿流量[8]；给小鼠灌胃，有显著的利尿作用。

**2. 抗肾炎作用**　商陆中的商陆抗病毒蛋白（PAP）能显著改善IgG加速型肾毒血清的生化指标，使血清白蛋白增高，血清尿素氮、血清总胆固醇、腹腔吞噬细胞和外周白细胞减少，具有抗肾炎作用[9]。

**3. 祛痰作用** 商陆皂苷元 A、C 可使呼吸道排泌酚红量明显增加[9]。

**4. 镇咳作用** 商陆生物碱部分对氨雾引起的小鼠咳嗽有明显的镇咳作用[9]。

**5. 对免疫系统作用** 商陆多糖-Ⅰ（PAP-Ⅰ）显著促进刀豆蛋白 A 和脂多糖诱导的淋巴细胞转化，增强自然杀伤细胞活性，可增强小鼠免疫活性，能促进腹腔巨噬细胞的吞噬功能，刺激小鼠脾淋巴细胞增殖及诱导脾淋巴细胞产生白介素-2(IL-2)。商陆多糖-Ⅰ（PAP-Ⅰ）增强 DNA 多聚酶 α 活性水平可能是增强了 ConA 诱导脾淋巴细胞增殖，是促进免疫功能的重要功能之一[10]。商陆多糖-Ⅱ（PAP-Ⅱ）能显著促进小鼠脾淋巴细胞增殖，促进刀豆蛋白 A、脂多糖诱导的淋巴细胞增殖，促进脾细胞产生集落刺激因子（CSF），能增强免疫和促进造血功能[11]。

**6. 对消化系统的影响** 美商陆皂苷 E 50mg·kg$^{-1}$，对小鼠灌服肠道炭末推进有显著抑制作用；100mg·kg$^{-1}$对应激性溃疡有明显抑制作用，但 200mg·kg$^{-1}$则可诱发和加重胃溃疡[12]。

**7. 抗炎作用** 腹腔注射垂序商陆粗苷 15～30mg·kg$^{-1}$，对角叉菜胶所致大鼠足跖肿胀有明显的抑制作用[13]；美商陆皂苷及皂苷元胃肠外给药，对大、小鼠的急性炎症水肿有强大的抗炎作用；美商陆皂苷 E 200mg·kg$^{-1}$灌胃，对大鼠角叉菜胶性足肿有显著抑制作用。商陆中的 2-羟基商陆酸对大鼠足跖肿胀的消炎作用与氢化可的松相似。商陆抗病毒蛋白（PAP）具有抗肾炎作用[9]。

**8. 抗菌、抗病毒作用** 商陆煎剂和酊剂在体外对流感嗜血杆菌、肺炎杆菌和奈瑟菌有一定的抑制作用；商陆水浸剂（1:4）在试管内对许兰黄癣菌、奥杜盎小孢子菌等皮肤真菌有杀灭作用。商陆蛋白质具有明显的抗单纯疱疹病毒（Ⅱ）型的作用。垂序商陆对羊毛样小芽孢癣菌和绿木真菌丝体有显著的生长抑制作用。

**9. 抗肿瘤作用** 商陆多糖-Ⅰ（PAP-Ⅰ）能诱生肿瘤坏死因子（TNF）[11]，显著抑制 S180 肉瘤的生长，显著促进脾脏增生，提高 T 淋巴细胞和白介素-2(IL-2)的产生能力；使腹腔巨噬细胞（MΦ）对 S180 和 L927 肿瘤细胞的免疫细胞毒作用增强；使脂多糖辅助诱生 TNF 和白介素-1(IL-1)平行增加；抑制移植性肿瘤[12]。商陆皂苷辛（ESH）能诱导小鼠处于 TNF 启动状态，在诱导剂作用下，释放 TNF[13]。美商陆抗病毒蛋白（PAP）与特定瘤细胞衍生的单克隆抗体连接而制备的导向药物（免疫毒素）能有效杀伤瘤细胞，也可预防白血病细胞在体内的生长[14]。

**10. 对代谢的影响** 商陆总皂苷给小鼠灌服可明显提高羟基脲致虚小鼠的 $^3$H-TdR 渗入率，延长动物耐寒时间，增加体重，减少病死率，使 DNA 的合成保持正常水平，保证核苷酸正常代谢，从而维持 DNA 的正常生物合成[15]。商陆有丝分裂原（PWM）可增加小鼠脾培养液的 DNA 合成，能刺激 B 淋巴细胞对胸腺核苷的活力，促进 DNA 代谢，增加免疫功能。商陆有丝分裂原（PWM）对淋巴细胞的 DNA 和 RNA 合成均有促进作用，且 RNA 合成的增加先于 DNA 合成的增加[16]。商陆有丝分裂原（PWM）尚能增加糖原、脂质和某些水解及脱氢酶的活性。

**11. 抗生育作用** 商陆总皂苷 4g·L$^{-1}$和 2.6g·L$^{-1}$的浓度可分别终止兔精液中全部精子的活性，且有明显的量效关系，皂苷浓度降低，对人精子的杀精效能也减弱[17]。

## 二、醋商陆的药理作用

**1. 利尿作用** 商陆醋制后利尿作用有所缓和。

**2. 祛痰作用** 祛痰效果 30% 醋量醋煮商陆较生品略强，而 50% 醋量醋煮商陆、100% 醋量醋煮商陆较生品差[18]。

**【化学成分】**

**商陆** 主要含有三萜皂苷，如商陆酸，美商陆苷 E，美商陆酸，商陆苷 A-N，2-羟基商陆酸，2-羟基-30-氢化商陆酸，商陆苷元等；另外还含有酸性杂多糖商陆多糖-Ⅰ和-Ⅱ；硬脂酸、蛋白多肽商陆素（PWM），商陆抗病毒蛋白（PAP）及单多肽链抗真菌蛋白（PAFP-R$_1$ 和 PAFP-R$_2$）；微量元素铁、铜、锌、硒等[18]。

**醋商陆** 商陆醋制后商陆毒素降低[4]，商陆皂苷甲含量升高[19]。

**【不良反应】** 过去认为商陆是一种剧毒中药，对其长期服用有争论。根据现代动物实验研究，以正常用药量100倍的商陆浸膏连续灌胃30天，对大鼠的一般活动，食量，体重，肝、肾功能及血象均无明显影响[20]。而人服用过量后会出现恶心、呕吐、腹泻、头痛、语言不清、躁动、肌肉抽搐等症，严重者昏迷、瞳孔散大、心脏功能和呼吸抑制甚至死亡，因此临床用药时需谨慎。对商陆诱发小鼠骨髓细胞微核率实验研究结果提示，不仅孕妇服用后有引起流产的危险，而且育龄妇女也应慎用此药[21]。

【毒性】 商陆的毒性日益受到人们的重视。商陆临床中毒症状主要表现为胃肠道反应，如恶心呕吐、腹痛腹泻，严重者可出现胃肠道糜烂、溃疡及出血等[22]。研究发现商陆水浸剂、煎剂、酊剂小鼠灌胃，$LD_{50}$分别为$26.0g \cdot kg^{-1}$，$28.0g \cdot kg^{-1}$，$46.5g \cdot kg^{-1}$；腹腔注射$LD_{50}$分别为$1.05g \cdot kg^{-1}$，$1.3g \cdot kg^{-1}$，$5.3g \cdot kg^{-1[23]}$。给予较大剂量，小鼠出现活动减少，闭眼伏下不动，呼吸变快，逐渐变慢变弱，时有全身抽搐现象，中毒死亡多在给药后3小时内[24]。除了传统的口服中毒外，商陆粉末与眼、鼻和口腔黏膜接触会出现红肿、疼痛等局部刺激性反应。这种刺激性可能是商陆中草酸钙针晶的物理刺激和某些成分的化学刺激所引起的炎症反应[22]。

此外，采用小鼠骨髓嗜多染红细胞微核实验法、小鼠胚胎细胞转移微核实验法研究发现，一定剂量的商陆水煎液对小鼠具有潜在的致突变性，且与剂量呈效应关系。小鼠胚胎肝嗜多染红细胞明显比骨髓的细胞对药物敏感[21]。

有文献以毒性和药效为指标，对垂序商陆的不同炮制工艺进行了比较研究[5]。结果表明，商陆经不同方法炮制后，其毒性、刺激性降低，祛痰作用增强，利尿作用减弱。局部刺激性依次为：醋炒、软化及原药>醋煮>醋蒸>水煮>清煮。$LD_{50}$值：清蒸>醋炒>醋煮>水煮>软化>原药。祛痰指数：醋煮>软化>水煮>醋炒>醋蒸>清蒸>原药。利尿指数：软化>原药>醋煮>醋炒>水煮>醋蒸>清蒸。由此可见，商陆醋制的作用就是降低毒性，提高祛痰和缓和利尿逐水作用。

【生制商陆成分、药效与功用关系归纳】 由商陆醋制前后的对比研究，提示了商陆皂苷和商陆毒素的变化是引起商陆生制品药效差异的物质基础。其变化关系如图7-6所示。

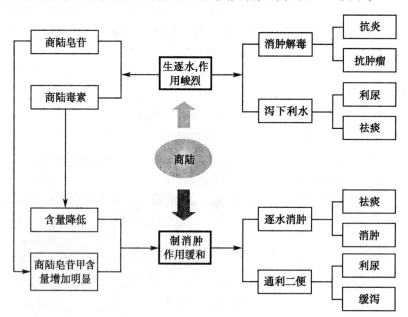

图7-6 生制商陆成分、药效与功用关系图

（丁安伟 张 丽）

• 参 考 文 献 •

[1] 国家药典委员会. 中华人民共和国药典（一部）[S]. 北京：中国医药科技出版社，2010：304-305.

[2] 陈琳，吴皓，王媚，等. 醋商陆饮片的炮制工艺研究 [J]. 中草药，2011，42（6）：1101-1104.

[3] 张学兰，王苓. 商陆炮制研究进展 [J]. 中医药动态，1995，43（2）：14.

[4] 王祝举，程明，原思通. 薄层扫描法测定商陆饮片中商陆毒素含量 [J]. 中国中药杂志，1990，15（9）：533-535.

[5] 赵一，原思通，李爱媛. 炮制对商陆毒性和药效的影响 [J]. 中国中药杂志，1991，16（8）：467-469.

[6] 肖振宇，张俊平，陆峰，等. 商陆皂苷甲对细胞间粘附的影响 [J]. 药学学报，2003，38（10）：728-730.

[7] 李林，殷放宙，关洪月，等. 不同炮制方法对商陆中商陆皂苷甲含量的影响 [J]. 南京中医药大学学报，2011，27（1）：63-65.

[8] 原思通，王祝举，程明. 中药商陆的研究进展（Ⅰ）（Ⅱ）（Ⅲ）[J]. 中药材，1991，14（1）：46-49；（3）：46-48；（4）：42，45.

[9] 朱荃，李晓冬，史耕先. 商陆抗病毒蛋白对兔 IgG 加速型小鼠肾毒血清肾炎的影响 [J]. 中国药理学报，1988，9（5）：474.

[10] 王洪斌，王劲，郑钦岳，等. 商陆多糖Ⅰ对小鼠淋巴细胞 DNA 多聚酶 α 活性的影响 [J]. 第二军医大学学报，1996，17（2）：150-152.

[11] 王洪斌，郑钦岳，鞠佃文，等. 商陆多糖Ⅱ体外对小鼠脾细胞增殖及产生集落刺激因子的影响 [J]. 药学学报，1993，28（7）：491-493.

[12] 郑钦岳，麦凯，潘祥福，等. 商陆皂甙甲的抗炎作用 [J]. 中国药理学与毒理学杂志，1992，6（3）：221-222.

[13] Zhang JP, Qian DH. Antitumor activity and tumor necrosis factor production of *Phytolaccaacinosa* polysaccharides Ⅰ in mice [J]. *Acta Pharmacologica Sinica*，1993，14（6）：542.

[14] 王洪斌，郑钦岳，沈有安，等. 商陆多糖Ⅰ对荷 S180 小鼠的抑瘤、增强免疫和造血保护作用 [J]. 中国药理学与毒理杂志，1993，7（1）：52-55.

[15] 张俊平，钱定华，郑钦岳. 商陆多糖Ⅰ对小鼠腹腔巨噬细胞细胞毒作用及诱生肿瘤坏死因子和白细胞介素 1 的影响 [J]. 中国药理学报，1990，11（4）：375.

[16] Hu ZL, Zhang JP, Yi YH, et al. Effect of esculentoside H on release of tumor necrosis factor from mouse peritoneal macrophages [J]. *Acta Pharmacologica Sinica*，1993，14（6）：550-552.

[17] 王一飞. 商陆总皂甙的抗生育活性 [J]. 河南医科大学学报，1996，36（1）：91-93.

[18] 金传山，张京生. 不同醋量醋煮对商陆毒性及药效的影响 [J]. 中成药，2000，22（4）：273-274.

[19] 马杰，孙文基. HPLC-ELSD 法测定商陆药材、饮片和醋商陆中商陆皂苷甲的含量 [J]. 中药材，2010，33（3）：356-358.

[20] 杜志德. 商陆醇浸膏的毒性研究 [J]. 药学通报，1983，18（11）：50.

[21] 李啸红，姬可平，路权云，等. 中药商陆诱发小鼠骨髓细胞微核率的实验研究 [J]. 中国优生与遗传杂志，2001，9（5）：41-42.

[22] 陈琳，吴皓，王媚，等. 商陆醋炙前后对动物黏膜刺激性比较研究 [J]. 中国中药杂志，2011，36（7）：859-862.

[23] 刘庆，刘慧君. 商陆的应用及毒副作用 [J]. 新疆中医药，2002，20（1）：40-42.

[24] 贾金萍，秦雪梅，李青山. 商陆化学成分和药理作用的研究进展 [J]. 山西医科大学学报，2003，34（1）：89-91.

## 京 大 戟

【来源】 本品为大戟科植物大戟 *Euphorbia pekinensis* Rupr. 的干燥根。秋、冬二季采挖，洗净，晒干。主产于江苏南京、扬州、邳州、湖北、河南、山东等地。

生制京大戟鉴别使用表

| 处方用名 | 京大戟 | 醋京大戟 |
| --- | --- | --- |
| 炮制方法 | 切片 | 醋煮 |
| 性状 | 呈不规则长圆形或圆形厚片。切面类白色或淡黄色，纤维性。周边灰棕色或棕褐色；质坚硬。气微，味微苦、涩 | 呈不规则长圆形或圆形厚片，切面呈深棕色，周边深褐色。微有醋气 |

续表

| 性味归经 | 苦，寒；有毒<br>归肺、脾、肾经 | 苦，寒；小毒<br>归肺、脾、肾经 |
|---|---|---|
| 功能主治 | 泻水逐饮，消肿散结<br>用于水肿胀满，胸腹积水，痰饮积聚，气逆喘咳，二便不利，痈肿疮毒，瘰疬痰核 | 缓和峻泻作用<br>用于水饮泛溢所致的水肿喘满、胸腹积水及痰饮积聚等症 |
| 炮制作用 | 洁净药物，便于调剂制剂 | 缓和药性，降低毒性 |
| 用法用量 | 多外用，适量 | 水煎口服或入中成药<br>1.5~3g；入丸、散服，每次1g |
| 配伍 | 常与牵牛、木香、芫花、甘遂、大枣、山慈菇、文蛤、千金子仁、麝香等配伍，治疗痈肿疮毒和蛇虫咬伤等，如大软膏、紫金锭 | 常与芫花、甘遂、大黄、干姜、当归、白术、生半夏等配伍，治疗水肿、腹水、胸胁停饮等，如大戟散、十枣汤、舟车丸、控涎丹 |
| 药理作用 | 泻下、抗病毒、抗肿瘤、抗真菌、抗细菌、抗白血病、镇痛、抗炎以及引产等作用 | 泻下、利尿作用缓和，抗炎作用增强 |
| 化学成分 | 二萜内酯类、三萜类、黄酮类、生物碱、有机酸、鞣质、树脂胶、多糖、大戟色素体A、B、C等 | 化学成分之间的比例发生改变，二萜内酯类化合物水解，结构改变，三萜类成分大戟二烯醇转变为其光学异构体羊毛甾醇 |
| 检查 | 杂质不超过3.0%；水分不得过8.0%；总灰分不得过7.0%；酸不溶性灰分不得过1.5% | 杂质不超过3.0%；水分不得超过8.0%；总灰分不得超过7.0%；酸不溶性灰分不得过1.0% |
| 浸出物<br>含量测定 | 醇溶性浸出物不得少于20.0%<br>大戟二烯醇含量不得少于0.60% | 醇溶性浸出物不得少于20.0%<br>大戟二烯醇含量不得少于0.60% |
| 注意 | 虚弱者及孕妇禁用；不宜与甘草同用 | 虚弱者及孕妇禁用；不宜与甘草同用 |

## 注释

### 【炮制方法】

京大戟：取原药材，除去杂质，洗净，润透，切厚片，晒干，筛去碎屑[1]。

醋京大戟：①取净京大戟片，加入定量米醋拌匀，闷润至醋被吸尽后，置炒制容器内，用文火加热，炒干，取出晾凉，筛去碎屑。每100kg大戟片，用米醋30kg。②取净大戟片，置煮制容器内，加入定量米醋与适量水，浸润1~2小时，用文火加热，煮至醋液被吸尽，内无白心时，取出，晾至六七成干时，切厚片，干燥，筛去碎屑。每100kg大戟药材，用米醋30kg[2]。

### 【性状差异】

京大戟切面颜色相对较浅，呈白色或淡黄色。醋京大戟切面色泽加深，外表面呈棕褐色，微有醋气。（见文末彩图20）

### 【炮制作用】

京大戟，味苦、性寒，有毒，归肺、脾、肾经，具有泻水逐饮、消肿散结的功效。用于水肿、水臌、痰饮、瘰疬、痈肿疮毒等证。生大戟有毒，泻下力猛，多外用。用于蛇虫咬伤、热毒痈肿疮毒等症。如治疗水饮积滞、腹水肿胀的十枣丸（《部颁标准》）；治痰涎内服胸膈上下的控涎丹（《三因极一病证方论》）。

京大戟醋制后毒性降低，峻泻作用缓和。用于水饮泛溢所致的水肿喘满、胸腹积水及痰饮积聚等证[3,4]。如治水湿中阻、水肿胀满的舟车丸（《古今医统》）；治通身肿满喘息、小便涩的大戟散（《圣济总录》）。

京大戟中主要成分包括二萜内酯、三萜类、黄酮类、生物碱、有机酸、鞣质等。其中二萜内酯类成分既是毒性成分，又是药效成分，在醋制过程中，二萜内酯类化合物在酸性和加热条件下会发生水解，使其结构改变，从而使其毒性降低，药性缓和。另京大戟醋制后其大戟二烯醇含量降低，转变为其光学异构体羊毛甾醇，大戟二烯醇具有明显的细胞毒性，并具有泻下作用，因此该变化也与醋制后减毒与缓和药效有关。此外，京大戟的毒效部位乙酸乙酯提取部位，醋制后化学成分发生了明显的变化，一方面主要化学成分之间的比例发生改变，另外还有新成分的产生，以及原有成分的消失。京大戟石油醚提取部位有显著抗炎作用，GC-MS 研究表明，醋制后该部位在成分组成上发生了较大变化，醋品中检出了 21 个生品中没有的新成分。据此推测上述变化可能与醋制后泻下、利尿作用缓和，抗炎作用增强有关，同时证明了京大戟"醋制减毒以及缓和药性"传统理论的合理性。

【药理作用】

## 一、京大戟的药理作用

**1. 泻下作用** 京大戟具有较强的泻下作用，主要是通过刺激肠管，促进肠蠕动，增加肠道内肠液，加速肠内容物的推动而产生泻下作用，减少内容物在肠内的停留时间及增加水分的吸收而达到消除腹水、胸腔积液的作用[5]。

**2. 抗炎作用** 京大戟石油醚提取液具有良好的镇痛和抗炎作用。其抗炎作用的机制是其提取液通过抑制相关组织血管的通透性，使白细胞总数增加而使渗出液减少，从而发挥其抗炎功效[6]。

**3. 利尿作用** 京大戟煎剂或醇浸液均可产生明显的利尿效应[7]。

**4. 抗白血病作用** 京大戟注射液可以延长 $L_{615}$ 白血病小鼠的生存期，并阻断了 S 期细胞。说明大戟注射液抑制了 $L_{615}$ 白血病小鼠细胞的合成，由此证明了京大戟注射液具有抗癌作用[8]。

## 二、醋京大戟的药理作用

**1. 泻下作用** 醋京大戟石油醚部位、乙酸乙酯部位、正丁醇部位、水提取物和醇提取物样品溶液，进行了炭末肠推进试验，结果表明，京大戟醋制后，与生品相比泻下作用降低最为显著（$P<0.01$）[9]。

**2. 利尿作用** 京大戟醋制后利尿作用较生品明显降低，呈显著性差异（$P<0.01$）[9]。

**3. 抗炎作用** 采用小鼠耳郭肿胀法动物实验模型，比较了京大戟醋制前后的抗炎作用，实验结果表明，醋京大戟与生品比较具有明显的抗炎活性（$P<0.05$）[9]。

【化学成分】

**京大戟** 主要含有三萜类、二萜酯类、黄酮类、生物碱、有机酸、鞣质、树脂胶及多糖、大戟色素体 A、B、C 等成分，其中主要生物活性成分为抗肿瘤活性较强的二萜内酯类[10]。

**醋京大戟** 二萜内酯类化合物在酸性和加热条件下发生水解，结构改变。三萜类成分大戟二烯醇在醋制后转变为其光学异构体，醋制后大戟二烯醇的含量略有降低，羊毛甾醇的含量相应升高。

【高效液相色谱异同点】 由京大戟前后 HPLC 谱图（图 7-7）可见，醋京大戟 1、4 号色谱峰较生品明显增加，醋京大戟较生品增加了 2、3 号色谱峰，生品 7 号色谱峰醋制后消失，京大戟醋制前、后化学成分发生了明显的变化，醋制后既有新成分产生，也有原成分消失。

【不良反应】 京大戟对皮肤有强烈的刺激性，可引起发泡、充血、脱皮；对胃肠可产生强烈的刺激，引起剧烈的腹泻、腹痛、便血。京大戟提取物对肾有刺激性，过量服用能引起咽喉肿胀、充血，呕吐，剧烈腹痛及腹泻，继而累及中枢神经系统，引起眩晕，昏迷、痉挛，瞳孔放大，终因虚脱而麻痹死亡。

【毒性】 京大戟提取物对肾有刺激性，过量服用能引起咽喉肿胀、充血，呕吐，剧烈腹痛及腹泻，继而累及中枢神经系统，引起眩晕，昏迷、痉挛，瞳孔放大，终因虚脱而麻痹死亡。我国历代本草记载，大戟与甘草配伍是禁忌，属十八反之列。动物实验证明，小鼠腹腔注射京大戟，甘草乙醇浸出液或灌服煎剂，可增加大戟的毒性[11]。

【生制京大戟成分、药效与功用关系归纳】 炮制前后的对比研究，提示了京大戟整体化学成分之间比例关系的改变，既有质变，又有量变，化学成分的变化是引起京大戟炮制后药效差异的物质基础。其变化关系如图 7-8 所示。

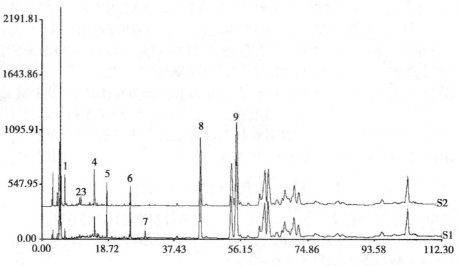

图7-7　京大戟（S1）及醋京大戟（S2）HPLC 鉴别色谱图

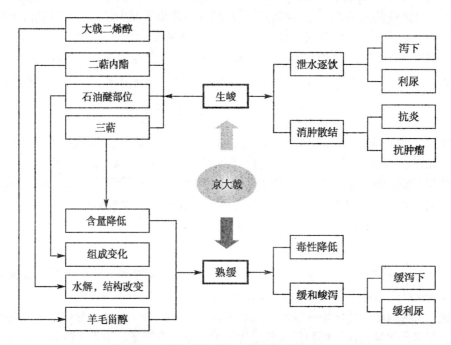

图7-8　生制京大戟成分、药效与功用关系图

（孙立立　周 倩）

---

## 参考文献

[1] 国家药典委员会. 中华人民共和国药典（一部）［S］. 北京：中国医药科技出版社，2010：209-210.

[2] 张振凌. 临床中药炮制学［M］. 北京：中国中医药出版社，2007：130-131.

[3] 叶定江，张世臣. 中药炮制学［M］. 北京：人民卫生出版社，1999：209-211.

[4] 贾天柱. 中药炮制学［M］. 上海：上海科学技术出版社，2008：194-195.

[5] 窦志华，丁安伟. 大戟属有毒中药毒性成分及炮制减毒研究进展［C］. 中华中医药学会第六届中药炮制学术会议论文集：226-232.

[6] 左风（译）. 大戟提取物的抗炎作用［J］. 国外医学中医中药分册，1998，20（3）：39.

[7] 王立岩. 甘遂的化学成分及其生物活性的研究［D］. 沈阳：沈阳药科大学博士学位论文，2003.

[8] 尚溪瀛. 大戟注射液对 L615 白血病小鼠体内药物实验及 DNA 含量的检测［J］. 中医药学报，2000，（2）：76.

［9］张乐林，葛秀允，孙立立，等. 醋制对京大戟毒性和药效的影响［J］. 中国实验方剂学杂志，2013，19（19）：276-279.

［10］张乐林，孙立立. 京大戟现代研究概述［J］. 中华中医药学刊，2011，29（3）：577-579.

［11］张乐林. 京大戟炮制原理的初步研究［D］. 山东中医药大学硕士学位论文，2011.

# 牵 牛 子

【来源】 本品为旋花科植物裂叶牵牛 *Pharbitis nil*（L.）Choisy 或圆叶牵牛 *Pharbitis purpurea*（L.）Voigt 的干燥成熟种子。秋末果实成熟、果壳未开裂时采割植物，晒干，打下种子，除去杂质。全国均有分布。

生制牵牛子鉴别使用表

| 处方用名 | 牵牛子 | 炒牵牛子 |
|---|---|---|
| 炮制方法 | 净制 | 炒制 |
| 性状 | 似橘瓣状，表面灰黑色或淡黄白色。质硬，横切面可见淡黄至黄绿色皱缩折叠的子叶，微显油性。气微，味辛、苦，有麻感 | 表面黑褐色或黄棕色，稍鼓起。部分有裂隙，微具香气 |
| 性味 归经 | 苦、寒、有小毒 肺、肾、大肠经 | 苦、微寒 肺、肾、大肠经 |
| 功能 主治 | 泻水通便，消痰涤饮，杀虫攻积 用于水肿胀满，二便不通，痰饮积聚，气逆喘咳，虫积腹痛 | 消痰涤饮，泻水通便 用于食积腹痛，痰饮积聚 |
| 炮制作用 | 除去非药用部位和杂质 | 缓和泻下作用，利于成分煎出。杀虫作用降低，消食作用增强 |
| 用法 用量 | 水煎口服或入丸、散 水煎 3~6g；入丸、散服，1.5~3g | 水煎口服或入丸、散 水煎 3~6g；入丸、散服，1.5~3g |
| 配伍 | 常与青皮、槟榔、大蓟等配伍，治疗水肿鼓胀、形气俱实之证，如舟车丸、牵牛汤 | 常与大黄、白术、厚朴、枳壳、半夏等配伍，治疗心腹胀满，如大黄汤、利膈丸 |
| 药理作用 | 泻下及利尿、抑菌、杀虫、兴奋子宫 | 杀虫、泻下作用减弱，消食增强 |
| 化学成分 | 脂肪油、大环内酯类、苷类、蒽醌和酚酸类、生物碱、糖、氨基酸及矿质元素等 | 酚酸类成分咖啡酸含量降低；苷类成分如牵牛子苷含量降低；生物碱含量降低 |
| 检查 浸出物 含量测定 | 水分不得过 10.0%；总灰分不得过 5.0% 醇溶性浸出物不得少于 15.0% 含咖啡酸和咖啡酸乙酯的总量不得少于 0.20% | 水分不得过 8.0%；总灰分不得过 5.0% 浸出物不得少于 12.0% |
| 注意 | 孕妇忌用，体弱者慎服；不宜与巴豆、巴豆霜同用 | 孕妇忌用，体弱者慎服；不宜与巴豆、巴豆霜同用 |

## 注释

【炮制方法】

牵牛子：取原药材，除去杂质。用时捣碎[1]。

炒牵牛子：取净牵牛子，置预热适度的炒制容器内，用中火加热，炒至鼓起，有爆裂声，表面黑色或深黄色，断面浅黄色，并有香气逸出时，取出放凉。用时捣碎。以浸出物和有效成分含量为权重指标，进行炒制工艺优选，优化参数为：文火（180～200℃）炒制 7～8 分钟至稍鼓起且有香气逸出时，出锅，放凉。用时捣碎[2]。

【性状差异】　牵牛子表面呈灰黑色或淡黄白色，质硬，气微。制牵牛子表面深黑色或深黄色，断面浅黄色，稍有香气。（见文末彩图 21）

【炮制作用】　牵牛子始载于《名医别录》，被列为下品，"味苦，寒，有毒。主下气，治脚满水肿，除风毒，利小便"。生用偏于逐水消肿，泻水通便，消痰涤饮，杀虫攻积。易损伤正气。偏用于水肿胀满，二便不通，痰饮积聚。如治水肿鼓胀、形气俱实的舟车丸（《景岳全书》）。

炒牵牛子，毒性降低，药性缓和，可免伤正气，以消食导滞见长。偏用于食积腹痛，气逆喘咳等，如治心腹胀满的大黄汤（《圣济总录》）。

牵牛子经炒制后表皮微鼓变脆，易于粉碎和有效成分煎出。其中生物碱等成分的含量有所减少[2]；脂肪油的含量升高，并随着炒制程度的加重逐渐升高[3]，牛蒡子苷和咖啡酸含量明显降低，说明炮制前后化学成分组成发生改变。

牵牛子中的牵牛子苷（A、B、C、D）在肠内遇胆汁及肠液分解出牵牛子素，刺激肠道，增进肠蠕动，导致泻下。同时，牵牛子苷可对胃肠产生直接刺激，引起呕吐、腹痛、腹泻及黏液血便外，还可能刺激肾脏，引起血尿，重者尚可发生语言障碍、昏迷等，是活性成分也是毒性成分。

炮制后牵牛子苷水解，含量下降，毒性降低，泻下作用缓和。药理作用显示，牵牛子生品和炒品虽可明显提高炭末在小肠中的推进速度，但生品作用强于制品，且差异极显著，说明炮制后可缓解其峻泻作用[4]。

综上，牵牛子炮制后峻猛攻下之力缓和，且毒性减弱，体现了生峻熟缓的炮制作用。

【药理作用】

## 一、牵牛子的药理作用

**1. 泻下及利尿作用**　牵牛子所含的牵牛子苷可增进肠蠕动，导致泻下。除牵牛子苷外，尚含其他泻下成分。牵牛子能加速菊糖在肾脏中的排出，提示可能有利尿作用[5,6]。

**2. 抑菌作用**　以链格孢菌和灰霉菌为供试菌种，用生长速率法分别对牵牛子 95% 乙醇提取物进行室内抑菌活性测试。结果乙醇提取物浓度为 $0.02g \cdot ml^{-1}$ 时对灰霉菌抑菌率在 70.0% 以上，对链格孢菌菌丝生长的抑制率达 50.0% 以上[7]。

**3. 兴奋平滑肌**　所含树脂 0.2% 浓度，对家兔离体肠管及子宫均有兴奋作用[5]。

## 二、炒牵牛子的药理作用

**泻下作用**　牵牛子生品和炒品均具有泻下作用，但牵牛子炒制后其峻泻作用有所缓和。

【化学成分】

**牵牛子**　主要含脂肪油（占 17.50%）[8]，另有大环内酯[9]、蒽醌和酚酸[10]、苷类（如牵牛子苷）[11]、生物碱[6]、糖、氨基酸及矿质元素等成分[9]。另外，未成熟种子中含多种赤霉素和赤霉素葡萄糖苷[12]。

**炒牵牛子**　牵牛子炒制后，牵牛子苷含量降低，咖啡酸和生物碱等成分的含量也有所减少。

【含量测定】　采用索氏提取法测定脂肪油含量，牵牛子经炒制后脂肪油含量升高，并随着炒制程度的加重逐渐升高。HPLC 法测定牵牛子中咖啡酸的含量[2]，牵牛子炒制后咖啡酸含量降低。结果见表 7-3。

表 7-3　牵牛子与炒牵牛子脂肪油和咖啡酸的含量（%）

| 样品 | 脂肪油含量 | 咖啡酸含量 |
| --- | --- | --- |
| 牵牛子 | 9.77 | 0.015 |
| 炒牵牛子 | 12.01 | 0.0015 |

【不良反应】　服用牵牛子不当可产生副作用甚至中毒，主要症状为呕吐、腹痛、腹泻、大便有黏液和血、言语障碍、昏迷等。有患者长期便秘服用牵牛子，导致在大便通畅的同时出现尿急、尿频、尿失禁等小便异常，且症状日益加重[13]。

【毒性】　动物实验显示，牵牛子生品水浸出液组 $LD_{50}$ 为 13.46g·$kg^{-1}$，炒牵牛子水浸出液组 $LD_{50}$ 为 31.21g·$kg^{-1}$，牵牛子生品较炮制品毒性大[4]。牵牛子苷除对胃肠的直接刺激可引起呕吐、腹痛、腹泻及黏液血便外，还可能刺激肾脏，引起血尿，重者尚可损及神经系统，发生语言障碍、昏迷等。实验表明，牵牛子静脉注射 1.0mg·$kg^{-1}$，对麻醉犬和兔的血压、呼吸无明显影响，对小鼠皮下注射之半数致死量为 37.5mg·$kg^{-1}$[14]。

【生制牵牛子成分、药效与功用关系归纳】　由牵牛子炒制前后的对比研究，提示了牵牛子苷的含量变化是引起牵牛子生制品药效差异的主要物质基础。其变化关系如图7-9所示。

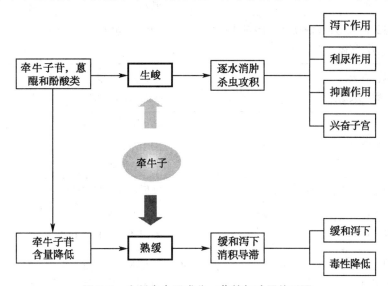

图7-9　生制牵牛子成分、药效与功用关系图

（张振凌　刘鸣昊）

## 参 考 文 献

[1] 国家药典委员会. 中华人民共和国药典（一部）［S］. 北京：中国医药科技出版社，2010：237.

[2] 田连起，郑玉丽，白吉星，等. 牵牛子炮制前后咖啡酸的含量比较研究［J］. 河南中医，2011，22（5）：121-123.

[3] 田连起，石延榜，张本山，等. 黑丑与白丑炒制前后药学初步研究［J］. 中国中医药现代远程教育，2010，8（6）：157.

[4] 王初，孙建宇. 炮制对牵牛子有效成分及药效的影响［J］. 医药指导，2008，27（7）：781-782.

[5] 国家中医药管理局. 中华本草［M］. 上海：上海科学技术出版社，1998：1559-1565.

[6] 江苏新医学院. 中药大辞典［M］. 上海：上海人民出版社，1977：1626-1628.

[7] 余东坡，王兰菊，司芳，等. 21种中草药醇提物抑菌活性研究［J］. 安徽农业科学，2008，36（3）：1086-1087.

[8] 林文群，陈忠，刘剑秋. 牵牛子（黑丑）化学成分的初步研究［J］. 福建师范大学学报（自然科学版），2002，18（2）：61-64.

[9] Toshio KA, Hikaru OK, Lwao NA. Studies on resin glycosides. Reinvestigation of the components of Pharbitin, a resin glycoside of the seeds of Pharbitis nil Choisy［J］. *Chem Pharm Bull*, 1971, 19：1144-1150.

[10] Chen Na, Li Ping. Study on chemical constituents of Semen pharbitis［J］. *Chin J Nat Med*, 2004, 2：146-148.

[11] 黄泰康. 常用中药成分与药理手册［M］. 北京：中国医药科技出版社，1994：1400.

[12] Ting Sen Lu, Norio Sa Ito, Masato Yokoi, et al. Acylated cyanidin glycosides in the violet-blue cultivars of Pharbitis nil ［J］. *Phytochemistry*, 1992, 1（31）：289-295.

[13] 万焱，张艳丽，黄喜梅. 服牵牛子引起小便失禁1例报告 [J]. 河南中医，2004，24（6）：56.

[14] 张颂，陈昭文，强美玉，等. 牵牛子的研究 [J]. 南京药学院学报，1959，（4）：36.

# 巴　豆

【来源】　本品为大戟科植物巴豆 *Croton tiglium* L. 的干燥成熟果实。秋季果实成熟时采收，堆置 2～3 天，摊开，干燥。主产于西南及福建、湖北、湖南、广东、广西。

生制巴豆鉴别使用表

| 处方用名 | 巴豆 | 巴豆霜 |
|---|---|---|
| 炮制方法 | 净制 | 制霜 |
| 性状 | 呈略扁的椭圆形，内种皮呈白色薄膜；仁黄白色，油质。气微，味辛辣 | 为粒度均匀、疏松的淡黄色粉末，显油性 |
| 性味归经 | 辛，热；有大毒<br>归肺、胃、大肠经 | 辛，热，有毒<br>主归大肠、胃经 |
| 功能主治 | 外用蚀疮<br>用于恶疮疥癣，疣痣，面神经麻痹等 | 峻下冷积，逐水退肿，豁痰利咽<br>用于寒积便秘，乳食停滞，腹水臌胀，二便不通，喉风，喉痹；外治痈肿脓成不溃，疥癣恶疮，疣痣 |
| 炮制作用 | 去除非要药用部位，便于调剂 | 降低毒性，缓和药性 |
| 用法用量 | 研末涂患处，或捣烂以纱布包擦患处<br>外用适量 | 多入丸、散<br>外用适量，0.1～0.3g |
| 配伍 | 常单用或与朱砂、雄黄等配伍，外敷治恶疮疥癣，疣痣等，如巴豆朱砂膏等 | 常与木香、沉香、枳壳等配伍，治疗食滞不化所致的腹胀、腹痛等，如胃肠安丸、保赤散等 |
| 药理作用 | 致泻、镇痛、溶血、刺激致炎、致癌、抑制免疫作用 | 促进肠蠕动、抗炎、抑制免疫、抗肿瘤 |
| 化学成分 | 脂肪油34%～57%，蛋白质约18%。二萜及其酯类、生物碱类及植物毒蛋白类 | 脂肪油含量降低至18%～20%。水溶性总生物碱的含量升高，植物毒蛋白变性失活 |
| 检查含量测定 | 水分不得过12.0%；总灰分不得过5.0%<br>含脂肪油不得少于22.0%；含巴豆苷不得少于0.80% | 水分含量不得12.0%；总灰分不得过7.0%<br>含脂肪油应为18.0%～20.0%；含巴豆苷不得少于0.80% |
| 注意 | 孕妇禁用；不宜与牵牛子同用 | 孕妇禁用；不宜与牵牛子同用 |

## 注释

【炮制方法】

巴豆：取原药材，去皮取净仁[1]。

巴豆霜：取巴豆仁，碾成细末或捣烂如泥，用麻布包好，置笼屉内蒸透，压榨去油，至松散成粉不再粘结为度。以含油量为指标，对巴豆制霜工艺进行优化，优化参数为：将巴豆仁粉碎成泥团状，蒸60分钟，去油制霜机50℃预热15分钟，压至油流尽，取出，粉碎过筛[2]。或取仁碾细后，照2010年版《中国药典》【含量测定】项下的方法，测定脂肪油含量，加适量的淀粉，使脂肪油含量符合规定，混匀，即得。

【性状差异】　巴豆为黄白色种仁。巴豆霜为粒度均匀、疏松的淡黄白色粉末。（见文末彩图22）

【炮制作用】 巴豆，味辛，性热。有大毒。仅堪外用。主入肺经，具有蚀疮杀虫作用，研末涂患处，或捣烂以纱布包擦患处。用治喉风喉痹、痈疽、恶疮疥癣。如治白喉的外用巴豆朱砂膏[2]（《江苏中医》）。

巴豆制霜后，去除部分脂肪油，降低毒性，主入肠、胃经。具有泻下寒积、逐水退肿、祛痰利咽、蚀疮杀虫作用。多用于寒邪食积所致的胸腹胀满急痛；大便不通、泄泻痢疾、水肿腹大、痰饮喘满、痈疽恶疮等。如治湿着中阻、食滞不化所致的腹泻、腹胀、腹痛的胃肠安丸[3]。

《本草纲目》载："巴豆，生猛熟缓，能吐能下，能止能行，是可升可降药也"。《本草汇言》所述："凡一概汤、散、丸剂，切勿轻投，即有万不得已之急证，欲借其辛烈攻冲，开通道路之力，必须煮熟，压令油净，入厘许即止，不得多用"。

巴豆主要含脂肪油，毒性较大，能刺激口腔、咽、胃等消化道黏膜，产生灼热感，引起呕吐。内服巴豆油1滴立即出现中毒症状，20滴巴豆油可致死。巴豆油在肠内遇碱性肠液水解后释出巴豆油酸，刺激肠黏膜使之发炎，分泌增加，促进蠕动，经0.5~3小时成剧烈腹泻，伴有剧烈腹痛。故巴豆不适于内服。

巴豆制霜后，巴豆油的含量下降，使其毒性降低。巴豆中植物蛋白又称巴豆毒素，具有溶血性，能抑制蛋白质的合成，炮制加热使其变性灭活；生物碱主要为巴豆苷、异鸟嘌呤以及新发现的木兰花碱，具抗癌活性，炮制后含量升高，增强疗效。上述成分变化使巴豆霜的抗炎、止痛作用增强，致泻作用缓和。故可以内服治疗大便不通、泄泻痢疾、水肿腹大等症。

综上，通过脂肪油、蛋白类和生物碱类成分的变化和药理作用，证明了巴豆"生用外敷，内服制霜用"传统理论的合理性。巴豆生毒熟减，炮制去油制霜以保证临床应用安全。

【药理作用】

## 一、巴豆的药理作用

**1. 致泻作用** 用巴豆油水解液 $1.4g \cdot kg^{-1}$、$2.8g \cdot kg^{-1}$ 给小鼠灌胃，促进小鼠炭末的肠推进[4]。

**2. 致癌作用** 巴豆油、巴豆树脂和巴豆醇酯类具有弱致癌活性。将巴豆油接种于小鼠宫颈部，发现巴豆油对由人巨细胞病毒接种诱发的小鼠宫颈癌有促进作用[5]。

**3. 抑菌作用** 巴豆煎剂在体外对金黄色葡萄球菌、流感嗜血杆菌、白喉杆菌、铜绿假单胞菌均有一定的抑菌作用[6]。

**4. 溶血** 生巴豆渣、冷冻生巴豆渣和生榨霜均有溶血作用，而经炒、煮、常压蒸、高压蒸等加热处理过的各种巴豆制品的残渣或霜均未显示有溶血作用。

## 二、巴豆霜的药理作用

**1. 促进胃肠蠕动** 对胃肠用巴豆霜 $1.5g \cdot kg^{-1}$ 给小鼠灌胃，明显增强胃肠推进运动，促进肠套叠的还纳作用。在兔离体回肠实验中，$3.0 \times 10^{-3} g \cdot ml^{-1}$ 可显著增强回肠的收缩幅度[7]。

**2. 抗癌作用** 巴豆生物碱对人胃腺 SGC-901 细胞增殖有一定的抑制作用，且呈明显的时间、剂量依赖关系，随着时间延长和剂量增加，抑制作用加强[8]。

**3. 抗炎** 巴豆霜灌胃对小鼠耳郭肿胀、腹腔毛细血管通透性及大鼠白细胞游走、对热疼痛反应均有抑制作用，能减少小鼠胸腺和脾指数及腹腔巨噬细胞的吞噬功能。

**4. 免疫抑制作用** 给小鼠灌胃服巴豆霜，可抑制小鼠腹腔巨噬细胞的吞噬活性，还降低小鼠碳廓清率及胸腺重量[9]。

**5. 止痛作用** 给小鼠灌胃 $1.5g \cdot kg^{-1}$ 的巴豆霜，能降低其对热疼痛的反应[9]。

【化学成分】

**巴豆** 主要含脂肪油34%~57%，蛋白质约18%。二萜及其酯类、生物碱类及植物毒蛋白类。

**巴豆霜** 制霜后，脂肪油含量降低至18%~20%。水溶性总生物碱的含量升高，植物毒蛋白变性失活。

**【含量测定】** 照2010年版《中国药典》（一部）巴豆项下【含量测定】方法[1]，生制巴豆中脂肪油和巴豆苷含量有明显差异，见表7-4。

表7-4 巴豆与巴豆霜的脂肪油、巴豆苷和木兰花碱含量（%）

| 样品 | 脂肪油 | 巴豆苷 | 木兰花碱 |
|------|--------|--------|----------|
| 巴豆 | 42.0 | 0.99 | 0.17 |
| 巴豆霜 | 19.1 | 2.12 | 0.34 |

**【毒性】** 巴豆、巴豆霜毒性强度均为大毒。巴豆中毒分为内服中毒和外用对皮肤的损伤。巴豆内服中毒多半由于服用过量的巴豆、巴豆油或者巴豆霜。巴豆油毒性较大，能刺激口腔、咽、胃等消化道黏膜，产生灼热感，引起呕吐。内服巴豆油1滴立即出现中毒症状，20滴巴豆油可致死。至肠内遇碱性肠液水解后释出巴豆油酸，刺激肠黏膜使之发炎，分泌增加，促进蠕动，经0.5~3小时成剧烈腹泻，伴有剧烈腹痛和里急后重。内服使消化道腐蚀出血，口腔黏膜发生红肿或者起水泡，口腔、咽喉、食管有烧灼感，流涎，上腹剧痛，恶心，呕吐，剧烈腹泻，大便呈米泔样，重者可有呕血或者便血，并损坏肾脏，出现尿血，部分病例尿中可出现蛋白、红细胞和白细胞。由于脱水可引起急性肾衰竭，出现少尿或无尿。如果是重度中毒，则表现为四肢厥冷，呼吸困难，谵妄，体温及血压下降，休克，最终因呼吸衰竭和循环衰竭而死亡[10]。

外用对皮肤的损伤作用是由于长期剥巴豆壳或者皮肤接触巴豆油所导致。外用过量能引起急性皮炎，表现为所接触的皮肤有烧灼感，呈炎症反应，24小时后接触部位可起疱。如果是接触了眼部皮肤，则表现为结膜侵蚀，角膜混浊[11]。

**【生制巴豆成分、药效与功用关系归纳】** 由巴豆制霜前后的对比研究，提示了脂肪油和生物碱的变化以及毒蛋白的失活是引起巴豆生制品毒性药效差异的物质基础。其变化关系如图7-10所示。

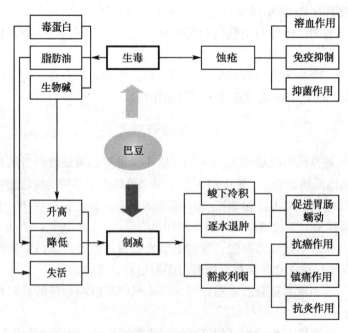

图7-10 生制巴豆成分、药效与功用关系

（张振凌 刘鸣昊）

• 参考文献 •

[1] 国家药典委员会. 中华人民共和国药典 (一部) [S]. 北京：中国医药科技出版社，2010：74-75.

[2] 金锋. 巴豆水溶性生物碱炮制前后变化及特征指纹图谱研究 [D]. 郑州：河南中医学院硕士学位论文，2013.

[3] 国家药典委员会. 中华人民共和国药典 (一部) [S]. 北京：中国医药科技出版社，2010：880.

[4] 赵景芳，朱复南，林苏，等. 巴豆制剂的实验研究 [J]. 江苏中医，1995，16 (10)：43.

[5] 鲁德银，左丹，郭淑芳，等. 巴豆油对人巨细胞病毒诱发小鼠宫颈癌的促进作用 [J]. 湖北医科大学学报，1997，18 (1)：1.

[6] 江苏新医学院. 中药大辞典 (上册) [M]. 上海：上海科学技术出版社，1986.

[7] 孙颂三，赵燕洁，周佩卿，等. 巴豆霜对泻下和免疫功能的影响 [J]. 中草药，1993，24 (5)：251-252.

[8] 王明艳，瞿融，许冬青. 巴豆生物碱诱导人胃腺癌 SGC-7901 细胞凋亡的研究 [J]. 南京中医药大学学报，2010，26 (9)：368-369.

[9] 孙颂三，赵燕洁，袁士琴. 巴豆霜对抗炎、免疫、镇痛及致突变的影响 [J]. 中药药理与临床，1993，9 (3)：36.

[10] 耿新生. 剧毒中药的毒性作用 [J]. 陕西中医，1994，15 (5)：232.

[11] 国家中医药管理局《中华本草》编委会. 中华本草 (第四卷) [M]. 上海：上海科学技术出版社，1999：769-774.

## 火 麻 仁

**【来源】** 本品为桑科植物大麻 *Cannabis sativa* L. 的干燥成熟种子。秋季果实成熟时采收，除去杂质，晒干。全国各地均有栽培，主产于山东、河北、黑龙江等地。

生制火麻仁鉴别使用表

| 处方用名 | 火麻仁 | 炒火麻仁 |
|---|---|---|
| 炮制方法 | 净制 | 炒制 |
| 性状 | 呈卵圆形，表面灰绿色或灰黄色，具光泽样，种仁乳白色，富油性。气微，味淡 | 呈卵圆形，去壳后炒者表面黄色，微有裂隙，具有焦香味 |
| 性味 归经 | 甘，平 归脾、胃、大肠经 | 甘，平 归大肠、脾、胃经 |
| 功能 主治 | 润肠通便 用于血虚津亏，肠燥便秘 | 缓和滑利之性，能增强滋脾阴、润肠燥的作用 多用于老人、产妇及体弱津血不足的肠燥便秘 |
| 炮制作用 | 去除非药用部位 | 降低毒性，炒后利于成分煎出 |
| 用法 用量 | 打碎入煎剂或入中成药 10~15g | 打碎入煎剂或入中成药 10~15g |
| 配伍 | 常与郁李仁、瓜蒌仁、紫苏子、杏仁、大黄等配伍，治疗便秘，如润肠丸 | 常与杏仁、厚朴、大黄、粳米等配伍，治疗肠燥便秘、水肿等症，如麻子仁丸、麻仁粥 |
| 药理作用 | 泻下、镇痛、抗炎 | 软化粪便，缩短排便时间 |
| 化学成分 | 脂肪油、木脂素酰胺、甾体、萜烯酚、生物碱、蛋白质等。其中大麻酚、大麻二酚及四氢大麻酚含量较高，脂肪酸成分含量低 | 大麻酚、大麻二酚及四氢大麻酚含量明显降低，脂肪酸成分含量增加 |

| 检查<br>浸出物 | 水分不得过 7.0%<br>醇溶性浸出物不得少于 12.0% | 水分不得过 1.2%<br>醇溶性浸出物不得少于 15.0% |
|---|---|---|
| 含量测定 | 3 种大麻酚类物质（四氢大麻酚、大麻酚、大麻二酚）的总量不得少于 2.54μg·g$^{-1}$，四氢大麻酚含量不得超过 10μg·g$^{-1}$；5 种脂肪酸（亚油酸、α-亚麻酸、棕榈酸、油酸、硬脂酸）总量不得少于 20%；脂肪油不得少于 27% | 3 种大麻酚类物质（四氢大麻酚、大麻酚、大麻二酚）的总量不得少于 0.94μg·g$^{-1}$；5 种脂肪酸（亚油酸、α-亚麻酸、棕榈酸、油酸、硬脂酸）总量不得少于 27%；脂肪油不得少于 33% |
| 注意 | 大量食用会导致中毒 | 大量食用会导致中毒 |

## 注释

【炮制方法】

火麻仁：取原药材，除去杂质及果皮[1]。

炒火麻仁：取净火麻仁，置事先预热的锅内，以文火炒至黄色、有香气[1]。

【性状差异】 火麻仁具果皮，表面灰绿或灰褐色。炒火麻仁已去壳，表面黄色，有香气。

【炮制作用】 火麻仁，味甘，性平。具有润肠通便的功效，归脾、胃、大肠经。临床用于治疗肠燥便秘，水肿，脚气，热淋，皮肤风痹，月经不调，疮癣，丹毒等症，如润肠丸。

火麻仁炒制后，降低毒性，缓和滑利之性，能增强滋脾阴、润肠燥的作用。主入大肠经。多用于老人、产妇及体弱津血不足的肠燥便秘。如麻仁丸。

火麻仁醇提取物具有镇痛、抗炎等活性。脂肪油是火麻仁中润肠通便的主要化学成分[2]，使生火麻仁具有润肠通便的作用。

火麻仁经炮制后可提高脂肪酸类成分煎出率[3]，增加火麻仁润肠通便的功效，主要表现为既可以改善肠燥便秘小鼠模型的粪便性状，又能软化粪便，且能缩短排便时间，作用强于生品。这也与中药炮制"逢子必炒、逢子必破"的经验相吻合。

另外，主要存在于火麻仁种皮中的大麻酚类物质是火麻仁主要毒性成分[4,5]，不稳定，受热易发生分解，因此炒火麻仁可使其毒性降低[3]。这也说明了火麻仁入药时除去种皮是科学合理的。

【药理作用】

### 一、火麻仁的药理作用

**1. 镇痛和抗惊厥作用** 大麻提取物腹腔注射可延长和增强镇痛时间，可延长环己巴比妥钠催眠作用和入睡时间[6]。火麻仁提取物大麻酚和四氢大麻酚分别脑室内给予可显著改善由于嗜睡或过度梦幻所导致的睡眠紊乱[7]。

**2. 抗胆固醇作用** 火麻仁油能够改变异位性皮炎患者血浆中三酰甘油、胆固醇和磷脂的脂肪酸谱，显著改善皮肤干燥、瘙痒等一系列临床症状[8]。

**3. 抗炎作用** 分别灌胃给予小鼠火麻仁 75% 乙醇提取物，可显著抑制二甲苯致小鼠耳郭肿胀厚度[9]。

**4. 降压作用** 火麻仁中的大麻素可能是降压有效成分，可能机制是通过抑制乙酰胆碱酯酶，使支配血管的胆碱能神经所释放的乙酰胆碱免遭水解，产生降压作用[10]。

### 二、炒火麻仁的药理作用

**润肠通便作用** 炒火麻仁水煎液较生品水煎液能更好地改善肠燥便秘小鼠模型粪便性状，软化粪便，缩短排便时间[2]。

**【化学成分】**

**火麻仁** 火麻仁的主要化学成分包括脂肪油[11]、木脂素酰胺[12]、萜烯酚[13]、生物碱、蛋白质等[14]。通常认为其毒性成分为萜烯酚类化合物，其代表性成分有以下 3 种成分：四氢大麻酚、大麻酚、大麻二酚，其中四氢大麻酚对中枢神经的作用最强，具有致幻作用，是毒品大麻中的主要致幻成分和成瘾成分[4,5]，其有效成分为脂肪油类，主要包括 α-亚麻酸甲酯、亚油酸甲酯、棕榈酸甲酯、油酸甲酯、硬脂酸甲酯。

**炒火麻仁** 四氢大麻酚、大麻酚、大麻二酚含量均有明显下降，5 种脂肪酸含量均有所增加[3]。

**【含量测定】** 火麻仁及炒火麻仁的含量所得数据差异均按文献方法[2]，生火麻仁与炒火麻仁中大麻酚类化合物含量有显著变化，见表 7-5。

表 7-5 火麻仁与炒火麻仁的大麻酚类化合物含量（%）

| 样品 | 大麻二酚 | 大麻酚 | $\Delta^9$-四氢大麻酚 |
|---|---|---|---|
| 火麻仁 | 12.6 | 3.15 | 1.9 |
| 炒火麻仁 | 11.4 | 2.46 | 1.3 |

**【不良反应】** 临床报道中，服用火麻仁出现恶心、呕吐、腹泻、四肢麻木、哭闹、失去定向力者报道 8 例，呕吐频繁、昏睡半昏迷者 5 例，抽风、昏迷、瞳孔散大者 1 例[15]；还有报道称误食火麻仁中毒 332 例[16]及 122 例[17]，经对症治疗无 1 例死亡。

**【毒性】** 大麻酚类化合物主要有大麻酚、大麻二酚、四氢大麻酚，为大麻主要成瘾性成分和毒性成分。

**【生制火麻仁成分、药效与功用关系归纳】** 由火麻仁炮制前后的对比研究，提示了脂肪油和大麻酚类化合物的变化是引起火麻仁生制品药效差异的物质基础。其变化关系如图 7-11 所示。

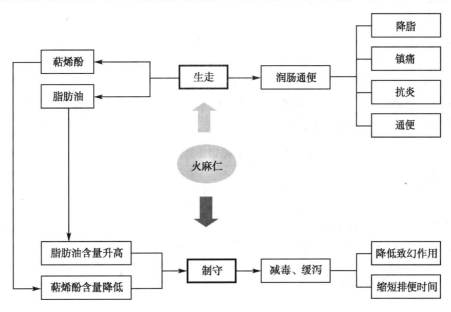

图 7-11 生制火麻仁成分、药效与功用关系图

（陈晓霞）

• **参 考 文 献** •

[1] 国家药典委员会. 中华人民共和国药典（一部）[S]. 北京：中国医药科技出版社，2010：74.

[2] 张明发，朱自平，沈雅琴，等. 火麻仁的消化系统药理研究 [J]. 药学实践杂志，1997，15（5）：267-269.

［3］郭莹. 中药火麻仁及炮制品质量标准研究［D］. 沈阳：辽宁中医药大学硕士学位论文，2011.

［4］宋秉智，高耀宗. 神经系统毒性中药及其与药性和有效成分的关系［J］. 中医药研究，2002，17（4）：52-53.

［5］Feriol V, rustichelli C, Pavesi G, et al. Analytical characterizacion of hashish samples［J］. *Chromatographia*，2000，52：39-44.

［6］金贤兰. 火麻仁的药理作用与临床应用［J］. 现代医药卫生，2007，23（17）：2624-2625.

［7］Murillo RE, Milln AD, Palomero RM, et al. Cannabidiol, a constituent of Cannabis sativa, modulates sleep in rats［J］. *FEBSL Lett*，2006，580（18）：4337-4345.

［8］任汉阳，孙红光，马建中，等. 火麻仁油的降脂及对过氧化脂质作用的实验研究［J］. 中国中医药科技，1997，4（4）：200-201.

［9］张明发，沈雅琴，朱自平，等. 火麻仁的镇痛抗炎、抗血栓形成作用研究［J］. 基层中药杂志，1999，13（1）：13-14.

［10］Eubanks LM, Rogers CJ, Koob GF, et al. A molecular link between the Active- component of marijuana and Alzheimer's disease pathology［J］. *Mol pharm*，2006，3（6）：773-777.

［11］Jean-Luc D, David W P. Hemp seed oil：A source of valuable essential fatty acids［J］. *J International hemp association*，1996，3（1）：1-5.

［12］Iwao S, Yukinobu I, Koji H. Three acyclic bisphenylpropane lignamides from fruits of Cannabis sativa［J］. *Phytochemistry*，1995，38（4）：1003-1005.

［13］ElSohly MA, Slade D. Chemical constituents of marijuana：The complex mixture of natural cannabinoids［J］. *Life Sci*，2005，78（5）：539-548.

［14］夏林波，郭莹，邓仕任. 硅胶柱层析-RP-HPLC法同时测定火麻仁中3种大麻酚类化合物的含量［J］. 中国药房，2011，22（27）：2557-2560.

［15］金兆玉. 大麻仁中毒14例报告［J］. 中华内科杂志，1964，12（12）：1147-1148.

［16］广西百色地区防疫站. 火麻仁中毒232例调查报告［J］. 中华预防医学杂志，1978，12（2）：70-71.

［17］李凤春. 大麻仁中毒122例的报告［J］. 山西医药杂志，1978，（6）：33.

# 郁李仁

【来源】　本品为蔷薇科植物欧李 *Prunus humilis* Bge. 、郁李 *Prunus japonica* Thunb. 或长柄扁桃 *Prunus pedunculata* Maxim. 的干燥成熟种子。前二种习称"小李仁"，后一种习称"大李仁"。夏、秋二季采收成熟果实，除去果肉和核壳，取出种子，干燥。主产于山东、河北、河南等地。

生制郁李仁鉴别使用表

| 处方用名 | 郁李仁 | 炒郁李仁 |
|---|---|---|
| 炮制方法 | 净制 | 炒制 |
| 性状 | 小李仁呈卵形，表面黄白色或浅棕色，一端尖，另一端钝圆，种皮薄，富油性，味微苦。大李仁表面黄棕色 | 炒小李仁表面深黄色，有香气。炒大李仁表面深黄棕色。断面均为浅黄色 |
| 性味归经 | 辛、苦、甘、平<br>归脾、大肠、小肠经 | 辛、微苦、甘、平<br>归脾、大肠、小肠经 |
| 功能主治 | 润肠通便，下气利水<br>用于津枯肠燥，食积气滞，腹胀便秘，水肿，脚气，小便不利 | 润肠通便，下气利水<br>用于津枯肠燥，食积气滞，腹胀便秘，水肿，脚气，小便不利。适合于老人、虚人及产后便秘者 |
| 炮制作用 | 利于调剂和成分煎出 | 缓和药性，利于成分煎出 |

续表

| 用法用量 | 水煎口服或入中成药<br>6～10g | 水煎口服或入中成药<br>6～10g |
|---|---|---|
| 配伍 | 常与火麻仁、瓜蒌仁等配伍，治疗肠燥便秘等症，如五仁润肠丸 | 常与生薏苡仁、冬瓜皮等配伍，治疗水肿腹满、二便不利，如郁李仁汤 |
| 药理作用 | 泻下、抗炎、镇痛 | 泻下 |
| 化学成分 | 皂苷、多糖、脂肪油、油酸、甾体 | 脂肪油含量和水提取物组成有所改变 |
| 检查 | 水分不得过6.0%；酸值不得过10.0，羰基值不得过3.0，过氧化值不得过0.050 | 水分不得过6.0%；酸值不得过10.0，羰基值不得过3.0，过氧化值不得过0.050 |
| 含量测定 | 苦杏仁苷不得少于2.0% | 待测 |
| 注意 | 孕妇慎用 | 孕妇慎用 |

## 注释

**【炮制方法】**

郁李仁：取原药材，除去杂质，用时捣碎[1]。

炒郁李仁：取净郁李仁，用文火加热，炒至深黄色，有香气时，取出，放凉。用时捣碎[1]。

除炒郁李仁外，还有郁李仁霜、朱砂拌郁李仁及蜜郁李仁。

**【性状差异】** 小郁李仁表面黄白色，大郁李仁表面黄棕色。炒小郁李仁为深黄色，炒大郁李仁为深黄棕色，有香气。生品断面白色，炒品均为浅黄色。（见文末彩图23）

**【炮制作用】** 郁李仁，味辛、苦、甘，性平，归脾、大肠、小肠经，具有润燥滑肠、下气、利水的功效。泻下力较猛，常用于肠燥便秘、水肿胀满，如治气滞肠燥便秘的五仁润肠丸[2]。

炒郁李仁，药性缓和，适于老人、身体虚弱及产后便秘者使用。

郁李仁的脂肪油、皂苷等为有效成分，其中脂肪油和水提取物具有较强的滑肠泻下作用。生郁李仁的脂肪油含量较高，占58.3%～74.2%，故生郁李仁润下通便作用较强，用于治疗肠燥便秘。郁李仁炒制后，脂肪油含量有所下降，同时水提取物的成分比例也有所改变，使泻下作用缓和，润肠作用增强，故适于身体虚弱的便秘患者。

**【药理作用】**

### 一、郁李仁的药理作用

**1. 泻下作用** 小鼠炭末推进实验显示，郁李仁有显著的促进肠蠕动的作用。水提取物最为显著，脂肪油次之，而醇提取物及醚提取物、醇提过的水提液都无明显作用[3]。

**2. 呼吸系统作用** 郁李仁皂苷有促进支气管黏膜分泌的作用。有机酸亦有镇咳祛痰作用。所含的苦杏仁苷在体内可产生微量的氢氰酸，对呼吸中枢呈镇静作用（小剂量口服），使呼吸趋于安静而达到镇咳平喘作用，大剂量则易引起中毒[4]。

**3. 抗炎镇痛作用** 郁李仁水提液中提得两种蛋白质成分，静脉注射对大鼠足关节水肿均有抑制炎症的活性，给小鼠静脉注射时，抑痛率分别为61.0%及61.5%[4]。

### 二、炒郁李仁的药理作用

**泻下作用** 郁李仁水提液具有促进肠蠕动作用，但较生品弱。

**【化学成分】**

**生郁李仁** 主要含皂苷类[5]、多糖[6]、脂肪油及甾体等成分[7]。

**炒郁李仁** 主要成分为皂苷、多糖、脂肪油、油酸及甾体。脂肪油含量和水提取物组成有所改变。

**【生制郁李仁成分、药效与功用关系归纳】** 由郁李仁炒制前后的对比研究，提示了郁李仁生制品药效存在差异。其变化关系如图7-12所示。

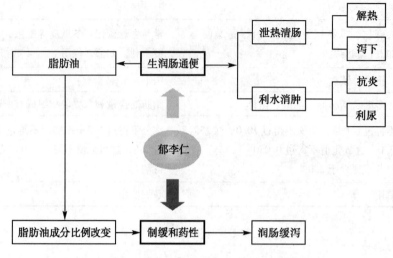

图7-12　生制郁李仁成分、药效与功用关系图

（陈晓霞）

## 参 考 文 献

［1］国家药典委员会. 中华人民共和国药典（一部）［S］. 北京：中国医药科技出版社，2010：193.

［2］中国中医研究院中药研究所. 全国中药成药处方集［M］. 北京：人民卫生出版社，1962.

［3］阴健，郭力弓. 中药现代研究与临床应用［M］. 北京：学苑出版社，1994.

［4］元艺兰. 郁李仁的药理作用与临床应用［J］. 现代医药卫生，2007，23（13）：1987-1988.

［5］钱平，贾云，刘志辉，等. 高效液相色谱法测定郁李仁中郁李仁苷的含量［J］. 中国中医药信息杂志，2009，12（16）：50-51.

［6］王欣，夏新奎. 郁李仁粗多糖的提取工艺研究［J］. 江苏农业科学，2013，41（1）：269-270.

［7］杨国勤，徐国钧，金蓉鸾，等. 10种郁李仁有效成分的分析鉴定研究［J］. 中国药科大学学报，1992，23（2）：77-81.

# 第八章 ●●●●

# 祛 风 湿 药

## ～ 威 灵 仙 ～

【来源】 本品为毛茛科植物威灵仙 *Clematis chinensis* Osbeck、棉团铁线莲 *Clematis hexapetala* Pall. 或东北铁线莲 *Clematis manshurica* Rupr. 的干燥根和根茎。秋季采挖，除去泥沙，晒干。主产于辽宁、吉林、河南等地。

生制威灵仙鉴别使用表

| 处方用名 | 威灵仙 | 酒威灵仙 |
|---|---|---|
| 炮制方法 | 切制 | 酒制 |
| 性状 | 呈不规则的段。表面黑褐色、棕褐色或棕黑色，切面皮部较广，木部淡黄色，皮部与木部间常有裂隙 | 呈不规则的段。表面呈黄色或微黄色，切面木部棕黄色，微具酒香气 |
| 性味<br>归经 | 辛、咸、微苦，温<br>归膀胱经 | 辛，温<br>归膀胱、肝经 |
| 功能<br>主治 | 祛风湿，通经络，消骨鲠<br>用于风湿痹证，痰饮积聚，诸骨鲠喉 | 散癖积，通经络<br>用于风气壅盛，大肠秘涩，风湿痹痛，腰膝冷痛 |
| 炮制作用 | 利于调剂和成分煎出 | 增强祛风发散，活血通络作用 |
| 用法<br>用量 | 水煎口服或入中成药<br>6~10g | 水煎口服或入散剂等中成药<br>6~10g |
| 配伍 | 常与豨莶草、桑寄生、苍术等配伍，治疗风湿性关节炎、腰腿疼痛，如风湿片 | 可单用或与川芎、当归等配伍，治疗中风、口眼㖞斜、筋骨疼痛、手足拘挛麻木，如中风回春片、回生再造丸 |
| 药理作用 | 抗炎、镇痛、抗肿瘤、抗菌、利胆、降压、抗疟、免疫抑制等 | 抗炎、镇痛作用增强 |
| 化学成分 | 三萜及其苷类、黄酮及多元酚类、内酯类、生物碱类、挥发油等 | 三萜及其苷类、黄酮及多元酚类等。整体成分有比例变化，齐墩果酸含量增加[1] |
| 检查<br>浸出物<br>含量测定 | 水分不得过 15.0%；总灰分不得过 10.0%<br>乙醇浸出物不得少于 15.0%<br>齐墩果酸的含量不少于 0.30%，常春藤皂苷元的含量不少于 0.30% | 水分不得过 15.0%；总灰分不得过 10.0%<br>乙醇浸出物不得少于 15.0%<br>齐墩果酸的含量不少于 0.30%，常春藤皂苷元的含量不少于 0.30% |
| 注意 | 本品辛散走窜，气血虚弱者慎服 | 本品辛散走窜，气血虚弱者慎服 |

## 注释

**【炮制方法】**

威灵仙：取原药材，除去杂质，洗净，润透，切段，干燥[2]。

酒威灵仙：取威灵仙片或段加黄酒拌匀，闷润至透，置锅中，用文火加热，炒干取出放凉即可。每100kg威灵仙用黄酒10kg[3]。

**【性状差异】** 威灵仙切面皮部较广，木部淡黄色。酒威灵仙切面颜色呈棕黄色，表皮颜色加深，有酒香气。（见文末彩图24）

**【炮制作用】** 威灵仙，味辛、咸，性温，归膀胱经。具有祛风湿，通经络，消骨鲠的作用。用于风湿痹痛，肢体麻木，筋脉拘挛，屈伸不利，痰饮积聚，诸骨鲠喉。如治风湿性关节炎、腰腿疼痛的风湿片（《部颁标准》）。治诸骨鲠咽，用威灵仙、砂仁、砂糖煎服（《本草纲目》）。

酒制后升散之性增强，止痛作用增强，偏重于祛风除痹，通经止痛。用于风湿痹痛，肢体麻木，筋脉拘挛，屈伸不利等比威灵仙效果好。如治痰瘀阻络所致中风的中风回春片（《中国药典》）。治中风、口眼㖞斜、筋骨有疼痛的回生再造丸（《部颁标准》）。

威灵仙中含有皂苷、黄酮、多元酚、生物碱等多种活性成分，具有抗炎、止痛、松弛平滑肌等作用。因其可以松弛咽喉和食管平滑肌，且有抗炎止痛作用，故可用于治疗鱼骨鲠喉。

威灵仙酒制后，整体化学组分比例都有变化[3]。其中抗炎、止痛作用成分煎出率明显增加，齐墩果酸的含量有所增加，表现为威灵仙炮制品均有较强的抑制化学刺激、热刺激引起的炎症和疼痛[4]，其中以酒制后威灵仙作用最强。这与威灵仙酒制后增强祛风除痹、通经止痛作用的传统中医理论相吻合。

综上提示，威灵仙酒制前后黄酮、多元酚、皂苷等活性成分的含量比例和溶出率变化是其生制品功效差异的物质基础。

**【药理作用】**

## 一、威灵仙的药理作用

**1. 抗炎作用** 威灵仙注射剂能显著抑制二甲苯引起的小鼠耳郭肿胀，能显著抑制纸片引起的大鼠肉芽组织生长[5]，威灵仙对大鼠蛋清液引起的足跖肿胀具有抑制作用，即威灵仙有非特异性抗炎作用[6]。用大剂量威灵仙给予大鼠灌服，对用10%鸡蛋清所致大鼠足趾部致炎模型有一定的保护作用。其抗炎作用与所含皂苷的种类及含量有关[7]。

**2. 镇痛作用** 威灵仙煎剂能明显提高热刺激引起小鼠疼痛反应的痛阈值[4]。威灵仙注射剂及其大剂量煎剂对冰醋酸引起的小鼠扭体反应具有抑制作用，且在镇痛作用与秦艽具有协同作用[8]。

**3. 抗菌作用** 威灵仙100%煎剂对金黄色葡萄球菌、志贺痢疾杆菌有抑制作用。抗菌有效成分可能是原白头翁素及其聚合物白头翁素。原白头翁素对革兰阳性及阴性菌和真菌都具有较强的抑制作用。对链球菌的有效浓度为1:6000，对大肠埃希菌为1:8300~1:3300，对白念珠菌为1:10 000[9]。

**4. 松弛平滑肌的作用** 威灵仙的有效成分可使咽部或食管中下端局部平滑肌痉挛得以松弛，且增加其蠕动而使梗于咽或食管之诸骨下移[10]。威灵仙水煎剂有促进肠平滑肌运动的作用[6]。醇提液和威灵仙注射剂均能松弛豚鼠离体回肠平滑肌，可对抗组胺或乙酰胆碱引起的回肠收缩反应。

**5. 利胆作用** 长期服用威灵仙有利胆作用[6]。威灵仙水煎剂及醇提取物均能促进大鼠的肝胆汁分泌。醇提液利胆作用发生快，优于水煎剂；威灵仙注射液能促进肝内胆汁分泌量明显增加，同时能使Oddi括约肌明显松弛，能有效地促进肝胆管的泥沙样结石及胆囊内的小结石排出，利胆作用良好[11]。

**6. 免疫抑制作用** 威灵仙水煎剂具有一定程度的降低小鼠胸腺、脾脏质量的作用，具有抑制机体非特异性免疫和细胞免疫功能的作用。

**7. 抗肿瘤作用** 威灵仙总苷（CCS）显示出较好的抗癌活性。结果显示[12]，CCS对体外培养的艾氏腹水瘤（EAC）、肉瘤腹水型（S180A）和肝癌腹水型（HepA）细胞均有杀伤作用，给药浓度越大，作用越强；对小鼠移植肉瘤 S180 有一定抑制作用。

**8. 降压作用** 50% 的浸膏 $1ml \cdot kg^{-1}$（棉团铁线莲）可使麻醉犬血压下降。对离体蟾蜍的心脏有先抑制、后兴奋作用。其浸剂药剂比煎剂大 3~5 倍，降低作用可能与心脏抑制有关[13]。

**9. 降糖作用** 威灵仙浸剂对正常大鼠有明显增强葡萄糖同化的作用[8]。

**10. 降血清胆固醇作用** 威灵仙大剂量组 20% 煎剂 0.5ml 给金黄地鼠灌胃，能降低血清胆固醇的水平[5]。

**11. 抗利尿作用** 威灵仙浸剂与煎剂对小鼠、大鼠、豚鼠均有显著抗利尿作用，作用大致相似。50% 威灵仙煎剂 0.2ml，其效价相当于脑垂体后叶素 0.1U 的抗利尿效果，但作用时间较后者长，此作用可能与血压下降、肾血管收缩作用有关[13]。

**12. 抗疟作用** 不同方法的提取液对感染伯氏鼠疟小鼠的原虫分别有抑制作用，灌胃时可使小鼠红细胞疟原虫感染率明显降低[14]。

**13. 引产作用** 威灵仙根稀醇提取液肌内注射连续 5 日，对小鼠中期妊娠有引产作用，完全产出者达 80%[8]。

## 二、酒威灵仙的药理作用

**1. 镇痛作用** 威灵仙各样品均能明显降低因醋酸刺激引起的扭体反应次数[4]。其中以酒制品作用最强。威灵仙不同炮制品水煎剂对热刺激引起的疼痛反应均能明显提高小鼠的痛阈值，有明显的镇痛作用。其中酒制品镇痛强而持久。

**2. 抗炎作用** 威灵仙生品及酒制品能显著减轻二甲苯致小鼠耳郭肿胀值。威灵仙各样品均具有抑制毛细血管通透性的作用[4]。

**【化学成分】**

**威灵仙** 主要含三萜、黄酮、多元酚、挥发油、生物碱、内酯等类成分。如(+)-丁香树脂醇、(-)-丁香树脂醇-4-$O$-β-D-葡萄糖苷、二氢-4-羟基-5-羟甲基-2(3H)-呋喃酮、白头翁素等。还含有 Zn、Ca、Fe、Ni、Mg 等微量元素。

**酒威灵仙** 三萜、黄酮、多元酚、内酯、生物碱类成分水煎出率增加，齐墩果酸含量增加，但不明显[1]。

**【高效液相色谱异同点】** 分别取威灵仙生品和酒制品进行高效液相色谱分析，比较威灵仙生品和酒制品醇提液与水煎液的成分差异[1]。见图 8-1。

酒制后 23.2 分钟、26.8 分钟、28.2 分钟的吸收峰面积增长了 3.2 倍；5.771 分钟的峰面积有所减少。制品中出现生品中未检出的保留时间为 9.294 分钟、10.090 分钟色谱峰，可能是炮制过程中新生成的成分。生品中保留时间为 8.517 分钟、15.014 分钟的色谱峰消失，证明酒制品中化学成分确实发生了量的和质的变化[1]。

**【含量测定】** 照 2010 年版《中国药典》（一部）威灵仙项下【含量测定】方法测定[2]，生制威灵仙中齐墩果酸、常春藤皂苷元含量有一定差异。见表 8-1。

表 8-1 威灵仙与酒威灵仙的齐墩果酸、常春藤皂苷元含量（%）

| 样品 | 齐墩果酸 | 常春藤皂苷元 |
| --- | --- | --- |
| 威灵仙 | 0.41 | 0.46 |
| 酒威灵仙 | 0.44 | 0.46 |

**【不良反应】** 过敏反应：多为鲜品外用所致接触性皮炎，患处瘙痒，灼热，疼痛，水肿性红斑，其上覆似丘疹，水疱，表皮松解如烫伤性改变[15]。

**【毒性】** 过量服用可致呕吐，胃腹灼痛，剧烈腹泻，排出黑便及大量液体，口唇轻度糜烂，烦

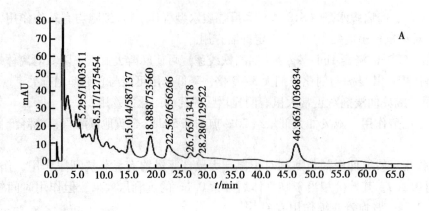

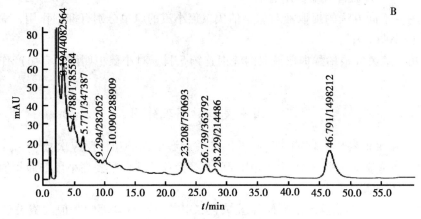

图 8-1　威灵仙（A）及酒威灵仙（B）醇提样品色谱图

躁不安，面色苍白，冷汗，低血容量休克甚至死亡。可刺激肾脏产生血尿、蛋白尿在 $2g \cdot L^{-1}$ 浓度下可刺激喉头，鼠腹腔注射 $LD_{50}$ 为 $50 \sim 150mg \cdot kg^{-1}$，白头翁素是其有毒成分[15]。

【生制威灵仙成分、药效与功用关系归纳】　由威灵仙炮制前后的对比研究，提示了三萜及其苷类、黄酮等整体化学成分的变化是引起威灵仙生制品药效差异的物质基础。其变化关系如图 8-2 所示。

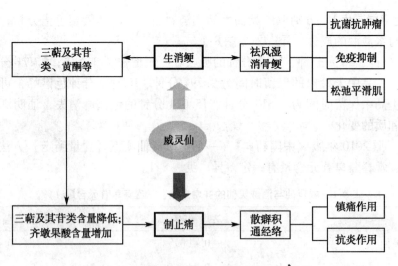

图 8-2　生制威灵仙成分、药效与功用关系图

（张振凌　刘鸣昊）

● 参 考 文 献 ●

[1] 赵红岩，刘建利，刘竹兰. 威灵仙和仙茅酒炙前后整体化学成分变化研究 [J]. 中成药，2007，29（10）：1469-1472.

[2] 国家药典委员会. 中华人民共和国药典（一部）[S]. 北京：中国医药科技出版社，2010：234-235.

[3] 中华人民共和国药政管理局. 全国中药炮制规范 [M]. 北京：人民卫生出版社，1988：78.

[4] 张余生，陆兔林. 炮制对威灵仙镇痛抗炎作用的影响 [J]. 中药材，2001，24（11）：815-816.

[5] 章蕴毅，张宏伟，李佩芬，等. 威灵仙的解痉抗炎镇痛作用 [J]. 中成药，2001，23（11）：808-811.

[6] 耿宝琴，雍定国，徐继红，等. 威灵仙治疗胆囊炎的实验研究 [J]. 浙江医科大学学报，1997，26（1）：13-16.

[7] 魏敏吉，罗旭，王玺，等. 化学模式识别评价中药威灵仙质量的研究 [J]. 药学学报，1991，26（10）：772-776.

[8] 方文贤，刘萍，王巍，等. 实用临床抗衰老中药 [M]. 沈阳：辽宁科学技术出版社，2002.

[9] 国家中医药管理局（中华本草）编委会. 中华本草 [M]. 上海：上海科学技术出版社，2003：187.

[10] 刘寿山. 中药研究文献摘要（1962—1974）[M]. 北京：科学出版社，1979.

[11] 陆焕清. 威灵仙治疗胆石症临床疗效和实验观察 [J]. 河南中医，1987，7（6）：22-23.

[12] 邱光清，张敏，杨燕军. 威灵仙总皂甙的抗肿瘤作用 [J]. 中药材，1999，22（7）：351-352.

[13] 梅全喜，毕焕新. 现代中药药理手册 [M]. 北京：中国中医药出版社，1998：379-380.

[14] 黄双路，蒋智清. 威灵仙提取方法与抗疟作用研究 [J]. 海峡药学，2001，3（4）：22-24.

[15] 赵燕强，杨立新，张宪民，等. 威灵仙的成分、药理活性和临床应用的研究进展 [J]. 中药材，2008，31（3）：465-470.

## 木 瓜

【来源】 本品为蔷薇科植物贴梗海棠 *Chaenomeles speciosa*（Sweet）Nakai 的干燥近成熟果实。夏、秋二季果实绿黄时采收，置沸水中烫至外皮灰白色，对半纵剖，晒干。主产于安徽、浙江、湖北、四川、山东等地。

生制木瓜鉴别使用表

| 处方用名 | 木瓜 | 炒木瓜 |
|---|---|---|
| 炮制方法 | 切制 | 炒制 |
| 性状 | 类月牙形薄片，表面棕红色或红棕色，凹陷部呈棕黄色。周边果皮有皱纹。质脆，易折断。气微，味酸、微涩 | 类月牙形薄片，表面暗棕色，有焦斑，质松脆，味酸涩 |
| 性味归经 | 酸，温 归肝、脾经 | 微酸，温 主入脾、肝经 |
| 功能主治 | 舒筋活络，和胃化湿 用于湿痹拘挛，腰膝关节酸重疼痛，暑湿吐泻，转筋挛痛，脚气水肿 | 和胃化湿 用于呕吐，泄泻，腹痛，转筋 |
| 炮制作用 | 利于调剂和成分煎出 | 酸味缓和，偏于和胃化湿 |
| 用法用量 | 水煎口服或入中成药 6~9g | 水煎口服或入中成药 6~9g |

续表

| | | |
|---|---|---|
| 配伍 | 常与牛膝、巴戟天、桂心、吴茱萸等配伍,治疗风湿客搏,手足腰膝疼痛,不能举动者,如木瓜丸;与紫苏、吴茱萸、槟榔、桔梗、生姜等配伍,治疗寒湿壅滞而致的脚气痛不可忍者,如鸡鸣丸;或与大腹皮、紫苏、木香、羌活等配伍,治疗脚气冲心,胸膈痞滞,烦闷者 | 常与藿香、木香、砂仁、半夏等配伍,治疗夏季饮食不慎,感受暑湿而致的剧烈呕吐,腹痛腹泻;与吴茱萸、茴香、生姜、紫苏等配伍,治疗寒湿引起的腹痛、吐泻转筋,如木瓜汤;与当归、白芍等配伍,治疗血虚不能濡养筋脉而致的肌肉抽搐,腓肠肌痉挛;与车前子、罂粟壳配伍,治疗赤白痢疾,日久不愈,如《普济方》中的木瓜散 |
| 药理作用 | 镇痛、抗炎、保肝、抗肿瘤、增强免疫力及抗菌作用 | 抗炎、杀菌、增强机体免疫力 |
| 化学成分 | 黄酮、有机酸、总皂苷及三萜类化合物 | 黄酮、总皂苷含量增加,有机酸类含量降低 |
| 检查浸出物 | 水分不得过 10.0%;总灰分不得过 5.0%<br>乙醇浸出物不得少于 15.0% | 水分不得过 8.0%;总灰分不得过 5.0%<br>乙醇浸出物不得少于 18.0% |
| 注意 | 不可多食,损齿及骨,致下部腰膝无力;精血虚,真阴不足者不宜用;伤食脾胃未虚,积滞多者不宜用;内有积滞和小便短赤者忌用;忌铅、铁 | 精血虚,真阴不足者不宜用;伤食脾胃未虚,积滞多者不宜用;内有积滞和小便短赤者忌用;忌铅、铁 |

## 注释

**【炮制方法】**

木瓜:取原药材,除去杂质,洗净、浸泡,蒸软,切薄片,干燥[1,2]。以有机酸、总黄酮、齐墩果酸、水溶性浸出物的含量为指标,对木瓜软化切制工艺进行优化。优化参数为:取木瓜药材,洗净,浸泡 1 小时,捞出,至蒸制容器中蒸 60 分钟,趁热切极薄片,80℃烘干[1-3]。

炒木瓜:取木瓜片,用微火炒至微焦,取出放凉[1]。

**【性状差异】** 木瓜表面棕红色或红棕色。炒木瓜切面呈暗棕色,有焦斑[1,2,4]。

**【炮制作用】** 木瓜,味酸,性温。因味酸入肝经,可益筋和血,舒筋活络,且能祛湿除痹,为湿痹、筋脉拘挛要药。常用于腰膝关节酸重疼痛。如与乳香、没药、生地黄同用,治筋急强项,不可转侧的木瓜煎。又因本品性温,温香入脾,能化湿和胃,湿去则中焦得运,泄泻可止。常配伍吴茱萸、茴香、紫苏等,治疗湿阻中焦之腹痛吐泻转筋,如木瓜汤[1,2,4,5]。

木瓜因其质地坚硬,不便调剂,故常需软化切片,以利于临床调剂。炒制后其酸味减弱,偏于和胃化湿,亦能舒筋,多用于呕吐,泄泻,腹痛,转筋。常与藿香、木香、砂仁、半夏等配伍治疗夏季饮食不慎,感受暑湿而致的剧烈呕吐,腹痛腹泻者等[1,2,4,5]。

木瓜经炮制之后,具有镇痛作用的有机酸,包括苹果酸、柠檬酸、维生素 C 等成分的含量降低[6-9];而具有抗感染、抗病毒、解痉、抗癌及保肝作用的总黄酮类成分和保肝、抗炎的有效部位总皂苷类成分在炮制后含量显著增加[10-13]。这也解释了为何木瓜经炒制后酸性得到缓和,柔肝止痛作用减弱,但和胃化湿等作用增强。

**【药理作用】**

### 木瓜的药理作用

**1. 镇痛和抗炎作用** 木瓜中的木瓜苷可以抑制小鼠的乙酸扭体反应和甲醛第二相反应。其镇痛作用机制可能与其抑制外周炎症介质有关[14]。同时它还对胶原性关节炎,角叉菜胶致足肿胀具有明显的抑制作用,能明显对抗醋酸刺激所引起的小鼠腹腔毛细血管通透性增高,抑制大鼠棉球肉芽肿的形成[15]。

**2. 保肝作用** 木瓜中的齐墩果酸和熊果酸及其所含的活泼官能团，能通过清除肝细胞变性坏死、肝中活性酶失活时在体内产生的一些毒素，使失活酶的活性恢复，促进肝细胞再生，从而起到保肝作用。对四氯化碳造成的肝损伤有保护作用，可减少肝实质细胞的坏死，脂肪变性和退化[16,17]。

**3. 胃肠解痉作用** 木瓜总黄酮对胃肠平滑肌具有松弛作用，其作用机制与阻滞电压依从性通道（voltage dependent channel，VDC），减少钙内流和释放作用有关，但与 M 胆碱受体阻断无关[18,19]。

**4. 抗肿瘤作用** 木瓜中的齐墩果酸、熊果酸、桦木酸、木瓜蛋白酶、木瓜凝乳蛋白酶均有很好的抑制肿瘤的效果[20,21]。

**5. 增强免疫力的作用** 皱皮木瓜粗提取物、齐墩果酸、熊果酸对小鼠免疫力均具有促进作用[22]。

**6. 抗菌作用** 木瓜对细菌有明显抑制作用，木瓜汁和木瓜煎剂对肠道菌和葡萄球菌有明显抑制作用，从木瓜水溶液中分离提取的木瓜酚对各型痢疾杆菌也均有抑制作用[23,24]。

**【化学成分】**

**木瓜** 主要成分有黄酮、有机酸、皂苷及三萜类化合物[25-29]。

**炒木瓜** 黄酮及总皂苷的含量增加，而有机酸的含量降低[9,10,13]。

**【生制木瓜成分、药效与功用关系归纳】** 由木瓜炒制前后的对比研究，初步认为有机酸、总黄酮及总皂苷的变化是引起木瓜生制品药效差异的物质基础。其变化关系如图 8-3 所示。

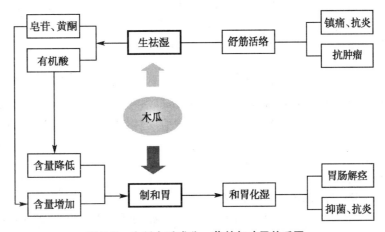

图 8-3 生制木瓜成分、药效与功用关系图

（单国顺）

● **参 考 文 献** ●

[1] 国家药典委员会. 中华人民共和国药典（一部）[S]. 北京：中国医药科技出版社，2010：57.

[2] 贾天柱. 中药炮制学 [M]. 上海：上海科学技术出版社，2013：270-271.

[3] 修彦凤，曹艳花，王平. 多指标综合评价优选木瓜润法和蒸法软化的炮制工艺 [J]. 时珍国医国药，2009，20（5）：1247-1249.

[4] 叶定江，原思通. 中药炮制学辞典 [M]. 上海：上海科学技术出版社，2005：363-364.

[5] 叶定江，张名伟，姚石安. 中药临床的生用与制用 [M]. 南昌：江西科学技术出版社，1991：38-40.

[6] 修彦凤，张磊，王平. 木瓜不同软化方法的比较 [J]. 时珍国医国药，2006，17（8）：1486-1487.

[7] 李娜，金敬红，姜洪芳，等. 宣木瓜总有机酸的纯化及镇痛抗炎作用 [J]. 中国实验方剂学杂志，2011，17（1）：113-116.

[8] 龚复俊，陈玲，卢笑丛，等. 皱皮木瓜果实中有机酸成分的 GC-MS 分析 [J]. 植物资源与环境学报，2005，14（4）：55-56，58.

[9] 王光宁，杨银凤，陈秋兰. 木瓜不同炮制品中水溶性有机酸的含量比较 [J]. 中国现代药物应用，2012，6

(22)：5-6.

［10］郭锡勇，唐修静，郭莉莉. 木瓜不同炮制品中总黄酮含量测定［J］. 贵阳中医学院学报，2000，22（4）：61-62.

［11］戴敏，魏伟，汪倪萍. 木瓜苷对大鼠佐剂性关节炎的治疗作用［J］. 中国药理学通报，2003，19（3）：340-343.

［12］吴虹，戴敏，魏伟，等. 木瓜中不同提取物的药效学研究［J］. 中国中医药科技，2004，11（2）：98-99.

［13］陈秋兰，廖华卫，苏晓纯，等. 不同炮制方法对木瓜中总皂苷溶出的影响［J］. 中药与临床，2012，3（6）：29-31.

［14］汪倪萍，戴敏，王华. 木瓜苷的镇痛作用［J］. 中国药理学与毒理学杂志，2005，19（3）：169-174.

［15］Chen Q, Wei W. Effects and mechanisms of glucosides of chaenomeles speciosa on collagen- induced arthritis in rats ［J］. *International Immunopharmacol*, 2003,（3）：593-608.

［16］郑智敏，王寿源. 中药木瓜对大白鼠肝损伤的实验观察［J］. 福建中医药，1985，16（6）：35-36.

［17］Liu J. Pharmacology of oleanolic acid and ursolic acid ［J］. *Journal of Ethnopharmacology*, 1995, 49（2）：57-68.

［18］孔劲松，杨兴海，柳蔚. 皱皮木瓜总黄酮对胃肠平滑肌的松弛作用及其机制分析［J］. 时珍国医国药，2007，18（9）：2123-2124.

［19］柳蔚，杨兴海，周敏，等. 皱皮木瓜总黄酮松弛胃肠平滑肌的效应机制［J］. 世界华人消化杂志，2007，15（2）：165-167.

［20］Tokuda H, Ohigashi H, Koshimizu K, et al. Inhibitory effects of ursolic and oleanolic acid on shin tumor promotion by 12-O-Tetrdecanoylphorbol-13-acetate ［J］. *Cancer Letters*, 1986, 33（3）：279-285.

［21］王淑兰，李淑莲，董崇田，等. 枸杞子等八种中药提取物对体外培养细胞和小鼠腹腔巨噬细胞影响的实验研究［J］. 白求恩医科大学学报，1990，16（4）：325-326.

［22］袁志超，汪芳安，王慧溪，等. 皱皮木瓜提取物增强体内免疫活性研究［J］. 武汉工业学院学报，2007，26（2）：22-25.

［23］田奇伟，唐绍海，郭成立，等. 木瓜的抗菌作用（初报）［J］. 微生物学通报，1982，（6）：271.

［24］邓月影. 木瓜药材及饮片现代质量控制方法的研究与应用［D］. 济南：山东大学硕士学位论文，2012.

［25］郭学敏，章玲，金山丛，等. 皱皮木瓜中三萜化合物的分离鉴定［J］. 中国中药杂志，1998，23（9）：546-547.

［26］高诚伟，康雷，雷泽模，等. 皱皮木瓜中有机酸的研究［J］. 云南大学学报，1999，21（4）：319-321.

［27］陈洪超，丁立生，彭树林，等. 皱皮木瓜化学成分的研究［J］. 中草药，2005，36（1）：30-31.

［28］尹凯，高慧媛，李行诺，等. 皱皮木瓜的化学成分［J］. 沈阳药科大学学报，2006，23（12）：760-763.

［29］宋亚玲，封智兵，程永现，等. 木瓜化学成分的研究［J］. 西北植物学报，2007，27（4）：831-833.

## ✿ 乌 梢 蛇 ✿

**【来源】** 本品为游蛇科动物乌梢蛇 *Zaocys dhumnades*（Cantor）的干燥体。多于夏、秋二季捕捉，剖开腹部或先剥皮留头尾，除去内脏，盘成圆盘状，干燥。主产于江苏、浙江、湖南、湖北等地。

生制乌梢蛇鉴别使用表

| 处方用名 | 乌梢蛇 | 乌梢蛇肉 | 酒乌梢蛇 |
|---|---|---|---|
| 炮制方法 | 切制 | 酒制 | 酒制 |
| 性状 | 段状，表面黑褐色或绿黑色，切面黄白色或灰棕色。气腥，味淡 | 段状，无皮骨，黄白色或灰黑色。气腥，略有酒气 | 段状，无皮骨，棕褐色或黑色，略有酒气 |
| 性味 归经 | 甘，平 归肝经 | 甘，平 归肝经 | 甘，温 归肝经 |

续表

| 功能 主治 | 祛风，通络，止痉 用于风湿顽痹，麻木拘挛，中风口眼㖞斜，半身不遂，抽搐痉挛，破伤风，麻风，疥癣 | 祛风，通络，止痉 用于风湿顽痹，麻木拘挛，中风口眼㖞斜，半身不遂，抽搐痉挛 | 祛风、通络、止痉 用于风湿顽痹，麻木拘挛，中风口眼㖞斜，半身不遂，抽搐痉挛 |
|---|---|---|---|
| 炮制作用 | 便于调剂与成分煎出 | 祛除非药用部位，去小毒，增强疗效 | 矫臭防腐，去小毒，增强疗效 |
| 用法 用量 | 水煎口服、研末口服或入丸剂、酒浸服 6～12g | 水煎口服、研末口服或入丸剂 6～12g | 水煎口服、研末口服或入丸剂 6～12g |
| 配伍 | 常与全蝎、川乌、天南星、防风、白花蛇、蕲蛇、蜈蚣等配伍，治疗跌打损伤，中风瘫痪等症，如乌蛇丸，乌蛇散，三蛇丹 | 常与全蝎、蕲蛇、白花蛇、川芎、僵蚕等配伍，治疗中风癫痫等症，如白龙丹，祛涎丸，白花蛇酒，天青膏 | 常与全蝎、天南星、半夏、僵蚕等配伍，治疗风热痰涎，如龙蛇散，暖金丹，脑麝祛风丸 |
| 化学成分 | 氨基酸、微量元素、核苷类成分、蛋白质、脂肪 | 氨基酸、核苷、蛋白质等成分溶出率增加 | 氨基酸、脂肪酸、微量元素、核苷、蛋白质等成分溶出率增加 |
| 药理作用 | 抗炎、镇静、镇痛作用。其血清可对抗多种蛇毒 | 抗炎、镇痛 | 抗风湿性关节炎 |
| 浸出物 | 乙醇浸出物不得少于12.0% | 待测 | 待测 |
| 注意 | 血虚生风者慎服 | 血虚生风者慎服 | 血虚生风者慎服 |

## 注释

【炮制方法】

乌梢蛇：取原药材，除去头和鳞片，切寸段[1]。

乌梢蛇肉：取原药，去头及鳞片后，用黄酒闷透，除去皮骨，干燥[1]。

酒乌梢蛇：取净乌梢蛇段与黄酒拌匀，闷透，至黄酒被乌梢蛇吸尽后置锅内，用文火炒至棕褐色或黑色，略有酒气，取出摊开，放凉即可[2]。每100g乌梢蛇，黄酒20g。

【性状差异】 制乌梢蛇肉中段较光滑，呈棕色，腥味较弱，略带酒气。酒乌梢蛇呈棕褐色或黑色，腥味减弱，略有酒气。"中段"是指蛇体头部和尾部之间的部分。

【炮制作用】 乌梢蛇，味甘，性平；归肝经。具有祛风，通络，止痉之功效。常用于治疗风湿顽痹，麻木拘挛，中风口眼㖞斜，半身不遂，抽搐痉挛，破伤风，麻风，疥癣等症。

乌梢蛇酒制后，药性由平转温，引药上行，可增强乌梢蛇的祛风、通络、止痉之功效。同时，酒制法能起到防腐、矫臭、矫味作用，以便于服用和保存[3]。

蛇类药材中含有大量的蛋白质和脂肪类成分。乌梢蛇全体主含赖氨酸、亮氨酸等17种氨基酸，多种脂肪酸，微量元素等，炮制辅料酒中含有乙醇以及少量的芳酯类成分，此成分的存在可以增加乌梢蛇的上述成分溶出，以增加疗效[4,5]。乌梢蛇具有抗炎、镇痛、抗类风湿关节炎、抗肾炎等作用[6]。发挥药理作用的活性部位主要为乌梢蛇型胶原蛋白、乌梢蛇醇提液、乌梢蛇水提液，故乌梢蛇可用于风湿顽痹、抽搐痉挛。酒制后促进上述成分的溶出，这可能是酒制后祛风、通络作用增强的主要原因。

【药理作用】

## 一、乌梢蛇的药理作用

**1. 抗炎镇痛** 乌梢蛇水煎液有明显的抗琼脂性或胶原性致炎作用，使大鼠血清中 TNF-$\alpha$ 水平下调，IL-10 水平升高。乌梢蛇水溶性部位可明显延长小鼠的痛阈时间，对二甲苯所致小鼠耳郭肿胀、醋酸所致的疼痛和腹腔毛细血管通透性增加均有一定的抑制作用；而乌梢蛇醇溶性提取物对醋酸所致的疼痛及腹腔毛细血管通透性增加有一定的抑制作用[7]。

**2. 镇静** 乌梢蛇醇提取液 10g·kg$^{-1}$ 对戊四氮致小鼠惊厥有抑制作用；乌梢蛇水煎液 20g·kg$^{-1}$ 和醇提取液 5g·kg$^{-1}$、10g·kg$^{-1}$ 有明显的抗电惊厥作用[6]。

**3. 抗肾炎作用** 乌梢蛇对系膜增生性肾炎（MsPGN）大鼠有良好的治疗作用，明显减少大鼠尿蛋白，升高血白蛋白（ALB），降低肌酐（Scr）和尿素氮（BUN）含量，抑制肾脏组织中 iNOS 及 ET-1 的表达，减轻肾小球增大、系膜增生及血栓形成病理变化，从而降低肾损害，保护肾功能[8]。

**4. 抗类风湿关节炎** 乌梢蛇型胶原蛋白可抑制佐剂性关节炎大鼠的滑膜细胞和派氏淋巴结共培体系上清液中 TNF-$\alpha$ 和 IL-1$\beta$ 的活性，显著升高滑膜上清液的 TGF-$\beta$ 水平，抑制滑膜细胞炎症因子的水平和活性[9]。乌梢蛇总蛋白可抑制成纤维样滑膜细胞的增殖率，使其 wt-p53mRNA 表达量增加，Bcl-2mRNA 表达量降低[10]。水溶性乌梢蛇总蛋白可能通过抑制成纤维样滑膜细胞 TNF-$\alpha$ 和 IL-1$\beta$ 及促进 IL-10 分泌来减轻炎症反应，以达到治疗类风湿关节炎的目的[11]。

**5. 诱导关节炎** 乌梢蛇 II 型胶原可通过免疫方法诱导大鼠产生多关节炎，并且体内有自身免疫反应的表现[12]。

**6. 抗蛇毒** 用柱层析和聚丙烯酰胺凝胶盘状电泳法，从乌梢蛇血清中分离纯化了一个抗出血因子，可抵抗多种具出血活性的蛇毒，体外试验表现出强的中和出血毒素的活性，且体内试验中亦表现出对中毒小鼠良好的治疗作用[13]。乌梢蛇血清对孟加拉眼镜蛇、白眉蝮、莽山烙铁头 3 种蛇毒有解毒作用，且对小鼠无明显的毒副作用[14]。

## 二、乌梢蛇肉的药理作用

乌梢蛇肉具有抗炎、治疗痛风等作用。

## 三、酒乌梢蛇的药理作用

酒乌梢蛇具有治疗风湿性关节炎的作用。

【化学成分】

**乌梢蛇** 主要含蛋白质（22.1%），氨基酸，如天冬氨酸、苏氨酸、丝氨酸、组氨酸、甲硫氨酸、氨基丁酸等，总含量达 44.3%；此外还含有微量元素、核苷类成分、脂肪（1.7%）等成分[15-19]。

**乌梢蛇肉** 主含氨基酸、核苷、蛋白质等成分。

**酒乌梢蛇** 乌梢蛇酒制后可以促进氨基酸、脂肪酸、微量元素等成分的溶出[1]。

【毒性】 小鼠急性毒性试验发现，乌梢蛇水煎液的 $LD_{50}$ 为 166.2（146.4～188.7）g·kg$^{-1}$，醇提取液的 $LD_{50}$ 为 20.41（17.68～23.57）g·kg$^{-1}$[6]。

【生制乌梢蛇成分、药效与功用关系归纳】 由乌梢蛇酒制前后的对比研究，初步认为酒制可以促进有效成分的溶出，使得乌梢蛇功效增强。其变化关系如图 8-4 所示。

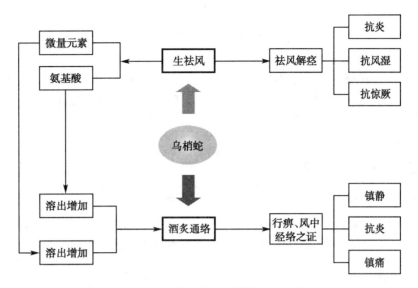

图8-4 生制乌梢蛇成分、药效与功用关系图

（丁安伟 张 丽）

## 参考文献

［1］国家药典委员会. 中华人民共和国药典（一部）［S］. 北京：中国医药科技出版社，2010：72-73.

［2］金世元. 中药炮制学［M］. 南京：江苏科学技术出版社，1988：77-82.

［3］王秀芳，王永华. 酒炙乌梢蛇三法简介［J］. 时珍国医国药，2000，11（8）：705.

［4］李亚. 乌梢蛇加工炮制方法探讨［J］. 医药导报，2009，28：111-113.

［5］官仕杰，闫小平. 浅谈酒及酒对动物药材影响［J］. 时珍国医国药，2000，11（12）：1095-1096.

［6］顾剑萍，林乾良. 乌梢蛇的药理研究初报［J］. 浙江药学，1986，3（4）：4-7.

［7］马哲龙，梁家红，陈金印，等. 乌梢蛇的抗炎镇痛作用［J］. 中药药理与临床，2011，27（6）：58-60.

［8］包红，万美燕，于俊生，等. 地龙、乌梢蛇对系膜增生性肾炎大鼠诱导型一氧化氮合酶、内皮素-1表达的影响
［J］. 世界中西医结合杂志，2012，7（12）：1034-1037.

［9］庞捷，李娟，吴湘慧，等. 乌梢蛇Ⅱ型胶原蛋白对大鼠佐剂型关节炎滑膜细胞因子的作用［J］. 中药材，2009，
32（4）：556-560.

［10］吴贺勇，李娟. 乌梢蛇蛋白对滑膜细胞增殖、凋亡及wt-p53/bcl-2 mRNA表达的影响［J］. 热带医学杂志，
2009，9（4）：358-361.

［11］张芳，张之澧，沈杰，等. 乌梢蛇水解液治疗类风湿性关节炎120例临床观察［J］. 上海中医药大学学报，
2001，15（2）：22-24.

［12］蒋福升，马哲龙，陈金印，等. 乌梢蛇水提物对大鼠佐剂性关节炎作用的实验研究［J］. 中国中医药科技，
2013，20（4）：367-368.

［13］黄松，黄接棠. 乌梢蛇血清的抗出血因子：一个有前途的抗蛇毒药物原料［J］. 动物学报，2006，52（6）：
1113-1118.

［14］胡恺，万新华，刘岱岳. 乌梢蛇血清对白眉蝮等3种蛇毒解毒作用初探［J］. 蛇志，2006，18（3）：178-182.

［15］张阳，吴宏丽，李峰，等. HPLC法测定商品乌梢蛇中核苷类成分的含量［J］. 辽宁中医杂志，2008，35（4）：
581-582.

［16］张莅峡，韩薇，刘泓. 八种动物药的氨基酸分析及薄层扫描鉴定［J］. 中药材，1990，13（1）：11-14.

［17］杨美琳，李大达，朱美兰，等. 乌梢蛇、全蝎和珍珠中的氨基酸成分［J］. 吉林中医药，1994，（5）：39.

［18］党君，吴启勋. 4种蛇中微量元素的主成分分析［J］. 微量元素与健康研究，2008，25（2）：28-29.

［19］林秀玉，丁怡，张阳. 商品药材乌梢蛇中总磷脂含量的比较研究［J］. 辽宁中医杂志，2008，35（11）：
1731-1732.

# 蕲　蛇

【来源】　本品为蝰科动物五步蛇 *Agkistrodon acutus*（Güenther）的干燥体。多于夏、秋二季捕捉，剖开蛇腹，除去内脏，洗净，用竹片撑开腹部，盘成圆盘状，干燥后拆除竹片。主产于湖北、江西、浙江等地。

生制蕲蛇鉴别使用表

| 处方用名 | 蕲蛇 | 酒蕲蛇 |
|---|---|---|
| 炮制方法 | 净制 | 酒制 |
| 性状 | 段状，表面黑褐色或棕色，有鳞片痕，近腹部呈灰白色。气腥，味微咸，微有麻舌感 | 段状，表面棕褐色或黑色，有鳞片痕，近腹部呈灰黑色。味微咸，略有酒气 |
| 性味归经 | 甘、咸，温；有毒<br>归肝经 | 甘、咸，温<br>归肝经 |
| 功能主治 | 祛风，通络，止痉<br>用于风湿顽痹，麻木拘挛，中风口眼㖞斜，半身不遂，抽搐痉挛，破伤风，麻风，疥癣 | 增强祛风，通络，止痉的作用<br>用于风湿顽痹，麻木拘挛，中风口眼㖞斜，半身不遂，抽搐痉挛，急、慢惊风 |
| 炮制作用 | 便于调剂与成分煎出 | 增强祛风、定惊、止痉作用，去除毒性，去腥矫味 |
| 用法用量 | 煎汤，3~9g；研末吞服，1次1~1.5g，1日2~3次 | 煎汤，3~9g；研末吞服，1次1~1.5g，1日2~3次 |
| 配伍 | 常与防风、羌活、当归、乌梢蛇、蜈蚣、大黄、蝉蜕、皂角刺、荆芥、天麻等配伍，治疗风湿顽痹、中风口眼㖞斜等，如白花蛇酒、定命散、追风散 | 常与防风、羌活、当归、乌梢蛇、蜈蚣、大黄、蝉蜕、皂角刺、荆芥、薄荷、天麻等配伍，治疗破伤风，项颈紧硬等，如定命散 |
| 药理作用 | 镇静、催眠、镇痛、降压 | 镇静、催眠、镇痛、降压 |
| 化学成分 | 核苷类，多胺类、磷脂、多糖、蛋白质，微量元素等 | 三种毒蛋白：AaT-Ⅰ、AaT-Ⅱ、AaT-Ⅲ，出血毒素被除去 |
| 检查 | 凝胶电泳图谱中，在与对照药材凝胶电泳图谱相应的位置上，在200~300bp应有单一DNA条带 | 凝胶电泳图谱中，在与对照药材凝胶电泳图谱相应的位置上，在200~300bp应有单一DNA条带 |
| 浸出物<br>含量测定 | 乙醇浸出物不得少于10.0%<br>测同地区蕲蛇样品中总磷脂含量为1.33%~8.88%，核苷酸总量为0.05%~0.10% | 待测<br>待测 |
| 注意 | 阴虚内热者忌服 | 阴虚内热者忌服 |

## 注释

【炮制方法】

蕲蛇：取原药材，去头、鳞，切成寸段[1]。

酒蕲蛇：取净蕲蛇段，用黄酒拌匀，稍闷润，待酒被吸尽后，置炒制容器内，用文火加热炒至黄色，取出晾凉，筛去碎屑[2]。

【性状差异】　蕲蛇生品为段状，表面黑褐色或棕色，有鳞片痕，腹内壁呈黄白色，气腥。酒制后表面颜色加深，腹内壁呈棕黄色，略具酒气。

【炮制作用】 蕲蛇,甘、咸,温;有毒。归肝经。具有祛风,通络,止痉的功效。蕲蛇酒制后,增强祛风,通络,止痉的作用,并可去腥矫味,减毒,便于粉碎和制剂,临床多用酒制品。用于风湿顽痹,麻木拘挛,中风口眼㖞斜,半身不遂,抽搐痉挛,破伤风,麻风,疥癣。如治破伤风颈项紧硬,身体强直的定命散(《圣济总录》)。

蕲蛇生品气腥,有毒性,不利于服用和粉碎,临床较少应用。蕲蛇毒腺在头部,经酒制,除去头、鳞,可除去毒性。在炮制过程中,蕲蛇体中的3种毒蛋白:AaT-Ⅰ、AaT-Ⅱ、AaT-Ⅲ及出血毒素降低。由于蕲蛇的毒腺在头部,酒蕲蛇去除头部,可以去除蕲蛇的毒性[3]。

【药理作用】

### 蕲蛇的药理作用

**1. 对免疫功能的影响** 蕲蛇提取液对 Freund 完全佐剂诱导法建立佐剂性关节炎大鼠模型有一定的治疗作用,其治疗机制可能是通过口服免疫耐受机制产生免疫调节作用,抑制促炎症细胞因子实现的[4]。

**2. 抗炎、镇痛作用** 蕲蛇提取物醇溶性和水溶性部位有一定的抗炎及镇痛作用,并且水溶性部位较醇溶性部位的药效好,可为蕲蛇的临床应用提供指导作用[5]。

**3. 溶栓、抗栓作用** 蕲蛇酶是一种蛇毒提取物,具有降纤酶样活性,主要有抗凝和溶栓作用,在临床上作为治疗缺血性脑血管病的药物之一[6]。

**4. 对心血管系统作用** 蕲蛇酶治疗能有效降低 Fg 和 DD 水平,改善 TIA 患者的近期转归[7]。

**5. 抗肿瘤转移作用** 蕲蛇组织的提取物有胶质细胞的细胞毒作用,具有一定的抗肿瘤活性[8]。

【化学成分】

**蕲蛇** 蛇体主要含蛋白质、脂肪、氨基酸等成分;蛇的中性脂肪为甘油三油酸酯;肌肉中含有精胺、蛇肉碱、6-羟基赖氨酸及硬脂酸、棕榈酸、胆固醇等。此外还含有蛇毒,主要为凝血酶样物质、酯酶及3种抗凝血活酶。尚含鸟嘌呤核苷及微量元素 Zn、Mn、Fe、Ca、Mg、P 等[9]。

**酒蕲蛇** 蕲蛇酒制后,降低了 AaT-Ⅰ、AaT-Ⅱ、AaT-Ⅲ三种毒蛋白及出血毒素的含量。

【含量测定】 采用 HPLC 法,测定蕲蛇药材中尿嘧啶、黄嘌呤、次黄嘌呤和尿苷的含量,结果表明不同地区蕲蛇样品中核苷酸总量为 0.05%~0.10%[6]。采用 Folch 试剂超声提取,钼蓝试剂显色,分光光度法测定10个不同地区的蕲蛇药材中总磷脂的含量,结果表明不同地区蕲蛇样品中总磷脂含量为 1.33%~8.88%[10]。

【药物代谢】 用 $^{131}$I 标记蕲蛇酶,研究其在大鼠体内的分布,结果显示给药2小时分布最多的是肾,其次是肺、脾、肾上腺和肝,给药后4小时,肾、脾、肺和肝分布比2小时高,心脏含量较少,其他组织未见有分布[11]。另一组研究表明24小时由粪及尿排出的约占80%,其中由尿排出的占86%。将14名健康志愿者随机分为3组,分别注射蕲蛇酶1U、2U、3U,用 ELISA 方法检测药后不同时间血药浓度以研究药动学,结果显示血药-时间曲线符合二室开放模型,3种剂量的 $t_{1/2\beta}$ 为 16~20 小时,每天用药1次保持波动较小的血药浓度,又不引起蓄积[12]。

【不良反应】 蕲蛇酶主要成分是从蕲蛇毒中提取的凝血酶样酶,在使用过程中具有下列不良反应[13-15]。

**1. 过敏** 由于蕲蛇酶是从蛇毒中提取的生物酶制剂,少数患者可引起过敏。注射前必须做皮内敏感试验。取本品 0.1ml,30 分钟后观察,丘疹直径超过 15mm 者判为阳性。试验阴性者方可用药。

**2. 疼痛加重或疲乏** 主要表现为患肢疼痛加重或肢软无力。部分患者自述应用蕲蛇酶后,虽然肢端温度回升,但患肢疼痛难忍,从而拒绝此药治疗,其原因是蕲蛇酶提高了神经的兴奋性所致。

**3. 皮肤瘙痒**　部分患者用药后出现皮肤瘙痒难忍，周身可见皮丘抓痕，烦躁不安，影响休息，可暂停药，用氯苯那敏或异丙嗪抗过敏药配合祛风、清热、降湿之消风散加减治之，待症状消失后，再启用蕲蛇酶，疗效仍佳。

**4. 出血**　用药过程中部分患者可出现牙龈出血、鼻出血、便血或全身皮肤散在小出血点。经查：白细胞、血小板计数降低，出、凝血时间延长，停药后某些病例可自行缓解。若不能自行恢复者，可加用复方阿胶浆、维生素 $B_4$、维生素 $B_6$、利血生、鲨肝醇。血小板减少性紫癜呈多个片状分布，即停药，配以补阳还五汤合四物汤加减治之。并常服生花生红皮、大枣、红糖煎液。

**【毒性】**　蕲蛇蛇毒小鼠腹腔注射，小鼠尾静脉注射给药的 $LD_{50}$ 为 $23.348 \sim 30.65 mg \cdot kg^{-1}$，腹腔注射给药的 $LD_{50}$ 为 $35.948 \sim 44.128 mg \cdot kg^{-1}$，各重要器官未见出血、坏死等异常表现，表明其毒性甚微[16]。临床应用应注意毒性，预防个别过敏体质患者出现过敏反应[9]。

**【生制蕲蛇成分、药效与功用关系归纳】**　由蕲蛇酒制前后的对比研究，初步认为蛋白质的变化是引起蕲蛇生制药效差异的物质基础。其变化关系如图 8-5 所示。

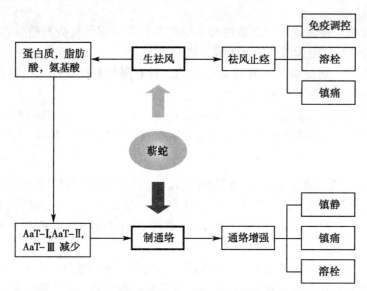

图 8-5　生制蕲蛇成分、药效与功用关系归纳

（丁安伟　张　丽）

## 参考文献

[1] 国家药典委员会. 中华人民共和国药典（一部）[S]. 北京：中国医药科技出版社，2010：349-350.

[2] 高学敏. 中药学 [M]. 北京：中国中医药出版社，2007：175.

[3] 丁安伟. 中药炮制学 [M]. 北京：高等教育出版社，2007：191.

[4] 谷恒存，丁兴红，马哲龙，等. 蕲蛇水提液对佐剂性关节炎大鼠的免疫调节作用 [J]. 中华中医药杂志，2012，27（10）：2676-2678.

[5] 蒋福升，马哲龙，陈金印，等. 蕲蛇提取物抗炎镇痛药理作用的研究 [J]. 蛇志，2013，25（2）：97-99.

[6] 颜陶，万先惠，费慧芝，等. 影响蕲蛇酶对缺血性脑血管病临床疗效和预后的因素研究 [J]. 中国药房，2012，23（3）：268-270.

[7] 马建芳，谢德辉，马晔，等. 蕲蛇酶对短暂性脑缺血发作患者凝血/纤溶系统的影响 [J]. 国外医学脑血管疾病分册，2005，13（11）：820-821.

[8] 谢欣，刘桂兰，梁良. 蕲蛇组织提取物抗肿瘤活性的初步研究 [J]. 辽宁医学杂志，2007，21（4）：25.

[9] 张瑞冬. 蕲蛇临床应用的理论研究 [D]. 浙江：浙江中医药大学硕士学位论文，2011.

[10] 林秀玉，李可强. 商品药材蕲蛇中总磷脂含量的比较研究 [J]. 辽宁中医杂志，2009，36（11）：1959-1960.

[11] 王晴川，魏京娜，刘广芬. [131]I 标记尖吻蝮蛇毒凝血酶样酶在动物体内的分布 [J]. 中国药理学与毒理学杂志，1991，5（1）：56-58.

［12］王晴川，刘广芬，王秀敏，等. 蕲蛇酶在健康人的药物代谢动力学［J］. 蛇志，1997，9（3）：16-18.

［13］金莲花. 蕲蛇的药理作用与临床应用［J］. 现代医药卫生，2007，23（17）：2620-2621.

［14］郑玲，史松丽，卓云香. 静滴蕲蛇酶注射液致过敏反应1例［J］. 中国实用护理杂志，2003，19（11）：31.

［15］王青平. 蕲蛇酶的不良反应及其处理［J］. 贵阳中医学院学报，2002，24（4）：61-62.

［16］蒋英，黎渊弘，陈远志，等. 短尾蝮蛇毒中磷脂结合抗凝蛋白的急性毒性实验［J］. 毒理学杂志，2007，21（5）：409-410.

# 蛇 蜕

**【来源】** 本品为游蛇科动物黑眉锦蛇 *Elaphe taeniura* Cope、锦蛇 *Elaphe carinata*（Guenther）或乌梢蛇 *Zaocys dhumnades*（Cantor）等蜕下的干燥表皮膜。春末夏初或冬初收集，除去泥沙，干燥。主产于安徽、江苏、浙江、福建、台湾、广东、江西、湖北、四川、云南等地。

**生制蛇蜕鉴别使用表**

| 处方用名 | 蛇蜕 | 酒蛇蜕 |
|---|---|---|
| 炮制方法 | 净制 | 酒制 |
| 性状 | 呈圆筒形段状。表面银灰色或淡灰棕色，有光泽，鳞迹菱形或椭圆形，腹部乳白色或略显黄色。质微韧。气微腥，味淡或微咸 | 呈圆筒形段状。表面微显黄色，略具酒香气，味淡或微咸 |
| 性味 归经 | 咸、甘，平 归肝经 | 甘、咸，平 归肝经 |
| 功能 主治 | 祛风，定惊，解毒，退翳 用于惊风，翳障，喉痹，疔肿，皮肤瘙痒 | 增强祛风，定惊，解毒，退翳作用 用于小儿惊风，抽搐痉挛，皮肤瘙痒 |
| 炮制作用 | 除去杂质 | 去腥 |
| 用法 用量 | 水煎口服，研末吞服 2～3g（研末吞服0.3～0.6g） | 水煎口服，研末吞服 2～3g（研末吞服0.3～0.6g） |
| 配伍 | 常与全蝎、天南星、防风、蕲蛇、蜈蚣等配伍，治疗肿毒，痈疽，肠痈，肺痈等，如蛇蜕散、五神膏、升麻龙胆饮 | 常与钩藤、天竺黄、露蜂房等配伍，治疗百日及过百日儿发痫，连发不醒及胎中带风等，如蛇蜕汤、五痫汤、牛黄丸 |
| 药理作用 | 抗炎，抗水肿，抑制血管通透性亢进，抑制红细胞热溶血 | 抗炎，镇静，解痉 |
| 化学成分 | 骨胶原、氨基酸、脂肪酸、固醇和微量元素 | 溶出增加 |
| 检查 | 酸不溶性灰分 不得过3.0% 水分不得过8% | 待测 待测 |
| 浸出物 | 稀乙醇浸出物不得低于7.0% | 待测 |
| 注意 | 孕妇禁服 | 孕妇禁服 |

## 注释

**【炮制方法】**

蛇蜕：取原药材，除去杂质，切段[1]。

酒蛇蜕：取净蛇蜕与黄酒拌匀，闷透，至黄酒被蛇蜕吸尽后，置锅内，炒干，取出摊开，放凉即可[1]。每100g蛇蜕，用黄酒15ml。

除酒蛇蜕外，还有醋蛇蜕、蜜蛇蜕等。

**【性状差异】** 蛇蜕背部银灰色或淡灰棕色，有光泽，气微腥。酒蛇蜕呈棕褐色或黑色，腥味较弱，略有酒气。（见文末彩图25）

**【炮制作用】** 蛇蜕，味咸、甘，性平；归肝经。具有祛风定惊，解毒止痒，明目退翳的功效；主治惊风癫痫，角膜翳障，喉痹喉风，口疮，龈肿，痈疽疔毒，瘰疬恶疮，风疹瘙痒，疬风，烧烫伤。《神农本草经》谓蛇蜕"主小儿惊痫瘛疭，寒热肠痔，虫毒"。《药性论》载"治喉痹"。《日华子本草》云："止呃逆，治小儿惊悸客忤，催生，病疡，白癜风。"《本草纲目》："祛风，杀虫。烧末服，治妇人吹奶，大人喉风，退目翳，消木舌，敷小儿重舌，重腭，唇紧，解颅，面疮，月蚀，天泡疮，大人疔肿，漏疮肿毒，煮汤洗诸恶虫伤。"

蛇蜕酒制后，借助酒的升散之性，增强其祛风、定惊、解毒、退翳作用。《药性切用》："气味甘咸，性灵善窜，祛风杀虫，治顽癣恶疮，产难目翳。酒炙、醋炙任用。蛇蜕烧存性，酒服，可治疗癣疮及小便不利。"蛇蜕酒制可以减少腥气，利于服用和粉碎。

**【药理作用】**

蛇蜕的药理作用

**1. 抗炎** 蛇蜕水煎液可明显抑制二甲苯致小鼠耳郭肿胀、甲醛致小鼠足肿胀以及冰醋酸诱导的小鼠腹腔毛细血管通透性增加，具有一定的抗炎活性[2]。蛇蜕水提取物可抑制白细胞游走：提取液 $20mg \cdot kg^{-1}$ 静脉注射，抑制率约51.1%；每天口服 $200mg \cdot kg^{-1}$，5 天抑制率为33.7%（$P < 0.02$）。

**2. 抗水肿** 口服蛇蜕提取液对角叉菜胶所致的水肿无效；$50mg \cdot kg^{-1}$ 皮下注射和 $20mg \cdot kg^{-1}$ 静脉注射呈现与吲哚美辛同等显著的抗水肿作用。对芥末糊所致水肿的抑制作用，吲哚美辛在 7 天后有抑制水肿的作用，蛇蜕提取液从第 6 天开始有效，但与保泰松一样都无持续抗水肿作用。

**3. 抑制血管通透性亢进** 蛇蜕提取液 $100mg \cdot kg^{-1}$ 口服对葡聚糖所致皮肤水肿抑制率为60%，而口服对照药物吲哚美辛 $10mg \cdot kg^{-1}$ 抑制率为37.5%；但对色素扩散的抑制率，提取液仅为15%，吲哚美辛则为72.6%。

**4. 抑制红细胞热溶血** 蛇蜕提取液 4mg 和 12mg 的抑制作用分别为20.5%和48.0%（$P < 0.01$）；相当于吲哚美辛 1mg 或保泰松 5mg 对溶血的抑制作用。

**【化学成分】**

**蛇蜕** 主要含氨基酸，如苏氨酸、丝氨酸、谷氨酸、精氨酸、天冬氨酸、异亮氨酸及苯丙氨酸[3,4]。还含有微量元素 Al、Ca、Ci、Cr、Cu、Fe、K、Mg 及 Zn 等[5,6]，骨胶原，脂肪酸和固醇等[7]。

**【含量测定】** 蛇蜕中的水解氨基酸除色氨酸水解破坏未能测出外，其他的 L 型氨基酸均被测定，共测出 16 种，其中必需氨基酸 6 种，非必需氨基酸 10 种，含量较多的氨基酸为甘氨酸、谷氨酸、丝氨酸、亮氨酸、酪氨酸、精氨酸和脯氨酸，其中含量最高的是甘氨酸，在幼蛇第 1 次蛇蜕中含量为11.64%，第 2 次蛇蜕中含量为12.18%，第 3 次蛇蜕中含量为11.37%；成蛇蛇蜕中含量为11.14%，最低的是组氨酸[2]。

**【毒性】** 临床毒性尚不明确。小鼠口服蛇蜕水提取液的半数致死量 $LD_{50}$ 大于 $50g \cdot kg^{-1}$，皮下注射 $LD_{50}$ 为 $11.9(9.75 \sim 15.6)g \cdot kg^{-1}$，腹腔注射 $LD_{50}$ 为 $11.25(9.25 \sim 14.5)g \cdot kg^{-1}$、静脉注射 $LD_{50}$ 为 $9.3(7.85 \sim 10.8)g \cdot kg^{-1}$。高剂量腹腔注射，一部分动物出现扭体反应；高剂量皮下注射，动物出现轻度运动抑制；高剂量静注，部分动物出现疾奔痉挛。解剖小鼠内脏，肉眼无明显改变，毒性极低[8]。

**【生制蛇蜕成分、药效与功用关系归纳】** 由蛇蜕酒制前后的对比研究，初步认为氨基酸的变化是引起蛇蜕生制药效差异的物质基础。其变化关系如图8-6所示。

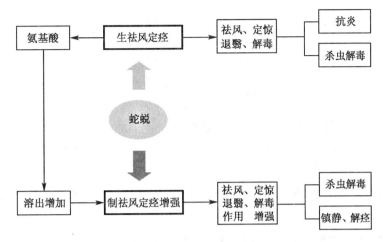

图 8-6 生制蛇蜕成分、药效与功用关系图

（丁安伟 张 丽）

● **参考文献** ●

［1］国家药典委员会. 中华人民共和国药典（一部）［S］. 北京：中国医药科技出版社，2010：296.

［2］孙萍，刘艳菲，邱大琳，等. 蛇蜕对小鼠早期炎症反应影响的初步研究［J］. 中国西部科技，2009，8（17）：51-52.

［3］叶红，唐鑫生. 乌梢蛇不同生长时期蛇蜕的氨基酸分析［J］. 中国中药杂志，2007，32（11）：1091-1092.

［4］孙家美，王秀海. 六种有毒蛇与无毒蛇的蛇蜕中氨基酸成分的比较研究［J］. 时珍国药研究，1991，2（1）：13-15.

［5］孙家美，毛振伟. 六种蛇蜕中微量元素的比较［J］. 中药材，1992，25（8）：11-13.

［6］邱峰，刘立行，马蔷. 非完全消化-火焰原子吸收法测定蛇蜕及蝉蜕中微量元素［J］. 沈阳药科大学学报，2005，22（2）：115-117.

［7］中国药用动物志协作组. 中国药用动物志（第2册）［M］. 天津：天津科学技术出版社，1983：316.

［8］沈雅琴. 蛇蜕水提取液的抗炎作用［J］. 药学杂志，1980，10（6）：662.

## ∽ 川 乌 ∽

【来源】 本品为毛茛科植物乌头 *Aconitum carmichaelii* Debx. 的干燥母根。6月下旬至8月上旬采挖，除去子根、须根及泥沙，晒干。主产于四川、云南、贵州、湖南等地。

生制川乌鉴别使用表

| 处方用名 | 川乌 | 制川乌 |
|---|---|---|
| 炮制方法 | 净制 | 煮制 |
| 性状 | 药材呈不规则的圆锥形，顶端常有残茎，中部多向一侧膨大。表面棕褐色或灰棕色，皱缩，有小瘤状侧根及子根脱离后的痕迹。质坚实，断面类白色或浅灰黄色。气微，味辛辣、麻舌 | 饮片为不规则或长三角形的片。表面黑褐色或黄褐色，有灰棕色形成层环纹。体轻，质脆，断面有光泽。气微，微有麻舌感 |
| 性味<br>归经 | 辛、苦，热；有大毒<br>归心、肝、肾、脾经 | 辛、苦，热；有毒<br>归心、肝、肾、脾经 |
| 功能<br>主治 | 祛风除湿，温经止痛<br>多外用为麻醉止痛药，治跌打损伤，骨折瘀肿疼痛 | 祛风除湿，温经止痛<br>多用于风寒湿痹，关节疼痛，心腹冷痛，寒疝作痛 |

续表

| 炮制作用 | 去除杂质 | 降低毒性 |
|---|---|---|
| 用法<br>用量 | 多外用<br>适量 | 水煎口服或入中成药；宜先煎、久煎<br>1.5~3g |
| 配伍 | 与生草乌并用，配伍羊踯躅、姜黄、生南星、蟾酥等内服麻醉止痛的整骨麻药方、外敷麻药方等；与自然铜、地龙、乌药等配伍，如外治跌打损伤，骨折瘀肿疼痛的回生续命丹 | 与麻黄、芍药、甘草、草乌、地龙、乳香等配伍，治疗风寒湿痹证，阴寒内盛之心腹冷痛等的乌头汤，活络丹、乌头赤石脂丸、大乌头煎等 |
| 药理作用 | 镇痛、抗炎、局部刺激麻木止痛 | 镇痛抗炎、降血糖、调节免疫系统、抗肿瘤。若炮制太过，则药效降低 |
| 化学成分 | 多种生物碱（双酯型为主），乌头多糖 A、B、C、D 等 | 生物碱，乌头多糖 A、B、C、D 等，其中双酯型生物碱转化为相应的单酯型生物碱或无酯键的胺醇型生物碱 |
| 检查 | 水分不得过 12.0%；总灰分不得过 9.0%；酸不溶性灰分不得过 2.0%<br>待测 | 水分不得超过 11.0%；含双酯型生物碱以乌头碱、次乌头碱及新乌头碱的总量计，不得大于 0.040%<br>乙醇浸出物不得少于 15.0% |
| 浸出物<br>含量测定 | 含乌头碱、次乌头碱和新乌头碱的总含量应为 0.05%~0.17% | 含苯甲酰乌头原碱、苯甲酰次乌头原碱、苯甲酰新乌头原碱的总量应为 0.07%~0.15% |
| 注意 | 内服宜慎；孕妇禁用；不宜与半夏、瓜蒌、瓜蒌子、瓜蒌皮、天花粉、川贝母、浙贝母、平贝母、伊贝母、湖北贝母、白蔹、白及同用 | 孕妇慎用；不宜与半夏、瓜蒌、瓜蒌子、瓜蒌皮、天花粉、川贝母、浙贝母、平贝母、伊贝母、湖北贝母、白蔹、白及同用 |

## 注释

【炮制方法】

川乌：取原药材，除去杂质[1]。

制川乌：取川乌，大小个分开，用水浸泡至内无干心，取出，加水煮沸 4~6 小时（或蒸 6~8 小时）至取大个及实心者切开内无白心，口尝微有麻舌感时，取出，晾至六成干，切片，干燥[1]。以川乌中 6 种生物碱类成分的含量为指标，采用单因素试验对川乌的炮制工艺进行优化，优化工艺参数为：40℃水浸泡 24 小时，111℃加压蒸制 1 小时，60℃烘干[2]。

【性状差异】 川乌灰棕或棕褐色的根，味辛辣，麻舌，制草乌为黑褐色或黄褐色片，微有麻舌感。（见文末彩图 26）

【炮制作用】 川乌，味辛、苦，性热；有大毒。归心、肝、脾、肾经。具有祛风除湿，温经止痛的功能。生川乌有大毒，多作外用。用于风冷牙痛，疥癣，痈肿。如用醋渍后洗患处治痈肿（《外台秘要》）；治伤处瘀肿疼痛、腰肢酸麻的少林风湿跌打膏（《中国药典》）。

制川乌毒性降低，可供内服。用于风寒湿痹，肢体疼痛，麻木不仁，心腹冷痛，寒疝腹痛，阴疽肿痛。如治寒疝腹痛的乌头煎（《金匮要略》）；治寒湿历节、痛痹及脚气疼痛的乌头汤（《金匮要略》）；治寒湿闭阻经络所致痹病的风湿骨痛胶囊（《中国药典》）[3]。

川乌炮制后降低毒性。其减毒原理是通过加水加热处理，使极毒的双酯型乌头碱 $C_8$ 位上的乙酰基水解（或分解），得到相应的单酯型苯甲酰生物碱，其毒性为双酯型乌头碱的 1/50~1/500；再进一步将 $C_{14}$ 位上的苯甲酰基水解（或分解），得到亲水性胺醇类乌头原碱，其毒性仅为双酯型乌头碱的 1/2000~1/4000。另一原因可能是炮制过程中脂肪酰基取代了 $C_8$ 上的乙酰基，生成酯碱，从而降低了毒性。川乌生品与其炮制品毒性动物实验结果表明[4]，川乌生片毒性比炮制后大，但炮制后药效作用减弱。所以，控制双酯型生物碱的含量范围及其水解程度，才能达到降毒存效的双重目的。川乌炮制充分体现"炮制贵在适中"的要求和"生毒熟减"的炮制作用。

【药理作用】

## 一、川乌的药理作用

**1. 对心脏的作用** 川乌对心脏的作用表现为两方面，即强心功能和致心律失常。一般认为致心律失常的主要成分为乌头碱。

**2. 抗炎作用** 川乌总碱[5]对各种致炎剂如角叉菜胶、蛋清、二甲苯、组胺、5-羟色胺的致炎作用、巴豆油气囊肿渗出、肉芽组织增生、白细胞游走、PGE合成均有明显抑制作用。

**3. 镇痛作用** 川乌总碱能显著提高小鼠热板痛阈，抑制醋酸引起的小鼠扭体反应[5]。川乌水煎液[6]能显著减少冰醋酸所致小鼠扭体次数，并延长小鼠扭体潜伏期，明显提高小鼠热板痛阈值，并且其镇痛作用与川乌的煎煮时间和给药量呈显著的相关性。

**4. 抗肿瘤作用** 以川乌为主的注射液对胃癌细胞有明显抑制和杀伤作用[7]，生川乌水煎液可显著抑制小鼠S180实体瘤的生长，对肿瘤细胞LoVo、MGC-803的生长有明显抑制作用[8]。

**5. 降血糖作用** 乌头多糖A腹腔注射对小鼠有显著降低正常血糖的作用，其降糖机制在于增强机体对葡萄糖的利用。

**6. 对免疫系统作用** 乌头碱对免疫器官、体液免疫、细胞免疫、巨噬细胞吞噬功能均有影响[9,10]。

## 二、制川乌的药理作用

**1. 对免疫系统作用** 利用H22荷瘤小鼠为动物模型的研究表明[11]，$3g \cdot kg^{-1}$剂量组蜜煮川乌能促进H22荷瘤小鼠T细胞增殖，抑制B细胞增殖，增强腹腔巨噬细胞的吞噬活性。

**2. 镇痛、消炎作用** 川乌炮制后镇痛、消炎作用仍很明显，但若炮制太过，双酯型乌头碱水解完全，则药效降低[3]。

**3. 对心血管系统的作用** 川乌生品及炮制品水煎剂对离体蛙心有强心作用，但剂量加大则引起心律失常，终致心脏抑制。

【化学成分】

**川乌** 本品含多种生物碱，如乌头碱、次乌头碱、中乌头碱、新乌宁碱等，还含有乌头多糖A、B、C、D等。

**制川乌** 川乌炮制后，双酯型生物碱乌头碱、中乌头碱、次乌头碱水解成单酯型苯甲酰生物碱苯甲酰乌头胺、苯甲酰中乌头胺、苯甲酰次乌头胺，进一步水解生成亲水性醇胺型生物碱。

【含量测定】 照2010年版《中国药典》（一部）川乌项下【含量测定】方法[1]，生制川乌中含量有明显差异，见表8-2。

表8-2 生制川乌生物碱含量（%）

| 样品 | 乌头碱、次乌头碱、新乌头碱总量 | 苯甲酰乌头原碱、苯甲酰次乌头原碱、苯甲酰新乌头原碱总量 |
|---|---|---|
| 川乌 | 0.08 | 0.01 |
| 制川乌 | 0.020 | 0.08 |

【不良反应】 误服乌头或过量服用，或用生品不经久煮，或服生品药酒剂，或配伍不当等，可引起中毒，其症状为口舌、四肢及全身麻木，流涎，恶心，呕吐，腹泻，头晕，眼花，口干，脉搏减缓，呼吸困难，手足抽搐，神志不清，大小便失禁，血压及体温下降，心律失常，室性期前收缩和窦房停搏等。严重者，可出现循环、呼吸衰竭及严重心律失常。

　　**【毒性】**　川乌主要有毒成分为乌头碱、中乌头碱、次乌头碱等，其中以乌头碱毒性最强，口服 0.2mg 即可发生中毒反应，2~4mg 可致死亡。乌头碱的毒理作用主要是对中枢神经系统和周围神经系统的先兴奋后抑制，对心脏除通过迷走神经抑制窦房结及房室结外，尚对心肌起直接刺激作用[12]。生川乌、制川乌醇提取物的毒性大于相应的水煮物毒性，生川乌醇提取物的毒性大于制川乌醇提取物的毒性。煎煮 30 分钟，给药剂量为临床用量的 120 倍时，川乌水煎液对痹证动物产生的毒性最大，但药效最佳[13]。

　　**【生制川乌成分、药效与功用关系归纳】**　由川乌炮制前后的对比研究，揭示了生物碱水解变化是引起川乌生制品毒性和药效差异的物质基础。其变化关系如图 8-7 所示。

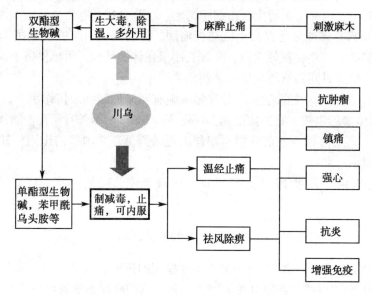

**图 8-7**　生制川乌成分、药效与功用关系图

（张振凌　刘鸣昊）

---

## 参考文献

[1] 国家药典委员会. 中华人民共和国药典（一部）[S]. 北京：中医药科技出版社，2010：263-265.

[2] 涂瑶生，全智慧，孙冬梅，等. 川乌炮制工艺优化 [J]. 中国实验方剂学杂志，2013，19（5）：13-16.

[3] 丁安伟. 中药炮制学 [M]. 北京：高等教育出版社，2007：299.

[4] 杨蕾，陈裕明，刘启福，等. 川乌饮片急毒及药效学的实验比较 [J]. 北京中医药大学学报，1997，20（2）：20-21.

[5] 师海波，周重楚，李延忠，等. 川乌总碱的抗炎作用 [J]. 中国中药杂志，1990，15（3）：46-49.

[6] 张宏，彭成. 川乌煎煮时间、剂量与药效的相关性研究 [J]. 中药药理与临床，2006，22（5）：30-32.

[7] 田代华. 实用中药辞典 [M]. 北京：人民卫生出版社，2002：179.

[8] 曾瑾，罗霞，江南，等. 生川乌水煎液抗肿瘤作用的实验研究 [J]. 四川大学学报（自然科学版），2007，44（6）：1344-1348.

[9] 王雅贤，贾宽，张德山，等. 乌头碱对小鼠免疫功能影响的实验研究 [J]. 中医药信息，1989，6（5）：40-41.

[10] 马健，陆平成，牧野充弘，等. 乌头碱对小鼠腹腔巨噬细胞 I a 抗原表达影响的研究 [J]. 中国药理学通报，1997，13（4）：341-344.

[11] 刘曦，李飞，张莉. 蜜煮川乌对 H22 荷瘤小鼠免疫功能影响的实验研究 [J]. 北京中医药大学学报，2004，27（2）：68-70.

[12] 王兆基，关锡耀，徐树楷，等. 毒性中药生川乌质量标准研究 [J]. 中成药，2006，28（5）：651-655.

[13] 刘瑶，彭成. 川乌煎煮时间和给药剂量与毒性的相关性研究 [J]. 时珍国医国药，2008，08：1803-1805.

# 草 乌

**【来源】** 本品为毛茛科植物北乌头 *Aconitum kusnezoffii* Reichb. 的干燥块根。秋季茎叶枯萎时采挖，除去须根和泥沙，干燥。主产于东北、华北。

生制草乌鉴别使用表

| 处方用名 | 草乌 | 制草乌 |
|---|---|---|
| 炮制方法 | 净制 | 煮制 |
| 性状 | 呈不规则长圆锥形，顶端常有残茎和不定根残基。表面灰褐或黑棕褐色，有须根痕及侧根。质硬，断面灰白或暗灰色，形成层多角形或类圆形，髓部较大或中空。气微，味辛辣、麻舌 | 不规则圆形或近三角形的片。表面黑褐色，有灰白色多角形形成层环和点状维管束，并有空隙，周边皱缩或弯曲。质脆。气微，味微辛辣，稍有麻舌感 |
| 性味归经 | 辛、苦，热；有大毒<br>归心、肝、肾、脾经 | 辛、苦，热；有毒<br>归心、肝、肾、脾经 |
| 功能主治 | 祛风除湿，温经止痛<br>用于风寒湿痹，关节疼痛，痈疽肿毒及麻醉止痛 | 祛风除湿，温经止痛<br>用于风寒湿痹，关节疼痛，心腹冷痛及寒疝作痛 |
| 炮制作用 | 去除杂质 | 降低毒性 |
| 用法用量 | 多粉碎后外用<br>适量 | 水煎口服或入中成药。宜先煎、久煎<br>1.5~3g |
| 配伍 | 常与生川乌、生南星、生半夏、五倍子、当归、威灵仙、羌活、独活、青风藤、蛇床子等配伍，治疗痈疽肿毒等，如消肿止痛散 | 常与制川乌、制天南星、香附、川芎、麻黄、秦艽、当归、乳香、没药等配伍，治疗风寒湿痹、关节疼痛等，如小金丸、小活络丸、骨刺消痛片 |
| 药理作用 | 镇痛、抗炎、局麻、抑瘤、降血糖 | 镇痛、抗炎、镇静 |
| 化学成分 | 二萜类生物碱（双酯型）、糖类、挥发性成分 | 双酯型类生物碱分解为苯甲酰单酯型生物碱 |
| 检查 | 杂质（残茎）不得过5%；水分不得过12.0%；总灰分不得过6.0% | 水分不得过12.0%；双酯型生物碱以乌头碱、次乌头碱和新乌头碱的总量计，不得过0.040% |
| 含量测定 | 含乌头碱、次乌头碱和新乌头碱的总量应为0.10%~0.50% | 含苯甲酰乌头原碱、苯甲酰次乌头原碱及苯甲酰新乌头原碱的总量应为0.020%~0.070% |
| 注意 | 生品内服宜慎；孕妇禁用。不宜与半夏、瓜蒌、瓜蒌子、瓜蒌皮、天花粉、川贝母、浙贝母、平贝母、伊贝母、湖北贝母、白蔹、白及同用 | 孕妇禁用。不宜与半夏、瓜蒌、瓜蒌子、瓜蒌皮、天花粉、川贝母、浙贝母、平贝母、伊贝母、湖北贝母、白蔹、白及同用 |

## 注释

**【炮制方法】**

草乌：取原药材，除去杂质，洗净，干燥[1]。

制草乌：取草乌，大小个分开，用水浸泡至内无干心，取出，加水煮至取大个切开内无白心、口尝微有麻舌感时，取出，晾至六成干后切薄片，干燥。以草乌炮制前后总生物碱和酯型生物碱含量变化为指标，优选出草乌的最佳炮制工艺为水浸润透，切厚片，加压（127℃，0.15MPa）蒸3小时[2]。或将草乌经润湿法处理后，于 1.5kg·cm$^{-2}$ 压力下炮制150分钟，取出切片，干燥，即得[3]。

【性状差异】　草乌呈倒圆锥形，稍弯曲而瘦长；制草乌呈不规则圆形或近三角形片状，辛辣麻舌感降低。（见文末彩图27）

【炮制作用】　草乌，味辛、苦，性热，有大毒，归心、肝、脾经，具有祛风除湿、温经止痛的功效。生草乌有大毒，多作外用。用于风寒湿痹，关节疼痛，痈疽肿毒及麻醉止痛。如治痈疽肿毒的消肿止痛散（《中国药典》）。

制草乌毒性降低，可供内服。多用于风寒湿痹，关节疼痛，心腹冷痛，寒疝作痛等。如散结消肿、化瘀止痛的小金丸；祛风散寒、化痰除湿、活血止痛的小活络丸（《中国药典》）和祛风止痛的骨刺消痛片（《中国药典》）。

草乌中含双酯型生物碱，其乌头碱、新乌头碱、次乌头碱既是草乌中的主要毒性成分，又是镇痛、抗炎的有效成分；乌头碱类成分对皮肤黏膜的感觉神经末梢能够产生刺激作用，表现为痒、热感，然后抑制而发挥局部麻醉作用。故生品一般外用。

草乌炮制过程中，由于双酯型生物碱的性质不稳定，遇水、加热易被水解或分解，经研究表明，草乌在炮制过程中双酯型生物碱 $C_8$ 位上的乙酰基水解，失去一分子醋酸，得到相应的单酯型苯甲酰乌头碱，再进一步水解，使 $C_{14}$ 位上的苯甲酰基水解，失去一分子苯甲酸，得到亲水性胺醇型生物碱，即乌头原碱[4]，从而降低了毒性。草乌的炮制体现了生毒熟减的合理性，保证了临床安全有效。

【药理作用】

## 一、草乌的药理作用

**1. 镇痛作用**　草乌生药制剂、乌头碱、次乌头碱对用电刺激鼠尾法或热板法引起的疼痛反应，均有镇痛作用。中国科学院上海药物所研究的镇痛新药 3-乙酰乌头碱，对各类疼痛的镇痛有效率达95%，作用强度大于吗啡，且不成瘾[5]。

**2. 抗炎作用**　草乌煎剂有抗炎作用，经证明草乌的抗炎成分为乌头类生物碱，如乌头碱、中乌头碱和次乌头碱。乌头总碱可明显减少角叉菜胶引起炎症渗出物中的 PGE 含量，且明显抑制组胺及5-羟色胺引起的毛细血管通透性增强，减轻炎症反应[6]。

**3. 降血糖作用**　生乌头和蒸乌头粗多糖均具有显著的降血糖作用。煮乌头粗多糖的降血糖作用较弱[7]。

**4. 局麻作用**　草乌中的乌头碱成分对皮肤黏膜的感觉神经末梢能够产生刺激作用，表现为痒、热感，然后抑制而发挥局部麻醉作用。临床上常用生草乌与其他药物制成酊剂，用于表面麻醉；或将生草乌配在膏药中外用，有麻醉止痛作用。

**5. 抑瘤作用**　乌头碱注射液有抑制癌瘤生长和抑制癌细胞自发转移的作用，临床用于治疗晚期未经手术、放疗、化疗的患者，可减轻患者的病痛并提高其免疫力，且治疗过程无不良反应[8]。

## 二、制草乌的药理作用

**1. 抗炎作用**　生制草乌均可明显减少角叉菜胶引起炎症渗出物，以及能明显抑制组胺及5-羟色胺引起的毛细血管通透性增强，减轻炎症反应。

**2. 镇痛作用**　药典法炮制的草乌镇痛作用强于生品草乌[9]。

**3. 镇静作用**　药典法炮制的草乌能显著延长动物睡眠时间。

【化学成分】

**草乌**　主要化学成分为二萜类生物碱[10]、糖类[11]、挥发性成分[12]。双酯型生物碱包括乌头碱、新乌头碱、次乌头碱等。

**制草乌**　双酯型生物碱乌头碱、新乌头碱、次乌头碱部分水解成毒性小的苯甲酰乌头原碱、苯甲酰次乌头原碱及苯甲酰新乌头原碱。

【含量测定】　照2010年版《中国药典》（一部）草乌项下【含量测定】方法测定生制草乌中生物碱含量，结果有明显差异，见表8-3。

表 8-3　生制草乌中生物碱类型和含量（%）

| 样品 | 乌头碱、次乌头碱、新乌头碱总量 | 苯甲酰乌头原碱、苯甲酰次乌头原碱、苯甲酰新乌头原碱总量 |
|---|---|---|
| 草乌 | 0.47 | 0.09 |
| 制草乌 | 0.04 | 0.04 |

【不良反应】　乌头服用不当可引起中毒，其症状为口舌、四肢及全身麻木，流涎，恶心，呕吐，腹泻，头昏，眼花，口干，脉搏减缓，呼吸困难，手足抽搐，神志不清，大小便失禁，血压及体温下降，心律紊乱，室性期前收缩和窦房停搏等。中毒严重者，可死于循环、呼吸衰竭及严重心律紊乱。

【毒性】　草乌有毒，其中乌头碱毒性最强，内服 0.2mg 即可中毒，内服 3~4mg 即可致死。乌头碱极易从消化道吸收，中毒发生极为迅速，误服或过量服用后数分钟内即出现中毒症状，死亡多在中毒后 3~4 小时出现。1989—1991 年曾有 31 个人因草乌而中毒。研究证明乌头类生物碱对心脏有危害，可造成心律不齐[13]。草乌炮制后毒性明显降低，口服最大给药剂量为 20.56g·kg$^{-1}$，其毒性较生草乌降低了约 70.32 倍[14]。

【生制草乌成分、药效与功用关系归纳】　由草乌煮制前后的对比研究，提示了生物碱的变化是引起草乌生制品药效差异的物质基础。其变化关系如图 8-8 所示。

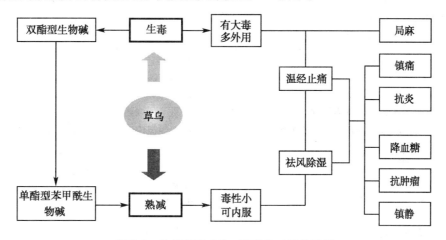

图 8-8　生制草乌成分、药效与功用关系图

（张振凌　刘鸣昊）

## 参 考 文 献

[1] 国家药典委员会. 中华人民共和国药典（一部）[S]. 北京：中国中医药科技出版社，2010：220-221.

[2] 刘斌，李飞，钟桢传，等. 正交设计法优选草乌炮制工艺 [J]. 中国中药杂志，1994，19（4）：220-222.

[3] 邓广海. 川乌、草乌炮制工艺及指纹图谱的研究 [D]. 广州：广州中医药大学硕士学位论文，2011.

[4] 谭鹏，李飞，杨蕾，等. 乌头属有毒中药"减毒存效"炮制机理研究探讨 [C]. 2010 中药炮制技术、学术交流暨产业发展高峰论坛论文集，2010：92-96.

[5] 汪泸双. 乌头碱抗风湿作用的药效学研究概述 [J]. 基层医药杂志，1996，10（3）：45-46.

[6] 凌珊，龚千锋. 草乌的研究进展 [J]. 江西中医学院学报，2011，23（3）：90-94.

[7] 苏孝礼，刘成基. 乌头及其炮制品中粗多糖药理作用的研究 [J]. 中药材，1991，5（14）：27-29.

[8] 汤铭新. 乌头碱抑瘤及抗转移的研究与治癌的观察 [J]. 北京中医，1986，3：28.

[9] 叶定江，丁安伟，蔡宝昌，等. 几种草乌制品的成分、毒性及药理作用比较 [J]. 中成药研究，1981，(1)：29-31.

[10] Thomas YK Chan. Incidence of Herb-Induced Aconitine Poisoningin Hong Kong：Impact of Publicity Measures to Pro-

mote Awareness Among the Herbalists and the Public [J]. *Drug Safety*, 2002, 25 (11): 823.

[11] 孙玉军, 陈彦, 吴佳静, 等. 草乌多糖的分离纯化和组成性质研究 [J]. 中国药学杂志, 2000, 35 (11): 731-733.

[12] 赵英永, 戴云, 崔秀明, 等. 草乌中挥发油化学成分的研究 [J]. 中成药, 2007, 29 (4): 588-590.

[13] 徐维明, 杨松. 药用植物草乌的化学成分研究进展 [J]. 贵州农业科学, 2012, 40 (3): 54-58.

[14] 柴玉爽, 王玉刚, 花雷, 等. 附子乌头草乌及其炮制品的毒效比较 [J]. 中医药现代化, 2011, 13 (5): 847-851.

# ～ 豨 莶 草 ～

【来源】 本品为菊科植物豨莶 *Siegesbeckia orientalis* L.、腺梗豨莶 *Siegesbeckia pubescens* Makino 或毛梗豨莶 *Siegesbeckia glabrescens* Makino 的干燥地上部分。夏、秋二季开花前及花期均可采割,除去杂质,晒干[1]。主产于湖南、湖北、江苏。

生制豨莶草鉴别使用表

| 处方用名 | 豨莶草 | 酒豨莶草 |
|---|---|---|
| 炮制方法 | 切制 | 酒制 |
| 性状 | 呈不规则的段。茎略呈方柱形,表面灰绿色、黄棕色或紫棕色,有纵沟和细纵纹,被灰色柔毛。切面髓部类白色。气微,味微苦 | 呈不规则的段。表面棕黄色或黑绿色。微具酒香气 |
| 性味 归经 | 辛、苦,寒 归肝、肾经 | 甘,温 主归肾经 |
| 功能 主治 | 祛风湿,通经络,清热解毒 用于头痛眩晕,湿热黄疸,痈疮肿毒 | 祛风湿,强筋骨 用于中风偏瘫,风湿痹痛,腰膝酸软无力 |
| 炮制作用 | 利于调剂和成分煎出 | 祛风湿、强筋骨力增强 |
| 用法 用量 | 煎服,外用 9~12g | 煎服,外用 9~12g |
| 配伍 | 常与菊花、蔓荆子、白蒺藜等配伍治疗肝经湿热;常与垂盆草、茵陈、栀子等配伍治疗湿热黄疸;常与蒲公英、紫花地丁、乳香等配伍治疗痈疮肿毒 | 常与当归、赤芍、熟地黄、川乌、羌活、防风配伍,治疗疠风脚弱,如豨莶丸 |
| 药理作用 | 抗菌、解热、抗血栓、改善微循环、抗疟、止痒 | 调节免疫、镇痛、抗炎作用较强 |
| 化学成分 | 二萜化合物、黄酮类 | 二萜化合物、黄酮类等。奇壬醇、豨莶酸、豨莶酮、槲皮素的量均升高 |
| 检查 含量测定 | 水分不得过 15.0%;总灰分不得过 12.0% 含奇壬醇不得少于 0.050% | 水分不得过 15.0%;总灰分不得过 12.0% 含奇壬醇不得少于 0.050% |

## 注释

### 【炮制方法】

豨莶草:取原药材,除去杂质,洗净、稍润,切段,干燥[1]。

酒豨莶草:取净豨莶草段,置加水的黄酒中闷润至黄酒被吸尽,蒸透,烘干。每 100kg 豨莶草,用黄酒 20kg。

**【性状差异】** 豨莶草表面灰绿色、黄棕色或紫棕色。而酒豨莶草表面棕黄色或黑绿色。微具酒香气。

**【炮制作用】** 豨莶草，味辛、苦，性寒。生豨莶草，主入肝、肾经。具有祛风湿，通经络，清热解毒作用。偏重用于头痛目眩、湿热黄疸、痈疽肿毒。如治风湿痹证，风中经络的豨桐丸《济世养生经验集》、豨莶散《疡医大全》等。

豨莶草酒制后，味甘，温性增强，故祛风湿之中寓有补益肝肾之功，主入肾经。多用于风湿四肢麻痹，筋骨疼痛，腰膝酸软及中风半身不遂等证，如豨莶丸。

生、酒豨莶草的功用差异在于清热解毒生用，祛风湿、强筋骨制用。

豨莶草主要含有二萜类成分，二萜类成分具有抗风湿、抗炎、镇痛、解热、改善微循环、作用[2-7]。因此，用其清热解毒时多用生品。二萜类成分的抗风湿作用主要是增强 T 细胞的增殖功能，促进 IL-2 的活性，抑制 IL-1 的活性，通过调节机体免疫功能，改善局部病理反应[2,3]。

豨莶草酒制后，由于辅料酒的加入，导致其解热、抗菌作用弱于生豨莶草。豨莶草酒制后二萜类成分含量增加，致使其抑制滑膜细胞 IL-1β、IL-6 的合成，进而抑制前列腺素等其他炎症介质的释放[4]，故其调节免疫、镇痛、抗炎作用强于生豨莶草。

综上，通过生、酒豨莶草成分的变化和药理作用，证明了豨莶草"清热解毒生用，祛风湿、强筋骨酒制用"的合理性。

**【药理作用】**

### 豨莶草的药理作用

**1. 抗炎作用** 豨莶草生品和炮制品均可显著降低角叉菜胶诱发的足肿胀，均可预防大鼠佐剂性关节炎的原发病变和继发病变，炮制品在起效时间、作用强度、维持时间等方面明显优于生品[3]。复方豨莶草胶囊能明显降低尿酸钠急性痛风模型大鼠关节滑膜组织的 IL-1β、IL-8 含量。其机制可能是通过抑制滑膜细胞 IL-1β、IL-6 的合成，进而抑制前列腺素等其他炎症介质的释放而发挥抗炎镇痛作用[4]。

**2. 镇痛作用** 小鼠热板法、醋酸扭体法研究表明，5% 豨莶草能延长热板实验中小鼠舔后足的时间，能明显减少醋酸所致小鼠扭体的次数[5]。

**3. 抗血栓作用** 乙醇提取液的乙酸乙酯抽提部位可提高正常小鼠凝血时间、抑制冰水肾上腺素型大鼠血栓形成和静脉血栓型大鼠体内血栓形成[3]。

**4. 改善微循环和止痒作用** 豨莶草乙醇提取物可改善小鼠耳郭微循环，并可提高豚鼠组胺致痒阈（$P < 0.05$），表明豨莶草乙醇提取物具有改善微循环及止痒的作用[6]。

**5. 抗菌和抗疟作用** 豨莶草对金黄色葡萄球菌高度敏感，对大肠埃希菌、铜绿假单胞菌、宋内痢疾杆菌、伤寒杆菌轻度敏感，对白色葡萄球菌、卡他球菌、肠炎杆菌、猪霍乱杆菌有抑制作用。豨莶草煎剂按 $100g \cdot kg^{-1}$ 给鼠灌胃，对鼠疟原虫抑制率达 90%[7]。

**6. 对血液系统的作用** 采用急性血瘀大鼠模型，测定豨莶草胶囊对血液流变学的影响：分别测定大鼠凝血酶原时间（PT）、凝血酶时间（TT）、活化部分凝血活酶时间（APTT）以及血浆纤维蛋白原（FIB）含量，观察豨莶草胶囊对凝血功能的影响。结果显示豨莶草胶囊高剂量可降低急性血瘀大鼠模型的全血黏度、血细胞比容、红细胞聚集指数；对大鼠活化部分凝血活酶时间（APTT），凝血酶原时间（PT）有明显延长作用，表明豨莶草胶囊有改善血液流变学及凝血功能的作用[8]。

**7. 对人宫颈癌 HeLa 细胞的体外抑制效应的研究** 培养人宫颈癌 HeLa 细胞，体外加入不同浓度的豨莶草提取物，MTT 法观察其对细胞增殖的影响。结果显示豨莶草的乙酸乙酯和正丁醇部位对 HeLa 细胞有较强的体外增殖抑制作用[9]。

**8. 对血小板聚集的影响** 豨莶草抗血栓组分能降低血瘀动物血小板的最大聚集率，升高血小板的 cAMP/cGMP 比值，降低血中 TXB。结果表明豨莶草抗血栓组分能降低血小板聚集[10]。

**9. 对创伤修复作用**　豨莶草提取物对成纤维细胞的增殖作用显著；豨莶草甲醇提取物外涂对实验性大鼠皮肤损伤有加速修复作用，可能与促进成纤维细胞增殖有关[11]。

【化学成分】
**豨莶草**　二萜化合物、黄酮类，如奇壬醇、豨莶酸、豨莶酮、槲皮素。
**酒豨莶草**　豨莶草酒制后，奇壬醇、豨莶酸、豨莶酮、槲皮素的含量均升高[12]。

【含量测定】　照 2010 年版《中国药典》（一部）豨莶草项下【含量测定】方法[1]，生、酒豨莶草中奇壬醇（$C_{20}H_{34}O_4$）含量有明显差异，见表 8-4。

表 8-4　豨莶草与酒豨莶草中奇壬醇的含量（%）

| 样品 | 奇壬醇 |
| --- | --- |
| 豨莶草 | 0.067 |
| 酒豨莶草 | 0.410 |

【毒性】　动物实验显示，豨莶草水煎剂的小鼠半数致死量 $LD_{50}$ 为 $18.02g \cdot kg^{-1}$（相当于生药 $146.7g \cdot kg^{-1}$）。$0.1 \sim 1.0g \cdot kg^{-1}$ 剂量连续灌胃给药小鼠 2 周，无明显的毒性作用，在 $3.0g \cdot kg^{-1}$ 剂量时，血清 BUN 高于对照组，肺呈现间质性肺炎病变[13]。豨莶草水煎粉剂 $3.0g \cdot kg^{-1}$ 剂量组 14 天、21 天肺指数有增高趋势，肺组织病理变化明显。停药 2 周后，肺毒性变化消失[13]。正丁醇提取物、水溶性部分使小鼠出现毒性反应[14]。

【生制豨莶草成分、药效与功用关系归纳】　由豨莶草炮制前后的对比研究，初步认为二萜类成分的变化是引起豨莶草生制品药效差异的物质基础。其变化关系如图 8-9 所示：

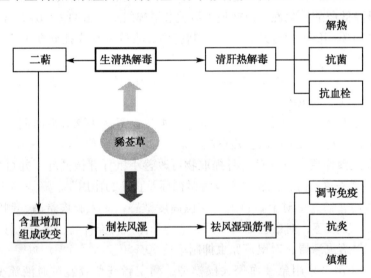

图 8-9　生制豨莶草成分、药效与功用关系图

（张振秋）

• 参 考 文 献 •

［1］国家药典委员会. 中华人民共和国药典（一部）［S］. 北京：中国医药科技出版社，2010：345.
［2］钱瑞琴，张春英，付宏征，等. 豨莶草活性部位抗风湿作用机理研究［J］. 中国中西医结合杂志，2000，20（3）：192-195.
［3］俞桂新，金若敏，王峥涛，等. 豨莶草抗血栓有效组分筛选研究［J］. 上海中医药大学学报，2005，19（3）：

39-41.

［4］孙贵才，于学峰，李登宇. 复方豨莶草胶囊对尿酸钠致大鼠关节炎滑膜组织的 IL-1β、IL-8 含量的影响［J］. 世界中西医结合杂志，2007，2（6）：329-331.

［5］罗琼，汪建平，阮金兰，等. 豨莶草局部外用的抗炎镇痛作用研究［J］. 湖北中医学院学报，2008，10（3）：9-11.

［6］王鹏. 豨莶草乙醇提取物改善微循环及止痒的研究［J］. 医药论坛杂志. 2003，24（12）：19-20.

［7］Kim HM，Yoon GS，Seo JU，et al. Inhibition of Mast Cell-Mediated Anaphylaxis by Sochungryong-Tang［J］. *American Journal of Chinese Medicine*，1997，25（2）：36-37.

［8］朱兰镇，李伟. 豨莶草胶囊对大鼠血液流变学及凝血功能影响的研究［J］. 黑龙江医药，2010，23（2）：191-192.

［9］汪建平，罗琼，阮金兰，等. 豨莶草对人宫颈癌 HeLa 细胞的体外抑制效应［J］. 医药导报，2009，28（1）：45-46.

［10］孟倩超，金若敏，王聃，等. 豨莶草抗血栓组分对血小板聚集的影响［J］. 上海中医药杂志，2008，42（5）：89-91.

［11］罗琼，汪建平，阮金兰，等. 豨莶草促进皮肤创伤愈合的实验研究［J］. 医药导报，2008，27（10）：1161-1163.

［12］任伟光，武拉斌，降雪，等. 豨莶草及其酒炙品 UPLC-Q-TOF/MS 分析［J］. 中草药，2014，45（12）：181-187.

［13］关建红，薛征，任晋斌. 豨莶草水煎剂小鼠急性毒性及亚急性毒性的实验研究［J］. 中国实验方剂学杂志，2007，13（11）：49-51.

［14］关建红，裴香萍，刘秉成. 豨莶草不同提取部位毒性比较研究［J］. 山西中医学院学报，2009，10（1）：15-16.

## 丝 瓜 络

【来源】 本品为葫芦科植物丝瓜 *Luffa cylindrical*（L.）Roem. 的干燥成熟果实的维管束。夏、秋二季果实成熟、果皮变黄、内部干枯时采摘，除去外皮和果肉，洗净，晒干，除去种子。主产于浙江。

生制丝瓜络鉴别使用表

| 处方用名 | 丝瓜络 | 丝瓜络炭 |
|---|---|---|
| 炮制方法 | 切制 | 炒炭 |
| 性状 | 维管束交织而成的网状小块。表面淡黄色。体轻，质韧，有弹性。气微，味淡 | 维管束交织而成的网状小块。表面焦黑色，内部焦褐色 |
| 性味归经 | 甘，平<br>归肺、胃、肝经 | 苦，平<br>主入肺、肝经 |
| 功能主治 | 祛风，通络，活血，下乳<br>用于痹痛拘挛，胸胁胀痛，乳汁不通，乳痈肿痛 | 通络，止血<br>用于便血，血崩，肠风下血 |
| 炮制作用 | 利于调剂和成分煎出 | 止血作用较强 |
| 用法用量 | 煎服<br>5~12g | 煎服<br>5~12g |
| 配伍 | 常与桑枝、忍冬藤、薏苡仁、地龙配伍，治疗痹痛、拘挛、麻木；常与枳壳、橘络、桔梗、青皮等配伍，治疗气滞胀痛，如桑尖汤 | 常与槐花、地榆、侧柏叶等配伍，治疗便血，血崩，肠风下血 |

续表

| 药理作用 | 镇痛、镇静、抗炎 | 镇痛、镇静、抗炎作用减弱，止血作用增强 |
|---|---|---|
| 化学成分 | 多糖、微量元素、鞣质 | 多糖、微量元素、鞣质。多糖含量降低，钙离子、鞣质含量增加 |
| 检查 | 水分不得过9.5%<br>总灰分不得过2.5% | 水分不得过9.5%<br>总灰分不得过2.5% |

## 注释

【炮制方法】

丝瓜络：取原药材，除去残留种子及外皮，润软，切段，干燥。

丝瓜络炭：取丝瓜络段，置炒制容器内，用武火加热，炒制表面焦黑色，内部焦褐色时，喷淋清水，灭尽火星，文火炒干，取出，晾干。

【性状差异】 丝瓜络为维管束交织而成的网状小块。表面淡黄色。体轻，质韧，有弹性。气微，味淡。而丝瓜络炭为表面焦黑色，内部焦褐色。（见文末彩图28）

【炮制作用】 丝瓜络，味甘、平。入肺、胃、肝经，具有祛风、通络、活血、下乳功效，用于痹痛拘挛，胸胁胀痛，乳汁不通，乳痈肿。如桑尖汤。

丝瓜络炭制后，味苦，平。《得配本草》："煅炭存性。"具有通络，止血作用，多用于便血、崩漏等出血证。

生、制丝瓜络的差异在于祛风通络生用，止血炒炭用。

丝瓜络主要含有木聚糖等多糖类成分，多糖类成分具有利尿消肿、抗炎、镇痛等作用[1,2]。因此，用其通经活络、解毒消肿时多用生品。利尿消肿和祛痛风作用主要是降低血清醛固酮（ALD）水平，使其尿量明显增多，促进尿酸排出。

丝瓜络炒炭后，多糖含量显著降低，导致其利尿消肿、抗炎、镇痛作用也明显弱于生丝瓜络。丝瓜络炭制后，止血活性成分可溶性钙离子增多，鞣质含量增加，促进血液凝固，降低血管通透性，缩短血液凝固时间；且丝瓜络蒽醌含量降低，使血清凝血素作用减弱，凝血作用增强。因此，丝瓜络炭止血作用强于生丝瓜络。

综上，通过多糖、鞣质、微量元素成分的变化和药理作用，证明了丝瓜络"祛风通络生用，止血炒炭用"的合理性。

【药理作用】

### 丝瓜络的药理作用

**1. 利尿消肿、祛痛风** 大剂量应用丝瓜络可以降低心力衰竭大鼠血清ALD水平，使其尿量明显增多，促进尿酸排出，具有利尿消肿和祛痛风的功效[1,2]。

**2. 抗炎、镇痛作用** 通过小鼠炎症试验证明丝瓜络有明显的抗炎、镇痛作用。

**3. 降血脂** 丝瓜络具有明显快速降低内源性胆固醇，能明显抑制高脂饮食诱导的体重增加[3,4]。

**4. 降血糖** 丝瓜络对糖尿病小鼠有一定的降血糖作用[5]。

**5. 抗氧化** 丝瓜络中含有维生素C、多酚类物质，具有较强的抗氧化活性，能有效地清除羟自由基和超氧阴离子自由基[6,7]。

**6. 预防心肌缺血** 丝瓜络能减缓脂质过氧化反应，预防心肌缺血[8]。

【化学成分】

**丝瓜络** 主要含有多糖、微量元素、鞣质[9-17]。

**丝瓜络炭** 丝瓜络炒炭后多糖含量降低，鞣质含量增加，可溶性钙离子增多。

【生制丝瓜络成分、药效与功用关系归纳】　由生制丝瓜络的对比研究，初步认为多糖、鞣质、可溶性钙离子的变化引起丝瓜络的药效差异。其变化关系如图8-10所示。

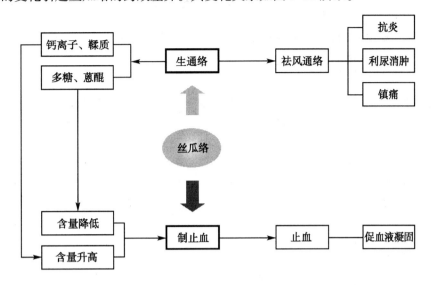

图8-10　生制丝瓜络成分、药效与功用关系图

（张振秋）

● **参 考 文 献** ●

[1] 许莉莉，康白，韩慧蓉，等. 丝瓜络对慢性充血性心衰模型大鼠利尿作用及机制的研究 [J]. 山东中医杂志，2010，29（11）：778-779.

[2] 郭婷湘. 丝瓜络煎汤代茶疗痛风 [J]. 药膳食疗研究，1996，（1）：22.

[3] 李小玲，李菁，朱伟杰，等. 丝瓜络对高脂血症小鼠 LDL-R 基因表达的影响 [J]. 中国病理生理杂志，2009，25（6）：1156-1159.

[4] 李菁，付咏梅，朱伟杰，等. 丝瓜络对实验性高血脂大鼠的降血脂效应 [J]. 中国病理生理杂志，2004，20（7）：1264-1266.

[5] 黎炎. 丝瓜络理化性能及其多糖分离纯化和活性研究 [D]. 南宁：广西大学农学院博士学位论文，2010.

[6] 王绪英，刘小玉. 丝瓜、黄瓜、苦瓜抗氧化作用的初步研究 [J]. 六盘水师范高等专科学校学报，2009，21（6）：41-43.

[7] 潘永勤，李菁，朱伟杰，等. 丝瓜降血脂及抗氧化作用的实验研究 [J]. 中国病理生理杂志，2008，24（5）：873-877.

[8] 关颖，李菁，朱伟杰，等. 丝瓜络对小鼠心肌缺血性损伤的预防效应 [J]. 中国病理生理杂志，2006，22（1）：68-71.

[9] 黎炎，王益奎，李文嘉，等. 丝瓜络多糖提取工艺的研究 [J]. 热带作物学报，2010，31（1）：131-135.

[10] 于洁，晁淑军，李琴，等. 正交试验法优选丝瓜络多糖的提取工艺 [J]. 新乡医学院学报，2009，26（5）：459-461.

[11] 陈红燕，盛建国，杜键，等. 正交设计法优化丝瓜水多糖的提取工艺 [J]. 安徽化工，2008，34（6）：17-19.

[12] 于洁，程迪，董丽. 苯酚-硫酸法测定河南丝瓜络多糖的含量 [J]. 新乡医学院学报，2008，25（1）：36-38.

[13] 林颖，徐必达，周诚，等. 广东丝瓜络多糖含量测定 [J]. 江西中医学院学报，2006，18（2）：37-38.

[14] 房春燕，王琳，李万忠，等. 综合评分法优选丝瓜络中强心成分的提取工艺 [J]. 中药材，2009，32（11）：1769-1770.

[15] Chang MH, Ke LS, Tai SF. Studies on the Polyphenol Oxidase Activity, Peroxidase Activity and Total Phenolic Compounds of Smooth Loofah（Luffaylindrical Roem.）Fruit [J]. *Journal of the Agricultural Association of China*，2010，11（2）：131-149.

[16] 梁龙，鲁灵恩，蔡元聪. 丝瓜属植物化学成分研究概况 [J]. 华西药学杂志，1995，10（1）：32-38.

[17] 戴大临，文艺，许禾声，等. 丝瓜络中无机元素的 EDS 分析 [J]. 电子显微学报，2006，25（S1）：255-256.

# 桑　枝

【来源】　本品为桑科植物桑 *Morus alba* L. 的干燥嫩枝。春末夏初采收，去叶，晒干，或趁鲜切片，晒干。主产于云南、安徽、福建等地。

**生制桑枝鉴别使用表**

| 处方用名 | 桑枝 | 炒桑枝 |
|---|---|---|
| 炮制方法 | 切制 | 炒制 |
| 性状 | 类圆形或椭圆形的厚片。外表皮灰黄色或黄褐色。切面皮部较薄，木部黄白色。气微，味淡 | 类圆形或椭圆形的厚片，表面灰黄褐色或黄棕色，切面深黄色。微有香气 |
| 性味 归经 | 微苦，平 归肝经 | 微苦，平 归肝经 |
| 功能 主治 | 祛风湿，利关节 用于风湿痹病，肩臂、关节酸痛麻木 | 祛风湿，通络止痛 用于风湿痹证，关节疼痛、酸麻 |
| 炮制作用 | 利于调剂和成分煎出 | 增强祛风湿，利关节作用 |
| 用法 用量 | 水煎口服或入中成药 9～15g | 水煎口服或入中成药 9～15g |
| 配伍 | 常与川牛膝、杜仲、狗脊、桂枝、海风藤、木瓜、秦艽、续断等配伍，治疗风湿，手足麻木等症，如金毛狗脊丸 | 常单用 |
| 药理作用 | 抗炎、降血糖、降血脂、抗氧化、抗肿瘤、提高免疫力 | 抗炎、降血糖、降血脂、抗氧化、抗肿瘤、提高免疫力 |
| 化学成分 | 黄酮、生物碱、鞣质、糖类成分 | 与生品相似，但成分溶出率增加 |
| 检查 浸出物 | 水分不得过 11.0%，总灰分不得过 4.0% 乙醇热浸物不得少于 3.0% | 水分不得过 10.0%，总灰分不得过 4.0% 乙醇热浸物不得少于 3.0% |

## 注释

【炮制方法】

桑枝：取原药材，洗净，润透，切厚片，干燥[1]。

炒桑枝：取净桑枝片，置炒制容器内，用文火加热炒至微黄色时，取出，放凉。

除炒桑枝外，还有酒炒桑枝。

【性状差异】　桑枝表面黄白色。炒桑枝表面深黄色，微有香气。（见文末彩图 29）

【炮制作用】　桑枝始载于《本草图经》，味微苦，性平，具有祛风除湿以及利关节、行水、清热、消食除积、补肾和利尿等作用。生桑枝清热祛风力强，以祛血中风热为主，多用于热痹、眩晕、脚气等症，尤宜于肩背酸痛，经络不利等上肢痹痛。《本草撮要》记载："桑枝，功专风湿拘挛。"临床多用于治疗风湿，手足麻木等症，常配川牛膝、杜仲、狗脊、桂枝、海风藤、木瓜、秦艽、续断、油松节，如金毛狗脊丸。

炒桑枝，善达四肢经络，以通络利节力强，多用于着痹行痹、跌打损伤等。如治风湿热痹，单用本品炒香煎服（《普济本事方》）。

酒炒桑枝，味苦微辛，性微温，祛风除湿，通络止痛作用增强。多用于治疗风湿被阻，关节疼痛，活动不利，常配防己、牛膝、丝瓜络，如桑尖汤（《中药临床应用》）。

桑枝主要含黄酮、生物碱、多糖和香豆素类成分，其中总黄酮具有较强的抗氧化活性[2]，桑枝醇提取物具有抗炎活性[3]，桑枝总多糖具有提高机体免疫力的作用[4,5]。桑枝炒制后质地疏松，利于有效成分煎出，故桑枝炒后通络利节作用增强。酒对黄酮、生物碱、香豆素类成分有较好的溶解性，酒炒后，中等极性成分溶出率较清炒品增加更多，故酒炒品的通络止痛作用尤胜于清炒品，表现为抗炎、止痛、抗氧化、调节免疫能力增加。但桑枝总黄酮不宜高温处理，否则炒后总黄酮的含量降低，可能是因黄酮成分受到破坏所致[6]。综上，桑枝炮制后有效成分溶出率增加是其通络止痛作用增强的主要机制。

**【药理作用】**

### 桑枝的药理作用

**1. 抗炎作用** 95%桑枝乙醇提取物的乳剂能显著抑制二甲苯小鼠耳郭肿胀、醋酸致小鼠腹腔血管内染料的渗出，显著拮抗鸡蛋清致小鼠足跖肿胀和滤纸片所诱导的肉芽组织增生[3]。桑枝对巴豆油致小鼠耳郭肿胀、角叉菜胶致足水肿均有较强抑制作用，并可抑制醋酸引起的小鼠腹腔液渗出，表现出较强的抗炎活性[7,8]。

**2. 降低血脂作用** 桑枝水和95%乙醇提取物给小鼠灌胃后，小鼠体重均降低，血清中的总胆固醇和三酰甘油水平降低[9]。桑枝皮提取物对急性高血脂模型小鼠具有明显的降血脂及降低动脉粥样硬化风险的作用，且呈现剂量效应[10]。桑枝60%乙醇提取物能显著降低血浆 TG、TC、LDL-C 水平，升高HDL-C 水平，显示桑枝提取物对糖尿病大鼠血脂、血液流变学指标均有不同程度的改善作用[11]。

**3. 降血糖作用** 桑枝提取物对链脲佐菌素（STZ）诱导的糖尿病大鼠血糖升高有明显抑制作用。与桑叶、桑白皮相比，给予桑枝提取物的糖尿病小鼠生存力最强，明显改善多饮、多尿、体重减轻等症状，降糖作用显著，用药2周达高峰，部分小鼠恢复或接近正常[12-15]。

**4. 提高机体免疫功能** 桑枝多糖能显著加快小鼠网状内皮细胞对体内炭粒的吞噬速度，增强机体非特异性免疫功能，对2,4-二硝基氟苯所致的小鼠迟发型变态反应有明显的增强作用[3,4]。

**5. 抗肿瘤** 桑枝中的桑辛素 M 和桑辛素 C 对 A549 和 MCF7 细胞株的生长均有良好的抑制作用，其中桑辛素 C 抗肿瘤活性最为敏感[16]。

**6. 抗氧化** 桑枝总黄酮显示较强的自由基清除能力，且对 ABTS 自由基的清除能力优于 DPPH 自由基的清除能力，具有良好的还原能力。在细胞炎症模型中，对 ABTS 自由基的清除能力优于对铁离子的还原能力，并能清除亚硝酸盐[17]。

**【化学成分】**

**桑枝** 主要含黄酮类成分，如桑素、桑色烯、环桑素、环桑色烯等；另外含生物碱、鞣质、多糖、香豆素类成分[2]。

**炒桑枝** 炒制后醇浸出物和水浸出物含量增加，但高温时黄酮类成分含量降低[3]。

**【生制桑枝成分、药效与功用关系归纳】** 由桑枝炒制前后的对比研究，提示黄酮等成分的变化可能是引起桑枝生制品药效差异的物质基础。其变化关系如图8-11所示。

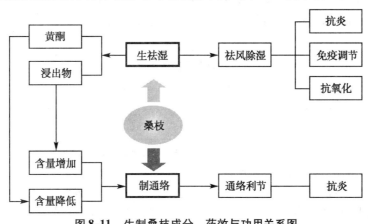

图 8-11 生制桑枝成分、药效与功用关系图

（李 群 张会敏）

━━━━━━━━━━━━━━ • 参 考 文 献 • ━━━━━━━━━━━━━━

[1] 国家药典委员会. 中华人民共和国药典（一部）[S]. 北京：中国医药科技出版社，2010：280.

[2] 肖培根. 新编中药志 [M]. 第3版. 北京：化学工业出版社，2002：655.

[3] 刘明月，牟英，李善福，等. 桑枝95%乙醇提取物抗炎作用的实验研究 [J]. 山西中医学院学报，2003，4（2）：13-14.

[4] 邹灏，卢笑丛，王有为. 桑枝多糖分离纯化及其免疫作用的初步研究 [J]. 武汉植物学研究，2005，23（1）：81-84.

[5] 洪德志，张作法，蒋学，等. 桑枝多糖对正常小鼠免疫功能的影响 [J]. 蚕业科学，2011，37（3）：481-484.

[6] 张长林，王玲. 炮制对桑枝黄酮含量的影响 [J]. 时珍国医国药，2000，11（8）：696-697.

[7] 陈福君，林一星，许春泉，等. 桑的药理研究（Ⅱ）——桑叶、桑枝、桑白皮抗炎药理作用的初步比较研究 [J]. 沈阳药科大学学报，1995，64（3）：222-223.

[8] 章丹丹，凌霜，张洪平，等. 桑枝总黄酮体外抗炎活性及机制研究 [J]. 时珍国医国药，2010，21（11）：2787-2790.

[9] 吴娱明，邹宇晓，廖森泰，等. 桑枝提取物对实验高血脂症小鼠的降血脂作用初步研究 [J]. 蚕业科学，2005，31（3）：348-350.

[10] 刘先明，李琳，王元净，等. 桑枝皮提取物对急性高血脂症小鼠血脂水平的影响 [J]. 蚕业科学，2011，37（4）：0771-0774.

[11] 邢冬杰，宿世震，李广元，等. 桑枝提取物对糖尿病大鼠血脂及血液流变学的影响 [J]. 中华中医药杂志增刊，2009，（6）：60-61.

[12] 吴志平，周巧霞，顾振纶，等. 桑树不同药用部位的降血糖作用比较研究 [J]. 蚕业科学，2005，31（2）：215-217.

[13] 邢冬杰，李广元，孙永庆，等. 桑枝提取物对糖尿病大鼠的作用研究 [J]. 中国实用医药，2010，5（9）：29-30.

[14] 叶菲，申竹芳，乔凤霞，等. 中药桑枝提取物对大鼠糖尿病并发症的实验治疗作用 [J]. 药学学报，2002，37（2）：108-112.

[15] 汪宁，朱荃，周义维，等. 桑枝、桑白皮体外降糖作用研究 [J]. 中药药理与临床，2005，21（6）：35-36.

[16] 李孟璇，管福琴，孙视，等. 桑枝中苯并呋喃类化合物结构鉴定及抗肿瘤活性的研究 [J]. 时珍国医国药，2010，21（12）：3343-3344.

[17] 章丹丹，高月红，Jessica Tao Li，等. 桑枝总黄酮的抗氧化活性研究 [J]. 中成药，2011，33（6）：943-946.

## ❧ 狗　脊 ❧

**【来源】** 本品为蚌壳蕨科植物金毛狗脊 *Cibotium barometz*（L.）J. Sm. 的干燥根茎。秋、冬二季采挖，除去泥沙，干燥；或去硬根、叶柄及黄色绒毛，切厚片。主产于广东、广西、山西、湖南。

生制狗脊鉴别使用表

| 处方用名 | 狗脊 | 烫狗脊 |
|---|---|---|
| 炮制方法 | 切制 | 砂烫 |
| 性状 | 不规则长条形或圆形片；切面浅棕色，较平滑，近边缘1~4mm处有1条棕黄色隆起的木质部环纹或条纹，边缘不整齐，有金黄色绒毛残留；质脆，易折断，有粉性 | 不规则长条形或圆形片，边缘多皱缩；切面棕黄色，较平滑，近边缘处1~4mm处有1条棕黄色隆起的木质环纹或条纹，几乎无金色绒毛残留，质松脆，易折断，气微香 |

续表

| | | |
|---|---|---|
| 性味<br>归经 | 苦、甘，温<br>归肝、肾经 | 微苦、甘，温<br>主入肾经 |
| 功能<br>主治 | 祛风除湿、补肝肾，强腰膝<br>用于风湿痹痛，腰膝酸软，下肢无力 | 补益肝肾，强腰膝<br>用于肝肾不足或冲任虚寒，老年腰膝酸软，下肢无力 |
| 炮制作用 | 利于调剂和成分煎出 | 增加补肝肾作用 |
| 用法<br>用量 | 水煎口服或入中成药<br>6~12g | 水煎口服或入中成药<br>6~12g |
| 配伍 | 常与黄芩、大黄、半夏，桂枝、黄芪、生姜、人参、石膏、升麻、羌活、白芷、桔梗、葛根等配伍，治疗风湿痹痛 | 常与枳壳、枳实、陈皮、香附、川芎、当归、桃仁、红花、葛根、白术、炙甘草、白芍等配伍，治疗肾虚腿脚不利 |
| 药理作用 | 抗炎、抗衰老、抗骨质疏松、调节免疫 | 抗炎、抗衰老、抗骨质疏松 |
| 化学成分 | 含酚酸、蕨素、糖等成分 | 酚酸、糖、蕨素含量降低，产生吡喃和糠醛类成分 |
| 检查<br>浸出物<br>含量测定 | 水分不得过 13.0%，总灰分不得过 3.0%<br>醇浸出物不得少于 20.0%<br>含原儿茶酸不得少于 0.01% | 水分不得过 12.0%，总灰分不得过 3.0%<br>醇浸出物不得少于 20.0%<br>含原儿茶酸不得少于 0.02% |
| 注意 | 肝、肾功能不全者不宜长期使用 | 肝、肾功能不全者不宜长期使用 |

## 注释

**【炮制方法】**

狗脊：取原药材，去除杂质，洗净，润透，切厚片，干燥。

烫狗脊：取 10 倍量净河砂，于 180℃炒至滑利状态，投入生狗脊片，烫 3~5 分钟，取出，筛去砂子，晾凉即可。

除烫狗脊，还有熟狗脊片。熟狗脊片，鲜狗脊蒸后，晒至六七成干，切厚片，干燥即得。

**【性状差异】** 狗脊质地坚硬，外被较多金色绒毛。烫狗脊质地疏松，几乎无金色绒毛。（见文末彩图 30）

**【炮制作用】** 狗脊，味苦、甘，性温。入肝、肾二经。因味苦能燥湿，味甘能益血，性温能养气，故为补而能走之药。偏重用于风湿痹痛，关节疼痛，腰膝酸软，下肢无力。如金乌骨通胶囊。《神农本草经》中记载狗脊有"主腰背强关机，缓急周痹寒湿，膝痛"的功效。《本草经疏》："老人肾气衰乏，肝血亦虚，则筋骨不健，补肾入骨，故利老人也。"

狗脊砂烫后，苦泻之性缓和，补骨生髓作用增强，主入肾经。偏重用于肝肾不足或老年腰膝酸软，腿脚不利，如狗脊饮、狗脊丸[2]。

狗脊中含有酚酸、多糖、蕨素和挥发油等活性成分，其中酚酸和蕨素成分具有良好的抗炎和抗氧化活性，多糖具有补益和调节免疫作用，水浸出物有镇痛和改变血液流变学的作用，故生品狗脊具有良好的抗炎活性，对实验性关节炎具有良好抑制作用[3]。

砂烫后狗脊成分的组成和比例有较大变化，产生多种梅拉德反应产物的同时，酚苷类成分也发生分解反应。新产生的 γ-吡喃酮类成分，如麦芽酚、5-羟基麦芽酚、曲酸等具有良好的抗氧化、清除自由基和抗骨质疏松作用[4]。同时，作为梅拉德反应的反应物和产物，狗脊中的糖、氨基酸、糠醛类成分炮制前后也有明显变化。狗脊中含有多种对骨的重建、转化有调节作用的酚苷类成分。此类成分在狗脊砂烫过程中发生了苷键裂解和其他裂解反应，使酚性成分在狗脊砂烫前后也发生明显含量改变。另外，狗脊烫制后质地疏松，易于有效成分煎出[4]。上述化学成分的综合性变化致使狗脊烫制后抗氧化作用和抗骨质疏松作用明显增强。故烫狗脊宜用于肝肾阴虚的腿脚不利、腰膝酸软等症。

【药理作用】

## 一、狗脊的药理作用

**1. 抗炎作用**　生狗脊对采用弗氏完全佐剂制造的佐剂性关节炎大鼠的血清中 IL-1、TNF-α 及血液流变学有明显影响，有明显的抗炎作用[3]。

**2. 抗氧化作用**　体内和体外清除自由基实验表明，生狗脊煎剂有明显的抗氧化作用[3]。

**3. 抗骨质疏松作用**　给予以卵巢切除术制备的骨质疏松大鼠每天 500mg·kg$^{-1}$ 剂量的 75% 乙醇提取物，能明显抑制大鼠骨密度降低和骨微观结构改变，而且具有调节激素水平作用[3]。

**4. 止血作用**　狗脊煎剂有明显的缩短小鼠出血时间的作用[5,6]。

**5. 镇痛作用**　热板法和扭体法实验表明，狗脊煎剂有明显的镇痛作用[7,8]。

## 二、烫狗脊的药理作用

**1. 抗骨质疏松作用**　给予 56g·kg$^{-1}$ 剂量的狗脊生制品正丁醇提取物，制狗脊的抗骨质疏松作用强于生狗脊，主要表现为抑制骨密度降低、抑制血钙流失、抑制骨小梁改变[9]。

**2. 抗氧化作用**　给予 56g·kg$^{-1}$ 剂量的狗脊生制品正丁醇提取物，可以明显抑制 D-半乳糖诱导的小鼠衰老，主要表现为脑内 MDA 含量降低[10]。

【化学成分】

**狗脊**　主要成分有酚酸：原儿茶酸、原儿茶醛、cibotiumbarosides A、cibotiumbarosides B，狗脊蕨素，磷脂、糖和氨基酸[11-13]。

**烫狗脊**　狗脊砂烫后，原儿茶酸、麦芽酚和 5-羟甲基糠醛含量明显增加，经研究表明是酚苷在加热条件下结构发生分解反应和糖类成分的梅拉德反应造成的[4,13,14]。

【高效液相色谱异同点】　由砂烫前后狗脊的 HPLC 谱图（图 8-12）对比分析可见，狗脊砂烫后原儿茶酸含量明显增加，并产生 5-羟甲基糠醛，同时也可以观察到部分成分含量降低。

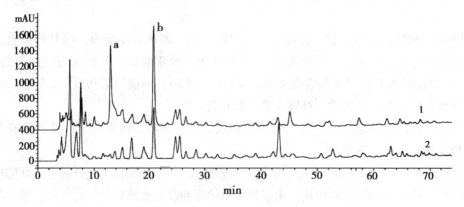

**图 8-12　烫狗脊（1）及生狗脊（2）的 HPLC 鉴别色谱图**
a. 5-羟甲基糠醛；b. 原儿茶酸

【含量测定】　照 2010 年版《中国药典》狗脊项下含量测定方法[1]，测定狗脊炮制前后原儿茶酸含量，结果见表8-5。

表 8-5　狗脊生制品中原儿茶酸的含量（mg·g⁻¹）

| 样品 | 原儿茶酸 | RSD% |
|---|---|---|
| 狗脊 | 0.147 | 1.87 |
| 烫狗脊 | 0.228 | 1.84 |

**【毒性】**　临床毒性尚不清楚。

**【生制狗脊成分、药效与功用关系归纳】**　由狗脊砂烫前后的对比研究，说明酚苷、糠醛、γ-吡喃酮类成分的变化与狗脊生制品药效差异关系密切。其变化关系如图 8-13 所示。

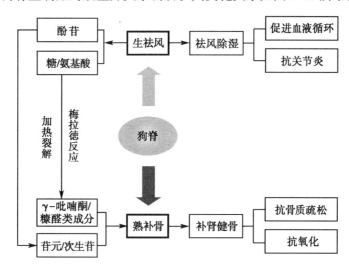

图 8-13　生制狗脊成分、药效与功用关系图

（许　枬）

## 参 考 文 献

［1］国家药典委员会. 中华人民共和国药典（一部）［S］. 北京：中国医药科技出版社，2010：209.

［2］叶定江，张世臣，吴皓. 中药炮制学［M］. 第2版. 北京：人民卫生出版社，2011.

［3］王本祥. 现代中药药理与临床［M］. 天津：天津科技翻译出版公司，2004：955.

［4］许枬，贾天柱. 烫狗脊炮制过程的化学反应及产物研究［J］. 中国中药杂志，2011，36（15）：2066-2070.

［5］Zhao X，Wu Z-X，Zhang Y，et al. Anti-osteoporosis activity of Cibotium barometz extract on ovariectomy-induced bone loss in rat［J］. *Journal of Ethnopharmacology*，2011，137：1083-1088.

［6］鞠成国，曹翠香，史琳，等. 狗脊及其炮制品和狗脊毛的镇痛、止血作用研究［J］. 中成药，2005，27（11）：1279.

［7］第二军医大学. 草药"金狗毛"止血实验研究［J］. 中华外科杂志，1962，3（8）：507.

［8］Wu Q，Yang X W. The constituents of Cibotium barometz and their permeability in the human Caco-2 monolayer cell model［J］. *J Ethnopharmacol*，2009，125（3）：417.

［9］索天娇，韩蕾，贾天柱. 狗脊生、制品正丁醇提取物药效学实验研究［J］. 辽宁中医药大学学报，2012，14（10）：35-37.

［10］许枬，张萌萌，贾天柱. 狗脊炮制前后抗氧化活性研究［J］. 中华中医药学刊，2011，29（11）：2423-2425.

［11］张春玲，王喆星. 狗脊化学成分的分离与鉴定［J］. 中国药物化学杂志，2001，11（5）：279-280.

[12] 吴琦，杨秀伟，杨世海，等. 金毛狗脊的化学成分研究 [J]. 天然产物研究与开发，2007，19（2）：240-243.

[13] 许重远，晏媛，陈振德，等. 金毛狗脊的化学成分研究（Ⅲ）[J]. 解放军药学学报，2004，20（5）：337-339.

[14] 许栅，步显坤，周翎，等. 烫狗脊中的酚性化合物研究 [J]. 中国实验方剂学杂志，2011，17（8）：71-73.

# 第九章 ●●●●

# 化 湿 药

## ➤ 苍 术 ➤

【来源】 本品为菊科植物茅苍术 *Atractylodes lancea* （Thunb.） DC. 或北苍术 *Atractylodes chinensis* （DC.） Koidz. 的干燥根茎。春、秋二季采挖，除去泥沙，晒干，撞去须根。茅苍术主产于江苏、湖北、河南等地，北苍术主产于内蒙古、山西、辽宁等地。

**生制苍术鉴别使用表**

| 处方用名 | 苍术 | 麸炒苍术 |
|---|---|---|
| 炮制方法 | 切制 | 麸炒 |
| 性状 | 茅苍术：呈不规则类圆形或条形厚片。外表皮灰棕色至黄棕色，有皱纹。切面黄白色或深黄色，散有多数橙黄色或棕红色油室，辛香气浓<br><br>北苍术：呈不规则类圆形或条形厚片。外表皮黑棕色，除去外皮者黄棕色。切面黄白色或灰白色，散有黄棕色油室。香气较淡 | 茅苍术：不规则类圆形或条形厚片，切面深黄色，散有多数棕褐色油室。有焦香气<br><br>北苍术：不规则类圆形或条形厚片，切面深黄色，散有棕褐色油室。有焦香气 |
| 性味<br>归经 | 辛、苦、温<br>归脾、胃、肝经 | 微辛、苦、温<br>归脾、胃、肝经 |
| 功能<br>主治 | 燥湿健脾，祛风散寒，明目<br>用于湿阻中焦，脘腹胀痛，泄泻，水肿，脚气痿蹙，风湿痹痛，风寒感冒，夜盲，眼目昏涩 | 健脾利湿，固肠止泻<br>用于脾胃不和、痰饮停滞、青盲、雀目，妇女带浊 |
| 炮制作用 | 利于调剂和成分煎出 | 缓和辛燥之性，增强健脾作用 |
| 用法<br>用量 | 水煎口服或入中成药<br>3~9g | 水煎口服或入中成药<br>3~9g |
| 配伍 | 常与独活、川芎、石膏、白芷、薏苡仁、黄柏、细辛等配伍，如四妙丸、薏苡仁汤、白虎加苍术汤 | 常与白术、厚朴、炙甘草、陈皮、大枣等配伍，如平胃散、神术丸、二术散 |
| 药理作用 | 祛风湿、抗炎、利尿、胃肠双向调节、降血糖、抗氧化 | 健脾、抗胃溃疡、保肝、增强免疫 |
| 化学成分 | 主要含挥发油类、倍半萜苷类、多糖类成分 | 苍术素等挥发油类成分含量降低；苍术苷 A，白术内酯Ⅰ、Ⅱ含量增加；5-羟甲基糠醛含量显著增加 |
| 检查 | 水分不得过 13.0%<br>总灰分不得过 7.0% | 水分不得过 11.0%<br>总灰分不得过 5.0% |
| 含量测定 | 含苍术素不得少于 0.30% | 含苍术素不得少于 0.20% |
| 注意 | 阴虚内热、出血者禁服，气虚多汗者慎服 | 阴虚内热、出血者禁服，气虚多汗者慎服 |

## 注释

**【炮制方法】**

苍术：取原药材，除去杂质，洗净，切厚片，润透，干燥[1]。

麸炒苍术：将麸皮撒入热锅内，即刻烟起，随即投入苍术片，炒至苍术片呈焦黄色、逸出焦香气，取出，筛去麸皮。以苍术挥发油中的主要成分 β-桉叶醇为指标，对苍术麸炒工艺进行优化，优化参数为：每100kg苍术加麦麸30kg，150℃时投药，炒制5分钟，每分钟翻炒70次[2]。

除麸炒苍术外，还有炒苍术、土炒苍术、米泔水浸苍术等。

**【性状差异】** 苍术切面黄白色或灰白色，辛香气浓；麸炒苍术呈深黄色，有焦香气。（见文末彩图31）

**【炮制作用】** 苍术辛、苦，温。归脾、胃、肝经。以祛风湿发汗为主。主要用于风湿痹痛、时行感冒、湿温发热、脚膝疼痛，如四妙丸（《中国药典》）、白虎加苍术汤（《类证活人书》）。

苍术麸炒后，燥性有所缓和，醒脾之效增强，以健脾燥中焦之湿作用为主，主要用于脾胃不和、痰饮停滞，青盲、雀目，妇女带浊等。如平胃散（《太平惠民和剂局方》）、神术丸（《普济本事方》）、二术散（《证治准绳》）[3]。米泔水制苍术，可缓和其辛燥之性。土炒及清炒苍术的炮制目的与麸炒相似，除了缓和辛燥之性，尚可增强其健脾燥湿，导滞止泻的作用。

苍术含有挥发油、三萜、酚酸等活性成分，其中以茅术醇、β-桉叶醇、苍术素等为主要组成的挥发油是苍术祛风湿的物质基础。苍术挥发油含量较高，祛风湿作用较好，从而发挥"燥湿"作用，表现为抗溃疡、调节胃肠运动和利尿作用较强。

麸炒后，由于加热及辅料麦麸的吸附作用，挥发油的含量有所下降，如α-姜黄烯、苍术素、苍术醇的含量均下降，同时挥发油的组成和比例也有改变，促使苍术的"燥性"有所缓和。同时麸炒过程中发生了梅拉德反应，5-羟甲基糠醛等成分含量增加。麸炒后苍术苷A、白术内酯I、白术内酯II含量升高，使麸炒后的苍术健脾作用增强。表现为保护胃黏膜、抗溃疡、促进消化酶分泌作用增强。

综上，苍术麸炒前后，挥发油、苍术苷、内酯类成分及5-羟甲基糠醛等成分含量发生了变化，引起了药效作用的改变。

**【药理作用】**

## 一、苍术的药理作用

**1. 对胃肠双向调节作用** 苍术中的主要成分 β-桉叶醇对胃肠运动功能有双向调节作用：既能在胃肠运动功能正常或低下时促进胃肠蠕动，又能在脾虚泄泻或胃肠功能呈现亢进时显示出明显的抑制作用[4]。

**2. 抗溃疡** 关苍术正丁醇萃取物对醋酸型、幽门结扎型、酒精型及吲哚美辛型胃溃疡均有明显的对抗作用[5]。

**3. 保肝作用** 苍术酮、β-桉叶醇对四氯化碳、半乳糖胺所致小鼠肝脏中毒模型具有一定的保肝作用。苍术酮对叔丁基过氧化物诱导的 DNA 损伤及大鼠肝细胞毒性有抑制作用[6]。

**4. 抗缺氧作用** 苍术的丙酮提取物及 β-桉叶醇能明显延长氰化钾中毒小鼠的存活时间，降低病死率，说明其有较强的抗缺氧能力[7,8]。

**5. 降血糖作用** 苍术苷对小鼠、大鼠、兔、犬有降血糖作用，其降血糖作用与苍术苷对体内巴斯德效应的抑制有关，它和腺嘌呤核苷酸在同一线粒体受点上起竞争性抑制作用，从而抑制细胞内氧化磷酸化作用，干扰能量转移过程[9]。

**6. 抗炎作用** 苍术具有抑制大鼠足跖肿胀、升高胸腺指数、降低脾脏重量指数、降低大鼠血清 IL-1β 和一氧化氮（NO）含量的作用，表明苍术具有一定的抗风湿作用。

**7. 抗氧化作用** 苍术乙酸乙酯提取物具有很好的抗氧化活性，麸炒之后，其抗氧化活性显著下降[10]。

**8. 利尿作用** 苍术可增加大鼠尿量，降低尿液中 $AQP_2$ 的含量，提示苍术能改善湿阻中焦证大鼠体内水湿潴留，但是麸炒苍术对其没有明显的改善作用[11]。

## 二、麸炒苍术的药理作用

**1. 健脾作用** 苍术和麸炒苍术都可使大黄致脾虚大鼠淀粉酶、D- 木糖和血清促胃液素含量增加，血管肠肽含量降低。麸炒苍术组的血清淀粉酶含量和 D- 木糖的含量均高于苍术组，提示麸炒苍术健脾作用优于生品[12]。

**2. 抗溃疡作用** 通过常规组织病理学观察，比较苍术和麸炒苍术治疗胃溃疡药效学的差异。结果发现在治疗胃溃疡，促进其愈合方面，苍术麸炒品的作用优于生品。其作用机制与以下两方面有关。

（1）保护胃黏膜：苍术和麸炒苍术均可促进胃黏膜保护因子 EGF、TFF-2 的分泌，促进这两种胃黏膜保护因子 mRNA 表达，且高、中、低剂量组呈现一定的量效关系。麸炒苍术组的药效优于相应剂量的苍术组，且差异具有显著性。

（2）抗炎 苍术和麸炒苍术均能抑制促炎症细胞因子 IL-6、IL-8、TNF-$\alpha$ 的释放，抑制这 3 种因子的 mRNA 表达，且高、中、低剂量组呈现一定的量效关系。麸炒苍术组的药效优于相应剂量的苍术组。

**3. 保肝作用** 采用四氯化碳（$CCl_4$）复制急性肝损伤模型，麸炒苍术挥发油组能显著降低小鼠血清 AST 和 ALT 水平，即麸炒苍术挥发油部位的保肝作用强于苍术[13]。

**4. 增强免疫作用** 苍术经麸炒后，在提高溶血素水平方面较生品有更强的作用，苍术经麸炒后增强体液免疫的作用更好[14]。

## 三、生、制苍术之复方的药理作用差异

**1. 生、制苍术之平胃散的药理作用差异** 用麸炒苍术制备的平胃散的健脾作用明显强于苍术制备的平胃散，具体表现为麸炒苍术制备的平胃散的促胃液素分泌调节、一氧化氮下调、D- 木糖吸收改善方面的作用明显优于用苍术制备的平胃散（$P < 0.05$）。麸炒苍术制备的平胃散在血管活性肠肽的分泌调节、血清淀粉酶活性的改善方面优于苍术入药的平胃散，提示平胃散宜用麸炒苍术[15]。

**2. 生、制苍术之四妙丸的药理作用差异** 四妙丸主要用于治疗湿热下注、足膝红肿、筋骨疼痛等症，临床常用于治疗类风湿关节炎。用苍术制备的四妙丸在增加佐剂性关节炎大鼠体质量、降低足肿胀、升高胸腺指数、降低脾脏指数、降低 IL-1$\beta$ 水平和一氧化氮水平方面均优于以麸炒苍术入药的四妙丸。其中，在增加大鼠体质量、升高胸腺指数、降低一氧化氮水平方面，苍术制备的四妙丸的效果明显优于麸炒苍术制备的四妙丸（$P < 0.05$）。由此说明，四妙丸宜用苍术[16]。

**【化学成分】**
**南苍术** 主要含挥发油，如苍术醇、$\beta$- 桉叶醇、茅术醇、苍术酮、苍术素等；含有非挥发性成分，主要为倍半萜苷类；另外还含有三萜、酚酸、有机酸和多糖类成分。

**北苍术** 主要含挥发油，如苍术醇、$\beta$- 桉叶醇、茅术醇、苍术酮、苍术素等。

**麸炒苍术** 挥发油含量降低，其中主要成分 $\beta$- 桉叶醇、$\alpha$- 姜黄烯、苍术素等含量下降，苍术苷 A、白术内酯Ⅰ、白术内酯Ⅱ的含量升高，5-羟甲基糠醛的含量明显增加。

**【高效液相色谱异同点】** 由苍术麸炒前后 HPLC 谱图（图 9-1）可见，麸炒后 5-羟甲基糠醛含量明显增加。

**【含量测定】** 照 2010 年版《中国药典》苍术项下【含量测定】方法[1]，苍术麸炒后苍术素的含量下降，见表 9-1。

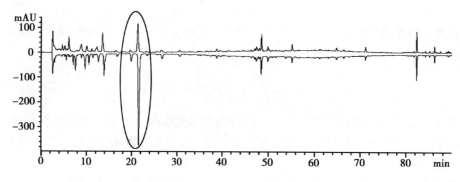

图9-1　生苍术和麸炒苍术 HPLC 图

上为生苍术，下为麸炒苍术

表9-1　苍术和麸炒苍术中苍术素的含量

| 样品 | 苍术素（mg/g） | RSD% |
|---|---|---|
| 苍术 | 3.51 | 2.1 |
| 麸炒苍术 | 2.98 | 2.3 |

【毒性】　苍术临床毒性尚不明确。苍术挥发油对昆明小鼠灌服给药的急性毒性试验的 $LD_{50}$ 为 2245.87mg·$kg^{-1}$，95% 可信限为 1958.3～2575.7mg·$kg^{-1}$。根据化学物质急性毒性（$LD_{50}$）剂量分级表，苍术挥发油分级为低毒。实验过程中小鼠出现少动、运步失调、呼吸减慢等中毒表现。

苍术挥发油对小鼠有镇静作用，抑制小鼠自发活动，可能是给小鼠灌服苍术挥发油后中毒时出现活动减少、趴卧、对外界反应降低等临床症状的原因，而膀胱蓄尿可能与苍术挥发油的利尿作用有关。苍术含有的苍术素能促进胆汁分泌，这与解剖时出现的胆汁增多症状相符。小量苍术挥发油有抑制心搏、减慢心率及镇静作用；大量可致心脏停搏，使呼吸麻痹而致死。大剂量实验组中小鼠死亡的主要原因可能与其对心血管及呼吸中枢抑制有关，而其具体的毒性成分及中毒机制尚有待进一步的探讨[17]。

【生制苍术成分、药效与功用关系归纳】　由苍术麸炒前后的对比研究，初步认为挥发油、倍半萜苷的变化以及梅拉德反应的发生是引起苍术生制品药效差异的物质基础。其变化关系如图9-2所示。

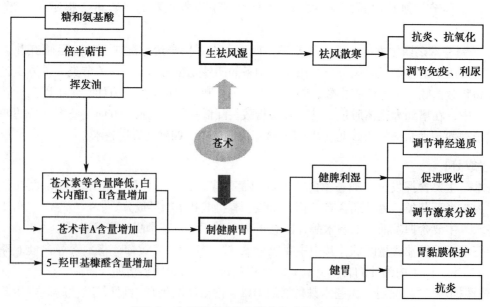

图9-2　生制苍术成分、药效与功用关系图

（才　谦）

• 参 考 文 献 •

[1] 国家药典委员会. 中华人民共和国药典（一部）[S]. 北京：中国医药科技出版社，2010：150-152.
[2] 刘艳菊，许腊英，李水清. 麸炒苍术炮制工艺研究 [J]. 中国医院药学杂志，2009，29（15）：1267-1269.
[3] 胡昌江. 临床中药炮制学 [M]. 北京：人民卫生出版社，2008.
[4] 王金华，薛宝云，梁爱华，等. 苍术有效成分 β-桉叶醇对小鼠小肠推进功能的影响 [J]. 中国药学杂志，2002，37（4）：266-267.
[5] 朴世浩，朴惠善，金德男，等. 关苍术正丁醇萃取物的抗溃疡作用研究 [J]. 中草药，1996，27（7）：410-411.
[6] Hwang JM, Tseng TH, Hsieh Y S, et al. Inhibitory effect of atractylon on tertbutyl hydroperoxide induced DNA damage and hepatic toxicity in rat hepatocytes [J]. *Arch Toxico*, 1996, 70（10）：640-642.
[7] 李育浩，山原条二. 苍术的抗氧化作用及其活性成分 [J]. 中药材，1991，14（6）：41-42.
[8] Yamahara J, Matsuda H, Naitoh Y, et al. Antianoxic action and active constituents of atractylodis lanceae rhizoma [J]. *Chem Pharm Bull*, 1990, 38（7）：2033-2034.
[9] Konno C, Suzuk Y, Oishi K, et al. Isolation and hypoglycemic activity of atractans A, B and glycans of Atractylodes Japonica rhizomes [J]. *Planta*, 1985, （2）：102-104.
[10] 王金梅，张旭，康文艺. 苍术及其麸炒品抗氧化活性研究 [J]. 精细化工，2010，27（7）：664-666.
[11] 刘艳菊，陈雯雯，曾敏，等. 苍术炮制前后水提物药效学研究 [J]. 中国中药杂志，2012，37（15）：2276-2279.
[12] 王丹凤，才谦，刘玉强. 苍术麸炒前后健脾作用研究 [J]. 时珍国医国药，2013，24（1）：155-156.
[13] 沙多依，杭永付，宋菲，等. 北苍术炮制前后挥发油部位保肝作用比较研究 [J]. 现代中药研究与实践，2010，24（4）：41-43.
[14] 叶红平. 苍术及其麸炒品对小鼠特异性免疫功能的影响 [J]. 当代医学，2008，（12）：32.
[15] 徐敬儒，刘玉强，才谦，等. 平胃散中麸炒苍术用生苍术代替前后药效学比较研究 [J]. 上海中医药大学学报，2013，27（6）：78-81.
[16] 白忠旭，刘玉强，才谦. 四妙丸用生苍术与用麸炒苍术的药效学比较研究 [J]. 中草药，2013，44（18）：2577-2580.
[17] 杨明，张中文，李景如，等. 苍术挥发油的急性毒性试验 [J]. 动物医学进展，2008，29（2）：113-114.

## ⌇ 厚 朴 ⌇

【来源】 本品为木兰科植物厚朴 *Magnolia officinalis* Rehd. et Wils. 或凹叶厚朴 *Magnolia officinalis* Rehd. et Wils. var. *biloba* Rehd. et Wils. 的干燥干皮、根皮及枝皮。4—6 月剥取，根皮及枝皮直接阴干，干皮置沸水中微煮后堆置阴湿处，"发汗"至内表面变紫褐色或棕褐色时，蒸软取出，卷成筒状，干燥。主产于四川，湖北等地。

生制厚朴鉴别使用表

| 处方用名 | 厚朴 | 姜厚朴 |
|---|---|---|
| 炮制方法 | 切制 | 姜制 |
| 性状 | 呈弯曲的丝条状或单、双卷筒状。外表面灰褐色，有时可见椭圆形皮孔或纵皱纹。内表面紫棕色或深紫褐色，较平滑，具细密纵纹，划之显油痕。气香，味辛辣、微苦 | 呈弯曲的丝条状或单、双卷筒状。外表面棕褐色，偶见焦斑。内表面深褐色，断面深棕色，颗粒性。略有姜辣气 |
| 性味<br>归经 | 苦、辛，温<br>归脾、胃、肺、大肠经 | 苦、微辛，温<br>归脾、胃、大肠经 |

续表

| | | |
|---|---|---|
| 功能<br>主治 | 燥湿消痰，下气除满<br>用于咳逆气喘，风寒客肺，恶风面喘，寒饮化热，上气咳喘，胸闷烦躁 | 宽中和胃，健胃止呕<br>用于腹中痛泻，痞满胀痛，胃虚呕逆，寒湿积滞，湿滞脾胃，气滞不畅，痰涎壅逆，吞酸吐酸，痞满不食 |
| 炮制作用 | 利于调剂和成分煎出 | 消除刺激性，增强宽中和胃作用 |
| 用法<br>用量 | 水煎口服或入中成药<br>3～10g | 水煎口服或入中成药<br>3～10g |
| 配伍 | 常与杏仁、桂枝、生姜、麻黄、细辛等配伍，治疗风寒客肺，恶风面喘，寒饮化热，上气咳喘等，如桂枝加厚朴杏仁汤、厚朴麻黄汤等 | 常与木香、枳实、诃子、草豆蔻、陈皮、苍术、人参、半夏、白术、吴茱萸等配伍，治疗腹中痛泻，痞满胀痛，胃虚呕逆等，如厚朴枳实汤、厚朴温中汤、平胃散、厚朴汤等 |
| 药理作用 | 改善消化系统功能、抗病毒、抗菌、镇痛抗炎、抗肿瘤、抗氧化 | 改善消化系统功能，抗炎、抑菌作用增强 |
| 化学成分 | 含木脂素类、生物碱类、鞣质及挥发油类成分 | 厚朴酚、和厚朴酚的含量减少；新增姜酚类成分 |
| 检查 | 水分不得过 10.0%；总灰分不得过 5.0%，酸不溶性灰分不得过 3.0% | 水分不得过 10.0%；总灰分不得过 5.0% |
| 含量测定 | 含厚朴酚与和厚朴酚的总量不得少于 2.0% | 含厚朴酚与和厚朴酚的总量不得少于 1.6% |
| 注意 | 气虚津亏者及孕妇慎用 | 气虚津亏者及孕妇慎用 |

## 注释

**【炮制方法】**

厚朴：取原药材，刮去粗皮，洗净，润透，切丝，干燥[1]。

姜厚朴：取厚朴丝，加姜汁拌匀，闷润，待姜汁被吸尽后，置预热适度的炒制容器内，用文火加热，炒干，取出晾凉。以化学成分含量变化为指标，对厚朴的姜制工艺进行优选，优化参数为：用 10% 的姜汁闷润 2 小时，在 120℃下炒干[2]。

除姜汁制法外，还有清炒厚朴、酒制厚朴。

**【性状差异】** 厚朴外表面灰褐色，姜厚朴表面棕褐色，且偶见焦斑，略有姜辣气。（见文末彩图 32）

**【炮制作用】** 厚朴，味苦、辛，性温。其性辛辣，作用较为峻烈，对咽喉有一定的刺激性。厚朴主入肺经，具有较强的下气除满，化饮平喘，清热除烦的作用。用于咳逆气喘，风寒客肺，恶风面喘，寒饮化热，上气咳喘，胸闷烦躁，为消除胀满的要药。《本草纲目》："主肺气胀满，膨而喘咳。"如桂枝加厚朴杏仁汤（《伤寒论》）、厚朴麻黄汤（《金匮要略》）。

厚朴经姜制后，消除了对咽喉的刺激性，并增强宽中和胃止呕的作用。故多用于腹中痛泻，痞满胀痛，胃虚呕逆等症。如治疗宿食不化，寒湿积滞的厚朴枳壳汤（《圣济总录》）；治疗胃虚呕逆、上焦闭塞干呕、痞满不食的厚朴汤（《太平惠民和剂局方》）；治疗便秘积滞、腹部胀闷的厚朴三物汤（《金匮要略》）。

厚朴姜制前后的化学成分变化分析显示，厚朴酚及和厚朴酚的含量下降，但是姜制厚朴的色谱图中增加了姜酚成分[3]。气质联用实验结果表明，厚朴炮制后挥发油总量降低，但其组成未发生改变。这些成分的变化表现为厚朴姜制后抗炎、抗菌作用增强，同时抑制胃溃疡形成、促进胃排空和抑制腹泻的作用也增强，从现代药理学的角度验证了"厚朴有油味苦，不以姜炙则棘人喉舌"炮制理论的合理性。

综合炮制前后药理作用和化学成分的变化，姜制后挥发油总量降低可能是姜厚朴对咽喉刺激性减弱的原因之一；而姜制后促进胃肠道功能则可能是炮制过程中生姜中的一些成分如姜酚进入厚朴，即由于辅料生姜的协同作用产生的结果。

## 【药理作用】

### 一、厚朴的药理作用

**1. 抗病毒、抗肿瘤** 厚朴酚、和厚朴酚及单萜木兰醇是 TPA 诱导 Epstein-Barr 病毒早期抗原（EBV-EA）活化作用的拮抗剂。厚朴酚对背部、皮下及右后足跖移植的肿瘤均有抑制增殖的作用，新生血管数也明显减少[4]。

**2. 抗菌** 厚朴的乙醚和甲醇提取物对致龋菌以及变形链球菌有强抗菌作用，其抗菌活性成分确定为厚朴酚与和厚朴酚。厚朴的初提成分厚朴碱与厚朴挥发油饱和水溶液对金黄色葡萄球菌、八叠球菌和枯草杆菌有一定的抑菌作用。此外，厚朴活性成分厚朴酚及和厚朴酚对 5 种口腔致龋浮游菌均有明显的抑制作用[5]。

**3. 对胃肠活动的影响** 厚朴5%乙醇提取物对黏膜溃疡呈显著抑制作用，厚朴酚对 Shays 幽门结扎、水浸应激性胃溃疡，组胺所致十二指肠痉挛均有抑制作用[6]。另有研究表明，厚朴乙醇提取物能明显抑制盐酸型溃疡，对抗番泻叶性小鼠腹泻，增加大鼠胆汁流量，说明厚朴对消化系统有明显促进作用[7]。

**4. 镇痛抗炎** 厚朴酚可以明显影响白细胞的功能，对炎症介质 $LTB_4$ 和 5-HETE 的生物合成有较强的抑制作用。厚朴乙醇提取物有明显镇痛作用，能明显减少乙酸引起的小鼠腹腔毛细血管通透性升高，并明显抑制二甲苯引起的小鼠耳郭肿胀及角叉菜胶引起的小鼠足跖肿胀[8]。

**5. 抗氧化作用** 以 DPPH 自由基法、硫巴比妥酸法、$Na_2S_2O_3-I_2$ 滴定分析法考察厚朴不同提取物的抗氧化作用，结果显示所有提取物对 DPPH 自由基均有清除作用，以乙醇提取物活性最高[9]。

**6. 其他作用** 厚朴还具有抑制中枢神经系统、抗血栓及抗凝等多种药理作用。如厚朴酚可使小鸡脊髓反射完全被抑制；和厚朴酚与厚朴酚对叔丁基氢过氧化物（tBH）或半乳糖胺（GalN）致肝细胞损害具有防护作用等[6]。

### 二、姜厚朴的药理作用

**1. 对胃肠道的作用** 在盐酸型溃疡模型下，厚朴组与姜厚朴组均能明显抑制溃疡形成，姜厚朴的作用强于厚朴。另有研究表明，厚朴及其姜制品水煎液均可促进小鼠胃排空功能，姜制品水煎液对小鼠胃排空功能的促进作用强于厚朴水煎液；抑制腹泻方面的研究表明厚朴有一定的抑制番泻叶所致腹泻的作用，厚朴与姜厚朴作用差异虽无显著性，但姜厚朴的作用优于厚朴[10,11]。

**2. 抗炎** 厚朴与姜厚朴均能在一定程度上抑制二甲苯所致小鼠耳郭肿胀，姜厚朴的抑制作用稍强于厚朴，二者之间的差异无显著性[10]。

**3. 抑菌** 采用碟管二剂量法对厚朴不同炮制品体外抑菌作用进行研究，结果表明姜汁制厚朴对金黄色葡萄球菌的抑制作用强于厚朴[12]。

## 【化学成分】
**厚朴** 主要含酚类如厚朴酚、和厚朴酚等；生物碱类如木兰箭毒碱、厚朴碱等；挥发油等[13]。
**姜厚朴** 厚朴酚、和厚朴酚的含量降低；挥发油成分及木兰花碱含量无显著差异，新增成分姜酚[3]。
## 【含量测定】
采用高效液相色谱法测定厚朴和姜厚朴中厚朴酚与和厚朴酚的含量[14]，结果表明姜制后二者的含量下降，见表9-2。

表9-2 厚朴与姜厚朴的酚类成分含量（%）

| 样品 | 厚朴酚 | 和厚朴酚 |
|---|---|---|
| 厚朴 | 2.1971 | 0.4105 |
| 姜厚朴 | 1.8100 | 0.3363 |

## 【药物代谢】
观察厚朴酚与和厚朴酚在 Wistar 大鼠体内的药动学过程。用高效液相色谱法测定大鼠灌胃给予上述两种成分后，不同时间各组织和体液中药物的含量及其蛋白结合率，并计算其在血中的药动学。结果表明两种成分在大鼠体内的代谢符合一级消除动力学二室开放模型，$C_{max}$ 分别为 0.974mg·$L^{-1}$ 和 0.522mg·$L^{-1}$，$t_{1/2\beta}$ 为 3.136 小时和 3.284 小时，$t_{1/2Ka}$ 为 0.160 小时和 0.261 小时；进入体内后主要滞留于胃肠内，其他主要分布于肝、肺、肾组织中；血浆蛋白结合率分别为 68.54% 和 53.81%；以粪排出为主，尿和胆汁排出量只有约 5%。厚朴酚与和厚朴酚吸收较差，进入循环后以肝代谢和肾排泄为主[15]。

【不良反应】　从急性毒性及对家兔眼、豚鼠皮肤刺激性的角度，对厚朴炮制前后的毒性及刺激性作用开展研究，结果证明厚朴没有毒性，但具有一定的刺激性作用，该作用姜制后可以缓和[16]。

【生制厚朴成分、药效与功用关系归纳】　由厚朴姜制前后的对比研究，初步认为厚朴酚及和厚朴酚的含量变化、姜酚的生成是引起厚朴生制品药效差异的物质基础。其变化关系图 9-3 所示。

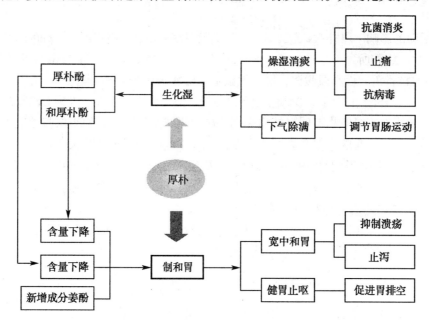

图 9-3　生制厚朴成分、药效与功用关系图

（才　谦）

---

## 参考文献

［1］国家药典委员会. 中华人民共和国药典（一部）［S］. 北京：中国医药科技出版社，2010：235.

［2］刘元慧，王晓明，王德兴，等. 厚朴饮片不同加工工艺的比较研究［J］. 时珍国医国药，2009，20（4）：899-891.

［3］冯慧萍，杨中林，胡育筑. 厚朴及其炮制品 HPLC-DAD-MS 色谱指纹图谱的研究［J］. 中成药，2007，29（1）：84-87.

［4］池田浩治. 厚朴酚抑制肿瘤细胞增殖［J］. 国外医学中医中药分册，2002，24（4）：248-250.

［5］黄冰冰，樊明文，杨祥良，等. 中草药对牙周病菌生长的影响［J］. 第四军医大学学报，2003，24（5）：424-426.

［6］陈笈，王伯初. 厚朴的药理研究进展［J］. 重庆大学学报（自然科学版），2005，28（9）：136-139.

［7］朱自平，张明发，沈雅琴，等. 厚朴对消化系统的药理作用［J］. 中国中药杂志，1997，11（22）：686-688.

［8］朱自平，张明发，沈雅琴，等. 厚朴的镇痛抗炎药理作用［J］. 中草药，1997，28（10）：613-615.

［9］Meng J, Hu YF, Hu BL, et al. Study on antioxidant effect of *Magnolia officinalis*［J］. *Zhongguo Youzhi*，2000，25（4）：30-32.

［10］许腊英，胡静，翁德会，等. 净厚朴与姜厚朴水煎液主要药理学比较［J］. 中国医院药学杂志，2007，27，（11）：1503-1505.

［11］张永太，吴皓. 厚朴姜制前后对胃肠运动功能影响的实验研究［J］. 时珍国医国药，2007，18（11）：

2617-2618.

[12] 周新蓓, 欧阳荣. 厚朴不同炮制品体外抑菌作用的研究 [J]. 湖南中医药大学学报, 2008, 28 (1): 38-40.

[13] 吕雪斌, 罗安东, 胡家敏, 等. 厚朴药材研究进展 [J]. 安徽农业科学, 2011, 39 (16): 9614-9615.

[14] 曾诠, 宋学华, 张泉, 等. 厚朴及其炮制品中厚朴酚与和厚朴酚含量测定 [J]. 中草药, 1996, 27 (1): 11-13.

[15] 袁成, 梁爱君, 曾林, 等. 厚朴酚与和厚朴酚在大鼠体内的药代动力学 [J]. 解放军药学学报, 2003, 18 (4): 258-260.

[16] 刘彦群, 刘凯, 何静. 壳聚糖家兔眼刺激实验 [J]. 徐州医学院学报, 2002, 22 (3): 201-203.

# ❧ 砂 仁 ❧

**【来源】** 本品为姜科植物阳春砂 *Amomum villosum* Lour、绿壳砂 *Amomum villosum* Lour. var. *xanthioides* T. L. Wu et Senjen 或海南砂 *Amomum longiligulare* T. L. Wu 的干燥成熟果实。主产于广东、广西、云南、海南等地。

生制砂仁鉴别使用表

| 处方用名 | 砂仁 | 盐砂仁 |
|---|---|---|
| 炮制方法 | 净制 | 盐制 |
| 性状 | 呈椭圆形或卵圆形, 有不明显的三棱, 种子为不规则多面体, 表面棕红色或暗褐色, 气芳香而浓烈, 味辛凉、微苦 | 椭圆形或卵圆形, 表面棕褐色或暗褐色, 辛香气稍减, 味微咸 |
| 性味归经 | 辛, 温<br>归脾、胃、肾经 | 微辛, 微温<br>归肾、脾、胃经 |
| 功能主治 | 化湿开胃, 温脾止泻, 理气安胎<br>用于湿浊中阻, 脘痞不饥, 脾胃虚寒, 呕吐泄泻, 妊娠恶阻 | 温中暖肾, 理气安胎<br>用于小便频数, 妊娠恶阻, 胎动不安, 霍乱转筋 |
| 炮制作用 | 利于调剂和成分煎出 | 缓和辛温之性, 增强理气安胎作用 |
| 用法用量 | 水煎口服或入中成药, 后下<br>3~6g | 水煎口服或入中成药, 后下<br>3~6g |
| 配伍 | 常与人参、白术、香附、茯苓、白豆蔻、广藿香等配伍, 治疗湿浊中阻, 脘痞不饥, 脾胃虚寒, 呕吐泄泻, 如香砂六君子汤 | 常与香附、阿胶、艾叶、覆盆子、桑螵蛸、益智仁、小茴香、吴茱萸等配伍, 治疗霍乱转筋、胎动不安, 如铁罩散 |
| 药理作用 | 促进肠道运动、镇痛、抗炎、抗菌、抗氧化等作用 | 缩尿作用较强 |
| 化学成分 | 挥发油、皂苷、黄酮、有机酸等 | 乙酸龙脑酯等挥发油成分含量降低; 黄酮、皂苷类成分溶出率增加 |
| 检查<br>浸出物<br>含量测定 | 水分不得过 15.0%; 总灰分不得过 12.0%; 酸不溶性灰分不得过 2.5%<br>水浸出物不得少于 10.0%<br>阳春砂、绿壳砂种子团含挥发油不得少于 3.0%(ml·g⁻¹); 海南砂种子团含挥发油不得少于 1.0%(ml·g⁻¹); 乙酸龙脑酯 ($C_{12}H_{20}O_2$) 不得少于 0.90% | 水分不得过 15.0%; 总灰分不得过 10.0%; 酸不溶性灰分不得过 2.0%<br>水浸出物不得少于 10.0%<br>阳春砂、绿壳砂种子团含挥发油不得少于 1.5%(ml·g⁻¹); 海南砂种子团含挥发油不得少于 0.5%(ml·g⁻¹); 乙酸龙脑酯 ($C_{12}H_{20}O_2$) 不得少于 0.90% |
| 注意 | 入汤剂应后下, 阴虚有热者忌用 | 阴虚有热者慎用 |

## 注释

**【炮制方法】**

砂仁：取原药材，除去杂质，用时捣碎[1]。

盐砂仁：取净砂仁，加定量的盐水拌匀后，置密闭的容器内闷润，文火炒干，取出，放凉[2]。以化学成分含量为指标，对砂仁盐制工艺进行优选，优化参数为：100g 砂仁用食盐 2g 加 40 ml 水溶解，与砂仁拌匀，闷润 1 小时，100℃炒 25 分钟。

砂仁除盐制外，还有姜汁拌，酒炒等。

**【性状差异】** 砂仁种子团表面棕红色或暗褐色。盐砂仁表面呈棕褐色或黑褐色，有咸味。

**【炮制作用】** 砂仁，味辛香，主入脾、肾经，化湿开胃、温脾止泻力较强，多用于湿浊中阻、脘痞不饥、脾胃虚寒、呕吐泄泻、妊娠恶阻。因此用于化湿开胃、温脾止泻时应用本品，如治脾胃虚弱、湿滞内阻的香砂六君子汤（《医方集解》）。

砂仁盐制后，辛燥之性略减，温而不燥，并能引药下行，增强入肾经的作用，使温中暖肾、理气安胎的作用增强。多用于霍乱转筋，胎动不安，《得配本草》言："安胎带壳炒熟，研用。"如治妊娠胎动不安的铁罩散（《朱氏集验方》）。

砂仁中主要的化学成分为挥发油，如乙酸龙脑酯、樟烯、樟脑、龙脑、柠檬烯等，具有促进胃肠功能，排除肠积气的作用[3]。因此砂仁化湿开胃、温脾止泻作用强于盐制品。

砂仁盐制过程中，挥发油因为加热而含量降低，尤其是乙酸龙脑酯、樟烯、樟脑等，使抗炎、镇痛、止泻作用降低。但黄酮、皂苷等成分溶出率增加，使其暖肾安胎作用增强。故盐砂仁多用于脾肾虚寒、妊娠恶阻、胎动不安等症。

**【药理作用】**

### 一、砂仁的药理作用

**1. 对胃溃疡的影响** 砂仁挥发油具有缓解炎症和促进胃溃疡愈合的作用，其作用机制可能是清除过量氧自由基，调控致炎和抗炎细胞因子的平衡，提高乙酸性胃溃疡大鼠骨黏膜 PS2 水平，下调PAF 的表达，提高 SP 的表达、胃黏膜氨基己糖及磷脂含量，最终改变胃黏膜疏水性，加强黏液凝胶层的稳定性，从而防止溃疡的产生和复发[4-9]。

**2. 对胃肠道的影响** 阳春砂仁提取液可以升高胃电慢波的幅度，而不影响其频率[10]。

**3. 对离体平滑肌的影响** 砂仁对胃体、胃窦纵行肌、环行肌收缩波平均振幅及幽门运动指数均有抑制作用，具有解除平滑肌痉挛的作用，这可能与其消胀作用有关[11,12]。

**4. 镇痛抗炎作用** 乙酸龙脑酯具有较显著的镇痛抗炎作用，其镇痛作用部位既在外周神经末梢，亦可能在中枢神经，镇痛作用机制不同于阿片类药物[13-15]。

**5. 对高血糖的影响** 砂仁提取物对糖尿病大鼠胰岛细胞具有明显的保护作用，并可改善胰岛细胞超微结构变化，说明砂仁提取物具有潜在的降血糖作用[16]。

**6. 抑菌止泻作用** 海南砂仁挥发油对番泻叶所致大肠性腹泻有效，对蓖麻油所致小肠性腹泻几乎无效[17]。

**7. 对部分真菌及细菌的抑制** 砂仁挥发油对红色毛癣菌、须毛癣菌、石膏样小孢子癣菌、金黄色葡萄球菌和粪肠球菌均表现出显著的抑制活性[18]。

### 二、盐砂仁的药理作用

缩尿作用 砂仁对于小鼠水负荷尿多模型有显著的缩尿作用，并且盐砂仁作用优于砂仁[2]。

**【化学成分】**

**砂仁** 主要含挥发油类，如乙酸龙脑酯、樟烯、樟脑、龙脑、柠檬烯等；还含有皂苷、黄酮、有机酸等成分。

**盐砂仁** 挥发油含量降低；黄酮、皂苷类成分煎出率提高。

**【含量测定】** 照 2010 年版《中国药典》（一部）砂仁项下【含量测定】方法[1]，砂仁及其盐制品中乙酸龙脑酯含量有差异，阳春砂仁中乙酸龙脑酯的含量为 $10mg \cdot g^{-1}$，盐制后其含量降为 $9mg \cdot g^{-1}$。

**【生制砂仁成分、药效与功用关系归纳】** 由砂仁盐制前后的对比研究，初步认为挥发油、黄酮、皂苷的含量变化是引起砂仁生制品药效差异的物质基础。其变化关系如图 9-4 所示。

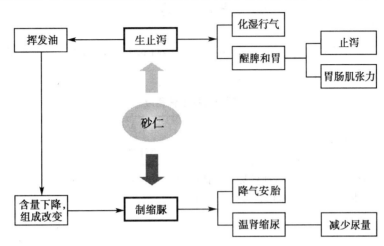

图 9-4 生制砂仁成分、药效与功用关系图

（胡昌江 熊 瑞）

---

**◆ 参 考 文 献 ◆**

[1] 国家药典委员会. 中华人民共和国药典（一部）[S]. 北京：中国医药科技出版社，2010：236.

[2] 熊磊. 盐制砂仁炮制工艺、质量标准及药理研究 [D]. 成都：成都中医药大学硕士学位论文，2009.

[3] 梅全喜，毕焕新. 现代中药药理手册 [M]. 北京：中国中医药出版社，1999：207.

[4] 胡玉兰，张忠义，王文婧，等. 砂仁挥发油对大鼠乙酸性胃溃疡的影响及其机理探讨 [J]. 中药材，2005，28（11）：1022-1024.

[5] 胡玉兰. 砂仁挥发油治疗胃肠粘膜炎性疾病的免疫药理研究 [D]. 广州：第一军医大学硕士学位论文，2006.

[6] 黄国栋，黄媛华，唐丽君，等. 砂仁挥发油对胃溃疡黏膜 PAF 表达的影响 [J]. 中药材，2008，31（11）：1714-1716.

[7] 黄国栋，黄强，黄敏，等. 砂仁挥发油对胃溃疡黏膜 PS2 表达的影响及意义 [J]. 山东医药，2009，9（22）：27-28.

[8] 黄国栋，黄强，黄敏，等. 砂仁挥发油对胃溃疡黏膜 SP 表达的影响 [J]. 中药材，2009，32（8）：1265-1266.

[9] 黄强，黄国栋，方承康. 砂仁挥发油对胃溃疡胃黏膜疏水性影响的实验研究 [J]. 中医药学报，2009，37（3）：33-35.

[10] 石胜刚，黄溢明. 阳春砂仁提取液对胃电活动的影响 [J]. 西北国防医学杂志，2009，30（5）：361-362.

[11] 李伟，郑天珍，瞿颂义，等. 芳香化湿类中药对大鼠离体胃平滑肌运动的影响 [J]. 兰州医学院学报，1998，24（4）：6-8.

[12] 丁平，方琴，张丹雁. 云南引种阳春砂与阳春砂药理活性对比研究 [J]. 中国药学杂志，2004，39（5）：342-344.

[13] 李晓光，叶富强，徐鸿华. 砂仁挥发油中乙酸龙脑酯的药理作用研究 [J]. 华西药学杂志，2001，16（5）：356-358.

[14] 吴晓松，李晓光，肖飞，等. 砂仁挥发油中乙酸龙脑酯镇痛抗炎作用的研究 [J]. 中药材，2004，27（6）：438-439.

[15] 吴晓松，肖飞，张志东，等. 砂仁挥发油中乙酸龙脑酯的镇痛作用及其机制研究 [J]. 中药材，2005，28（6）：505-506.

[16] 赵容杰，赵正林，金梅红，等. 砂仁提取物对实验性糖尿病大鼠的降血糖作用 [J]. 延边大学医学学报，2006，

29（2）：97-99.

[17] 赵锦，董志，朱毅，等. 海南砂仁挥发油抗炎镇痛止泻的实验研究 [J]. 中成药，2009，31（7）：1010-1014.

[18] 张生潭，王兆玉，汪铁山，等. 中药砂仁挥发油化学成分及其抗菌活性 [J]. 天然产物研究与开发，2011，23（3）：464-472.

# 草 果

【来源】 本品为姜科植物草果 *Amomum tsao-ko* Crevost et Lemaire 的干燥成熟果实。秋季果实成熟时采收，除去杂质，晒干或低温干燥。主产于中国云南、广西、贵州等地。

生制草果鉴别使用表

| 处方用名 | 草果仁 | 姜草果仁 |
| --- | --- | --- |
| 炮制方法 | 净制 | 姜汁制 |
| 性状 | 为不规则的多角形颗粒，表面红棕色，偶附有淡黄色薄膜状的假种皮，坚硬，具有特异香气，味辛辣、微苦 | 呈棕褐色，略有焦斑，味辛辣 |
| 性味 归经 | 辛，温 归脾、胃经 | 辛，微温 归脾、胃经 |
| 功能 主治 | 燥湿温中，截疟除痰 用于寒湿内阻，脘腹胀痛，痞满呕吐，疟疾寒热，瘟疫发热 | 燥湿温中，止痛止呕 用于胃脘冷痛，恶心呕吐，饮食停滞，疟疾 |
| 炮制作用 | 利于调剂 | 缓和燥烈之性，增强温中散寒、止痛止呕作用 |
| 用法 用量 | 水煎口服或入中成药 3~6g | 水煎口服或入中成药 3~6g |
| 配伍 | 常与天南星、半夏、茯苓等配伍，治疗痰饮积聚，头痛背痛，饮食呕恶，如驱痰饮子；常与黄芩、知母、槟榔等配伍，治疗瘟疫初起，先憎寒而后发热，日后但热而无寒，昼夜发热，日晡益甚，头痛身痛，如达原饮 | 常与柴胡、黄芩、半夏等配伍，治疗瘅疟但热不寒，或热多寒少，脉来弦数等，如清脾饮；常与丁香、高良姜、厚朴配伍，治疗寒湿中阻，寒多热少，手足厥冷，遍身浮肿，心腹冷痛，如草果饮；常与陈皮、厚朴、苍术等配伍，治疗痰饮积聚，吞吐酸水，反胃呕吐，如草果平胃散 |
| 药理作用 | 镇痛、防霉、抗氧化、降血糖 | 镇痛、促进胃液分泌、增强胃蛋白酶活性 |
| 化学成分 | 挥发油，微量元素 | 挥发油含量降低；浸出物含量增加 |
| 检查 含量测定 | 水分不得过 15.0%；总灰分不得过 8.0% 含挥发油不得少于 1.4%（ml·g⁻¹） | 水分不得过 10.0%；总灰分不得过 6.0% 含挥发油不得少于 0.7%（ml·g⁻¹） |
| 注意 | 气虚或血亏，无寒湿实邪者忌服 | 气虚或血亏，无寒湿实邪者忌服 |

## 注释

### 【炮制方法】

草果仁：取原药材，除去杂质，置炒制容器内，用中火加热，炒至色泽加深并微鼓起，去壳，取仁，用时捣碎[1]。

姜草果仁：取净草果仁，加生姜汁拌匀，闷润，待姜汁被吸尽后，置炒制容器内，用文火加热，炒干，取出放凉。用时捣碎。每100kg草果仁，用生姜10kg。

【性状差异】 草果仁表面红棕色，具有特异香气。姜草果仁表面呈棕褐色，略有焦斑，味辛辣。

【炮制作用】 草果，味辛、性温，归脾、胃经。具有燥湿温中，除痰截疟的功能，用于寒湿内阻，脘腹胀痛，痞满呕吐疟疾寒热。草果仁辛香燥烈，燥湿散寒作用较强。多用于痰饮、瘟疫。如治太阴寒湿的四苓加木瓜草果厚朴汤（《温病条辨》）；治寒痰，疟疾的草果饮（《太平惠民和剂局方》）；治痰饮积聚，头痛背痛，饮食呕恶的驱痰饮子（《奇效良方》）；治瘟疫初起，先憎寒而后发热，日后但热而无寒，昼夜发热，日晡益甚，头痛身痛的达原饮（《温疫论》）。

姜草果仁，燥烈之性有所缓和，温中散寒、止痛止呕能力强，用于胃脘冷痛、恶心呕吐、饮食停滞、疟疾。如治饮食积聚，胸满痞闷，腹胀坚结，消化不良的加味烂积丸（《部颁标准》）；治瘅疟但热不寒，或热多寒少，脉来弦数的清脾饮（《济生方》）；治寒湿中阻，寒多热少，手足厥冷，遍身浮肿，心腹冷痛的草果饮（《证治准绳》）；治痰饮积聚，吞吐酸水，反胃呕吐的草果平胃散（《太平惠民和剂局方》）。

草果炮制后挥发油的含量降低，辛散之性缓和，这与姜草果仁燥烈之性有所缓和，温中散寒、止痛止呕能力强的中医理论相符[2]。药理实验表明，草果不同炮制品均可拮抗由醋酸引起的小鼠腹痛，拮抗由肾上腺素引起的回肠运动抑制和乙酰胆碱引起的回肠痉挛，其中姜草果作用好于其他制品[3]。

【药理作用】

## 一、草果的药理作用

**1. 镇痛作用** 从草果甲醇提取物中分离的 13 种单体成分均能明显抑制脂多糖诱导鼠 BV2 小神经胶质细胞 NOS 酶活性，提示草果有抗炎镇痛作用[4]。

**2. 防霉作用** 草果挥发油对桔青霉、黑曲霉、产黄青霉、黑根霉、黄绿青霉、黄曲霉 6 种霉菌有明显抑菌作用[5]。

**3. 抗氧化作用** 用索氏提取器萃取的草果油树脂具有抗氧化性且和剂量有效应关系[6]。

**4. 其他作用** 采用 Ames 试验发现草果的抗诱变作用较强[6]；同时具有降血糖作用[7]。

## 二、姜草果的药理作用

**1. 对大鼠胃液分泌和胃蛋白酶活性的作用** 草果炮制品混悬液对大鼠胃液分泌有明显的促进作用；草果炮制品混悬液对大鼠总酸度和总酸排出量有明显促进作用；草果炮制品混悬液能明显增强胃蛋白酶活性，促进胃蛋白酶排出量[8]。

**2. 镇痛作用** 不同的草果均可拮抗由醋酸引起的小鼠腹痛，且以姜草果疗效最佳。在离体肠管活动中，均有拮抗肾上腺素引起的回肠运动抑制和乙酰胆碱引起的回肠痉挛，其中姜草果疗效好于其他，说明姜制草果可使其镇痛作用增强[3]。

【化学成分】

草果仁 主要含挥发油类成分，如反-2-十一烯醛、柠檬醛、柠檬烯等[9]；草果素、草果酮、草果苷[10]。此外，还含有淀粉、油脂及微量元素等成分。

姜草果仁 草果姜制后挥发油含量有所减少；Pb 含量下降，Zn、Cu、Ni 等元素的含量增加。

【含量测定】 照 2010 年版《中国药典》（一部）草果项下【含量测定】方法[1]，测定不同炮制品及不同入药部位的草果中挥发油含量和浸出物含量，结果有明显差异，见表9-3、表9-4。

表 9-3 不同草果样品挥发油含量（%）

| 样品 | 挥发油 | RSD |
| --- | --- | --- |
| 草果仁 | 1.53 | 1.21 |
| 炒草果仁 | 1.43 | 1.29 |
| 全草果 | 1.24 | 2.99 |
| 草果壳 | 0.24 | 4.17 |

表9-4　草果不同部位生品、炮制品浸出物含量（%，n=3）

| 样品 | 草果 | 草果仁 | 草果壳 | 姜炙草果仁 | 炙草果仁 | 膈膜 | 清炒草果仁 |
|---|---|---|---|---|---|---|---|
| 浸出物含量 | 5.71 | 2.43 | 12.28 | 2.95 | 5.27 | 10.80 | 2.84 |

**【生制草果成分、药效与功用关系归纳】**　由草果姜制前后的对比研究，初步认为挥发油和微量元素的变化是引起草果生制品药效差异的物质基础。其变化关系如图9-5所示。

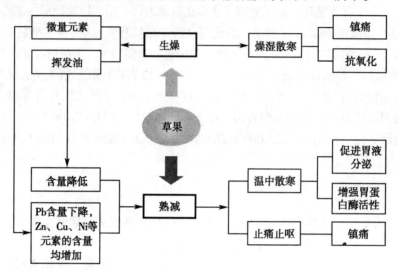

图9-5　生制草果成分、药效与功用关系图

（鞠成国）

---

● 参 考 文 献 ●

［1］国家药典委员会. 中华人民共和国药典（一部）［S］. 北京：中国医药科技出版社，2010：222-223.

［2］金传山，庞国兴，周本春，等. 草果炮制的初步研究［J］. 中成药，1998，20（2）：15-16.

［3］李伟，贾冬. 草果的无机元素及药理作用［J］. 中国中药杂志，1992，17（12）：727-728.

［4］Lee KY，Kim SH，Sung SH，et al. Inhibitory constituents of lipopolysaccharide- induced nitric oxide production in BV2 microglia isolated from *Amomum tsao-ko*［J］. *Planta Med*，2008，74（8）：867.

［5］谢小梅，龙凯，钟裔荣，等. 高良姜、草果防霉作用的实验研究［J］. 中国药业，2002，11（5）：45.

［6］洪东旭. 香辛料油树脂抗氧化性抗诱变的实验研究［J］. 中国食品卫生杂志，1995，7（3）：21-23.

［7］Yu LQ，Nobuya S，Hiramitsu S. Effects of some Chinese spices on body weights, plasma lipids, lipid peroxidant, and glucose, and liver lipids in mice［J］. *Food Sci Technol Res*，2007，13（2）：155.

［8］包勒朝鲁，那生桑，乌兰图雅. 蒙药草果炮制研究［J］. 中国民族医药杂志，2009，（2）：70.

［9］李世诚，丁靖凯，易元芬. 草果精油化学成分的研究［J］. 中草药通讯，1977，（2）：13-15.

［10］宋启示. 几种热带植物的化学生态学研究［D］. 昆明：中国科学院昆明植物研究所博士学位论文，2003.

# 第十章

## 利水渗湿药

### 泽泻

【来源】 本品为泽泻科植物泽泻 *Alisma orientalis* （Sam.） Juzep. 的干燥块茎。冬季茎叶开始枯萎时采挖，洗净，干燥，除去须根和粗皮。主产于福建、四川、江西等地。

生制泽泻鉴别使用表

| 处方用名 | 泽泻 | 盐泽泻 |
|---|---|---|
| 炮制方法 | 切制 | 盐制 |
| 性状 | 圆形或椭圆形厚片，外表黄白色或淡黄棕色，断面黄白色，粉性。气微，味微苦 | 圆形或椭圆形厚片，切面深黄色，偶见焦斑，味微咸 |
| 性味<br>归经 | 甘、淡，寒<br>归肾、膀胱经 | 甘、微咸，微寒<br>主入肾经 |
| 功能<br>主治 | 利尿渗湿，泻热，化浊<br>用于小便不利、水肿胀满、泄泻尿少、痰饮眩晕，热淋涩痛等 | 增强滋阴、泻热、利尿渗湿<br>用于小便淋涩、遗精淋漓、腰部重痛等 |
| 炮制作用 | 利于调剂和成分煎出 | 引药下行，增强保肝、利尿的作用 |
| 用法<br>用量 | 水煎口服或入中成药<br>6~10g | 水煎口服或入中成药<br>3~10g |
| 配伍 | 常与茯苓、猪苓、车前子、茵陈、滑石粉等配伍，治疗湿热黄疸等。如茵陈五苓散 | 常与茯苓、干姜、杜仲、地黄、山茱萸、牡丹皮等配伍，治疗水热互结、小便不利等。如六味地黄丸 |
| 药理作用 | 利尿、抑制结石、降压、降血脂、抗脂肪肝、抗肾炎、免疫调节 | 抗胆固醇、利尿作用 |
| 化学成分 | 三萜、倍半萜、二萜、生物碱、多糖 | 24-乙酰泽泻醇 A 含量增加，23-乙酰泽泻醇 B 含量有所减少 |
| 检查<br>浸出物<br>含量测定 | 水分不得过 12.0%；总灰分不得过 5.0%<br>醇溶性浸出物不得少于 10.0%<br>23-乙酰泽泻醇 B 不得少于 0.050% | 水分不得过 13.0%；总灰分不得过 6.0%<br>醇溶性浸出物不得少于 10.0%<br>23-乙酰泽泻醇 B 不得少于 0.040% |

## 注释

【炮制方法】

泽泻：取原药材，除去杂质，稍浸，润透，切厚片，干燥[1]。

盐泽泻：取净泽泻片，用食盐水拌匀闷润，待盐水被吸尽后，置炒制容器内，用文火加热，炒至深黄色，取出，晾凉，筛去碎屑[1]。以23-乙酰泽泻醇B含量为指标，对泽泻盐制工艺进行优化，优化参数为：每100kg泽泻用盐2kg，闷润5小时，110℃炒35分钟[2]。

除盐泽泻外，还有麸炒泽泻。

**【性状差异】**　泽泻切面黄白色，气微，味微苦。经盐制后切面呈深黄色，略带焦斑，具咸味。（见文末彩图33）

**【炮制作用】**　泽泻味甘、淡，性寒。主入肾和膀胱经，具有较强的利尿渗湿，泻热，化浊等作用，用于小便不利、水肿、泄泻、淋浊、湿热黄疸、湿热带下、痰饮等症，如茵陈五苓散[3]。

泽泻盐制后能够引药下行，增强滋阴、泻热、利尿渗湿的作用，利尿而不伤阴。用于小便淋涩、遗精淋漓、腰部重痛等症，如六味地黄丸[4]。

泽泻麸炒后寒性缓和，以渗湿和脾，降浊升清为主。用于脾湿泄泻、痰湿眩晕等症，如四苓散[5]。

泽泻的主要活性成分为泽泻醇类，包括24-乙酰泽泻醇A及23-乙酰泽泻醇B[6]。泽泻醇类化合物具有很强的药理活性，24-乙酰泽泻醇A可显著降低血液中的胆固醇及利尿作用，23-乙酰泽泻醇B具有利尿、降低胆固醇、保肝、提高胆碱乙酰转移酶活性等药理活性。泽泻炮制过程中，23-乙酰泽泻醇B出现两条转变途径，一条是氧环开裂并重排生成24-乙酰泽泻醇A，进一步脱乙酰基转化成泽泻醇A；另一条是先脱乙酰基生成泽泻醇B，继而氧环开裂转化成泽泻醇A[7]。因此泽泻盐制后，23-乙酰泽泻醇B大量转化为24-乙酰泽泻醇A[8]。24-乙酰泽泻醇A含量升高和23-乙酰泽泻醇B含量降低，故制品的调节脂代谢作用更强。

泽泻及其炮制品均能明显对抗小鼠急性肝损伤，但盐泽泻水提取物保肝作用优于泽泻及麸泽泻，说明泽泻盐制后保肝降酶的作用增强，是因为泽泻中24-乙酰泽泻醇A保肝成分含量升高，且在盐制后增强了其水溶性，利于水煎煮时有效成分的煎出[9]。

**【药理作用】**

## 一、泽泻的药理作用

**1. 利尿作用**　泽泻水提液能够增加大鼠尿量[10]。

**2. 抑制结石作用**　泽泻乙酸乙酯提取物能通过抑制肾组织内草酸钙晶体的形成和减少肾间胰蛋白酶抑制物的表达与抑制肾骨蛋白的表达来抑制尿结石的形成[11]。四环三萜类成分对草酸钙晶体生长抑制作用最强[12]。

**3. 降血压作用**　泽泻乙醇提取物给兔静脉注射可使其血压迅速下降；泽泻的甲醇、苯和丙酮提取物可使猫和兔的血压下降[13]。

**4. 降血脂及抗动脉粥样硬化作用**　泽泻提取物对兔实验性高胆固醇症有明显降胆固醇作用，尤以24-乙酰泽泻醇A降脂作用最强[14]。

**5. 抗脂肪肝作用**　泽泻甲醇、苯和丙酮提取物对各种原因引起的动物脂肪肝均有良好的治疗效应[15]。

**6. 抗肾炎作用**　泽泻对结核杆菌、金黄色葡萄球菌及肺炎双球菌等有一定抑制作用[13]。还能减轻二甲苯所致小鼠耳郭肿胀，抑制炎症后期肉芽组织增生[16]。

**7. 调节免疫作用**　泽泻可降低机体细胞免疫功能，对迟发型过敏反应的抑制有抗原抗异性[17]。

## 二、盐泽泻的主要药理作用

**保肝作用**　盐泽泻水提取物能明显对抗小鼠急性肝损伤，并且作用优于泽泻及其麸炒品的水提取物[9]。

**【化学成分】**

**泽泻**　主要含泽泻醇A及其乙酸酯、泽泻醇B及其乙酸酯，24-乙酰泽泻醇A及其衍生物，23-乙酰泽泻醇B及其衍生物，泽泻醇C乙酰酯，泽泻醇F，泽泻醇H等[18]。此外还含有多糖和氨基酸等[19]。

**盐泽泻** 泽泻盐制后，24-乙酰泽泻醇 A 含量升高，23-乙酰泽泻醇 B 含量降低。

**【高效液相色谱异同点】** 由泽泻炮制前后 HPLC 谱图（图 10-1）可见，泽泻盐制后 24-乙酰泽泻醇 A 含量升高，23-乙酰泽泻醇 B 含量降低，而麸炒后以上两种主要成分含量均有所升高[2]。

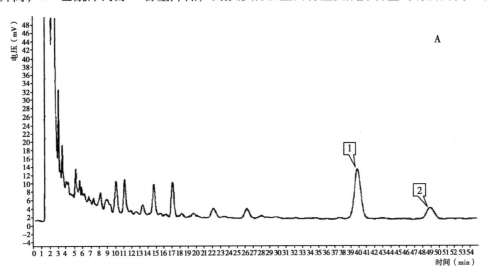

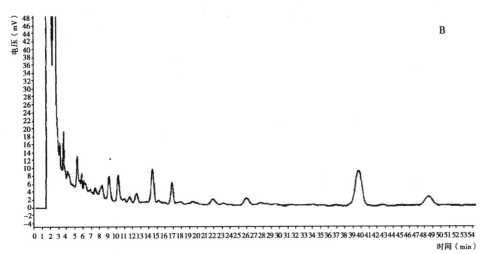

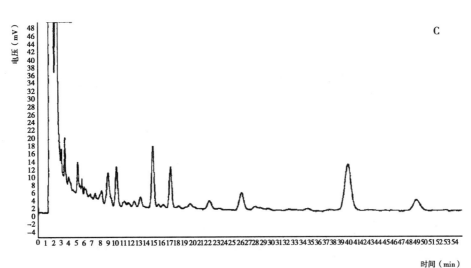

**图 10-1 泽泻不同炮制品 HPLC 色谱图**

A. 泽泻 HPLC 色谱图；B. 盐泽泻 HPLC 色谱图；C. 麸炒泽泻 HPLC 色谱图

1. 24-乙酰泽泻醇 A；2. 23-乙酰泽泻醇 B

【含量测定】 文献对泽泻的不同炮制品中有效成分进行了含量测定[7,8]，结果见表 10-1。

表 10-1　泽泻及其炮制品中萜类成分含量（%）

| 样品 | 24-乙酰泽泻醇 A | 23-乙酰泽泻醇 B | 总和 |
| --- | --- | --- | --- |
| 泽泻 | 0.01635 | 0.06009 | 0.07644 |
| 盐泽泻 | 0.02230 | 0.05586 | 0.07816 |

【不良反应】 泽泻为临床常用药，未见明显副作用，仅见《南方主要有毒植物》记载："本品全株有毒，以地下根头为甚。"中毒症状：腹痛、腹泻等消化道症状，还能引起麻痹。临床报道仅见 1 例接触泽泻后出现哮喘副作用报道[20]。

【毒性】 泽泻临床未见明显毒性。但有报道泽泻含有刺激性物质，内服可引起胃肠炎，贴于皮肤引起发泡，其叶可作为皮肤发红剂。羊吃此植物无害，而牛吃可引起中毒，表现为血尿。泽泻甲醇提取物小鼠静脉注射和腹腔注射的半数致死量分别为 $0.98g \cdot kg^{-1}$ 和 $1.27g \cdot kg^{-1}$。按 1% 比例拌于饲料中喂大鼠 75 天，未见明显毒性。以泽泻醇浸剂 $100mg \cdot kg^{-1}$ 小鼠腹腔注射，观察 72 小时，无一死亡。以泽泻浸膏粉 $1g \cdot kg^{-1}$ 和 $2g \cdot kg^{-1}$（相当临床用量的 20 倍和 40 倍）拌于饲料中喂大鼠，共 3 个月，动物一般健康状况良好，体重增长，血清谷丙转氨酶活性及血红蛋白量均与对照组无显著差异，但病理检查发现肝细胞和肾近曲小管细胞有不同程度的细胞肿胀和变性，给药组比对照组明显，大剂量组比小剂量组明显，提示可能与给药剂量有关，但心脏组织未见明显变化。但以临床剂量 150 倍的泽泻水提液灌胃给予小鼠 10 天，小鼠出现明显的慢性肾毒性[21]，提示泽泻不能长期服用。

【生制泽泻成分、药效与功用关系归纳】 由泽泻炮制前后的对比研究，初步认为 24-乙酰泽泻醇 A 及 23-乙酰泽泻醇 B 的含量变化可能是引起泽泻生制品药效差异的物质基础。其变化关系如图 10-2 所示。

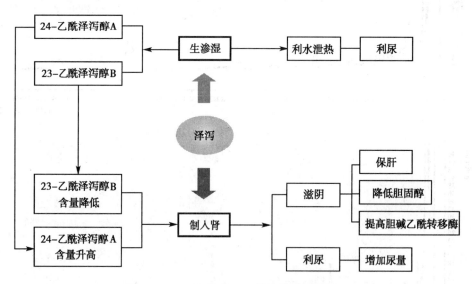

图 10-2　生制泽泻成分、药效与功用关系图

（陈晓霞）

参考文献

[1] 国家药典委员会. 中华人民共和国药典（一部）[S]. 北京：中国医药科技出版社，2010：212.

[2] 戴小欢. 泽泻炮制工艺及作用研究 [D]. 沈阳：辽宁中医药大学硕士学位论文，2009.

[3] 张仲景. 金匮要略 [M]. 北京：中国医药科技出版社，2014：234.

［4］国家药典委员会. 中华人民共和国药典（一部）［S］. 北京：中国医药科技出版社，2010：597.

［5］朱震亨. 丹溪心法［M］. 北京：中国中医药出版社，2008：135.

［6］尹仁杰，吴继洲. 泽泻的研究进展［J］. 医药导报，2003，22（5）：295.

［7］郑云枫，朱玉岚，彭国平. 泽泻炮制过程中23-乙酰泽泻醇B的转化［J］. 中草药，2006，37（10）：1479-1482.

［8］段启，王少军，龚千锋，等. 不同炮制方法对泽泻中泽泻醇B23-乙酸酯的影响［J］. 中草药，2005，36（1）：46-48.

［9］陈晓蕾，李红阳. 泽泻生品及不同炮制品对小鼠急性肝损伤的保护作用［J］. 中药材，2006，29（6）：592-593.

［10］史久良. 泽泻不同炮制方法对大鼠的利尿作用观察［J］. 哈尔滨中医药，1962，1：60.

［11］曹正国，刘继红，周四维，等. 泽泻提取物对大鼠尿结石形成和间α胰蛋白酶抑制物表达的影响［J］. 中华实验外科杂志，2004，21（3）：295-297.

［12］曹正国，吴维，刘继红，等. 泽泻中3种化学成分抑制尿草酸钙结石形成的体外研究［J］. 中国新药杂志，2005，14（2）：166-168.

［13］冯志杰，翟俊霞，孙玉凤，等. 泽泻对肝硬变大鼠主动脉的扩血管作用及机制［J］. 中国中西医结合消化杂志，2003，11（2）：90-92.

［14］张春海，毛缜，马丽，等. 泽泻水提取物、醇提取物对小鼠脂代谢影响的比较［J］. 徐州师范大学学报（自然科学版），2005，23（2）：68-70.

［15］小林忠之. 泽泻降血脂的临床研究［J］. 药学杂志（日），1960，80（10）：1460.

［16］戴岳，黄朝林，李佩珍. 泽泻对免疫系统的影响及抗炎作用［J］. 中国中药杂志，1991，16（10）：622-625.

［17］尹春萍，吴继洲. 泽泻及其活性成分免疫调节作用研究进展［J］. 中草药，2001，32（12）：1132-1133.

［18］Masayuki Y, Norimichi T, Toshiyuki M, et al. Studies on Alismatis rhizoma［J］. *Chem Pharm Bull*，1999，47：524-528.

［19］Tomoda M, Gonda R, Shimizu N, et al. Characterization of an acidic polysaccharide having immunelogical activities from the tuber of *Alisma orientale*［J］. *Biol Pharm Bull*，1994，17（5）：572-576.

［20］张君华. 接触泽泻出现过敏性哮喘1例［J］. 中国中药杂志，1994，19（7）：438.

［21］乐智勇，宋成武，姜琳洁，等. 泽泻不同水提物对不同性别小鼠肾脏的慢性毒性研究［J］. 湖北中医杂志，2012，34（7）：22-24.

# 薏 苡 仁

【来源】　本品为禾本科植物薏苡 *Coix lacryma-jobi* L. var. *mayuen*（Roman.）Stapf 的干燥成熟种仁。秋季果实成熟时采割植株，晒干，打下果实，再晒干，除去外壳、黄褐色种皮和杂质，收集种仁。主产于辽宁、浙江、江苏、安徽等地。

生制薏苡仁鉴别使用表

| 处方用名 | 薏苡仁 | 麸炒薏苡仁 |
|---|---|---|
| 炮制方法 | 净制 | 麸炒 |
| 性状 | 呈宽卵形或长椭圆形，表面乳白色，光滑。质坚实，断面白色，粉性。气微，味微甜 | 呈宽卵形或长椭圆形，微鼓起，表面黄色，有点状凸起。气香，味甘 |
| 性味 归经 | 甘、淡，凉 归脾、胃、肺经 | 甘、淡，凉 主归胃、脾经 |
| 功能 主治 | 利水渗湿，健脾止泻，除痹，排脓，解毒散结 用于水肿，脚气，小便不利，脾虚泄泻，湿痹拘挛，肺痈，肠痈，赘疣，癌肿 | 健脾止泻 用于脾虚泄泻，纳少腹胀 |
| 炮制作用 | 去除杂质 | 缓和寒性，增强健脾止泻作用 |

续表

| | | |
|---|---|---|
| 用法<br>用量 | 水煎口服或入中成药<br>9~30g | 水煎口服或入中成药<br>9~30g |
| 配伍 | 常与附子、败酱草、杜仲、黄芪、枸杞子等配伍，治疗脚气水肿症，如薏苡附子败酱散、薏苡杜仲汤；与苍术、羌活、独活、杏仁、白豆蔻等配伍，治疗风湿痹痛，如薏苡仁汤、三仁汤；与苇茎、冬瓜子、桃仁、牡丹皮、瓜蒌配伍，治疗肺痈、肠痈，如苇茎汤、金鉴薏苡汤 | 常与党参、白术、茯苓等配伍，治疗脾虚泄泻，如参苓白术散；单独捣散或与粳米煮粥食之，治疗筋脉拘挛，如薏苡仁散 |
| 药理作用 | 抗肿瘤、增强免疫作用、降血糖、解热、镇痛、抗炎、抑制胰蛋白酶作用较强 | 促进胃肠蠕动、止泻作用较强 |
| 化学成分 | 含脂肪酸、多糖、生物碱、酚、醌、木脂素、三萜、甾醇等类成分 | 甘油三油酸酯和总多糖含量升高 |
| 检查<br>浸出物<br>含量测定 | 水分不得过15.0%；总灰分不得过3.0%<br>乙醇浸出物不得少于5.5%<br>甘油三油酸酯不得少于0.50% | 水分不得过12.0%；总灰分不得过2.0%<br>乙醇浸出物不得少于5.5%<br>甘油三油酸酯不得少于0.40% |
| 注意 | 孕妇慎用 | 孕妇慎用 |

## 注释

### 【炮制方法】

薏苡仁：取原药材，除去杂质，筛去灰屑[1]。

麸炒薏苡仁：先将炒制容器用中火加热，均匀撒入定量的麦麸即刻烟起时，投入大小分档的净薏苡仁，迅速翻动，至薏苡仁表面亮黄色，略鼓起时，立即取出，筛去麦麸，放凉。以麸炒前后化学成分含量为权重指标，对薏苡仁麸炒工艺进行优化，优化参数为：每100kg薏苡仁用麦麸20kg，于210~220℃炒1分钟[2]。

除麸炒薏苡仁外，还有炒薏苡仁。

### 【性状差异】 薏苡仁表面乳白色。麸炒薏苡仁略微鼓起，表皮黄色，有点状凸起。（见文末彩图34）

### 【炮制作用】 薏苡仁味甘、淡，凉，归脾、胃、肺经。具有健脾渗湿，除痹止泻，清热排脓的功效。薏苡仁偏寒凉，长于利水渗湿，清热排脓，除痹止痛。用于小便不利，水肿，脚气，肺痈，肠痈，风湿痹痛，筋脉挛急及湿温病在气分。如治脚气水肿的薏苡杜仲汤；治肺痈咳吐脓痰的苇茎汤；治肠痈初起的薏苡汤；治风湿痹痛的薏苡仁散；治疗湿温病在气分，湿邪偏胜的三仁汤[3]。

薏苡仁麸炒后，寒凉之性偏于平和，借助麦麸的健脾作用，长于健脾止泻，可用于脾虚泄泻，纳少腹胀。如参苓白术散[3]。薏苡仁炒后，健脾止泻、除湿作用增强。故炒薏苡仁除湿作用稍强，麸炒薏苡仁健脾作用略胜[4]。薏苡仁还有姜制法，如《本经逢原》记载："入理肺药姜汁拌炒，入利水湿药生用。"

薏苡仁具有多种活性成分，具有抗胃溃疡、止泻、镇痛、抗炎等药效作用，这与薏苡仁健脾、止泻、清热排脓的功效相吻合。

薏苡仁麸炒后质地疏松，利于多糖、甘油三油酸酯等有效成分的煎出。薏苡仁麸炒品可以促进脾虚小鼠胃排空和小肠推进，且可降低脾虚小鼠的腹泻指数和脾虚指数；且薏苡仁麸炒品还可以很好地调节脾虚大鼠的胃肠激素分泌，起到健脾的作用。这可能是由于辅料麦麸的加入以及炒制加热的过程，在一定程度上改变了薏苡仁化学成分所造成的。薏苡仁炮制过程中发生了梅拉德反应，产生大量的5-羟甲基糠醛，具有明显的焦香味，根据中医药理论，焦香健脾，证明了薏苡仁炒后健脾止泻作用增强的合理性。

**【药理作用】**

## 一、薏苡仁的药理作用

**1. 镇痛、抗血栓形成作用**　薏苡仁具有温和的镇痛作用。还具有抗动脉血栓形成和抗凝血作用[5]。

**2. 抗病毒作用**　薏苡仁的甲醇提取物对 Epstein-Barr 病毒早期抗原（EBV-EA）激活有强烈的抑制作用[6]。

**3. 促进排卵作用**　薏苡仁的提取物可诱发金色仓鼠排卵[7]。

**4. 抗溃疡、止泻**　薏苡仁可对抗水浸应激性溃疡和盐酸性溃疡的形成，但不抗吲哚美辛-乙醇性溃疡形成。还可抑制番泻叶引起的大肠性腹泻，但不抑制蓖麻油引起的小肠性腹泻[8]。

**5. 增强免疫功能**　薏苡仁多糖可显著提高免疫低下小鼠腹腔巨噬细胞的吞噬百分率和吞噬指数，促进溶血素及溶血空斑形成，促进淋巴细胞转化。薏苡仁酯能明显提高荷瘤小鼠红细胞的免疫功能[9]。

**6. 降血糖作用**　薏苡仁多糖对四氧嘧啶糖尿病模型小鼠及肾上腺素高血糖模型小鼠有显著的降血糖作用。其降糖作用可能是通过影响胰岛素受体和抑制肝糖原分解、肌糖原酵解影响糖异生来实现的[10]，主要是通过提高机体内 SOD 活性，抑制氧自由基对 B 细胞膜的损伤，起到保护 B 细胞的作用来抑制四氧嘧啶性糖尿病的发生[11]。

**7. 降血脂作用**　薏苡仁多糖不但降低 NIDDM 大鼠血脂，而且能够改善红细胞免疫黏附功能及 T 淋巴细胞亚群紊乱[12]。这可能与薏苡仁多糖能改善代谢紊乱及免疫调节作用有关。

**8. 抗肿瘤作用**　薏苡仁丙酮提取物可以显著抑制子宫颈癌 14（U14）及腹水型肝癌细胞，表现出明显的抗肿瘤活性。薏苡仁酯与氟尿嘧啶合用，对氟尿嘧啶抑制人鼻咽癌细胞增殖有增效作用。薏苡仁总提取成分能显著增强化疗药物对小鼠 S180、$H_{22}$ 的抑瘤活性。薏苡仁提取物制剂康莱特具有抑杀癌细胞作用，同时能显著提高机体的免疫功能，减低放疗、化疗的毒副作用，并提供机体高能营养，具有缓解疼痛，改善晚期肿瘤患者的生存质量之功效[13]。

**9. 利尿作用**　薏苡仁组大鼠排尿量较正常大鼠有增加的趋势，同时可以增加大鼠尿液中钠钾离子的排出量，且能提高肾脏中 $Na^+-K^+-ATP$ 酶的活性。

**10. 抗炎作用**　薏苡仁及其麸制品均对动物的二甲苯型耳郭肿胀，蛋清型关节炎肿胀程度起到一定的抑制作用，且薏苡仁的作用明显强于麸炒品。

## 二、麸炒薏苡仁的药理作用

**1. 对胃排空和小肠推进的影响**　薏苡仁及其麸炒品均可使脾虚小鼠胃排空率和小肠推进率升高，且制品作用强于薏苡仁组。

**2. 对胃肠激素的影响**　薏苡仁麸炒品能够使脾虚大鼠胃肠激素中的 MLT，GAS 和 SS 水平升高，VIP 水平降低，而薏苡仁并无明显作用。

**【化学成分】**
薏苡仁　主要含脂肪油，如薏苡仁酯，薏苡内酯、棕榈酸、硬脂酸等；三酰甘油类，如甘油三油酸酯，甘油三亚油酸酯等；多糖、生物碱等成分。此外还含有酚类、醌类、木脂素类、三萜类、甾醇类等成分。

麸炒薏苡仁　薏苡仁麸炒后，甘油三油酸酯和总多糖煎出率增加；有新成分 5-羟甲基糠醛产生[2]。

**【高效液相色谱异同点】**　由色谱图（图 10-3）可知，除 5-羟甲基糠醛外，从色谱图中可以看到薏苡仁经炮制后还出现多个新色谱峰。

**【含量测定】**　薏苡仁炮制前后，指标性成分甘油三油酸酯和总多糖的含量有明显差异，见表 10-2。

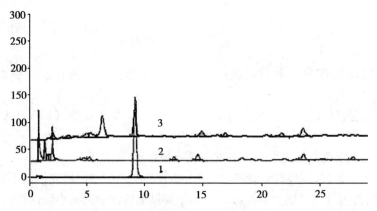

图 10-3　薏苡仁生制品甲醇提取物比较色谱图

1. 5-羟甲基糠醛色谱图；2. 薏苡仁色谱图；3. 薏苡仁麸炒品色谱图

表 10-2　薏苡仁炮制前后甘油三油酸酯和总多糖含量比较（%）

| 样品 | 甘油三油酸酯 | 总多糖 |
|---|---|---|
| 生品 | 0.6457 | 2.35 |
| 麸炒品 | 0.8690 | 3.52 |

由表 10-2 可知，麸炒薏苡仁中甘油三油酸酯和总多糖的含量均高于薏苡仁组，这可能是薏苡仁炮制后质地变得疏松，利于有效成分的溶出。

【不良反应】　小鼠皮下注射薏苡仁油的致死量为 $5 \sim 10 mg \cdot kg^{-1}$，兔静脉注射致死量为 $1 \sim 1.59 g \cdot kg^{-1}$。小鼠灌服薏苡素 $0.5 kg \cdot kg^{-1}$ 一个月未见异常[14]。

【生制薏苡仁成分、药效与功用关系归纳】　由薏苡仁麸炒前后的对比研究，初步认为甘油三油酸酯、总多糖、5-羟甲基糠醛的变化是引起薏苡仁生制品药效差异的物质基础。其变化关系如图 10-4 所示。

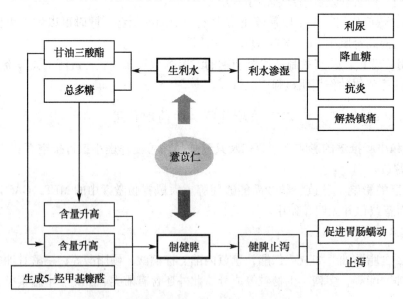

图 10-4　生制薏苡仁成分、药效与功用关系图

（林桂梅）

• 参 考 文 献 •

[1] 国家药典委员会. 中华人民共和国药典（一部）[S]. 北京：中国医药科技出版社，2010：353-354.

[2] 单国顺. 薏苡仁炮制工艺及质量标准研究 [D]. 沈阳：辽宁中医药大学硕士学位论文，2011.

[3] 叶定江，原思通. 中药炮制学辞典 [M]. 上海：上海科学技术出版社，2005：385.

[4] 胡昌江. 临床中药炮制学 [M]. 北京：人民卫生出版社. 2008：112-113.

[5] 张明发，沈雅琴，朱自平，等. 薏苡仁镇痛抗炎抗血栓形成作用的研究 [J]. 基层中药杂志，1998，12（2）：36-38.

[6] Tokuda H，Matsumoto T，Konoshima T，et al. Inhibitory effects on epstein-barr virus activation and anti-tumor promoting activities of Coix seed [J]. *Plant Med*，1990，56：653.

[7] 顾关云. 薏苡仁的药理作用 [J]. 中成药，1990，12（12）：38.

[8] 张明发，沈雅琴，朱自平，等. 薏苡仁的消化系统药理研究 [J]. 基层药学杂志，1998，12：37-39.

[9] 苗明三. 薏苡仁多糖对环磷酰胺致免疫抑制小鼠免疫功能的影响 [J]. 中医药学报，2002，30（5）：49-50.

[10] 徐梓辉，周世文，黄林清，等. 薏苡仁多糖的分离提取及其降血糖作用的研究 [J]. 第三军医大学导报，2000，22（6）：578-581.

[11] 徐梓辉，周世文，黄林清，等. 薏苡仁多糖对四氧嘧啶致大鼠胰岛 β 细胞损伤的保护作用 [J]. 中国药理学通报，2000，16（6）：639-642.

[12] 徐梓辉，周世文，黄文权，等. 薏苡仁多糖对实验性糖尿病大鼠红细胞免疫、T 淋巴细胞亚群的影响 [J]. 湖南中医学院学报，2001，21（1）：17-19.

[13] 李凤云，陈浩然. 中药薏苡仁对化疗药物顺铂、丝裂霉素增效减毒的实验研究 [J]. 中医药学报，2000，2：44-45.

[14] 卓新风. 薏苡仁的药理研究与临床应用体会 [J]. 中国中医药现代远程教育，2009，7（8）：211-212.

# 冬 瓜 子

**【来源】** 本品为葫芦科植物冬瓜 *Benincasa hispida*（Thunb.）cogn. 的干燥成熟种子。于8—9月立秋至白露间采收，果实成熟时，取出种子，洗净，干燥。主产于河北、河南、安徽等地。

生制冬瓜子鉴别使用表

| 处方用名 | 冬瓜子 | 炒冬瓜子 |
|---|---|---|
| 炮制方法 | 净制 | 炒制 |
| 性状 | 呈卵圆形或长椭圆形，种皮外表面黄白色，略粗糙，边缘光滑（单边冬瓜子），或两面边缘均有一环形的边（双边冬瓜子）。断面白色。体轻，气微，味微甜 | 呈卵圆形或长椭圆形，种皮外表面黄色，略粗糙，边缘光滑（单边冬瓜子），或两面边缘均有一环形的边（双边冬瓜子），稍鼓起，偶有焦斑。断面浅黄色。气微香 |
| 性味 归经 | 甘、寒 归肺、肝、小肠经 | 甘、微寒 归肺、肝、小肠经 |
| 功能 主治 | 清肺化痰、消痈排脓 用于肺热咳嗽，肺痈，肠痈初起 | 芳香启脾，渗湿化浊 用于湿热带下、白浊 |
| 炮制作用 | 去除杂质 | 缓和寒性，利于粉碎和有效成分煎出 |
| 用法 用量 | 水煎口服或入中成药 8~15g | 水煎口服或入中成药 8~15g |
| 配伍 | 常与前胡、黄芩、贝母配伍，治疗肺热咳嗽，如前贝杏瓜汤；与苇根、桃仁、薏苡仁配伍，治疗肺痈，如苇茎汤；与大黄、牡丹皮、桃仁配伍，治疗肠痈，如大黄牡丹皮汤 | 常与杏仁、白前、紫菀配伍，治疗咳嗽痰白；与黄柏、薏苡仁、萆薢配伍，治疗白浊带下；与麦芽、白术、山楂配伍，治疗食欲不振，如醒脾开胃颗粒 |
| 药理作用 | 抗菌、抗氧化、抗肿瘤及免疫促进等 | 促进胃肠蠕动、抗胃溃疡作用较强 |

续表

| 化学成分 | 皂苷、生物碱、尿素、脂肪油、氨基酸、蛇麻脂醇、甘露醇，甾醇等 | 总多酚、总皂苷、生物碱、小肽的煎出率增加 |
| --- | --- | --- |
| 检查<br>浸出物 | 水分不得过 13.0%；总灰分不得过 5.0%<br>水溶性浸出物不得少于 6.0%（单边冬瓜子）、<br>12.0%（双边冬瓜子） | 水分不得过 13.0%；总灰分不得过 5.0%<br>水溶性浸出物不得少于 6.5%（单边冬瓜子）、<br>12.5%（双边冬瓜子） |
| 含量测定 | 冬瓜子总酚含量不得少于 3.0% | 待测 |

## 注释

**【炮制方法】**

冬瓜子：取原药材，除去杂质，筛去灰屑。用时捣碎[1]。

炒冬瓜子：取净冬瓜子，用文火加热，炒至表面呈黄色，断面浅黄色，取出，放凉。用时捣碎[1]。

除炒冬瓜子外还有麸炒冬瓜子、砂烫冬瓜子。

**【性状差异】** 冬瓜子表皮黄白色，断面白色。炒冬瓜子，微鼓起，表皮黄色，断面浅黄色。（见文末彩图 35）

**【炮制作用】** 冬瓜子，味甘，性寒，具有清肺化痰、消痈排脓的功效。生用以化痰排脓，利水消肿为主，如治疗肺中实热，咳嗽痰黄，胸膈痞闷的前贝杏瓜汤；治疗肺痈咳吐脓痰，气味腥臭，胸闷疼痛的苇茎汤；治疗肠痈初起，尚未成脓，少腹疼痛拒按，右足屈而不能伸者的大黄牡丹皮汤等。

炒冬瓜子寒性缓和，气香启脾，长于渗湿化浊。可用于咳嗽痰白，白浊带下，食欲不振等症，如醒脾开胃冲剂。《得配本草》记载"炒食补中"。

冬瓜子的水提取物具有抗溃疡、抗菌作用，脂溶性成分有促进水液代谢作用。冬瓜子中油脂含量较大，故冬瓜子利水消肿作用强。

冬瓜子炒制时由于高温加热，促进部分肽类成分裂解，生成活性更强的小肽，抑菌作用增强。冬瓜子炒制后质地变得疏松，利于粉碎及有效成分煎出。同时炒冬瓜子有较强的促胃肠蠕动、抗胃溃疡作用。这也符合炒冬瓜子气香启脾，长于渗湿化浊的传统制药理论。

**【药理作用】**

### 一、冬瓜子的药理作用

**1. 抗菌作用** 从冬瓜子中分离得到的二肽类成分有一定的抗菌作用[2]。

**2. 抗氧化作用** 冬瓜肉、核、种子和果皮有抗氧化作用，对 $Cu^{2+}$ 诱导的低密度脂蛋白（LDL）氧化有很好的抑制作用；冬瓜籽水提取物具有较好的清除活性氧和抑制脂质过氧化作用，冬瓜子是潜在的抗氧化剂来源[3,4]。

**3. 抗肿瘤及免疫促进** 冬瓜子的甲醇提取物可以抑制大鼠渗出细胞的组胺释放，进而起到抗肿瘤及免疫促进的作用[5]。

### 二、炒冬瓜子的药理作用

**抗胃溃疡作用** 炒冬瓜子水煎液具有显著的抗大鼠胃溃疡的作用。

**【化学成分】**

**冬瓜子** 含皂苷，胡芦巴碱，总多酚，尿素、尿素分解酶，脂肪油，瓜氨酸、组氨酸，蛇麻脂醇，甘露醇，β-谷甾醇等成分。尤其维生素 $B_1$ 含量相当丰富。

**炒冬瓜子** 总多酚、总皂苷、生物碱、小肽的煎出率增加。

**【生制冬瓜子成分、药效与功用关系归纳】** 由冬瓜子炒制前后的对比研究，初步认为肽类和小分子成分的变化是引起冬瓜子生制品药效差异的物质基础。其变化关系如图 10-5 所示：

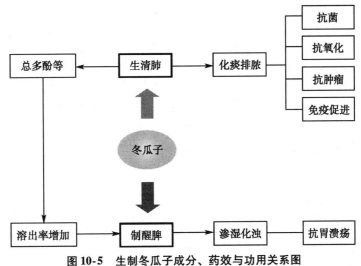

图 10-5 生制冬瓜子成分、药效与功用关系图

（林桂梅）

● 参 考 文 献 ●

［1］贾天柱. 中药炮制学 ［M］. 第 2 版. 上海：上海科学技术出版社，2013：95-96.

［2］Ng TB，Parkash A，Tso ww. Purification and characterization of α- and β-benincasins，arginine/glutamate-rich peptides with translation-inhibiting activity from wax Gourd seeds ［J］. *Peptides*，2003，24 (1)：11-16.

［3］Huang HY，Huang JJ，Tso TK，et al. Antioxidant and an giotension converting enzyme inhibition capacities of various parts of Benincasa hispida（Wax gourd）［J］. *Nahrung*，2004，48 (3)：230-233.

［4］周倩，江浩，高云涛，等. 冬瓜籽水提物抗氧化作用研究 ［J］. 微量元素与健康研究，2010，27 (5)：22-23.

［5］Yoshizumi S，Murakami T，Kadoya M，et al. Medicinal food stuffs. XI. Histamine release inhibitors from wax gourd，the fruits of Benincasa hispida cogn ［J］. *Yakugaku Zasshi*，1998，118 (5)：188-192.

## 车 前 子

【来源】 本品为车前科植物车前 *Plantago asiatica* L. 或平车前 *Plantago depressa* Willd. 的干燥成熟种子。夏、秋二季种子成熟时采收果穗，晒干，搓出种子，除去杂质。前者分布于全国各地，后者分布于北方各省。

生制车前子鉴别使用表

| 处方用名 | 车前子 | 盐车前子 |
|---|---|---|
| 炮制方法 | 净制 | 盐制 |
| 性状 | 呈椭圆形、不规则长圆形或三角状长圆形，略扁，表面黄棕色至黑褐色，断面白色，质硬，气微，味淡 | 呈椭圆形、不规则长圆形或三角状长圆形，略扁，表面棕褐色，断面淡黄色，质硬，气微香，味微咸 |
| 性味 归经 | 甘、寒 归肾、肺、小肠经 | 甘、微寒 主入肾经 |
| 功能 主治 | 清热利尿通淋，渗湿止泻，明目，祛痰 用于热淋涩痛，水肿胀满，暑湿泄泻，目赤肿痛，痰热咳嗽 | 增强补肝肾，渗湿止泻，明目作用 用于湿浊泄泻，淋证尿痛、目赤肿痛、眼目昏花 |

续表

| 炮制作用 | 除去杂质 | 提高煎出率，增强渗湿止泻作用 |
|---|---|---|
| 用法<br>用量 | 包煎口服或入中成药<br>9~15g | 包煎口服或入中成药<br>9~15g |
| 配伍 | 常与泽泻、冬瓜皮、白术、茯苓、厚朴、杏仁、桔梗、黄芩等配伍，治疗周身水肿，按之如泥，如决流汤 | 常与熟地黄、菟丝子、麦冬、滑石、炒决明子等配伍，治疗肾虚脚肿，眼目昏暗，如八正散 |
| 药理作用 | 利尿、止咳、平喘、祛痰、抑菌、抗炎、解痉作用 | 增强利尿、止泻作用 |
| 化学成分 | 黏液质、多糖、黄酮、环烯醚萜苷类 | 黄酮类成分含量增加；多糖含量降低；环烯醚萜苷含量下降 |
| 检查<br><br>含量测定 | 水分不得过12%，总灰分不得过6%，酸不溶性灰分不得过2%。膨胀度不得低于4.0<br>京尼平苷酸不得少于0.50%，毛蕊花糖苷不得少于0.40% | 水分不得过10%，总灰分不得过9%，酸不溶性灰分不得过3%。膨胀度不得低于3.0<br>京尼平苷酸不得少于0.40%，毛蕊花糖苷不得少于0.30% |
| 注意 | 凡内伤劳倦、阳气下陷、肾虚精滑及内无湿热者忌用 | 凡内伤劳倦、阳气下陷、肾虚精滑及内无湿热者忌用 |

## 注释

**【炮制方法】**

车前子：取原药材，除去杂质，用时捣碎[1]。

盐车前子：取净车前子，文火炒至起爆裂声时，喷洒盐水，炒干，取出，放凉即可[1]。以醇溶性浸出物和水溶性浸出物为权重指标，对车前子盐制工艺进行优化，优化参数为：炒制温度为170℃，投药量为40g，加盐量为100:2[2]。

除盐车前子，还有炒车前子[3]。

**【性状差异】**　车前子表面淡棕色，断面白色。而盐制后表面棕褐色，断面淡黄色，味咸。

**【炮制作用】**　车前子，味甘，性寒[1]。入肾、肝、肺、小肠经。具有清热利尿通淋，渗湿止泻，明目，祛痰之功效。用于水湿内阻、肢体浮肿、暑湿泄泻、痰热咳嗽、肝火目赤，如决流汤[4]。

盐车前子，寒性稍减，长于渗湿止泻[5]。多用于湿浊泄泻，常在四苓散中加入。

车前子主要含有多糖、脂肪油、黄酮及其皂苷等化学成分。其中多糖和脂肪油是其泻下的主要成分，多糖在肠内不吸收，大量吸收水分而膨胀使容积增加，使肠蠕动增强导致泻下[6]。也是其表现为寒性的主要物质基础。其醇提取物具有利尿作用，水提取物具有抗炎作用，故车前子清热利尿，泻下作用较强。

车前子盐制后，其中多糖因部分水解致含量降低，水溶性成分煎出率增加，黄酮类成分含量比例也有差异，表现为寒性稍缓，渗湿止泻作用增强。

**【药理作用】**

### 一、车前子的药理作用

**1. 利尿通淋作用**　车前子乙醇提取物可抑制马肾脏 $Na^+$-$K^+$-ATP 酶活性并呈剂量依赖，能增加水、尿素与尿酸的排泄，用于各种水肿[7]。

**2. 明目作用**　车前子可明显抑制晶状体上皮细胞（lens epithelial cell，LEC）凋亡，其显著抑制 LEC 凋亡的作用可能是其防止和延缓白内障发生与发展的细胞学机制[8]。

**3. 镇咳、平喘与祛痰作用**　通过对大鼠和猫的实验，车前子煎剂显示较强的镇咳与去痰作用，研究发现黄酮类成分车前苷是其有效成分[9]。

**4. 缓泻作用**　车前子胶能吸收水分而增大体积，可作容积性泻药，其润滑作用，用于多种便秘的治疗[10]。

**5. 抑菌作用**　车前子水提液及皂苷均具有抑制金黄色葡萄球菌、大肠埃希菌等细菌的作用[11]。

**6. 抗炎作用**　车前子水提醇沉液对二甲苯致耳郭肿胀、蛋清致足跖肿胀有明显的抑制作用[12]。

**7. 降血脂作用**　车前子对高脂血症大鼠心脏、肝组织自由基的防御功能有影响[13]。

二、盐车前子的药理作用

**治疗便秘作用**　盐车前子中的多糖有治疗便秘的作用[14]。

**【化学成分】**

**车前子**　含车前子多糖、黄酮及其苷类、脂肪油等[15]。

**盐车前子**　盐制后车前子多糖含量降低，黄酮类成分比例发生变化[16]。

**【含量测定】**　对车前子和盐车前子中的多糖含量进行测定[16]，结果见表10-3。

表10-3　车前子和盐车前子中多糖含量（%）

| 样品 | 多糖 |
|---|---|
| 车前子 | 8.220 |
| 盐车前子 | 7.230 |

**【生制车前子成分、药效与功用关系归纳】**　由车前子炮制前后的对比研究，初步认为车前子多糖及黄酮类成分的含量变化是引起车前子生制品药效差异的物质基础。其变化关系如图10-6所示。

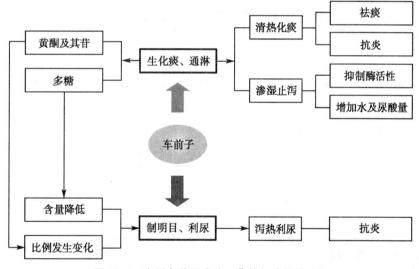

图10-6　生制车前子成分、药效与功用关系图

（陈晓霞）

• 参 考 文 献 •

［1］国家药典委员会. 中华人民共和国药典（一部）［S］. 北京：中国医药科技出版社，2010：63.

［2］高敏，王晓琴，高荣，等. 盐炙车前子炮制工艺优选［J］. 内蒙古医学院学报，2012，34（5）：400-402.

［3］胡昌江. 临床中药炮制学［M］. 北京：人民卫生出版社，2008，90-91.

［4］傅山. 傅青主女科［M］. 北京：学苑出版社，2006：56.

［5］王东，林力，袁昌鲁，等. 车前子及其炮制品中多糖含量的分析［J］. 时珍国医国药，2002，13（4）：197-198.

［6］Romero A L，West KL，Zemtoeca，et al. The seeds from plantago ovata lower plasma lipids by altering hepatic and bile acid metabolism in guinea pigs［J］. *Journal of Nutrition*，2002，132（6）：1194-1198.

［7］Dessau RB，Olsen OB，Frifelt JJ，et al. Influence of psylliumseed husk on azotemia，electrolytes，and bowel regulation in patients on CAPD［J］. *Perit Dial Int*，1989，9（4）：351.

［8］王勇，祁明信，黄秀榕，等. 车前子对晶状体氧化损伤所致 LEC 凋亡抑制作用的实验研究［J］. 现代诊断与治疗，2003，14（4）：199-202.

［9］舒晓宏，郭桂林，崔秀云. 车前子苷镇咳、祛痰作用的实验研究［J］. 大连医科大学学报，2001，23（4）：254-255.

［10］张美玲，李红，张兆芳，等. 大叶子车前子胶胶囊对小鼠便秘影响的实验研究［J］. 甘肃中医学院学报，2006，23（3）：14-16.

［11］谢小梅，付志红. 车前子多糖对小鼠阴道菌群失调的调整作用［J］. 辽宁中医杂志，2006，33（22）：241-243.

［12］刘强，牟洪波，刘元禄. 中药车前子对小鼠气囊滑膜炎细胞因子 TNF-α 及 IL-12 影响的实验研究［J］. 中华中医药学刊，2007，25（4）：816-817.

［13］Marlett JA，Fischer MH. A poorly fermented gel from psylliumseed husk increases excreta moisture and bile acid excretion in rats［J］. *J Nutr*，2002，132（9）：2638-2643.

［14］唐建红. 车前子不同炮制品对慢性功能性便秘的疗效研究［D］. 桂林：桂林医学院硕士学位论文，2013.

［15］Arlian LG，Vyszenski-Moher DL，Lawrence AT，et al. Antigenic and allergenic analysis of psylliumseed components［J］. *J Allergy Clin Immunol*，1992，89（4）：866-876.

［16］刘荣华，马志林，邵峰，等. 江西大粒车前子不同炮制品 HPLC 指纹图谱研究［J］. 江西中医药，2007，38（12）：70-71.

## ❧ 灯　心　草 ❧

【来源】　本品为灯心草科植物灯心草 *Juncus effusus* L. 的干燥茎髓。夏末至秋季割取茎，晒干，取出茎髓，理直，扎成小把。主产于江苏、四川、云南等地。

### 生制灯心草鉴别使用表

| 处方用名 | 灯心草 | 灯心炭 |
|---|---|---|
| 炮制方法 | 切制 | 煅炭 |
| 性状 | 呈细圆柱形段，表面白色或淡黄白色，体轻，质软，略有弹性。气微，味淡 | 呈细圆柱形段，表面黑色，断面棕黑色，易碎。气微，味微涩 |
| 性味<br>归经 | 甘、淡，微寒<br>归心、肺、小肠经 | 甘、涩，凉<br>归心、肺、小肠经 |
| 功能<br>主治 | 清心火，利小便<br>用于心烦失眠，尿少涩痛，口舌生疮 | 凉血止血，清热敛疮<br>用于咽痹，乳蛾，金疮出血 |
| 炮制作用 | 利于调剂和成分煎出 | 缓和寒性，产生止血作用 |
| 用法<br>用量 | 水煎口服或入中成药<br>1~3g | 水煎口服或入中成药<br>1~3g |
| 配伍 | 常与滑石、猪苓、茯苓、白英、虎杖、茵陈、淡竹叶等配伍，治疗心烦失眠、尿少涩痛，如天一丸 | 常与冰片、金银花、牛黄等配伍，治疗咽痹、阴疮，如灯心汤等 |
| 药理作用 | 抗氧化、抑菌 | 止血 |
| 化学成分 | 菲，苯并香豆素、二萜，挥发油等成分 | 挥发油含量降低，组成比例有一定变化 |
| 检查<br>浸出物 | 水分不得过11.0%；总灰分不得过5.0%<br>醇溶性浸出物不少于5.0% | 水分不得过10.0%；总灰分不得过7.0%<br>醇溶性浸出物不得少于5.0% |
| 注意 | 下焦虚寒，小便不禁者禁用，且不宜多服久服，会令人目暗 | 虚寒者禁用，且不宜多服久服，会令人目暗 |

## 注释

**【炮制方法】**

灯心草：取原药材，除去杂质，剪段[1]。

灯心炭：取灯心草置锅内，上覆一口径略小的锅，贴以白纸，两锅交接处，用盐泥封固，不得泄气，煅至白纸呈焦黄色停火，凉透取出[2]。

除灯心炭外，还有朱灯心和青黛制灯心草。

**【性状差异】** 灯心草表面白色或淡黄白色，断面黄白色。煅炭后表面呈黑色，断面棕黑色。（见文末彩图36）

**【炮制作用】** 灯心草，味甘、淡，性微寒，归心、肺、小肠经，具有清心降火，利尿通淋的功效，长于清热利水，善治水肿、湿热内阻之热淋、湿热黄疸等。如治疗心烦失眠、尿少涩痛的天一丸。

灯心炭，味甘、涩，性凉。归心、肺、小肠经，具有凉血止血，清热敛疮功效，临床常用来治疗咽痹、阴疳，如灯心汤。还用于喉痹及金疮出血，如用于热毒壅盛引起的白喉、咽喉肿痛、喉痹口干的珍珠牛黄散。

灯心草主要化学成分为菲类，苯并香豆素及二萜类成分，具有抗氧化、抑菌和抗病原微生物作用，与其清心降火、利尿通淋作用相吻合。

炮制后上述化学成分产生了变化，使其清热作用减弱，凉血止血作用增强。

**【药理作用】**

### 灯心草的药理作用

**1. 抗氧化作用** 灯心草乙酸乙酯提取物的抗氧化作用最强，其对 DPPH 的清除能力 $IC_{50}$ 为 $10.76 mg \cdot ml^{-1}$，灯心草中分离出的化合物 2,7-二羟基-1-甲基-5-羟甲基菲对 DPPH 有强清除能力，其 $IC_{50}$ 为 $5.42 mg \cdot ml^{-1}$[3]。

**2. 抑菌作用** 灯心草中的菲类成分具有一定的抑菌作用[4,5]。

**3. 抑制微生物作用** 大多数 9,10-二氢菲类化合物及其糖苷类成分对藻类 Sefenastrum capricorrnutum 有很强的抑制作用[6,7]。

**【化学成分】**

灯心草 主要成分有 9,10-二氢菲类，菲类，苯并香豆素类成分[8-11]。此外还有二萜类成分[12]。

灯心炭 组成比例有一定变化。

**【生制灯心草成分、药效与功用关系归纳】** 由灯心草炮制前后的对比研究，初步认为灯心草生制品药效存在差异。其变化关系如图 10-7 所示。

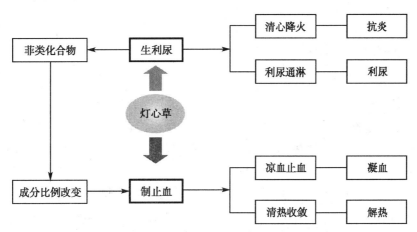

图 10-7 生制灯心草成分、药效与功用关系图

（陈晓霞）

• 参 考 文 献 •

[1] 国家药典委员会. 中华人民共和国药典（一部）[S]. 北京：中国医药科技出版社，2010：138.

[2] 叶定江，张世臣. 中药炮制学 [M]. 北京：人民卫生出版社，1999：487.

[3] 陆风，沈建玲. 灯心草抗氧化活性成分研究 [J]. 中国民族民间医药，2008，28（3）：28-29.

[4] Jin DZ, Min ZD, Kong LY, et al. Diterpenoids from Juncaceae [J]. *World Phyto*, 1995, 10：208-211.

[5] Hanawa F, Okamoto M, Towers GHN. Antimicrobial DNA-binding photosensitizers from the common rush. Juncus effuses [J]. *Photochemistry and Photobiology*, 2002, 76（1）：51-56.

[6] 川村亮. 食品与实验法 [M]. 北京：轻工业出版社，1985：28-30，58-60，83-86.

[7] 陈玉，杨光忠. 灯心草属植物菲类化合物结构和生物活性的研究进展 [J]. 天然产物研究与开发，2005，17（4）：505-507.

[8] Della Greca M, Fiorentino A, Monaco P, et al. 9, 10-dihydrophenanthrene glucosides from Juncus [J]. *Phytochemistry*, 1995, 40：533-535.

[9] Della Greca M, Fiorentino A, Isidori M, et al. Phenanthrenoids from the weland Juncus acutus [J]. *Phytochemistry*, 2002, 60（6）：633-638.

[10] Della Greca M, Horentino A, Monaco P, et al. New dimeric cphenanthrenoids from the rhizomes of Juncus acutus [J]. *Structure determination and antialgal activity*, 2003, 59：2317-2324.

[11] Della Greca M, Fiorentino A, Marina I. Benzocoumarins from the rhizomes of Juncus acutus [J]. *Tetrahedron*, 2003, 59：4821-4825.

[12] Jin DZ, Mim ZD, Chiou GCY, et al. Two P-coumaroyl slycerides from Juncus [J]. *Phytochemistry*, 1995, 11：545-547.

## ～ 茯 苓 ～

【来源】 本品为多孔菌科真菌茯苓 *Poria cocos*（Schw.）Wolf 的干燥菌核。多于7—9月采挖，挖出后除去泥沙，堆置"发汗"后，摊开晾至表面干燥，再"发汗"，反复数次至现皱纹、内部水分大部散失后，阴干，称为"茯苓个"；或将鲜茯苓按不同部位切制，阴干，分别称为"茯苓块"和"茯苓片"。主产于云南、安徽、湖北、河南、四川等地。

生制茯苓鉴别使用表

| 处方用名 | 茯苓 | 朱茯苓 |
|---|---|---|
| 炮制方法 | 净制、切制 | 朱砂拌衣 |
| 性状 | 呈立方块状或不规则厚片，大小、厚薄不一。白色、淡红色或淡棕色。体重，质坚实。气微，味淡，嚼之粘牙 | 呈立方块状或不规则厚片，大小、厚薄不一。外表面呈朱砂的朱红色，内部白色。气微，味淡 |
| 性味 归经 | 甘、淡，平 归心、肺、脾、肾经 | 甘、淡，凉 主归心、脾、肾经 |
| 功能 主治 | 渗湿利水，健脾 用于水肿尿少，痰饮眩悸，脾虚食少，便溏泄泻 | 宁心安神 用于心神不安，惊悸失眠；心脾两虚、心失所养 |
| 炮制作用 | 利于调剂和成分煎出 | 增强宁心安神作用 |
| 用法 用量 | 水煎口服或入中成药 10～15g | 水煎口服或入中成药 10～15g |

续表

| 配伍 | 常与猪苓、泽泻、桂枝、白术配伍，治疗水湿停聚，水肿胀满，小便不利等，如五苓散 | 常与龙骨、牡蛎、酸枣仁等配伍，治疗失眠症，如镇心安神汤 |
|---|---|---|
| 药理作用 | 利尿、抗肿瘤、抗惊厥、免疫作用、防结石作用 | 镇静安神的作用增强 |
| 化学成分 | 茯苓酸、羊毛甾-8-烯型三萜等三萜类成分，以及茯苓多糖等 | 多糖类成分含量有所增加 |
| 检查浸出物 | 水分不得过 18.0%；总灰分不得过 2.0%　醇浸出物不得少于 2.5% | 待测　待测 |
| 注意 | 阴虚而无湿热、虚寒滑精、气虚下陷者慎服 | 阴虚而无湿热、虚寒滑精、气虚下陷者慎服 |

## 注释

**【炮制方法】**

茯苓：取原药材，除去杂质，浸泡，洗净。润后稍蒸，及时削去外皮，切制成块或厚片，晒干。

朱茯苓：取茯苓块或片，置适宜容器内，喷淋少许清水，微润，均匀撒入朱砂细粉，搅拌至表面均匀挂上朱砂粉为度，取出晾干。每 100kg 茯苓，用朱砂粉 2kg[1]。

**【性状差异】**　茯苓表面为白色或淡棕色。朱茯苓表面呈朱红色。（见文末彩图 37）

**【炮制作用】**　茯苓性味甘、淡，平。归心、肺、脾、肾经。具有利水渗湿，健脾功效。用于水肿尿少，痰饮眩悸，脾虚食少，便溏泄泻等。如治水湿停聚，水肿胀满，小便不利的五苓散[1]。

朱砂拌茯苓宁心安神作用增强。用于心神不安，惊悸失眠，心脾两虚，心失所养，记忆力减退。如治重伤痛极，夜寐不安的安神止痛汤。

茯苓水煎液具有利尿作用，多糖具有保肝作用。与茯苓具有利水渗湿，健脾的功效相吻合。

茯苓炮制后总糖和多糖的含量发生变化。茯苓的不同炮制品中，总糖和多糖含量从高到低顺序依次为米汤制 > 明矾米汤制 > 土炒 > 朱砂制 > 生品，说明茯苓经炮制后总糖和多糖的含量有显著性增加[2]。

茯苓经朱砂拌衣后，由于朱砂协同作用，朱茯苓宁心安神的作用增强，用于治疗失眠、惊悸、健忘。

**【药理作用】**

**1. 利尿作用**　茯苓水煎剂 0.5~1.0g·ml⁻¹ 灌胃对于盐水负荷大鼠、小鼠模型均有较显著的利尿作用，且不受体内酸碱平衡变化的影响。茯苓的 $K^+$ 排出量较对照组显著升高，$Na^+/K^+$ 对照组降低，可能原因是茯苓促进 $Na^+$ 排泄，其中含 $Na^+$ 量无关（因其 $Na^+$ 含量极低），而增加 $K^+$ 排泄与其所含大量钾盐有关[3]。

**2. 抗肿瘤作用**　茯苓聚糖转化为单纯的 $\beta$-$(1{\rightarrow}3)$ 葡萄糖聚糖（即茯苓次聚糖）后，对小鼠肉瘤 $S_{180}$ 的抑制率较高，可达 96.88%。以尿素处理茯苓聚糖所得的茯苓聚糖复合物对小鼠肉瘤 $S_{180}$ 的抑制率为 57.8%。从茯苓聚糖加工制成的羧甲基茯苓多糖对鼻咽癌、胃癌等恶性肿瘤和慢性肝炎有治疗作用[4]。

**3. 保肝作用**　羟甲基茯苓多糖能减轻四氯化碳对大鼠肝脏的损伤，使肝组织病理损伤减轻，血清谷丙转氨酶活性下降，还能使肝脏部分切除的大鼠的肝再生能力提高，再生肝重和体重之比增加[5]。

**4. 免疫作用**　口服茯苓多糖可显著对抗环磷酰胺所引起的 CD3⁺ 细胞比例上升、CD19⁺ 细胞的比例下降，且对 PPS、MLNs 中 CD3⁺、CD19⁺ 细胞比例变化的作用较明显，对 SP 中 CD3⁺、CD19⁺ 细胞比例变化的作用较弱，显示茯苓多糖对机体免疫功能有增强作用，且对肠道免疫系统的作用强于外周免疫系统的作用，其机制可能是茯苓多糖口服到达肠腔后可以大分子的形式直接接触到肠道黏膜免疫系统的免疫细胞，与外周免疫系统相比作用直接而快捷[6]。

**5. 抗惊厥** 茯苓总三萜可明显对抗小鼠电休克和戊四氮诱导的惊厥，抑制大鼠皮层定位注射青霉素诱发的癫痫发作和痫性放电，产生抗癫痫作用，但抗 MES 作用较拉莫三嗪弱，而抗 MET 和青霉素惊厥作用较拉莫三嗪强[7]。

**6. 清除肾结石作用** 用乙二醇法制作大鼠肾结石模型，结果表明，茯苓多糖的草酸钙结晶面积显著小于成石对照组[8]。

【化学成分】

**茯苓** 主要含三萜类成分，如茯苓酸、16α-羟基齿孔酸、3β-羟基-7,9(11)，24-羊毛甾三烯-21-酸、茯苓酸甲酯等；多糖类成分，如茯苓聚糖、茯苓次聚糖等[9]。

**朱茯苓** 茯苓经朱砂拌衣后，其总糖和多糖类成分有所增加。

【含量测定】 采用硫酸-苯酚显色法，使用分光光度计测定茯苓多糖的含量[2]，见表10-4。

表 10-4 茯苓与朱茯苓总糖和多糖的含量测定（%）

| 样品 | 总糖 | 多糖 |
|------|------|------|
| 茯苓 | 3.38 | 0.78 |
| 朱茯苓 | 3.54 | 0.83 |

【药物代谢】 乙醇提取物中的茯苓酸在正常大鼠和肾病综合征大鼠体内的血药浓度模型组中分布容积（Vz/F）大于正常组，是药物在正常机体内的 1.5 倍，说明药物在正常机体内摄取量小，肾病综合征大鼠体内可能发生病变，使药物分布容积明显增加或者分布部位改变；终末半衰期（$t_{1/2}$）在正常大鼠体内为 1.353 小时，而在肾病综合征大鼠体内为 1.908 小时，肾病综合征状态影响了药物的吸收，在肾病综合征大鼠体内吸收较慢，但不影响达峰时间，与正常组相同，$T_{max}$ 为 2.5 小时；在 NS 体内的平均驻留时间 MRT（0～∞）为正常体内的 1.24 倍，说明茯苓酸在肾病综合征大鼠体内驻留时间较长，代谢较慢[10]。

【不良反应】 接触茯苓粉末可导致过敏性哮喘：鼻咽部作痒，大量流涕，胸闷，气短，喘息，张口抬肩，呼吸急促，冷汗出，口唇发绀，双肺满布哮鸣音[11]。

【毒性】 硫酸化茯苓多糖灌胃给药的 $LD_{50}$ 为 7.358g·$kg^{-1}$，$LD_{50}$ 的 95% 平均可信限为（7.358 ± 0.894）g·$kg^{-1}$，属低毒性物质[12]。

【生制茯苓成分、药效与功用关系归纳】 由茯苓炮制前后的对比研究，初步认为多糖变化是引起茯苓生制品药效差异的物质基础。其变化关系如图 10-8 所示。

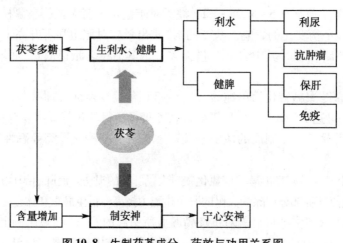

图 10-8 生制茯苓成分、药效与功用关系图

（张 凡）

## 参考文献

[1] 吴皓，胡昌江. 中药炮制学 [M]. 北京：人民卫生出版社，2012：382.

[2] 杨武德，李高刚. 茯苓及其不同炮制品中总糖及多糖的含量分析 [J]. 中国医院药学杂志，2007，27 (7)：916-918.

[3] 李森，谢人明，孙文基，等. 茯苓、猪苓、黄芪利尿作用的比较 [J]. 中药材，2010，33 (2)：264-267.

[4] 陈春霞. 茯苓多糖体的药理药化研究及其临床应用初探 [J]. 中草药，1985，16 (4)：40.

[5] 陈春霞. 羟甲基茯苓多糖的保肝和催眠作用 [J]. 食用菌，2003，(增刊)：46-47.

[6] 刘媛媛，陈友香，侯安继. 羟甲基茯苓多糖对小鼠 T 淋巴细胞分泌细胞因子的影响 [J]. 中药药理与临床，2006，22 (Z1)：71-72.

[7] 张琴琴，王明正，王华坤，等. 茯苓总三萜抗惊厥作用的实验研究 [J]. 中西医结合心脑血管病杂志，2009，7 (6)：712-714.

[8] 陈焱，刘春晓，张积仁. 茯苓多糖防石作用的实验研究 [J]. 中华泌尿外科杂志，1999，20 (2)：114.

[9] 胡斌，杨益平，叶阳，等. 茯苓化学成分研究 [J]. 中草药，2006，37 (5)：655-658.

[10] 沈婵娟. 茯苓乙醇提取物对肾病综合症的药效学及药动学研究 [D]. 武汉：湖北中医药大学硕士学位论文，2012.

[11] 赵泰济. 茯苓致支气管哮喘 1 例 [J]. 中国医院药学杂志，1998，18 (3)：141.

[12] Deichman WB, Gerarde HW. Toxicology of drug and chemicals [M]. New York：Academic Press，1969.

# 第十一章

# 温 里 药

## 附 子

【来源】 本品为毛茛科植物乌头 *Aconitum carmichaelii* Debx 子根的加工品。6月下旬至8月上旬采挖，除去母根、须根及泥沙，习称"泥附子"，按不同加工方法加工成盐附子、黑顺片、白附片等规格。主产于四川、云南、贵州、湖南等地。

生制附子鉴别使用表

| 处方用名 | 附片（淡附片） | 附片（黑顺片、白附片） | 炮附片 |
|---|---|---|---|
| 炮制方法 | 复制 | 蒸制 | 砂烫 |
| 性状 | 本品呈纵切片，外皮褐色。切面褐色，半透明，有纵向导管束。质硬，断面角质样。气微，味淡，口尝无麻舌感 | 黑顺片：为纵切片，切面暗黄色，油润具光泽，半透明状。质硬而脆，断面角质样。气微，味淡<br>白附片：无外皮，黄白色，半透明 | 形如黑顺片或白附片，表面鼓起黄棕色，质松脆。气微，味淡 |
| 性味<br>归经 | 辛、甘，大热；有毒<br>归心、肾、脾经 | 辛、甘，大热；有毒<br>归心、肾、脾经 | 辛、甘，大热；有毒<br>归心、肾、脾经 |
| 功能 | 回阳救逆，散寒止痛 | 回阳救逆，补火助阳，散寒止痛 | 回阳救逆，补火助阳 |
| 主治 | 用于亡阳虚脱，肢冷脉微，寒湿痹痛，心腹冷痛，阳虚水肿，阳虚感冒 | 用于亡阳虚脱，肢冷脉微，心阳不足，胸痹心痛，虚寒吐泻，脘腹冷痛，肾阳虚衰，阳痿宫冷，阴寒水肿，阳虚外感，寒湿痹痛 | 用于心腹冷痛，虚寒吐泻 |
| 炮制作用 | 去除盐分，降低毒性，增强疗效 | 降低毒性 | 降低毒性，便于粉碎 |
| 用法<br>用量 | 先煎，久煎<br>3~15g | 先煎，久煎<br>3~15g | 先煎，久煎<br>3~15g |
| 配伍 | 常与干姜、人参、甘草等配伍，治疗亡阳证，寒痹等，如甘草附子汤、济生肾气丸 | 常与人参、干姜、甘草、白术、肉桂、半夏、陈皮、茯苓、五味子等配伍，治疗亡阳证，阳虚证，寒痹等，如四逆汤、右归丸 | 常与干姜、人参、甘草等配伍，治疗虚寒泄泻，寒痹等，如附子理中丸 |

续表

| | | | |
|---|---|---|---|
| 药理作用 | 抗心律失常，强心，增强免疫，镇痛，抗炎 | 抗心律失常，增强心肌收缩力，加快心率，增加心输出量及心肌耗氧量，抗心肌缺血，增强免疫，镇痛，抗炎 | 抗心律失常，增强免疫，抗衰老 |
| 化学成分 | 主含双酯型生物碱和苯甲酰新乌头原碱、苯甲酰乌头原碱等。另含去甲猪毛菜碱、氯化甲基多巴胺、尿嘧啶等 | 双酯型生物碱含量降低，苯甲酰新乌头原碱、苯甲酰乌头原碱和苯甲酰次乌头原碱含量增加 | 双酯型生物碱含量最低，苯甲酰新乌头原碱、苯甲酰乌头原碱含量也少 |
| 检查含量测定 | 水分不得过 15.0%<br>本品含双酯型生物碱以新乌头碱、次乌头碱和乌头碱的总量计，不得过 0.010%。含苯甲酰新乌头原碱、苯甲酰乌头原碱和苯甲酰次乌头原碱的总量，不得少于 0.01%。总生物碱不得少于 0.1% | 水分不得过 15.0%<br>本品含双酯型生物碱以新乌头碱、次乌头碱和乌头碱的总量计，不得过 0.010%。含苯甲酰新乌头原碱、苯甲酰乌头原碱和苯甲酰次乌头原碱的总量，不得少于 0.01% | 水分不得过 15.0%<br>本品含双酯型生物碱以新乌头碱、次乌头碱和乌头碱的总量计，不得过 0.010%。含苯甲酰新乌头原碱、苯甲酰乌头原碱和苯甲酰次乌头原碱的总量，不得少于 0.01% |
| 注意 | 孕妇慎用；不宜与半夏、瓜蒌、瓜蒌子、瓜蒌皮、天花粉、川贝母、浙贝母、平贝母、伊贝母、湖北贝母、白蔹、白及同用 | 孕妇慎用；不宜与半夏、瓜蒌、瓜蒌子、瓜蒌皮、天花粉、川贝母、浙贝母、平贝母、伊贝母、湖北贝母、白蔹、白及同用 | 孕妇慎用；不宜与半夏、瓜蒌、瓜蒌子、瓜蒌皮、天花粉、川贝母、浙贝母、平贝母、伊贝母、湖北贝母、白蔹、白及同用 |

注：《中国药典》收载盐附子饮片，表面灰黑色，被盐霜，顶端有凹陷的芽痕，周围有瘤状突起的支根或支根痕。体重，横切面灰褐色，可见充满盐霜的小空隙和多角形的形成层环纹。气微，味咸而麻，刺舌。其中含双酯型生物碱以新乌头碱（$C_{33}H_{45}NO_{11}$）、次乌头碱（$C_{33}H_{45}NO_{10}$）和乌头碱（$C_{34}H_{47}NO_{11}$）的总量计，不得过 0.020%。毒性较大，含盐分，只能作为炮制淡附片的原料，不能直接用于临床

## 注释

**【炮制方法】**

盐附子：选择个大、均匀的泥附子，洗净，浸入食用胆巴水溶液中过夜，再加食盐，继续浸泡，每日取出晒晾，并逐渐延长晒晾时间，直至附子表面出现大量结晶盐粒（盐霜）、体质变硬为止，习称"盐附子"。

淡附片：取盐附子，用清水浸漂，每日换水 2~3 次，至盐分漂尽，与甘草、黑豆加水共煮透心，至切开后口尝无麻舌感时，取出，除去甘草、黑豆，切薄片，晒干。每 100kg 盐附子，用甘草 5kg、黑豆 10kg。

黑顺片：取泥附子，按大小分别洗净，浸入食用胆巴水溶液中数日，连同浸液煮至透心，捞出，水漂，纵切成厚约 0.5cm 的片，再用水浸漂，用调色液使附片染成浓茶色，取出，蒸至出现油面光泽后，烘至半干，再晒干或继续烘干，习称"黑顺片"。

白附片：选择大小均匀的泥附子，洗净，浸入食用胆巴水溶液中数日，连同浸液煮至透心，捞出，剥去外皮，纵切成厚约 0.3cm 的片，用水浸漂，取出，蒸透，晒干，习称"白附片"。

炮附片：取附片，用砂烫至鼓起并微变色[1]。

目前尚有将鲜附子切片，蒸制或干燥后砂烫炮制品。

**【性状差异】** 盐附子表面灰黑色，外被盐霜，切面灰褐色。白附片切面暗黄色，半透明状，断

面角质样。黑顺片外皮黑褐色，淡附片表面灰白色或灰褐色，白附片无外皮[2]。炮附片形如黑顺片或白附片，表面鼓起黄白色，质松脆。（见文末彩图 38）

【炮制作用】　鲜附子又称为泥附子。《本草正义》："此物善腐"，《四川省彰明县概况》中记载"售腌须速，过夜吐水，即就腐"。泥附子容易腐烂，故产地用盐腌制后干燥为盐附子，便于药材的保存、运输和销售，盐附子不能直接用于临床，只能作为药材销售和制作淡附片的原料。明代《景岳全书》："附子之性热而刚急，走而不守，土人腌以重盐，故其味咸而性则降"，认为对药性也有一定影响。

泥附子在产地经胆巴水浸泡后，双酯生物碱含量有所降低，再经蒸或煮等过程直接加工炮制成黑顺片、白附片，其中的毒性成分乌头碱转化水解成苯甲酰乌头原碱和苯甲酰次乌头原碱，毒性大大降低。黑顺片毒性大于白附片，但二者的临床作用没有区别。

淡附片和炮附片在炮制过程中，其毒性成分乌头碱也水解为苯甲酰乌头原碱和苯甲酰次乌头原碱，再加上甘草、黑豆等辅料的作用，毒性降低更显著。

黑顺片、白附片、淡附片、炮附片，味辛、苦。归心、肝、肾、脾经。具有回阳救逆，补火助阳，散寒止痛的功效，主治亡阳虚脱，肢冷脉微，阳痿宫冷，心腹冷痛，虚寒吐泻，阴寒水肿，阳虚外感，寒湿痹痛等。从回阳、助阳及临床应用可见，附子主治病症的主要病理生理变化与心血管系统病变有密切的关系，如充血性心力衰竭、感染性休克、缓慢型心律失常等。风寒湿邪引起的症状与某些神经、肌肉、关节病变相关，如类风湿关节炎、关节痛、腰腿痛、神经痛等。

附子中所含的乌头类生物碱有强心作用，也具有较强的致心律失常作用，并且随剂量的增加可出现心动过缓、室性心动过速、室颤等。但附子中同时也存在抗乌头类生物碱的物质。附子水溶性部分能特异性地对抗乌头类生物碱诱发的心律失常，附子注射液可对抗垂体后叶素所致的各种不同类型的心律失常。附子对血压有双向影响，降压的有效成分是去甲乌药碱，升压的主要成分是氯化甲基多巴胺和去甲猪毛菜碱。附子生品毒性比较大，临床用量较小。

附子炮制后，其中乌头碱、新乌头碱和次乌头碱水解为苯甲酰单酯型和原碱型生物碱，不仅降低了毒性，而且生物碱的比例也有显著变化。故炮制品的临床用量可比生品增加数倍，从而表现出其他方面的药理作用，如强心作用。

因此，中医认为附子的炮制过程有解毒增效的作用，一定程度上解决了附子的治疗剂量与中毒剂量接近的问题，从而使附子广泛地应用于临床，体现了生毒熟减的差别。

【药理作用】

**1. 对心血管系统的作用**

（1）强心作用：附子煎剂对动物蛙、兔、蟾蜍等具有强心作用，尤其在心脏功能不全时的作用更为显著。附子经长时间煎煮后毒性大减，而强心作用更明显。

（2）抗心肌缺血、缺氧作用：乌头属类生物碱具有扩张冠状血管和四肢血管的作用[6]，在小剂量（未致心室颤动）时，就已产生抗急性心肌缺血的作用，也可抗垂体后叶素所致的大鼠急性心肌缺血。附子能明显提高小鼠对缺氧的耐受力。

（3）增强心率、对抗缓慢型心律失常的作用：乌头属生物碱具有增加缺血心肌血流灌注的作用，增加缺血心肌的供氧功能，从而改善了心肌氧的供求平衡，减少因缺氧引起的心律失常的发生。

（4）对血压的影响：附子水溶性部分能增加股动脉血流量，降低血管压力，对冠状血管有轻度扩大作用。去甲乌药碱可降低麻醉及不麻醉犬的血压，加快心率；不影响肾性高血压大鼠的收缩压，却可降低舒张压；对心衰动物血压则先短暂下降，后持续升高。

（5）对心血管系统的影响：附子煎剂可使血栓形成时间延长，有抑制凝血和抗血栓形成的作用。

（6）抗休克作用：附子煎剂可减弱动物血压降低、心率减慢、心收缩力减弱等变化，而显著延长休克动物生存时间[3]。

**2. 抗炎作用** 附子煎剂可抑制蛋清、角叉菜胶、甲醛等所致的大鼠足踝肿胀，抑制醋酸所致的毛细血管通透性亢进，抑制肉芽肿形成及佐剂性关节炎[4]。

**3. 对中枢神经系统作用** 附子煎剂能抑制大鼠尾部加压引起的疼痛和小鼠腹腔注射醋酸引起的扭体反应，但炮附子对热板法及上述方法引起的疼痛无效。乌头碱具有明显镇痛作用和局部麻醉的作用[5]。

**4. 降糖作用** 乌头多糖、附子多糖可通过增加葡萄糖的利用而不提高胰岛素水平的机制，产生降糖作用[6]。

**5. 对免疫功能的影响** 附子注射液可提高小鼠体液免疫功能及豚鼠血清补体含量，但对小鼠血清溶菌酶活性无明显影响；附子注射液可使 T 细胞和 RE 花环形成细胞明显上升，可使淋巴转化明显上升[7]。

**6. 抗肿瘤作用** 附子多糖对 HL-60 细胞有诱导分化作用，且诱导 HL-60 细胞向粒细胞方向分化。附子多糖的抑瘤机制主要是通过增强机体的细胞免疫功能，诱导肿瘤细胞凋亡和上调抑癌基因的表达等多种因素，发挥抗肿瘤作用[8]。

**7. 抗衰老作用** 附子能提高老年大鼠血清总抗氧化能力及抗氧化酶活性，降低自由基代谢产物的含量，提高组织中酶的活性，改善细胞膜的流动性[9]。

**8. 兴奋垂体-肾上腺皮质系统作用** 熟附片煎剂能显著降低大鼠肾上腺内维生素 C 的含量，增加尿中 17-酮、类固醇的排泄，减少末梢血液中嗜酸性粒细胞数，对某些肾上腺皮质功能不全的患者具有肾上腺皮质激素样作用[10]。

**【化学成分】**

**附子** 含多种生物碱，如乌头碱、次乌头碱、附子宁碱、异塔拉定，以及乌头多糖 A、B、C、D 等[11,12]。

**附片** 炮制后双酯型乌头碱、中乌头碱、次乌头碱水解成苯甲酰单酯型生物碱，苯甲酰乌头原碱、苯甲酰中乌头原碱、苯甲酰次乌头原碱，继续水解生成乌头原碱。此外还含有消旋去甲乌药碱、氯化甲基多巴胺、去甲猪毛菜碱[13]。

**【含量测定】** 照 2010 年版《中国药典》（一部）附子项下【含量测定】方法进行测定[14]，附子及其炮制品中的双酯型生物碱和单酯型生物碱含量差异明显，结果见表 11-1。

表 11-1 附子及其不同炮制品中生物碱含量（%）

| 样品 | 双酯型生物碱总量 | 苯甲酰单酯型生物碱总量 | 总生物碱 |
| --- | --- | --- | --- |
| 附子 | 0.008 | 0.015 | 0.48 |
| | 0.006 | 0.011 | 0.26 |
| | 0.005 | 0.009 | 0.23 |
| 制附子 | 0.0006 | 0.071 | 0.27 |
| | 0.0004 | 0.053 | 0.15 |
| | 0.0003 | 0.042 | 0.11 |

**【不良反应】** 附子中毒症状主要以神经系统、循环系统和消化系统的表现为主。常见恶心、呕吐、腹痛、腹泻、头昏眼花、口舌、四肢及全身发麻，畏寒，严重者出现瞳孔散大、视物模糊、呼吸困难、手足抽搐、躁动、大小便失禁、体温及血压下降等[15]。

**【毒性】** 附子为毒性较大的中药，其毒性主要由乌头碱类生物碱引起。未炮制附子对小鼠灌服、腹腔注射、静脉注射，其 $LD_{50}$ 分别是 $5.49g \cdot kg^{-1}$、$0.71g \cdot kg^{-1}$、$0.49g \cdot kg^{-1}$，炮制后的 $LD_{50}$ 分别是 $161g \cdot kg^{-1}$、$11.5g \cdot kg^{-1}$、$2.8g \cdot kg^{-1}$。人口服乌头碱 0.2mg 即可引起中毒，乌头碱的致死量为 3~4mg。乌头碱对心脏毒性较大，心电图表现为一过性心率减慢、房性、室性期前收缩和心动过速，以及非阵发性心动过速和心室颤动等[15]。

**【生制附子成分、药效与功用关系归纳】** 由附子炮制前后的对比研究，初步认为双酯型生物碱水解变化是引起附子生制品药效差异的物质基础。其变化关系如图11-1所示。

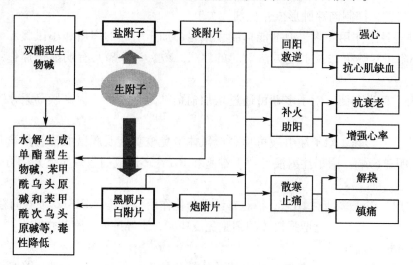

**图11-1　生制附子成分、药效与功用关系图**

（张振凌　刘鸣昊）

◆ **参考文献** ◆

[1] 吴清和. 中药药理学 [M]. 北京：高等教育出版社，2007：124-126.

[2] 聂黎行，张聿梅，鲁静，等. 附子和附片质量标准研究 [J]. 中国药学杂志，2010，45（15）：1182-1186.

[3] 周远鹏. 附子及其主要成分的药理作用和毒性 [J]. 药学学报，1983，13（5）：394-396.

[4] 久保道. 附子的抗炎作用 [J]. 国外医学中医中药分册，1981，（3）：57-59.

[5] 闫爱荣. 附子的药理研究 [J]. 实用中西医结合杂志，1994，7（11）：697-699.

[6] 金治萃，田德真，杨煜荣，等. 附子注射液对免疫影响的初步研究 [J]. 中华微生物学和免疫学杂志，1983，3（1）：52-55.

[7] 金治萃. 附子注射液对体液免疫影响的初步研究 [J]. 中草药，1987，18（8）：30-32.

[8] 董兰凤，刘京生，苗智慧，等. 附子多糖对H22和S180荷瘤小鼠的抗肿瘤作用研究 [J]. 中国中医基础医学杂志，2003，9（9）：14-17.

[9] 张涛，王桂杰，白书阁，等. 附子对老年大鼠抗氧化系统影响的实验研究 [J]. 中老年学杂志，2001，21（2）：135-136.

[10] 马宗超，唐智宏，张海，等. 谈附子的药理及临床应用 [J]. 时珍国医国药，2004，15（11）：790-792.

[11] 张思佳，刘敏卓，刘静涵，等. 附子的化学成分研究 [J]. 药学与临床研究，2010，18（3）：262-264.

[12] 耿昭. 附子化学成分研究 [D]. 成都：成都中医药大学硕士学位论文，2012.

[13] 陈明玉. 草乌和附子中双酯型生物碱在炮制、加热和配伍后化学变化的研究 [D]. 吉林：吉林大学硕士学位论文，2005.

[14] 国家药典委员会. 中华人民共和国药典（一部）[M]. 北京：中国医药科技出版社，2010：117-118.

[15] 考玉萍，刘满军，袁秋贞. 附子化学成分和药理作用 [J]. 陕西中医，2010，31（12）：1658-1660.

## ᔆ 干　姜 ᔆ

【来源】　本品为姜科植物姜 *Zingiber officinale* Rosc. 的干燥根茎。冬季采挖，除去须根和泥沙，晒干或低温干燥。趁鲜切片晒干或低温干燥者称为干姜片。主产于四川、贵州等地。

生制干姜鉴别使用表

| 处方用名 | 干姜 | 炮姜 |
|---|---|---|
| 炮制方法 | 切制 | 砂烫 |
| 性状 | 不规则纵切片或斜切片，表面灰黄色或浅黄棕色，粗糙。切面灰黄色或灰白色，略显粉性。质坚实，断面纤维性。气香，味辛辣 | 呈不规则膨胀的块状，表面棕黑色或棕褐色。质轻泡，切面边缘处显棕黑色，中心棕黄色，细颗粒性。气香，味微辛、辣 |
| 性味 归经 | 辛，热 归肺、脾、胃、肾、心、经 | 苦、辛，温 归脾、胃、肾经 |
| 功能 主治 | 温中散寒，回阳通脉，温肺化饮 用于脘腹冷痛，呕吐泄泻，肢冷脉微，寒饮喘咳 | 温经止血，温中止痛 用于阳虚失血，吐衄崩漏，脾胃虚寒，腹痛吐泻 |
| 炮制作用 | 利于调剂和成分煎出 | 缓和辛散之性，产生止血作用 |
| 用法 用量 | 水煎口服或入中成药 3~10g | 水煎口服或入中成药 3~9g |
| 配伍 | 常与人参、白术、炙甘草等配伍，治疗脾胃虚寒，如理中丸；常与附子、炙甘草等配伍，治疗亡阳虚脱，如通脉四逆汤；常与蜀椒、人参配伍，治疗寒疝腹痛，如大建中汤 | 常与当归、川芎、桃仁等配伍，治疗产后腹痛，如生化汤；常与当归、焦艾叶、炮附子配伍，治疗脾虚便血，如艾叶丸 |
| 药理作用 | 镇痛抗炎、抗肿瘤、抗病原体、保肝利胆、抗溃疡、改善心血管系统等药理作用 | 抗溃疡、止血等药理作用 |
| 化学成分 | 含挥发油、甾醇、磷脂酸类等成分 | 姜辣醇，6-姜烯酮等挥发油含量均降低，但溶出率增加 |
| 检查 浸出物 含量测定 | 水分不得过19.0%；总灰分不得过6.0% 水溶性浸出物不得少于22.0% 6-姜辣素不得少于0.60% | 水分不得超过12.0%；总灰分不得超过7.0% 水溶性浸出物不得少于26.0% 6-姜辣素不得少于0.30% |
| 注意 | 孕妇慎用 | 孕妇慎用 |

## 注释

【炮制方法】

干姜：取原药材，去杂质，略泡，洗净，润透，切厚片或块，干燥[1]。

炮姜：先将净河砂置炒制容器内，用武火加热，再投入干姜片或块，不断翻动，炒至鼓起，表面棕褐色，取出，筛去砂，晾凉[2]。综合指纹图谱相似度和化学成分含量变化，对干姜的砂烫工艺进行优化，优化参数为：砂温在195℃下炒制7分钟[3]。

除炮姜外，还有姜炭炮制品。

【性状差异】 干姜表面灰黄或浅黄色。炮姜表面呈棕黄色或棕褐色，质轻泡，断面有明显的"筋脉点"[4]。（见文末彩图39）

【炮制作用】 干姜，味辛，性热。归脾、胃、肾、心、肺经。具有温中散寒，回阳通脉，燥湿消痰的功效。能守能走，性热而偏燥，对中焦寒邪偏盛而兼湿者以及寒饮伏肺的喘咳颇宜。又因起效快且作用较强，故用于回阳救逆，其效甚佳。常用于脘腹冷痛，呕吐泄泻，肢冷脉微，痰饮喘咳。如治少阴病，下利清谷的通脉四逆汤（《奇效良方》）。

炮姜，味苦、辛，性温。其辛燥之性减弱，专守中焦，"守而不走"，作用缓和持久，长于温中止痛，止泻和温经止血。主要用于虚证出血，寒证腹泻，与侧柏叶、艾叶配伍治阳虚失血，与白术配伍治寒证腹泻[5]。

姜炭，味苦、涩，性温，归脾、肝经。苦涩性强，守而不走，长于止血温经。用于虚寒引起的吐血、崩漏、便血等出血症。如治血崩不止的如圣散；或用姜炭为末，末饮调服，治血痢不止。炮姜又能温中止泻，适用于受寒饮冷引起的消化不良。

干姜炮制后挥发油含量明显降低，炮姜挥发油的溶出率高于干姜[6]，如热不稳定性成分姜辣醇和6-姜辣烯酮含量均为：干姜 > 炮姜 > 姜炭。炮姜水煎剂可以显著抑制应激性胃溃疡、幽门结扎型胃溃疡、醋酸诱发胃溃疡；而干姜醇提取物具有促进胃排空，调节胃肠道平滑肌作用。这与干姜偏于温中止呕，炮姜偏于温经止泻的传统理论相一致。

炮姜和姜炭的水提取物有止血作用，而干姜水提取物无止血作用，姜炭止血作用强于炮姜，这可能与其挥发性成分降低最多有关，这与传统应用姜炭固涩止血理论一致。

干姜中非挥发性成分磷脂酸具有刺激血小板聚集，收缩平滑肌，活化体内血管活性物质等生物活性；孕烯醇酮硫酸盐属肾上腺皮质激素类物质。这两种物质的变化与干姜对心血管和内分泌系统的作用具有一定的相关性。但对其炮制前后变化情况，目前未见报道。

## 【药理作用】

### 一、干姜的药理作用

**1. 对交感神经-肾上腺功能的影响**　干姜水提液与挥发油都能促进寒证大鼠尿中17-羟皮质类固醇（17-OHCS）与肾上腺素（A）、去甲肾上腺素（NE）、多巴胺（DA）的排出量；而去挥发油水提液对17-OHCS与A、NE、DA的排出量无明显影响。这一结果说明，干姜对交感神经-肾上腺功能影响的有效成分主要集中在挥发油和水提液部分[7]。

**2. 对肠道平滑肌运动的影响**　干姜醇提取物对肠道平滑肌运动有双向调节作用，这种作用与胆碱能受体有关[8]。

**3. 镇吐、解热、解毒作用**　干姜煎煮液可显著抑制鸽子的呕吐次数，减少呕吐次数；对致热大鼠有显著的退热作用；并可显著降低生半夏对家兔眼睑结膜的刺激作用[9]。

**4. 抗溃疡作用**　干姜醇提取物具有较好的抗溃疡作用，其机制可能与增强胃黏膜防御能力有关[10]。

**5. 对胃排空的影响**　干姜醇提取物有促进胃排空作用，可能与胆碱能M受体有关[11]。

**6. 抗心律失常作用**　干姜乙酸乙酯提取物可降低室颤发生率，提高引起室性期前收缩、心搏停止的药物用量，说明干姜乙酸乙酯提取物具有一定的抗心律失常作用[12]。

**7. 镇静作用**　姜有一定的镇静作用，作用大小与剂量有关[13]。

**8. 对物质代谢的影响**　姜对正常大鼠机体代谢有明显的影响，神经酰胺-1-磷酸等10种物质被判定为可能生物标志物[14,15]。磷脂酸具有刺激血小板聚集，平滑肌收缩，体内血管活性等生物活性。神经酰胺-1-磷酸能够通过易位和激活细胞质磷脂酶$A_2$而诱导花生四烯酸和前列腺素的合成。干姜可通过降低细胞质磷脂酶$A_2$的活性而发挥抗炎作用。

**9. 对血流动力学影响**　干姜可以改善急性心肌缺血大鼠血流动力学部分指标，加快心率，升高左心室内压，提高左心室内压最大上升和最大下降速率[16]。

**10. 改善心功能的作用**　干姜提取物对兔急性心力衰竭模型形成具有保护作用；能通过改善心室舒缩功能，降低外周阻力，改善心衰程度，对急性心力衰竭具有实验性治疗作用[17]。

**11. 抗缺氧作用**　干姜水提取物无抗缺氧作用，而醚提取物具有抗缺氧作用，其机制可能是通过减慢机体耗氧速度产生的。柠檬醛是其抗缺氧的主要有效成分之一。干姜能够使细胞乳酸脱氢酶（LDH）释放减少，从而减少心肌细胞的损伤[18]。

### 二、炮姜的药理作用

**1. 抗溃疡作用**　取干姜、炮姜水煎液，按$4.5g \cdot kg^{-1}$给大鼠灌胃。炮姜对应激性溃疡、醋酸诱发胃溃疡、幽门结扎型胃溃疡均呈明显的抑制倾向，干姜无此作用[19]。

**2. 止血作用** 炮姜和姜炭均能缩短小鼠的出血时间。炮姜和姜炭均能缩短小鼠的凝血时间，且姜炭水煎液的凝血时间优于炮姜，也优于本身的醚提取物。生姜和干姜水煎液均无缩短凝血时间的作用[19]。

**【化学成分】**
**干姜** 主要含挥发油类成分，如 2-甲基-3-丁烯-2-醇、3-丁基丁醛、己醛、2-甲基戊醛、2-庚醇、三环烯、α-侧柏烯、α-蒎烯、莰烯、香桧烯、β-蒎烯、月桂烯等；姜酚是姜中的主要辛辣物质，包括6-姜酚、8-姜酚、10-姜酚、12-姜酚等，其中6-姜酚的含量最高[20]。此外还含有非挥发类物质，如β-谷甾醇、胡萝卜苷、棕榈酸、环丁二酸酐等。

**炮姜** 干姜砂烫后，挥发油类成分含量降低，但其溶出率却大大增加。炮姜水浸出物含量高于姜炭，差异显著[18]。

**【含量测定】** 采用 HPLC 法，测定干姜和炮姜中姜酚、姜酮和姜脑含量有明显差异[21]，见表 11-2。

表 11-2　干姜与炮姜中姜酚、姜酮和姜脑含量（mg·g$^{-1}$）

| 样品 | 姜酚 | 姜酮 | 姜脑 |
|---|---|---|---|
| 干姜 | 10.22 | 0.90 | — |
| 炮姜 | 2.5 | 4.8 | 0.4 |

**【毒性】** 饮用干姜水提液的小鼠嘴部周围及鼻部明显发干发白，体毛干燥泛白。连续饮用提取液5天左右时，干姜组开始有小鼠死亡，且死亡率较高。饮用干姜后，小鼠肝脏组织中锌、锰的含量显著增高，铁的含量显著下降，其余元素的含量变化不大，肝脏的颜色变灰，形态无明显变化，脾脏明显变小。结果显示干姜连续使用时，可能对机体有一定的毒性[22]。小鼠急性毒性试验结果表明，干姜醇提取物 LD$_{50}$ 为 108.9g·kg$^{-1}$，毒性小；炮姜水煎液灌胃毒性较干姜增大[19]。大鼠长期毒性试验结果表明，干姜醇提取物高、中、低剂量（26g·kg$^{-1}$、18g·kg$^{-1}$、10g·kg$^{-1}$）灌服2个月，高剂量组出现便稀，停药后消失；高剂量组肝脏重量增加，但病理学未见异常，停药后恢复正常；各剂量组的体重增加情况，血液学、血液生化学指标均无异常[23]。

**【生制干姜成分、药效与功用关系归纳】** 由干姜炮制前后的对比研究，初步认为挥发油和姜酚等成分的含量变化是引起干姜生制品药效差异的物质基础。其变化关系如图 11-2 所示。

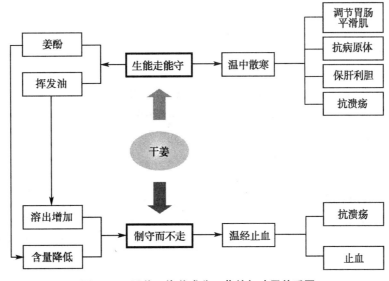

图 11-2　干姜、炮姜成分、药效与功用关系图

（林桂梅）

━━━━━━━━━━━━━━━ • 参 考 文 献 • ━━━━━━━━━━━━━━━

[1] 国家药典委员会. 中华人民共和国药典（一部）[S]. 北京：中国医药科技出版社，2010：13-14.

[2] 张宪印，田林，金毅. 干姜、炮姜与姜炭的炮制作用浅议 [J]. 山东中医杂志，2003，22（6）：366-367.

[3] 韩燕全，洪燕，高家荣，等. 基于 UPLC 特征指纹图谱和指标成分定量测定研究炮姜的炮制工艺 [J]. 中草药，2013，44（1）：42-46.

[4] 崔国静，刘芳. 干姜、炮姜与炮姜炭 [J]. 首都医药，2011，18（7）：52.

[5] 邓理有. 生姜、煨姜、干姜、炮姜 [J]. 开卷有益（求医问药），2003（8）：31.

[6] 叶刚飒，余书洪，杨卫芳，等. 生姜的有效成分与药理作用研究进展 [J]. 浙江树人大学学报（自然科学版），2011，11（3）：24-27.

[7] 泰华珍，李世阳，黄燕琼. 干姜、高良姜、丁香 3 种提取物对寒证大鼠交感神经-肾上腺机能的影响 [J]. 中国实验方剂学杂志，2010，16（14）：124-127.

[8] 蒋苏贞，陈玉珊. 干姜醇提取物对肠道平滑肌运动的影响 [J]. 医药导报，2011，30（1）：11-14.

[9] 王金华，薛宝云，梁爱华，等. 生姜与干姜药理活性的比较研究 [J]. 中国药学杂志，2000，35（3）：163-165.

[10] 蒋苏贞，廖康. 干姜醇提取物对实验性胃溃疡的影响 [J]. 中国民族民间医药，2010，19（8）：79-80.

[11] 蒋苏贞，朱春丽. 干姜醇提物对胃排空的影响 [J]. 中国当代医药，2010，17（14）：17-18.

[12] 沈云辉，陈长勋，徐珊珺. 干姜醋酸乙酯提取物抗心律失常作用研究 [J]. 时珍国医国药，2008，19（5）：1064-1065.

[13] 李艳玲，梁鹤. 干姜的镇静作用研究 [J]. 安徽农业科学，2008，36（32）：14159-14160.

[14] 张启云，李冰涛，徐国良. 干姜对大鼠尿液内源性代谢物的影响 [J]. 中国药理学与毒理学杂志，2010，24（5）：354-358.

[15] Kiuchi F, Iwakami S, Shibuya M, et al. Inhibition of prostaglandin and leukotriene biosynthesis by gigerols and diaryl-heptanoids [J]. *Chem Pharm Bull*, 1992, 40 (2)：387-391

[16] 周静，杨卫平，李应龙. 干姜水煎液对急性心衰大鼠血流动力学的影响 [J]. 时珍国医国药，2011，22（11）：2694-2696.

[17] 许庆文，卢传坚，欧明，等. 干姜提取物对兔急性心衰模型的保护和治疗作用 [J]. 中药新药与临床药理，2004，15（4）：244-247.

[18] 张明发，沈雅琴，许青援，等. 干姜对缺氧和受寒小鼠的影响 [J]. 中国中药杂志，1991，16（3）：170.

[19] 胡昌江. 临床中药炮制学 [M]. 北京：人民卫生出版社，2008：123-125

[20] 芮雯，冯毅凡，吴妍，等. 干姜油中姜酚类成分的 UPLC/Q-TOFMS 分析 [J]. 中草药，2008，39（5）：667-668.

[21] 黄雪松，汪建民，王兆生. 干姜、姜皮、炮姜中辣味成分的 HPLC 测定 [J]. 中草药，1999，30（6）：423-425.

[22] 蒲含林，姜华，陈蓉蓉. 金银花和干姜对小鼠的毒性研究 [J]. 实用药物与临床，2011，14（4）：277-278.

[23] 王梦，钱红美，苏简单，等. 干姜醇提物的毒性研究 [J]. 中医药学报，2000，（2）：60-62.

## 吴 茱 萸

**【来源】** 本品为芸香科植物吴茱萸 *Euodia rutaecarpa*（Juss.）Benth.、石虎 *Euodia rutaecarpa*（Juss.）Benth. var. *officinalis*（Dode）Huang 或疏毛吴茱萸 *Euodia rutaecarpa*（Juss.）Benth. var. *bodinieri*（Dode）Huang 的干燥近成熟果实。8—11 月果实尚未开裂时，剪下果枝，晒干或低温干燥，除去枝、叶、果梗等杂质。主产于贵州、广西、湖南、云南。

生制吴茱萸鉴别使用表

| 处方用名 | 吴茱萸 | 制吴茱萸 |
|---|---|---|
| 炮制方法 | 切制 | 甘草制 |
| 性状 | 呈球形或略呈五角状扁球形。表面暗黄绿色至褐色，粗糙，质硬而脆。气芳香浓郁 | 呈球形或略呈五角状扁球形。表面棕褐色或深褐色，粗糙，质硬而脆 |
| 性味 归经 | 辛、苦，热；有小毒 归肝、脾、胃、肾经 | 苦、微甘，温 主入胃、肾经 |
| 功能 主治 | 散寒止痛，降逆止呕，助阳止泻 用于厥阴头痛，寒疝腹痛，寒湿脚气，经行腹痛，脘腹胀痛，呕吐吞酸，五更泄泻。多外用，外治口疮，湿疹，牙齿疼痛 | 散寒止痛，降逆止呕，助阳止泻 用于胃寒呕吐，胃脘痞满，肝郁胁痛，腹满泄泻，寒湿脚气，寒滞经痛 |
| 炮制作用 | 利于调剂和成分煎出 | 降低毒性，缓和燥热之性 |
| 用法 用量 | 水煎口服或入中成药 2~5g | 水煎口服或入中成药 2~5g |
| 配伍 | 常与丁香、白胡椒、肉桂，当归、芍药、甘草、通草、桂枝、细辛、生姜、大枣等配伍，治疗手足厥逆，或兼见头顶痛，干呕、吐涎等症，如小儿腹泻外敷散、当归四逆加吴茱萸生姜汤等 | 常与黄连、白芍、艾叶、香附、肉桂、当归、川芎、地黄、黄芪、续断、补骨脂、肉豆蔻、五味子等配伍，治疗肝胃不和，口苦嘈杂，呕吐吞酸，腹痛泻痢，或子宫虚寒、月经不调、痛经、腰酸带下，或肾阳不足所致的泄泻等症，如戊己丸、艾附暖宫丸、四神丸等 |
| 药理作用 | 镇痛、止呕、止泻、抗胃溃疡、升温作用较强 | 镇痛、抗炎、调节免疫作用较强 |
| 化学成分 | 生物碱、挥发油、苦味素等 | 吴茱萸碱、吴茱萸次碱、柠檬苦素的含量升高，挥发油含量降低 |
| 检查 浸出物 含量测定 | 水分不得过15.0% 总灰分不得过10.0% 乙醇浸出物不得少于30.0% 吴茱萸碱和吴茱萸次碱的总量不少于0.15% 柠檬苦素的含量不少于1.0% | 水分不得过15.0% 总灰分不得过10.0% 乙醇浸出物不得少于30.0% 吴茱萸碱和吴茱萸次碱的总量不少于0.15%。柠檬苦素的含量不少于0.90% |
| 注意 | 阴虚有热者忌用。有小毒 | 阴虚有热者慎用 |

## 注释

**【炮制方法】**

吴茱萸：取原药材，除去杂质，洗净，干燥。

制吴茱萸：取净甘草片，加适量水，煎汤，去渣，加入净吴茱萸，闷润吸尽后，炒至微干，取出，干燥。每100kg吴茱萸，用甘草6kg。

除甘草制吴茱萸外，还有黄连制、醋制、生姜制、盐制、酒制。

**【性状差异】** 吴茱萸表面暗黄绿色至褐色；而制吴茱萸表面棕褐色或深褐色。

**【炮制作用】** 吴茱萸，味辛、苦，性热；有小毒。主入肝、脾、胃、肾经，具有散寒止痛，降逆止呕，助阳止泻作用，偏于脾胃虚寒，如小儿腹泻外敷散。

制吴茱萸苦、微甘，温。主归胃、肾经。甘草制后降低毒性，缓和燥热之性，可内服。《景岳全书》："若气陷而元气虚者，为以甘补药制而用之"。多用于胃寒呕吐，胃脘痞满，肝郁胁痛，腹满泄泻，寒湿脚气，寒滞经痛。如治肝胃不和，口苦嘈杂，呕吐吞酸，腹痛泻痢的戊己丸；治子宫虚寒、月经不调、痛经、腰酸带下的艾附暖宫丸；治肾阳不足所致泄泻的四神丸。

吴茱萸主要含生物碱、苦味素、挥发油类成分。其中生物碱具有抗炎、镇痛、升温、调节胃肠等作用[2,3]。生物碱的抗炎作用主要是抑制 IFN-C 及抑制前列腺素 $D_2$（$PGD_2$）产生[2]。止泻作用主要是通过促进缩胆囊素（CCK）的释放和激活 CCK1 受体来抑制胃肠动力[6]。吴茱萸甘草制后，生物碱类成分如吴茱萸碱、吴茱萸次碱含量升高，致使抑制 IFN-C、$PGD_2$ 和镇痛作用增强[2]。

吴茱萸中的挥发油具有一定的毒副作用，炮制后挥发油含量降低，导致其毒性明显弱于生吴茱萸。

综上，通过生物碱和挥发油成分的变化和药理作用，证明了吴茱萸"散寒定痛、降逆止呕、助阳止泻生用，散寒止痛、减毒制用"的合理性。

【药理作用】

## 吴茱萸的药理作用

**1. 镇痛作用** 吴茱萸水煎液对热刺激和醋酸所致的疼痛有抑制作用[5]。

**2. 调节胃肠道功能** 吴茱萸碱有抑制大鼠胃排空和肠推进的作用。其作用机制是通过促进缩胆囊素的释放和激活 CCK1 受体来抑制胃肠动力[6]。吴茱萸次碱有保护胃黏膜作用，作用机制与促进内源性降钙素相关基因多肽的释放和辣椒素受体的激活有关[7]。

**3. 对心血管的作用** 吴茱萸次碱有降血压和松弛血管的作用。其具体机制涉及一氧化氮-环化鸟苷酸（NO-CGMP）信号通路。还可通过抑制 α-肿瘤坏死因子（TNF-α）的生成和促进 CGRP 的释放而具有抗心肌过敏性损伤的作用[8]。吴茱萸碱对心肌缺血再灌注损伤有一定的保护作用。吴茱萸次碱有保护心肌作用[9]。

**4. 抗血小板凝集和抗血栓作用** 吴茱萸次碱通过抑制磷酸酶 C 的活性，血栓素 $A_2$ 的生成，细胞内的钙动员，最终抑制血小板的聚集。吴茱萸次碱可显著抑制由胶原刺激引起的血小板中花生四烯酸的释放，抑制由胶原刺激引起的血小板中磷酸肌醇（PI）的生成[10]，可显著延长肠系膜静脉中血栓的形成时间，可显著延长大鼠肠系膜动脉的流血时间[11]。

**5. 对物质代谢的影响** 吴茱萸次碱和柠檬苦素可抑制肝脏代谢酶 CYP3A4 的活性，上调肝脏代谢酶 P4501A 和 P4502B 的表达[12]。

**6. 对内分泌系统的影响** 吴茱萸碱有抑制大鼠睾丸间质细胞分泌睾丸素的作用[13,15]。

**7. 抗炎作用** 去氢吴茱萸碱和吴茱萸碱可剂量依赖性地抑制由 γ-干扰素/脂多糖刺激引起的小鼠巨噬细胞中一氧化氮（NO）的产生[2,16]。

**8. 抗肿瘤作用** 吴茱萸碱可抑制细胞增殖，促进细胞凋亡和抑制肿瘤细胞的转移[17,19]。

**9. 抗菌作用** 从吴茱萸中分离得到的一类喹啉酮生物碱对幽门螺杆菌有很强的、高选择性的抑制作用[20]。

**10. 其他方面的作用** 吴茱萸碱还可松弛兔阴茎海绵体，对气管平滑肌有收缩作用，也可剂量依赖性（$0.01 \sim 10 mol \cdot L^{-1}$）地松弛由去氧肾上腺素引起的兔阴茎海绵体平滑肌收缩。而吴茱萸次碱有松弛兔和人肛门内括约肌的作用。吴茱萸卡品碱可抑制人类多核巨噬粒细胞中白三烯的合成[21]，去氢吴茱萸碱能抑制小脑粒细胞中谷氨酸的摄取和释放[22]。

【化学成分】

**吴茱萸** 主要含生物碱，如吴茱萸碱、吴茱萸次碱；苦味素类成分，如柠檬苦素；挥发油类成分。

**制吴茱萸** 吴茱萸甘草制后，吴茱萸碱、吴茱萸次碱、柠檬苦素的含量升高，挥发油含量降低。

【含量测定】 照 2010 年版《中国药典》（一部）吴茱萸项下【含量测定】方法[1]，吴茱萸碱、吴茱萸次碱、柠檬苦素含量有差异，见表 11-3。

表 11-3 生制吴茱萸生物碱及吴茱萸内酯含量（%）

| 样 品 | 吴茱萸碱 | 吴茱萸次碱 | 柠檬苦素 |
|---|---|---|---|
| 吴茱萸 | 0.32 | 0.13 | 0.72 |
| 制吴茱萸 | 0.34 | 0.14 | 0.99 |

【不良反应】 吴茱萸有小毒，一般仅限于外用，内服均须经炮制后使用。近年来，关于吴茱萸不良反应的报道日益增多，临床上因服用了未制透的吴茱萸，或直接服用了吴茱萸，或因超剂量服用，或因配伍不当而产生中毒的报道时有发生。服用吴茱萸过量可出现剧烈腹痛、头痛、晕厥、呕吐、视物不清、错觉、胸闷等症状。吴茱萸不良反应的产生，与其药材炮制、配伍、剂型、剂量等因素密切相关。

【毒性】 本草记载吴茱萸生品有小毒，具有温热苦燥、辛香走窜之副作用，《本草通玄》中有"陈久者良"的说法，经炮制后辛香之气大为减少。实验证明其挥发油总量生品＞甘草制品，故认为炮制后可降低其毒副作用。

挥发油是吴茱萸中的有效成分，亦具有一定毒性。给小鼠灌胃吴茱萸全组分、水提组分和醇提组分均可出现死亡，经最大耐受量试验考察，以上 3 种样品 MTD 值分别为 15.6g·kg$^{-1}$·d$^{-1}$、80g·kg$^{-1}$·d$^{-1}$、70.6g·kg$^{-1}$·d$^{-1}$；给小鼠灌胃一定浓度的吴茱萸挥发油，发现可致实验小鼠全部死亡，吴茱萸挥发油 LD$_{50}$ 值为 2.70ml·kg$^{-1}$·d$^{-1}$。制吴茱萸比吴茱萸的挥发油含量降低了 13.3%，LD$_{50}$ 值升高了 19.1%（折合成生药后计），且制品挥发油的小鼠平均死亡时间明显延长[23-27]。

【生制吴茱萸成分、药效与功用关系归纳】 由吴茱萸炮制前后的对比研究，初步认为生物碱及挥发油的变化是引起吴茱萸生制品药效差异的物质基础。其变化关系如图 11-3 所示。

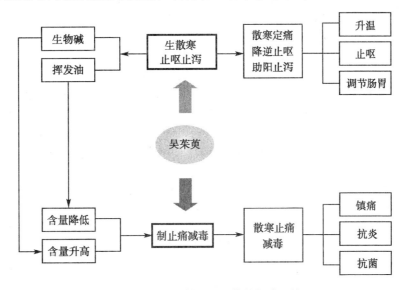

图 11-3 生制吴茱萸成分、药效与功用关系图

（张振秋）

● 参考文献 ●

[1] 国家药典委员会. 中华人民共和国药典（一部）[S]. 北京：中国医药科技出版社，2010：160.

[2] Woo HG, Lee CH, Noh MS, et al. Rutaecarpine, a quinazolinocarboline alkaloid, inhibits prostaglandin production in RAW264. 7 macrophages [J]. *Planta Med*, 2001, 67 (6)：505-509.

[3] 李春梅. 吴茱萸甲醇提取物及其生物碱成分对血液循环的影响 [J]. 国外医学中医中药分册, 1999, 21 (5)：9-11.

［4］ Matsuda H, Wu JX, Tanaka T, et al. Antinociceptive activities of 70% methanol extract of evodiae fructus（fruit of Evodia rutae-carpa var. bodinieri）and its alkaloidal components ［J］. *Biol Pharm Bull*, 1997, 20（3）: 243-248.

［5］ 张明发, 陈光娟, 朱自平, 等. 吴茱萸温中止痛药理研究 ［J］. 中药材, 1991, 14（3）: 39.

［6］ Wu CL, Hung CR, Chang FY, et al. Effects of evodiamine on gastrointestinal motility in male rats ［J］. *Eur J Pharmacol*, 2002, 457（23）: 169-171.

［7］ Wang L, Hu CP, Deng PY, et al. The protective effects of rutaecarpine on gastric mucosa injury in rats ［J］. *Planta Med*, 2005, 71（5）: 416-419.

［8］ Yi HH, Rang WQ, Deng PY, et al. Protective effects of rutaecarpine in cardiac anaphylactic injury is mediated by CGRP ［J］. *Planta Med*, 2004, 70（12）: 1135-1139.

［9］ 胡长平, 李年生, 肖亮, 等. 吴茱萸次碱的心脏保护作用涉及辣椒素敏感的感觉神经 ［J］. 中南药学, 2003, 1（2）: 67-69.

［10］ Sheu JR, Kan YC, Hung WC, et al. The antiplatelet activity of rutaecarpine, an alkaloid isolated from *Evodia rutaecarpa*, is mediated through inhibition of phospholipase C ［J］. *Thromb Res*, 1998, 92（2）: 53-64.

［11］ Sheu JR, Hung WC, Wu CH, et al. Antithrombotic effect of rutaecarpine, an alkaloid isolated from *Evodia rutaecarpa*, on platelet plug formation in in vivo experiments ［J］. *Br J Haematol*, 2000, 110（1）: 110-115.

［12］ Lee SK, Kim NH, Lee J, et al. Induction of cytochrome P450s by rutaecarpine and metabolism of rutaecarpine by cytochrome P450s ［J］. *Planta Med*, 2004, 70（8）: 753-757.

［13］ Hung PH, Lin LC, Wang GJ, et al. Inhibitory effect of evodiamine on aldosterone release by Zona glomerulosa cells in male rats ［J］. *Chin J Physiol*, 2001, 44（2）: 53-57.

［14］ Yoshizumi M, Houchi H, Ishimura Y, et al. Effect of evodiamine on catecholamine secretion from bovine adrenal medulla ［J］. *Med Invest*, 1997, 44（12）: 79-82.

［15］ Lin H, Tsai SC, Chen JJ, et al. Effects of evodiamine on the secretion of testosterone in rat testicular interstitial cells ［J］. *Metabolism*, 1999, 48（12）: 1532-1535.

［16］ Moon TC, Murakami M, Kudo I, et al. A new class of COX-2 inhibitor, rutaecarpine from *Evodia rutaecarpa* ［J］. *Inflamm Res*, 1999, 48（12）: 621-625.

［17］ T Yasunari, Kobayashi Y, Aggarwal BB. Evodiamine Abolishes Constitutive and Inducible NF-B Activation by Inhibiting IB Kinase Activation, Thereby Suppressing NF-B-regulated Antiapoptotic and Metastatic Gene Expression, Up-regulating Apoptosis, and Inhibiting Invasion ［J］. *J Biol Chem.*, 2005, 280（17）: 203-212.

［18］ Liao CH, Pan SL, Guh JH, et al, Antitumor mechanism of evodiamine, a constituent from Chinese herb Evodiae fructus, in human multipledrug resistant breast cancer NCI/ADR-RES cells in vitro and in vivo ［J］. *Carcinogenesis*, 2005, 26（5）: 968-975.

［19］ Huang DM, Guh JH, Huang YT, et al. Induction of mitotic arrest and apoptosis in human prostate cancer pc-3 cells by evodiamine ［J］. *J Urol*, 2005, 173（1）: 256-261.

［20］ Tominaga K, Higuchi K, Hamasaki N, et al. In vivo action of novel alkyl methyl quinolone alkaloids against Helicobacter pylori ［J］. *J. Antimicrob. Chemother.*, 2002, 50（4）: 547-552.

［21］ Adams M, Kunert O, Haslinger E, et al. Inhibition of leukotriene biosynthesis by quinolone alkaloids from the fruits of *Evodia rutaecarpa* ［J］. *Planta Med*, 2004, 70（10）: 904-908.

［22］ Lim DK, Lee YB, Kim HS. Effects of dehydroevodiamine exposure on glutamate release and uptake in the cultured cerebellar cells ［J］. *Neurochem Res*, 2004, 29（2）: 407-411.

［23］ 于静华, 刘春禹, 吕小丹, 等. 吴茱萸药理作用研究进展 ［J］. 吉林中医, 2005, 25（2）: 53-54.

［24］ 蔡雪映, 孟楠, 杨冰. 服用吴茱萸过量致中毒1例分析 ［J］. 北京中医药, 2006, 25（3）: 171-172.

［25］ 吴春林. 附子配伍吴茱萸致中毒1例 ［J］. 山西中医, 1996, 12（12）: 27-28.

［26］ 黄伟, 赵燕, 孙蓉. 吴茱萸不同组分对小鼠急性毒性试验比较研究 ［J］. 中国药物警戒, 2010, 7（3）: 129-134.

［27］ 黄伟, 孙蓉, 鲍志烨, 等. 与功效和毒性相关的吴茱萸化学成分研究进展 ［J］. 中国药物警戒, 2010, 7（8）: 482-483.

❧ 花 椒 ❧

【来源】 本品为芸香科植物青椒 *Zanthoxylum schinifolium* Sieb. et Zucc. 或花椒 *Zanthoxylum bungeanum* Maxim. 的干燥成熟果皮。秋季采收成熟果实，晒干，除去种子和杂质。主产于四川、重庆、陕西、山东等地。

生制花椒鉴别使用表

| 处方用名 | 花椒 | 炒花椒 |
|---|---|---|
| 炮制方法 | 净制 | 炒制 |
| 性状 | 略呈球形，裂开为两半状。外表灰绿色，子暗绿色，散有多数油点及细密网状隆起的皱纹。气香，味麻辣 | 略呈球形，裂开为两半状。外表深绿色，具油亮光泽，香气更浓 |
| 性味 归经 | 辛，温 归脾、胃、肾经 | 微辛，温 归脾、肾经 |
| 功能 主治 | 温中止痛，杀虫止痒 用于脘腹冷痛，呕吐泄泻，虫积腹痛；外治湿疹，阴痒 | 温中散寒，驱虫止痛 用于脘腹寒痛、寒湿泄泻、虫积腹痛或吐蛔 |
| 炮制作用 | 去除杂质 | 降低毒性，缓和辛散作用 |
| 用法 用量 | 水煎口服或入中成药。外用适量，煎汤熏洗 3~6g | 水煎口服或入中成药。外用适量，煎汤熏洗 3~6g |
| 配伍 | 常与蛇床子、陈茶叶、吴茱萸等配伍，治疗皮肤湿痒，妇人阴痒不可忍者及一切痒症，如椒茱汤 | 常与干姜、人参、饴糖配伍，治疗中焦虚寒，脘腹冷痛，呕吐泄泻等，如大建中汤；与乌梅、川楝子、黄连等配伍，治疗虫积腹痛，时发时止，食入吐蛔，嗜食异物等，如乌梅丸 |
| 药理作用 | 对心血管系统、消化系统、免疫功能、凝血功能、镇痛、镇静、抗炎、抑菌杀虫、抗肿瘤等均具有较强的药理活性 | 镇痛作用较强 |
| 化学成分 | 含挥发油、生物碱、酰胺、香豆素、黄酮、三萜、甾醇等成分 | 挥发油含量降低，水溶性成分煎出率增加 |
| 含量测定 | 本品含挥发油不得少于 1.5%(ml·g$^{-1}$) | 待测 |

## 注释

【炮制方法】
花椒：取原药材，除去椒目、果柄等杂质[1]。
炒花椒：取净花椒，用文火炒至色泽加深，显油亮光泽，有香气逸出时，取出，放凉[2]。
除炒花椒外，还有醋炒花椒、盐炒花椒。
【性状差异】 花椒外表灰绿色。炒花椒表面深绿色，具油亮光泽，香气更浓。（见文末彩图40）
【炮制作用】 花椒，味辛，性温；有小毒。归脾、胃、肾经。明代李时珍的《本草纲目》中记载："椒，纯阳之物，其味辛而麻，其气温以热。入肺散寒，治咳嗽；入脾除湿，治风寒湿痹，水肿泻痢；入右肾补火，治阳衰溲数，足弱久痢诸症[3]。"用于脘腹冷痛，呕吐泄泻，虫积腹痛，蛔虫症；外治湿疹瘙痒。花椒具有温中止痛，杀虫止痒的功能。如治疗风湿虫毒所致的鹅掌风、脚湿气的癣湿药水[1]。
花椒炒后，可减毒，辛散作用缓和，长于温中散寒，驱虫止痛。用于脘腹寒痛，寒湿泄泻，虫积腹痛或吐蛔。《证类本草》记载的"凡用椒，皆火微熬之，令汗出，谓之汗椒，令有势力……治心腹俱痛，以布裹椒，薄注，上火熨令椒汗出良"以及《得配本草》记载的"炒熟，熨冷湿诸痛"，均指炒花椒能治寒湿诸症。如治胸中大寒痛、呕吐不能食的大建中汤；治胸中气满，心痛引背的蜀椒丸；治蛔厥证的乌梅丸[4]。

花椒挥发油既是毒性成分又是活性成分，具有发汗、杀虫作用。挥发油中的牻牛儿醇有一定的呼吸麻痹作用，在花椒中含量较高，故花椒有小毒。

花椒经炒制后，挥发油含量下降，其中具有毒副作用的成分含量下降，因此花椒炒制后可以减毒。同时花椒炒制后，质地变得疏松，有助于水溶性成分的溶出，花椒水提取物有抗炎镇痛、抗溃疡作用，因此炒花椒抗溃疡和抗炎镇痛作用增强，这与花椒炒后长于温中散寒的传统理论相一致。

【药理作用】

## 一、花椒的药理作用

**1. 对消化系统的影响**

（1）抗溃疡：花椒水提取物对水浸应激性小鼠胃溃疡和吲哚美辛-乙醇所致的小鼠胃溃疡均有抑制作用，还能抑制结扎引起的大鼠胃溃疡，醚提取物可抑制盐酸性大鼠胃溃疡形成[4]。

（2）对胃肠平滑肌的影响：花椒挥发油和维拉帕米均可抑制家兔结肠自律性收缩以及乙酰胆碱和$CaCl_2$引起的结肠收缩，且具有剂量依赖性；花椒挥发油对乙酰胆碱诱导的依内钙性收缩和依外钙性收缩均有抑制作用；维拉帕米仅对乙酰胆碱诱导的依内钙性收缩有抑制作用；对乙酰胆碱诱导的依外钙性收缩则没有影响。因此，花椒挥发油可能通过阻滞钙通道，减少外钙内流和内钙释放，从而抑制家兔结肠平滑肌的收缩[5]。

（3）抗腹泻、保肝：花椒醚提取物能抑制蓖麻油引起的小鼠腹泻；水提取物能抑制番泻叶引起的小鼠腹泻。花椒醚提取物还能防止$CCl_4$所致肝损害大鼠血清谷丙转氨酶升高[6]。

**2. 调脂作用**　花椒籽油能有效降低高血脂小白鼠血清中的胆固醇水平、三酰甘油和低密度脂蛋白胆固醇水平，提高高密度脂蛋白胆固醇水平，能使间接衡量 LDL 颗粒大小指标的血浆致动脉硬化指数降低，LDL 颗粒由小变大，由致密变疏松，对小白鼠的高脂血症和动脉硬化有明显的抑制作用[7]。花椒挥发油具有抗豚鼠实验性动脉粥样硬化形成的作用，这种作用与它降低血清过氧化脂质水平、抗脂质过氧化损伤有关[8]。

**3. 对血液系统的影响**　花椒油素对多种血小板聚集诱导有明显的抑制作用，体内外的结果一致。花椒水和醚提取物能防止电刺激大鼠颈动脉引起的血栓形成，水提取物可延长血浆凝血酶原时间、凝血酶原消耗时间、白陶土部分凝血活酶时间；醚提取物仅能延长凝血酶原消耗时间[6]。

**4. 抗炎镇痛**　花椒醚提取物和水提液都能对抗醋酸所致的小鼠腹腔毛细血管通透性升高，抑制二甲苯所致小鼠耳郭肿胀和角叉菜胶引起的大鼠足趾肿胀，减少醋酸引起的小鼠扭体反应次数，醚提取物还能延长热痛反应潜伏期[9]。证明花椒中所含的茵芋碱、1,8-桉叶素可能是其镇痛的活性成分之一。

**5. 抗氧化**　花椒油对羟基自由基有一定的清除作用，与同等浓度的维生素 C 溶液相比，有等效的抑制超氧自由基的作用；花椒油对油脂的过氧化有明显抑制作用[10]。

**6. 抗肿瘤**　花椒挥发油对 PC12 有明显的抑制作用，具有抗嗜铬细胞瘤活性。同时花椒挥发油还可抑制 HeLa 胞增殖并激发细胞凋亡[11]。

**7. 抑菌作用**　花椒挥发油不仅能抑制革兰阴性菌，也能抑制革兰阳性菌，同时对霉菌、真菌也有抑制作用，尤其对青霉和黑曲霉的抑菌效果最好[12]。

## 二、炒花椒的药理作用

**镇痛作用**　炒花椒能显著降低脾阳虚大鼠血中 NO 含量，升高脾阳虚大鼠血中 β-EP 含量。

【化学成分】

**花椒** 主要含挥发油类，如烯烃类、醇类、酮类、环氧化合物类及酯类成分；生物碱；酰胺类，如山椒素是花椒麻味的主要来源；黄酮类，如金丝桃苷、槲皮苷、茴香苷、芦丁等[13,14]。

**炒花椒** 花椒在炒制过程中，挥发油含量降低，水溶性成分煎出率增加。

【毒性】 口服大量花椒可引起中毒，表现为恶心、呕吐、口干、头晕，严重者抽搐、谵妄、昏迷、呼吸困难，最后因呼吸衰竭而死亡。花椒中所含的牻牛儿醇有一定的呼吸麻痹作用，牻牛儿醇对大鼠口服的 $LD_{50}$ 为 $4.8g \cdot kg^{-1}$，兔静注牻牛儿醇 $50mg \cdot kg^{-1}$ 可导致死亡。花椒中毒应在短时间内实施抢救，减少毒素的吸收，加快毒素的排出，挽救患者的生命[15]。

【生制花椒成分、药效与功用关系归纳】 由花椒炒制前后的对比研究，初步认为挥发油是引起花椒生制品药效差异的物质基础。其变化关系如图11-4所示。

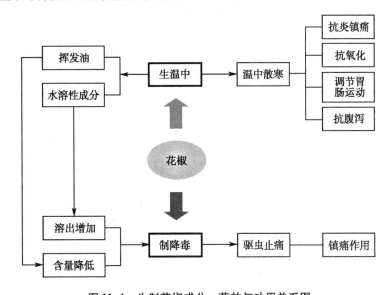

图11-4 生制花椒成分、药效与功用关系图

（林桂梅）

---

• **参 考 文 献** •

[1] 国家药典委员会. 中华人民共和国药典（一部）[S]. 北京：中国医药科技出版社，2010：149.

[2] 贾天柱. 中药炮制学 [M]. 第2版. 上海：上海科学技术出版社，2013：80.

[3] 尹靖先，彭玉华，张三印. 花椒药用的研究进展 [J]. 四川中医，2004，22（12）：29-31.

[4] 叶定江，原思通. 中药炮制学辞典 [M]. 上海：上海科学技术出版社，2005，345.

[5] 袁太宁. 花椒挥发油对离体家兔结肠平滑肌收缩功能的作用 [J]. 湖北民族学院学报（医学版），2009，26（1）：14-19.

[6] 赵秀玲. 花椒化学成分、药理作用及其资源开发的研究进展 [J]. 中国调味品，2012，37（3）：1-5.

[7] 王娅娅. 花椒籽油的提取、分析检测及降血脂功能研究 [D]. 西安：陕西师范大学硕士学位论文，2007：47.

[8] 马建畅，石应康，方定志. 花椒挥发油对实验性动脉粥样硬化的影响 [J]. 四川大学学报（医学版），2005，36（5）：696-699.

[9] 张明发，沈雅琴，牛自平，等. 花椒温经止痛和温中止泻药理研究 [J]. 中药材，1994，17（2）：37-40.

[10] 徐环德，范莆华. 大孔吸附树脂分离纯化花椒叶总黄酮及其产品抗氧化功能 [J]. 食品科学，2010，31（14）：111.

[11] 黄海潮，王如意，周伟民. 花椒挥发油对嗜铬细胞的杀伤作用 [J]. 黑龙江医药，2010，23（4）：51.

[12] 干信，吴士筠，高雯琪. 花椒挥发油抑菌作用研究 [J]. 食品科学，2009，30（21）：128-130.

[13] 徐任生. 天然产物化学 [M]. 北京：科学教育出版社，1993：45-47.

[14] Xiong QB, Shi DW, Mizuo M. Flavonol glucosides in pericarps of Zanthoxylum bungeanum [J]. *Phytochemistry*, 1995, 39（3）：723-725.

[15] 朱雪，王亮. 花椒药理作用研究进展 [J]. 社区医学杂志，2010，8（7）：43-45.

# ꙮ 小 茴 香 ꙮ

【来源】　本品为伞形科植物茴香 *Foeniculum vulgare* Mill. 的干燥成熟果实。秋季果实初熟时采割植株，晒干，打下果实，除去杂质。主产于内蒙古、山西等地。

**生制小茴香鉴别使用表**

| 处方用名 | 小茴香 | 盐小茴香 |
|---|---|---|
| 炮制方法 | 净制 | 盐制 |
| 性状 | 双悬果，呈圆柱形，表面黄绿色或淡黄色，两端略尖。有特异香气，味微甜、辛 | 呈圆柱形，表面深黄色，微鼓起，偶有焦斑。味微咸 |
| 性味<br>归经 | 辛，温<br>归肝、肾、脾、胃经 | 辛、微咸，温<br>归肾、肝、脾、胃经 |
| 功能<br>主治 | 散寒止痛，理气和胃<br>用于寒疝腹痛，睾丸偏坠，痛经，少腹冷痛，脘腹胀痛，食少吐泻 | 暖肾散寒止痛<br>用于寒疝腹痛，睾丸偏坠，经寒腹痛 |
| 炮制作用 | 去除杂质 | 缓和辛散之性，引药下行，专行下焦 |
| 用法<br>用量 | 水煎口服或入中成药<br>3~6g | 水煎口服或入中成药<br>3~6g |
| 配伍 | 常与厚朴、干姜、附子、吴茱萸、胡芦巴、川楝子等配伍，治疗脾胃虚冷等，如厚朴煎丸、大圣散、茴香丸等；常与白豆蔻、半夏、陈皮等配伍，治疗胃气不和，不思饮食等症；与火麻仁、生葱白、藿香等配伍，治疗霍乱腹痛，吐逆胀满，大小便难，如气促方 | 常与吴茱萸、木香、川楝子等配伍，治疗寒凝气滞，疝气疼痛，睾丸肿胀偏坠等，如导气汤、香橘散等；与附子、人参、丁香等配伍，治疗气虚积冷，心腹绞痛，肾虚腰部冷痛等，如附子茴香散、茴香子丸等 |
| 药理作用 | 抗菌、保肝、利尿、抗炎、抗氧化、抗溃疡、雌激素样作用较强 | 促进胃肠蠕动、去痰作用、调节血液流变性 |
| 化学成分 | 含脂肪油、挥发油、甾醇及糖苷、氨基酸等成分 | α-蒎烯、柠檬烯、γ-松油烯和茴酮含量降低最多，而反式茴香脑含量有所增加 |
| 检查<br>含量测定 | 杂质不得过4.0%；总灰分不得过10.0%<br>挥发油不得少于1.5%；反式茴香脑不得少于1.4% | 总灰分不得过12.0%<br>反式茴香脑不得少于1.3% |

## 注释

【炮制方法】

小茴香：取原药材，除去杂质[1]。

盐小茴香：取净小茴香，加盐水拌匀，略闷，待盐水被吸尽后，置炒制容器内，用文火炒至深黄色，爆鸣声减弱，有香气逸出时，取出放凉。用时捣碎。以盐制前后化学成分含量为权重指标，对小茴香盐制工艺进行优化，优化参数为：每 100kg 小茴香，用食盐 2kg，闷润 1.5 小时，于 110～120℃ 下炒制 4 分钟[2]。

【性状差异】 小茴香表面黄绿色或淡黄色，质硬。盐小茴香微鼓起，表面偶有焦斑。（见文末彩图 41）

【炮制作用】 小茴香，味辛，性温。归肝、肾、脾、胃经。具有散寒止痛，理气和胃的功能。小茴香以辛散理气作用见长，多用于胃寒呕吐，小腹冷痛，脘腹胀痛。如治疗脾元冷滑，久泻腹痛的大圣散；治疗小腹冷癖的茴香丸。

小茴香盐制后，辛散之性缓和，专走下焦，长于温肾祛寒，疗疝止痛。可用于疝气疼痛，睾丸坠痛，肾虚腰痛。如治疗睾丸肿胀偏坠的香橘散；治疗下元虚冷，腰膝疼痛，消瘦无力的茴香子丸。《仁术便览》记载的"青盐水拌炒，入肾经"，《本草纲目》记载的"茴香得盐则引入肾经，发出邪气。肾不受邪，病自不生也。亦治小肠疝气有效"，均论述了小茴香经盐制后可缓和其辛散之性，引药下行入肾经，专行下焦。

小茴香挥发油具有抑菌、调节胃肠运动、抗炎镇痛等作用。小茴香中挥发油含量较高，具有良好的理气作用。盐制后挥发油含量降低，且发生了一定的成分转化。其中 α-蒎烯、柠檬烯、γ-松油烯和葑酮含量降低最多，而反式茴香脑含量有所增加[3]。反式茴香脑具有较强的镇痛和抗氧化活性，因此小茴香盐制后辛散之性得到缓和，温肾散寒，疗疝止痛作用增强。另外，小茴香经盐制后，$Na^+$ 含量增加了 11 倍，这也验证了盐制后可以引药下行，引药入肾经。

【药理作用】

## 一、小茴香药理作用

**1. 抑菌作用** 小茴香挥发油具有抗菌作用，茴香醚是抗菌的有效成分。小茴香对小麦霉根霉菌、稻曲菌、水稻恶苗病菌的抑制作用最强，MIC 在 1/1280 以上；对番茄叶霉菌、姜瘟疫菌、水稻赤霉菌、水稻高温病菌、玉米小斑病菌的抑制作用较强，MIC 为 1/320～1/1280；对棉花黄萎菌的抑制作用较弱，MIC 在 1/320 以下[4]。

**2. 调节胃肠功能作用** 小茴香对小鼠离体肠管、豚鼠回肠及鹌鹑离体直肠均有增强肠收缩及促进肠蠕动的作用[5]。

**3. 抗炎镇痛作用** 茴香挥发油能显著抑制二甲苯致小鼠耳郭肿胀、鸡蛋清致大鼠足肿胀及醋酸引起的小鼠扭体反应[6]。小茴香的挥发油与水煎液对醋酸所致小鼠扭体反应均有明显对抗作用[7]。

**4. 护肝作用** 小茴香能有效地抑制结缔组织生长因子（connective tissue growth factor，CTGF）的表达，作用优于秋水仙碱，提示小茴香可通过抑制 CTGF 的表达来减少 HSC 合成 Ⅰ、Ⅲ 型胶原等 ECM，从而达到防治肝纤维化的目的[8]。

## 二、盐小茴香的药理作用

**1. 促进胃肠蠕动及祛痰作用** 小茴香及其炮制品均能促进小鼠肠蠕动，炮制品比小茴香作用弱，但差别不显著。盐小茴香可促使小鼠稀软便排出，而小茴香组无此样便。小茴香及其炮制品水煎液均有促进小鼠气管增加分泌物的作用[9]。

**2. 对血液流变性的影响** 小茴香及其炮制品挥发油能降低全血还原黏度、红细胞刚性指数和变形指数，且血浆比黏度、血细胞比容、红细胞沉降率和红细胞聚集指数也呈趋势下降。小茴香经盐制后，其挥发油含量减少，但对血液流变性的作用优于小茴香[10]。

**【化学成分】**

　　**小茴香**　主要含挥发油、脂肪油、甾醇及糖苷、氨基酸等成分；此外还含有三萜、香豆素、有机酸等类成分[11]。

　　**盐小茴香**　小茴香盐制后，挥发油的组分比例有较大变化[12-15]。其中 $\alpha$-蒎烯、柠檬烯、$\gamma$-松油烯和葑酮含量降低最多，而反式茴香脑含量有所增加[3]。

　　**【生制小茴香成分、药效与功用关系归纳】**　由小茴香盐制前后的对比研究，初步认为挥发油的变化是引起小茴香生制品药效差异的物质基础。其变化关系如图 11-5 所示。

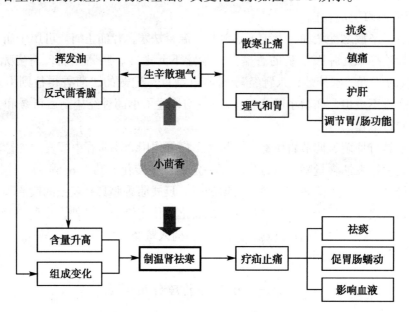

图 11-5　生制小茴香成分、药效与功用关系图

（林桂梅）

**· 参 考 文 献 ·**

[1] 国家药典委员会. 中华人民共和国药典（一部）[S]. 北京：中国医药科技出版社，2010：44-45.

[2] 林楠，杜中梅，贾天柱. 正交法优选盐制小茴香工艺 [J]. 实用中医内科杂志，2009，23（7）：78-79.

[3] 张帆，何文静，孙芸，等. 小茴香不同炮制品活性成分的动态变化研究 [J]. 分析化学，2008，36（4）：541-544.

[4] 马强，何璐，王玉龙，等. 小茴香挥发油超声波提取工艺优化及抗菌活性研究 [J]. 安徽农业科学，2007，35（7）：1912-1913.

[5] 陈立国. 小茴香的药理作用 [J]. 中草药，1989，20（7）：41-42.

[6] 滕光寿，刘曼玲，毛峰峰，等. 小茴香挥发油的抗炎镇痛作用 [J]. 现代生物医学进展，2011，(2)：344-346.

[7] 秦华珍，柳俊辉，李世阳，等. 小茴香等三种温里药不同提取物的镇痛作用观察 [J]. 广西中医药，2009，32（1）：51-53.

[8] 刘玉平，许晏，甘子明. 小茴香对实验性肝纤维大鼠细胞因子结缔组织生长因子（CTGF）的影响 [J]. 新疆医科大学学报，2009，32（6）：690-692.

[9] 祁银德，任玉凤. 小茴香及其炮制品的质量比较 [J]. 中药材，1997，20（1）：20-21.

[10] 张帆，张春，李臻. 小茴香及其炮制品挥发油对血瘀模型大鼠血液流变性的影响 [J]. 中药药理与临床，2010，26（5）：81-82.

[11] 杨大伟，湛奎，原松梅. 食品保鲜剂协同小茴香提取液预处理黄花菜的保鲜效果 [J]. 湖北民族学院学报（自

然科学版），2012，30（2）：121-124，149.

[12] 蒋纪洋，石子烈，潘明湖. 小茴香炮制初探 [J]. 中成药，1990，12（12）：19-20.

[13] 刘善新，王勇. 炮制对小茴香挥发油的影响 [J]. 中成药，1991，13（11）：21.

[14] 刘洪玲，董岩. 小茴香挥发油化学成份的 GC/MS 研究 [J]. 齐鲁药事，2005，24（3）：169-170.

[15] 花拉，王青虎，海金虎. 小茴香 GC 指纹图谱的初步研究 [J]. 中国民族医药杂志，2006，（5）：68-69.

# 第十二章

# 理 气 药

## ～ 木 香 ～

【来源】 本品为菊科植物木香 *Aucklandia lappa* Decne. 的干燥根。秋、冬二季采挖，去泥沙和须根，切段，大的再纵剖成瓣，干燥后撞去粗皮。主产于云南、四川等地。

生制木香鉴别使用表

| 处方用名 | 木香 | 煨木香 |
|---|---|---|
| 炮制方法 | 切制 | 煨制 |
| 性状 | 类圆形或不规则的厚片。外表皮显黄棕色至灰褐色。切面棕黄色至棕褐色。气香特异 | 类圆形或不规则的厚片。外表皮显深黄色至深褐色。切面棕褐色。气微香 |
| 性味<br>归经 | 辛、苦，温<br>归脾、胃、大肠、三焦、胆经 | 微辛、微苦，温<br>主入脾、胃、大肠经 |
| 功能<br>主治 | 行气止痛，健脾消食<br>用于胸胁，脘腹胀痛，泻痢后重，食积不消，不思饮食 | 实肠止泻<br>用于泄泻腹痛 |
| 炮制作用 | 利于调剂和成分煎出 | 缓和辛散之性 |
| 用法<br>用量 | 水煎口服或入中成药<br>3～6g | 水煎口服或入中成药<br>5～12g |
| 配伍 | 常与砂仁、藿香、党参、白术、陈皮等配伍，治疗肝气郁结，腹胁胀满，脾胃虚弱，食少便溏，如木香调气散、健脾丸、香连丸等 | 常与青皮、陈皮、吴茱萸等配伍，治疗痢疾，腹痛，里急后重，如泻痢导滞散 |
| 药理作用 | 舒张支气管、调节胃肠、利胆作用较强 | 抑制肠蠕动、调节胃肠、抗肿瘤作用较强 |
| 化学成分 | 挥发油、有机酸、木香碱等 | 挥发油中木香烃内酯、去氢木香内酯含量降低 |
| 检查<br><br>浸出物<br>含量测定 | 水分不得过 14.0%<br>总灰分不得过 4.0%<br>乙醇浸出物不得少于 12.0%<br>木香烃内酯、去氢木香内酯的含量不得少于 1.5% | 水分不得过 14.0%<br>总灰分不得过 4.0%<br>乙醇浸出物不得少于 12.0%<br>木香烃内酯、去氢木香内酯的含量不得少于 1.5% |
| 注意 | 血虚津伤者慎用 | 血虚津伤者慎用 |

## 注释

**【炮制方法】**

木香：取原药材，除去杂质，洗净，闷透，切厚片，干燥。

煨木香：取未干燥的木香片，在铁丝匾中，用一层草纸，一层木香片，间隔平铺数层，置炉火旁或烘干室内，烘煨至木香中所含的挥发油渗至纸上，取出。或取木香片与麦麸同炒至麦麸呈焦褐色，木香呈棕褐色，去麦麸即得。每100kg木香，用麦麸40kg。

**【性状差异】** 木香切面棕黄色至棕褐色，气香特异。而煨木香切面呈棕褐色，气微香。

**【炮制作用】** 木香，味辛、苦，性温，归脾、胃、大肠、三焦、胆经。具有行气止痛，健脾消食的功效。用于胸脘胀痛，泻痢后重，饮食不振，食积不消，不思饮食[1]。如治胃脘疼痛的木香调气散，治肝郁气逆的木香散，治疗腹胀呕吐的香砂二陈汤。

煨木香，微辛、微苦，性温。炮制后辛散之性缓和。归脾、胃、大肠。具有实肠止泻的功效。用于泄泻腹痛。如《薛氏医案》所述："煨熟可止泻痢，因木香气味俱厚，且熟则无走散之性，惟觉香燥而守，故能实大肠，凡治泄泻恒用之"。如泻痢导滞散。

木香及煨木香的功用差异在于理气止痛、健脾消食生用，实肠止泻煨用。

木香主要含有挥发油成分，挥发油具有理气、调节胃肠运动[2,3]。因此，用其理气、健脾、消食时多用木香。挥发油的调节胃肠运动主要是促进胃排空和小肠推进，促进促胃动素、促胃液素的分泌，降低血管活性肠肽分泌，增加胃肠平滑肌收缩频率，促进胃的血液循环，帮助消化吸收；并通过调节血清细胞因子 TNF-$\alpha$ 和 IL-10 含量，调节脾虚机体的免疫功能，提高肠平滑肌组织肌球蛋白轻链激酶表达水平而促进肠蠕动，调节脾胃气机失调。

木香煨制后挥发油含量降低，导致理气、调节胃肠运动作用明显弱于木香。木香炮制后木香烃内酯和去氢木香内酯成分降低，致使对小肠吸收促进作用增强，对小肠蠕动促进作用降低，表现为止泻作用增强。

综上，通过挥发油的变化和药理作用，证明了木香"生用理气，煨熟止泻"的合理性。

**【药理作用】**

### 一、木香的药理作用

**1. 调节胃肠运动** 木香烃内酯、去氢木香内酯能对抗麻黄碱、阿托品引起的胃排空减慢作用。木香总生物碱、挥发油能对抗乙酰胆碱、组胺与氯化钡所致肠肌痉挛作用。但木香去氢内酯与二氢木香内酯又可使离体肠运动节律变慢，有较强的抑制作用[3,4]。

**2. 抗消化性溃疡** 木香丙酮提取物、乙醇提取物灌胃给药能够抑制多种诱因所致的急性胃溃疡[5]。

**3. 促进胆囊收缩** 木香煎剂口服可使健康人胆囊体积较空腹胆囊体积缩小31.9%，其发生机制可能是由于木香能使血中的缩胆囊素或促胃动素水平增高[6]。

**4. 抗炎作用** 木香75%乙醇提取物能抑制二甲苯引起的小鼠耳郭肿胀、角叉菜胶引起的小鼠足跖肿胀[7]。

**5. 对呼吸系统作用** 将胸内套管刺入麻醉猫胸膜腔描记呼吸，静注云木香碱可出现支气管扩张反应。脑破坏后再给药无效，提示其作用与迷走中枢抑制有关[8]。木香水提液、醇提液、挥发油、生物碱对豚鼠的气管、支气管收缩有对抗作用，对麻醉犬呼吸有一定的抑制作用[9]。

**6. 对心血管系统作用** 低浓度木香挥发油中分离出的部分内酯成分能不同程度地抑制豚鼠、家兔或蛙心脏的活动，小剂量水提液、醇提液能兴奋猫的心脏，对心室的作用较强。去内酯挥发油、总内酯可明显扩张离体兔耳与大鼠后肢血管。水提液、醇提液对麻醉犬有轻度升压作用，而去内酯挥发油、总内酯、木香内酯、二氢木香内酯及去氢木香内酯等使麻醉犬血压中度降低，且降压作用持续较久[10]。

**7. 抗肿瘤作用**　从云木香中分得化合物 cynaropicrin、reynosin 和 santamarine 可以增加乳酸脱氢酶（LDH）从 RAW264 细胞中释放，抑制小鼠巨噬细胞状细胞生长[11,12]。

**8. 抗菌作用**　1:3000 浓度挥发油能抑制链球菌、金黄色葡萄球菌与白色葡萄球菌的生长，对大肠埃希菌、白喉杆菌作用微弱，总生物碱无抗菌作用；100% 煎剂除了对副伤寒甲杆菌有轻微抑制作用外，对金黄色葡萄球菌、痢疾杆菌等 7 种致病菌无效[13]。

## 二、煨木香的药理作用

**1. 实肠止泻作用**　木香煨制后，对小鼠肠蠕动的抑制作用较强，对番泻叶所致小鼠泻下的抑制作用较强[14]。

**2. 抗溃疡作用**　制品对利血平诱发的小鼠急性胃黏膜损伤的保护作用较弱，不及木香。

**【化学成分】**

**木香**　主含挥发油，其中多为倍半萜类成分，如木香烯内酯、去氢木香内酯等；还含有机酸、氨基酸及胆胺、木香碱等成分[15-18]。

**煨木香**　挥发油含量降低，如木香烃内酯、去氢木香内酯含量比值降低。

**【高效液相色谱异同点】**　由木香炮制前后 HPLC 谱图（图 12-1）可见，炮制前后化学成分含量变化明显。麸煨木香的木香烃内酯、去氢木香内酯含量均低于生品。

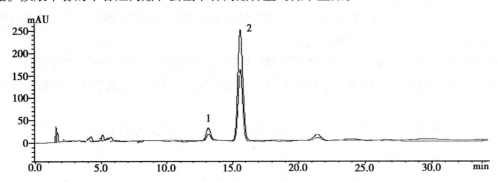

**图 12-1　木香、麸煨木香挥发油中的指标性成分含量比较图**

1. 去氢木香内酯；2. 木香烃内酯

上：木香生品挥发油；下：木香麸煨品挥发油

**【含量测定】**　照 2010 年版《中国药典》（一部）木香项下【含量测定】方法[1]，木香与煨木香含量有明显差异，见表 12-1。

**表 12-1　木香与煨木香的内酯含量**（mg·g⁻¹）

| 样品 | 木香烃内酯 | 去氢木香内酯 |
|---|---|---|
| 木香 | 8.345 | 13.78 |
| 煨木香 | 7.832 | 12.77 |

木香炮制前后含量有明显变化，煨木香的木香烃内酯、去氢木香内酯含量均低于生品。

**【不良反应】**　木香顺气丸在治疗慢性胃炎、慢性结肠炎等功能性消化不良等胃肠疾病方面的效果良好。但近年来发现有患者口服木香顺气丸后出现"阿托品样"症状，如面色潮红、口干、视物模糊、心悸、烦躁等，其症状发生机制尚不明确。

**【生制木香成分、药效与功用关系归纳】**　由木香炮制前后的对比研究，初步认为木香烃内酯和去氢木香内酯的变化是引起木香生制品药效差异的物质基础。其变化关系如图 12-2 所示。

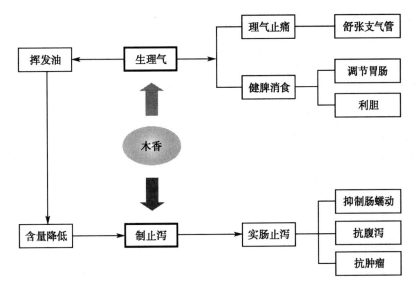

图 12-2　生制木香成分、药效与功用关系图

（张振秋）

## 参考文献

[1] 国家药典委员会. 中华人民共和国药典（一部）[S]. 北京：中国医药科技出版社，2010：57.

[2] 庞国兴，金传山. 木香炮制的初步研究 [J]. 中成药，1992，14（6）：21-22.

[3] 王永兵，王强，毛福林. 木香的药效学研究 [J]. 中国药科大学学报，2001，32（2）：146-148.

[4] 杨辉，谢金伦. 云木香化学成分及药理作用研究概况 [J]. 天然产物研究与开发，1998，10（2）：92-96.

[5] 王小英. 木香对大鼠实验性急性胃粘膜损伤的影响 [J]. 中医研究，2004，17（2）：21-22.

[6] 郑长春，李宇权，赵素云，等. 利胆排石汤的单味药对健康人胆囊运动功能的影响 [J]. 中国中西医结合，1997，17（3）：159-161.

[7] 张明发，沈雅琴，朱自平，等. 木香的抗腹泻和抗炎作用 [J]. 中国药业，1999，8（6）：16-17.

[8] 沈映君. 中药药理学 [M]. 北京：人民卫生出版社，2000：553-554.

[9] 张艺，肖小东. 木香的药理及制剂研究概述 [J]. 中国药业，2003，12（4）：75-76.

[10] 黄兆胜. 中药学 [M]. 北京：人民卫生出版社，2002：242-243.

[11] 陈大舜，易发银，邓常青，等. 健脾消导中药对消化道功能影响的初步筛选研究 [J]. 湖南中医学院学报，1996，16（2）：41-43.

[12] Cho J Y, Park J, Yoo E S, et al. Inhibitory effect of sesquiterpene lactones from saussurea lappa on tumor necrosis factor alpha production in murine macrophage like cells [J]. *Planta Med*, 1998, 64（7）：594-597.

[13] 王本祥. 现代中药药理学 [M]. 天津：天津科学技术出版社，1997：655-656.

[14] 瞿燕，付超美，胡慧玲，等. 川木香及其煨制品对小鼠胃排空及肠推进的影响 [J]. 华西药学杂志，2010，25（3）：269-271.

[15] 李兆琳. 川木香挥发油化学成分的研究 [J]. 兰州大学学报（自然科学版），1991，27（4）：94.

[16] 梁晟，梁逸曾，李雅文，等. 木香挥发性化学成分的气相色谱-质谱分析 [J]. 广州化学，2007，32（4）：12-17.

[17] 曾志，曾和平，杨定乔，等. 中药复方中后下组份化学成分的研究（Ⅰ）木香挥发油 [J]. 中草药，2001，32（8）：683-685.

[18] 杨辉，谢金伦，孙汉董. 云木香化学成分研究 [J]. 云南植物研究，1997，19（1）：85-91.

## ☙ 乌　药 ❧

【来源】　本品为樟科植物乌药 *Lindera aggregata*（Sims）Kosterm. 的干燥块根。全年均可采挖，除去细根，洗净，趁鲜切片，晒干。主产于浙江、江西、福建等地。

生制乌药鉴别使用表

| 处方用名 | 乌药 | 醋乌药 |
|---|---|---|
| 炮制方法 | 切制 | 醋制 |
| 性状 | 呈类圆形的薄片。外表皮黄棕色或黄褐色。切面黄白色或淡黄棕色，射线放射状，可见年轮环纹。质脆。气香 | 呈类圆形的薄片，切面深黄色，略有焦斑，微具醋香气 |
| 性味归经 | 辛，温<br>归肺、脾、肾、膀胱经 | 辛、微酸，温<br>归肝、肾、膀胱、肺、脾经 |
| 功能主治 | 行气止痛，温肾散寒<br>用于寒凝气滞，胸腹胀痛，气逆喘急，膀胱虚冷，遗尿尿频，疝气疼痛，经寒腹痛 | 散寒止痛，行气<br>用于肝郁气滞，寒凝血瘀，经寒腹痛，胸腹胀痛，膀胱虚冷，疝气疼痛 |
| 炮制作用 | 利于调剂和成分煎出 | 辛味缓和，走窜之性减弱，理气作用增强 |
| 用法用量 | 水煎口服或入中成药<br>6~10g | 水煎口服或入中成药<br>6~10g |
| 配伍 | 常与薤白、瓜蒌皮、郁金、延胡索、木香、小茴香、青皮、香附、当归等配伍，治疗寒凝气滞诸痛证、膀胱虚寒证，如乌药汤、天台乌药散 | 常与炮姜、郁金、延胡索、炒枳壳、吴茱萸、小茴香、木香、青皮、香附、当归等配伍，治疗寒凝气滞诸痛证、经寒腹痛证 |
| 药理作用 | 有抗炎镇痛、抗病毒、抑菌、抗氧化、抗疲劳、调节消化道、松弛内脏平滑肌、改善中枢神经系统功能 | 抗炎镇痛增强 |
| 化学成分 | 挥发油、异喹啉生物碱、呋喃倍半萜及其内酯类成分、鞣质类成分 | 醋制后挥发油减少；呋喃倍半萜及其内酯类成分含量增加；生物碱及鞣质类成分溶出增加 |
| 检查 | 水分不得过11.0%，总灰分不得过4.0%，酸不溶性灰分不得过2.0% | 水分不得过10.5% |
| 浸出物含量测定 | 醇溶性浸出物不得少于12.0%<br>乌药醚内酯（$C_{13}H_{16}O_4$）不得少于0.030%；去甲异波尔定（$C_{18}H_{19}NO_4$）不得少于0.40% | 醇溶性浸出物不得少于12.0%<br>乌药醚内酯（$C_{13}H_{16}O_4$）不得少于0.040%；去甲异波尔定（$C_{18}H_{19}NO_4$）不得少于0.50% |
| 注意 | 气虚及内热证患者禁服；孕妇及体虚者慎服 | 气虚及内热证患者禁服；孕妇及体虚者慎服 |

## 注释

【炮制方法】

乌药：取原药材，除去细根，大小分开，浸透，切薄片，干燥[1]。

醋乌药：乌药饮片加入米醋，拌匀，闷润，待醋液被吸尽后，炒干，取出，放凉即可。以化学成分含量为指标，对乌药醋制工艺进行优选，优化参数为：在每100kg乌药中加入20kg醋，闷润90分钟，60℃低温烘烤2小时[2]。

除了生用和醋制法外，还有酒制和乌药炭。

【性状差异】　乌药切面黄白色或淡黄棕色。醋乌药切面呈深黄色，略有焦斑，有醋香气。（见文末彩图42）

【炮制作用】　乌药，味辛性温，归肺、脾、肾、膀胱经。《开宝本草》记载："味辛，温，无毒。"《本草从新》记载:"上入脾、肺,下通膀胱与肾。"乌药辛香温散,上入肺经,中入脾经,下入肝肾与膀胱,善通气机,温散寒邪,故偏重于肾阳不足、膀胱虚寒证。如用于膀胱虚寒证的缩泉丸(《校注妇人良方》)。

乌药醋制后,辛味缓和,走窜之性减弱,醋制后微具酸味,增强入肝经止痛作用。多用于寒凝气滞,月经疼痛等证。

乌药含有倍半萜、生物碱、鞣质等活性成分。乌药水提取物有增强输尿管平滑肌的扩张和蠕动作用[3]。乌药缩合鞣质组分(LEF组分)是乌药抗炎活性组分,该组分能有效地抑制继发性肿胀、风寒湿痹证肿胀以及炎症组织中前列腺素 $E_2$(PGE$_2$)的生成;乌药寡聚缩合鞣质有抗菌、抗病毒作用[4]。乌药总生物碱对大鼠佐剂性关节炎具有防治作用,其机制可能是下调机体 T 淋巴细胞和巨噬细胞的功能。乌药生品适用于膀胱虚寒证。

乌药醋制后,具有抗炎行气止痛作用的呋喃倍半萜、内酯类成分及生物碱,如乌药内酯、乌药醚内酯、异乌药内酯、去甲异波尔定等成分的含量增加[5];生物碱也因与醋成盐,增加水煎出量;总鞣质的煎出率也有明显增加;故醋制品的止痛、抗炎作用较乌药增强,适用于寒凝气滞性疼痛。

综上,通过乌药内酯、鞣质、生物碱类成分的变化和药理作用,证明了乌药"温肾散寒生用,行气止痛醋炙"理论的合理性。

【药理作用】

## 一、乌药的药理作用

**1. 镇痛抗炎作用** 乌药的水、醇提取物均有明显的镇痛抗炎活性[3]。总鞣质、生物碱也有明显的抗炎作用。

**2. 抗微生物作用** 乌药中的寡聚缩合鞣质具有较强的抗菌、抗病毒作用[4]。

**3. 抗氧化作用** 乌药总黄酮可使机体的抗氧化能力增强[6]。

**4. 抗疲劳作用** 乌药提取物具有缓解机体疲劳的作用[7]。

**5. 对消化系统的作用** 乌药提取物对小鼠胃排空和小肠推进具有双向调节作用,缓解胃肠痉挛,抑制溃疡形成,具有细胞保护作用[8]。

**6. 对泌尿系统的作用** 乌药可解除结石滞留,增加输尿管平滑肌的扩张和蠕动,最终达到结石排除,是治疗泌尿系结石值得推广的有效治疗方法。同时,乌药可使糖尿病小鼠肾小球面积扩大、细胞数量增多,肾小球纤维化指数下降[9]。

**7. 对中枢神经系统的作用** 乌药作为一种抗氧化剂,可用来预防颅脑受伤后的癫痫发作,乌药中的某些成分可通过竞争性或非竞争性抑制脯酰氨内酞酶(prolyl endopeptidase,PEP),下调对含有脯酰氨的脑肽如升压素、P 物质和促甲状腺素释放激素(TRH)的水解,从而改善学习和记忆过程[10]。

**8. 对妇科疾病的作用** 乌药可用来治疗经行腹痛、经前腹痛、经行泄泻、经期头痛、产后头痛、经期遍身疼痛、虚寒带下、妇科慢性疼痛、淋证失治、产后腹痛等妇科疾病[11]。

**9. 其他作用** 乌药提取物可诱导小鼠产生细胞生长抑制因子,抑制肿瘤生长,延长患肺癌小鼠的生存期,而对正常细胞不显示任何毒性,疗效与剂量正相关;乌药还具有抗凝血酶作用;还可清除氧自由基和开放线粒体腺苷三磷酸(ATP)通道,从而保护缺血后心肌[12]。

## 二、醋乌药的药理作用

**抗炎镇痛作用** 乌药醋制后,具有抗炎活性的去甲异波尔定含量增加,从而使抗炎作用增强。

【化学成分】

**乌药** 主要含挥发油、异喹啉生物碱、鞣质、呋喃倍半萜及其内酯类等成分。

**醋乌药** 醋制后乌药内酯、乌药醚内酯、异乌药内酯和去甲异波尔定含量增加;生物碱盐含量增加;挥发油含量降低。

【含量测定】　照 2010 年版《中国药典》（一部）乌药项下【含量测定】方法[1]，生醋乌药中乌药内酯、乌药醚内酯、异乌药内酯、去甲异波尔定的含量有所增加，见表 12-2。

表 12-2　乌药与醋乌药的内酯类成分的含量（mg·g$^{-1}$）

| 样品 | 乌药内酯 | 乌药醚内酯 | 异乌药内酯 | 去甲异波尔定 |
| --- | --- | --- | --- | --- |
| 乌药 | 0.8614 | 1.0758 | 1.6542 | 7.3792 |
| 醋乌药 | 0.9254 | 1.1648 | 1.7836 | 9.2712 |

【不良反应】　《医学入门》中记载："疏散宣通，甚于香附，不可多服。"《本草经疏》中记载："病属气虚者忌之；妇人月事先期，小便短赤，及咳嗽内热，口渴、口干、舌苦，不得眠，一切阴虚内热之病，皆不宜服。"故气虚及内热证患者不宜服用；有耗气之弊，孕妇及体虚者慎服。

【毒性】　乌药短期喂养未发现引起急性中毒，也未引起基因、染色体和细胞的突变，但高剂量引起动物肝脏非病理性相对增大，而对肝功能各项指标及病理组织学观察无显著影响[13]。

【生制乌药成分、药效与功用关系归纳】　由乌药醋制前后的对比研究，初步认为生物碱和内酯类成分的变化是引起乌药生制品药效差异的物质基础。其变化关系如图 12-3 所示。

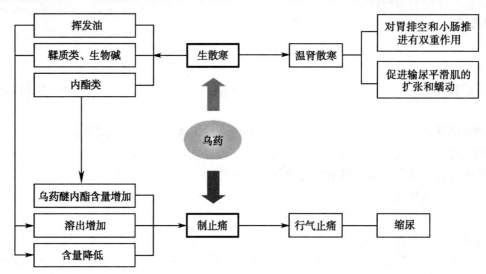

图 12-3　生制乌药成分、药效与功用关系图

（胡昌江　熊　瑞）

### 参 考 文 献

[1] 国家药典委员会. 中华人民共和国药典（一部）[S]. 北京：中国医药科技出版社，2010：71.

[2] 陈立波. 正交试验法优选醋制乌药炮制工艺探究 [J]. 中国中医药现代远程教育，2011，9（20）：146.

[3] 李庆林，俞桂新，窦昌贵，等. 乌药提取物的镇痛、抗炎作用研究 [J]. 中药材，1997，20（12）：629-630.

[4] 张朝凤，孙启时，王峥涛，等. 乌药茎中鞣质类成分及其抗 HIV-1 整合酶活性研究 [J]. 中国药学杂志，2003，38（12）：911-914.

[5] 周新蓓，欧阳荣. 乌药不同炮制品中乌药醚内酯的含量测定 [J]. 中药材，2008，31（3）：350-352.

[6] 顾莉蕴，罗琼，肖梅，等. 乌药叶总黄酮的抗氧化作用及对四氯化碳致小鼠肝损伤的保护作用 [J]. 中药新药与临床药理，2008，19（6）：447-450.

[7] 陈宇，吴人照，戴关海，等. 乌药抗疲劳机理探讨 [J]. 浙江中医杂志，2010，45（4）：293-294.

[8] 聂子文，郭建生，陈君，等. 乌药不同提取部位对小肠推进、胃排空的影响 [J]. 中药药理与临床，2011，27（2）：93-95.

[9] Ohno T, Takemurag, Murata I, et al. Water extract of the root of *Lindera strychnifolia* slows down the progression of diabetic nephropathy in db/ db mice [J]. *Life Sci*, 2005, 77 (12): 1391.

[10] Mori A, Yokoi I, Noda Y, et al. Natural antioxidants may prevent posttraumatic epilepsy: a proposal based on experimental animal studies [J]. *Acta Med Okayama*, 2004, 58 (3): 111.

[11] 孙莲, 苏静芝. 天台乌药散加减治疗妇科炎症 100 例体会 [J]. 中国社区医师（医学专业）, 2010, 12 (7): 101.

[12] Wang N, Minatoguchi S, Arai M, et al. Lindera strychnifolia is protective against post-ischemic myocardial dysfunction through scavenging hydroxyl radicals and opening the mitochondrial KATP channels in isolated rat hearts [J]. *Am J Chin Med*, 2004, 32 (4): 587.

[13] 来伟旗, 朱染枫, 陈建国, 等. 乌药的毒性研究 [J]. 职业与健康, 2003, 19 (12): 78-80.

## ∽ 枳 壳 ∽

**【来源】** 本品为芸香科植物酸橙 *Citrus aurantium* L. 及其栽培变种的干燥成熟果实。7 月果皮尚绿时采收，自中部横切为两半，晒干或低温干燥。春、秋二季采挖，除去茎叶及泥沙，干燥。主产于江西、四川、重庆、湖南等地。

生制枳壳鉴别使用表

| 处方用名 | 枳壳 | 麸炒枳壳 |
|---|---|---|
| 炮制方法 | 切制 | 麸炒 |
| 性状 | 呈不规则弧状条形薄片。切面外果皮棕褐色至褐色，中果皮黄白色内侧有少量紫褐色瓤囊。气清香，味苦、微酸 | 呈不规则弧状条形薄片，切面外果皮褐色，中果皮黄色至棕黄色，偶有焦斑，香气较浓 |
| 性味归经 | 苦、辛、酸，微寒<br>归脾、胃经 | 苦、微辛、微酸，凉<br>归脾、胃经 |
| 功能主治 | 理气宽中，行滞消胀<br>用于胸胁气滞，胀满疼痛，食积不化，痰饮内停，脏器下垂 | 健脾消胀<br>用于宿食停滞，呕逆嗳气 |
| 炮制作用 | 利于调剂和成分煎出 | 缓和燥性，增强健胃消胀作用 |
| 用法用量 | 水煎口服或入中成药<br>3~10g | 水煎口服或入中成药<br>3~10g |
| 配伍 | 常与白术、香附、槟榔等配伍，治疗胁肋胀痛，如枳壳散；与五灵脂、桃仁、延胡索等配伍，治疗瘀血疼痛，如膈下逐瘀汤等 | 常与木香、槟榔、香附等配伍，治疗宿食停滞，如木香槟榔丸；与木香、白豆蔻、砂仁等配伍，治疗呕逆嗳气，如宽肠枳壳汤；与瓜蒌皮、紫苏子、杏仁等配伍，治疗肺气不利；与黄芪、党参、升麻等配伍，治疗子宫脱垂，如枳壳益气汤 |
| 药理作用 | 调整平滑肌、解热、抗炎、镇痛、保肝、调节免疫作用较强 | 调节胃肠运动、保肝、调经、调节雌激素和脑内神经递质作用较强 |
| 化学成分 | 含黄酮、挥发油、生物碱、香豆素、微量元素等成分 | 柚皮苷、新橙皮苷、辛弗林、川陈皮素、橘皮素、水合橘皮内酯、橘皮内酯和马尔敏含量均略微下降，而葡萄内酯含量明显上升 |
| 检查 | 水分不得过 15.0%<br>总灰分不得过 7.0% | 水分不得过 15.0%<br>总灰分不得过 7.0% |
| 浸出物含量测定 | 乙醇浸出物不得少于 12.0%<br>辛弗林不得少于 0.30% | 乙醇浸出物不得少于 12.0%<br>辛弗林不得少于 0.30% |
| 注意 | 本品辛散耗气，孕妇慎用 | 本品辛散耗气，孕妇慎用 |

## 注释

**【炮制方法】**

枳壳：取原药材，除去杂质，洗净、润透，切薄片，干燥[1]。

麸炒枳壳：先将炒制容器用中火加热，均匀撒入定量的麦麸即刻烟起时，投入均匀的净枳壳片，快速翻动，至枳壳表面淡黄色时，立即取出，筛去麦麸，放凉。以药效和麸制前后化学成分含量为权重指标，对枳壳麸制工艺进行优化，优化参数为：每100kg枳壳用麦麸25kg，于200℃炒2分钟为宜[2]。

**【性状差异】** 枳壳切面黄白色，气清香。麸炒枳壳切面亮黄色，偶有焦斑，有香气。（见文末彩图43）

**【炮制作用】** 枳壳，味苦、辛、酸，性温。具有理气宽中，行滞消胀之功。枳壳行气宽中除胀力强。用于胁肋胀痛，肝气郁结。如治气结腹痛，心腹胀满的枳朴香砂汤，治瘀血疼痛的膈下逐瘀汤。

枳壳麸炒后，降低刺激性，缓和辛酸之性，增强健脾消胀之功。用于宿食停滞，呕逆嗳气。如治积滞内停，脘腹胀满的木香槟榔丸；治大肠气滞，里急后重的宽肠枳壳汤。《医宗粹言》中记载"消食去积滞用麸炒；不尔气刚，恐伤元气"。《本草便读》中记载"如欲制其燥性，助其消导，以炒黑用之"。无不体现了如欲去除枳壳的峻烈之性，则需麸炒。

黄酮、生物碱和挥发油是枳壳的主要活性成分，具有调整平滑肌运动的作用。故枳壳行滞消胀作用较强，但因含量较高，刺激性较大。

麸炒后枳壳中柚皮苷、新橙皮苷、辛弗林、川陈皮素、橘皮素、水合橘皮内酯、橘皮内酯、马尔敏含量均略微下降，由此降低了枳壳的刺激性，表现为制枳壳调节平滑肌运动作用较为和缓。麸炒后枳壳中的葡萄内酯含量明显上升，小剂量葡萄内酯对正常小鼠小肠运动具有促进作用，高剂量则具有抑制作用，也就是说葡萄内酯对正常小鼠小肠的运动具有双向调节作用，这与枳壳中医临床功效主治相吻合[3]。

综上，现代药理实验和化学成分研究在一定程度上体现了"枳壳，麦麸皮制抑酷性勿伤上膈"的合理性。

**【药理作用】**

### 一、枳壳的药理作用

**1. 调整平滑肌作用** 枳壳水煎剂能增强绵羊小肠的位相收缩，加强小肠的排空作用[4]。枳壳水煎剂的各种浓度（12.5%、25%、50%、75%、100%）对离体兔肠均有抑制效应，并呈现量效关系[5]。枳壳水煎剂对正常小鼠胃排空功能无明显影响，但能加快正常小鼠的小肠推进功能[6]。枳壳及其挥发油可明显促进在体小鼠胃肠推进作用，增加推进率[7]。

**2. 对心血管及泌尿系统的作用** 枳壳水煎剂对离体蟾蜍心脏，在低浓度时使其收缩增强，高浓度时收缩减弱。水煎剂及乙醇提取液对兔、犬静脉注射时，可以使血压显著升高、肾容积减小。对麻醉犬血压升高、肾容积减小的同时，具有暂时的抑制排尿作用[8-10]。

### 二、麸炒枳壳的药理作用

**调节胃肠道运动作用** 枳壳、麸炒枳壳均可减弱离体兔十二指肠的自动活动张力，兴奋离体兔子宫，增加小鼠胃肠蠕动，但麸炒枳壳的作用强度较枳壳和缓；对小鼠胃肠推进运动多呈促进作用，但对兔离体肠平滑肌则多呈抑制作用；显著增强正常小鼠及阿托品抑制型小鼠的胃肠运动，从而有利于缓和消化道气滞和积食的状态，这与中医"枳壳具有宽胸理气"的理论相符[11]。枳壳水煎液能解除ACh、$BaCl_2$所致肠痉挛，在一定浓度范围内，炮制可增强枳壳对离体兔肠平滑肌的抑制作用，使收缩幅度降低，频率变缓，做功减少[12]。

**【化学成分】**

**枳壳** 主要含黄酮类成分，如橙皮苷、新橙皮苷、柚皮苷、陈皮素、5-邻-去甲基川陈皮素、野漆树苷、忍冬苷等；生物碱类，如辛弗林和 N-甲基酪胺；挥发油类，如柠檬烯等。

**麸炒枳壳** 麸炒后柚皮苷、新橙皮苷、辛弗林、川陈皮素、橘皮素、水合橘皮内酯、橘皮内酯和马尔敏含量均略微下降，而葡萄内酯含量明显上升[3]。

【**高效液相色谱异同点**】 由图 12-4 可见，麸炒后枳壳饮片中的川陈皮素、橘皮素、水合橘皮内酯、橘皮内酯和马尔敏含量均略微下降，而葡萄内酯含量明显上升。

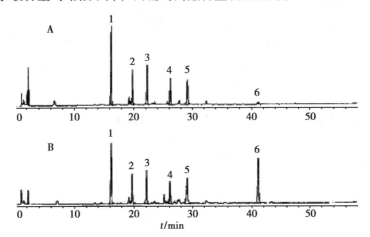

**图 12-4 麸炒前后枳壳的 HPLC 鉴别色谱图**

A. 枳壳；B. 麸炒品

1. 水合橘皮内酯；2. 橘皮内酯；3. 马尔敏；4. 川陈皮素；5. 橘皮素；6. 葡萄内酯

【**生制枳壳成分、药效与功用关系归纳**】 由枳壳麸炒前后的对比研究，初步认为柚皮苷、新橙皮苷、川陈皮素、橘皮素、水合橘皮内酯、橘皮内酯、马尔敏和葡萄内酯等化学成分的含量变化是引起枳壳生制品药效差异的物质基础。其变化关系如图 12-5 所示。

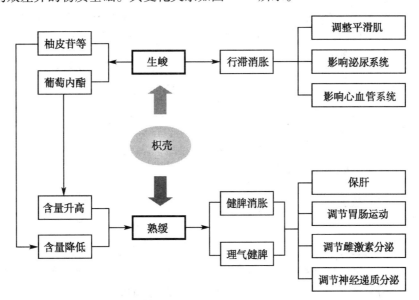

**图 12-5 生制枳壳成分、药效与功用关系图**

（林桂梅）

**·参考文献·**

[1] 国家药典委员会. 中华人民共和国药典（一部）[S]. 北京：中国医药科技出版社，2010：229.

[2] 张金莲，谢一辉，何敏，等. 多指标正交法优选樟帮枳壳饮片炮制工艺 [J]. 中成药，2011，33（2）：287-290.

[3] 李正红，夏放高，陈海芳，等. 枳壳麸炒前、后主要活性成分的含量变化 [J]. 中国实验方剂学杂志，2013，19 (19)：18-21.

[4] 湖南医药工业研究所四室. 枳实升压成分的化学研究简报 [J]. 中草药通讯，1976，7 (5)：6.

[5] 官福兰，言慧洁. 枳壳对兔离体小肠运动影响的研究 [J]. 中医药学刊，2002，20 (2)：181-182.

[6] 官福兰，王如俊，王建华. 枳壳及辛弗林对小鼠胃排空、小肠推进功能的影响 [J]. 现代中西医结合杂志，2002，11 (11)：1001-1003.

[7] 李贵海. 枳壳挥发油含量对小鼠胃肠推进的影响 [J]. 中药饮片，1993，21 (1)：20-21.

[8] 阎应举. 枳壳与枳实的药理研究（第1、2次报告）. 对肠管、子宫的作用. 对血压、肾容积、心脏、血管、泌尿及支气管的作用 [J]. 中华医学杂志，1955，(5)：433，437.

[9] 阎应举. 枳壳与枳实的药理研究（第3次报告）. 枳壳酊及枳壳流浸膏与肾上腺素作用的比较 [J]. 山东大学学报，1995，2 (1)：122-123.

[10] 王筠默. 枳壳的升高血压的作用 [J]. 江西中医药，1955，(2)：41-42.

[11] 刘孝乐. 炮制对枳壳药理作用的影响 [J]. 中成药，1987，(10)：17-18.

[12] 胡盛珊，王大元，邱萍，等. 枳实有效成分的药理活性比较 [J]. 中草药，1994，8 (25)：419-421.

## ◦ 枳　实 ◦

【来源】　本品为芸香科植物酸橙 *Citrus aurantium* L. 及其栽培变种或甜橙 *Citrus sinensis* Osbeck 的干燥幼果。5—6 月收集自落的果实，除去杂质，自中部横切为两半，晒干或低温干燥，较小者直接晒干或低温干燥。主产于江西、浙江、四川、湖南等地。

生制枳实鉴别使用表

| 处方用名 | 枳实 | 麸炒枳实 |
|---|---|---|
| 炮制方法 | 切制 | 麸炒 |
| 性状 | 呈不规则弧状条形或圆形薄片。切面外果皮黑绿色至暗棕绿色，中果皮部分黄白色至黄棕色。气清香，味苦、微酸 | 呈不规则弧状条形或圆形薄片，切面外果皮黑绿色，中果皮呈亮黄色，有的有焦斑。气焦香，味微苦、微酸 |
| 性味归经 | 苦、辛、酸，微寒<br>归脾、胃经 | 苦、辛，凉<br>归脾、胃经 |
| 功能主治 | 破气消积，化痰散痞<br>用于积滞内停，痞满胀痛，泻痢后重，大便不通，痰滞气阻，胸痹，结胸，脏器下垂 | 散结消痞<br>用于胃脘痞满，下痢泄泻，大便秘结 |
| 炮制作用 | 利于调剂和成分煎出 | 缓和峻烈之性，免伤正气 |
| 用法用量 | 水煎口服或入中成药<br>3～10g | 水煎口服或入中成药<br>6～12g |
| 配伍 | 常与薤白、瓜蒌、桂枝等配伍，治疗胸痹，如枳实薤白桂枝汤；常与半夏、茯苓、南星配伍，治疗痰饮，如导痰汤；常与胆南星、石菖蒲、竹茹等配伍，治疗中风，如涤痰汤 | 常与厚朴、白术、半夏等配伍，治疗胃脘痞满，如枳实消痞丸；常与大黄、黄连、神曲等配伍，治疗下痢泄泻，如枳实导滞丸；常与大黄、芒硝、厚朴等配伍，治疗大便秘结，如大承气汤 |
| 药理作用 | 升压、杀菌、平滑肌收缩、抗疲劳作用较强 | 促进胃肠平滑肌收缩作用较强 |
| 化学成分 | 含生物碱、黄酮、挥发油、香豆素等成分 | 生物碱、黄酮、挥发油含量均有所降低；环氧橙皮油素增加 |

续表

| 检查 | 水分不得过 15.0% | 水分不得过 12.0% |
|---|---|---|
| | 总灰分不得过 7.0% | 总灰分不得过 7.0% |
| 浸出物 | 乙醇浸出物不得少于 12.0% | 乙醇浸出物不得少于 12.0% |
| 含量测定 | 辛弗林含量不得少于 0.30% | 辛弗林含量不得少于 0.30% |
| 注意 | 辛散耗气，脾胃虚弱及孕妇慎用 | 辛散耗气，脾胃虚弱及孕妇慎用 |

## 注释

**【炮制方法】**

枳实：取原药材，去杂质，洗净，润透，切薄片，干燥[1]。

麸炒枳实：先将炒制容器用中火加热，均匀撒入定量的麦麸即刻烟起时，投入均匀的净枳实片，快速翻动，至枳实表面淡黄色时，立即取出，筛去麦麸，放凉。以药效和麸制前后化学成分含量为权重指标，对枳实麸制工艺进行优化，优选参数为：取直径为 1.5～2.5cm 枳实饮片，投麸量 100∶10，于 180℃，炒制 1 分钟。

**【性状差异】** 枳实切面中果皮黄白色。麸炒枳实切面中果皮呈亮黄色，有麦麸香气。（见文末彩图 44）

**【炮制作用】** 枳实，味苦、辛、酸，性微寒。归脾、胃经。具有破气消积，化痰散痞的功能。枳实破气散结力胜，适宜于气壮邪实之胸痹，痰饮。如治胸痹的枳实薤白桂枝汤；治痰厥吐逆，头目眩晕的导痰汤。

枳实麸炒后，缓和其峻烈之性，可免伤正气，以散结消痞力胜。用于胃脘痞满，下痢泄泻，大便秘结。如治胃脘痞满的枳实导滞丸；治大肠热结，便秘腹满的大承气汤。明代陈嘉谟《本草蒙筌》中记载的"麦麸皮制抑酷性勿伤上膈"，说的便是枳实（枳壳）的峻烈之性，可用麸皮制来缓和，可免伤宗气。枳实的炮制为"生峻熟缓"的典型药。

枳实所含的辛弗林、橙皮苷、柚皮苷、新橙皮苷以及挥发油具有促进胃肠道、血管、子宫等平滑肌运动的作用，增强在体胃肠道平滑肌的节律性收缩，其中挥发油是主要活性成分，在枳实中含量较高。故枳实破气消积作用力强。

麸炒后挥发油因受热含量降低，推测这一变化使枳实峻烈之性得以缓和。麸炒枳实的生物碱和黄酮的含量也有所减低，但香豆素类成分环氧橙皮油素含量略有升高。麸炒枳实可以促进大鼠胃肠蠕动，改善利血平致脾虚大鼠胃肠功能，抑菌效果增强。药动学实验研究发现，麸炒后有助于枳实中的柚皮苷和新橙皮苷在体内的吸收和分布。

综上，麸炒可以缓和枳实的偏性，促进枳实调节胃肠蠕动的作用，起到缓性增效的目的。

**【药理作用】**

### 一、枳实的药理作用

**1. 对胃肠道平滑肌的作用** 在胃瘘、肠瘘犬的在体慢性实验中，枳实煎剂使胃肠平滑肌收缩节律增强[2]。枳实能明显提高食积小鼠的酚红排空率，改善食积小鼠胃肠运动功能减弱的状态[3]。

**2. 杀菌作用** 枳实对幽门螺杆菌有显著的抑制作用，且随着浓度增加，杀菌作用增强[4]。

**3. 对心血管的作用** 枳实可呈浓度依赖性地提高兔主动脉张力，使主动脉平滑肌收缩。酚妥拉明、维拉帕米、无钙 Krebs 液均可明显减弱枳实的作用，此作用可能与激活平滑肌细胞膜上的肾上腺素能 α 受体、胆碱能 M 受体及维拉帕米 $Ca^{2+}$ 敏感通道有关，并对胞外有一定的依赖性；与平滑肌细胞膜上的组胺 $H_1$ 受体无关[5]。

**4. 对子宫、阴道平滑肌的作用** 枳实能使家兔子宫收缩有力，张力增加，收缩节律加强，但对小鼠的离体子宫则主要表现为抑制作用[6]。枳实水提醇沉物能兴奋离体家兔环行阴道平滑肌，并能诱发肌条的节律性收缩活动或加强原有自发性收缩肌条的收缩力及收缩频率[7]。

**5. 抗疲劳作用**　复方枳实合剂（由枳实、青皮、人参等组成）能使小鼠红细胞、血红蛋白升高，增加其载氧能力，有助于 ATP 的产生，升高乳酸脱氢酶，有利于消除乳酸，降低血氨，清除运动后疲劳[8]。枳实的挥发油不仅对胃肠平滑肌产生效应，而且可显著减少醋酸引起的小鼠扭体反应次数及自发活动次数，表现出一定程度的镇痛和中枢抑制作用。

## 二、麸炒枳实药理作用

**1. 抑菌作用**　枳实及其麸炒品水提取液均明显抑制金黄色葡萄球菌、大肠埃希菌的活性，并且枳实麸炒品抑菌效果明显强于枳实。

**2. 调节肠管运动的作用**　枳实、麸炒枳实水提取液可以加快小肠推进率，但可抑制大鼠离体肠管平滑肌的收缩，对普萘洛尔和阿托品引起的肠平滑肌舒张有抑制作用，既可以降低高钙环境下收缩振幅加强的离体肠管收缩振幅，又可以使低钙环境下收缩振幅下降的离体肠管收缩振幅增加，说明枳实及其麸炒品提取液对肠管的收缩具有双向调节作用。

**3. 对致脾虚模型鼠胃肠动力的作用**　枳实和麸炒枳实水提取液在一定程度上均能改善利血平致脾虚大鼠的生理状态，增进其食量和体重，减轻便溏症状，对其胃肠激素分泌水平有一定影响，并且麸炒品作用强于枳实。可提高脾虚小鼠的肠推进率，同时还可以降低胃内容物残留率，且麸炒品作用强于枳实。

**【化学成分】**

**枳实**　主要含挥发油类，如单萜类成分；黄酮类，如柚皮苷、橙皮苷、新橙皮苷和芸香柚皮苷等；以及香豆素类、有机酸、生物碱类成分[9]。

**麸炒枳实**　麸炒后挥发油含量明显降低；辛弗林及黄酮类成分也有所降低；香豆素类成分环氧橙皮油素含量略有升高。

**【气相色谱异同点】**　由枳实麸炒前后气质谱图（图 12-6）可见，枳实经过麸炒后挥发油含量大大降低，但化学成分组成变化不大[10]。

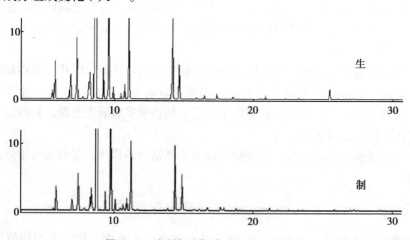

**图 12-6　生制枳实挥发油 GC-MS 图谱**

**【含量测定】**　照 2010 年版《中国药典》枳实项下【含量测定】方法[1]，枳实与其麸炒品中辛弗林含量有明显差异，见表 12-3。

**表 12-3　枳实及其麸炒品中辛弗林的含量测定**（$n=3$）

| 样品 | 辛弗林/mg·g$^{-1}$ | RSD% |
| --- | --- | --- |
| 枳实 | 4.453 | 1.7 |
| 麸炒枳实 | 3.325 | 2.1 |

采用 HPLC 法，枳实及其麸炒品中橙皮苷、柚皮苷、新橙皮苷含量有明显差异，见表 12-4。

**表 12-4 枳实及其麸炒品中橙皮苷、柚皮苷、新橙皮苷含量测定**（$n=3$）

| 样品 | 橙皮苷 | | 柚皮苷 | | 新橙皮苷 | |
|---|---|---|---|---|---|---|
| | mg·g$^{-1}$ | RSD% | mg·g$^{-1}$ | RSD% | mg·g$^{-1}$ | RSD% |
| 枳实 | 10.3 | 2.0 | 87.9 | 1.8 | 110.6 | 1.7 |
| 麸炒枳实 | 9.8 | 1.6 | 76.7 | 1.9 | 99.8 | 2.1 |

【药物代谢】 对柚皮苷、新橙皮苷在大鼠体内的药动学过程进行房室模型拟合分析，两者均符合二室模型。大鼠灌服麸炒枳实提取液后，其血浆中柚皮苷、新橙皮苷平均血药浓度-时间曲线下面积 $[AUC_{(0-t)}, AUC_{(0 \sim \infty)}]$、平均药物峰浓度（$C_{max}$）均大于灌服枳实提取物，达峰时间（$T_{max}$）小于灌服枳实提取物，表明枳实经过麦麸炒制后能够促进柚皮苷及新橙皮苷的吸收。

【生制枳实成分、药效与功用关系归纳】 由枳实麸炒前后的对比研究，初步认为挥发油、生物碱、黄酮、香豆素等成分的含量变化是引起枳实生制品药效差异的物质基础。其变化关系如图 12-7 所示。

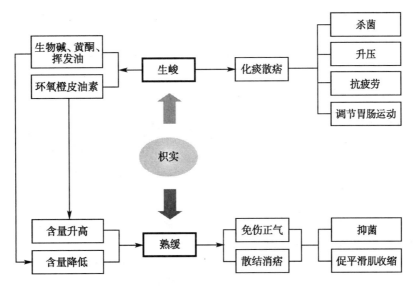

图 12-7 生制枳实成分、药效与功用关系图

（林桂梅）

---

● **参 考 文 献** ●

---

[1] 国家药典委员会. 中华人民共和国药典（一部）[S]. 北京：中国医药科技出版社，2010：230-231.

[2] 李仪奎，姜名英. 中药药理学 [M]. 北京：中国中医药出版社，1992：169-179.

[3] 李新旺，任钧国. 枳实白术配伍的实验研究 [J]. 中医研究，2002，15（6）：23-24.

[4] 刘波，李雪驼，徐和利，等. 5 种中药制剂杀灭幽门螺杆菌的实验研究 [J]. 中国新药杂志，2002，11（6）：457-459.

[5] 李红芳，李丹明，瞿颂义，等. 枳实和陈皮对兔离体主动脉平滑肌条作用机理探讨 [J]. 中成药，2001，23（9）：659-660.

[6] 杨颖丽. 枳实、青皮对平滑肌运动的影响 [J]. 西北师范大学学报（自然科学版），2002，38（2）：114-116.

[7] 汤容. 枳实和苦参对离体家兔阴道平滑肌收缩作用的研究 [J]. 时珍国医国药. 2001，12（11）：973-974.

[8] 王长虹，张冰，张宇，等. 复方枳实合剂对实验动物的抗疲劳作用研究 [J]. 牡丹江医学院学报，2001，22（1）：15-17.

[9] 廖凤霞, 孙冠芸, 杨致邦, 等. 枳实挥发油的化学成分分析及其抗菌活性的研究 [J]. 中草药, 2004, 35 (1): 30-32.

[10] 袁德俊, 吴启端, 吴雪茹. 用气相色谱联用仪 (GC-MS) 分析枳实麸炒前后挥发油化学成分的变化 [J]. 中医学报, 2013, 8 (28): 1175-1177.

# ❧ 香 附 ❧

【来源】 本品为莎草科植物莎草 *Cyperus rotundus* L. 的干燥根茎。秋季采挖, 燎去毛须, 置沸水中略煮或蒸透后晒干, 或燎干后直接晒干。主产于广东、山东、浙江、湖南等地。

生制香附鉴别使用表

| 处方用名 | 香附 | 醋香附 |
|---|---|---|
| 炮制方法 | 切制 | 醋制 |
| 性状 | 不规则厚片或颗粒状。外表皮棕褐色或黑褐色, 有时可见环节。切面色白或黄棕色, 质硬, 内皮层环纹明显。气香, 味微苦 | 不规则厚片或颗粒状, 表面黑褐色或棕褐色。切面黄白色或棕黄色, 微有焦斑, 有醋香气, 味微苦 |
| 性味归经 | 辛, 微苦, 微甘, 平<br>归肝、脾、三焦经 | 辛, 微酸, 微甘, 微温<br>归肝、脾、三焦经 |
| 功能主治 | 理气解表, 调经止痛<br>用于胸膈痞闷, 胁肋疼痛, 脾胃气滞, 气滞感冒, 月经不调, 经闭痛经 | 疏肝理气, 调经止痛, 消积化滞<br>用于肝气郁滞, 胸胁胀痛, 月经不调, 痛经, 乳房胀痛 |
| 炮制作用 | 利于调剂和煎出 | 缓和升散之性, 增强疏肝理气作用 |
| 用法用量 | 水煎口服或入中成药<br>6～10g | 水煎口服或入中成药<br>6～10g |
| 配伍 | 常与紫苏、陈皮、苍术、桂枝、防风、旋覆花、神曲、砂仁、木香、肉豆蔻等配伍, 治疗风寒表证或脾胃不和之消化不良, 如香苏散、越鞠丸、香砂养胃汤 | 常与柴胡、川芎、芍药、陈皮、炙甘草、砂仁、白术、木香、茯苓、藿香等配伍, 治疗肝气郁滞, 气机不畅, 消化不良等, 如青囊丸、香附芎归汤、良附丸 |
| 药理作用 | 解热、镇痛、抗惊厥、强心、抑制肠管收缩、肝保护作用、雌激素样作用、抗菌消炎、抗肿瘤 | 抑制肠管收缩、雌激素样、抗炎和肝保护等作用增强 |
| 化学成分 | 挥发油、糖类、生物碱、三萜类成分 | 醋制后挥发油的含量降低; 总黄酮含量明显升高 |
| 检查 | 水分不得过 13.0%<br>总灰分不得过 4.0% | 水分不得过 13.0%<br>总灰分不得过 4.0% |
| 浸出物含量测定 | 乙醇浸出物不得少于 15.0%<br>挥发油不得少于 1.0% (ml·g$^{-1}$) | 乙醇浸出物不得少于 11.5%<br>挥发油不得少于 0.8% (ml·g$^{-1}$) |
| 注意 | 气虚无滞、阴虚血热者忌服 | 气虚无滞、阴虚血热者忌服 |

## 注释

【炮制方法】

香附: 取原药材, 除去毛须及杂质, 切厚片或碾碎[1]。

醋香附: 香附饮片加入米醋, 拌匀, 闷润, 待醋液被吸尽后, 炒干, 取出, 放凉即可。对香附醋制工艺进行优化，优化参数为：每100kg香附用米醋60kg，闷润1小时，于150℃炒10分钟为宜[2]。

除醋香附外，还有四制香附、酒香附、香附炭。

**【性状差异】** 香附切面白色，显粉性。醋香附切面黄白色或黄棕色，微有醋香气。

**【炮制作用】** 香附味辛、微苦、微甘，性平。归肝、脾、三焦经。为理气之良药。《本草纲目》记载："生则上行胸膈外达皮毛，熟则下走肝肾外彻腰足，炒黑则止血，便制则入血补虚，盐炒则入血润燥，酒炒则行经络，醋炒则消积聚，姜汁炒则化痰。"香附味辛能散，微苦能降，微甘能和，性平不寒，芳香走窜。香附多入解表剂，具有较强的理气、解郁、解表清热、止痛的作用，故偏重于外感风寒、肝郁气滞诸痛证。《本草正义》曰："辛味甚烈，香气颇浓，皆以气用事，故专治气结为病"。如治疗气滞感冒证的香苏散（《通俗伤寒论》）。

香附醋制后，辛味和香燥之气得到缓和，又因"醋制入肝经且资住痛"，故醋香附主入肝经，疏肝止痛作用增强，并且增加消积化滞作用。多用于月经不调、痛经、气滞出血、胃脘疼痛。如用于治疗疝气疼痛的青囊丸（《韩氏医通》）。

香附酒制后，能通经脉，散结滞，多用于寒疝胀痛及小肠气；四制香附以行气解郁，调经散结为主，多用于胁痛、痛经、月经不调等；香附炭性味苦涩，多用治妇女崩漏不止等。

香附的主要活性成分是挥发油、黄酮类。解表、理气止痛的主要物质基础是挥发油类成分，主要为α-香附酮、香附子烯，其中α-香附酮的镇痛作用可能是通过外周机制发挥的[3]。α-香附酮还能抑制大鼠离体子宫的收缩，可能是治疗痛经的成分，也是香附发挥解热镇痛的有效成分之一，醋制后α-香附酮含量降低1.54%[4]，故香附入解表药应生用。

醋制后，挥发油含量降低，但部分成分水煎出率增加，且总黄酮含量明显升高[5]。表现为醋香附对大鼠子宫收缩有较强的抑制作用，子宫肌张力降低，收缩力减弱，痛经缓解，且作用较快，持续时间长，解痉、镇痛作用明显强于香附[5,6]，并能增加燥结便秘动物的排便频率、小鼠肠内容物推进速度，提示香附炮制后的消食化滞作用更好[7]。故醋香附解表理气作用减弱，而偏重于调经散结、消食化滞。

**【药理作用】**

## 一、香附的药理作用

**1. 对中枢神经系统的作用** 香附醇提取物对注射酵母菌引起的大鼠发热有解热作用，香附挥发油可使小鼠正常体温下降，三萜类成分有镇痛作用，α-香附酮为较强的前列腺素生物合成抑制剂，也是镇痛作用的有效成分之一，香附醇提取物有安定作用，且能抗惊厥[8-13]。

**2. 对心血管系统的作用** 香附水提醇沉物具有强心和减慢心率的作用，同时使血压降低，不影响肾上腺素和乙酰胆碱对血压的作用，但能部分阻断组胺的作用[14]。

**3. 对消化系统的作用** 香附水煎剂对正常大鼠有较强的利胆作用，可促进胆汁分泌，提高胆汁流量，同时有肝保护作用[7]。

**4. 雌激素样作用** 5%香附流浸膏，不论已孕或未孕，对子宫均有抑制作用，使子宫平滑肌松弛，收缩力减弱，肌张力降低[15,16]。

**5. 抗菌消炎作用** 抗炎作用的有效成分为三萜类成分。香附挥发油体外对金黄色葡萄球菌有抑制作用，对宋内痢疾杆菌亦有效，抗菌有效成分为香附子烯Ⅰ、Ⅱ。香附提取物对某些真菌亦有抑制作用[17-20]。

**6. 抗肿瘤作用** 香附总黄酮和乙酸乙酯提取物可通过非酶促过氧化产生系统产生的过氧化基，明显抑制四唑氮蓝的产生，抑制淋巴白血病细胞（L1210）的生长和繁殖[18]。

## 二、醋香附的药理作用

**1. 雌激素样作用** 醋香附对大鼠子宫收缩有较强的抑制作用，子宫肌张力降低，收缩力减弱，痛经缓解，且作用较快，持续时间长，可能与香附醋制后其调经止痛的作用增强有关[5,6]。

**2. 对消化系统的作用** 香附炮制后能增加燥结便秘动物的排便频率，证明临床上香附可用于燥结型便秘患者。香附及其炮制品对小鼠肠内容物推进速度都有所增加，而炮制品作用更好[7]。

【化学成分】

**香附** 主要含挥发油类成分，多是由单萜、倍半萜及其氧化物组成；黄酮类，糖类，生物碱类等成分。

**醋香附** 醋制后香附挥发油含量降低，但部分烯类、酮类成分含量高于生品，而酸类化合物的含量低于生品；总黄酮含量升高[4,5]。

【含量测定】 照 2010 年版《中国药典》（一部）香附项下【含量测定】方法[1]，香附及其醋制品中挥发油含量有明显差异，见表 12-5。

表 12-5 香附与醋香附的挥发油含量 $(\mu l \cdot g^{-1})$

| 样品 | 挥发油 | α-香附酮 |
|---|---|---|
| 香附 | 10 | 2.3 |
| 醋香附 | 0.8 | 4.7 |

【不良反应】《本草经疏》中记载："凡月事先期者，血热也，法当凉血，禁用此药。"《本草汇言》中记载："独用、多用、久用，耗气损血。"故凡气虚无滞、阴虚血热者忌服，以免耗气伤阴。

【毒性】 香附醇提取物给小鼠腹腔注射的半数致死量为 $1.5 g \cdot kg^{-1}$。本品毒性很小，饲料中含量不超过 25% 时，大鼠可以耐受，达 30%~50% 时，动物生长受到一定抑制[21]。

【生制香附成分、药效与功用关系归纳】 由香附醋制前后的对比研究，初步认为挥发油和黄酮类成分的变化是引起香附生制品药效差异的物质基础。其变化关系如图 12-8 所示。

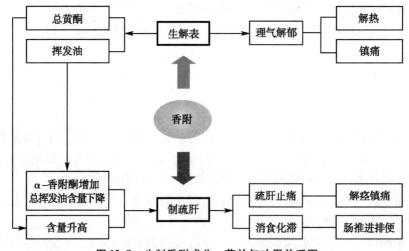

图 12-8 生制香附成分、药效与功用关系图

（胡昌江 熊 瑞）

────────● **参 考 文 献** ●────────

[1] 国家药典委员会. 中华人民共和国药典（一部）[S]. 北京：中国医药科技出版社，2010：241.

[2] 鲁湘鄂，许腊英，汪洪武，等. 醋炙香附炮制工艺研究 [J]. 西北药学杂志，2007，22（2）：58-59.

[3] 龚千锋. 中药炮制学 [M]. 第 2 版. 北京：中国中医药出版社，2007：202-203.

[4] 徐黔江，王颖，李零，等. 醋炙香附与生香附挥发油成分的比较 [J]. 贵阳医学院学报，2006，31（5）：413-415.

[5] 李英霞，韩莉，藏晔，等. 香附醋炙前后总黄酮含量研究 [J]. 中成药，2011，33（2）：361-363.

[6] 周建芽，詹秉复. 香附炮制工艺沿革 [J]. 江西中医学院学报，1997，9（3）：28-30.

［7］鲁汉兰，余诚，邓三平. 香附炮制后对小鼠消积化滞作用的影响（简报）［J］. 中国中药杂志，1999，24
（7）：409.

［8］夏厚林，吴希，董敏，等. 香附不同溶剂提取物对痛经模型的影响［J］. 时珍国医国药，2006，17（5）
773-774.

［9］周中流，刘永辉. 香附提取物的抗抑郁活性及其作用机制研究［J］. 中国实验方剂学杂志，2012，18（7）：
191-193.

［10］赵洪超. 香附抗炎镇痛组分纯化方法研究［J］. 中国卫生产业，2012，（31）：158-159.

［11］丁元庆. 香附治头痛的机制与配伍应用［J］. 中国中药杂志，2006，31（4）：350-352.

［12］王君明，马艳霞，张蓓，等. 香附提取物抗抑郁作用研究［J］. 时珍国医国药，2013，24（4）：779-781.

［13］邓远辉，刘瑜彬，罗淑文，等. α-香附酮的分离及其解热镇痛作用研究［J］. 中药新药与临床药理，2012，23
（6）：620-623.

［14］徐小明，王世欣. 香附在冠心病治疗中的应用［J］. 山西中医，2012，28（10）：41-42.

［15］宿树兰，段金廒，赵新慧，等. 四物汤及衍化方香附四物汤挥发性成分与子宫平滑肌收缩效应相关性分析［J］.
世界科学技术-中药现代化，2008，10（2）：50-56.

［16］温东婷，张蕊，陈世忠，等. 香附化学成分的分离及对未孕大鼠离体子宫肌收缩的影响［J］. 北京大学学报
（医学版），2003，35（1）：110-111.

［17］Uddin SJ，Mondal K，Shil PiJ A，et al. Antidiarrhoeal activity of *Cyperus rotundus*［J］. *Fitoterapia*，2006，
77：134-136.

［18］Soumaya K，Mohamed BS，Ilef L，et al. In vitro evaluation of antibacterial，antioxidant，cytotoxic and apoptotic
activities of the tubers infusion and extracts of *Cyperus rotundus*［J］. *Bioresource Technology*，2008，99：9004-9008.

［19］Seo WG，Pae HO，Oh GS，et al. Inhibitory effects of methanol extract of *Cyperus rotundus* rhizomes on nitric oxide and
superoxide productions by murine macrophage cell line，RAW 264. 7 cells［J］. *Ethnopharmacology*，2001，76：
59-64.

［20］刘成彬，张少聪，青天. 香附的现代药理研究进展［J］. 光明中医，2009，24（4）：787-788.

［21］周金黄，王筠默. 中药药理学［M］. 上海：上海科学技术出版社，1986.

# ～ 川 棟 子 ～

**【来源】** 本品为楝科植物川楝 *Melia toosendan* Sieb. et Zucc. 的干燥成熟果实。冬季果实成熟时采
收，除去杂质，干燥。

**生制川楝子鉴别使用表**

| 处方用名 | 川楝子 | 炒川楝子 |
|---|---|---|
| 炮制方法 | 切制 | 清炒 |
| 性状 | 半球状、厚片或不规则碎块。表面金黄色或棕黄色，革质，微有光泽，具深棕色小点，果核球形或卵圆形，质坚硬。气特异，味酸、苦 | 半球状、厚片或不规则的碎块，表面焦黄色，偶见焦斑。气焦香，味酸、苦 |
| 性味 归经 | 苦，寒。有小毒 归小肠、肝、膀胱经 | 苦，寒。毒性降低 主入肝、小肠、膀胱经 |
| 功能 主治 | 杀虫、疗癣，兼能止痛 用于肝郁化火，胸胁、脘腹胀痛，疝气疼痛，虫积腹痛，头癣 | 疏肝，行气止痛，杀虫 用于肝郁化火，胸胁、脘腹胀痛，疝气疼痛，虫积腹痛 |
| 炮制作用 | 便于调剂和成分的煎出 | 缓和苦寒之性，消除滑肠之弊；降低毒性 |
| 用法 用量 | 水煎口服。外用适量，研末调涂 5～10g | 水煎口服。外用适量，研末调涂 5～10g |

续表

| 配伍 | 常与延胡索、槟榔、木香、小茴香、当归、丹参等配伍，治疗肝气郁滞，肝胆火盛，胁肋或脘腹胀痛，如金铃子散等；与使君子、芜荑、槟榔、乌梅等配伍，治疗肠蛔虫病，脘腹疼痛，如使君子散 | 常与海螵蛸、黄连、吴茱萸（盐水制）等配伍，治疗肝胃不和所致的胃脘疼痛、呕吐吞酸及消化不良，如四方胃片 |
|---|---|---|
| 药理作用 | 镇痛、抗炎、抗菌、驱虫、抗生育作用 | 镇痛作用增强，杀虫作用减弱 |
| 化学成分 | 川楝素、楝树碱、山奈醇、脂肪油等 | 川楝素、楝树碱、山奈醇、脂肪油等 |
| 检查 | 水分不得过 12.0%<br>总灰分不得过 5.0% | 水分不得过 10.0%<br>总灰分不得过 4.0% |
| 浸出物<br>含量测定 | 水溶性浸出物不得少于 32.0%<br>含川楝素应为 0.060%~0.20% | 待测<br>含川楝素应为 0.040%~0.20% |
| 注意 | 本品有毒，不宜过量或持续服用；脾胃虚寒者慎用 | 本品有毒，不宜过量或持续服用；脾胃虚寒者慎用 |

## 注释

### 【炮制方法】

川楝子：取原药材，除去杂质，干燥，用时捣碎[1]。

炒川楝子：取净川楝子，切厚片或碾碎，中火炒至表面棕黄色，取出，筛净，放凉[2]。除炒川楝子外，还有盐川楝子、醋川楝子、酒川楝子、麸炒川楝子等。

### 【性状差异】
川楝子表面金黄色或棕黄色，炒川楝子表面焦黄色，发泡，偶见焦斑，气焦香。（见文末彩图 45）

### 【炮制作用】
川楝子，味苦，性寒，归肝、小肠、膀胱经。《本草纲目》："楝实，导小肠膀胱之热，因引心包相火下行，故为心腹痛及疝气要药。"具有疏肝行气、止痛、驱虫的功效，有小毒，长于杀虫、疗癣，兼能止痛。常与使君子、槟榔配伍，用于虫积腹痛，头癣，如使君子散。又可用于肝气郁滞引起胁肋或脘腹胀痛，兼有便秘者，如金铃子散。

炒川楝子，缓和苦寒之性，毒性降低，并可以减轻滑肠之弊，以疏肝理气止痛力胜。用于胁肋疼痛及胃脘疼痛。如用于肝胃不和所致的胃脘疼痛、呕吐吞酸及消化不良的四方胃片。

盐川楝子能引药下行，作用专于下焦，长于疗疝止痛。常用于疝气疼痛，睾丸坠痛[2]。古文献中记述了川楝子不同炮制品的不同应用，如清代严洁的《得配本草》："清火生用，治疝煨用，气痛酒蒸用。"目前炒川楝子和盐川楝子应用较广，尤以炒川楝子常用。临床应用时要灵活掌握，当患者肝气郁滞，肝胆火盛，胁肋或脘腹胀痛，自觉痛处有热，特别是兼有便秘时，宜用川楝子，不仅能理气止痛，而且疏泻肝热的作用比炒川楝子强，兼有滑肠通便作用。若疝痛患者兼大便溏泻，可用炒川楝子，能理气止痛[2]。

川楝子含三萜、香豆素、有机酸等成分，具有杀虫、止痛、抗炎等活性，其水提取物具有抗炎和止痛作用。川楝素是主要的杀虫成分，炮制后川楝素和总萜含量均有降低，与炒川楝子驱虫作用减弱一致。制品水提取物溶出量增加，而且制品的止痛和抗炎作用强于川楝子[4]。故川楝子驱虫作用强，而制品行气止痛作用强。

川楝子中挥发油主要为饱和有机酸、醇类、醛酮类、酯类[3]，炮制后挥发油成分明显减少，饱和有机酸的含量相对增加，川楝子中含量较高的呋喃丹类成分在炮制后消失，这可能与其炮制减毒有一定的相关性。

**【药理作用】**

## 一、川楝子的药理作用

**1. 驱虫作用** 川楝子中的川楝素有驱蛔虫作用，其机制是直接作用于蛔虫肌肉，破坏其运动规律[5]。

**2. 镇痛作用** 川楝子不同炮制品的水提液对热传导引起的疼痛反应和对醋酸扭体反应均具有镇痛作用，其中炒川楝子作用强于川楝子，盐制品作用最强[6]。川楝子乙酸乙酯提取物能显著抑制冰醋酸所致的小鼠扭体反应和甲醛所致的鼠足疼痛反应；川楝子石油醚提取物对甲醛所致的疼痛反应有明显的抑制作用[7]。

**3. 抗炎作用** 川楝子及其炒制品的水提液对二甲苯所致小鼠耳郭炎症模型均具有显著的抑制作用，川楝子不同炮制品对巴豆油所致小鼠耳郭肿胀有抗炎作用；川楝子乙酸乙酯提取物能减轻二甲苯诱导的小鼠耳郭肿胀度；川楝子乙醇提取物能显著降低角叉菜胶诱导的小鼠足肿胀程度及二甲苯诱导的耳郭肿胀度[7]。

**4. 抗菌及抗病毒作用** 川楝子的水溶剂，用体外法，1:10 对堇色毛菌、奥杜盎小孢子菌、白念珠菌有抑制作用。川楝素对致死量肉毒中毒的小鼠，攻毒后 6 小时内给药治疗，其存活率可达 80% 以上，与抗毒血清合用，可明显降低抗毒血清用量[8]。

**5. 抗生育作用** 川楝子油在 20 秒内可使精子丧失活力，而川楝子油-环己酮复合物对精子的影响随其浓度的增加而增加，其影响为不可恢复性的[9]。

**6. 抗癌作用** 川楝素有很强的抗肿瘤效应，川楝素作用后的 K562 细胞呈现染色质聚集、固缩，出现凋亡小体，电泳可见激活的 caspase，说明川楝素诱导 K562 细胞凋亡可能是通过线粒体途径[10]。

**7. 抑制破骨细胞** 川楝子乙醇提取物明显抑制破骨细胞的活性，其中 60% 和 80% 乙醇提取物对破骨细胞生长表现出很强的抑制作用，抑制率在 95% 以上[11]。

**8. 抗氧化作用** 川楝总黄酮和多糖均具有较强的抗氧化活性[12]。

## 二、炒川楝子的药理作用

炒川楝子的药理作用基本与川楝子相同。但炒川楝子水提液对热传导引起的疼痛反应和对醋酸扭体反应的镇痛作用强于川楝子。

**【化学成分】**

**川楝子** 主要含楝烷型三萜类，如川楝素、异川楝素、苦楝子酮、苦楝子醇、川楝醛、苷楝毒素 $B_1$ 等；长链脂肪酸类，如正三十烷酸、正三十二烷醇、正十六烷酸；酚酸类：桂皮酸、东莨菪内酯、2-甲氧基-5-羟基苯甲醛、川楝黄素 $D_1$ 及川楝黄素 $D_4$ 等；另外还有生物碱、甾体类化合物、挥发油等。

**炒川楝子** 炒制后，川楝素的含量降低[13]；其挥发油含量也降低[3]。

**【含量测定】** 采用高效液相色谱法对川楝子、炒川楝子的石油醚提取物进行了比较，川楝子中川楝素含量为 0.0753%~0.0920%，炒川楝子中川楝素含量为 0.0476%~0.0575%，川楝子经炒制后川楝素的含量下降[13]。

**【不良反应】** 川楝子的现代实验研究及临床应用都证明其有较强的毒性，大多在服药后 1~2 小时内出现消化道不良反应，如胃肠道刺激症状、腹痛恶心、呕吐、腹泻。可发生急性中毒性肝炎。出现转氨酶升高，黄疸，肝大叩痛。对神经系统有抑制作用，神昏、嗜睡、烦躁，甚至呼吸中枢麻痹而死亡。可引起内脏出血，造成循环衰竭，对肾脏亦可造成伤害，出现蛋白尿等，症状严重者可造成死亡。曾有患者口服过量中毒，常用量为 3~9g 入汤剂，病例患者超过极量达 20 倍以上，故导致中毒[14]。

**【毒性】** 川楝子作为理气药用于治疗疝气心腹痛，其苦寒引热下行，故可用于热结下焦之气郁的治疗。因其有毒，临床用量勿大，时间勿久，可防止其毒副作用，对脾胃虚寒者慎用。

川楝子全株有毒,以果实最毒。川楝子主要成分为川楝素、生物碱、山柰醇、树脂和鞣质。苦楝子主要含苦楝子酮、苦楝子醇等。另含有毒性蛋白。有报道吃果实6~8枚即可引起严重中毒,以致死亡。临床报道儿童服用川楝片0.3~4g就可发生中毒,服用2~4g即有引起死亡的病例[15]。

**【生制川楝子成分、药效与功用关系归纳】** 由川楝子炒制前后的对比研究,初步认为挥发油和川楝素的变化是引起川楝子生制品药效差异的物质基础。其变化关系如图12-9所示。

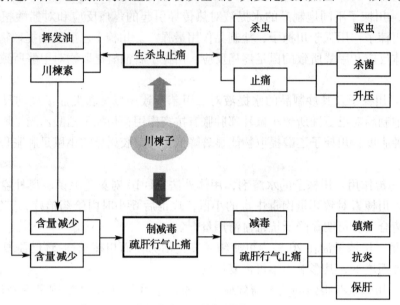

图12-9 川楝子炒制成分、药效与功用关系图

（窦志英 罗琛艳）

## 参 考 文 献

[1] 国家药典委员会. 中华人民共和国药典(一部)[S]. 北京:中国医药科技出版社,2010:95.

[2] 叶定江,张世臣,吴皓. 中药炮制学[M]. 第2版. 北京:人民卫生出版社,2011:544.

[3] 蔡梅超,周洪雷,孙建,等. 川楝子炮制前后挥发油化学成分的气相色谱-质谱联用分析[J]. 中国药业,2010,18(17):11-12.

[4] 李强,毕葳,黄娴,等. 川楝子炮制工艺优选及原理探讨[C]. 中华中医药学会中药炮制分会、山东鼎立中药材科技有限公司,2006:4.

[5] 张茂延,崔之贵,汪怡季,等. 川楝素240的毒性及驱蛔作用初步报告[J]. 中医杂志,1959,4:42-43.

[6] 纪青华,陆兔林. 川楝子不同炮制品镇痛抗炎作用研究[J]. 中成药,1999,21(4):23-25.

[7] 程蕾,雷勇,梁媛媛,等. 川楝子不同提取部位药效及毒性的比较研究[J]. 中药材,2007,30(10):1276-1279.

[8] 李培忠,孙国璋. 川楝素对在小鼠神经肌肉标本上的抗肉毒作用[J]. 生理学报,1983,4:480-483.

[9] 贾瑞鹏,周性明,陈甸英,等. 川楝子油对雄性大鼠的抗生育作用[J]. 南京铁道医学院学报,1996,1:13-18.

[10] 刘小玲,王进,张伶,等. 川楝素提取物诱导K562细胞凋亡的实验研究[J]. 中草药,2010,41(3):426-431.

[11] 周英,郭东贵,王慧娟,等. 川楝子抑制破骨细胞活性组份的研究[J]. 中药材,2009,32(9):1433-1435.

[12] 贺亮. 川楝子总黄酮和多糖提取及其抗氧化活性研究[J]. 林产化学与工业,2007,27(5):78.

[13] 孙建. 川楝子化学成分及炮制质量评价研究[D]. 济南:山东中医药大学硕士学位论文,2009年.

[14] 鲍丕彦. 理气活血化瘀治疗肠粘连26例疗效观察[J]. 现代中西医结合杂志,2004,13(14):1876.

[15] 周立国. 中药毒性机制及解毒措施[M]. 北京:人民卫生出版社,2006:476.

## ❦ 橘 核 ❦

【来源】 本品为芸香科植物橘 *Citrus reticulata* Blanco 及其栽培变种的干燥成熟种子。果实成熟后收集，洗净，晒干。主产于福建、浙江、江西、四川等地。

柴胡不同炮制品鉴别使用表

| 处方用名 | 橘核 | 盐橘核 |
|---|---|---|
| 炮制方法 | 净制 | 盐制 |
| 性状 | 卵形，表面淡黄白色或淡灰白色，光滑。种皮薄而韧。气微味苦 | 卵形，表面淡黄色，多有裂纹，味咸 |
| 性味 归经 | 苦，平 归肝、肾经 | 苦，咸，平 主归肾经 |
| 功能 主治 | 理气，散结，止痛 用于疝气疼痛，睾丸肿痛，乳痈乳癖 | 理气，散结，止痛 用于疝气疼痛，睾丸肿痛 |
| 炮制作用 | 除去杂质，利于调剂 | 引药下行，增强疗疝止痛作用 |
| 用法 用量 | 水煎口服或入中成药 3~9g | 水煎口服或入中成药 3~9g |
| 配伍 | 与胡芦巴配伍，治疗寒湿下注之肾冷腰痛；与青橘叶、青橘皮配伍，治疗妇女乳房起核，乳腺癌初期 | 与小茴香、肉桂、川楝子、青皮、延胡索等配伍，能散寒行气，消肿止痛，治疗寒疝，睾丸痛，如茴香橘核丸 |
| 药理作用 | 抗癌作用较强 | 镇痛、抗炎作用较强 |
| 化学成分 | 不饱和脂肪酸、黄酮类、柠檬苦素类成分 | 不饱和脂肪酸、黄酮类成分（橙皮苷），柠檬苦素类含量有所增加 |
| 含量测定 | 柠檬苦素（$C_{26}H_{30}O_8$）不得少于 0.49%，诺米林（$C_{28}H_{34}O_9$）不得少于 0.28% | 柠檬苦素（$C_{26}H_{30}O_8$）不得少于 0.49%，诺米林（$C_{28}H_{34}O_9$）不得少于 0.28% |
| 注意 | 胃虚患者慎用 | 胃虚患者慎用 |

## 注释

【炮制方法】

橘核：取原药材，除去杂质，洗净，干燥。用时捣碎[1]。

盐橘核：取净橘核，用盐水拌匀，稍闷，待盐水被吸尽后，用文火炒至微黄色并有香气逸出时，取出放凉，用时捣碎。每 100kg 橘核用食盐 2kg[2]。

除盐橘核外，还有炒橘核、麸炒橘核[2]。

【性状差异】 橘核呈卵形，表面淡黄白色或淡灰白色，气微味苦。而盐橘核表面淡黄色，味咸[2]。

【炮制作用】 橘核，苦，平。归肝、肾经。具有理气，散结，止痛的功效。用于疝气疼痛，睾丸肿痛，乳痈乳癖[1]。橘核理气散结作用强，用于乳痈。与胡芦巴配伍，用于寒湿下注之肾冷腰痛。与青橘叶、青橘皮配伍，用于妇女乳房起核，乳腺癌初期。

橘核历代有多种炮制方法，《证类本草》中记载："炒研为末。"《普济方》中记载："炒令黄色，去壳，为末。"清代在炒法的基础上又增加了盐炒、炒焦、青盐拌炒、酒焙和盐酒炒等方法。盐橘核能引药下行，增强疗疝止痛作用，常与小茴香、肉桂、川楝子、青皮、延胡索等同用，能散寒行气，消肿止痛，用于寒疝，睾丸痛[2]。

橘核中主要的活性成分为柠檬苦素类成分，该类成分具有明显的抗肿瘤[3,4]，镇痛抗炎[5]以及杀虫[6]等药理作用。橘核经盐制后，圣草枸橼苷、柠檬苦素、诺米林、黄柏酮含量升高[7]。在对橘核炮制品镇痛抗炎作用的研究中发现，盐制橘核能明显提高小鼠痛阈值；橘核、盐制橘核对于醋酸所致小鼠的疼痛反应有明显镇痛作用，盐制橘核的作用更强；两者对于二甲苯所致小鼠耳郭炎症也有明显的抑制作用，盐制橘核在高浓度时的作用更加明显[8]。

综上，柠檬苦素、诺米林等成分变化及药理作用，证明橘核有镇痛作用，且盐制后作用增强，与传统的中医理论认为盐制后增强疗疝止痛作用相吻合。

【药理作用】

## 一、橘核的药理作用

**1. 镇痛作用**　橘核能明显提高小鼠的痛阈值，有明显的镇痛作用。采用小鼠热板法和扭体法实验观察橘核对小鼠的镇痛作用，结果表明，橘核可显著延长小鼠发生扭体反应的潜伏期和显著减少小鼠扭体反应的次数[8]。

**2. 抗癌作用**　从柑橘类果实中提取的黄酮类，类胡萝卜素，柠檬苦素类成分具有抗肿瘤的作用，能诱发和激活解毒酶谷胱甘肽转移酶[9]。

**3. 调节胃肠运动作用**　橘核能显著增强正常小鼠的肠推进运动[8]。

## 二、盐橘核的药理作用

**1. 镇痛作用**　橘核能提高小鼠痛阈值，使腹腔注射醋酸所致的小鼠扭体次数明显减少，潜伏期延长，且盐制橘核高、中剂量组的作用明显优于其他药物组，初步表明橘核有镇痛作用，且盐制后作用增强[8]。橘核中含有柠檬苦素，给小鼠足部注射一定量甲醛，给小鼠口服30mg·kg$^{-1}$或100mg·kg$^{-1}$质量浓度的柠檬苦素，可明显减少小鼠舔足的次数[10]。

**2. 抗炎作用**　盐制橘核对二甲苯所致小鼠耳郭炎症模型具显著抑制作用，能减轻小鼠耳郭炎症肿胀度[8]。

【化学成分】
**橘核**　主要含柠檬苦素、诺米林、橙皮苷、脂肪油等成分。
**盐橘核**　橘核经盐制后柠檬苦素、诺米林含量增加[7]。

【生制橘核成分、药效与功用关系归纳】　由橘核盐制前后的对比研究，初步认为柠檬苦素、诺米林等成分的含量变化，可能是引起橘核生制品药效差异的物质基础。其变化关系如图12-10所示。

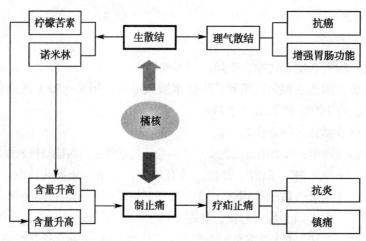

图 12-10　生制橘核成分、药效与功用关系图

（俞　捷　赵荣华）

## ▶ 参考文献 ◀

[1] 国家药典委员会. 中华人民共和国药典（一部）[S]. 北京：中国医药科技出版社，2010：356.

[2] 叶定江. 中药炮制学 [M]. 北京：中国中医药出版社，1999：648-649.

[3] Maneerat W, Laphookhieo S, Koysomboon S, et al. Antimalarial, antimycobacterial and cytotoxic limonoids from chisocheton siamensis [J]. *Phytomedicine*, 2008, 5 (4)：1-4.

[4] Genupur A, Rajjesu J L, Srinivasan N, et al. Synthesis and cytotoxicity of novel isomeric C-seco limonoids [J]. *Eur J Med Chem*, 2006, 41 (8)：997-1002.

[5] Xie F, Zhang M, Zhang C F, et al. Anti-inflammatory and analgesic activities of ethanolic extract and two limonoids from Melia toosendan fruit [J]. *J Ethnopharmacol*, 2008, 117 (3)：463-466.

[6] 罗永忠，潘利华. 柠檬苦素类似物的研究与应用进展 [J]. 饮料工业，2008, 11 (1)：6.

[7] 曾锐，付娟，武拉斌，等. UPLC-Q-TOF/MS 分析橘核盐制前后成分差异 [J]. 中国中药杂志，2013, 38 (14)：2318-2320.

[8] 莫书蓉，朱慧，缪舒益，等. 中药橘核不同炮制品镇痛抗炎作用研究 [J]. 中药药理与临床，2007, 23 (5)：141-142.

[9] 方修贵，戚行江，胡安生. 柑橘果实中抗癌活性物质的研究和前景 [J]. 食品与发酵工业，2003, 29 (10)：79-81.

[10] Matsuda H, Yoshikawa M, Linuma M, et al. Antinociceptive and anti-inflammatory activities of limonin isolated from the fruits of *Evodia rutaecarpa* var. bodinieri [J]. *Planta med*, 1998, 64 (4)：339-342.

## ❧ 青 皮 ❧

【来源】 本品为芸香科植物橘 *Citrus reticulata* Blanco 及其栽培变种的干燥幼果或未成熟果实的果皮。5—6 月收集自落的幼果，晒干，习称"个青皮"；7—8 月采收未成熟的果实，在果皮上纵剖成四瓣至基部，除尽瓤瓣，晒干，习称"四花青皮"。主产于四川、浙江、福建等地。

**生制青皮鉴别使用表**

| 处方用名 | 青皮 | 醋青皮 |
| --- | --- | --- |
| 炮制方法 | 切制 | 醋制 |
| 性状 | 类圆形厚片或不规则丝状。表面灰绿色或黑绿色，切面黄白色或淡黄棕色气香，味苦、辛 | 类圆形厚片或不规则丝状。外表皮灰绿色或墨绿色，切面淡棕黄色，质硬略有醋香气，味酸、苦、辛 |
| 性味 归经 | 苦、辛，温 归肝、胆、胃经 | 苦、微辛、微酸，温 主归肝、胃经 |
| 功能 主治 | 疏肝破气，消积化滞 用于食积气滞，胃脘胀痛 | 疏肝止痛，消积化滞 用于胸胁胀痛，疝气，乳癖，乳痈，食积气滞 |
| 炮制作用 | 去除杂质，便于调剂和煎出 | 缓和辛烈之性，增强疏肝理气作用 |
| 用法 用量 | 水煎口服或入中成药 3~10g | 水煎口服或入中成药 3~10g |
| 配伍 | 与山楂、麦芽、神曲等消食导滞药配伍，治疗饮食积滞，脘腹胀痛，嗳腐食臭，如青皮丸；与三棱、莪术、郁金等配伍，治疗久疟痞块，脘腹胀痛等 | 与醋柴胡、乌药、陈皮等配伍，治疗肝郁气滞之胸胁乳房胀痛，如青阳汤；与柴胡、香附等配伍，治疗乳房胀痛，如怒气胁痛方 |

续表

| | | |
|---|---|---|
| 药理作用 | 调节肠胃功能、祛痰平喘、抑菌、抗休克。利胆、降低肝细胞能荷值 | 疏肝镇痛作用较强 |
| 化学成分 | 挥发油、生物碱、黄酮，氨基酸等 | 挥发油、辛弗林、黄酮及橙皮苷含量降低 |
| 含量测定 | 含橙皮苷（$C_{28}H_{34}O_{15}$）不得少于4.0% | 含橙皮苷（$C_{28}H_{34}O_{15}$）不得少于3.0% |

## 注释

**【炮制方法】**

青皮：取原药材，除去杂质，洗净，闷润，切片或丝，晒干[1,2]。

醋青皮：取青皮片或丝，加醋拌匀，闷润，至醋被吸尽后，置锅中，炒至微黄色，取出晾凉。每100kg青皮用米醋15kg[1,2]。

除醋青皮外，还有麸炒青皮。

**【性状差异】** 青皮切面黄白色或淡黄棕色，醋青皮切面呈淡棕黄色，略有醋香气[1-3]。

**【炮制作用】** 青皮，苦、辛，温。归肝、胆、胃经。故能疏肝破气，消积化滞。用于胸胁胀痛，疝气疼痛，乳癖，乳痈，食积气滞，脘腹胀痛。青皮性烈，辛散力强，疏肝之中兼有发汗作用，以破气消积力胜。多用于饮食积滞，癥积痞满。如治疗饮食积滞，脘腹胀痛，嗳腐食臭的青皮丸[2]。

青皮醋制能引药入肝，可缓和辛烈之性，并能增强疏肝止痛，消积化滞，和中作用。用于胁肋胀痛，乳房胀痛，疝气疼痛。如治疗乳房胀痛的怒气胁痛方；治小肠疝气，睾丸疼痛的疝气内消丸。

炒青皮可缓和辛散燥烈之性，有化积和中作用。用于饮食积滞的小儿和体弱患者。如治脾胃不和，饮食停滞，腹胁胀痛的双枣汤[2]。

青皮主要含挥发油、黄酮、生物碱等[4-6]。其中挥发油具有调整肠胃功能、去痰平喘、利胆等药理作用[4,7]，黄酮具有抗炎作用，辛弗林具有升压作用[6]。青皮挥发油含量较高，对胃肠道有刺激作用，能促进消化液分泌和排出肠内气体，主要表现为调整胃肠功能的作用[8]。故青皮辛散、破气作用较强。

青皮经醋制后，挥发油、辛弗林、橙皮苷的含量有所降低，使醋青皮辛烈之性缓和、免伤正气，而镇痛作用增强且持久[9]。醋青皮对离体大鼠十二指肠自发活动呈明显抑制作用，表现在振幅减弱，紧张性下降[16]。

综上，通过挥发油、黄酮、生物碱类成分的变化和药理作用，证明了青皮传统炮制的合理性。

**【药理作用】**

### 一、青皮的药理作用

**1. 调节胃肠运动作用** 青皮挥发油对胃肠道有温和的刺激作用，促进消化液分泌和排出肠内气体，主要表现为调整胃肠功能的作用，青皮对大鼠小肠纵行肌条的抑制作用比陈皮强[8]。

**2. 祛痰平喘作用** 青皮挥发油有祛痰作用，其祛痰作用是由于呼吸道分泌细胞受到局部刺激使黏液分泌增加，痰液容易咳出所致，青皮注射液能拮抗组胺引起的离体支气管痉挛性收缩，并能减轻组胺引起的豚鼠支气管肺灌流量减少[6]。

**3. 利胆作用** 青皮注射液能显著增加大鼠的胆汁排出并能舒张豚鼠离体胆囊平滑肌，对抗卡巴胆碱引起的胆囊收缩。青皮不仅使正常大鼠胆汁流量及胆汁内固体含量增加，也可使$CCl_4$肝损伤的大鼠胆汁流量增加[10]。用B超观察14种中药对胆囊运动功能的影响，发现青皮能松弛Oddi约肌，收缩胆囊，促进胆汁排泄。青皮疏肝理气的功能与其促进胆汁分泌有关。

**4. 抗休克作用** 青皮注射液对失血性、创伤性、输血性、中药肌松剂、内毒素及麻醉意外和催眠药中毒等各种休克有强大的抗休克作用[11]。

**5. 对子宫平滑肌的作用** 青皮水煎剂能明显降低小鼠和大鼠子宫平滑肌条收缩波的平均振幅，减慢收缩频率且有明显的剂量效应关系；但对子宫平滑肌条的张力无明显影响。青皮水煎剂对大鼠离体子宫平滑肌自发收缩活动的抑制可能是通过作用于子宫平滑肌细胞膜的肾上腺素 B 受体而实现的[12]。

**6. 对肝脏功能的影响** 青皮可提高慢性缺氧小鼠耗氧速度与呼吸控制率，显著升高肌酸激酶活力，降低肝细胞能荷值[13]。

**7. 抑菌作用** 青皮挥发油对枯草芽孢杆菌、大肠埃希菌、伤寒沙门菌、金黄色葡萄球菌和藤黄微球菌 5 种受试菌有一定的抑制作用[7]。

**8. 升压作用** 辛弗林是青皮升压的有效成分，静脉注射青皮注射液可使麻醉大鼠血压从给药前的 11kPa 升至 16kPa，平均持续 5.3 秒后恢复到正常水平。青皮的升压作用机制是激动肾上腺素能 A 受体[6]。

## 二、醋青皮的主要药理作用

**1. 镇痛作用** 青皮及其炮制品均具显著的镇痛作用，以醋制品作用最强且持久，镇静作用的强弱顺序为：醋青皮 > 麸青皮 > 青皮[9]。

**2. 调整胃肠道功能** 醋制四花青皮水煎剂对离体大鼠十二指肠自发活动呈明显抑制作用，表现为振幅减弱，紧张性下降[16]。

**【化学成分】**

**青皮** 挥发油有右旋柠檬烯、芳樟醇、月桂烯等；黄酮类有橙皮苷、柚皮苷等以及辛弗林、N-甲基酪胺、氨基酸等成分[6]。

**醋青皮** 青皮醋制后挥发油、辛弗林、橙皮苷含量降低[3,4,6]。

**【含量测定】** 照高效液相色谱法测定[15]发现，青皮醋制前后橙皮苷含量有所变化，见表 12-6。

表 12-6 青皮与醋青皮中的橙皮苷含量

| 样品 | 橙皮苷（mg·g$^{-1}$） | RSD% |
| --- | --- | --- |
| 青皮 | 123.8 | 1.03 |
| 醋青皮 | 108.9 | 0.99 |

**【生制青皮成分、药效与功用关系归纳】** 由青皮醋制前后的对比研究，初步认为挥发油、辛弗林和橙皮苷的变化是引起青皮生制品药效差异的物质基础。其变化关系如图 12-11 所示。

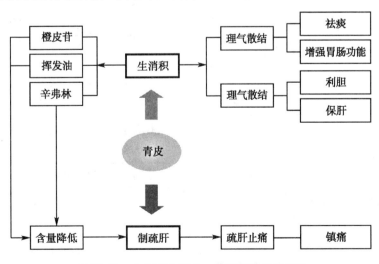

图 12-11 生制青皮成分、药效与功用关系图

（俞 捷 赵荣华）

━━━━━━━━━━━━━━━ ▪ 参考文献 ▪ ━━━━━━━━━━━━━━━

[1] 国家药典委员会. 中华人民共和国药典（一部）[S]. 北京：中国医药科技出版社，2010：182.

[2] 贾天柱. 中药炮制学 [M]. 第 2 版. 上海：上海科学技术出版社，2013：101-102.

[3] 中华人民共和国药政管理局. 全国中药炮制规范 [S]. 北京：人民卫生出版社，1988：160.

[4] 龚千锋，李慧. 青皮不同炮制品对其挥发油影响初探 [J]. 江西中医学院学报，1990，3（3）：52-54.

[5] 陈康，叶桥. 炮制对青皮中黄酮类成分的影响 [J]. 中药材，1996，19（4）：185-186.

[6] 陈红，刘传玉，李承晏. 青皮的化学及药理作用研究进展 [J]. 中草药，2001，32（11）：1050-1052.

[7] 陈青，钟宏波. 黔产青皮挥发油化学成分及抑菌活性研究 [J]. 中国实验方剂学杂志，2011，16（9）：118-120.

[8] 杨颖丽，郑天珍，瞿颂义，等. 青皮和陈皮对大鼠小肠纵行肌条运动的影响 [J]. 兰州大学学报（自然科学版），2001，37（5）：94-97.

[9] 张先洪，毛春芹. 炮制对青皮镇痛作用影响 [J]. 时珍国医国药，2000，5（11）：413-414.

[10] 郭延，周维. 14 种中药对胆囊运动功能影响的 B 超观察 [J]. 本钢医药，1996，23（2）：62-63.

[11] 陈汝兴，顾仁樾，曹强. 青皮注射液抗休克作用的临床观察 [J]. 上海中医药杂志，1987，14（2）：21-22.

[12] 刘恒，马永明，瞿颂义，等. 青皮对大鼠离体子宫平滑肌运动的影响 [J]. 中草药，2000，31（3）：203-205.

[13] 李兴秦，张家俊，陈文为. 补气与理气中药对慢性缺氧小鼠能量代谢的作用 [J]. 北京中医药大学学报，1999，22（3）：32-35.

[14] 王耀丽，张永欣. 采用色谱指纹图谱技术考察醋制对青皮的影响 [J]. 中国中药杂志，2006，6（31）：460-461.

[15] 国家药典委员会. 中华人民共和国药典（一部）[S]. 北京：中国医药科技出版社，2010：附录Ⅵ D 823.

[16] 黄华，曾春华，毛淑杰，等. 青皮及醋制青皮对离体肠管运动的影响 [J]. 江西中医学院学报，2005，（02）：52-53.

## 🍂 荔　枝　核 🍂

**【来源】**　本品为无患子科植物荔枝 *Litchi chinensis* Sonn. 的干燥成熟种子。夏季采摘成熟果实，除去果皮和肉质假种皮，洗净，晒干。主产于福建、广东、广西、四川等地。

**生制荔枝核鉴别使用表**

| 处方用名 | 荔枝核 | 盐荔枝核 |
|---|---|---|
| 炮制方法 | 净制 | 盐炒 |
| 性状 | 长圆形或卵圆形，略扁。表面棕红色或紫红色，有光泽。质硬，味微甘而苦涩 | 碎块状，断面棕褐色，偶见焦斑，味苦涩而微咸 |
| 性味归经 | 甘、微苦，温<br>归肝、肾经 | 甘、微苦、微咸，温<br>主入肾经 |
| 功能主治 | 行气散结，祛寒止痛<br>用于寒疝腹痛，睾丸肿痛 | 疗疝止痛<br>用于疝气疼痛 |
| 炮制作用 | 除去杂质及非药用部位，便于临床调配使用 | 引药下行入肾，增强行气散结，祛寒止痛的作用 |
| 用法用量 | 水煎口服或入中成药<br>5～10g | 水煎口服或入中成药<br>5～10g |
| 配伍 | 常与小茴香、青皮等配伍，治疗寒凝气滞之疝气痛、睾丸肿痛，如荔枝散 | 常与川楝子、橘核、小茴香等配伍，治疗寒疝、睾丸坠胀疼痛，如茴香橘核丸 |

续表

| 药理作用 | 具有保肝、抗氧化、降血糖、调血脂、抗肿瘤等作用 | 保肝，抗氧化等作用增强 |
|---|---|---|
| 化学成分 | 黄酮、皂苷、挥发油、多糖等 | 黄酮及皂苷类成分溶出增多 |
| 检查 | 水分不得过 13.0%；总灰分不得过 15.0%，酸不溶性灰分不得过 2.0% | 水分不得过 10.0%；总灰分不得过 15.0%，酸不溶性灰分不得过 5.0% |
| 浸出物 | 乙醇浸出物不得少于 5.0%，水浸出物不得少于 10.0% | 乙醇浸出物不得少于 6.0%，水浸出物不得少于 11.0% |
| 注意 | 无寒湿气滞者慎用 | 无寒湿气滞者慎用 |

## 注释

【炮制方法】

荔枝核：取原药材，除去杂质，洗净，干燥。用时打碎[1,2]。

盐荔枝核：取捣碎的净荔枝核，用盐水拌匀，闷透，置锅内，用文火加热，炒干，取出放凉即可。或将净荔枝核，用盐水煮沸至盐水被吸尽为度，取出干燥，捣碎。荔枝核 100kg，用食盐 2kg[1,2]。

除盐荔枝核，还有荔枝核炭和炒荔枝核[3]。

【性状差异】 荔枝核呈长圆形或卵圆形，棕红色。盐荔枝核呈碎块状，偶见焦斑，味咸[1-3]。

【炮制作用】 荔枝核，味辛、微苦，性温，归肝、肾经。其味辛能行，味苦能泄，性温祛寒，故有疏肝理气、行气散结、散寒止痛之功。多用于寒凝气滞之疝气痛、睾丸肿痛。《本草纲目》言其"行散滞气，治㿗疝气痛，妇人血气痛"。现多用于肝气郁结、肝胃不和之胃脘久痛。如治心腹胃脘久痛，屡触屡发的荔香散。

荔枝核盐制后，辛味有所缓和，因采用辅料盐来炮制，使其微具咸味，同时盐能引药入肾经，使盐荔枝核偏于疗疝止痛，如治疝痛、睾丸肿痛的疝气内消丸。

荔枝核中的主要活性部位是黄酮和皂苷类成分，具有保护肝脏、清除自由基、抗氧化、抗菌、抗病毒、抗糖尿病、降血脂、保护心血管等多种药理作用[4]。盐制后荔枝核的质地变得疏松，利于黄酮、皂苷等成分的煎出，相应的药理作用增强。

【药理作用】

### 荔枝的药理作用

**1. 保肝作用** 荔枝核能明显降低四氯化碳（$CCl_4$）和硫代乙酰胺（TAA）引起中毒的小鼠血清中谷草转氨酶（AST）、谷丙转氨酶（ALT）的活性，可升高超氧化物歧化酶（SOD）活性，降低丙二醛（MDA）的含量[4]。

**2. 预防肝纤维化作用** 荔枝核总黄酮可抑制肝纤维化大鼠透明质酸（HA），层粘连蛋白（LN），Ⅲ型前胶原（PCⅢ）的表达，可诱导肝星状细胞（HSC）凋亡并改善二甲基亚硝胺所致的肝纤维化程度，且有一定的量效关系。大剂量荔枝核总黄酮能有效地减轻胆总管结扎所致肝纤维化大鼠肝损伤及肝纤维化程度，其机制可能与调控 TGF-$\beta_1$，Smad3，Smad7 蛋白表达有关[5,6]。

**3. 抗乙肝病毒作用** 荔枝核提取物、总黄酮及总皂苷均具有较强的体外抗乙肝病毒的作用，其作用与剂量呈依赖关系[7,8]。

**4. 抗氧化作用** 荔枝核水提取物有较好的抗氧化性，对 DPPH、$\cdot OH^-$、$O_2^-$ 均有清除作用[9]。

**5. 抑菌作用** 荔枝核水提取物对金黄色葡萄球菌有抑制作用[10]。

**6. 抗肿瘤作用** 荔枝核提取物能抑制小鼠肝癌、S180、艾氏腹水瘤（EAC）的生长，能显著增强荷瘤小鼠 S180 的细胞免疫功能。对人肝癌细胞 HepG2 的增殖抑制活性呈剂量与时间的双重依赖性。此外，荔枝核提取物还对人神经母细胞瘤 SH-SY5Y 细胞具有抑制作用，其活性与剂量及时间呈正相关[10-13]。

**7. 降血糖、调血脂作用** 荔枝核水提取物和乙醇提取物都能降低正常小鼠血糖水平，对四氧嘧啶致糖尿病鼠的血糖水平也有降低作用。对四氧嘧啶致高血糖、糖尿病和高脂模型动物的血脂水平也有改善作用[14]。

**【化学成分】**

**荔枝核** 主要含皂苷、黄酮、多糖、脂肪酸、聚合花色素、挥发油和氨基酸等[15-19]。

**【生制荔枝核成分、药效与功用关系归纳】** 由荔枝核盐制前后的对比研究，初步认为总黄酮及总皂苷的变化是引起荔枝核生制品药效差异的物质基础。其变化关系如图 12-12 所示。

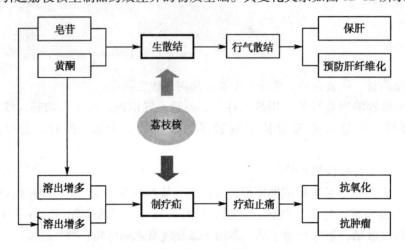

**图 12-12 生制荔枝核成分、药效与功用关系图**

（单国顺）

**参考文献**

[1] 国家药典委员会. 中华人民共和国药典（一部）[S]. 北京：中国医药科技出版社，2010：227.

[2] 贾天柱. 中药炮制学 [M]. 第 2 版. 上海：上海科学技术出版社，2013：205-206.

[3] 叶定江，原思通. 中药炮制学辞典 [M]. 上海：上海科学技术出版社，2005：359-360.

[4] 肖柳英，潘竞锵，饶卫农，等. 荔枝核颗粒对小鼠肝损伤保护作用的实验研究 [J]. 中华中医药杂志，2005，20（1）：42-43.

[5] 赵永忠，肖绪华，漆志平，等. 荔枝核总黄酮对大鼠肝纤维化 TGF-β1 及 CTGF 表达的影响 [J]. 河北医药，2010，32（10）：1194-1196.

[6] 赵永忠，韦铮武，漆志平，等. 荔枝核总黄酮对肝纤维化大鼠肿瘤坏死因子相关凋亡诱导配体表达的影响 [J]. 中国中西医结合消化杂志，2010，18（4）：223-226.

[7] 徐庆，宋芸娟，李丽亚，等. 荔枝核总黄酮的抗鸭乙型肝炎病毒作用 [J]. 世界华人消化杂志，2005，13（17）：2082-2085.

[8] 蒋蔚峰，陈建宗，张娟，等. 荔枝核总皂苷体外抗乙型肝炎病毒的作用 [J]. 第四军医大学学报，2008，29（2）：100-103.

[9] 汤建萍，周春山，涂秋云，等. 微波辅助提取荔枝核黄酮类化合物及其抗氧化性研究 [J]. 天然产物研究与开发，2007，19：671-674.

[10] 江敏，胡小军，梁娥，等. 荔枝核水提物抗氧化和抑菌作用的研究 [J]. 中国食品添加剂，2012，（3）：145-147.

[11] 吕俊华，沈文娟，韦笑梅，等. 荔枝核提取物对荷瘤小鼠肿瘤细胞 Bax 和 Bcl-2 蛋白表达的影响 [J]. 中成药，

2008，30（9）：1381-1383.

[12] 陈凤仪，胡建楣，肖柳英，等. 荔枝核对小鼠肿瘤动物模型及其免疫调节作用的实验研究［J］. 中药材，2009，32（5）：774-776.

[13] 陈泳晖，肖柳英，潘竞锵，等. 荔枝核及含药血清的抗肿瘤作用研究［J］. 中药材，2010，33（12）：1925-1929.

[14] 郭洁文，廖惠芳，潘竞锵，等. 荔枝核皂苷对高脂血症-脂肪肝大鼠的降血糖调血脂作用［J］. 中国临床药理学与治疗学，2004，（12）：1405-1407.

[15] 屠鹏飞，罗青，郑俊华，等. 荔枝核的化学成分研究［J］. 中草药，2002，33（4）：300-303.

[16] 陈杰. 荔枝核化学成分的研究（Ⅰ）-色素提取及氨基酸测定［D］. 广州：暨南大学硕士学位论文，2006.

[17] 丁丽，王敏，赵俊，等. 荔枝核化学成分的研究［J］. 天然产物研究与开发，2006，18（增刊）：45-47.

[18] 徐新亚，谢海辉，魏孝义. 荔枝核的五个苷类成分［J］. 热带亚热带植物学报，2012，20（2）：206-208.

[19] 姜振国. 荔枝核的化学成分及降血糖活性研究［D］. 长春：长春中医药大学硕士学位论文，2011.

# 第十三章 ●●●●

# 消 食 药

## ❧ 山 楂 ❧

【来源】 本品为蔷薇科植物山里红 *Crataegus pinnatifida* Bge. var. *major* N. E. Br. 或山楂 *Crataegus pinnatifida* Bge. 的干燥成熟果实。秋季果实成熟时采收，切片，干燥。主产于山东、河北、河南、辽宁等地。

**生制山楂鉴别使用表**

| 处方用名 | 山楂 | 炒山楂 | 焦山楂 |
|---|---|---|---|
| 炮制方法 | 切制 | 炒黄 | 炒焦 |
| 性状 | 呈圆形片，皱缩不平，外皮红色，果肉深黄色至浅棕色。气微清香，味酸、微甜 | 呈圆形片，皱缩不平，果肉黄褐色，偶见焦斑。气清香，味酸、微甜 | 呈圆形片，皱缩不平，表面焦褐色，内部黄褐色。有焦香气 |
| 性味 归经 | 酸、甘，微温 归脾、胃、肝经 | 酸、甘，微温 归脾、胃、肝经 | 微酸、苦，微温 归脾、胃、肝经 |
| 功能 | 消食健胃，行气散瘀，化浊降脂 | 消食健胃，行气散瘀，化浊降脂 | 消食导滞作用增强 |
| 主治 | 用于瘀血经闭，产后瘀阻，心腹刺痛、高脂血症、高血压、冠心病 | 用于脾虚食滞、食欲不振、神倦乏力 | 用于肉食积滞，泻痢不爽 |
| 炮制作用 | 利于调剂和成分煎出 | 酸味减弱，缓和对胃刺激性 | 增强消食导滞作用 |
| 用法 用量 | 水煎口服或入中成药 9～12g | 水煎口服或入中成药 9～12g | 水煎口服或入中成药 9～12g |
| 配伍 | 常与牛膝、益母草、蒲黄、丹参、延胡索、人参、夏枯草、菊花、黄芩、橘核、小茴香、荔枝核等配伍治疗产后瘀阻腹痛，心血瘀阻胸痛，疝气偏坠胀痛等。如治产后儿枕痛方、通瘀煎、散结定痛丸、疝气方等 | 常与党参、炒白术、陈皮、枳实、炒麦芽等配伍治疗脾胃虚弱、脘腹胀满、食少便溏等。如健脾丸 | 常与麦芽、神曲、葛根、黄连、黄芩、木香等配伍治疗食积泄泻，湿热痢疾等。如大安丸等 |
| 药理作用 | 促消化，降血脂，扩张心血管，降血压等 | 促消化作用 | 促消化作用 |
| 化学成分 | 主要含有机酸、黄酮类成分 | 有机酸、总黄酮含量降低 | 总有机酸含量下降；总黄酮含量下降，且黄酮苷类成分部分发生水解生成相应苷元 |

续表

| 检查 | 水分不得过 12.0%；总灰分不得过 3.0% | 待测 | 待测 |
|---|---|---|---|
| 浸出物 | 醇溶性浸出物不得少于21.0% | 待测 | 待测 |
| 含量测定 | 枸橼酸含量不得少于5.0% | 枸橼酸含量不得少于4.0% | 枸橼酸含量不得少于4.0% |
| 注意 | 多食可引起胃酸过多。无积滞或脾胃虚弱者应慎用或不用 | 多食可引起胃酸过多。无积滞或脾胃虚弱者应慎用或不用 | 多食可引起胃酸过多。无积滞或脾胃虚弱者应慎用或不用 |

## 注释

**【炮制方法】**

山楂：取原药材，切片，干燥，除去杂质及脱落的核[1]。

炒山楂：取净山楂，置炒制容器内，用文火炒至色变深，取出，放凉[1]。

焦山楂：取净山楂，置炒制容器内，用中火炒至表面焦褐色，内部黄褐色，取出，晾凉即得[1]。以有机酸下降率和外观性状为指标，对焦山楂炮制工艺进行优化，优化参数为：取净山楂 1000g，倒入已预热的炒药机中，在 20r/min 的转速下，炒药机指示温度 370℃（锅底温度 170℃±2℃），炒制 9 分钟，迅速出锅，放凉，即得。

除了炒山楂、焦山楂，还有山楂炭，近代炮制方法还有蜜炙法、红糖制法、土炒法、蜜制山楂炭等。

**【性状差异】** 山楂外皮红色，果肉深黄色至浅棕色，气微清香，味酸、微甜。炒山楂果肉黄褐色，偶见焦斑，气清香，味酸、微甜。焦山楂表面颜色明显加重，呈焦褐色，内部黄褐色，有焦糊气，味微酸、苦。（见文末彩图 46）

**【炮制作用】** 山楂，味酸、甘，性微温。归脾、胃、肝经。具有消食化积，散瘀行滞的功效。擅长活血化瘀，消食作用亦强，常用于血瘀经闭，产后瘀阻腹痛、疝气疼痛及心血管等疾病，亦用于食积停滞。如治产后恶露不尽，腹痛拒按，儿枕作痛，血瘀癥瘕的产后儿枕痛方（《经验方》）；治妇女气滞血瘀而致闭经的通瘀煎（《景岳全书》）；用于痛经、闭经的散结定痛丸（《傅青主女科》）；治疝气偏坠，睾丸肿痛的疝气方（《卫生简易方》）。

炒山楂酸味减弱，缓和对胃的刺激性，善于消食化积。用于脾虚食滞、食欲不振、神倦乏力。如治疗脾胃虚弱、脘腹胀满、食少便溏的健脾丸（《中国药典》）。

焦山楂，不仅酸味减弱，并增加了苦味，长于消食止泻，多用于食积腹泻。如用于饮食停积，脾失健运，腹满肠鸣，大便泄泻的大安丸（《丹溪心法》）。

山楂炮制为焦山楂后，化学成分发生变化。总有机酸含量降低30%以上，枸橼酸下降幅度较大，有机酸含量的降低与山楂炒焦后"减弱酸性"的炮制作用相吻合。山楂总黄酮与活血化瘀活性相关，其含量在炒焦后含量明显降低。因此，当用于血瘀、产后瘀阻以及高血脂、高血压、冠心病等心血管系统等疾病时，应当生用；用于食积腹泻时，应当用炮制品。

**【药理作用】**

### 一、山楂的药理作用

**1. 促消化作用** 山楂含有脂肪酶，能促进脂肪消化，并能增加胃消化酶的分泌，促进消化[2]。山楂对胃肠道运动功能具有一定调节作用，能增强大鼠松弛状态胃平滑肌的收缩，而对乙酰胆碱及钡离子引起兔、鼠离体胃肠道平滑肌收缩具有明显抑制作用[3]。

**2. 对心、脑血管系统的作用**

（1）降压作用：山楂有扩张外周血管并具有持久的降压作用[4]。

（2）对心脏的作用：山楂提取物使在体、离体蟾蜍心收缩力增强，且持续时间长。山楂酸对疲劳衰弱的蟾蜍心脏停搏有恢复跳动的作用[2]。山楂提取物具有抗心肌缺血的作用，对家兔急性心肌缺血具有保护作用[5]。

（3）抗脑缺血作用：山楂总黄酮以及山楂酸等对大鼠、小鼠脑缺血后再灌注具有一定保护作用[6,7]。

**3. 调血脂作用** 山楂总黄酮表现出显著的调血脂作用，对高脂血症所致大鼠血管功能损伤具有明显保护作用[8]。可降低高血脂大鼠血清中总胆固醇（TC）、甘油三酯（TG）和低密度脂蛋白胆固醇（LDL-C）含量，升高大鼠血清中高密度脂蛋白胆固醇（HDL-C）含量[9]。

**4. 糖代谢及抗氧化作用** 山楂水煎剂可改善高脂饮食大鼠的胰岛素血症，增强机体抗脂质氧化作用，其药效物质基础可能与金丝桃苷和熊果酸有关[10]。

**5. 增强免疫抗疲劳作用** 山楂注射液可使家兔血清溶菌酶活性、血清血凝抗体滴度、心血 T 淋巴细胞 E 玫瑰花环形成率及 T 淋巴细胞转化率均显著增强[2]。山楂多糖能增加小鼠负重游泳时间，增强小鼠缺氧耐力，降低小鼠血清尿素氮、血乳酸量，提高肝糖原的量，具有显著抗疲劳作用[4]。

## 二、焦山楂的药理作用

焦山楂醇提取液在 4～8mg/ml 浓度范围内可显著抑制大鼠胃、肠平滑肌条的运动，且具有明显剂量依赖性。焦山楂醇提取液 8mg/ml 可拮抗乙酰胆碱引起的胃肠平滑肌的强烈收缩和阿托品引起的肠平滑肌的舒张作用[11]。

【化学成分】

**山楂** 含有机酸类，如齐墩果酸、熊果酸、延胡索酸、琥珀酸[12]、山楂酸[13]、柠檬酸、绿原酸[14]等；黄酮类，如表儿茶精、槲皮素、金丝桃苷[14]等；还包括柠檬酸单甲酯、柠檬酸二甲酯、柠檬酸三甲酯[14]、二十九烷醇-10、胡萝卜苷、豆甾醇和香草醛[12]等。

**焦山楂** 山楂炮制为焦山楂后，总有机酸、总黄酮含量下降[15]，枸橼酸含量也有明显降低[16]。

【高效液相色谱异同点】

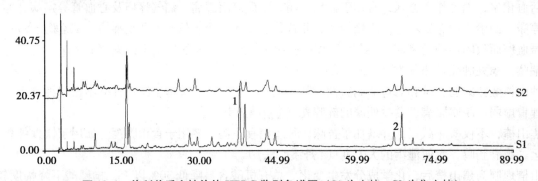

**图 13-1 炮制前后山楂饮片 HPLC 鉴别色谱图**（S1 为山楂、S2 为焦山楂）
1. 金丝桃苷；2. 槲皮素

由山楂炮制前后 HPLC 谱图（图 13-1）可见，山楂炮制后的含量发生较大变化，但成分无明显质的变化，其中金丝桃苷的含量炮制后含量大幅下降，可能是发生苷键水解反应，生成其苷元；槲皮素的含量在不同炮制程度的焦山楂中变化不一，其变化规律为先略有增加，然后降低。

【含量测定】 山楂炮制为焦山楂后，总有机酸和总黄酮含量下降，炮制温度超过 175℃时，下降幅度明显增大，温度在 200℃时，总有机酸下降 55%，总黄酮下降 40%[15]，其中，枸橼酸下降幅度较大，下降 57.22%[16]。

【不良反应】 多食山楂可引起胃酸过多，还有因吃山楂过量而造成胃石症和小肠梗阻的报道。市售山楂片对小儿虽有助消化作用，但因含糖较多，如使用量大，使血糖维持较高水平，甚至影响食欲，久之可造成营养不良，贫血等。中医认为山楂只消不补，无积滞或脾胃虚弱者应慎用或不用[17]。

【毒性】 临床毒性尚不明确。山楂的聚合黄烷类成分小鼠腹腔和皮下注射的 LD$_{50}$ 分别为 130mg/kg、300mg/kg；10% 的山楂醇浸膏给雄性大鼠及小鼠口服，不久出现镇静作用，30 分钟后死于呼吸衰竭，小

鼠的 $LD_{50}$ 为 18.5ml/kg，大鼠的 $LD_{50}$ 为 33.8ml/kg；10%的山楂总皂苷亦不会引起兔的溶血作用[2]。

【生制山楂成分、药效与功用关系归纳】 炮制前后的对比研究，初步认为黄酮和有机酸含量的变化是引起山楂生制品药效差异的物质基础。其变化关系如图 13-2 所示：

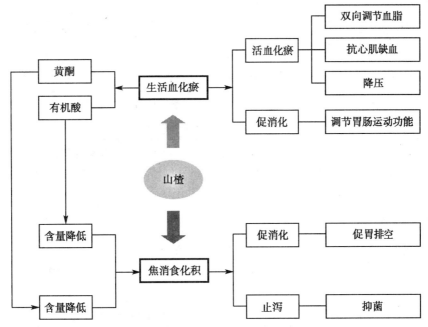

图 13-2 生制山楂成分、药效与功用关系图

(孙立立 周 倩)

# 参考文献

[1] 国家药典委员会. 中华人民共和国药典（一部）[S]. 北京：中国医药科技出版社，2010：29.

[2] 中华本草编委会. 中华本草 [M]. 上海：上海科学技术出版社，1999：4 册 126-132.

[3] 刘家兰，徐晓玉. 山楂的药理作用研究进展 [J]. 中草药，2009，40（增刊）：63.

[4] 高红旗，刘香蕊，刘贵京. 山楂的临床研究与应用概况 [J]. 中国基层医药，2003，10（5）474-475.

[5] 宁康健，吕锦芳，季培松，等. 北山楂对家兔急性心肌缺血的保护作用研究 [J]. 中国中医基础医学杂志，2007，13（4）：283-285.

[6] 刘瑛琳，包雪鹦. 山楂叶总黄酮对大鼠脑缺血再灌注后基质金属蛋白酶-9 表达的影响 [J]. 中风与神经疾病杂志，2006，23（6）：690-691.

[7] 关腾，李运曼，孙宏斌，等. 新型糖原磷酸化酶抑制山楂酸对小鼠脑缺血-再灌注的保护作用研究 [J]. 中国临床药理学与治疗学，2007，12（4）：381-384.

[8] 杨宇杰，王春民，党晓伟，等. 山楂叶总黄酮对高脂血症大鼠血管功能损伤的保护作用 [J]. 中草药，2007，38（11）：1687-1690.

[9] 刘北林，董继生，倪小虎，等. 山楂总黄酮提取及降血脂研究 [J]. 食品科学，2007，28（5）：324-327.

[10] 闫君宝，金 龙，汪江碧，等. 山楂对高脂饮食大鼠糖代谢及抗氧化作用的影响 [J]. 四川中医，2005，23（1）：19-20.

[11] 黄珊珊，林原，刁云鹏，等. 焦山楂醇提物对大鼠离体胃肠平滑肌条收缩性的影响 [J]. 现代生物医学进展，2009，9（4）：612-614.

[12] 孙晓飞，姚乾元. 山楂核的化学成分 [J]. 中草药，1987，18（10）：9，22.

[13] 中国人民解放军 157 医院中草药研究组. 山楂 [J]. 中草药通讯，1975，（5）：46-55.

[14] 谢玉如，戴伦凯，郭梦如，等. 山里红的成分分析及国产山楂属植物果实的比较 [J]. 植物学报，1981，23（5）：383-387

[15] 毛淑杰，李铁林. 炮制对山楂中总黄酮及总有机酸含量的影响 [J]. 中国中药杂志，1989，14（9）：20-21.

[16] 王苹，谢婉兰. 山楂不同炮制品中枸橼酸含量考察 [J]. 中成药，1993，15（5）：21.

[17] 高学敏. 中药学 [M]. 北京：中国中医药出版社，2007：270.

# 神　曲

【来源】　本品为苦杏仁、赤小豆、鲜青蒿、鲜苍耳草、鲜辣蓼等中药加入面粉（或麦麸）混合后，经发酵而成的曲剂。全国各地均可生产。

**生制神曲鉴别使用表**

| 处方用名 | 六神曲 | 焦六神曲 |
|---|---|---|
| 炮制方法 | 发酵 | 炒制 |
| 性状 | 立方形小块或圆柱形小段，表面灰黄色，粗糙，质脆易断，断面不平坦，呈颗粒状，有发酵气，味苦 | 立方形小块或圆柱条形的段，表面焦褐色，带焦斑，断面微黄色，粗糙，有焦香气 |
| 性味归经 | 甘、辛，温<br>归脾、胃经 | 甘、微涩、辛，温<br>归脾、胃经 |
| 功能主治 | 消食化积，健脾和胃<br>用于食积不化，脘腹胀满，呕吐泄泻，小儿腹大坚积 | 消食化积<br>以治食积泄泻为主。用于食滞化热所致积滞 |
| 炮制作用 | 健脾开胃，并有发散作用 | 增强消食化积的作用 |
| 用法用量 | 水煎口服或入中成药<br>6～12g | 水煎口服或入中成药<br>6～12g |
| 配伍 | 常与山楂、麦芽、槟榔、莱菔子、牵牛子等配伍，治疗饮食不节所致的食积。如山楂化滞丸 | 常与焦麦芽、醋莪术、焦山楂、焦槟榔、牵牛子、大黄等配伍，治疗食滞化热所致的积滞。如小儿化食丸 |
| 药理作用 | 助消化，抗菌，调整肠道菌群 | 增强助消化作用 |
| 化学成分 | 酵母菌、乳酸杆菌、消化酶、麦角固醇、维生素 B 复合体、微量元素等 | 酵母菌、乳酸杆菌、麦角固醇、维生素 B 复合体、微量元素等 |
| 检查 | 水分不得过 11.0% | 水分不得过 11.0% |
| 注意 | 脾阴虚，胃火盛者不宜用。孕妇慎用 | 脾阴虚，胃火盛者不宜用。孕妇慎用 |

## 注释

**【炮制方法】**

六神曲：取苦杏仁、赤小豆碾成粉末，与面粉混匀，加入鲜青蒿、鲜辣蓼、鲜苍耳草药汁，揉搓成握之成团、掷之即散的颗粒状软材，置模具中压成扁平方块，置30～37℃发酵，待药面生出黄白色霉衣时取出，切成小块，干燥[1]。

焦神曲：将神曲块投入炒制容器内，武火炒至表面呈焦褐色，内部黄色，有焦香味逸出时取出，放凉[1]。

除焦神曲外，还有炒神曲、麸炒神曲[1]。

**【性状差异】**　神曲表面灰黄色，粗糙，常有裂纹和浅红绿色斑点，有发酵气；焦神曲表面焦褐色，带焦斑，有焦香气[2]。（见文末彩图47）

**【炮制作用】**　神曲味甘、辛，性温，归脾、胃经。用于脾胃虚弱、饮食停滞、胸痞腹胀、呕吐泻痢、小儿食积。六神曲健脾开胃，并有发散作用。如治饮食不节所致食积，症见脘腹胀满、纳少饱胀大便秘结的山楂化滞丸（《中国药典》）。《药性论》中论述神曲："化水谷宿食，癥结积滞，健脾暖胃。"《本草纲目》言："消食下气,除痰逆霍乱泻痢胀满诸气。"

焦神曲消食化积力增强,以治食积泄泻为主。如治时暑暴泻及饮食所伤,胸膈痞闷的曲术丸(《太平惠民和剂局方》)[3],以及治食滞化热所致积滞,症见厌食、烦躁、恶心呕吐、口渴、脘腹胀满、大便干燥的小儿化食丸(《中国药典》)。

六神曲与焦神曲中含有酵母菌、乳酸杆菌、麦角固醇等,均能较好地促进胃的分泌功能,增强胃肠的推动功能。神曲发酵后其中的挥发油所剩无几,苦杏仁苷亦不能检出,但应该有新成分产生。现代研究表明,六神曲中的消化淀粉效价炒焦后基本消失。神曲中除消化酶外还含有乳酸、维生素、微量元素等有效成分,对人体有一定的调节作用。所以神曲炒焦后,能增强消食导滞作用[4]。

【药理作用】

## 一、神曲的药理作用

**1. 助消化作用** 神曲含 B 族维生素、消化酶,可促进大鼠胃液分泌,增加胃液中游离酸和胃蛋白酶,从而增强消化功能。六神曲中淀粉酶活力较高,而炒制后蛋白酶活力明显增高,六神曲及其炒制品均能改善病理模型小鼠小肠的推进功能,且六神曲作用优于炒制品[4]。

**2. 抗菌作用** 六神曲乙酸乙酯提取部位具有很强的抗菌效果,最低抑菌浓度为 0.64mg/ml,最低杀菌浓度为 0.65mg/ml,正丁醇部位也有较强的抑菌、杀菌活性[5]。

**3. 调整肠道菌群** 神曲有调整肠道菌群及促进损伤肠组织恢复的作用。脾虚小鼠给予神曲水煎液治疗后,肠道中肠杆菌、肠球菌、双歧杆菌、类杆菌和乳酸杆菌数量可以逐渐恢复正常,同时结肠组织病理损害也得到改善。神曲调整肠道菌群与其含有酵母菌、乳酸菌有关[6]。

## 二、焦神曲的药理作用

**助消化作用** 焦神曲中虽然不含消化酶,但含有乳酸、维生素、微量元素等有效成分,对人体具有一定调节作用,增强其助消化的作用。

【化学成分】

**神曲** 主要含酵母菌、淀粉酶、维生素 B 复合体、麦角固醇、挥发油、微量元素等。

**焦神曲** 神曲炒焦后,Zn、Mn、Cu、Fe 等微量元素含量升高,淀粉酶效价基本失去。

【生制神曲成分、药效与功用关系归纳】 由六神曲炮制前后对比研究,初步认为淀粉酶的改变是引起六神曲生制品药效差异的物质基础,其变化关系如图 13-3 所示:

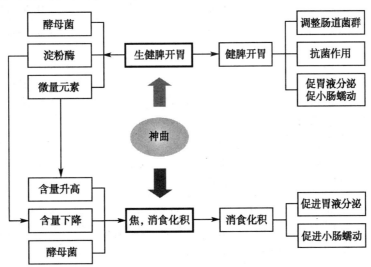

图 13-3 生、制六神曲成分、药效与功用关系图

(俞 捷 赵荣华)

— 参 考 文 献 —

[1] 贾天柱. 中药炮制学［M］. 第2版. 上海：上海科学技术出版社，2013：295-296.

[2] 北京市药品监督管理局. 北京市中药饮片炮制规范［M］. 北京：化学工业出版社，2008：368-369.

[3] 叶定江，张世臣. 中药炮制学［M］. 北京：人民卫生出版社，1999：358-359.

[4] 张露蓉，江国荣，王斐，等. 六神曲生品与炒制品的消化酶活力及胃肠动力比较［J］. 中国临床药学杂志，2011，20（3）：148-150.

[5] 王秋红，付新，王长福，等. 六神曲的抗菌活性研究［C］. 中华中医药学会中药炮制分会2009年学术研讨会论文集. 2009.

[6] 郭丽双，杨旭东，胡静，等. 中药"神曲"对肠道菌群失调小鼠调整和保护作用的观察［J］. 中国微生态学杂志，2005，17（3）：174-176.

# ❧ 麦　芽 ❧

【来源】　本品为禾本科一年生草本植物大麦 *Hordeum vulgare* L. 的成熟果实经发芽干燥的炮制加工品。各地均产。

生制麦芽鉴别使用表

| 处方用名 | 麦芽 | 炒麦芽 | 焦麦芽 |
|---|---|---|---|
| 炮制方法 | 发芽 | 炒制 | 炒制 |
| 性状 | 呈梭形，表面淡黄色，质硬，断面白色，粉性，气微，味微甘 | 呈梭形，表面棕黄色，偶见焦黄斑，味微苦，有香气 | 呈梭形，表面焦褐色，有焦斑，味微苦，有焦香气 |
| 性味归经 | 味甘，性平<br>归脾、胃经 | 味甘，性平偏温<br>归脾、胃经 | 味甘微涩，性平偏温<br>归脾、胃、心经 |
| 功能主治 | 健脾和胃、疏肝行气<br>用于脾虚食少，消化不良，乳汁郁积 | 行气、消食、回乳<br>用于食积不消，妇女断乳 | 消食化滞，止泻<br>用于食积不消，脘腹胀痛，泄泻 |
| 炮制作用 | 增强消食和胃通乳作用 | 增加行气消食，回乳作用 | 增强消食化滞的作用 |
| 用法用量 | 水煎口服或入中成药<br>9～15g | 水煎口服或入中成药<br>9～15g，回乳60g | 水煎口服或入中成药<br>9～15g |
| 配伍 | 与谷芽、山楂、白术、陈皮等配伍，治疗消化不良，对米、面积滞或果滞有化积开胃作用，如小儿消食方 | 与山楂、神曲（麸炒）等配伍，治疗脾胃不和，饮食停滞，脘腹胀满，消化不良，如大山楂丸 | 与焦山楂、焦神曲、陈皮、茯苓等配伍，能消食化积，和中止泻，如三仙散加味 |
| 药理作用 | 助消化，影响泌乳素分泌，降血糖，降血脂 | 促进泌乳素分泌，回乳，助消化 | 增强助消化作用 |
| 化学成分 | 含酶和麦角甾，如淀粉酶，催化酶，过氧化异构酶，大麦芽碱，另含维生素B，麦芽糖等 | 麦角甾和黄酮含量增加，淀粉酶等含量降低，乳糖含量增多 | 麦黄酮含量显著增加，淀粉酶等基本没有，乳糖含量增多 |
| 检查 | 水分不得过13.0%<br>总灰分不得过5.0% | 水分不得过12.0%<br>总灰分不得过4.0% | 水分不得过10.0%<br>总灰分不得过4.0% |

## 注释

【炮制方法】

麦芽：取新鲜成熟饱满的干净大麦，用清水浸泡 6~7 成透，捞出，置能排水容器内，盖好每日淋水 2~3 次，保持湿润。待叶芽长至 0.5cm 时，取出干燥即得[1]。

炒麦芽：取净麦芽，置预热的炒制容器内，用文火加热，不断翻动，炒至表面棕黄色，鼓起并有香气时，取出晾凉，筛去灰屑[2]。

焦麦芽：取净麦芽，置热锅内，用中火炒至表面焦褐色，取出，晾凉[3]。

【性状差异】 麦芽表面淡黄色；炒麦芽表面棕黄色或深黄色，偶见焦黄斑，有香气；焦麦芽表面焦褐色，有焦斑，有焦香气[2]。（见文末彩图 48）

【炮制作用】 麦芽味甘、性平，归脾、胃经。功善健脾和胃通乳，疏肝行气。用于食积不消，脘腹胀痛，脾虚食少，乳汁郁积，乳房胀痛，妇女断乳，肝郁胁痛，肝胃气痛[3]。《日华子本草》中论述麦芽："温中，下气，开胃，止霍乱，除烦，消痰，破症结，能催生落胎。"《本草纲目》言："麦蘖、谷芽、粟蘖，皆能消导米面诸果食积。"

炒麦芽性偏温而气香，具有行气、消食、回乳之功。如用于饮食停滞，可与山楂、神曲等同用；治中虚食少，脾胃虚弱，食少难消，脘腹胀闷，可与人参、白术、茯苓、神曲、砂仁等配伍，如健脾丸（《证治准绳》）；用于妇女产后无儿食乳、乳房肿胀、坚硬疼痛难忍的回乳四物汤（《疡医大全》）。

焦麦芽性偏温而味甘微涩，增强了消食化滞、止泻的作用。用于食积不化，脘腹胀痛，如用于治食积泄泻的三仙散（《万病回春》）；常与焦山楂、焦神曲、陈皮、茯苓、人参、白术等同用。

麦芽中促进消化作用的酶较多，主要有 α 和 β-淀粉酶，淀粉酶可将淀粉分解为麦芽糖和糊精[4]，促进消化液分泌。酶的活性因发芽程度不同而有显著的差异，长出胚芽者酶的活性为 1:7~1:10，无胚芽者酶的活性仅为 1:3~1:7，乳酸含量为 0.8%~1.0%。芽生长太长，纤维太多，药效降低。

麦芽经炮制后，蛋白电泳谱带的数目有明显的改变，麦芽有 5 条一级谱带，炒麦芽仅有 2 条一级谱带，焦麦芽无谱带。麦芽加热炮制时，随着温度的升高，淀粉酶的活性下降或消失，乳糖、总黄酮和麦黄酮的含量则增加[5,6]。麦芽中的麦角甾类成分具有回乳作用，单用炒麦芽回乳，作用快而强。麦芽回乳作用关键在于剂量，小剂量时消食开胃而催乳，大剂量时则耗气散血而回乳[7]。

【药理作用】

### 一、麦芽的药理作用

**1. 助消化** 麦芽中的 β-淀粉酶能将糖淀粉完全水解成麦芽糖，α-淀粉酶则使之分解成短直键缩合葡萄糖（即糊精），后者可再被 β-淀粉酶水解成麦芽糖，因此淀粉酶可将淀粉分解为麦芽糖和糊精，转化糖酶可将低聚糖分解为单糖[4]。

**2. 对泌乳素分泌的影响** 麦芽中的麦角甾类成分有拟多巴胺激动剂样的作用。有研究表明，麦芽汤对于生理性高催乳素血症，可使产生回奶，显著抑制正常人睡眠时催乳素的释放高峰[8]。麦芽回乳和催乳的双向作用关键不在于生用或炒用，而在于剂量大小的差异，既小剂量催乳，大剂量回乳。如用于抑制乳汁分泌（回乳）用量应在 30g 以上[9]。

**3. 抗结肠炎作用** 麦芽富含谷氨酰胺蛋白和纤维素，可增加乳酸菌和双歧杆菌数量。这些物质对溃疡性结肠炎有治疗作用。麦芽通过抑制 STAT3 的表达和 NFkB 的活性，增加胆酸盐的吸收来发挥抗结肠炎作用。麦芽中的纤维在抗结肠炎中发挥主要作用。

**4. 降血糖作用** 麦芽浸剂口服可使家兔与正常人血糖降低[8]。麦芽渣水提醇沉精制品制成的 5% 注射液给家兔注射 200mg，可使血糖降低 40% 或更多，大多在 7 小时后才恢复。

**5. 抗霉菌作用** 本品所含的大麦芽碱 A 及其葡萄糖苷、大麦芽碱 B 及其葡萄糖苷是大麦芽抗霉菌的有效成分[8]。

**6. 对血脂的影响** 给高脂血症模型小鼠喂食麦芽，能显著降低其血清胆固醇及甘油三酯含量，同时也抑制高脂饮食诱导小鼠肝组织胆固醇、甘油三酯及过氧化脂质含量的增加[10]。

## 二、炒麦芽的药理作用

**1. 增强消化功能** 从炒麦芽的水煎剂中提取出一种胰蛋白酶激活剂，经鉴定为硝酸钙和少量氯化钠[11]，能增强麦芽的消化功能。

**2. 回乳** 单用炒麦芽回乳，效果强于己烯雌酚，作用快且强[7]。

【化学成分】

麦芽 主要含酶类，如 α-淀粉酶和 β-淀粉酶，转化糖酶，过氧化异构酶等；生物碱类，如大麦芽碱等[12]；甾醇、黄酮和脂肪酸等。

炒麦芽 麦芽炒后麦黄酮含量上升至麦芽的 1.2 倍，麦角甾含量升高，酶类活性相对降低[3]。同时炒麦芽中可明显检测出胰蛋白酶激活剂[11]。

焦麦芽 麦芽炒焦后，麦黄酮含量上升至麦芽的 1.6 倍左右[3]，乳糖含量显著升高[5]。

【含量测定】 根据文献[13]测定方法，麦芽及其炮制品的成分含量有明显差异，详见表 13-1。

表 13-1 麦芽及其炮制品中各成分含量（μg/g）

| 样品 | 儿茶素 | 杨梅素 | 槲皮素 | 山柰酚 |
|---|---|---|---|---|
| 麦芽 | 14.30 | 1.83 | + | 3.01 |
| 炒麦芽 | 14.41 | 6.60 | + | 3.22 |
| 焦麦芽 | 16.91 | 6.85 | + | 1.86 |

注："＋"表示痕量

【不良反应】 麦芽酚与许多金属离子如铝离子与铁离子等具有高亲和力，能够和铝离子形成结构稳定，呈电中性，不易水解且在生理 pH 条件下是可溶性的含铝复合物，此复合物既具有脂溶性又具有水溶性，容易穿过细胞膜，入胞后麦芽酚能够快速代谢，释放出大量铝离子，使铝的神经毒性增强，会导致阿尔茨海默病等神经退行性疾病，同时含铝化合物的化学形式对脑部会造成记忆缺陷。

【毒性】 麦芽毒性小。但用作动物饲料大量摄入时，因含有微量麦芽毒素（N-甲基大麦芽碱），属快速去极化型肌松剂，可引起中毒。再者，麦芽变质时可有剧毒真菌寄生而致中毒，在收藏过程中应加注意。

【生制麦芽成分、药效与功用关系归纳】 由麦芽炮制前后对比研究，初步认为淀粉酶和黄酮类等成分含量的改变是引起麦芽生制品药效差异的物质基础，其变化关系如图 13-4 所示：

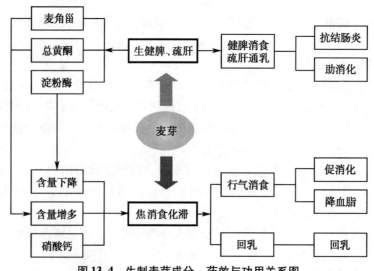

图 13-4 生制麦芽成分、药效与功用关系图

（俞 捷 赵荣华）

━━ ▪ 参 考 文 献 ▪ ━━

［1］国家药典委员会. 中华人民共和国药典（一部）［S］. 北京：中国医药科技出版社，2010：145-146.

［2］北京市药品监督管理局. 北京市中药饮片炮制规范［M］. 北京：化学工业出版社，2008：234.

［3］贾天柱. 中药炮制学［M］. 第 2 版. 上海：上海科学技术出版社，2013：290-291.

［4］王本祥. 现代中药药理学［M］. 天津：天津科学技术出版社，1997：675.

［5］侯钡臣. 谈麦芽的炮制问题［J］. 中药饮片，1991，（2）：17.

［6］凌俊红，王楠，任玉珍，等. HPLC 法测定大麦芽中麦黄酮［J］. 中草药，2005，36（11）：1632-1634.

［7］龚千锋. 中药炮制学［M］. 北京：中国中医药出版社，2003：339-340.

［8］董昆山，王秀琴，董一凡. 现代临床中药学［M］. 北京：中国中医药出版社，1998：325-326.

［9］项育民. 关于麦芽"催乳"和"回乳"的双向性讨论［J］. 中国药学杂志，1990，25（3）：169.

［10］国家医药管理局中草药情报中心站. 植物药有效成分手册［M］. 北京：人民卫生出版社，1986：574.

［11］金万方. 炒麦芽水煎剂中的胰淀粉酶激活剂研究［J］. 中国中药杂志，1995，20（7）：408.

［12］李连达. 中药药理与临床手册［M］. 北京：人民卫生出版社，2006：411-412.

［13］贺丹霞，荣亮，秦民坚，等. 大麦籽粒、生麦芽、炒麦芽和焦麦芽中黄酮类化合物的含量分析［J］. 中药材，2012，35（11）：1747-1751.

## ❧ 谷 芽 ❧

【来源】 本品为禾本科植物粟 *Setaria italica*（L.）Beauv. 的成熟果实经发芽干燥的炮制加工品。将粟谷用水浸泡后，保持适宜的温、湿度，待须根长至约 6mm 时，晒干或低温干燥。我国各地均产。

生制谷芽鉴别使用表

| 处方用名 | 谷芽 | 炒谷芽 |
| --- | --- | --- |
| 炮制方法 | 净制、发芽 | 清炒 |
| 性状 | 类圆球形。外壳为革质的稃片，淡黄色，具点状皱纹。无臭，味微甘 | 类圆球形。表面深黄色，略具焦斑，具香气 |
| 性味 归经 | 甘，温 脾，胃经 | 甘，温 脾，胃经 |
| 功能 主治 | 消食和中，健脾开胃 用于食积不消，腹胀口臭，脾胃虚弱，不饥食少 | 补脾启运，开胃消食 用于脾虚胃弱，饮食减少，食谷不化，大便不实 |
| 炮制作用 | 增强消食作用 | 增强健脾作用 |
| 用法 用量 | 水煎服或入中成药 9～15g | 水煎服或入中成药 9～15g |
| 配伍 | 与石斛、麦冬、山药、太子参、甘草、砂仁、白术等配伍，用于热病后期，胃中气阴两伤，启脾开胃等。如谷神丸 | 与党参、炒白术、山药、砂仁、甘草等配伍，用于脾胃虚弱，饮食减少等 |
| 药理作用 | 促消化，抗过敏 | 促消化，抗过敏 |
| 化学成分 | 蛋白质、淀粉、淀粉酶、脂肪、维生素及氨基酸等成分 | 淀粉酶活性无明显变化，糖类成分略有减少，产生芳香气味成分 |
| 检查 | 出芽率不得少于 85%，水分不得过 14.0%，灰分不得过 5.0%，酸不溶性灰分不得过 3.0% | 水分不得过 14.0%，总灰分不得过 4.0%，酸不溶性成分不得过 2.0% |
| 注意 | 胃下垂者忌用 | 胃下垂者忌用 |

## 注释

**【炮制方法】**

谷芽  取成熟而饱满的粟，用清水浸泡至六七成透，捞出，置能排水的容器内，覆盖，每日淋水1～2次，保持湿润，待须根长至1cm时，取出晒干，除去杂质[1]。

炒谷芽  取净谷芽，置锅内，用文火炒至表面深黄色，略有焦斑，取出，摊晾[1]。

除炒谷芽外，还有焦谷芽。

**【性状差异】**  谷芽表面淡黄色。无臭，味微甘。炒谷芽表面呈深黄色，略具焦斑，具香气。

**【炮制作用】**  谷芽味甘，性温。归脾，胃经。可用于热病后期，胃中气阴两伤，知饥不欲食，行气不足。如治脾虚不纳的古神丸（《澹寮方》）；治脾胃虚弱泄泻的健脾止泻汤（《麻疹》）。也可单用代茶饮，有养胃进食之功效，如谷芽露《中国医学大辞典》[2]。

宋代有微炒（《总录》）、"炒令焦黑"（《圣惠方》）。元代用焙法（《幼幼》）。明代还记载了其炮制作用："候生芽曝干去虚，取其中米，炒研面用，其功皆主消导"[3]。

谷芽含有多种酶，可以促进食物中淀粉等成分的消化，故用于食积不消，腹胀口臭，脾胃虚弱[2]。

谷芽炒黄对淀粉酶含量影响不大，且产生具芳香气的成分，可刺激胃肠蠕动，故香能启脾开胃，偏于开胃消食，用于胃呆不纳，不饥食少，大便不实或食古不化[2]。

焦谷芽炒焦淀粉酶含量下降，善消积止泻，用于饮食停积而致的泄泻[2]。

**【药理作用】**

### 谷芽的药理作用

**1. 抗过敏作用**  谷芽甲醇提取物禾胺（Os-DJ）既可抑制复合物48/80诱发的全身性过敏性休克，又可抑制抗二硝基苯（DNP）IgE抗体诱发的被动皮肤过敏反应（PCA）。Os-DJ对RPMC组胺释放的影响：浓度为 $10^{-3}$～10mg/kg 时，Os-DJ能剂量依赖性地抑制复合物48/80诱发的或抗-DNP IgE介导的组胺释放[4]。

**2. 促进消化作用**  谷芽含有的β-淀粉酶能将糖淀粉完全水解成麦芽糖，α-淀粉酶则使之分解成短直链缩合葡萄糖，从而有助消化[5]。

**【化学成分】**

**谷芽**  含蛋白质、淀粉、淀粉酶、脂肪、维生素B及氨基酸。

**炒谷芽**  对不同炮制程度的谷芽进行测定，炒黄对淀粉酶含量影响不大，而炒焦则下降很多[6]。

**【生制谷芽成分、药效与功用关系归纳】**  由谷芽炒制前后的对比研究，初步认为糖、淀粉酶的变化是引起谷芽生制品药效差异的物质基础。其变化关系如图13-5所示：

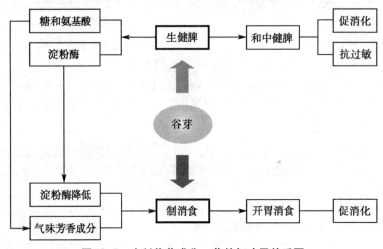

图13-5  生制谷芽成分、药效与功用关系图

（俞  捷  赵荣华）

**• 参考文献 •**

[1] 国家药典委员会. 中华人民共和国药典（一部）[S]. 北京：中国医药科技出版社，2010：168.

[2] 吴皓等. 中药炮制学 [M]. 北京：人民卫生出版社，2012，1：351-352.

[3] 龚千峰. 中药炮制学 [M]. 北京：中国中医药出版社，2012：387-388.

[4] 余文海. 谷芽对大鼠的抗过敏作用的评价 [J]. 国外医学中医中药分册，2000，5：297-298.

[5] 陈淘声，胡学智. 酶制剂生产技术 [M]. 北京：化学工业出版社，994.

[6] 庄立品. 麦芽、谷芽和稻芽的炮制研究 [J]. 中医杂志. 1961，4：27.

## 莱 菔 子

**【来源】** 本品为十字花科植物萝卜 *Raphanus sativus* L. 的干燥成熟种子。夏季果实成熟时采割植株，晒干，搓出种子，除去杂质，再晒干。全国各地均有分布。

**生制莱菔子鉴别使用表**

| 处方用名 | 莱菔子 | 炒莱菔子 |
|---|---|---|
| 炮制方法 | 净制 | 炒制 |
| 性状 | 类卵圆形或椭圆形，表面黄棕色、红棕色或灰棕色。断面黄色。气微，味淡、微苦辛 | 类卵圆形或椭圆形，表面微鼓起，灰褐色，断面深黄色，气微香 |
| 性味 | 辛、甘，平 | 辛、甘，平 |
| 归经 | 归肺、脾、胃经 | 主归肺、脾经 |
| 功能 | 消食除胀，化痰 | 消食除胀，降气化痰 |
| 主治 | 用于饮食停滞，脘腹胀痛，大便秘结，积滞泻痢，痰壅喘咳 | 用于食滞腹胀，食积停饮，咳逆多痰，痰气互结等症 |
| 炮制作用 | 除去杂质 | 变升为降，利于粉碎和成分煎出 |
| 用法 用量 | 水煎口服或入中成药 5~12g | 水煎口服或入中成药 5~12g |
| 配伍 | 常与葶苈子、紫菀、枇杷叶、厚朴、白术、赤茯苓、山楂、麦芽、六神曲、槟榔等配伍，治疗咳逆多痰、痰多浮肿，小便不利，食积等。如清金丸、莱菔丸、山楂化滞丸 | 常与白芥子、苏子、陈皮、山楂、半夏、神曲、茯苓、连翘、大黄、蒲公英、木香等配伍，治疗食滞腹胀，食积停饮，咳逆多痰，痰气互结，术后腹胀及便秘等。如三子养亲汤、保和丸、胃肠复元膏 |
| 药理作用 | 促进胃肠蠕动、镇咳、降脂、降压、抗菌等 | 抗肾上腺素、祛痰、镇咳、平喘、降压等 |
| 化学成分 | 含脂肪油、挥发油、植物甾醇、生物碱 | 萝卜苷含量增加；莱菔素降低；水溶性成分煎出率增加 |
| 检查 | 水分不得过8.0%；总灰分不得过6.0%；酸不溶灰分不得过2.0% | 水分不得过8.0%；总灰分不得过6.0%；酸不溶灰分不得过2.0% |
| 浸出物 含量测定 | 乙醇浸出物不得少于10.0% 含芥子碱以芥子碱硫氰酸盐（$C_{16}H_{24}NO_5 \cdot SCN$）计，不得少于0.40% | 乙醇浸出物不得少于10.0% 含芥子碱以芥子碱硫氰酸盐（$C_{16}H_{24}NO_5 \cdot SCN$）计，不得少于0.40% |
| 注意 | 本品辛散耗气，故气虚无食积、痰滞者慎用。不宜与人参同用 | 本品辛散耗气，故气虚无食积、痰滞者慎用。不宜与人参同用 |

## 注释

**【炮制方法】**

莱菔子：取原药材，除去杂质，洗净，干燥。用时捣碎[1]。

炒莱菔子：取净莱菔子，置炒制容器内，用文火加热，炒至鼓起、有香气逸出时，取出晾凉。用时捣碎[2]。

【性状差异】　莱菔子表面多红棕色断面黄色；炒莱菔子鼓起，表面浅灰褐色，断面深黄色，有香气。（见文末彩图49）

【炮制作用】　莱菔子，辛、甘、平。归肺、脾、胃经。能升能散，升多于降。长于涌吐风痰，用于食积气滞、嗳气吞酸、痰壅咳嗽。以该品为末，温水调服，可宣吐风痰。治咳逆多痰，常配葶苈子、紫菀、枇杷叶等，如清金丸（《医学集成》）；治痰多浮肿，小便不利，常配厚朴、白术、赤茯苓等，如莱菔丸（《类编朱氏集验医方》）；治饮食不节所致的食积，常配山楂、麦芽、六神曲、槟榔、牵牛子，如山楂化滞丸（《中国药典》）。

莱菔子炒后，辛性缓和，长于下气祛痰，消食除胀。有香气，可避免生品服后恶心的副作用，炒后鼓起爆裂，质变酥脆，利于粉碎和煎出成分，且味香易服用。常用于食滞腹胀，食积停饮，咳逆多痰，痰气互结等症。治痰气互结，咳嗽痰多，胸闷气喘，常配白芥子、苏子、陈皮等，如三子养亲汤（《韩氏医通》）；治食积停饮，胸脘痞满，腹胀时痛，嗳气吞酸，常配山楂、半夏、神曲等，如保和丸（《中国药典》）；治胃肠术后腹胀及老年性便秘和虚性便秘，常配麸炒枳壳、太子参、大黄、蒲公英、木香等，如胃肠复元膏（《中国药典》）。

莱菔子生熟异用古代多有记载，《本草便读》曰："生用能生能散，善吐胸膈风痰，炒熟则性降，气降则痰消，一切咳喘因痰者皆可用之"；《本草纲目》曰："莱菔子之功，长于利气。生能升，熟能降，升则吐风痰，散风寒，发疮疹；降则定痰喘咳嗽，调下痢后重，止内痛，皆是利气之效"；《本草求真》曰："莱菔子气味甚辛，生用研汁，能祛风痰，有倒墙推壁之功……炒熟则下气定喘，消食宽胀"。

莱菔子富含脂肪油，含量达35%~40%，具有明显的促进小鼠胃排空和肠推进的作用，而其水溶性成分具有止咳平喘作用。由于莱菔子质地黏腻不利于水溶性成分煎出，故生莱菔子有一定消食作用[3]，而止咳作用较弱。莱菔子炒后脂肪油比例有所改变，对胃肠作用表现为能增强兔离体回肠节律性收缩和抑制小鼠胃排空率，一方面对胃排空的延迟，可使食物不至过快进入小肠，有利于小肠的消化吸收；另一方面，对小肠运动的增强，则可加强机械消化的作用。两者均有利于小肠内消化，这可能就是炒莱菔子"消食除胀"的机制之一。

莱菔子多糖具有抗消化溃疡、降血脂等作用。炒制莱菔子的多糖含量增加非常明显，炒莱菔子多糖含量为4.66%、莱菔子多糖含量为3.47%[4]。同时莱菔子炒制后有利于水溶性成分溶出，这可能是炒莱菔子祛痰、镇咳、平喘作用增强的原因。

莱菔子炒制后可抑制其所含硫代葡萄糖苷分解酶的活性，防止萝卜苷在煎煮过程中水解成莱菔素，进而生成 S-6-甲亚砜基甲基-1,3-噻嗪烷-2-硫酮和 N-($E$)-(4-甲亚砜基-3-丁烯基）氨基硫代甲酸乙酯[5]，而避免服用莱菔子的恶心、呕吐等副作用。这一经验已被临床有关报道所证实，尤其是对高血压症而兼有消化道或呼吸道症状者，炒莱菔子更为适宜。

【药理作用】

## 一、莱菔子的药理作用

**1. 促进胃肠蠕动**　莱菔子能增加实验性便秘小鼠的排便率、红便粒数和红便重量，明显缩短排便潜伏期[6]。莱菔子水煎剂可增强豚鼠体外胃窦环行肌条的收缩活动[7,8]。莱菔子脂肪油部位具有明显的促进小鼠胃排空和肠推进的作用，并能提高大鼠血浆 MTL 的含量，阿托品能拮抗其促进胃排空的作用，而多巴胺作用不明显。

**2. 镇咳作用**　莱菔子醇提取物大剂量组和炒莱菔子水提取物大剂量组具有非常显著的镇咳作用，莱菔子醇提取物具有显著的祛痰作用，炒莱菔子水提取物具有一定的平喘作用[9]。在三子养亲汤中，莱菔子和炒莱菔子均有较好的镇咳作用，炒品组作用更优[10]。

**3. 降压作用**　自发性高血压大鼠（SHR）给予莱菔子水溶性生物碱8周后，SHR 血压明显降低，同时大鼠心肌 NOS 活性和血清 NO 含量、血清 SOD 活性显著提高，MDA 含量降低，显示莱菔子降压作用可能与激活 NO-NOS 系统有关，并可能通过抗氧化起到保护靶器官的作用[11]。

**4. 抗菌作用** 莱菔子抗菌的有效成分为莱菔素，能抑制多种革兰阳性和革兰阴性细菌的生长，尤其对葡萄球菌和大肠杆菌有显著的抑制作用。莱菔子水浸剂（1∶3）在试管内对同心性毛癣菌、许兰黄癣菌、奥杜盎小芽孢癣菌、铁锈色小芽孢癣菌、羊毛状小芽孢癣菌、星利奴卡菌等皮肤真菌有抑制作用[12,13]。

**5. 降血脂作用** 莱菔子水溶性生物碱能够提高高密度脂蛋白胆固醇（HDLC）的含量，其降血脂作用随着用药剂量的增加而增强，其作用机制可能是莱菔子水溶性生物碱提高了 HDLC 的含量[14]。

**6. 抗氧化作用** 莱菔子水溶性生物碱高、中、低剂量组均能明显提高 ApoE 基因敲除小鼠血清 NO 含量，提高血清 SOD 的活性，降低血清 MDA 含量，发挥抗氧化作用，从而保护内皮细胞[15]。

**7. 抗癌作用** 莱菔素（SFN）为异硫代氰酸盐衍生物，可诱导机体产生 Ⅱ 型解毒酶，增加对致癌物的代谢解毒作用，30～100μmol/L 浓度的 SFN 对结肠癌细胞增殖均有抑制作用，生长抑制率随作用时间延长和浓度升高而升高[16,17]。

## 二、炒莱菔子的药理作用

**1. 利尿作用** 炒莱菔子可使膀胱逼尿肌收缩，膀胱括约肌舒张，从而改善排尿功能，对动力性尿路梗死效果好，对前列腺增生引起的机械性尿路梗死也有一定效果[18]。

**2. 祛痰、镇咳、平喘作用** 炒莱菔子的水提醇沉液具平喘、镇咳和祛痰作用[19]；炒莱菔子醚提取大剂量组具有非常显著的镇咳作用[19]。

**3. 降压作用** 莱菔子经炒制后降压作用增强[20]。

【化学成分】
**莱菔子** 含脂肪油，如芥酸、亚油酸、亚麻酸、芥子酸甘油酯；挥发油，如甲硫醇；植物甾醇；尚含莱菔素（raphanin）、莱菔苷[21,22]。

**炒莱菔子** 炒制后萝卜苷含量增加[22]；多糖含量有所增加[4]；莱菔素的含量降低，水溶性成分煎出率增加[23]。

【毒性】 临床毒性尚不明确。动物实验显示，莱菔素对小鼠和离体蛙心有轻微毒性。水提物对小鼠腹腔注射的半数致死量 127.4(123.8～137.1)g/kg，动物多于给药 1 小时内惊厥而死亡。大鼠每日灌胃 100、200 及 400g/kg，持续 3 周，对血象、肝肾功能及心、肝、脾、肺、肾、肾上腺、甲状腺等主要脏器等均未见明显影响[13]。

【生制莱菔子成分、药效与功用关系归纳】 由莱菔子炒制前后的对比研究，初步认为莱菔苷、莱菔素、脂肪油、多糖的变化是引起莱菔子生制品药效差异的物质基础。其变化关系如图 13-6 所示：

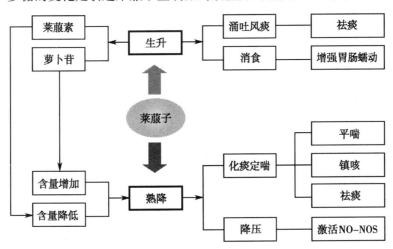

图 13-6 生制莱菔子成分、药效与功用关系图

（李 群 张会敏）

━━━━━━━━━━━━━━━━ • 参考文献 • ━━━━━━━━━━━━━━━━

[1] 国家药典委员会. 中华人民共和国药典（一部）[S]. 北京：中国医药科技出版社，2010：255.

[2] 叶定江，张世臣，吴皓，等. 中药炮制学 [M]. 北京：人民卫生出版社，2011：646.

[3] 唐健元，张磊，彭成，等. 莱菔子行气消食的机制研究 [J]. 中国中西医结合消化杂志，2003，11（5）：287-289.

[4] 敖茂宏，宋智琴. 中药材莱菔子炮制前后多糖含量的比较研究 [J]. 广东农业科学，2010，(8)：174-175.

[5] 吕文海，任涛，永汶，等. 炮制抑制莱菔子中萝卜苷酶解转化的初步研究 [J]. 中国中药杂志，2011，36（8）：980-983.

[6] 刘蕊，卢阳，刘梦洁，等. 莱菔子不同提取物对实验性便秘小鼠排便的影响 [J]. 现代中医药，2010，30（2）：59-60.

[7] 李海龙，李梅，金珊，等. 莱菔子对豚鼠体外胃窦环行肌条收缩活动的影响 [J]. 中国中西医结合消化杂志，2008，16（4）：215-217.

[8] 衣兰娟，田琳，梁宁霞，等. 促结肠动力中药筛选及其机制 [J]. 世界华人消化杂志，2006，14（32）：303-309.

[9] 张巍峨，梁文波，张学梅. 莱菔子提取物镇咳祛痰平喘作用研究 [J]. 大连大学学报，2002，23（4）：493-495.

[10] 谭鹏，薛玲，吕文海. 莱菔子不同炮制品对呼吸系统作用的实验研究 [J]. 山东中医杂志，2005，24（5）：300.

[11] 李铁云，李天国，张国侠，等. 莱菔子水溶性生物碱对自发性高血压大鼠降压作用的实验研究 [J]. 世界中西医结合杂志，2007，2（1）：25-28.

[12] 中国药科大学. 中药辞海，第2卷 [M]. 北京：中国医药科技出版社，1996：1924.

[13] 江苏新医学院. 中药大辞典，下册 [M]. 上海：上海科学技术出版社，1986：1801.

[14] 张国侠，盖国忠. 莱菔子总生物碱对 ApoE 基因敲除小鼠血脂的影响 [J]. 中国老年学杂志，2010，30（6）：844-845.

[15] 张国侠，盖国忠. 莱菔子水溶性生物碱对 ApoE 基因敲除小鼠内皮细胞的抗氧化保护作用 [J]. 中国老年学杂志，2010，30（10）：2812-2813.

[16] 王敏，李延青，陈建. 莱菔子素诱导结肠癌细胞凋亡及其机制 [J]. 中华内科杂志，2005，44（7）：542-543.

[17] 李宝龙，王凤前，郜明明，等. 莱菔子素同系物抑制环氧化酶-2 表达的作用研究 [J]. 中医药信息，2011，28（2）：88-90.

[18] 郭奕文. 莱菔子治疗排尿功能障碍 [J]. 中医杂志，1998，39（8）：456.

[19] 刘继林，钟荞，张世波. 莱菔子降气化痰的实验研究 [J]. 成都中医学院学报，1990，13（2）：29-30.

[20] 吴兴和. 莱菔子对人参补益作用的影响 [J]. 中医杂志，1996，37（5）：300-301.

[21] 韩志军，魏铁花. 莱菔子的现代药理及临床研究 [J]. 中医药信息，1998，(3)：26-28.

[22] 任涛，吕文海，张欣，等. 莱菔子炮制前后成分群变化的初步研究 [J]. 中成药，2009，31（11）：1715-1718.

[23] 李贵海. 炮制对莱菔子部分成分的影响 [J]. 中国中药杂志，1993，18（2）：89.

## ❧ 鸡 内 金 ❧

【来源】　本品为雉科动物家鸡 *Gallus gallus domesticus* Brisson 的干燥沙囊内壁。杀鸡后，取出鸡肫，立即剥下内壁，洗净，干燥。全国各地均产。

生制鸡内金鉴别使用表

| 处方用名 | 鸡内金 | 砂烫鸡内金 |
|---|---|---|
| 炮制方法 | 净制 | 砂烫 |
| 性状 | 不规则卷片，表面黄色、黄绿色或黄褐色，质脆，易碎，断面角质样。气微腥，味微苦 | 不规则卷片，表面深黄色，鼓起，质松脆，易碎，腥味减弱 |

续表

| 性味<br>归经 | 甘，平<br>归脾、胃、小肠、膀胱经 | 甘，平<br>主归脾、胃经 |
|---|---|---|
| 功能<br>主治 | 健胃消食，涩精止遗，通淋化石<br>用于食积不消，呕吐泻痢，小儿疳积，遗尿，遗精，石淋涩痛，胆胀胁痛 | 健脾消积<br>用于消化不良、食积不化、脾虚泄泻及小儿疳积 |
| 炮制作用 | 利于调剂 | 质酥易碎，便于粉碎，并能增强健脾消积的作用 |
| 用法<br>用量 | 水煎口服或入中成药<br>9~15g | 水煎口服或入中成药<br>9~15g |
| 配伍 | 常与金钱草、冬葵子、木通等配伍，治疗湿热互结，酿成砂石，小便淋漓疼痛，或尿中夹砂石，如砂淋丸 | 常与藿香、山楂、麦芽等配伍，治疗年老体弱的饮食停滞，食积不化，腹脘胀满，呕吐泄泻，如治反胃吐食方 |
| 药理作用 | 调节肠胃功能、抗凝血、调血脂，降脂和降糖等作用 | 增加胃液量，增加胃蛋白酶排出量 |
| 化学成分 | 胃液素，角蛋白，微量胃蛋白酶，淀粉酶，多种维生素及氨基酸 | 淀粉酶活力降低，胃蛋白酶活性增强 |
| 检查<br>浸出物 | 水分不得过15.0%，总灰分不得过2.0%<br>醇溶性浸出物不得少于7.5% | 水分不得过15.0%，总灰分不得过2.0%<br>醇溶性浸出物不得少于8.0% |
| 注意 | 脾虚无积滞者慎用 | 脾虚无积滞者慎用 |

## 注释

**【炮制方法】**

鸡内金：取原药材，去净杂质，洗净，干燥[1]。

砂烫鸡内金：取净河砂，置炒制容器内，用中火加热至滑利状态时，投入大小分档的净鸡内金，翻炒至鼓起、卷曲、酥脆、表面深黄色时，取出，放凉[2]。以化学成分含量变化为指标，对鸡内金的砂烫工艺进行优化，优化参数为：每30kg鸡内金，砂量1200g，炒制温度为200~210℃，炒制时间为60秒[3]。

除砂烫鸡内金外，尚有炒鸡内金，醋鸡内金[2]。

**【性状差异】** 鸡内金表面黄色、黄绿色或黄褐色，质硬脆。砂烫鸡内金表面深黄色，鼓起[2]。（见文末彩图50）

**【炮制作用】** 鸡内金味甘，性平，归脾、胃、小肠、膀胱经。具有健胃消食，涩精止遗功效。鸡内金长于攻积，通淋化石，可用于治疗泌尿系统结石和胆结石。如治健脾益肾、化瘀解毒的养正消积胶囊（《中国药典》）[2]。《医学衷中参西录》："鸡内金，鸡之脾胃也。中有瓷、石、铜、铁皆能消化，其善化瘀即可知……若再与白术等分并用，为消化淤积之要药，更为健补脾胃之妙品……不但能消脾胃之积，无论脏腑何处有积，鸡内金皆能消之，是以男子疝癖，女子癥瘕，久久服之，皆能治愈"[4]。如治湿热互结，酿成砂石，小便淋漓疼痛，或尿中夹砂石的砂淋丸（《医学衷中参西录》）[5]。

砂烫鸡内金质地酥脆，便于粉碎，矫正不良气味，并能增强健脾消食的作用。用于消化不良，食积不化，脾虚泄泻及小儿疳积。如治肾结石、肾盂结石、膀胱结石、输尿管结石的肾石通冲剂（《部颁标准》）；治食滞肠胃所致积滞的小儿消食片（《中国药典》）[2]；治脾胃虚弱，饮食减少，大便泄泻、日久不愈的益脾饼（《参西录》）[5]。

砂烫后鸡内金的淀粉酶活性下降，蛋白酶对温度不敏感，而且在酸性环境中活力最强，故鸡内金砂烫醋淬后蛋白酶的活力较高。由于砂烫温度高，鸡内金炮制后氨基酸总量有所下降，但7种人体必需氨基酸含量基本不变。此外由于醋含一定量的氨基酸，鸡内金砂烫醋淬后，氨基酸含量有所提高。因此，近年来各地的炮制规范中收载的大多是砂烫醋淬法[6]。

砂烫鸡内金能使胃液分泌量增加，胃液酸度增高，胃运动期延长及蠕动增强，胃排空速率加快，胃运动功能明显增强。鸡内金的消食作用出现缓慢，但较持久，其作用不是在胃内的局部作用或者直接刺激肠胃运动引起的，可能是药物消化后进入血液循环刺激胃腺分泌增加而引起间接助消化作用[7]。

综上，通过蛋白酶和氨基酸类成分的变化和药理作用，证明了鸡内金传统炮制方法的合理性。

**【药理作用】**

## 一、鸡内金的药理作用

**1. 抗凝血作用**　鸡内金提取物冻干粉对高脂饲料喂养家兔复制动脉粥样硬化模型所造成的动脉粥样硬化形成有预防作用。并能降低高脂动物全血低切、中切、高切黏度及血浆黏度，具有改善血液流变学的作用[8]。

**2. 降糖和降脂作用**　鸡内金能够降低饲高糖高脂兔腹部脂肪血糖和甘油三酯含量，减少肝及肠系膜中脂肪堆积。鸡内金多糖能有效预防实验性高脂血症大鼠脂代谢紊乱，提高机体脂代谢能力，改善血液流变学指标，降低其氧化应激水平；可预防高脂血症大鼠血清 TC、TG 和 LDL-C 水平升高、抑制 apoA I 水平降低及 apoB100 水平升高；改善高脂血症大鼠红细胞变形性的特性、改善机体和肝脏组中抗氧化防御体系作用[8]。

**3. 缓解乳腺增生作用**　鸡内金对大鼠乳腺增生有明显的缓解作用。鸡内金组动物的乳腺病理改变明显减轻，优于逍遥散组。而当逍遥散与鸡内金合用时，效果显著提高，乳房外形缩小，小叶和腺泡的数量明显减少，直径明显减小，上皮细胞增生亦显著减轻[9]。

**4. 加速放射锶的排泄作用**　鸡内金水煎液对加速排除放射性锶有一定作用。其酸提取物比煎剂效果好，尿中排出的锶比对照组高 2～3 倍。所含的氯化铵为促进锶排出的有效成分之一[10]。

## 二、砂烫鸡内金的药理作用

**1. 调节胃肠运动作用**　砂烫鸡内金的混悬液对小鼠胃肠推进功能有增强的趋势，可增加小鼠胃游离酸、胃蛋白酶的含量。

**2. 促进胃液分泌作用**　砂烫鸡内金能显著增加胃液量，降低总酸浓度。同时增加大鼠胃蛋白酶活性，增加大鼠胃蛋白酶排出量[8]。

**【化学成分】**

**鸡内金**　胃液素，角蛋白，微量胃蛋白酶，淀粉酶，多种维生素，赖氨酸、丝氨酸等18种氨基酸[5]。

**砂烫鸡内金**　砂烫鸡内金的淀粉酶活性下降，蛋白酶的含量升高，活性增高。同时无机元素的溶出率显著增加，无机元素略有升高，有害元素 Pb 降低；水和乙醇浸出物含量增加；有毒的亚硝酸盐转化为硝酸盐，亚硝酸盐含量降低[5]。

**【含量测定】**　照文献[11]方法，鸡内金不同炮制品中淀粉酶、蛋白酶和氨基酸的含量有明显差异，总氨基酸含量顺序为醋制鸡内金＞生鸡内金＞土炒鸡内金＞盐鸡内金＞滑石粉炒鸡内金＞砂烫鸡内金。见表13-2。

表13-2 鸡内金不同炮制品中的淀粉酶、蛋白酶活力（U/g）

| 项目 | 鸡内金 | 砂烫鸡内金 | 滑石粉炒鸡内金 | 土炒鸡内金 | 盐炒鸡内金 | 醋制鸡内金 |
|------|--------|------------|----------------|------------|------------|------------|
| 淀粉酶的活力 | 10.5 | 2.61 | 2.73 | 5.69 | 2.49 | 9.57 |
| 蛋白酶的活力 | 77.9 | 87.6 | 87.9 | 85.6 | 89.5 | 112.5 |

　　【生制鸡内金成分、药效与功用关系归纳】 由鸡内金砂烫前后的对比研究，初步认为淀粉酶、胃蛋白酶的变化是引起鸡内金生制品药效差异的物质基础。其变化关系如图13-7所示：

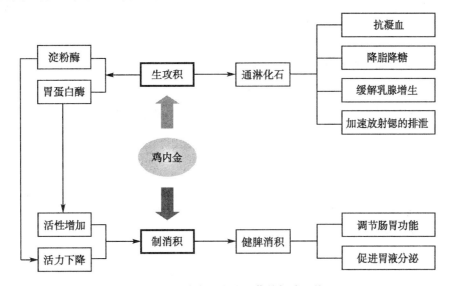

图13-7 生制鸡内金成分、药效与功用关系图

（俞 捷 赵荣华）

● 参 考 文 献 ●

[1] 国家药典委员会. 中华人民共和国药典（一部）[S]. 北京：中国医药科技出版社，2010：179.
[2] 贾天柱. 中药炮制学 [M]. 第2版. 上海：上海科学技术出版社，2013：112-114.
[3] 金伶佳，贾天柱. 砂烫鸡内金的最佳炮制工艺研究 [J]. 辽宁中医杂志，2011，38（2）：330-332.
[4] 高学敏. 中药学 [M]. 北京：人民卫生出版社，2000：904-905.
[5] 叶定江，张世臣. 中药炮制学 [M]. 北京：人民卫生出版社，1993：688-690.
[6] 叶定江，原思通. 中药炮制学辞典 [M]. 上海：上海科学技术出版社，2005：512-513.
[7] 龚千峰. 中药炮制学 [M]. 北京：中国中医药出版社，2012：186-187.
[8] 蒋长兴，蒋顶云. 鸡内金多糖对高脂血症大鼠血脂、血液流变学及氧化应激指标的影响 [J]. 中药药理与临床，2012，28（5）：75-77.
[9] 罗江波，胡建平. 生鸡内金在实验性乳腺增生症治疗中的作用研究 [J]. 江西中医药，2008，39（12）：72-73.
[10] 黄春林，朱晓新. 中药药理与临床手册 [M]. 北京：人民卫生出版社，2006：415-416.
[11] 李传俊，楚胜. 鸡内金不同辅料炮制品的酶活性和氨基酸的含量测定 [J]. 中国现代医生，2009，47（15）：74-75.

🙰 稻　芽 🙰

　　【来源】 本品为禾本科植物稻 *Oryza sativa* L. 的成熟果实经发芽干燥的炮制加工品。将稻谷用水浸泡后，保持适宜的温、湿度，待须根长至约1cm时，干燥。全国多数地方均可生产，主产于南方各省区。

生制稻芽鉴别使用表

| 处方用名 | 稻芽 | 炒稻芽 |
|---|---|---|
| 炮制方法 | 净制、发芽 | 炒制 |
| 性状 | 长椭圆形，两端略尖，外稃黄色，有白色细绒毛。质硬，断面白色，粉性。气微，味淡 | 长椭圆形，两端略尖，表面深黄色，具有香气。气香，味淡 |
| 性味 归经 | 甘、微温<br>归脾胃经 | 甘、温<br>归脾胃经 |
| 功能 主治 | 和中消食，健脾开胃<br>用于食积不消，腹胀口臭，脾胃虚弱，不饥食少 | 健脾开胃，和中消食<br>偏于消食，用于不饥食少 |
| 炮制作用 | 产生养胃消食作用 | 增强健脾消食作用 |
| 用法 用量 | 水煎口服或入中成药<br>9～15g，大剂量可用至30g | 水煎口服或如入中成药<br>9～15g，大剂量可用至30g |
| 配伍 | 常与山楂、炒白术、炒白扁豆、淡竹叶等配伍，治疗小儿消化不良、积滞化热等症。如小儿七星茶颗粒，生血丸 | 常与桔梗、炒山楂、炒麦芽、炒六神曲、陈皮、姜厚朴等配伍，治疗宿食停滞。如六和定中丸 |
| 药理作用 | 提升酶活力，促进消化功能 | 促进消化功能 |
| 化学成分 | 主要含蛋白质、脂肪油、淀粉、淀粉酶 | 淀粉酶活性降低，还原糖含量降低 |
| 检查 含量测定 | 本品出芽率不得少于85%<br>还原糖的含量为3.73% | 还原糖的含量为1.29% |

## 注释

**【炮制方法】**

稻芽：取拣净的稻子，用水浸泡至六七成透，捞出，置能排水的容器中，盖好，每日淋一次水，保持湿润，使发芽，待须根长约0.3～0.6cm时，取出，晒干即得[1]。

炒稻芽：取净稻芽，置锅内，用文火炒至深黄色，取出，放凉。

**【性状差异】**　稻芽外稃黄色，有白色系茸毛。炒稻芽表面深黄色，具香气。

**【炮制作用】**　稻芽性甘、温。归脾、胃经。消食力较缓，助消化而不伤正气。正如《本经逢原》所云之"能启脾进食，宽中消谷，而能补中，不似麦芽之削克也。"治脾胃虚弱，食少或泄泻，常配建曲、山楂、扁豆等同用，如健脾止泻汤（《麻疹集成》）。现代临床可与厚朴、茯苓、陈皮及其他消食药配伍用于小儿厌食症。本品配焦山楂，陈皮，茯苓等制成苓芩汤，具清热利湿止泻之功，用于小儿因惊致泻[1]。如治小儿积滞化热、消化不良、不思饮食、烦躁易惊、夜寐不安、大便不畅、小便短赤的小儿七星茶颗粒（《中国药典》），用于脾肾虚弱所致面黄肌瘦，体倦乏力，眩晕，食少，便溏的生血丸（《中国药典》）。

炒稻芽性转温，偏于消食。多用于不饥食少，如治夏伤暑湿、素食停滞的六合定中丸（《中国药典》）。

稻芽含有多种酶，能促进消化，故长于养胃消食，用于胃中气阴不足，食欲减退等症[2]。炒稻芽性偏温，炮制后淀粉酶含量、还原糖含量基本不变，有效成分煎出率增加，故以健脾消食力胜，多用于脾虚食少[3]。焦稻芽性温味涩，淀粉酶含量、还原糖含量降低明显，但有效成分水煎出率增加，表现为调节胃肠运动作用增强,故长于消食止泻,用于食积不化或饮食停滞,腹满便溏[3]。

**【药理作用】**

### 稻芽的药理作用

**促进消化作用:** 稻芽含有 β-淀粉酶能将糖淀粉完全水解成麦芽糖,α-淀粉酶则使之分解成短直链缩合葡萄糖,从而能助消化[4]。

**【化学成分】**

**生稻芽** 含蛋白质、脂肪油、淀粉、α-淀粉酶、β-淀粉酶,麦芽糖,腺嘌呤,胆碱。

**炒稻芽** 随着炮制加热程度的增加,稻芽的淀粉酶含量、还原糖含量逐渐降低。可能是加热处理破坏淀粉酶的活性,使淀粉分解为还原糖的含量减少所造成的[5]。

**【生制稻芽成分、药效与功用关系归纳】** 由稻芽炮制前后对比研究,初步认为还原糖、淀粉酶的含量变化是引起稻芽生制品药效差异的物质基础。其变化关系如图 13-8 所示:

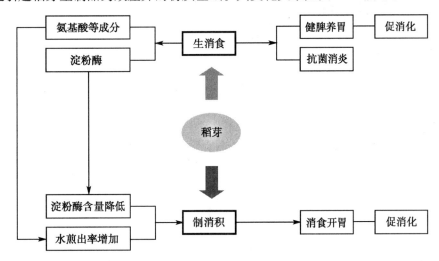

图 13-8 生制稻芽成分、药效与功用关系图

(俞 捷 赵荣华)

### ● 参 考 文 献 ●

[1] 国家药典委员会. 中华人民共和国药典(一部)[S]. 北京:中国医药科技出版社,2010:352.

[2] 雷载权,张廷模. 中华临床中药学(上卷)[M]. 北京:人民卫生出版社,1998,1:1012-1013.

[3] 冉懋雄. 现代中药炮制手册[M]. 北京:中国中医药出版社,2002:997-998.

[4] 陈淘声,胡学智. 酶制剂生产技术[M]. 北京:化学工业出版社,2010:994.

[5] 石继连,蒋新平,许娟,等. 不同炮制方法对稻芽还原糖含量的影响研究[J]. 中国药师,2012,15(3):318-320.

# 第十四章

# 驱虫药

## ～ 槟榔 ～

【来源】 本品为棕榈科植物槟榔 *Areca catechu* L. 的干燥成熟种子。春末至秋初采收成熟果实，用水煮后，干燥，除去果皮，取出种子，干燥。主产于海南、云南、福建、台湾等地。

生制槟榔鉴别使用表

| 处方用名 | 槟榔 | 炒槟榔 | 焦槟榔 |
|---|---|---|---|
| 炮制方法 | 切制 | 炒黄 | 炒焦 |
| 性状 | 呈类圆形薄片。切面可见棕色种皮与白色胚乳相间的大理石样花纹。质脆，易碎。气微，味涩、微苦 | 呈类圆形薄片。表面微黄色，可见大理石样花纹。质脆，易碎。气微，味涩、微苦 | 呈类圆形薄片。表面焦褐色，可见大理石样花纹。质脆，易碎。气微，味涩、微苦 |
| 性味 归经 | 苦、辛，温 归胃、大肠经 | 苦、辛，温 归胃、大肠经 | 苦、辛，温 归胃、大肠经 |
| 功能 | 杀虫，消积，行气，利水，截疟 | 消食导滞 | 消食导滞 |
| 主治 | 用于绦虫病，蛔虫病，姜片虫病，虫积腹痛，积滞泻痢，里急后重，水肿脚气，疟疾 | 用于食积不消，泻痢后重（身体素质稍强者选用） | 用于食积不消，泻痢后重（身体素质较差者选用） |
| 炮制作用 | 利于调剂和成分煎出 | 缓和药性，降低副作用，增强消食导滞作用。消食和克伐正气的作用略强于焦槟榔 | 缓和药性，降低副作用，增强消食导滞的作用 |
| 用法 用量 | 水煎口服或入中成药 3～10g 驱绦虫、姜片虫30～60g | 水煎口服或入中成药 3～10g | 水煎口服或入中成药 3～10g |
| 配伍 | 常与南瓜子、乌梅、雷丸、榧子肉、百部、贯众、苦楝皮、使君子、常山等配伍，治疗虫积腹痛和脚气水肿等。如槟乌合剂、万应丸、疏凿饮子、鸡鸣散、截疟七宝饮 | 常与炒牵牛子、陈皮、醋炙莪术、木香、黄连、黄芩、白芍等配伍，治疗饮食停滞和赤白痢疾等。如开胸顺气丸、木香顺气丸 | 配伍同炒槟榔，一般身体素质稍强者可选用炒槟榔，身体素质较差者应选用焦槟榔 |
| 药理作用 | 驱虫、杀虫、灭螺、抑菌等作用 | 调节胃肠平滑肌、胃肠功能作用 | 调节胃肠平滑肌、胃肠功能作用 |

续表

| 化学成分 | 酚类、多糖、脂肪、生物碱、鞣质、微量元素 | 槟榔碱含量降低；随加热温度高、时间长，鞣质含量逐渐下降；加热温度和时间适中，可使鞣质含量升高 | 槟榔碱含量降低；加热温度和时间对鞣质含量变化影响同炒槟榔 |
|---|---|---|---|
| 检查 | 水分不得过 10.0%；总灰分不得过 4.0% | 水分不得过 10.0%；总灰分不得过 2.5%，槟榔碱含量不得少于 0.20% | 水分不得过 9.0%；总灰分不得过 2.5% |
| 含量测定 | 槟榔碱含量不得少于 0.20% | | 槟榔碱含量不得少于 0.10% |
| 注意 | 脾虚便溏或气虚下陷者忌用；孕妇慎用 | 脾虚便溏或气虚下陷者忌用；孕妇慎用 | 脾虚便溏或气虚下陷者忌用；孕妇慎用 |

## 注释

**【炮制方法】**

槟榔：取原药材，去净杂质，洗净，浸泡至六七成透，捞出，润透，切薄片，阴干。

炒槟榔：取槟榔片，置炒制容器内，用文火炒至表面微黄色，取出，放凉。

焦槟榔：取槟榔片，置锅内，用中火炒至表面焦褐色，取出，放凉[1]。

除了上述炮制品，还有槟榔炭、盐槟榔和蜜制槟榔等。

**【性状差异】** 槟榔饮片切面颜色较浅，经炒黄、炒焦后，切面颜色加深，炒槟榔呈微黄色，焦槟榔呈焦褐色。（见文末彩图 51）

**【炮制作用】** 槟榔，味苦、辛、性温。归胃、大肠经。具有杀虫，消积，降气，行水，截疟的功效。槟榔力峻，以杀虫，降气，行水消肿力胜，用于绦虫，姜片虫，蛔虫及水肿，脚气，疟疾。如治停食停乳、腹胀便秘、痰盛喘咳的一捻金（《中国药典》）。

炒后可缓和药性，以免耗气伤正，并能减少服后恶心、腹泻、腹痛的副作用。长于消食导滞，身体素质稍强者用炒槟榔，身体素质较差者用焦槟榔。如具有消食化滞作用的开胸顺气丸（《中成药制剂手册》），有清热化湿，消积化滞作用的香连化滞丸（《杨氏家藏方》）[2,3]。

槟榔经炒黄、炒焦之后，槟榔碱有不同程度的下降，含量依次为生品＞炒黄＞炒焦，槟榔碱类成分具有一定的毒性，该成分含量的降低，可在一定程度上降低槟榔的毒性及不良反应。因槟榔碱是杀虫的主要成分，故有"槟榔若熟使不如不用"之说，是指其杀虫作用而言，消食化积的作用仍在。槟榔在炮制时，如果加热温度和时间适中，可使鞣质含量增高，因鞣质本身具有收涩、止泻作用，因此推测鞣质含量增加是炒槟榔、焦槟榔能够增强对胃肠道平滑肌作用的原因之一。

**【药理作用】**

### 一、槟榔的药理作用

**1. 驱虫、杀虫作用** 槟榔对阴道毛滴虫有明显的抑制作用，槟榔可以作为人或猪囊虫病的治疗药物，对猪带绦虫起麻痹作用[4]。

**2. 灭螺作用** 槟榔碱与化学灭螺药合用后，降低了钉螺对药物刺激的敏感性，钉螺上爬率明显降低，灭螺效果显著增强[5]。

**3. 抑菌作用** 槟榔对牙周病菌生长具有明显的抑制作用。复方槟榔含漱液对牙龈炎指数牙龈出血指数、菌斑指数均可明显降低[6,7]。

### 二、炒槟榔的药理作用

**1. 调节胃肠平滑肌作用** 炒槟榔对离体胃肠平滑肌的强直收缩作用降低，能促进胃底平滑肌收缩[8]。

**2. 调节胃肠功能作用** 炒槟榔有促进胃排空作用，对肠推进迟缓有改善作用，能促进胃液量增加，降低胃液 pH[9]。

<h3 style="text-align:center">三、焦槟榔的药理作用</h3>

**1. 调节胃肠平滑肌作用** 槟榔炮制后对离体胃肠平滑肌的强直收缩作用减弱，但仍有促进胃底平滑肌收缩作用，以焦槟榔为佳[8]。

**2. 调节胃肠功能作用** 槟榔炮制之后有促进胃排空及小肠推进作用，且对阿托品负荷有抑制作用，以焦槟榔为佳[9]。

**【化学成分】**

**槟榔** 含总生物碱 0.3%~0.6%，主要为槟榔碱及少量的槟榔次碱，去甲基槟榔碱等，与鞣酸呈结合形式存在。含有鞣质约 15%，如右旋儿茶精，左旋表儿茶精，原矢车菊素 A-1、B-1 和 B-2。脂肪酸约 14%，另含甘露糖，半乳糖，槟榔红素及皂苷等[10]。

**炒槟榔 焦槟榔** 槟榔碱含量降低，鞣质有所升高。

**【含量测定】** 照文献方法[11]，槟榔随着加热时间的延长，槟榔碱有不同程度的挥发，含量下降，炒黄低于生品，炒焦低于炒黄。用干酪法对不同工艺炮制品（槟榔片、炒槟榔、焦槟榔等）中的鞣质进行了含量测定，结果显示加热温度与时间适中时，可使鞣质含量增高[12]。

**【不良反应】** 槟榔含有活性很强的槟榔碱类、鞣质类成分，初次嚼食槟榔的人，可能出现头晕、心慌、浑身发热、出汗等症状。如果平时就有心律不齐、期前收缩等病证的人，最好不要嚼槟榔。有嚼食槟榔习惯的人，随着年龄的逐渐增大，心脑血管功能也会越来越脆弱，应减少嚼食槟榔的数量。长期嚼食槟榔还与口腔癌的发生有一定的关系，故喜食槟榔的人对此应该保持高度警惕，一旦发现口腔不适症状，应及时到医院就诊[13]。

**【毒性】** 槟榔嚼块仅次于烟草、酒精和咖啡因，是世界上第四位广泛使用的嗜好品。咀嚼槟榔引起口腔黏膜下纤维性病变[14]。槟榔为经典的非选择性毒蕈碱受体（M 受体）激动剂，嚼食槟榔嚼块所产生的神经精神作用一向被认为与槟榔碱有关，槟榔嚼块与吗啡合用可增强吗啡的成瘾性，因此有形成多药滥用的危险[15]。

**【生制槟榔成分、药效与功用关系归纳】** 槟榔炮制前后的对比研究表明，初步认为槟榔碱和鞣质的含量的变化是引起槟榔药效差异的物质基础。其变化关系如图 14-1 所示：

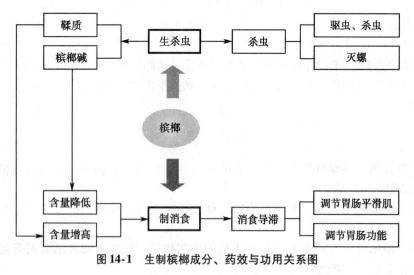

图 14-1 生制槟榔成分、药效与功用关系图

（孙立立 周 倩）

<h3 style="text-align:center">• 参考文献 •</h3>

[1] 中华人民共和国卫生部药政管理局. 全国中药炮制规范 [M]. 北京：人民卫生出版社，1988：201-202.

［2］张振凌. 临床中药炮制学［M］. 北京：中国中医药出版社，2007：80-81.

［3］叶定江，张世臣，吴皓. 中药炮制学［M］. 北京：人民卫生出版社，1999：672-675.

［4］赵文爱，李泽民，王伯霞. 槟榔与白胡椒对猪囊尾蚴形态学改变的影响［J］. 现代中西医结合杂志，2003，12
（3）：237-238.

［5］何昌浩，夏国瑾，李桂玲，等. 槟榔碱与灭螺药物合用的增效作用研究［J］. 中国血吸虫病防治杂志，1999，11
（4）：215.

［6］黄冰冰，樊明文，杨祥良，等. 中草药对牙周病菌生长的影响［J］. 第四军医大学学报，2003，24（5）：
424-426.

［7］黄正蔚，周学东，肖悦，等. 天然药物对唾液链球菌生长与产酸影响的体外研究［J］. 中国微生态学杂志，
2001，13（5）：275-277.

［8］黄学思，张三印，周艳霞，等. 槟榔不同炮制品对离体胃肠平滑肌收缩的影响研究［J］. 中药材，2009，32
（8）：1204-1206.

［9］张三印，孙改侠，冯蓓，等. 槟榔不同炮制品对胃肠功能的影响研究［J］. 云南中医中药杂志，2010，31（3）：
50-52.

［10］国家中医药管理局《中华本草》编委会. 中华本草［M］. 上海：上海科学技术出版社. 1999：342.

［11］张林丽，陈国佩，韦凤. 槟榔不同炮制品中槟榔碱含量的比较［J］. 中药材，2002，25（6）：404-405.

［12］蔡宝昌. 中药炮制学［M］. 北京：中国中医药出版社，2008：110-112.

［13］俸世林. 槟榔致严重过敏反应［J］. 中国医疗前沿，2007，2（8）：115.

［14］Yang SF, Hsieh YS. The upregulation of type I plasminogen activator inhibitor in oral submucous fibrosis［J］. Oral
Oncol，2003（39）：367-372.

［15］韩容，孙艳萍，李俊旭. 槟榔碱对小鼠吗啡行为敏化的影响［J］. 中国药物依赖性杂志，2005，14（3）：
197-202.

## 使 君 子

**【来源】** 本品为使君子科植物使君子 *Quisqualis indica* L. 的干燥成熟果实。秋季果皮变紫黑时采收，除去杂质，干燥。主产于广东、广西、云南等地。

生制使君子鉴别使用表

| 处方用名 | 使君子仁 | 炒使君子仁 |
|---|---|---|
| 炮制方法 | 净制 | 炒制 |
| 性状 | 长椭圆或纺锤形，表面棕褐色或黑褐色，有多数纵皱纹；种皮易剥离，有油性，气微香，味微甜 | 表皮脱落，表面黄色，有多数纵皱纹；有时可见残留的棕褐色种皮。气焦香，微甜 |
| 性味 归经 | 甘，温 归脾、胃经 | 甘，温 归脾、胃经 |
| 功能 主治 | 杀虫消积 用于蛔虫病，蛲虫病，虫积腹痛，小儿疳积 | 健脾疗疳，止泻 用于小儿疳积，脾虚便泻 |
| 炮制作用 | 去除非药用部位 | 增强健脾作用 |
| 用法 用量 | 入丸散或单用 6~9g | 嚼服、水煎口服或入中成药 12~15g |
| 配伍 | 常与百部、蛇床子等配伍，治疗蛔虫、蛲虫病等，如驱蛔汤 | 常与肉豆蔻、麦芽、黄连等配伍，治疗脾虚便泄，如使君子散 |

续表

| 药理作用 | 杀虫、抗真菌、止泻 | 止泻 |
|---|---|---|
| 化学成分 | 脂肪油、氨基酸、生物碱，使君子酸钾 | 溶出增加，使君子酸钾含量降低 |
| 检查<br>含量测定 | 水分不得过10.0%<br>含胡芦巴碱不得少于0.20% | 水分不得过11.0%<br>含胡芦巴碱不得少于0.20% |
| 注意 | 忌饮浓茶 | 忌饮浓茶 |

## 注释

【炮制方法】

使君子仁：取原药材，除去外壳，用时捣碎[1]。

炒使君子仁：取净使君子仁，置炒制容器内，用文火加热，炒至有香气，取出放凉[1]。

【性状差异】　使君子仁表面棕褐色或黑褐色，气微香。炒制后表皮脱落，呈黄白色，香味增加。（见文末彩图52）

【炮制作用】　使君子仁味甘、性温，归脾、胃经。以杀虫力胜，多用于蛔虫、蛲虫等，如治疗小儿蛔虫、绦虫病的驱蛔汤[2]。

使君子仁炒制后，长于健脾消积，亦能杀虫。如治小儿疳痫的使君子丸；与白术、肉豆蔻等配伍，用于治疗小儿疳积，脾虚便泻，如使君子散[3]。

使君子仁驱虫有效成分为使君子酸钾[4]，含量较高，故入杀虫药宜用使君子仁。使君子酸钾也具有一定神经抑制毒性。使君子炒制后使君子酸及其钾盐含量均有所降低，驱虫作用降低的同时毒性也有所降低[5]。常内服发挥健脾疗疳，止泻功效。目前医院使用使君子时，并没有强调去壳，因此存在果实与果肉同用的现象[6]。研究表明使君子外壳在整个果实中占有较大比例，质地坚硬，不利于成分的煎出，且有效成分含量较少，低于种仁含量一倍以上。因此如以果实入药应加大剂量一倍以上应用。

使君子仁经过低温均匀加热炮制，使其既保存活性成分，又可适当降低毒副作用，更适合临床用药需要[4]，符合传统"慢火煨香熟用"的理论。

【药理作用】

### 一、使君子的药理作用

**1. 驱虫作用**　在体外试验中证实，使君子对猪蛔、蚯蚓和水蛭均有较强的杀灭能力，使君子粉对小鼠蛲虫病有一定的驱蛲作用。使君子提取液能杀灭细粒棘球绦虫原头蚴及阴道毛滴虫[7]。

**2. 抗真菌作用**　研究发现使君子水浸剂（1:3）在试管内对堇色毛癣菌、同心性毛癣菌、许兰黄癣菌、奥杜盎小芽孢癣菌、铁锈色小芽孢癣菌、羊毛状小芽孢癣菌、腹股沟表皮癣菌、星形奴卡菌等皮肤真菌有不同程度的抑制作用[8]。

**3. 对中枢神经系统作用**　哺乳动物中枢神经存在使君子酸钾受体，使君子酸钾通过其受体作用于中枢神经系统[9]。

**4. 抑制小肠运动作用**　可显著抑制小鼠小肠运动[10]。

### 二、炒使君子的药理作用

抑制小肠运动作用：炒使君子仁抑制小肠运动作用增强。

【化学成分】

**使君子仁**　种仁含使君子酸钾，胡芦巴碱，脂肪油，肉豆蔻酸及花生酸、甾醇等[11,12]。

**炒使君子仁**　炒使君子仁中使君子酸钾的含量降低[4]。

【含量测定】 按照文献方法测定使君子中浸出物及使君子酸钾含量[4]，结果见表 14-1。

表 14-1 使君子仁与炒使君子仁浸出物及使君子酸钾含量（%）

| 样品 | 浸出物 | 使君子酸钾 |
| --- | --- | --- |
| 使君子仁 | 43.81 | 6.15 |
| 炒使君子仁 | 42.99 | 5.76 |

【不良反应】 使君子使用不良反应及禁忌在古代就有记载，《本草汇言》记曰："脾胃虚寒之子，又不宜多用，多食则发呃。苟无虫积，服之必致损人"。说明使君子不可多食，可引发呃逆。另《本草纲目》记载："忌饮热茶，犯之即泻"。

目前使君子不良反应报道除了恶心、呕吐症状外，新增加过敏性紫癜、颅内压增高报道[13,14]。临床有多例过量服用使君子中毒的报道，有患者由于食欲差，服用 20 粒使君子，并服用使君子皮代茶饮，3 天后四肢和躯干出现对称性疼痛，伴双侧肘部出现红斑，诊断为皮炎。另有患者因服用使君子过量，出现心肌酶谱各项指标含量高，提示心肌损害严重，出现中毒性心肌炎，从而导致Ⅲ度房室阻滞。

【毒性】 使君子毒性不大，醋制品（26.6g/kg）给犬口服，除产生呕吐、呃逆外，并无其他中毒症状，其树胶于 0.83g/kg 时亦产生同样作用。小鼠皮下注射水浸膏，数分钟后，即呈抑制状态，呼吸缓慢不整，1~2 小时后全身发生轻度惊厥，随即呼吸停止。最小致死量约为 20g/kg[15]。其毒性成分主要为使君子酸钾，服用量过大会发生毒性反应，引起胃肠刺激及膈肌痉挛。表现为呃逆、恶心、呕吐、腹泻和眩晕，还出现四肢发冷、出冷汗、呼吸困难、血压下降及惊厥[16]。但是对使君子水提液 0.5mg/ml，给予小鼠进行急性毒性、亚毒实验，均未见明显毒性[17]。

【生制使君子成分、药效与功用关系归纳】 由使君子炮制前后的对比研究，初步认为使君子酸钾含量变化是引起使君子生制品药效及毒性差异的物质基础。其变化关系如图 14-2 所示：

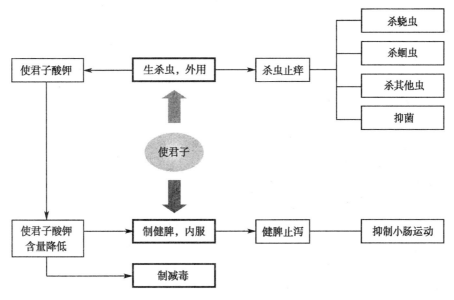

图 14-2 生制使君子成分、药效与功用关系图

（陈晓霞）

• 参 考 文 献 •

[1] 国家药典委员会. 中华人民共和国药典（一部）[S]. 北京：中国医药科技出版社，2010：199-200.

[2] 王宇明. 驱蛔汤治疗胆道蛔虫症43例疗效观察 [J]. 社区中医药, 2008, 10 (21): 151.

[3] 叶茶山. 采艾编翼 [M]. 中国古籍出版社, 1985: 126.

[4] 段玉清, 李正化, 陈思义. 使君子酸钾对人体蛔虫驱除效力的初步报告 [J]. 药学学报, 1957, 2: 12.

[5] 吕文海, 田华, 牛序莉. 使君子炮制前后主成分含量分析 [J]. 中药材, 1989, 12 (12): 31-33.

[6] 吕文海, 田华. 使君子古今炮制辨析 [J]. 中国中药杂志, 1991, 16 (2): 87-89.

[7] 康金凤, 薛弘燮. 十种中草药体外抗细粒棘球绦虫原头节的实验研究 [J]. 地方病通报, 1994, 9 (3): 22-24.

[8] 孙宏伟, 陈殿学. 复方蛇床子使君子对阴道毛滴虫体外作用的研究 [J]. 中医药学刊, 2002, 20 (3): 367.

[9] Boden P, Bycroft BW, Chhabra SR, et al. The action of natural and synthetic isomers of quisqualic acid at a well-defined glutamatergic synapse [J]. Brain Res, 1986, 385 (2): 205-211.

[10] 江苏新医学院. 中药大辞典. 上册 [M]. 上海. 上海科学技术出版社, 1985: 1372.

[11] 夏春香, 肖啸, 严达伟, 等. 云南使君子仁油化学成分的GC-MS分析 [J]. 天然产物研究与开发, 2007, 18 (B11): 72-74.

[12] Lin TC, Ma YT, Wu J, et al. Tannins and related compounds from Quisqualis indica [J]. Chin Chem Soc, 1997, 42 (2): 151-155.

[13] 贾岁满, 周誉龙. 使君子过量致儿童持续性Ⅲ度房室传导阻滞 [J]. 药物不良反应杂志, 2006, 8 (3): 213.

[14] 罗薇, 张英泽. 中药使君子致皮肌炎 [J]. 药物不良反应杂志, 2007, 9 (1): 56-57.

[15] 高学敏. 中药学 [M]. 北京: 人民卫生出版社, 2000: 912.

[16] 张丽慧. 使君子氨酸的药理和毒理作用 [J]. 杭州医学高等专科学校学报, 1994, (4): 33-35.

[17] 杨继生, 肖啸, 张静, 等. 使君子提取物的毒性试验及安全性研究 [J]. 中兽医学杂志, 2008, (4): 3-5.

# 第十五章

# 止 血 药

## ❧ 大 蓟 ❧

【来源】 本品为菊科植物蓟 *Cirsium japonicum* Fisch. ex DC. 的干燥地上部分。夏、秋二季花开时采割地上部分，除去杂质，晒干。

生制大蓟鉴别使用表

| 处方用名 | 大蓟 | 大蓟炭 |
|---|---|---|
| 炮制方法 | 切段 | 炒炭 |
| 性状 | 不规则的段。表面绿褐色；切面灰白色，髓部疏松或中空。叶皱缩，多破碎，两面均具灰白色丝状毛。气微，味淡 | 不规则的段。表面黑褐色，质地疏脆，断面棕黑色。气焦香 |
| 性味归经 | 甘、苦，凉<br>归心、肝经 | 苦、涩，微凉<br>归肝、心经 |
| 功能主治 | 散瘀解毒消痈，凉血止血<br>用于痈肿疮毒，衄血，吐血，尿血，便血，外伤出血 | 收敛止血<br>用于衄血，吐血，尿血，便血，崩漏，外伤出血 |
| 炮制作用 | 利于调剂和成分煎出 | 凉性减弱，增强涩血止血的作用 |
| 用法用量 | 入汤剂或中成药制剂<br>9~15g | 多入丸散服<br>5~10g |
| 配伍 | 常与茜草、川牛膝、金银花等配伍，用于肠痈腹痛；常与乳香、明矾、地丁等配伍，用于疔疮恶肿；与地黄汁、白茅根等配伍用于血热出血。如少腹痛方、大蓟汁饮 | 常与侧柏炭、茅根炭、丹皮炭、蒲黄炭、莲房炭、陈棕榈炭等配伍，治疗热病出血、崩漏、尿血。如十灰散 |
| 药理作用 | 抗菌、凝血止血、抗肿瘤及增强免疫功能、杀线虫 | 止血、抗菌、降压 |
| 化学成分 | 黄酮和黄酮苷类、三萜、甾醇类、长链炔烯醇类、挥发油 | 柳穿鱼苷含量降低，柳穿鱼黄素含量升高；$Ca^{2+}$溶出增加 |
| 检查<br><br>浸出物<br>含量测定 | 水分不得过13.0%；酸不溶性灰分不得过3.0%<br><br>稀乙醇浸出物不得少于15.0%<br>柳穿鱼叶苷不得少于0.20% | 水分不得过10.0%；总灰分不得过15.0%；酸不溶性灰分不得过4.0%<br>70%乙醇浸出物不得少于13.0%<br>不同产地大蓟炭中柳穿鱼黄素含量差异较大，在0~0.22%之间 |
| 注意 | 生品性寒，凡脾胃虚寒，胃虚食少便溏者慎用 | |

## 注释

**【炮制方法】**

大蓟：除去杂质，抢水洗或润软后，切段，干燥[1]。

大蓟炭：取大蓟段或片，用武火炒至外表焦黑色或黑褐色，喷淋清水灭尽火星，炒干取出。以柳穿鱼黄素含量为指标，对大蓟的炮制工艺进行优化，优化参数为：190℃，炮制10分钟[2]。

**【性状差异】**　大蓟表面绿褐色，切面灰白色，气微，味淡。大蓟炭表面黑褐色，质地疏脆，断面棕黑色，气焦香。（见文末彩图53）

**【炮制作用】**　大蓟，味甘、苦，性凉。归心、肝经。具有凉血止血，散瘀解毒消痈的功能。大蓟生用以凉血消痈力胜，常用于痈肿疮毒及血热妄行的出血证。如鲜大蓟煎汤内服治肺痈（《闽东本草》）；治心热吐血及衄血、崩中下血，均可用本品捣后绞取汁内服（《圣惠方》）。

大蓟炭，凉性减弱，性变收涩，收敛止血作用增强。用于吐血、咯血、呕血、嗽血等出血较急剧者。常与蒲黄炭、莲房炭、陈棕榈炭等配伍治疗崩漏、尿血。如十灰散（《十药神书》）。

大蓟炒炭后，鞣质含量降低[3]，由此说明大蓟炭的止血作用并不与鞣质含量呈平行关系，而可能是炒炭过程中各成分之间比例变化，抗凝血成分含量下降，而止血成分含量上升有关[4]。大蓟炒炭后，柳穿鱼苷含量急剧下降，出现新的化合物柳穿鱼黄素[2]。

大蓟炒炭后质地变的疏松，便于无机盐溶出，因而无机离子的溶出量相对增加。其中所含大量钙离子溶出量相对增加，而血液的凝固必需有钙离子的参与，可见止血作用的增强与钙离子的增加有关[5]。这些变化可能与炭品止血活性增强有关[6,7]。

**【药理作用】**

### 一、大蓟的药理作用

**1. 抗菌**　大蓟根的煎剂或全草蒸馏液对人型结核杆菌、脑膜炎球菌、白喉杆菌、金黄葡萄球菌、肠炎杆菌、伤寒、副伤寒杆菌和炭疽杆菌等均有抑制作用。酒精浸剂对人型结核杆菌有抑制作用，水煎剂的抑菌浓度比酒精浸剂的浓度大[8]。

**2. 凝血止血**　大蓟全草汁能使凝血时间、凝血酶原时间缩短、血沉加速，炒炭后能明显缩短出血和凝血时间[9]。

**3. 降压**　大蓟鲜根或干根的水煎液、碱性液、酸性醇浸出液以及叶的水煎液均有降压作用，其中根的水煎液和碱性液降压作用更显著。生物碱去氢飞廉碱也有降压作用[10]。

**4. 抗肿瘤及增强免疫功能**　大蓟中黄酮成分具有显著抑制肿瘤和激活内在免疫系统而达到提高免疫功能的作用，主要药效成分为柳穿鱼叶苷和 5,7-dihydroxy-6,4′-dimethoxy flavone 等[11]。

**5. 提高乙醇代谢酶活性及降低脂质过氧化物形成**　大蓟甲醇提取物通过作用微粒体氧化系统能明显改善肝脏乙醇代谢酶活性，降低小鼠肝脏脂质体过氧化作用，以缓解乙醇毒性而具有保护性作用。其中 hispidulin-7-O-neohesperidoside 为其主要活性成分之一[12]。

**6. 杀线虫作用**　从大蓟中分离得到的两个化合物 tridec-1-ene-3,5,7,9,11-pentayne、(10S)-cis-8,9-epoxy-heptadeca-1-en-11,13-diyn-11-ol 具有杀线虫活性[13]。

### 二、大蓟炭的药理作用

止血作用　大蓟炭具有明显的止血作用，大蓟炒炭能明显缩短小鼠出血与凝血时间[14]。

**【化学成分】**

**大蓟**　主要含黄酮和黄酮苷类，如柳穿鱼叶苷、三萜和甾体类、挥发油类、长链炔烯醇类成分[6]。

**大蓟炭**　柳穿鱼叶苷含量急剧下降，出现新的化合物柳穿鱼黄素，多种无机元素含量均较生品有所升高[4-7]。

**【高效液相色谱异同点】**

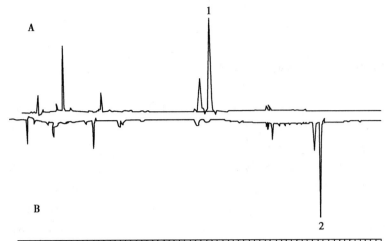

**图 15-1　大蓟（A）及大蓟炭（B）的 HPLC 鉴别色谱图**
1. 柳穿鱼叶苷；2. 柳穿鱼黄素

由大蓟炮制前后 HPLC 谱图（图 15-1）可见，炮制后，大蓟中的柳穿鱼叶苷几乎消失，产生了新的成分柳穿鱼黄素[2]。

**【含量测定】**　按照 2010 年版《中国药典》一部大蓟项下【含量测定】方法，按大蓟干燥品计算，含柳穿鱼叶苷不得少于 0.20%。大蓟经炒炭后，柳穿鱼叶苷几乎消失，产生了新的成分柳穿鱼黄素，有学者采用 HPLC 法对不同产地的大蓟炭品进行了柳穿鱼黄素的含量测定，发现不同产地的大蓟药材炒炭后所含柳穿鱼黄素差异较明显，这可能与各地区大蓟的生长环境、贮存和采收季节等差异有关[15]。

**【不良反应】**　①临床应用本品，煎剂口服后个别患者有胃胀不适感，加用生姜、陈皮、法半夏等可以减轻；少数患者空腹服用本品片剂后出现胃内不适或恶心等，改用饭后服药，可减轻[16]。②大蓟水煎剂具有降血压的作用，与降压药合用时，易出现低血压反应[16]。

**【生制大蓟成分、药效与功用关系归纳】**　由大蓟炮制前后化学成分的对比研究推测，柳穿鱼叶苷和钙离子的变化可能是引起大蓟生制品药效差异的物质基础。其变化关系如图所示：

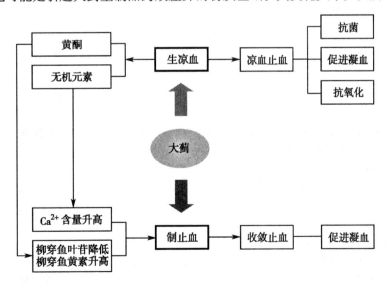

**图 15-2　生制大蓟成分、药效与功用关系图**

（丁安伟　张　丽）

────────── • 参考文献 • ──────────

[1] 国家药典委员会. 中华人民共和国药典（一部）[S]. 北京：中国医药科技出版社. 2010：23.

[2] 杨星辰. 大蓟化学成分、生物活性及炮制方法的研究 [D]. 上海：复旦大学硕士学位论文，2009.

[3] 丁安伟，张丽，吴丽文，等. 大蓟炭炮制工艺及质量标准研究 [J]. 中药材，1998，21（11）：562.

[4] 钟凌云，龚千峰，张的凤，等. 中药炒炭的炮制机理 [J]. 时珍国医国药，2002，13（1）：19.

[5] 李秀珍，孙磊，刘晶，等. 大蓟微量元素的含量测定 [J]. 黑龙江医学，1991，（3）：14-15.

[6] 陈凯云，罗小泉，陈海芳，等. 中药大蓟的研究进展 [J]. 江西中医学院学报，2007，19（4）：80-81.

[7] 钟凌云，郑晗，龚千峰，等. 大蓟炭止血药效物质初步研究 [J]. 中国医药杂志，2011，26（1）：149.

[8] 马清钧，王淑玲. 常用中药现代研究与临床 [M]. 天津：天津科技翻译出版公司，1995.

[9] Ishida H, Umino T, Tsuji K, et al. Studies on antihemorrhagic substances in herbs classified as hemostatics in Chinese medicine. VII. On the antihemorrhagic principle in Cirsium japonicum DC [J]. Chem Pharm Bull, 1987, 35（2）：861-864.

[10] 黄新炜. 中药大蓟中生物碱及多糖成分研究 [D]. 咸阳：陕西师范大学，2003.

[11] Liu Sujun, Luo Xun, Li Daxu, et al. Tumor inhibition and improved immunity in mice treated with flavone from Cirsium japonicum DC [J]. International Immunopharmacology, 2006, 6（9）：1387-1393.

[12] Park Jong Cheol. Effects of methanol extract of Cirsium japonicum. var. ussuriense and its principle, hispidulin-7-O-neohesperidoside on hepatic alcohol-metabolizing enzymes and lipid peroxidation in ethanol-treated rats [J]. Phytotherapy Research, 2004, 18（1）：19-24.

[13] Kawazu K, Nishii Y, Nakajima S. Two nematicidal substances from roots of Cirsium japonicum [J]. Agric Biol Chem, 1980, 44（4）：903-906.

[14] 符玲，龚千峰，钟凌云. 大蓟的研究进展综述 [J]. 江西中医药，2003，34（10）：42-43.

[15] 陈泣，龚千锋. 不同产地大蓟炭中柳穿鱼黄素含量测定 [J]. 西北药学杂志，2013，28（5）：270.

[16] 周德生. 常用中药不良反应与防范 [M]. 太原：山西科学技术出版社，2008：270.

## ❧ 小　蓟 ❧

【来源】　本品为菊科植物刺儿菜 *Cirsium setosum*（Willd.）MB. 的干燥地上部分。夏、秋二季花开时采割，除去杂质，晒干。主产于安徽、山东、江苏等省。

**生制小蓟鉴别使用表**

| 处方用名 | 小蓟 | 小蓟炭 |
|---|---|---|
| 炮制方法 | 切制 | 炒炭 |
| 性状 | 呈不规则的段。茎呈圆柱形，表面灰绿色或带紫色，具纵棱和白色柔毛，切面中空。叶片多皱缩或破碎，花紫红色。气微，味苦 | 呈不规则的段。茎呈圆柱形，表面黑褐色，内部焦褐色 |
| 性味<br>归经 | 甘、苦，凉<br>归心、肝经 | 甘、涩、苦，微凉<br>归心、肝经 |
| 功能<br>主治 | 散瘀解毒消痈，凉血止血<br>用于痈肿疮毒，外伤出血，尿血，血淋，便血等 | 收敛止血，散瘀解毒消痈<br>用于衄血，吐血，咯血、嗽血等出血证，出血较急者 |
| 炮制作用 | 利于调剂和成分煎出 | 凉性减弱，增强收敛止血作用 |

续表

| 用法 | 煎汤，绞汁服，或煮食 | 水煎口服或入中成药 |
|---|---|---|
| 用量 | 5～12g | 5～12g |
| 配伍 | 常与地黄、滑石、木通、蒲黄、淡竹叶、当归、栀子、甘草、藕节等配伍，治疗热结下焦之血淋、尿血等。如小蓟饮子等 | 常与大蓟、白茅根、侧柏炭、知母、地黄、棕榈炭、玄参、栀子等配伍，治疗血热妄行之证。如十灰散、荷叶丸等 |
| 药理作用 | 止血、抗炎、抗氧化、抗肿瘤 | 止血作用增强 |
| 化学成分 | 黄酮、有机酸、生物碱、皂苷 | 总黄酮含量下降；蒙花苷和芦丁的含量下降 |
| 检查<br>浸出物<br>含量测定 | 水分不得过 12.0%；酸不溶性灰分不得过 5.0%<br>醇浸出物不得少于 14.0%<br>蒙花苷（$C_{28}H_{32}O_{14}$）不得少于 0.70% | 水分不得过 12.0%；总灰分不得过 28.0%<br>醇浸出物不得少于 10.0%<br>总黄酮不得少于 0.36% |
| 注意 | 脾胃虚寒者忌服 | |

## 注释

### 【炮制方法】

小蓟：取原药材，除去杂质，洗净，稍润，切段，干燥[1]。

小蓟炭：取小蓟段，置炒制容器内，用武火加热，炒至表面黑褐色，内部黄褐色，喷淋少许清水，熄灭火星，取出晾干即可。以止血作用为指标，对小蓟炭的炮制工艺进行了优选，优化参数为：温度 210℃，炒制时间为 5 分钟[2]。

### 【性状差异】 小蓟表面灰绿色或带紫色。小蓟炭表面黑褐色，内部呈焦褐色，具焦香气。（见文末彩图 54）

### 【炮制作用】 小蓟，味甘、苦，性凉。《本草求原》记载："大蓟、小蓟二味根叶俱苦甘气平，能升能降，能破血，又能止血。小蓟则甘平胜，不甚苦，专以退热去烦，使火清而血归是保血在于凉血。"小蓟主入心、肝经。以凉血消痈力胜，常用于吐血，衄血，尿血，血淋等血热出血或疮痈肿毒。如治尿血的小蓟饮子。

小蓟炒炭后，具焦香气，味苦，凉性减弱。止血力胜。《本草述钩元》、《炮炙大法》中记载："消肿捣汁用，止血烧灰存性。"用于吐血、呕血、咯血、嗽血等出血较急剧者。如十灰散（《十药神书》）。

小蓟中止血有效成分主要为黄酮类成分[3]，包括蒙花苷（linarin）、芦丁（rutin）、刺槐素（acacetin）等。蒙花苷对金黄色葡萄球菌和乙型溶血链球菌等具有较好的抑制作用，具有"清热、凉血"等药理作用，与小蓟的功能主治（凉血止血，祛瘀消肿）密切相关。小蓟炒炭后，蒙花苷含量显著降低[4]，芦丁含量也有所下降[5]，说明炒炭过程对黄酮类成分有很明显的破坏作用，炒炭后黄酮类成分含量明显降低。抗炎作用减弱，抗血小板凝集作用增强，故凉性减弱，收敛止血作用增强。临床常用小蓟炭止血[6]。

### 【药理作用】

## 一、小蓟的药理作用

**1. 止血作用** 小蓟的正丁醇萃取物和总黄酮对小鼠有显著的凝血和止血作用[7]，其止血主要通过使局部血管收缩，抑制纤溶而发挥作用。临床用于治疗糖尿病眼底出血患者及急性肾炎后期镜下血尿[8,9]。

**2. 抗肿瘤作用** 小蓟水提液对人白血病细胞 K562、肝癌细胞 HepG2、宫颈癌细胞 Hela、胃癌细胞 BGC823 生长具有显著的抑制作用[10]。

**3. 对心血管系统的作用** 小蓟水煎剂和乙醇提取物对离体兔心、豚鼠心房肌有增强收缩力和频率的作用，说明小蓟对肾上腺素受体有激动作用，提取分离的有效成分酪胺对大鼠有显著升压作用[11]；小蓟水提取物可使家兔血压明显下降，血压描记曲线明显降低，收缩压降低、心率减慢，而舒张压、平均动脉压及波幅降低更明显[12]。

**4. 抗炎作用**　小蓟乙醇浸剂 1∶30000 时对人型结核菌有抑制作用，而水煎剂对结核菌的抑制浓度要比此大 300 倍[13]。临床上可用来治疗各种急、慢性炎症及湿热、传染性黄疸肝炎、无黄疸性肝炎、慢性肝炎，使黄疸指数、胆红质、转氨酶的改善较为明显；预防菌痢和治疗产后子宫收缩不全及血崩、疮疡肿痛。

**5. 抗氧化作用**　小蓟 60% 乙醇、50% 甲醇、丙酮、水提取物对羟基自由基（HFR）及邻苯三酚自氧化反应体系产生的超氧阴离子自由基（SAFR）均有明显的清除作用，且水提取物对 HFR 的清除效果最好，对 SAFR 的抑制率以 50% 甲醇的提取物抑制率最高，说明小蓟冠毛既有脂溶性自由基清除物，可能是黄酮类成分，又有水溶性的自由基清除物，可能是多糖[14]。

## 二、小蓟炭的药理作用

止血作用　小蓟粉末及 210℃炮制的小蓟炭粉末均具有显著的缩短小鼠凝血时间的作用，但小蓟炭粉末的止血作用更强[3]；通过毛细管法测定凝血时间，发现小蓟炭粉末的各剂量组都可以显著缩短小鼠凝血时间。小蓟炭粉末可明显缩短活化部分凝血酶原时间，显著增加纤维蛋白原含量，表明小蓟炭可从促进血液凝固过程和抗纤维蛋白溶解过程两方面发挥止血作用[15]。

**【化学成分】**
小蓟　主要含黄酮类，如蒙花苷、芦丁、柳穿鱼叶苷等；有机酸类，如原儿茶酸、咖啡酸、绿原酸、4-羟基-β-苯乙胺（酪胺）等；此外还有生物碱和皂苷类成分[3]。
小蓟炭　小蓟炒炭后蒙花苷、芦丁及总黄酮的含量降低[4-6]。

**【含量测定】**　按照文献方法，测定小蓟及小蓟炭的蒙花苷含量，小蓟炒炭前后蒙花苷含量差异显著[4]，见表 15-1。

表 15-1　小蓟和小蓟炭中蒙花苷的含量（%）

| 编号 | 产地 | 小蓟药材 | 小蓟炭 |
|---|---|---|---|
| 1 | 江苏 | 0.87 | 0.01 |
| 2 | 安徽定远 | 0.66 | 0.02 |
| 3 | 河南 | 1.08 | 0.04 |

**【生制小蓟成分、药效与功用关系归纳】**　由小蓟炒炭前后的对比研究，初步认为黄酮苷类成分的变化可能是引起小蓟生制品药效差异的物质基础。其变化关系如图 15-3 所示：

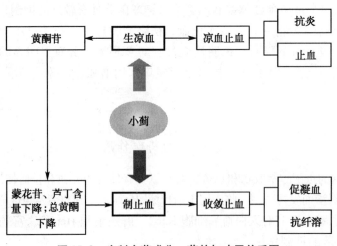

图 15-3　生制小蓟成分、药效与功用关系图

（丁安伟　张　丽）

━━━━━━━━ • **参 考 文 献** • ━━━━━━━━

［1］国家药典委员会. 中华人民共和国药典（一部）［S］. 北京：中国医药科技出版社，2010：45.

［2］丁安伟，戎加红. 小蓟炭炮制工艺及质量标准研究［J］. 中草药，1995，26（7）：351-353.

［3］潘珂，尹永芹，孔令义. 小蓟化学成分的研究［J］. 中国现代中药，2006，8（4）：7-9.

［4］李璐，罗建光，孔令义. 小蓟炒炭前后蒙花苷的含量测定［J］. 中国现代中药，2010，12（5）：23-25.

［5］陈毓. 小蓟的炮制工艺及质量标准规范化研究［D］. 南京：南京中医药大学博士学位论文，2006.

［6］崔敬浩，杨星昊，丁安伟，等. 小蓟、小蓟炭中黄酮类成分的含量测定和薄层鉴别［J］. 四川中医，2006，24（3）：32-34.

［7］杨星昊，崔敬浩，丁安伟. 小蓟提取物对凝血、出血及实验性炎症的影响［J］. 四川中医，2006，24（1）：17-19.

［8］赵玉明，崔玉琴，冯秋文. 三七白及小蓟导入治疗糖尿病眼底出血60例［J］. 实用中医内科杂志，2003，17（1）：34-35.

［9］余汉利. 小蓟饮子加减治疗急性肾炎后期镜下血尿60例［J］. 时珍国医国药，2003，14（12）：758.

［10］李煜，王振飞，贾瑞贞. 小蓟水提液对4种癌细胞生长抑制作用的研究［J］. 中华中医药学刊，2008，26（2）：274-275.

［11］叶莉，梁军，张志宁，等. 宁夏小蓟三种提取物降压活性成分的筛选［J］. 时珍国医国药，2012，23（3）：620-621.

［12］张京. 小蓟的降压作用及其机制分析［J］. 中医药临床杂志，2005，28（8）：344.

［13］中国医学科学院药物研究所抗菌工作组. 545种中药的抗菌作用筛选［J］. 药学通报，1960，（2）：59.

［14］梁倩倩，丁玲强，焦扬，等. 小蓟抗氧化作用的研究［J］. 河西学院学报，2008，24（5）：45-47.

［15］李娴. 丹皮炭炮制及中药炭药止血机理研究［D］. 南京：南京中医药大学博士学位论文，2010.

## ᴄ 地 榆 ᴐ

**【来源】** 本品为蔷薇科植物地榆 *Sanguisorba officinalis* L. 或长叶地榆 *Sanguisorba officinalis* L. var. *longifolia*（Bert.）Yu et Li 的干燥根。后者习称"绵地榆"。春季将发芽时或秋季植株枯萎后采挖，除去须根，洗净，干燥，或趁鲜切片，干燥。全国大部分地区均产。

**生制地榆鉴别使用表**

| 处方用名 | 地榆 | 地榆炭 |
|---|---|---|
| 炮制方法 | 切制 | 炒炭 |
| 性状 | 不规则圆形厚片，表面紫红色或棕褐色，周边暗紫色或灰褐色。质坚，气微，味微苦涩 | 表面焦黑色，内部棕褐色。质脆，味苦、酸 |
| 性味归经 | 苦、酸、涩，微寒<br>归肝、大肠经 | 苦、酸、涩，微寒<br>归肝、大肠经 |
| 功能主治 | 凉血止血，解毒敛疮<br>用于便血，痔血，血痢，崩漏，水火烫伤，痈肿疮毒 | 收敛止血<br>用于便血、痔疮出血、崩漏下血等，各种出血证均可选用 |
| 炮制作用 | 利于调剂和成分煎出 | 增强收敛止血作用 |
| 用法用量 | 水煎口服或入中成药<br>9～15g<br>外用适量，研末涂敷患处 | 水煎口服或入中成药<br>9～15g<br>外用适量，研末涂敷患处 |

续表

| | | |
|---|---|---|
| 配伍 | 常与煅石膏、枯矾、黄柏、椿根皮、墓头回、茯苓、金银花、乳香、没药、黄连、赤芍、金银花、诃子、当归、乌梅等配伍,用于烫伤,湿疹,湿热带下,热毒恶疮,湿热痢疾等。如地榆膏、治小儿面疮赤肿痛方、地榆丸等 | 常与槐花、黄芩、侧柏叶、小蓟、白茅根、牡丹皮、椿根皮、棕榈炭、生地炭等配伍,用于肠风便血,尿血淋痛,崩漏下血。如地榆散、凉血地黄汤、脏连汤等 |
| 药理作用 | 止血、减少烧烫伤渗出、抗菌等 | 炒炭后止血作用增强;有抑菌作用 |
| 化学成分 | 三萜皂苷、黄酮、鞣质 | 三萜、黄酮、鞣质,炮制后有新三萜及三萜苷类化合物产生 |
| 检查 | 水分不得过12.0%;总灰分不得过10.0%;酸不溶性灰分不得过2.0% | |
| 浸出物含量测定 | 醇溶性浸出物不得少于23.0%鞣质含量不得少于8.0%,没食子酸含量不得少于1.0% | 醇溶性浸出物不得少于20.0%鞣质含量不得少于2.0%,没食子酸含量不得少于0.6% |
| 注意 | 虚寒性的下痢、便血、崩漏及出血有瘀滞者慎用 | |

## 注释

**【炮制方法】**

地榆:取原药材,除去杂质,未切片者,洗净,除去残茎,润透,切厚片,干燥[1]。

地榆炭:取生地榆饮片,置炒制容器内,用武火加热,炒至表面焦黑色、内部棕褐色,喷淋少许清水,灭尽火星,取出,晾凉,即得[1]。

**【性状差异】** 地榆表面紫红色或棕褐色。炒炭后表面颜色加深,表面呈焦黑色,内部棕褐色,质地变脆,有焦糊味。(见文末彩图55)

**【炮制作用】** 地榆,味苦、酸、涩,性微寒。归肝、大肠经。具有凉血止血,解毒敛疮的功能。用于便血,痔疮出血,血痢,崩漏,水火烫伤,痈肿疮毒等。生品以凉血解毒为主,用于血痢经久不愈,烫伤,皮肤溃烂,湿疹,痈肿疮毒等。如用于湿热内阻,浸淫带脉,赤白带下的地榆膏(《妇人大全良方》);用于小儿面疮赤肿的治小儿面疮赤肿痛方(《卫生总微方》);用于湿热蕴结大肠,腹痛下痢;痢疾反复不愈,大肠虚滑的地榆丸(《普济方》)。

地榆炒炭后,以收敛止血力胜,用于便血,痔疮出血,崩漏下血等,各种出血证均可选用。如用于下焦湿热,肠风下血,血色鲜红的地榆散(《沈氏尊生书》);用于痔疮出血,肿痛的凉血地黄汤(《外科大成》);用于清热止血的脏连丸(《中药成药制剂手册》)。

地榆制炭后,具有活血作用的三萜皂苷及苷元成分,发生结构改变,含量下降。无止血作用的鞣质类成分单宁酸,炮制后含量降低,生成止血作用较强的鞣质单体成分,如鞣花酸、没食子酸及其衍生物。止血成分增加、活血成分减少,两方面共同作用,使地榆炭收敛止血作用明显增强。

**【药理作用】**

### 一、地榆的药理作用

**1. 止血作用** 地榆水提取液可改变家兔血液流变性,有利于血小板凝血[2]。

**2. 抗菌作用** 地榆水提取液对金黄色葡萄球菌、铜绿假单胞菌、溶血性链球菌、枯草杆菌、甲型链球菌、表皮葡萄球菌、变形杆菌均有一定抑制作用[3,4]。

**3. 抗炎作用** 地榆鞣质可显著抑制巴豆油诱发的耳肿胀;地榆水提取液和醇提取液对甲醛性足趾肿胀具有显著抑制作用[5,6]。

**4. 止泻作用** 地榆水煎液可明显对抗蓖麻油和番泻叶造成的动物实验性腹泻,抑制小鼠肠推进运动，对乙醇所致急性胃黏膜损伤有明显保护作用，减小溃疡面积[7]。

## 二、地榆炭的药理作用

**止血作用** 烘品能明显缩短小鼠出血、凝血时间，促进家兔血小板的聚集性[8]；地榆炒炭存性程度越低，水浸出物含量、鞣质含量越低，止血作用越弱[9]。同时与凝血关系密切的钙离子含量也大幅度增加，从而缩短了小鼠出血时间，增强了止血作用[10]。

**【化学成分】**

**地榆** 主要含有鞣质和三萜皂苷及苷元类，此外还有黄酮类、甾体类等多种化学成分。

**地榆炭** 地榆炒炭后三萜皂苷类成分含量下降，推测是炮制过程中由于加热的作用，部分发生了水解和解离。地榆中含有大量没食子酸鞣质和鞣花鞣质，在制炭过程中，部分酯键发生水解反应，生成没食子酸和鞣花酸，使鞣花酸等成分的增高。

**【含量测定】** 采用 HPLC 法[11]，测定了地榆及地榆炭中地榆皂苷 I、没食子酸、鞣花酸的含量，均有明显差异，见表15-2。

表15-2 地榆与地榆炭中地榆皂苷 I、没食子酸、鞣花酸的含量（%）

| 样品 | 地榆皂苷 I | 没食子酸 | 鞣花酸 |
|---|---|---|---|
| 地榆 | 4.74 | 0.48 | 0.31 |
| 地榆炭 | 0 | 1.28 | 1.35 |

地榆制炭后，鞣质含量发生变化，但文献报道不一[8,12,13]。原因可能是地榆炮制程度不一导致炮制前后地榆中鞣质测定结果的不同。地榆中没食子酸、鞣花酸及其衍生物等鞣质单体成分，炮制后含量增加。地榆制炭后，微量元素含量有一定变化[13,14]，其中 Ca 含量明显升高[8,15]。

**【毒性】** 临床毒性尚不明确。动物急性毒性试验以地榆水提剂或醇提剂给小鼠灌胃 2.5g/kg，观察 7 天，未发现任何不良反应；水提溶液及醇提溶液小鼠腹腔注射 $LD_{50}$ 分别为（1.60±0.29）g/kg 和（2.17±0.49）g/kg。大鼠每日口服水提取物（1:3）20ml/kg，共 10 天，未见明显中毒症状，但在给药 5~10 天做肝穿刺检查，发现脂肪浸润的细胞数较对照组有所增加[16]。

**【生制地榆成分、药效与功用关系归纳】** 炒炭前后的对比研究，提示了总鞣质含量的降低、单体鞣质含量的增加以及皂苷类成分含量和结构的改变是引起地榆炮制后药效差异的物质基础。其变化关系如图所示：

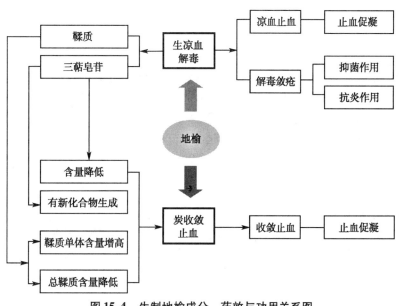

图15-4 生制地榆成分、药效与功用关系图

（孙立立 周 倩）

━━━━━━━━━━━━━━━━━ • 参考文献 • ━━━━━━━━━━━━━━━━━

[1] 国家药典委员会. 中华人民共和国药典（一部）[S]. 北京：中国医药科技出版社，2010：117.
[2] 党春兰，程万荣. 地榆对家兔血液流变学的影响 [J]. 中国医学物理学杂志，1997，14（3）：138-139.
[3] 王浴生. 中药药理与应用 [M]. 北京：人民卫生出版社，1983：406.
[4] 黄雪芳，彭宣宪，吴开云. 冰片、虎杖、地榆联合抗菌作用的实验研究 [J]. 江西医学院学报，1996，36（2）：53-55.
[5] 傅乃武，刘朝阳，刘福成，等. 地榆和虎杖鞣质抑制体内亚硝胺生成对抗巴豆油对皮肤的炎症反应和抗氧化作用的研究 [J]. 中药药理与临床，1994，（2）：13-16.
[6] 叶聚荣，林大杰，张丽华. 地榆的抗炎作用 [J]. 中药药理与临床，1985，（创）：153-154.
[7] 曾万玲，宋杰云，岑燕飞，等. 地榆水煎液抗实验性腹泻及其他药理作用研究 [J]. 贵阳中医学院学报，1992，14（4）：55-57.
[8] 贾天柱，王英照，郭常燊. 烘法制备地榆炭的初步研究 [J]. 中成药，1992，14（1）：22-23.
[9] 王琦，郭长强，张云瑞. 十种商品地榆饮片质量分析 [J]. 中成药，1993，15（1）：24-26.
[10] 郭淑艳，贾玉良，徐美术. 地榆炒炭前后止血作用的研究 [J]. 中医药学报，2001，29（4）：28.
[11] 国家自然基金项目-地榆炭炮制原理研究，项目编号：200807039，负责人：孙立立.
[12] 南云生，孔祥德，牛序莉. 地榆炮制初探 [J]. 中成药，1990，12（4）：15-16.
[13] 余南才，叶明波. 地榆炮制前后鞣质及微量元素含量的变化 [J]. 中国中药杂志，1994，19（3）：153-154.
[14] 吴兆熹，胡克菲，马威. 中药炮制前后功效变化与微量元素关系浅析 [J]. 微量元素与健康研究，2003，20（1）：35-36.
[15] 丁安伟，向谊，李军，等. 地榆炭炮制工艺及质量标准研究 [J]. 中国中药杂志，1995，20（12）：725-729.
[16] 国家中医药管理局《中华本草》编委会. 中华本草（第四册）[M]. 上海：上海科学技术出版社，1999：281.

## 🙟 白 茅 根 🙝

【来源】 本品为禾本科植物白茅 *Imperata cylindrica* (L.) Beauv. var. *major* (Necs) C. E. Hubb. 的干燥根茎。春、秋二季采挖，洗净，晒干，除去须根和膜质叶鞘，捆成小把。全国各地均产，以华北地区较多。

生制白茅根鉴别使用表

| 处方用名 | 白茅根 | 茅根炭 |
| --- | --- | --- |
| 炮制方法 | 切制 | 炒炭 |
| 性状 | 呈圆柱形的段。外表皮黄白色或淡黄色，微有光泽，具纵皱纹。切面皮部白色，多有裂隙，放射状排列，中柱淡黄色或中空。气微，味微甜 | 呈圆柱形的段。外表皮黑褐色至黑色，具纵皱纹，有的可见淡棕色稍隆起的节。略具焦香气，味苦 |
| 性味归经 | 甘，寒<br>归肺、胃、膀胱经 | 苦、涩，微寒<br>归脾、肺、胃、膀胱经 |
| 功能主治 | 清热利尿，凉血止血<br>用于热淋，小便不利，尿血，水肿湿热黄疸，胃热呕吐，肺热咳喘等 | 凉血止血<br>用于吐血，衄血，尿血等 |
| 炮制作用 | 利于调剂和成分煎出 | 缓和药性，增强止血作用 |
| 用法用量 | 水煎口服或入中成药<br>9～30g | 水煎口服或入中成药<br>9～30g |

续表

| 配伍 | 常与炒栀子、木通、鱼腥草、车前草、金钱草、血余炭、仙鹤草、蝉蜕、茯苓、百部等配伍，治疗血热出血，黄疸，急性肾炎等。如三根汤，白茅根汤，白茅通淋汤等 | 常与白头翁、秦皮、姜黄连、酒黄芩，银花炭、槐花炭、山楂炭、大蓟、小蓟、大黄、牡丹皮、棕榈皮等配伍，治疗炎症，热痢，出血。如十灰散，白五汤等 |
| --- | --- | --- |
| 化学成分 | 含三萜、黄酮、木脂素、内酯、糖、有机酸等类成分 | 鞣质、5-羟甲基糠醛含量增加 |
| 药理作用 | 利尿、止血、抗菌、抗肝炎、免疫调控 | 止血、抗炎 |
| 检查浸出物 | 水分不得过 12.0%；总灰分不得过 5.0%水溶性浸出物不得少于 28.0% | 水分不得过 12.0%水溶性浸出物不得少于 7.0% |

## 注释

**【炮制方法】**

白茅根：取原药材，洗净，微润，切段，干燥，除去碎屑[1]。

白茅根炭：取净白茅根，置锅内中火炒至表面焦褐色，内部棕褐色，喷淋清水少许，灭尽火星，取出，晾干，凉透。利用药材对亚甲基蓝这一色素的吸附性质，以吸附力为指标，同时结合鞣质含量，对白茅根炒炭工艺进行了优化，优化参数为：270℃、加热 4 分钟[2]。

除白茅根炭，还有蜜炙白茅根，盐白茅根[3]。

**【性状差异】** 白茅根外表皮黄白色或淡黄色。茅根炭表皮颜色呈黑褐色，内部棕褐色，有焦香气。（见文末彩图 56）

**【炮制作用】** 白茅根，味甘，性寒，归肺、胃、膀胱经。始载于《神农本草经》，列为中品。具有凉血止血，清热利尿等功效。主要用于治疗热病烦渴、血热吐血、衄血、肺热急喘、水肿尿少、湿热黄疸等。其生品在《本草纲目》中记载："白茅根，甘能除伏热，利小便，故能止诸血、哕逆，喘急、消渴，治黄疸水肿，乃良物也。可见生品长于凉血、清热利尿。如治胞络中虚热时小便出血的茅根饮子，治热病呕逆、不下食的茅根散。

白茅根炒炭后，寒凉之性趋于平和，涩性增加，偏于收敛止血，专用于各种出血，尤其是血热出血证。《药性通考》云："茅根用之以治吐血症最神。凡心肝火旺逼血上行则吐血，肺火盛则衄血，茅根甘和血，寒凉血，引火下降，故治之。"

白茅根蜜炙后，增加清肺平喘止咳作用，用于肺热咳喘。盐白茅根，可入肾经，增加清热利尿通淋作用，用治湿热淋证，小便不利及水肿。

白茅根有多种有效成分。白茅根的利尿作用可能与其所含的丰富钾盐有关[4]。白茅根多糖对正常人 T 淋巴细胞有免疫调节作用[5]。白茅根鞣质具有收敛止血的作用，白茅根止血凝血作用与其所含鞣质密切相关[6]。

白茅根炒炭后鞣质含量增加[6]，对小鼠的出血、凝血时间较生品有显著缩短，且炭品的血浆复钙时间也有显著缩短，同时白茅根炒炭后 5-羟甲基糠醛也有显著的增加[7]，提示白茅根炒炭过程中有较多苷分解为苷元，推测此变化与茅根炭的止血效用增强有密切联系。

**【药理作用】**

### 一、白茅根的药理作用

**1. 利尿作用** 白茅根水煎剂灌胃给药 5～10 天时，对正常家兔利尿作用最明显[8]。临床用于治疗急性肾炎效果较好，其作用主要在于缓解肾小球血管痉挛，从而使肾血流量及肾滤过率增加而产生利尿效果[9]。

**2. 止血作用** 白茅根粉末对凝血第二阶段（凝血酶生成）有促进作用，可以抑制肝病出血倾向并治疗先天性 I，V，X因子缺乏性疾病[10]。白茅根粉末可缩短小鼠的出血时间、凝血时间和血浆的复钙时间[11]。

**3. 抗菌作用** 白茅根水煎剂在试管内对弗氏、宋内痢疾杆菌有明显的抑菌作用，对肺炎球菌、卡他球菌、流感杆菌、金黄色葡萄球菌等也有抑制作用[12]。

**4. 免疫调控作用** 白茅根水煎剂对小鼠腹腔巨噬细胞的吞噬功能有加强效应，可增强机体的非特异性免疫作用，提高小鼠 TH 细胞数及促进 IL-2 的产生，从而增强整体免疫功能[13]。对正常及免疫功能低下小鼠能明显提高外周血 ANAE 阳性细胞百分率和外周血 CD-4T 淋巴细胞百分率、降低 CD-8T 淋巴细胞百分率，并调整 CD-4/CD-8 比值趋向正常。白茅根多糖对正常人 T 淋巴细胞有免疫调节作用[14]。

**5. 抗炎作用** 白茅根水煎液能减轻二甲苯所致小鼠耳廓肿胀，能减轻角叉菜胶所致大鼠后足跖的肿胀，能有效对抗酵母多糖 A 所致大鼠足趾肿胀[15]。

**6. 保肝作用** 白茅根水煎液具有一定抗 HBV 病毒能力，能显著地提高乙型肝炎表面抗原阳性转阴率。白茅根甲醇提取物能抑制四氯化碳所导致的肝损伤且无明显毒副作用[16]。

**7. 降血压作用** 白茅根水煎剂能够改善肾缺血，减少肾素产生，使血压恢复正常[17]。

## 二、茅根炭的药理作用

止血作用 茅根炭粉末可缩短小鼠的出血时间、凝血时间和血浆的复钙时间，止血作用优于白茅根。茅根炭粉末对大鼠凝血系统的四个指标均有显著的作用，说明茅根炭粉末既能影响外源性途径也能影响内源性途径，达到增强止血作用的效果，但是对外源性凝血途径的影响更大一些。说明茅根炭粉末主要是通过影响大鼠的凝血系统和血小板聚集而达到增强止血作用的效果[11]。

【化学成分】
白茅根 主要含三萜类成分，如芦竹素、白茅素、羊齿烯醇、乔木萜烷、异乔木萜烷等；可溶性钙；糖类成分；内酯类成分，如白头翁素、薏苡素等；有机酸类，如绿原酸、棕榈酸、对羟基桂皮酸等[18]。
茅根炭 白茅根炒炭后鞣质和 5- 羟甲基糠醛含量明显增加。
【不良反应】 临床偶尔见头晕、恶心、大便次数略增多。
【毒性】 历代本草对白茅根的记载是"无毒"，给兔子灌服白茅根煎液 25g/kg，36 小时后活动减少，动作迟缓，呼吸一度加快后恢复。静脉注射 25g/kg，6 小时后死亡。急性毒性实验表明，白茅根毒性较小，静脉注射 LD > 20g/kg，表明白茅根临床用药比较安全[19]。
【生制白茅根成分、药效与功用关系归纳】 由白茅根炭制前后的对比研究，提示了鞣质和 5- 羟甲基糠醛的变化是引起白茅根生制品药效差异的物质基础。其变化关系如图所示：

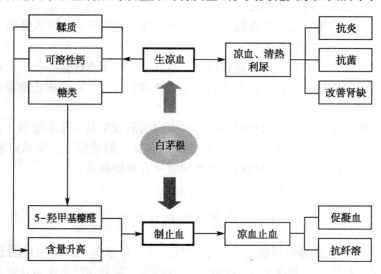

图 15-5 生制白茅根成分、药效与功用关系图

（丁安伟 张 丽）

## 参考文献

[1] 国家药典委员会. 中华人民共和国药典（一部）[S]. 北京：中国医药科技出版社，2010：99.

[2] 焦坤，张丽，陈佩东，等. 正交优选法筛选茅根炭炮制的最佳工艺 [J]. 中国中医药信息杂志，2008，15（5）：60-61.

[3] 和颖颖，丁安伟，陈佩东，等. 白茅根饮片炮制历史沿革研究 [J]. 中国药业，2008，17（18）：58-59.

[4] 于庆海，杨丽君，孙启时，等. 白茅根药理研究 [J]. 中药材，1995，18（2）：88.

[5] 付嘉，熊斌，白丰沛，等. 白茅根对小白鼠细胞免疫功能影响 [J]. 黑龙江医药科学，2004，23（2）：17-18.

[6] 马长振，陈佩东，丁安伟. 白茅根炮制前后鞣质含量的比较 [C]. 中华中医药学会中药炮制分会 2009 年学术研讨会论文集，2009：347-350.

[7] 曹雨诞，和颖颖，张丽，等. 白茅根炒炭前后 5-羟甲基糠醛的变化研究 [J]. 中草药，2010，41（9）：1475-1477.

[8] 西安医学院. 科研技术革新辑要（第一集）[M]. 1959：210.

[9] 焦坤，陈佩东，和颖颖，等. 白茅根研究概况 [J]. 江苏中医药，2008，40（1）：91-93.

[10] 宋善俊，王辨明，沈迪，等. 17 种止血中草药的实验研究 [J]. 新医学，1978，9（2）：55-56.

[11] 宋劲诗，陈康. 白茅根炒炭后的止血作用研究 [J]. 中山大学学报论丛，2000，20（5）：45-48.

[12] 中国医学科学院药物研究所抗菌工作组. 545 种中药的抗菌作用筛选 [J]. 药学学报，1960，8（2）：59.

[13] 吕世静，黄槐莲. 白茅根对 IL-2 和细胞亚群变化的调节作用 [J]. 中国中药杂志，1996，21（8）：488-489.

[14] 吕世静，黄槐莲，袁汉尧，等. 白茅根多糖对人淋巴细胞免疫调节效应的研究 [J]. 中国新药杂志，2004，13（9）：834-835.

[15] 岳兴如，侯宗霞，刘萍，等. 白茅根抗炎的药理作用 [J]. 中国临床康复，2006，10（43）：85-87.

[16] 魏中海. 白茅根煎剂治疗乙型肝炎表面抗原阳性的临床疗效观察 [J]. 中医药研究，1992，（4）：30.

[17] 时银英，白玉昊，兰志琼. 白茅根降压茶治疗原发性高血压的实验研究 [J]. 陕西中医学院学报，2008，31（6）：57-58.

[18] 刘荣华，付丽娜，陈兰英，等. 白茅根化学成分与药理研究进展 [J]. 江西中医学院学报，2010，22（4）：80-83.

[19] 徐亦良，李文婧，赵兵，等. 茅根药学研究概况 [J]. 辽宁中医药大学学报，2012，14（9）：85-87.

# 槐 角

【来源】 本品为豆科植物槐 *Sophora japonica* L 的干燥成熟果实。冬季采收，除去杂质，干燥。主产于湖北、江苏、山东、辽宁等地。

**生制槐角鉴别使用表**

| 处方用名 | 槐角 | 蜜槐角 |
|---|---|---|
| 炮制方法 | 净制 | 蜜制 |
| 性状 | 呈连珠状，表面黄绿色或黄褐色。质柔润，干燥皱缩。气微，味苦，种子嚼之有豆腥气 | 呈连珠状，表面稍隆起呈黄棕色至黑褐色，有光泽，略有黏性。具蜜香气，味微甜、苦 |
| 性味 归经 | 苦，寒 归肝、大肠经 | 苦，微寒 主入大肠、肝经 |
| 功能 主治 | 清热泻火，凉血止血 用于肠热便血，痔肿出血，肝热头痛，眩晕目赤 | 清热泻火，凉血止血 用于便血、痔血 |

续表

| | | |
|---|---|---|
| 炮制作用 | 去除杂质 | 缓其苦寒之性，增加润肠作用 |
| 用法<br>用量 | 水煎口服或入中成药<br>10~15g | 水煎口服或入中成药<br>10~15g |
| 配伍 | 常与生地黄、丹皮等配伍治疗血热妄行；与菊花、豨莶草、牛膝等配伍治疗肝阳眩晕；与黄连等配伍治疗肝火目赤；与苦参、蛇床子，地肤子等配伍治疗阴疮湿痒。如槐子丸、明目槐子丸等 | 常与地榆炭、当归、赤芍等配伍治疗湿热便秘；与阿胶珠、黄连、地榆炭等配伍治疗脏毒下血；与赤芍、木香、白头翁等配伍治疗赤白痢疾。如地榆槐角丸、脏连丸等 |
| 药理作用 | 增加心收缩力、降低胆固醇、降低谷丙转氨酶、抑制血栓形成和血小板聚集、抗生育和抗肿瘤作用较强 | 抑制痔疮出血作用较强 |
| 化学成分 | 含黄酮、生物碱、三萜皂苷等类成分 | 芦丁含量增加，槐角苷含量略有下降 |
| 含量测定 | 槐角苷不得少于4.0% | 待测 |

## 注释

【炮制方法】

槐角：取原药材，除去杂质[1]。

蜜槐角：取净槐角，置锅内，用文火加热，炒至鼓起。再取炼蜜，加适量开水稀释，喷洒均匀，炒至外皮光亮不粘手为度，取出，放凉。每100kg槐角，用炼蜜5kg。

除蜜槐角外，还有槐角炭。

【性状差异】　槐角呈连珠状，表面黄绿色或黄褐色。而蜜制槐角表面稍隆起，呈黄棕色至黑褐色，有光泽，略有黏性，且有蜜香气。

【炮制作用】　槐角味苦，性寒。归肝、大肠经。具有清热泻火，凉血止血的功效。生品清热凉血力强，用于血热妄行出血症，肝火目赤，肝热头痛，眩晕，阴疮湿痒；亦可用于肠热便血和痔肿出血。如治血热出血的槐子丸；肝火目赤的明目槐子丸。

槐角蜜制后，苦寒之性缓和，并得蜜的润性，因此增强滋润肠燥的作用，主入大肠、肝经。多用于肠胃风热、肛门坠痛、痔疮焮肿、大肠积热、赤痢脓血、腹痛、里急后重等症。如治痔漏便血的脏连丸[2]；治湿热便秘的地榆槐角丸[3]。

蜜炙法炮制槐角为近代新出现的一种炮制方法，因痔疮患者多兼便秘，借蜜制缓和苦寒之性，滋润通便。

槐角制炭后，寒性大减，并有收涩之性，长于收涩止血。用于便血痔血崩漏等出血症[4]。

芦丁为槐角的主要有效成分，具有增强毛细血管的抵抗力，改善血管脆性，缩短凝血时间等作用。槐角中的黄酮苷能促进血液凝固、减低血管壁通透性、增强毛细血管抵抗力，并能降低血压。黄酮苷、芸香苷及槲皮素对大鼠因组胺、蛋清、甲醛等引起的脚爪浮肿，以及透明质酸酶引起的足踝部浮肿均有抑制作用；芸香苷并能显著抑制大鼠创伤性浮肿，又能阻止结膜炎、耳廓炎、肺水肿的发展。槲皮素具有促进血小板凝集的作用。这与槐角的清热，止血功效一致。

槐角经蜜制后，芦丁含量较生品稍高，可能是在加热处理过程中槐角的部分有机物质破坏而使其芦丁含量相对升高，这与槐角蜜制后止血收敛作用增强的中医传统观点相吻合。蜜制后槐角中槐角苷含量略有下降，推测这一成分的降低得以使槐角苦寒之性得到缓和。中医传统认为槐角生品以清热凉血力强，蜜制槐角苦寒之性减弱，具有缓和药性兼具润肠通便的作用。

【药理作用】

## 一、槐角的药理作用

**1. 对心血管系统的作用**　槐角提取液对心脏具有正性肌力作用，使心肌收缩力增强。静脉注射可使麻醉家兔血压下降，且随剂量递增而增强，持续时间也随之延长[5]。

**2. 降低胆固醇的作用**　槐角有降低小鼠血清胆固醇的作用，该作用与黄酮类物质有关[5]。

**3. 降低转氨酶作用**　槐角粗黄酮对谷丙转氨酶异常的患者有降低转氨酶的作用，其中槐角苷为主要成分[5]。

**4. 对血栓形成和血小板聚集的影响**　槐角对实验性血栓形成和血小板聚集具有较强的抑制作用，黄酮类物质可能为有效成分[5]。

## 二、蜜槐角的药理作用

止血作用　蜜槐角能够有效地降低痔疮引起的便血症状。

【化学成分】

**槐角**　主要成分为黄酮、生物碱、三萜皂苷、氨基酸和磷脂类成分，其中以异黄酮及其苷类尤为突出[6]。

**蜜槐角**　槐角蜜制后芦丁含量增加[7]，槐角苷含量略有下降[8]。

【含量测定】

1. 采用 HPLC 法[8]，生品与蜜制品槐角中槐角苷含量有明显差异，见表15-3。

表15-3　槐角与蜜槐角的槐角苷含量（%，n=4）

| 产地 | 槐角 | 蜜槐角 |
| --- | --- | --- |
| 陕西 | 8.15 | 5.59 |
| 陕西 | 8.42 | 7.52 |
| 河南 | 9.14 | 6.69 |
| 山东 | 7.27 | 7.17 |
| 山西 | 8.10 | 7.45 |

2. 采用分光光度法[7]，生品与蜜制品槐角中芦丁含量有明显差异，见表15-4。

表15-4　槐角与蜜槐角的芦丁含量（%，n=4）

| 样品 | 芦丁的含量 |
| --- | --- |
| 槐角 | 7.42 |
| 蜜槐角 | 7.55 |

【毒性】　槐角连皮制成浸膏，给家兔和豚鼠皮下注射，可使红细胞减少，后者尤甚。说明槐角中含有一种能破坏红细胞的物质，尤以槐角皮（即果荚）减少红细胞的作用为甚。槐角浸膏注射于青蛙和白鼠，结果皆中毒致死，说明槐角有毒[6]。以寇氏改良法静脉注射槐角提取液，测得小鼠 $LD_{50}$ 为（14215±30）mg/kg，槐角所含的植物凝集素有促进淋巴细胞转化作用[6]。

【生制槐角成分、药效与功用关系归纳】　由槐角蜜制前后的对比研究，初步认为芦丁和槐角苷的变化是引起槐角生制品药效差异的物质基础。其变化关系如图所示：

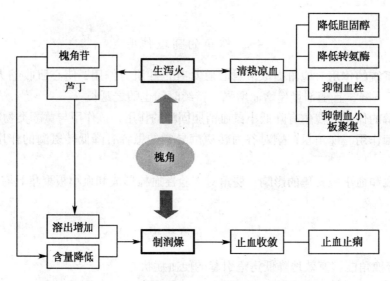

图 15-6　生制槐角成分、药效与功用关系图

（林桂梅）

## 参 考 文 献

[1] 国家药典委员会. 中华人民共和国药典（一部）[S]. 北京：中国医药科技出版社，2010：334.

[2] 胡昌江. 临床中药炮制学 [M]. 北京：人民卫生出版社，2008：197-198.

[3] 贾天柱. 中药炮制学 [M]. 第 2 版. 上海：上海科学技术出版社，2013：223-224.

[4] 叶定江，原思通. 中药炮制学辞典 [M]. 上海：上海科学技术出版社，2005：379-380.

[5] 王景华，唐于平，楼凤昌. 槐角化学成分与药理作用 [J]. 国外医药·植物药分册，2002，17（2）：58-60.

[6] 韦华梅，王剑波. 中药槐角的研究进展 [J]. 亚太传统医药，2010，6（3）：115-119.

[7] 江海燕，卓燊. 槐角不同炮制品的质量研究 [J]. 中成药，1998，20（4）：19-20.

[8] 房敏峰，曲欢欢，文颂华. 槐角不同炮制品中槐角苷的含量测定 [J]. 中药材. 2007，30（1）：24-25.

## ❧ 侧 柏 叶 ❧

【来源】　本品为柏科植物侧柏 *Platycladus orientalis*（L.）Franco 的干燥枝梢和叶。多在夏、秋季二季采收，阴干。主产于山东、河南、河北。

生制侧柏叶鉴别使用表

| 处方用名 | 侧柏叶 | 侧柏炭 |
|---|---|---|
| 炮制方法 | 切制 | 炒炭 |
| 性状 | 多分枝，小枝扁平。叶细小鳞片状，表面深绿色或黄绿色。质脆。气清香，味微苦、辛 | 分枝少，细碎，表面黑褐色。质脆，易折断，断面焦黄色。气香，味苦涩 |
| 性味 归经 | 苦、涩，寒 归肺、肝、脾经 | 苦、涩，微寒 归脾、肝经 |
| 功能 主治 | 凉血止血，化痰止咳，生发乌发 用于肺热咳嗽，血热脱发，须发早白 | 专于收涩止血 用于咯血、衄血、吐血、便血等 |
| 炮制作用 | 利于调剂和成分煎出 | 缓和寒凉之性，增强止血作用 |

续表

| | | |
|---|---|---|
| 用法<br>用量 | 水煎口服或入中成药；亦可外用<br>口服 10~15g；外用适量 | 水煎口服或入中成药<br>5~12g |
| 配伍 | 常与生地黄、生荷叶、生艾叶、杏仁、前胡等配伍，治疗血热出血证。如四生饮、侧柏散等 | 常与干姜、艾叶、大蓟、小蓟、茅根、续断、赤石脂等配伍，治疗各种出血证。如扁柏丸、柏叶汤、柏叶散、十灰散等 |
| 药理作用 | 抗炎、抗氧化，抗菌，杀虫 | 止血 |
| 化学成分 | 二萜、黄酮、挥发油、微量元素等成分 | 槲皮苷含量降低，槲皮素含量升高；微量元素钙、镁含量升高 |
| 检查<br>浸出物<br>含量测定 | 水分不得过 11.0%；总灰分不得过 10.0%<br>乙醇浸出物不得少于 15.0%<br>槲皮苷（$C_{21}H_{20}O_{11}$）不得少于 0.10% | 水分不得过 11.0%；总灰分不得过 10.0%<br>乙醇浸出物不得少于 15.0%<br>槲皮素（$C_{15}H_{11}O_7$）不得少于 0.01% |
| 注意 | 久服，多服，易致胃脘不适，食欲减退 | |

## 注释

**【炮制方法】**

侧柏叶：取原药材，除去硬梗及杂质[1]。

侧柏炭：取净侧柏叶，置热炒药锅内，用武火加热，炒至药物表面呈焦褐色，迅速喷淋清水少许，灭尽火星，取出凉透。以槲皮素为含量指标，对侧柏叶的炒炭工艺进行优选，优化参数为：280℃，炒制 5 分钟[2]。

**【性状差异】** 侧柏叶表皮深绿色或黄绿色，气清香。侧柏炭表皮黑褐色切面焦黄色，气焦香。（见文末彩图 57）

**【炮制作用】** 侧柏叶，味苦、涩，性寒。归肺、肝、脾经。具有止咳祛痰、生发乌发、凉血止血等功效，常用于咳喘、脱发以及吐血、尿血、便血、崩漏等各种出血症。如《名医别录》中主治吐血、衄血、痢血、崩中赤白。

侧柏炭，偏于收敛止血，多用于各种出血症。如扁柏丸（《大成》）、柏叶汤（《金匮》）、柏叶散（《圣惠方》），十灰散（《十药》）等方剂。

侧柏叶中槲皮苷的含量随炮制温度的升高而减少，而槲皮素的含量逐渐升高[3]。槲皮素具有突出的止血、凝血作用，且凝血活性与其剂量有关，是影响内源和外源性凝血系统的主要效应成分。可以明显缩短小鼠的出血时间和凝血时间，也具有降低大鼠血小板聚集率的作用，从而达到机体的凝血和抗凝血的动态平衡。槲皮素的止血作用强于槲皮苷，可能是侧柏叶炒炭后止血作用增强的主要原因。侧柏叶炒炭后微量元素钙、镁含量明显增加，二者是与止血作用密切相关的两种元素，这可能也是侧柏炭止血作用强于生品的原因之一[4]。

**【药理作用】**

### 一、侧柏叶的药理作用

**1. 抗炎作用** 侧柏叶的不同提取部位均具有抑制 NO 生成的作用[5]。侧柏叶中的柏木脑和红松内酯具有血小板拮抗作用，红松内酯的活性与银杏内酯 B 相当[6]。侧柏叶的乙醇提取物具有抑制 5-HETE，$LTB_4$ 和 12-HHT 生物合成的作用[7]。

**2. 抗氧化作用** 侧柏叶中二萜与黄酮类成分均具有不同程度清除体内 ROS 的活性[8]。

**3. 对微生物的作用** 侧柏叶的乙醇提取物具有抑制茄子水泡斑驳病毒、土豆卷叶病毒的作用；

挥发油则具有抑制 SARS- CoV 的作用；乙酸乙酯部位能够抑制 AFB1，但不抑制寄生曲霉的生长和 AFG1 生成[9,10]。

**4. 抗 rhALR2 和 AGEs 作用**　侧柏叶中黄酮类化合物对重组醛糖还原酶（rhALR2）和晚期糖基化终末产物（AGEs）的影响显示，海波拉亭-7-$O$-β-D-吡喃糖苷和槲皮苷抑制 ALR2 的 $IC_{50}$ 分别为 1.19 和 1.29μmol/L，强于阳性药依帕斯；槲皮苷和穗花杉双黄酮抑制 AGEs 的 $IC_{50}$ 分别为 82.8 和 97.7μmol/L[11]。

**5. 抗高尿酸作用**　侧柏叶乙醇提取物、槲皮素和芦丁对氧嗪酸钾诱导的小鼠高尿酸模型的影响显示，槲皮素和芦丁能够使模型组的高尿酸呈剂量依赖性地降低，其降低尿酸的活性与抑制 XDH/XO 活性有关[12]。

**6. 抗癌作用**　红松内酯在较低浓度时，能够抑制 Burkitt 淋巴瘤细胞系增殖，而在 100μmol/L 时，能够引起凋亡，凋亡率为 70%，其引起凋亡是由线粒体膜缺失引起的。另外，红松内酯能够在体外逆转淋巴瘤细胞对蒽环类抗生素的抵抗[13]。

20mg/ml 的侧柏叶乙醇提取物对 Hela 细胞，KB 细胞和 MDA- MB-468 细胞三种癌细胞的抑制率分别为（80.3±6.9）%，（93.2±2.1）% 和（62.5±1.6）%[14]。侧柏叶中 isopimara-8（9），15- dien-3β- ol，abietatriene-3β- ol 和 pinusolide 对 A549，SK- OV-3，SK- MEL-2 和 HCT-15 表现出了中等强度细胞毒性，其 $IC_{50}$ 介于 5.72μmol/L 到 34.84μmol/L 之间[15]。

**7. 利尿作用**　侧柏叶挥发油有利尿作用。能够增加大鼠尿量和 $Na^+$ 的排泄，但是不增加 $K^+$ 的排泄[16]。

**8. 促进毛发生长作用**　侧柏叶可以促进毛发的生长作用。侧柏叶醇提物能够增加小鼠毛囊的数量和大小，诱导小鼠的毛发处于生长初期，能够增加 β-catenin 和 Sonic hedgehog 的表达[17]。

**9. GABA$_A$ 受体调节活性**　异海松烯酸对 $α_1β_1γ_{2S}$，$α_2β_2γ_{2S}$ 和 $α_5β_2γ_{2S}$ 受体作用的 $EC_{50}$ 分别为（289.5±82.0），（364.8±85.0）和（317.0±83.7）μmol/L。隐海松烯酸的 $EC_{50}$ 分别为（48.1±13.4），（31.2±4.8）和（40.7±14.7）μmol/L。另外，腹膜注射隐海松烯酸能够剂量依赖性地减少小鼠的自主活动，且不引起小鼠的焦虑行为[18]。

**10. 神经保护作用**　从侧柏叶中分离出的一种二萜类成分 15-MPA，能够引起神经胶质细胞的凋亡，可能与阻断细胞周期有关。而神经胶质细胞的激活对中枢神经有害，15-MPA 具有神经保护作用[19]。

## 二、侧柏炭的药理作用

**止血作用**　侧柏生品和炭品皆有良好的止血效果，炭品促凝血效果明显优于生品。侧柏炭乙酸乙酯部位可显著缩短小鼠出血和凝血时间，促进止血、凝血，而鞣质部位未表现出明显止血、凝血活性。

侧柏炭可缩短大鼠血浆凝血酶原时间（PT）、活化部分凝血活酶时间（APTT）和凝血酶时间（TT），提高纤维蛋白原 FIB 的含量，影响内、外源性凝血系统以及其共同途径，还能提高 ADP 和 COL I 诱导的第一相血小板聚集和第二相血小板聚集均有促进作用，明显提高 $TXB_2$ 的含量而降低 6-keto- $PGF_{1α}$ 的含量，而生品组对内外源性凝血系统、血小板系统及纤溶系统没有显著的影响。

侧柏炭乙酸乙酯部位在缩短大鼠血浆凝血酶原时间（PT）、活化部分凝血活酶时间（APTT），以及提高血浆中纤维蛋白 FIB 表现突出，可能是通过影响外源性凝血系统中凝血因子Ⅰ、Ⅱ、Ⅴ、Ⅶ、Ⅹ的活性、内源性凝血系统中凝血因子Ⅷ、Ⅸ、Ⅺ、Ⅻ的活性，发挥止血、促进凝血的作用。鞣质部位仅在血小板聚集系统发挥了重要的协同作用。

对实验性血热出血症的影响：云南白药和侧柏炭对大鼠热象体征有明显改善；凝血功能指标（BT，TT，APTT，FIB），甲状腺功能指标（T4，T3，rT3，TSH），WBC，RBC，HGB，HCT，全血黏度及血浆黏度渐趋于正常，且光镜下观察发现，各给药组大鼠肺组织病理性出血现象有所改善[20,21]。

**【化学成分】**

**侧柏叶**　含挥发油类成分，如 α-侧柏酮、侧柏烯、小茴香酮等；黄酮类成分，如香橙素、槲皮素、杨梅树皮素、扁柏双黄酮等；还含钾、钠、钙、锌等微量元素。

**侧柏炭** 侧柏叶经过炭化后，槲皮苷含量下降，槲皮素含量明显上升；钙、镁元素含量升高[3,4]。

【高效液相色谱异同点】

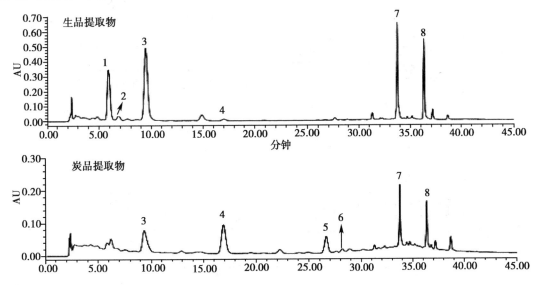

**图15-7 侧柏叶与侧柏炭提取物（先95%乙醇提后水提）的HPLC图**

1. 杨梅苷；2. 芦丁；3. 槲皮苷；4. 槲皮素；5. 山柰酚；
6. 芹菜素；7. 穗花杉双黄酮；8. 扁柏双黄酮

从图15-7中可以看出，相对于生品，除了峰4和峰5强度增强外，其他化合物峰面积均降低。由此可知侧柏叶经过炭化后黄酮苷和双黄酮部分转化为简单黄酮苷元[22]。

【含量测定】 侧柏叶与侧柏炭中八个黄酮类成分的含量变化[22]如表15-5所示。

**表15-5 侧柏叶与侧柏炭及其不同提取物中8种黄酮类成分的含量测定（mg/g）**

| 样品 | 杨梅苷 | 芦丁 | 槲皮苷 | 槲皮素 | 山柰酚 | 芹菜素 | 穗花杉双黄酮 | 扁柏双黄酮 |
|---|---|---|---|---|---|---|---|---|
| 生粉 | 2.217 | 0.102 | 0.674 | — | — | — | 0.635 | 0.698 |
| 生醇提物 | 1.458 | 0.077 | 0.463 | 0.007 | — | — | 0.490 | 0.549 |
| 生水提物 | 1.104 | 0.055 | 0.355 | 0.006 | — | — | 0.056 | 0.122 |
| 炭粉 | — | — | 0.122 | 0.074 | 0.085 | 0.008 | 0.152 | 0.115 |
| 炭醇提物 | — | — | 0.079 | 0.053 | 0.077 | 0.010 | 0.130 | 0.126 |
| 炭水提物 | — | — | 0.022 | 0.005 | 0.004 | — | 0.004 | 0.001 |

注：—未检出；

【不良反应】 不良反应表现为：头晕、恶心、呕吐、腹痛、腹泻、多汗、视物不清、四肢麻木，严重时瞳孔散大、对光不敏感、肠鸣、口吐白沫、惊厥、呼吸困难、血尿、蛋白尿、肺水肿、昏迷、循环衰竭、流产等[23,24]。

【毒性】 临床毒性尚不明确，动物实验显示，侧柏叶的毒性很小。小鼠口服侧柏叶水煎剂60g/kg，观察72小时，未见死亡，腹腔注射水煎剂半数致死量为15.2g/kg，水煎剂醇沉淀后的制剂则为30.5g/kg，毒性不大。小鼠灌胃侧柏叶煎剂60g/kg，观察72小时、未见死亡；小鼠腹腔注射急性$LD_{50}$为15.2g/kg，水煎剂经醇沉后部分小鼠腹腔注射$LD_{50}$为30.5g/kg；表明水煎剂经醇沉后，毒性就明显降低。侧柏叶的石油醚提取物灌胃对小鼠的$LD_{50}$为2964mg/kg；大鼠分别从相当临床剂量的20倍（24g/kg）和40倍剂量（48g/kg）的煎剂连续灌胃6周，除动物活动减少，食量比对照组稍有减少外，对生长、肝功能、血象及病理检查均有明显影响。

**【生制侧柏叶成分、药效与功用关系归纳】** 由侧柏叶炒炭前后的对比研究，初步认为黄酮类成分和微量元素的含量变化是引起侧柏叶生制品药效差异的物质基础。其变化关系如图所示：

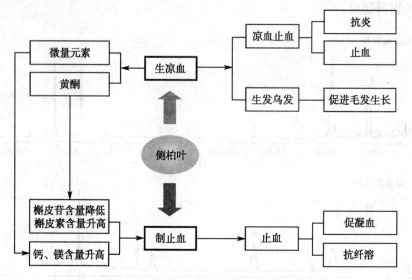

图15-8 生制侧柏叶成分、药效与功用关系图

（丁安伟 张 丽）

## 参 考 文 献

［1］国家药典委员会. 中华人民共和国药典（一部）［S］. 北京：中国医药科技出版社，2010：200.

［2］曾祥丽，丁安伟，单鸣秋. 正交设计法优选侧柏叶炮制工艺［C］. 中华中医药学会四大怀药与地道药材研究论坛论文集. 2008：171-174.

［3］吴怀恩，甄汉深，韦志英，等. 侧柏叶不同炮制品中槲皮苷与槲皮素的含量测定［J］. 时珍国医国药，2009，20（2）：354-356.

［4］孙立靖，任建成. 中药侧柏叶饮片中无机元素的含量测定［J］. 山东师大学报（自然科学版），1999，14（4）：400-402.

［5］Fan SY, Pei YH, Zeng HW. Compounds from Platycladus orientalis and their inhibitory effects on nitric oxide and TNF-α production［J］. Planta Med, 2011, 77：1623-1630.

［6］Yang HO, Sal DY, Han BH. Isolation and characterization of platelet-activating factor receptor binding antagonists from Biota orientalis［J］. Planta Med, 1995, 61：37-40.

［7］梁统，覃燕梅，梁念慈. 侧柏叶醇提取物抗炎作用的研究［J］. 中国药科大学学报，2001，32（3）：224-226.

［8］Lee YJ, Hwang SM, Yoon JJ, et al. Inhibitory effect of Thuja orientalis on TNF-α-induced vascular inflammation［J］. Phytotherapy Res, 2010, 24：1489-1495.

［9］Asili J, Lambert M, Hanne L. Labdanes and isopimaranes from Platycladus orientalis and their effects on erythrocyte membrane and on Plasmodium falciparum growth in the erythrocyte host cells［J］. J. Nat. Prod, 2004, 67：631-637.

［10］Al-Ani RA, Adhab MA, Hassan KA. Antiviral activity of Vit-org, 2-nitromethyl phenol and Thuja extract against eggplant blister mottled virus（EBMV）［J］. African Journal of Microbiology Research, 2011, 5（21）：3555-3558.

［11］Lee EH, Song DG, Lee JY, et al. Flavonoids from the leaves of Thuja orientalis inhibit the Aldose Reductase and the Formation of Advanced Glycation Endproducts［J］. J. Korea Soc. Appl. Biol. Chem, 2009, 52：448-455.

［12］Zhu JX, Wang Y, Kong LD. Effects of Biota orientalis extract and its flavonoid constituents, quercetin and rutin on serum uric acid levels in oxonate-induced mice and xanthine dehydrogenase and xanthine oxidase activities in mouse liver［J］. Journal of Ethnopharmacology, 2004, 93：133-140.

［13］Shults EE, Velder J, Schmalz HG, et al. Gram-scale synthesis of pinusolide and evaluation of its antileukemic potential［J］. Bioorganic & Medicinal Chemistry Letters, 2006, 16：4228-4232.

［14］Emami SA, Sadeghi-aliabadi H, Saeidi M, et al. Cytotoxic evaluations of Iranian conifers on cancer cells ［J］. Pharmaceutical Biology, 2005, 43 (4)：299-304.

［15］Kim CS, Choi SU, Lee KR. Three new diterpenoids from the leaves of Thuja orientalis ［J］. Planta Med, 2012, 78：485-487.

［16］Ibrahim MT, Abdel-Hady NM, Hammad LN. 13-GC/MS analysis and biochemical studies of the essential oil of Thuja orientalis L. growing in Egypt ［J］. Bull. Fac. Pharm. Cairo Univ, 2004, 42 (1)：151-156.

［17］Zhang NN, Park DK, Park HJ. Hair growth-promoting activity of hot water extract of Thuja orientalis ［J］. BMC Complementary and Alternative Medicine, 2013, 13 (1)：9.

［18］Zaugg J, Khom S, Eigenmann D, et al. Identification and characterization of GABA$_A$ receptor modulatory diterpenes from Biota orientalis that decrease locomotor activity in mice ［J］. J. Nat. Prod, 2011, 74：1764-1772.

［19］Choi Y, Lim SY, Jeong HS, et al. Oligonucleotide microarray analysis of apoptosis induced by 15-methoxypinusolidic acid in microglial BV2 cells ［J］. British Journal of Pharmacology, 2009, 157：1053-1064.

［20］柳佳，张丽，丁安伟，等. 侧柏炭对血热出血证大鼠的作用及机制研究 ［J］. 中国中药杂志, 2013, 38 (2)：223-228.

［21］柳佳，张丽，丁安伟，等. 基于中医辨证用药特点建立大鼠血热出血模型 ［J］. 中国药理学通报, 2012, 28 (9)：1319-1324.

［22］柳佳. 侧柏炭凉血止血作用研究及机制初探 ［D］. 南京：南京中医药大学硕士论文, 2013.

［23］冉先德. 中华药海 ［M］. 哈尔滨：哈尔滨出版社, 1993：1112-1115.

［24］肖培根. 新编中药志 ［M］. 北京：化学工业出版社, 2001：782-786.

## 藕 节

【来源】 本品为睡莲科植物莲 *Nelumbo nucifera* Gaertn. 的干燥根茎节部。秋、冬二季采挖根茎（藕），切取节部，洗净，晒干，除去须根。主产于浙江、江苏、安徽。

生制藕节鉴别使用表

| 处方用名 | 藕节 | 藕节炭 |
|---|---|---|
| 炮制方法 | 净制 | 炒炭 |
| 性状 | 呈短圆柱形，中部稍膨大。表面灰黄色至灰棕色。两端有残留的藕，表面皱缩有纵纹。质硬，断面有多数类圆形的孔。气微，味微甘、涩 | 呈短圆柱形，中部稍膨大。表面黑褐色或焦黑色，内部黄褐色或棕褐色。断面可见多数类圆形的孔。气微，味微甘、涩 |
| 性味归经 | 甘，涩，平 归肝、肺、胃经 | 甘，涩，微温 归肝、肺、胃经 |
| 功能主治 | 收敛止血，化瘀 用于吐血，咯血，衄血，尿血，崩漏 | 收涩作用强 用于虚寒的慢性出血反复不止 |
| 炮制作用 | 利于调剂和成分煎出 | 增强凝血止血作用 |
| 用法用量 | 水煎口服或入中成药 9～15g | 水煎口服或入中成药 9～15g |
| 配伍 | 常与荷蒂、侧柏叶、白茅根、阿胶、丹皮、黄芩、山茶花、百草霜、血余炭、琥珀、小蓟、枇杷叶等配伍治疗急暴吐血，咯血衄血，尿痛血淋。如双荷散，疏血丸，清热凉血汤，小蓟饮子，八宝治红丹 | 常与仙鹤草、侧柏叶、白及、阿胶、马兜铃、棕榈炭、代赭石、参三七、地榆、槐花、槐角炭、大黄、蒲黄等配伍治疗吐血、咯血、衄血，便血、痔血、崩漏。如凝血汤，十灰丸 |

续表

| 药理作用 | 缩短凝血止血时间 | 凝血止血作用增强 |
|---|---|---|
| 化学成分 | 鞣质、天门冬酰胺、淀粉、维生素 C 等 | 鞣质、天门冬酰胺、淀粉、维生素 C 等。炒炭后水溶性浸出物、65% 乙醇浸出物、3-表白桦脂酸含量均提高，成分比例关系发生变化 |
| 检查 | 水分不得过 15.0%；总灰分不得过 8.0%，酸不溶性灰分不得过 3.0% | 水分不得过 10.0%；酸不溶性灰分不得过 3.0% |
| 浸出物含量测定 | 水溶性浸出物不得少于 15.0%<br>总多酚含量以没食子酸计不得少于 0.20%<br>3-表白桦脂酸不得少于 0.20% | 水溶性浸出物不得少于 20.0%<br>总多酚含量以没食子酸计不得少于 0.25%<br>3-表白桦脂酸不得少于 0.15% |

## 注释

### 【炮制方法】

藕节：取原药材，除去杂质，洗净，干燥[1]。

藕节炭：取净藕节，置热锅内，用武火炒至表面黑褐色或焦黑色，内部黄褐色或棕褐色，取出，放凉[1]。优选藕节炭的炮制工艺为：饮片厚度 1~2cm 藕节饮片，390℃炒制 29 分钟[2]。

### 【性状差异】

藕节表面灰黄色至灰棕色，相对较浅。而藕节炭饮片表面呈黑褐色或焦黑色，内部黄褐色或棕褐色[1]。（见文末彩图 58）

### 【炮制作用】

藕节，味甘，涩，性平。具有收敛止血，化瘀的功能。生用凉血止血，兼能化瘀，故止血而不留瘀。常用于吐血、咯血等多种出血症，尤适于卒暴出血。如用于邪热伤胃的突然吐血、呕血、血色紫红的双荷散（《太平圣惠方》）。用于肝肺郁火，猝然咯血、衄血，量多色红的疏血丸（《医宗金鉴》）。用于血热妄行所致吐血，衄血的清热凉血汤《秦伯未经验方》。用于湿热蕴结膀胱，小便淋涩刺痛，或尿中带血等症的小蓟饮子（《重订严氏济生方》）。用于热邪壅盛所致的吐血、咯血、衄血的八宝治红丹（《处方集》）等。

藕节炭，性平偏温，收涩作用强[3]，常用于虚寒的慢性出血反复不止。如用于妇女崩漏的凝血汤（《河北中医》）。用于崩中下血不止的十灰丸（《济生方》）。

藕节炒炭后水溶性浸出物、65% 乙醇浸出物、3-表白桦脂酸、钙离子含量均提高，3-表白桦脂酸为藕节炭止血作用的有效成分之一，钙离子也是凝血的促凝剂。故藕节炒炭后止血作用增强，尤其适于反复出血。藕节炭凝血作用靶点涉及凝血、抗凝及其血栓形成的整个过程，并由此导致血流动力学的改变，起到凝血的功效。但其有效成分 3-表白桦脂酸的凝血作用靶点少，只对凝血、抗凝和血栓形成过程中某些部位起作用。

### 【药理作用】

#### 一、藕节的药理作用

**1. 止血作用**　藕节能显著缩短小鼠的出血时间[4]。

**2. 凝血作用**　藕节能显著缩短小鼠的凝血时间[4]。

#### 二、藕节炭的药理作用

**1. 止血作用**　藕节炭能显著缩短小鼠的出血时间，且止血作用明显强于藕节，与藕节组比较有显著性差异[4]。

**2. 凝血作用**　藕节炭能显著缩短小鼠的凝血时间，且凝血作用明显强于藕节，与藕节组比较有显著性差异[4]。

**3. 镇痛作用** 藕节炭能显著减少醋酸导致的小鼠扭体次数（$P < 0.05$），抑制醋酸引起的痛觉，效果与阳性药物阿司匹林相当[5]。

【化学成分】

**藕节** 主要含有鞣质、天门冬酰胺、淀粉、维生素 C 等[6]。

**藕节炭** 氨基酸类成分损失较大[7]，鞣质含量降低，3-表白桦脂酸含量升高[8]。钙含量升高[9]。

【含量测定】 藕节、藕节炭中总多酚和3-表白桦脂酸含量测定[10]，结果见表15-6。

表15-6 藕节与藕节炭中总多酚和3-表白桦脂酸含量测定结果（%）

| 样品 | 总多酚 | 3-表白桦脂酸 |
| --- | --- | --- |
| 藕节 | 0.56 | 0.48 |
| 藕节炭 | 0.78 | 0.60 |

【生制藕节成分、药效与功用关系归纳】

由藕节制炭前后的对比研究，提示了氨基酸、鞣质、3-表白桦脂酸和钙的变化是引起藕节生制品药效差异的物质基础。其变化关系如图所示：

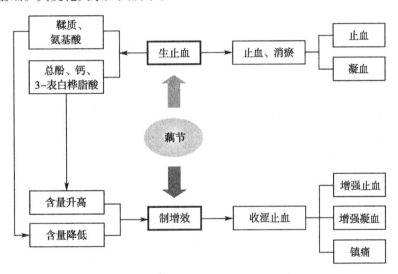

图15-9 生制藕节成分、药效与功用关系图

（孙立立 周 倩）

参考文献

[1] 国家药典委员会. 中华人民共和国药典（一部）[S]. 北京：中国医药科技出版社，2010：358-359.

[2] 连晓晓，胡昌江，余凌英，等. 藕节炭炮制工艺研究 [J]. 中国药业，2010，19（16）：39-41.

[3] 贾天柱. 中药炮制学 [M]. 上海：上海科学技术出版社，2012：153.

[4] 张朔生，袁野. 莲藕、藕节及其炭制品止血作用比较. 山西中医学院学报，2009，10（2）：13-15.

[5] 陆拯. 中药临床生用与制用 [M]. 北京：人民卫生出版社，2012：190-191.

[6] 贝宇飞，陈钧，代剑平，等. 壁钱炭等六种炭药抗炎、镇痛、止血活性的比较研究 [J]. 中成药，2009，31（11）：1722-1724.

[7] 郭长强，任遵华，王琦，等. 藕节制炭前后的质量研究 [J]. 山东中医杂志，1993，12（5）：37.

[8] 刘善新，靳光乾. 藕节炒炭浸出物、3-表白桦脂酸、HPLC 特征图谱变化 [J]. 中华中医药杂志，2013，28（1）：71-74.

[9] 蒋纪洋，李同永，李存兴，等. 藕节炭炮制研究 [J]. 中成药研究，1987（1）：13-14.

[10]"十一五课题资料"-"炒炭技术及相关设备研究"—藕节，课题编号：2006BAI09B006-02，负责人：刘善新.

# ～ 艾　叶 ～

【来源】　本品为菊科植物艾 *Artemisia argyi* Levl. et Vant. 的干燥叶。夏季花未开时采摘，除去杂质，晒干。主产于湖北蕲州、山东、安徽、河南等地。

生制艾叶鉴别使用表

| 处方用名 | 艾叶 | 醋艾炭 |
|---|---|---|
| 炮制方法 | 净制 | 炒炭 |
| 性状 | 多皱缩、破裂，有短柄。上表面灰绿色或深黄绿色，叶片展平后呈卵状椭圆形，羽状深裂，裂片椭圆状披针形，边缘有不规则的粗锯齿。质柔软。气清香，味苦 | 不规则碎片，多皱缩、破碎，表面黑褐色，有细条状叶柄。完整叶片少见，展平后成卵状椭圆形，羽状深裂，裂片椭圆状披针形，有醋气 |
| 性味归经 | 辛、苦，温。有小毒<br>归肝、脾、肾经 | 辛、苦、微酸，温<br>归肝、脾、肾经 |
| 功能主治 | 温经止血，散寒止痛；外用祛湿止痒<br>用于吐血，衄血，崩漏，胎漏下血，少腹冷痛，经寒不调，宫冷不孕；外治皮肤瘙痒 | 温经止血<br>用于虚寒性出血 |
| 炮制作用 | 性燥，祛寒燥湿力强，但对胃有刺激性，故多外用，或捣绒做成艾卷或艾柱。以除湿止痒为主 | 辛散之性大减，缓和对胃的刺激性，增强温经止血作用 |
| 用法<br>用量 | 外用适量，供灸治或熏洗用<br>煎汤内服或入中成药<br>3～9g | 煎汤内服或入中成药<br><br>3～9g |
| 配伍 | 常与当归、香附、吴茱萸、鲜生地、鲜荷叶、白芍、川芎、阿胶等配伍治疗月经不调，行经腹痛及带下，寒客胞宫，经脉不调，肚腹时痛，血热妄行的衄血，咯血，妊娠伤寒等症。如艾附暖宫丸、四生丸、胶艾六合汤、艾条、艾柱等 | 常与阿胶、熟地、当归、藕节、棕榈炭、侧柏叶、参三七、灶心土、槐角、地榆、蒲黄、蒲公英等配伍治疗妇人妊娠、血虚不养胎或胎动下血，湿冷下痢、脓血，腹痛，妇人下血，咯血，吐血，衄血，便血、血痢，功能失调性子宫出血等症。如胶艾四物汤、艾姜汤等 |
| 药理作用 | 止血、凝血、平喘、镇咳、祛痰、抑菌、兴奋子宫平滑肌作用 | 止血作用增强 |
| 化学成分 | 挥发油、黄酮、鞣质、环木菠烷型三萜、倍半萜类等 | 挥发油含量明显降低，油中所含毒性成分侧柏酮大部分被破坏，毒性降低 |
| 检查<br><br>含量测定 | 水分不得过 15.0%；总灰分不得过 12.0%；酸不溶性灰分不得过 3.0%<br>桉油精含量不得少于 0.050% | 待测<br><br><br>待测 |
| 注意 | 多外用，内服慎用 | 阴虚血热者慎用 |

## 注释

### 【炮制方法】

艾叶：取原药材，除去杂质及梗，筛去灰屑[1]。

醋艾炭：取净艾叶，搓散，置炒制容器内，用中火炒至表面黑褐色，喷入定量米醋，文火炒干，取出，灭尽火星，及时摊晾，凉透。每100kg艾叶，用米醋15kg。

除醋艾炭外，还有醋艾叶、艾叶炭。

**【性状差异】** 艾叶上表面灰绿色或深黄绿色。醋艾炭表面加深、呈黑褐色，有醋气，手搓易碎有炭黑。（见文末彩图59）

**【炮制作用】** 艾叶，味辛、苦，性温；有小毒。归肝、脾、肾经。具有温经止血，散寒止痛的功能。其气芳香，可以入血，辛热可以解寒，擅于理气血、散风寒湿邪，但对胃有刺激性，故多外用或捣绒做成艾卷或艾柱。艾叶与雄黄、硫黄煎水外洗，具有燥湿止痒的作用。可用于寒湿邪毒，外溢肌肤而致的皮肤湿疹瘙痒等症（《卫生易简方》）。与鲜生地、鲜荷叶等同用，具凉血止血作用，可用于血热妄行的衄血、咯血，如四生丸（《妇人大全良方》）。

醋艾炭，味辛、苦，性温。归肝、脾、肾经。艾叶制成醋艾炭后辛散之性大减，温经止血作用增强，多用于虚寒性出血证。醋艾炭常与阿胶、熟地、当归等同用，具有补血止血，安胎的作用。常用于妇人妊娠，血虚不养胎或胎动下血，如胶艾四物汤（《古今医鉴》）；又治疗湿冷下痢、脓血，腹痛，妇人下血的艾姜汤（《世医得效方》）[2]；常配伍藕节、棕榈炭等，治疗咯血；配伍侧柏叶等，可治衄血；配伍参三七、灶心土等，可治疗吐血；配伍槐角、地榆等，可治疗便血及血痢；配伍蒲黄、蒲公英可治疗功能失调性子宫出血[3]。

艾叶中的挥发油类成分具有平喘、镇咳、祛痰及消炎作用，并有利胆、抗菌、增强机体免疫功能等作用[3]。醋艾炭较艾叶挥发油含量明显降低，且随温度的升高、时间的延长呈逐渐降低的趋势。油中所含神经性毒性成分侧柏酮，经加热炮制后，大部分被破坏，故炮制后毒性降低。艾叶生品鞣质含量最高，却无明显的止血作用，制炭后止血作用明显增强，但其鞣质含量未见相应增加，相反有不同程度的降低，说明艾叶止血作用强弱与鞣质含量的高低关系不大，醋艾炭发挥止血作用的有效成分有待进一步研究[4]。

**【药理作用】**

## 一、艾叶的药理作用

**1. 抗菌抗病毒作用** 艾叶水浸剂，艾叶烟熏和艾叶油有抗细菌、抗真菌、抗病毒、抗支原体作用，艾叶烟熏患处有明显抗菌作用，使空气中菌落数减少，完全抑制化脓菌的生长[5]。

**2. 平喘作用** 艾叶油能直接松弛豚鼠离体气管平滑肌，能对抗乙酰胆碱、组胺、氯化钡引起的支气管收缩，增加豚鼠肺灌流量。反应机制为艾叶油对致敏豚鼠肺组织及气管平滑肌慢反应物质（SRS-A）的释放有阻抑作用[6]。

**3. 止血作用** 艾叶能降低毛细血管通透性，抗纤维蛋白溶解，从而发挥止血作用[7]。

**4. 抗炎作用** 蕲艾挥发油能够明显抑制二甲苯引起的小鼠耳壳炎症；抑制金黄色葡萄球菌、大肠杆菌、铜绿假单胞菌、变形杆菌等细菌生长；抑制2,4-二硝基氯苯诱导的迟发性超敏反应；对抗己烯雌酚和缩宫素引起的大鼠子宫收缩作用[8]。

**5. 抗过敏作用** 艾叶油对再次用卵蛋白攻击引起的过敏性休克有明显的保护作用，能抑制致敏豚鼠肺组织释放组胺及慢反应物质，直接对抗慢反应过敏物质引起的肠管收缩[8]。艾叶油中成分α-萜品烯醇、葛缕醇能抑制大鼠被动皮肤过敏反应和5-羟色胺引起的皮肤血管渗透性增强，抑制豚鼠肺组织释放SRS-A和SRS-A引起的豚鼠回肠收缩[9]。

**6. 对中枢神经系统的作用** 艾叶油具有明显的镇静作用，能延长戊巴比妥钠的睡眠时间，但能加速士的宁的惊厥致死，有一定的协同作用[10]。

**7. 局部刺激作用** 艾叶所含挥发油对皮肤有轻度刺激作用，可引起发热、潮红等[8]。

## 二、醋艾炭的药理作用

**1. 止血抗凝作用** 醋艾炭对小鼠的凝血及出血时间有显著影响，醋艾炭能显著缩短断尾小鼠的出、凝血时间[7]。

**2. 镇痛作用**　醋艾炭对醋酸所致小鼠疼痛反应有抑制作用,小鼠舔足实验表明醋艾炭高剂量组能明显提高小鼠热板痛阈值[7]。

**【化学成分】**

艾叶　主含挥发油、黄酮类、鞣质、倍半萜类、环木菠烷型三萜[11,12]等成分,其中油类主要成分为桉油精、苦艾素、α-萜烯醇等;黄酮类成分有异泽兰黄素、棕矢车菊素等;鞣质类成分,包括儿茶酚类（如儿茶酚胺）、单宁酸类。此外,艾叶还含有丰富的微量元素、油酸等[13]。

醋艾炭　艾叶制炭后挥发油含量大幅降低,油中所含毒性成分侧柏酮大部分被破坏。总鞣质含量有不同程度的降低。艾叶炒炭后对总黄酮破坏损失达50%~74.36%[14]。

**【含量测定】**　照2010年版《中国药典》一部艾叶项下【含量测定】方法[1]测定,生品和炮制品桉油精（$C_{10}H_8O$）的含量有一定的差异,制炭后桉油精含量大幅降低。总黄酮和总鞣质含量均明显下降[15]。见表15-7。

表15-7　艾叶与醋艾炭桉油精、总黄酮、总鞣质含量

| 样品 | 桉油精含量（mg/g） | 总黄酮（%） | 总鞣质（%） |
|---|---|---|---|
| 艾叶 | 0.255 | 10.94 | 1.25 |
| 醋艾炭 | 0.018 | 5.68 | 0.19 |

**【毒性】**　艾叶的毒性始载于《本草图经》,苏颂曰:"近世有单服艾者……甚补虚羸。然亦有毒发则热气冲上,狂躁不能禁,至攻眼有疮出血者,诚不可妄服也。"艾叶中所含的苦艾素能兴奋血管收缩中枢和运动中枢,大量能引起抽搐。口服大量艾叶后,30分钟可出现中毒症状:喉头干渴、恶心、呕吐,继而全身无力、头晕、耳鸣、四肢震颤,严重者可致死。孕妇可致出血或流产。慢性中毒有感觉过敏、共济失调、幻想、神经炎、癫痫样痉挛等症状[16]。

艾叶煎剂小鼠腹腔注射 $LD_{50}$ 为23g/kg,艾叶油灌胃 $LD_{50}$ 为2.47ml/kg,腹腔注射 $LD_{50}$ 为1.12ml/kg,萜品烯醇灌胃 $LD_{50}$ 为1.24g/kg。人内服中毒量20~30g,100g左右可致死[17]。

**【生制艾叶成分、药效与功用关系归纳】**　由艾叶炒炭前后的对比研究,初步提示了挥发油组成及含量的变化、总黄酮含量变化以及总体成分组成比例的改变是引起艾叶生制品药效差异的物质基础。其变化关系如图所示:

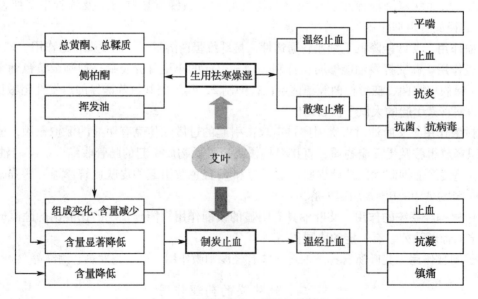

图15-10　生制艾叶成分、药效与功用关系图

（孙立立　周　倩）

• 参 考 文 献 •

[1] 国家药典委员会. 中华人民共和国药典（一部）[S]. 北京：中国医药科技出版社，2010：82-83.

[2] 胡昌江. 临床中药炮制学 [M]. 北京：人民卫生出版社，2008：190-191.

[3] 叶定江，张世臣，吴皓. 中药炮制学 [M]. 北京：人民卫生出版社，2011：449-451.

[4] 叶定江，原思通. 中药炮制学辞典 [M]. 上海：上海科学技术出版社，2005：428-429.

[5] 邱洁芬，胡遵荣. 试述艾叶的药理作用及临床应用 [J]. 实用中医药杂志，2003，19（8）：446-447.

[6] 蔡平. 艾叶的药理作用及应用 [J]. 时珍国医国药，2001，12（12）：1137-1139.

[7] 瞿燕，秦旭华，潘晓丽. 艾叶和醋艾叶炭止血、镇痛作用比较研究 [J]. 中药药理与临床，2005：21（4）：46-47.

[8] 梅全喜. 艾叶的药理作用研究概况 [J]. 中草药，1996，27（5）：311-314.

[9] 骆合生. 中药方剂的药理与临床研究进展 [M]. 广州：华南理工大学出版社，1991：197.

[10] 李慧. 艾叶的药理研究进展及开发应用 [J]. 基层中药杂志，2002，16（3）：51-53.

[11] 吉双，张予川，刁云鹏，等. 艾叶的化学成分 [J]. 沈阳药科大学学报，2009，26（8）：617-619.

[12] 唐生安，孙亮，翟慧媛，等. 艾叶化学成分的研究 [J]. 天津医科大学学报，2011，17（4）：461-463.

[13] Aina Lao , Yasuo Fujimoto , Takashi Tatsuno. Studies on the constituents of Artemisia argi Levi et Vant [J]. Chem Pharm Bull，1984，32（2）：723-724.

[14] 任淑娟，考玉萍，陈世虎，等. 艾叶炒炭炮制品中总黄酮的含量测定 [J]. 陕西中医学院学报，2009，32（4）：70-71.

[15] 中药麸制及有毒中药炮制技术与原理的研究-艾叶醋炙技术与原理研究，项目编号：200807039，负责人：孙立立.

[16] 赖祥林. 常见中草药毒副反应与合理应用 [M]. 广州：广东科技出版社，2007：241-243.

[17] 王炳森. 艾中毒 [J]. 中华内科杂志，1955，3（12）：941-943.

## ⁓ 茜 草 ⁓

**【来源】** 本品为茜草科植物茜草 *Rubia cordifolia* L. 的干燥根和根茎。春、秋二季采挖，除去泥沙，干燥。主产于安徽、河北、陕西、河南、山东。

生制茜草鉴别使用表

| 处方用名 | 茜草 | 茜草炭 |
|---|---|---|
| 炮制方法 | 切制 | 炒炭 |
| 性状 | 不规则的厚片或段。表面浅棕褐色，内部浅棕色。气微，味微苦 | 不规则的厚片或段。表面黑褐色，内部棕褐色，气微，味苦、涩 |
| 性味 归经 | 苦、寒 归肝经 | 苦、微寒 归肝、脾经 |
| 功能 主治 | 凉血，祛瘀，通经 用于瘀阻经闭，关节痹痛，跌扑肿痛 | 止血 用于吐血，咯血，血痢，尿血，崩漏下血等出血证 |
| 炮制作用 | 利于调剂和成分煎出 | 降低苦寒之性，增强止血作用 |
| 用法 用量 | 水煎口服或入中成药 6～10g | 水煎口服或入中成药 6～10g |

| 配伍 | 常与艾叶、赤芍、红花、桃仁、当归等配伍，治疗血瘀经闭，跌打损伤，风湿痹痛。如外伤散、通络活血方等 | 常与地榆炭、蒲黄炭、生地、大蓟、小蓟等配伍，治疗各种出血证。如十灰散等 |
|---|---|---|
| 药理作用 | 抗炎、抗肿瘤、护肝、升高白细胞 | 抗炎、镇痛、止血作用较强 |
| 化学成分 | 蒽醌及其苷类化合物为主，此外还含有萘醌及其苷类、萜类、环己肽类、多糖类等其他化学成分 | 异茜草素、1,3,6-三羟基-2-甲基蒽醌含量升高；大叶茜草素和羟基茜草素含量降低 |
| 检查 | 水分不得过 12.0%；总灰分不得过 15.0%；酸不溶性灰分不得过 5.0% | 水分不得过 8.0% |
| 浸出物 | 乙醇浸出物不得少于 9.0% | 乙醇浸出物不得少于 10.0% |
| 含量测定 | 大叶茜草素（$C_{17}H_{15}O_4$）不得少于 0.20%，羟基茜草素（$C_{14}H_8O_5$）不得少于 0.080% | 待测 |

## 注释

**【炮制方法】**

茜草：除去杂质，洗净，润透，切厚片或段，干燥[1]。

茜草炭：取茜草片或段，置炒制容器内，用武火加热，炒至表面黑褐色，内部焦褐色时，喷淋少量清水，灭尽火星。文火炒干，取出，放凉。

**【性状差异】** 茜草表面红棕色或暗棕色，断面紫红色；茜草炒炭后表面呈黑褐色，内部棕褐色。（见文末彩图 60）

**【炮制作用】** 茜草，味苦，性寒，归肝经。具有凉血，止血，祛瘀，通经的功能。用于吐血，衄血，崩漏下血，外伤出血，经闭瘀阻，关节痹痛，跌扑肿痛等证。茜草生品以活血祛瘀，清热凉血为主，亦能止血。用于血瘀经络闭阻所致的月经闭塞，产后恶露不尽，跌打损伤，红肿瘀痛，风湿痹痛，痈疽肿毒及血热所致的各种出血证等。如治骨节疼痛，配伍鸡血藤、海风藤、乌头（《经验方》）；治痈疽肿毒，配伍牡丹皮、蒲公英、赤芍等；治月经停闭，配伍川芎、当归等。

茜草炒炭后，寒性减弱，性变收涩，以止血为主。用于各种出血证。如吐血，咯血，血痢，尿血，崩漏下血等出血，尤以血热夹瘀者为良。如咯血的茜草散（《景岳全书》）；治血痢的茜草汤（《张氏方》）；治尿血及其他血热出血证的十灰散（《十药神书》）。

茜草中含有大量的以 1,3,6-三羟基-2-甲基蒽醌为苷元的蒽醌苷类成分，如 1,3,6-三羟基-2-甲基蒽醌-3-$O$-（$O$-6-乙酰基）新橙皮苷、1,3,6-三羟基-2-甲基蒽醌-3-$O$ 新橙皮苷、1,3,6-三羟基-2-甲基蒽醌-3-$O$-（$O$-6-乙酰基）-β-D-吡喃葡萄糖苷、1,3,6-三羟基-2-甲基蒽醌-3-$O$-β-D-吡喃葡萄糖苷、1,3,6-三羟基-2-甲基蒽醌-3-$O$-β-D-吡喃木糖（1-2）-β-D（6-$O$-乙酰基）吡喃葡萄糖苷等[2]。茜草在炒炭过程中，由于温度不断地升高，造成糖苷键的断裂，释放出大量的 1,3,6-三羟基-2-甲基蒽醌。1,3,6-三羟基-2-甲基蒽醌对人脐静脉内皮细胞（HUVEC）具有一定的保护作用，该成分可通过保护血管内皮细胞的途径促进茜草炭发挥止血功效[3]。异茜草素在茜草生品中含量极微，炮制成茜草炭以后，异茜草素含量增加，异茜草素有明显缩短小鼠凝血时间的作用，是茜草炭主要止血成分之一。

同时，高温炮制后，茜草炭中大叶茜草素和羟基茜草素的含量比生品茜草下降明显。大叶茜草素具有对 AA 和胶原诱导的兔血小板聚集有明显的抑制作用，对血小板激活因子诱导的聚集也有一定的抑制作用[4]。PHBP（血浆透明质酸结合蛋白）是一种丝氨酸蛋白酶，可激活凝血因子 VII，羟基茜草素可作为 PHBP 的特异性抑制剂，抑制 PHBP 对凝血因子 VII 的激活作用[5]。

综上所述，茜草生用具有活血化瘀之功，炒炭后止血作用增强、化瘀能力减弱，这与具有止血作用的 1,3,6- 三羟基-2- 甲基蒽醌含量升高，具有活血作用的大叶茜草素和羟基茜草素含量降低有密切的关系，符合茜草中医"生行熟止"的理论，并提出："生活血，苷之用；炭止血，转苷元"的炮制理论。

【药理作用】

## 一、茜草的药理作用

**1. 止血作用** 茜草及茜草炭均能抑制小鼠腹腔毛细血管通透性，并均能明显缩短大鼠 TT、PT、APTT[6]。

**2. 抗肿瘤作用** 从茜草中提取出具有抗肿瘤活性的六肽化合物。在茜草所含的七种抗癌成分中，作用最强的是 RA- Ⅷ[7-11]。RA- Ⅷ 对小鼠的白血病、腹水癌、大肠癌、肺癌及防止癌扩散均有疗效，治疗病症范围胜过长春新碱、丝裂霉素、阿霉素等[12]。

**3. 对免疫系统的作用** 茜草的水提醇沉干膏对环磷酰胺引起的小鼠白细胞降低有升高作用[13]。

**4. 抗氧化作用** 茜草多糖有显著抑制自由基脂质过氧化作用。用荧光法及分光光度法测定丙二醛（MDA）的含量的实验研究发现茜草多糖对小鼠肝匀浆在 37℃ 生成 MDA 含量的抑制率为 64.1%，对邻苯三酚产生的 $O_2^-$ 有显著的抑制作用（$P < 0.01$），对 $H_2O_2$ 所致红细胞的溶血率亦有显著的降低作用[11]。

**5. 止咳祛痰作用** 茜草具有镇咳、祛痰作用，含有茜草的中药复方有较好的止咳、祛痰、平喘作用。用酚红排泌法实验观察茜草醇提物的祛痰作用，结果显示茜草能促进呼吸道分泌。

**6. 抗炎作用** 茜草水提液具有延长小鼠凝血时间和明显减轻小鼠耳脓肿作用，而茜草制炭后的水提液虽然能明显缩短小鼠的凝血时间、减轻小鼠耳廓炎性脓肿，但抗炎作用不及茜草[14]。

**7. 护肝作用** 茜草水-甲醇提取物对肝脏具有保护作用。小鼠口服提取物能显著降低对乙酰氨基酚所引起的致死率，并缓解其肝毒性。对四氯化碳所致的肝毒性也能明显降低[15]。

**8. 解热镇痛作用** 茜草总蒽醌明显提高小鼠各时间组的痛阈值，并降低伤寒菌苗所致发热家兔的体温，提示茜草总蒽醌有较强的解热镇痛作用[16]。

## 二、茜草炭的药理作用

止血作用 茜草炒炭后，止血作用增强。研究表明茜草炭主要通过抑制毛细血管通透性，缩短 TT、PT、APTT 来发挥止血作用[3]。茜草炭对纤溶系统也有一定作用，但可能是多种酶的综合作用。

## 三、茜草、茜草炭之复方的药理作用差异[3]

**生、制茜草之紫菀丸的药理作用差异**

（1）对血液流变学的影响：生、炭品复方中剂量组能显著降低不同切变率下血热出血模型大鼠的全血黏度（$P < 0.05$，$P < 0.01$）；在 $30s^{-1}$、$5s^{-1}$ 切变率下生品复方高剂量组能显著降低血热出血模型大鼠的全血黏度；$5s^{-1}$ 切变率下炭品复方高剂量组能显著降低血热出血模型大鼠的全血黏度。生、炭品复方低剂量组对血热出血模型大鼠的全血黏度没有显著性影响。

生品复方中、高剂量组以及炭品复方中剂量组均能显著降低血浆黏度（$P < 0.05$，$P < 0.01$）；炭品复方中剂量组能够显著降低血红蛋白的含量（$P < 0.05$）；炭品复方中、高剂量组能明显降低血细胞比容（$P < 0.01$）。

（2）对凝血酶活性的影响：生品复方中、高剂量组能显著缩短凝血酶时间（TT）（$P < 0.05$ 或 $P < 0.01$），而炭品复方高、中、低剂量组均能显著缩短凝血酶时间（TT）（$P < 0.05$ 或 $P < 0.01$）。生品复方中剂量组、炭品复方高、中剂量组均能显著缩短活化部分凝血活酶时间（APTT）（$P < 0.05$ 或 $P < 0.01$）。生品复方低剂量组能显著延长凝血酶原时间（PT）（$P < 0.01$），而炭品复方中剂量组能显著缩短凝血酶原时间（PT）（$P < 0.05$）。生品复方中剂量组、炭品复方高、中剂量组均能显著升高血浆纤维蛋白含量（FIB）（$P < 0.05$）的含量。

（3）对血小板聚集率的影响：生品复方高、中剂量组能显著提高由 ADP 诱导血热出血模型大鼠的血小板聚集率，而炭品复方的高、中、低剂量组均能显著提高由 ADP 诱导血热出血模型大鼠的血小板聚集率（$P < 0.05$ 或 $P < 0.01$），且炭品复方对血小板聚集率的影响强于生品复方。

（4）对大鼠血浆中 TXB2、6-keto-PGF1α 含量的影响：生品复方低、中剂量组可通过降低 6-酮-前列腺素（6-keto-PGF1α）的含量来达到止血效果（$P < 0.05$），生品复方对血栓素（TXB2）的含量无显著性影响，反映茜草在复方中也发挥其活血的作用。炭品复方的低、中、高剂量组均可降低 6-酮-前列腺素（6-keto-PGF1α）的含量（$P < 0.05$），且升高血栓素（TXB2）的含量（$P < 0.05$），促进了血热出血模型大鼠的血管收缩和血小板的聚集，从而达到止血的效果，也充分体现了茜草炒炭后止血作用增强的传统炮制理论。

【化学成分】

**茜草** 茜草主要含蒽醌及其苷类化合物，此外还含有萘醌及其苷类、萜类、环己肽类、多糖类等成分。

**茜草炭** 茜草炒炭后，异茜草素、1,3,6-三羟基-2-甲基蒽醌含量升高，大叶茜草素和茜草素含量下降。

【高效液相色谱异同点】

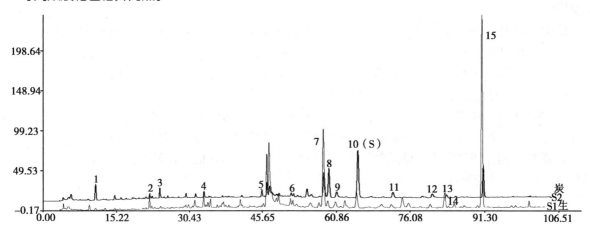

图 15-11 茜草生品、炭品对照指纹图谱叠加图

1. 5-羟甲基糠醛；6. 茜草素；8. 异茜草素；9. 羟基茜草素；
10. 1,3,6-三羟基-2-甲基蒽醌；15. 大叶茜草素

由茜草炒炭前后 HPLC 谱图可见，5-羟甲基糠醛、异茜草素、1,3,6-三羟基-2-甲基蒽醌、大叶茜草素炮制前后含量有明显变化。其中大叶茜草素炒炭后含量降低，5-羟甲基糠醛、异茜草素、1,3,6-三羟基-2-甲基蒽醌含量明显增加。

【含量测定】 照 2010 年版《中国药典》一部茜草项下【含量测定】方法测定，茜草与茜草炭中五个醌类成分的含量有较大差异，见表 15-8。

表 15-8 茜草、茜草炭中 5 种醌类化合物的含量（mg/g）

| 样品 | 茜草素 | 异茜草素 | 羟基茜草素 | 1,3,6-三羟基-2-甲基蒽醌 | 大叶茜草素 |
|---|---|---|---|---|---|
| 茜草 | 0.0419 | 0.0111 | 0.2113 | 0.0134 | 6.2144 |
| 茜草炭 | 0.0212 | 0.1572 | 0.3573 | 0.0520 | 2.1483 |

【毒性】 据有关文献报道，蒽醌类色素 Lucidin 及其苷 EKU-4 是具有遗传毒性和致癌性的一种化合物[17,18]。中药茜草中均含有 EUK-4，个别能够检测到 Lucidin[19]。小鼠灌服茜草煎剂 150g/kg 无死亡现象，剂量增至 175g/kg，5 只动物中有 1 只死亡。小鼠灌服茜草双酯的淀粉糊 200mg/kg 无任何反应，腹腔注射的 LD50 为（3012.4 ±66.4）mg/kg，狗每次口服剂量为 10g/只，未见不良反应；1g/只

连续 15 天，停药 30 天，处死动物未见病理改变，5.4g/只连续 90 天亦未见毒副反应。如药量增加到
9.69g/只，则出现明显毒性反应，个别动物死亡，骨髓检查核分裂相对增多，细胞形态无异常[20]。

　　**【生制茜草成分、药效与功用关系归纳】**　　由茜草炒炭前后的对比研究，初步认为蒽醌的变化可
能是引起茜草生制品药效差异的物质基础。其变化关系如图 15-12 所示：

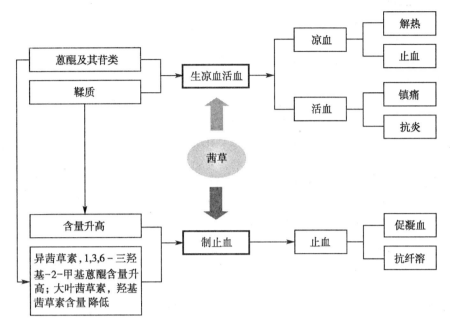

**图 15-12　生制茜草成分、药效与功用关系图**

（丁安伟　张　丽）

● **参 考 文 献** ●

［1］国家药典委员会. 中华人民共和国药典（一部）［S］. 北京：中国医药科技出版社. 2010：218.

［2］张琳，彭亮，胡本祥. 茜草的化学成分研究进展［J］. 现代中医药，2008，28（2）：52-54.

［3］陈星. 茜草在复方中生熟异用的物质基础研究［D］. 南京中医药大学，2013.

［4］田代华. 实用中药辞典下卷［M］. 北京：人民卫生出版社，2002：1258.

［5］Naoko N，Masayuki T，Eisaku Y，et al. Purpurin as a Specific Inhibitor of Spermidine-Induced Autoactivation of the Protease Plasma Hyaluronan-Binding Protein［J］. Biol Pharm Bull，2010，33（8）：1430-1433.

［6］张卫华，张振凌，黄显峰，等. 茜草饮片炒炭前后止血机制的比较［J］. 中华中医药杂志，2006，21（3）：160-162.

［7］Itokawa H，Takyak K，Morita H，et al. Studies on Antitumor Cyclic Hexapeptides RA Obtained from Rubia Radix Rubiaceae Ⅵ Minor Antitumor Constituents［J］. Chem Pharm Bull，1986，32（9）：3762-3768.

［8］Itokawa H，Morita H，Takyak K，et al. New Antitumor Bicyclic Hexapeptides RA-Ⅵ and RA-Ⅷ from *Rubia cordifolia*［J］. Tetrahedron，1991，47（34）：7007-7020.

［9］Morita H，Yamamiya T，Takeya K，et al. New Antitumor Bicyclic Hexapeptides RA-Ⅵ，RA-Ⅶ and RA-ⅩⅣ from Rubia cordifolia［J］. Chem Pharm Bull，1992，40（5）：1352-1354.

［10］Takyak K，Yamamiya T，Morita H，et al. Two Antitumor Bicyclic Hexapeptides RA-ⅩⅤ and RA-ⅩⅥ［J］. Chem Pharm Bull，1993，33（3）：613.

［11］Itokawa H，Yamamiya T，Morita K，et al. New Antitumor Bicyclic Hexapeptides RA-Ⅸ and RA-Ⅹ from Rubia cordifolia［J］. Journal of the Chemical Society Perkin Transactions Ⅰ，1992，（4）：455-459.

［12］Itokawa H，Takeyak K，Mihara K，et al. Studies on the Antitumor Cyclic Hexapeptides obtained from Rubia Radix［J］. Chem Pharm Bull，1983，31（4）：1424.

［13］张振涛，吴泉，吴仁奇，等. 茜草多糖的抗氧化作用［J］. 内蒙古医学院学报，1998，（7）：425-426.

[14] 王红霞，王秉. 茜草多糖 QA2 的分离纯化及组成分析 [J]. 中草药，1998，29（4）：219-221.

[15] 陈维宁，许兰芝. 茜草总蒽醌的抗炎免疫作用 [J]. 潍坊医学院学报，2002，24（1）：8-10.

[16] 冯秀香，许兰芝，高尔，等. 茜草总蒽醌的解热镇痛作用 [J]. 潍坊医学院学报，2002，24（1）：6-7.

[17] Johannes Westendorf, Hildegard Marquardt, Barbara Poginsky, et al. Genotoxicity of naturally occurring hydroxyanthra-quinones [J]. Mutat Res, 1990, 240: 1.

[18] Barbara Pogindky, Johnnes Westendorf, Loemeke Bruhilde, et al. Evaluation DNA- binding activity of hydroxyanthr-aquinones occuring in Rubia tinctorum L [J]. Carcinogenesis, 1991, 115 (12): 1265-1271.

[19] 司南，杨建，王宏洁，等. 液相色谱方法分析茜草中遗传毒性成分 Lucidin 及其苷 [J]. 中国实验方剂学杂志，2010，16（6）：88-90.

[20] 李顺景. 乌贼骨、茜草、黑荆芥药对妇科应用举隅 [J]. 河南中医，2009，29（2）：196-197.

## ❧ 蒲 黄 ❧

**【来源】** 本品为香蒲科植物水烛香蒲 *Typha angustifolia L.* 、东方香蒲 *Typha orientalis* Presl 或同属植物的干燥花粉。夏季采收蒲棒上部的黄色雄花序，晒干后碾轧，筛取花粉。剪取雄花后，晒干，成为带有雄花的花粉，即为蒲黄。主产于江苏、安徽、河南、内蒙古、黑龙江等地。

**生制蒲黄鉴别使用表**

| 处方用名 | 蒲黄 | 蒲黄炭 |
|---|---|---|
| 炮制方法 | 碾轧 | 炒炭 |
| 性状 | 黄色粉末。体轻，放水中则飘浮水面。手捻有滑腻感，易附着手指。气微，味淡 | 棕褐色或黑褐色的粉末。具焦香气，味微苦、涩 |
| 性味归经 | 味甘、微辛；性平<br>归肝、心包经 | 味甘，性平<br>归肝、心包经 |
| 功能主治 | 行血化瘀止痛、利尿通淋<br>用于瘀血阻滞的心腹疼痛，痛经，产后瘀痛，跌扑损伤，血淋涩痛 | 止血，化瘀，通淋<br>用于咯血、吐血、衄血、尿血、便血、崩漏及外伤出血 |
| 炮制作用 | 利于有效成分溶出 | 其止血作用增强，且止血不留瘀 |
| 用法用量 | 包煎。外用适量，敷患处<br>5～10g | 包煎。外用适量，敷患处<br>5～10g |
| 配伍 | 常与生地黄、白茅根、大小蓟、炮姜、艾叶、阿胶、五灵脂、肉桂、炮姜、当归等配伍祛瘀止痛，如失笑散、人参丸 | 常与丹皮、郁金、茯苓、大黄、石韦、生地榆、琥珀、小蓟、三七等配伍，治疗各种出血症，如二草五炭汤、炙草黄茂胶炭汤 |
| 药理作用 | 降血脂、抗动脉粥样硬化、延长凝血时间、保护急性心肌缺血、镇痛 | 增强止血作用，对肿瘤细胞有抑制作用，兴奋子宫，缩短血液凝固时间 |
| 化学成分 | 含甾体、黄酮、酚酸、氨基酸、多糖、无机成分及其他成分 | 炭素增加，黄酮苷含量明显减少 |
| 检查<br>浸出物<br>含量测定 | 水分不得过 13.0%；总灰分不得过 10.0%；酸不溶性灰分不得过 4.0%<br>乙醇浸出物不得少于 15.0%<br>异鼠李素-3-*O*-新橙皮苷（$C_{28}H_{32}O_{16}$）和香蒲新苷（$C_{34}H_{42}O_{20}$）的总量不得少于 0.50% | 水分不得过 13.0%；总灰分不得过 10.0%；酸不溶性灰分不得过 4.0%<br>乙醇浸出物不得少于 11.0%<br>蒲黄炭香蒲新苷（$C_{34}H_{42}O_{20}$）的相对含量降低了 80.47%，异鼠李素-3-*O*-新橙皮糖苷（$C_{28}H_{32}O_{16}$）的相对含量降低了 81.14% |
| 注意 | 孕妇慎用 | |

## 注释

**【炮制方法】**

蒲黄：取原药材，晒干后碾轧，筛取花粉[1]。

蒲黄炭：取净蒲黄，置热锅内，用武火炒至棕褐色或深褐色，喷淋清水少许，熄灭火星，取出，晾干。以化学成分含量为指标，对蒲黄炒炭工艺进行优选，优化参数为：炒制温度控制在210℃，炒制时间为8分钟[2]。

除蒲黄炭，还有炒蒲黄、酒蒲黄、醋蒲黄等[3]。

**【性状差异】** 蒲黄为黄色粉末，气微，味淡。蒲黄炭由于炒制，为棕褐色粉末，有焦香气。（见文末彩图61）

**【炮制作用】** 蒲黄，味甘、微辛，性平；归肝、心、脾经。蒲黄具有活血祛瘀、止痛、利尿等功效，主要用于治疗心腹疼痛、经闭腹痛、产后瘀痛、痛经、跌扑肿痛、血淋涩痛、带下、重舌、口疮、出血证等。

蒲黄炒后，缓和了寒凉滑利之性，因味涩而能调血止血，故炒蒲黄止血作用增强[3]。

蒲黄炭品缓和了寒凉滑利之性，性涩而能调血止血，主要取其收敛止血之效，用于各种出血证，更以崩漏、带下、泄精效佳。

蒲黄生品、炭品均能抑制血小板的聚集，能明显降低血瘀大鼠全血黏度，通过降低红细胞刚性指数 IR 和降低血沉及血沉方程 K，增强红细胞的变形性，降低红细胞聚集性，一定程度改变血液循环，从而表现活血化瘀作用。在凝血酶原酶形成阶段，蒲黄、蒲黄炭均能缩短血瘀大鼠凝血酶原酶形成阶段的凝血时间而表现出一定的凝血活性，且炭品的凝血途径要多于生品而表现出优于生品的凝血活性。同时，蒲黄生品、炭品也能够缩短凝血酶时间，表现出促凝活性，且炭品止血作用强于生品。

总多糖有抑制血小板聚积作用。蒲黄炒炭后多糖的含量明显降低[4]，故生品的活血化瘀作用强于炭品。黄酮类单体化合物具有抗血小板聚集的作用，说明黄酮类成分是蒲黄的活血化瘀主要活性成分之一。炒炭后黄酮类组分变化明显，黄酮苷损失殆尽，而相应的黄酮苷元相对含量明显增高。香蒲新苷和异鼠李素-3-O-新橙皮糖苷是蒲黄中含量最高的2个黄酮苷，苷元都是异鼠李素，在蒲黄炒炭的过程中，黄酮苷含量减少而苷元含量相对增加，这可能是蒲黄炒炭前后药性改变的物质基础[5]。蒲黄中的多种鞣质均具有止血作用，蒲黄炒炭后鞣质类成分含量升高，提示鞣质类成分变化也可能是蒲黄炭止血作用强于生品的原因之一[3]。

总之，蒲黄、蒲黄炭均有一定的化瘀止血作用。其化瘀活血活性主要表现在抑制血小板聚集和纤维蛋白形成阶段或与纤溶系统活性相关，且生品的活血化瘀作用强于炭品。其止血活性主要体现在凝血酶原酶及凝血酶形成阶段，且炭品止血作用强于生品。这正体现了"生能行血，炒炭止血"这一传统炮制理论，也从一个侧面揭示出蒲黄炒炭炮制的合理性所在。

**【药理作用】**

### 一、蒲黄的药理作用

**1. 对血液系统的作用**

（1）对内皮细胞的作用：蒲黄提取物具有促进脐静脉内皮细胞增殖的作用，并可抑制 Ox-LDL 诱导的 HUVECS ICAM-1、MCP-1 mRNA 表达的上调和 LDH 的释放，从而起到保护血管内皮细胞的作用[6]。蒲黄黄酮可提高缺氧时 HUVE-12 细胞活性，且蒲黄黄酮对 HUVE-12 细胞的这种保护作用与其浓度存在一定的量效关系[7]。蒲黄能强烈地刺激猪主动脉内皮细胞产生 PGI2 和 tPA，同时还可抑制 ADP 诱导的血小板聚集[8]。蒲黄能减轻纤维蛋白凝块对血管内皮的损伤作用。蒲黄对高脂血症所致的血管内皮损伤有明显的保护作用，可能是通过调节血脂代谢、改善血液流变性而实现的[9,10]。

（2）止血作用：蒲黄对 ADP 诱导人体外血小板的聚集性有明显的抑制作用，能降低血小板黏附率[11]。蒲黄及提取物总黄酮、有机酸、多糖对花生四烯酸诱导兔体内外血小板聚集功能的抑制作用强度依次为：总黄酮 > 多糖 > 煎液 > 有机酸[12]。

从长苞香蒲花粉中分离出的多糖，浓度低于 100 蒲花·mL$^{-1}$时，可加速血浆复钙时间[13]。从宽叶香蒲中分离出的异鼠李素-3-芸香糖基-7-鼠李糖苷具有止血作用[14]。

（3）调节血脂作用：蒲黄可以通过调节脂质代谢、调控 NO 合成、抗脂质过氧化等途径以实现抗动脉粥样硬化的作用[15]。

**2. 心血管系统的作用**　蒲黄水提物能预防异丙肾上腺素引起的心室纤颤和猝死，以及氯化钡恒速灌注引起的心律失常[16]。蒲黄中的两个黄酮化合物（异鼠李苷和槲皮素）能升高心肌 cAMP 含量 1/3 左右[17]。蒲黄提取物可显著提高脑组织 LDH 及 SOD 活性，明显降低 MDA 含量，对大鼠脑缺血再灌注损伤有明显的保护作用[18]。

**3. 对子宫平滑肌的影响**　蒲黄对豚鼠离体子宫和家兔在位子宫有兴奋作用。小剂量时规律性子宫收缩稍增强，大剂量时子宫兴奋作用明显增强[19]。蒲黄能够增强子宫肌电活动，从而增强子宫平滑肌运动，引起子宫强烈收缩[20]。

**4. 抗菌消炎作用**　蒲黄水煎液外敷对大鼠下肢烫伤有明显的消肿作用，腹腔注射蒲黄水煎醇沉制剂可降低小鼠局部注射组胺引起的血管通透性增加，并对大鼠蛋清性肺水肿有一定的消肿作用[21]。

**5. 其他作用**　蒲黄水煎剂可增高糖尿病胃轻瘫大鼠离体胃窦纵行肌条的张力，延长收缩持续时间，增大收缩面积，但对频率没有影响。且这种作用能被阿托品和维拉帕米所影响，而苯海拉明、酚妥拉明等却不影响其作用[22]。蒲黄中的亚油酸有抑制原癌基因蛋白增殖的作用，其他不饱和脂肪酸对 Myc-Max 异源二聚体与 DNA 结合也有明显的抑制作用；并且不饱和脂肪酸对 S NU16 型人胃癌细胞系有明显毒性[23]。

## 二、蒲黄炭的药理作用

**1. 止血作用**　蒲黄水浸液或 5% 乙醇液能使家兔凝血时间明显缩短，蒲黄粉外用对犬动脉出血有止血作用。

**2. 促进子宫平滑肌收缩**　蒲黄炭水煎液可改善微循环，促进炎性渗出物吸收，加强子宫平滑肌收缩[24]。

## 三、生、制蒲黄之复方的药理作用差异

**1. 生、制蒲黄之失笑散的药理作用差异**

（1）失笑散中蒲黄生品、炭品互换复方对血瘀模型大鼠血液流变性的影响：蒲黄生品、炭品复方均有不同程度降低全血黏度和血浆黏度，与炭品复方相比，生品复方有更显著的降低，且表现出一定的量-效关系。

（2）失笑散中蒲黄生品、炭品互换复方对血瘀模型大鼠凝血功能相关指标的影响：蒲黄生品、炭品复方均能使血瘀大鼠 FIB 含量降低，生品优于炭品复方。

（3）失笑散中蒲黄生品、炭品互换复方对血瘀模型大鼠病理组织舌、肺、子宫的影响：蒲黄生品、炭品复方对舌固有层水肿、充血等有一定的治疗作用，且炭品组的治疗效果优于生品组。生品复方高、中、低剂量组对上述的模型组大鼠肺部的损伤都有一定的治疗作用，生品复方和炭品复方对子宫的损伤有改善作用。

（4）失笑散中蒲黄生、炭品互换复方对血瘀模型大鼠血小板系统的影响：生品、炭品复方低、中、高剂量组均能抑制由 ADP 诱导的血小板聚集而呈现一定的化瘀活血作用（$P<0.01$，$P<0.05$），且生品复方对血小板聚集的抑制作用强于炭品复方。

（5）失笑散中蒲黄生品、炭品互换复方对血瘀模型大鼠血浆中 TXB2、6-keto-PGF1α 含量的影响：蒲黄生品、炭品复方均能使血瘀模型大鼠 TXB$_2$ 减少，6-keto-PGF$_{1α}$ 增加；与炭品复方比较，生品复方 TXB2 显著减少，6-keto-PGF1α 显著增加（$P<0.01$，$P<0.05$）。

**2. 生、制蒲黄之二神散的药理作用差异**

（1）蒲黄生品、炭品及二神散对血瘀模型大鼠血液流变学及凝血酶活性的影响：蒲黄生品能明显降低血瘀模型大鼠高低切变率下全血黏度，使得红细胞变形性增强，而蒲黄炭品及二神散没有表现出明显的效果；蒲黄、蒲黄炭及二神散能降低血沉值，使得红细胞的聚集性降低，从而表现出一定的

改善血液循环作用。

在凝血酶原酶形成阶段，蒲黄、蒲黄炭及二神散均能缩短血瘀模型大鼠凝血酶原酶形成阶段凝血时间而表现出一定的凝血活性，且炭品及二神散的凝血途径要多于生品及二神散对照组而表现出优于生品。在纤维蛋白形成阶段，蒲黄、蒲黄炭及二神散均能降低血瘀模型大鼠 FIB，延长此阶段凝血时间，而表现出一定的活血化瘀功效。

（2）蒲黄生品、炭品及二神散对血瘀模型大鼠肺部病理性损伤及舌象体征的影响：蒲黄生品、炭品及二神散都能通过改善血瘀模型大鼠肺泡壁充血、增厚，肺泡腔及肺间质大量出血，炎细胞浸润等途径而对其肺病理组织损伤起到一定的治疗和恢复作用。

（3）蒲黄生品、炭品及二神散对血瘀模型大鼠肺组织中 SOD、MDA、NO、NOS 的影响：蒲黄生品、炭品及二神散能够阻止模型组 SOD 活性的降低，降低氧自由基代谢产物的损害，达到调节氧化-抗氧化系统平衡的作用，从而减轻肺组织的损伤。同时，能够显著升高急性血瘀大鼠肺组织中降低的 NO、T-NOS 及 cNOS 水平，并降低 iNOS 水平，故具有保护肺脏，抑制肺损伤的作用。

**【化学成分】**
**蒲黄** 主要含黄酮、酚酸、甾体、氨基酸、多糖、无机元素及其他成分[25,26]。
**蒲黄炭** 蒲黄炒炭后，黄酮和多糖含量显著降低，鞣质含量增加[3-5]。
**【含量测定】** 照 2010 年版《中国药典》蒲黄项下【含量测定】方法测定，蒲黄、蒲黄炭中香蒲新苷和异鼠李素-3-$O$-新橙皮苷含量有明显差异，见表 15-9。

表 15-9 蒲黄、蒲黄炭的异鼠李素-3-$O$-新橙皮苷和香蒲新苷含量（mg/g）

| 样品 | 异鼠李素-3-$O$-新橙皮苷 | 香蒲新苷 |
|---|---|---|
| 蒲黄 | 3.5 | 3.3 |
| 蒲黄炭 | 0.7 | 0.7 |

**【不良反应】** 临床中治疗量口服无明显副作用，但本品可收缩子宫，故孕妇忌服。在复方中，如心舒 II 号片，个别病例在开始服用时有头昏、腹泻或荨麻疹，不需停药，大约 1～2 周自行消失，无其他副作用。临床心电图观察，其对严重心脏病患者亦不致加重病情。

**【毒性】** 蒲黄毒性较低，小鼠腹腔注射 $LD_{50}$ 为 35.57g/kg。蒲黄可引起豚鼠过敏，试管实验有溶血作用，还可使小白鼠红细胞及白细胞总数减少。该品虽无明显副作用，但可收缩子宫、故孕妇不宜服用。服用蒲黄常致胃部不适，食欲减退。

**【生制蒲黄成分、药效与功用关系归纳】** 由蒲黄炒炭前后的对比研究，提示了黄酮苷、多糖和鞣质的变化是引起蒲黄生炭药效差异的物质基础。其变化关系如图所示：

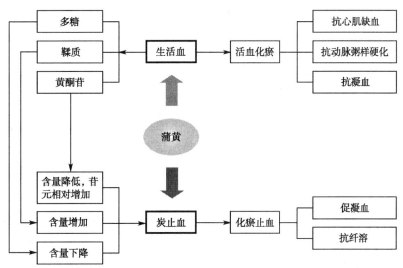

图 15-13 生制蒲黄成分、药效与功用关系图

（丁安伟 张 丽）

**参 考 文 献**

[1] 国家药典委员会. 中华人民共和国药典（一部）[S]. 北京：中国医药科技出版社. 2010：331.

[2] 严辉. 蒲黄饮片炮制规范化研究 [D]. 南京：南京中医药大学硕士学位论文，2005.

[3] 陈佩东. 蒲黄饮片炮制工艺及质量标准规范化研究 [D]. 南京：南京中医药大学博士学位论文，2008.

[4] 席先蓉，李寿星. 蒲黄及不同炮制品中总黄酮和多糖含量分析 [J]. 中国中药杂志，2000，25（1）：25-28.

[5] 陈佩东，孔祥鹏，李芳，等. 蒲黄炒炭前后化学组分的变化及谱效相关性研究 [J]. 中药材，2012，35（8）：1221-1224.

[6] 王远航，黄文权. 蒲黄提取物对氧化低密度脂蛋白损伤血管内皮细胞的保护作用 [J]. 中国老年学杂志，2010，30（7）：948-951.

[7] 林洁，贾春燕，王若光，等. 蒲黄黄酮对缺氧损伤血管内皮细胞的保护作用 [J]. 湖南中医药大学学报，2011，31（5）：10-12.

[8] 赵基，张彩英，徐德敏，等. 蒲黄对猪动脉内皮细胞产生 $PGI_2$ 和 tPA 的影响 [J]. 上海第二医科大学学报，1988，8（3）：213-217.

[9] 黄桂秋，张彩英，徐德敏，等. 蒲黄、丹参对纤维蛋白损伤内皮细胞的保护作用 [J]. 上海第二医科大学学报，1987，7（2）：128-131.

[10] 张嘉晴，周志泳，左保华. 蒲黄对高脂血症所致内皮损伤的保护作用 [J]. 中药药理与临床，2003，19（4）：20-22.

[11] 上海第二医学院病理生理教研室. 蒲黄对血液凝固、血液流变学及血小板功能作用的临床研究 [J]. 上海中医药杂志，1983，（2）：46-48.

[12] 刘凤鸣，石山，李增晞，等. 蒲黄及其提取物对花生四烯酸诱导血小板聚集功能的影响 [J]. 中国药理学通报，1990，6（5）：328-331.

[13] Ana Gibbs, Cleveland Green, V. M. Doctor. Isolation and anticoagulant properties of polysaccharides of Typha augustata and Daemonorops species [J]. Thromb Res, 1983, 32（2）：97-108.

[14] Hitoshi Ishida, Takayuki Umino, Kuniro Tsuji, et al. Studies on the Antihemorrhagic Substances in Herbs Classified as Hemostatics in Chinese Medicine Ⅸ on the Antihemorrhagic Principles in Typha lactifolia L [J]. Chem Pharm Bull, 1988, 36（11）：4414-4420.

[15] 姜利鲲，黄文权. 蒲黄对高脂血症致动脉粥样硬化大鼠作用的实验研究 [J]. 中国中医急症，2009，18（5）：770-773.

[16] 郑若玄，方三曼，李志明，等. 蒲黄对大白鼠心律失常的预防作用 [J]. 中国中药杂志，1993，18（2）：108-110.

[17] 王福云，余腊梅，彭淑珍. 蒲黄中的黄酮化合物对心肌环核苷酸含量的影响 [J]. 湖南医药杂志，1982，（5）：60-61.

[18] 王伦安，李德清，周其全. 中药蒲黄提取物对大鼠脑缺血再灌注损伤的保护作用 [J]. 临床军医杂志，2003，31（3）：1-2.

[19] 耿群美. 蒲黄的引产作用及一般药理实验 [J]. 中西医结合杂志，1985，5（5）：299-300.

[20] 朴忠万，文景爱，李颖. 蒲黄煎液对鼠子宫平滑肌电活动的影响 [J]. 中国实验方剂学杂志，2010，16（2）：44.

[21] 王丽君，廖矛川，肖培根. 中药蒲黄的化学与药理活性 [J]. 时珍国药研究，1998，9（1）：49.

[22] 王海波，王章元. 中药蒲黄提取液的镇痛作用研究 [J]. 医药导报，2006，25（4）：278.

[23] Chung S, Park S, Yang CH. Unsaturated fatty acids bind Myc-Max transcription factor and inhibit Myc-Max-DNA complex formation [J]. Cancer Lett, 2002, 188（1-2）：153.

[24] 凌展翅. 功血汤治疗功能性子宫出血48例. 陕西中医，1996，17（6）：243-244.

[25] Tao WW, Yang NY, Duan JA, et al. Two new nonacosanetriols from the pollen of Typha angustifolia [J]. Chinese Chemical Letter, 2010, 21（2）：209-212.

[26] 李芳，陈佩东，丁安伟. 蒲黄化学成分研究 [J]. 中草药，2012，43（4）：667-669.

# 花 蕊 石

【来源】 本品为变质岩类岩石蛇纹大理岩。采挖后，除去杂石和泥沙。主产于河南省三门峡市的灵宝市一带。

生制花蕊石鉴别使用表

| 处方用名 | 花蕊石 | 煅花蕊石 |
|---|---|---|
| 炮制方法 | 净制、破碎 | 煅制 |
| 性状 | 呈白色或浅灰白色不规则的块状或粉末，有淡黄色或黄绿色彩晕相间，体重质坚。气微，味淡 | 呈类白色或灰白色粉末状。无光泽。质地酥松，体轻 |
| 性味归经 | 酸、涩，平<br>归肝经 | 酸、涩，平<br>归肝经 |
| 功能主治 | 化瘀止血<br>用于咯血，吐血，外伤出血，跌打伤痛 | 化瘀止血<br>用于咯血便血等 |
| 炮制作用 | 去除杂质，利于煎出 | 使质地松脆，易于粉碎，且能缓和酸涩之性，消除伤脾伐胃的作用，有利于内服 |
| 用法用量 | 水煎口服或入中成药<br>4.5~9g | 水煎口服或入中成药<br>4.5~9g |
| 配伍 | 常与三七、代赭石、侧柏叶等配伍用于治疗热壅肺胃，血不循经，猝然吐血、呕血，量多色红，如化血丹；用于治疗咯血，吐血，外伤出血，跌扑伤痛，如花蕊石散；常与牛膝、益母草、桃仁等配伍用于治疗胎死腹中，或胞衣不下，或产后败血不尽，血迷、血晕等症，如花蕊石散 | 常与白及、红参、棕榈炭等配伍用于治疗气虚不能摄血，肺胃受损，时时吐血，如花蕊石散；可单味研细末敷患处，或与白及、煅乌贼骨、煅牡蛎等同用，具有收敛止血的作用，可用于各种外伤出血 |
| 药理作用 | 止血、镇静、抗肝癌等 | 止血、镇静、抗肝癌等 |
| 化学成分 | 含大量钙、镁的碳酸盐，并混有少量的铁盐、铝盐及少量的酸不溶物 | 炮制后矿物成分基本相同，但钙离子浓度增大 |
| 注意 | 凡无瘀滞及孕妇忌服 | 孕妇忌服 |

## 注释

【炮制方法】

花蕊石：取原药材，除去杂质，洗净，干燥，砸成碎块[1]。

煅花蕊石：取净花蕊石，砸成小块，置适宜的容器内，煅至酥脆或红透时，取出，放凉，碾碎。以颜色、气味、口感及 CaO 含量为综合评定指标，优化煅花蕊石的最佳炮制条件为 800℃，煅制 0.5 小时[2]。

除煅花蕊石外，还有醋制、童便制。

【性状差异】　花蕊石为灰白色不规则的块状或粉末，体重质坚。煅花蕊石色泽灰暗，质变酥脆，轻砸可碎。

【炮制作用】　花蕊石，味酸、涩，性平，归肝经，为厥阴经血分药。明《本草纲目》："其功专于止血，能使血化为水，酸以收之也。"用于治疗咯血、吐血，外伤出血，跌打伤痛。如治热壅肺胃，血不循经，猝然吐血、呕血，量多色红的化血丹（《医学衷中参西录》）；治胎死腹中，或胞衣不下，或产后败血不尽，血迷、血晕等症的花蕊石散（《太平惠民和剂局方》）。

煅花蕊石，能增强止血作用，缓和药性，而不伤脾胃，有利于内服。如治气虚不能摄血，肺胃受损，时时吐血的花蕊石散（《十药神书》）。

现代研究表明，矿物药的功效可能与微量元素密切相关[3]。花蕊石经煅制后矿质结构改变，难溶的 $CaCO_3$ 分解为易溶于水的 $CaO$[4]。与药效相关的无机元素发生以下变化：①具有止血作用的 Ca 元素溶出量明显增加；②具有促进血红细胞和血红素形成作用的 Fe 元素含量明显增加；③与 Ca 代谢密切相关的 Mg 元素溶出量保持适度，可起到止血化瘀的作用；④具有毒性（损伤血管壁，血细胞减少）的 As 元素溶出量明显降低，从而降低毒性；这可能是其止血作用增强的主要原因[5-7]。

【药理作用】

## 一、花蕊石的药理作用

**1. 止血作用**　花蕊石能缩短凝血时间和出血时间，减少出血量，并能显著增加外周血小板数目[8]。而且花蕊石能使血中钙离子浓度增大，能防止血浆渗出和促进血液凝固[9]。

**2. 镇静作用**　龙骨、龙齿、花蕊石的镇惊安神作用比较实验发现，花蕊石抗惊厥作用优于龙骨、龙齿。结合三种药物中微量元素含量推测，花蕊石中 Cu、Mn 元素量可能与其抗惊厥作用有关[10]。

**3. 治疗肝癌**　以 H22 肝癌小鼠为在体实验模型发现，生花蕊石水煎液对小鼠实体瘤有抑制作用，但是煅花蕊石水煎液对肿瘤细胞的抑制作用强于花蕊石生品水煎液[11]。

**4. 对微循环的影响**　生、煅花蕊石对小鼠耳廓微循环血流量变化有显著影响，但生、煅品功效无太大差异；高剂量组比低剂量组功效持续时间长[12]。

## 二、煅花蕊石的药理作用

**1. 治疗肝癌**　以 H22 肝癌小鼠为在体实验模型发现，煅花蕊石水煎液对小鼠实体瘤有抑制作用[11]。

**2. 对微循环的影响**　煅花蕊石对小鼠耳廓微循环血流量变化有显著影响[12]。

【化学成分】

**花蕊石**　主要物相为 $CaCO_3$，随产地不同还含有滑石、透辉石、白云母等次要物相；除主要元素 Ca、Fe、Al、K 外，还含有 Cu、Ni、Na、Pb、Cr、Mn 等微量元素[13]。花蕊石中 Se、Cu 可以认为是该药中作用最大的元素或最特征的元素[14]。

**煅花蕊石**　生品经高温煅制后转化为 CaO，Ca、Mg、Al、Fe 元素含量均有一定程度的升高，而 Cu、Zn、Pb 等重有害金属元素含量显著下降[15]，炮制后的钙离子浓度增大[16]。

【不良反应】　花蕊石所含钙离子可与西药四环素族抗生素、异烟肼类药物形成难溶性络合物，影响吸收，降低疗效，因此不能配伍应用；与西药洋地黄、硝苯地平、普尼拉明等药物合用后，可引起心律失常和传导阻滞，因而也不能共用[17]。

【毒性】　临床毒性尚不明确。动物实验显示，河北产花蕊石，急性毒性静脉注射 $LD_{50}$ 为 4.22g/kg；煅花蕊石静脉注射 $LD_{50}$ 则为 21.50g/kg[18]。

【生制花蕊石成分、药效与功用关系归纳】　由花蕊石煅制前后的对比研究，Ca、Fe、As 等元素的变化是引起花蕊石生制品药效差异的物质基础。其变化关系如图 15-14 所示：

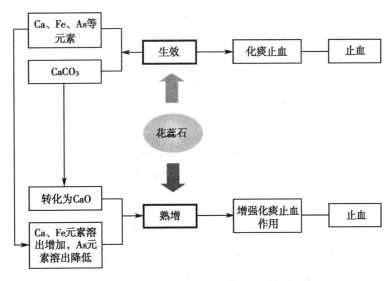

图 15-14　生制花蕊石成分、药效与功用关系图

（鞠成国）

## 参考文献

[1] 国家药典委员会. 中华人民共和国药典（一部）[S]. 北京：中国医药科技出版社，2010：149.

[2] 朱天琪，董艳芬，张萱，等. 花蕊石煅制方法的研究 [J]. 中国中药杂志，1998，23（9）：357-358.

[3] 王志华，刘瑞. 矿物药中微量元素对人体的影响 [J]. 中国社区医师（综合版），2007，23（9）：2.

[4] 赵晶，孟宪生，包永睿，等. 花蕊石煅制后结构变化与元素溶出量差异研究 [J]. 医药导报，2010，29（5）：565-568.

[5] 丁望，李大同，周洪雷. 花蕊石止血作用的实验研究 [J]. 实用医药杂志，2005，22（4）：1109.

[6] 高锦飚，李祥. 花蕊石止血作用物质基础的研究 [J]. 吉林中医药，2007，27（3）：47.

[7] 陈惠霞，李守成，徐惠芹. 花蕊石炮制与疗效关系 [J]. 吉林中医药，1996，（4）：36.

[8] 彭智聪，张少文，康重阳，等. 花蕊石炮制前后止血作用的比较 [J]. 中国中药杂志，1995，20（9）：538.

[9] 江西中医学院. 中药大辞典：上册 [M]. 上海：上海科学技术出版社，2009：1062.

[10] 黄寅墨，刘淑花. 龙骨、龙齿、花蕊石微量元素及药理作用比较 [J]. 中成药. 1990，12（6）：31-32.

[11] 赵晶. 花蕊石抗肝癌活性组分筛选及物质基础研究 [D]. 大连：辽宁中医药大学硕士学位论文，2010.

[12] 高锦飚. 花蕊石炮制工艺及质量标准规范化研究 [D]. 南京：南京中医药大学硕士研究生毕业论文，2007.

[13] 黄长高，李钢. 矿物中药花蕊石组成与热稳定性研究 [J]. 科技视界，2012，（25）：24-27.

[14] 范丽波，孟宪生，赵晶，等. 花蕊石中9种无机元素初级形态研究 [J]. 中国实验方剂学杂志，2010，16（14）：35-37.

[15] 何立巍，李祥，高锦腾，等. 中药花蕊石炮制前后宏微量元素分析 [J]. 亚太传统医药，2008，4（12）：26-27.

[16] 杨美华. 花蕊石炮制前后的矿物组分及微量元素分析 [J]. 江西中医学院学报，1997，9（4）：34.

[17] 丁涛. 中草药不良反应及防治 [M]. 北京：中国中医药出版社，1992：294.

[18] 岳旺，刘文虎. 中国矿物药的急性毒性（LD50）测定 [J]. 中国中药杂志，1989，14（2）：42.

## ～ 三　七 ～

【来源】　本品为五加科植物三七 *Panax notoginseng*（Burk.）F. H. Chen 的干燥根和根茎。秋季开花前采挖，洗净，分开主根、支根及根茎，干燥。支根习称"筋条"，根茎习称"剪口"。主产于云南文山、砚山等县，以及广西田阳、靖西、百色等地。

生制三七鉴别使用表

| 处方用名 | 三七粉 | 蒸三七 | 炸三七 |
|---|---|---|---|
| 炮制方法 | 粉碎 | 蒸制 | 油炸 |
| 性状 | 灰褐色或灰黄色粉末，有灰褐色或灰黄色碎块。气微，味苦微甜 | 类圆形薄片，表面棕黄色，角质样，有光泽，质坚硬，易折断，断面深绿色或深灰白色粉末。气微，味苦微甜 | 表面深棕黄色的碎块，断面深棕黄色粉末，质脆易碎，略有油气，有特有香气，味微苦 |
| 性味归经 | 甘、微苦，温归肝、胃经 | 甘、微苦，温归肝、胃、心经 | 甘、微苦，温归肝、胃、心经 |
| 功能主治 | 散瘀止血，消肿定痛用于咯血，吐血，衄血，便血，崩漏，外伤出血，胸腹刺痛，跌扑肿痛 | 补气补血，补虚强壮主要用于由生血乏源、失血过多、肾精亏损、大病久治不愈等引起的血虚证，产后血虚和习惯性产后血晕等 | 补气补血，补虚强壮主要用于由生血乏源、失血过多、肾精亏损、大病久治不愈等引起的血虚证，产后血虚和习惯性产后血晕等 |
| 炮制作用 | 利于调剂和服用 | 增强滋补作用 | 增强滋补作用 |
| 用法用量 | 冲服或入中成药3~9g，一次1~3g。外用适量 | 研粉服或入中成药3~9g | 研粉服或入中成药3~9g |
| 配伍 | 与人参配伍，用于气血虚兼出血、瘀血；与丹参配伍，祛瘀、行血之力更宏；与沉香配伍，用于高血压、冠心病、心绞痛；与白及配伍，加强止血，促进溃疡之愈合 | 与人参、鹿茸、鹿角胶、龟甲胶、党参、黄芪（炙）、熟地黄等配伍，用于身体虚弱，头晕耳鸣，心悸失眠，阴虚盗汗，月经不调等症状，如参茸三七补血片 | 与熟地黄、当归、党参、女贞子（酒炙）、香附（醋炙）、白术（麸炒）、山药、墨旱莲，用于气血不足引起的面色苍白，心悸气短，精神疲倦，体虚潮热，腰酸腿软等症状，如田七补丸 |
| 药理作用 | 止血、活血化瘀、抗心律失常、抗炎、免疫、抗肿瘤、抗氧化 | 补气补血，提高免疫功能 | 补气补血，提高免疫功能 |
| 化学成分 | 三萜皂苷、黄酮、挥发油、多糖、氨基酸等化合物 | 一些固有皂苷成分含量下降，另有新皂苷成分生成，多糖溶出量增加 | 一些固有皂苷成分含量明显下降，另有新皂苷成分生成较多，多糖溶出量增加 |
| 检查 | 水分不得过14.0%；总灰分不得过6.0%；酸不溶性灰分不得过3.0% | 水分不得过14.0%；总灰分不得过6.0% | 水分不得过14.0%；总灰分不得过6.0% |
| 浸出物含量测定 | 甲醇浸出物不得少于16.0%含人参皂苷$Rg_1$（$C_{42}H_{72}O_{14}$）、人参皂苷$Rb_1$（$C_{54}H_{92}O_{23}$）及三七皂苷$R_1$（$C_{47}H_{80}O_{18}$）的总量不得少于5.0% | 甲醇浸出物不得少于20.0%含人参皂苷$Rg_1$（$C_{42}H_{72}O_{14}$）、人参皂苷$Rb_1$（$C_{54}H_{92}O_{23}$）及三七皂苷$R_1$（$C_{47}H_{80}O_{18}$）的总量不得少于0.45% | 甲醇浸出物不得少于20.0%含人参皂苷$Rg_1$（$C_{42}H_{72}O_{14}$）、人参皂苷$Rb_1$（$C_{54}H_{92}O_{23}$）及三七皂苷$R_1$（$C_{47}H_{80}O_{18}$）的总量不得少于0.45% |
| 注意 | 孕妇慎用，血虚、吐衄、血热妄行者禁用，过敏者慎用 | 感冒发热忌服 | 感冒发热忌服 |

## 注释

**【炮制方法】**

三七粉：取原药材，除去杂质，粉碎。

蒸三七：取净三七，洗净，蒸透，取出，及时切片，干燥。以人参皂苷 $Rg_1$ 含量为评判指标，优选熟三七最佳炮制工艺：取净三七，大小分档，置清水中浸润 3 小时，置笼屉内蒸 5 小时，取出，切片，干燥。

油炸三七：取净三七，打碎，分开大小块，用食用油炸至表面棕黄色。

除蒸制、油炸三七外，还有黄精汁蒸制、黑豆汁蒸制、酒制、砂炒等[1]。

**【性状差异】** 三七粉为灰褐色或灰黄色粉末，而蒸三七为类圆形薄片，表面棕黄色，断面深绿色或深灰白色；油炸三七为深棕黄色的碎块，断面深棕黄色，且略有油气。

**【炮制作用】** 三七，味甘、微苦，性温，归肝、胃经。苦泄温通，入肝经血分，善止血妄行，又能活血散瘀，有止血不留瘀，化瘀不伤正的特点，无论上中下之血，凡有外越者，无不奏效。故可广泛适用于血液不循常道，溢出脉外所致的咯血、吐血、衄血、便血、崩漏、外伤出血等全身各部的出血证。因其"能于血分化其血瘀"（《本草求真》），对瘀阻络损之体内外出血最宜，单味内服外用均有良效，故有"止血之神药"（《本草新编》）称谓。三七善化瘀血，以通为治，能促进血液运行，使血脉通利，瘀血消散，而达消肿定痛之效，尤以止痛著称，为治瘀血诸痛之佳品，外伤科之要药。凡跌打损伤，瘀血肿痛，或胸腹刺痛，内服外敷，奏效尤捷。对于疮疡初起肿痛者，用之可使肿消痛止[2]。

三七经炮制后止血化瘀作用较弱，以滋补力胜。有补气补血、强身健体之功。主要用于由生血乏源、失血过多、肾精亏损、大病久治不愈等引起的血虚证，产后血虚和习惯性产后血晕等。

三七含三萜皂苷、黄酮、挥发油等[3]，具有抗炎，镇痛，止血、抗血栓形成、改善心肌微循环等活性[4,5]；其中三七皂苷 $R_1$ 等成分具有抑制凝血酶诱导的血小板聚集作用，使三七具有良好的活血作用[6,7]；三七中凝血活性成分三七素不稳定，经加热处理后易被破坏，故三七止血一般生用[8]，有"止血不留瘀，化瘀不伤正"的作用，为理血的要药。

三七蒸制或油炸后，三七皂苷 $R_1$ 和人参皂苷 $Rg_1$、Re、$Rb_1$、Rd 等含量下降，油炸下降较多[9]，同时三七蒸制后还有新的皂苷成分生成，其中鉴定了人参皂苷 20S-$Rh_1$ 等 8 个新转化的成分[10]，另有报道三七蒸制后三七中的多糖溶出量增加[11]。这些成分的变化表现为蒸制三七高剂量组能显著增加环磷酰胺所致血虚小鼠 Hb 含量和血虚小鼠 WBC 数，在改善血液黏度方面有较好的作用，表明熟三七在提高免疫、补气作用方面优于三七，这与临床用药习惯基本一致。

综上，三七素、人参皂苷和三七总皂苷的变化，导致三七不同炮制品药理作用不同，证明了三七"生打熟补"传统理论的合理性。

**【药理作用】**

### 一、三七的药理作用

**1. 对血液系统的影响**

（1）抗血栓形成：三七皂苷 $Rg_1$ 可明显降低实验性血栓形成，并且以剂量依赖方式抑制凝血酶诱导的血小板聚集，还可抑制凝血酶诱导的正常血压及肾性高血压大鼠血小板内游离钙浓度升高[6,7]。

（2）止血：三七水溶性成分三七素能缩短小鼠的凝血时间，并使血小板数量显著增加，它主要通过机体代谢、诱导血小板释放凝血物质而产生止血作用[7]。

**2. 对心脑血管系统的影响**

（1）对心肌的保护作用：三七总皂苷（三七）对实验性心肌缺血-再灌注损伤有很强的保护作用，三七的抗脂质过氧化作用是保护缺血性再灌注心肌的一个重要原因。三七也因能抑制 NF-κB 的活化，减少 ICAM-1 表达及中性粒细胞浸润而具保护心肌作用[8]。

（2）抗冠心病作用：三七能改善左室舒张功能，这与其提高肌浆内膜上的 Ca 泵活性，纠正心肌细胞内 $Ca^{2+}$ 超负荷及提高左室心肌能量有关。增加冠脉血流量，改善心肌微循环，从而调整心肌缺血缺氧状态，可能是三七抗冠心病的药理学基础[4]。

（3）对脑组织的保护作用：三七能使全脑或局灶性脑缺血后再灌注水肿明显减轻，血脑屏障通透性改善，局部血流量显著增加。其作用机制可能是上调 HSP70（一种脑缺血相关蛋白）和下调转铁蛋白，并保护血脑屏障。三七还能明显延缓缺血组织三磷酸腺苷（ATP）的分解，改善能量代谢，增加组织血流供应，从而保护脑组织。三七对脑缺血后的细胞有一定保护作用，止血、活血化瘀、镇静、镇痛、消炎等作用都是三七治疗脑血管疾病的药理学基础[8]。

（4）扩血管和降压作用：三七能扩张血管产生降压作用，其作用机制是三七为钙通道阻滞剂，具有阻断去甲肾上腺素所致的 $Ca^{2+}$ 内流的作用[8]。

**3. 对中枢神经系统的影响[5,12]**

（1）镇静作用：三七能减少动物的自主活动，表现出明显的镇静作用，这种中枢抑制作用部分是通过减少突触体谷氨酸含量来实现的。

（2）镇痛作用：三七对化学性和热刺激引起的疼痛均有明显的对抗作用，且三七是一种阿片肽样受体激动剂，不具有成瘾的副作用。

（3）增智作用：三七皂苷 $Rg_1$ 能明显增加小鼠的学习与记忆能力，对亚硝酸钠及 40% 乙醇造成的小鼠记忆不良均有不同程度的对抗作用。

**4. 抗炎作用**　三七对多种实验性炎症模型有良好的抗炎活性。它可抑制烫伤后巨噬细胞 TNF-α 的生成，抑制 NF-κB 活性，干预 NF-κB 通路，从而降低了 TNF-α-mRNA 的表达；还可抑制 Car 诱导的白细胞游出和蛋白渗出，降低灌洗液中白细胞数，阻止 mDNA 含量升高，抑制 Neu 释放 $O_2$，增加 Neu 内 cAMP 含量，从而减少 $O_2$ 等自由基所诱发的脂质过氧化损伤；并且它对急性胰腺炎胰酶的释放和 TNF-α，$TXB_2$ 均有明显的抑制作用[4,12]。

**5. 对血脂的影响**　三七皂苷 $Rg_1$ 具有较强的抗脂质过氧化作用，能显著降低血脂及脂质过氧化终产物丙二醛，表明其有一定延缓衰老的功效[12]。

**6. 保肝作用**　三七可提高肝组织及血清超氧化物歧化酶的含量，减少肝糖原的消耗，改善肝微循环，减轻线粒体、内质网等细胞器的损伤及肝纤维化[5]。

## 二、熟三七的药理作用

**1. 补血作用**　熟三七皂苷对家兔失血性贫血有治疗作用[12]。

**2. 补虚作用**　经 110℃、1 小时热处理后的三七，其止血、抗炎作用明显降低，而扶正固本作用增强，说明熟三七补益作用较三七强。三七及其不同炮制品水、醇提取物均能显著增加小鼠的抓力，延长悬尾活动时间及耐缺氧时间，缩短小鼠水迷宫游泳持续时间；蒸三七水提物及油炒制三七水、醇提取物能显著缩短第 4 象限游泳时间，表明三七及其不同炮制品均具有增强小鼠体力、改善记忆能力及提高耐缺氧能力的作用，生品与油炒制三七的作用差异明显[13]。

## 三、生熟三七之复方的药理作用差异

**生、熟三七之复方丹参片的药理作用差异**

（1）对小鼠急性失血性贫血影响：生、熟三七制备的复方丹参片均能极显著地升高失血性贫血小鼠 RBC 总数、WBC 总数、Hb 含量；对于升高 RBC 总数、Hb 含量作用低剂量组略好于高剂量组，熟三七作用略好于三七。

（2）环磷酰胺造成小鼠白细胞减少的影响：生、熟三七制备的复方丹参对失血性贫血小鼠均有显著的补血作用，低剂量组略好于高剂量组，熟三七制备的复方丹参片作用略好于三七，但二者比较无显著性差异。对环磷酰胺所致血虚小鼠均有显著补血作用，对 WBC 总数，尤以熟三七制备的复方丹参高剂量组作用显著；表明在提高免疫、补气作用方面熟三七制备的复方丹参片好于三七制备的复方丹参片。

（3）对微循环障碍的影响：三七制备的复方丹参片对于改善微循环障碍的效果优于熟三七制备的复方丹参片，熟三七组仅高剂量组有一定作用，而且起效较慢；在改善血液黏度方面，熟三七制备的复方丹参片好于三七制复方丹参片。

【化学成分】

**三七** 主要含三萜皂苷和黄酮，还含有生物碱、挥发油、氨基酸和其他微量元素等[3]。

**熟三七** 三七蒸制过程中，三七皂苷 $R_1$ 和人参皂苷 $Rg_1$、$Rb_1$、$Rd$、$Rc$、$R_2$、$Rb_3$ 和 $Re$ 量降低，产生了 8 个新转化的成分：人参皂苷 $20S$-$Rh_1$、$20R$-$Rh_1$、$Rk_3$、$Rh_4$、$20S$-$Rg_3$、$20R$-$Rg_3$、$Rk_1$ 和 $Rg_5$。蒸制显著影响人参皂苷 $Rg_3$ 的转化，温度高则含量大[11,14]。

【高效液相色谱异同点】

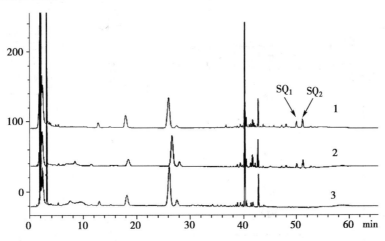

**图15-15 炮制前后三七的 HPLC 鉴别色谱图**
1. 油炸三七；2. 蒸三七；3. 三七

由三七炮制前后 HPLC 谱图可见，三七炮制后明显增加两个新成分 $SQ_1$、$SQ_2$，油炸工艺增加量多于蒸制工艺。

【含量测定】 采用 HPLC 同时测定三七炮制前后五种皂苷成分[9]，结果见表15-10。

**表15-10 生、制三七中五种皂苷含量测定（%）**

| 样品 | 三七皂苷 $R_1$ | 人参皂苷 $Rg_1$ | 人参皂苷 $Re$ | 人参皂苷 $Rb_1$ | 人参皂苷 $Rd$ |
|---|---|---|---|---|---|
| 三七 | 0.98 | 3.27 | 0.38 | 2.72 | 0.66 |
| 蒸三七 | 0.79 | 2.69 | 0.33 | 2.49 | 0.61 |
| 油炸三七 | 1.09 | 2.56 | 0.18 | 2.44 | 0.57 |

三七炮制后，三七中皂苷含量下降，油炸下降较多。

【药物代谢】 大鼠口服三七皂苷 $R_1$ 后，大量的原形药物通过粪便排泄出体外，12 小时内能检测到的代谢产物很少，表明三七皂苷 $R_1$ 在体内需要经过肠内菌的代谢，从而导致检测的时限延长。HPLC-ESI-MS/MS 检测结果表明三七皂苷 $R_1$ 在大鼠体内代谢的产物主要有 8 个：$20(S)$-三七皂苷 $R_2$、$20(R)$-三七皂苷 $R_2$、$20(S)$-人参皂苷 $Rh_1$、$20(R)$-人参皂苷 $Rh$、人参皂苷 $Rh_4$、原人参三醇、人参皂苷 $F_1$、$3\beta$，$12\beta$-二醇达玛烷-E-20（22）、24-二烯-6-$O$-$\beta$-D-木糖-（1→2）-$\beta$-D-葡萄糖苷[15]。

人参皂苷 $Rg_1$ 在大鼠肠道内被菌群代谢为 $Rh_1$、$F_1$ 及 Ppt，在大鼠尿及血中均发现 $Rh_1$、$F_1$，说明 $Rg_1$ 经肠内菌代谢后，$Rh_1$ 及 $F_1$ 两个中间产物被吸收入血。而在人体内人参皂苷 $Rg_1$ 被肠道菌群代谢为 $Rh_1$ 及 Ppt，用 HPLC 和 ESI-MS 法在尿中均发现了 $Rh_1$ 的存在[16]。

【不良反应】 临床研究发现，三七有可诱发药物性食管炎、过敏性药疹、过敏性休克、过敏性紫癜、大疱性表皮松解型药疹、下阴瘙痒、眼球结膜出血或伴鼻出血、腹痛腹泻等不良反应[17]。

【毒性】 临床毒性尚不明确。在 NIH/3T3 成纤维细胞的培养液中加入三七总苷，可观察到细胞收缩，漂浮死亡，当剂量增加时细胞大量崩解死亡。三七总皂苷对原代培养大鼠肾小球系膜细胞（MC）有细胞毒性作用[18]。有文献报道了三七中的三七总皂苷的心脏血流动力学的毒性作用和溶血毒性，以及三七素的神经毒性作用[7,19]。

【生制三七成分、药效与功用关系归纳】 研究表明三七炮制前后对比研究，提示三七素、人参皂苷和三七总皂苷的变化是引起三七生制品药效差异的物质基础。其变化关系如图 15-16 所示：

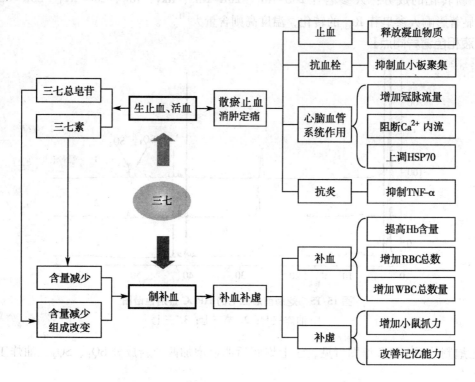

图 15-16 生制三七成分、药效与功用关系图

（俞 捷 赵荣华）

参 考 文 献

[1] 陈斌，许慧琳，贾晓斌. 三七炮制的研究进展与研究思路 [J]. 中草药, 2013, 44 (4)：482-487.

[2] 国家药典委员会. 临床用药须知·饮片卷 [M]. 北京：中国医药科技出版社, 2011：684-685.

[3] 鲍建才，刘刚，丛登立，等. 三七的化学成分研究进展 [J]. 中成药, 2006, (28) 2：246-253.

[4] 冯陆冰，潘西芬，孙泽玲，等. 三七的药理研究进展 [J]. 中国药师, 2008, 11 (10)：1185-1187.

[5] 杨志刚，陈阿琴，俞颂东. 三七药理研究新进展 [J]. 上海中医药杂志, 2005, 39 (4)：59-62.

[6] 徐皓亮，季勇. 三七皂苷 Rg₁ 对大鼠实验性血栓形成、血小板聚集率及血小板内游离钙水平的影响 [J]. 中国药理学与毒理学杂志, 1998, 12 (1)：4.

[7] 许军，王阶，温林军. 三七总皂苷干预血栓形成研究概况 [J]. 云南中医中药杂志, 2003, 24 (5)：46-47.

[8] 张玉萍，余琼. 三七素的止血活性及其神经毒作用实验研究 [J]. 山东中医杂志, 2010, (1)：43-45.

[9] 周新惠，赵荣华，张荣平，等. 三七不同加热炮制品中五种皂苷类成分的含量测定 [J]. 云南中医学院学报, 2013, 36 (6)：42-45.

[10] Wang D, Liao P Y, Zhu H T, et al. The processing of Panax notoginseng and the transformation of its saponin components [J]. Food Chem, 2012, 132：1808-1813.

[11] 王先友，杨浩，刘蕾. 生、熟三七中多糖的含量比较 [J]. 河南大学学报（医学版），2010，29（4）：235-236.

[12] 甘雨，徐惠波，孙晓波. 三七总皂苷的药理作用研究进展 [J]. 时珍国医国药，2007，18（5）：1251-1252.

[13] 万晓青，彭芸崧，楼招欢，等. 三七及其不同炮制品对小鼠行为学指标的影响 [J]. 中草药，2011，42（6）：1180-1182.

[14] Sun S，Wang CZ，Tong R，et al. Effects of steaming the root of Panax notoginseng on chemical composition and anticancer activities [J]. Food Chem，2010，118：307-314.

[15] 陈广通，杨敏. 三七皂苷 R1 在大鼠体内的代谢产物分析 [J]，时珍国医国药，2010，21（2）：485-487.

[16] 董淑华，陈波，马忠泽，等. 人参皂苷的体内代谢反应研究. 人参研究，2003，15（1）：2.

[17] 李学林，崔瑛，曹俊岭. 实用临床中药学（中药饮片部分）[M]. 北京，人民卫生出版社，2013：392.

[18] 赵湘，邱莲女，郭俊华，等. 三七总皂苷对大鼠肾小球系膜细胞增殖及细胞周期的影响 [J]. 中华中医药学刊，2008，（2）：287-289.

[19] 张玉萍，余琼. 三七素的止血活性及其神经毒作用实验研究 [J]. 山东中医杂志，2010，（1）：43-45.

## 卷 柏

【来源】 本品为卷柏科植物卷柏 *Selaginella tamariscina*（Beauv.）Spring 或垫状卷柏 *Selaginella pulvinata*（Hook. et Grev.）Maxim. 的干燥全草。全年均可采收，除去须根和泥沙，晒干。主产于山东、山西。

**生制卷柏鉴别使用表**

| 处方用名 | 卷柏 | 卷柏炭 |
|---|---|---|
| 炮制方法 | 净制、切制 | 炒炭 |
| 性状 | 不规则小段，表面绿色或棕黄色，枝扁，有鳞片状小叶，叶缘有细尖的锯齿，气微，味淡 | 不规则碎段，外表黑色，内部黑褐色，质脆，体轻，具焦香气，味微苦 |
| 性味 归经 | 辛，平 归肝、心经 | 辛，微温 主入肝、脾经 |
| 功能 主治 | 活血通经 用于经闭痛经，癥瘕痞块，跌扑损伤 | 化瘀止血 用于吐血，便血，崩漏，脱肛 |
| 炮制作用 | 利于调剂和成分煎出 | 收涩之性增强，以收敛止血和血为主 |
| 用法 用量 | 水煎口服或入中成药 5~10g | 水煎口服或入中成药 5~10g |
| 配伍 | 常与红花、当归、川芎，三棱、莪术、威灵仙、乳香、没药等配伍治疗血滞经闭，癥瘕结块，跌打损伤。如千柏鼻炎片等 | 常与旱莲草、山茶花、白茅根、山栀子、仙鹤草、侧柏叶、棕榈、黄芩、生地、白芍、茜草等配伍治疗鼻衄，吐血，便血，崩漏等 |
| 药理作用 | 抗肿瘤、抗炎、抗菌、抗病毒、免疫调节、降血糖、扩张血管 | 止血作用增强 |
| 化学成分 | 黄酮、生物碱、有机酸、多糖等 | 总黄酮含量下降，穗花杉双黄酮含量下降 |
| 检查 含量测定 | 水分不得过 10.0% 穗花杉双黄酮不少于 0.30% | 水分不得过 10.0% 穗花杉双黄酮不少于 0.30% |
| 注意 | 孕妇慎用 | 孕妇慎用 |

## 注释

**【炮制方法】**

卷柏：取原药材，除去残留须根及杂质，洗净，切段，干燥[1]。

卷柏炭：取净卷柏，置炒锅内，武火加热，炒至焦黑色，喷淋清水少许，灭尽火星，取出，晾干凉透[2]。

**【性状差异】**　卷柏表面绿色或黄绿色。卷柏炭较碎，外表黑色，内部黑褐色，具焦香气。

**【炮制作用】**　卷柏，味辛、平，归肝，心经。具有活血通经作用。卷柏，以活血破瘀为主。多用于经闭痛经，癥瘕痞块，跌扑损伤。如治鼻炎的千柏鼻炎片（《中国药典》）。

炒炭后，性偏温，具收涩之性，以收敛止血和血为主。多用于吐血、崩漏、便血等症。

生、制卷柏的功用差异如《本草求真》所述："其治分生熟。生则微寒，力能破血通经，故治癥瘕、淋结等症；炙则辛温，能以止血，故治肠红脱肛等证。"

卷柏主要含黄酮、生物碱、炔多酚类、有机酸等化学成分。双黄酮类成分具有抗肿瘤、抗菌、抗病毒、抗炎、舒张血管等活性。研究表明卷柏起止血作用的成分主要是经过离子交换树脂，用氨水和氨乙醇洗脱的一些水溶性碱性成分，而双黄酮类成分并没有止血作用；但是总黄酮具有活血作用。

炒炭后总黄酮的含量下降，可能导致其他成分比例相对升高，总黄酮含量的降低有利于增强止血作用。故卷柏炒炭前后功效的改变可能与黄酮类成分含量变化有关[3]。

焦卷柏中穗花杉双黄酮的含量远远高于卷柏生品，而卷柏炭中穗花杉双黄酮的含量较卷柏生品又有明显降低。清炒过程中温度升高，使药材质地变得疏松，有利于黄酮的提取，致使穗花杉双黄酮含量增加；而炒炭温度过高，黄酮类成分被破坏，故而含量降低[4]。

综上，通过卷柏黄酮类成分的变化和药理作用，说明了卷柏"生用破血，炒炭止血"传统理论的合理性。

**【药理作用】**

### 一、卷柏的药理作用

**1. 抗肿瘤**　卷柏不同萃取部位对人髓性白血病细胞株均具有较强的杀伤作用，对正常的人淋巴细胞没有影响，其中水萃取部位能有效提高抑癌基因 p53 基因表达，并诱导细胞周期阻滞于 G1 期，饲喂含 1% 卷柏的饲料可引起前胃上皮中增生细胞核抗原（PCNA）明显减少[5]。

**2. 抗炎作用**　卷柏 70% 醇提物能抑制药物诱发的过敏性休克，能浓度依赖性地阻滞被动皮肤过敏反应以及皮肤不良反应；能抑制肥大细胞脱颗粒和胞吐，升高肥大细胞内的 cAMP 水平从而阻止肥大细胞激活并降低组胺的释放，最终抑制炎症反应[6]。

**3. 抗菌、抗病毒作用**　卷柏不同部位提取物对柯萨奇病毒 CVB3 均具有一定的抑制作用，包括抑制 CVB3 病毒生物合成和直接杀死病毒的作用，且脂溶性双黄酮部位与水溶性的双黄酮部位的活性均比单体穗花杉双黄酮的活性要强[7]。

**4. 抗氧化作用**　卷柏对黄嘌呤氧化酶（XOD）有很强的抑制活性，对脂氧化酶（LOX）也有一定的抑制作用，能显著清除 $ABTS^+$ 自由基，并能抑制 COX-2 的表达[8]。

**5. 免疫调节作用**　卷柏能降低小鼠血清 IgG、IgM、IgA 的含量，但对小鼠胸腺、脾脏及 T 淋巴细胞 α- 醋酸萘酯酶活性没有影响[9]。

**6. 降血糖作用**　卷柏水煎剂能显著降低大鼠的血糖，可较好恢复其体质，而对正常鼠的降血糖作用不明显[10]。

**7. 扩张血管作用**　卷柏的正己烷、乙酸乙酯和正丁醇的提取物均有明显的舒张血管的作用，其中乙酸乙酯提取物的作用最强，并且证明其有效成分为 AME，AME 舒张血管作用存在内皮依赖性，且有 NO 参与[11]。

## 二、卷柏炭的药理作用

**止血作用** 卷柏没有缩短凝血时间的作用，对凝血因子的影响不大；卷柏炭具有缩短凝血时间的作用，能使 PT 和 AVFT 减短，使 FIB 含量减少，具有凝血作用。卷柏生用没有止血作用，炒炭后具有止血作用[12]。

**【化学成分】**
**卷柏** 主要成分为黄酮类，如芹菜素、穗花杉双黄酮、扁柏双黄酮等，酚类，生物碱，有机酸等[13]。

**卷柏炭** 卷柏炒炭后总黄酮含量下降，穗花杉双黄酮含量下降[3,4]。

**【含量测定】** 照 2010 年版《中国药典》卷柏项下【含量测定】方法[1]，卷柏炒炭前后穗花杉双黄酮的含量有明显的变化[4]。

表 15-11 生制卷柏中的黄酮含量（%）

| 样品 | 穗花杉双黄酮 |
| --- | --- |
| 卷柏 | 0.84 |
| 焦卷柏 | 1.07 |
| 卷柏炭 | 0.53 |

**【生制卷柏成分、药效与功用关系归纳】** 由卷柏炒炭前后的对比研究，初步认为黄酮类成分的变化是引起卷柏生制品药效差异的物质基础。其变化关系如图所示：

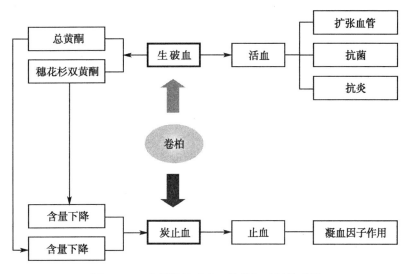

图 15-17 生制卷柏成分、药效与功用关系图

（史 辑）

━━━━━━━━━━━━━ ● **参 考 文 献** ● ━━━━━━━━━━━━━

[1] 国家药典委员会. 中华人民共和国药典（一部）[S]. 北京：中国医药科技出版社，2010：210.

[2] 胡昌江. 临床中药炮制学 [M]. 北京：人民卫生出版社，2008.

[3] 李根林，魏术会，张振凌，等. 卷柏不同炮制品总黄酮含量比较 [J]. 中医学报，2011，26（2）：194-195.

[4] 吴彩霞，杨宇婷，康文艺，等. HPLC 法测定卷柏及其炮制品中穗花杉双黄酮的含量 [J]. 天然产物研究与开发，2013，25（8）：1089-1091.

[5] Lee IS, Nishikawa A, Furukawa F, et al. Effects of Selaginella tamariscina on in vitro tumor cell growth, p53 expression,

G1 arrest and in vivo gastric cell proliferation［J］. Cancer Lett，1999，144（1）：93-99.

［6］孙颖桢，陈科力，刘震. 江南卷柏总黄酮对 HT-29 细胞增殖及 COX-2 mRNA 表达的抑制作用［J］. 中成药，
　　　2010，32（9）：1590-1591.

［7］殷丹，陈科力. 江南卷柏提取物体外抗单纯疱疹病毒 I 型的实验［J］. 中国医院药学杂志，2009，29（5）：
　　　349-351.

［8］Chen KL，Plumb GW，Bennett RN. et al. Antioxidant activities of extracts from five anti-viral medicinal plants［J］. J
　　　Ethnopharmacol，2005，96：201-205.

［9］林久茂，陈小峰，王瑞国，等. 卷柏对小鼠免疫功能的影响. 福建中医学院学报，2003，13（6）：36-37.

［10］李方莲，杜玉君，王棉，等. 卷柏对老龄糖尿病模型鼠的降血糖作用［J］. 中国老年学杂志，1999，19（5）：
　　　301-302.

［11］许兰，尹明浩. 卷柏穗花杉双黄酮的舒张血管作用实验研究［J］. 延边大学医学学报，2009，32（4）：
　　　246-248.

［12］彭智聪，张少文，刘勇，等. 卷柏炒炭后对止血作用的影响［J］. 中国中药杂志，2000，25（2）：89-90.

［13］邹辉，徐康平，谭桂山. 卷柏属植物化学成分及药理活性研究进展［J］. 天然产物研究与开发，2012，24
　　　（11）：1655-1670.

# 第十六章

## 活血化瘀药

### ～ 川 芎 ～

**【来源】** 本品为伞形科植物川芎 *Ligusticum chuanxiong* Hort. 的干燥根茎。夏季当茎上的节盘显著突出，并略带紫色时采挖。除去泥沙，晒后烘干，再去须根。主产于四川，江西、湖北、陕西等地。

生制川芎鉴别使用表

| 处方用名 | 川芎 | 酒川芎 |
|---|---|---|
| 炮制方法 | 切制 | 酒制 |
| 性状 | 不规则厚片，外表皮黄褐色，有皱缩纹。切面黄白色或灰黄色，散生黄棕色油点。质坚实。气浓香，味苦、辛，微甜 | 不规则厚片，切面棕黄色，偶见焦斑，质坚脆，略具酒气 |
| 性味归经 | 辛，温<br>归肝、胆、心包经 | 辛，温<br>归肝、胆、心包经 |
| 功能主治 | 活血行气，祛风止痛<br>用于胸痹心痛，胸胁刺痛，跌扑肿痛，月经不调，癥瘕腹痛，头痛，风湿痹痛 | 增强活血行气止痛作用<br>用于血瘀头痛，偏头痛，风寒湿痹疼痛，产后瘀阻腹痛等 |
| 炮制作用 | 利于调剂和成分煎出 | 引药上行，增强活血行气止痛作用 |
| 用法用量 | 水煎口服或入中成药<br>3~10g | 水煎口服或入中成药<br>3~9g |
| 配伍 | 常与生地、熟地、白芍、羌活、细辛、白芷、荆芥、防风、细辛等配伍。如川芎茶调散 | 常与当归、赤芍、麝香、老葱、丹参、赤芍、桃仁等配伍。如通窍活血汤 |
| 药理作用 | 扩张血管、抗心脑缺血、抗血栓、改善微循环、降血脂、兴奋子宫平滑肌、镇静、镇痛 | 镇痛，改善血液流变性 |
| 化学成分 | 三萜类生物碱、挥发油、酚类物质、内酯素 | 总生物碱含量升高，川芎嗪含量下降；川芎内酯A、阿魏酸松柏酯、藁本内酯和丁苯酞含量下降，阿魏酸、洋川芎内酯 I、洋川芎内酯 H、丁苯酞二聚体、欧当归内酯 A 含量增加 |
| 检查<br>浸出物<br>含量测定 | 水分不得过 12.0%；总灰分不得过 6.0%<br>乙醇浸出物不得少于 12.0%<br>阿魏酸（$C_{10}H_{10}O_4$）不得少于 0.10% | 水分不得过 12.0%；总灰分不得过 6.0%<br>乙醇浸出物不得少于 12.0%<br>阿魏酸（$C_{10}H_{10}O_4$）不得少于 0.10% |
| 注意 | 阴虚火旺，多汗，热盛及无瘀之证和孕妇当慎用 | 热盛及无瘀之证和孕妇当慎用 |

## 注释

**【炮制方法】**

川芎：取原药材，除去杂质，大小分档，略泡，洗净，润透，切薄片，干燥，筛去碎屑[1]。

酒川芎：取净川芎片，用黄酒拌匀，稍闷润，待酒被吸尽后，置炒制容器内，用文火加热，炒至棕黄色，取出晾凉，筛去碎屑。以化学成分含量变化为指标，对川芎酒炙工艺进行优化，优化参数为：每100kg川芎片用黄酒10kg，待黄酒吸尽后，于120℃炒至棕黄色为宜[2]。

**【性状差异】** 川芎切面黄白色或灰黄色，气浓香。酒川芎切面呈棕黄色，略带焦斑，有酒香气。（见文末彩图62）

**【炮制作用】** 川芎，味辛，性温，归肝、胆、心包经。具有活血行气，祛风止痛之功，多用于月经不调，经闭痛经，癥瘕腹痛，胸胁刺痛，头痛，风湿痹痛等症。如临床常用于治疗外感风邪头痛的川芎茶调散，用于治疗妇女气血不足，血脉阻滞之月经不调的八珍益母丸。

川芎酒制后，辛温燥烈之性缓和。同时酒制后，因"酒制升提"，引药上行，且味甘、辛，具有活血通络之效，可增强川芎活血行气之功，故酒川芎多用于血瘀头痛、偏头痛。如治疗缺血性中风的参芪芎术汤。

川芎主要含生物碱及挥发油类成分。川芎嗪具有防治脑缺血、改善微循环、抗血栓、改善血液流变学、镇静、镇痛等药理作用。川芎嗪因熔点仅为80~82℃，受热易升华散失，故酒炒后川芎嗪含量降低[3]。

川芎挥发油具有调节心血管作用、解痉、解热、抑制子宫、镇静、镇痛、抗惊厥等作用。川芎挥发油中多为苯酞类化合物，起到保护心脑血管的作用。阿魏酸具有较强的生理活性，具有抑制血小板聚集、解除血管平滑肌痉挛、抗氧化调节免疫等作用。藁本内酯具有神经保护、抗炎、抗增殖及扩张血管等作用。川芎酒制过程中挥发油有少量散失。川芎饮片中的川芎内酯A、阿魏酸松柏酯、藁本内酯和丁苯酞均发生降解反应，含量降低[4,5]。其中藁本内酯和丁苯酞降解较快，而川芎内酯A、阿魏酸松柏酯降解速度相对较慢。阿魏酸松柏酯降解生成阿魏酸，促使阿魏酸含量增加；藁本内酯降解生成洋川芎内酯I、洋川芎内酯H；而丁苯酞则聚合生成丁苯酞二聚体、欧当归内酯A。

综上，川芎酒制前后挥发油和生物碱含量差异引起药效学的差异。生品的抗炎、止痛、解热作用强于酒制品，而酒川芎改善实验性血瘀症的作用强于生品。故临床应用时需发挥川芎祛风除湿止痛的功效时宜用生品，发挥活血止痛的功效时宜用酒制品。

**【药理作用】**

### 一、川芎的药理作用

**1. 抗脑缺血作用** 川芎嗪易透过血脑屏障，对多种实验性局灶性或全脑缺血-再灌注损伤具有保护作用。研究发现，川芎嗪可促进整体大鼠局灶性脑缺血后皮质和纹状体缺血半暗带神经细胞增殖，从而修复、替代损伤的神经细胞，对脑功能自身恢复发挥重要作用[6]。

川芎生物碱具有抗氧化作用，能降低一氧化氮、丙二醛的含量和一氧化氮合酶活性，提高超氧化物歧化酶活性，减少大鼠神经功能和脑组织的损害[7]。

**2. 保护心脏作用**

（1）抗心肌缺血：川芎嗪注射液可以改善冠状动脉的血液循环，减轻缺血引起的心肌细胞损伤，抑制血清肌酸磷酸激酶和乳酸脱氢酶的溢出，减小实验性心肌缺血的范围，促进纤维蛋白的降解，对抗体外血浆凝血，从而治疗冠心病心绞痛[8]。

（2）抗心肌炎与心肌肥厚：川芎嗪对病毒性心肌炎有保护作用，能抑制大鼠压力超负荷所致心肌肥厚。川芎嗪可通过下调病毒性心肌炎小鼠心肌细胞Fas/FasL蛋白表达，减少心肌细胞凋亡和心肌损伤[9]。

（3）保护血管内皮细胞、抗增殖作用：川芎水提液及川芎嗪均能保护血管内皮细胞。研究表明，川芎药液（传统方法制备）能抑制高糖诱导的血管内皮细胞凋亡，其分子机制与通过调节Bcl-2和

Caspase-3 基因的表达而影响 Caspase 凋亡信号传导系统有关[10]。

**3. 对神经系统的作用**　川芎水煎剂能抑制小鼠中枢神经系统的兴奋性，有镇静催眠作用[11]。川芎水提取物能明显减轻受损神经根的水肿变性、髓鞘脱失等损伤，减轻模型大鼠的颈神经根性疼痛[12]。川芎嗪能明显缓解过氧化氢对视网膜神经元细胞及神经胶质细胞等的氧化应激损伤，并上调与细胞生存密切相关的神经体微管蛋白-2 和神经保护肽的表达水平[13]。

**4. 对呼吸系统的作用**　川芎嗪能迅速纠正心力衰竭、呼吸衰竭及改善通换气功能，能抑制哮喘气道炎症，防治儿童哮喘。研究发现，川芎嗪能通过上调儿童哮喘患者 T-bet mRNA 的表达强度，降低 GA-TA-3mRNA 表达水平，从而逆转 Th1/Th2 功能失衡，有效防治儿童哮喘[14]。川芎嗪能通过降低慢性阻塞性肺疾病 COPD 加重期患者血流黏滞度，升高血氧分压水平，降低二氧化碳分压水平，发挥治疗效果[15]。

**5. 对肝肾功能的作用**　川芎嗪能使急性肝损伤小鼠肝脏中游离脂肪酸、甘油三酯、丙二醛含量均降低，肝脂酶和超氧化物歧化酶活性升高，肝脏脂肪变性明显减轻，保肝机制可能与降低甘油三酯，促进游离脂肪酸氧化，抗脂质过氧化作用有关[16]。川芎嗪能抑制肾细胞凋亡。川芎嗪可通过降低糖尿病大鼠肾皮质糖基化终末产物（AGEs）含量调节凋亡相关蛋白 Bc1-2 和 Bax 的表达，抑制肾脏细胞凋亡[17]。

**6. 保护骨髓作用**　川芎嗪能通过增加骨髓基质细胞的表达水平而促进骨髓微环境的修复，加速骨髓移植后骨髓的造血重建[18]。

**7. 改善学习记忆能力**　川芎嗪对慢性低氧高二氧化碳所致的大鼠空间学习记忆障碍有一定的防治作用[19]。

**8. 抗肿瘤作用**　川芎嗪对卵巢癌、肺癌及胰腺癌具有一定的抑制作用。研究发现，川芎嗪对卵巢癌顺铂耐药细胞株 COC1/DDP 的顺铂耐药性有逆转作用，其机制可能与干预 COC1/DDP 细胞内 GSH/GST 解毒系统，增加细胞内顺铂的含量有关[20]。

## 二、酒川芎的药理作用

川芎配方颗粒与川芎饮片标准汤剂、酒川芎配方颗粒与酒川芎饮片标准汤剂均能延长小鼠热板痛阈值，均能延长醋酸所致扭体反应的小鼠扭体潜伏期并减少扭体次数，均能延长小鼠痛经模型中催产素所致扭体反应的潜伏期并减少扭体次数，均具有改善急性应激血瘀大鼠血液流变的作用。川芎配方颗粒与川芎饮片、酒川芎配方颗粒与酒川芎饮片具有药理等效性，同时，川芎酒炙后镇痛、改善血液流变学的作用优于生品[21]。

**【化学成分】**

**川芎**　主要含生物碱类成分，如川芎嗪、L-异亮氨酰-L-撷氨酸酐、黑麦碱、三甲胺、胆碱等；挥发油类，如藁本内酯、新川芎内酯、洋川芎内酯、阿魏酸、川芎酚、大黄酚等。

**酒川芎**　川芎酒制后川芎嗪含量降低，总生物碱含量升高；总挥发油有少量下降，川芎内酯 A、阿魏酸松柏酯、藁本内酯和丁苯酞含量下降，阿魏酸、洋川芎内酯 I、洋川芎内酯 H、丁苯酞二聚体、欧当归内酯 A 含量增加。

**【含量测定】**　川芎、酒川芎中川芎嗪、总生物碱、阿魏酸、总阿魏酸、水煎液阿魏酸的含量[3,5] 如表 16-1：

表 16-1　川芎、酒川芎中川芎嗪、总生物碱、阿魏酸、总阿魏酸、水煎液中阿魏酸含量（%）

| 样品 | 川芎嗪 | 游离阿魏酸 | 总阿魏酸 | 水煎液中阿魏酸 | 总生物碱 |
| --- | --- | --- | --- | --- | --- |
| 川芎 | 0.0168 | 0.0372 | 0.1010 | 0.0832 | 0.041 |
| 酒川芎 | 0.0158 | 0.0504 | 0.1344 | 0.1074 | 0.052 |

**【药物代谢】**　川芎嗪在家兔体内代谢产物研究，川芎嗪中的一个甲基先被氧化成羟甲基，生成

2-羟甲基-3,5,6-三甲基吡嗪，然后羟甲基又被进一步氧化成羧甲基，生成3,5,6-三甲基吡嗪-2-甲酸。川芎中阿魏酸在大鼠体内的代谢物主要以甲基化、硫酸结合、葡萄糖醛酸结合等形式存在。

【不良反应】 可引起过敏反应，表现为皮肤瘙痒、红色小丘疹、胸闷气急等。另报道，对川芎粉碎过程中，防护不当，可引起双目不适、恶心呕吐、双侧太阳穴剧烈疼痛，持续24小时，症状可自行消失。少数用药后月经过多，一次性GPT增高[22]。

【生制川芎成分、药效与功用关系归纳】 由川芎酒制前后的对比研究，初步认为挥发油、生物碱的变化是引起川芎生制品药效差异的物质基础。其变化关系如图所示：

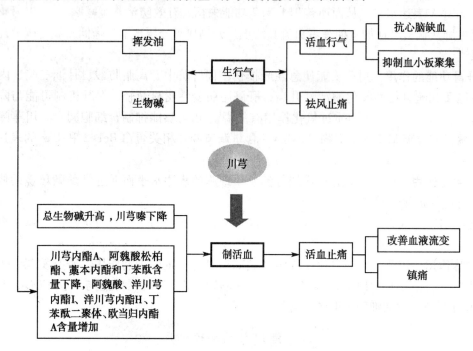

图16-1 生制川芎成分、药效与功用关系图

（丁安伟 张 丽）

参 考 文 献

[1] 国家药典委员会. 中华人民共和国药典（一部）[S]. 北京：中国医药科技出版社，2010：38.

[2] 何宇新，李玲，李玉峰，等. 酒川芎饮片的炮制工艺研究 [J]. 中草药，2007，30（2）：146-148.

[3] 李松林. 不同川芎炮制品中生物碱含量测定. 河南中医药学刊，2001，16（5）：18-19.

[4] LI SL，YAN R，TAM YK，et al. Post- Harvest Alteration of the Main Chemical Ingredients in *Ligusticumchuanxiong* HORT.（Rhizoma Chuanxiong）. Chem Pharm. Bull，2007，55（1）：140-144.

[5] 夏荃，文惠玲，李土光，等. 高效液相色谱法测定川芎不同炮制品中游离阿魏酸和总阿魏酸的含量 [J]. 广州中医药大学学报，2009，29（6）：384-387.

[6] 邱芬，刘勇，张蓬勃，等. 川芎嗪对成体大鼠局灶性脑缺血后皮质和纹状体半暗带细胞增殖的作用 [J]. 中药材，2006，29（11）：1196.

[7] 纪云峰，刘意霞. 川芎生物碱对大鼠脑组织中SOD活性、NO、NOS、MDA含量的影响 [J]. 中国中医药，2011，9（2）：212.

[8] 李萍，李洪，贺冬林，等. 川芎嗪注射液对小鼠缺血再灌注心肌的保护作用 [J]. 中国医院药学杂志，2006，26（1）：32.

[9] 黎帆，余克花，莫冰，等. 川芎嗪对CVB3感染小鼠心肌细胞凋亡的影响 [J]. 南昌大学学报，2010，50（4）：14.

[10] 接传红，高健生，柴立民. 川芎对血管内皮细胞Bcl-2、Caspase-3基因表达的影响 [J]. 中国中医眼科杂志，2007，17（2）：90.

[11] 阮琴. 川芎水煎剂对小鼠神经功能的影响 [J]. 浙江中医杂志, 2008, 43 (12): 723.

[12] 谢炜, 赵伟宏, 于林, 等. 川芎提取物对神经根型颈椎病模型大鼠根性疼痛的保护作用研究 [J]. 广东药学院学报, 2008, 24 (5): 496.

[13] Yang Z, Zhang Q, Ge J, et al. Protective effects oftetramethylpyrazinc on rat retinal cell cultures [J]. Neurochemistry International, 2008, 52: 1176.

[14] 严鸿, 方红. 川芎嗪对儿童哮喘中转录因子 T-bet/GATA-3 表达失衡干预作用的研究 [J]. 时珍国医国药, 2011, 22 (2): 503.

[15] 李之茂. 川芎嗪对慢性阻塞性肺疾病患者血气分析与血浆纤维蛋白原的影响 [J]. 湘南学院学报, 2007, 9 (2): 24.

[16] 孙玉芹, 高天芸, 周娟, 等. 川芎嗪对小鼠急性肝损伤性脂肪肝保护作用的研究 [J]. 中国临床药理与治疗学, 2007, 12 (5): 540.

[17] 明义, 逄力男, 刘海霞, 等. 川芎嗪、氨基胍对糖尿病大鼠肾脏组织非酶糖化和细胞凋亡的影响 [J]. 中国现代药物应用, 2010, 4 (15): 144.

[18] 吴宁, 周登锋, 齐洁琳, 等. 川芎嗪对 BMT 后小鼠骨髓基质细胞 bFGF 表达水平的影响 [J]. 中国实验血液学杂志, 2006, 14 (5): 1004.

[19] 叶小军, 陈松芳, 王小同, 等. 川芎嗪对慢性低 $O_2$ 高 $CO_2$ 大鼠空间学习记忆的影响 [J]. 温州医学院学报, 2007, 37 (2): 245.

[20] 刘明华, 任美萍, 李蓉, 等. 川芎嗪对人卵巢癌顺铂耐药细胞株 COC1/DDP 的逆转作用研究 [J]. 重庆医学, 2011, 40 (20): 1982.

[21] 黄勤挽, 黄媛莉, 韩丽, 等. 川芎配方颗粒的药理等效性实验 [J]. 华西药学杂志, 2007, 22 (2): 154.

[22] 程静, 周长秋. 粉碎川芎致不良反应 2 例 [J]. 中国中药杂志, 1999, 24 (10): 634.

# 乳 香

【来源】 本品为橄榄科植物乳香树 *Boswellia carterii* Birdw. 及同属植物 *Boswellia bhaw-dajana* Birdw. 树皮渗出的树脂。主产于索马里和埃塞俄比亚，分为索马里乳香和埃塞俄比亚乳香，每种乳香又分为乳香珠和原乳香。

生制乳香鉴别使用表

| 处方用名 | 乳香 | 醋乳香 |
|---|---|---|
| 炮制方法 | 净制 | 醋制 |
| 性状 | 表面黄白色，被有黄白色粉末，久存色加深。质脆，遇热软化。具特异香气，味微苦 | 表面深黄色，微带焦斑痕，显油亮光泽，质坚脆，略有醋香气 |
| 性味归经 | 辛、苦，温<br>归心、肝、脾经 | 苦、微辛，温<br>归心、肝、脾经 |
| 功能主治 | 活血定痛，消肿生肌<br>用于胸痹心痛，胃脘疼痛，痛经经闭，产后瘀阻，癥瘕腹痛，风湿痹痛，筋脉拘挛，跌打损伤，痈肿疮疡 | 活血止痛，收敛生肌<br>用于胸痹心痛，疮痈肿痛，跌打损伤，血滞经闭，伤口不愈合等 |
| 炮制作用 | 利于调剂和成分煎出 | 缓和辛散之性便于粉碎，增强活血化瘀、行气止痛作用 |
| 用法用量 | 多外用，也入丸、散<br>3~5g | 煎汤或入丸、散<br>3~5g |

续表

| | | |
|---|---|---|
| 配伍 | 常与没药、红花、血竭等配伍治疗痈疮肿痛，跌扑新伤，风湿痹痛等。七厘散、风痛灵、暖脐膏 | 常与没药、川芎、丁香等配伍治心腹诸痛，跌扑陈伤。伤痛宁片、舒筋活血定痛散 |
| 药理作用 | 镇痛、抗炎、抗胃溃疡等作用 | 抗炎、降低血小板黏附 |
| 化学成分 | 三萜，二萜以及二十多种挥发油、阿拉伯糖、木糖、半乳糖、毛地黄毒糖、鼠李糖、糖醛酸、β-谷甾醇等 | 醋制后挥发油含量降低；11-羰基-β-乙酰乳香酸含量升高；乙酸辛酯和1-辛醇的含量均略有下降 |
| 检查 含量测定 | 杂质乳香珠不得过2%，原乳香不得过10% 索马里乳香含挥发油不得少于6.0%（ml/g），埃塞俄比亚乳香含挥发油不得少于2.0%（ml/g） | 总灰分不得过6.0% 挥发油不得少于1.5%（ml/g）[1] |
| 注意 | 孕妇及胃弱者慎用 | 孕妇慎用 |

## 注释

【炮制方法】[2]

乳香：取原药材，除去杂质，用时捣碎。

醋乳香：取净乳香，置炒制容器内，用文火加热，炒至起烟，表面微溶，分次喷淋米醋，再炒至表面显油亮光泽时，取出放凉。每100kg乳香，用米醋10kg。

除醋乳香外，还有炒乳香。

【性状差异】　乳香表面黄白色。醋乳香表面深黄色，微带焦斑痕，有光泽略有醋香气。（见文末彩图63）

【炮制作用】　乳香，辛、苦，温，归心、肝、脾经。气味辛烈，对胃有较强的刺激性，易引起恶心呕吐。活血消肿力胜，多用于瘀血肿痛，跌扑新伤，风湿痹痛，痈溃不敛，多外用。治跌打损伤，多配血竭、麝香、冰片、没药、红花、朱砂、儿茶，如七厘散（《药典》）；治扭挫伤痛、风湿痹痛、冻疮红肿，常配没药、血竭、冰片、樟脑等，如风痛灵（《部颁标准》）；治寒凝气滞之少腹冷痛、脘腹痞满、大便溏泻，常配当归、白芷、乌药、小茴香、八角茴香、木香、沉香、没药、香附、母丁香、肉桂、人工麝香等，如暖脐膏（《药典》）。

乳香经醋炙后，辛、苦味有所缓和，主入肝经血分，能够增强其活血化瘀、行气止痛的作用，并可缓和刺激性，且便于服用，易于粉碎，矫臭矫味。治跌打损伤、闪腰挫气，常配制没药、甘松、醋延胡索、细辛、醋香附、山奈、白芷，如伤痛宁片（《药典》）；治跌打损伤、闪腰岔气、伤筋动骨、血瘀肿痛，常配醋没药、当归、红花、醋延胡索、血竭、醋香附、煅自然铜、骨碎补，如舒筋活血定痛散（《药典》）。

炒乳香能缓和刺激性，方便服用和粉碎。功用与乳香相同。如治风湿性关节炎、类风湿，常配马钱子粉、炒僵蚕、炒没药、全蝎、牛膝、苍术、麻黄、甘草，如风湿马钱片（《药典》）。治跌打损伤、风湿痹病，症见伤处瘀肿疼痛、腰肢痠麻，常配生川乌、生草乌、血竭、冰片等，如少林风湿跌打膏（《药典》）。

挥发油为乳香止痛有效部位，树脂也有一定止痛作用，其中的乳香酸类化合物对肿瘤细胞有抗增殖、分化诱导和细胞凋亡等作用，尤其是其中的乙酰乳香酸［包括A，B-乳香酸乙酸酯（BAA）和11-氧代-β-乳香酸乙酸酯（11-O-BAA）］，毒性很低，是一种极好的抗肿瘤药物和肿瘤转移抑制剂。醋炙后乙酸辛酯的含量变化不大，总挥发油含量下降，加热温度在315℃以上的炮制品，其挥发油的含量极少或损失殆尽。乳香挥发油虽有明显的毒性和刺激性，但同时也是乳香镇痛作用的有效成分之一，炮制后有所降低可缓和对胃的刺激，但过度损失则影响功效发挥。抗炎的主要成分为乳香酸（boswellic acids，Bas），其中的11-羰基-β-乙酰乳香酸（AKBA）是乳香酸中抗炎活性最强的成分[3]。炮制后α-乳香酸、11-羰基-β-乳香酸和11-羰基-β-乙酰乳香酸的质量分数升高，β-乳香酸和3-乙酰-β-乳香酸的质量分数降低。另外，炮制后可促进乳香中有效成分溶出。故乳香炮制后止痛、抗炎作用增强，而对胃的刺激性减弱。

**【药理作用】**

## 一、乳香的药理作用

**1. 镇痛作用**　乳香有较显著的镇痛作用[4]。挥发油为止痛有效部位，且其主要有效成分为醋酸辛酯；其树脂也有一定止痛作用，为有效部位之一[5]。

**2. 抗炎作用**　对具有红、肿、热、痛典型炎症特征的疾病（如风湿性、类风湿关节炎、骨关节炎、滑囊炎、肌腱炎等），以及对非典型的炎症（如哮喘和炎症性肠道疾病包括溃疡性结肠炎、克罗恩病以及比较罕见的胶原性结肠炎等）均有很强的药理活性[3]。其抗炎作用的机制是通过抑制5-脂氧合酶的活性和白三烯的形成起抗炎作用的[6]。

**3. 抗肿瘤作用**　乳香可抑制肿瘤细胞的扩展、恶化，对白血病、肝癌、结肠癌、前列腺癌、口腔癌等均有抑制作用[7-13]。

**4. 抗菌与抗氧化作用**　乳香有良好的抗菌、抗真菌作用，且抗菌谱广泛。对大肠杆菌的抗菌性最强，对蜡状芽孢杆菌的抗菌性最弱[14]。乳香树脂能延缓植物油的氧化作用[15]。

**5. 抗胃溃疡作用**　乳香抗胃溃疡作用主要通过降低胃内游离酸度、再生胃黏膜厚度增加、抗幽门螺杆菌和抗炎等发挥治疗作用[16-18]。

## 二、醋乳香药理作用

**1. 活血化瘀作用**　醋制后使乳香降低血小板黏附作用加强，提示乳香炮制后具有活血化瘀作用[19]。

**2. 抗炎作用**　乳香及其炮制品对动物急性炎症模型均有很好的抗炎作用，清炒品＞醋炙品＞生品，且清炒品和生品、醋炙品有显著性差异[2]。

**【化学成分】**

**乳香**　主要含挥发油如乙酸辛酯；树脂；树胶等成分[20]。

**醋乳香**　11-羰基-β-乙酰乳香酸含量升高[21]；乙酸辛酯和1-辛醇的含量均略有下降；总挥发油含量也降低[2]。

**【不良反应】**　有关乳香的不良反应报道不多，近年曾报道4例过敏病例，主要表现为局部皮肤红肿、发痒、疱疹等症状[22]；敷药局部红肿、水疱、大量黄色渗出液、瘙痒，无发热等不适[23]；致消化道不良反应2例，主要症状为感觉胃脘部不适，似有阵阵隐痛[24]；1例吸入乳香粉末后有鼻、眼睑发痒、流清涕、打喷嚏、干咳胸闷及呼吸困难等不良反应[25]。

**【毒性】**　乳香的毒性主要表现为对胃的刺激。大鼠和小鼠口服和腹腔给予乳香酸类化合物2g/kg，72小时内未见死亡，身体总体行为亦未见任何异常。亚急性毒性试验显示，每日口服乳香酸类化合物500~1000mg/kg，共4周，未见不良反应。各器官组织病理学检查未见细胞结构异常。猴慢性毒性试验显示，口服乳香酸类化合物125、250和500mg/kg，共180天，未见行为改变，血清各种生化参数（SGOT、SGPT）及血象皆正常。

局部刺激试验表明，当乳香酸浓度高达2%时，兔眼结膜未见充血和肿胀。致畸实验表明，孕期大鼠口服250~500mg/kg乳香酸，总体行为未见异常，所产幼鼠形态和体重未见异常。以上通过急性毒性、亚急性毒性、慢性毒性及致畸实验均表明乳香的毒性很低[6]。

以2.10g生药/kg或6g生药/kg的剂量给大鼠连续灌胃给药12周，可导致大鼠肝系数显著升高，肝组织中MDA水平升高，部分大鼠肝脏出现中度脂肪变性，显示乳香口服有一定的肝脏毒性[26,27]。

【生制乳香成分、药效与功用关系归纳】　由乳香醋制前后的对比研究，提示了挥发油和树脂中的乳香酸的变化是引起乳香生制品药效差异的物质基础。其变化关系如图所示：

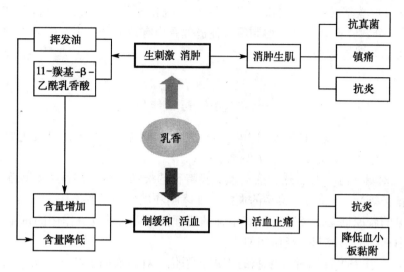

图 16-2　生制乳香成分、药效与功用关系图

（李　群　张会敏）

---

## 参考文献

[1] 山东省食品药品监督管理局. 山东省中药饮片炮制规范 [M]. 济南：山东科学技术出版社，2013：419.

[2] 贾天柱，张振凌，张学兰，等. 中药炮制学 [M]. 上海：上海科学技术出版社，2013：188.

[3] 刘绍军，刘丽娜. 3-乙酰基-11-酮-β-乳香酸的抗炎作用及其衍生物的化学修饰 [J]. 中国当代医药，2011，18 (16)：15-17.

[4] 郑杭生，冯年平，陈佳，等. 乳香没药的提取工艺及其提取物的镇痛作用 [J]. 中成药，2006，24 (11)：956-959.

[5] 马清钧. 常用中药现代研究与临床 [M]. 天津：天津科技翻译出版公司，1995：386.

[6] 柳云湘. 乳香和乳香酸的药理作用与临床 [J]. 国外医药植物药分册，1997，12 (5)：211-214.

[7] Jing YK, Nakajo S, Xia LJ, et al. Boswellic acid acetate induces differentiation and apoptosis in leukemia cell lines [J]. Leuk Res, 1999, 23：43-50.

[8] 齐振华，张国平，柳昕，等. 乳香诱导急性非淋巴细胞白血病细胞凋亡中对 Bcl-2 基因调节 [J]. 湖南中医学院学报，2001，21 (3)：24-27.

[9] 肖娟，刘选明，颜冬兰，等. 乳香挥发油抑制人肝癌 SMMC-7721 细胞株增殖及诱导凋亡的作用 [J]. 中国天然药物，2007，5 (1)：68-73.

[10] 何蕊伶，张娟娟，缪世坤，等. 11-羰基-β-乳香酸在体外对人结肠癌抑制作用的研究 [J]. 中药药理与临床，2010，26 (2)：19-21.

[11] 王者，王宏林. 11-羰基-β-乙酰乳香酸对小鼠黑素瘤细胞 B16F10 增殖的抑制作用 [J]. 现代免疫学，2012，32 (4)：321-325.

[12] 袁小瑜，李跃辉，李艳东，等. 11-羰基-β-乙酰乳香酸诱导 HL-60 细胞凋亡 [J]. 暨南大学学报（医学版），2010，31 (2)：158-162.

[13] 吴丽琼，张辛燕，孙正，等. 姜黄素和乳香酸对口腔鳞癌细胞系 Tca8113 抑制作用的研究 [J]. 北京口腔医学，2011，19 (4) 181-185.

[14] 饶本强，李福荣，张海宾. 乳香对几种病原微生物抗性作用的初步研究 [J]. 信阳师范学院学报（自然科学版），2005，18 (1)：54-57.

[15] Assimopoulou AN, Zlatanos SN, Papageorgiou VP. Antioxi-dantactivity of natural resins and bioactive trit-erpenesinoil substrates [J]. Food Chem, 2005, 92：721-727.

[16] 朱燕. 从乳香树获得的生药乳香对于胃十二指肠的抗溃疡作用的评价 [J]. 国外医学中医中药分册, 1987, 9 (1): 28.

[17] 赵小勇, 邹全明, 郭刚, 等. 乳香胶治疗幽门螺杆菌感染的实验研究 [J]. 中国药业, 2006, 15 (14): 6-7.

[18] 梅武轩, 曾常春. 乳香提取物对大鼠乙酸胃溃疡愈合质量的影响 [J]. 中国中西医结合消化杂志, 2004, 12 (4): 34-37.

[19] 管红珍, 彭智聪, 张少文. 生乳香及醋制品对家兔血小板粘附作用的比较 [J]. 中国医院药学杂志, 2000, 20 (9): 524-523.

[20] 王勇, 潘国梁, 陈彦, 等. 4 种方法提取乳香化学成分及其 GC-MS 研究 [J]. 中国药学杂志, 2005, 40 (14): 1054-1056.

[21] 张振凌, 郑玉丽. HPLC 比较乳香炮制前后 11-羰基-β-乙酰乳香酸含量 [J]. 中国实验方剂学杂志, 2010, 16 (14): 51-53.

[22] 毛克臣, 李卫敏, 郑立红. 乳香、没药引起过敏反应的报道 [J]. 北京中医, 2004, 23 (1): 38-39.

[23] 朱蓓, 王永荣. 含乳香、冰片的中成药致严重皮肤损害 1 例 [J]. 中国药物警戒, 2007, 4 (2): 122.

[24] 侯梅荣. 乳香没药致消化道不良反应 2 例 [J]. 中草药, 2003, 4 (2): 165.

[25] 宋卫青. 吸入乳香没药粉尘致过敏 1 例 [J]. 山西医科大学学报, 1998, 29 (2): 105.

[26] 周昆, 谈英, 柳占彪, 等. 乳香没药对大鼠肝脏毒性的比较研究 [J]. 中国实验方剂学杂志, 2010, 16 (6): 221-223.

[27] 朱桃桃, 王安红, 孙达, 等. 总乳香酸与乳香肝毒性比较研究 [J]. 辽宁中医药大学学报, 2012, 14 (9): 48-50.

## 没　药

【来源】　本品为橄榄科植物地丁树 *Commiphora myrrha* Engl. 或哈地丁树 *Commiphora molmol* Engl. 的干燥树脂。分为天然没药和胶质没药。主产于非洲东北部的索马里、埃塞俄比亚及阿拉伯半岛南部、印度等地。

**生制没药鉴别使用表**

| 处方用名 | 没药 | 醋没药 |
|---|---|---|
| 炮制方法 | 净制 | 醋制 |
| 性状 | 不规则颗粒性团块, 大小不等。表面黄棕色或红棕色, 近半透明部分呈棕黑色, 被有黄色粉尘。质坚脆, 无光泽, 有特异香气, 味苦而微辛 | 不规则小块状或类圆形颗粒状, 表面棕褐色或黑褐色, 有光泽。具特异香气, 略有醋香气, 味苦而微辛 |
| 性味 归经 | 辛、苦, 平 归心、肝、脾经 | 苦, 微辛 归心、肝、脾经 |
| 功能 主治 | 散瘀定痛, 消肿生肌 用于胸痹心痛, 胃脘疼痛, 痛经经闭, 产后瘀阻, 癥瘕腹痛, 风湿痹痛, 跌打损伤, 痈肿疮疡 | 活血止痛, 收敛生肌 用于跌打损伤, 疮痈肿毒, 产后瘀阻, 惊风抽搐等 |
| 炮制作用 | 洁净药材 | 缓和刺激性, 增强活血止痛作用 |
| 用法 用量 | 多入丸散用 3~5g | 多入丸散用 3~5g |

续表

| 配伍 | 常与乳香、血竭、红花、儿茶、麝香、朱砂等配伍治疗疮疡、痈疽肿毒或跌打损伤，瘀血阻滞，局部肿痛等症。如七厘散、九圣散、跌打风湿药酒、风痛灵等 | 常与穿山甲、马钱子、乳香、沉香、木鳖子等配伍治气滞血瘀所致诸痛及风寒湿痹等。如九分散、小活络丸等 |
|---|---|---|
| 药理作用 | 镇痛、抗炎、抗真菌、抗溃疡等作用 | 止痛、降低血小板黏附作用 |
| 化学成分 | 挥发油、树脂、树胶、苦味素等 | 挥发油含量降低 |
| 检查 | 杂质天然没药不得过 10%。胶质没药不得过 15%，总灰分不得过 15.0%。酸不溶性灰分不得过 10.0% | 酸不溶性灰分不得过 8.0% |
| 含量测定 | 挥发油含量<br>天然没药不得少于 4.0%（ml/g），胶质没药不得少于 2.0%（ml/g） | 含挥发油不得少于 2.0%（ml/g） |
| 注意 | 孕妇及胃弱者慎用 | 孕妇慎用 |

## 注释

### 【炮制方法】

没药：取原药材，除去杂质，捣碎或剁碎。

醋没药：取净没药，置炒制容器内，用文火炒至起烟，表面微溶，分次喷淋米醋，再炒至表面显油亮光泽时，取出放凉。每 100kg 没药，用米醋 10kg[1]。

除醋没药外，还有炒没药。

### 【性状差异】　没药表面黄色，部分有棕色。醋没药表面呈棕褐色，有光泽略有醋香气。

### 【炮制作用】　没药，味辛、苦，平，归心、肝、脾经。具散瘀定痛，消肿生肌作用。常用于胸痹心痛，胃脘疼痛，痛经经闭，产后瘀阻，癥瘕腹痛，风湿痹痛，跌打损伤，痈肿疮疡。多外用。因其化瘀力强，也用于瘀血肿痛、跌扑损伤、骨折筋伤等证。如用于湿毒瘀阻肌肤所致的湿疮、臁疮、黄水疮，症见皮肤湿烂、溃疡、渗出脓水，常配苍术、黄柏、紫苏叶、苦杏仁、薄荷、轻粉、红粉、乳香，如九圣散（《药典》）；用于跌打损伤，瘀血阻滞，局部肿痛，常配乳香、血竭、红花、儿茶、麝香、冰片等，如七厘散、七厘胶囊（《药典》）；用于跌打撞伤、积瘀肿痛，常配三棱、乳香、羌活、独活、香附等，如跌打风湿药酒（《部颁标准》）；治扭挫伤痛、风湿痹痛、冻疮红肿，常配乳香、血竭、冰片、樟脑等，如风痛灵（《部颁标准》）。

没药醋制后，辛散之性缓和，入肝经的作用有所增强，也缓和了对胃的刺激性，活血祛瘀止痛，收敛生肌的作用力强，常用于气滞血瘀所致诸痛及小儿惊风抽搐等，如用于跌打损伤、瘀血肿痛，常配马钱子粉、麻黄、乳香，如九分散（《药典》）；治风寒湿痹，常配胆南星、制川乌、制草乌、乳香，如小活络丸（《药典》）。

炒没药，刺激性缓和。治风湿性关节炎、类风湿，常配马钱子粉、炒僵蚕、炒乳香、全蝎、牛膝、苍术、麻黄、甘草，如风湿马钱片（《药典》）；治跌打损伤，瘀血疼痛，闪腰岔气，常配红花、当归、血竭、三七、烫骨碎补、续断、土鳖虫等，如跌打活血散（《药典》）；治寒凝血瘀所致的月经后期、痛经、产后腹痛，常配当归、五灵脂（醋炒）、小茴香（盐炒）肉桂、蒲黄、赤芍、延胡索（醋制）川芎、炮姜，如少腹逐瘀丸（《药典》）。

没药的辛散之性与其所含有的挥发油成分相关。其所含大量挥发油，使气味浓烈，对胃有一定的刺激性，容易引起恶心、呕吐，且入丸散不宜粉碎，故没药多为散剂外敷疮疡。炮制后挥发油成分虽有所降低，同时改变了成分组成比例，但煎出率增加，故活血化瘀、止痛作用提高。且利于服用，便于粉碎，并可矫臭矫味。

**【药理作用】**

## 一、没药的药理作用

**1. 镇痛作用**　没药挥发油具有较强的镇痛作用，并呈一定的剂量依赖趋势[2]。挥发油中起止痛作用的化学成分有呋喃桉叶烷-1,3-二烯、莪术烯、半萜烯，其作用机制是通过3H-二丙诺啡确定呋喃桉叶烷-1,3-二烯和莪术烯作用于中枢神经系统的阿片受体[3]。同时没药挥发油还能够显著抑制小鼠离体子宫平滑肌收缩、抑制芳香化酶的活性，为没药用于治疗痛经及腹部诸痛提供了部分依据[4]。

从非洲没药中提取出的3种倍半萜烯成分的动物实验表明：其中至少有2种倍半萜烯类成分具有强烈镇痛作用。通过研究没药不同提取物的镇痛作用，表明没药的挥发油及醇提物＋挥发油对小鼠均有明显的镇痛作用，醇提物＋挥发油的镇痛作用比挥发油强，说明醇提物尽管本身无镇痛作用，却可明显增强挥发油的镇痛作用[5]。

**2. 抗炎作用**　没药生品、醋制品对外伤引起的血瘀肿胀均有显著的消肿作用，生品的作用较强[6]。

**3. 抗真菌作用**　没药提取物对革兰阳性菌和革兰阴性菌均有广泛的抑制活性[7]。

**4. 抗肿瘤作用**　没药对C6胶质瘤细胞、A2780细胞、SK-OV-3细胞、Shikawa细胞和A2708细胞等均表现显著的抗肿瘤活性，其抗癌作用的成分主要是倍半萜、二萜、三萜及木质素等，可用于脾、肝、胃、胸、脑、鼻和眼部等肿瘤[8]。

**5. 降血脂、抗动脉粥样硬化**　没药中的没药甾醇能激活脂肪分解酶，抑制肝胆固醇的合成，降低全血清脂质水平和胆固醇水平，从而起到降血脂、抗动脉粥样硬化的作用[7]。

**6. 抗胃溃疡**　没药的水悬液能保护胃黏膜免受80%乙醇、25% NaCl、0.2% mol/LNaOH、吲哚美辛和吲哚美辛-乙醇联合引起的溃疡作用，其机制是促进黏膜再生，增加核酸和非蛋白巯基浓度[7]。

**7. 保肝作用**　没药提取物能保护$CCl_4$对Wistar大鼠造成的肝损伤，其作用机制可能与没药提取物的抗氧化、清除自由基活性有关[9]。

**8. 抗血吸虫**　没药对伴肝脾肿大的血吸虫病安全有效[7]。

**9. 降糖作用**　对正常鼠和糖尿病鼠，没药提取物均能有效降低血糖升高[7]。

## 二、醋没药的药理作用

**1. 活血化瘀作用**　没药醋制后具有降低血小板黏附性的作用，没药没有此作用[10]。

**2. 止痛作用**　生、醋没药均具有止痛作用，醋制后止痛作用增强（$P < 0.05$）[10]。

**【化学成分】**

**没药**　主要含有挥发油，树脂，树胶，苦味素，并含有没药酸、甲酸、乙酸及氧化酶等成分[7]。

**醋没药**　挥发油成分中低分子成分明显降低，高分子成分没有明显变化[11]。

**【不良反应】**　近年来，国内、外有文献报道，没药单独使用或与乳香合用时，可致过敏反应，出现面部潮红、全身起疹，图币状或粟粒状，以胸腹部及四肢屈侧为多见，奇痒难忍，有的患者表现为感冒症状，继续服药，症状加剧。停药后经服抗过敏药，症状逐渐消失。再将原方去没药后继续服药，未出现任何不良反应。没药致敏原因尚不明确，大概是由于含有树脂、挥发油类物质所致，过敏体质者应慎用。

没药生品由于含有较多挥发油气味浓烈，对胃有一定的刺激性，容易引起恶心、呕吐反应，尤其对于脾胃功能较差的患者。所以，为了缓和刺激性，从安全角度考虑，没药内服时尽可能用醋制品[12]。

**【毒性】**　急性毒性试验：在3g/kg剂量下没有观察到毒性指标，没有死亡，但鼠的运动能力下降，可能是由于挥发油对中枢神经的抑制作用。

长期毒性试验：100mg/（kg·d）对鼠没有慢性毒性，但给予没药后体重增加明显，重要器官的平均重量与对照组比较没有差别。与对照组比较，治疗组睾丸、附睾、精囊的重量显著增加对精子没有毒性效应，红细胞和血红蛋白水平显著提高。生化研究方面，与对照组比较肌酸激酶同工酶 MB 和血清谷草转氨酶有很小的下降，没有统计学意义，其他指标没有变化[7]。

【生制没药成分、药效与功用关系归纳】　由没药醋制前后的对比研究，提示了挥发油的变化是引起没药生制品药效差异的物质基础。其变化关系如图所示：

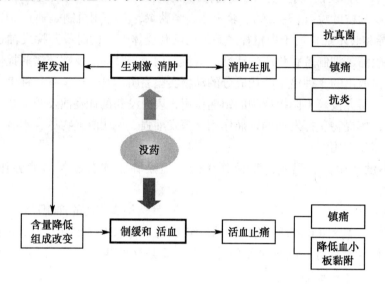

图 16-3　生制没药成分、药效与功用关系图

（李　群　张会敏）

● 参 考 文 献 ●

[1] 贾天柱，张振凌，张学兰，等. 中药炮制学 [M]. 上海：上海科学技术出版社，2013：189.

[2] 徐贵丽. 没药挥发油对小鼠镇痛作用的研究 [J]. 军队医药杂志，1998，8（6）：351.

[3] 胡响当，何永恒. 花椒、延胡索、没药、三七 4 味中药止痛作用的药剂学研究进展 [J]. 亚太传统医药，2009，5（1）：140-142.

[4] 宿树兰，鲍邢杰，段金廒，等. 没药挥发油抑制小鼠离体子宫平滑肌收缩及芳香化酶活性的效应及成分分析 [J]. 南京中医药大学学报，2008，24（2）：109-113.

[5] 张继，赵朝伟，赵睿. 三七的药理作用研究进展 [J]. 中国药业，2003，12（11）：761.

[6] 秦华珍，冼寒梅，宁小清，等. 不同剂型没药对外伤致血瘀的消肿作用研究 [J]. 广西中医学院学报，2001，4（4）：91-93.

[7] 万文珠，娄红祥. 没药的化学成分和药理作用 [J]. 国外医药植物药分册，2005，20（6）：236-241.

[8] Su SL, Wang TJ, Chen T, et al. Cytotoxicity activity of extracts and compounds from Commiphora myrrha resin against human gynecologic cancer cells [J]. J Med Plant Res, 2011, 5（8）：1382-1389.

[9] NLGowri Shankar, R Manavalan, D Venkappayya, et al. Hepatoprotective and antioxidant effects of Commiphora berryi (Arn) Engl bark extract against CCl₄-induced oxidative damage in rats [J]. Food Chem Toxicol, 2008, 46：3182.

[10] 康重阳，彭智聪，张少文，等. 没药炮制后对动物止痛及血小板粘附性的影响 [J]. 中成药，1999，21（12）：630-632.

[11] 孙亦群，魏刚，周莉玲. 乳香、没药炮制前后挥发油化学成分及含量变化 [J]. 中药材，2001，24（8）：566-567.

[12] 赵金凤，周春兰，韩陆，等. 没药研究进展 [J]，中国药房，2011，22（7）：661-665.

❧ 延 胡 索 ❧

【来源】　本品为罂粟科植物延胡索 *Corydalis yanhusuo* W. T. Wang 的干燥块茎。夏初茎叶枯萎时采挖，除去须根，洗净，置沸水中煮至无白心时，取出，晒干。主产于浙江、江苏、湖北、陕西等地，以栽培品为主。

生制延胡索鉴别使用表

| 处方用名 | 延胡索 | 醋延胡索 |
|---|---|---|
| 炮制方法 | 净制、切制 | 醋制 |
| 性状 | 不规则的圆形厚片。外表黄色或黄褐色，有不规则细皱纹。切面黄色，角质样，具蜡样光泽。气微，味苦 | 不规则的圆形厚片、表面和切面黄褐色，质较硬。微具醋香气 |
| 性味归经 | 辛、苦，温<br>归肝、脾经 | 辛、苦、微酸，温<br>主入肝、脾经 |
| 功能主治 | 活血，行气，止痛。活血化瘀作用强<br>用于胸胁、脘腹疼痛，胸痹心痛，经闭痛经，产后瘀阻，跌扑肿痛 | 行气止痛，活血<br>用于肝郁气滞的脘腹疼痛、经闭腹痛、产后瘀阻疼痛及跌扑肿痛等 |
| 炮制作用 | 去除非药用部位，便于制剂 | 增强行气止痛作用 |
| 用法用量 | 研末吞服或入丸散<br>研末吞服，一次 1.5～3g，入丸散 3～10g | 研末吞服或水煎口服或入中成药<br>研末吞服，一次 1.5～3g，入丸散 3～10g |
| 配伍 | 常与川楝子、当归等配伍，可用于治疗胸腹胁肋疼痛、脘腹胀满及跌打损伤等。如金铃子散、元归散、延胡索汤及生养红药胶囊等 | 常与白芷、当归、红花、木香等配伍，可用于治疗胸腹胁肋疼痛、痛经等。如元胡止痛片、三神丸、阿魏丸 |
| 药理作用 | 镇痛、镇静、抗炎、抗心肌缺血、抗血栓等。抗心肌缺血作用较强 | 镇痛镇静增强、抗炎、调经、抗心肌缺血、抗血栓等 |
| 化学成分 | 含生物碱，挥发油、三萜、蒽醌、甾醇等类成分 | 含生物碱、挥发油、三萜类等成分。四氢帕马丁等生物碱成分的溶出量增加 |
| 检查<br>浸出物<br>含量测定 | 水分不得过 15.0%；总灰分不得过 4.0%<br>乙醇浸出物不得少于 13.0%<br>含四氢帕马丁不得少于 0.040% | 水分不得过 15.0%；总灰分不得过 4.0%<br>乙醇浸出物不得少于 13.0%<br>含四氢帕马丁不得少于 0.040% |
| 注意 | 与丙米嗪、氯丙嗪、溴苄胺及维拉帕米（异搏定）合用，可引起血压降低 | 与丙米嗪、氯丙嗪、溴苄胺及维拉帕米（异搏定）合用，可引起血压降低 |

## 注释

【炮制方法】

延胡索：取原药材，除去杂质，洗净，干燥，切厚片或用时捣碎[1]。

醋延胡索：取净延胡索，与米醋（100:20）拌润，文火炒干，或加适量水煮至醋吸尽，切厚片或用时捣碎。

除醋延胡索外，还有酒延胡索。

【性状差异】 延胡索切面黄色。延胡索加醋润炒或煮后表面和切面呈黄褐色，略具酸味。（见文末彩图64）

【炮制作用】 延胡索味辛、苦，性温。归肝、脾经。以活血化瘀力强。多用于心血瘀滞、胸痹心痛。《卫生宝鉴》："玄胡气温，味辛，破血，治气。妇人月水不调，小腹痛，温暖腰膝，破散癥痩，捣细用"。《本草纲目》"玄胡索味苦微辛，气温，入手足太阴厥阴四经，能行血中气滞，气中血滞，故专治一身上下诸痛，用之中的，妙不可言"。可见延胡索活血力强，兼能行气止痛。如肝郁气滞之胸胁痛配伍柴胡、郁金；气滞血瘀之痛经、月经不调、产后瘀滞腹痛配伍当归、红花、香附等。如金铃子散、元归散、延胡索汤及生养红药胶囊等。参照模板格式补充经典方剂。

延胡索醋制后，可引药入肝经，增强行气止痛作用。用于肝郁气滞的脘腹疼痛、经闭腹痛、产后瘀阻疼痛及跌扑肿痛等。如治疗气滞血瘀的胃痛、胁痛、头痛及痛经的元胡止痛片。延胡索的传统炮制方法还有酒炙、盐炙等，《本草从新》《本草求真》均记载"生用破血，炒用调血，酒炒行血，醋炒止血"。

延胡索酒制后，借助酒的行散作用，增强其活血化瘀作用。用于跌倒损伤、血瘀头痛、产后瘀阻、恶露不尽。

现代认为，延胡索中止痛成分为四氢帕马丁等生物碱。在生品中主要以游离生物碱的形式存在，难溶于水，经醋制后转化为生物碱盐的形式，致使其在水煎液中溶出量增加，利于止痛作用的发挥[2,3]。因此，醋延胡索的镇痛效果要好于延胡索，且对正常肠管和痉挛模型的解痉作用也强于延胡索。但二者对二甲苯致耳肿的抗炎作用差异不明显。生、醋延胡索对 ADP 和胶原引起的血小板聚集均有明显抑制作用。可能与其相应活性物质基础改变较小有关。

传统理论认为醋能引药入肝，故醋延胡索主入肝经，能增加止痛作用，由此看来，现代研究结果与"醋制入肝经且资住痛"的传统理论相一致。

【药理作用】

## 一、延胡索的药理作用

**1. 镇痛作用** 现代研究已证实延胡索甲素、乙素和丑素均有镇痛作用。以镇痛指数作为评价指标，以四氢帕马丁较高、丑素次之，甲素最差，作用强度均不及吗啡[4]。

**2. 镇静、催眠和安定作用** 研究表明四氢帕马丁和延胡索丑素均具有加强戊巴比妥的睡眠作用，使动物的翻正反射消失，并对小鼠的自发活动具有不同程度的抑制作用。

**3. 扩张冠状动脉** 脱氢紫堇碱具有提高小鼠耐缺氧能力，扩张冠脉，增加冠脉血流，但心率减慢，对冠脉有明显的解痉作用，为延胡索治疗冠心病的主要成分[5]。

**4. 抑制心脏** 左旋四氢巴马汀可使动物心率减慢、降低血压和减少心肌耗氧量等[6]。

**5. 抗心律失常** 延胡索总碱对乌头碱诱发大鼠心律失常有明显治疗作用。消旋和左旋巴马汀有选择性的对抗实验性心律失常的作用，能对抗氯仿、$BaCl_2$、肾上腺素和哇巴因诱发的心律失常，但不能对抗碱诱发的心律失常[7]。

**6. 抗心肌缺血的作用** 延胡索总碱能延长小鼠的缺氧存活时间，表明延胡索总碱对缺血心肌有保护作用。

**7. 抗血栓作用** 四氢帕马丁能抑制大鼠静脉血栓、动脉血栓和动静脉旁路血栓。

**8. 改善微循环作用** 左旋四氢帕马丁可降低红细胞聚集性，改善红细胞的变形能力，从而使血液的内摩擦力减少，血液黏度下降，红细胞顺利通过毛细血管，保持正常的微循环灌注，可能是通过对 $\alpha_1$ 和 $\alpha_2$ 受体阻断的复合效应以改善微循环[8]。

**9. 对胃液分泌的影响** 四氢帕马丁在镇痛的有效剂量（20~40mg/kg）时，对胃液分泌的影响不明显，但给药剂量增大到 80mg/kg，胃液的分泌出现显著的抑制[9]。

**10. 抗溃疡的作用** 延胡索醇提物和水提物能够抑制幽门螺杆菌的生长，延胡索全碱对组胺溃疡和醋酸溃疡具有治疗作用，对利血平溃疡具有预防作用。四氢帕马丁也具有明显抗实验性胃溃疡作用，可能与其增加胃黏膜血流量有关，也可能通过部分阻滞胃黏膜 DA 受体而发挥作用[9]。

**11. 对平滑肌的影响** 四氢帕马丁能直接抑制离体肠肌和子宫肌的收缩活动[10]。

**12. 抗肿瘤作用** 延胡索提取物中：①脂溶非酚性生物碱组分对肝肿瘤细胞 SMMC-7721 有较强的杀伤性，延胡索总碱对 HepG2 细胞有明显的增殖抑制中药，且呈剂量-效应关系[11]。②元胡多糖 YhPS-1 能抑制小鼠体内路易斯肺癌和 S180 细胞瘤的生长[12]。③小檗碱等，具有显著的诱导细胞凋亡的作用，对 U937 等多种肿瘤细胞具有较强的抑制作用，并能诱导 HL-60 向中性粒细胞分化[13]。

## 二、醋延胡索的药理作用

**1. 镇痛**　从热传导、化学刺激拟痛反应进行考察，醋延胡索能够明显提高痛阈值。

**2. 解痉**　醋延胡索对正常肠管和乙酰胆碱引起的痉挛模型有明显解痉作用，但对阿托品引起的松弛模型作用不显著。

**3. 抗炎**　从二甲苯致耳肿实验结果看，醋延胡索有明显抗炎作用。

**4. 活血**　醋延胡索对 ADP 和胶原引起的血小板聚集有抑制作用。实验结果看，延胡索高剂量有明显抑制血小板聚集的作用，活血作用不明显，这与古人认为延胡索有破血作用相一致。

## 三、生、醋延胡索之复方的药理作用差异

**1. 生、醋延胡索之金铃子散的药理作用差异**

（1）镇痛：在化学刺激引起的疼痛模型，醋延胡索入药配伍与延胡索入药有显著性差异，但对热传导引起的拟痛反应没有差异，表明复方中选择醋延胡索能加强对化学刺激的镇痛作用。

（2）抗炎：醋延胡索入药与延胡索入药没有统计学差异，但（醋延胡索＋炒川楝子）配伍组的高、中、低剂量组的肿胀抑制率均高于延胡索＋炒川楝子组，也在一定程度上表明金铃子散复方宜选用醋延胡索为好。

（3）解痉：从肠管自发活动、痉挛模型和松弛模型的实验结果看，金铃子散复方中选用延胡索或醋延胡索均可，两者没有显著性差异。

（4）活血：从 ADP 和胶原引起的血小板聚集实验结果看，选用延胡索或醋延胡索入复方均有抑制血小板聚集的作用。

**2. 生、醋延胡索之元胡止痛片的药理作用差异**

（1）镇痛：对于热传导拟痛反应，（醋延胡索＋白芷）的低、中、高剂量组在给药后 0.5 小时的痛阈值与相应的含延胡索的实验组比较，有显著性差异，表明醋延胡索在快速止痛方面优于延胡索。含醋延胡索的元胡止痛片的复方的中、高剂量组在给药后 1.5 小时、2 小时的痛阈值与相应的含延胡索的实验组比较，有显著性差异，表明醋延胡索在维持止痛方面优于延胡索。对于化学刺激拟痛反应，含有醋延胡索的中、高剂量组的复方与相应的含延胡索的复方比较，有显著性差异，也表明醋延胡索的止痛效果优于延胡索。

（2）抗炎：含醋延胡索入复方的各剂量组与相应的延胡索组比较无统计学差异。延胡索醋制与否对其抗炎作用影响不明显。但醋延胡索 3 个剂量组肿胀抑制率均高于延胡索组。延胡索醋制后在消肿方面略有一定优势。

（3）解痉：复方组合均有明显解痉作用，两者没有显著性差异。

（4）活血：各复方组合均有明显活血作用，两者没有显著性差异。

综合考虑，在元胡止痛片复方配伍中选用醋延胡索入药，能明显增强复方的镇痛作用，选择延胡索或醋延胡索入复方均有较好的抗炎、解痉和活血作用。鉴于元胡止痛片用于气滞血瘀的胃痛、胁痛、头痛及痛经的治疗，因此，建议元胡止痛片中宜选用醋延胡索。

**3. 生、醋延胡索之延胡索汤的药理作用差异**

（1）镇痛：延胡索汤中选用延胡索和醋延胡索均有镇痛作用，两者无统计学差异。

（2）抗炎：延胡索汤中选用延胡索和醋延胡索均有明显抗炎作用，两者无统计学差异。

（3）解痉：从肠管自发活动、痉挛模型和松弛模型的实验结果看，含醋延胡索的延胡索汤的 3 个剂量组与含延胡索的延胡索汤存在统计学差异，表明在解痉方面，选用醋延胡索入药更好。

（4）活血：在复方中无论选用延胡索或醋延胡索，均有明显降低血小板聚集率，但两者无统计学差异，表明，选用延胡索或醋延胡索入复方均可。

综合考虑，从镇痛、抗炎、活血药效看，延胡索汤中选用延胡索或醋延胡索均可；但解痉作用，以选择醋延胡索入药为好。古方记载延胡索汤主要用于妇人经闭，时腹痛里急者，其中延胡索镇痛，当归活血，桂枝温通，干姜散寒，针对寒邪引起的痛经有良效。方中选用延胡索或醋延胡索均可。

【化学成分】

**延胡索**　主要含生物碱，包括四氢帕马丁、延胡索甲素、四氢小檗碱、巴马汀、黄连碱、原阿片碱等，另外还含有挥发油、三萜、蒽醌类、甾醇类等成分。

**醋延胡索**　所含成分与延胡索相同。醋制后可使游离型生物碱转化为生物碱盐，增加水煎剂中的溶出量。

【含量测定】　在280nm波长下，以乙腈-0.2%冰醋酸水溶液（三乙胺调pH至5.05）为流动相，梯度洗脱：0~60分钟，10%~80%乙腈；采用C18色谱柱，测定生醋延胡索中延胡索的含量，结果见表16-2。

**表16-2　延胡索与醋延胡索的生物碱含量[16]**

| 样品 | 质量分数/μg/g | | | | | | | | | |
| --- | --- | --- | --- | --- | --- | --- | --- | --- | --- | --- |
| | α-别隐品碱 | 海罂粟碱 | 盐酸黄连碱 | 盐酸巴马汀 | 盐酸小檗碱 | 脱氢紫堇碱 | 四氢帕马丁 | 紫堇碱 | 四氢黄连碱 | 脱氢海罂粟碱 |
| 生品 | 604.29 ± 41.74 | 1211.77 ± 45.45 | 3079.43 ± 263.78 | 140.32 ± 4.69 | 43.24 ± 1.67 | 551.02 ± 17.29 | 786.40 ± 29.14 | 1851.67 ± 33.73 | 787.00 ± 34.80 | 117.88 ± 4.51 |
| 醋制品 | 626.04 ± 44.44 | 1192.22 ± 9.83 | 2962.12 ± 58.51 | 142.98 ± 5.86 | 43.38 ± 0.68 | 584.43 ± 12.29 | 747.12 ± 4.12 | 1674.02 ± 20.25 | 700.47 ± 1.77 | 110.88 ± 0.67 |

【药物代谢】　药代动力学研究表明，以延胡索总生物碱给大鼠灌胃给药，四氢帕马丁、原阿片碱、海罂粟碱、紫堇碱、小檗碱、四氢小檗碱和蓝堇辛均能入血，在纹状体中4种原形化合物（原阿片碱、海罂粟碱、四氢巴马丁、紫堇碱）在纹状体中具有较高的浓度。延胡索醋制后能增加四氢帕马丁等成分的溶出量，有可能使其入血和进入纹状体的量有所增加，从而增强止痛作用[14]。通过肠外翻模型探讨延胡索中延胡索甲素和乙素的肠吸收特征，表明延胡索甲素和乙素在各肠段中均为线性吸收，符合零级吸收，为被动吸收。两者在十二指肠、空肠、回肠中均有较好吸收，生物利用度较高。四氢帕马丁的吸收明显好于延胡索甲素，提示延胡索众多成分中四氢帕马丁是主要的起效成分[15]。

【不良反应】　明《医宗必读》和清《本草便读》中，均强调了无气血阻滞者或血虚者，不宜用，孕妇忌用。现代临床应用中也有一些不良反应报道，如过敏反应，表现为药热，呈弛张型发热，并可伴寒战、头痛，另有报道会出现药疹，皮肤潮红瘙痒并起大小不等的红色皮疹和风团，压之褪色。毒性反应表现为头晕，面色苍白，心跳无力，脉搏细弱、无力，呼吸困难，血压下降，重者可出现休克[16]。

【毒性】　关于延胡索毒性机制，目前认为延胡索能抑制中枢神经，抑制血管运动中枢和呼吸中枢，麻痹脊髓，引起呼吸和循环衰竭及肌肉麻痹，也可引起心脏、肾脏细胞变性。延胡索碱等能抑制神经中枢及麻痹脊髓神经和四肢肌肉。其内含的生物碱对心肌有直接的毒性作用，造成心肌缺血，影响了心肌的自律性和传导，形成折返兴奋迷走神经中枢，从而引起心律失常。与西药配伍毒性，与丙米嗪、氯丙嗪、溴苄胺及维拉帕米（异搏定）合用，可引起血压降低[17]。

【生醋延胡索成分、药效与功用关系归纳】　由延胡索醋制前后的对比研究，提示了其生物碱水煎溶出率的变化是引起延胡索生制品药效差异的物质基础。其变化关系如图16-4所示：

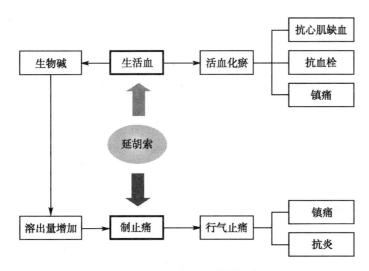

图 16-4 生制延胡索成分、药效与功用关系图

（窦志英 罗琛艳）

## 参 考 文 献

[1] 国家药典委员会. 中华人民共和国药典（一部）[S]. 北京：中国医药科技出版社. 2010：70-71.

[2] 张先洪，陆兔林，毛春芹. 延胡索不同炮制品镇痛抗炎作用研究. 时珍国医国药，2009，20（2）：449-450.

[3] 邱志春，陈玉兴，周瑞玲. 醋制延胡索与净制延胡索抗炎、镇痛作用的对比研究 [J]. 现代生物医学进展，2009，9（23）：4518-4521.

[4] 胥彬. 延胡索的药理研究Ⅱ，延胡索乙素和丑素的耐药性 [J]. 生理学报，1957，21（2）：158-162.

[5] 刘红，樊建设，刘家兰. 去氢紫堇碱对离体大鼠实验性心肌缺氧再灌注损伤的保护作用 [J]. 中药药理与临床，1993（4）：24-26.

[6] 邢淑华，郑加鳞，卞春浦，等. 左旋四氢巴马汀的降压效应及对冠脉血流的影响 [J]. 中国现代应用药学，1999，16（2）：8.

[7] 雷鸣，汪大金，毛焕元. 颅痛定对快速性室上性心律失常的疗效观察 [J]. 临床心血管志，1993，9（2）：90.

[8] 葛晓群，邢淑华，彦梅，等. 左旋四氢巴马汀对外周儿茶酚胺含量的影响 [J]. 中国药理学通报，1995，11（1）：8.

[9] 王义明，夏淑杰，张效禹，等. 延胡索全碱抗溃疡作用的药理研究 [J]. 辽宁中医杂志，1980，1（38）：36-41.

[10] 徐敬东，王文，杨惠霞，等. 延胡索对未孕大鼠离体子宫平滑肌运动的抑制作用 [J]. 中国组织工程研究与临床康复，2007，11（21）：4178-4181.

[11] 张国铎，谢丽，胡文静，等. 延胡索生物碱对人肝癌细胞系 HepG2 抑制作用及其对 microRNA 表达谱的影响 [J]. 南京中医药大学学报，2009，25（7）：181-183.

[12] 张国铎，谢丽，禹立霞. 延胡索生物碱对 6 种人源胃癌细胞株的体外增殖抑制作用 [J]. 中国中西医结合消化杂志，2009，17（2）：81-85.

[13] 桑晓媛，张磊，刘立，等. 延胡索生物碱的提取及其抗肝肿瘤活性研究 [J]. 浙江理工大学学报，2009，26（5）：754-756.

[14] 王陈. 基于二维液相色谱技术的元胡活性成分筛选及其药效和毒性机制的蛋白组学研究 [D]. 第二军医大学博士论文，2010.

[15] 王伟，杨伟鹏，梁日欣，等. 延胡索提取物在大鼠肠外翻实验中的吸收研究 [J]. 中国实验方剂学杂志，2011，17（6）：121-125.

[16] 赵桂芬，靳国君，戴玉洁. 外用延胡索浸泡液致过敏反应 1 例 [J]. 中国中药志，1994，（6）：56.

[17] 黄璐琦，王永炎. 中药材质量标准研究. 北京：人民卫生出版社，2006，187-209.

# ～ 郁　金 ～

【来源】　本品为姜科植物温郁金 *Curcuma wenyujin* Y. H. Chen et C. Ling、姜黄 *Curcuma longae*、广西莪术 *Curcuma kwangsiensis* S. G. Lee et C. F. Liang 或蓬莪术 *Curcuma phaeocaulis* Val. 的干燥块根。前两者分别习称"温郁金"和"黄丝郁金"，其余按性状不同习称"桂郁金"或"绿丝郁金"。冬季茎叶枯萎后采挖，除去泥沙和细根，蒸或煮至透心，干燥。郁金分布于江苏、浙江、福建等地。黄丝郁金主产于四川，温郁金主产于浙江，绿丝郁金产于四川。

生制郁金鉴别使用表

| 处方用名 | 郁金 | 醋郁金 |
|---|---|---|
| 炮制方法 | 切制 | 醋制 |
| 性状 | 椭圆形或长条形薄片。外表皮灰黄色、灰褐色至灰棕色，具不规则的纵皱纹。切面灰棕色、橙黄色至灰黑色。角质样，内皮层环明显 | 椭圆形或长条形薄片，微黄色，偶有焦斑，角质样，质坚脆，色泽较生品加深，略具醋香气 |
| 性味归经 | 辛、苦，寒<br>归肝、心、肺经 | 微辛、酸，微寒<br>主入肝经 |
| 功能主治 | 行气活血止痛，行气解郁，清心凉血，利胆退黄<br>用于胸胁刺痛，胸痹心痛，经闭痛经，乳房胀痛，热病神昏，癫痫发狂，血热吐衄，黄疸尿赤 | 疏肝止痛，行气活血<br>用于郁血心痛、肝郁气滞痛经，经前腹痛等证[1] |
| 炮制作用 | 利于调剂和成分煎出 | 引药入肝，增强疏肝止痛作用 |
| 用法用量 | 水煎口服或入中成药<br>3~10g | 水煎口服或入中成药<br>3~10g |
| 配伍 | 常与柴胡、木香、白矾等配伍治疗气滞血瘀痛证。如郁金饮子、牛黄清心丸等 | 常与香附、当归、白芍等配伍治疗肝郁气滞之胸胁刺痛。如宣郁通经汤、辰砂一粒金丹 |
| 药理作用 | 抗肝损伤、抗肿瘤、调脂、镇痛 | 抗肝损伤、抗肿瘤、调脂、抗抑郁。镇痛、抗炎作用较强 |
| 化学成分 | 挥发油、姜黄素类 | 姜黄素类、挥发油成分明显减少 |
| 检查含量测定 | 水分不得过 15.0%；总灰分不得过 9.0%<br>含挥发油 0.52%；含姜黄素 0.046%；含吉马酮 0.025%[2] | 待测<br>含挥发油 0.48%；含姜黄素 0.039%；含吉马酮 0.021%[2] |
| 注意 | 不宜与丁香、母丁香同用 | 不宜与丁香、母丁香同用 |

## 注释

### 【炮制方法】

郁金：取原药材，洗净，润透，切薄片，干燥。

醋郁金：取郁金片与米醋（100∶10）拌匀，闷润，待醋被吸尽后，置炒制容器内，用文火加热，炒干，取出，放凉[3]。

【性状差异】　郁金切面灰棕色、橙黄色至灰黑色；醋郁金加醋润炒后色泽加深。郁金气微；醋郁金略具醋香气。

【炮制作用】　郁金，味辛、苦，性寒。归肝、心、肺经。具有行气化瘀、清心解郁、利胆退黄的功能。凡气血凝滞引起的胸胁、脘腹胀闷作痛，痛经，以及吐血衄血、尿血、妇女倒经等，属血热瘀滞者，均可选用[1,3]。如用于心绞痛的郁金饮子。用于热病，邪入心包高热惊厥，神昏谵语的安宫牛黄丸；用于肝阳上亢，肝火上炎所致眩晕的安宫降压丸。

郁金醋制后药性改变，味微辛、酸，性微寒，可引药入血，主入肝经，增强了疏肝止痛的作用，多用于郁血心痛、肝郁气滞痛经，经前腹痛等证[1]。如用于妊娠大怒后腹痛吐血者的引气归血汤。也可用于一切厥心痛、小肠膀胱痛不可忍者的辰砂一粒金丹[1,3]。

郁金中含有多种挥发性成分，具有调节平滑肌运动、抗凝血等作用。故郁金生品行气化瘀作用较强。郁金醋制后挥发油含量降低，尤其是其中的姜黄素和吉马酮含量均明显降低[4]。但水煎出率有一定升高，加之成分比例的改变使生熟品的成分比例有明显差异。表现为在抑制混合致炎液引起的小鼠耳肿胀作用和抑制腹腔炎性渗出及对热板法刺激作用的抑制方面，醋温郁金水提液的作用明显优于生温郁金水提液，这与醋温郁金能引药入肝，增强缓急止痛作用相对应；而在对凝血时间的影响方面，生温郁金水提液的作用明显优于醋温郁金[4]。

【药理作用】

### 郁金的药理作用

**1. 保肝作用**　郁金水提液能对抗 $CCl_4$ 引起的急性肝损伤小鼠肝指数、血清 ALT、AST 的升高，降低小鼠肝脏 MAD 含量，提高受损肝脏 SOD 的活性，还能减轻肝细胞水肿、气球样变、肝小叶中点状坏死、炎细胞浸润的程度[5]。可明显降低 $CCl_4$ 急性肝损伤小鼠肝组织 TNF-α 的表达，调节肝组织免疫平衡[6]。

**2. 利胆作用**　有文献[7]研究发现郁金水煎剂可降低对离体兔奥迪括约肌位相性收缩平均振幅，从而表现出抑制效应。同时郁金可提高胆囊平滑肌静息张力，从而加强其紧张性收缩。

**3. 抗癌作用**　温郁金超临界二氧化碳萃取法提取物对人胃癌细胞 SGC-7901 生长有抑制作用，还能下调 VEGF121 和 VEGF165mRNA 表达[8]。温郁金水蒸气蒸馏提取液 0.1g/ml 灌胃人胃癌原位移植瘤模型裸鼠，能明显抑制原位移植瘤的生长转移，降低瘤体中 MVD 的表达。桂郁金乙醇提取物具有抑制 HSC-LX2 细胞增殖诱导细胞发生凋亡的能力，可以逆转肝纤维化作用[9]。

**4. 降血脂活血作用**　各个品种的郁金大小剂量水提液均能够不同程度地降低由灌胃脂肪乳剂所引起的小鼠 TC 的增高；除白丝郁金小剂量组外，其他各品种郁金水提液均能延长急性血瘀证模型小鼠的凝血时间[10]。

**5. 镇痛作用**　郁金水提物对醋酸扭体模型小鼠的扭体反应有明显的抑制作用。

**6. 抗抑郁作用**　郁金对小鼠抑郁症的强迫游泳模型、悬尾模型和拮抗利血平所致的抑郁症模型均有治疗作用[11]。

醋郁金药理作用与郁金相同，醋制后镇痛作用强于郁金。

【化学成分】

**温郁金**　主要含姜黄素类化合物：姜黄素，去甲氧基姜黄素，双去甲氧基姜黄素。挥发油主要有姜黄烯，莪术二酮[12]。

**黄丝郁金**　主要含姜黄素类化合物：姜黄素、去甲氧基姜黄素、双去甲氧基姜黄素，含香豆酰阿魏酰乙烷，对-香豆酰阿魏酰甲烷。挥发油含量较高，以姜黄酮、芳香姜黄酮、姜黄烯为主。

**桂郁金**　主要含挥发油，主要是吱喃二烯，莪术醇。

**绿丝郁金**　主要含姜黄素，去甲氧基姜黄素，双去甲氧基姜黄素。挥发油主要有芳香姜黄烯，吉马酮。

**醋温郁金**　主要成分同温郁金。温郁金醋炙后挥发油含量减少，两者组成上也存在差异。

【含量测定】  在262nm波长下，以乙腈∶水（5%冰醋酸）（45∶55）为流动相，采用ODS C18色谱柱，DAD检测器，测定郁金中姜黄素的含量。在210nm波长下，以乙腈∶水（75∶25）为流动相，采用ODS C18色谱柱，DAD检测器，测定郁金中吉马酮的含量。以挥发油提取器提取郁金和醋郁金挥发油[4]。结果表明温郁金炮制前后其挥发油、姜黄素和吉马酮含量均有差异，见表16-3。

**表16-3  温郁金和醋温郁金的挥发油、姜黄素和吉马酮含量（%）**

| 样品 | 姜黄素 | 吉马酮 | 挥发油含量 |
|------|--------|--------|------------|
| 温郁金 | 0.046 | 0.025 | 0.52 |
| 醋温郁金 | 0.039 | 0.021 | 0.48 |

【药物代谢】  莪术醇灌胃给药进入大鼠体内，在体内羟化酶的催化作用下莪术醇的2位质子易被羟基取代生成2α-羟基莪术醇[12]。

【不良反应】  在临床应用中，古人总结了"郁金不宜与丁香、母丁香同用"的理论，对于阴虚失血及无气滞血瘀者忌服，孕妇慎服。《本草经疏》："凡病属真阴虚极，阴分火炎，薄血妄行，溢出上窍，而非气分拂逆，肝气不平，以致伤肝吐血者不宜用也。即用之亦无效。"《本草汇言》："胀满，膈逆，疼痛，关乎胃虚血虚者，不宜用也。"《得配本草》："气虚胀滞禁用。"

丁香、郁金配伍的急性毒性实验和慢性毒性实验少有不良反应报道。有学者进行丁香与郁金配伍后的急性毒性、长期毒性实验，发现混煎剂与单煎剂均未发现毒性和副作用。进行丁香、郁金配伍和单独使用在抗炎、镇痛、止泻、抗溃疡等实验研究，发现二者配伍后镇痛、抗炎和止泻作用有下降趋势，抗溃疡作用不受影响，对实验动物胸腺指数和脾脏指数无明显影响。郁金不宜与丁香、母丁香配伍的传统禁忌没能得到现代研究结果的证实。

【毒性】  临床毒性尚不明确，动物实验显示，郁金乙醇提取物分别以剂量0.5，1.0，3.0g/kg体重给小鼠灌胃进行急性毒性（24小时）实验，以剂量为100mg/（kg·d）进行长期毒性（90天）实验观察。结果显示，长期毒性用药中小鼠体重未见明显改变，但心脏和肺脏重量显著减少；血液学研究发现红细胞及白细胞显著降低；增加雄性小鼠性腺器官重量及雄性小鼠精子活动能力和精子数目[13]。急性毒性实验、长期毒性实验均未发现有生殖毒性。

【生制郁金成分、药效与功用关系归纳】  郁金经醋制后，其所含挥发油发生了量变和质变，姜黄素的含量也减少，可能与炮制前后药效变化有一定相关性，其变化关系如下图所示：

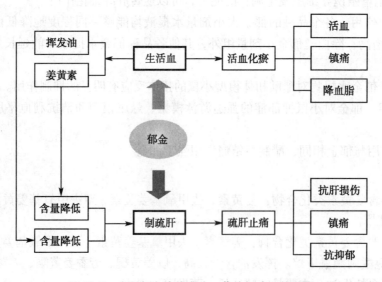

**图16-5  生制郁金饮片成分、药效与功用关系图**

（窦志英  罗琛艳）

[1] 全国高等中医药院校规划教材. 中药学 [M]. 北京：中国中医药出版社，2011：314.
[2] 石典花，孙立立，张军，等. 不同炮制因素对温郁金中姜黄素和吉马酮含量的影响 [J]. 中国实验方剂学杂志，2013，19（6）：112-115.
[3] 叶定江，张世臣，吴皓. 中药炮制学 [S]. 第2版. 北京：人民卫生出版社，2011，3：337.
[4] 石典花. 常用中药郁金的炮制研究 [D]. 山东中医药大学硕士学位论文，2009.
[5] 兰凤英，何静春，赵颖，等. 郁金抗四氯化碳致小鼠急性肝损伤的作用 [J]. 中国康复理论与实践，2007，13（5）：444-446.
[6] 韩向北，朱彤彤，郭亚雄，等. 郁金对 CCl₄ 所致急性肝损伤小鼠肝脏的免疫调节作用 [J]. 吉林大学学报（医学版），2010，36（5）：934-937.
[7] 汪龙德，李红芳. 单味郁金对离体兔奥狄氏括约肌、胆囊和十二指肠平滑肌活动的影响. 甘肃中医学院学报，2002，19（2）：14-15.
[8] 何必立，吕宾，徐毅，等. 温郁金对胃癌细胞的抑制作用及其对血管内皮生长因子表达的影响. 中医药学刊，2006，24（9）：1741-1743.
[9] 彭岳，吴光，韦燕飞，等. 桂郁金提取物对人肝星状细胞增殖、凋亡影响的研究. 辽宁中医杂志，2011，38（11）：2133-2135.
[10] 付田. 6种郁金降血脂和活血效应强度比较研究. 成都中医药大学，2005.
[11] 韩珍，贺弋，杨艳，等. 郁金抗抑郁作用的实验研究 [J]. 宁夏医学院学报，2008，30（3）：275-276.
[12] 楼燕. 温郁金化学成分及莪术醇大鼠体内代谢研究 [D]. 沈阳药科大学博士论文，2009.
[13] Qureshi S, Shah AH, Ageel AM. Toxicity studies on Alpinia galanga and Curcuma longa [J]. Planta Med，1992，58（2）：124.

## ❧ 丹　参 ❧

**【来源】**　本品为唇形科植物丹参 *Salvia miltiorrhiza* Bunge. 的干燥根和根茎。春、秋二季采挖，除去泥沙，干燥。主产于安徽、河南、陕西等地。

**生制丹参鉴别使用表**

| 处方用名 | 丹参 | 酒丹参 |
|---|---|---|
| 炮制方法 | 切制 | 酒制 |
| 性状 | 类圆形或椭圆形的厚片。外表皮棕红色或暗棕红色，粗糙，具纵皱纹。切面皮部棕红色，木部灰黄色或紫褐色，有黄白色放射状纹理。气微，味微苦涩 | 类圆形或椭圆形的厚片。切面红褐色，略具酒香气 |
| 性味归经 | 苦，微寒<br>归心、肝经 | 苦，凉<br>主归心经 |
| 功能 | 活血祛瘀，通经止痛，清心除烦，凉血消痈 | 活血祛瘀、通络止痛 |
| 主治 | 用于胸痹心痛，脘腹胁痛，癥瘕积聚，热痹疼痛，心烦不眠，月经不调，痛经经闭，疮疡肿痛 | 用于产后瘀血腹痛。适于血瘀诸证 |
| 炮制作用 | 利于调剂和成分煎出 | 缓和苦寒之性，增强活血通络作用 |

续表

| 用法<br>用量 | 水煎口服或入中成药<br>10～15g | 水煎口服或入中成药<br>10～15g |
|---|---|---|
| 配伍 | 常与檀香、砂仁、当归、乳香、没药等配伍治疗血热瘀滞所致的心腹疼痛、肢体疼痛等。如丹参饮、活络效灵丹等 | 单用或与川芎、益母草、桃仁、牡丹皮、独活等配伍治疗月经不调、闭经痛经、产后瘀滞腹痛等。如丹参散 |
| 药理作用 | 抗凝血、抗血栓形成、改善微循环、改善血液流变性、抗心肌缺血、抗脑缺血、抗氧化 | 抗凝血、抗血栓形成、改善微循环、抗心肌缺血、抗脑缺血、抗氧化作用增强 |
| 化学成分 | 含丹参酮类（丹参酮I，丹参酮$II_A$，丹参酮$II_B$等），酚酸类（丹参素、丹酚酸 A、丹酚酸 B、原儿茶醛等） | 含丹参酮类和酚酸类。原儿茶醛含量降低 |
| 检查 | 水分不得过 13.0%；总灰分不得过 10.0%；酸不溶性灰分不得过 2.0% | 水分不得过 10.0%；总灰分不得过 10.0% |
| 浸出物 | 水溶性浸出物不得少于 35.0%；醇溶性浸出物不得少于 11.0% | 水溶性浸出物不得少于 35.0%；醇溶性浸出物不得少于 11.0% |
| 含量测定 | 含丹参酮 $II_A$（$C_{19}H_{18}O_3$）不得少于 0.20%。含丹酚酸 B（$C_{36}H_{30}O_{16}$）不得少于 3.0% | 含丹参酮 $II_A$（$C_{19}H_{18}O_3$）不得少于 0.20%。含丹酚酸 B（$C_{36}H_{30}O_{16}$）不得少于 2.0%[1] |
| 注意 | 不宜与藜芦同用；孕妇慎用 | 不宜与藜芦同用；孕妇慎用 |

## 注释

**【炮制方法】**

丹参：取原药材，除去杂质和残茎，洗净，润透，切厚片，干燥[2]。

酒丹参：取净丹参片与黄酒（100∶10）拌匀，闷润，待酒被吸尽后，置炒制容器内，用文火加热，炒干，取出，放凉[3]。

**【性状差异】** 丹参切面皮部棕红色，木部灰黄色或紫褐色，酒丹参加酒润炒后切面红褐色，略具酒香气。（见文末彩图 65）

**【炮制作用】** 丹参，味苦，性微寒。早在《神农本草经》中就记载了"丹参味苦微寒"。丹参归心、肝经。具有祛瘀止痛、活血通经、清心除烦的作用，多用于血热瘀滞所致胸痹心痛，脘腹胁痛，癥瘕积聚，热痹疼痛，心烦不眠，月经不调，痛经经闭，疮疡肿痛诸证。如丹参饮、活络效灵丹等。

丹参酒制后，苦寒之性缓和，活血祛瘀、调经的作用增强，适用于瘀血阻滞所致的月经不调、闭经痛经、产后瘀滞腹痛等血瘀诸证。如丹参散。

丹参酚酸类是治疗心血管疾病的有效成分之一。丹参经酒制后，丹参水溶性总酚浸出量显著提高，致使酒丹参可明显降低血瘀模型大鼠的血小板黏附与聚集、凝血酶原时间（PT）、凝血酶时间（TT）、凝血活酶时间（PTT），提高血流速度。这一点与炮制理论酒制助其活血调经、镇痛作用是相符的。

丹参菲醌类是主要的脂溶性成分，在酒制的过程中，丹参酮 $II_A$、丹参酮 $II_B$ 的含量都有所降低，对其药效影响尚需进一步研究。

**【药理作用】**

### 一、丹参的药理作用

**1. 抗凝血作用** 丹参注射剂能影响凝血酶原时间、凝血酶时间、凝血活酶时间，促进纤维蛋白原溶解，延长血栓形成时间，减少血栓长度和重量，具有一定的抗凝作用[4]。

**2. 改善微循环** 丹参、酒丹参水煎液、丹参醇提物能增加肾上腺素所致血瘀小鼠微血管动、静脉管径和血流速度[5]。

**3. 改善血液流变性** 丹参水煎液、酒丹参水煎液、丹参醇提液均有降低血瘀大鼠全血黏度、血浆黏度、血细胞比容、血沉血浆总蛋白、纤维蛋白原、RBC 电泳、RBC 聚集指数等作用[6]。

**4. 抗心肌缺血** 丹参水溶性成分对异丙肾上腺素引起的大鼠心室纤颤有较好防治作用，也对异丙肾上腺素诱发的心肌细胞电活动的异常增强有保护作用[7]。

**5. 调脂作用** 丹参水提物能降低高脂饲料诱导的大鼠血浆总胆固醇、甘油三酯及低密度脂蛋白胆固醇，抑制血栓素 $A_2$ 升高，降低 $TXA_2/PGI_2$ 比值，同时升高前列环素 $I_2$（$PGI_2$），具有降血脂作用[8]。

**6. 抗菌消炎作用** 隐丹参酮、丹参酮 $II_B$、丹参酸甲酯、羟基丹参酮 $II_A$ 和二氢丹参酮 I 对金黄色葡萄球菌及其耐药菌株有较强抑菌作用；而丹参酮 $II_A$，丹参酮 I，丹参新醌甲、乙、丙无明显的抑制作用。以丹参酮进行体外及动物体内实验均证明，丹参酮对以金黄色葡萄球菌为主的急性感染，特别是对耐药金黄色葡萄球菌株有显著疗效，并对两种毛发癣菌有抗菌作用。丹参酮及其单体对人型结核杆菌 $H_{37}RV$、对分枝杆菌 607、溃疡分枝杆菌均有不同程度的抑制作用[9]。

丹参酮对炎症的第一、第二期以及急性和亚急性炎症有良好疗效。丹参酮 I 可抑制内毒素诱导的 RAW 巨噬细胞产生 PGE，但对环氧酶的活性及其表达量无明显影响；丹参酮 I 同时还是 A 型人重组分泌型磷脂酶和兔重组胞质型磷脂酶的抑制剂。因此，丹参酮对花生四烯酸代谢的影响可能是其抗炎作用的机制之一[10]。

**7. 抗氧化作用** 丹参水煎液能降低大鼠脑组织的过氧化脂质含量[11]。体外对超氧阴离子自由基和脂质自由基均有不同程度的清除作用[12]。

另外，丹参还有调节免疫、抗肿瘤、抗纤维化等作用。

## 二、酒丹参的药理作用

抗凝血作用采用肾上腺素致怒及寒冷造成大鼠血瘀模型，比较丹参不同炮制品对大鼠血小板黏附与聚集、凝血酶原时间（PT）、凝血酶时间（TT）、凝血活酶时间（PTT）的影响，结果表明，黄酒炙丹参及丹参均可显著降低血小板黏附与聚集，使 PT、TT、PTT 显著延长，其中酒炙丹参较丹参作用显著增强。观察肾上腺素血瘀模型小鼠微血管动、静脉管径和血流速度的变化表明，造模后微血管管径明显收缩变小，血流速度变慢，给予丹参不同炮制品后，有显著缓解作用，酒炙品较生品作用稍强[13]。

【化学成分】

**丹参** 主要含有菲醌和酚酸类成分。

脂溶性的菲醌类化合物主要包括：丹参酮 I、$II_A$、$II_B$、V、VI，隐丹参酮，二氢丹参酮 I，羟基丹参酮 $II_A$，异丹参酮，异隐丹参酮。

水溶性酚酸类主要包括：丹酚酸 A（丹参素）、丹酚酸 B、丹酚酸 C、原儿茶醛、原儿茶酸、迷迭香酸、迷迭香酸甲酯、异阿魏酸。

**酒丹参** 丹参酒制后原儿茶醛含量降低，丹酚酸 B 和丹参素的含量均高于生品，可能是酒制能提高两者的溶出率，丹参酒制后丹参酮 $II_A$ 的含量也高于生品，但也有文献报道，酒制后丹酚酸 B 和丹参酮 $II_A$ 均降低[14]，可能与炮制程度有关。

【含量测定】 照 2010 年版《中国药典》一部丹参项下【含量测定】方法[1]，生制丹参中丹参酮 $II_A$ 及丹酚酸 B 有较为明显的差异[14]，见表 16-4。

表 16-4　丹参与酒丹参的总丹参酮、丹参酮 II_A 及丹酚酸 B 的含量（%）

| 样品 | 总丹参酮 | 丹参酮 II_A | 丹酚酸 B |
| --- | --- | --- | --- |
| 丹参 | 0.9360 | 0.2545 | 4.26 |
| 酒丹参 | 0.9661 | 0.2261 | 4.14 |

【药物代谢】　有研究表明，丹参素在酸性条件下易形成不稳定的二聚体结构，当其进入人体后易被酯化形成 β-(3,4-二羟基苯基)-α-羟基丙酸异丙酯，或者与体内葡萄糖醛酸结合形成酯型葡萄糖苷酸[15]。丹参中的原儿茶醛进入人体后易被氧化成原儿茶酸，该酸在体内易脱羧形成儿茶酚，或甲基化形成香草酸，这一观点从大鼠代谢产物得到证实，原儿茶醛在大鼠小肠、肝脏和肾脏中产生各种结合物，经尿液和胆汁消除。

【不良反应】　1. 个别患者会出现胃痛，食欲减少，口咽干燥，恶心呕吐，与丹参能抑制消化液的分泌有关。宜停药，并可口服复方氢氧化铝片，溴丙胺太林等药，重者可皮下注射阿托品。

2. 个别晚期血吸虫肝脾肿大患者，在服用大剂量丹参后会发生上消化道出血。应停用丹参，并给予止血剂，维生素等。

3. 丹参可引起过敏反应，表现为全身皮肤瘙痒，皮疹，荨麻疹，有的还伴见胸闷憋气，呼吸困难，甚则恶寒，头晕，恶心呕吐，烦躁不安，随即面色苍白，肢冷汗出，血压下降，乃至昏厥休克等。应立即肌注肾上腺素或地塞米松以及异丙嗪等抗过敏药，同时用中药生脉散加减调理[16]。

【毒性】　临床毒性尚不明确，动物实验显示，丹参煎剂给小鼠腹腔注射 43g/kg，48 小时 1 次腹腔注射内未见动物死亡，而 64g/kg 组 10 只动物死亡 2 只[17]。

【生制丹参成分、药效与功用关系归纳】　由生制丹参对比研究，提示了丹参菲醌类、丹参酚酸类的含量变化可能是引起丹参生制品药效差异的物质基础。其变化关系如图所示：

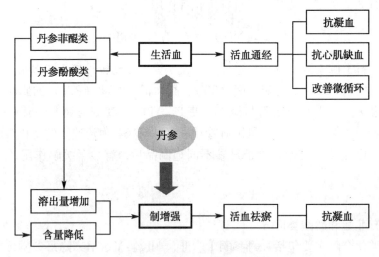

图 16-6　生制丹参成分、药效与功用关系图

（窦志英　罗琛艳）

● 参 考 文 献 ●

[1] 张帮启，宋哲秀，蒋传中，等. 丹参饮片炮制质量标准的研究 [J]. 2010 全国知名中医院院长暨道家文化与中医药养生论坛，2010：118-124.

[2] 国家药典委员会. 中华人民共和国药典（一部）[S]. 北京：中国医药科技出版社，2010：70-71.

[3] 贾天柱. 中药炮制学 [M]. 上海：上海科学技术出版社，2013：98.

[4] 李承珠，杨诗春，赵凤娣，等. 丹参素抗凝血作用的研究 [J]. 中西医结合杂志，1983，3（5）：297-299.

[5] 黄政德，蒋孟良，易延逵，等. 酒炙丹参对小鼠耳廓微循环的影响 [J]. 湖南中医学院学报，2000，20（3）：17-18.

[6] 黄政德，蒋孟良，易延逵，等. 酒制丹参、大黄对大鼠血小板功能及抗凝血作用的研究 [J]. 中成药，2001，23（5）：341-342.

[7] 杜冠华，张均田. 丹参现代研究概况与进展（续一）[J]. 医药导报，2004，23（6）：355-360.

[8] 何淑虹. 丹参对花生四烯酸及血脂调节的大鼠实验研究 [J]. 浙江中西医结合杂志，2005，15（12）：749-750.

[9] Ulubelen A，Topou G，Johansson CB. Norditerpenoids and diterpenoids from Salvia multicaulis with antituberculous activity [J]. Journal of Natural Products，1997，60（12）：1275-1280.

[10] Kim SY，Moon TC，Chang HW，et al. Effects of tanshinone I isolated from Salvia miltiorrhiza Bunge on arachidonic acid metabolism and in vivo inflammatory responses [J]. Phytother Res，2002，16（7）：616-620.

[11] 朱建伟，郑广娟. 川芎、丹参对大鼠脑中单胺氧化酶、过氧化脂质及组织学的影响 [J]. 中药药理与临床，1996，（3）：6-7.

[12] 杨宏杰，陈威川，郑敏，等. 黄芪和丹参清除自由基能力的研究 [J]. 复旦学报（自然科学版），2003，42（6）：935-938.

[13] 黄政德，蒋孟良，易延逵，等. 酒炙丹参对小鼠耳廓微循环的影响 [J]. 湖南中医学院学报，2000，20（3）：17-18.

[14] 李慧芬，张学兰. 丹参炮制前后丹酚酸B的含量变化 [J]. 山东中医药大学学报，2009，33（5）：434-435.

[15] 郑晓晖，王世祥，赵新峰，等. 复方丹参滴丸含药血清中丹参相关代谢产物的分析 [J]. 第四军医大学学报，2007，28（5）：435-437.

[16] 张振岭. 丹参制剂在临床中的应用 [J]. 中国临床保健杂志，2006，9（5）：525-526.

[17] 陈可冀. 活血化瘀药化学药理与临床 [M]. 济南：山东科学技术出版社，1995：27.

## 桃 仁

**【来源】** 蔷薇科植物桃 *Prunus persica*（L.）Batsch 或山桃 *Prunus davidiana*（Carr.）Franch. 的干燥成熟种子。果实成熟后采收，除去果肉及核壳，取出种子，晒干。全国各地均产。

生制桃仁鉴别使用表

| 处方用名 | 桃仁 | 焯桃仁 | 炒桃仁 |
|---|---|---|---|
| 炮制方法 | 净制 | 焯制 | 炒黄 |
| 性状 | 桃仁呈扁长卵形，表面黄棕色至红棕色，种皮完整。富油性，气微，味微苦 | 呈扁长卵形，无种皮，表面淡黄白色，富油性，气微香，味微苦 | 呈扁长卵形，表面黄色至深黄色，偶见焦斑。香气浓，味微苦 |
| 性味归经 | 苦、甘，平 归心、肝、大肠经 | 苦、甘，平 归心、肝、大肠经 | 苦、甘，平 归大肠经 |
| 功能主治 | 活血祛瘀，止咳平喘 用于经闭痛经，癥瘕痞块，肺痈肠痈，跌扑损伤，咳嗽气喘 | 活血祛瘀，止咳平喘 用于经闭痛经，癥瘕痞块，肺痈肠痈，跌扑损伤，咳嗽气喘 | 润肠通便，痈毒初起 多用于肠燥便秘、心腹胀满 |
| 炮制作用 | 去除杂质 | 去除非药用部位，便于有效成分煎出，杀酶保苷 | 偏于润燥和血作用 |
| 用法用量 | 煎服，捣碎用 5～10g | 煎服，捣碎用或入中成药 5～10g | 煎服，捣碎用或入中成药 5～10g |

续表

| 配伍 | 常与熟大黄、桃仁、干漆等配伍治疗瘀血内停所致的癥瘕、闭经等。如大黄䗪虫丸 | 常与当归、川芎、赤芍、红花、牡丹皮、芍药配伍治疗瘀血阻滞或产后血虚等。如桃红四物汤、生化汤、复元活血汤等 | 常与当归、郁李仁、枳壳、生地黄、火麻仁、大黄等配伍治疗血虚津亏所致的便秘证，如通幽润燥丸 |
|---|---|---|---|
| 药理作用 | 抗凝血、抗血栓、消炎，作用最强 | 有一定抗凝血、抗血栓、消炎作用。与生品相差甚微 | 抗血栓、抗凝血作用缓和。抗炎作用几近消失 |
| 化学成分 | 苦杏仁苷、苦杏仁酶、脂肪油、糖类、蛋白质、氨基酸 | 苦杏仁苷、脂肪油、糖类、蛋白质、氨基酸。炮制后苦杏仁苷含量有所下降 | 苦杏仁苷、脂肪油、糖类、蛋白质、氨基酸。炮制后苦杏仁苷含量有所下降 |
| 检查 | 酸值：不得过10.0<br>羟基值：不得过11.0<br>黄曲霉毒素：每1000g含黄曲霉素 $B_1$ 不得过5μg，含黄曲霉素 $G_2$、黄曲霉素 $G_1$、黄曲霉素 $B_2$ 和黄曲霉 $B_1$ 的总量不得过10μg | 酸值：不得过10.0<br>羟基值：不得过11.0<br>黄曲霉毒素：每1000g含黄曲霉素 $B_1$ 不得过5μg，含黄曲霉素 $G_2$、黄曲霉素 $G_1$、黄曲霉素 $B_2$ 和黄曲霉素 $B_1$ 的总量不得过10μg | 酸值：不得过10.0<br>羟基值：不得过11.0<br>黄曲霉毒素：每1000g含黄曲霉素 $B_1$ 不得过5μg，含黄曲霉素 $G_2$、黄曲霉素 $G_1$、黄曲霉素 $B_2$ 和黄曲霉素 $B_1$ 的总量不得过10μg |
| 含量测定 | 含苦杏仁苷不得少于2.0% | 含苦杏仁苷不得少于1.5% | 含苦杏仁苷不得少于1.60% |
| 注意 | 孕妇、血虚血燥及便溏者慎用。禁止儿童食用 | 孕妇、血虚血燥及便溏者慎用。禁止儿童食用 | 孕妇、血虚血燥及便溏者慎用。禁止儿童食用 |

## 注释

【炮制方法】

桃仁：取原药材，除去杂质，用时捣碎[1]。

燀桃仁：取净桃仁置多量沸水中，加热至种皮微膨起即捞起，放入凉水中浸泡，取出，搓开种皮和种仁，干燥，筛去种皮。用时捣碎[2]。

炒桃仁：取燀桃仁，置热锅内，用文火加热，炒至黄色，略带焦斑，有香气，取出，晾凉。用时捣碎[2]。

【性状差异】　桃仁表面有黄棕色至深棕色种皮，燀桃仁无种皮，表面浅黄白色，炒桃仁表面微黄色，略带焦斑，有香气。

【炮制作用】　桃仁，性平，味苦、甘。入心、肝、大肠经。始载于《神农本草经》，列为下品，"主瘀血血闭，癥瘕邪气，杀小虫"。李时珍在《本草纲目》中指出"主血滞，风痹，骨蒸，肝疟，寒热"。桃仁苦泄下降，能降肺气、止咳嗽、平气喘，可用治咳嗽气喘。桃仁，泄血热，祛瘀滞力强。如妇科治瘀用桂枝茯苓丸；若瘀滞严重用桃核承气汤，大黄䗪虫丸等。

燀桃仁除去非药用部分，有效物质易于煎出，杀酶保苷，便于贮藏[2]。另外，桃仁去皮能改变其归经和功效，正如《药品辨义》所述："若连皮研碎，多用，藉其赤色，以走肝经，至破蓄血，逐月水，及遍身疼痛，四肢木痹，左半身不遂，左足痛甚者，以舒筋活血行血，有去瘀生新之功；若去皮捣碎，少用，取其纯白，以入大肠，治血枯便闭，血燥便难，以濡润凉血和血，有开结通滞之力"。故燀桃仁具有活血祛瘀，止咳平喘作用。多用于治疗下焦蓄血证，如桃红四物汤、生化汤、复元活血汤等。

炒桃仁主入大肠经，偏于润燥和血，多用于肠燥便秘，心腹胀满[2]。桃仁经炒制后以润燥和血为主，李时珍在《本草纲目》中明确指出"行血宜连皮尖生用；润燥活血，宜汤浸去皮尖炒黄用"。故炒桃仁可用于治疗血虚津亏所致的便秘证，如通幽润燥丸。

研究表明，桃仁经燀、炒炮制后，能洁净药物、赋色增香，利于成分溶出。但炮制后的桃仁其水、醇、醚溶性成分会不同程度的流失，尤其是具有抗炎、镇痛、抗凝血及收缩子宫作用的水、醇溶性浸出物分别降低 12.1%~16.1% 和 21.4%~22.0%[3]。故桃仁在抗凝血、抗血栓、抗炎方面作用较强，而燀桃仁、炒桃仁或蒸制品抗凝血作用趋于缓和，炒桃仁抗血栓作用明显降低，炒制过程会使其抗小鼠耳肿作用近于消失。可能因为在炮制过程中蛋白质结构变性的原因。所以认为桃仁用于活血抗炎以生品为宜[4]。

**【药理作用】**

## 一、桃仁的药理作用

**1. 抗凝血及抑制血栓形成作用**　桃仁的醇提取物中所含甘油三酯具有抗凝血活性，凝血时间延长率为 37%[5]。桃仁水提物、苦杏仁苷、桃仁脂肪油对二磷酸腺苷（ADP）诱导的血小板聚集都有不同程度的抑制作用，作用强度以桃仁水提物最强，其次为苦杏仁苷和桃仁脂肪油[6]。

**2. 对动脉粥样硬化的作用**　桃仁能够干预 ApoE 基因缺陷小鼠成熟斑块的进展，有一定稳定斑块的作用，其机制可能与调节脂质代谢和抑制炎症反应有关[7]。

**3. 抗心肌缺血的作用**　桃仁石油醚提取物对结扎大鼠冠状动脉左前降支造成急性心肌梗死引起心电图 ST 段的升高有明显的降低作用，且可降低血清肌酸磷酸激酶（CPK）、乳酸脱氢酶（LDH）和减少心肌梗死面积[8]。

**4. 抗炎镇痛作用**　桃仁水煎物有抗炎消肿作用，水溶液中蛋白质 PR-A、PR-B，强烈抑制浮肿的蛋白质 F、蛋白 G、蛋白质 B 对二甲苯所致小鼠耳部急性炎症有显著抑制作用[9]。

**5. 抗肿瘤作用**　桃仁总蛋白能提高荷瘤鼠 IL-2 水平，并促进肿瘤细胞的凋亡，能增强小鼠 DC 抗原递呈功能[10]。

**6. 对肝脏的作用**　四逆散加桃仁对大鼠免疫性肝损伤具有广泛的保护作用，表现在改善肝细胞水肿，降低谷丙转氨酶（ALT）、谷草转氨酶（AST），升高超氧化物歧化酶（SOD）[11]。

**7. 镇咳作用**　桃仁的苦杏仁苷，经水解后能产生氢氰酸和苯甲醛，对呼吸中枢有镇静作用，氢氰酸吸收后能抑制细胞色素氧化酶，低浓度能减少组织耗氧量，并且还能通过抑制颈动脉体和主动脉弓的氧化代谢，而反应性的使呼吸加深，使痰易于咳出。

**8. 收缩子宫作用**　桃仁水浸液对小白鼠离体子宫具有兴奋作用，其兴奋作用与兴奋组胺受体 $H_1$、M 受体、肾上腺素 α 受体有关。其复方合剂对小白鼠离体子宫有舒张作用，能对抗缩宫素、马来酸麦角新碱、乙酰胆碱引起的子宫收缩[12]。

## 二、炒桃仁的药理作用

**1. 对免疫系统的作用**　炒桃仁总蛋白能够促进抗体形成细胞的产生，血清溶血素的生成，对内毒素（LPS）诱导的小鼠 B 细胞转化功能无协同刺激作用，说明炒桃仁总蛋白能提高机体体液免疫功能[13]。

**2. 润肠通便**　桃仁含有大量脂肪油，能润滑肠黏膜而有润肠通便作用。

## 三、桃仁、燀桃仁、炒桃仁的药理作用差别

1. 桃仁能显著延长小鼠的出、凝血时间，具有明显的抗凝血作用。燀桃仁、炒桃仁抗凝血作用缓和[4]。

2. 桃仁的抗血栓作用最强，燀桃仁与桃仁相比相差甚微，炒桃仁作用明显降低[5]。

3. 桃仁能显著抑制巴豆油所致的小鼠耳廓肿胀，说明桃仁抗炎作用显著，燀桃仁也有一定作用，炒桃仁则没有抗炎作用。成分研究表明，桃仁中具有显著抗炎活性的物质是蛋白质类[4]。

【化学成分】

桃仁　主要成分为脂类：甘油三酯；苷类成分：苦杏仁苷、野樱苷等。还含有糖类、蛋白质、氨基酸等。

燀桃仁　苦杏仁苷含量较生品降低。

炒桃仁　苦杏仁苷含量较生品与燀制品降低。

【含量测定】　取供试品加水蒸馏，馏出液加试银灵指示剂，用 $AgNO_3$ 标准溶液滴定，由消耗的 $AgNO_3$ 毫升数计算苦杏仁苷的含量[3]。

表 16-5　桃仁、燀桃仁中苦杏仁苷含量（%）

| 样品 | 苦杏仁苷 |
| --- | --- |
| 桃仁 | 2.87 |
| 燀桃仁 | 1.79 |
| 炒桃仁 | 1.54 |

【药物代谢】　胃肠道内微生物含有分解苦杏仁苷的 β-葡萄糖苷酶，能够水解苦杏仁苷，产生的氢氰酸和苯甲醛可以被吸收，导致全身中毒。

【不良反应】　桃仁中的苦杏仁苷在体内分解出较多的氢氰酸，对中枢神经系统先兴奋后麻痹，其中引起呼吸麻痹使其致死的主要原因。此外氢氰酸对皮肤有局部麻醉作用，也对黏膜有刺激作用。桃仁中毒的主要表现首先是对中枢神经的损害，出现头晕、头痛、呕吐、心悸、烦躁不安，继则神志不清、抽搐，并引起呼吸麻痹而危及生命；也有引起皮肤刺痛，出现红疹块等皮肤过敏的报道；桃仁的中毒反应主要是因口服剂量过大或使用不当所致。因此，临床用量不宜过大，并应禁止儿童食用。

【毒性】　临床上有桃仁急性中毒的报道，可能与食用桃仁方法不当有关。在炮制加工方面多数认为桃仁应生用。桃仁中的苦杏仁酶可以在汤剂中充分酶解苦杏仁苷（酶解过程在汤剂沸腾前的短时间的低温条件下即可迅速完成，产生的氢氰酸可随汤剂而挥发，这就避免了可能产生的毒性反应）。

【生制桃仁成分、药效与功用关系归纳】　桃仁炮制前后的对比研究，提示了苦杏仁苷的变化是引起桃仁生制品药效差异的物质基础。其变化关系如图所示：

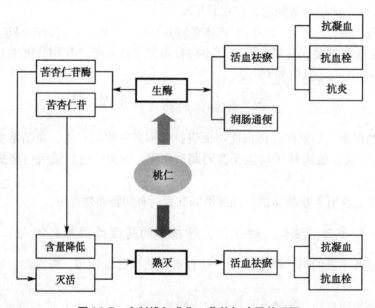

图 16-7　生制桃仁成分、药效与功用关系图

（窦志英　罗琛艳）

---

**· 参考文献 ·**

---

[1] 国家药典委员会. 中华人民共和国药典（一部）[S]. 北京：中国医药科技出版社，2010：260-261.

[2] 贾天柱. 中药炮制学 [M]. 第2版. 上海：上海科学技术出版社，2013：279.

[3] 吕文海，于少华. 桃仁炮制的初步实验研究 [J]. 中国中药杂志，1993，18（4）：29-32.

[4] 吕文海，卜永春. 桃仁炮制品的初步药理研究 [J]. 中药材，1994，17（3）：29-32.

[5] 沈丕安. 中药药理与临床运用 [M]. 北京：人民卫生出版社，2006：407.

[6] 朱萱萱，朱芳，施荣山，等. 桃仁、防己提取物对大鼠血小板聚集作用的研究 [J]. 中医药研究，2000，16（3）：44.

[7] 文川，徐浩，黄启福，等. 活血中药对ApoE基因缺陷血脂及动脉粥样硬化斑块炎症反应的影响 [J]. 中国中西医结合杂志，2005，25（4）：345.

[8] 耿涛，谢梅林，彭少平. 桃仁提取物抗大鼠心肌缺血作用的研究 [J]. 苏州大学学报，2005，25（2）：238-240.

[9] 刘青云. 中药药理学 [M]. 北京：人民卫生出版社，1997：121.

[10] 吕跃山. 桃仁总蛋白对荷瘤鼠IL-2、IL4水平的影响 [J]. 中医药信息，2004，2（4）：60.

[11] 赵国荣，刘近明，李承哲，等. 四逆散、逍遥散及其配伍丹参或桃仁对大鼠免疫性肝损伤影响的对比研究 [J]. 湖南中医学院学报，1999，19（4）：9-11.

[12] 刘娟，王天益，郑功才. 桃仁及其复方合剂对小鼠子宫作用的机理研究 [J]. 四川畜牧兽医学院学报，1999，（3）：1.

[13] 刘英，张伟刚，王雅贤，等. 炒桃仁总蛋白对小鼠B细胞功能影响的实验研究 [J]. 中医药学报，2001，29（2）：55-56.

## 牛 膝

【来源】 本品为苋科植物牛膝 *Achyranthes bidentata* Bl. 的干燥根。冬季茎叶枯萎时采挖，除去须根和泥沙，捆成小把，将顶端切齐，晒干。主产河南武陟、沁阳等县，此地明清时期属怀庆府治，故又名"怀牛膝"。

**生制牛膝鉴别使用表**

| 处方用名 | 牛膝 | 酒牛膝 | 盐牛膝 |
|---|---|---|---|
| 炮制方法 | 切制 | 酒炙 | 盐炙 |
| 性状 | 呈圆柱形的段。外表皮灰黄色或淡棕色，有微细的纵皱纹及横长皮孔。易折断切面淡棕色或棕色。气微，味微甜而稍微苦涩 | 圆柱形的段，表面深黄色，偶见焦斑，切面维管束环不明显。微有酒香气 | 圆柱形的段，表面色略深，偶见焦斑或鼓起。微有咸味 |
| 性味归经 | 辛、酸，平 归肝、肾经 | 辛、甘，温 主归肝经 | 辛、咸，平 主归肾经 |
| 功能主治 | 逐瘀通经，补肝肾，强筋骨，利尿通淋，引血下行 用于经闭，痛经，腰膝酸软，筋骨无力，淋证，水肿，头痛，眩晕，牙疼，口疮，吐血，衄血 | 偏于补益肝肾，祛瘀散寒，活血止痛 用于肝肾不足，腰腿疼痛或气血寒滞之经闭，痛经，跌打损伤 | 偏于补肾养筋，利尿通淋 用于肾虚腰膝酸软，筋骨无力，淋证，水肿 |

续表

| | | | |
|---|---|---|---|
| 炮制作用 | 利于调剂和成分煎出 | 增强滋补肝肾，活血通经的作用 | 引药入肾，增强疗效 |
| 用法用量 | 水煎口服或入中成药 5~12g | 水煎口服或入中成药 5~12g | 水煎口服或入中成药 5~12g |
| 配伍 | 常与当归、红花、杜仲、续断、补骨脂等治筋挛骨痛，如续断丸 | 常与秦艽、独活、丹参等配伍治跌打损伤等。如牛膝酒方 | 常与盐杜仲、黄芪、茯苓等配伍治肾亏腰膝酸软等。如河车大造丸 |
| 药理作用 | 抗衰老、增强免疫、改善血液流变学和抗凝血、抗生育、镇痛、抗炎、抗肿瘤、降血压 | 活血化瘀、改善血液流变学和抗凝血、镇痛作用增强 | 抗骨质疏松 |
| 化学成分 | 多糖、皂苷、甾酮、甜菜碱、挥发油、蛋白质、微量元素 | 牛膝多糖、蜕皮甾酮、齐墩果酸、阿魏酸含量升高，甜菜碱含量稍有降低 | 齐墩果酸含量升高 |
| 检查 | 水分不得过 13.0%；灰分不得过 7.0%；酸不溶灰分不得过 0.5% | 水分不得过 13.0%；灰分不得过 7.0%；酸不溶灰分不得过 0.5% | 水分不得过 13.0%；灰分不得过 7.0%；酸不溶灰分不得过 0.5% |
| 浸出物 | 冷浸法测定不得少于 70.0%，醇溶性浸出物含量不得少于 9.0% | 冷浸法测定不得少于 70.0%，醇溶性浸出物含量不得少于 4.0% | 冷浸法测定不得少于 70.0%，醇溶性浸出物含量不得少于 9.0% |
| 含量测定 | 齐墩果酸（$C_{30}H_{48}O_3$）的含量不少于 1.2%，甜菜碱（$C_5H_{11}NO_2$）的含量不少于 2.6%，蜕皮甾酮（$C_{27}H_{44}O_7$）含量在 0.07%~0.08% 之间 | 齐墩果酸（$C_{30}H_{48}O_3$）的含量不少于 1.3%，甜菜碱（$C_5H_{11}NO_2$）的含量不少于 2.1%，蜕皮甾酮（$C_{27}H_{44}O_7$）含量在 0.07%~0.08% 之间 | 齐墩果酸（$C_{30}H_{48}O_3$）的含量不少于 1.3%，甜菜碱（$C_5H_{11}NO_2$）的含量不少于 2.0%，蜕皮甾酮（$C_{27}H_{44}O_7$）含量在 0.07%~0.08% 之间 |
| 注意 | 善下行逐瘀，故孕妇、月经过多及梦遗滑精者慎用 | 孕妇慎用 | 孕妇慎用 |

## 注释

【炮制方法】

牛膝：取原药材，除去杂质，洗净，润透，除去残留芦头，切段，干燥[1]。

酒牛膝：牛膝饮片加入黄酒，每 100kg 牛膝用黄酒 10kg，拌匀后闷润 60 分钟，控制文火炒干（90~110℃，15 分钟），取出，放凉即可[2]。

盐牛膝：取净牛膝段，加食盐水拌匀，闷润至盐水被吸尽后，置炒制容器内，用文火加热，炒干，取出，放凉。每 100kg 牛膝，用食盐 2kg。

【性状差异】　牛膝切面黄白色。酒牛膝切面呈棕色，有酒气。盐牛膝表面色略深，偶见焦斑或鼓起。微有咸味。（见文末彩图 66）

【炮制作用】　牛膝，味苦、酸，性平，归肝、肾经，疏利下行，能补能泄；活血祛瘀，补肝肾，强筋骨，引血下行，利尿通淋。用于肝阳眩晕，腰膝酸软、筋骨无力、经闭癥瘕、淋证水肿，牙疼口疮，吐血衄血等。如治肝风内动、肝阳上亢、脉弦长有力的镇肝熄风汤（《医学衷中参西录》）。

牛膝酒炙后增强辛散温通之性，提高活血滋补肝肾，祛瘀止痛作用。《本草通玄》载："滋补则酒炒"。酒牛膝，味甘，辛，性温，主归肝经。偏于补益肝肾，祛瘀散寒，活血止痛，用治肝肾不足，筋骨软弱受风寒引起脊背，腰腿疼痛或气血寒滞之经闭，痛经，跌打损伤等。如治肝肾两虚、头晕目花、耳鸣、腰酸肢麻、须发早白；亦治高脂血症的首乌丸（《中国药典》）；治闪跌扭伤与急性劳损等腰痛的腰疼丸（《部颁标准》）。

牛膝盐制引药下行入肾，增强补肾养筋，引药下行的作用。盐牛膝，味苦、咸，性温，主归肾经。用于肾虚，腰膝酸软等。如治肺肾两亏、虚痨咳嗽、骨蒸潮热、盗汗遗精、腰膝酸软的河车大造丸。

《本草纲目》对牛膝生熟异用有明确的记述："牛膝所主之病，大抵得酒则能补肝肾，生用则能去恶血。"

牛膝含有多种活性成分，其中蜕皮甾酮具有较强的促进蛋白质合成作用，多糖具有免疫调节作用，总皂苷具有抗肿瘤作用，水提取物具有抗骨质疏松作用。这些药效作用与补肝肾功效密切相关，故牛膝具有补肝肾，强筋骨作用。

牛膝酒制后浸出物含量明显提高，其中牛膝多糖、蜕皮甾酮等含量增加显著。锶是人体必需的微量元素，它与钙、锰等一同参与人体生骨造髓的生理过程，被认为是中医"肾"的物质基础。火焰原子吸收光谱法发现牛膝炮制品中微量元素锶的含量均比牛膝高[3]。另外，不同方法炮制均可使牛膝中齐敦果酸含量增加。上述成分变化与牛膝酒制偏于滋补肝肾，活血祛瘀、通经止痛的功效相吻合。

【药理作用】

## 一、牛膝的药理作用

**1. 对蛋白质同化作用**　牛膝所含蜕皮甾酮具有较强的蛋白质合成促进作用。

**2. 免疫调节作用**　牛膝多糖（ABPS）明显增强对 NK 细胞杀伤活性的作用，能增强小鼠的体液免疫功能[4]。

**3. 子宫兴奋作用与抗生育作用**　怀牛膝皂苷 A 对动物子宫平滑肌及离体子宫均有兴奋作用[5]。

**4. 肿瘤抑制作用**　牛膝总皂苷（ABS）具有肿瘤细胞抑制作用。抗肿瘤作用与其增强宿主免疫功能有关[6]。

**5. 抗炎和镇痛作用**　牛膝具有较强的抗炎消肿作用。机制是提高机体免疫功能、激活小鼠巨噬细胞系统对细胞的吞噬作用，以及扩张血管、改善循环促进炎性病变吸收等[7]。

**6. 对记忆力、耐力的影响和抗衰老作用**　怀牛膝水煎液可明显改善戊巴比妥所致的记忆障碍，显著提高 D-半乳糖所致衰老模型小鼠血 SOD 活力及小鼠血浆、肝匀浆 LPO 水平，升高衰老模型小鼠血过氧化氢（CAT）的活力[8]。

**7. 对心血管系统和消化系统的作用**　牛膝醇提物抗实验性胃溃疡的作用。能明显提高大鼠抗血小板黏附和抗血栓形成作用[9]。

**8. 抗骨质疏松作用**　牛膝可减轻大鼠子宫重量，增大骨小梁密度、面积、总体积及密质骨面积，减小骨髓腔面积[10]。

## 二、酒牛膝的药理作用

**1. 镇痛作用**　牛膝不同炮制品都有一定程度的镇痛作用，其中以酒炙牛膝作用强而持久[7]。

**2. 活血化瘀作用**　牛膝、酒牛膝饮片均可极显著降低血液黏度，也可降低红细胞聚集指数；酒牛膝饮片活血化瘀作用强于牛膝饮片。

**3. 免疫作用**　牛膝生品、酒炙品均能提高免疫功能低下小鼠免疫器官胸腺、脾脏重量，促进腹腔巨噬细胞的吞噬功能[4]。

**4. 抗血栓作用**　酒牛膝可降低血瘀模型的血栓长度和重量，血小板黏附率也显著降低，提示牛膝各样品可抑制血瘀模型大鼠的体外血栓形成，降低血小板黏附率，具有一定的抗血栓形成作用[9]。

【化学成分】

**牛膝**　主要成分有皂苷类、甾酮类、黄酮类、糖类，另外，牛膝干燥根中有挥发性成分。三萜皂苷大多具有 1~4 个糖残基联接在齐墩果酸的 $C_3$ 或（和）$C_{28}$ 位，形成单糖链或双糖链，糖链由 1~2 个单糖残基组成，主要为葡萄糖、鼠李糖和葡萄糖醛酸[11]。

　　**酒牛膝**　酒炙后牛膝多糖、蜕皮甾酮和齐墩果酸的含量升高[12-14]，阿魏酸含量略微升高[15]，甜菜碱含量稍有降低[16]。

　　**盐牛膝**　盐炙后齐墩果酸含量升高，其他成分变化不大。

　　**【含量测定】**　照 2010 年版《中国药典》一部牛膝项下【含量测定】方法，生、酒牛膝中蜕皮甾酮的含量无明显差异，见表 16-6。

表 16-6　牛膝生、制品中蜕皮甾酮的含量（%）

| 样品 | 蜕皮甾酮 | 水分 | 蜕皮甾酮 |
| --- | --- | --- | --- |
| 牛膝 | 0.074 | 10.75 | 0.083 |
| 酒牛膝 | 0.076 | 10.50 | 0.085 |

　　**【毒性】**　临床毒性尚不明确。牛膝水提物的高分子物质部分有细胞毒性，$IC_{50}$ 为 5.2μg/ml；对 P388 白血病细胞有显著的体外细胞毒性，而低分子物质部分和水提物无此作用。

　　**【生制牛膝成分、药效与功用关系归纳】**　由牛膝炮制前后的对比研究，提示了牛膝多糖和蜕皮甾酮的变化是引起牛膝生制品药效差异的物质基础。其变化关系如图所示：

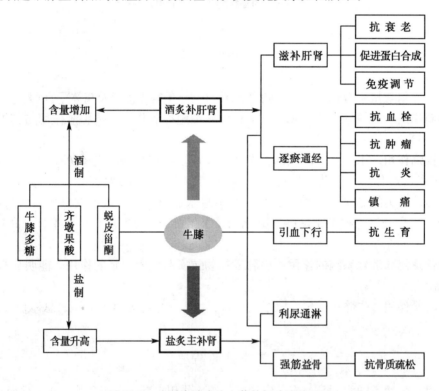

图 16-8　生制牛膝成分、药效与功用关系图

（张振凌　刘鸣昊）

──────────●　**参 考 文 献**　●──────────

［1］国家药典委员会. 中华人民共和国药典（一部）［S］. 北京：中国医药科技出版社，2010：67-68.

［2］张振凌，陈红，王一硕. 正交设计法研究牛膝酒炙工艺［J］. 中成药，2010，32（2）：248-249.

［3］王建科，任永全. 怀牛膝及其不同炮制品 10 种微量元素的含量［J］. 微量元素与健康研究，2003，20（6）：28-29.

[4] 吴国学，郜新连，张振凌. 牛膝酒炙前后增强免疫作用的比较研究 [J]. 中华中医药杂志，2012，27（1）：114-117.

[5] 郭胜民，车锡平，范晓雯. 怀牛膝皂苷 A 对动物子宫平滑肌的作用 [J]. 西北医科大学学报，1997，18（2）：216-218.

[6] 王一飞，王庆端，刘晨江. 怀牛膝总皂苷对肿瘤细胞的抑制作用 [J]. 河南医科大学学报，1997，32（4）：4-6.

[7] 张振凌，黄显峰，石延帮. 牛膝酒牛膝饮片药理作用的比较研究 [J]. 中医药学刊，2005，23（7）：1222-1224.

[8] 马爱莲，郭焕. 牛膝抗衰老作用研究 [J]. 中药材，1998，21（7）：360-362.

[9] 吴国学，张振凌. 酒制牛膝饮片对大鼠体外血栓形成作用影响的比较研究 [J]. 河南中医，2009，29（8）：753-755.

[10] 年华，徐玲玲，马明华. 抗骨质疏松中药的研究现状 [J]. 上海中医药大学学报，2008，22（4）：90-93.

[11] 孟大利，张毅，李宁. 中药牛膝化学成分的分离与鉴定 [J]. 沈阳药科大学学报，2008，25（5）：360-363.

[12] 郑海南. 牛膝多糖的研究进展 [J]. 实用中西医结合临床，2008，8（6）：93-94.

[13] 张振凌，吴国学. 不同种类酒炮炙对牛膝饮片齐墩果酸含量的影响 [J]. 中国实验方剂学杂志，2010，16（6）：39-41.

[14] 张振凌，吴国学，许真真. 不同种类酒炮炙对牛膝饮片蜕皮甾酮含量的影响 [J]. 中药材，2009，32（9）：1369-1371.

[15] 李松武，王昭，张振凌. 川牛膝炮制前后阿魏酸含量比较 [J]. 光明中医，2010，25（11）：1992-1994.

[16] 赵素霞，吴国学，张振凌. 不同种类酒炙对牛膝饮片甜菜碱含量的影响 [J]. 中药材，2011，34（5）：690-692.

## 王 不 留 行

【来源】 本品为石竹科植物麦蓝菜 *Vaccaria segetalis*（Neck.）Garcke 的干燥成熟种子。夏季果实成熟、果皮尚未开裂时采割植株，晒干，打下种子，除去杂质，再晒干[1]。除华南外，全国各地均有分布，尤以河北产量最大[2]。

生制王不留行鉴别使用表

| 处方用名 | 王不留行 | 炒王不留行 |
|---|---|---|
| 炮制方法 | 净制 | 炒制 |
| 性状 | 呈球形，表面黑色，少数红棕色，略有光泽，一侧有一凹陷的纵沟，质硬。气微，味微涩、苦 | 呈类球型爆花状，表面白色，有黑色种皮，质松脆 |
| 性味 归经 | 苦，平 归肝、胃经 | 微苦，平 归肝、胃经 |
| 功能 主治 | 活血通经，下乳消痈 用于乳痈或其他疮痈肿痛 | 活血通经，下乳，通淋 用于产后乳汁不下，闭经，痛经，石淋，小便不利 |
| 炮制作用 | 去除非药用部位便于制剂 | 利于有效成分煎出，可杀酶保苷，走散力增强 |
| 用法 用量 | 入丸、散；外用研末调敷 5～10g | 水煎口服或入中成药 5～10g |
| 配伍 | 可与丹参、川楝子、橘叶、蒲公英、当归、瓜蒌配伍用于肝气郁结、气滞血瘀所致的乳痈和疮痈肿痛。如乳块消片、王不留行散等 | 可与柴胡、青皮、醋香附、穿山甲、郁金配伍用于肝气郁结、气滞血瘀所致的乳癖和淋证。如乳疾灵颗粒、通乳四物汤、驱尿石汤等 |

续表

| 药理作用 | 收缩血管平滑肌、拟雌激素样作用、抗氧化作用等 | 收缩血管平滑肌、抗肿瘤、拟雌激素样作用、抗氧化作用等<br>抗氧化作用强于王不留行 |
|---|---|---|
| 化学成分 | 含三萜皂苷、黄酮、环肽等类成分 | 含三萜、黄酮等。炮制后黄酮苷含量下降 |
| 检查 | 水分不得过12.0%<br>总灰分不得过4.0% | 水分不得过10.0% |
| 浸出物<br>含量测定 | 乙醇浸出物不得少于6.0%<br>按干燥品计算，含王不留行黄酮苷不得少于0.40% | 乙醇浸出物不得少于6.0%<br>按干燥品计算，含王不留行黄酮苷不得少于0.15% |
| 注意 | 孕妇慎用 | 孕妇慎用 |

## 注释

**【炮制方法】**

王不留行：夏季果实成熟、果皮尚未裂开时采割植株，晒干，打下种子，除去杂质，再晒干。

炒王不留行：取净王不留行，置热锅内，用中火加热，炒至大多数爆开白花，取出，放凉。

**【性状差异】** 王不留行呈黑色球形，种子状态明显；炒王不留行种皮破裂，呈类球型爆花状。（见文末彩图67）

**【炮制作用】** 王不留行，味苦，性平，入肝经血分，擅长通利，具有活血通经之功，常用于血滞所致的经闭、痛经等证，为通经下乳之要药。对于因乳汁壅滞而发为乳痈者，王不留行具有行血脉、通乳汁、消痈肿的功效。

王不留行和炒王不留行均有活血通经，下乳消肿，利尿通淋功效；均可用于闭经，痛经，乳汁不下，乳痈肿痛，淋症涩痛等症。区别在于王不留行生用者长于消痈肿，用于乳痈肿痛；王不留行炒后爆裂体泡，易于煎出有效成分，并有杀酶保苷的作用，同时炒制后的王不留行走散力强，长于活血通经，下乳，通淋，多用于经闭痛经，乳汁不下，淋症涩痛。

王不留行炒制后利于成分的煎出，有研究证明，水溶物的增加与爆花程度有关，爆花率越高，水溶性浸出物也愈高，利于临床药效的发挥。另有文献报道[3]未炮制和炮制王不留行的脂溶性成分组成和含量差异较大。未炮制王不留行挥发油中鉴定出24个化合物，占样品总量的98.77%，全部为脂肪酸，含量较高的化合物为油酸（44.04%），亚油酸（36.1%）和棕榈酸（10.11%）。炮制王不留行挥发油中鉴定出23个化合物，占样品总量的95.43%，其中脂肪酸成分的量占95.36%，含量较高的化合物为油酸（30.9%），亚油酸（24.4%），二十二碳烯酸（22.7%）。

炒王不留行的抗氧化活性大于王不留行：两种王不留行乙酸乙酯提取物的抗氧化活性均最强[4]。

**【药理作用】**

### 一、王不留行的药理作用

**1. 收缩血管平滑肌** 王不留行水煎液能引起家兔离体主动脉环静息张力明显增加，并有剂量依赖关系。其机制可能与平滑肌细胞上的肾上腺能 α 受体、维拉帕米敏感的 L-型钙通道及细胞外 $Ca^{2+}$ 和组胺 $H_1$ 受体有关，而与血管内皮细胞和 M 受体无关[5]。

**2. 抑制血管内皮细胞增殖** 王不留行煎剂通过分离纯化得到单一活性组分群，可抑制新生血管生长，其对 HMEC2-1 细胞增殖具有很强的抑制活性，该提取物在体外能够明显抑制血管内皮细胞增殖[6]。

### 二、炒王不留行的药理作用

**1. 拟雌激素样作用** 王不留行中分离出增乳活性单体邻苯二甲酸二丁酯，结构类似于哺乳动物的雌激素，具有拟雌激素样生物活性[7]。

**2. 抗氧化活性**　王不留行和炒王不留行的乙醚、乙酸乙酯、正丁醇和水不同极性溶剂提取物均具有抗氧化活性，王不留行和炒王不留行的乙酸乙酯提取物的抗氧化活性均高于其他极性溶剂提取物[3]。

**3. 消炎、抑菌作用**　炒王不留行研末，用芝麻油现调成糊状，敷于疱疹处，用纱布包扎，2～5天可治愈[8]。

【化学成分】　主要含三萜皂苷类成分：王不留行皂苷 A～D，王不留行次皂苷 A～H，王不留行环苷 A、C、D、E、G、H、I、K；黄酮类成分：异肥皂草苷，芹菜素-6-C-阿拉伯糖-葡萄糖基皂角苷，王不留行黄酮苷；环肽类成分：王不留行环肽 A、B、C、D、E、G、H；还含甾醇，有机酸等[9]。从炒王不留行中分离得到洋芹素-6-C-阿拉伯糖-葡萄糖苷，王不留行黄酮苷（洋芹素-6-C-葡萄糖-阿拉伯糖-4-O-葡萄糖苷），洋芹素-6-C-双葡萄糖苷[10]。

【含量测定】　采用 GC-MS 对生、炒王不留行脂溶性成分进行含量测定，从未炮制的王不留行中鉴定出 24 个化合物，占样品总量的 98.77%，全部为脂肪酸，含量较高的化合物为油酸（44.04%），亚油酸（36.1%）和棕榈酸（10.11%）。亚麻酸（0.17%），8-2-（（2-（（2-乙基环丙基）甲基）环丙基）甲基）环丙基辛酸（0.09%）和 8-(3-辛基-2-环氧乙烷基) 辛酸（0.19%）只存在于未炮制王不留行中；炮制王不留行中鉴定出 23 个化合物，占样品总量的 95.43%，其中脂肪酸成分的量占95.36%，含量较高的化合物为油酸（30.9%），亚油酸（24.4%），二十二碳烯酸（22.7%），棕榈酸（5.93%）和二十碳烯酸（5.79%）。(Z，Z，Z)-7，10，13-十六碳三烯醛（0.07%）和附子脂酸（0.27%）只存在于炮制王不留行中[11]。

【不良反应】　孕妇慎用。不良反应尚未见报道。

【毒性】　王不留行的乙醇提取物在接近致死剂量时对小鼠心脏、肾脏有较严重的毒性，在较低致毒剂量时对小鼠功能损伤并不严重，因此有着良好的安全性[12]。

【生制王不留行成分、药效与功用关系归纳】　研究表明，王不留行在炮制前后王不留行苷和水浸出物的变化是药效差异的物质基础，关系变化如下图：

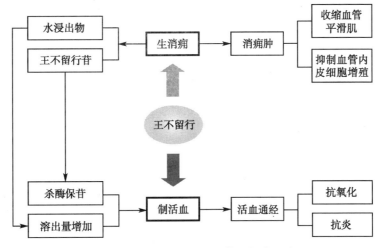

图16-9　生制王不留行成分、药效与功用关系图

（窦志英　罗琛艳）

---

**·参考文献·**

[1] 国家药典委员会. 中华人民共和国药典（一部）[S]. 北京：中国医药科技出版社，2010：308.

[2] 国家药典委员会. 中华人民共和国药典临床用药须知（中药饮片卷）[S]. 北京：中国医药科技出版社，2011：783-784.

[3] 李翠芹, 任钧. 王不留行生品与炮制品脂溶性成分的 GC-MS 分析 [J]. 中成药, 2009, 1：79-81.

[4] 李翠芹, 王喆之, 张丽燕. 生、炒王不留行抗氧化活性的比较研究 [J]. 中药材, 2008, 6：820-822.

[5] 张团笑, 牛彩琴, 秦晓民. 王不留行对家兔离体主动脉环张力的影响及其机制 [J]. 中药药理与临床, 2004, 20 (4)：28-29.

[6] 夏明星, 张莲芬, 王一君. 王不留行提取物对内皮细胞增殖、迁移及其黏附的作用评价 [J]. Chinese Pharmacological Bulletin, 2009, 25 (6)：817-819.

[7] 靳秋梅, 孙增荣. 邻苯二甲酸二丁酯的拟雌激素活性研究 [J]. 环境与健康杂志, 2005, 4 (22)：261-263.

[8] 陈智萍. 王不留行搽剂治愈带状疱疹 [J]. 中国社区医师, 2003, 19 (5)：34.

[9] 桑圣民, 劳爱娜, 王洪诚. 中药王不留行成分的研究 [J]. 中草药, 2000, 31 (10)：169.

[10] 李娜, 马长华, 刘冬, 等. 炒王不留行的化学成分分析. 中国实验方剂学杂志, 2013, 19 (10)：73-75.

[11] 李翠芹, 任钧. 王不留行生品与炮制品脂溶性成分的 GC-MS 分析 [J]. 中成药, 2009, 31 (1)：79-81.

[12] 高越颖, 冯磊, 邱丽颖. 王不留行提取物的急性毒理学研究 [J]. 广州化工, 2013, 19：6-8.

# 自 然 铜

【来源】 本品为硫化物类矿物黄铁矿族黄铁矿, 主含二硫化铁 ($FeS_2$)。采挖后, 除去杂石。主产于四川、湖南、湖北、山东、云南、安徽、辽宁等地。

生制自然铜鉴别使用表

| 处方用名 | 自然铜 | 煅自然铜 |
|---|---|---|
| 炮制方法 | 净制 | 煅淬法 |
| 性状 | 呈不规则致密块状。表面亮淡黄色, 有金属光泽; 有的黄棕色或棕褐色, 无金属光泽。质坚硬 | 不规则的碎粒, 呈黑褐色或黑色, 无金属光泽, 质地酥脆, 有醋气, 碾碎后呈无定形黑色粉末 |
| 性味归经 | 辛, 平<br>归肝经 | 辛、微酸, 平<br>归肝、肾经 |
| 功能主治 | 散瘀止痛、接骨疗伤<br>用于头风疼痛、跌打损伤 | 散瘀止痛, 续筋接骨<br>用于跌打损伤, 筋骨折伤, 瘀肿疼痛 |
| 炮制作用 | 除去杂质 | 便于粉碎, 利于有效成分煎出 |
| 用法用量 | 多入丸散剂, 入煎剂先煎<br>3~9g。外用适量 | 多入丸散剂, 入煎剂先煎<br>3~9g。外用适量 |
| 配伍 | 常与细辛、胡椒等配伍, 治疗头风疼痛。如自然铜散 | 常与乳香、没药、血竭、当归等配伍, 治疗折骨伤筋。如七厘散、没药自然铜散等 |
| 药理作用 | 促进骨折愈合 | 加强骨折愈合强度、增加骨痂生长等 |
| 化学成分 | 二硫化铁 ($FeS_2$) | $FeS_2$ 分解产物, 如 $Fe_7S_8$、$FeS$、及氧化产物 $Fe_2O_3$、$Fe_3O_4$ 等; $Fe$ 离子溶出增加; 锌、铜等含量上升, 铅含量下降 |
| 毒性 | 自然铜中杂有铅和砷等有害元素 | 煅制后, 毒性也降低 |
| 注意 | 不宜久服。凡阴虚火旺, 血虚无瘀者慎用 | 不宜久服。凡阴虚火旺, 血虚无瘀者慎用 |

## 注释

【炮制方法】

自然铜：取原药材, 除去杂质, 洗净, 干燥。用时砸碎[1]。

煅自然铜：取净自然铜，置坩埚内，于煅药炉煅至红透，趁热投到醋液中，淬至表面呈黑褐色，光泽消失并酥松，须反复操作尚可。每100kg自然铜用醋30kg。以疏松度、硬度、$Fe^{2+}$含量、As含量为综合指标，对自然铜煅淬工艺进行优选，优化参数为：自然铜粒度在9～10mm，铺垫厚度3cm，煅制温度450℃，时间2小时，程序升温时间40小时，用醋含酸量3.8g/100ml，效果最佳[2]。

**【性状差异】** 自然铜为块状，表面金黄色或黄褐色；煅淬后呈不规则碎粒状，表面呈黑褐色，有醋香气。（见文末彩图68）

**【炮制作用】** 自然铜，味甘，性辛，平。归肝经。常与细辛、胡椒等同用，具祛风止痛作用，可用于头风疼痛，如自然铜散（《杨氏家藏方》）。

煅自然铜，味甘，性辛，平。归肝经。经煅淬后可增强散瘀止痛的作用。功善活血散瘀，续筋接骨，尤长于促进骨折愈合，为伤科要药，外敷内服均可。常与乳香、没药、当归等药同用，如自然铜散（《张氏医通》）；配伍苏木、乳香、没药、血竭等，以治跌打伤痛，如八厘散（《医宗金鉴》）。

自然铜为中医骨伤科接骨要药。自然铜生品主要含$FeS_2$，经火煅后，质地变得松脆易碎，二硫化铁分解为硫化铁[3]及$Fe_7S_8$[4]，经醋淬后生成醋酸铁，铁离子溶出度增加，有利于发挥铁离子的作用[3]。铁离子易于被机体吸收，使体内造血功能增强，血中红细胞数及血色素均有增加；而且能促进骨痂生长和胶原合成，利于钙、磷沉积，使骨伤恢复。另外自然铜火煅过程中，温度升高，$FeS_2$分解产生张力，膨胀产生内部间隙，在有氧环境下，排出气体$SO_2$，使原有成分所占位置变成空隙，从而导致质地变酥脆。

自然铜醋淬后，煅透处Pb元素大幅度降低，而未煅透处Pb变化不大，据此分析，自然铜传统炮制方法要求反复煅淬至透可以降低一定的毒性[5]。

骨折愈合需多种元素参与，铁可以发挥输氧功能，提高氧分压，促进骨折愈合，早期骨痂形成；铜能通过对多种酶的激活作用促进成骨细胞活跃增殖；锌增强碱性磷酸酶活性，加速骨折及伤口愈合。煅自然铜煎液中铁元素含量较自然铜中剧增，锌、钴、镍、锰、铬、镁、铜、钙也均有不同程度的增加[6,7]。

综上，自然铜经煅制后，Fe离子的溶出增加，S、Pb等有害元素的含量下降，质地变得酥脆，易于粉碎，接骨疗伤作用增强。

**【药理作用】**

## 一、自然铜的药理作用

自然铜具有祛风止痛的作用，现代一般少有生用，需煅淬后用。

## 二、煅自然铜的药理作用

**1. 促进骨折愈合** 煅自然铜可促进骨痂生长，缩短骨折愈合时间，提高骨痂抗拉伸能力，促进骨痂中总胶原的合成，促进钙、磷的沉积，提高骨折组织钙、磷水平[8,9]。

**2. 抑制肺癌骨转移导致的骨破坏** 煅自然铜可与鹿衔草合用，能够促进肿瘤细胞凋亡，从而抑制肿瘤生长，缓解溶骨性骨破坏[10,11]。

**3. 治疗小鼠继发性棘球蚴病** 煅自然铜具有杀伤棘球蚴作用，但仅用此一味药则对机体器官的损伤很大[12]。

**【化学成分】**

**自然铜** 主要成分为二硫化铁（$FeS_2$），并混有铜、砷、锑等物质[13]。

**煅自然铜** 煅制后，主要为$FeS_2$及其分解产物，如$Fe_7S_8$、FeS及氧化产物$Fe_2O_3$、$Fe_3O_4$；Fe离子溶出增加，Zn、Cu等元素含量增加；S、Pb元素的含量下降[4-7]。

**【毒性】** 由于自然铜来源于天然矿石，除主要成分二硫化铁（$FeS_2$）外，不可避免杂带铅（Pb）、砷（As）、镉（Cd）、汞（Hg）、铜（Cu）等有害元素，骨病患者一般为长期用药，而人体对这些物质只能耐受较低的剂量，当体内蓄积到一定量时，可引起中毒[12]。研究表明，自然铜经煅淬后，煅透处铅元素大幅度降低，而未煅透处铅元素变化不大；铅在煅自然铜煎液中的含量低于自然铜煎液；在煅制过程中，砷可随温度升高而挥发，从而降低砷含量。由此可见，煅制可降低自然铜的毒性[14]。

　　**【生制自然铜成分、药效与功用关系归纳】**　由自然铜煅淬前后的对比研究，铁离子溶出增加，无机元素含量变化是引起自然铜生制品药效差异。其变化关系如图所示：

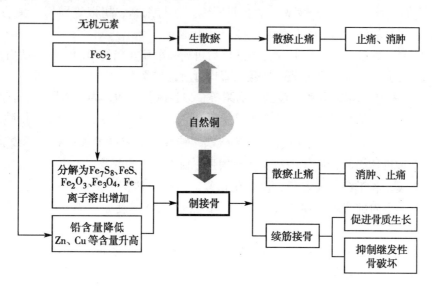

图 16-10　生制自然铜成分、药效与功用关系图

（丁安伟　张　丽）

---

## 参考文献

［1］国家药典委员会. 中华人民共和国药典（一部）［S］. 北京：中国医药科技出版社，2010：132.

［2］高婵，李伟东，李俊松，等. 优选自然铜炮制工艺［J］. 中华中医药学刊，2009，27（3）：492-494.

［3］叶定江. 中药炮制学［M］. 上海：上海科学技术出版社. 1996：270.

［4］雷伟，李伟东，李俊松，等. 自然铜炮制前后红外光谱、X射线衍射和热重-差热分析［J］. 中草药，2011，42（2）：275-278.

［5］张志杰，蔡宝昌，李伟东，等. 自然铜不同炮制品矿相及化学成分的研究［J］. 中草药，2005，36（6）：834-836.

［6］高婵，李伟东，李俊松，等. 自然铜炮制前后微量元素含量变化研究［J］. 中国中医药信息杂志，2009，16（2）：47-48.

［7］李伟东，张志杰，陈逸君，等. 电感耦合等离子体光谱法/质谱法测定自然铜不同炮制品中砷、铅、铜、镉、汞的含量［J］. 中国实验方剂学杂志，2012，18（24）：181-186.

［8］徐爱贤，高学媛. 磁与自然铜促进骨折愈合的实验研究［J］. 山东中医杂志，2008，27（8）：558-560.

［9］毛碧峰. 中药自然铜低频超声透入给药促进骨折愈合的实验研究［D］. 沈阳：辽宁中医药大学，2009：65-68.

［10］庞任俊. 自然铜浸取及其浸出液的药效研究［D］. 兰州：兰州大学博士学位论文，2007.

［11］曹照文，袁拯忠，叶人，等. 自然铜和鹿衔草对裸鼠肺癌骨转移的抑制作用［J］. 中华中医药学刊，2012，30（1）：137-139.

［12］曹得萍，赵海龙. 自然铜治疗小鼠继发性棘球蚴病的效果观察［J］. 中国病原生物学杂志，2008，3（2）：128-130.

［13］高婵，蔡宝昌，李伟东，等. 中药自然铜现代研究进展［J］. 南京中医药大学学报，2009，25（1）：75-77.

［14］谭朝阳，王建华，郑宇，等. 市售自然铜药材中有害元素铅、砷、镉、汞、铜的测定［J］. 中医药导报，2012，18（7）：71-73.

# ～　骨　碎　补　～

【来源】　本品为水龙骨科植物槲蕨 *Drynaria frotunei*（Kunze）J. Sm. 的干燥根茎。全年均可采挖，除去泥沙，干燥或再燎去茸毛（鳞片）。主产于河北、内蒙古、山西。

生制骨碎补鉴别使用表

| 处方用名 | 骨碎补 | 烫骨碎补 |
|---|---|---|
| 炮制方法 | 切制 | 砂烫 |
| 性状 | 呈不规则厚片。表面深棕色制棕褐色，常残留细小棕色的鳞片，有的可见圆形的叶痕。切面红棕色，黄色的维管束点状排列成环。气微，味淡、微涩 | 呈不规则厚片，扁圆状鼓起，质轻脆，易折断，断面红棕色，表面棕褐色或焦黄色，无鳞片。切面淡棕色或淡棕褐色，味微苦涩，气香 |
| 性味<br>归经 | 辛，温<br>归肝、肾经 | 苦，温<br>主入肾经 |
| 功能<br>主治 | 疗伤止痛，补肾强骨；外用消风斑<br>用于跌扑闪挫，筋骨折伤，肾虚腰痛，筋骨萎软，耳聋耳鸣，牙齿松动；外治斑秃，白癜风 | 疗伤止痛，补肝肾<br>多用于肾虚腰痛，筋骨痿软，耳聋耳鸣，久泻及跌打损伤 |
| 炮制作用 | 利于调剂和成分煎出 | 利于去毛和煎出，增强补肝肾作用 |
| 用法<br>用量 | 水煎口服或入中成药<br>3~9g，外用适量 | 水煎口服或入中成药<br>3~9g |
| 配伍 | 常与杜仲、续断、黄芪、牛膝、补骨脂、熟地、山茱萸等配伍。治疗腰脚疼痛、跌打损伤 | 常与熟地黄、山茱萸、牡丹皮配伍治疗肾虚腰痛；与自然铜、当归、没药配伍治疗跌打损伤 |
| 药理作用 | 解热、抗炎、镇痛、保肝、调节免疫作用较强 | 疏肝理气、调经、调节雌激素和脑内神经递质作用较强 |
| 化学成分 | 含黄酮、甾醇、三萜、挥发油等成分 | 柚皮苷含量降低；有效成分的水煎出率增加 |
| 检查<br><br>浸出物<br>含量测定 | 水分不得过 15.0%<br>总灰分不得过 8.0%<br>乙醇浸出物不得少于 16.0%<br>含柚皮苷不得少于 0.5% | 水分不得过 14.0%<br>总灰分不得过 7.0%<br>乙醇浸出物不得少于 16.0%<br>含柚皮苷不得少于 0.5% |
| 注意 | 阴虚及无瘀血者慎服 | 阴虚及无瘀血者慎服 |

## 注释

【炮制方法】
　　骨碎补：取原药材，去除杂质，洗净，润透，切厚片，干燥。
　　烫骨碎补：取净骨碎补片，投入到加热至滑利状态的净河砂中，炒至鼓起，绒毛微焦时，取出，筛去河砂，撞去毛即可。
　　【性状差异】　骨碎补质韧硬。烫骨碎补质地疏松，易折断[1]。（见文末彩图69）
　　【炮制作用】　骨碎补，味苦，性温，入肝、肾经，具有温补肝肾作用。因其味苦，外用具有消风祛斑之功。《开宝本草》谓其"味苦，温，无毒。"《本草纲目》："能入骨治牙，及久泄痢。"《本草正》："疗骨中邪毒，风热疼痛，或外感风湿，以致两足痿弱疼痛。"指的是骨碎补生品疗伤止痛作用强。适用于跌扑闪挫，筋骨折伤，肾虚腰痛，筋骨萎软，耳鸣耳聋，牙齿松动。如骨碎补丸。骨碎补还可外治斑秃，白癜风。

烫骨碎补，苦味减弱，温补之性增加，故增强了其补肝肾作用，主要用于肾虚腰痛，久泻及跌打损伤。如骨碎补散和加味地黄汤。

骨碎补含挥发油及黄酮等活性成分，具有解热、抗炎等活性，适于外感病症。

骨碎补质地坚硬，不利于成分煎出。骨碎补烫制后质地疏松，利于水溶性成分溶出，便于制剂和调剂。骨碎补烫制过程还可以使柚皮苷等黄酮苷类成分裂解出次生苷和苷，造成总黄酮组成的变化，可能是其功效改变的原因之一。

【药理作用】

### 骨碎补的药理作用

**1. 促进骨损伤愈合**　槲蕨根茎水煎剂（20g/kg，30g/kg）及柚皮苷（相当原药20g/kg）灌胃对实验性大鼠骨损伤愈合有促进作用[2-6]。

**2. 抗骨质疏松作用**　骨碎补水煎剂7.5~50g/kg灌胃，对大鼠实验性关节炎具有刺激骨关节软骨细胞代偿性增生作用，并能部分改善由于力学应力线改变造成关节软骨的退行性变，从而降低骨关节病变率。给去卵巢大鼠灌服骨碎补总黄酮6个月后，骨小梁体积百分比（TBV）明显增高，骨小梁吸收表面百分比（TRS）以及骨小梁形成表面百分比（TFS），活性生成表面百分比（AFS），骨小梁矿化率（MAR）和骨小梁骨生成率（BPR），骨质平均宽度（OSW）和骨皮质矿化率（mAR）均明显降低[7-10]。

**3. 强心作用**　骨碎补双氢黄酮苷能增加体外培养大白鼠乳鼠心肌细胞的搏动频率，使收缩有力，并对心肌细胞有起搏作用，其作用机制，可能类似一种 β-受体激动剂。

**4. 抗炎作用**　骨碎补醇提物具有明显的抗炎作用[11,12]。

**5. 降血脂作用**　骨碎补水煎液（100%）0.8ml/kg口服，对实验性高血脂兔可明显预防血清胆甾醇、甘油三酯的上升，并能防止主动脉壁粥样硬化斑块的形成[13,14]。

**6. 抑菌作用**　骨碎补煎剂在试管内能抑制葡萄球菌的生长。

**7. 抗骨关节炎作用**　骨碎补水煎剂7.5、10、25、50g/kg口服，对大鼠骨性关节炎模型，具有一定的改善软骨细胞、推迟细胞退行性变、降低骨关节病变率的功能，随剂量加大，作用增加，且在给药二个月后作用较佳。

**8. 保护肾脏作用**　骨碎补类黄酮组肾脏病理改变比急性肾衰竭（ARF）模型组减轻，同时血肌酐下降（$P<0.05$）；免疫组化显示 PCNA、ED-1 在肾间质表达下调，均与模型组有统计学差异（分别 $P<0.01$ 及 $P<0.05$），骨碎补类黄酮还可预防肾组织因 $HgCl_2$ 毒性所致的 MDA 含量升高，GSH 下降（$P<0.05$）[15,16]。

【化学成分】

**骨碎补**　主含黄酮，如柚皮苷，槲皮素等。另含挥发油、甾醇及四环三萜类化合物[17]。

**烫骨碎补**　骨碎补烫制后柚皮苷等黄酮类成分含量变化明显，水煎出率增加。

【含量测定】　照中国药典骨碎补项下【含量测定】方法测定[1]。骨碎补烫制后柚皮苷含量增加，但是温度达到200℃时，柚皮苷的含量将明显降低。由此显示，烫骨碎补的温度不宜过高[17]，结果见表16-7。

表16-7　不同砂烫温度对柚皮苷含量的影响（%）

| 样品 | 炮制温度/℃ | 柚皮苷 |
| --- | --- | --- |
| 骨碎补 | | 0.64 |
| 烫骨碎补 | 180 | 0.85 |
| | 200 | 0.50 |

【不良反应】 本品的主要成分柚皮苷摄入量过多时，影响语言中枢和视神经，表现为口干、多话、有恐惧感、心慌、胸闷、神志恍惚、胡言乱语、视物不清等。古代医籍中记载了骨碎补的配伍、适应证。《本草经疏》："不宜与风燥药同用。"《本草汇言》："如血虚风燥，血虚有火，血虚挛痹者，俱禁用之。"《得配本草》："忌羊肉、羊血、芸薹菜。"

【毒性】 临床毒性尚不明确[18]。动物实验显示，大鼠、小鼠灌胃给药后，其饮食、活动、精神状态等体征均无异常变化，体重变化在正常范围内（$P > 0.05$），急性毒性实验小鼠的解剖可见，动物腹腔内有少量残留药液，重要脏器未见明显病理变化[19]。补骨脂总黄酮急性毒性实验的 $LD_{50}$ 为 5.99g/kg。

【生制骨碎补成分、药效与功用关系归纳】 由骨碎补烫制前后的对比研究，提示了黄酮苷和三萜皂苷的变化与骨碎补生制品药效差异的密切关系。其变化关系如图所示：

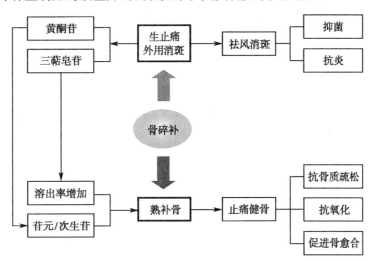

图 16-11 生制骨碎补成分、药效与功用关系图

（许 枬）

**参考文献**

[1] 国家药典委员会. 中华人民共和国药典（一部）[S]. 北京：中国医药科技出版社，2010：239-240.
[2] 周铜水，周荣汉. 骨碎补对大鼠实验性骨损伤愈合的影响 [J]. 中草药，1994，25（5）：249.
[3] 王华松，黄琼霞，许申明. 骨碎补对骨折愈合中生化指标及 TGF-β 表达的影响 [J]. 中医正骨，2001，13（5）：6-8.
[4] 邓展生，张玻，邹冬青，等. 骨碎补各种提取成分对人骨髓间充质干细胞的影响 [J]. 中国现代医学杂志，2005，15（16）：2426-2429.
[5] 董福慧，郑军，程伟. 骨碎补对骨愈合过程中相关基因表达的影响 [J]. 中国中西医结合杂，2003，23（7）：518-521.
[6] Sun JS, Chun YL, Dong GC, et al. The effect of Gu-Sui-Bu (Drynariae Rhizoma) on bone cell activities [J]. Biomaterials, 2002, 23 (16): 3377-3385.
[7] 徐展望，张建新，谭国庆，等. 中药骨碎补提取液对兔骨髓基质细胞体外成骨分化的影响 [J]. 中医正骨，2006，18（6）：15-16.
[8] 贾红蔚，王宝利，邝晨钟，等. 骨碎补与雌激素对去卵巢大鼠骨质疏松作用的对照研究 [J]. 中国中西医结合杂志，2006，26（6）：116-119.
[9] 谢雁鸣，鞠大宏，赵晋宁. 骨碎补总黄酮对去卵巢大鼠骨密度和骨组织形态计量学影响 [J]. 中国中药杂志，2004，29（4）：343-346.
[10] Jeong JC, Kang SK, Youn CH, et al. Inhibition of Drynariae rhizoma extract on bone resorption mediated by Processing of cathepsin K in cultured mouse osteoclasts [J]. Int Imm unopharm acol, 2003, 3 (12): 1685-1697.

[11] 蔡春水,肖平,张毅,等. 川骨碎补总黄酮对巨噬细胞分泌细胞因子 TNF-α、IL-6 水平的影响[J]. 中国矫形外科杂志,2006,14(15):1185-1187.

[12] 刘剑刚,谢雁鸣,邓文龙,等. 骨碎补总黄酮抗炎作用的实验研究[J]. 中国天然药物,2004,2(4):232-234.

[13] 王敖格,王维信. 骨碎补对家兔组织内脂质含量的影响[J]. 中医志,1981,22(7):67.

[14] 王维新,王敖格. 骨碎补降血脂及防止动脉粥样硬化斑块形成的实验观察[J]. 中医杂志,1980,21(2):56.

[15] 蒋文功,李幼姬. 骨碎补总黄酮对系膜增殖性肾小球肾炎大鼠模型的抑制作用[J]. 中国中西医结合肾病杂志,2006,7(8):382-385.

[16] 蒋文功,蒲照国,方敬爱,等. 骨碎补类黄酮对氯化汞所致的急性肾衰竭大鼠模型的保护作用[J]. 中国中西医结合肾病杂志,2006,7(2):75-79.

[17] 吴新安,赵毅民. 骨碎补化学成分研究[J]. 中国中药杂志,2006,30(6):443-444.

[18] 赵晋宁,谢雁明,张文军. 骨碎补总黄酮急性毒性试验[J]. 医药导报,2005,24(1):12.

[19] 万铭,万毅刚. 急性骨碎补中毒1例[J]. 浙江中医杂志,1989,24(12):546.

# 马 钱 子

【来源】 本品为马钱子科植物马钱 *Strychnos nuxvomica* L. 的干燥成熟种子。主产印度、越南、泰国、缅甸等国。

生制马钱子鉴别使用表

| 处方用名 | 马钱子 | 制马钱子 |
| --- | --- | --- |
| 炮制方法 | 净制 | 砂烫 |
| 性状 | 表面密被灰棕或灰绿色绒毛,自中间向四周呈辐射状排列。质硬,边缘稍厚,底面中心有突起的圆点状种脐 | 表面棕褐色或深棕色,两面均匀鼓起,断面浅褐色,周边起小泡。质脆,气微香,味极苦 |
| 炮制作用 | 去除杂质 | 降低毒性 |
| 性味<br>归经 | 苦、温,有大毒<br>归肝、脾经 | 苦、温,有毒<br>主入肝、脾、肺经 |
| 功能<br>主治 | 通络止痛,散结消肿<br>用于跌打损伤,骨折肿痛,风湿顽痹,麻木瘫痪,痈疽疮毒,咽喉肿痛 | 止痛化瘀,通络除痹<br>用于风湿痹痛,跌打损伤,瘀血疼痛 |
| 用法<br>用量 | 外用<br>适量 | 入丸、散用<br>0.3~0.6g |
| 配伍 | 常与全蝎、三七配伍治疗风湿痹症 | 常与当归、地龙、白芍、甘草配伍,治疗风湿痹痛,筋脉拘挛 |
| 药理作用 | 止痛、镇咳祛痰 | 止痛、祛痰、保护心肌细胞 |
| 化学成分 | 主要含有吲哚类生物碱 | 除了生品中的生物碱,还有 N-O 化物 |
| 检查<br>含量测定 | 水分不得过 12.0%,总灰分不得过 2.0%<br>含士的宁应为 1.20%~2.20%,马钱子碱不得少于 0.80% | 水分不得过 12.0%,总灰分不得过 2.3%<br>含士的宁应为 0.8%~1.20%,马钱子碱不得少于 0.70% |
| 注意 | 孕妇禁用;不宜久服、多服及生用;运动员慎用;外用不宜大面积涂敷 | 孕妇禁用;不宜久服、多服;运动员慎用;内服剂量可大于生品。外用不宜大面积涂敷 |

# 注释

**【炮制方法】**

马钱子：取原药材，去除杂质。

制马钱子：取 10 倍量净河砂，于 180℃炒至滑利状态，投入净马钱子翻炒 3 ~ 5 分钟，至两面鼓起，表面呈棕褐色或深棕色，取出，筛去砂子，晾凉即可。

除烫马钱子，还有醋马钱子、甘草制马钱子、马钱子粉和油马钱子。醋马钱子，即以醋润拌炒用。甘草制马钱子，即以甘草汁闷润马钱子，文火炒干即可。马钱子粉：取河砂，置锅内炒热，加入净马钱子，炒至呈棕褐色并鼓起，取出，筛去河砂，刮去或撞去毛，研粉。油炸马钱子：取净马钱子，加水煮沸，取出，再用水浸泡，捞出，刮去外皮绒毛，微晾，切成薄片。另取麻油少许，置锅内烧热，加入马钱子片，炒至微黄色，取出，放凉。

**【性状差异】** 马钱子生品去毛后表面白色，中间凹陷。烫马钱子微鼓起，表面棕褐色，断面浅褐色，周边有小泡[1]。（见文末彩图 70）

**【炮制作用】** 马钱子，味苦、性温，有大毒，归肝、脾二经，故生品一般外用[2,3]。马钱子毒性的认识较早，《本草纲目》记有："苦，有毒。"《本草原始》记载其"味苦，大毒。"因其味苦能去火热之毒，又因入肝、脾二经，故可清血中之热。《本草纲目》："治伤寒热病，咽喉痹痛，消痞块，并含之咽汁，或磨水噙咽。"《中药志》："散血热，消肿毒。治痈疽，恶疮。"即是指其清解火热之毒的作用。马钱子散结消肿，通络止痛作用较强，主治各种跌打损伤，骨折肿痛，瘀血疼痛，风湿顽痹。如伤湿止痛膏。

烫马钱子，药性缓和，毒性降低，故可以内服。苦味减弱，散结消肿作用缓和，而通络止痛作用较强，入肝、脾经，主要用于治疗风湿痹痛，跌打损伤。如马钱散、九分散、疏风定痛丸。

马钱子中含量较高的士的宁和马钱子碱具有止痛、活血作用，但毒性较大，故生品多外用治疗跌打损伤，瘀血疼痛。

马钱子高温炮制时使毒性生物碱，即士的宁和马钱子碱，部分转化为毒性较弱的氮氧化物，降低了马钱子的毒性，却增进了其促进血液循环和镇痛作用。药效作用研究表明马钱子碱的氮氧化物止痛、抑制血栓作用不仅强于马钱子碱，而且作用更持久。故制品活血化瘀作用更强。故制马钱子可以内服，用于治疗风湿痹痛、跌打损伤等症。

研究表明，士的宁和马钱子碱等原形生物碱在高温条件下，醚氧键的裂解开环，N 原子的氧化，转化为毒性较小的"异"型生物碱和"N-O"型生物碱，致使制马钱子中士的宁和马钱子碱含量低于马钱子，而"N-O"型生物碱含量增加。这些炮制过程生成的产物在癌细胞生长抑制、镇痛、抗血栓、抗炎等方面均表现出了较转化前更好的药效作用，此外还在心肌细胞保护方面表现出优于生品的药效作用。故马钱子炮制后毒性降低，可以内服，而且止痛作用增强。

**【药理作用】**

## 马钱子的药理作用

**1. 抗癌作用** 士的宁、马钱子碱、士的宁氮氧化物、马钱子碱氮氧化物、异士的宁氮氧化物和异马钱子碱氮氧化物等九种生物碱对 Hela 细胞、K562 细胞和 HEP-2 细胞等三种肿瘤细胞的生长抑制作用。且具有开环结构的异士的宁、异马钱子碱、异士的宁氮氧化物和异马钱子碱氮氧化物对肿瘤细胞的抑制作用更为明显[4]。

**2. 镇痛作用** 马钱子碱具有一定的镇痛作用，而马钱子碱氮氧化物的镇痛作用强于马钱子碱，具有药效发挥迟但作用持久的特点[4]。

**3. 镇咳祛痰作用** 马钱子碱氮氧化物在化痰和止咳方面的作用强于马钱子碱，且对实验性炎症和抗血栓形成有明显作用[5]。

**4. 活血作用** 马钱子碱和马钱子碱氮氧化物二者都能显著地抑制由 ADP 和胶原诱导的血小板聚集，均具有类似阿司匹林的抗血栓形成作用，以马钱子碱氮氧化物的抑制率为最高。异马钱子碱和异马钱子碱氮氧化物对心肌细胞具有保护作用，而马钱子碱则无此作用[6]。

**5. 心肌细胞保护作用**　异马钱子碱氮氧化物能明显地抵消黄嘌呤-黄嘌呤氧化酶引起的破坏培养的心肌细胞肌丝和线粒体等超微结构的作用，而马钱子碱无此作用。这是因为异马钱子碱氮氧化物能激动心肌细胞钙通道的活动，激活 $Ca^{2+}$、$Mg^{2+}$-ATP 酶，从而维持细胞内环境及肌肉收缩[5]。

【化学成分】

**马钱子**　马钱子的主要化学成分为吲哚类生物碱，含量最高、活性最强的是士的宁和马钱子碱，二者含量约占总碱的 80%~90%，是主要药效成分，也是毒性成分。此外尚含马钱子苷、绿原酸、阿魏酸等成分[6]。

**制马钱子**　砂烫后，马钱子中士的宁和马钱子碱等原形生物碱通过醚氧键的裂解开环和 N 原子的氧化反应，转化为毒性较小的"异"型生物碱和"N-O"型生物碱[7]。

【高效液相色谱异同点】

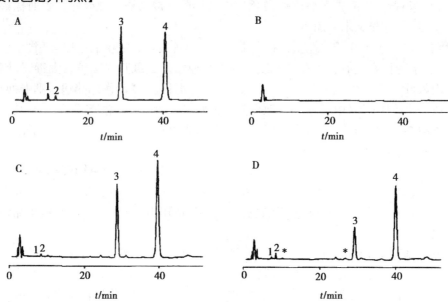

**图 16-12　生制马钱子的 HPLC 谱图**
A. 混合对照品；B. 空白溶剂；C. 生马钱子；D. 马钱子制品
1. 马钱子碱氮氧化物；2. 士的宁氮氧化物；3. 马钱子碱；4. 士的宁；＊. 新成分

由上图可见，马钱子碱和士的宁炮制后含量降低，而马钱子碱氮氧化物和士的宁氮氧化物则为炮制后的增量成分，同时观察到炮制后还有其他新成分生成。

【含量测定】　照 2010 年版《中国药典》马钱子项下【含量测定】方法[1]测定，生制马钱子中士的宁和马钱子碱的含量有明显差异，见表 16-8。

表 16-8　马钱子不同炮制品中士的宁和马钱子碱的含量（％，n=3）

| 样品 | 士的宁 | 马钱子碱 |
| --- | --- | --- |
| 生品 | 1.389 | 0.990 |
| 205℃（15min） | 1.123 | 0.711 |
| 205℃（35min） | 0.752 | 0.558 |
| 225℃（10min） | 1.143 | 0.670 |
| 225℃（22min） | 0.866 | 0.541 |
| 235℃（8min） | 1.216 | 0.908 |
| 235℃（24min） | 0.414 | 0.322 |
| 245℃（7min） | 1.245 | 0.971 |
| 245℃（10min） | 1.038 | 0.743 |
| 245℃（16min） | 0.861 | 0.462 |

由上表可见，随着炮制温度升高和时间的延长，制品中马钱子碱和士的宁的含量明显下降。

**【药物代谢】** 据研究，士的宁不论口服、注射均能迅速吸收。中枢神经系统的药物浓度并不比其他脏器高。士的宁在体内中主要被肝微粒体迅速代谢，约20%经尿排泄。

**【不良反应】** 马钱子不良反应轻者表现为头晕、恶心，重者引起呼吸抑制，甚至死亡。马钱子的副作用古代就有认识，《本草经疏》："气血虚弱、脾胃不实者，慎勿用之。"《本草原始》："番木鳖，形圆而扁，有白毛，味苦。鸟中其毒，则麻木搐急而毙；狗中其毒，则苦痛断肠而毙。若误服之，令人四肢拘挛。"

**【毒性】** 成人一次口服马钱子生药7g可致死，中毒潜伏期30～180分钟[8]。动物实验显示，马钱子对小鼠的$LD_{50}$，经口灌服为235mg/kg，腹腔注射为77.8mg/kg；研究表明马钱子毒性的靶器官主要是神经系统、免疫系统、消化系统、心血管系统及泌尿系统[9-11]。其中主要毒性生物碱成分士的宁对脊髓有选择性兴奋作用，可提高骨骼肌的紧张度，对大脑皮质及延髓也有一定的兴奋作用，过量易引起强直性惊厥，最后呼吸麻痹而死亡。此外士的宁还有抑制胆碱酯酶作用，使肠蠕动加强，致腹痛、腹泻。马钱子对小鼠免疫系统的影响实验表明[12]，小鼠胸腺指数与对照组相比均有显著性差异。服用过量马钱子的患者[13]，可出现四肢阵发性抽搐，尿量明显减少，尿常规：蛋白（＋＋）；血尿素氮：44.58mmol/L，肌酐：894.9mmol/L，诊断为马钱子中毒致急性肾功能衰竭。

马钱子经合理炮制后，可有效降低其毒性。马钱子的不同炮制品的急性毒性研究表明[14]，各炮制品较生品$LD_{50}$都有所增大，醋制马钱子$LD_{50}$最大。研究还发现砂烫、醋制、甘草制、尿炮制等均能降低毒性。砂烫、油炸后新生成的生物碱含量增加但总生物碱的含量下降，但损失率只有1.4%～7.9%，而$LD_{50}$和生品比较则下降了48.5%～52.2%。

**【生制马钱子成分、药效与功用关系归纳】** 由马钱子烫制前后的对比研究提示，士的宁、马钱子及其"异"型生物碱和"N-O"型生物碱的含量变化可能是引起马钱子生制品药效差异的物质基础。其变化关系如图所示：

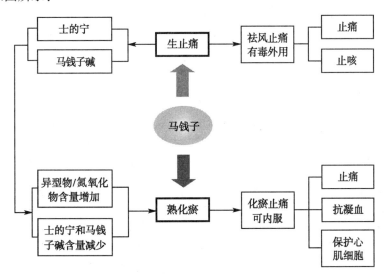

图16-13 生制马钱子后成分、药效与功用关系图

（许 枬）

---

● 参考文献 ●

[1] 国家药典委员会编. 中华人民共和国药典（一部）[S]. 北京：中国医药科技出版社，2010：47.

[2] 贾天柱. 中药炮制学 [M]. 上海：上海科学技术出版社，2008.

[3] 叶定江，张世臣，吴皓. 中药炮制学 [M]. 第2版. 人民卫生出版社，1994：129.

[4] 阴健. 中药现代研究与临床应用 [M]. 学苑出版社, 1993: 118.

[5] 房丹, 刘维, 刘晓亚, 等. 马钱子药理学研究进展 [J]. 辽宁中医杂志, 2007, 34 (7): 1018-1020.

[6] Cai BC, Yang XW, Hattori M, et al. Processing of nux vomica. (I). Four new alkaloids from the processed seeds of Strychnos nux-vomica [J]. Shoyakugaku Zasshi, 1990, 44 (1): 42-46.

[7] Cai BC, Yang XW, Hattori M, et al. Processing of nux vomica. (I). Four new alkaloids from the processed and unprocessed seeds of Strychnos nux-vomica in mice [J]. Biological & Pharmaceutical Bulletin, 1996, 19 (1): 127-131.

[8] 贾旋旋, 李文, 李俊松. 马钱子的毒性研究进展 [J]. 中国中药杂志, 2009, 34 (18): 2396-2399.

[9] 白玉花. 蒙药马钱子的炮制与毒理研究进展 [J]. 内蒙古民族大学学报 (自然科学版), 2011, 26 (5): 564-566.

[10] 拜列娥, 杨福盛. 马钱子炮制质量与毒性分析 [J]. 中国民族医药志, 2008, 12.

[11] 占永良. 炮制对马钱子生物碱含量及毒性的影响分析 [J]. 浙江中医药杂志, 2009, 44 (10): 760-762.

[12] 孙成春, 贾暖. 马钱子量效关系及毒性作用 [J]. 药学实践杂志, 1998, 34 (2): 84-86.

[13] 韩进军. 马钱子中毒致急性肾功能衰竭死亡1例 [J]. 中日友好医院学报, 1999, 13 (1): 14-15.

[14] 龚千锋, 周道根, 张的凤. 马钱子不同炮制品急性毒性实验研究 [J]. 江西中医学院学报, 2007, 19 (3): 47-48.

# 土 鳖 虫

【来源】 本品为鳖蠊科昆虫地鳖 *Eupolyphaga sinensis* Walker 或冀地鳖 *Steleophaga plancyi* (Boleny) 的雌虫干燥体。捕捉后, 置沸水中烫死, 晒干或烘干。主产于湖南、湖北、江苏等地。

生制土鳖虫鉴别使用表

| 处方用名 | 土鳖虫 | 酒炙土鳖虫 |
|---|---|---|
| 炮制方法 | 沸水烫制 | 酒炙 |
| 性状 | 呈扁平卵形, 前段较窄, 后端较宽, 背部紫褐色, 具光泽。腹部有横环节, 气腥臭, 味微咸 | 呈扁平卵形, 前段较窄, 后端较宽, 背部色泽加深, 质松脆, 易碎, 腥臭气淡并略有酒香气, 味辛、咸 |
| 性味归经 | 咸, 寒<br>归肝经 | 咸、辛, 平<br>主入肝、肺经 |
| 功能主治 | 破血逐瘀, 续筋接骨<br>用于跌打损伤, 筋伤骨折, 瘰疬等 | 破血逐瘀, 通经<br>用于血瘀经闭, 癥瘕痞块等 |
| 炮制作用 | 矫味多外用 | 矫味, 增加破血逐瘀作用 |
| 用法用量 | 入中成药或外用<br>3～10g。外用适量 | 水煎口服或入中成药<br>3～10g |
| 配伍 | 常与煅自然铜、骨碎补、当归、红花、乳香、没药等配伍治疗跌打损伤、筋伤骨折等症。如接骨紫金丹等 | 常与熟大黄、黄芩、甘草、桃仁、炒杏仁、芍药等配伍治疗虚劳内有干血, 形体羸瘦, 腹满不能饮食、肌肤甲错等症。如大黄䗪虫丸等 |
| 药理作用 | 抗骨折损伤、抗血栓、抑制血小板聚集、提高心肌缺血耐受力、调脂等作用 | 抗骨折损伤、抗血栓、抑制血小板聚集、提高心肌缺血耐受力、调脂等作用 |
| 化学成分 | 氨基酸、微量元素、生物碱、甾醇和脂肪族化合物 | 氨基酸、微量元素、生物碱、甾醇和脂肪族化合物 |

续表

| 检查 | 水分不得过 10.0%；总灰分不得过 13.0%；酸不溶性灰分不得过 5.0% | 待测 |
|------|------|------|
| 浸出物 | 水溶性热浸出物不得少于 22.0% | 待测 |
| 注意 | 孕妇禁用 | 孕妇禁用 |

## 注释

**【炮制方法】**

土鳖虫：取原药材，除去杂质，洗净，或筛去灰屑，干燥[1]。

酒炙土鳖虫：取净土鳖虫，用适量酒洗后，置锅内，用文火加热，微炒干，去头足[2]。

除酒炙外，还有炒土鳖虫、酥制土鳖虫[2]。

**【性状差异】**　土鳖虫背部紫褐色，气腥臭，味微咸。而酒炙土鳖虫颜色加深，具酒香气，味辛、咸。

**【炮制作用】**　土鳖虫，味咸，性寒；有小毒。归肝经。具有破血逐瘀，续筋接骨的功效。土鳖虫多用于跌打瘀肿，筋伤骨折，且多外用或内服，如单味研末外敷等。或与杜仲、续断等配伍，促进骨折愈合，如壮筋续骨丸。

酒炙土鳖虫，可增强其药势，略具辛散药力，并缓和寒性，多用于血瘀经闭，癥瘕积聚等，因炮制后消除其不良气味，质变酥脆，便于服用。如增加祛瘀之力的下瘀血汤，破血消癥的干漆丸等[2]。

土鳖虫中主要含有生物碱、氨基酸、蛋白质、有机酸、酚类、糖类、甾体、油脂、香豆素和萜内酯等。所含丝氨酸蛋白酶，对人体血纤溶酶原的激活作用与尿激酶相似；总生物碱对家兔心脏呈负性作用[3]。水提物具有明显抗凝血、耐缺氧和抗血栓作用。故土鳖虫具有破血逐瘀之功。

土鳖虫酒制后，质地疏松，利于有效成分溶出，另外可能对有些毒性成分有破坏，并增加了抗凝血作用。

**【药理作用】**

### 土鳖虫的药理作用

**1. 抗心脑缺氧作用**　实验证实土鳖虫水提物可使兔耐缺氧功能明显增强，使心脏在严重缺氧环境下较长时间里仍保持正常功能[4]。

**2. 对血瘀模型的纤溶系统的影响**　土鳖虫水提物能明显地延长大鼠出血时间和复钙时间，显著的抑制血小板聚集率，缩短红细胞电泳时间[5]。

**3. 抗凝血、血栓作用**　土鳖虫水浸膏可明显降低大鼠实验性血栓重量，明显延长大鼠凝血时间，说明土鳖虫具有抗凝血和抗血栓作用[6]。另有实验证明其作用机制可能是对凝血酶的直接抑制作用[7]。

**4. 调脂作用**　土鳖虫水煎剂具有一定的调脂作用，能明显升高血浆 HDL- C/TC 值（高密度脂蛋白-胆固醇/总胆固醇）等，还能显著增加血浆卵磷脂胆固醇酰基转移酶的活性和延缓动脉粥样硬化的形成[8]。

**5. 抗骨折创伤作用**　土鳖虫可促进骨折家兔血管的形成，改善局部血液循环，增加成骨细胞的活性和数量，促进破骨细胞数量的增加，加速钙盐沉积和骨痂增长，从而促进骨损伤的愈合[9]。

**【化学成分】**

**土鳖虫**　主要成分为生物碱、氨基酸、蛋白质、脂肪族化合物等成分。

**酒炙土鳖虫**　土鳖虫主要影响到其脂溶性药效成分，如生物碱、脂肪族化合物等含量增加。

**【生制土鳖虫成分、药效与功用关系归纳】**　由土鳖虫酒炙前后的对比考察，其变化关系如图所示：

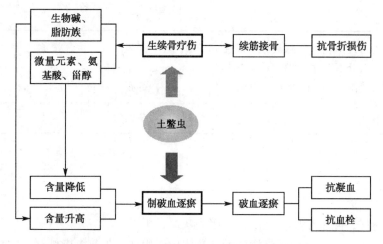

图16-14 生制土鳖虫成分、药效与功用关系图

（徐 钢）

## 参考文献

［1］中华人民共和国卫生部药政管理局. 全国中药炮制规范［M］. 北京：人民卫生出版社，1988：323-324.

［2］叶定江，原思通. 中药炮制学辞典［M］. 上海：上海科学技术出版社，530-531.

［3］叶定江，张世臣. 中药炮制学［M］. 北京：人民卫生出版社，708-709.

［4］黄金保，冯改壮，刘晓骊，等. 土鳖虫抗兔心脑缺氧实验研究［J］. 长治医学院学报，1994，（1）：102-104.

［5］陈瑛，刘亚非，佟丽，等. 水蛭、土鳖虫水提物对高分子葡聚糖所致大鼠血瘀模型的纤溶系统的影响［J］. 中药药理与临床，1995，（1）：33.

［6］周春风，莱萌. 土鳖虫抗凝血作用研究［J］. 长春中医学院学报，1999，15（4）：47.

［7］贺卫和，成细华，徐爱良，等. 土鳖虫提取液对家兔抗凝血作用的实验研究［J］. 湖南中医学院学报，2003，23（2）：7-9.

［8］石钺. 药用土鳖虫的化学成分及药理作用［J］. 中草药，1997，28（10）：134-135.

［9］罗佩强. 土鳖虫促进骨折愈合的实验研究［J］. 中国骨伤，1992，5（6）：6-7.

## 莪 术

【来源】 本品为姜科植物蓬莪术 *Curcuma phaeocaulis* Val.、广西莪术 *Curcuma kwangsiensis* S. G. Lee et C. F. Liang 或温郁金 *Curcuma wenyujin* Y. H. Chen et C. Ling 的干燥根茎。后者习称"温莪术"。冬季茎叶枯萎后采挖，洗净，蒸或煮至透心，晒干或低温干燥后除去须根及杂质。主产于我国台湾、福建、江西、广东、广西等省区。

生制莪术鉴别使用表

| 处方用名 | 莪术 | 醋莪术 |
|---|---|---|
| 炮制方法 | 切制 | 醋制 |
| 性状 | 蓬莪术：不规则横切厚片，外表皮灰棕色，体重，质坚实。切面灰褐色至蓝褐色，蜡样。气微香，味微苦而辛 | 醋蓬莪术：不规则厚片，外表皮棕灰色，切面棕褐色，蜡样，质稍硬，具有醋香气 |
| | 广西莪术：类圆形或不规则横切厚片，外表皮红棕色或黑褐色。切面黄棕色，常附有淡黄色粉末 | 醋广莪术：类圆形或不规则横切厚片，外表棕红色或黑棕色。切面棕黄色，微有醋香气 |
| | 温莪术：切面黄棕色至棕褐色常附有淡黄色或黄棕色粉末，气香或微香 | 醋温莪术：切面棕黄色至棕黑色，微有醋香气 |

续表

| | | |
|---|---|---|
| 性味<br>归经 | 辛、苦，温<br>归肝、脾经 | 辛、苦、微酸、温<br>主入肝经 |
| 功能<br>主治 | 行气破血，消积止痛<br>用于癥瘕痞块，瘀血经闭，胸痹心痛，食积<br>腹胀 | 散瘀止痛<br>主治胁下癥块、心腹疼痛、胁下胀痛 |
| 炮制作用 | 利于调剂和成分煎出 | 散瘀止痛作用增强 |
| 配伍 | 常与香附、砂仁、莱菔子配伍治疗食积腹痛。<br>常与三棱、当归、川芎配伍治疗瘀滞经闭，小<br>腹胀痛 | 常与三棱、丹参、穿山甲配伍治疗胁下癥块。常<br>与金铃子、乳香、没药配伍治疗心腹疼痛 |
| 用法<br>用量 | 水煎口服或入中成药<br>6～9g | 水煎口服或入中成药<br>6～9g |
| 药理作用 | 抗炎、抑制血小板凝集、调节胃肠平滑肌、保<br>肝等作用 | 镇痛、抗炎、抑制血小板凝集 |
| 化学成分 | 含吉马酮、愈创木烷等类型倍半萜、挥发油 | 吉马酮、愈创木烷等类型倍半萜、挥发油较生<br>品少 |
| 检查<br><br>浸出物<br>含量测定 | 水分不得过 14.0%<br>总灰分不得过 7.0%<br>乙醇浸出物（热浸法）不得少于 7.0%<br>含挥发油不得少于 1.5%（ml/g） | 水分不得过 13.50%<br>总灰分不得 7.0%<br>乙醇浸出物（热浸法）不得少于 6.5%<br>含挥发油不得少于 1.0%（ml/g） |
| 注意 | 孕妇、月经过多者忌用。气血两虚，脾胃薄弱<br>无积滞者慎服 | 孕妇、月经过多者忌用 |

## 注释

【炮制方法】

莪术：取原药材，去除杂质，略泡，洗净，蒸软，切厚片，干燥。

醋莪术：取净莪术片，加米醋拌匀，润透，用文火炒至表面棕黄色，取出，晾凉即可[1]。除醋莪术，还有酒莪术。酒莪术即以酒拌炒制成，行血通经之功效较强[2-4]。

【性状差异】　与莪术相比，醋莪术具有醋香气，颜色加深。

【炮制作用】　莪术，味辛、苦，性温，归肝、脾经。苦泄辛散温通，既入血分，又入气分。莪术生品行气破血之力强，为气分血药，主入脾经气分。因味辛性烈，专能破血散瘀，消癥化积，行气止痛，故适用于气滞血瘀、食积日久而成的癥瘕积聚以及气滞、血瘀、食停、寒凝所致的诸般痛证，常与三棱相须为用。如，蓬术丸、芫花莪术散。

醋味酸，苦，性微温。因莪术醋制后增加了酸味，故引药入肝经血分。是以《本草纲目》曰："今人多以醋炒或煮熟入药，取其引入血分也"。醋莪术散瘀止痛之功增强，辛散之性缓和，温通止痛作用增强，主入肝经。主要用于治疗胁下癥块、心腹疼痛等症。破血逐瘀的作用缓和，攻邪而不伤正。如，莪棱逐瘀汤、金铃泻肝汤、消痹丸。

莪术根茎中含挥发油高达 1%～2.5%，主成分为多种倍半萜类，具有抗炎、保肝、镇痛、调节胃肠平滑肌等作用。故莪术行气作用强。

莪术醋制后挥发性倍半萜类成分含量降低，如莪术酮、莪术二酮、吉马酮等含量明显减少，且有化学转变，如莪术二酮可转变为莪术内酯，致使挥发油组成也发生改变，抗病毒作用降低。莪术煎剂（以水溶性成分为主）可对抗肾上腺素的小鼠肠内膜微动脉收缩，减轻管径收缩程度，改善微循环。莪术增加股动脉血流量的作用在活血化瘀药中最为明显。莪术炮制后对水溶性成分影响较小，且可使其煎出率增加，可能是醋莪术抗炎、止痛和抗凝血作用强于莪术的主要原因。

【药理作用】

## 一、莪术的药理作用

**1. 抗炎作用**　小鼠灌服温郁金挥发油 200mg/kg 对醋酸产生的腹膜炎有非常显著的抑制作用，小鼠腹腔注射温郁金挥发油 200mg/kg 对烫伤性局部水肿有明显抑制作用，腹腔注射 100ml/kg 对巴豆油引起的耳部炎症有明显抑制作用，大鼠腹腔注射挥发油 75mg/kg，9 天后对皮下棉球肉芽肿增生有明显抑制作用[5]。

**2. 对心血管的作用**　莪术增加股动脉血流量的作用在活血化瘀药中最为明显，血流量峰值增加 25.2%，用药 10 分钟后血流量增加 36.0%，血管阻力减少 66.4%[6,7]。

**3. 抑制血小板聚集和抗血栓作用**　每天灌胃给予大鼠莪术水提取液 9.0g/kg，共 7 天对 ADP 诱导的血小板聚集有显著的抑制作用，并能明显降低血液黏度，以及缩短红细胞的电泳时间。其水提醇沉注射液 1.13g/kg 静脉注射对大鼠体内血栓形成也有非常显著的抑制作用[8]。

**4. 调节胃肠平滑肌作用**　离体兔肠试验发现，低浓度莪术，使肠管紧张度升高，高浓度时，反而使肠管舒张。

**5. 保肝作用**　莪术醇提取物及挥发油对四氯化碳（$CCl_4$）硫代乙酰胺（TAA）引起的小鼠丙氨酸氨基转移酶（ALT）升高有明显的降低作用，使磺溴酞钠（BSP）潴留量减少，相应肝组织病变减轻。

**6. 其他作用**　莪术还有镇痛、抗癌、保肝、舒张肠管等作用[9]。

## 二、醋莪术的药理作用

**1. 镇痛作用**　用热板法和扭体法进行止痛实验，研究莪术醋制后的止痛功效，表明莪术醋制品止痛作用持久[9,10]。

**2. 抗炎作用**　采用耳肿法及毛细血管通透性法观察莪术不同炮制品抗炎作用，结果显示醋煮莪术对二甲苯所致的耳廓肿胀及醋酸所致的毛细血管通透性增加都有明显的抑制作用[5]。

**3. 抗凝血作用**　采用血小板聚集功能测定法、血液流变性测定法及小鼠抗凝法进行试验，观察莪术不同炮制品的活血化瘀作用，结果显示醋炙莪术具显著的抗血小板聚集、抗凝血及调节血液流变性作用[6]。

【化学成分】

**莪术**　根茎含挥发油 1%~1.5%。油中主成分为倍半萜类。从根茎分得的倍半萜有蓬术环三棱氧酮、莪术醇、蓬莪术酮、蓬莪术环二烯、原姜黄环氧莰烯醇等。

**醋莪术**　莪术醋制后挥发油含量降低，其中莪术酮、榄香烯等倍半萜含量明显减少[11,12]。

【含量测定】　照文献方法[13]，测定不同莪术炮制品中 4 种倍半萜的含量，结果见表 16-9。

表 16-9　生制莪术 4 种倍半萜含量测定结果（mg/g，n = 3）

| 样品 | 批号 | 莪术二酮 | 莪术醇 | 牦牛儿酮 | β-榄香烯 |
|---|---|---|---|---|---|
| 莪术 | cw091226 | 2.31 2 | 2.194 4 | 0.437 1 | 0.589 2 |
| 醋炙品 | ccw091226 | 2.163 0 | 2.054 7 | 0.397 2 | 0.390 2 |
| 醋煮品 | zcw091226 | 0.878 4 | 0.818 6 | 0.176 8 | 0.348 1 |

【不良反应】　《本草经疏》："莪术行气破血散结，是其功能之所长，若夫妇人、小儿气血两虚，脾胃素弱而无积滞者，用之反能损真气，使食愈不消而脾胃益弱。即有血气凝结、饮食积滞，亦当与健脾开胃、补益元气药同用，乃无损耳。"

现代研究表明，莪术制剂抗肿瘤局部注射时，有刺激性疼痛，静脉注射时偶有静脉炎发生，使静脉阻塞；静脉滴注时未发现有任何明显不良反应。个别患者用药后有恶心、头晕及过敏反应，但血象无变化。推注过快会出现胸闷、面部潮红、呼吸困难等症状，口腔均有酸辣气味感。肝肾功能对照检查均未见异常。

现代应用显示，过量服用后引起胃肠道刺激症状，大脑皮质兴奋等。副作用可能会出现恶心、呕吐、腹痛、腹泻、头晕、耳鸣、面红、胸闷、心慌、无力、呼吸困难及休克等症状。

**【毒性】**　临床毒性尚不明确。动物实验显示，莪术醇提取物，小鼠口服的半数致死量为$(86.8 \pm 12)$g（生药）g/kg。经口服给予 580、290、97mg/kg 莪术进行慢性毒性实验，结果表明大剂量组的大鼠的体重、肝脏系数、肾脏系数、卵巢系数、ALT、AST、$\gamma$-GT、AKP、BUN、BCr、T-BiL、尿常规与低剂量组、中剂量组和对照组有显著差异（$P < 0.05$）。高剂量组对大鼠的慢性毒性靶器官为肝、肾和卵巢；初步确定大鼠6个月慢性经口最大阈剂量雌、雄大鼠均为 290mg/kg，最大无作用剂量雌、雄大鼠均为 290mg/kg。

**【生制莪术成分、药效与功用关系归纳】**　由莪术醋制前后的对比研究，说明挥发油和水溶性成分的变化是引起莪术生制品药效差异的主要原因。其变化关系如图所示：

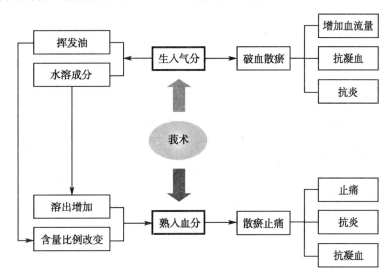

图 16-15　生制莪术成分、药效与功用关系图

（许　枬）

---

**◆　参 考 文 献　◆**

[1] 国家药典委员会. 中华人民共和国药典（一部）[S]. 北京：中国医药科技出版社，2010：257.

[2] 朱万珍. 莪术炮制的历史沿革 [J]. 中药材，1997，20（12）：613-614.

[3] 卫生部中医研究院中药研究所. 中药炮炙经验集成 [M]. 北京：人民卫生出版社，1963：99-100.

[4] 叶定江，张世臣，陈奇，等. 中药炮制学 [M]. 上海：上海科学技术出版社，1996：161.

[5] 宋坤，陆兔林，李林. 莪术不同炮制品镇痛抗炎作用研究 [J]. 中医药学刊，2005，23（3）：443-444.

[6] 王普霞，周春祥，陆兔林. 莪术不同炮制品活血化瘀作用研究 [J]. 中成药，2004，26（11）：905-906.

[7] 鲁汉兰，彭智聪，刘勇，等. 莪术炮制后对止痛及活血化瘀作用的影响 [J]. 中成药，2000，22（2）：135-137.

[8] 毛春芹，谢辉，陆兔林. 莪术炮制品的抗血小板聚集及抗凝血作用 [J]. 中药材，2000，23（4）：212-213.

[9] 刘贤铭，毛春芹. 炮制对莪术镇痛作用的影响 [J]. 时珍国医国药，2000，11（8）：682-683.

[10] 鲁汉兰，彭智聪，刘勇，等. 莪术炮制后对止痛及活血化瘀作用的影响 [J]. 中成药，2000，22（2）：135-137.

[11] 刘洋，彭文进. 不同炮制方法对莪术挥发油的影响 [J]. 湖南中医药导报，2000，6（3）：37.

[12] 陆兔林，杨光明，宋坤，等. 气质联用法分析炮制对莪术挥发油成分的影响 [J]. 中成药，2003，25（10）：

810-811.

[13] 陆兔林，黄致君，毛春芹，等. 不同炮制方法对莪术挥发油及其 4 种主要活性成分的影响 [J]. 中成药，2012，34（6）：1132-1135.

# 三　棱

【来源】　本品为黑三棱科植物黑三棱 *Sparganium stoloniferum* Buch. - Ham. 的干燥块茎。冬季至次年春采挖，洗净，削去外皮，晒干。主产于江苏、河南、山东、江西。

**生制三棱鉴别使用表**

| 处方用名 | 三棱 | 醋三棱 |
|---|---|---|
| 炮制方法 | 切制 | 醋制 |
| 性状 | 为不规则的薄片，表面黄白色或灰白色，质地致密。无臭，味淡，嚼之微有麻辣感 | 为不规则的薄片，表面深黄色或焦黄色，质地致密。略有醋香气 |
| 性味<br>归经 | 辛、苦，平<br>归肝、脾经 | 辛、苦，微温<br>主入肝经，兼脾经 |
| 功能<br>主治 | 破血行气，消积止痛<br>用于血瘀气滞所致的癥瘕痞块及食积脘腹胀痛，食积痰滞，死胎不下 | 破瘀散结，止痛<br>用于妇女瘀血阻滞、月经闭止、产后瘀滞、食积脘腹胀痛、跌打损伤的瘀肿疼痛 |
| 炮制作用 | 利于调剂和成分煎出 | 增强破瘀散结，止痛的作用 |
| 用法<br>用量 | 水煎口服或入中成药<br>5 ~ 10g | 水煎口服或入中成药<br>6 ~ 12g |
| 配伍 | 常与莪术、厚朴、木香、王不留行、红花等配伍，治疗饮食停滞，气郁不舒引起的胸痞腹胀，恶心不食。如开胸顺气丸 | 常与川芎、牛膝、大黄、干漆、巴豆、延胡索、当归等配伍，治疗产后恶血停滞瘀结，肝脾肿大，气血瘀滞所致心腹疼痛。如活血通经汤，三棱丸等 |
| 药理作用 | 影响血液流变性、抗血小板凝集、抗血栓、抗炎镇痛、抗肿瘤 | 止痛、抗炎、抗血小板凝集 |
| 化学成分 | 主含黄酮、皂苷、挥发油等 | 黄酮、皂苷类、生物碱类成分的溶出率增加；β-谷甾醇含量增加；挥发油降低 |
| 检查<br><br>浸出物 | 水分不得过 15.0%<br>总灰分不得过 6.0%<br>稀乙醇浸出物不得少于 7.5% | 水分不得过 13.0%；总灰分不得过 5.0%；酸不溶性灰分不得过 0.5%<br>水浸出物不得少于 13.0%；50% 乙醇浸出物不得少于 4.50%；乙酸乙酯浸出物不得少于 0.50%；正丁醇浸出物不得少于 0.80% |
| 注意 | 气虚体弱，血枯经闭，孕妇及月经过多者忌用 | 气虚体弱，血枯经闭，孕妇及月经过多者忌用 |

## 注释

【炮制方法】

三棱：取原药材，除去杂质，浸泡，切片，干燥[1]。

醋三棱：取净三棱片，加入用水稀释后的醋液，拌匀闷润，倒入已预热的炒药锅内，炒至颜色变深，出锅，放凉，即得。每100kg三棱片用米醋15kg。以化学成分含量为指标，对三棱的醋炙工艺进行优选，优化参数为：20%的用醋量浸润10分钟，在150℃下炒制15分钟[2]。

【性状差异】　三棱表面灰白色，醋三棱表面深黄色，切面黄色至黄棕色，偶见焦黄斑，微具醋香气。（见文末彩图71）

【炮制作用】　三棱，味辛、苦，性平；归肝、脾经，为血中气药，破血行气之力较强。三棱具破血散瘀、止痛功效，临床常用于治疗肿瘤、肝脾肿大、胁肋疼痛等病症。

醋炙后，寒性和辛散之性均有缓和，且微具酸味。主入血分，增强破瘀散结、止痛作用。三棱现今都以醋制品入汤药或成药中，用以治疗肝脾肿大，气血凝滞，心腹疼痛，胁下胀痛，经闭，产后瘀血腹痛，跌打损伤，疮肿坚硬。

三棱含有三萜、黄酮、挥发油等成分，其中总黄酮为三棱活血化瘀的有效活性部位，具有显著的镇痛作用[3]。皂苷类成分能有效地抑制血小板聚集，并具有降血脂，降血清胆固醇的作用[4]。故三棱活血化瘀作用较强。此外三棱富含生物碱苷类成分，其中铝络合生物碱苷类成分的含量最高，是三棱中和胃酸、治疗食积腹胀的主要药效物质基础[5]。三棱中的铝络合生物碱苷极不稳定，在加热的条件下可以与乙酸反应生成氧化铝沉淀及多糖。

三棱醋炙后总黄酮含量增加了40%[6]，这可能与酸性条件下炮制后，三棱中黄酮类成分，由苷分解为苷元有较大关系。三棱醋炙后总生物碱溶出增加，有效$Al^{3+}$量增加[7]。三棱醋炙后β-谷甾醇含量增加[8]。三棱经炮制后，其挥发油含量均有不同程度降低，正十六烷酸等4个组分明显下降[9]。三棱醋炙后总皂苷含量高于生品[10]。

黄酮和皂苷含量的增加，表现为镇痛和抑制血小板凝集作用强于生品。这与三棱传统炮制理论认为醋炙后增强散瘀止痛作用相吻合。故三棱醋制后破瘀散结、止痛之功效增强。

综上，黄酮、皂苷、挥发油、生物碱类成分的含量变化是三棱醋制前后功效变化的主要物质基础。

【药理作用】

## 一、三棱的药理作用

**1. 对血液流变性的影响**　能降低全血黏度、血细胞比容以及血沉速率[11]。

**2. 抗血小板聚集和抗血栓作用**　有较强的抗血小板聚集及抗血栓作用[12]。

**3. 镇痛作用**　明显降低因醋酸刺激引起的扭体反应次数，能明显提高小鼠因热刺激引起疼痛反应的痛阈值，有明显的镇痛作用[13]。

**4. 对心脑血管的作用**　一定浓度的三棱提取物可以抑制兔动脉SMC的增殖。具有不同程度促进主动脉AS病灶及冠状动脉AS病灶消退的作用[14]。

**5. 抗肿瘤作用**　对人肺癌细胞的凋亡有诱导作用。三棱可能通过对EGF-R的磷酸化的干预而达到抑制细胞增殖的作用；同时还具有不同程度抑制原癌基因C-myc，C-fos，V-sis表达的作用[15]。

**6. 抗大鼠肝纤维化**　能提高肝纤维化大鼠TP，Alb含量及A/G比值，降低ALT，GGT，WC，LN，HA的作用，并能改善肝脏组织病理学变化[16]。

**7. 杀精作用**　三棱浸膏液有明显的杀精作用，杀精效果随药物浓度增加而增加。于20秒内杀精的最低有效浓度为25%[17]。

## 二、醋三棱的药理作用

散瘀止痛作用　在小鼠热板法、扭体法和抗凝血实验中，醋三棱均有较好的作用，且明显优于三棱[13,18,19]。

【化学成分】

**三棱**　主要含有挥发油、黄酮、皂苷、生物碱以及脂肪酸类成分。

**醋三棱**　三棱醋制后挥发油含量降低，总黄酮、总皂苷、总生物碱、有效$Al^{3+}$含量增加，β-谷甾醇含量增加。

**【毒性】**　三棱的急性毒性实验显示，18～22g NIH 小鼠按以 480g/kg 生药水煎剂灌胃给药，连续 7 天，给药后小鼠活动减少，第 2 天即恢复正常，未发现死亡。三棱水煎液 18～22g NIH 小鼠腹腔注射 $LD_{50}$ 为（$233.3 \pm 9.9$）g 生药/kg。小鼠因呼吸抑制而死亡，死亡前出现短暂的抽搐惊跳[20]。

**【生制三棱成分、药效与功用关系归纳】**　由三棱醋制前后的对比研究，初步认为挥发油、总黄酮、总皂苷和总生物碱的含量变化是引起三棱生制品药效差异的物质基础。其变化关系如图所示：

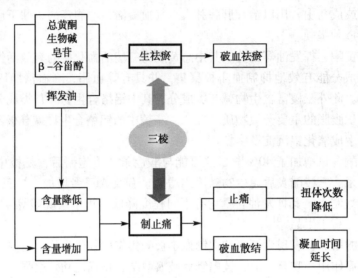

图 16-16　生制三棱成分、药效与功用关系图

（胡昌江　熊　瑞）

### 参 考 文 献

[1] 国家药典委员会. 中华人民共和国药典（一部）[S]. 北京：中国医药科技出版社，2010：12.

[2] 张坚，马琳，陈志娟. 中药三棱炮制工艺优化的考察. 时珍国医国药，2009，20（2）：478-480.

[3] 贾天柱. 中药炮制学 [M]. 上海：上海科学技术出版社，2008.

[4] 叶定江，张世臣，黄维良，等. 中药炮制学 [M]. 上海：上海科学技术出版社，1995.

[5] Sun J, Wei YH. A new alkaloid-aluminum glycoside isolated from Rhizoma Sparganii（*Sparganium stoloniferum* Buch. -Ham.）[J]. J Med Plants Res, 2011, 5（14）：3128-3131.

[6] 毛淑杰，沈鸿，解静萍，等. 三棱不同炮制品黄酮成分含量测定 [J]. 中国中药杂志，1999，24（1）：29-30.

[7] 孙杰，吴艺舟，王芍，等. 不同醋制工艺对三棱有效成分群溶出的影响 [J]. 中草药，2013，44（12）：1593-1598.

[8] 邓世荣. 三棱饮片炮制工艺及质量标准研究 [D]. 成都：成都中医药大学硕士毕业论文，2005.

[9] 陆兔林，陶学勤，邵霞琴. 气质联用法分析炮制对三棱挥发油的影响 [J]. 中成药，1999，21（1）：21-23.

[10] 寿洲芳. 三棱不同炮制品中总皂苷含量比较 [J]. 中国中药杂志，2002，27（7）：547-549.

[11] 和岚，张秀梅，毛腾敏. 三棱、丹参对血液流变学影响的比较研究 [J]. 山东中医药大学学报，2007，31（5）：434-435.

[12] 陆兔林，叶定江，毛春芹，等. 三棱总黄酮抗血小板聚集及抗血栓作用研究 [J]. 中草药，1999，30（6）：388-389.

[13] 毛春芹，陆兔林，邱鲁婴. 三棱不同炮制品总黄酮镇痛作用研究 [J]. 南京中医药大学学报（自然科学版），2001，17（5）：299-300.

[14] 于永红，孟卫星，张国安，等. 茵陈、赤芍、三棱、淫羊藿对培养的兔动脉平滑肌细胞增殖的抑制作用. 湖北民族学院学报（医学版），1999，16（2）：1-3.

[15] 徐立春，孙振华，陈志琳，等. 三棱、莪术提取物的肿瘤细胞疫苗的非特异性抗瘤实验. 癌症，2001，20（12）：1380-1382.

[16] 袭柱婷，单长民，姜学连，等. 三棱、莪术抗大鼠免疫性肝纤维化研究. 中国中药杂志，2002，27（12）：929-932.

[17] 任淑君，朱淑英，杨长虹. 中药益母草及三棱杀精作用的研究［J］. 黑龙江医药，1999，12（2）：83.

[18] 陆兔林，吴玉兰，邱鲁婴. 三棱炮制品提取物抗血小板聚集及抗血栓作用研究［J］. 中成药，1999，21（10）：511-514.

[19] 毛淑杰，王素芬，李文，等. 三棱不同炮制品抗血小板聚集及对凝血时间的影响. 中国中药杂志，1998，23（10）：604-606.

[20] 江苏新医学院. 中药大辞典［M］. 上海：上海科学技术出版社，1977：56.

## 穿 山 甲

**【来源】** 本品为鲮鲤科动物穿山甲 *Manis pentadactyla* Linnaeus 的鳞甲。主产广西、云南和贵州等长江流域及其以南各省区。

生制穿山甲鉴别使用表

| 处方用名 | 穿山甲 | 炮山甲 |
|---|---|---|
| 炮制方法 | 净制 | 砂烫 |
| 性状 | 呈扇形，三甲形或盾形，外表面青褐色，底部边缘有数条横线纹。内表面浅较滑润，微透明，角质，韧，不易折断。气微腥，味咸 | 全体膨胀呈卷曲状，外表面金黄色，质地酥脆，易碎，气微腥，味咸，有醋气 |
| 性味归经 | 咸，微寒<br>归肝、胃经 | 咸，性平<br>主入肝经 |
| 功能主治 | 活血消癥，通经下乳，消肿排脓，搜风通络<br>用于经闭癥瘕，乳汁不通，痈肿疮毒，风湿痹痛，中风瘫痪，麻木拘挛 | 祛风通络，消肿排脓，通经下乳<br>用于风湿痹痛，乳汁不通，中风瘫痪，经闭，麻木拘挛 |
| 炮制作用 | 去除杂质 | 利于粉碎和煎出，增强祛湿通络作用 |
| 用法用量 | 少生用<br>3~15g | 入丸、散用<br>3~15g |
| 配伍 | 多炮制后使用 | 常与甘草、防风、没药、赤芍、白芷配伍，治疗风湿痹痛，筋脉拘挛 |
| 药理作用 | 止痛、镇咳祛痰 | 止痛、祛痰、保护心肌细胞 |
| 化学成分 | 主要含有硬脂酸、胆甾醇、酰胺、肽和微量元素等成分 | 多肽含量降低，小肽含量增加，成分的水煎出率增加 |
| 检查 | 杂质不得过4%<br>总灰分不得过3.0% | 杂质不得过3.5%<br>总灰分不得过3.0% |
| 注意 | 孕妇、气血不足，痈疽已溃者慎服 | 孕妇、气血不足，痈疽已溃者慎服 |

## 注释

**【炮制方法】**

穿山甲：取原药材，除去杂质，洗净，干燥。

炮山甲：取净穿山甲片，投入到加热至滑利状态的热砂中，烫至鼓起，取出。用时捣碎。

醋山甲：取净穿山甲片，投入到加热至滑利状态的热砂中，烫至鼓起，捞出，醋淬，取出，干燥。用时捣碎。每100kg穿山甲，用醋30kg。

**【性状差异】** 穿山甲青褐色，质坚。炮山甲，全体卷起，金黄色，质松脆，具醋香气[1]。（见文末彩图72）

**【炮制作用】** 穿山甲，味咸，微寒，归肝、胃经。《医学衷中参西录》谓其："气腥而窜，其走窜之性，无微不至，故能宣通脏腑，贯彻经络，透达关窍，凡血凝血聚为病，皆能开之。"穿山甲具活血消癥，通经下乳，消肿排脓，搜风通络之功，用于经闭癥瘕，乳汁不通，痈肿疮毒，风湿痹痛，中风瘫痪，麻木拘挛[2]。

炮山甲，因其外形卷曲，故又称甲珠。寒性减弱，祛湿力胜。故多用于痈疡肿毒，风湿痹痛。如痈毒初起，赤肿焮痛的仙方活命饮（《外科发挥》），治风湿痹痛的透痹解挛汤（《制裁》）[3]。

醋山甲，微具酸味，主入肝经，活血通经下乳力强，故多用于经闭不通，乳汁不下。如治瘀血经闭，癥瘕痞块的穿山甲散，产后乳汁不下的涌泉散（《宝鉴》），亦可用于跌打损伤，瘀血肿痛。如复元活血汤（《医学发明》）。

穿山甲的成分主要包括生物碱、肽、氨基酸等[4]。炮制后，质地疏松，煎出率增加7倍，促进有效成分溶出，同时因部分肽类水解，二肽和氨基酸类成分明显增加，使镇痛、消炎、改善关节功能的作用增强，抗炎、镇痛作用明显。故炮山甲临床主要用于痈毒初起，风湿痹痛[5]。醋山甲除了因质地松脆，使有效成分易于煎出外，同时由于醋的加入，使含氮物质水溶性增加，可抑制因炎症引起的乳腺导管阻塞，凝血时间明显延长，还可降低血液黏度，故活血通络下乳作用增强。适于乳汁不畅、乳房胀痛、瘀血经闭等症。故常用于经闭不通，乳汁不下。另有研究显示，穿山甲炮制后毒性也有所降低。

**【药理作用】**

### 穿山甲的药理作用

**1. 降低血液黏度作用** 穿山甲片的水煎液有明显延长凝血时间的作用和降低大白鼠血液黏度的作用[1-6]。

**2. 抗炎作用** 穿山甲片的水提液、醇提液均有明显的抗二甲苯引起的小白鼠耳部炎症作用[7,8]。

**3. 耐缺氧作用** 穿山甲片中的环二肽VI和VII能够提高小白鼠常压缺氧的耐受能力[9]。

**4. 止痛作用** 穿山甲鳞甲乙醇提取物具有镇痛作用，镇痛作用强度与剂量成一定的量效关系，其镇痛作用机制可能与降低 NA、PGE2 的含量有关[10]。

**【化学成分】**

穿山甲 山甲的鳞片含硬脂酸、胆甾醇、酰胺、二肽，又含锌、钠、钙等18种金属元素。水溶液含天冬氨酸，苏氨酸，丝氨酸等16种游离氨基酸。还含挥发油和水溶性生物碱等[11]。

炮山甲 穿山甲炮制后煎出率明显增加，是生品的7倍[11]。

醋山甲 除了煎出率增加，小肽类成分的含量[11]。

**【不良反应】** 主要表现为腹胀、食欲不振、肝功能异常、黄疸、肝损害及一些过敏症状如皮疹、面肿等。停药后即可恢复。

**【毒性】** 临床毒性尚不明确。有报道称可能引起肝脏损伤，但无详细的实验研究报道。

**【生制穿山甲成分、药效与功用关系归纳】** 由穿山甲烫制前后的对比研究，说明大极性成分、二肽、氨基酸、蛋白质的含量变化可能是引起穿山甲生制品药效差异的物质基础。其变化关系如图所示：

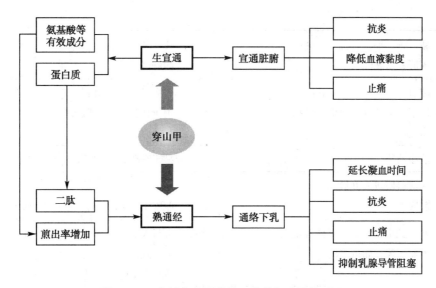

图 16-17 生制穿山甲成分、药效与功用关系图

（许 枬）

● 参 考 文 献 ●

[1] 国家药典委员会. 中华人民共和国药典（一部）[S]. 北京：中国医药科技出版社，2010：251.
[2] 贾天柱. 中药炮制学 [M]. 上海：上海科学技术出版社，2008：191.
[3] 叶定江，张世臣，吴皓. 中药炮制学 [M]. 第 2 版. 北京：人民卫生出版社，1996：129.
[4] 阴健. 中药现代研究与临床应用 [M]. 北京：学苑出版社，1993：203.
[5] 黄泰康. 常用中药成分与药理手册 [M]. 北京：中国医药科技出版社，1994：1460.
[6] 高英. 穿山甲与猪蹄甲的成分研究 [J]. 中药材，1989，12（2）：34.
[7] 张艳. 复方穿山甲口服液的抗炎及镇痛作用 [J]. 安徽医科大学学报，1995，30（2）：91.
[8] 吴珊. 穿山甲鳞甲乙醇提取物镇痛抗炎作用及其机制的实验研究 [D]. 广西医科大学硕士论文，2012.
[9] 李卫平. 复方穿山甲壮阳作用的实验研究 [J]. 安徽医科大学学报，1995，30（2）：91.
[10] 杨熙东. 穿山甲的药理作用和临床应用 [J]. 中国社区医师·医学专业，2012，14（26）：194.
[11] 马雪梅. 穿山甲化学成分的研究 [J]. 药学学报，1988，（8）：588.

### 水 蛭

【来源】 本品为水蛭科动物蚂蟥 *Whitmania Pigra* Whitman、水蛭 *Hirudo nipponica* Whitman 或柳叶蚂蟥 *Whitmania acranulata* Whitman 的干燥全体，夏、秋二季捕捉，用沸水烫死，晒干或低温干燥。主产于河北、山东、湖北、湖南、安徽和江苏等省。

制水蛭鉴别使用表

| 处方用名 | 水蛭 | 烫水蛭 |
|---|---|---|
| 炮制方法 | 净制 | 滑石粉烫制 |
| 性状 | 蚂蟥（宽水蛭）：扁平纺锤形，有多数环节。背黑褐或黑棕色，腹面棕黄色。两端各具一吸盘。质脆，易折断，气味腥<br><br>水蛭：扁长圆柱形，多弯曲扭转<br><br>柳叶蚂蟥（长条水蛭）：体呈柳叶形 | 呈不规则扁块状或扁圆柱形，略鼓起，表面棕黄色至黑褐色，附有少量白色滑石粉。断面松泡，灰白色至焦黄色。气微腥 |

| 性味 归经 | 咸、苦，平，有毒 入肝、膀胱经 | 咸、苦，平，有小毒 归肝经 |
|---|---|---|
| 功能 主治 | 破血、逐瘀、通经 用于月经停闭、癥瘕腹痛、蓄血、损伤瘀血作痛 | 破血通经作用缓和 用于血瘀经闭，癥瘕痞块，中风偏瘫，跌扑损伤 |
| 炮制作用 | 洁净药物 | 易于粉碎，缓和药性，降低毒性 |
| 用法 用量 | 水煎口服或入丸散 煎服 1.5 ~ 3g；研末服 0.3 ~ 0.5g | 水煎口服或入丸散 煎服 1.5 ~ 3g；研末服 0.3 ~ 0.5g |
| 配伍 | 常与虻虫、大黄、桃仁等配伍，治疗血滞结块，蓄血症等，如抵当汤 | 常与大黄、牵牛子、熟地、虻虫、桃仁等配伍，治疗跌打瘀血、经闭腹痛等症，如夺命散，地黄通经丸等 |
| 药理作用 | 抗凝血、抗血栓，脑保护，改善肾功能，抗肿瘤，抗纤维化 | 抗凝活性降低，抗炎作用增强，毒性降低 |
| 化学成分 | 蛋白质、脂肪酸、甾醇、微量元素等 | 水蛭素含量降低；次黄嘌呤含量增加；游离氨基酸含量升高 |
| 检查 浸出物 含量测定 | 水分不得过 18.0%，总灰分不得过 10.0%，酸不溶性灰分不得过 2.0% 乙醇浸出物不得少于 15.0% 每 1g 含抗凝血酶活性水蛭应不低于 16.0U；蚂蟥、柳叶蚂蟥应不低于 3.0U | 水分不得过 14.0%。总灰分不得过 12.0%。酸不溶性灰分不得过 3.0% 乙醇浸出物不得少于 15.0% 抗凝血酶活性降低 |
| 注意 | 月经过多，孕妇忌用 | 月经过多，孕妇忌用 |

## 注释

**【炮制方法】**

水蛭：取原药材，洗净，切段，干燥[1]。

烫水蛭：将滑石粉置锅内，中火炒热至灵活状态后投入净水蛭，不断翻动，烫至鼓起，腥臭味逸出，显黄色时，取出筛去滑石粉，放凉。

**【性状差异】** 水蛭黑褐或黑棕色，烫水蛭表面棕黄色。（见文末彩图 73）

**【炮制作用】** 水蛭，味咸、苦，性平，主入肝、膀胱经，具有破血、逐瘀、通经的功效。水蛭破血逐瘀力强，多用于癥瘕痞块。如用于热入下焦与血结滞引起蓄血症的抵当汤（《金匮要略》）。

水蛭滑石粉烫后，质地酥脆，利于粉碎，降低毒性，缓和其破血通经之性。多用于经闭腹痛，跌打损伤。如夺命散（《济生方》），地黄通经丸（《妇人良方》）。

张锡纯在《医学衷中参西录》中指出"此品纯系水蛭精华生成，故最宜生用，甚至忌火炙"。有一些学者也认为水蛭生用力专效宏，制后效减[2]。

鲜活水蛭中主要抗凝血成分是水蛭素，为水溶性肽类成分[3]。水蛭炮制后，蛋白质空间构象发生改变，氢键断裂，水蛭素含量下降，与破血通经之性缓和相吻合。

水蛭含 14 种氨基酸，其中 8 种为人体必需氨基酸，氨基酸直接参与各种酶、激素的合成，能有效调节人体内的代谢，在活血化瘀疗效中起很重要的作用。氨基酸总量水蛭生品为 27.85%，烫水蛭为 54.89%，烫水蛭的含量明显高于水蛭生品，说明烫水蛭有利于药物有效成分的大量溶出[4]。

药理实验证明，水蛭炮制后水煎剂入药其抗凝血作用明显降低，而水蛭和烫水蛭的甲醇提取物的抗凝血效果相当,并且都明显优于水煎剂入药[5],以上提示烫水蛭发挥抗凝药效作用的物质基础为水蛭素的水解产物[6]。

水蛭经炮制后,水浸出物含量、醇浸出物含量均低于生品,而次黄嘌呤的含量明显高于生品[7]。同时水蛭中脂肪酸和甾醇成分被部分氧化[2]。

可见水蛭经滑石粉烫后,药性峻烈的活性成分含量降低,毒性降低,破血通经之性缓和。

【药理作用】

## 一、水蛭的药理作用

**1. 抗凝、抗血栓作用** 水蛭中的水蛭素是迄今发现的最强的凝血酶特异性抑制剂。水蛭素作用在血液凝固的初始阶段,阻止凝血酶对纤维蛋白的聚合。作用特点是不干扰体液或细胞因子,并且不需要其他凝血因子和血浆成分参加[8]。水蛭具有溶解血栓的作用,能有效地抑制游离的和凝血块上的凝血酶,可防止各类血栓的形成及延伸,其机制可能与其提高红细胞膜脂和血小板膜脂流动性有关[9-13]。

水蛭素抑制凝血酶同血小板的结合及血小板受凝血酶刺激的释放,具有显著抑制血小板聚集作用[14]。水蛭能活化纤溶系统,可以提高血瘀动物的血浆纤溶酶原激活物(t-PA)活性,降低抑制物(PAI)的活性[15]。

水蛭水提、醇提、水煎醇沉液可明显降低正常大鼠的全血黏度、RBC聚集指数以及还原性黏度,对血瘀模型大鼠血细胞比容、全血及血浆黏度均有较明显的降低作用[16]。

**2. 脑保护作用** 水蛭注射液对缺血再灌注大鼠脑有保护作用,可以推迟脑细胞凋亡的发生,促进脑水肿吸收,减轻周围炎症反应,改善局部血液循环,对缺血脑细胞起保护作用[17-20]。

**3. 抗肿瘤** 水蛭可通过诱导肿瘤细胞凋亡,提高荷瘤小鼠的细胞免疫功能,抑制荷瘤小鼠肿瘤的生长,并能显著延长荷瘤小鼠的存活时间[21-23]。

**4. 改善肾功能** 水蛭能明显减少蛋白尿,提高血浆白蛋白,降低血脂,减少肾炎患者血纤维蛋白原、血小板聚集力、尿NAG酶。参与所致的肾脏局部炎症反应对肾组织的损伤作用达到抑制肾炎发展,减少蛋白尿的目的[24-26]。

**5. 抗纤维化作用** 水蛭可抑制梗阻性肾病实验动物肾组织TGF-$\beta_1$及IV型胶原的表达,从而抑制肾间质纤维化的进展[27];水蛭能减轻博来霉素诱发的大鼠肺纤维化,其作用机制可能是通过减少TGF-$\beta_1$蛋白表达,降低PAI-1活性而完成的[28]。

## 二、烫水蛭的药理作用

抗凝血作用 烫水蛭的水煎剂抗凝血作用明显降低,而水蛭和烫水蛭的甲醇提取物的抗凝血效果相当,并且都明显优于水煎剂入药[5]。

【化学成分】

**水蛭** 多肽及蛋白类大分子成分,如水蛭素、肝素、组胺、氨基酸等;蝶啶类、脂肪酸、甾体类等小分子成分;此外还含有微量元素等成分[29]。

**烫水蛭** 水蛭素含量降低;次黄嘌呤含量升高;游离氨基酸含量增加。

【含量测定】 照2010年版中国药典水蛭项下【含量测定】方法[1],水蛭和烫水蛭的抗凝血酶活性有明显差异[4],见表16-10。

表16-10 水蛭及其烫制品游离氨基酸及抗凝血酶活性

| 样品 | 游离氨基酸含量/% | 水解氨基酸含量/% | 抗凝血酶活性/U |
| --- | --- | --- | --- |
| 柳叶蚂蟥生品 | 0.51 | 35.7 | 14.9 |
| 柳叶蚂蟥滑石粉烫品 | 0.69 | 37.6 | 12 |

【不良反应】 水蛭会引起口干、便秘、乏力等副作用。偶有变态反应,停药后缓解。若超量或

误服中毒，能引起内脏广泛出血。临床表现为恶心、呕吐、子宫出血，严重时能引起胃肠出血、剧烈腹痛、血尿、昏迷等症。

**【生制水蛭成分、药效与功用关系归纳】**　水蛭炮制后水蛭素含量降低，黄嘌呤含量升高，氨基酸含量增加，毒性降低。其对比关系如图所示：

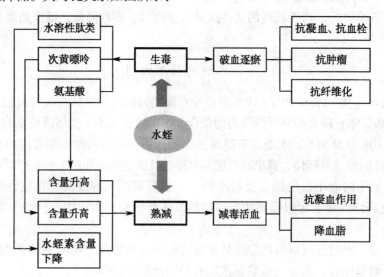

**图 16-18　生制水蛭成分、药效与功用关系图**

（姜　丽）

# 参 考 文 献

［1］国家药典委员会. 中华人民共和国药典（一部）［S］. 北京：中国医药科技出版社，2010：77.

［2］Monreal M, Costal J, Salva P. Pharmacological properties of hirudin and its derivatives potential clinical advantage over heparin［J］. Drugs Aging, 1996, 8（3）：171.

［3］李冰宁，武彦文，欧阳杰，等. 应用红外光谱技术研究中药水蛭的炮制过程［J］. 光谱学与光谱分析，2011，31（4）：979-982.

［4］王雨林，王实强，刘玉琴，等. 不同炮制方法对水蛭中氨基酸及抗凝血酶活性的影响［J］. 湖南中医药大学学报，2013，33（11）：42-45.

［5］李艳玲，赵丽. 水蛭及其炮制品的体内抗凝血活性研究［J］. 安徽农业科学，2009，37（34）：16894-16942.

［6］刘煜，谭树华，吴梧桐. 重组水蛭素Ⅲ的抗凝与抗血栓作用研究［J］. 中国药科大学学报，2002，33（3）：250.

［7］张永太. 水蛭炮制前后质量比较［J］. 中国中药杂志，2008，33（7）：766-768.

［8］高华，任涛，叶盛英. 水蛭的抗凝血作用及其临床应用［J］. 中国药师，2001，4（5）：387-388.

［9］李天全. 新一代高效特异抗凝药物-水蛭素［J］. 生物医学工程学杂志，1998，15（3）：306-310.

［10］王敏，崔连群，张承俊，等. 凝血酶诱导血管内皮细胞生长因子的表达及水蛭素的抑制作用［J］. 中国新药杂志，2004，13（3）：226-229.

［11］王文彬，顾袁捷. 水蛭对老年冠心病患者血栓素 $B_2$ 和 6-酮-前列腺素 F1$\alpha$ 浓度的影响［J］. 陕西中医学院学报，2000，23（3）：36-40.

［12］谭毓治，徐彭，张孝友，等. 去头水蛭醇提物抗血栓作用的研究［J］. 中国中药杂志，1999，24（10）：622-624.

［13］何小蓉. 水蛭制剂对血液流变学的影响（附56例报道）［J］. 重庆医学，2003，32（5）：601.

［14］肖志坚. 水蛭注射液对大白鼠血小板粘附和血小板聚集功能的影响［J］. 锦州医学院学报，2004，25（5）：39-41.

［15］沙建慧，杨中万，夏文春，等. 水蛭注射液对小鼠血栓形成及血浆纤溶酶原激活物及抑制物的影响［J］. 中成药，2002，24（3）：198-200.

[16] 谢艳华, 王四旺, 崔翰明. 水蛭对正常及血瘀模型大鼠血液流变的影响 [J]. 第四军医大学学报, 1996, 17 (2): 52-54.

[17] 高林, 柴立辉, 文曙光. 水蛭注射液通过降低白细胞浸润减轻鼠脑缺血再灌注损伤 [J]. 河南大学学报, 2005, 24 (3): 4-6.

[18] 董少龙, 刁丽梅, 窦维华. 水蛭注射液对大鼠脑缺血再灌注损伤的防治作用及其机制 [J]. 广西中医药, 2004, 27 (1): 47.

[19] 刘玉华, 凌卓莹, 张素平, 等. 复方水蛭合剂对脑缺血再灌注大鼠脑保护机制的研究 [J]. 中国中医急症, 2001, 10 (5): 295-296.

[20] 娄季宇, 杨霄鹏, 李建章, 等. 水蛭素对抗脑出血后脑水肿作用机制的研究 [J]. 河南实用神经疾病杂志, 2004, 7 (1): 1-3.

[21] 于俊阁, 胡素坤. 血小板与肿瘤转移 [J]. 国外医学·肿瘤学分册, 1992, 19 (2): 65.

[22] 黄光武, 邝国乾, 农辉图, 等. 水蛭对人血小板聚集抑制的探讨 [J]. 广西医科大学学报, 1997, 14 (4): 21-23.

[23] 刘京生, 苗智慧, 董力, 等. 水蛭抗肿瘤作用的实验研究 [J]. 时珍国医国药, 2001, 12 (10): 884-885.

[24] 杨宁宁, 刘俊, 苏兰. 水蛭治疗肾病综合征的药理学研究及临床应用 [J]. 华西医学, 2000, 15 (3): 388-390.

[25] 董柯. 中华医学会第四次全国肾脏病学术会议论文摘要汇报 [C]. 1994, 131.

[26] 任现志, 汪受传, 翟文生. 水蛭治疗系膜增生性肾小球肾炎的探讨 [J]. 辽宁中医杂志, 2005, 32 (3): 244-245.

[27] 许庆友. 活血化瘀中药抗肾间质纤维化的实验及临床研究 [D]. 石家庄: 河北医科大学, 2002.

[28] 李晓娟. 水蛭对大鼠肺纤维化模型干预作用及机制的研究 [D]. 石家庄: 河北医科大学, 2007.

[29] 刘玉梅, 章军, 匙峰, 等. 水蛭化学成分研究进展 [J]. 中国中医药信息杂志, 2011, 18 (12): 108-109.

## ～ 斑 蝥 ～

**【来源】** 本品为芫青科昆虫南方大斑蝥 *Mylabris phalerata* Pallas 或黄黑小斑蝥 *Mylabris cichorii* Linnaeus 的干燥体。夏、秋二季捕捉, 闷死或烫死, 晒干。在全国大部分地区皆产, 以河南、广西、安徽、云南为多。

生制斑蝥鉴别使用表

| 处方用名 | 斑蝥 | 斑蝥或米斑蝥 |
|---|---|---|
| 炮制方法 | 净制 | 米炒 |
| 性状 | 南方大斑蝥: 呈长圆形, 有较大的复眼及触角。背部具黑色横纹革质鞘翅, 下有棕褐色薄膜状内翅。胸腹部乌黑色。有特殊的臭气<br>黄黑小斑蝥: 体型较小, 长 1~1.5cm。其他同南方大斑蝥 | 南方大斑蝥: 体型较大, 头足翅偶有残留。色乌黑发亮, 头部去除后的断面不整齐, 边缘黑色, 中心灰黄色。质脆易碎。有焦香气<br>黄黑小斑蝥: 体型较小。其他同南方大斑蝥 |
| 性味<br>归经 | 辛, 热; 有大毒<br>归肝、胃、肾经 | 辛, 热; 有毒<br>归肝、胃、肾经 |
| 功能<br>主治 | 破血逐瘀, 散结消癥, 攻毒蚀疮<br>多外用, 用于恶疮, 癥瘕, 顽癣, 瘰疬, 赘疣, 痈疽不溃 | 破癥散结, 活血逐瘀, 攻毒蚀疮<br>用于癥瘕, 顽癣, 瘰疬, 赘疣, 痈疽不溃, 恶疮死肌 |
| 炮制作用 | 除去杂质和非药用部位 | 降低毒性, 便于制剂, 矫臭矫味 |

续表

| 用法 | 外用适量，研末或浸酒醋，或制油膏涂敷患处，不宜大面积用。多外用 | 内服多入丸散用。外用适量，研末或浸酒醋，或制油膏涂敷患处，不宜大面积用 |
|------|------|------|
| 用量 | $0.03 \sim 0.06g$ | $0.03 \sim 0.06g$ |
| 配伍 | 常与白砒、白矾、青黛、蒜皮、黑豆等配伍治疗肿、瘰疬结核，如斑蝥薄敷方、大效丸 | 常与刺五加、莪术、熊胆粉、大黄、桃仁、百草霜、薄荷、蜂蜜、地胆、蜥蜴等配伍治疗恶性肿瘤，经候闭塞如复方斑蝥胶囊、如斑蝥通经丸 |
| 药理作用 | 抗菌、发泡、抗肿瘤、抗纤维化和抗氧化损伤 | 抗肿瘤、发泡、免疫增强和升高白细胞、抗纤维化和抗氧化损伤、抗菌 |
| 化学成分 | 斑蝥素、脂肪、蜡质、蚁酸、色素和微量元素等类成分 | 以结合斑蝥素为主，游离斑蝥素和蚁酸含量降低 |
| 含量测定 | 含斑蝥素（$C_{10}H_{12}O_4$）不得少于 0.35% | 含斑蝥素（$C_{10}H_{12}O_4$）应为 0.25%~0.65% |
| 注意 | 有大毒，内服慎用；孕妇禁用 | 有大毒，内服慎用；孕妇禁用 |

## 注释

### 【炮制方法】

斑蝥：取原药材，除去杂质[1]。

米斑蝥：取净斑蝥与米，置炒制容器内，用中火加热，炒至米呈黄褐色时，取出，筛去焦米，除去头、足、翅，放凉。或取米用清水浸湿，取湿米置炒制容器内，使其均匀地平铺一层，用中火加热至米粘住锅底并起烟时，投入净斑蝥，在米上轻轻翻动，炒至斑蝥变色、米的上表面黄褐色时，取出，筛去焦米，放凉。每100kg斑蝥，用米20kg。

以烘法代替米炒法对斑蝥进行炮制，结果表明：110℃烘26分钟、30分钟者，斑蝥素含量和米炒品比较相差甚微[2]。将药典传统的米炒法改为低浓度的碱炮制，也可达到降低毒性的目的[3]。

### 【性状差异】

斑蝥，有特殊的臭气，中心土黄色；米斑蝥有米炒后的焦香气，中心灰黄色，质脆易碎。（见文末彩图74）

### 【炮制作用】

斑蝥，味辛，性热，有大毒，归肝、胃、肾经，具有破血消癥、攻毒蚀疮、引赤发泡的功效。斑蝥有大毒，气味奇臭，多外用，以攻毒蚀疮为主。多用于瘰疬瘘疮、痈疽不溃、恶疮死肌、积年顽癣。如配伍白砒、白矾、青黛，用于治疗瘰疬瘘疮等症的生肌干脓散（《证治准绳》）；配伍黑豆，治瘰疬结核的大效丸（《圣济总录》）。

斑蝥米炒后，毒性降低，矫臭矫味，便于粉碎，供内服。以破癥散结为主。用于癥瘕肿块、瘰疬、肝癌、胃癌等。常与大黄、桃仁、百草霜、薄荷、蜂蜜、地胆、蜥蜴等配伍，如治经后瘀血闭塞及干血气的斑蝥通经丸（《济阴纲目》）、治瘰疬的斑蝥散（《备急千金要方》）、治疗恶性肿瘤的复方斑蝥胶囊（《部颁标准》）。

斑蝥含游离和结合斑蝥素，斑蝥素为斑蝥的主要毒性成分和活性成分。斑蝥素具有抗癌、升高白细胞、增强免疫等作用。但斑蝥素毒性大，斑蝥中的甲酸具有强烈的刺激性，能刺激皮肤，引起炎症、皮肤灼伤等；内服过量，则引起内脏损害。故斑蝥生品只能供外用，内服必须经过炮制。斑蝥头、足、翅占全斑蝥的20%左右，斑蝥素主要集中在斑蝥的胸腹部，而头、足、翅含量较低[3]。斑蝥不同部位的微量元素含量也有差异，Mg、Zn、Cu等元素的含量，去头、足、翅者比未去头、足、翅者高；有害元素Pb的含量，去头、足、翅者比未去头、足、翅者低。

游离斑蝥素升华点为110℃，蚁酸沸点为100.7℃。因此在米炒加热过程，斑蝥素和蚁酸因升华和挥发而含量降低，导致制品毒性降低[4]。目前采用低浓度的药用氢氧化钠的炮制法，可使斑蝥素直接在虫体内转化为斑蝥酸钠，以达到降低毒性，保留和提高斑蝥抗癌活性的目的。研究认为，碱制法制斑蝥以 0.75% 氢氧化钠水溶液 50～60℃浸渍 3 小时为佳。临床观察表明，无论内服还是外用，斑蝥碱制品的抗癌作用优于药典米炒品，且毒性明显降低。

**【药理作用】**

### 斑蝥的药理作用

**1. 抗肿瘤作用** 斑蝥、米炒斑蝥及有效成分斑蝥素具有抗肿瘤活性。进行结构转化生产的斑蝥素衍生物，不仅保留或提高了斑蝥素的抗癌活性，同时毒副作用也大大降低。如斑蝥酸钠分子量小，易入细胞内，产生细胞毒作用，具有较强的抗肿瘤作用[5]。

**2. 免疫增强和升高白细胞作用** 斑蝥素的衍生物去甲斑蝥素钠对淋巴细胞潜在细胞毒素的刺激作用，抑制逆转录病毒的感染并增强免疫功能，其抑制作用是有选择地作用于激活的淋巴细胞[6]。

**3. 抗纤维化和抗氧化损伤作用** 斑蝥素能抑制 NIH/373 的细胞的增殖，并且呈剂量依赖性[7]。

**4. 抗菌作用** 斑蝥素 1:4 水浸剂体外试验可抑制黄色毛癣菌等 12 种致病皮肤真菌，还可杀死丝虫幼虫，对某些常见植物病原真菌的菌丝生长和菌核萌发有抑制作用[8]。

**5. 发泡作用** 斑蝥素对皮肤黏膜有发赤、发泡作用。发泡率以及发泡大小跟药物剂量成正比[9]。

**【化学成分】**

**斑蝥** 主要成分有斑蝥素，还含有脂肪、蜡质、蚁酸、色素和多种微量元素等物质，斑蝥虫体内含有 17 中微量元素，总体为 10.53mg/g。斑蝥中还含有结合斑蝥素，如斑蝥酸镁、斑蝥酸钙、斑蝥酸钾、斑蝥酸钠等。这些斑蝥酸的结合物在酸性环境中能够游离出斑蝥酸或者斑蝥素。同时这些碱性离子的存在，也能够降低斑蝥素的毒性或刺激性。

**米斑蝥** 主要成分与斑蝥基本相同，但是米斑蝥是由斑蝥经加热炮制而得，经过高温斑蝥素和蚁酸等易升华成分含量明显降低，尤其游离斑蝥素含量降低[10]，以结合斑蝥素为主，仍旧有毒性。

**【含量测定】** 照 2010 年版《中国药典》一部斑蝥项下含量测定方法[1]，米斑蝥中的总斑蝥素、斑蝥素、结合斑蝥素的含量均低于斑蝥。见表 16-11。

**表 16-11 斑蝥及米炒斑蝥斑蝥素和总斑蝥素含量（%）**

| 样品 | 总斑蝥素 | 斑蝥素 | 结合斑蝥素 |
|---|---|---|---|
| 斑蝥 | 2.12 | 0.80 | 1.33 |
| 米炒斑蝥 | 1.42 | 0.56 | 0.84 |

注：结合斑蝥素含量 = 总斑蝥素含量 - 斑蝥素含量

**【不良反应】** 斑蝥虽非临床常用内服药物，但因误服或制药时防护不慎从皮肤及口、鼻黏膜吸收而引起中毒者并不罕见。内服中毒剂量自 1 分至 5 钱不等。中毒者的临床表现，在消化系统主要有口、咽部烧灼感，恶心、呕吐或呕出血水样物、血丝、血块，腹部绞痛等剧烈反应，在泌尿系统有不同程度的血尿和毒性肾炎症状。皮肤、黏膜吸收中毒者，局部常发生水泡或充血、灼痛等。大多数患者经及时而有效的救治，均可恢复；但亦有少数严重中毒患者因急性肾功能不全和全身循环衰竭，抢救无效而死亡。

**【毒性】** 斑蝥中的斑蝥素具有一定的肝、肾毒性，可造成肝细胞损伤甚至坏死，导致肝细胞内谷丙转氨酶（SGPT）大量释入血流，引起血清中的 SGPT 量的明显增加。其毒性随给药剂量增加而增强，5 小时左右毒性表现最明显，之后逐渐降低。斑蝥素对肾脏的毒性主要表现为引起肾小球的滤过功能下降，体内的代谢产物蓄积，导致血清中尿素氮（BUN）、肌酐（Crea）含量明显提高[11]。斑蝥对皮肤、黏膜有强烈的刺激性，能引起充血、发赤和起泡。口服毒性很大，可引起口咽部灼烧感、恶心、呕吐、腹部绞痛、血尿及中毒性肾炎等症[12]。肾脏及泌尿道对斑蝥素很敏感，小剂量即可引起肾小球扩张，中毒量主要伤害肾小管。泌尿道受刺激可产生尿急、尿频、尿痛、尿灼热感，甚至尿失禁等症状。斑蝥对其他系统亦有一定的影响，口服者可出现口干、口腔糜烂、咽痛，上腹烧灼样痛，呕吐、腹泻、呕血及黑便，四肢麻木，性冲动等，严重者可致多器官功能障碍综合征（MODS）。斑蝥通过米炒和其他加热处理，可使斑蝥的$LD_{50}$升高。斑蝥米炒炮制后毒性降低，但仍有毒性，不可过量使用。

**【生制斑蝥成分、药效与功用关系归纳】**　由斑蝥米炒前后的对比研究，显示出斑蝥素含量的减少是毒性降低的物质基础。其变化关系如图所示：

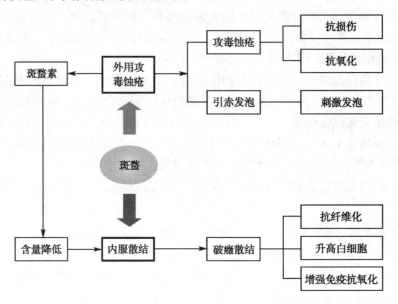

图16-19　生制斑蝥成分、药效与功用关系图

（张振凌　刘鸣昊）

## 参考文献

［1］国家药典委员会. 中华人民共和国药典（一部）［S］. 北京：中国医药科技出版社，2010：311-312.

［2］王正益，张振凌. 斑蝥烘法新工艺刍探［J］. 中药通报，1986，11（7）：22-24.

［3］王一硕，赵丽娜. 中药斑蝥炮制前后微量元素含量的比较研究［J］. 中药材，2013，36（5）：718-720.

［4］张振凌. 斑蝥不同炮制品药理作用的研究［J］. 中国中药杂志，1990，15（4）：22-25.

［5］梁枫，王明艳. 斑蝥素钠的研究进展［J］. 江西中医学院学报，2006，18（1）：67-68.

［6］易受南，罗慧英. 去甲斑蝥素钠增加白细胞机理初探［J］. 湖南医学院学报，1998，13：327-330.

［7］高振梅，万组，王丙，等. 斑蝥素抑制 NIH/3T3 细胞增殖对防治器官组织纤维化的作用［J］. 中国临床康复，2004，8：294-295.

［8］云月利，徐冠军. 斑蝥素对植物病原菌抑制作用的研究［J］. 湖北大学学报，2003，25（4）：342-345.

［9］宋晓平，姬晓兰. 斑蝥、白芥子发泡规律的研究［J］. 中国针灸，2007，27（2）：126-128.

［10］赵丽娜，王一硕. 高效液相色谱法比较中药斑蝥炮制前后斑蝥素含量［J］. 中国医药学杂志，2012，32（24）：2019-2010.

［11］董环文，刘超美，何秋琴，等. 斑蝥素及其衍生物的抗肿瘤构效关系研究进展［J］. 药学实践杂志，2007，25（5）：276-280.

［12］刘天四，刘天郊. 斑蝥中毒探析［J］. 中国药学杂志，1992，27（12）：741.

## ❧ 水红花子 ❧

**【来源】**　本品为蓼科植物红蓼 *Polygonum orientale* l. 的干燥成熟果实。秋季果实成熟时割取果穗，晒干，打下果实，除去杂质。主产于河北、内蒙古、山西等地。

生制水红花子鉴别使用表

| 处方用名 | 水红花子 | 炒水红花子 |
|---|---|---|
| 炮制方法 | 净制 | 炒制 |
| 性状 | 呈扁圆形，表面棕黑色，有的红棕色，有光泽，两面微凹，中部略有纵向隆起。质硬。气微，味淡 | 呈白色球状爆花。表面可见红棕色表皮残留。亦有未爆花者。质脆，气微香 |
| 性味归经 | 咸，微寒<br>归肝、胃经 | 咸，凉<br>主入胃经 |
| 功能主治 | 散血消癥，消积止痛，利水消肿<br>用于癥瘕痞块，瘿瘤，食积不消，脘腹胀痛，水肿腹水 | 消食止痛，健脾利湿<br>用于食积腹痛，癥瘕痞块 |
| 炮制作用 | 除去杂质 | 缓和咸寒之性，增强健脾消食作用 |
| 用法用量 | 水煎口服或入中成药。外用熬膏敷于患处<br>口服 15~30g，外用适量 | 水煎口服或入中成药<br>15~30g |
| 配伍 | 与大腹皮配伍，能软坚泻下，治疗腹满水肿；与穿山甲配伍，活血通经，能治瘀血痞块、癥瘕积聚。与夏枯草、昆布、海藻等配伍可治瘿瘤肿痛 | 与山楂、莱菔子、麦芽、枳实、槟榔配伍治疗食积胃脘胀痛，与大腹皮、牵牛子配伍治疗慢性肝炎、肝硬化腹水 |
| 药理作用 | 活血、利尿、抑菌等作用较强 | 止痛、刺激离体肠管运动作用较强 |
| 化学成分 | 含黄酮、木脂素、柠檬苦素、挥发油等成分 | 黄酮苷元含量增加，黄酮苷的含量减少，其他成分变化较小 |
| 检查含量测定 | 总灰分不得过 5.0%<br>含花旗松素不得少于 0.15% | 总灰分不得过 5.0%<br>含花旗松素不得少于 0.15% |
| 注意 | 凡血分无瘀滞及脾胃虚寒者忌服 | 凡血分无瘀滞及脾胃虚寒者忌服 |

## 注释

**【炮制方法】**

水红花子：取原药材，去除杂质，用时捣碎[1]。

炒水红花子：取净水红花子，置于炒制容器内，中火炒至爆花，晾凉。以花旗松素为指标，优化后的工艺参数为，炒制温度为 160℃，炒制时间为 5 分钟。

**【性状差异】**　水红花子的种子形态完整，外被黑棕色种皮，炒水红花子多呈白色爆花状，有黑棕色种皮残留。（见文末彩图 75）

**【炮制作用】**　水红花子，味咸，性微寒，归肝、胃二经。具有散血消癥、消积止痛，利水消肿之功，用于癥瘕痞块，瘿瘤，食积不消，脘腹胀痛，水肿腹水。破血消积作用较猛，长于消瘀破癥，化痰散结。如治腹部痞块胀痛，可以与八月札、玫瑰花、石见穿、白花蛇舌草等合用，或用本品煎膏贴服，并用调膏内服（《保寿堂经验方》）。

炒水红花子，咸寒之性缓和，主入胃经，消食止痛、健脾利湿作用较佳。用于食积腹痛，慢性肝炎，肝硬化腹水等。如治慢性肝炎，可与大腹皮、牵牛子同用（《新疆中草药手册》）。

水红花子中黄酮、木脂素、柠檬苦素含量较高，具有止痛、调节胃肠平滑肌运动、抗炎、抗氧化等活性，故水红花子生品多用于治疗食积不消、脘腹胀痛、癥瘕痞块等症。

炒制后，水红花子中3,5,7-三羟基色原酮和槲皮素的含量明显增加，而相应的黄酮苷含量降低，但柠檬苦素类成分含量变化较小。因槲皮素和3,5,7-三羟基色原酮的止血作用较其苷稍缓，柠檬苦素类成分的主要药理作用是抗炎、镇痛，故水红花子炒制后散血消癥作用缓和，消食止痛、健脾利水作用增强。另外，炒制后水红花子煎出率明显增加，可能也是制品与生品功效差异的原因之一。

【药理作用】

## 一、水红花子的药理作用

**1. 抗癌作用**　小鼠每天灌服水红花子煎剂、酊剂或石油醚提取物，连续10天，对艾氏腹水癌（腹水型及实体型）和肉瘤-180有一定的抑制作用，但其效果不稳定[2]。

**2. 抑菌作用**　水红花子水煎剂对志贺痢疾杆菌及福氏痢疾杆菌均有抑菌作用，抑菌圈直径分别为17mm和13mm。水煎剂的抑菌浓度为1:1[3]。

**3. 利尿作用**　以10g/kg剂量给予大鼠水红花子煎剂和流浸膏均有明显的利尿作用。其利尿机制可能为给药后引起血液胶体渗透压的增加，使水分大量进入血液循环，导致肾小球滤过量增加，同时抑制了远端肾小管对水的重吸收所致[2]。

**4. 促进胃肠运动作用**　水红花子水提物能兴奋家兔离体肠管平滑肌，使其收缩加快，醇提物作用时间极短，加大剂量时呈现抑制作用；水红花子各提取物对小鼠胃肠功能均有不同程度的促进作用，具体作用强弱顺序为：水提物＞醇提物[4]。

**5. 止痛作用**　热板法实验显示，水红花子水提物能提高小鼠痛阈值，而醇提物止痛效果不明显，其止痛效果强弱顺序为：水提物＞醇提物；扭体法实验显示，各提取物止痛效果强弱顺序为：醇提物＞水提物[2]。

**6. 抗氧化作用**　水红花子的醇提取物具有明显的清除氧自由基活性及抗脂质过氧化作用。水红花子的醇提物通过清除-OH、$O_2^-$以及$H_2O_2$发挥其抗氧化活性[5,6]。

## 二、炒水红花子的药理作用

**1. 抗肿瘤作用**　不同浓度（1～500μg/ml）的炒水红花子提取物对人盲肠癌Hce-8693细胞生长具有抑制作用，且呈现较好的量-效关系。

**2. 对离体肠管运动的作用**　炒水红花子提取物均能兴奋家兔离体肠管平滑肌，使其收缩加快；醇提物作用时间极短，加大剂量时呈现抑制作用。

**3. 止痛作用**　热板法实验中，炒水红花子水提物能提高小鼠痛阈值；扭体法实验中，炒水红花子水提物与醇提物均能减少小鼠扭体次数，产生不同程度的止痛效果。

**4. 抗氧化作用**　炒水红花子不同溶媒提取物均有不同程度的清除自由基作用，其石油醚部分，乙酸乙酯部分，正丁醇部分，水溶部分$EC_{50}$值分别为196.4、155.6、194.2、195.4mg/L。

【化学成分】
水红花子　主要成分为黄酮、木脂素、柠檬苦素、甾体类化合物[7-12]。
炒水红花子　炒制后水红花子中黄酮苷的含量减少，相应的苷元含量增加[13]。
【不良反应】　轻微腹泻。
【毒性】　临床毒性尚不明确。小鼠实验显示，水红花子的急性毒性试验$LD_{50}$为（93.37±13.9）g/kg，毒性甚小。给药后小鼠表现出活动减少，神情倦怠现象，给药1小时后此现象逐渐消失，无异常跳跃行为，无刺激敏感征象，口、眼、鼻未出现异常分泌物，饮食、饮水、排便均正常，呼吸活动正常未见死亡；最大给药量实验中，连续观察7天内发现，给药后小鼠活动减少，神情倦怠，给药3小时后逐渐消失，全部小鼠健存，动物的食欲、外观、行为活动、排泄等均未见异常，第 7 天体重平均增长27.61%，处死后解剖发现组织器官未见异常[14]。

**【生制水红花子成分、药效与功用关系归纳】** 由水红花子炮制前后的对比研究提示，黄酮类成分的变化是引起水红花子生制品药效差异的物质基础。其变化关系如图所示：

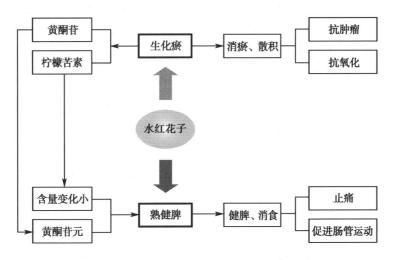

图 16-20 生制水红花子成分、药效与功用关系图

(许 枬)

## 参 考 文 献

[1] 国家药典委员会. 中华人民共和国药典（一部）[S]. 北京：中国医药科技出版社，2010：77.

[2] 江苏新医学院. 中药大辞典 [M]. 上海：上海人民出版社，1977：545.

[3] 南京药学院. 荭草果实水煎剂对志贺氏痢疾杆菌和福氏痢疾杆菌有抑制作用 [J]. 药学学报，1966，(13)：93.

[4] 翟延君，初正云，程嘉艺，等. 水红花子消积止痛作用药效学实验研究 [J]，中药材，2006，29 (12)：345.

[5] 葛斌，张振明，许爱霞，等. 水红花子醇提物抑制大鼠组织脂质过氧化反应的体外作用研究研究 [J]，第三军医大学学报，2007，29 (6)：516-518.

[6] 雷小燕，许爱霞，高湘，等. 水红花子水提物的抗氧化活性 [J]. 第一军医大学学报，2005，25 (7)：820-822.

[7] 张继振，林成极，林茂，等. 红蓼果实黄酮化合物的研究 [J]. 中草药，1990，21 (8)：7.

[8] 杨国勋，宋蕾，李奎连，等. 红蓼果实化学成分的研究 [J]. 中国中药杂志，2003，38 (5)：338.

[9] 李勇军，何讯，刘丽娜，等. 荭草化学成分的研究 [J]. 中国中药杂志，2005，30 (6)：444-446.

[10] 郑尚珍，王定勇，孟军才，等. 蓼中木脂素成分的研究 [J]. 植物学报，1998，40 (5)：466.

[11] Liu J. M. Two New Limonoids from Polygonum orientale [J]. Indian J Chem Sect B：Org Chem Incl Med Chem.，2001. 4013 (7)：644.

[12] Erdem Y，Peter J. Houghton. Steroidal saponins from the rhizomes of Polygonum orientale [J]. Phytochemistry，1991，30 (10)：3405.

[13] 赵敏. 水红花子炮制工艺及其质量标准研究 [D]. 沈阳：辽宁中医药大学硕士毕业论文，2008.

[14] 郭小庄. 有毒中草药大辞典 [M]. 天津：天津科技出版社，1992：366.

## ～ 木 鳖 子 ～

**【来源】** 本品为葫芦科植物木鳖 *Momordica cochinchinesis*（Lour.）Spreng. 的干燥成熟种子。冬季采收成熟果实，剖开，晒至半干，除去果肉，取出种子，干燥。主产于广西、四川、湖北。

生制木鳖子鉴别使用表

| 处方用名 | 木鳖子 | 木鳖子霜 |
|---|---|---|
| 炮制方法 | 净制 | 制霜 |
| 性状 | 呈扁平圆板状，中间稍有隆起或微凹陷，表面灰棕或黑褐色，有网状花纹。边缘的齿状突起上有浅黄色种脐 | 呈黄白色或灰白色松散粉末，有油腻气，味苦 |
| 性味归经 | 苦、微甘、凉，有毒<br>归肝、脾、胃经 | 苦、微甘，有毒<br>主归脾、胃经 |
| 功能主治 | 消肿散结，攻毒疗疮<br>用于疮疡肿毒，乳痈，瘰疬，痔瘘，干癣，秃疮 | 健脾止泻<br>用于脾胃虚弱，久泻脱肛 |
| 炮制作用 | 去除杂质 | 降低毒性 |
| 用法用量 | 外用。研末，用醋或油调涂于患处<br>适量 | 可入丸、散剂，内服<br>0.9~1.2g |
| 配伍 | 与草乌、荆芥、朴硝等配伍治疗疮疡、疔毒等 | 与沉香、枳壳、五灵脂等配伍治疗小儿久痢，滑肠脱肛 |
| 药理作用 | 增加血流量、抗炎、抗病毒等作用较强 | 增加血流量、抗炎、抗病毒等药效作用 |
| 化学成分 | 含三萜类皂苷、油脂及栝楼仁二醇、异栝楼仁二醇等二萜类成分 | 含三萜类皂苷、油脂及栝楼仁醇类成分。制霜后油脂含量降低少 |
| 注意 | 孕妇慎用 | 孕妇慎用 |

## 注释

### 【炮制方法】

木鳖子：取原药材，去壳取仁，用时捣碎[1]。

木鳖子霜：取净木鳖子去壳取仁，炒熟，碾为末，用吸油纸包裹数层，外加麻布包紧，压榨去油，反复数次，至不再现油迹，色由白变成黄白色，呈松散粉末时，研细。

木鳖子的炮制方法主要是制霜法。亦有去壳取仁、炒制、砂烫制、煨制等方法。

### 【性状差异】　木鳖子呈扁平圆板状，种子状态明显。制木鳖子呈黄白色粉末状。（见文末彩图76）

### 【炮制作用】　木鳖子，性凉，味苦、微甘，有毒。一般外用，多用于疮疡肿毒，乳痈，痔漏，干癣，秃疮。如神效千捶膏，木鳖子膏。

木鳖子制霜后，毒性缓和，可以内服，除用于治疗疮疡肿毒之外，还可用于脾胃虚弱的久泻、滑肠脱肛。故入肝、脾、胃经。如木鳖子丸。

木鳖子皂苷具有抗炎、调节肠管运动、抗菌等作用，但由于木鳖子富含具有滑肠止泻副作用的油脂，故多外用，治疗疮疡肿毒。

木鳖子制霜后可除去大部分油脂，从而使毒性降低，药性缓和，也可防止油脂滑肠致泻的作用过猛而伤正气。同时也相对提高了木鳖子皂苷在木鳖子霜中的含量，增强了制品调节胃肠运动的作用，故制品可以内服，多用于脾胃虚弱的久泻、脱肛症。

### 【药理作用】

#### 木鳖子的药理作用

**1. 对心血管的作用**　大鼠静脉注射木鳖子皂苷，血压下降，呼吸短暂兴奋，心搏加快。注射于狗股动脉，可暂时增加后肢血流量，其作用强度约为罂粟碱的1/8，对离体蛙心则呈抑制作用[2]。

**2. 对肠管的作用**　木鳖子皂苷对离体兔十二指肠呈抑制作用，而对豚鼠回肠则能加强乙酰胆碱的作用，拮抗罂粟碱的作用，高浓度时引起不可逆性收缩[2]。

**3. 抗炎作用** 大鼠口服或皮下注射木鳖子皂苷，能显著抑制角叉菜胶引起的足踝浮肿[2]。

**4. 抗病毒作用** 木鳖子素 5~40mg/ml 有轻度到明显抗病毒作用，对 HBsAg 或 HBeAg 的治疗指数分别达到 2.6 和 5.9[3]。

**5. 抗菌杀螨作用** 木鳖子水煎液对白念珠菌具有一定的抑制作用，最低抑菌浓度为 2.5mg/ml，抑菌效价为 50mg/ml[4]。木鳖子 0.1g/ml 的丙酮提取物对孢子萌发有抑制作用，抑制率在 75% 以上[5]。木鳖子汤剂及粉剂均可抑制葡萄球菌及化脓链球菌的生长，但无杀菌作用[6]。木鳖子煎剂对嗜热链球菌及人蠕形螨也有一定作用[7-9]。

**【化学成分】**

**木鳖子** 主要含脂肪油和木鳖子皂苷。皂苷Ⅰ、Ⅱ含量在 0.15% 左右，被水解后生成齐墩果酸和糖。脂肪油中主要含有栝楼仁二醇、异栝楼仁二醇、5-脱氢栝楼仁二醇、7-氧代二氢栝楼仁二醇等化合物。木鳖子中还有海藻糖、α-菠菜甾醇、木鳖子酸、齐墩果酸、木鳖根蛋白[10-12]。

**制木鳖子** 其成分与木鳖子相近，但脂肪油及其中的栝楼仁二醇、异栝楼仁二醇等成分含量明显降低，而三萜皂苷类成分含量明显增加。

**【含量测定】** 照文献方法[13]，测定木鳖子及木鳖子霜中齐墩果酸含量，结果见表 16-12。

表 16-12 木鳖子饮片中齐墩果酸的含量（mg/g，n=3）

| 样品 | 齐墩果酸 | RSD% |
|---|---|---|
| 木鳖子 | 0.247 | 2.87 |
| 木鳖子霜 | 0.528 | 1.84 |

由表 16-12 可见，木鳖子制霜后，除去部分脂肪油，致使木鳖子霜中齐墩果酸（三萜皂苷）含量明显升高。

**【不良反应】** 木鳖子水煎剂长期给药可以造成大鼠肝脏、肾脏损伤，血中 ALT 及 BIL 含量显著升高，血糖下降[14]。

**【毒性】** 木鳖子的水、醇浸液静脉或肌肉注射，动物均于数日内死亡。小鼠静脉注射木鳖子皂苷半数致死量为 32.35mg/ml、腹腔注射则为 37.34mg/ml[15]。有人认为木鳖子的毒性成分是木鳖子皂苷[13]。由于目前木鳖子的毒性成分及中毒机制不清楚，因此有必要深入的研究，确保临床用药安全有效[14,16]。

**【生制木鳖子成分、药效与功用关系归纳】** 由木鳖子制霜前后的对比研究提示，脂肪油和三萜皂苷的变化是引起木鳖子生制品药效差异的物质基础。其变化关系如图所示：

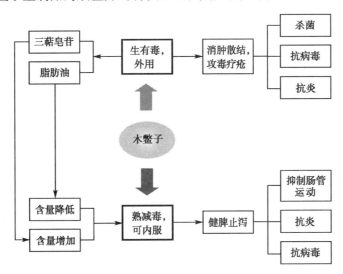

图 16-21 生制木鳖子成分、药效与功用关系图

（许枬）

─────────── • **参考文献** • ───────────

[1] 国家药典委员会. 中华人民共和国药典（一部）[S]. 北京：中国医药科技出版社，2010：60.

[2] 杨仓良. 毒药本草 [M]. 北京：中国中医药出版社，1998：1037.

[3] 杨生，黄继强，梁勇，等. 单磷酸阿糖腺苷交联物及植物毒素蛋白抗乙型肝炎病毒的体外研究 [J]. 解放军医学杂志，1995，20（3）：196.

[4] 欧阳录明，黄晓敏，吴兴无，等. 中草药体外抗白色念珠菌的实验研究 [J]. 中国中医药信息杂志，2000，7（3）：26.

[5] 张应烙，尹彩萍，赖伟明，等. 10种中药提取物的离体抑菌活性测定 [J]. 河南农业科学，2005，6：98.

[6] 张应烙，尹彩萍. 15种中药提取物对几种植物病源菌抑菌活性的初步研究 [J]. 西北农林科技大学学报（自然科学版），2005，1：78.

[7] 吴国娟，张中文，李焕荣，等. 中草药对奶牛乳房炎6种致病菌的抑菌效果观察 [J]. 北京农学院学报，2003，3：33.

[8] 宋晓平，于三科，张为民，等. 杀螨植物药及其有效部位的离体筛选研试验 [J]. 西北农林科技大学学报（自然科学版），2002，30（6）：69.

[9] 袁方曙，郭淑玲，于安珂，等. 杀人体蠕形螨中药筛选试验研究 [J]. 中国病原生物学杂志，1993，3：15.

[10] 黄民权. 木鳖子种仁油中特殊脂肪酸成分的研究 [J]. 广西植物，1986，4：128.

[11] Hopkins Clarence Y., Chisholm Mary J., Ogrodnik J. A.. Identity and configuration conjugated fatty acids in certain seed oils [J]. *Lipids* 1969, 4（2）：89.

[12] 丁旭光，张捷莉，郑杰，等. 中药木鳖子中脂肪酸的气相色谱-质谱联用分析 [J]. 时珍国医国药，2005，16（3）：202.

[13] 松田久司. 皂贰类功能的开发：齐墩果酸糖贰的胃粘膜保护作用（日）[J]. 国外医学中医中药分册，1999，21（4）：56.

[14] 向丽华，陈燕萍，张智，等. 24味有毒中药长期毒性实验对大鼠脏器指数的影响 [J]. 中国中医基础医学杂志，2006，12（1）：47.

[15] 于智敏，王克林. 常用有毒中药的毒性分析与配伍宜忌 [M]. 北京：科学技术文献出版社，2005：202.

[16] 张智，闪增郁，向丽华，等. 24味有毒中药长期给药对大鼠血液生化学指标的影响 [J]. 中国中医基础医学杂志，2005，11（12）：918.

∽━ **益 母 草** ━∽

**【来源】**　本品为唇形科植物益母草 *Leonurus japonicus* Houtt. 的新鲜或干燥地上部分。鲜品春季幼苗期至初夏花前期采割；干品夏季茎叶繁茂、花未开或初开时采割，晒干，或切段晒干。全国大部分地区均有分布。

**生制益母草鉴别使用表**

| 处方用名 | 益母草 | 酒益母草 |
|---|---|---|
| 炮制方法 | 切制 | 酒制 |
| 性状 | 呈不规则的段。茎方形，四面凹下成纵沟，灰绿色，多皱缩，破碎。轮伞花序腋生，花黄棕色，花萼筒状。气微，味微苦 | 呈不规则的段。茎方形，四面凹下成纵沟，灰棕色，多皱缩，破碎。花黄棕色，花萼筒状。气微香，微有酒味，味微苦 |
| 性味 归经 | 辛、苦，微寒 归肝、心包、膀胱经 | 辛、苦，凉 主入肝、膀胱经 |

续表

| | | |
|---|---|---|
| 功能<br>主治 | 活血调经，利尿消肿，清热解毒<br>用于月经不调，痛经经闭，恶露不尽，水肿尿<br>少，疮疡肿痛 | 活血化瘀，调经止痛<br>用于月经不调，腹有癥瘕，恶露不尽等 |
| 炮制作用 | 利于调剂和成分煎出 | 缓和升散之性，增强调经止痛作用 |
| 用法<br>用量 | 水煎口服或入中成药<br>3～10g | 水煎口服或入中成药<br>3～10g |
| 配伍 | 常与当归、木香、川芎配伍。治疗行经腹痛的<br>益母丸 | 常与香附、陈皮、吴茱萸等配伍。治疗癥瘕积<br>聚，恶露不尽。如益母片 |
| 药理作用 | 抗炎、止痛、利尿、调节微循环和子宫平滑肌<br>等作用 | 止痛、抗炎、调节微循环等作用 |
| 化学成分 | 含生物碱、黄酮、二萜、多糖等类成分 | 生物碱含量增加近1倍，水浸出物含量也有明显<br>增加 |
| 检查<br><br>浸出物<br>含量测定 | 水分不得过13.0%<br>总灰分不得过11.0%<br>水浸出物不得少于15.0%<br>含水苏碱不得少于0.40%，含益母草碱不得少<br>于0.04% | 水分不得过13.5%<br>总灰分不得过11.0%<br>水浸出物不得少于15.5%<br>含水苏碱不得少于0.40%，含益母草碱不得少<br>于0.05% |
| 注意 | 孕妇慎用 | 孕妇慎用 |

## 注释

【炮制方法】

益母草：取原药材，除去杂质，迅速洗净、略润，切段，干燥[1]。

酒炙品：取净益母草段与黄酒拌匀（每100kg益母草加黄酒10kg），放置闷润，待酒被吸尽后，置于热锅中，用文火炒干，取出放凉[2]。除了酒制，益母草还有醋制、炒炭和鲜用[3]。

【性状差异】　益母草切面颜色较浅，呈淡黄白色或黄白色。而酒益母草的切面呈浅黄色。

【炮制作用】　益母草，味辛、苦，性微寒，归肝、心包、膀胱经。因味辛，能行血。故《本草汇言》："益母草，行血养血，行血而不伤新血，养血而不滞病血，诚为血家之圣药也。"益母草以活血调经，利水消肿力强。多用于血滞经闭，经前作痛，月经不调，经行不畅，小腹胀痛，恶露不尽，以及跌打损伤，瘀血作痛等症。如用于月经不调的益母丸（《奇方类编》）[2]。

益母草经酒制后，其寒性缓和，增强活血祛瘀、调经止痛作用。多用于月经不调，血结作痛，腹有癥瘕，恶露不尽，郁滞作痛等症。如用于治疗月经不调，血结作痛的益母丸（《医学入门》）[2]。

益母草的主要活性成分为生物碱、黄酮和二萜等[4]，具有止痛、兴奋子宫、改善血液循环等作用[5,6]。因此，益母草有调经止痛的作用[5,7]。益母草的抗炎作用可能与其改善局部血液循环，减少渗出，加速吸收有关。益母草对醋酸致扭体和热板镇痛模型的镇痛效果相近，提示其镇痛作用可能与其抑制末梢神经对疼痛刺激的敏感性及抗炎作用有关。

益母草中的活性成分按溶解性分为两类，一类水溶性，另一类脂溶性，二者均易溶于乙醇中。故酒制后益母草的生物碱类成分溶出率增加近1倍。益母草酒制前后不仅水、醇浸出物含量增加，而且脂溶性成分和水溶性成分溶出率比例也明显变化。实验还显示，炮制温度对生物碱含量也有明显影响，当酒炙品温度达到140℃，烘制时间达到20分钟时生物碱含量最高，随着温度和时间的继续增加含量逐步下降，可能是由于生物碱结构被破坏转化成其他新的成分。上述这些变化导致益母草酒制后抗炎、止痛、促进血液循环作用明显强于生品，故益母草酒制品较生品活血祛瘀、调经止痛作用增强。

【药理作用】

### 益母草的药理作用

**1. 兴奋子宫的作用**　益母草水煎剂、醇浸膏及益母草总碱等对兔、猫、犬、豚鼠等多种动物的子宫均呈兴奋作用。益母草煎剂对兔离体和在体子宫均呈兴奋作用，静脉注射 30 分钟后即出现兴奋作用，其强度与作用时间随用量加大而增长。益母草总碱对豚鼠离体子宫有兴奋作用，其作用类似麦角新碱。益母草乙醇浸膏对离体及在体子宫均有显著的兴奋作用[4,5]。

**2. 抗血小板聚集、凝集作用**　大鼠烫伤 1 小时，血液血小板聚集比值下降，颈外静脉注射益母草注射液（含生药 2g），能维持烫伤大鼠血小板聚集比值于正常范围[5]。

**3. 改善冠脉循环和保护心脏的作用**　益母草可促进由异丙肾上腺素造成的局部血流微循环障碍的很快恢复[5,7]。

**4. 抗炎作用**　益母草水煎剂能明显减轻二甲苯所致的小鼠耳廓肿胀和角叉菜致大鼠足跖肿胀，抗炎作用强度与阿司匹林相近或稍弱[6]）。

**5. 镇痛作用**　口服益母草煎剂（含生药 60g/kg 和 90g/kg 能延长小鼠对热刺激疼痛反应潜伏期，使小鼠 10~20 分钟内扭体次数减少[6]）。

**6. 对心血管的作用**　小剂量益母草碱对离体蛙心，有增强收缩作用，大剂量时，反呈抑制现象。这种抑制现象可能由于迷走神经末梢兴奋所致。用益母草碱进行蛙血管灌流，呈血管收缩现象，其收缩程度与所用试液浓度呈正比例。用益母草碱（2mg/kg）注射于麻醉猫的静脉，即见血压下降[8]。

**7. 对呼吸中枢的作用**　益母草有直接兴奋呼吸中枢作用。麻醉猫静脉注射益母草碱后，呼吸频率及振幅均呈显著增加，但在大剂量时，呼吸则由兴奋转入抑制，且变为微弱而不规则[6]。

**8. 对肠平滑肌的作用**　小量益母草碱能使兔离体肠管紧张性弛缓，振幅扩大，大量则振幅变小，而频率增加[7]。

**9. 对肾脏的作用**　益母草具有治疗犬肾功能衰竭的作用。每天静脉注射药物 1 次 20ml（相当于生药 60g），除肌酐（Scr）外，肾衰大鼠尿素氮（BUN）、滤过钠排泄分数（FENa）、肾血流量（RBF）有十分明显改善，证明益母草针剂治疗犬缺血型初发型 ARF 具有显著效果[8]。

**10. 调节微循环作用**　益母草有促进微动脉血流恢复的作用，使闭锁的毛细血管重新开放，改善微循环功能状态，抗血小板聚集。在改善血液循环方面，有直接扩张外周血管、增加血流量和降低血管阻力，以及显著减少结扎冠状动脉前降支引起的心肌梗死，对线粒体有保护作用[6-11]。

**11. 其他作用**　益母草碱有中枢抑制作用、抗氧化、防衰老、利尿等作用[9,12,13]。

【化学成分】

**益母草**　主要成分为生物碱、二萜、黄酮[14,15]。另外还有酚酸、挥发油、多糖等成分[12]。

**酒益母草**　酒炙后益母草生物碱含量增加近一倍[15]，水醇浸出物含量也增加。

【含量测定】　照文献方法[3]，生酒益母草中盐酸水苏碱含量有明显差异。炒制后益母草中盐酸水苏碱含量明显增加。

【药物代谢】　大鼠体内代谢研究表明，益母草中水苏碱可以发生 N- 去甲基、氧化脱氢、环氧化等 6 种 I 相代谢产物和两种环氧化的苷氨酸轭合 II 相代谢产物[16]。

【不良反应】《本草正义》：益母草，虽非大温大热之药，而气烈味苦，究是温燥之物，故宜于寒令寒体，而不宜于暑令热体。益母草能导致过敏反应，患者出现皮肤发红、胸闷心慌、呼吸加快。过量服用益母草膏后能出现腹泻腹痛，临床上也有益母草致急性肾功能衰竭的报道[17]。

【毒性】　益母草毒性很低。以益母草浸膏饲喂孕兔，虽引起流产，但对体温、呼吸、心率皆无影响，亦无其他中毒现象。益母草总碱给家兔每日皮下注射 30mg/kg，连续 2 周，对进食、排便和体重均无影响；小鼠静脉注射之半数致死量为（572.2±37.2）mg/kg。由于其毒性低，而作用强度不及麦角制剂，故临床应用时可适当增加剂量。小鼠静脉注射益母草注射液的半数致死量为 30~60g/kg。

**【生制益母草成分、药效与功用关系归纳】**　由益母草酒制前后的对比研究提示，生物碱煎出率的变化是引起益母草生制品药效差异的物质基础。其变化关系如图所示：

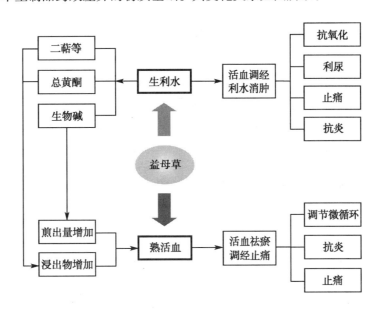

图 16-22　生制益母草成分、药效和功用关系图

（许　枬）

---

**参考文献**

---

[1] 国家药典委员会. 中华人民共和国药典（一部）[S]. 北京：中国医药科技出版社，2010：272-273.

[2] 叶定江. 中药炮制学 [M]. 上海：上海科学技术出版社，1996：92.

[3] 江海燕，陈国佩，宁海梅. 益母草不同炮制品的质量研究 [J]. 中成药，2004，24（4）：271-274.

[4] 李万，蔡亚玲. 益母草总生物碱的药理实验研究 [J]. 华中科技大学学报，2002，31（2）：168-169.

[5] 刘广省. 益母草的药理研究进展 [J]. 中药材，2002，25（1）：71-72.

[6] 王丽娟，张丽，王勇，等. 益母草镇痛抗炎作用的实验研究 [J]. 时珍国医国药，2009，20（3）：645-646.

[7] 郗伟斌，李海玲. 益母草的药理作用与临床应用 [J]. 甘肃畜牧兽医，2012，41（1）：39-41.

[8] 郭鹏，高颖，张静泽，等. 益母草的药理学研究进展 [J]. 武警医学院学报，2008，17（1）：83-84.

[9] 沈映君. 中药药理学 [M]. 北京：人民卫生出版社，2002：679.

[10] 赵彩霞，蔡长春，张增巧，等. 益母草的药理作用及临床应用研究进展 [J]. 临床误诊误治，2011，24（2）：82-84.

[11] 晁志，马丽玲，周秀佳. 益母草中生物碱成分对大鼠的利尿作用研究 [J]. 时珍国医国药，2005，16（1）：11-12.

[12] 顾月丽，顾江红. 益母草药理作用的研究进展 [J]. 中国中医药科技，2008，15（4）：320-321.

[13] 晁志，马丽玲，周秀佳. 益母草中生物碱成分对大鼠的利尿作用研究 [J]. 时珍国医国药，2005，16（1）：11-12，15-18.

[14] 阮金兰，杜俊蓉，曾庆忠，等. 益母草的化学、药理和临床研究进展 [J]. 中草药，2003，34（11）：附15-附19.

[15] 蔡晓菌，车镇涛，吴斌，等. 益母草的化学成分 [J]. 沈阳药科大学学报，2006，23（1）：13-15.

[16] 陈怀侠，沈少林，韩凤梅，等. 高效液相色谱-电喷雾离子阱串联质谱分析水苏碱及其大鼠体内代谢物 [J]. 药学学报，2006，41（5）：467-470.

[17] 吕丽莉，黄伟，于晓，等. 益母草醇提取物对大鼠肾毒性损伤作用研究 [J]. 中国药物警戒，2006，6（9）：513-518.

# 茺 蔚 子

【来源】 本品为唇形科植物益母草 *Leonurus heterophyllus* Sweet 的干燥成熟果实[1]。秋季果实成熟时采割地上部分，晒干，打下果实，除去杂质。全国各地都有分布。

生制茺蔚子鉴别使用表

| 处方用名 | 茺蔚子 | 制茺蔚子 |
|---|---|---|
| 炮制方法 | 净制 | 炒制 |
| 性状 | 呈三棱形，一端稍宽，另一端渐窄而钝尖。表面灰褐色，有深色斑点。断面白色 | 表面微鼓起，色泽深褐色，断面淡黄色。有香气 |
| 性味归经 | 辛、苦，微寒<br>归心包、肝经 | 辛、苦，平<br>主入肝经 |
| 功能主治 | 清肝明目，活血调经<br>用于月经不调，经闭通经，目赤翳障，头晕胀痛 | 活血调经，清肝<br>用于经闭，通经 |
| 炮制作用 | 去除杂质 | 增强活血调经作用 |
| 用法用量 | 水煎口服或入中成药<br>5~10g | 水煎口服或入中成药<br>5~10g |
| 配伍 | 配伍天麻，用于治疗肝风内动之惊痫抽搐以及中风之头痛头昏、语言謇涩、肢体麻木、半身不遂等症 | 与当归、川芎、白芍、甘草配伍，治气逆血滞，经行腹痛，腰酸倦怠，血虚头晕耳鸣等症 |
| 药理作用 | 止痛、镇咳祛痰 | 止痛、祛痰、保护心肌细胞 |
| 化学成分 | 主要含有生物碱，另含黄酮、二萜等成分 | 生物碱、黄酮等多种成分的水煎出率增加 |
| 检查 | 水分不得过7.0%<br>总灰分不得过10.0% | 水分不得过17.0%<br>总灰分不得过9.0% |
| 浸出物 | 醇浸出物不得少于17.0% | 醇浸出物不得少于17.5% |
| 注意 | 孕妇禁用，不易久服、多服。外用不宜大面积涂敷 | 孕妇禁用，不宜久服、多服。内服剂量可大于生品。外用不宜大面积涂敷 |

## 注释

【炮制方法】

茺蔚子：取原药材，去杂质，洗净，干燥[2]。

炒茺蔚子：取净茺蔚子，用文火炒爆声减弱[1]，断面淡黄色，即得。

【性状差异】 茺蔚子表面灰褐色。炒茺蔚子表面黑褐色，表面微鼓起，断面淡黄色[1]。

【炮制作用】 茺蔚子，味辛、苦，性微寒，归心包、肝经。辛散苦泄，主入血分，善活血祛瘀通经，为妇科经产诸证药。《本草经疏》："茺蔚子，为妇人胎产调经之要药。此药补而能行，辛散而兼润者也。目者，肝之窍也，益肝行血，故明目益精。其气纯阳，走而不守，故除水气。肝脏有火则血逆，肝凉则降而顺矣。大热头痛心烦，皆血虚而热之候也，清肝散热和血，则头痛心烦俱解。"故茺蔚子长于清肝明目，多用于目赤肿痛，头晕胀痛，如治风热白睛赤肿，头痛鼻塞的桑螵蛸酒调散（《银海精微》）；治赤膜下垂，赤涩痒痛，羞明流泪，头痛，目珠痛的羚羊饮（《金鉴》）[2,3]。

茺蔚子炒后，寒性减弱，长于活血调经，气血双调，祛风通络，清肝止痛。可用于经闭，痛经。治内风痰热、闭而不通之头痛、眩晕等症。

茺蔚子总黄酮、二萜、不饱和脂肪酸是其有效成分。其中总黄酮具有调节血脂、抗炎、抗氧化等活性，可用于缓解高脂血症、预防和治疗动脉粥样硬化[3,4]。故茺蔚子降血压、镇痛、抗炎作用明显，临床用于治疗原发性高血压、面部肌肉痉挛、偏头痛、眩晕（高血压）、鼻渊、突发性耳聋及眼科等疾病的辅助治疗且疗效都很好[3,4]。这与茺蔚子的清肝明目功效基本一致。

茺蔚子炒制后水煎液成分溶出率增加1%以上，与中药传统炮制理论中"逢子必炒"的理论相吻合。茺蔚子总碱及其主要成分水苏碱具有兴奋离体子宫，增加其张力、收缩力和频率的作用，还具有抗炎、镇痛作用。茺蔚子炒后，这些成分在水中溶出增加，可能是炒茺蔚子活血调经作用增强的原因。

【药理作用】

### 茺蔚子的药理作用

**1. 收缩子宫作用**　茺蔚子总碱和水苏碱直接加入到 hank's 液内，对离体小鼠子宫具有兴奋作用，表现为张力增加，收缩力增强，频率加快，高浓度的茺蔚子总碱对离体小鼠子宫的兴奋作用减弱[5]。

**2. 降血压作用**　茺蔚子水层对正常大鼠有明显降压作用，正丁醇层、乙酸乙酯层、乙醚层均可使正常大鼠收缩压降低，对舒张压无明显影响[6]。

**3. 调节血脂**　茺蔚子黄酮具有降低高血脂模型小鼠 LDL、TG 而升高 HDL 的作用，并具有减少 LDL 颗粒体积和防止 LDL 过度氧化的作用，可减少 LDL 颗粒在冠状动脉壁上的沉积，从而降低粥样硬化的发生率[7]。

**4. 抗氧化作用**　茺蔚子油脂提取物茺蔚子抗氧化活性优于维生素 C、维生素 E、BHT、BHA，低于茶多酚[8]。

【化学成分】

**茺蔚子**　茺蔚子中总生物碱含量约为 0.127%[4]，包括益母草宁、水苏碱[4]，环型多肽益母草宁[9]等。另外含有黄酮、二萜、有机酸、脂肪酸[10-12]、挥发性成分[13,14]和二十烷、二十一碳烷、二十四碳烷等脂肪烷烃类[4]。

**炒茺蔚子**　茺蔚子炒后，有效成分煎出率增加 1.1% 以上[15,16]。

【含量测定】　照文献方法[16]测定茺蔚子生制品中生物碱的含量，差异较大，见表 16-13。

表 16-13　生、炒茺蔚子总生物碱含量（%）

| 样品 | 总生物碱 | RSD | P 值（与生品比较） |
|---|---|---|---|
| 生品 | 0.731 | 2.06 | |
| 炒品 | 1.083 | 1.59 | <0.001 |

由测试结果可见，茺蔚子炒制前后，水煎液中生物碱的含量明显增加。

【不良反应】　茺蔚子的副作用古时已有认识。《本草纲目》曰："东垣李氏言瞳子散大者，禁用茺蔚子，为其辛温主散，能助火也。愚谓目得血而能视，茺蔚行血甚捷，瞳子散大，血不足也，故禁之，非助火也，血滞病目则宜之，故曰明目。"

**【毒性】**　中国有些地区，如江苏常熟一带，习惯将茺蔚子炒熟研粉烙饼或掺入炒米粉中作为改善视力的食品，易引起中毒。据25例中毒报道，一次食20～30g，于4～10小时发病，也有在10天内连续食500g开始发病的。症状为突然全身无力、下肢不能活动、瘫痪，周身酸麻疼痛、胸闷、多汗、虚脱，但神志、言语清楚、舌苔和脉搏多数正常。经抢救可不致死亡[3]。

**【生制茺蔚子成分、药效与功用关系归纳】**　由茺蔚子炒制前后的对比研究，说明生物碱、黄酮及水煎出物的含量变化可能是引起茺蔚子生制品药效差异的重要物质。其变化关系如图所示：

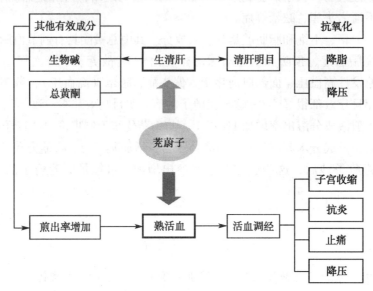

图16-23　生制茺蔚子成分、药效与功用关系图

（许　枬）

# 参考文献

[1] 国家药典委员会. 中华人民共和国药典（一部）[S]. 北京：中国医药科技出版社，2010：225.

[2] 郭宇洁，马燕琼，吴晓洋. 正交试验法研究茺蔚子提取工艺 [J]. 中国实验方剂学杂志，2003，9（2）：9-10.

[3] 阴健. 中药现代研究与临床应用 [M]. 北京：中医古籍出版社，1995.

[4] 常影. 茺蔚子化学成分及药理研究 [J]. 吉林中医药，2008，28（3）：207-209.

[5] 潘思源，常英，魏路雪. 茺蔚子总碱和水苏碱收缩离体小鼠子宫的比较 [J]. 中草药，1998，29（10）：687-688.

[6] 高文义，李银清，蔡广知，等. 茺蔚子降血压活性成分筛选的实验研究 [J]. 长春中医药大学学报，2008，24（2）：142.

[7] 宋宇，孙立伟，申野. 茺蔚子黄酮对高脂血症小鼠血脂的影响 [J]. 中国老年学杂志，2011，31（23）：4616-4617.

[8] 宋宇，孙立伟，姜锐，等. 茺蔚子油脂提取条件优化及其抗氧化的作用 [J]. 中国老年学杂志，2010，30（24）：374.

[9] Kinoshita K, Tanaka J, Kuroda K, et al. Cycloleonurinin, a cyclicpeptide from Leonuri Fructus [J]. Chemical & Pharmaceutical Bulletin, 1991, 39（3）：712-715.

[10] 林文群，陈宏靖，陈忠. 茺蔚子化学成分的研究 [J]. 福建师范大学学报（自然科学版），2001，17（2）：84-87.

[11] 高佳，蔡广知，刘汇，等. 茺蔚子脂肪酸成分的研究 [J]. 长春中医药大学学报，2006，22（3）：49-50.

[12] 高文义，李银清，陶贵斌. 超临界萃取茺蔚子脂肪油的工艺研究 [J]. 中国实验方剂学杂志，2010，16（6）：20-21.

[13] 康琛，张强，仝会娟，等. GC-MS 法鉴定茺蔚子挥发油的化学成分 [J]. 中国实验方剂学杂志，2010，16 (3)：36-38.

[14] 高文义，李银清，蔡广知，等. 茺蔚子挥发性成分的 GC-MS 分析 [J]. 辽宁中医杂志，2009，36 (8)：1379-1380.

[15] 蒋纪洋，潘明湖. 不同炮制方法对茺蔚子水溶性成分含量的影响 [J]. 时珍国医国药，1993，4 (3)：26-27.

[16] 江海燕，陈国佩，宁海梅. 益母草不同炮制品的质量研究 [J]. 中成药，2004，24 (4)：271-273.

# 第十七章

# 化痰止咳平喘药

~ 半　夏 ~

【来源】　本品为天南星科植物半夏 *Pinellia ternate*（Thunb.）Breit. 的干燥块茎。夏、秋二季采挖，洗净，除去外皮及须根，晒干。主产四川、湖北、安徽、江苏等地。

生制半夏鉴别使用表

| 处方<br>用名 | 半夏 | 清半夏 | 姜半夏 | 法半夏 |
|---|---|---|---|---|
| 炮制<br>方法 | 净制 | 复制法 | 复制法 | 复制法 |
| 性状 | 呈类球形或偏斜形，表面类白色或浅黄色，顶端有凹陷的茎痕和麻点状根痕；下面钝圆。质坚实，断面洁白，富粉性。无臭，味辛辣，麻舌而刺喉 | 椭圆形、类圆形或不规则片状，切面淡灰色至灰白色。质脆，易折断，断面略成角质样。气微，味微涩，微有麻舌感 | 片状、不规则颗粒状或类球形。表面棕色至棕褐色。质硬脆，断面淡黄棕色，常具角质样光泽。气微香，味淡，微有麻舌感，嚼之略粘牙 | 类球形或破碎成不规则颗粒状。表面淡黄白色、黄色或棕黄色。质较松脆或硬脆。气微，味淡略甘，微有麻舌感 |
| 性味<br>归经 | 辛，温，有毒<br>归脾、胃、肺经 | 辛，温<br>归肺、脾、胃经 | 辛，温<br>归胃、脾、肺经 | 辛，温<br>归脾、胃、肺经 |
| 功能<br><br>主治 | 燥湿化痰，降逆止呕，消痞散结<br>用于痰多咳喘，痰饮眩悸，痰厥头痛，呕吐反胃，胸脘痞闷，梅核气证；外用治痈肿痰核 | 清半夏长于化痰。燥湿化痰<br>用于湿痰咳嗽，胃脘痞满，痰涎凝聚，咯吐不出 | 姜半夏长于降逆止呕。温中化痰，降逆止呕<br>用于痰饮呕吐，胃脘痞满 | 法半夏长于燥湿<br><br>用于痰多咳喘，痰饮眩悸，风痰眩晕，痰厥头痛 |
| 炮制<br>作用 | 去除杂质 | 降低毒性，缓和药性，长于化痰 | 降低毒性，缓和药性，善于止呕 | 降低毒性，缓和药性，增强调和脾胃的作用 |
| 用法 | 一般不作内服，多作外用 | 水煎口服或入中成药 | 水煎口服或入中成药 | 水煎口服或入中成药 |
| 用量 | 3～9g | 3～9g | 3～9g | 3～9g |

续表

| 配伍 | 常与陈皮、甘草、茯苓等配伍，用于治疗脾不化湿，痰饮内停等，如二陈汤；常与胆南星、天麻、僵蚕配伍，用于治疗风痰眩晕。常与麻黄、细辛、肉桂、牙皂、天南星配伍，治疗一切阴疽、流注，如桂麝散 | 常与瓜蒌仁、黄芩、胆南星等配伍，用于治疗痰热内结，咳嗽痰黄，吐痰不爽，如清气化痰丸；常与胆南星、天麻、僵蚕配伍，用于治疗风痰吐逆，头痛眩晕，手足顽痹，半身不遂或口眼㖞斜，如玉壶丸；常与厚朴、紫苏、茯苓等配伍，用于治疗梅核气，如半夏厚朴汤 | 常与生姜配伍，用于治疗寒邪客胃，痰饮中停，呕吐清水或痰涎，如小半夏汤，若寒邪盛者，可加丁香、藿香，如藿香半夏汤；常与硼砂、乳香、轻粉等配伍，用于治疗寒气客于少阴，咽痛喉痹，或痰瘀交凝，结于颈项的瘰疬结核，如香药丸 | 常与白术、天麻、橘皮等配伍，用于风痰所致的眩晕，头痛，痰多，胸膈胀满，舌苔白腻，脉弦滑，如半夏白术天麻汤；常与秫米配伍，用于胃有痰浊之扰，睡眠不安，如半夏秫米汤；常与黄连、黄芩、干姜等配伍，用于治疗胃气不和，食积停滞，如半夏泻心汤 |
|---|---|---|---|---|
| 药理作用 | 镇咳、镇痛、抗肿瘤、抗抑郁、抗炎、抗溃疡等 | 抗腹泻、抗炎、镇痛、抗溃疡、抗血栓 | 镇吐、抗肿瘤、抑制胃肠运动等 | 镇静、催眠等 |
| 化学成分 | 挥发油、黄酮、生物碱、植物甾醇、鞣质、脂肪酸、呋喃衍生物、氨基酸、多糖和凝集素等 | 挥发油、多糖、半夏蛋白、生物碱等，草酸钙针晶含量降低 | 挥发油、多糖、半夏蛋白、生物碱等，草酸钙针晶含量降低 | 挥发油、多糖、半夏蛋白、生物碱等，草酸钙针晶含量降低 |
| 检查 | 水分不得过14.0%；总灰分不得过4.0% | 水分不得过13.0%；总灰分不得过4.0% | 水分不得过13.0%；总灰分不得过7.5% | 水分不得过13.0%；总灰分不得过9.0% |
| 浸出物 | 水溶性浸出物不得少于9.0% | 水溶性浸出物不得少于7.0% | 水溶性浸出物不得少于10.0% | 水溶性浸出物不得少于5.0% |
| 含量测定 | 本品按干燥品计算，含总酸以琥珀酸计算，不得少于0.25% | 本品按干燥品计算，含总酸以琥珀酸计算，不得少于0.30% | 待测 | 待测 |
| 注意 | 不宜与川乌、制川乌、草乌、制草乌、附子同用；生品内服宜慎 | 不宜与川乌、制川乌、草乌、制草乌、附子同用 | 不宜与川乌、制川乌、草乌、制草乌、附子同用 | 不宜与川乌、制川乌、草乌、制草乌、附子同用 |

## 注释

**【炮制方法】**

半夏：取原药材，除去杂质，洗净，干燥。用时捣碎[1]。

清半夏：取净半夏，大小分开，用8%白矾溶液浸泡至内无干心，口尝微有麻舌感，取出，洗净，切厚片，干燥。每100kg净半夏，用白矾20kg。

姜半夏：取净半夏，大小分开，用水浸泡至内无干心时，取出；另取生姜切片煎汤，加白矾与半夏共煮透，取出，晾干，或晾至半干，干燥；或切薄片，干燥。每100kg净半夏，用生姜25kg、白矾12.5kg。

法半夏：取半夏，大小分开，用水浸泡至内无干心，取出；另取甘草适量，加水煎煮二次，合并煎液，倒入用适量水制成的石灰液中，搅匀，加入上述已浸透的半夏，浸泡，每日搅拌1~2次，并保持浸液pH 12以上，至剖面黄色均匀，口尝微有麻舌感时，取出，洗净，阴干或烘干，即得。每100kg净半夏，用甘草15kg、生石灰10kg。

除半夏、清半夏、姜半夏、法半夏外，还有半夏曲、竹沥半夏等。

**【性状差异】**　半夏表面类白色或浅黄色。清半夏切面淡灰色至灰白色。姜半夏表面棕色至棕褐色，切面淡黄棕色，常具角质样光泽。法半夏表面淡黄白色，切面黄色。（见文末彩图77）

**【炮制作用】**

半夏，味辛，性温，有毒。主归肺、脾、胃经。本品辛温而燥，为燥湿化痰、温化寒痰之要药，善治脏腑之湿痰；亦为止呕要药。半夏辛开散结，化痰消痞，亦可治梅核气、痰热结胸、心下痞满等证；外用可消肿止痛，治疗瘿瘤痰核、痈疽肿毒及毒蛇咬伤。可用于急性乳腺炎，急、慢性化脓性中耳炎，跌打损伤之血瘀肿痛而皮肤不破者。如治疗一切阴疽、流注的桂麝散（《药奁启秘》）。

清半夏性温而燥，功效长于燥湿化痰，用于湿痰咳嗽，痰涎凝聚，呕吐不出，痰晕眩悸等。用于治疗痰热内结，咳嗽痰黄，吐痰不爽，如清气化痰丸（《景岳全书》）；用于治疗风痰吐逆，头痛眩晕，手足顽痹，半身不遂或口眼㖞斜，如玉壶丸（《太平惠民和剂局方》）；用于治疗梅核气，如半夏厚朴汤（《金匮要略》）。

姜半夏味辛温，其功效长于温中化痰，降逆止呕，化痰消痞。用于治疗寒邪客胃，痰饮中停，呕吐清水或痰涎，如小半夏汤（《金匮要略》），若寒邪盛者，可加丁香、藿香，如藿香半夏汤（《太平惠民和剂局方》）；用于治疗寒气客于少阴，咽痛喉痹，或痰瘀交凝，结于颈项的瘰疬结核，如香药丸（《普济方》）。

法半夏温性偏弱，功效长于燥湿化痰，调脾和胃。甘草、石灰不仅能消除半夏的麻辣感，亦可协调半夏的祛痰止咳作用。用于风痰所致的眩晕，头痛，痰多，胸膈胀满，舌苔白腻，脉弦滑，如半夏白术天麻汤（《医学心悟》）；用于胃有痰浊之扰，影响睡眠不安，如半夏秫米汤（《灵枢·邪客》）；用于治疗胃气不和，食积停滞，如半夏泻心汤（《伤寒论》）。

半夏曲：增强其健脾温胃、燥湿化痰的功能，偏于化痰止咳，健脾消食。用于咳嗽痰多，胸脘痞满，饮食不消，苔腻呕恶等，如用于中脘气滞，胸膈烦满，痰涎不利，头目不清的三仙丸（《百一选方》）。

竹沥半夏温燥大减，适于胃热呕吐，肺热痰黄稠黏，痰热内闭中风不语[2]。

半夏化学成分较为复杂，其主要化学成分有生物碱、氨基酸、甾醇、脂肪酸、无机元素等，另外还含有挥发油、黏液质、草酸钙、蛋白质、半夏胰蛋白酶抑制物[3]。生物碱是半夏的主要活性物质，其功效为化痰、止呕、消痞散结，通过实验测定半夏及其炮制品中总生物碱含量多少依次为半夏＞法半夏＞姜半夏＞清半夏＞水半夏[4]。氨基酸类与半夏的镇吐作用有关，而天冬氨酸具有镇咳祛痰作用，氨基酸分析结果表明，半夏及其炮制品中氨基酸的含量较高，分别为清半夏＞姜半夏＞半夏＞法半夏[5]。故清半夏与姜半夏的止呕作用较强。由于生姜与半夏的成分互相起协同作用，更增加了姜半夏的降逆止呕作用。鸟苷、还原糖、游离有机酸、多糖的变化可能也是半夏炮制后功效变化的原因之一。此外，半夏中含有的草酸钙针晶为半夏的刺激性成分之一，其晶形、含量与半夏的刺激性有关，经炮制后，晶形发生变化，含量急剧下降，刺激性明显减弱[6]。

**【药理作用】**

## 一、半夏的药理作用

**1. 化痰止咳作用**　半夏的混悬液对氨熏所致的小鼠咳嗽均有明显的抑制作用，止咳率分别为60%和53%[7]。

**2. 降逆止呕作用**　半夏、制半夏的水提取物和醇提取物对阿扑吗啡、洋地黄、硫酸铜引起的呕吐，都有一定的镇吐作用[8]。

**3. 抗肿瘤作用**　半夏提取物对HeLa细胞、小白鼠实验肿瘤180，HCA实体瘤（肝癌），U14鳞状上皮型子宫颈癌移植于小白鼠者均有一定的抑制作用[9]。

**4. 抗心律失常作用**　半夏对$BaCl_2$诱发的大鼠心室性心律失常具有明显的对抗作用，对电刺激所引起的实验性心律失常也有抑制作用[10]。

**5. 对肝胆的影响**　半夏能作用于小鼠肾上腺，使血中皮质酮上升，增强皮质酮对肝脏内酪氨酸转氨酶的诱导作用，从而升高肝脏内酪氨酸转氨酶的活性[11]。

**6. 其他药理作用**　半夏制剂腹腔注射，对毛果芸香碱引起的唾液分泌有显著的抑制作用，亦有报道煎剂口服时，唾液分泌先增加后减少[12]。半夏提取物有镇静催眠的作用[13]。除此之外，半夏还具有提高记忆力、降血脂、降血压、抗菌、抗病毒、调和脾胃、润肠通便、解毒等药理作用。

## 二、清半夏的药理作用

**1. 抗腹泻、抗炎作用**　清半夏75%乙醇提取物灌胃给药5g/kg和15g/kg，能拮抗蓖麻油和番泻叶引起的小鼠腹泻；能显著抑制醋酸所致小鼠腹腔毛细血管通透性亢进；能明显减少二甲苯引起的小鼠耳壳肿胀作用[14]。

**2. 镇痛、抗溃疡、抗血栓作用**　清半夏75%乙醇提取物灌胃5g/kg和15g/kg，能显著地延长小鼠对热痛刺激甩尾反应的潜伏期，减少由乙酸引起的小鼠扭体反应次数；能显著抑制小鼠盐酸性溃疡及吲哚美辛-乙醇性溃疡的形成；能显著延长实验性大鼠体内血栓形成的时间[15]。

## 三、姜半夏的药理作用

**1. 止呕作用**　姜半夏的止呕作用与中枢抑制有关，在水貂止呕实验模型中，姜半夏醇提物对顺铂、阿朴吗啡等因中枢作用致水貂呕吐均有抑制作用，对硫酸铜刺激胃黏膜及运动等致水貂呕吐无效[16]。

**2. 对胃肠道作用**　实验表明，姜矾半夏和姜半夏对大鼠胃液中的PGE2的含量和胃蛋白酶活性无明显影响，可显著抑制小鼠胃肠运动。半夏对小鼠胃肠运动呈显著抑制，对胃黏膜损伤较大[17]。另有实验表明两种姜半夏对大鼠胃液中PGE2的含量和胃蛋白酶活性均呈促进作用，但对胃液量无明显影响[18]。

**3. 抗肿瘤作用**　姜浸半夏、姜煮半夏、清半夏、姜半夏的总生物碱对肿瘤细胞生长有抑制作用，以清半夏中的总生物碱作用最强[19]。

## 四、法半夏的药理作用

**镇静、催眠作用**　法半夏水提物可明显增加戊巴比妥钠阈下剂量的动物入睡率[20]。

**【化学成分】**
**半夏**　主要化学成分为1-盐酸麻黄碱，胆碱、鸟苷、氨基酸、脂肪酸及少量挥发油，淀粉和黏液质[21]。

**制半夏**　炮制后生物碱、氨基酸、多糖等化学组成含量有明显变化，且毒性成分含量降低。

**【高效液相色谱异同点】**
通过半夏与法半夏不同提取部位HPLC图谱比较发现，半夏经炮制后既有化学成分量的变化，还存在内在成分质的改变。生制品正丁醇萃取部分、乙酸乙酯萃取部分和30%甲醇萃取部分的HPLC图谱比较发现，各萃取部分也有成分的变化，特别是30%甲醇部分，法半夏与半夏成分变化很明显，这说明炮制对半夏成分产生较大的影响[22]。

**【含量测定】**　参照文献的方法，测定半夏生制品中鸟苷的含量，见表17-1[23]

表17-1　不同半夏炮制品中鸟苷测定结果（%，n=3）

| 产地 | 制法 | 鸟苷 |
| --- | --- | --- |
| 昆山 | 矾制 | 0.0035 |
|  | 碱制 | 0.0082 |
|  | 生品 | 0.0107 |
| 贵州 | 矾制 | 0.0021 |
|  | 碱制1 | 0.0120 |
|  | 碱制2 | 0.0140 |
|  | 生品 | 0.0200 |

【不良反应】 有报道半夏可引起职业性哮喘；误食半夏可使口腔和舌咽产生麻木、肿痛，张口困难，胃部不适，恶心及胸前压迫感等，严重可使呼吸迟缓而不整，痉挛，最后麻痹而死亡[24]。

【毒性】 临床中毒主要表现为对口腔、咽喉、胃肠道黏膜及对神经系统的毒性。如口干舌麻，胃部不适、口腔、咽喉及舌部烧灼疼痛、肿胀、流涎，恶心及胸前压迫感，音嘶或失音，呼吸困难，痉挛甚至窒息，最终因呼吸肌麻痹而死。半夏对局部黏膜有强烈刺激作用，通过家兔眼结膜致炎反应实验，发现半夏混悬液点眼有不同程度的眼结膜水肿、水泡、眼睑轻度外翻；给小鼠服用后均有失音，解剖后喉部有明显水肿和充血[25]。用浸膏给小鼠腹腔注射半数致死量为 13.142g/kg 家兔灌服 0.5g/（只·d），连服 40 天，一般情况良好，体重增加；剂量加倍，多数兔有腹泻，半数兔于 20 天内死亡。小鼠口服各种制剂的混悬液，以死亡为指标，则半夏毒性最大，清半夏最小。半夏水溶成分内加醋酸铅后沉淀的物质中含有引起小鼠骨骼肌痉挛的物质，以及箭毒样肌麻痹的物质[26]。半夏汤剂的胚胎毒性不因炮制而有所降低，半夏蛋白影响了卵巢黄体功能，使内源性孕酮水平下降导致蜕膜变性，造成胚胎流产，因此孕妇应慎重使用[24]。

关于半夏的刺激性成分，目前存在三种观点[27,28]：1959 年日本学者 Chizu Hasegawa 提出半夏中具有刺激性和辛辣味的成分为 2,5-二羟基苯乙酸（尿黑酸）及其苷，苷的刺激性比游离酸强；10 年后日本的 MasakoSuzuki 认为 3,4-二羟基苯甲醛（原儿茶醛）葡萄糖苷是半夏辣味的本质。最近我国学者吴皓等提出半夏的刺激性成分是草酸钙针晶。

前两种观点有不少报刊、书籍和《中药炮制学》等教材引用，但没有说明如何判断尿黑酸及其苷或原儿茶醛葡萄糖苷为半夏中的具有辛辣味的成分，而且到目前为止再没有类似的报道；后一种观点认为大量的、细长并质地坚硬的针形草酸钙针晶，直接刺激黏膜细胞导致细胞破损，产生大量的炎症介质，从而引起刺激疼痛感，并且认为这种针晶是由蛋白和草酸钙结合形成的特殊晶型，半夏经炮制后晶型发生变化，含量急剧下降，使半夏的刺激性降低。目前这 3 种观点在学术界都没有得到公认。

【生制半夏成分、药效与功用关系归纳】 由半夏炮制前后的对比研究，提示了半夏炮制后生物碱、鸟苷、β-谷甾醇、草酸钙针晶等成分的变化是引起半夏生制品药效差异的物质基础。其变化关系如图 17-1 所示：

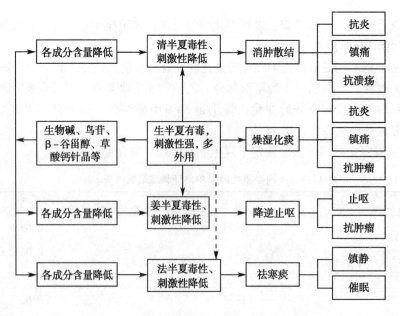

图 17-1 生制半夏成分、药效与功用关系图

（鞠成国）

• **参 考 文 献** •

［1］国家药典委员会. 中华人民共和国药典（一部）［S］. 北京：中国医药科技出版社，2010：110-112.

［2］吕媛媛. 中药半复的配伍应用与炮制［J］. 健康必读杂志，2011，10（10）：306.

［3］黄泰康. 常用中药成分与药理手册［M］. 北京：中国医药科技出版社，1999，780-781.

［4］张跃进，孟祥海，许玲，等. 不同炮制方法对半夏化学成分含量的影响研究［J］. 中国实验方剂学杂志，2008，14（12）：21-23.

［5］薛建海，肖统海，王晓华，等. 半夏炮制品中已知化学成分比较［J］. 中国中药杂志，1991，16（4）：220.

［6］吴皓，李伟，韩洪滔，等. 半夏刺激性成分的研究［J］. 中国中药杂志，1999，24（12）：725-730.

［7］刘原. 半夏炮制前后药效的比较［J］. 中草药，1985，16（4）：21.

［8］郑虎占. 中药现代研究与应用（2卷）［M］. 北京：学苑出版社，1997：1670.

［9］杨今祥. 抗痛中草药制剂［M］. 北京：人民卫生出版社，1991，88.

［10］王光德，杨旭东. 半夏的药理［J］. 国外医学：中医中药分册，1985，7（5）：24-25.

［11］刘守义，尤春来，王义明. 半夏抗溃疡作用机理的实验研究［J］. 辽宁中医杂志，1992，（10）：42-45.

［12］卢云博. 中药半夏的药理作用［J］. 北方牧业，2011，9（20）：27.

［13］范春光，夏立荣. 关于地道药材附子与半夏有无配伍禁忌之探讨［J］. 中国中药杂志，1992，17（3）：182-184.

［14］沈雅琴，朱自平. 半夏的抗腹泻和抗炎作用［J］. 中国药理与临床，1998，14（2）：29-31.

［15］沈雅琴，张明发，朱自平，等. 半夏的镇痛，抗溃疡和抗血栓形成作用［J］. 中国生化药物杂志，1998，19（3）：141-143.

［16］赵永娟，吉中强，张向农，等. 生半夏、姜半夏对水貂呕吐作用的影响研究［J］. 中国中药杂志，2005，30（4）：277-279.

［17］吴皓，蔡宝昌，荣根新，等. 半夏姜制对动物胃肠功能的影响［J］. 中国中药杂志，1994，19（9）：535.

［18］吴皓，唐志坚，丘鲁婴，等. "正交法"与药典姜半夏中成分含量对动物作用的比较［J］. 中国中药杂志，1999，24（1）：25.

［19］陆跃鸣，吴皓，王耿. 半夏各炮制品总生物碱对慢性髓性白血病细胞（K562）的生长抑制作用［J］. 南京中医药大学学报，1995，11（2）：84.

［20］游秋云，王平. 生半夏、法半夏水提物对小鼠镇静催眠作用的比较研究［J］. 湖北中医杂志，2013，35（3）：3-5.

［21］贾良栋. 半夏炮制研究进展［J］. 中国现代中药，2007，9（2）：32.

［22］邹菊英，陈胜璜，雷昌，等. 半夏炮制前后HPLC图谱的比较［J］. 湖南中医药大学学报，2010，30（9）：127-129.

［23］蔡立红，黄德杰. HPLC测定炮制半夏中鸟苷的含量［J］. 中成药，1997，19（12）：19-20.

［24］修彦凤，王智华，洪筱坤. 半夏毒性的研究进展［J］. 时珍国医国药，2004，15（5）：304.

［25］李斌，程秀民，周永妍，等. 半夏的研究进展［J］. 中国民族民间医药，2010（1）：47-48.

［26］丁丽梅. 半夏常见的炮制及药理作用［J］. 航空航天医药，2010，21（3）：374.

［27］吴皓，钟凌云，张琳，等. 半夏草酸钙针晶的毒性和针晶结合蛋白的研究［C］. 中华中医药学会四大怀药与地道药材研究论坛暨中药炮制分会第二届第五次学术会议与第三届会员代表大会论文集，2007，96-101.

［28］袁向辉. 十一味中药炮制的色谱研究与半夏炮制减毒机理研究［D］. 西安：西北大学，2007.

## ～ 天 南 星 ～

【来源】  本品为天南星科植物天南星 *Arisaema erubescens*（Wall.）Schott、异叶天南星 *Arisaema heterophyllum* Bl. 或东北天南星 *Arisaema amurense* Maxim. 的干燥块茎。秋、冬二季茎叶枯萎时采挖，除去须根及外皮，干燥。除西北、西藏外，大部分省区都有分布，海拔2700米以下，生于林下、灌丛或草地。

生制天南星鉴别使用表

| 处方用名 | 天南星 | 制天南星 | 胆南星 |
|---|---|---|---|
| 炮制方法 | 净制 | 复制 | 发酵 |
| 性状 | 呈扁球形，表面类白色或淡棕色，较光滑，质坚硬，不易破碎，断面不平坦，白色，粉性。气微辛，味麻辣 | 呈类圆形或不规则形的薄片。黄色或淡棕色，质脆易碎，断面角质状。气微，味涩，微麻 | 呈方块状，表面棕黄色或棕黑色，断面色稍浅，质坚实，有特异的腥气，味苦 |
| 性味归经 | 苦、辛，温；有毒<br>归肺、肝、脾经 | 苦、温；有毒<br>归肺、肝、脾经 | 苦、微辛，凉<br>归肝、肺、脾经 |
| 功能主治 | 散结消肿<br>外用治痈肿，蛇虫咬伤 | 燥湿化痰，祛风止痉，散结消肿<br>用于顽痰咳嗽，风痰眩晕，中风痰壅，口眼㖞斜，半身不遂，癫痫，惊风，破伤风；外用治痈肿，蛇虫咬伤 | 清化热痰，息风定惊<br>用于痰热咳喘，急惊风，癫痫等症 |
| 炮制作用 | 去除杂质 | 降低毒性，增强燥湿化痰作用 | 降低毒性，改温热之性为寒凉，由燥湿化痰变为清热化痰 |
| 用法<br><br>用量 | 外用生品适量，研末以醋或酒调敷患处<br>3～9g | 水煎口服或入中成药<br><br>3～9g | 水煎口服或入中成药<br><br>3～6g |
| 配伍 | 常与防风、白附子、天麻等配伍用于治疗破伤风牙关紧闭，身体强直，角弓反张，如玉真散；常与半夏、白附子、全蝎等配伍用于治疗风痰入络，半身不遂，手足顽麻，口眼㖞斜，口角流涎，手足抽搐者，如大省风汤；将南星为末，醋调外敷，用于治疗痈疡肿痛，痰瘤结核，以及虫蛇咬伤，如南星膏 | 常与陈皮、半夏配伍用于治疗脾运不健，聚湿为痰，上贮于肺，咳嗽痰白，黏腻不易咯出，胸脘痞闷，如玉粉丸；常与肉桂、半夏、生姜配伍用于治疗寒痰或痰饮，咳嗽气促，痰多色白，胸膈满闷，如姜桂丸；常与天麻、半夏配伍用于治疗痰湿内蕴，阻遏清阳，头目眩晕，羞明畏光，恶心呕吐，如玉壶丸 | 常与黄芩、瓜蒌、枳实等配伍用于治疗痰热阻肺，咳嗽痰黄，稠厚胶黏，胸膈不利，或兼发热，如清气化痰丸；常与黄连、全蝎、天麻配伍用于治疗急惊痰喘，手足抽搐，如千金散；常与白附子、全蝎、黑附片等配伍用于治疗痰气互结，阻于清窍，癫痫突发，昏不知人，口吐涎沫，如天南星散 |
| 药理作用 | 抗肿瘤、镇静、镇痛、抗惊厥、抗心律失常、抗炎、祛痰、抗氧化等作用 | 镇痛、祛痰、抗惊厥、促凝血等作用 | 镇静，催眠等作用 |
| 化学成分 | 黄酮、脂肪酸和甾醇、挥发油、凝集素与微量元素等 | 掌叶半夏碱乙含量减少 | 掌叶半夏碱乙含量减少，总氨基酸和总黄酮含量减少；新增胆酸、胆红素 |
| 检查<br><br>浸出物<br>含量测定 | 水分不得过 15.0%；总灰分不得过 5.0%<br>醇浸出物不得少于 9.0%<br>本品按干燥品计算，含总黄酮以芹菜素（$C_{15}H_{10}O_5$）计，不得少于 0.050% | 水分不得过 12.0%；总灰分不得过 4.0%<br>醇浸出物不得少于 9.0%<br>本品按干燥品计算，含总黄酮以芹菜素（$C_{15}H_{10}O_5$）计，不得少于 0.050%。<br>本品按干燥品计算，含白矾以含水硫酸铝钾 $KAL(SO_4)_2 \cdot 12H_2O$ 计，不得过 12.0% | 水分不得过 13.0%；总灰分不得过 4.0%<br>待测<br>待测 |
| 注意 | 孕妇慎用；生品内服宜慎 | 孕妇慎用 | 孕妇慎用 |

## 注释

【炮制方法】

天南星：取原药材，除去杂质，洗净，干燥[1]。

制天南星：取净天南星，用清水浸泡，每日换水 2～3 次，如起白沫时，换水后加白矾（每100kg 天南星，加白矾2kg），泡一日后，再进行换水，漂至切开口尝微有麻舌感时取出。将生姜片、白矾适量置锅内，加适量水煮沸后，倒入天南星共煮至无干心时取出，除去姜片，晾至四至六成干，切薄片，干燥。每100kg 天南星，用生姜、白矾各 12.5kg。

胆南星：取制天南星细粉，加入净胆汁（或胆膏粉及适量清水）拌匀。蒸60 分钟至透，取出放凉，制成小块，干燥。或取生南星粉，加入净胆汁（或胆膏粉及适量清水）拌匀，放温暖处，发酵7～15日后，在连续蒸或隔水炖9 昼夜，每隔2 小时搅拌一次，除去腥臭气，至呈黑色浸膏状，口尝无麻味为度，取出，晾干。再蒸软，趁热制成小块，干燥，每100kg 制天南星细粉，用牛（或羊，猪）胆汁 400kg（胆膏粉 40kg）。

【性状差异】　天南星呈扁圆形类白色或淡棕色。制南星呈薄片状黄白色或淡棕色。胆南星呈方块状棕黄或棕黑色。（见文末彩图 78）

【炮制作用】　天南星，味苦、辛，性温，有毒。天南星，主入肺经和肝、脾经，具有燥湿化痰、祛风止痉、散结消肿功效。多用于顽痰咳嗽、风痰眩晕、中风痰壅、口眼㖞斜、半身不遂、癫痫、惊风、破伤风。天南星辛温燥烈，有毒，多外用。也有内服者，以祛风止痉为主，多用于破伤风，如治破伤风牙关紧闭，身体强直，角弓反张的玉真散（《外科正宗》）；治风痰入络，半身不遂，手足顽麻，口眼㖞斜，口角流涎，手足抽搐者的大省风汤（《太平惠民和剂局方》）。外用治痈肿疮疥，蛇虫咬伤，如治痈疽肿痛，痰瘤结核，以及虫蛇咬伤的南星膏（《济生方》）。

制南星，可增强燥湿化痰作用，用于顽痰咳嗽，如治脾运不健，聚湿为痰，上贮于肺，咳嗽痰白，黏腻不易咯出，胸脘痞闷的玉粉丸（《张洁古方》）；治寒痰或痰饮，咳嗽气促，痰多色白，胸膈满闷的姜桂丸（《张洁古方》）；治痰湿内蕴，阻遏清阳，头目眩晕，羞明畏光，恶心呕吐的玉壶丸（《太平惠民和剂局方》）；治湿痰阻滞，关节疼痛，肩臂屈伸不利的治痰湿臂痛方（《摘玄方》）。

胆南星，性由温转凉，味由辛转苦，功能由温化寒痰转为清化热痰，缓和燥烈之性，降低毒性。长于清化热痰，息风定惊，多用于痰热咳喘、急惊风、癫痫等症。如治热痰咳喘的清气化痰丸（《医方考》）；治痰热惊风的牛黄抱龙片（《部颁标准》）；治小儿惊风发热的回春丹（《部颁标准》）；治痰热阻肺，咳嗽痰黄，稠厚胶黏，胸膈不利，或兼发热的清气化痰丸（《景岳全书》）；治急惊痰喘，手足抽搐的千金散（《寿世保元》）；治痰气互结，阻于清窍，癫痫突发，昏不知人，口吐涎沫的天南星散（《证治准绳》）。

天南星生品有毒，对黏膜有刺激性，可使兔眼结膜出现明显的水肿反应，可对小鼠腹膜刺激引起扭体反应，口尝有麻辣味，其刺激性成分目前有认为是草酸钙针晶，麻辣味为皂苷类成分。经过白矾、生姜和甘草炮制后，明显去除麻辣味和降低刺激性，毒性降低。其解毒机制可能与吸附毒物，改变毒物的理化性质、生理活性及增强机体解毒能力有关。如辅料中生姜具有解毒功能，与天南星起协同作用；白矾在水中成 $Al(OH)_3$ 凝胶，吸附毒物或与毒物中和而解毒；甘草酸具有类似活性炭的吸附作用，其水解产物葡萄糖醛酸与毒物结合能加强肝脏的解毒能力。另有报道，明矾炮制减毒的机制可能是其 $Al^{3+}$，加速破坏了草酸钙针晶的形态[2]。

【药理作用】

### 一、天南星的药理作用

**1. 抗惊厥作用**　天南星水浸剂3g/kg 对小鼠进行腹腔注射，发现其可明显对抗士的宁，咖啡因及戊四氮引起的惊厥，但不能对抗休克的发作[3,4]。

**2. 镇静、镇痛作用**　天南星煎剂分别给大鼠、家兔进行腹腔注射，显示很好的镇静作用，并可延长戊巴比妥钠的睡眠时间[5]。

**3. 抗菌作用**　天南星醇提物的乙酸乙酯萃取物对革兰阴性菌、大肠埃希菌、鸡大肠杆菌、猪大肠杆菌和革兰阳性菌、金黄色葡萄球菌、藤黄微球菌、蜡状芽孢杆菌、短小芽孢杆菌都有明显抑制作用，对鸡大肠杆菌和猪大肠杆菌抑制作用更强。其提取物能使大肠埃希菌的菌体结构破坏，菌体皱缩变形，细胞质固缩，导致质壁分离，并随药物作用时间增长，细胞质解体出现空腔，部分细胞壁缺失，细胞膜破裂，成为颗粒状残体而死亡。作用机制可能是通过抑制细菌细胞分裂，抑菌活性成分可能为皂苷类物质[6]。

**4. 抗心律失常**　大鼠口服天南星的60%乙醇提取物，对乌头碱诱发大鼠心律失常具有明显的拮抗作用，天南星1.4g/kg组为最佳。它既能延缓心律失常出现的时间又能缩短心律失常持续时间[7]。

**5. 祛痰作用**　给家兔灌胃天南星煎剂后呼吸道黏液分泌明显增加，认为本品含有的皂苷对胃黏膜具有刺激性，因而在口服时能增加气管、支气管的分泌液。通过小鼠酚红排泄法实验证明，天南星水剂口服有祛痰作用[8]。

**6. 抗肿瘤作用**　天南星提取物对肝癌SMCC-7221细胞增殖有显著抑制作用[9]，能诱导SMMC-7721细胞程序性凋亡。生南星中的D-甘露醇结晶有抑制肿瘤活性，另外体外实验表明，本品对人体肺癌、肝癌及胃癌细胞有直接杀伤或抑制作用。天南星醇提物对移植性肿瘤（肉瘤S180和肝癌H22）具有显著的抑制作用，而对小鼠脾细胞的增殖具有促进作用并有较好的剂量依赖关系[10]。

**7. 抗氧化作用**　虎掌南星块茎氯仿提取物的2种生物碱均能不同程度地清除超氧阴离子自由基，抑制肝线粒体脂质过氧化反应和膜ATP酶反应。虎掌南星醇提取液对亚油酸自动氧化的抑制率为96.1%，与其抗氧化性能成正比，而且还能显著增强小鼠血中谷胱甘肽过氧化物酶（GSH-Px）和过氧化氢酶（CAT）的活性[11]。

**8. 其他作用**　另外，天南星还有促凝血、催吐、泻下等作用[12,13]。

## 二、制南星的药理作用

**1. 镇痛、祛痰、抗惊厥作用**　制南星水煎液对小鼠具有一定的镇痛、祛痰、抗惊厥作用。

**2. 促凝血作用**　制南星的水浸液有延长小鼠凝血时间的显著作用[12]。

## 三、胆南星的药理作用

**1. 镇痛作用**　5%胆南星水溶液的镇痛率为90.91%[14]。

**2. 催眠作用**　胆南星对昆明种小鼠的中枢系统有抑制作用，可增强戊巴比妥钠催眠作用[15]。

【化学成分】

**天南星**　主要成分为三萜皂苷、苯甲酸、淀粉、甾醇、生物碱、黄酮等；另外含有0.4191%的氨基酸、钙、磷、铝、锌等21种无机元素[16]。

**制南星**　天南星经炮制后掌叶半夏碱乙含量明显减少。

**胆南星**　除天南星原有的化学成分外，经炮制后掌叶半夏碱乙、总氨基酸和总黄酮的含量明显减少，还增加了胆酸、胆红素等胆汁中含有的成分。

【毒性】　目前对于天南星的毒性报道主要为生品口尝有麻舌感，表现为黏膜刺激性，可致口唇肿痛、失音、流涎、痉挛、呼吸困难，严重者窒息[2]，继则中枢神经系统受到影响，出现头晕心慌、四肢麻木，甚至昏迷、窒息、呼吸麻痹而死亡，有的可能引起智力发育障碍等[17]。通过小鼠急性毒性试验和家兔眼结膜刺激性试验比较天南星生品、炮制品针晶及其不同提取部位的毒性后发现，天南星针晶组 $LD_{50}$ 为42.53mg/kg，天南星粉末组 $LD_{50}$ 为1062mg/kg，天南星炮制品粉末组 $LD_{50}$ 为2788mg/kg。天南星经过白矾、生姜和甘草炮制后，明显去除麻辣味和消除刺激性，毒性降低。其解毒机制可能与吸附毒物，改变毒物的理化性质、生理活性及增强机体解毒能力有关。如辅料中生姜具有解毒功能，与天南星起协同作用；白矾在水中成 $Al(OH)_3$ 凝胶，吸附毒物或与毒物中和而解毒；甘草酸具有类似活性炭的吸附作用，其水解产物葡萄糖醛酸与毒物结合能加强肝脏的解毒能力。另有报道，明矾炮制减毒的机制可能是其 $Al^{3+}$，加速破坏了草酸钙针晶的形态[2]。

【生制天南星成分、药效与功用关系归纳】　由天南星炮制前后的对比研究，提示了掌叶半夏碱乙、氨基酸、总黄酮、草酸钙针晶等成分的变化是引起天南星生制品药效差异的物质基础。其变化关系如图17-2所示：

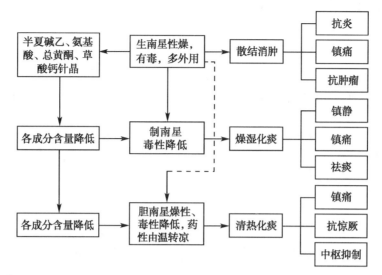

图17-2　生制天南星成分、药效与功用关系图

（鞠成国）

━━━━━━━━━━━━━●　**参 考 文 献**　●━━━━━━━━━━━━━

［1］国家药典委员会. 中华人民共和国药典（一部）［S］. 北京：中国医药科技出版社，2010：53-54.

［2］唐力英，吴宏伟，王祝举，等. 天南星炮制减毒机制探讨（I）［J］. 中国实验方剂学杂志，2012，18（24）：28-31.

［3］中国医学科学院药物研究所. 中药志（第2册）［M］. 北京：人民卫生出版社，1984：32.

［4］王浴生. 中药药理与应用［M］. 北京：人民卫生出版社，193：152.

［5］杜潇. 天南星药理作用和临床应用研究概况［J］. 医学信息，2011（7）：3408.

［6］王关林，蒋丹，方宏筠. 天南星的抑菌作用及其机理研究［J］. 畜牧兽医学报，2004，35（3）：280.

［7］秦彩玲，胡世林，刘君英，等. 有毒中药天南星的安全性和药理活性的研究［J］. 中草药，1994，25（10）：527-530.

［8］钟凌云，吴皓. 天南星科植物中黏膜刺激性成分的研究现状与分析［J］. 中国中药杂志，2006，18（9）：1562.

［9］杨宗辉，尹建元，魏征人. 天南星提取物诱导人肝癌SMMC-7721细胞凋亡及其机制的实验研究［J］. 中国老年学杂志，2007，27（2）：141.

［10］张志林，汤建华，陈勇，等. 中药天南星醇提物抗肿瘤活性的研究［J］. 陕西中医，2010，31（2）：242.

［11］张企兰，郑英，张如松. 虎掌南星、白附片抗氧化作用实验研究［J］. 中草药，1996，27（9）：544-546.

［12］杨中林. 天南星各种炮制品的药效学初步研究I［J］. 中国药科大学学报，1998，29（5）：342-344.

［13］秦文娟，孔庆芬，范志同，等. 掌叶半夏化学成分的研究（I）［J］. 中草药，1981，12（3）：5-9.

［14］杨金龙，都娟，乔保书，等. 胆南星镇痛作用的研究［J］. 湖南畜牧兽医杂志，1995，（1）：34.

［15］赫炎，吴连英，王孝涛. 胆南星不同炮制品的药效和毒性试验研究［J］. 中药材，1997，20（9）：459-461.

［16］阴健，郭力弓. 中药现代研究与临床应用（I）［M］. 北京：学苑出版社，1993，133.

［17］于智敏，王克林，李玉海，等. 常用有毒中药的毒性分析与配伍宜忌［M］. 北京：科学技术文献出版社，2005：200.

〜 **白　　前** 〜

【**来源**】　本品为萝摩科植物柳叶白前 *Cynanchum stauntonii*（Decne.）Schltr. Ex Lévl. 或芫花叶白前 *Cynanchum glaucescens*（Decne.）Hand.-Mazz. 的干燥根茎及根。秋季采挖，洗净，晒干。分布十

分广泛，主产于湖北新洲，安徽、浙江、江西、福建等地。

生制白前鉴别使用表

| 处方用名 | 白前 | 蜜白前 |
|---|---|---|
| 炮制方法 | 切制 | 蜜制 |
| 性状 | 柳叶白前：不规则横切厚片，质脆，外表皮黄白色或黄棕色。切面中空，气微，味微甜<br><br>芫花叶白前：不规则横切厚片，质较硬，外表皮灰绿色或灰黄色。切面中空不明显 | 蜜柳叶白前：不规则横切厚片，质酥脆，外表皮黄色或棕黄色。切面深黄色、中空，气微，味甜，表面略带黏性<br><br>蜜芫花叶白前：不规则横切厚片，质较硬。切面深黄色、中空不明显，味微甜，表面略带黏性 |
| 性味归经 | 辛、苦，微温<br>归肺经 | 辛、微苦、微温<br>归肺经 |
| 功能主治 | 降气、消痰、止咳<br>用于肺气壅实、咳嗽痰多，胸满喘急 | 润肺、降气、止咳、化痰<br>用于肺虚咳嗽和肺燥咳嗽 |
| 炮制作用 | 利于调剂和成分煎出 | 增强润肺作用 |
| 用法用量 | 水煎口服或入中成药<br>3~10g | 水煎口服或入中成药<br>3~10g |
| 配伍 | 常与桔梗、荆芥、百部等同用治疗风寒咳喘。紫菀、半夏、大戟等配伍治疗久咳气喘。配款冬花、麻黄等治咳嗽痰多，胸满喘急。配伍紫菀、桔梗治疗外感风寒咳嗽 | 常与款冬花、紫菀、黄芪同用治疗肺虚咳喘。与麦冬、桑白皮、生地黄配伍治疗肺燥咳喘。配桔梗、桑白皮治疗久咳咯血 |
| 药理作用 | 止咳、祛痰、镇痛、抗炎 | 止咳、祛痰、镇痛、抗炎 |
| 化学成分 | 含三萜皂苷、$C_{21}$甾体皂苷、挥发油等成分 | 挥发油含量减少，$C_{21}$甾皂苷部分水解次生苷增加，水醇浸出量增加 |
| 检查浸出物 | 水分不得过12.0%；总灰分不得过6.0%<br>水溶性浸出物不得少于12.0% | 水分不得过13.0%；总灰分不得过5.5%<br>水溶性浸出物不得少于12.0% |
| 注意 | 肝肾功能不全者不宜长期使用 | 肝肾功能不全者不宜长期使用 |

## 注释

【炮制方法】

白前：取原药材，除去杂质，洗净，润透，切段，干燥[1]。

蜜白前：取净白前，加入炼蜜，文火炒至不粘手。每100kg白前加入炼蜜25kg。

【性状差异】　蜜制后白前的颜色增加，味甜，表面有黏性。

【炮制作用】　白前，味辛、苦，性微温，入肺经。《本草纲目》：长于降气，肺气壅实而有痰者宜之。解表，降气作用较强，适用于外感咳嗽或痰湿咳嗽。如白前汤、止嗽散。

白前蜜制后，增加甘味，辛散之性缓和，润肺作用增强。甘能缓，辛能散，温能下，是以长于下气，故主胸胁逆气，咳嗽上气。因蜜白前偏于润肺降气，止咳作用增强，常用于肺虚咳嗽或肺燥咳嗽。如枇杷叶止咳颗粒。

白前的挥发油对胃有刺激性，生品中含量较多，故生品对胃的刺激性较强。

白前蜜制后挥发性成分含量减少，缓和对胃的刺激性。加之$C_{21}$甾皂苷在加热条件下可水解为次生苷或苷元，致使成分的比例和组成有所改变，表现为白前醇、醚提物有较明显的镇咳、祛痰作用，水提物有一定的祛痰、抗炎和镇痛及抗血栓形成作用[2-6]。这些变化可能与刺激性降低，止咳作用增强有关。

**【药理作用】**

### 白前的药理作用

**1. 抗溃疡作用** 白前75%乙醇提物5g/kg和15g/kg灌胃给药能显著地抑制小鼠水浸应激性溃疡、盐酸性溃疡及吲哚美辛-乙醇性胃溃疡的形成[2]。

**2. 止泻作用** 白前煎液能显著减少蓖麻油及番泻叶引起的小鼠腹泻次数及发生率[2]。

**3. 促进胆汁分泌** 白前煎液使麻醉大鼠的胆汁分泌量有短暂的增加[2]。

**4. 镇咳作用** 芫花叶白前各种提取物均有明显的镇咳作用[3]。

**5. 祛痰作用** 芫花叶白前水、醇提取物具有明显的祛痰作用。水提取物对乙酰胆碱和组胺混合液诱发的豚鼠哮喘有明显的预防作用[3]。

**6. 抗炎作用** 芫花叶白前的水提取物具有非常显著的抗炎作用[3,4]。

**7. 镇痛作用** 芫花叶白前的水煎液有镇痛作用[4]。

柳叶白前醇、醚提物有较明显的镇咳作用和祛痰作用，水提物有一定的祛痰作用和抗炎作用，还具有镇痛及抗血栓形成作用[4-6]。

**【化学成分】**

**白前** 主要含$C_{21}$甾体皂苷、生物碱、黄酮、木脂素等类成分。柳叶白前根茎中含有甾醇、三萜皂苷、生物碱等成分。芫花叶白前根中主要含有$C_{21}$甾体皂苷，包括白前皂苷A，B，C，D，E，F，G，H，I，J，K，海罂粟苷元A、B，海罂粟皂苷元C-黄花夹竹桃糖苷，白前新皂苷A和B及白前二糖等[6-15]。

**蜜白前** 白前蜜制后挥发油含量降低，$C_{21}$甾皂苷部分水解次生苷增加，水醇浸出量增加。

**【不良反应】** 白前对胃有刺激性，蜜制后刺激性减弱[6]。

**【毒性】** 临床毒性尚不明确。动物实验显示，口服给予小鼠白前提取物，46.4g/kg组动物中有20%出现了腹泻体征，有部分死亡。死亡实验动物解剖所见：大部分动物胃和结肠内有大量内容物，胃内有大量气泡，小肠充盈，肠壁变薄，肝有充血。其他器官未见异常。

**【生制白前成分、药效与功用关系归纳】** 由白前蜜制前后的对比研究，初步认为挥发油和$C_{21}$甾体皂苷的变化是引起白前生制品药效差异的主要物质基础。其变化关系如图17-3所示：

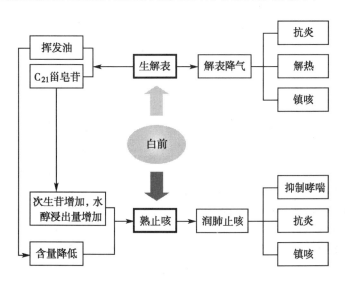

图17-3 生制白前成分、药效与功用关系图

（许 枬）

## • 参考文献 •

[1] 国家药典委员会. 中华人民共和国药典（一部）[S]. 北京：中国医药科技出版社，2010：101.

[2] 沈雅琴，张明发，朱自平，等. 白前的消化系统药理研究 [J]. 中药药理与临床，12（6）：18-21.

[3] 梁爱华，薛宝云，杨庆，等. 柳叶白前的镇咳、祛痰及抗炎作用 [J]. 中国中药杂志，1996，21（3）：1731-1733.

[4] 沈雅琴，张明发，朱自平，等. 白前的镇痛、抗炎和抗血栓形成作用 [J]. 中国药房，2001，12（1）：15-16.

[5] 黄芳，方悦，郑琦，等. 白前抗血栓形成作用的研究 [J]. 浙江中西医结合杂志，2012，22（7）：574-575.

[6] 玛依拉，付梅红，方婧. 中药白前及其同属植物近10年研究概况 [J]. 中国民族民间医药杂志，2003，65：318-322.

[7] 陈纪军，张壮鑫，周俊. 大理白前的化学成分 [J]. 云南植物研究，1989，11（4）：471-473.

[8] Liu Y, Hu Y C, Yu S S, et al. Steroidal glycosides from Cynanchum forrestii Schlechter [J]. Steroids, 2006, 71 (1)：67-69.

[9] Achenbach H, Lwel M, Waibel R, et al. New lignan glucosides from Stemmadenia minima [J]. PlantaMed, 1992, 58 (3)：270-272.

[10] Suksamrarn A, Sommechai C, Charulpong P, et al. Ecdysteroids from Vitex canescens [J]. Phytochemistry, 1995, 38 (2)：473-475.

[11] Govindachari TR, Viswanathan N, Radhakrishnan J, et al. Minor alkaloids of Tylophora asthmatica Revised structure of tylophorinidine [J]. Tetrahedron, 1973, 29 (6)：891-897.

[12] Bengsch E, Perly B, Deleuze C, et al. A general rule for the as- signment of the carbon- 13 NMR peaks in fatty acid chains [J]. J. Magn Reson, 1986, 68 (1)：1-3.

[13] 刘悦，刘静，庾石山，等. 大理白前化学成分研究 [J]. 中国中药杂志，2007，32（6）：500-503.

[14] 娄红祥，李铣，朱廷儒. 华北白前中的新三萜成分 [J]. 药学学报，1991，26（8）：584-592.

[15] 彭军鹏，李铣. 华北白前化学成分研究（Ⅰ）[J]. 沈阳药科大学学报，1990，7（4）：284-285.

## ∽ 芥 子 ∾

【来源】 本品为十字花科植物白芥 *Sinapis alba* L. 或芥 *Brassica juncea*（L.）Czern. et Coss. 的干燥成熟种子。前者习称"白芥子"，后者习称"黄芥子"。夏末秋初果实成熟时采割植株，晒干，打下种子，除去杂质。主产于河南、安徽。

**生制芥子鉴别使用表**

| 处方用名 | 芥子 | 炒芥子 |
|---|---|---|
| 炮制方法 | 净制 | 炒制 |
| 性状 | 白芥子：呈球形，直径 1.5～2.5mm。表面灰白色至淡黄色，具细微的网纹，有明显的点状种脐。气微，味辛辣<br>黄芥子：较小，直径 1～2mm。表面黄色至棕黄色，少数呈暗红棕色。研碎后加水浸湿，则产生辛烈的特异臭气 | 炒白芥子：呈球形，表面灰黄色，微见裂纹，断面浅黄色，有香气<br>炒黄芥子：呈球形，较小，表面黄棕色至棕黄色，微见裂纹，断面深黄色，有微辣气、香气 |
| 性味<br>归经 | 辛、温<br>归肺、肝、脾、胃、心包经 | 辛、微温<br>归肺、肝、脾经 |

续表

| 功能<br>主治 | 温肺豁痰利气，散结通络止痛<br>用于寒痰咳嗽，胸胁胀痛，痰滞经络，关节麻木，痰湿流注，阴疽肿毒。多用于胸闷胁痛，寒痰凝滞，关节肿痛，痈肿疮毒 | 顺气豁痰<br>用于痰多咳喘，胸胁胀痛，痰滞经络，痰湿流注。适于寒痰咳喘，痰多咳喘 |
|---|---|---|
| 炮制作用 | 除去杂质和混淆品 | 缓和辛散之气，增强镇咳作用 |
| 配伍 | 与冰片、木鳖子、蓖麻子配伍，治疗手足癣或风湿脚气肿痛无力。与肉桂配伍治疗痰湿阻滞经络之关节疼痛。与青皮配伍能开气化痰，治疗痰饮咳逆，胸胁疼痛 | 与紫苏子、莱菔子配伍，用于治疗痰壅气逆之咳嗽喘逆、胸闷痰多、食少难消之症，尤以老人、虚人咳嗽痰咳喘日久不愈为宜。与甘遂、大戟配伍，用于治疗痰饮停滞膈下之咳嗽、胸痛、胁痛、喉中痰鸣、流涎多痰 |
| 用法<br>用量 | 水煎口服或入中成药<br>口服 3~9g<br>外用适量 | 水煎口服或入中成药<br>口服 3~9g<br>外用适量 |
| 药理作用 | 镇咳、平喘、抑制前列腺增生 | 镇咳、平喘 |
| 化学成分 | 含生物碱、黄酮、挥发油。苷类成分含量较高 | 挥发油和苷类成分含量降低。水煎出率增加 |
| 检查<br>浸出物<br>含量测定 | 水分不得过 14.0%；总灰分不得过 6.0%<br>水溶性浸出物不得少于 12.0%<br>含芥子碱以芥子碱硫氰酸盐计算，不得少于 0.05% | 水分不得过 13.0%；总灰分不得过 5.5%<br>水溶性浸出物不得少于 11.0%<br>含芥子碱以芥子碱硫氰酸盐计算，不得少于 0.04% |
| 注意 | 肺虚久咳及阴虚火旺者，消化道溃疡，出血者以及皮肤过敏者忌用 | 肺虚久咳及阴虚火旺者，消化道溃疡，出血者以及皮肤过敏者忌用 |

## 注释

【炮制方法】

芥子：取原药材，除去杂质，用时捣碎[1]。

炒芥子：取净芥子，文火炒至黄色断面淡黄色（炒白芥子）；深黄色，断面浅黄色（炒黄芥子），有香辣气时[1]。用时捣碎。

【性状差异】　生制芥子颜色较浅，辛味强。但炒芥子表皮颜色加深，呈深黄色，且香气更浓。

【炮制作用】　芥子，味辛、性热。辛散之性强，善通肺经，故主入肺经。因能逐膜膈之痰，疗胸胁和关节疼痛，故又入肝、脾、胃、心包之经[2]。《本草纲目》：芥子辛能入肺，温能发散，故有利气豁痰、温中开胃、散痛消肿、辟恶之功。《本草蒙筌》："味辛，气温。无毒。善却痓气，最辟鬼邪。研醋敷射工，煎液消痰辟。久疟蒸成辟块，须此敷除；皮里膜外痰涎，必用引达。"具体说明了芥子的功能主治特点。因芥子善于通络止痛，能消皮里膜外之痰，消癖化疟，降息定喘，利窍明目，逐瘀止疼俱能奏效。故用于治疗痰饮胸闷胁痛，寒痰凝滞、关节疼痛，如控涎丹和白芥子散。

炒芥子，味苦，性平。辛热之性缓和，减少了入心包经的作用，故主入肺、肝、脾经。善于顺气豁痰。偏重用于寒痰咳喘和痰多咳喘症。故三子养亲汤，方中加萝卜子消食，苏子定喘。

现代研究表明，芥子的升散之性与其所含有的挥发油成分和氰苷密切相关[3,4]。芥子苷和对羟基苯乙腈是芥子的镇咳平喘活性成分[4-12]。芥子的挥发油是其主要刺激性成分[3]。很多苷类成分水解后可生成具有挥发性的脂性苷元。如黑芥子苷，本身无刺激作用，但遇水经芥子酶的作用生成挥发油，主要成分为异硫氰酸烯丙酯，有刺鼻辛辣味及刺激作用。应用于皮肤，有温暖的感觉并使之发红，甚至引起水泡、脓疱。又如，芥子苷在贮存过程中也可被芥子苷酶水解，使含量逐渐降低，并生成有刺激性的物质。芥子炒制过程可杀灭能水解自身苷类成分的酶，同时又可降低挥发油含量。另外，还可促进对祛痰止咳活性成分羟基苯乙腈的转化，使其含量增加，致白芥子炒制后祛痰、止咳、平喘作用均强于生品[3]。综上研究可见，炒白芥子是通过减少刺激性成分，提高镇咳平喘的活性成分含量，使刺激性明显缓和的同时增强其镇咳作用。

【药理作用】

## 一、白芥子的药理作用

**1. 抗真菌作用**　白芥子水浸剂（1:3），在试管内对堇色毛癣菌、许兰黄癣菌等皮肤真菌有不同程度的抑制作用[13]。

**2. 刺激作用**　白芥子苷遇水后经白芥子酶的作用生成挥发性油（白芥子油）对皮肤和胃黏膜有刺激[10]。

**3. 抗氧化作用**　白芥子有良好的抗氧化作用[14,15]。

**4. 镇咳作用**　以浓氨水喷雾法测试结果表明，炒白芥子醇提取物有明显的镇咳作用[10]。

**5. 祛痰作用**　白芥子水提取物有良好的祛痰作用；炒白芥子石油醚提取物可显著对抗4%氯乙酰胆碱诱导的豚鼠哮喘[10]。

**6. 其他作用**　白芥子苷水解物刺激胃黏膜，反射性引起支气管分泌增加，使痰液变稀而起祛痰作用。家兔静脉注射芥子生理盐水浸出液，血压先有轻度上升，后则下降，呼吸增快[2]。

## 二、炒白芥子的药理作用

**1. 镇咳作用**　白芥子炒后镇咳作用较生品明显提高，咳嗽潜伏期显著延长，咳嗽次数明显减少[3]。

**2. 祛痰作用**　炒白芥子较白芥子的祛痰作用明显增强[3]，而且炒白芥子的醇和醚提取物均有显著祛痰作用。

**3. 平喘作用**　炒白芥子水提物和醇提取的平喘作用较生品增强。

【化学成分】

**芥子**　种子含黑芥子苷、芥子酸、芥子碱、脂肪油、蛋白质、黏液质。酶解后所得挥发油为芥子油，含有异硫氰酸的甲酯、异丙酯、烯丙酯和3-甲硫基丙酯等酯类成分。脂肪油主要由多种脂肪酸的甘油酯，其脂肪酸为芥酸、甘碳烯-11-酸山嵛酸等组成[3,12]。

**炒芥子**　挥发油和苷类成分含量降低，有效成分水煎出率增加。

【高效液相色谱异同点】

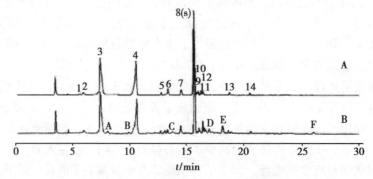

图 17-4　白芥子生品（A）、炒制品（B）对照指纹图谱（甲醇提取物）

3. 4-羟基-苄基芥子苷；4. 4-羟基-苯甲酰胆碱；8. 芥子碱复盐；

13. 芥子酸；14. 对甲氧苯甲酸；C、D、E 为炮制后新成分

由芥子炮制前后 HPLC 谱图 17-4 可见，芥子碱复盐炮制后明显增加，保留时间在 5 分钟之内的色谱峰含量减少。另外，还产生了 C、D、E 三个色谱峰。提示，炮制前后芥子的化学成分有较明显

变化。由图17-5可见，芥子炒制前后水提取物成分变化较大。提示，芥子炮制后成分有明显变化，芥子炒制利于水溶性成分煎出[4-6]。

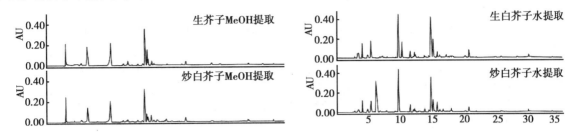

图17-5 白芥子生品、炮制品不同提取物的HPLC谱图

【含量测定】 照文献方法[4]，测定芥子、炒芥子中对羟基苯乙腈的含量，发现二者有明显差异，见表17-2。

表17-2 芥子、炒芥子的对羟基苯乙腈的含量变化（%）

| 样品 | 对羟基苯乙腈 | RSD |
|---|---|---|
| 芥子 | 0.76 | 1.4 |
| 炒芥子（5min） | 16.5 | 1.6 |
| 炒芥子（10min） | 21.44 | 2.4 |

【不良反应】 芥子的主要副作用是刺激作用。芥子中的芥子苷在酶的作用下可以水解为对皮肤、黏膜和胃肠道有刺激作用的苷元。通常将芥子粉除去脂肪酸后做成芥子硬膏使用。

【毒性】 临床毒性尚不明确。动物实验显示，本品所含的异硫氰酸苄酯对小鼠、豚鼠、大鼠腹腔注射的$LD_{50}$分别为72mg/kg、口服的$LD_{50}$为128mg/kg[15]。

【生制芥子成分、药效与功用关系归纳】 由芥子炒制前后的对比研究提示，初步认为挥发油、芥子苷和其他苷类成分的变化是引起芥子生制品药效差异的物质基础。其变化关系如图17-6所示：

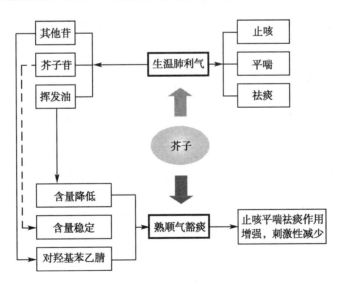

图17-6 生制芥子成分、药效与功用关系图

（许 枬）

● 参考文献 ●

[1] 国家药典委员会. 中华人民共和国药典（一部）[S]. 北京：中国医药科技出版社，2010：149.

[2] 江苏新医学院. 中药大辞典 [M]. 上海：上海人民出版社，1977：716.

[3] 张学梅，刘凡亮，梁文波，等. 白芥子提取物的镇咳、祛痰及平喘作用研究 [J]. 中草药，2003，34 (7)：635-637.

[4] 冯宝民，蒋革，余正江，等. 炒白芥子中对羟基苯乙腈抑制咳嗽中枢作用的研究 [J]. 中草药，2005，36 (增刊)：184-185.

[5] 张振凌，杨海玲，张本山，等. 炮制对白芥子中芥子碱硫氰酸盐含量及煎出量的影响 [J]. 中药杂志，2007，32 (19)：2067-2069.

[6] 郁露，孙素琴，周群，等. 白芥子炒制过程的红外及二维相关光谱研究 [J]. 光谱学与光谱分析，2006，26 (12)：2181-2185.

[7] 腊贵晓，方萍. 芥子油苷分解研究进展 [J]. 食品科学. 2008，29 (10)：350-354.

[8] 沈海葆，彭国平，解正平. 芥子炮制前后有效成分芥子贰的含量比较 [J]. 中药通报，1987，12 (4)：181.

[9] 欧敏锐，吴国欣，林跃鑫. 中药白芥子研究概述 [J]. 海峡药学，2001，13 (2)：81.

[10] 张学梅，刘凡亮，梁文波，等. 白芥子提取物的镇咳、祛痰及平喘作用研究 [J]. 中草药，2003，4 (7)：635-637.

[11] 冯保民，余正江，段礼新，等. 炒白芥子中化学成分的研究 [J]. 中草药，2008，39 (3)：331-333.

[12] 欧敏锐，吴国欣，林跃鑫. 中药白芥子研究概述 [J]. 海峡药学，2001，13 (2)：8-9.

[13] 吕绍杰. 日本开发芥子提取物制剂用于抗菌作用的概况 [J]. 中国食品用化学品，1998，(4)：26-27.

[14] 薄立宏，徐立然. 复方白芥子膏抗衰老作用的研究 [J]. 中国中医药科技，1997，4 (4)：228-230.

[15] 李卫业，李群. 辐射及活性氧对 DNA 的损伤以及芥子碱的保护作用 [J]. 植物生理学报，1997，23 (4)：319-323.

## ❧ 白 附 子 ❧

【来源】 本品为天南星科植物独角莲 *Typhonium giganteum* Engl. 的干燥块茎。秋季采挖，除去须根和外皮，晒干。主产于河北、东北等地。

生制白附子鉴别使用表

| 处方用名 | 白附子 | 制白附子 |
|---|---|---|
| 炮制方法 | 净制 | 复制 |
| 性状 | 椭圆形或卵圆形，表面白色至黄白色，略粗糙，有环纹及须根痕，顶端有茎痕或芽痕。质坚硬，断面白色，粉性。气微，味淡、麻辣刺舌 | 类圆形或椭圆形厚片，外表皮淡棕色，切面黄色，角质。味淡，微有麻舌感 |
| 性味归经 | 辛，温；有毒<br>归胃、肝经 | 辛，温；有小毒<br>归胃、肝经 |
| 功能主治 | 祛风痰，定惊搐，解毒散结，止痛<br>用于中风痰壅，口眼㖞斜，惊风癫痫，破伤风，偏正头痛，外治瘰疬痰核，毒蛇咬伤 | 祛风痰，止痛<br>用于偏头痛，痰湿头痛，咳嗽痰多 |
| 炮制作用 | 洁净药材 | 降低毒性，增强祛风痰作用 |
| 用法用量 | 入中成药或外用<br>3~6g | 水煎口服或入中成药<br>3~6g |
| 配伍 | 常与半夏、天麻、木香、防风、独活等配伍治疗中风痰壅、口眼㖞斜、痰厥头痛、偏正头痛、喉痹咽痛、破伤风等。如白附子丸、玉真散、医痫丸 | 常与白芷、藁本、天南星、半夏、白矾、牛黄、全蝎、炒僵蚕、朱砂、人工麝香等配伍治寒湿头痛和痰湿咳嗽等。如白附子散、白附丸、牛黄镇惊丸 |

续表

| 药理作用 | 抗炎、镇静、抗惊厥、止痛等 | 抗炎、镇静、止痛、抑制胰蛋白酶活性等 |
|---|---|---|
| 化学成分 | 脂肪酸、甾体类化合物、挥发油、氨基酸等 | 水溶性游离氨基、总氨基酸、β-谷甾醇、桂皮酸和油酸含量下降；草酸钙针晶减少；5-羟甲基糠醛和双［5-甲酰基-糠基］-醚的含量升高 |
| 检查<br>浸出物 | 水分不得过 15.0% 。总灰分不得过 4.0%<br>70% 乙醇热浸物不得少于 7.0% | 水分不得过 13.0% 。总灰分不得过 4.0%<br>稀乙醇热浸物不得少于 15.0% |
| 注意 | 孕妇慎用；生品内服宜慎 | 孕妇慎用 |

## 注释

**【炮制方法】**

白附子：取原药材，除去杂质。

制白附子：取净白附子，分开大小个，浸泡，每日换水 2～3 次，若起黏沫，换水后加白矾（每 100kg 白附子，用白矾 2kg），泡 1 日后再进行换水，至口尝微有麻舌感为度，取出。将生姜片、白矾粉置锅内加适量水，煮沸后，倒入白附子共煮至无白心，捞出，除去生姜片，晾至六七成干，切厚片，干燥。每 100kg 白附子，用生姜、白矾各 12.5kg[1]。

**【性状差异】**　白附子类圆球形，切面白色至黄白色，粉性，刺舌。制白附子为厚片，切面黄色，角质，微有麻舌感。（见文末彩图 79）

**【炮制作用】**　白附子，味辛，性温。归胃、肝经。麻辣刺舌，有毒。以祛风痰，止痉，解毒止痛力胜，多用于中风痰壅、口眼㖞斜、痰厥头痛、偏正头痛、喉痹咽痛、破伤风等，外治瘰疬痰核，毒蛇咬伤。如治破伤风，常配防风、天南星、白芷、天麻、羌活，如玉真散（《中华人民共和国药典》）；治痰阻脑络所致的癫痫，常配制南星、制半夏、猪牙皂、僵蚕、蜈蚣、全蝎、白矾等，如医痫丸（《中华人民共和国药典》）。

白附子制后，毒性降低，增强燥湿祛风痰的作用，以祛寒邪，化湿痰力强，多用于寒湿头痛和痰湿咳嗽。治寒湿头痛，常配白芷、藁本、天南星等，如白附子散（《普济本事方》）；治痰湿咳嗽，常配天南星、半夏、白矾，如白附丸（《证治准绳》）；治小儿惊风，高热抽搐，牙关紧闭，烦躁不安，常配牛黄、全蝎、炒僵蚕、朱砂、人工麝香、珍珠、天麻、琥珀等，如牛黄镇惊丸（《中华人民共和国药典》）。

白附子因含毒蛋白草酸钙针晶而产生刺激性毒性，即强烈的刺舌感，加白矾、生姜复制法炮制后毒蛋白草酸钙针晶含量降低，蛋白变性刺激性也随之降低[2,3]。表现为麻舌感减弱，毒性降低。由于炮制过程中制白附子质地疏松，增加有效成分的水煎出率，表现为镇静、抗炎、镇痛作用增强，可能是其炮制品祛寒、化痰能力增强的原因。

**【药理作用】**

### 一、白附子的药理作用

**1. 抗炎作用**　白附子混悬液和煎剂对大鼠蛋清性、酵母性及甲醛性关节肿有明显或不同程度的抑制作用，对炎症末期的棉球肉芽肿增生和渗出亦有明显的抑制作用，其抗炎作用同免疫器官胸腺、脾脏关系不大[4]。

**2. 镇静作用**　白附子水浸液口服给药未显示镇静作用，腹腔注射则表现出明显的镇静作用，且有明显的协同戊巴妥钠催眠的作用[5]。

**3. 抗惊厥作用**　白附子水浸液对中枢兴奋剂戊四氮、硝酸士的宁所致小鼠强直性惊厥，仅能明显或不同程度地推迟小鼠惊厥出现时间和死亡时间，未见有对抗惊厥只数和死亡只数的效果。而对咖啡因所致惊厥，不论生品还是炮制品均未见有抗惊厥的作用[5]。

**4. 止痛作用** 白附子水浸液可明显减少小鼠扭体反应次数，且生、制品之间无明显差异性[6]。

**5. 抗恶性肿瘤作用** 白附子水煎液给小鼠灌胃，对小鼠 S180 实体瘤的生长有明显的抑制作用，抑瘤率在 30% 以上；能延长艾氏腹水癌荷瘤小鼠的生存期，生命延长率达 40% 以上；还能明显增加荷瘤小鼠淋巴细胞转化率，增强免疫功能[7,8]。

**6. 抗艾滋病毒作用** 白附子提取物有很强的抗 HIV-1 作用[9]。

## 二、制白附子的药理作用

**1. 抗炎作用** 新法、老法制品与生品有相近的抗炎作用，新老法制品比较亦无差异[4]。

**2. 镇静作用** 生品与不同制品之间有相近的镇静作用，未表现出差异性[5]。

**3. 止痛作用** 白附子水浸剂 30g/kg 颈背皮下注射，40 分钟后腹腔注射 0.6% 醋酸溶液 0.1g/kg。结果表明白附子水浸液可明显减少小鼠扭体反应次数，且生、制品之间无明显差异性。

**4. 抗肿瘤作用** 制白附子具有一定的抗肿瘤作用，该作用弱于生品[10]。

**5. 抑制胰蛋白酶活性** 生、制品对胰蛋白酶均有不同程度的抑制作用。炮制后抑制胰蛋白酶活性作用增强，可能会降低其化痰功效，这与临床上制白附子多用于止痛是一致的[6]。

【化学成分】

**白附子** 主要含有脂肪酸，甾体类，如谷甾醇、β-谷甾醇-D-葡萄糖苷；另含挥发油、氨基酸、微量元素等[11]。

**制白附子** 水溶性游离氨基、总氨基酸、β-谷甾醇、桂皮酸和油酸含量下降[12,13]；与蛋白结合的草酸钙针晶减少[2]；5-羟甲基糠醛和双 [5-甲酰基-糠基]-醚的含量升高[14]。

【高效液相色谱异同点】

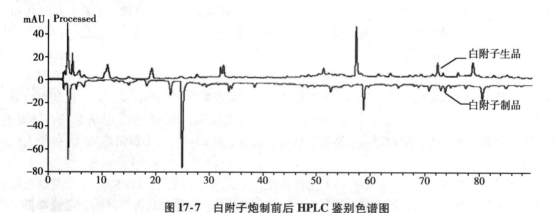

**图 17-7 白附子炮制前后 HPLC 鉴别色谱图**

由图 17-7 可见，炮制后有些化学成分含量降低，并有新成分生成。

【毒性】 白附子的毒性作用主要表现为对眼结膜、胃黏膜及皮肤的局部刺激作用。刺激试验表明：白附子混悬液对兔眼结膜、家鸽胃黏膜有明显的刺激作用，可引起兔眼结膜水肿，其冷浸液涂兔耳可引起耳壳明显肿胀。白附子混悬液给小鼠灌胃一次用量达成人用量 100 倍以上时，未见有明显的毒性反应。连续用药 21 天后，对小鼠的红细胞、白细胞、血红蛋白含量、肝功能及肾功能均未见有明显影响。生品冷浸液腹腔注射 15g/kg（相当口服剂量的 125 倍），结果呈明显的毒性反应，有半数以上小鼠死亡。生品死亡率明显高于制品，表明炮制后白附子毒性降低，这与白附子内服须炮制入药的理论是一致的[15]。

【生制白附子成分、药效与功用关系归纳】

由白附子炮制前后的对比研究，提示了与蛋白结合的草酸钙针晶等成分的变化是引起白附子生制品药效差异的物质基础。其变化关系如图 17-8 所示：

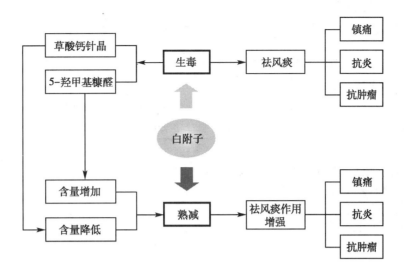

图 17-8 生制白附子成分、药效与功用关系图

（李 群 张会敏）

参 考 文 献

[1] 国家药典委员会. 中华人民共和国药典（一部）[S]. 北京：中国医药科技出版社，2010：98.
[2] 朱涛，吴皓. 禹白附毒性刺激性成分的初步研究 [J]. 南京中医药大学学报，2008，24（2）：97.
[3] 贾天柱. 中药炮制学 [M]. 上海：上海科学技术出版社，2013：286.
[4] 中国医学科学院药物所. 中草药有效成分的研究. 第二册 [M]. 北京：人民卫生出版社，1972：167.
[5] 吴连英，毛淑杰，程丽萍，等. 白附子不同炮制品镇静、抗惊厥作用比较研究 [J]. 中国中药杂志，1992，17（5）：275.
[6] 刘洁，卢长庆，王钥琦. 白附子炮制前后显微与化学比较 [J]. 中成药，1990，12（2）：18.
[7] 孙淑芬，曾艳，赵维诚. 白附子抑制恶性肿瘤的实验研究 [J]. 中医研究，1998，11（6）：8.
[8] 于晓红，宋娜，胡艳文. 白附子混悬液对荷瘤小鼠 p16、bcl-2 的表达及端粒酶活性的相关性研究 [J]. 天津中医药，2012，29（2）：166-168.
[9] 温瑞兴，马洪涛，王晓燕，等. 禹白附提取物抗 HIV 病毒的实验研究 [J]. 中草药，2009，40（12）：1939-1943.
[10] 张振凌，赵丽娜，张红伟，等. 中药白附子炮制前后对小鼠体内抗肿瘤作用的影响 [J]. 中华中医药杂志，2010，25（7）：1009-1011.
[11] 石延榜，张振凌. 白附子化学成分及药理作用研究进展 [J]. 中国实用医药，2008，3（9）130-131.
[12] 姚三桃，傅桂兰，洪海燕. 白附子炮制前后成分含量的变化 [J]. 中国中药杂志，1993，18（4）：212.
[13] 张振凌，杨振翔，杨海玲，等. 禹白附炮制前后桂皮酸含量比较 [J]. 中药材，2007，30（2）：141-143.
[14] 周友红，张红伟，张振凌. 白附子炮制前后双（5-甲酰基糠基）醚含量的测定 [J]. 中华中医药学刊，2010，28（6）：1186-1188.
[15] 吴连英，仝燕，程丽萍，等. 白附子不同炮制品毒性比较研究 [J]. 中国医药学报，1992，7（11）：13.

## 旋 覆 花

【来源】 本品为菊科植物旋覆花 *Inula japonica* Thunb. 或欧亚旋覆花 *Inula britannica* L. 的干燥头状花序。夏、秋二季花开放时采收，除去杂质，阴干或晒干。主产于河南、河北、江苏、浙江、新疆、东北等地。

生制旋覆花鉴别使用表

| 处方用名 | 旋覆花 | 蜜旋覆花 |
|---|---|---|
| 炮制方法 | 净制 | 蜜制 |
| 性状 | 扁球形或类球形花序，灰黄色体轻，易散碎。气微，味微苦 | 扁球形或类球形花序，多破碎，深黄色，略带黏性。具蜜香气，味微甜 |
| 性味归经 | 苦、辛、咸，微温<br>归肺、脾、胃、大肠经 | 甘、辛、微咸，微温<br>归肺、大肠经 |
| 功能主治 | 降气，消痰，行水，止呕<br>用于痰饮蓄结，胸膈痞闷，喘咳痰多，呕吐噫气，心下痞硬 | 降逆止呕，止咳<br>用于咳嗽痰多，肺虚气喘 |
| 炮制作用 | 除去杂质，便于临床调配和制剂 | 缓和药性，增强祛痰止咳的作用 |
| 用法用量 | 水煎口服或入中成药，包煎<br>3~9g | 水煎口服或入中成药，包煎<br>3~9g |
| 配伍 | 常与代赭石、生姜、半夏、人参等配伍治疗胃气虚弱，痰浊内阻，胃气上逆，嗳气频作，心下痞硬或反胃呕吐。如旋覆代赭汤。与半夏、茯苓等配伍治疗痰饮阻于胸膈，呕不止，心下痞硬者，如旋覆半夏汤 | 常与杏仁、葶苈子、紫菀、半夏等配伍治疗咳嗽气促，哮喘痰多，睡眠不宁等症，如鸡鸣丸。与桑白皮、栀子、桔梗、前胡等配伍治疗痰热阻肺、肃降失常，咳嗽胸闷，咳痰黄稠等症 |
| 药理作用 | 镇咳、平喘，抗菌消炎等作用 | 镇咳、平喘作用增强 |
| 化学成分 | 主要为黄酮类、萜类（倍半萜内酯类）、甾体化合物及多糖等 | 萜类（倍半萜内酯类）含量降低 |
| 检查浸出物含量测定 | 水分不得过8.0%<br>乙醇浸出物不得少于16.0%<br>按干燥品计算，旋覆花内酯的总量不得少于0.20% | 水分不得过10.0%<br>乙醇浸出物不得少于18.0%<br>按干燥品计算，旋覆花内酯的总量不得少于0.15% |
| 注意 | 气虚下陷，阴虚劳咳、风热燥咳者，忌用。入汤剂需包煎 | 气虚下陷，阴虚劳咳、风热燥咳者，忌用。入汤剂需包煎 |

## 注释

【炮制方法】

旋覆花：取原药材，除去杂质、梗及叶[1-3]。

蜜旋覆花：炼蜜加适量开水稀释后，加入净旋覆花中拌匀，稍闷，置锅内，用文火炒至表面深黄色，不粘手为度，取出放凉。每100kg旋覆花，用炼蜜25kg。

除蜜旋覆花外，还有炒旋覆花。

【性状差异】　旋覆花体轻，色灰黄。蜜旋覆花呈深黄色，略有黏性，并有蜜香气[1]。

【炮制作用】　旋覆花，味苦、辛、咸，性微温。可降气化痰。主入肺、脾、胃经。用于痰饮内停的胸膈满闷及胃气上逆的呕吐。如用于痰饮阻于胸膈，呕不止，喘息短气，胁肋急胀，痛不欲食的旋覆花汤。蜜制后，由于蜂蜜的加入，缓解了生品的苦味，还增强了旋覆花向下之力，不仅能助其润肺祛痰、止咳平喘，而且能补中下气。多用于咳嗽痰喘而兼呕恶者，如鸡鸣丸[2-4]。

旋覆花中的主要成分为黄酮及倍半萜类化合物，其中部分挥发性的萜类物质具有一定的刺激性，炮制可使其含量下降。从而降低了旋覆花生品的刺激性。同时，由于炮制过程中加入了具有补益作用的蜂蜜，对旋覆花的刺激作用也产生了一定的缓和作用。因此，炮制品的刺激性降低，而补中下气的作用增强。

【药理作用】

### 旋覆花的药理作用

**1. 镇咳、平喘作用** 腹腔注射旋覆花煎剂有显著镇咳作用，但祛痰效果不明显。小鼠口服给药旋覆花素具有显著的镇咳、祛痰作用。旋覆花黄酮对组胺引起的豚鼠支气管痉挛性哮喘有明显的保护作用；对组胺引起的豚鼠离体气管痉挛亦有对抗作用[5,6]。

**2. 抗氧化作用** 旋覆花总黄酮对脑缺血-再灌注后大鼠神经症状具有改善作用，其作用机制可能与旋覆花总黄酮可抑制并减少体内脂质过氢化物的产生、增强机体抗氧化活性有关。此外，旋覆花中黄酮类化合物可通过抑制钙内流、降低细胞内过氧化物水平，增加谷胱甘肽水平而对抗谷氨酸对大脑皮质神经细胞的损伤，产生明显的神经保护作用[7-9]。

**3. 抗菌作用** 旋覆花煎剂对金黄色葡萄球菌、大肠杆菌、炭疽杆菌、铜绿假单胞菌、白色假丝酵母和福氏痢疾杆菌均具有明显的抑制作用[10,11]。

**4. 抗炎作用** 旋覆花中的萜类化合物能抑制血管平滑肌的炎症反应，对脂多糖（LPS）诱导的前列腺素E和一氧化氮合酶的产生及环氧合酶COX-2表达具有抑制作用，还可阻断核因子kB活化和转染。对白三烯B的生成、胰肽酶E和PLA的活性均有抑制作用，对$PLA_2$和TPA诱发的急性炎症也有治疗效果[12-14]。此外，旋覆花素还可显著改善AD大鼠学习记忆能力。这一作用可能与其抗炎作用相关[15]。

**5. 抗增生作用** 不同浓度的旋覆花提取物对成纤维细胞具有抑制增殖的作用[16]。

**6. 抗肿瘤作用** 旋覆花中萜类化合物对多种癌细胞均具有抑制作用[17]。

【化学成分】

**旋覆花** 主要含有黄酮类化合物，包括芦丁、槲皮素、山奈酚和木犀草素等成分；挥发油中主要为倍半萜类化合物；此外，还含有有机酸、多糖及甾体类化合物[18]。

**蜜旋覆花** 旋覆花蜜制后挥发性的萜类物质含量降低。

【不良反应】 对旋覆花的副作用古代就有认识。本草纲目记载，诸花皆升，唯旋覆花独降，且温散耗气，故气虚下陷，阴虚劳咳、风热燥咳者，忌用。本品有大量绒毛，因此入药宜包煎或滤去毛，对于过敏体质者，还应防止吸入旋覆花粉和毛。临床亦有报道，患者服用旋覆花煎剂后即感咽喉刺痒，并伴有头晕、胸闷心慌、恶心呕吐症状。这可能就与旋覆花在煎煮过程中没有包煎或过滤相关[19,20]。

【生制旋覆花成分、药效与功用关系归纳】 由旋覆花蜜制前后的对比研究，初步认为挥发油中萜类物质的变化及蜂蜜的加入是引起旋覆花生制品药效差异的物质基础。其变化关系如图17-9所示：

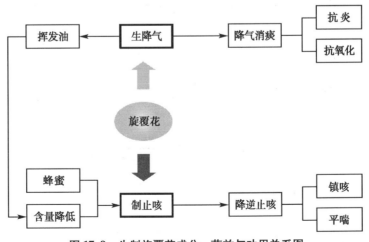

图17-9 生制旋覆花成分、药效与功用关系图

（单国顺）

● 参考文献 ●

[1] 国家药典委员会. 中华人民共和国药典（一部）[S]. 北京：中国医药科技出版社，2010：305.

[2] 贾天柱. 中药炮制学 [M]. 上海：上海科学技术出版社，2013：220.

[3] 叶定江，原思通. 中药炮制学辞典 [M]. 上海：上海科学技术出版社，2005：448-449.

[4] 叶定江，张名伟，姚石安. 中药临床的生用与制用 [M]. 南昌：江西科学技术出版社，1991：198-199.

[5] 王建华，齐治，贾桂胜，等. 中药旋覆花与其他地区习用品的药理作用研究 [J]. 北京中医，1997，（1）：42-44.

[6] 王建华. 旋覆花素镇咳祛痰作用的实验研究 [C]. 中国国际中医药博览会暨中医药学术交流会论文集，2003：153-155.

[7] Kim SR, Park MJ, Lee MK, et al. Flavonoids of Inula britannica protect cultured cortical cells from necrotic cell death induced by glutamate [J]. Free Radical Biology & Medicine, 2002, 32 (7)：596-604.

[8] 狄柯坪，韩梅，温进坤. 旋覆花提取物抑制血管内皮剥脱后内膜增生的实验研究 [J]. 中草药，2007，38 (1)：85-88.

[9] 张红兵，韩梅，温进坤. 欧亚旋覆花总黄酮类提取物抑制内皮损伤诱导的血管氧化应激反应 [J]. 中国中药杂志，2009，34 (5)：615-619.

[10] Stojakowska A, Kedzia B, Kisiel W. Antimierobial activity of 10-isobutyryloxy-8, 9-epoxy-thymol isobutyrate [J]. Fitoterapia, 2005, 76 (7-8)：687-690.

[11] 丁海新. 旋覆花抑菌活性成分的研究 [D]. 西北农林科技大学硕士论文，2004.

[12] Hernandez V, Manez S, Recio M C, et al. Anti-inflammatory profile of dehydrocostic acid, a novel sesquiterpene acid with a pharmacophoric conjugated diene [J]. Eur J Pharm Sci. 2005, 26 (2)：162-169.

[13] Manez S, Hernandez V, Giner RM, et al. Inhibition of pro-inflammatory enzymes by inuviscolide, a sesquiterpene lactone from Inula viscosa [J]. Fitoterapia, 2007, 78 (4)：329-331.

[14] Lee HT, Yang SW, Kim KH, et al. Pseudoguaianolides isolated from Inula britannia var. chinenis as inhibitory constituents against inducible nitric oxide synthesis [J]. Arch Pharm Res, 2002, 25 (2)：151-153.

[15] 王英杰，柴锡庆，王文胜，等. 旋覆花素抑制 Aβ 诱导大鼠脑海马组织炎性反应 [J]. 中国老年学杂志，2009，29 (8)：48-51.

[16] 万鲲，高申. 旋覆花提取物对人增生性瘢痕成纤维细胞抑制作用的研究 [J]. 中国药物应用与监测，2007，4 (6)：29-30，58.

[17] Qin JJ, Jin HZ, Fu JJ, et al. Japonicones A-D, bioactive dimeric sesquiterpenes from Inula japonica thumb [J]. Bio Med Chem Lett, 2009, 19 (3)：710-713.

[18] 赵平，张文治，王凯. 旋覆花化学成分研究 [J]. 齐齐哈尔大学学报，2012，28 (2)：12-14.

[19] 高攀峰，王亚峰，张雪建. 煎服旋覆花出现皮肤过敏 1 例 [J]. 中医药临床杂志，2004，13 (5)：473.

[20] 张慧玲，张芬梅. 旋覆花导致皮肤过敏 1 例临床分析 [J]. 中国中医急症，2006，15 (2)：215-216.

## ◈ 桔 梗 ◈

**【来源】** 本品为桔梗科植物桔梗 Platycodon grandiflorum（Jacq.）A. DC. 的干燥根。春、秋二季采挖，洗净，除去须根，趁鲜剥去外皮或不去外皮，干燥。主产于安徽、湖北、河南、河北等地。

生制桔梗鉴别使用表

| 处方用名 | 桔梗 | 蜜桔梗 |
|---|---|---|
| 炮制方法 | 切制 | 蜜制 |
| 性状 | 椭圆形或不规则厚片。外皮多已除去或偶有残留。切面皮部类白色，较窄；形成层环纹明显，棕色；木部宽，有较多裂隙。气微，味微甜后苦 | 椭圆形或不规则厚片。外皮多已除去或偶有残留。切面深黄色，偶具焦斑，味稍甜 |

续表

| 性味 归经 | 苦、微辛 归肺经 | 苦、甘、微辛，平 归肺经 |
|---|---|---|
| 功能 主治 | 宣肺，利咽，祛痰，排脓 用于咳嗽痰多，胸闷不畅，咽痛音哑，肺痈吐脓 | 润肺止咳 用于风痰咳嗽，以及肠红入痢大肠气郁之疾 |
| 炮制作用 | 利于调剂和成分煎出 | 缓和辛燥之性，增强润肺止咳的作用 |
| 用法 用量 | 水煎口服或入中成药 3～10g | 水煎口服或入中成药 3～10g |
| 配伍 | 常与杏仁、苏叶、陈皮等配伍，用于治疗风寒客肺，咳嗽痰稀，头痛鼻塞，如桔梗杏仁煎、杏苏散。与甘草同用，可用于肺痈咳而胸满，痰唾腥臭或吐脓者。如桔梗汤 | 常与熟地、生地、麦冬、百合、贝母、当归等同用，用于阴虚火旺，咽燥口干，咳嗽痰中带血，午后潮热者。与杏仁、麻黄、荆芥等配伍治疗感受风湿、形寒肢冷、咳嗽连声者等。如五拗汤、四金丹等 |
| 药理作用 | 解热、镇痛、镇咳、祛痰、抗炎、溶血等 | 镇咳、祛痰、抗炎及免疫调节作用增强 |
| 化学成分 | 主要含有三萜皂苷，还含有黄酮、聚炔、酚酸、多聚糖、甾醇类等 | 三萜皂苷类成分增加 |
| 检查 浸出物 含量测定 | 水分不得过12.0%；总灰分不得过6.0%，酸不溶性灰分不得过1.0% 乙醇浸出物不得少于17.0% 按干燥品计算，桔梗皂苷 D 的含量不得少于0.10% | 水分不得过10.0%；总灰分不得过6.0%，酸不溶性灰分不得过1.0% 乙醇浸出物不得少于25.0% 按干燥品计算，桔梗皂苷 D 的含量不得少于0.12% |
| 注意 | 阴虚久嗽、气逆及咯血者忌服 桔梗皂苷有较强的溶血作用，故只宜口服，不能用于注射 | 桔梗皂苷有较强的溶血作用，故只宜口服，不能用于注射 |

## 注释

【炮制方法】

桔梗：取原药材，除去杂质和残茎，洗净、润透，切厚片，干燥[1,2]。

蜜桔梗：取炼蜜加适量开水稀释后与桔梗饮片拌匀，于室温闷润至透，用文火炒至表面呈黄色，不黏手，取出，放凉即可。以总皂苷含量为指标，对桔梗蜜制工艺进行优化，优化参数为：每100kg桔梗，用蜜25kg，闷润2小时，于80℃烘制1.5小时为宜[3,4]。

除蜜桔梗外，还有炒桔梗、酒桔梗、醋桔梗。

【性状差异】　桔梗的切面类白色，木部有较多裂隙。蜜桔梗切面颜色呈黄棕色，表皮颜色加深，味稍甜，并有焦香气。

【炮制作用】　桔梗，味苦、辛，性平。其性升散，主入肺经，具有较强的宣肺，祛痰，利咽、排脓作用，《珍珠囊药性赋》言"诸药之舟楫，肺部之引经"，多用于咳嗽痰多、咽喉肿痛、肺痈吐脓，胸满胁痛，痢疾腹痛，小便癃闭等证。如肺痈咳而胸满，痰唾腥臭或吐脓的桔梗汤[2,5]。

桔梗蜜制后，辛味有所缓和，味甘，性平偏润，增强了润肺止咳、宣肺化痰的作用。可治风痰壅盛、咳嗽不已之症，还可治疗肠红入痢，大肠气郁之疾[2,5]。如治风湿形寒，痰饮咳嗽的五拗汤[2,5]。

桔梗的主要活性成分为三萜皂苷类成分，包括桔梗皂苷 D、桔梗皂苷 A、桔梗皂苷 B、桔梗皂苷 $D_1$、桔梗皂苷 $D_2$ 等。具有明确的抗炎、祛痰、镇咳、免疫调节等作用[6-15]。蜜制后桔梗中的桔梗皂苷 D 及总皂苷含量均升高[16,17]，使其镇咳祛痰的作用增强。故临床上用蜜桔梗治疗肺阴不足所致咳嗽痰多的病证效果良好[5]。

【药理作用】

## 一、桔梗的药理作用

**1. 祛痰作用** 桔梗水煎剂能显著增加呼吸道黏液分泌量，其强度与氯化铵相似。对麻醉猫也有明显的祛痰作用[6]。

**2. 镇咳作用** 桔梗皂苷 D 和 $D_3$ 在体内外均能增加大鼠和仓鼠呼吸道黏蛋白的释放。其镇咳 $ED_{50}$ 为 6.4mg/kg[7]。

**3. 抗炎作用** 桔梗粗皂苷对角叉菜胶所致的大鼠足肿胀均有明显抑制作用。还能抑制过敏性休克小鼠毛细血管通透性。其抗炎机制可能与促进大鼠肾上腺皮质酮分泌有关。同时，桔梗水提液还可增强巨噬细胞吞噬功能及噬中性粒细胞的杀菌力，可提高溶菌酶的活性[8]。

**4. 免疫调节作用** 桔梗水提物可以刺激巨噬细胞的增殖、吞噬以及 NO 的产生[9]。桔梗皂苷可显著促进血清中免疫抗体的合成，增强 OVA 诱导的小鼠免疫应答[10-14]。

**5. 镇静作用** 桔梗皂苷灌胃小鼠，可抑制其自发活动，延长戊巴比妥钠的睡眠时间[15]。

**6. 镇痛作用** 灌胃桔梗煎剂可明显延长小鼠热板法试验中的痛阈潜伏期。对醋酸扭体法和尾部机械压迫法引起的疼痛反应均有显著抑制作用[15]。

**7. 解热作用** 桔梗皂苷对正常小鼠及伤寒、副伤寒疫苗所致的发热小鼠，均有显著的解热作用。对新鲜啤酒酵母引起的大鼠体温升高有抑制作用[15]。

**8. 抗溃疡作用** 桔梗皂苷及其水提取有防治实验性溃疡作用[15]。

## 二、蜜桔梗的主要药理作用[18]

**1. 祛痰作用** 小鼠气管的酚红排泌量实验比较桔梗生制品间的祛痰作用，结果蜜制桔梗组的祛痰作用明显强于生品（$P < 0.05$）。

**2. 镇咳作用** 采用 $SO_2$ 作为咳嗽的引导剂，测定桔梗生制品致小鼠咳嗽的潜伏期。结果蜜制桔梗组的祛痰作用明显强于生品（$P < 0.05$）。

**3. 提高血浆中皮质醇含量** 生、制桔梗均可以提高血浆中皮质醇含量，蜜制桔梗组作用明显强于生品（$P < 0.05$）。

**4. 增强机体免疫作用** 生、制桔梗均可以影响二硝基苯所致的迟发型皮肤过敏反应及小鼠网状内皮系统对血流中惰性炭粒的吞噬廓清能力，而蜜制桔梗组作用明显强于生品（$P < 0.05$）。

【化学成分】

**桔梗** 主要成分为齐墩果烷型五环三萜皂苷，桔梗皂苷 D、$D_2$、$D_3$、A、B、C，桔梗二酸 A、B，远志皂苷 D、$D_2$、$G_3$ 等。另外还有酚类、黄酮和聚炔类成分。

**蜜桔梗** 桔梗总皂苷及桔梗皂苷 D 含量明显增加[16]。

【含量测定】 照 2010 年版《中国药典》一部桔梗项下【含量测定】方法[1]，生制桔梗中桔梗皂苷 D 含量有明显差异，结果见表 17-3。

表 17-3 桔梗与蜜制桔梗中桔梗皂苷 D 的含量（%）

| 样品 | 桔梗皂苷 D |
|------|-----------|
| 桔梗 | 0.41 |
| 蜜桔梗 | 0.49 |

【不良反应】　桔梗皂苷有很强的溶血作用，溶血指数为1：1000，故不宜注射给药，以免引起组织坏死或溶血。《中医大辞典》记载桔梗口服能刺激胃黏膜，释放过敏原而致过敏反应，用量过大，可致恶心、呕吐，并具有溶血作用。这主要是因为口服大剂量桔梗皂苷，可反射性兴奋呕吐中枢，引起恶心呕吐[19]。

【生制桔梗成分、药效与功用关系归纳】　由桔梗蜜制前后的对比研究，初步认为桔梗皂苷的变化是引起桔梗生制品药效差异的物质基础。其变化关系如图17-10所示：

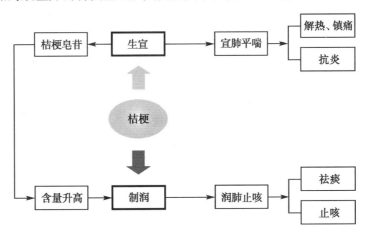

图17-10　生制桔梗成分、药效与功用关系图

（单国顺）

**◆ 参 考 文 献 ◆**

［1］国家药典委员会．中华人民共和国药典（一部）［S］．北京：中国医药科技出版社，2010：259-260.

［2］叶定江，原思通．中药炮制学辞典［M］．上海：上海科学技术出版社，2005：294.

［3］王正益，曹继华，李风雷．正交法优选蜜制桔梗的最佳炮制工艺［J］．中药材，2000，23（12）：750-752.

［4］张振凌，杨海玲．桔梗蜜炙工艺的研究［J］．时珍国医国药，2008，19（2）：347-349.

［5］叶定江，张名伟，姚石安．中药临床的生用与制用［M］．南昌：江西科学技术出版社，1991：196.

［6］赵耕先．桔梗不同部位的祛痰作用［J］．中药材，1989，12（1）：38-39.

［7］Shin C Y, Lee W J, Lee E B, et al. Platycodin D and D3 increase airway mucin release in vivo and in vitro in rats and hamsters［J］. Planta Med, 2002, 68（3）：221-225.

［8］Kim YP, Lee EB, Kim SY, et al. Inhibition of prostaglandin E2 production by platycodin D isolated from the root of platycodon grandiflorum［J］. Planta Med, 2001, 67（4）：362-364.

［9］Choi CY, Kim JY, Kim YS, et al. Augmentation of macrophage functions by an aqueous extract isolated from Platycodon grandiflorum［J］. Cancer Lett, 2001, 166（1）：17-25.

［10］Xie Y, Pan H, Sun H, et al. A promising balanced Th1 and Th2 directing immunological adjuvant, saponins from the root of Platycodon grandiflorum［J］. Vaccine, 2008, 26（31）：3937-3945.

［11］Xie Y, Ye YP, Sun HX, et al. Contribution of the glycidic moieties to the haemolytic and adjuvant activity of platycodigenin-type saponins from the root of Platycodon grandiflorum［J］. Vaccine, 2008, 26（27-28）：3452-3460.

［12］Xie Y, Deng W, Sun H, et al. Platycodin D2 is a potential less hemolytic saponin adjuvant eliciting Th1 and Th2 immune responses［J］. Int Immunopharmacol, 2008, 8（8）：1143-1150.

［13］Xie Y, He SW, Sun HX, et al. Platycodin D2 improves specific cellular and humoral responses to hepatitis B surface antigen in mice［J］. Chem Biodivers, 2010, 7（1）：178-185.

［14］Choi SS, Han EJ, Lee TH, et al. Antinociceptive mechanisms of platycodin D administered intracerebroventricularly in the mouse［J］. Planta Med, 2002, 68（9）：794-798.

［15］Choi SS, Han EJ, Lee TH, et al. Antinociceptive profiles of platycodin D in the mouse［J］. Am J Chin Med, 2004, 32（2）：257-268.

[16] 张振凌，杨海玲，张红伟，等. 炮制对桔梗不同饮片中桔梗皂苷 D 含量的影响 [J]. 中成药，2008，30（4）：554-556.

[17] 何美莲，程小卫，陈家宽，等. 桔梗皂苷类成分及其质量分析 [J]. 中药新药与临床药理，2005，16（6）：457-451.

[18] 王常松. 桔梗不同炮制品药理作用比较的实验研究 [D]. 河南中医学院硕士论文，2003.

[19] 张良. 桔梗致不良反应 1 例 [J]. 山东中医杂志，2004，23（9）：570.

# 钟 乳 石

【来源】　本品为碳酸盐类矿物方解石族方解石 Stalactite，主含碳酸钙（$CaCO_3$）。采挖后，除去杂石。主产于广东、广西、湖北、四川等地。

生制钟乳石鉴别使用表

| 处方用名 | 钟乳石 | 煅钟乳石 |
| --- | --- | --- |
| 炮制方法 | 净制、破碎 | 煅制 |
| 性状 | 不规则的小碎块，表面白色、灰白色或棕黄色，凹凸不平。体重，质硬，断面较平整，有闪星状光泽 | 灰白色或灰黄色不规则碎块或粉末，质疏松，无光泽 |
| 性味 归经 | 甘，温 归肺、肾、胃经 | 甘，温 归肾、胃经 |
| 功能 主治 | 温肺，助阳，平喘，制酸，通乳 用于寒痰咳喘，阳虚冷喘，腰膝冷痛，胃痛泛酸，乳汁不通 | 温阳补肾，消肿毒 用于肺痿虚损，久咳上喘及疮疡不愈等 |
| 炮制作用 | 去除杂质，利于调剂 | 易于粉碎和有效成分的煎出，并增强温肾补虚的作用 |
| 用法 用量 | 水煎口服或入中成药 3～9g | 水煎口服或入中成药 3～9g |
| 配伍 | 常与人参、麦门冬、桑白皮等配伍治疗肺虚咳喘，或兼咯血或痰中带血。如钟乳补肺汤。与麻黄、杏仁、甘草配伍治疗冷哮痰喘。如钟乳丸。与通草、滑石等配伍治疗乳汁不通或乳汁不多等，如钟乳汤 | 常与阳起石、淫羊藿、杜仲、肉苁蓉等配伍治元气虚寒，阳事不举，精滑不禁，大便溏泄。与琥珀、朱砂、珍珠等同用，可用于梅毒，口鼻腐烂，经久不愈。如五宝丹、十宝丹 |
| 化学成分 | 主要含碳酸钙，并含有 Fe、Cu 等微量元素和 La、Ce、Nd 等稀土元素 | 主要含碳酸钙，可溶性钙含量增加 |
| 含量测定 | 按干燥品计算，含碳酸钙（$CaCO_3$）不得少于95.0% | 按干燥品计算，含碳酸钙（$CaCO_3$）不得少于98.0% |
| 注意 | 阴虚火旺者忌服，且不可久服。入煎剂需先煎 | 阴虚火旺者忌服，且不可久服。入煎剂需先煎 |

## 注释

### 【炮制方法】

钟乳石：取原药材，除去杂质，洗净，砸成小碎块，干燥[1,2]。

煅钟乳石：取净钟乳石碎块，置煅制容器内，武火煅至红透，取出，放凉。以煅后硬度、相对密度、疏松度、水煎液和人工胃液浸提液中 $Ca^{2+}$ 含量为权重指标，对钟乳石煅制工艺进行优化，优化参数为：在950℃下，煅制20分钟[3,4]。

**【性状差异】** 钟乳石为不规则的小碎块，外表白色、灰白色或棕黄色。体重，质硬。煅钟乳石则为粉末状。灰白色，质地疏松[1,2]。

**【炮制作用】** 钟乳石，味甘，性温。因其性温，主入肺、肾、胃经，故可温肺，助阳，平喘，制酸，通乳。多用于寒痰咳喘，阳虚冷喘，腰膝冷痛，胃痛泛酸，乳汁不通等症。如治肺虚喘咳的钟乳丸。钟乳石经煅制后更易于粉碎和有效成分煎出，同时增强了温阳补虚的作用，还可用于消肿毒。多用于阳痿滑精、大便虚滑、疮疡等症。如治梅毒，口鼻腐烂，经久不愈的五宝丹、十宝丹[2,5,6]。

化学成分研究[7-9]在一定程度上揭示了钟乳石不同炮制品功效差异的原因。钟乳石中所含的钙离子是其制酸止血的有效成分，并且对兴奋交感神经也具有一定的作用，而这一作用可能与钟乳石的温阳补虚作用相关[10-13]。炮制可使钟乳石的质地变疏松，易于粉碎和钙离子的煎出。因此，钟乳石煅制后制酸止血及温阳补虚作用得到增强。

**【化学成分】**

**钟乳石** 主要含碳酸钙，并含有 Fe、Cu、Na、K、Mn、Cr、Mg 及 Si 等微量元素和 La、Ce、Nd、Sm、Eu、Tb、Yb 及 Lu 等稀土元素[7-9]。

**煅钟乳石** 部分碳酸钙受热分解后转化为氧化钙。

**【含量测定】** 照2010年版《中国药典》一部钟乳石项下【含量测定】方法[1]，生煅钟乳石中碳酸钙的含量有一定的差异，见表17-4。

表17-4 钟乳石与煅钟乳石中的碳酸钙含量（%）

| 样品 | CaCO$_3$ |
|---|---|
| 钟乳石 | 95 |
| 煅钟乳石 | 98 |

**【生制钟乳石成分、药效与功用关系归纳】** 由钟乳石煅制前后的对比研究，初步认为钙离子溶出增加是引起钟乳石生制品药效差异的物质基础。其变化关系如图17-11所示：

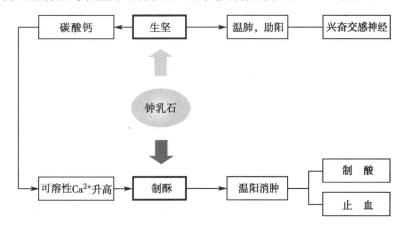

图17-11 生制钟乳石成分、药效与功用关系图

（单国顺）

• **参考文献** •

[1] 国家药典委员会. 中华人民共和国药典（一部）[S]. 北京：中国医药科技出版社，2010：240.

[2] 贾天柱. 中药炮制学 [M]. 上海：上海科学技术出版社，2013：240.

[3] 陈国佩，韦绍霞. 钟乳石不同炮制品中碳酸钙含量测定 [J]. 中国中医药科技，1996，3（6）：25-26.

[4] 房方，李祥，陈建伟，等. 多指标综合优选钟乳石最佳炮制工艺 [J]. 中国医院药学杂志，2010，30（16）：

1352-1355.

[5] 叶定江，张名伟，姚石安. 中药临床的生用与制用［M］. 南昌：江西科学技术出版社，1991：214.

[6] 叶定江，原思通. 中药炮制学辞典［M］. 上海：上海科学技术出版社，2005：185-186.

[7] 杨松年，王盛. 药用矿物的地质产状、性质、研究与展望［J］. 地质与勘探，1990，26（2）：27-33.

[8] 王长生，周蓉生，雷国良，等. 石笋、钟乳石、石柱中稀土元素的仪器中子活化分析［J］. 地质地球化学，1994（2）：64-67.

[9] 刘晨，张凌珲，高昂，等. 钟乳石药学研究概况［J］. 辽宁中医药大学学报，2012，14（4）：83-85.

[10] 沈海葆. 矿物药作用原理的探讨［J］. 中成药研究，1984，（12）：33-35.

[11] 江苏新医学院. 中药大辞典［M］. 上海：上海科学技术出版社，1986：1665.

[12] 长春中医学院. 中国矿物药［M］. 北京：地质出版社，1998：169.

[13] 杨松年. 中国矿物药图谱［M］. 上海：上海科学技术文献出版社，1990：200.

## ～ 瓜 蒌 皮 ～

**【来源】** 本品为葫芦科植物栝楼 *Trichosanthes kirilowii* Maxim. 或双边栝楼 *Trichosanthes rosthornii* Harms 的干燥成熟果皮。栝楼主产于山东、河北、山西、陕西等地；双边栝楼主产于江西、湖北、湖南、广东、云南、四川等地。

### 生制瓜蒌皮鉴别使用表

| 处方用名 | 瓜蒌皮 | 蜜瓜蒌 |
|---|---|---|
| 炮制方法 | 切制 | 蜜制 |
| 性状 | 丝状片，外表橙黄色或红黄色，有光泽，内表面淡黄白色。质较软。味淡微酸 | 丝状片，外表棕黄色，微有焦斑 |
| 性味<br>归经 | 甘，寒<br>归肺、胃经 | 甘，微寒<br>归肺、胃经 |
| 功能<br>主治 | 清化热痰，利气宽胸<br>用于痰热咳嗽，胸闷肋痛，咽喉肿痛，乳癖乳痈 | 润肺化痰，利气宽胸<br>用于胸膈满闷，胸肋疼痛 |
| 炮制作用 | 利于调剂和成分煎出 | 缓和生品的寒性，增强润肺化痰利气宽胸作用 |
| 用法<br>用量 | 水煎口服或入中成药<br>6~10g | 水煎口服或入中成药<br>6~10g |
| 配伍 | 常与冬瓜子、生薏仁、前胡、贝母、杏仁、鱼腥草等配伍治疗肺热咳嗽、久咳不止、咽喉肿痛、咳吐黄痰等。如瓜蒌煎、瓜蒌薤白半夏汤 | 常与薤白、丝瓜络、枳壳等配伍治疗胸痛或肋痛。如发声散 |
| 药理作用 | 扩张血管、抗心肌缺血、抗缺氧、抗心律失常作用等 | 扩张血管、抗心肌缺血、抗缺氧、抗心律失常作用等 |
| 化学成分 | 有机酸、甾醇、三萜皂苷类化合物等 | 甾醇、三萜皂苷类成分等含量增加；有机酸含量降低 |
| 检查<br>浸出物 | 水分不得过16.0%。总灰分不得过7.0%<br>水溶性浸出物不得少于31.0% | 待测<br>待测 |
| 注意 | 不宜与川乌、制川乌、草乌、制草乌、附子同用 | 不宜与川乌、制川乌、草乌、制草乌、附子同用 |

## 注释

### 【炮制方法】

瓜蒌皮：取原药材，洗净，稍晾，切丝，晒干[1]。

蜜瓜蒌皮：将炼蜜淋入净瓜蒌皮丝内拌匀，置炒制容器中，用文火加热，炒至黄棕色，取出晾凉[2]。每 100kg 瓜蒌皮丝用炼蜜 25kg。

瓜蒌皮除蜜制外，还有炒瓜蒌皮。炒瓜蒌皮增强了利气宽胸的作用。

**【性状差异】** 瓜蒌皮外表橙黄色或红黄色。蜜瓜蒌皮表皮呈现黄棕色，具黏性，味甘。

**【炮制作用】** 瓜蒌皮，味甘，性寒，主入肺、胃经。古方中瓜蒌多以全瓜蒌入药，只有少数文献提及。近代才广泛地将瓜蒌皮单独药用。《医学衷中参西录》曰："清肺，敛肺，宁嗽，定喘"，清热化痰作用较强，多用于治疗热痰咳嗽、胸闷胁痛。如治疗久咳不止的瓜蒌煎（《太平圣惠方》）。

瓜蒌皮蜜炙后，润燥作用增强，常用于肺燥伤阴、久咳少痰、咯咳不爽。如用于肺燥咳嗽的半夏瓜蒌丸（《宣明论方》）。

瓜蒌皮炒后，其寒性缓和，利气宽胸作用增强。多用于胸膈满闷、胁肋疼痛。如治疗咽喉肿痛的发声散（《御药院方》）。

瓜蒌皮的主要活性物质有栝楼酸、α-菠菜甾醇、栝楼仁二醇等五环三萜类化合物、10α-葫芦二烯醇等四环三萜类化合物、香叶木素-7-O-β-D-葡萄糖苷、腺苷、氨基酸等[3]。其中栝楼酸及其脂肪酸酶水解物具有抑制血小板聚集作用；α-菠菜甾醇具有抗炎活性，抑制白细胞游走，其抗炎机制可能抑制 PGE-2、缓激肽的合成或释放；栝楼仁二醇等五环三萜类化合物和 10α-葫芦二烯醇等四环三萜类化合物对小鼠耳部炎症具有抑制作用；香叶木素-7-O-β-D-葡萄糖苷、腺苷具有抗血小板聚集的活性；氨基酸具有良好的祛痰效果。瓜蒌皮蜜制后，上述有效成分溶出率增加，表现为抗炎、祛痰作用增强，可能是润肺止咳作用明显的主要原因。

**【药理作用】**

### 瓜蒌皮的药理作用

1. **缓解心绞痛** 瓜蒌皮注射液对稳定型心绞痛、不稳定型心绞痛具有显著的缓解作用[4,5]。
2. **抗心律失常** 瓜蒌皮注射液对 AMI 患者再灌注室性心律失常有明显的治疗作用[6]。
3. **治疗脑梗死** 瓜蒌皮注射液对急性脑梗死有较好的临床疗效，且未发现不良反应[7]。
4. **缺血再灌注的保护** 瓜蒌皮注射液和其提取物对心肌缺血、脑缺血再灌注可能产生的损伤具有保护作用[8,9]。
5. **抗缺氧作用** 瓜蒌皮提取液腹腔注射 40g/kg 能明显延长常压缺氧、组织缺氧、特异性心肌缺氧小鼠存活时间，改善心肌氧的供求，使减压缺氧小鼠的存活率达 85%，表明瓜蒌皮确能增加整体动物的抗缺氧能力[10]。
6. **祛痰作用** 动物实验表明，自瓜蒌皮中分离出的总氨基酸具有良好的祛痰效果，其所含的天门冬氨酸能促进骨髓 T 淋巴细胞前体转化为成熟的 T 淋巴细胞及辅助 T 淋巴细胞，促进细胞免疫，有利于减轻炎症程度，减少分泌物，其半胱氨酸能裂解痰黏液蛋白，使痰变稀、黏度下降而易于咳出，蛋氨酸可变为半胱氨酸及胱氨酸，起协同作用[11-13]。
7. **其他作用** 对大鼠血管内皮损伤的保护作用[14]，调节血脂，慢性阻塞性肺病的治疗作用，抗炎，抑菌作用等[15]。

**【化学成分】**

瓜蒌皮 主要含有机酸、氨基酸、三萜皂苷、甾醇等类成分。此外还有微量元素、多糖。

蜜瓜蒌皮 蜜制后活性成分溶出率增加，有机酸含量降低。

**【毒性】** 瓜蒌皮的毒性甚低，以其为原料制成的注射剂，小鼠一次腹腔注射给药及静脉给药的 $LD_{50}$ 为（363±22）g/kg；麻醉犬 1 次静脉给药 100g/kg（相当于人治疗量的 100 倍），除血压轻度下降外，未见其毒性反应。长期毒性试验，连续 21 天静脉给药 30g/kg，除个别犬在给药第三周胃纳较差，未见其他明显形态学及功能学的毒性反应[16]。

**【生制瓜蒌皮成分、药效与功用关系归纳】** 由瓜蒌皮蜜制前后的对比研究，初步认为总氨基酸的变化是引起瓜蒌皮生制品药效差异的物质基础。其变化关系如图 17-12 所示：

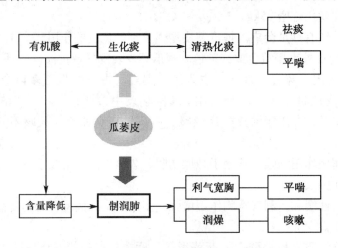

图 17-12 生制瓜蒌成分、药效与功用关系图

（胡昌江 熊 瑞）

● **参 考 文 献** ●

[1] 国家药典委员会. 中华人民共和国药典（一部）[S]. 北京：中国医药科技出版社，2010：105.

[2] 叶定江，张世臣，潘三红. 中药炮制学 [M]. 北京：中国中医药出版社，1999.

[3] 孙娟，孟冰雪，赵启韬. 瓜蒌药理作用的物质基础研究概况 [J]. 山东中医杂志，2012，31（6）：461-462.

[4] 唐明. 瓜蒌皮注射液对冠心病心绞痛治疗的临床观察 [J]. 内蒙古中医药，2011，29（24）：4-5.

[5] 宋宏雁，班努·库肯. 瓜蒌皮注射液治疗不稳定型心绞痛疗效观察 [J]. 现代中西医结合杂志，2009，18（31）：3820-3821.

[6] 吕建新. 瓜蒌皮注射液治疗急性心肌梗死室性再灌注心律失常 32 例 [J]. 浙江中医杂志，2011，46（6）：467.

[7] 刘艳艳，聂本津，张志明. 瓜蒌皮注射液治疗急性脑梗死的临床疗效 [J]. 中国医药指南，2010，8（30）：286-288.

[8] 孙娟，赵启韬，黄臻辉，等. 瓜蒌皮对急性心肌缺血大鼠的保护作用 [J]. 中药药理与临床，2013，29（3）：114-116.

[9] 张国良，曲震理，丁可. 瓜蒌皮注射液对大鼠脑缺血再灌氧化损伤的保护作用 [J]. 中国实用医药，2011，6（32）：248-249.

[10] 邵春丽，王世久，王进，等. 瓜蒌皮抗缺氧作用的研究 [J]. 沈阳药科大学学报，1998，15（1）：38.

[11] 阴健，郭力弓. 中药现代研究与临床应用 [M]. 北京：学苑出版社，1993：260.

[12] 汪明. 药理学 [M]，第3版. 北京：人民卫生出版社，1995：255.

[13] 王秀田. 药理学 [M]. 北京：人民卫生出版社，1985：178.

[14] 谭斌，刘韵，谷彬，等. 瓜蒌皮提取物对大鼠血管内皮损伤的保护作用 [J]. 中国现代医药杂志，2010，12（9）：9-11.

[15] 卢鹏飞，施伟丽，王志国，等. 瓜蒌皮的临床应用及作用机制 [J]. 中医杂志，2013，54（16）：1428-1431.

[16] 徐国锋. 瓜蒌皮药材及其制剂质量控制研究 [D]. 辽宁中医药大学硕士论文，2006.

∽ 瓜 蒌 子 ∽

**【来源】** 本品为葫芦科植物栝楼 *Trichosanthes kirilowii* Maxim. 或双边栝楼 *Trichosanthes rosthornii* Harms 的干燥成熟种子。栝楼主产于山东、河北、山西、陕西等地；双边栝楼主产于江西、湖北、湖南、广东、云南、四川等地。

生制瓜蒌子鉴别使用表

| 处方用名 | 瓜蒌子 | 炒瓜蒌子 |
|---|---|---|
| 炮制方法 | 净制 | 炒制 |
| 性状 | 扁平椭圆状，表面灰棕色，沿边缘有一圈沟纹。富油性。气微，味淡 | 微鼓起，表面呈微黄色，具香气 |
| 性味<br>归经 | 甘，寒<br>归肺、胃、大肠经 | 甘，微寒<br>归肺、胃、大肠经 |
| 功能<br>主治 | 润肺化痰，滑肠通便<br>用于燥咳痰黏，肠燥便秘 | 润肺化痰，滑肠通便减弱<br>用于燥咳痰黏，痰浊咳喘，脾胃虚弱 |
| 炮制作用 | 利于调剂和成分煎出 | 缓和寒性，增强润肺化痰作用 |
| 用法<br>用量 | 捣碎，水煎口服或入中成药<br>9~15g | 捣碎，水煎口服或入中成药<br>9~15g |
| 配伍 | 常与杏仁、生白蜜、郁李仁、大黄、牡丹皮、冬瓜仁等配伍，治疗肠燥便秘、燥咳痰黏。如润肺降气汤、清气化痰丸 | 常与半夏、白芥子、紫菀、麦门冬、北沙参、山药等配伍，治疗痰浊咳喘、肺热脾弱 |
| 药理作用 | 泻下、抑制血小板聚集、抗癌、祛痰等 | 抑制血小板聚集、抗癌、祛痰等 |
| 化学成分 | 萜类、有机酸、油脂、甾醇、氨基酸 | 萜类、油脂、有机酸的含量降低 |
| 检查<br>浸出物<br>含量测定 | 水分不得过10.0%；总灰分不得过3.0%<br>石油醚浸出物不得少于4.0%<br>3,29-二苯甲酰基栝楼仁三醇（$C_{44}H_{58}O_5$）不得少于0.080% | 水分不得过10.0%；总灰分不得过5.0%<br>石油醚浸出物不得少于4.0%<br>3,29-二苯甲酰基栝楼仁三醇（$C_{44}H_{58}O_5$）不得少于0.060% |
| 注意 | 不宜与川乌、制川乌、草乌、制草乌、附子同用 | 不宜与川乌、制川乌、草乌、制草乌、附子同用 |

## 注释

【炮制方法】

瓜蒌子：除去杂质和干瘪的种子，洗净，晒干。用时捣碎[1]。

炒瓜蒌子：取瓜蒌子，用文火炒至微鼓起，取出，放凉。用时捣碎。

除炒瓜蒌子外，还有蜜瓜蒌子、瓜蒌子霜，另外还有文献报道砂炒瓜蒌子[2]。

【性状差异】 瓜蒌子表面灰棕色，富油性。炒瓜蒌子表面微微鼓起，呈微黄色，断面浅黄色，具有香气。（见文末彩图80）

【炮制作用】 瓜蒌子，味甘，性寒。因其种仁中含有大量的油脂，滑下作用较强，故而其性寒。瓜蒌子主入肺、胃、大肠经，具有润下、祛痰、润肺作用，故偏重于燥咳痰黏，肠燥便秘。《本草汇言》中曾记载"栝楼仁，顺肺消痰，清火止咳之药也，其体油润多脂，专主心肺胸胃，一切燥热郁热逆于气分，……其甘寒可润，寒可以下气降痰，润可以通便利结。"

瓜蒌子炒制后，其寒性缓和，常用于治疗痰浊咳喘、肺热脾弱。李时珍曾言：子，炒用，补虚劳口干，润心肺，治吐血，肠风泻血，赤白痢，手面皱。

瓜蒌子蜜炙后，其性更加温和，润肺作用增强，偏重于润肺化痰。瓜蒌子制霜后，油脂被大量除去，泻下作用极弱，常用于痈疽恶疮。

瓜蒌子泻下的主要物质是油脂、脂肪酸，炮制过后油脂、脂肪酸被破坏，含量下降，滑肠作用减弱，故用于治疗肠燥便秘时应用瓜蒌子[3]。

瓜蒌子中的二萜和三萜类成分具有抗炎、祛痰作用，炮制后溶出率增加，故制品下气降痰作用增强[4]。

## 【药理作用】

### 瓜蒌子的药理作用

**1. 泻下作用** 瓜蒌子中的脂肪油具有较强的泻下作用[5]。

**2. 抑制血小板聚集** 栝楼酸对胶原、二磷酸腺苷、肾上腺素刺激的血小板聚集有抑制作用，其机制是抑制血小板环氧合酶的活性，减少血栓烷的产生[5]。

**3. 抗癌作用** 瓜蒌子体外有抗癌作用[5]。

**4. 其他作用** 瓜蒌子有扩张豚鼠离体心脏冠脉的作用[5]。

## 【化学成分】

**瓜蒌子** 主要为萜类、油脂，有机酸、甾醇等，普遍认为瓜蒌子中的脂肪酸是其滑肠的主要成分。

**炒瓜蒌子** 瓜蒌子炒制后，有机酸含量降低，二萜和三萜类成分溶出增加。

**【含量测定】** 照 2010 年版《中国药典》一部 瓜蒌子项下【含量测定】方法[1]，生炒瓜蒌子中 3,29- 二苯甲酰基栝楼仁三醇含量有明显差异，生品中 3,29- 二苯甲酰基栝楼仁三醇含量为 0.8mg/g，制品含量降为 0.6mg/g。

**【不良反应】** 瓜蒌子内含脂肪油，性味偏寒，因此内服过量易引起恶心呕吐、腹痛腹泻副作用。

**【生制瓜蒌子成分、药效与功用关系归纳】** 由瓜蒌子炒制前后的对比研究，初步认为有机酸和脂肪油的变化是引起瓜蒌子生制品药效差异的物质基础。其变化关系如图 17-13 所示：

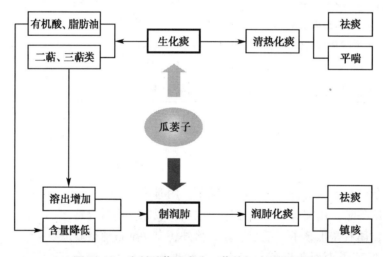

图 17-13 生制瓜蒌子成分、药效与功用关系图

（胡昌江 熊 瑞）

---

● **参考文献** ●

[1] 国家药典委员会. 中华人民共和国药典（一部）[S]. 北京：中国医药科技出版社，2010：104.

[2] 李连杰. 介绍砂炒瓜蒌子 [J]. 中药材，1991，14 (3)：26.

[3] 尹航，鲁文琴. 气相色谱法同时测量瓜蒌仁中五种主要脂肪酸含量 [J]. 贵州医药，2007，31 (3)：266-267.

[4] 修彦凤，程雪梅，刘蕾，等. 不同瓜蒌子饮片的成分比较 [J]. 中草药，2005，36 (1)：33-35.

[5] 胡昌江. 临床中药炮制学 [M]. 北京：人民卫生出版社，2008.

## ❧ 蛤 壳 ❧

**【来源】** 本品为帘蛤科动物文蛤 *Meretrix meretrix* Linnaeus 或青蛤 *Cyclina sinensis* Gmelin 的贝壳。

夏、秋二季捕捞，去肉，洗净，晒干。我国沿海均有分布。

生制蛤壳鉴别使用表

| 处方用名 | 蛤壳 | 煅蛤壳 |
|---|---|---|
| 炮制方法 | 粉碎 | 煅制 |
| 性状 | 为不规则碎片或粉末。粉末黄褐色或棕红色。质坚硬。气微，味淡 | 为不规则碎片或粉末。灰白色 |
| 性味<br>归经 | 苦、咸，寒<br>归肺、肾、胃经 | 苦、咸，微寒<br>归胃、肺、肾经 |
| 功能 | 清热化痰，软坚散结，制酸止痛；外用收湿敛疮 | 化痰制酸 |
| 主治 | 用于痰火咳嗽，胸胁疼痛，痰中带血，瘰疬瘿瘤，胃痛吞酸；外治湿疹，烫伤 | 用于痰火咳嗽，胸胁疼痛，痰中带血，胃痛吞酸，外治湿疹，烫伤 |
| 炮制作用 | 利于调剂和成分煎出 | 便于粉碎，利于有效成分煎出及制剂 |
| 用法<br>用量 | 水煎口服，包煎，或入中成药，或外用<br>6～15g | 水煎口服，包煎，或入中成药，或外用<br>6～15g |
| 配伍 | 常与半夏、寒水石、甘草、牡蛎、海藻、山慈菇、滑石、木通、猪苓等配伍治疗热痰咳逆、瘿瘤痰核。如千金散、消瘿五海饮、化坚丸 | 常与半夏、川楝子、黄柏、瓜蒌、延胡索、瓦楞子、轻粉、黄柏、煅石膏等配伍治疗湿热带浊、胃痛泛酸、湿疹烫伤。如海蛤丸、青蛤丸、青蛤散 |
| 药理作用 | 抗炎、抑菌、抑制胃酸分泌、抗胃溃疡、止咳、抗肿瘤等 | 抗炎、抑菌、抑制胃酸分泌、抗胃溃疡、止咳、抗肿瘤等 |
| 化学成分 | 碳酸钙、甲壳质等，另含有钠、铝、铁等多种微量元素 | 碳酸钙、甲壳质等，另含有钠、铝、铁等多种微量元素，煅制后碳酸钙含量增加 |
| 含量测定 | 待测 | 碳酸钙（$CaCO_3$）不得少于95.0% |
| 注意 | 脾胃虚寒者慎服 | 脾胃虚寒者慎服 |

## 注释

**【炮制方法】**

蛤壳：取原药材，洗净，碾碎，干燥[1]。

煅蛤壳：取净蛤壳，置耐火容器中，煅至酥脆，取出放凉，碾碎或研粉。有文献报道[2]使用可自动程序升温、控温、控时的煅药炉煅制时，温度控制在700～800℃煅制效果最佳。

**【性状差异】**　蛤壳外表面呈黄褐色或棕红色，内面白色。质坚硬。煅蛤壳呈灰白色，口尝有涩感，质地酥脆，易于粉碎。（见文末彩图81）

**【炮制作用】**　蛤壳，味苦、咸，性寒。蛤壳偏于软坚散结、清肺化痰，常用于瘰疬、瘿瘤、痰核。如用于消瘿瘤的消瘿五海饮（《古今医鉴》）。

蛤壳煅制后，碳酸钙含量升高，苦咸之味与寒性缓和，制酸止痛作用增强。偏重于化痰制酸，常用于痰火咳嗽、胸胁疼痛、痰中带血、胃痛吞酸。如用于治疗痰火咳嗽的青蛤丸。外用治疗湿疹、烫伤，如治湿疮的青蛤散（《医宗金鉴》）。

蛤壳作为海洋中药，现代研究较少。化学成分研究显示，蛤壳中主要的化学成分为碳酸钙，其次还含有一些微量元素铅、砷等[3]，多数文献报道蛤壳中含有甲壳质，但在研究甲壳质与一些中药材的相关性时发现蛤壳中并未含有甲壳质[4]。煅制后蛤壳中碳酸钙的含量增加，铅、砷等有毒微量元素降低[3,5]。蛤壳煅制前后化学成分的种类并未发生明显变化，主要是部分无机物，如碳酸钙含量增加，而有毒的无机元素如砷等含量降低。药理实验表明，蛤壳对前列腺增生、湿疹、烫伤、外阴皮炎有较好的治疗的作用[6-9]。炮制前后除了纯化部分成分、降低毒性成分外，还有杀菌的作用，使制品更具安全性。

【药理作用】　抗炎、治烧伤、疮疡：蛤壳粉用油调和或是与一些西药的溶液调和或是入散剂，对炎症、烧伤、疮疡具有较好的治疗的作用[7-9]。

【化学成分】

蛤壳　主要成分有碳酸钙、甲壳质等[3-4]。

煅蛤壳　煅制后，蛤壳中的碳酸钙含量明显升高，铅、砷等有害金属元素的含量显著降低。

【含量测定】　照2010年版《中国药典》一部　蛤壳项下【含量测定】方法[1]，生煅蛤壳中碳酸钙含量有明显差异，蛤壳中碳酸钙的含量为0.95g/g，煅制后含量增加为0.98g/g。

【生制蛤壳成分、药效与功用关系归纳】　由蛤壳煅制前后的对比研究，初步认为碳酸钙的变化是引起蛤壳生制品药效差异的物质基础。其变化关系如图17-14所示：

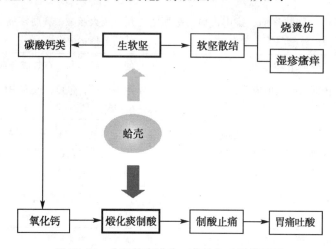

图17-14　生制蛤壳成分、药效与功用关系图

（胡昌江　熊　瑞）

● 参 考 文 献 ●

[1] 国家药典委员会. 中华人民共和国药典（一部）[S]. 北京：中国医药科技出版社，2010：322.
[2] 李莹莹，孙承三，丘花花，等. 可控条件下蛤壳煅制温度的初步研究 [J]. 中国实验方剂学杂志，2011，17（2）：40-42.
[3] 高爽，郝心敏. 不同炮制方法海蛤壳中 Pb、As、$CaCO_3$ 的含量比较 [C]. 2008年中国水产学会学术年会论文摘要集，2008.
[4] 铁步荣，陈秀梅，张谦. 海洋动物药蛤壳、鱼脑石炮制前后砷含量的研究 [J]. 中国中药杂志，2003，28（4）：381-382.
[5] 梁素娇. 甲壳质与一些中药材相关性研究 [J]. 光明中医，2013，28（8）：1737-1738.
[6] 王素芹，赵国光. 自拟蛤壳散治疗前列腺增生62例 [J]. 四川中医，2001，19（9）：25.
[7] 李瑞奇，缪君娴，白明，等. 蛤壳油糊外用对大小鼠烫伤模型的影响 [J]. 中华中医药杂志，2013，28（8）：2256-2257.
[8] 李瑞奇，白明，缪君娴，等. 蛤壳油糊外用对小鼠湿疹模型及豚鼠瘙痒模型的影响 [J]. 中华中医药杂志，2013，28（6）：1699-1702.
[9] 李培杰，王庆毅，周爱萍. 蛤壳粉与呋喃西林溶液合用治疗外阴皮炎、湿疹30例疗效观察 [J]. 中国海洋药物，2002，（3）：33-34.

～ 瓦　楞　子 ～

【来源】　本品为蚶科动物毛蚶 *Arca subcrenata* Lischke 、泥蚶 *Arca granosa* Linnaeus 或魁蚶 *Arca inflata*

Reeve 的贝壳。秋、冬至次年春捕捞，洗净，置沸水中略煮，去肉，干燥。分布于沿海地区，主产于辽宁、山东、浙江、福建、广东等地。

生制瓦楞子鉴别使用表

| 处方用名 | 瓦楞子 | 煅瓦楞子 |
|---|---|---|
| 炮制方法 | 净制 | 煅制 |
| 性状 | 不规则碎片或粉，白色或灰白色，较大碎块仍显瓦楞线。质坚硬，研粉后呈类白色粉末 | 不规则碎片或粉，浅灰色，煅后光泽消失。质地酥脆，研粉后呈灰白色粉末 |
| 性味<br>归经 | 咸，平<br>入肺、胃、肝经 | 咸，平<br>入胃、肺、肝经 |
| 功能<br>主治 | 消痰化瘀，软坚散结<br>用于瘿瘤，瘰疬，癥瘕痞块 | 制酸止痛<br>用于胃痛泛酸；研末外敷治外伤出血 |
| 炮制作用 | 去除杂质，利于调剂 | 煅后质地酥脆，便于粉碎和煎出 |
| 用法<br>用量 | 水煎服或入中成药，宜打碎先煎<br>9~15g | 水煎服或入中成药，宜打碎先煎<br>9~15g |
| 配伍 | 常与海藻、昆布、贝母、夏枯草、连翘、三棱莪术、鳖甲等配伍。如含化丸、瓦楞子丸 | 常与高良姜、香附、乌贼骨、陈皮等配伍。治胃痛泛酸、治烧烫伤 |
| 化学成分 | 碳酸钙、磷酸钙、有机质、无机元素、氨基酸等 | 煅后氧化钙、钙盐含量较生品显著升高、有机质破坏、无机元素含量升高、砷含量降低 |
| 注意 | "无瘀血痰积者忌用"；不宜与西药四环素族、异烟肼等同用 | "无瘀血痰积者忌用"；不宜与西药四环素族生素、异烟肼等同用 |

## 注释

**【炮制方法】**

瓦楞子：取原药材，洗净，干燥，碾碎[1]。

煅瓦楞子：取净瓦楞子，置耐火容器内，武火加热，煅至酥脆，取出放凉，碾粉或研粉。除瓦楞子和煅瓦楞子外，还有醋瓦楞子和盐瓦楞子。

**【性状差异】**　生品可见明显瓦楞线，有光泽，质坚硬。研粉后呈类白色。煅制品瓦楞线不明显，光泽消失，质地酥脆，研粉后呈灰白色粉末[2]。（见文末彩图82）

**【炮制作用】**

瓦楞子，味甘、咸，性平，归肝、肺、胃经。《日用本草》："消痰之功最大，凡痰隔病用之"。具有消痰化瘀，软坚散结，制酸止痛的作用，以消痰化瘀，软坚散结为主，主要用于瘿瘤，瘰疬，癥瘕痞块。如含化丸、瓦楞子丸。

煅品以制酸止痛为主，主要用于治胃痛泛酸；研末外敷治外伤出血。煅品多用于制酸止痛为主。如用于治疗胃脘疼痛、胃溃疡及十二指肠溃疡的瓦楞散（《辽宁省医院制剂规范》1982年）；还可以外用治疗烧烫伤和外伤出血，如与冰片及香油调和外用治疗烧烫伤；如用于外伤出血用煅品单味研末外敷（《青岛中草药手册》）。

瓦楞子生品以碳酸钙为主[3]，兼有其他成分[4]，药理作用研究较少，临床应用显示其具有抑制血小板聚积、抗炎等作用，而生品主要用于化瘀软坚。瓦楞子煅后质地酥脆，入煎剂有利于有效成分煎出，故瓦楞子煅品水煎液中钙盐含量是生品的4.6倍[5,6]。故瓦楞子煅后氧化钙、钙盐含量显著升高，其中氧化钙是其制酸止痛的物质基础[6]。

适量的锌可使肉芽组织不易破坏，溃疡易于愈合，故用煅品主治胃及十二指肠溃疡可能同煅品煎液中钙、锌的增加有关[7]。由于瓦楞子药材本身会受海域环境影响，其含有不同程度的砷，而煅后砷含量降低，故多用明煅法，以降低或消除砷毒性[8]。

【化学成分】
　　瓦楞子　含大量的碳酸钙，少量磷酸钙，总钙量在93%以上（按碳酸钙计算）；尚含少量镁、铁、锌、锰等微量元素的硅酸盐、硫酸盐和氯化物及有机质。

　　煅瓦楞子　瓦楞子煅烧后，有机质则被破坏，碳酸钙分解，氧化钙、钙盐含量显著升高，无机元素含量升高（锌、铜、铅、锰、铁等），且砷含量降低[5-8]。

【不良反应】　有颜面浮肿、尿血、尿混浊和泌尿系感染复发、过敏而出现药疹的报道；也有患者服用瓦楞子单煎液出现腹痛腹泻症状，停止服用症状消失[8-10]。

【生制瓦楞子成分、药效与功用关系归纳】　由瓦楞子煅制前后的对比研究，初步认为钙盐、无机元素的变化是引起瓦楞子生制品药效差异的物质基础。其变化关系如图17-15所示：

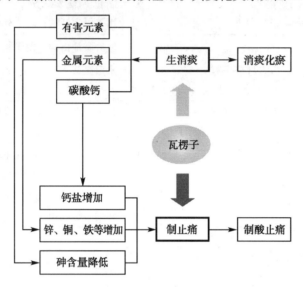

图 17-15　生制瓦楞子成分、药效与功用关系图

（胡昌江　熊　瑞）

● 参 考 文 献 ●

[1] 国家药典委员会. 中华人民共和国药典（一部）[S]. 北京：中国医药科技出版社，2010：65.
[2] 龚千锋. 中药炮制学 [M]. 北京：中国中医药出版社，2008.
[3] 曾祥林. 瓦楞子中碳酸钙的含量测定 [J]. 中成药，1991，13（12）：46.
[4] 张绍琴，李文旭. 几种海洋动物药中氨基酸的测定 [J]. 天然产物研究与开发，1993，5（2）：37-39.
[5] 王志江，周鹏. 瓦楞子生品及煅用品钙盐的含量测定 [J]. 山东医药工业，2001，20（4）：20.
[6] 温从环. 生、煅瓦楞子碳酸钙含量测定 [J]. 现代应用药学，1996，13（6）：28-29.
[7] 袁博勇，何承顺. 瓦楞子的3种炮制品水煎液中金属元素的研究 [J]. 中国中药杂志，1996，21（12）：730-731.
[8] 铁步荣，刘菁菁，张谦. 瓦楞子炮制前后砷含量的研究 [J]. 中国中药杂志，2002，27（9）：697.
[9] 曹顺明. 瓦楞子过敏10例报道 [J]. 中医药研究，1987，4：18.
[10] 韩明道. 注意牡蛎，瓦楞子引起过敏反应 [J]. 上海中医药杂志，1980，4：5.

～ 竹　茹 ～

【来源】　本品为禾本科植物青秆竹 *Bambusa tuldoides* Munro、大头典竹 *Sinocalamus beecheyanus*（Munro）McClure var. *pubescens* P. F. Li 或淡竹 *Phyllostachys nigra*（Lodd.）Munro var. *henonis*（Miff.）Spapf ex Rendle 的茎秆的干燥中间层。全年均可采制，取新鲜茎除去外皮，将稍带绿色的中间层刮成

丝条，或削成薄片，捆扎成束，阴干。前者称"散竹茹"，后者称"齐竹茹"。主产于四川、湖北、安徽等长江流域地区。

生制竹茹鉴别使用表

| 处方用名 | 竹茹 | 姜竹茹 |
|---|---|---|
| 炮制方法 | 净制 | 姜制 |
| 性状 | 呈长条形薄片或不规则卷曲丝条，或挽卷，浅绿色、黄绿色或黄白色。纤维性，体轻松，质韧，有弹性。气微，味淡 | 呈长条形薄片或不规则卷曲丝条，或挽卷，表面深黄色，体轻，质松，有少许焦斑，微有姜香气 |
| 性味<br>归经 | 甘，微寒<br>归肺、胃、心、胆经 | 甘、微辛，凉<br>归胃、肺、心、胆经 |
| 功能<br>主治 | 清热化痰，除烦<br>用于痰热咳嗽、胆火夹痰、痰火内扰，心烦不安 | 降逆止呕<br>用于胃热呕吐、妊娠恶阻、胎动不安呃逆、惊悸 |
| 炮制作用 | 除去杂质和非药用部位 | 增强降逆止呕作用 |
| 用法<br>用量 | 水煎服或入丸散<br>5~10g | 水煎服或入丸散<br>5~10g |
| 配伍 | 常与黄芩、瓜蒌、茯苓等配伍，用于清热化痰。如温胆汤，淡竹茹汤 | 常与黄芩、黄连、半夏等配伍，治疗妊娠恶阻偏热者。如芩连半夏竹茹汤，橘皮竹茹汤 |
| 药理作用 | 抗氧化、抗菌、抑酶等 | 抑菌 |
| 化学成分 | 酚酸、氨基酸、有机酸、糖类、鞣质、生物碱等 | 微量元素含量增加；多糖含量下降 |
| 检查<br>浸出物 | 水分不得过7.0%<br>水浸出物不得少于4.0% | 水分不得过7.0%<br>水浸出物不得少于4.0% |
| 注意 | 寒痰咳喘、胃寒呕逆及脾虚泄泻者禁服 | 寒痰咳喘、胃寒呕逆及脾虚泄泻者禁服 |

## 注释

**【炮制方法】**

竹茹：取原药材，除去杂质和硬皮，切段或揉成小团[1]。

姜竹茹：取净竹茹段或团，加姜汁拌匀，稍闷，压平，待姜汁被吸尽后，置炒置容器内，用文火炒焙至两面黄色焦斑，取出，晾干。每100kg竹茹用生姜10kg或干姜3kg[2]。

除姜竹茹外，还有炒竹茹、玫瑰炒竹茹、枳实炒竹茹[3]。

**【性状差异】**　竹茹表面黄绿色或黄白色。姜竹茹表面深黄色，有少许焦斑，有姜香气。（见文末彩图83）

**【炮制作用】**

竹茹，性凉，味甘苦，主入胃、胆经，具有清热化痰、除烦止呕的功效。用于痰热咳嗽、胆火挟痰、烦热呕吐、惊悸失眠、中风痰迷、舌强不语、胃热呕吐、妊娠恶阻和胎动不安等症。《药品化义》载："竹茹，轻可去实，凉能去热，苦能降下，专清热痰，为宁神开郁佳品；主治胃热噎膈，胃虚干呕，热呃咳逆，痰热恶心，酒伤呕吐，痰涎酸水，惊悸怔忡，心烦躁乱。睡卧不宁，此皆胆胃热痰之症，悉能奏效。"如治胆虚，痰热内扰的温胆汤；如治产后虚烦头痛，心中闷乱不解的淡竹茹汤。

姜竹茹，性平，降逆止呕的功效增强，善长止呕和胃，用于胃热呕逆。如治胃虚有热之呃逆的橘皮竹茹汤（《金匮要略》）；治妊娠恶阻的竹茹汤（《经验各种秘方辑要》）。

竹茹经姜炙后，微量元素含量较生品增加明显，微量元素的增加可使药性趋向温性[4]。竹茹炮制后多糖含量有所下降[5]。引入姜的有效成分是其止呕和胃的主要原因之一。

【药理作用】

### 竹茹的药理作用

**1. 抗氧化作用**　竹茹提取物黄酮在 0.005 ~ 0.050g/L 可促进皮肤角质形成细胞增殖，0.005g/L 可促进纤维细胞的增殖活力，竹茹黄酮在 0.005g/L、内酯在 0.0005g/L、0.005g/L 时可显著地降低 MDA（丙二醛）的生成、增强 SOD（超氧化物歧化酶）的活性。且竹茹黄酮可促进皮肤的增殖[6]。

**2. 抗菌作用**　竹茹粉对白色葡萄球菌、枯草杆菌、大肠杆菌及伤寒杆菌等有较强的抗菌作用[7]。

**3. 抑酶作用**　竹茹提取物还有抑制 CAMP 磷酸二酯酶活性的作用[7]。

**4. 抑制癌细胞的生长**　首蓿素能有效抑制人乳腺癌细胞 MDA-MB-468 和人结肠癌细胞 SW480 的生长[8]。

【化学成分】

**竹茹**　含生物碱，鞣质，皂苷，氨基酸，有机酸，还原糖、三萜等成分以及微量元素[9]。

**姜竹茹**　竹茹姜制后，微量元素含量增加[4]，多糖含量略有降低[5]，可检出姜酚等成分，水煎出率也有增加。

【生制竹茹成分、药效与功用关系归纳】　由竹茹姜制前后的对比研究，初步认为微量元素和多糖等成分变化是引起竹茹生制品药效差异的物质基础。其变化关系如图 17-16 所示：

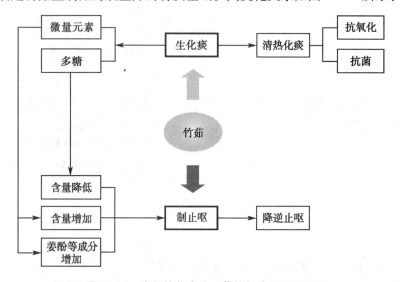

**图 17-16　生制竹茹成分、药效与功用关系图**

（**胡昌江　熊　瑞**）

---

### 参考文献

[1] 国家药典委员会. 中华人民共和国药典（一部）[S]. 北京：中国医药科技出版社，2010：130.

[2] 贾天柱. 中药炮制学 [M]. 上海：上海科学技术出版社，2013：229.

[3] 陈浙鲁. 竹茹的五种炮制品和临床应用 [J]. 中医药信息，2000，5：36.

[4] 石艳红. 不同炮制对部分中药微量元素的影响 [J]. 中国医药指南，2013，11（4）：103-104.

[5] 张丽丽，高言明，龙定杞. 中药竹茹炮制前后多糖含量的对比研究 [J]. 微量元素与健康研究，2010，27（4）：26-27.

[6] 洪新宇，朱云龙，陈林根，等. 竹茹提取物黄酮和内酯延缓皮肤细胞衰老的效能 [J]. 日用化学工业，2003，33（5）：302-304.

[7] 张廷模. 临床中药学 [M]. 上海：上海科学技术出版社，2009：163.

[8] Hudson E A, Dinh P A, Kokubun T, et al. Characterization of potentially chemopreventive phenols in extracts of brown

rice that inhibit the growth of human breast and colon cancer cells［J］. Cancer Epidemiol Biomarkers Prev, 2000, 9 (11)：1163-1170.

［9］邹德利, 刘旭. 竹茹中药用法［J］. 世界最新医学信息文摘, 2013, 13 (3)：378-379.

## ～ 前　胡 ～

【来源】　本品为伞形科植物白花前胡 *Peucedanum praeruptorum* Dunn 的干燥根。冬季至次春茎叶枯萎或未抽花茎时采挖，除去须根，洗净，晒干或低温干燥。主产于浙江、湖南、四川等地区。

**生制前胡鉴别使用表**

| 处方用名 | 前胡 | 蜜前胡 |
|---|---|---|
| 炮制方法 | 切制 | 蜜制 |
| 性状 | 类圆形或不规则形的薄片。外表皮黑褐色或灰黄色，切面黄白色，皮部可见一棕色环纹及放射状纹理。气芳香，味微苦、辛 | 不规则类圆形薄片，表面黄褐色，略具光泽，滋润。味微甜 |
| 性味<br>归经 | 苦、辛，微寒<br>归肺经 | 苦、甘、辛，凉<br>归肺经 |
| 功能<br>主治 | 解表理肺，降气化痰<br>用于外感咳嗽或痰湿咳喘 | 润肺止咳，降气化痰<br>用于肺虚咳嗽或肺燥咳嗽 |
| 炮制作用 | 利于调剂和成分煎出 | 增强润肺止咳的作用 |
| 用法<br>用量 | 水煎服或入丸、散<br>3~10g | 水煎服或入丸、散<br>5~10g |
| 配伍 | 常与瓜蒌、贝母、桑白皮、杏仁等配伍治疗痰热壅肺，肺失宣降中咳喘痰黏、胸痹等病证。如前胡散等 | 常与杏仁、贝母、桑白皮、薄荷、牛蒡子、桔梗等配伍治疗风热郁肺之咳嗽。如前胡饮等 |
| 药理作用 | 增加心血流量、抗氧化作用、祛痰作用、抗菌作用、抗肿瘤作用等 | 增加心血流量、抗氧化作用、祛痰作用、抗肿瘤作用等 |
| 化学成分 | 含香豆素、挥发油、菲醌、有机酸以及甾醇等 | 制后挥发性成分含量降低；白花前胡甲素、白花前胡乙素、白花前胡 E 素含量增加 |
| 检查 | 水分不得过 12.0%；总灰分不得 6.0%；酸不溶性灰分不得过 2.0% | 水分不得过 13.0%；总灰分不得过 8.0%。酸不溶性灰分不得过 2.0% |
| 浸出物<br>含量测定 | 稀乙醇浸出物不得少于 20.0%<br>白花前胡甲素（$C_{21}H_{22}O_7$）不得少于 0.90%，白花前胡乙素（$C_{24}H_{26}O_7$）不得少于 0.24% | 稀乙醇浸出物不得少于 15.0%<br>白花前胡甲素（$C_{21}H_{22}O_7$）不得少于 0.90%，白花前胡乙素（$C_{24}H_{26}O_7$）不得少于 0.24% |
| 注意 | 阴虚咳嗽、寒饮咳嗽慎服 | 阴虚咳嗽、寒饮咳嗽慎服 |

## 注释

### 【炮制方法】

前胡：取原药材，除去杂质，洗净，润透，切薄片，晒干[1]。

蜜前胡：取炼蜜，用适量开水稀释后，加入净前胡片拌匀，润透，置锅内，用文火炒至不粘手为度，取出放凉。每 100kg 前胡片用炼蜜 25kg。以化学成分含量为指标，对白花前胡的蜜炙工艺进行优选，优化参数为：取净白花前胡饮片 100g，加蜂蜜 25g，闷润 1.5 小时，于 80℃炒干[2]。

除蜜前胡外，还有炒前胡。

【性状差异】 前胡表皮黑褐色或灰黄色。蜜前胡表面黄褐色，略具光泽，微带焦斑。（见文末彩图84）

【炮制作用】

前胡，苦、辛，微寒。降气化痰，散风清热。用于痰热喘满，咳痰黄稠，风热咳嗽痰多。如前胡散等。

蜜炙前胡，以润肺止咳为主，多用于肺燥咳嗽，痰黄，咽干，胸闷气促，胸膈不利等证。如前胡饮等。

前胡中的香豆素类成分是其主要活性成分[3,4]，具有抗氧化、抗菌、祛痰等作用。前胡蜜炙前后均能明显增加小鼠酚红排泌量，二者均有较好的祛痰作用。前胡的不同成分作用强度不一，其中白花前胡甲素、白花前胡乙素、白花前胡E素有较好的祛痰作用，蜜制后因白花前胡甲素、白花前胡乙素、白花前胡E素含量明显增加[5]，使前胡、蜜前胡对氨水引起的小鼠咳嗽均有较明显抑制作用，但蜜前胡高剂量无论从潜伏期还是镇咳效果来看都略好于前胡[6]。表明前胡炮制后润肺、化痰、止咳作用增强。

【药理作用】

前胡的药理作用

**1. 对心血管系统的影响**

（1）抗心肌缺血及保护心肌的作用：白花前胡提取物对垂体后叶素诱发小鼠急性心肌缺血模型、结扎左冠状动脉前支致麻醉大鼠急性心肌缺血模型有显著的保护作用。白花前胡素C对于冠脉结扎引起的大鼠心肌细胞缺血有明显的保护作用[7]。

（2）改善心脏功能：对肾性高血压大鼠模型而呈现的左室肥厚及功能紊乱，给予白花前胡素C后，可明显保护高血压模型大鼠心脏的收缩及舒张功能，其作用可能是通过扩张冠状动脉，改善心肌缺血，降低心肌胶原含量而实现的[8]。

**2. 抗氧化作用** 白花前胡中的香豆素类（TCP）能显著抑制小鼠肝匀浆丙二醛的产生，提示TCP能有效地抑制脂质过氧化反应[9]。

**3. 祛痰作用** 从白花前胡和紫花前胡中分别提取得到的白花前胡丙素和紫花前胡苷能增强小鼠气管排泌酚红，具有祛痰作用[10]。

**4. 抗菌作用** 白花前胡中的挥发油成分对大肠杆菌、伤寒沙门菌和弗氏志贺菌有一定的抗菌活性[11]。

**5. 抗肿瘤作用** 从白花前胡中分离的 (±)-4′-$O$-acetyl-3′-$O$-angeloyl-cis-khellactone［角型吡喃骈香豆素（APC）］可以诱导人急性髓样白血病HL-60细胞分化。推测APC可以作为分化治疗白血病的潜在药物[12]。

**6. 其他作用** 白花前胡中的香豆素类有解热镇痛抗炎、抑制肝药酶活性的作用[13,14]。白花前胡甲素能促进体外培养的视网膜神经细胞存活。此外，还有一定的抑制体外高压诱导的视网膜神经细胞凋亡的作用[15]。从白花前胡中得到的3个凯尔消旋内酯衍生物对B16小鼠黑色素瘤细胞系的黑素生成有一定的抑制作用[16]。

【化学成分】

前胡 主含香豆素类化合物，如外消旋白花前胡素A、右旋白花前胡素C、D及E，右旋白花前胡素、北美芹素；香豆素糖苷类化合物，如紫花前胡苷；此外还有挥发油类、脂肪酸类和香草酸、没食子酸等苯甲酸类，以及β-谷甾醇等成分。

蜜前胡 经蜜炙后，白花前胡甲素、白花前胡乙素、白花前胡E素3个成分的含量增加，但增加幅度不一[5]。

【含量测定】 照2010年版《中国药典》一部 前胡项下【含量测定】方法[5]，生蜜前胡中白花前胡甲素、白花前胡乙素、白花前胡E素的含量增加。

【生制前胡成分、药效与功用关系归纳】 由前胡蜜炙前后的对比研究，初步认为香豆素的变化是引起前胡生制品药效差异的物质基础。其变化关系如图17-17所示：

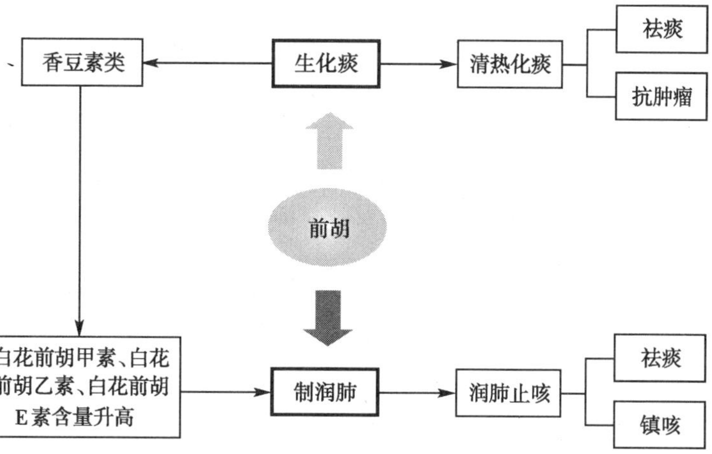

图 17-17 生制前胡成分、药效与功用关系图

（胡昌江 熊 瑞）

● 参 考 文 献 ●

[1] 国家药典委员会. 中华人民共和国药典（一部）[S]. 北京：中国医药科技出版社，2010：248.

[2] 梁益敏，俞年军，刘守金，等. 蜜炙白花前胡最佳炮制工艺研究 [J]. 中成药，2007，29（3）：399-401.

[3] 张村，肖永庆，谷口雅彦，等. 白花前胡化学成分研究Ⅲ [J]. 中国中药杂志，2009，34（8）：1005-1006.

[4] 孔令义. 中药前胡物质基础的系统研究 [J]. 中国药科大学学报，2010，41（3）：203-207.

[5] 张村，肖永庆，李丽，等. HPLC 测定白花前胡蜜炙前后 3 种香豆素类成分的含量 [J]. 中国药学杂志，2010，45（1）：14-16.

[6] 张村，殷小杰，李丽，等. 白花前胡蜜炙前后的药效学比较研究 [J]. 中国实验方剂学杂志，2010，16（15）：146-148.

[7] 李刚，张乐，邹军，等. 白花前胡提取物对急性心肌缺血的保护作用 [J]. 中国药理学通报，2009，10（25）：295.

[8] 周四桂，黄河清，陈少锐，等. 前胡丙素对两肾两夹肾性高血压大鼠心脏重构及心功能的影响 [J]. 中国药理学通报，2006，22（5）：543-546.

[9] 王德才，张显忠，冯蕾，等. 白花前胡香豆素组分体外抗氧化活性研究 [J]. 医药导报，2008，27（8）：899-901.

[10] 刘元，李星宇，宋志钊，等. 白花前胡丙素和紫花前胡苷祛痰作用研究 [J]. 时珍国医国药，2009，20（5）：1049.

[11] 陈炳华，王明兹，刘剑秋，等. 闽产前胡根挥发油的化学成分及其抑菌活性 [J]. 热带亚热带植物学报，2002，10（4）：366-370.

[12] Zhang JX, Fong WF, Wu J, et al. Pyranocoumarins isolated from peucedanum praeruptorum as differentiation inducers in human leukemic HL-60 cells [J]. Planta Med, 2003, 69 (3): 223-229.

[13] 王德才，马健，孔志峰，等. 白花前胡总香豆素解热镇痛抗炎作用的实验研究 [J]. 中国中医药信息杂志，2004，11（8）：688-690.

[14] 王德才，赵晓民，李同德，等. 白花前胡中总香豆素对小鼠肝药酶活性的影响 [J]. 医药导报，2004，23（8）：522 -524.

[15] 王兰. 川芎、前胡中单体成分对体外培养大鼠视网膜神经细胞的影响 [J]. 陕西中医学院学报，2006，29（4）：23.

[16] Kim CT, Kim WC, Jin MH. Inhibitors of melanogenesis from the roots of Peucedanum praeruptorum [J]. Saengyak Hakhoechi, 2002, 33 (4): 395-398.

# ∽ 百　部 ∾

【来源】　本品为百部科植物直立百部 *Stemona sessilifolia*（Miq.）Miq.、蔓生百部 *Stemona japonica* （Bl.）Miq. 或对叶百部 *Stemona tuberosa* Lour. 的干燥块根。春、秋二季采挖，除去须根，洗净，置沸水中略烫或蒸至无白心，取出，晒干。主产于安徽、浙江、广西。

生制百部鉴别使用表

| 处方用名 | 百部 | 蜜炙百部 |
|---|---|---|
| 炮制方法 | 切制 | 蜜炙 |
| 性状 | 呈不规则的厚片，或不规则条形斜片；表面灰白色，棕黄色，有深纵皱纹；切面灰白色、淡黄棕色或黄白色，角质样。气微、味甜、苦 | 呈不规则的厚片，或不规则条形斜片；表面棕黄色或棕褐色，略带焦斑，稍有黏性；切面黄色，有光泽。味甜 |
| 性味归经 | 甘、苦，微温<br>归肺经 | 甘、微苦，温<br>主入肺经 |
| 功能主治 | 杀虫、除螨、灭虱<br>外用于头虱、体虱、蛲虫病、疥癣、阴痒 | 润肺止咳<br>用于新久咳嗽，肺痨咳嗽，顿咳，阴虚劳咳 |
| 炮制作用 | 利于调剂和成分煎出 | 缓解苦味，增强润肺止咳作用 |
| 用法用量 | 水煎或酒浸<br>3~9g<br>外用适量 | 水煎口服或入中成药<br>3~9g |
| 配伍 | 常单独使用或与苦参、蛇床子、苦楝皮、白鲜皮、黄柏等配伍治疗阴痒、疥癣等症。如复方百部洗剂，百部酊等 | 常与紫菀、款冬花、麻黄、杏仁等配伍，治疗百日咳、慢性气管炎、痰盛肺热咳嗽，如百部止咳糖浆等 |
| 药理作用 | 镇咳、杀虫、抑菌、松弛支气管平滑肌、免疫调节、抗氧化、抑制肿瘤等 | 镇咳、免疫调节作用较强 |
| 化学成分 | 生物碱（新对叶百部碱、对叶百部碱、金刚大碱、原百部碱），多糖，脱氢生育酚等类成分 | 生物碱、多糖、脱氢生育酚类，蜜炙后金刚大碱含量增加，对叶百部碱、新对叶百部碱含量有所降低 |
| 浸出物含量测定 | 水溶性浸出物不得少于50%<br>百部总碱含量不得少于0.1% | 水溶性浸出物不得少于55%<br>百部总碱含量不得少于0.1% |
| 注意 | 热嗽，水亏火炎者禁用 | 热嗽，水亏火炎者禁用 |

## 注释

### 【炮制方法】

百部：取原药材，除去杂质，洗净，闷润6~12小时至内外湿度一致，切2~4mm厚片，干燥[1]。

蜜炙百部：将净百部厚片置适当容器内，加入炼蜜（蜜水比12.5:10）拌匀，闷至蜜被吸尽，炒干，取出，放凉即可。以药效和化学成分含量为权重指标，对百部蜜炙工艺进行优化，优化参数为：每100kg百部用炼蜜12.5kg，闷润2~3小时，于140~160℃炒6分钟为宜。

### 【性状差异】　百部切面灰白色、淡黄棕色或黄白色，角质样。而蜜制后切面呈黄色或深黄色，略带焦斑，具甜味。（见文末彩图85）

### 【炮制作用】

百部，味甘、苦，微温[2]，因其性温，故寒热兼治。《本草分经》记载"百部能利肺气，而润肺温肺，治咳嗽，杀虫虱。伤肠滑胃"。百部具有杀虫灭虱、润肺止咳作用，但其有小毒，易伤肠滑胃。故百部多外用，主治阴痒、头虱、体虱、蛲虫病、疥癣，如复方百部洗剂[3]。

蜜百部，苦味有所缓和，甘味增加，且"蜜炙后能增强润肺、止咳之效，并可益气抑其伤胃之酷性"。毒性减小，主内服。偏重用于止咳、化痰。因此临床上常用于治疗久咳、百日咳、阴虚劳咳，如小儿百部止咳糖浆[4]。

百部主要有效成分为生物碱，对叶百部中主要含有金刚大碱、对叶百部碱、新对叶百部碱等。其中对叶百部碱及新百部碱具有强的止咳作用及杀虫作用[5,6]。对叶百部中所含有的金刚大碱既具有强烈的止咳作用也具有神经抑制毒性，因此百部服用过量常引起中枢神经麻痹[7]。百部蜜炙后其总生物碱含量下降[8]，主要生物碱单体含量也发生一定变化，呈现出含量相对较高的对叶百部碱、新对叶百部碱含量降低，含量相对较低的金刚大碱生物碱含量升高的现象。但蜜炙百部水煎液及总生物碱提取物对豚鼠的止咳作用均显著增强，其增加润肺止咳作用可能是因为生物碱类成分比例改变既保留增强了药物止咳功效，又降低了神经毒性。

**【药理作用】**

### 一、百部的药理作用

**1. 镇咳、祛痰作用**　百部生物碱能降低动物呼吸中枢的兴奋性，抑制咳嗽反射而具镇咳之效[9]。

**2. 抗病原微生物作用**　体外试验表明百部煎剂及醇浸剂对肺炎球菌、乙型溶血性链球菌、脑膜炎球菌、金黄色葡萄球菌、白色葡萄球菌、痢疾杆菌、伤寒杆菌、副伤寒杆菌、大肠杆菌、变形杆菌、白喉杆菌、肺炎杆菌、鼠疫杆菌、炭疽杆菌、枯草杆菌以及霍乱弧菌、人型结核杆菌等均有不同程度的抑制作用[10]。

**3. 杀虫作用**　蔓生百部与其他品种百部的水浸液及乙醇浸液，对蚊蝇幼虫、头虱、衣虱及臭虫等均有杀灭作用[11]。

**4. 对支气管平滑肌的作用**　100%百部生物碱提取液0.2ml对组胺所引起的离体豚鼠支气管平滑肌痉挛有松弛作用。其作用强度与氨茶碱相似，但较缓慢而持久[12]。

**5. 免疫调节作用**　百部醇提物对哮喘小鼠具有免疫调节作用[13]。

**6. 抑制肿瘤作用**　百部中部分生物碱单体化合物具有抑制肿瘤作用[14]。

### 二、蜜炙百部的药理作用

**止咳作用**：百部蜜制后可以通过调节细胞因子及其调控蛋白比例增强止咳平喘功效[13]。

### 三、生、蜜百部之复方的药理作用差异

**1. 生、蜜百部之小儿百部止咳糖浆的药理作用差异[15]**　以蜜炙百部制备的小儿百部止咳糖浆止咳作用明显强于用百部制备的小儿百部止咳糖浆。蜜炙百部制备的小儿百部止咳糖浆较百部制备的止咳糖浆显著降低柠檬酸引起的豚鼠咳嗽次数；与模型组相比，蜜炙百部制备的止咳糖浆更能够显著调节LPS或合胞病毒引起的小鼠肺炎模型中炎症因子IFN-γ/IL-4回归；百部制备的小儿百部止咳糖浆在小鼠急性毒性实验中表现有一定的毒性，而蜜炙百部制备的止咳糖浆中毒症状轻，并很快（约半小时）恢复正常，提示百部口服治疗呼吸系统疾病入药宜用蜜炙百部。

**2. 生、蜜百部之百部洗剂的药理作用差异**　百部洗剂主要有杀虫止痒、抑制白念珠菌、金黄色葡萄球菌等作用。小鼠霉菌性阴道炎模型实验显示，用百部制备的百部洗剂抑菌作用明显强于炙百部制备的百部洗剂（$P<0.05$）。由此说明，外用治疗妇科阴道炎症宜用百部。

**【化学成分】**

**百部**　主要有效成分为生物碱，如新对叶百部碱，对叶百部碱，金刚大碱，原百部碱等[16]，此外，还含有多糖、脱氢生育酚类等[17,18]。

**蜜炙百部**　与百部比较没有显著化学成分变化，仅见其化合物含量呈现一定变化，在百部中含量相对高的对叶百部碱、新对叶百部碱炮制后其含量降低，而含量相对低的金刚大碱含量有所升高[13]。

【含量测定】

表 17-5 生制百部主要化合物相对含量（%）

| 样品 | 金刚大碱 | 新对叶百部碱 | 对叶百部碱 |
|---|---|---|---|
| 百部 | 0.87 | 20.44 | 12.8 |
| 蜜炙百部 | 1.82 | 19.32 | 10.13 |

由百部蜜制前后 HPLC 谱图及表 17-5 可见，对叶百部碱、新对叶百部碱成分炮制后有所降低，金刚大碱炮制后增加。

【药物代谢】 含有百部新碱的对叶百部总生物碱体内代谢研究表明入血液的主要成分为百部新碱，且在各个组织中均检验出有百部新碱，在肺中百部新碱的含量较高，说明百部新碱为其入肺经起止咳作用的主要有效成分之一[19]。另外对原百部碱体内代谢研究，表明原百部碱在小鼠血液中符合二室模型[20]。

【不良反应】 临床不良反应报道较少，仅见 1 例：55 岁女性，2 次因感冒服含有百部的咳嗽糖浆，1 次因腹痛服含有百部的汤剂，3 次服药后均在 3～4 小时出现胆绞痛[21]。百部的副作用在《药性论》中就有记载：脾胃虚人勿用，以其味苦伤胃也。另在《全国中草药汇编》记有："服用百部过量时，常引起呼吸中枢麻痹"。

【毒性】 古代文献报道百部有小毒，服用过量可引起神经毒性，产生呕吐、昏厥甚至死亡现象。本课题组对生、炙百部小鼠急性毒性进行了研究，发现百部水煎液及百部总碱在最大耐受量时均具有一定毒性。给予小鼠最大耐受量后，小鼠出现浑身抖擞、聚团、互相撕咬、竖毛、饮食不佳现象，且持续一周左右才能恢复正常；而且以百部入小儿百部止咳糖浆口服给予小鼠最大耐受量除出现上述现象，一周内还出现 2 只小鼠死亡现象。而蜜炙百部及其入小儿百部止咳糖浆小鼠毒性显著降低，小鼠浑身抖擞现象较生品轻，且 0.5～1 小时后小鼠陆续恢复正常。这说明蜜炙能够达到一定的解毒目的。另据报道，金刚大碱具有一定的神经抑制毒性，本课题组实验过程中发现其单体化合物可引起小鼠死亡，但是在口服给予仅含金刚大碱的生、炙百部总生物碱提取物均未出现小鼠死亡现象，仅见一定毒性。这提示我们在研究百部毒性时除考虑其生物碱还应考虑其他化学成分。

【生制百部成分、药效与功用关系归纳】 由百部炮制前后的对比研究，提示了百部生物碱含量变化是引起百部生制品药效差异的物质基础。其变化关系如图 17-18 所示：

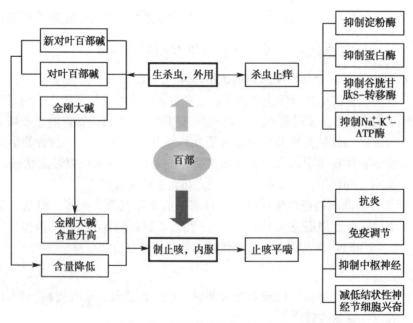

图 17-18 生制百部成分、药效与功用关系图

（陈晓霞）

## 参 考 文 献

［1］北京市药品监督管理局. 北京市中药饮片炮制规范［S］. 北京：化学工业出版社，2008：106.

［2］国家药典委员会. 中华人民共和国药典（一部）［S］. 北京：中国医药科技出版社，2010：88.

［3］李爽. 百部洗剂的制备及临床疗效观察［J］. 中成药，2003，25（2）：附2-3.

［4］国家药典委员会. 中华人民共和国药典（一部）［S］. 北京：中国医药科技出版社，2010：480.

［5］Jiang RW, Hon PM, Xu YT, et al. Isolation and chemotaxonomic significance of tuberostemospironine-type alkaloids from Stemona tuberose［J］. Phytochemistry, 2006, 67（1）：52-57.

［6］Xua YT, Shaw PC, Jiang RM, et al. Antitussive and central respiratory depressant effects of Stemona tuberose［J］. Journal of Ethnopharmacology, 2010, 128：679-684.

［7］Brem B, Seger C, Pacher, et al. Feeding deterrence and contact toxicity of Stemona alkaloids-a source of potent natural insecticides［J］. Journal of Agricultural and Food Chemistry, 2002, 50：6383-6388.

［8］陈晓霞，张旭，沈晓庆，等. 对叶百部中总生物碱含量测定方法研究［J］. 化学工程师，2011，5：24-25.

［9］Lin LG, Leung HPH, Zhu JY, et al. Croomine-and tuberostemonine-type alkaloids from root of Stemona tuberosa and their antitussive activity［J］. Tetrahedron, 2008, 64（44）：10155-10161.

［10］Lin LG, Yang XZ, Tang CP, et al. Antibacterial stilbenoids from the roots of Stemona tuberosa［J］. Phytochenistry, 2008, 69（2）：457-463.

［11］Kaltenegger E, Brem B, Mereiter K, et al. Insecticidal pyrido［1,2-a］azepine alkaloids and related derivatives from Stemona species［J］. Phytochemistry, 2003, 63（7）：803-816.

［12］Liao JF, Shi CC, Chen SY, et al. Spasmolytic effect of water extract of Stemonae radix on the guinea-pig tracheal smooth muscle in vitro［J］. Journal of Ethnopharmacology, 1997, 57（1）：57-62.

［13］陈晓霞. 百部生杀虫、熟止咳炮制原理研究［D］. 辽宁中医药大学博士论文，2012.

［14］Ge F, Ke C, Tang W, et al. Isolation of chlorogenic acids and their derivatives from Stemona japonica by preparative HPLC and evaluation of their anti-AIV activity in vitro［J］. Phytochem, 2007, 18（3）：213-218.

［15］魏熙婷. 百部生杀虫、熟止咳炮制原理研究［D］. 辽宁中医药大学硕士论文，2013.

［16］Lin LG, Zhong QX, Cheng TY, et al. Stemoninines from the Roots of Stemona tuberosa［J］. J. Nat. Prod, 2006, 69（7）：1051-1054.

［17］Zhao WM, Qin GW, Ye Y, et al. Bibenzyls from Stemona tuberose［J］. Phytochemistry, 1995, 38（3）：711-713.

［18］姜登钊，吴家忠，李辉敏. 对叶百部多糖提取及其抗氧化活性研究［J］. 时珍国医国药，2012，23（6）：1467-1468.

［19］姜登钊. 中药百部归经研究及其在海洋中药研发中的应用［D］. 中国海洋大学硕士论文，2010.

［20］张亚中，张彤，陶建生. 原百部碱在大鼠体内药动学研究［J］. 时珍国医国药，2012，21（6）：1364-1365.

［21］苏祥扶. 百部引起胆绞痛1例报道［J］. 福建中医药，1984，4（5）：48-49

## 桑 白 皮

**【来源】**　本品为桑科植物桑 *Morus alba* L. 的干燥根皮。秋末叶落时至次春发芽前采挖根部，刮去黄棕色粗皮，纵向剖开，剥去根皮，晒干即得。主产于安徽、江苏、浙江、湖南等地。

生制桑白皮鉴别使用表

| 处方用名 | 桑白皮 | 蜜桑白皮 |
|---|---|---|
| 炮制方法 | 切制 | 蜜制 |
| 性状 | 扭曲的卷筒状、槽状或板片状。切面纤维性。气微，味微甘 | 扭曲的卷筒状、槽状或板片状，表面深黄色，质滋润，略有光泽，味甜 |
| 性味 | 甘，寒 | 甘，微寒偏润 |
| 归经 | 归肺经 | 归肺经 |

续表

| 功能 | 泻肺平喘，利水消肿 | 润肺清热，止咳平喘 |
|---|---|---|
| 主治 | 用于肺热喘咳，水肿胀满尿少，面目肌肤浮肿 | 用于肺热咳喘 |
| 炮制作用 | 利于调剂和成分煎出 | 缓和寒泻之性，润肺止咳作用增强 |
| 用法<br>用量 | 水煎口服或入中成药<br>5~15g，大剂量可用至30g | 水煎口服或入中成药<br>5~15g，大剂量可用至30g |
| 配伍 | 常与茯苓皮、大腹皮、陈皮、生姜皮、青皮、麻黄、五味子、法半夏、苦杏仁、紫苏叶、生姜等配伍治疗水湿停滞之全身水肿、小便不利及外感风寒所致咳喘等，如五皮丸（饮）、风寒咳嗽丸等 | 常与地骨皮、甘草、粳米、款冬花、桂心、人参、紫菀、白石英、五味子、钟乳粉、麦冬等配伍治疗肺热咳喘、咳嗽上气等，如泻白散、补肺汤、羚羊清肺丸等 |
| 药理作用 | 镇咳平喘、祛痰、利尿、降压、镇痛、抗炎、降糖等 | 镇咳、平喘作用增强，利尿作用减弱 |
| 化学成分 | 黄酮、香豆素、苯骈呋喃、多糖、甾体、萜类和挥发油等成分 | 挥发油和小极性的香豆素类成分含量降低 |
| 检查<br><br>浸出物<br>含量测定 | 水分不得过10.0%；总灰分不得过9.0%；酸不溶性灰分不得过1.0%<br>乙醇热浸出物不得少于5.0%<br>总黄酮含量不低于10.0mg/g | 水分不得过12.0%；总灰分不得过9.0%，酸不溶性灰分不得过1.0%<br>乙醇热浸出物不得少于10.0%<br>总黄酮含量不低于10.0mg/g |
| 注意 | 肺虚小便不利者，慎用 | 肺虚无火，小便多，风寒咳嗽无实邪壅遏者，慎用 |

## 注释

**【炮制方法】**

桑白皮：取原药材，洗净，稍润，切丝，干燥[1]。

蜜桑白皮：25g炼蜜加入37.5g沸水稀释，淋入100g桑白皮净制饮片拌匀，闷润60分钟，置炒制容器内，240℃炒制18分钟为宜[2]。

除蜜桑白皮外，还有炒桑白皮。

**【性状差异】** 桑白皮外表面白色或淡黄白色，蜜桑白皮表面深黄色，质滋润，略有光泽，有蜜香气，味甜。（见文末彩图86）

**【炮制作用】**

桑白皮，味甘，寒，归肺经，泻肺行水力强，具有泻肺平喘，利水消肿的作用，多用于水肿胀满尿少，面目肌肤浮肿等症。治全身水肿、面肌肤浮肿、小便不利，常配茯苓皮、大腹皮、生姜皮、陈皮，如五皮丸（《中成药制剂手册》）；治外感风寒、肺气不宣所致的咳喘，常配陈皮、青皮、麻黄、五味子、炙甘草、法半夏、苦杏仁、紫苏叶、生姜，如风寒咳嗽丸（胶囊）（《中华人民共和国药典》）。

桑白皮蜜制后寒泻之性缓和，润肺清热，止咳平喘力强。多用于肺虚咳喘，并常与补气或养阴药合用。治肺热咳喘，常配地骨皮、甘草、粳米，如泻白散（《小儿药证直诀》）；治肺脏虚寒，咳嗽上气，常配款冬花、桂心、人参、紫菀、白石英、五味子、钟乳粉、麦冬，如补肺汤（《三因极一病证方论》）；治肺胃热盛，感受时邪，身热头晕、四肢酸懒、咳嗽痰盛，常配羚羊角、浙贝母、蜜枇杷叶、炒苦杏仁、金银花、大青叶、板蓝根等，如羚羊清肺丸（《中华人民共和国药典》）。

炒桑白皮，味甘，性寒偏平，以降气平喘力胜，多用于水饮停肺，治水饮停肺，咳嗽喘急，胸膈满闷，常配麻黄、桂枝、细辛、干姜、杏仁，如桑白皮汤（《本草汇言》）。

明·《医学入门》首次记载了桑白皮生熟异用理论，"利水生用，咳嗽蜜蒸或炒"，此后的很多医籍对生熟异用及炮炙前后的作用也有明确记载，如明·《仁术便览》中的贝母丸"治咳嗽多日不愈，桑白皮生用"。《寿世保元》曰："风寒新嗽生用，虚劳久咳蜜水炒用"。《本草备要》"如恐其泻气，用蜜炙之"。《本经逢原》"须蜜酒相合拌令湿透，炙熟用，否则伤肺泄气，大不利人"、"肺中有水气，及肺火有余者宜之"等等，由古代文献记载来看，主要是利水及风寒新嗽生用，用蜜炙后可减其凉泻之性，防其伤肺泻气，同时兼有润肺止咳之功，更适合虚劳久咳患者[3]。

　　桑白皮主要含二苯乙烯苷、黄酮和香豆素类成分，如桑黄酮 A、东莨菪内酯、伞形花内酯等。其中总黄酮、二苯乙烯苷等酚酸类成分是桑白皮止咳平喘、祛痰的有效成分[4-7]。乙酸乙酯提取物（含有挥发油、黄酮、香豆素等成分）具有利尿作用。桑白皮炮制后有效成分溶出率增加，但小极性的香豆素成分和挥发油含量降低，总体上发生了黄酮、香豆素、二苯乙烯苷、挥发油等成分的大小极性成分比例变化，表现为生品偏于利水、平喘，制品偏于止咳、化痰。这可能是生熟桑白皮功用有差异的原因。

**【药理作用】**

## 一、桑白皮的药理作用

　　**1. 镇咳平喘、祛痰作用**　桑白皮氯仿提取物显著延长小鼠的咳嗽潜伏期，并有明显的镇咳作用；碱提物（碳酸钠和碳酸氢钠）对浓氨水引起的小鼠咳嗽有明显的抑制作用，碱提物可明显增加酚红排出量[4]。其平喘作用机制可能与升高支气管 NO 含量致支气管松弛有关[5]。桑皮苷具有镇咳、平喘作用，但无祛痰作用[6]。桑白皮总黄酮具有镇咳祛痰作用[7]。

　　**2. 利尿作用**　桑白皮有显著的利尿作用，其乙酸乙酯萃取物是桑白皮利尿活性部位[8]。

　　**3. 对心脑血管的作用**　桑白皮丙酮提取物能够使豚鼠肠系膜毛细血管交叉数目明显增加，改善血流状态，增加血流速度；在离体条件下，显著抑制去氧肾上腺素引起的主动脉血管环的收缩，桑白皮具有舒张血管作用与其含有黄酮类化学物质有关。桑白皮丙酮提取物舒张血管作用机制可能与血管释放 NO 和促进 cNOS、NOS 合成有关[9]。

　　**4. 镇痛、抗炎作用**　桑白皮丙酮提取物有显著镇咳作用、抑制小鼠耳肿胀、气管酚红排出量显著增加和止喘作用。其平喘作用机制可能与升高支气管 NO 含量致支气管松弛有关[10]；非丙酮提取物有祛痰、抗炎和舒张血管作用，但镇咳和止喘作用均不显著，其舒张血管作用可能与血管内皮释放 NO 和促进 NOS、cNOS 合成有关[11]。桑白皮提取物具有抗炎、拮抗致炎介质组胺和 5-羟色胺作用，其抗炎作用与抑制肥大细胞释放炎性介质有关[12]。

　　**5. 降糖作用**　桑白皮 75% 乙醇提取液能明显抑制猪小肠蔗糖酶活性，使葡萄糖生成减少，而阻碍肠道内壁细胞对葡萄糖的吸收，从而产生降血糖作用[13]。桑白皮降糖作用机制可能是通过促进外周组织特别是肝脏的葡萄糖代谢、提高肝细胞对胰岛素的敏感性而起效[14]。桑白皮提取物可明显增加坐骨神经中 cGMP、cAMP 的含量并提高 $Na^+/K^+$-ATP 酶活性，防止糖尿病大鼠坐骨神经中 cGMP、cAMP 含量的下降及 $Na^+/K^+$-ATP 酶活性的降低，提示对糖尿病神经病变发挥一定的防治作用[15]。

　　**6. 抗病毒作用**　桑白皮中的桑根白皮素、Morusin-4-O-glucoside 和桑酮 H 具有较强的抗 HIV 活性[16]。

　　**7. 对消化系统的作用**　在麻醉大鼠十二指肠内注射桑白皮 75% 乙醇提取物，3g/kg 和 10g/kg 剂量都不明显影响大鼠的胆汁分泌；分别以 5g/kg 和 15g/kg 对小鼠灌胃，发现可明显抑制小鼠吲哚美辛-乙醇性溃疡和水浸应激性溃疡形成，但对盐酸性溃疡形成的抑制不明显。以上述剂量灌胃的桑白皮 75% 乙醇提取物不明显影响小鼠墨汁胃肠推进运动和番泻叶所致小鼠大肠性腹泻，但明显抑制蓖麻油所致小鼠小肠性腹泻，且止泻作用达 8 小时以上，4 小时腹泻次数减少率分别为 65.2% 和 79.3%[17-19]。

　　**8. 抗癌作用**　桑酮、桑根酮对促癌因子杀鱼菌素的蛋白激酶 C 有剂量依赖的抑制作用，对促癌因子鸟氨酸脱羧酶活性的诱导有抑制作用[20]。桑白皮低壳聚糖能有效抑制肿瘤的生长和延长荷瘤小鼠的生存时间[21]。

## 二、蜜桑白皮的药理作用

**1. 止咳、化痰作用**　桑白皮和蜜桑白皮都有较为显著的止咳作用，且蜜桑白皮效果更好。

**2. 平喘作用**　桑白皮炮制前后均有减轻呼吸道炎症反应，改善哮喘症状的作用，且生品与蜜炙品未表现出显著差异，有一定的剂量趋势。

## 三、生、蜜桑白皮之复方的药理作用差异

**1. 生、蜜桑白皮之泻白散的药理作用差异**

（1）止咳、化痰作用：桑白皮制备的泻白散和蜜桑白皮制备的泻白散都有较为显著的止咳、化痰作用，且蜜炙效果更好。

（2）平喘作用：与相同剂量的桑白皮制备的泻白散相比，蜜桑白皮制备的泻白散大鼠的哮喘潜伏期显著增长（$P < 0.05$），EOS 显著增加（$P < 0.05$），大鼠血清 IL-4 含量显著降低（$P < 0.05$），血清 IFN-γ 含量显著升高（$P < 0.05$）。说明泻白散中的桑白皮炮制前后均有减轻气道炎症反应，改善哮喘症状的作用，提示清除细胞毒性过氧化物，调节免疫，增强抗病毒能力可能是泻白散平喘作用的药理机制，且蜜炙较生品作用效果更好。

**2. 生、蜜桑白皮之五皮饮的药理作用差异**　利尿作用：与模型对照组相比，蜜桑白皮制备的五皮饮高剂量组在 2～4 小时内有较显著的利尿作用（$P < 0.05$），其余时间段和给药组虽然个别有一定的效果，但均无统计学差异。分析实验结果，可能与五皮饮药效发挥作用的时间有关，在给药 2～4 小时间，利尿作用显现，但具体原理仍需进一步实验研究。

**【化学成分】**

**桑白皮**　主要含有黄酮类化合物，如桑黄酮 A、B、C、D、E、F、G、H、I、K、L、Y、Z，桑白皮素 C、D；香豆素类，如伞形花内酯、东莨菪内酯；苯骈呋喃类衍生物；多糖类；甾体和萜类、挥发油等多种成分[22]。

**蜜桑白皮**　挥发油和小极性的香豆素含量下降。

**【高效液相色谱异同点】**

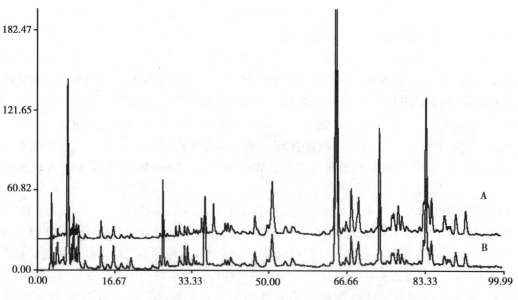

**图 17-19　桑白皮（A）及蜜桑白皮（B）的 HPLC 鉴别色谱图**

通过实验数据分析，桑白皮蜜炙前后乙酸乙酯提取物指纹图谱相似度在 0.915～0.991 之间，提示桑白皮蜜炙前后有较小的差异。由图 17-19 可见桑白皮蜜炙前后指纹图谱在保留时间方面变化很小，RSD% 均小于 3%，提示蜜炙后可能没有新成分产生；但桑白皮蜜炙前后指纹图谱中大多数峰的

峰面积 RSD% 小于 3%，有个别峰的峰面积 RSD% 大于 3%，提示蜜炙之后某些化学成分的含量可能有所改变，但趋势并不相同，有升高有降低。

**【毒性】** 给小鼠一日灌胃桑白皮生品、蜜炙品 60g/kg，该剂量约相当于其临床剂量的 350 倍，未见小鼠出现毒性反应，表明桑白皮生品、蜜炙品临床常用剂量是安全的。

**【生制桑白皮成分、药效与功用关系归纳】** 由桑白皮蜜制前后的对比研究，提示了黄酮、香豆素、苯乙烯苷类成分的变化是引起桑白皮生制品药效差异的物质基础。其变化关系如图 17-20 所示：

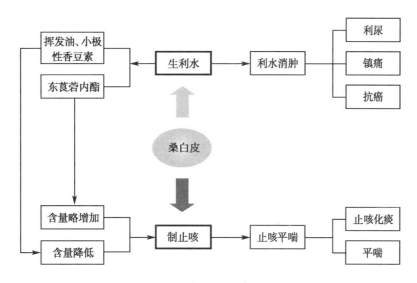

**图 17-20 生制桑白皮成分、药效与功用关系图**

（李 群 张会敏）

## 参考文献

[1] 国家药典委员会. 中华人民共和国药典（一部）[S]. 北京：中国医药科技出版社，2010：280.

[2] 李群，王瑾，张会敏. 正交试验法优选桑白皮蜜炙工艺 [J]. 中草药，2013，44（2）：286-290.

[3] 李群. 桑白皮生熟应用及炮炙历史沿革探讨 [J]. 中成药，2013，35（1）：151-153.

[4] 冯冰虹，赵宇红，黄建华. 桑白皮的有效成分筛选及其药理学研究. 中药材，2004，27（3）：204-205.

[5] 冯冰虹，苏浩冲，杨俊杰. 桑白皮丙酮提取物对呼吸系统的药理作用 [J]. 广东药学院学报，2005，21（1）：47-49.

[6] 阚启明，康宁，田海涛，等. 桑皮苷的镇咳平喘作用 [J]. 沈阳药科大学学报，2006，23（6）：388-390.

[7] 韦媛媛，徐峰，陈侠，等. 桑白皮总黄酮的镇咳祛痰作用 [J]. 沈阳药科大学学报，2009，26（8）：644-646.

[8] 徐宝林，张文娟，孙静芸. 桑白皮提取物平喘、利尿作用的研究 [J]. 中成药，2005，9（25）：758-760.

[9] 冯冰虹，苏浩冲，杨俊杰. 桑白皮丙酮提取物舒张血管作用机制研究 [J]. 中药新药与临床药理，2005，16（4）：247-250.

[10] 冯冰虹，苏浩冲，杨俊杰. 桑白皮丙酮提取物对呼吸系统的药理作用 [J]. 广东药学院学报，2005，21（1）：47-49.

[11] 冯冰虹，苏浩冲，杨俊杰. 桑白皮非丙酮提取物的药效学研究 [J]. 中药材，2005，28（4）：322-326.

[12] 韦媛媛，徐 峰，陈晓伟. 桑白皮提取物抗炎实验研究 [J]. 广西工学院学报，2006，17（4）：23-26.

[13] 刘晓雯，刘克武，江琰，等. 部分中药材及调味料对小肠蔗糖酶活性的影响 [J]. 中国生化药物杂志，2003，24（5）：229.

[14] 汪宁，朱荃，周义维，等. 桑枝、桑白皮体外降糖作用研究 [J]. 中药药理与临床，2005，21（6）：35-36.

[15] 马松涛，张效科，王秋林. 桑白皮提取物防治糖尿病大鼠周神经早期病变的实验研究 [J]. 中药材，2006，29（12）：1343-1345.

[16] 罗士德，J. Nemec，宁冰梅. 桑白皮中抗人 HIV 成分研究 [J]. 云南植物研究，1995，17（1）：89-95.

[17] 张明发，朱自平，沈雅琴，等. 辛温（热）合归脾胃经中药药性研究（Ⅰ）利胆作用［J］. 中国中医基础医学杂志，1998，4（8）：16.

[18] 张明发，沈雅琴，朱自平，等. 辛温（热）合归脾胃经中药药性研究（Ⅱ）抗溃疡作用［J］. 中药药理与临床，1997，13（4）：1.

[19] 张明发，沈雅琴，朱自平，等. 辛温（热）合归脾胃经中药药性研究（Ⅴ）抗腹泻作用［J］. 中药药理与临床，1997，13（5）：2.

[20] 周德文，李长敏. 桑白皮的药理活性［J］. 国外医药·植物分册，1997，12（3）：155-157.

[21] 邹丽宜，陈忻，吴铁，等. 桑白皮低聚壳聚糖体内抗肿瘤作用研究［J］. 现代中西医结合杂志，2007，16（1）：28-29.

[22] 李群. 桑白皮化学成分、质量控制、药理及炮制研究进展［J］. 齐鲁药事，2011，30（10）：596-599.

## ～ 苦 杏 仁 ～

【来源】　本品为蔷薇科植物山杏 *Prunus armeniaca* L. var. *ansu* Maxim. 、西伯利亚杏 *Prunus sibirica* L. 、东北杏 *Prunus mandshurica*（Maxim.）Koehne 或杏 *Prunus armeniaca* L. 的干燥成熟种子。夏季采收成熟果实，除去果肉和核壳，取出种子，晒干。全国各地均产。

生制苦杏仁鉴别使用表

| 处方用名 | 苦杏仁 | 燀苦杏仁 | 炒苦杏仁 |
|---|---|---|---|
| 炮制方法 | 净制 | 燀制 | 炒黄 |
| 性状 | 呈扁心形，表面黄棕色至深棕色。种皮薄，富油性。气微，味苦 | 呈扁心形。无种皮，表面乳白色或黄白色。富油性。有香气，味苦 | 形如燀苦杏仁，表面淡黄色至深黄色，微带焦斑。有香气，味苦 |
| 性味归经 | 苦，微温。有小毒<br>归肺、大肠经 | 苦，微温。有小毒<br>归肺、大肠经 | 苦，温。有小毒<br>归肺、大肠经 |
| 功能主治 | 降气止咳平喘，润肠通便<br>用于咳嗽气喘（外感咳嗽），胸满痰多，肠燥便秘。老年津亏或产后血虚阴亏所致肠燥便秘 | 降气止咳平喘，润肠通便<br>用于新病咳嗽，肠燥便秘。老年津亏或产后血虚阴亏所致肠燥便秘 | 温肺散寒，润肠通便<br>肺寒咳嗽，久患肺喘。适于寒痰宿饮恋肺所致的咳嗽肠燥便秘 |
| 炮制作用 | 去除杂质 | 杀酶保苷，降低毒性，去除非药用部位，便于有效成分煎出 | 炒制可杀酶保苷，降低毒性，可增强温肺散寒作用 |
| 用法用量 | 生品入煎剂后下<br>5～10g | 入煎剂或中成药<br>5～10g | 入煎剂或中成药<br>5～10g |
| 配伍 | 苦杏仁有小毒，剂量过大或使用不当易中毒，临床多用炮制品入药。苦杏仁的酶有活性，在浸泡和煎煮过程中促进苦杏仁苷的水解而降低疗效，故一般不入煎剂 | 常与桑叶、菊花、连翘、甘草、麻黄、生石膏、桃仁、火麻仁、麻子仁、大黄等配伍用于风热犯肺所致的咳嗽气喘和肠胃燥热津液不足所致的肠燥便秘。如桑菊饮、桑杏汤和润肠丸 | 常与胡桃仁、细辛、干姜、五味子、半夏、麻黄、桑白皮、紫苏子、陈皮等配伍用于寒痰阻肺，肃降失职所致的肺寒咳嗽、久患肺喘等证。如华盖散、杏仁煎 |
| 药理作用 | 镇咳、润肠通便、镇痛抗炎、抗肿瘤、调节免疫 | 镇咳作用增强、润肠通便作用减弱 | 镇咳作用增强、润肠通便作用很弱 |
| 化学成分 | 苦杏仁苷、苦杏仁酶、脂肪酸、蛋白质、游离氨基酸。但贮存期放置过程中苦杏仁苷易发生酶解反应而降低药效 | 苦杏仁苷、脂肪酸、蛋白质、游离氨基酸。炮制后苦杏仁苷含量有所下降，炮制可破坏苦杏仁苷酶 | 苦杏仁苷、脂肪酸、蛋白质、游离氨基酸。炮制可破坏苦杏仁苷酶 |

续表

| 检查<br>含量测定 | 过氧化值不得过 0.11<br>含苦杏仁（$C_{20}H_{27}NO_{11}$）不得少于 3.0% | 过氧化值不得过 0.11<br>含苦杏仁（$C_{20}H_{27}NO_{11}$）不得少于 2.4% | 过氧化值不得过 0.11<br>含苦杏仁（$C_{20}H_{27}NO_{11}$）不得少于 2.1% |
|---|---|---|---|
| 注意 | 内服不宜过量，婴儿慎用。由于未经加热杀酶保苷，若用量过大较燀杏仁、炒杏仁更易中毒 | 内服不宜过量，以免中毒 | 内服不宜过量，以免中毒 |

## 注释

**【炮制方法】**

苦杏仁：取原药材，除去杂质、残留的核壳及褐色油粒。用时捣碎[1]。

燀苦杏仁：取净苦杏仁置 10 倍量沸水中，加热约 5 分钟，至种皮微膨起即捞起，放入凉水中浸泡，取出，搓开种皮和种仁，干燥，筛去种皮，用时捣碎[2]。

炒苦杏仁：取燀苦杏仁，置热锅内，用文火炒至微黄色，略带焦斑，有香气，取出，晾凉，用时捣碎[2]。

**【性状差异】**　苦杏仁表面有黄棕色至深棕色外皮。燀苦杏仁一般没有黄棕色至深棕色外皮，表面乳白色或黄白色。炒苦杏仁表面微黄色，偶带焦斑。（见文末彩图 87）

**【炮制作用】**

苦杏仁，味苦而性微温，有小毒。主入肺经气分，以苦泄肃降为主，兼宣发肺气而能止咳平喘，因其质润多脂，还有降气润肠之功，可用于咳嗽气喘、胸满痰多、血虚津枯、肠燥便秘。生用有小毒，剂量过大或使用不当易中毒，临床多用炮制品入药。苦杏仁的酶有活性，在浸泡和煎煮过程中促进苦杏仁苷的水解而降低疗效，故一般不入煎剂。必用苦杏仁入煎剂时，须后下。

苦杏仁燀制后可杀酶保苷，降低毒性，并可除去非药用部位，便于有效成分的煎出。如桑菊饮、桑杏汤和润肠丸。

炒苦杏仁可去小毒，性温，长于温肺散寒，并多用于肺寒咳嗽、久患肺喘。如华盖散、杏仁煎。

苦杏仁中的苦杏仁苷是其止咳平喘的有效成分，在适宜温度和湿度条件下，苦杏仁苷易被共存的苦杏仁苷酶水解，生成野樱苷；野樱苷在樱叶酶的作用下生成杏仁腈；杏仁腈不稳定，分解为苯甲醛和氢氰酸。氢氰酸作用于镇咳中枢，起到止咳平喘作用，但过量易引起中毒。苦杏仁经加热炮制后，酶被破坏，苦杏仁苷就不易水解而利于保存。服用后在体内胃酸作用下，苦杏仁苷缓缓分解，产生适量的氢氰酸，起到镇咳平喘作用而不致引起中毒。有研究表明止咳平喘作用强度依次为炒苦杏仁、燀苦杏仁和苦杏仁[3]。燀制苦杏仁后，其水煎液对 EBV-EA 无明显的激活作用，说明炮制能降低促癌活性，其降低作用以燀苦杏仁为佳[4]。苦杏仁润肠通便作用最强，燀苦杏仁次之，炒苦杏仁润肠作用不明显。苦杏仁燀制后毒性降低，并除去非药用部位，便于有效成分的煎出。燀制品的作用与苦杏仁相同，而且使用药更安全。

**【药理作用】**

### 一、苦杏仁的药理作用

**1. 镇咳、平喘、祛痰作用**　苦杏仁所含苦杏仁苷在下消化道被肠道微生物酶分解或被苦杏仁本身所含苦杏仁酶分解，产生的氢氰酸和苯甲醛对呼吸中枢有抑制作用，能使呼吸加深，咳嗽减轻，痰易咳出[5]。

**2. 抗炎作用**　从苦杏仁中提取的蛋白质成分 KR-A 和 KR-B 都表现明显的抗炎作用[6]。

**3. 润肠通便作用**　苦杏仁脂肪油能提高肠内容物对黏膜的润滑作用，而易于排便。

**4. 对消化系统的作用** 苦杏仁苷在经酶作用分解形成氢氰酸的同时，也产生苯甲醛，能抑制胃蛋白酶的消化功能。不同剂量的苦杏仁苷能使溃疡面积明显缩小，溃疡指数降低[7]。同时，苦杏仁苷可以显著抑制慢性胃炎胃蛋白酶活力，对胃黏膜有一定的保护作用，对慢性胃炎及慢性萎缩性胃炎有较好的防治作用[8]。

**5. 镇痛作用** 小鼠热板法和醋酸扭体法证实苦杏仁苷有镇痛作用，且无耐受性。小鼠给予苦杏仁苷后无竖尾反应及烯丙吗啡诱发的跳跃反应[9]。

**6. 抗肿瘤作用** 肿瘤细胞无硫氰酸酶，不能将苦杏仁苷水解的氰化物及时处理，对癌细胞功能产生破坏作用而发挥抗癌作用[10]。

**7. 调节免疫作用** 苦杏仁苷能抑制异常状况下机体的超敏反应，增强巨噬细胞的吞噬功能，具有调节免疫功能的作用[11]。

**8. 保肝作用** 苦杏仁水溶部分的水解产物对 $CCl_4$ 中毒大鼠的转氨酶及转肽酶、羟脯氨酸的升高有抑制作用，并抑制优球蛋白溶解时间的延长和抑制肝结缔组织的增生。

## 二、燀苦杏仁、炒苦杏仁的药理作用

**1. 止咳作用** 枸橼酸豚鼠引咳实验研究表明苦杏仁及其炮制品均具有明显的止咳平喘作用，但作用强弱不同，强度依次为炒苦杏仁，燀苦杏仁和苦杏仁[3]。

**2. 润肠通便** 燀苦杏仁仍有一定润肠通便作用，但较苦杏仁微弱，炒苦杏仁润肠作用不明显。

**3. 促癌活性降低** 苦杏仁水提物以及醚提取物对 EB 病毒早期抗原（EBV-EA）有明显的激活活性，而对小鼠骨髓细胞核无明显影响。苦杏仁醚提取物对 EBV-EA 仍有微弱的激活作用，但其最低激活浓度比苦杏仁高 5 倍。燀苦杏仁水煎液对 EBV-EA 无明显的激活作用，说明炮制能降低促癌活性，其降低作用以燀苦杏仁为佳[4]。

**【化学成分】**
**苦杏仁** 主要成分为苦杏仁苷和脂肪酸类成分，如油酸、亚油酸、棕榈酸等；以谷氨酸为主的氨基酸；还含有雌酮、$\alpha$-雌二醇。

**燀苦杏仁、炒杏仁** 主要成分为苦杏仁苷，含量比苦杏仁降低；苦杏仁苷酶因炮制过程中被沸水煮烫破坏，故苦杏仁酶含量降低；脂肪酸类成分：油酸相对含量升高，亚油酸相对含量降低，棕榈酸等；以谷氨酸为主的氨基酸；还含有雌酮、$\alpha$-雌二醇。

**【电泳谱带异同点】** 电泳结果表明，烘苦杏仁、燀苦杏仁的电泳谱带比生品多，但炒苦杏仁的电泳谱带明显少于生品、烘苦杏仁和燀苦杏仁。说明加热对苦杏仁蛋白质成分有较大影响[12]。

**【含量测定】** 在 210nm 波长下，以乙腈-1%磷酸水溶液（20:80）为流动相，采用 $C_{18}$ 反相色谱柱，紫外检测器检测。测得苦杏仁、燀苦杏仁和炒苦杏仁的苦杏仁苷含量如表 17-6 所示[13]。

表 17-6 苦杏仁、燀苦杏仁和炒苦杏仁的苦杏仁苷含量（%）

| 样品 | 苦杏仁苷 |
| --- | --- |
| 苦杏仁 | 3.75 |
| 燀苦杏仁 | 3.25 |
| 炒苦杏仁 | 2.96 |

**【药物代谢】** 对大鼠进行灌胃给予苦杏仁后，发现苦杏仁中苦杏仁苷在大鼠体内的代谢过程如下：苦杏仁苷首先经脱糖转化为野樱苷，再经脱糖转化为苯乙腈，后者不稳定，转化为氢氰酸和苯甲醛，氢氰酸进入肺部发挥止咳平喘的功效，苯甲醛被氧化成苯甲酸，后者被输送到肝脏后，在 ATP，$Mg^{2+}$ 和 CoA 的作用下与肽键和甘氨酸结合生成马尿酸排出体外[14]。

**【不良反应】** 苦杏仁的主要成分苦杏仁苷水解后的产物氢氰酸，为有效成分，也是中毒成分，大量口服苦杏仁、苦杏仁苷均会严重中毒。其机制主要是氢氰酸与细胞线粒体内的细胞色素氧化酶结合，阻断了其中 $Fe^{3+}$ 还原成 $Fe^{2+}$ 的受递电子作用，致使组织细胞呼吸受阻，从而引起死亡。临床表现为眩晕、心悸、恶心、呕吐等中毒反应，重者出现昏迷、惊厥、瞳孔散大、对光反应消失，最后因呼吸麻痹而死亡。此外还可以表现在心电图 T 波改变、房性期前收缩，停药后以上反应均可消失[15]。

**【毒性】** 将苦杏仁苷口服给予动物有很强的毒性。但给大鼠腹腔注射或预先给予抗生素抑制肠内菌后再经口给予苦杏仁苷则无毒性。由此推断口服苦杏仁苷呈现的毒性与动物肠内菌丛有关，有毒物质为苦杏仁苷的肠内菌代谢产物氢氰酸，同时也证明腹腔注射不会产生有毒物质氢氰酸。苦杏仁苷是否也存在"肝肠循环"，有待进一步研究。如果存在"肝肠循环"，静脉注射是危险的，大剂量腹腔给药也存在一定的危险性[16]。

**【生制苦杏仁成分、药效与功用关系归纳】** 由苦杏仁炮制前后的对比研究，提示了苦杏仁苷酶和苦杏仁苷的变化是引起苦杏仁生制品药效差异的物质基础。其变化关系如图 17-21 所示：

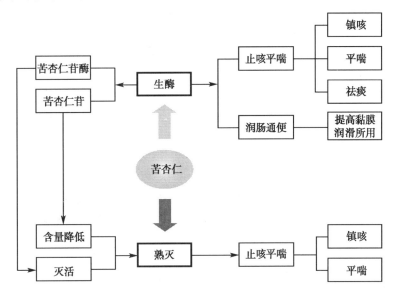

图 17-21 生制苦杏仁成分、药效与功用关系图

（窦志英 罗琛艳）

**• 参考文献 •**

[1] 国家药典委员会. 中华人民共和国药典（一部）[S]. 北京：中国医药科技出版社，2010：187-188.

[2] 贾天柱. 中药炮制学 [M]. 上海：上海科学技术出版社，2013：277.

[3] 李贵海，董其宁，孙付军，等. 不同炮制对苦杏仁毒性及止咳平喘作用的影响 [J]. 中国中药杂志，2007，32（12）：1247.

[4] 梁爱华，聂淑琴，薛宝云. 炮制对苦杏仁特殊毒性及药效的影响 [J]. 中国中药杂志，1993，18（8）：474.

[5] 李熙民，陆婉琴，秦芝玲，等. 苦杏仁苷药代动力学及其毒理初步研究 [J]. 新药与临床，1986，5（3）：141.

[6] 永本典生，野口秀人. 杏仁、郁李仁、杏子中具有抗炎和镇痛作用的活性成分摘要 [J]. 江西中医学院学报，1991，3：52

[7] 蔡莹，李运曼，钟流. 苦杏仁苷对实验性胃溃疡的作用 [J]. 中国药科大学学报，2003，34（3）：254.

[8] 邓嘉元，李运曼，鲁琳琳. 苦杏仁苷对大鼠慢性胃炎的药效学研究 [J]. 中国药科大学学报，2002，33：45.

[9] 朱友平，苏中武，李承祜. 苦杏仁甙的镇痛作用和无身体依赖性 [J]. 中国中药杂志，1994，19（2）：105.

[10] 邢国秀，李楠，杨美燕. 天然苦杏仁苷的研究进展 [J]. 中成药，2003，25（12）：1007-1009.

[11] 方伟蓉，李运曼，钟林霖. 苦杏仁苷对佐剂性炎症影响的实验研究 [J]. 中国临床药理学与治疗学，2004，9（3）：289.

[12] 郭君其，王灵杰，叶永峰，等. 苦杏仁苷与人淋巴细胞产生细胞因子效应的初步观察 [J]. 中国免疫学杂志，2008，1（2）：135.

[13] 陈俊怡，贾天柱. 对苦杏仁燀炒炮制意义的商榷 [J]. 亚太传统医药，2012，8（6）：48-50.

[14] 付志玲，郑晓晖，房敏峰. 霜制对苦杏仁中苦杏仁苷在大鼠尿液中的代谢与排泄影响 [J]. 中成药，2011（7）：1202-1205.

[15] 沈映君. 中药药理学 [M]. 北京：人民卫生出版社，2000，10：684-687.

[16] 杜贵友，方文贤. 有毒中药现代研究与合理应用 [M]. 北京：人民卫生出版社，2003：596.

# 款 冬 花

【来源】 本品为菊科款冬属植物款冬 *Tussilago farfara* L. 的干燥花蕾。12 月或地冻前当花尚未出土时采挖，除去花梗和泥沙，阴干。主产于河南、河北、甘肃、陕西等地。

生制款冬花鉴别使用表

| 处方用名 | 款冬花 | 蜜款冬花 |
| --- | --- | --- |
| 炮制方法 | 净制 | 蜜制 |
| 性状 | 生品呈短细棒状花蕾，外面被有多数鱼鳞状紫红色或淡红色苞片，苞片内表面有白色絮状绒毛。气微香，味微苦而辛，嚼之呈絮状 | 短棒状花蕾，表面棕黄色或棕褐色，略有焦斑，具光泽，稍带黏性。具蜜香气，味微甜 |
| 性味 归经 | 辛、微苦，温 归肺经 | 辛、微甘，温 归肺经 |
| 功能 主治 | 散寒止咳 用于风寒久咳或痰饮燥咳 | 润肺下气，止咳化痰 用于肺虚久咳或阴虚燥咳 |
| 炮制作用 | 除去杂质 | 增强润肺止咳作用 |
| 用法 用量 | 内服，煎汤，或熬膏；或入丸、散 5～10g | 内服，煎汤或熬膏；或入丸、散 5～10g |
| 配伍 | 常与杏仁、半夏、五味子、射干、麻黄等配伍，治疗外感风寒咳嗽，肺胃虚寒、咳嗽痰盛、咳嗽痰稀症。如肺寒汤、射干麻黄汤、款冬花汤等 | 常与杏仁、贝母、五味子、百合、麦冬、川贝母、人参、桂心等配伍，治暴发咳嗽、肺痨咯血、喘咳上气等症。如款冬花汤、百花丸、止咳化痰丸等 |
| 药理作用 | 镇咳、祛痰和平喘；呼吸兴奋；抗氧化；抗炎 | 镇咳祛痰 |
| 化学成分 | 黄酮、倍半萜、酚酸、生物碱、挥发油和其他类成分 | 芦丁和金丝桃苷含量降低，黄酮苷元含量增加；挥发油含量下降；倍半萜类成分含量增加 |
| 浸出物 含量测定 | 乙醇浸出物不得少于20.0% 款冬酮（$C_{23}H_{34}O_5$）不得少于0.070% | 乙醇浸出物不得少于22.0% 待测 |
| 注意 | 肺火盛者慎用 | |

## 注释

【炮制方法】

款冬花：取原药材，除去杂质和残梗，筛去灰屑[1]。

蜜款冬花：取炼蜜用适量开水稀释后，加入净款冬花中，拌匀，闷透，置锅内，用文火炒至不粘手为度，取出放凉。每100kg款冬花用炼蜜25kg[2]。

除蜜款冬花外，还有炒款冬花。

【性状差异】 款冬花表面呈紫红色或淡红色。蜜款冬花表面呈棕黄色或棕褐色，略有焦斑，稍带黏性。（见文末彩图88）

**【炮制作用】**

款冬花，味辛、性温，具润肺止咳、化痰下气功能，是止咳平喘要药，主要治疗肺寒而引起的咳嗽痰多、咽喉痒痛等症。《神农本草经》中记载：对"主咳逆上气，善喘，喉痹，诸惊痫，寒热邪气[3]。长于散寒止咳，用于风寒久咳或痰饮咳喘。如治寒咳的款冬花汤（《政和圣济总录》）。

款冬花蜜炙后，药性温润，润肺止咳的功效增强，用于肺虚久咳或阴虚燥咳。如早期款冬花与适量蜜混合用熏法治久咳，与百合制成蜜丸治痰嗽带血（《严氏济生方》）。

款冬花含倍半萜类成分，如款冬酮、款冬二醇及其异构体阿里二醇等、黄酮、挥发油等活性成分，其中黄酮苷元和倍半萜类成分具有镇咳、升血压和解痉等作用[4]；挥发油具有平喘作用；黄酮苷抗炎、抗氧化作用显著。故生品的药理作用表现为抗炎、平喘作用较强。

款冬花蜜炙后，挥发油含量减少，但相对成分比例有明显变化，如具有治疗老年慢性支气管炎有效成分石竹烯的含量明显增加（$1.721\% \rightarrow 3.647\%$），抗炎有效成分款冬酮和甲基丁酰-3,14-去氢-Z-款冬素酯含量增加。对甲型流感病毒、乙型流感病毒及禽流感病毒具有明显抑制及杀灭作用的百秋李醇未被检出。黄酮苷类成分如芦丁和金丝桃苷质量浓度降低，但苷元含量有所增加。使蜜制后镇咳、升压和解痉作用增强。

**【药理作用】**

## 一、款冬花的药理作用

**1. 对心血管系统的作用**　款冬花醇提取液及煎剂静脉注射麻醉猫后，引起血压先微降再急剧上升后缓慢下降，并维持一段时间高血压状态，且其醚提取物升压作用较强，并见呼吸兴奋，心率增快，且显示对血管有收缩作用[5]。

**2. 抗血小板活化因子的作用**　款冬花素、甲基丁酸款冬花酯和14-去乙酰氧基-3,14-去氢-2-甲基丁酸款冬花酯对血小板活化因子引起的血小板聚集有抑制作用[6]。

**3. 抗氧化作用**　款冬花黄酮对 $O_2^-$、$\cdot OH$、$H_2O_2$ 三种自由基有较好的清除能力[7]。

**4. 抗炎作用**　款冬花乙醇提取物可以明显减少二甲苯致小鼠耳肿及角叉菜胶所致小鼠足跖肿；款冬花乙醇提取物能明显减少蓖麻油、番泻叶所致小鼠腹泻，降低水浸应激溃疡、盐酸所致溃疡及吲哚美辛-乙醇所致溃疡[8]。

款冬花乙酸乙酯提取物能够抑制花生四烯酸、NO、Aβ（25-35）、谷氨酸或 NMDA 以及氧化应激诱导的神经损伤，抑制脂质过氧化，清除 DPPH 自由基，具有抗炎作用[9]。

**5. 抗肿瘤作用**

（1）抗肺癌：款冬花提取物 1,2-di-(3′,4′-dihydroxyc innamoyl)-cychopenta-3-ol，山奈酚和槲皮素对小鼠肺癌细胞 LA795 的增殖有一定的抑制作用，槲皮素亦可抑制肺腺癌细胞 A549 细胞的增长，并使其凋亡[10,11]。

（2）体外诱导人白血病：K562 细胞的凋亡款冬二醇和山金车二醇对肿瘤促进剂 TPA 活化 EB 病毒早期抗原有抑制作用[12]。

**6. 止咳化痰平喘作用**　款冬止嗽颗粒能明显延长浓氨水引咳后小鼠咳嗽的潜伏期，减少咳嗽次数，增加小鼠气管段酚红排泌量。款冬花水煎剂 4ml/kg 口服，对犬有显著镇咳作用。款冬花醋酸乙酯提取物有祛痰作用，乙醇提取物则有镇咳作用[13]。

**7. 对眼及瞳孔的作用**　款冬制剂注射不麻醉的正常家兔和麻醉猫及兔，均引起瞬膜收缩，瞳孔放大，泪腺分泌。麻醉猫连续用 5~6 次后，往往可见眼球向外突出，瞳孔极度散大[14]。

## 二、蜜款冬花的药理作用

**1. 升压作用**　生品醚提物升压作用最强，蜜炙后醚提取物升压作用减弱。

**2. 止咳祛痰作用**　蜜炙品醇提物低剂量具有显著的止咳效果，乙酸乙酯提取物高剂量具有明显的祛痰作用[15]。

**【化学成分】**

**款冬花** 含有倍半萜类成分，约 10 余个[16]，含量较高的为款冬酮和甲基丁酰-3,14-去氢-*Z*-款冬素酯；大量的黄酮类成分；以及绿原酸、苯丙素类成分、挥发油类成分。

**蜜款冬花** 款冬花蜜制后挥发油含量降低；黄酮苷类成分含量下降，苷元含量增加；款冬酮、甲基丁酰-3,14-去氢-*Z*-款冬素酯、石竹烯含量增加[17]。

**【毒性】** 临床毒性尚不明确，小鼠的 $LD_{50}$ 分别为：煎剂灌服为 124g/kg，醇提液灌服为 112g/kg，醚提物腹腔注射为 43g/kg[18]。款冬花中含有一类肝毒性的生物碱有急性毒性、致突变性、致癌性、肝脏损伤等作用。水提液无肝脏毒性，用药安全，总生物碱、克氏千里光碱有明显的肝脏毒性[19-21]。在多年临床应用中，并未发现含有款冬花的复方有不良反应。

**【生制款冬花成分、药效与功用关系归纳】** 由款冬花蜜制前后的对比研究，初步认为萜类化合物、挥发油、黄酮类成分的变化是引起款冬花生制品药效差异的物质基础。其变化关系如图 17-22 所示：

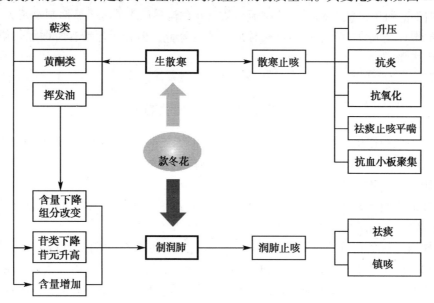

图 17-22  生制款冬花成分、药效与功用关系图

（胡昌江  熊 瑞）

**● 参 考 文 献 ●**

[1] 国家药典委员会. 中华人民共和国药典（一部）[S]. 北京：中国医药科技出版社，2010：312.

[2] 贾天柱. 中药炮制学 [M]. 上海：上海科学技术出版社，2008.

[3] 清·顾光重辑. 神农本草经 [M]. 北京：人民卫生出版社，1955.

[4] 张明发，沈雅琴. 款冬花的药理毒理研究概况 [J]. 中南药学，2005，3（3）：165-167.

[5] 王筠. 款冬花的药理研究（二）对心血管系统的作用 [J]. 药学学报，1979，14（5）：268-275.

[6] 桂秋，杨燕军，李长龄，等. 款冬花抗血小板活化因子活性成分研究 [J]. 北京医科大学学报，1987，19（1）：33-35.

[7] 刘彩红，张莹，李玉琴，等. 款冬花多糖抗氧化能力测定 [J]. 中国现代应用药学，2011，28（10）：886-889.

[8] 朱自平，张明发，沈雅琴，等. 款冬花抗炎及其对消化系统作用的实验研究 [J]. 中国中医药科技，1998，5（3）：160-162.

[9] Junmod CH. Neuroprotective and antioxidation effects of the elllylacetate fraction prepared from Tussilago farfara L [J]. Chem Pharm Bull, 2005, 28 (3)：455-460.

[10] 刘可越，刘海军，吴家忠，等. 款冬花中抑制肺癌细胞 LA795 增殖的活性成分研究 [J]. 复旦学报（自然科学版），2009，48（1）：125-129.

[11] 王箭，张鹏辉，涂植. 槲皮素对肺腺癌 A549 细胞生长的影响［J］. 第三军医大学学报，2007，29（19）：1852-1854.

[12] 张秀昌，刘华，刘玉玉，等. 款冬花粗多糖体外诱导人白血病 K562 细胞的凋亡［J］. 中国组织工程研究与临床康复，2007，11（11）：2029-2031.

[13] 高慧琴，王存琴. 款冬止嗽颗粒止咳化痰药效学研究［J］. 甘肃中医学院学报，2009，6（4）：8-9.

[14] 王筠默. 款冬花的药理研究（一）对一些重要系统和器官实验药理学的研究［A］. 上海中医学院科研论文汇编，1963：149.

[15] 凌珊，易炳学，龚千峰，等. 生品和蜜炙款冬花不同提取物的镇咳祛痰作用［J］. 中国实验方剂学杂志，2013，19（11）：187-190.

[16] Li W, Huang X, Yang XW. New sesquiterpenoids from the dried flower buds of Tussilago farfara and their inhibition on NO productionin LPS-induced RAW264.7 cells［J］. Fitoterapia, 2012, 83（2）：318-320.

[17] 李玮，杨秀伟. HPLC 法同时测定款冬花中 9 个主要成分的含量［J］. 药物分析杂志，2012，32（9）：1517-1533.

[18] 中国药科大学. 中药辞海（第3卷）［M］. 北京：中国医药科技出版社，1997：672.

[19] 曾美怡，李敏民，赵秀文. 含吡咯双烷生物碱的中草药及其毒性（二）款冬花和伪品蜂斗菜等的毒性反应［J］. 中药新药与临床药理，1996，7（4）：51.

[20] Hirono I, Mori H, Culvenof CC. Carcinogenic activity of coltsfoot, Tussilago farfara I［J］. Gann, 1976, 67（1）：125

[21] 张燕，黄芳，吴笛，等. 款冬花及其生物碱对小鼠肝脏毒性作用的研究［J］. 时珍国医国药，2008，19（8）：1810-1811.

## 马　兜　铃

**【来源】**　本品为马兜铃科植物北马兜铃 *Aristolochia contorta* Bunge. 或马兜铃 *Aristolochia debilis* Sieb. et Zucc. 的干燥成熟果实。秋季果实由绿变黄时采收，干燥。北马兜铃主产于东北、河北、河南等地。马兜铃主产于河南、山东、安徽等地。

生制马兜铃鉴别使用表

| 处方用名 | 马兜铃 | 蜜马兜铃 |
|---|---|---|
| 炮制方法 | 净制 | 蜜制 |
| 性状 | 呈卵圆形或不规则碎片，表面黄绿色、灰绿色或棕褐色，由棱线分出多数横向平行的细脉纹。淡棕色。气特异，味微苦 | 呈卵圆形或不规则碎片，表面深黄色，种子多黏附在果皮上，皮脆，略有光泽，味苦而微甜 |
| 性味 归经 | 苦，微寒 归肺、大肠经 | 苦，凉 归肺、大肠经 |
| 功能 主治 | 清肺降气，止咳平喘，清肠消痔 用于肺热咳喘，痰中带血，肠热痔血，痔疮肿痛 | 润肺止咳，清肺平喘 用于肺虚有热的咳嗽气喘 |
| 炮制作用 | 利于调剂和成分煎出 | 缓和苦寒之性，矫味，减少呕吐，增强润肺止咳作用 |
| 用法 用量 | 水煎服或入丸散；或外用 3～9g | 水煎服或入丸散 3～9g |
| 配伍 | 常与桑白皮、葶苈子、半夏、黄芩、桔梗、牛蒡子等配伍，治疗痰热壅肺证咽喉肿痛，咳嗽痰黄和血痔肠瘘等症。如马兜铃散等 | 常与北沙参、川贝母、百部、地骨皮、栀子等配伍，治疗肺阴不足，咽喉干燥，咳嗽咯血，麻疹余热未清，咳嗽气喘和虚烦少眠等症。如止嗽化痰丸等 |

续表

| 药理作用 | 祛痰、镇咳、镇静、镇痛、对平滑肌的收缩作用；有抗肿瘤，抗生育等作用 | 抗菌、消炎作用增强 |
|---|---|---|
| 化学成分 | 马兜铃酸 A、B、C，马兜铃内酯胺-$N$-己糖苷，挥发油，生物碱等成分 | 马兜铃酸 A 含量、木兰花碱含量下降；挥发油类种类和成分有所变化，有新化合物产生 |
| 注意 | 胃弱者、儿童及老年人慎用；虚寒喘咳及脾虚便泄者、孕妇、婴幼儿及肾功能不全者禁用 | 胃弱者、儿童及老年人慎用；虚寒喘咳及脾虚便泄者、孕妇、婴幼儿及肾功能不全者禁用 |

## 注释

### 【炮制方法】

马兜铃：取原药材，除去杂质，筛去灰屑[1]。

蜜马兜铃：取马兜铃碎片与炼蜜拌匀，稍闷，待蜜液吸尽，用文火炒至不粘手，颜色深黄，取出放凉。每 100kg 马兜铃用炼蜜 20~30kg。以化学成分含量为指标，对马兜铃蜜炙炮制工艺进行优选，优化参数为：加蜜量 35%，炒制温度 180℃，炒制时间 20 分钟[2]。

### 【性状差异】
马兜铃表面灰白色，皮韧，味苦。蜜马兜铃表面深黄色，皮脆，味苦而微甜。

### 【炮制作用】

马兜铃，味苦，微寒。具有清肺降气，止咳平喘，清肠消痔。用于肺热咳喘，痰中带血，肠热痔血，痔疮肿痛。《握灵本草》曰："肺气喘急，马兜铃二两去壳膜用酥半两，拌匀，慢火炒干（水煎）"；治疗肺热咳嗽如马兜铃散（《太平圣惠方》）。马兜铃生品苦寒味劣，易致恶心呕吐，使患者不适。

马兜铃蜜炙后，苦寒之性缓和，增强润肺止咳的功效，并可矫味，避免呕吐。炙马兜铃多用于肺虚有热的咳嗽。为避免呕吐，临床用于肺热咳嗽，多以炙马兜铃与清热药配伍。如治痰热阻肺，久嗽，咯血的止嗽化痰丸（《中华人民共和国药典》）。

生北马兜铃的挥发油中，主要成分为烯类和醇类化合物，还有少量的脂肪族和芳香族化合物。其中石竹烯和氧化石竹烯是平喘的有效成分，莰烯、蒎烯和莒烯具有止咳祛痰和抗真菌的作用[3]。故北马兜铃生品具有消炎、止咳、平喘和祛痰的作用。马兜铃经过蜜制后，挥发油种类及含量发生明显变化，变化趋势是有新成分增加，化合物总成分减少。氧化石竹烯下降最为显著，（1$S$-顺式)-1,2,3,5,6,8a-六氢-4,7-二甲基-1-(1-甲基乙基)-萘和 4,11,11-三甲基-8-亚甲基-二环 [7.2.0] 十一碳-4-烯含量增加最明显[4]。另外，马兜铃蜜炙后挥发油中的邻苯二甲酸二丁酯含量增加，高达 18.4%，可能是由双环萜类和萘的化合物在加热的条件下发生氧化反应生成邻苯二甲酸，并与一些脂肪族类的化合物在蜜炙过程中因高温而断键成短链的烷烃结合而生成，由于邻苯二甲酸二丁酯具有较强的抗菌性，因此与生品相比，蜜马兜铃具有更强的抗菌消炎作用[3]。

马兜铃中含生物碱成分木兰碱，有显著的降压作用，可使心血管系统处于高动力状况。马兜铃蜜炙后木兰碱含量显著降低[5]。

马兜铃酸 A 对人体有毒副作用，炮制后其含量降低[6,7]，故蜜马兜铃毒性减弱。

### 【药理作用】

#### 马兜铃的药理作用

**1. 祛痰作用**　以麻醉兔呼吸道黏液分泌法证明，马兜铃煎剂 1g/kg 灌胃有较弱的祛痰作用，但效果不及紫菀和天南星[8]。

**2. 镇咳作用**　50% 乙醇提取液对小鼠氢氧化铵引起的咳嗽及猫电刺激喉上神经均有明显镇咳作用[9]。

**3. 镇痛作用**　北马兜铃的醇提物有明显的镇痛作用，其作用于灌胃给药后 1 小时后即产生，持续 120 分钟以上[10]；北马兜铃的醇提物以 50g/kg 或 10g/kg 连续灌胃 3 天，与戊巴比妥钠有协同作用[11]。

**4. 对平滑肌的作用** 1%马兜铃浸剂，可使离体豚鼠支气管舒张，并能对抗毛果芸香碱、乙酰胆碱及组胺所致的支气管痉挛性收缩，但不能对抗氯化钡引起的痉挛。马兜铃碱（即马兜铃酸）对动物末梢血管、肠管、子宫等平滑肌呈强大的收缩作用，且不受阿托品的影响，可能是对平滑肌直接兴奋作用的结果[12]。

**5. 抗菌作用** 本品水浸剂（1:4）在试管内对许兰黄癣菌、奥杜盎小芽孢癣菌、羊毛状小芽孢癣菌等常见皮肤真菌有不同程度的抑制作用[13]。鲜北马兜铃果实及叶在试管内对金黄色葡萄球菌有抑制作用，果实的作用强于叶，除去鞣质后仍有效，但加热后抗菌作用减弱或丧失。

**【化学成分】**

**马兜铃** 主要含马兜铃酸类，如马兜铃酸 A、C、D、E、7-甲氧基-8-羟基马兜铃酸；生物碱类，如木兰花碱、轮环藤酚碱；挥发油类成分；此外还含有黄酮、香豆素、木质素、有机酸等[14,15]。

**蜜马兜铃** 炮制后马兜铃酸 A、木兰花碱含量降低；挥发油种类及含量发生明显变化，氧化石竹烯含量下降，（1S-顺式）-123568a-六氢-47-二甲基-1-（1-甲基乙基）-萘、41111-三甲基-8-亚甲基-二环［7.2.0］十一碳-4-烯、邻苯二甲酸二丁酯含量增加。

**【高效液相色谱异同点】**

如图 17-23 所示，蜜炙后 1、2、3、5 号峰含量有所增加，也有部分峰含量降低[16]。

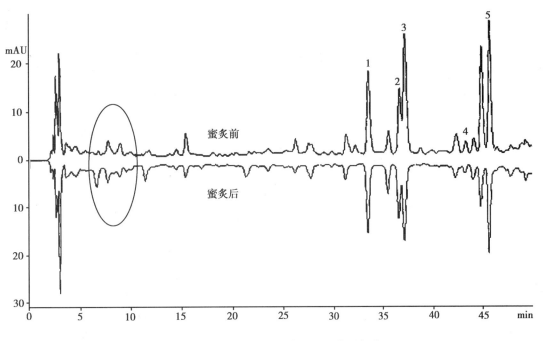

图 17-23 蜜炙前后马兜铃的 HPLC 鉴别色谱图

**【不良反应】** 内服过量，可致呕；另外马兜铃酸具有一定毒性，可引起肾脏损害等不良反应，长期服用可以起肾衰竭[17]。

**【毒性】** 兔皮下注射马兜铃碱（即马兜铃酸）7.5mg/kg，可引起严重的肾炎，5~6 天后才能恢复；剂量增加至 20mg/kg，则出现血尿，尿少，尿闭，后肢不全麻痹，脉搏不整，呼吸困难，角膜反射减退，最后因呼吸停止而死。马兜铃酸除了具有肾毒性和潜在的致癌作用外，还可能对肝脏造成损害[18]。

**【生制马兜铃成分、药效与功用关系归纳】** 由马兜铃蜜炙前后的对比研究，提示挥发油、马兜铃酸、木兰花碱等成分的变化是引起马兜铃生制品药效差异的物质基础。其变化关系如图 17-24 所示：

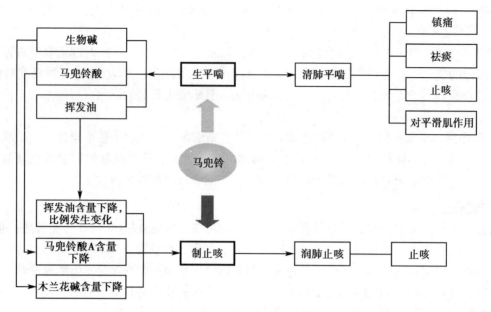

图17-24　生制马兜铃成分、药效与功用关系图

（胡昌江　熊　瑞）

## 参考文献

[1] 国家药典委员会. 中华人民共和国药典（一部）[S]. 北京：中国医药科技出版社，2010：48.

[2] 张金莲，姚冬琴，龚千峰，等. 多指标综合加权评分法优选马兜铃蜜制工艺 [J]. 中成药，2012，34（2）：321-324.

[3] 王慧娟，周惠，谷灵灵. 北马兜铃蜜炙前后挥发油成分的 GC-MS 分析 [J]. 广州化工，2012. 40（21）：112-114.

[4] 张金莲，杨昌昕，颜秀娟，等. 马兜铃蜜制前后挥发油 GC-MS 分析 [J]. 中国实验方剂学杂志，2011，17（4）：62-66.

[5] 张春红，王铮，张连学. UPLC-MS/MS 法测定马兜铃蜜炙前后木兰碱的含量 [J]. 包头医学院学报，2012，28（1）：7-8.

[6] 龚千锋，刘高胜，张的凤，等. 马兜铃炮制前后化学成分的研究 [J]. 江西中医学院学报，2008，20（1）：95.

[7] 梁志毅，谢菲，何健，等. HPLC 法测定马兜铃蜜炙过程中马兜铃酸 A 的含量变化 [J]. 广东药学院学报，2012，28（6）：628-630.

[8] 高应斗，张灿. 沙参、马兜铃、天南星、紫菀祛痰作用的研究 [J]. 中华医学杂志，1956，42（10）：959-963.

[9] 吴泽芳，熊朝敏. 马兜铃与野百合果止咳、平喘、抗炎作用的比较研究 [J]. 中药药理与临床，1989，5（4）：34-36.

[10] 洪一辛. 圆叶马兜铃总生物碱镇痛作用机制的研究 [J]. 中药通报，1985，10（1）：38-40.

[11] 睢大员，吕忠智，张大旭，等. 北马兜铃镇痛作用研究 [J]. 白求恩医科大学学报，1995，21（5）：500-501.

[12] 黎克湖，李灵芝，刘庆增，等. 马兜铃属植物的药理学研究 [J]. 武警医学院学报，2000，9（3）：230.

[13] 元凤. 马兜铃 [J]. 安徽医学院学报，1977，2（6）：59-60.

[14] 许玉琼，尚明英，葛跃伟，等. 马兜铃化学成分研究 [J]. 中国中药杂志，2010，35（21）：2862-2864.

[15] 陈常兴. 南马兜铃化学成分研究 [J]. 中药材，2010，33（8）：1260-1261.

[16] 李正红，杨标，杨武亮，等. 蜜炙对马兜铃中马兜铃酸类物质含量的影响 [J]. 中药材，2013，36（4）：538-541.

[17] 许华欣，闫梦青. 重视含马兜铃酸中草药的肾毒性 [J]. 河南中医，2011，31（5）：541-542.

[18] 陈娅娟，吴俏银，叶惠兰，等. 马兜铃酸毒理研究进展 [J]. 广东药学院学报，2003，12（9）：156-160.

## ⤳ 紫 菀 ⤳

【来源】 本品为菊科植物紫菀 *Aster tataricus* L. f. 的干燥根和根茎。春、秋二季采挖，除去有节的根茎（习称"母根"）和泥沙，编成辫状晒干，或直接晒干。主产于河北、安徽、黑龙江等地。

**生制紫菀鉴别使用表**

| 处方用名 | 紫菀 | 蜜紫菀 |
|---|---|---|
| 炮制方法 | 切制 | 蜜制 |
| 性状 | 呈不规则的厚片或段。表面紫红色或灰红色。切面淡棕色，中心具棕黄色的木心。气微香，味甜，微苦 | 不规则的厚片或段。切面棕褐色或紫棕色。有蜜香气，味甜 |
| 性味<br>归经 | 辛、苦，温<br>归肺经 | 辛、微苦，温<br>归肺经 |
| 功能<br>主治 | 润肺下气，消痰止咳<br>用于痰多喘咳，新久咳嗽，劳嗽咯血 | 润肺止咳，化痰<br>用于虚痨久咳，咳呛哮喘，肺痿咯血 |
| 炮制作用 | 有利于调剂制剂和成分溶出 | 转泻为润，以润肺止咳为主 |
| 用法<br>用量 | 水煎服或入丸、散<br>5~10g | 水煎服或入丸、散<br>5~10g |
| 配伍 | 常与百部、荆芥、白前、麻黄、细辛、射干、车前子、木通、泽泻等配伍，治疗风寒咳嗽、痰饮喘咳。如射干麻黄汤、止嗽散 | 常与百合、贝母、天冬、细辛、麻黄、杏仁、阿胶、知母、人参等配伍，治疗肺虚久咳、肺虚咯血。如紫菀汤、紫菀散 |
| 药理作用 | 祛痰、镇咳平喘、抗肿瘤、抗氧化、止痛等作用 | 止咳作用更强，祛痰作用更加明显 |
| 化学成分 | 三萜、肽、甾醇、香豆素、蒽醌、黄酮、有机酸及挥发油等成分 | 紫菀酮含量升高，槲皮素、山柰酚含量降低 |
| 检查 | 水分不得过15.0%，总灰分不得过15.0%，酸不溶性灰分不得过8.0% | 水分不得过16.0% |
| 浸出物<br>含量测定 | 水溶性浸出物不得少于45.0%<br>紫菀酮（$C_{30}H_{50}O$）不得少于0.15% | 待测<br>含紫菀酮（$C_{30}H_{50}O$）不得少于0.10% |
| 注意 | 有实热者、阴虚干咳者慎服 | 有实热者、阴虚干咳者慎服 |

## 注释

【炮制方法】

紫菀：取原药材，除去杂质，洗净，稍润，切厚片或段，干燥[1]。

蜜紫菀：取紫菀片（段），加炼蜜拌匀，闷润，炒至不粘手[1]。每100kg紫菀片用炼蜜25kg。

除蜜紫菀外，还有炒紫菀、麸炒紫菀、蒸紫菀、酒紫菀。

【性状差异】 紫菀外表皮紫红色或灰红色。蜜紫菀表皮棕褐色，切面棕黄色，有蜜香气，味甜。（见文末彩图89）

【炮制作用】

紫菀，味辛、苦，性温。《本草正》曰："紫菀，辛能入肺，苦能降气，故治咳嗽上气、痰喘"，具有较强的降气、祛痰、镇咳作用。紫菀散寒，降气化痰力胜，泻肺气之壅滞，主入肺经。祛痰、降气、散寒作用较强，多用于风寒咳嗽、痰饮喘咳、小便癃闭。如用治痰饮喘咳的射干麻黄汤。

紫菀经蜜炙后，苦味缓和，甘味增强，转泻为润，润肺止咳作用增强。且因蜜炙，增强了入肺经的作用。多用于肺虚久咳，肺虚咯血。如用于肺气虚损的紫菀汤，骨蒸痨热的紫菀散。

紫菀的主要活性物质为三萜、黄酮、肽类成分。其中三萜成分，如紫菀酮和表木栓醇可抑制组胺和乙酰胆碱引起气管的收缩，抑制气管痉挛，具有平喘作用。肽类化合物具有明确的抗肿瘤作用，黄酮类成分为抗炎和抗氧化活性成分。故生品具有祛痰、镇咳、平喘等作用。紫菀蜜炙后，黄酮苷元类成分含量下降[2]，使其抗炎和抗氧化作用减弱。而紫菀酮含量增加[3]，使紫菀蜜炙后的止咳作用增强[4,5]。故临床上常用蜜炙紫菀治疗肺虚喘咳证。

【药理作用】

## 一、紫菀的药理作用

**1. 祛痰作用**　紫菀挥发油中的主要成分1-乙酰基-反式-2-烯-4,6-癸二炔具有祛痰作用；紫菀水煎剂中的有效成分主要包含在石油醚及乙酸乙酯提取液中，进一步研究发现，从中分离出来的紫菀酮和表木栓醇均具有明显的祛痰作用[6,7]。

**2. 镇咳平喘作用**　紫菀所含的紫菀酮、表木栓醇对小鼠因氨水所致的咳嗽起到显著地抑制作用；另外，在紫菀和款冬花配伍应用于止咳的研究中发现，紫菀30%的乙醇提取物对款冬花止咳的增效作用优于其他溶剂提取物[6,8]。紫菀水煎液能抑制组胺和乙酰胆碱对气管的收缩作用，而抑制气管痉挛，达到平喘的作用[9]。

**3. 抗肿瘤作用**　紫菀水提取物对荷$S_{180}$小鼠肿瘤增殖有较好的抑制作用；紫菀中环五肽成分astin A，B，C对小鼠肉瘤180有抑制作用；卤代环状五肽 asterin（2）也具有显著地抗 salcoma-180 肿瘤活性，紫菀多糖能抑制胃癌细胞 SGC-7901 的增殖和生长，诱导 SGC-7901 细胞株的凋亡；紫菀多糖处理能明显地降低线粒体跨膜电位，并且细胞中的钙浓度与剂量呈相关性[10-13]。

**4. 抗氧化作用**　紫菀中的槲皮素和山奈酚有显著的抗氧化活性，对细胞溶血、脂质过氧化物、超氧化自由基的抑制较强；东莨菪素和大黄素也有一定的抗氧化活性，仅对超氧化自由基的产生有显著抑制作用；二肽 aurantiamide acetate 具有阻断超氧化基和羟基增加的作用[13]。

**5. 抗菌作用**　体外实验证明，紫菀对大肠杆菌、宋内痢疾杆菌、变形杆菌、伤寒杆菌、副伤寒杆菌、铜绿假单胞菌、霍乱弧菌等 7 种革兰阴性肠内致病菌及某些致病性真菌有不同程度的抑制作用[14]。

## 二、蜜紫菀的药理作用

**镇咳祛痰作用**　6 种不同炮制方法的紫菀饮片均能增加小鼠气管酚红排泌量，增加大鼠气管排痰量，且蜜炙饮片作用最明显；运用二氧化硫刺激法对比蜜炙前后紫菀的止咳作用，蜜炙后止咳作用更好[4,5]。

【化学成分】
**紫菀**　萜类化合物及其皂苷类衍生物，如紫菀酮、紫菀皂苷 A 等，表木栓醇、木栓酮，多肽类、黄酮类、蒽醌类、甾醇类、挥发油等。

**蜜紫菀**　紫菀蜜炙后，紫菀酮含量增加[3]；黄酮类成分槲皮素、山奈酚的含量均有所下降[3]。

【含量测定】　照 2010 年版《中国药典》一部紫菀项下【含量测定】方法[1]，生蜜紫菀中紫菀酮含量有明显差异，紫菀中紫菀酮的含量为 2.804mg/g，蜜制后含量降为 2.377mg/g。

【毒性】　动物实验表明，川紫菀水提取物具有潜在的肝毒性，大剂量的毒性尤为明显。Clivorine 是水提取物中的主要生物碱成分，可能是川紫菀肝毒性的主要毒效物质[15]。但在正常剂量范围内肝毒性不大。

【生制紫菀成分、药效与功用关系归纳】　由紫菀蜜制前后的对比研究，初步认为皂苷和黄酮类成分变化是引起紫菀生制品药效差异的物质基础。其变化关系如图 17-25 所示：

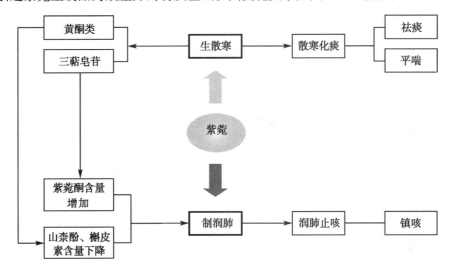

**图 17-25 生制紫菀成分、药效与功用关系图**

（胡昌江 熊 瑞）

● 参 考 文 献 ●

[1] 国家药典委员会. 中华人民共和国药典（一部）[S]. 北京：中国医药科技出版社，2010：322.

[2] 曹思思，王伟明，霍金海，等. HPLC 法测定紫菀及其蜜炙品中槲皮素及山柰酚含量 [J]. 中医药信息，2011，28（6）：27-29.

[3] 修彦凤，程雪梅，刘蕾，等. 不同紫菀饮片中紫菀酮的含量比较 [J]. 上海中医药大学学报，2006，20（2）：59-61.

[4] 吴弢，陈子珺，胡月娟，等. 不同炮制方法的紫菀饮片祛痰作用的实验研究 [J]. 上海中医药大学学报，2006，20（3）：55-57.

[5] 周日贵，涂建雄. 紫菀炮制后对小鼠止咳作用的影响 [J]. 湖南中医药导报，2000，6（4）：56.

[6] 卢艳花，戴岳，王峥涛，等. 紫菀祛痰镇咳作用及其有效部位和有效成分 [J]. 中草药，1999，30（5）：360-362.

[7] 杨滨，肖永庆，梁日欣，等. 紫菀挥发油中祛痰活性化学成分研究 [J]. 中国中药杂志，2008，33（3）：281-283.

[8] 张巧真，张燕，张勉，等. 款冬花止咳有效部位和紫菀配伍"相须"部位的研究 [J]. 时珍国医国药，2009，20（5）：1042-1044.

[9] 刘令勉，于仲范，吴翠玉. 紫菀散加甘草对离体豚鼠气管解痉作用的研究 [J]. 中国中药杂志，1993，18（9）：566-567.

[10] 徐诺，巢志茂. 紫菀中有细胞毒的三萜 [J]. 国外医学中医中药分册，1998，20（3）：52.

[11] SEIJI K, TOSHIKO O, KAZUO T. Isolation and structure of asterin, a new alogenated cyclic penta-peptide from Aster tataricus [J]. Tetrahedron Lett, 1993, 34（8）：1291-1294.

[12] ZHANG YX, WANG QS, WANG T, et al. Inhibition of human gastric carcinoma cell growth in vitro by a polysaccharide from Aster tataricus [J]. Int J Biol Macromol, 2012, 51（4）：509-513.

[13] NG TB, LIU F, LU YH, et al. Antioxidant activity of compounds from the medicinal herb Aster tataricus [J]. Comp Biochem Phys C, 2003, 136（2）：109-115.

[14] 唐小武，刘湘新，唐宇龙，等. 紫菀有效成分分析及生物碱的提取与体外抑菌研究 [J]. 中兽医医药杂志，2006，25（1）：16-19.

[15] 程敏，汤俊，高秋芳，等. 川紫菀水提取物中主要生物碱成分 clivorine 分析及其对大鼠肝毒性初步研究 [J]. 中草药，2011，42（12）：2507-2511.

# ～ 葶 苈 子 ～

【来源】 本品为十字花科植物播娘蒿 *Descurainia sophia* (L.) Webb. ex Prantl. 或独行菜 *Lepidium apetalum* Willd. 的干燥成熟种子。前者习称"南葶苈子",后者习称"北葶苈子"。夏季果实成熟时采割植株,晒干,搓出种子,除去杂质。南葶苈子主产于江苏、安徽、山东;北葶苈子主产于河北、辽宁、内蒙古。

**生制葶苈子鉴别使用表**

| 处方用名 | 葶苈子 | 炒葶苈子 |
|---|---|---|
| 炮制方法 | 净制 | 炒制 |
| 性状 | 南葶苈子:呈长圆形略扁。表面棕色或红棕色,微有光泽。气微,味微辛、苦,略带黏性<br>北葶苈子:呈扁卵形。一端钝圆,另端尖而微凹,种脐位于凹入端。味微辛辣,黏性较强 | 炒南葶苈子:呈卵圆形,微鼓起,表面棕黄色。有香气,无黏性<br>炒北葶苈子:呈扁圆形,略鼓起,表面深红棕色,有油香气,无黏性 |
| 性味<br>归经 | 苦、辛,大寒<br>归肺、膀胱经 | 苦、辛,寒<br>归肺、膀胱经 |
| 功能<br>主治 | 降泄肺气,利水消肿<br>胸水积滞和全身水肿 | 润肺止咳<br>咳嗽喘逆,腹水胀满 |
| 炮制作用 | 洁净药物,利于调剂 | 利于成分煎出,缓和药性,免伤肺气 |
| 用法<br>用量 | 水煎口服或入中成药<br>3~10g | 水煎口服或入中成药<br>3~10g |
| 配伍 | 常与芒硝、大黄、杏仁配伍,用以治疗结胸、胸胁积水,能仰不能俯,如大陷胸汤 | 常与半夏、巴豆霜等配伍,用于治疗痰饮内停,肺失通降,咳痰白沫,痰涎壅盛,如葶苈散 |
| 药理作用 | 强心,调节血脂,利尿 | 镇咳,祛痰 |
| 化学成分 | 主含脂肪油、芥子苷、蛋白质、糖类 | 黄酮类成分、芥子苷、芥子碱硫氰酸盐有所增加 |
| 检查 | 水分不得过9.0%;总灰分不得过8.0%;酸不溶性灰分不得过3.0%;膨胀度南葶苈子不得低于3,北葶苈子不得低于12 | 水分不得过5.0% |
| 含量测定 | 南葶苈子:含槲皮素-3-$O$-β-D-葡萄糖-7-$O$-β-D-龙胆双糖苷($C_{33}H_{40}O_{22}$)不得少于0.075% | 南葶苈子:含槲皮素-3-$O$-β-D-葡萄糖-7-$O$-β-D-龙胆双糖苷($C_{33}H_{40}O_{22}$)不得少于0.080% |
| 注意 | 肺虚喘咳、脾虚肿满者忌服 | 肺虚喘咳、脾虚肿满者忌服 |

## 注释

### 【炮制方法】

葶苈子:取原药材,除去杂质,筛去灰屑。用时捣碎。

炒葶苈子:取净葶苈子,用文火加热,炒至微鼓起,爆裂声减弱,断面淡黄色,并有香气逸出时,取出,放凉,用时捣碎[1]。也有研究使用微波方法来炮制葶苈子,具体为微波小火力加热7分钟即可,与传统炒制品相比更均匀一致[2]。

### 【性状差异】 葶苈子为扁卵形状(北葶苈子)或长圆形略扁(南葶苈子),表面棕色或红棕色,略有黏性。炒葶苈子微鼓起,表面棕黄色,断面淡黄色,具有香气,无黏性[3]。(见文末彩图90)

### 【炮制作用】

葶苈子,味苦、辛、性大寒,入肺、膀胱经。葶苈子力速而作用较猛,降泄肺气作用较强,长于利水消肿,宜于实证。如治痰喘气逆、喘息不得眠的止嗽化痰丸。

炒葶苈子,缓和药性,免伤肺气,用于实中挟虚的患者。多用于咳嗽喘逆,腹水胀满。如治外感风热所致的咳嗽、咳痰等症的百咳静糖浆。

葶苈子在合适的炮制工艺下炒制，可增加有效成分的煎出率，其黄酮类成分槲皮素、山柰酚、异鼠李素，以及槲皮素-3-*O*-β-D-葡萄糖-7-*O*-β-D-龙胆双糖苷都有所增加[4,5]，此外芥子碱硫氰酸盐也有所增加[6]。

另外炒品的芥子苷含量也有所增加。其生品平均含量为2.23%，而制品为3.94%。水煎液中芥子苷的平均含量生品和制品分别为0.75%和2.05%。芥子苷为葶苈子镇咳作用的有效成分，故为了增强葶苈子的镇咳作用，葶苈子炒用是有道理的[7]。而多糖类成分，南葶苈子生品、炒品、炒过品中多糖含量分别为10.386%、10.392%、8.111%，说明炮制对南葶苈子多糖的含量有影响，受热温度过高或者受热时间过长，导致部分多糖被破坏[8]。

通过对生制葶苈子的镇咳、祛痰作用的比较，发现炒葶苈子的作用均强于生品，说明了葶苈子的炮制作用。而对于利水作用，则是同等剂量下，生品效果优于炒品，从而证明了葶苈子生品利水、炒品止咳的作用[9]。

【药理作用】

### 一、葶苈子药理作用

**1. 利尿作用**　葶苈子具有利尿作用，与其具有强心苷样作用，加强心肌收缩力，增加肾小球滤过量有关，对湿性胸膜炎，胸腔积液，肺源性心脏病均有较好疗效[10]。

**2. 对呼吸系统的作用**　葶苈子具有止咳平喘作用，其中芥子苷具有止咳作用[11]，β-谷甾醇具有镇咳祛痰、舒张支气管平滑肌、缓解支气管痉挛的作用[12]。

**3. 对心血管系统的作用**　对在位猫心、猫心肺装置、猫心电图等研究显示，葶苈子能使心脏收缩力增强，心率减慢，心传导阻滞，对衰竭心脏可增加输出量，降低静脉压，说明葶苈子具有强心作用[13]。

**4. 抗菌作用**　葶苈子中的苄基芥子油具有广谱抗菌作用。对酵母菌等20种真菌及数十种其他菌株有抗菌作用[14]。

**5. 抗癌作用**　葶苈子对人鼻咽癌细胞和千田子宫颈癌细胞株有极强的抑制，作用剂量在20μg/ml时便显示很高的抗癌活性，葶苈子对艾氏腹水癌小鼠的癌细胞有明显的抑制作用，且几乎无毒副反应[15]。

**6. 调血脂作用**　给大鼠灌服南葶苈子醇提取物和南葶苈油，并用调血脂药烟酸（400mg）作为阳性对照，结果表明，南葶苈子对饮食性高脂血症大鼠具有调血脂作用[16]。

### 二、炒葶苈子的药理作用

**1. 镇咳作用**　通过氨水引咳法，观察小鼠咳嗽次数，相同剂量生品、炒品的镇咳效果要明显优于炒老品，其差异有统计学意义；但生品、炒品之间差异无统计学意义[5]。

**2. 祛痰作用**　通过酚红排泌法，检测气管酚红的排泌量，相同剂量生品、炒品的祛痰效果要明显优于炒老品，其差异有统计学意义；但生品、炒品之间差异无统计学意义[5]。

【化学成分】

**南葶苈子**　含有黄酮类、强心苷、异硫氰酸类、脂肪油、生物碱等成分[17]。

**北葶苈子**　含有强心苷、生物碱、有机酸、黄酮类、内酯类、挥发油类、脂肪油、甾体类、蛋白类、多糖等成分[18]。

**炒葶苈子**　炒后期芥子苷类成分、芥子碱硫氰酸盐含量，黄酮类成分以及多糖含量有所增加[5]。

【含量测定】　照2010年版《中国药典》葶苈子【含量测定】方法测定，生制葶苈子中HPLC测定南葶苈子中槲皮素-3-*O*-β-D-葡萄糖-7-*O*-β-D-龙胆双糖苷的含量有一定变化，见表17-7[5]。

表17-7　葶苈子生制品中槲皮素-3-*O*-β-D-葡萄糖-7-*O*-β-D-龙胆双糖苷的含量（%）

| 样品 | 槲皮素-3-*O*-β-D-葡萄糖-7-*O*-β-D-龙胆双糖苷 |
| --- | --- |
| 生南葶苈子 | 0.104 |
| 炒南葶苈子 | 0.126 |

【不良反应】　葶苈子超量久服可致利尿过度，引起低钾血症。此外皮肤会出现点片状红色丘疹，瘙痒，而发生过敏性休克的不良反应。另有报道葶苈子对眼、鼻及咽部黏膜有刺激性，可引起眼眶及前额肿胀，角膜发泡，视力减弱[19-21]。

【毒性】　播娘蒿种子对狗灌胃的毒性反应主为恶心呕吐、食欲不振。剂量加大，呕吐加剧并有腹泻。每千克体重5个猫单位时开始有反应，用至47个猫单位未见死亡[22]。

【生制葶苈子成分、药效与功用关系归纳】　由葶苈子炒制前后的对比研究，提示了芥子苷、芥子碱硫氰酸盐、黄酮类成分等含量的变化是引起葶苈子生制品药效差异的物质基础。其变化关系如图17-26所示。

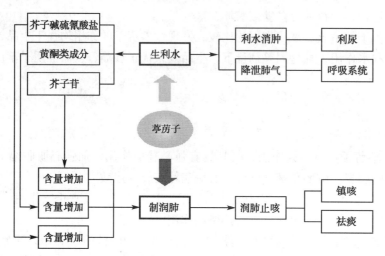

图17-26　生制葶苈子成分、药效与功用关系图

（张　凡）

## 参考文献

[1] 贾天柱. 中药炮制学 [M]. 上海：上海科学技术出版社，2008：88.

[2] 余金喜，马梅芳，刘成亮. 葶苈子微波炮制品药效学实验研究 [J]. 中国实用医药，2010，5（27）：131-133.

[3] 龚千峰. 中药炮制学 [M]. 北京：中国中医药出版社，2012：115.

[4] 马梅芳，吕文海. HPLC法同时测定南葶苈子饮片中槲皮素、山奈酚及异鼠李素的含量 [J]. 中国药事，2009，23（1）：65-67.

[5] 王爱芹，王秀坤，闫兴丽，等. HPLC测定南葶苈子中槲皮素-3-$O$-β-D-葡萄糖-7-$O$-β-D-龙胆双糖苷的含量 [J]. 中国中药杂志，2004，29（10）：34-36.

[6] 马梅芳，吕文海. 高效液相色谱法测定南葶苈子饮片中芥子碱硫氰酸盐含量 [J]. 中国药业，2008，17（5）：14-15.

[7] 刘波，张华. 葶苈子炮制前后芥子甙的含量比较 [J]. 中成药，1990，12（07）：19.

[8] 马梅芳，吕文海. 南葶苈子饮片中多糖的提取及含量测定 [J]. 中华中医药学刊，2008，26（3）：657-658.

[9] 马梅芳，吕文海，李洁. 葶苈子不同炮制品药效学与急性毒性实验研究 [J]. 中华中医药学刊，2008，26（08）：1825-1827.

[10] 国家医药管理中草药情报中心站. 植物药有效成分手册 [M]：119，411，556-557，962-963，99.

[11] 刘波，张华. 葶苈子炮制前后芥子甙的含量比较 [J]. 中成药，1990，12（7）：191.

[12] 李广勋，中药药理毒理与临床 [M]. 天津：天津科技翻译出版公司，1992，284.

[13] 江苏新医学院编，中药大辞典（下册）[M]. 上海：上海科学技术出版社，1986：2320.

[14] 孙凯，李铣，葶苈子化学成分和药理作用的研究进展 [J]. 中草药，2002，33（7）：附3-附51.

[15] 常敏毅，抗癌中药 [M]，长沙：湖南科学技术出版社，1998：1.

[16] 刘忠良，南葶苈子提取物调血脂作用的实验研究 [J]. 药学实践杂志，2000，18（1）：15-171.

[17] 赵海誉. 北葶苈子化学成分及质量鉴定特征研究 [D]. 北京：北京中医药大学，2005.

[18] 孙凯. 南葶苈子的化学成分及其生物活性研究 [D]. 沈阳：沈阳药科大学，2005.

[19] 杜生敏. 葶苈子致过敏性休克 1 例报道 [J]. 中医杂志, 1983, 24（12）: 12.

[20] 陈季强, 唐法娣, 药源性疾病基础与临床 [M]. 北京: 人民卫生出版社, 1997: 642.

[21] 李广郎. 中药药理毒理与临床 [M]. 天津: 天津科技翻译出版公司, 1992: 284.

[22] 王晴川, 刘广芬, 李常春. 播娘蒿种子（华东葶苈子）的强心作用、生物活性、吸收、蓄积及毒性反应 [J]. 福建医学院学报, 1964, 21: 27-33.

## ～ 紫 苏 子 ～

【来源】　本品为唇形科植物紫苏 *Perilla frutescens*（L.）Britt. 的干燥成熟果实。秋季果实成熟时采收，除去杂质，晒干。主产于湖北、江苏、河南、等地。

**生制紫苏子鉴别使用表**

| 处方用名 | 紫苏子 | 炒紫苏子 |
|---|---|---|
| 炮制方法 | 净制 | 炒制 |
| 性状 | 呈卵圆形或类球形，表面灰棕色或灰褐色，有微隆起的暗紫色网纹，易压碎。压碎有香气，味微辛 | 呈卵圆形或类球形，表面灰棕褐色，有的有裂隙，具焦香气 |
| 性味<br>归经 | 辛，温<br>归肺经 | 微辛，温<br>归肺经 |
| 功能<br>主治 | 祛痰降气，润肠通便<br>痰多咳嗽，气滞便秘 | 温肺降气<br>咳喘 |
| 炮制作用 | 利于调剂 | 利于成分煎出，缓和辛散之性 |
| 用法<br>用量 | 水煎口服或入中成药<br>3~10g | 水煎口服或入中成药<br>3~10g |
| 配伍 | 常与川贝母、化橘红、天冬、麦冬等配伍。用以治疗上盛下虚、气逆痰壅所致的咳嗽喘息，胸膈痞塞，如苏子降气丸 | 常与白芥子、莱菔子等配伍，用以治疗寒痰壅阻，肺失肃降，咳嗽气喘，咳痰清稀，胸脘痞满，如三子养亲汤 |
| 药理作用 | 降血脂，降血压，抗血栓，抗过敏，抗癌，提高学习记忆能力，镇咳作用 | 增强免疫功能、益智、抗应激、抗过敏、抗血小板聚集、抗氧化 |
| 化学成分 | 主要含不饱和脂肪油、亚麻酸、亚油酸等成分 | 迷迭香酸类成分有所下降。脂肪酸成分种类和含量发生变化 |
| 检查<br>含量测定 | 水分不得过 8.0%<br>本品按干燥品计算，含迷迭香酸（$C_{18}H_{16}O_8$）不得少于 0.25% | 水分不得过 2.0%<br>本品按干燥品计算，含迷迭香酸（$C_{18}H_{16}O_8$）不得少于 0.20% |
| 注意 | 气虚久嗽、阴虚喘逆、脾虚便溏者皆不可用 | 气虚久嗽、阴虚喘逆、脾虚便溏者皆不可用 |

## 注释

【炮制方法】

紫苏子: 取原药材，除去杂质，洗净，干燥。用时捣碎。

炒紫苏子: 取净紫苏子置锅内，用文火炒至爆裂声减弱，并有香气逸出时，取出，放凉。

此外苏子还有蜜炙与制霜的炮制方法[1]。

【性状差异】　紫苏子表面完整黄白色。炒紫苏子表面有裂隙，有焦香气。（见文末彩图 91）

【炮制作用】

紫苏子，味辛，性温。入肺经。紫苏子润肠力专，多用于肠燥便秘或气喘而兼便秘者。如治上盛下虚、气逆痰壅所致的咳嗽喘息、胸膈痞塞的苏子降气丸。

紫苏子炒后，辛散之性缓和，多用于咳喘。如治肺气虚弱所致咳嗽痰喘，痰涎壅盛，久嗽声哑的润肺止嗽丸。

此外蜜紫苏子长于润肺止咳，降气平喘。苏子霜有降气平喘之功，但无滑肠之虑，多用于脾虚便溏的咳喘患者[2]。

采用 GC-MS 法对紫苏子生制品的脂肪酸成分进行分析，结果从紫苏子生品中鉴定出 8 种主要成分，含量为棕榈酸甲酯（4.96%）、肉豆蔻酸（0.49%）、油酸甲酯（8.12%）、亚油酸甲酯（8.19%）、油酸（14.09%）、亚麻酸（37.14%）、亚油酸（28.31%）、α-亚麻酸甲酯（10.43%）；炮制品中主要成分 5 种，为棕榈酸甲酯（3.13%）、油酸（17.56%）、α-亚麻酸甲酯（30.89%）、亚油酸（12.10%）、棕榈酸（44.80%）。由结果可以得出，炮制后肉豆蔻酸消失，亚油酸含量降低，而 α-亚麻酸、油酸和棕榈酸含量增加[3]。

此外对其指标性成分迷迭香酸进行含量测定，其含量略有降低，但并不显著[4]。

紫苏子中所含的油脂成分具有止咳平喘和润肠作用，在生品中含量较大，故紫苏子的润肠和止咳平喘作用加强。

紫苏子炒制后，油脂中具挥发性的成分含量减少，可能还伴有其他成分的氧化，使其组成改变，润肠作用减弱，抗应激、抗氧化、调节免疫等药效作用增强。

炒紫苏子有较强的抗氧化作用，可能与其水提物有关，其抗氧化作用机制在于炒紫苏子成分中含有多元酚结构，能提供大量的酚羟基还原自由基，从而起到抗自由基作用[5]。此外炒紫苏子也有较强的免疫和抗过敏作用[6,7]。

【药理作用】

## 一、紫苏子的药理作用

**1. 降血脂作用**　有研究发现大豆肽和紫苏子油制成的制剂降脂肽可以显著降低高血脂模型大鼠的血清中 TC 及 TG 浓度，明显升高 HDL-C 水平，停止灌胃 1 周后，仍可使血清中 TG 维持在较低水平[8]。

**2. 止咳、平喘作用**　苏子提取的脂肪油有明显的止咳和平喘作用。小鼠腹腔注射 5g/kg 紫苏子油后，对喷雾组胺和乙酰胆碱所致的支气管哮喘，能明显延长出现喘息性抽搐的潜伏期，与对照组比较有非常显著差异（$P < 0.01$），其作用与 0.05g/kg 氨茶碱相似[9]。

**3. 抗衰老作用**　紫苏油可明显降低脑及肝中 MDA 含量，对脑的作用优于肝，还可显著提高红细胞中 SOD 活力。因此认为紫苏油具有很好的抗衰老作用[10]。

**4. 促进学习记忆能力**　紫苏子中的脂肪油提取物具有促进小鼠的学习记忆能力的作用。从紫苏子提取有脂肪油，可减少小鼠跳台错误次数，能明显提高小鼠水迷路测验的正确百分率，缩短到达终点时间，并能促进小鼠脑内核酸及蛋白质的合成，调节小鼠脑内单胺类神经递质水平[11]。

## 二、炒紫苏子的药理作用

**1. 抗过敏作用**　抗过敏作用机制是通过对过敏反应的多环节调节作用实现的，炒紫苏子醇提物能够明显降低过敏反应素总 IgE 和特异 IgE 水平，能够调节细胞因子网络平衡，纠正过敏小鼠 Th1/Th2 异常偏向 Th2 漂移，使其恢复正常水平，明显地调节过敏反应介质生成与释放，抑制肥大细胞脱颗粒和组胺的释放，抑制 5-LO 酶活性，具有调节花生四烯酸（AA）代谢，抑制 AA 代谢产物 LTC4、LTE4 和 5-HETE 产生和释放作用，对 PAF 诱发的血小板聚集有较强的抑制作用[7]。

**2. 抗氧化作用**　炒紫苏子水提物能显著清除·OH、$O_2^-$ 和降低 MDA 水平（$P < 0.01$），并明显优于阳性对照药[5]。

**3. 增强免疫功能**　炒紫苏子醇提物可明显增强小鼠的淋巴细胞转化率，升高血清溶血素水平，增强 IL-2 生物活性，提高溶菌酶含量，提高 IFN-γ 水平，表明炒紫苏子醇提物对小鼠细胞免疫功能、体液免疫功能和非特异免疫功能具有增强作用，并有明显的量效关系[6]。

**4. 益智**　炒紫苏子醇提取物 268mg/kg、134mg/kg、67mg/kg 剂量组与老年模型组比较，显著降低跳台法错误反应率（$P<0.01$，$P<0.01$，$P<0.05$）和 Y 型迷宫错误反应率（$P<0.01$，$P<0.01$，$P<0.05$），说明炒紫苏子提取物对老年小鼠有明显益智作用[12]。

**5. 抗血小板聚集**　炒紫苏子醇提取物可表现为非选择性地抑制血小板活化反应。在 ADP、PAF 和 AA 三种诱导剂中，炒紫苏子醇提取物表现出对 PAF 诱导的血小板聚集具有更强的抑制作用。炒紫苏子醇提取物对 ADP、PAF 和 AA 途径均有抑制作用，可能通过一共同环节抑制血小板活化[13]。

**6. 抗应激**　炒紫苏子醇提取物能显著提高小鼠抗不良应激的能力，结果表明，高剂量组可显著提高耐脑缺氧能力、抗疲劳能力、耐常压缺氧能力和耐高温能力，中剂量组可显著提高耐脑缺氧能力、耐常压缺氧能力和耐高温能力[14]。

**【化学成分】**

**紫苏子**　主要成分为油脂，另含有氨基酸、微量元素等。紫苏子因产地不同含油率在 30%~50%，主要含不饱和脂肪酸，其中以多烯不饱和脂肪酸、$\alpha$-亚麻酸（十八碳三烯酸，$\alpha$-LNA）为主。GC-MS 法对脂肪酸的组成进行鉴定，结果表明紫苏子油主要含 4 种脂肪酸，分别为：$\alpha$-亚麻酸、亚油酸、硬脂酸、软脂酸[15,16]。此外尚含油酸[17]、花生四烯酸、花生酸[18]、二十碳一烯酸、二十碳烷酸[19]。

**炒紫苏子**　炮制后的紫苏子化学成分与生品相似，比较指标性成分迷迭香酸的含量，各炮制品相对于生品含量略有降低[4]。

**【含量测定】**　按照 2010 年版《中国药典》一部【毒性含量测定】方法，测定紫苏子、炒紫苏子、蜜紫苏子以及紫苏子霜中迷迭香酸含量，结果见表 17-8[4]。

表 17-8　紫苏子生品与不同炮制品中迷迭香酸的含量（%）

| 样品 | 迷迭香酸 |
|---|---|
| 紫苏子 | 0.339 |
| 炒紫苏子 | 0.336 |
| 蜜紫苏子 | 0.291 |
| 紫苏子霜 | 0.330 |

**【毒性】**　紫苏子 2.3~15.5g/kg 喂牛，可导致非典型间质性肺炎，但紫苏子在霜冻期后则无此毒性[20]。

**【生制紫苏子成分、药效与功用关系归纳】**　由紫苏子炒制前后的对比研究，提示脂肪酸以及酚羟基数量的变化是引起紫苏子生制品药效差异的物质基础。其变化关系如图 17-27 所示：

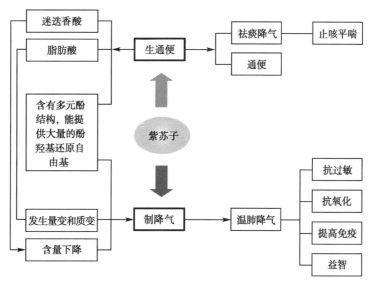

图 17-27　生制紫苏子成分、药效与功用关系图

（张　凡）

---

• 参 考 文 献 •

---

[1] 贾天柱. 中药炮制学 [M]. 上海：上海科学技术出版社，2008：90.

[2] 龚千峰. 中药炮制学 [M]. 北京：中国中医药出版社，2012：123.

[3] 郑岩. 莱菔子等5种种子类药材炮制前后脂肪油分析及成分溶出的研究 [D]. 长春中医药大学，2011.

[4] 黄亮辉，苏琪，赵婷婷，等. 白苏子和紫苏子生品及其炮制品中迷迭香酸的含量测定 [J]. 中药材，2010，33（12）：1856-1858.

[5] 王钦富，李红娜，王永奇，等. 炒紫苏子水提物抗氧化作用的研究 [J]. 中西医结合心脑血管病杂志，2003，1（10）：588-589.

[6] 王钦富，于超，张巍峨，等. 炒紫苏子醇提取物对小鼠免疫功能的影响 [J]. 中国自然医学杂志，2004，6（1）：16-18.

[7] 王钦富. 炒紫苏子醇提取物抗过敏药效和作用机制研究 [D]. 大连：大连医科大学，2006.

[8] 陈栋染，刘莉，黄刚. 紫苏油及大豆肽合剂对大鼠血脂的调节作用 [J]. 临床心血管杂志，2003，19（1）：30-32.

[9] 王静珍，陶上乘，宋兆仪. 紫苏与白苏药理作用的研究 [J]. 中国中药杂志，1997，22（1）：50-51.

[10] 韩大庆，周丹，王永奇. 紫苏油抗衰老作用研究 [J]. 中国老年医学杂志，1995，15（1）：47-48.

[11] 周丹，韩大庆，王永奇. 紫苏子油对小鼠学习记忆能力的影响 [J]. 中草药，1994，25（5）：251-252.

[12] 张巍峨，于超，王钦富，等. 炒紫苏子醇提取物对小鼠智力的影响 [J]. 中国中医药科技，2004，11（3）：162-163.

[13] 董敏，吕丽，陆继辉，等. 炒紫苏子醇提物对血小板聚集活性的影响 [J]. 中国误诊学杂志，2007，7（26）：6218-6219.

[14] 王钦富，邢福有，张巍峨，等. 炒紫苏子醇提物对小鼠抗应激作用的影响 [J]. 中国中医药信息杂志，2004，11（10）：859-860.

[15] 蔡红梅，宋宁. 紫苏子油理化特性及脂肪酸组成的研究 [J]. 青海科技，2002，（4）：48-49.

[16] 朱正明. 紫苏油的质量分析及其保健功能 [J]. 林产化工通讯，2000，34（6）：25-26.

[17] 张卫明，刘月秀，王红. 紫苏子的化学成分研究 [J]. 中国野生植物资源，1998，17（1）：42-44.

[18] 谭亚芳，赖炳森，颜晓林，等. 紫苏子油中脂肪酸组成的分析 [J]. 中国药学杂志，1998，33（7）：400-402.

[19] 王映强，赖炳森，路萍，等. GC/MS分析紫苏子与亚麻子脂肪酸成分 [J]. 中国生化杂志，1999，20（2）：62-64.

[20] Kerr L A. Intoxication of cattle by Perilla frutescens（purple mint）[J]. Vet Hum Toxicol，1986，28（3）：412.

## ～ 枇 杷 叶 ～

【来源】　本品为蔷薇科植物枇杷 Eriobotrya japonica（Thunb.）Lindl. 的干燥叶。全年均可采收，晒至七、八成干时，扎成小把，再晒干。主产于广东、江苏、浙江等地。

生制枇杷叶鉴别使用表

| 处方用名 | 枇杷叶 | 蜜枇杷叶 |
| --- | --- | --- |
| 炮制方法 | 切制 | 蜜炙 |
| 性状 | 呈丝条状。上表面灰绿色、黄棕色或红棕色较光滑；下表面密被黄色绒毛，革质而脆，易折断。气微，味微苦 | 呈丝条状。表面灰绿色、黄棕色或红棕色，较光滑。下表面可见绒毛。质脆，略有光泽和黏性，具蜜香气，味甜 |
| 性味归经 | 苦，微寒<br>归肺、胃经 | 苦、甘，凉<br>归肺、胃经 |

续表

| 功能 | 清肺止咳、降逆止呕 | 润肺止咳 |
|---|---|---|
| 主治 | 肺热咳嗽、微热呕哕或口渴 | 肺燥咳嗽 |
| 炮制作用 | 利于调剂和成分煎出 | 增强润肺止咳作用 |
| 用法<br>用量 | 水煎口服或入中成药<br>6~10g | 水煎口服或入中成药<br>6~10g |
| 配伍 | 常与栀子、桑白皮、北沙参等配伍，用以治疗痰热阻肺，肺气不降，气郁化痰，咳痰黄稠，如枇杷清肺饮 | 常与麦冬、杏仁、阿胶等配伍，用于治疗燥邪伤肺，或肺阴素亏，干咳无痰或少痰，或痰中带血，咽喉干燥，如清燥救肺汤 |
| 药理作用 | 抗炎，镇咳、祛痰、平喘，抗氧化，抗肿瘤 | 镇咳、祛痰、平喘 |
| 化学成分 | 主含挥发油，另有橙花叔醇，金合欢醇等 | 熊果酸、齐墩果酸以及黄酮类成分有所下降 |
| 检查 | 水分不得过10.0%。总灰分不得过7.0%<br>醇浸出物不得少于16.0% | 水分不得过10.0%。总灰分不得过7.0%<br>待测 |
| 浸出物<br>含量测定 | 按干燥品计算，含齐墩果酸（$C_{30}H_{48}O_3$）和熊果酸（$C_{30}H_{48}O_3$）的总量不得少于0.70% | 按干燥品计算，含齐墩果酸（$C_{30}H_{48}O_3$）和熊果酸（$C_{30}H_{48}O_3$）的总量不得少于0.70% |
| 注意 | 煎服应滤过去毛 | 煎服应滤过去毛 |

## 注释

**【炮制方法】**

枇杷叶：取原药材，除去绒毛，用水喷润，切丝，干燥。

蜜枇杷叶：取炼蜜，加适量开水稀释，淋入枇杷叶丝中拌匀，闷润，置炒制容器内，用文火加热，炒制不粘手时，取出放凉。优化参数为：每100kg药材，加炼蜜量40g，润蜜时间30分钟，炒制温度（150±5）℃，炒制时间10分钟[1]。

**【性状差异】**　枇杷叶多为灰绿色、黄棕色或红棕色。蜜枇杷叶为棕黄色，略有光泽和黏性，具有蜜香气和甜味。

**【炮制作用】**

枇杷叶，味苦，性微寒。归肺、胃经。生品枇杷叶长于清肺止咳、降逆止呕。多用于肺热咳嗽、胃热呕哕或口渴。如治风热犯肺、痰热内阻咳嗽的川贝枇杷糖浆。

蜜枇杷叶长于润肺止咳，多用于肺燥咳嗽，肺阴不足或咳嗽痰稠。如治肺胃热盛，感受时邪，身热头晕，四肢酸懒，咳嗽痰盛的羚羊清肺丸。

在传统应用中，枇杷叶要求去毛，并有"毛射人肺，令咳不已"的记载。研究表明，枇杷叶的绒毛与叶的化学成分基本相同，绒毛中不含致咳或产生其他副作用的成分，但叶中皂苷含量明显高于绒毛。认为绒毛导致咳嗽的副作用，主要是由于绒毛从呼吸道直接吸入刺激咽喉黏膜所致。但在煎煮或提取过程中，枇杷叶绒毛不易脱落，经滤过，即可避免绒毛的刺激。但枇杷叶入丸、散剂时，则仍需刷净绒毛，以避免刺激咽喉而引起咳嗽[2]。

枇杷叶蜜炙后，其指标性成分齐墩果酸和熊果酸的含量略有降低。其中齐墩果酸的含量降低33%，而熊果酸的含量降低15.8%。此外枇杷叶中的黄酮类成分也有下降，其中枇杷叶中槲皮素、山奈酚及总黄酮的含量减少较多，尤以槲皮素的含量下降比例最大，可能是炮制后黄酮类化学结构发生变化导致了含量的降低[3]。

枇杷叶有平喘镇咳、降血糖、抗炎、抗癌、抗氧化等药理活性，经蜜炙之后，其止咳作用有所增强，体现为炙枇杷叶水提物能显著延长喘息潜伏期和减少咳嗽次数的效果[3]。

蜜枇杷叶润肺止咳作用增强，除了与蜂蜜的协同增效有关外，还应该与其所含的苦杏仁苷有关。

【药理作用】

## 一、枇杷叶的药理作用

**1. 对呼吸中枢的作用** 枇杷叶所含的苦杏仁苷在下消化道被微生物酶分解出微量氢氰酸，后者对呼吸中枢有镇静作用，故有平喘镇咳的作用。

**2. 降血糖作用** 枇杷叶的甲醇提取物中的倍半萜葡萄糖苷和多羟基三萜烯苷可显著降低遗传性糖尿病小鼠的尿糖，并且后者还可降低正常小鼠的血糖[4]。

**3. 抗炎作用** 枇杷叶中的马斯里酸、乌苏酸对角叉菜所致小鼠足肿胀及二甲苯诱导的小鼠耳肿胀有明显的抗炎作用，其中马斯里酸除了对角叉菜所致小鼠足肿胀显示了很强的抑制活性外，同时也能拮抗组胺引起的过敏性回肠收缩，并抑制释放组胺的活性[5]。

**4. 抗癌、抗肿瘤作用** 从枇杷叶中分离得到的 megastigmaneglycosides 和三萜酸类化合物对十四烷酰佛波醋酸酯诱导的 Raji 细胞 EB 病毒早期抗原表达及致癌剂亚硝酸盐具有明显的抑制作用[6]，枇杷叶中三萜酸类化合物对口腔癌细胞具有较强的抗癌活性，且无显著的细胞毒性。枇杷叶中的乌苏酸多种恶性肿瘤细胞有明显细胞毒作用和诱导分化作用及抗血管形成作用[7,8]。从枇杷叶提取的熊果酸对 $S_{180}$ 细胞呈细胞毒作用抗肿瘤作用[9]。

**5. 抗氧化作用** 枇杷叶提取物具有很强的抗氧化活性，可以明显减少 DPPH 自由基转化的作用，对小鼠肝脏匀浆在 37℃ 下暴露于空气中，使用丙二酰硫脲引起的脂质过氧化反应有明显的抗氧化作用[10]。

## 二、蜜枇杷叶的药理作用

止咳平喘作用 通过对氨水诱发小鼠咳嗽实验，小鼠呼吸道酚红冲洗法的祛痰实验，组胺-乙酰胆碱诱发的豚鼠哮喘实验，发现枇杷叶经蜜炙后效果略优于生品，即蜜枇杷叶水提物止咳化痰平喘功效最佳[11]。

【化学成分】

**枇杷叶** 主要含有三萜酸类，如熊果酸、齐墩果酸、蔷薇酸等、科罗索酸、马斯里酸等，此外还含有黄酮类、倍半萜、多酚类化合物[12]。

**蜜枇杷叶** 枇杷叶蜜制后熊果酸与齐墩果酸的含量有所降低[3]。

【含量测定】 照 2010 年版《中国药典》枇杷叶【含量测定】方法测定，生制枇杷叶中齐墩果酸和熊果酸含量有明显差异，见表 17-9[3]。

表 17-9 枇杷叶与蜜枇杷叶中齐墩果酸和熊果酸含量（mg/g）

| 样品 | 齐墩果酸 | 熊果酸 |
| --- | --- | --- |
| 枇杷叶 | 2.763 | 10.562 |
| 蜜枇杷叶 | 1.810 | 8.894 |

【不良反应】 古代本草认为"毛射人肺，令咳不已"，主要由于绒毛从呼吸道直接吸入刺激咽喉黏膜而引起咳嗽。若作细粉原料及汤剂配方，则仍需刷净绒毛，以免直接刺激咽喉而引起咳嗽。实验证明，枇杷叶的绒毛与叶的化学成分基本相同，绒毛中不含有能咳嗽或产生其他副作用的特异化学成分，只是叶中皂苷的含量明显高于绒毛中的含量。

【毒性】 临床毒性尚不清楚。枇杷叶原料对雌、雄昆明种小鼠的最大耐受剂量（MTD）均大于 10.0g/kg，3 项遗传毒性试验（Ames 试验、骨髓细胞微核试验、小鼠精子畸形试验）结果均为阴性，90 天喂养试验受试动物各项生理指标无异常[13]。

【生制枇杷叶成分、药效与功用关系归纳】 由枇杷叶蜜炙前后的对比研究，提示了三萜、黄酮类成分的变化是引起枇杷叶生制品药效差异的物质基础。其变化关系如图 17-28 所示：

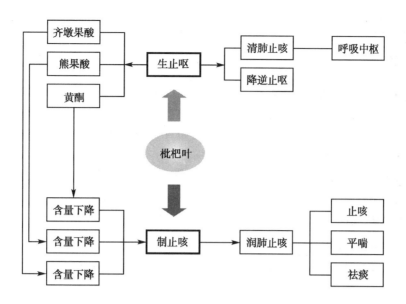

**图 17-28 生制枇杷叶成分、药效与功用关系图**

(张 凡)

● 参 考 文 献 ●

[1] 李焕平. 均匀设计试验优选蜜炙枇杷叶工艺 [J]. 湖南中医药大学学报, 2013, 33 (7): 49-50.

[2] 贾天柱. 中药炮制学 [M]. 第2版. 上海: 上海科学技术出版社, 2013: 218.

[3] 韩秀奇. 枇杷叶质量评价的研究 [D]. 广州: 广东药学院, 2011.

[4] Noreen W, Waddod A, Hidayat HK, et al. Effect of Eriobotrya japonica on Blood Glucose Levels of Normal and Al-lox-an-Diabetic Rabits [J]. Planta Med., 1988, 54: 196-199.

[5] 鞠建华, 周亮, 林耕, 等. 枇杷叶中三萜酸类成分及其抗炎、镇咳活性研究 [J]. 中国药学杂志, 2003, 38 (10): 752.

[6] Ito, Hideyuk, iKobayash, iE, L, i SH, et al. Antitumor activity of compounds isolated from leaves of Eriobotrya japoni-ca. [J]. Agric Food Chem, 2002, 50 (8): 2400.

[7] ItoH, Kobayashi E, Takamatsu Y, et al. Polyphenols from Eriobotrya japonica and their cytotoxicity against human oral tumor celllines [J]. Chem Pharm Bull, 2000, 48 (5): 687.

[8] 夏国豪, 章永红, 王瑞平. 熊果酸抗肿瘤作用研究进展 [J]. 国外医学肿瘤学分册, 2002, 29 (6): 420.

[9] 曹摘孜. 枇杷叶中熊果酸的抗肿瘤作用 [J]. 生药学杂志, 1995, 49 (2): 19.

[10] Kwon HJ, Kang MJ, Kim HJ, et al. Inhibition of NF kappaB by methyl chlorogenate from Eriobotrya japonica [J]. Mol Cells, 2000, 10 (3): 241.

[11] 叶广亿, 李书渊, 陈艳芬, 等. 枇杷叶不同提取物的止咳化痰平喘作用比较研究 [J]. 中药药理与临床, 2013, 29 (2): 100-102

[12] 郭宇, 吴松吉, 朴惠善. 枇杷叶的化学成分及药理活性研究进展 [J]. 时珍国医国药, 2006, 17 (6): 928-930.

[13] 易传祝, 胡余明, 陈炜林, 等. 枇杷叶原料安全性评价 [J]. 现代预防医学, 2010, 37 (5): 821-823.

## ❧ 白 果 ❧

【来源】 本品为银杏科植物银杏 *Ginkgo biloba* L. 的干燥成熟种子。秋季种子成熟时采收, 除去肉质外种皮, 洗净, 稍蒸或略煮后, 烘干。主产广西、四川、河南等地。

生制白果鉴别使用表

| 处方用名 | 白果 | 炒白果 |
|---|---|---|
| 炮制方法 | 净制 | 炒制 |
| 性状 | 为扁椭圆形，表面黄白色或淡棕黄色，平滑。一端淡棕色，另一端金黄色。无臭，味甘，微苦 | 扁椭圆形，表面黄色或深黄色，稍有焦斑，气香 |
| 性味 归经 | 甘、苦、涩，平，有毒 归肺、肾经 | 甘、苦、涩，平 归肺、肾经 |
| 功能 主治 | 降浊痰，消毒杀虫 常用于疥癣，阴虱 | 平喘、缩尿止带 用于气逆咳喘、带下等 |
| 炮制作用 | 利于调剂和成分煎出 | 降低毒性 |
| 用法 用量 | 水煎口服或入中成药。外用捣敷 5~10g | 水煎口服或入中成药。外用捣敷 5~10g |
| 配伍 | 常与黄柏、车前子配伍，用以清热利湿，治疗湿热带下，如易黄汤 | 常与麻黄、款冬花、桑白皮等配伍，用以痰热内蕴所致哮喘咳嗽，如定喘汤 |
| 药理作用 | 抗过敏、抗病原微生物 | 毒性降低，药理作用同白果相似 |
| 化学成分 | 白果酸、氢化白果酸、氢化白果亚酸、白果酚和白果醇 | 萜类内酯成分含量减少 |
| 注意 | 生食有毒 | |

## 注释

**【炮制方法】**

白果仁：取原药材，除去杂质，去壳取仁，用时捣碎。

炒白果仁：取净白果仁，用文火加热，炒至深黄色，并有香气逸出时，取出，放凉，用时捣碎[1]。

**【性状差异】** 白果仁表面黄白色或淡棕黄色。炒白果仁表面黄色或深黄色，稍有焦斑，气香[1]。（见文末彩图92）

**【炮制作用】**

白果，味甘、苦、涩，性平；有小毒。归肺、肾经。白果有毒，内服用量宜小，生品多外用，用于治疗疥癣，阴虱等。如治感冒咳嗽，小儿百日咳，支气管炎的清肺止咳散。

炒白果仁降低毒性，收敛作用增强，具有平喘、缩尿止带等功效。用于气逆喘咳、带下等。如治疗痰热内蕴所致哮喘的定喘汤[2]。

白果仁含有白果二酚等有毒成分，能刺激胃肠黏膜，导致神经性中毒；严重者抑制心跳呼吸中枢，表现为中毒性脑炎，可引起死亡。儿童食用白果中毒，年龄越小死亡率越高。生品中的含量大于制品，故白果的毒性大于炒白果[2]。

另外据报道白果炮制后，萜类内酯成分含量减少[3]。

**【药理作用】**

### 白果的药理作用

**1. 抗菌作用** 白果肉、白果汁，尤其是白果酸，体外试验对结核杆菌有抑制作用，对葡萄球菌、链球菌、白喉杆菌、炭疽杆菌、大肠杆菌等多种致病菌有不同程度的抑制作用，果浆的抗菌力较果皮强。白果水浸剂或外种皮乙醇或石油醚提取物对常见致病性真菌有抑制作用[4-6]。

**2. 对呼吸系统的作用** 白果乙醇提取物给小鼠腹腔注射，可使呼吸道酚红排泌增加，似有祛痰作用。对离体豚鼠气管平滑肌表现有微弱的松弛作用[7]。

**3. 对自由基的清除作用** 银杏外种皮水溶性成分能清除在有氧存在下黄嘌呤氧化酶系统产生的超氧自由基，抑制化学发光；老年小鼠口服 12 天后，能阻止脾脏组织的老年色素颗粒形成，并使已形成的色素颗粒变得分散，数量减少[8]。

**4. 抗过敏作用** 白果外种皮水溶性成分能明显抑制小鼠被动性皮肤过敏反应（PCA）及大鼠颅骨骨膜肥大细胞脱颗粒作用，并能直接对抗由卵蛋白诱发的致敏豚鼠回肠平滑肌的收缩作用及抑制致敏豚鼠肺组织释放组胺和 SRS-A 的作用[9]。

**5. 对循环系统的作用** 白果外种皮水提物静脉注射，能显著降低麻醉犬血压及左室压力，降压前有轻微、短暂的升压效应，然后迅速下降，维持约 2 分钟，去甲肾上腺素和普萘洛尔均不影响其效应，重复给药易产生耐受性，对心率无影响。白果外种皮水提取物大鼠离体灌流心脏主动脉输出量逐渐减少，冠脉流增加；对离体兔耳血管灌流量亦增加[10]。

**【化学成分】**

**白果** 主要含有白果酸、氢化亚白果酸、白果二酚，同时也有黄酮类成分银杏内酯 A、银杏内酯 B、银杏内酯 C 等。

**炒白果** 白果炒制后萜类内酯成分含量有所降低[3]。

**【不良反应】** 接触白果外种皮后感觉手面皮肤瘙痒，进而全身皮肤发痒，红肿，出现片状麻疹氧红斑等过敏反应[11]。

**【毒性】** 白果有毒，多食可出现呕吐、腹痛、腹泻、抽搐、烦躁不安等症状[12]。亦可引起末梢感觉障碍，下肢弛缓性瘫痪[13]。给豚鼠服油浸白果、白果肉粗提取物酸性成分，或给小鼠大量饲以粉碎后白果粉末，均可出现食欲不振，体重减轻，程度不等的肝损害、肾小球肾炎，甚至死亡[14]。此外，白果酸和银杏毒素有溶血作用，银杏毒素经皮肤吸收，通过肠与肾脏排泄，可引起肠炎、肾炎[15]。

**【生制白果成分、药效与功用关系归纳】** 由白果炒制前后的对比研究，提示了萜类内酯成分含量变化是引起白果生制品药效差异的物质基础。其变化关系如图 17-29 所示：

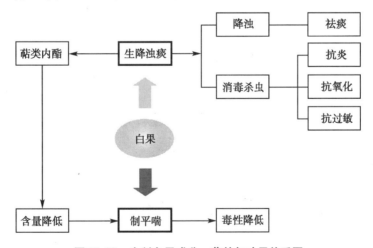

图 17-29 生制白果成分、药效与功用关系图

（张 凡）

• **参考文献** •

［1］贾天柱. 中药炮制学［M］. 上海：上海科学技术出版社，2008：84.

［2］吴皓. 中药炮制学［M］. 北京：人民卫生出版社，2012：136.

［3］罗曼，鲍家科，熊慧林，等. 白果仁萜类内酯成分的指纹图谱研究［J］. 中成药，2011，33（09）：1465-1469.

［4］杨藻宸，张昌绍. 白果、大蒜、黄连碱等二十二种药物的抗结核作用［J］. 上海第一医学院学报，1957，（2）：117-126.

［5］周郁文. 白果的抗菌作用［J］. 中华医学杂志，1950，36（12）：549.

［6］徐立春，顾维戎，孙云，等. 银杏外种皮总提取物对真菌抑制效应的初步研究［J］. 中成药，1988，（9）：3.

［7］王浴生. 中药药理与应用［M］. 北京：人民卫生出版社. 1953：1054.

［8］顾维戎，王德俊，孙云，等. 银杏外种皮的抗疲劳和抗衰老作用［J］. 江苏中医，1989，10（8）：32.

［9］张洪泉，许丽丽，金巧秀，等. 银杏外种皮水溶性成分的抗过敏作用［J］. 中国中药杂志，1990，15（8）：496.

［10］顾维戎，孙云，程鹏，等. 银杏外种皮对心血管的药理作用［J］. 南京医学院学报，1989，9（2）：129.

［11］付金祥，王玉珍. 白果过敏2例［J］. 中国皮肤性病学杂志，1997，11（4）：253.

［12］中国医学科学院药物研究所. 中药志（第三册）［M］. 北京：人民卫生出版社，1981：295.

［13］刘林桂. 急性白果中毒引起末梢神经功能障碍三例［J］. 中华内科杂志，1962，10（7）：464.

［14］易鸿匹. 研究白果毒性之初步报告［J］. 上海第一医学院学报，1957，（1）：34.

［15］J Saito. Pharmakologische Untersuchung des Ginkgogifts，des Dermatitiserregers in Ginkgo biloba L. Tohoku. ［J］. J. Exp. Med，1930，16：413-423.

# 第十八章

# 安 神 药

## ～ 磁 石 ～

**【来源】** 本品为氧化物类矿物尖晶石族磁铁矿，主含四氧化三铁（$Fe_3O_4$）。采挖后，除去杂石。主产于江苏、山东，辽宁等地。

生制磁石鉴别使用表

| 处方用名 | 磁石 | 煅磁石 |
|---|---|---|
| 炮制方法 | 净制 | 煅制 |
| 性状 | 呈块状集合体，呈不规则块状，或略带方形，多具棱角。灰黑色或棕褐色，条痕黑色。体重，质坚硬。具磁性 | 呈不规则的碎块或颗粒。表面黑色或深灰色，断面不整齐。质硬而酥，无磁性，有醋香气 |
| 性味 归经 | 咸，寒 归肝、心、肾经 | 微咸，寒 归肾、肝、心、经 |
| 功能 主治 | 平肝潜阳、镇惊安神 用于惊悸失眠、头晕目眩 | 聪耳明目，补肾纳气力强，缓和重镇安神 用于耳鸣、耳聋、视物昏花、白内障、肾虚气喘、遗精 |
| 炮制作用 | 去除杂质 | 增强补肾纳气作用 |
| 用法 用量 | 水煎口服或入中成药 9~30g | 水煎口服或入中成药 9~30g |
| 配伍 | 常与朱砂等配伍，用以阴虚阳亢的心悸，失眠耳鸣，头晕，视物昏花等症，如磁珠丸 | 常与熟地黄、五味子、泽泻等配伍，用以治疗肾不纳气，动则气喘，如磁石六味丸 |
| 药理作用 | 抗炎作用、对凝血系统影响等 | 镇静、中枢抑制作用等 |
| 化学成分 | 主含四氧化三铁等其他无机元素，另常含一定量的砷 | 主含四氧化三铁、三氧化二铁等其他无机元素，砷类成分含量降低 |
| 含量测定 | 本品含铁（Fe）不得少于50.0% | 本品含铁（Fe）不得少于45.0% |
| 注意 | 磁石中常含一定量的砷，使用时需注意。肝肾功能不全、造血系统疾病者、孕妇、哺乳期妇女、儿童及体弱虚寒者禁用 | 煅磁石中常含一定量的砷，使用时需注意。肝肾功能不全、造血系统疾病者、孕妇、哺乳期妇女、儿童及体弱虚寒者禁用 |

## 注释

**【炮制方法】**

磁石：取原药材，洗净，干燥，砸成碎块。

煅磁石：取净磁石块，置煅制容器内，用武火煅制红透，趁热倒入醋内淬制，冷却后取出，反复煅淬至松脆，取出干燥，碾成粉末。以铁含量、铁离子的溶出量、有害元素 As、Pb 的含量及 As 为指标优选出的最佳工艺为：6～10 目磁石在煅药炉内由室温经 45 分钟升至 600℃后恒温煅制 30 分钟至红透后迅速取出放入 6.5% 的食醋淬制，每 100kg 磁石用食醋 30kg[1]。

磁石除煅淬以外，另还含有水飞等炮制方法。

【性状差异】 磁石灰黑色或棕褐色不规则块，有磁性。煅磁石为黑色或深灰色粉末状，无磁性，略有醋气[2]。

【炮制作用】

磁石，味咸。性寒，入肝、心肾经。具平肝潜阳、镇惊安神的功效。用于惊悸失眠、头晕目眩。如治肝阳上亢、头目眩晕的脑立清丸。

煅后微咸，寒，聪耳明目、补肾纳气力强，且缓和重镇安神的功效。用于耳鸣、耳聋、视物昏花、白内障、肾虚气喘、遗精等。如治肝肾阴虚、耳鸣耳聋的耳聋左慈丸。

磁石的主要成分为 $Fe_3O_4$，还含有一定量的 Ca、Mg、Mn、Zn 等元素。由于煅制高温的作用，$Fe_3O_4$ 分解生成了 $Fe_2O_3$，含铁量升高。磁石质地坚硬，而经高温煅烧后，可改变其原有性状，使其质地变得疏松，因此有利于粉碎和有效成分的煎出。对磁石炮制前后含 As 量进行比较，发现磁石经煅醋淬后，As 含量显著降低。采用原子发射光谱分析炮制前后微量元素的变化，发现磁石中含有的有害元素 Ti、Al、Cr、Ba、Sr 等，煅制后均有变化[1]。

磁石能明显降低角叉菜胶引起小鼠足肿胀度，抑制醋酸诱发小鼠扭体反应，内服后能显著缩短止血、凝血时间，说明磁石具有抗炎、镇痛、止血、凝血作用[3,4]。对磁石的镇静催眠作用进行研究，结果表明磁石可显著减少小鼠自发活动，能明显增加小鼠的入睡率，可显著缩短小鼠的入睡时间并能延长其睡眠时间。炮制后镇静及抗惊厥作用明显增强，煅磁石与异戊巴比妥钠有协同作用，能显著延长异戊巴比妥钠对小鼠的睡眠作用。对士的宁引起的小鼠惊厥有对抗作用，使惊厥潜伏期明显延长。可抑制醋酸诱发小鼠扭体反应，与戊巴比妥钠有协同作用，煅磁石优于磁石。拮抗戊四氮致小鼠惊厥作用，降低角叉菜胶引发小鼠足肿胀度及止、凝血作用，磁石优于煅磁石[3,4]。

【药理作用】

## 一、磁石的药理作用

**1. 抗惊厥** 磁石能明显拮抗戊四氮诱发小鼠的惊厥作用，延长抽搐潜伏期时间，减少惊厥动物数[3]。

**2. 抗炎作用** 磁石对角叉菜胶引起小鼠足肿胀影响的实验表明，生、煅磁石能明显降低角叉菜胶引起小鼠足肿胀度，且磁石比煅磁石有较强的抑制足肿胀度作用[3,4]。

**3. 对凝血系统作用** 磁石均能够缩短小鼠的凝血时间和出血时间，从止血和凝血时间缩短百分率来看，磁石优于煅磁石[3,4]。

## 二、煅磁石的药理作用

**1. 中枢抑制作用** 磁石混悬液能显著缩短入睡潜伏期时间，但对延长睡眠时间无统计意义，同时磁石能明显降低戊巴比妥钠引起的睡眠阈剂量[4]。煅磁石比磁石更能显著降低戊巴比妥钠阈剂量，缩短入睡时间[3]。

**2. 镇痛作用** 生、煅磁石均能显著抑制醋酸引起小鼠的扭体反应，煅磁石的镇痛率大于磁石，但出现扭体时间无统计学差异[3]。

【化学成分】

**磁石** 主要含四氧化三铁（$Fe_3O_4$），并含有硅、铅、钛、磷、锰、钙、铬、钡、镁等杂质；少数变种含氧化镁（MgO）达 10%，氧化铝（$Al_2O_3$）达 15%。另外磁石中常含一定量的砷，使用时需注意。

**煅磁石** 磁石淬后产生了新的 $Fe_2O_3$ 物相，是由 $Fe_3O_4$ 加热产生。同时质地变酥脆，表面结构发生变化，易于主成分铁及大部分微量元素的溶出[1]。

**【X 射线衍射图谱异同点】**

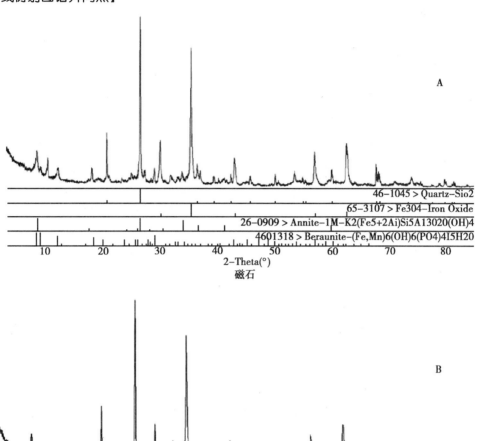

**图 18-1 磁石（A）与煅磁石（B）X 射线衍射物相分析图谱**

用 X 射线衍射线宽法和谢乐（Scherrer）方程计算磁石的晶粒尺寸。说明磁石炮制后主要物相的晶粒尺寸均减小，磁石炮制后晶体结构发生了变化，这些变化可能导致磁石元素含量和溶出率的变化[5]。

**【含量测定】** 采用 2010 年版《中国药典》磁石项下含铁量测定的改进方法，对磁石和煅磁石的铁含量进行测定[1]。

**表 18-1 生、煅磁石铁含量测定（%）**

| 样品 | 铁 |
|---|---|
| 磁石 | 54.0 |
| 煅磁石 | 53.4 |

发现磁石在煅制之后，其含铁量略有降低。

【不良反应】　部分可溶性铁被血液吸收，并刺激造血功能使红细胞新生旺盛。外用能使蛋白质沉淀，其稀薄液有收敛作用，浓厚者则产生刺激。

【毒性】　1.20%磁石煎液昆明种小鼠静脉注射 $LD_{50}$ 为 14.70g/kg[6]，用钒钛磁铁矿粉尘给大鼠进行气管内给药，观察肺部病理变化，结果表明，两种粉尘给药组，肺容积、肺胶原蛋白量均明显高于对照组。组织病理学检查，发现肺泡内、支气管和血管周围有尘细胞灶和尘细胞纤维灶，灶内有少量网状纤维和胶原纤维，同时可见支气管炎、肺气肿、肺膨胀不全等病理改变。钒渣粉尘组的病理变化，比烧结粉尘组明显[7]。

【生制磁石成分、药效与功用关系归纳】　由磁石煅制前后的对比研究，提示了四氧化三铁、Ca、Mn、As 等含量的变化是引起磁石生制品药效差异的物质基础。其变化关系如图 18-2 所示：

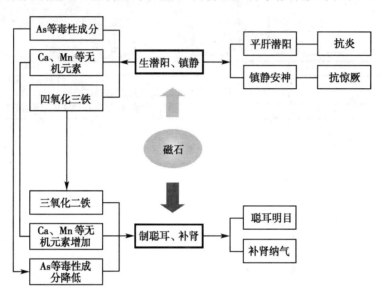

图 18-2　生制磁石成分、药效与功用关系图

（张　凡）

参考文献

[1] 高金波. 磁石炮制工艺与质控方法研究及炮制机理探讨 [D]. 济南：山东中医药大学，2009.
[2] 贾天柱. 中药炮制学. 上海：上海科学技术出版社 2008：267.
[3] 王汝娟，黄寅墨，朱武成，等. 生、煅磁石药理作用比较 [J]. 中草药，1997，28（4）：223-225.
[4] 王汝娟，黄寅墨，朱武成，等. 磁石的药理作用研究 [J]. 中国中药杂志，1997，22（5）：305-307.
[5] 傅兴圣，刘训红，田金改，等. 磁石炮制前后的理化分析 [J]. 药物分析杂志，2012，32（03）：483-487.
[6] 岳旺，刘文虎，王兰芬，等. 中国矿物药的急性毒性（$LD_{50}$）测定 [J]. 中国中药杂志，1989，14（2）：42.
[7] 宋永康，刘进，杨秋凤，等. 钒钛磁铁矿尘对大鼠肺致病作用的实验研究 [J]. 中华预防医学杂志，1989，23（2）：87-89.

## 柏 子 仁

【来源】　本品为柏科植物侧柏 *Platycladus orientalis*（L.）Franco 的干燥成熟种仁。秋、冬二季采收成熟种子，晒干，除去种皮，收集种仁。主产于山东、河南、河北等地。

生制柏子仁鉴别使用表

| 处方用名 | 柏子仁 | 柏子仁霜 |
|---|---|---|
| 炮制方法 | 净制 | 制霜 |
| 性状 | 长卵形或长椭圆形，表面黄白色或淡黄棕色，质软，断面黄白色，富油性。气微香，味淡 | 均匀、疏松的黄白色粉末，微显油性，气微香 |
| 性味 归经 | 甘，平 归心、肺、大肠经 | 甘，平 归心、肺、大肠经 |
| 功能 主治 | 养心安神，润肠通便，止汗 用于阴血不足，虚烦失眠，心悸怔忡，肠燥便秘，阴虚盗汗 | 养心安神，益阴敛汗 用于失眠，健忘，盗汗 |
| 炮制作用 | 洁净药物，利于调剂 | 缓和滑泻，增强安神作用 |
| 用法 用量 | 水煎口服或入中成药 3～10g | 水煎口服或入中成药 3～10g |
| 配伍 | 常与桃仁、杏仁、郁李仁、生地黄、熟大黄、丹参、当归等配伍治疗少阳证或兼有阳明证和胃气失和症状。五仁丸、天王补心丸 | 常与麦冬、石菖蒲、熟地黄、牡蛎、五味子、麻黄根等配伍治肝气郁滞，气机不畅，不欲饮食等。柏子养心汤（丸）、柏子仁丸、琥珀安神丸 |
| 药理作用 | 改善睡眠、增强记忆、泻下、降糖等 | 镇静作用 |
| 化学成分 | 富含脂肪油，并含二萜、甾醇类成分，少量挥发油、皂苷、维生素A和蛋白质等 | 脂肪油含量下降；总皂苷含量增加明显 |
| 检查 | 酸值不得过40.0；羰基值不得过30.0；过氧化值不得过0.26 | 酸值不得过40.0；羰基值不得过30.0；过氧化值不得过0.26 |
| 注意 | 便溏及多痰者慎用 | 多痰者慎用 |

## 注释

【炮制方法】

柏子仁：取原药材，除去杂质及残留的种皮[1]。

柏子仁霜：取净柏子仁，碾成泥状，蒸热，压榨去油，如此反复多次，至不再粘结成饼，完全成为松散粉末，碾细。

除柏子仁霜外，还有炒柏子仁。

【性状差异】 柏子仁长卵形或长椭圆形，柏子仁霜为黄白色粉末。（见文末彩图93）

【炮制作用】

柏子仁，味甘，性平。归心、肺、大肠经。虽能养心安神，但滑泻力强，以润肠通便力胜，故多用于阴液不足之津枯肠燥，大便秘结。因气味不佳，可致人呕吐。常配桃仁、杏仁、松子仁、郁李仁、陈皮等，如五仁丸《医方类聚》；治心悸健忘，失眠多梦，常配丹参、当归、石菖蒲、党参等，如天王补心丸（《中华人民共和国药典》）；若血虚者，可加配当归、首乌等加强益血润肠之功；如阴液不足甚者，可加配生地黄、玄参等增强益阴通便之功。

柏子仁制霜后，味甘，性平。滑泻之性大大降低，故缓和了滑泻的副作用，以养心安神、益阴敛汗力强，多用于失眠，健忘，惊悸，盗汗兼有大便不实等证。用于治失眠、健忘，常配枸杞子、麦冬、当归、石菖蒲、茯神、熟地黄、甘草等，如柏子养心丸（《中华人民共和国药典》）；治疗阴虚盗汗，常配半夏曲、牡蛎、人参、白术、麻黄根、五味子、麦麸，如柏子仁丸（《中华人民共和国药典》）；治疗心血不足之怔忡健忘、心悸失眠、虚烦不安，常配地黄、当归、炒酸枣仁、人参、琥珀、五味子、麦冬、天冬、丹参、大枣、茯苓、远志、玄参、蜜甘草、南蛇藤果、桔梗、龙骨，如琥珀安神丸（《中华人民共和国卫生部药品标准》）。如气虚自汗者，可加党参、黄芪增强益气敛汗的作用。

炒柏子仁，有焦香气，药性缓和，致泻、致吐的副作用较弱，养心安神、敛汗作用增强，常用于虚烦不眠，治疗心肾亏虚所致的记忆减退、头晕目眩、心悸失眠、腰膝酸软等症，常配当归、肉苁蓉（盐炙）、五味子（酒炖）、天麻、胆南星、酸枣仁（炒）等，如健脑丸（《中华人民共和国药典》）。

柏子仁富含脂肪油，具有润肠作用。故生品滑泻作用较强。制霜后，脂肪油含量降低，改善睡眠的水溶性有效成分煎出率增加，故养心安神作用增强，宜用于心烦不眠、心悸失眠等症。失眠，健忘，阴虚盗汗等兼见大便干燥者，均宜用柏子仁生品。

【药理作用】

## 一、柏子仁的药理作用

**1. 改善睡眠的作用**　柏子仁单方注射液和柏子仁皂苷、脂肪油均具有一定的改善睡眠的作用[2]。

**2. 泻下作用**　柏子仁泻下作用缓和，其泻下作用可能主要与含油量相关，且需达到一定的含油量才具有明显的泻下作用，试验显示其含油量超过25%时泻下作用具有明显增强的趋势，至30%时具有统计学差异，符合临床定义的润肠通便的功效。其泻下作用部位主要为小肠[3]。

**3. 改善记忆障碍作用**　柏子仁乙醇提取物对电极热损伤造成的小鼠记忆再现障碍及记忆消失促进有明显地改善；对损伤所致的获得障碍亦有改善倾向；对损伤造成的运动低下无拮抗作用[4]。对小鼠扁桃体损伤引起的记忆获得障碍有改善作用[5]。

**4. 对鸡胚背根神经节生长具有一定的作用**　柏子仁的石油醚提取物对鸡胚背根神经节生长有轻微促生长作用的活性成分；这些物质的促生长作用有2种可能性：一是促进神经生长因子的合成、分泌及释放，即神经生长因子激动剂；二是本身具有类似神经生长因子的功能，即拟神经生长因子物质[6]。

**5. 降糖作用**　柏子仁多糖有一定的降血糖功效，并且其降血糖作用存在量效关系，也能缓解糖尿病小鼠肾病并发症的发生，且柏子仁多糖对糖尿病小鼠的脂类代谢也有一定的调节作用，高剂量可较显著地降低由高血糖引起的血脂紊乱[7]。

## 二、柏子仁霜的药理作用

**镇静安神作用**　镇静实验表明，与柏子仁相比，柏子仁霜有很明显的镇静安神作用[8]。

【化学成分】

**柏子仁**　主要成分有柏木醇、谷甾醇、双萜类成分，富含脂肪油，并含少量挥发油、皂苷、维生素A和蛋白质等[9]。

**柏子仁霜**　制霜后脂肪油含量大为降低[10,11]；总皂苷的含量增加明显[12]。

**【不良反应】**　生品有异味，易致人呕吐，因其富含脂肪油，又有滑肠致泻的副作用。

**【毒性】**　柏子仁霜小鼠灌胃给药至36g/kg体重时，未现明显的急性毒性，相当于人每天临床用量的240倍，提示柏子仁霜临床用剂量安全范围较大。

**【生制柏子仁成分、药效与功用关系归纳】**　由柏子仁炮制前后的对比研究，提示了脂肪油和总皂苷的变化是引起柏子仁生制品药效差异的物质基础。其变化关系如图18-3所示：

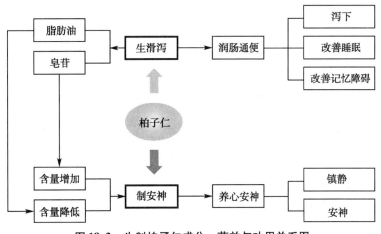

图18-3 生制柏子仁成分、药效与功用关系图

（李 群 张会敏）

◆ 参 考 文 献 ◆

[1] 贾天柱. 中药炮制学 ［M］. 上海：上海科学技术出版社，2013：304.

[2] 肖骅，李宗林，李智新，等. 柏子仁中改善睡眠有效成分的研究 ［J］. 食品科学，2007，28（7）：475.

[3] 孙付军，宋卫国，虞慧娟，等. 不同含油量柏子仁药效学作用研究 ［J］. 中华中医药学刊，2010，28（9）：1836-1838.

[4] 张民庆，张名伟. 现代临床中药学 ［M］. 上海：上海中医药大学出版社，2002：7331.

[5] Nishiyama N. 中药柏子仁改善小鼠由扁桃体损伤引起的记忆获得障碍. 国外医学中医中药分册 ［J］. 1994，16（1）：46.

[6] 余正文，杨小生，范明. 柏子仁促鸡胚背根神经节生长活性成分研究 ［J］. 中草药，2005，36（1）：28-29.

[7] 卢军，芦霜. 柏子仁研究进展 ［J］. 辽宁中医药大学学报，2013，15（3）：247-250.

[8] 胡昌江. 临床中药炮制学 ［M］. 北京：人民卫生出版社，2008：165.

[9] 王喜习，刘建利. 柏子仁研究进展 ［J］. 中药材，2007，30（2）：244-247.

[10] 闫雪生，徐新刚，李霞，等. HPLC-ELSD法测定柏子仁霜中胡萝卜苷的含量 ［J］. 中国药房，2011，22（15）：1383-1384.

[11] 闫雪生，徐新刚，张晶，等. 柏子仁及霜品中β-谷甾醇的含量测定 ［J］. 中国现代中药，2009，11（7）：23-24.

[12] 徐新刚，闫雪生，张晶. 柏子仁生品及霜品中总皂苷的含量测定 ［J］. 中国中药杂志，2009，34（7）：833-835.

## ❧ 酸 枣 仁 ❧

【来源】 本品为鼠李科植物酸枣 *Ziziphus jujube* Mill. var. *spinosa*（Bunge）Hu ex H. F. Chow 的干燥成熟种子。秋末冬初采收成熟果实，除去果肉和核壳，收集种子，晒干。主产于太行山区如邢台、石家庄西部，北京西部的燕山山区，河南山区等地。

生制酸枣仁鉴别使用表

| 处方用名 | 酸枣仁 | 炒酸枣仁 |
|---|---|---|
| 炮制方法 | 净制 | 炒制 |
| 性状 | 呈扁圆形或扁椭圆形，表面紫红色或紫褐色，平滑有光泽，有的有裂纹。富油性。断面白色。气微，味淡 | 呈扁圆形或扁椭圆形，表面紫褐色或紫棕色，微鼓起，微具焦斑。断面淡黄色。略有焦香气，味淡 |

| 性味<br>归经 | 甘、酸，平<br>归肝、胆、心经 | 甘、微酸，平<br>归心、肝、胆经 |
|---|---|---|
| 功能<br>主治 | 养心补肝，宁心安神，敛汗，生津<br>用于虚烦不眠，惊悸多梦，体虚多汗，津伤<br>口渴 | 养心安神敛汗<br>用于心血不足或心气不足的惊悸，健忘，盗汗，自<br>汗及胆虚不眠 |
| 炮制作用 | 去除杂质 | 使种皮开裂，易于粉碎和煎出；同时起到杀酶保苷<br>作用 |
| 用法<br>用量 | 水煎口服或入中成药<br>10～15g | 水煎口服或入中成药<br>10～15g |
| 配伍 | 常与黄芩、大黄、半夏，生姜、人参、桂枝、<br>黄芪、石膏、升麻、羌活、白芷、桔梗、葛根<br>等配伍治疗少阳证或兼有阳明证和胃气失和症<br>状。如小柴胡汤、大柴胡汤、补中益气汤等 | 常与人参、白术、茯苓、远志、柏子仁、麦冬等配<br>伍治劳伤心脾，气血不足，阴亏血少，虚烦少寐<br>等。如归脾汤、天王补心丹等 |
| 药理作用 | 镇静、催眠、抗焦虑、抗惊厥、保护心肌、抗<br>心律失常、抗肿瘤等作用较强 | 养心安神、镇静催眠、调脂作用较强 |
| 化学成分 | 含皂苷、黄酮、生物碱、酸枣仁油等类成分 | 总皂苷、酸枣仁皂苷 A、B、棘苷、总黄酮含量升<br>高，脂肪油含量降低 |
| 检查<br><br>含量测定 | 水分不得过9.0%<br>总灰分不得过7.0%<br>酸枣仁皂苷 A 不得少于0.030%。斯皮诺素不得<br>少于0.080% | 水分不得过7.0%<br>总灰分不得过4.0%<br>酸枣仁皂苷 A 不得少于0.030%。斯皮诺素不得少<br>于0.080% |

## 注释

**【炮制方法】**

酸枣仁：取原药材，除去残留核壳，用时捣碎[1]。

炒酸枣仁：取净酸枣仁，用文火加热，炒至鼓起，色微变深，断面淡黄色，取出，放凉，用时捣碎。以酸枣仁苷 A、B 及总黄酮为指标，确定以文火于80～120℃炒制为宜[2]。

除炒酸枣仁外，还有蒸酸枣仁、蜜酸枣仁，现代亦出现微波酸枣仁的炮制方法[3]。

**【性状差异】** 生制酸枣仁表面颜色接近，只是炒后颜色加深，具焦香气。关键看断面，生品白色，炒品淡黄色。（见文末彩图94）

**【炮制作用】**

酸枣仁，味甘、酸，性平。归肝、胆、心经。具有补肝，宁心，敛汗，生津的功效。多用于心阴不足和肝肾亏损的惊悸，健忘，眩晕，虚烦不眠等症，如治虚烦失眠的酸枣仁汤[4]。

酸枣仁炒制后，酸味缓和，性偏温补，宜入温剂，增强养心安神作用。如治心虚血少的养心汤，治疗劳伤心脾、气血不足的归脾汤，治疗阴亏血少，虚烦少寐的天王补心丹[4]。

《神农本草经》记载："酸枣，味酸平，主心腹寒热，邪结气聚，四肢酸疼，湿痹，久服安五脏，轻身延年"。并无醒睡、安眠之义。"睡多生使，不得睡炒熟"之说出自宋《图经本草》，后《本草纲目》亦附之："熟用疗胆虚不得眠，烦渴，虚汗之证；生用疗胆热好眠"。所以迄今为止，仍有医生在临床上如此应用之。其实"生熟异治"是酸枣和酸枣仁之误。如《证类本草》所说："陶云醒睡，而经云疗不得眠。子肉味酸，食之使不思睡，核中仁服之疗不得眠。正如麻黄发汗，根止汗也"。

酸枣仁的皂苷、油脂、生物碱、醇提取物等为其活性成分，其中酸枣仁油具有镇静催眠作用；酸枣仁醇提取物具有抗焦虑和抗抑郁作用；酸枣仁生物碱具有抗惊厥作用。这与酸枣仁的补肝，宁心功效吻合。炒酸枣仁中的酸枣仁总皂苷（苷A和苷B之和）明显高于酸枣仁，其中酸枣仁皂苷A的含量差别较大，酸枣仁皂苷B的含量差别较小，这说明酸枣仁经过炒制，其有效成分易于煎出[5]。又有实验证明，酸枣仁中酸枣仁皂苷A和B主要存在于子叶中，而在种皮和胚乳中含量甚微。因子叶被种皮和胚乳包裹住，"用时捣碎"可破碎种皮和胚乳，使子叶暴露出来，这有利于皂苷A和B的充分利用提取。因此临床用酸枣仁采用炒制或用时捣碎是科学的[6]。这也证明了"逢子必炒、逢子必破"传统理论的合理性。

为了研究生、炒酸枣仁的镇静催眠作用差异，有实验采用了阈下剂量戊巴比妥钠入睡影响试验和阈剂量戊巴比妥钠睡眠影响试验，观察比较了酸枣仁和炒酸枣仁在镇静催眠作用差异。结果显示，阈下剂量戊巴比妥钠入睡影响试验中，不同剂量生、炒酸枣仁以及地西泮都具有不同程度的镇静催眠作用。同剂量下的生、炒酸枣仁的入睡率、睡眠时间差异并不明显，说明炮制对酸枣仁的镇静催眠作用影响不大。在阈剂量戊巴比妥钠睡眠影响试验中，结果与阈下剂量戊巴比妥钠入睡试验的结果一致。从整个试验结果来看临床用药，生、炒两种酸枣仁作用无明显差异，属生熟同治。结合古、现代文献认为：生醒神、熟安眠的说法是不合理的。

【药理作用】

## 一、酸枣仁的药理作用

**1. 对中枢神经系统的作用**

（1）镇静催眠作用：酸枣仁油能减少小鼠的自主活动次数；缩短阈上剂量戊巴比妥钠小鼠的睡眠潜伏期，延长睡眠持续期；增加阈下剂量戊巴比妥钠引起的小鼠入睡例数[7]。酸枣仁粉剂可以显著延长戊巴比妥钠睡眠时间和提高小鼠脑中5-羟色胺含量[8]。

（2）抗焦虑、抗抑郁作用：酸枣仁醇提物可增加小鼠在高架十字迷宫实验中进入开臂的时间比和次数比，在明暗箱实验中增加小鼠穿箱次数，说明酸枣仁醇提物具有明显的抗焦虑作用[9]。酸枣有抗实验性慢性应激抑郁作用。

（3）抗惊厥作用：酸枣仁生物碱类成分可明显延长士的宁致小鼠惊厥的时间及死亡时间。酸枣仁皂苷A可明显抑制青霉素钠对神经元细胞的兴奋作用，降低谷氨酸水平的升高，酸枣仁皂苷A抗癫痫作用的一个重要途径是通过抑制谷氨酸兴奋信号传导实现的[10]。

**2. 对循环系统的作用**

（1）心肌细胞保护作用：酸枣仁总皂苷能对抗注射垂体后叶素造成大鼠心肌缺血后，心电图T波抬高情况，说明其对心肌细胞具有一定保护作用。

（2）抗心律失常：研究酸枣仁皂苷A对大鼠单个心室肌细胞膜L-型钙电流发现，酸枣仁皂苷A能够影响L-型钙电流通道的激活态和失活态，抑制心肌细胞的L-型钙电流，抑制程度随酸枣仁皂苷A浓度升高而增大[11]。

（3）改善血液流变学：大、中剂量的酸枣仁能显著降低血瘀大鼠的全血黏度、血浆黏度，使纤维蛋白原含量减少，降低体外血栓长度、湿重、指数，证实酸枣仁总皂苷具有去纤、降黏、抗血栓的作用，从而起到活血化瘀作用[12]。

（4）抑制动脉粥样硬化：研究发现，巨噬细胞条件培养液可促进兔主动脉血管平滑肌sis基因的表达，同时促进血管平滑肌细胞的分裂增殖，而酸枣仁皂苷A能通过抑制上述效应，减少平滑肌细胞分泌于细胞周围的血小板生长因子，使得血小板生长因子促平滑肌细胞本身及内皮细胞、成纤维细胞等的增殖效应减弱，进而抑制动脉粥样硬化的形成和发展[13]。

**3. 抗炎作用** 酸枣仁油对TPA引起的小鼠皮肤炎症反应有明显的抑制作用，可使炎症小鼠耳部肿胀程度减小，耳含水量降低[14]。

**4. 抗肿瘤作用** 酸枣仁提取物可以抑制人肝癌细胞生长，其中酸枣仁氯仿提取物作用最强，且具有剂量依赖性。酸枣仁氯仿提取物与绿茶提取物具有协同作用，绿茶提取物可以增强氯仿提取物对肿瘤细胞生长的抑制作用[15]。

## 二、炒酸枣仁的主要药理作用

**1. 镇静、安眠和抗惊厥作用** 比较生、炒酸枣仁均有镇静作用，其强弱无明显差异。生、炒酸枣仁可延长平均睡眠时间[16]。

**2. 调脂作用** 酸枣仁炮制品中总皂苷能降低高脂血症大鼠血清总胆固醇、甘油三酯、低密度脂蛋白胆固醇含量，提高高密度脂蛋白胆固醇的含量，并具有显著调节实验性高脂血症大鼠血脂的作用[17]。

【化学成分】

酸枣仁 富含脂肪油，大部分为不饱和脂肪酸；还含有黄酮苷（黄酮苷 C、D）、三萜皂苷（酸枣仁皂苷 A、B、$B_1$、E、D、H），生物碱，维生素 C，多种氨基酸及微量元素[18]。

炒酸枣仁 酸枣仁经清炒后有效成分易于溶出，酸枣仁中总皂苷、酸枣仁皂苷 A、B、总黄酮得率均比生品高[3]。

【生制酸枣仁成分、药效与功用关系归纳】 由酸枣仁炒制前后的对比研究，初步认为酸枣仁皂苷 A、B 和脂肪油的变化是引起酸枣仁生制品药效差异的物质基础。其变化关系如图 18-4 所示：

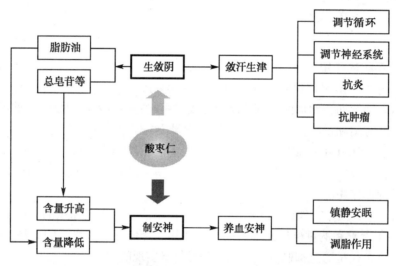

图 18-4 生制酸枣仁成分、药效与功用关系图

（林桂梅）

**参考文献**

[1] 国家药典委员会. 中华人民共和国药典（一部）[S]. 北京：中国医药科技出版社，2010：343-344.

[2] 高宾，郭淑珍. 酸枣仁的炮制加工 [J]. 首都医药，2012，(9)：48.

[3] 于定荣，杨梓懿，李超，等. 酸枣仁两种炮制方法的对比研究 [J]. 陕西中医，2010，31 (2)：219-220.

[4] 叶定江，原思通. 中药炮制学辞典 [M]. 上海：上海科学技术出版社，2005：383-384.

[5] 王健，林晓. 生、炒酸枣仁中酸枣仁皂 A 和 B 的含量比较 [J]. 中成药，1994，16 (10)：24-26.

[6] 王健，林晓，丁少纯. 酸枣仁不同部位中酸枣仁皂苷 A 和 B 的含量测定 [J]. 中成药，1996，18 (5)：23-25.

[7] 李宝莉，夏传涛. 不同提取工艺的酸枣仁油对小鼠镇静催眠作用的影响 [J]. 西安交通大学学报（医学版），2008，29 (4)：227-229.

[8] 黄维，金邦荃. 酸枣仁功效成分测定及改善睡眠保健功能的研究 [J]. 时珍国医国药，2008，19 (5)：1173-1175.

[9] 贺一新，赵素霞，崔瑛，等. 酸枣仁抗焦虑活性物质分析 [J]. 中药材，2010，33 (2) 229-231.

[10] Lu YJ, Zhou J, Zhang SM, et al. Inhibitory effects of jujuboside A on EEG and hippocampal glutamate in hyperactive rat [J]. J Zhejiang Univ Sci B, 2005, 6 (4): 265-271.

[11] 邓伟, 唐其柱, 李欣, 等. 酸枣仁皂苷 A 对大鼠心室肌细胞 L-型钙通道的影响 [J]. 武汉大学学报（医学版）, 2009, 30 (3): 299-302.

[12] 张玮, 袁秉祥, 于晓江, 等. 酸枣仁总皂甙对大鼠血液流变学及体外血栓的影响 [J]. 陕西中医, 2005, 26 (7): 723-725.

[13] 王雁萍, 魏重琴. 酸枣仁皂甙 A 对血管平滑肌细胞增殖及 sis 基因表达的影响 [J]. 心肺血管病杂志, 2002, 1 (1): 43-45.

[14] AI-Reza SM, Yoon JI, Kim JS, et al. Anti-inflammatory activity of seed essential oil from Zizyphus jujuba [J]. Food Chem Toxicol, 2010, 48 (2): 639-643.

[15] Huang X, Kojima-Yuasa A, Xu S, et al. Combination of Zizyphus jujuba and green tea extracts excellent cytotoxic activity in HepG2 cells via reducing the expression of APRIL [J]. Am J Chin Med, 2009, 37 (1): 169-179.

[16] 吕锦芳, 张正, 宁康健. 生、炒酸枣仁镇静催眠作用的比较研究 [J]. 中兽医医药杂志, 2004, 23 (6): 3-5.

[17] 吴玉兰. 酸枣仁炮制品中总皂苷对高脂血症大鼠实验动物模型的影响 [J]. 江苏中医药, 2004, 25 (5): 55-57.

[18] 刘沁舡, 王邠, 梁鸿, 等. 酸枣仁皂苷 D 的分离及结构鉴定 [J]. 药学学报, 2004, 39 (8): 601-604.

## 远 志

**【来源】** 本品为远志科植物远志 *Polygala tenuifolia* Willd. 或卵叶远志 *Polygala sibirica* L. 的干燥根。春、秋二季采挖，除去须根和泥沙，晒干。主产山西、陕西、河北、河南等地。

**生制远志鉴别使用表**

| 处方用名 | 远志 | 制远志 |
|---|---|---|
| 炮制方法 | 净制，去心 | 甘草制 |
| 性状 | 呈圆柱形，略弯曲，表面灰黄色至灰棕色，有较密并深陷的横皱纹、断面皮部棕黄色，气微，味苦、微辛，嚼之有刺喉感 | 呈圆柱形的段。外表皮棕黄色，有横皱纹。切面黄色，气微，味微甜，嚼之无刺喉感 |
| 性味 归经 | 苦、辛，温 归心、肾、肺经 | 微苦、辛，温 归心、肾、肺经 |
| 功能 主治 | 安神益智、祛痰、消肿 多用心肾不交引起的失眠多梦、健忘惊悸、神志恍惚、咳痰不爽、疮疡肿毒、乳房肿痛 | 以安神益智为主 心神不安，惊悸，失眠，健忘 |
| 炮制作用 | 利于调剂和成分煎出 | 缓其苦燥之性，降低刺激性 |
| 用法 用量 | 水煎口服或入中成药 3~10g | 水煎口服或入中成药 3~10g |
| 配伍 | 常与党参、茯苓、石菖蒲等配伍。用以治疗神志不宁、惊悸健忘、失眠、倦怠，如宁神定志丸 | 常与酸枣仁、麦冬、人参等配伍，用以治疗阴亏血虚，虚烦不眠，如天王补心丹 |
| 药理作用 | 镇静、抗惊厥、降压，祛痰镇咳，兴奋子宫，溶血，抑菌，抗肿瘤 | 促进胃肠运动，镇静，提高智力能力 |
| 化学成分 | 远志皂苷元，远志酸等 | 远志皂苷元、远志酸，细叶远志皂苷有所增加 |

续表

| 检查 | 水分不得过 12.0%<br>总灰分不得过 6.0% | 酸不溶性灰分不得过 3.0% |
|---|---|---|
| 浸出物 | 70% 乙醇浸出物不得少于 30.0% | 待测 |
| 含量测定 | 本品按干燥品计算，含细叶远志皂苷（$C_{36}H_{56}$ $O_{12}$）不得少于 2.0%，含远志𠱒酮Ⅲ（$C_{25}H_{28}$ $O_{15}$）不得少于 0.15%，含 3,6'-二芥子酰基蔗糖（$C_{36}H_{46}O_{17}$）不得少于 0.50% | 本品按干燥品计算，含细叶远志皂苷（$C_{36}H_{56}O_{12}$）不得少于 2.0%，含远志𠱒酮Ⅲ（$C_{25}H_{28}O_{15}$）不得少于 0.10%，含 3,6'-二芥子酰基蔗糖（$C_{36}H_{46}$ $O_{17}$）不得少于 0.30% |
| 注意 | 心肾有火，阴虚阳亢者忌服 | 心肾有火，阴虚阳亢者忌服 |

## 注释

### 【炮制方法】

远志：除去杂质和残茎，洗净、润透，切厚片，干燥。

制远志：取甘草，加适量水煎汤，去渣，加入净远志，用文火煮至汤被吸尽，取出，干燥[1]。有报道制远志的优化参数为取甘草 3g 加 100ml 水煎煮 3 次，每次煎煮 30 分钟，并将远志加入 2.5 倍体积的甘草汁重，140℃浸润 90 分钟取出，100℃烘干[2]。

蜜远志：取炼蜜，加适量开水稀释后，淋于制远志段中拌匀，稍闷，置炒制容器内，用文火加热，炒至深黄色，不粘手为度，取出，放凉。报道其蜜远志的优化参数为取远志药材 30 份，加蜜 3 份，加水 2 份，闷润 3 小时，60℃炒制 9 分钟[3]。

### 【性状差异】

远志外皮灰黄色至灰棕色，味苦。制远志味微甜，嚼之无刺喉感。蜜远志略有焦斑和黏性，有蜜香气，味微甜[1]。

### 【炮制作用】

远志，味苦、辛，性温，归心、肾、肺经。远志具有安神益智、祛痰、消肿的作用，作用于心肾不交引起的失眠多梦、健忘惊悸、神志恍惚、咳痰不爽、疮疡肿毒、乳房肿痛。远志生品"戟人咽喉"，多外用。如用于神志不宁，惊悸健忘，失眠，倦怠的宁神定志丸。

制远志既能缓和枯燥之性，降低刺激性，又能消除刺激咽喉感，以安神益肾为主。治心阴不足、心悸健忘、失眠多梦、大便干燥的天王补心丸。

蜜远志，润肺化痰的作用增强，多用于咳嗽痰多。如治咳嗽痰多的复方桔梗止咳片。

以细叶远志皂苷的含量为指标，对远志不同炮制品皂苷类成分含量的比较，结果发现制远志 > 远志 > 蜜远志，另外 3,6'-二芥子酰基蔗糖的含量为：远志 > 制远志 > 蜜远志[4]。以远志酸和远志皂苷元含量为指标进行比较，结果为：制远志 > 远志 > 蜜远志[5]；

远志、蜜炙远志、甘草制远志均有显著的止咳化痰作用；在调节胃肠运动方面，远志、姜远志、甘草制远志均可使小鼠胃内甲基橙胃残留率明显增高，胃排空速度减慢；胃黏膜损伤方面，远志组大鼠胃窦部瘀斑明显多于蜜炙远志组，蜜炙远志能显著增强大鼠胃黏膜 ITF 的表达，并能上调胃黏膜 α-TGF 的基因表达，而远志对其无显著作用，说明了远志毒性较大，蜜炙品较小，能降低对胃黏膜的损伤。远志的 $LD_{50}$ 值明显小于其他各制品，而蜜远志的 $LD_{50}$ 值明显大于其他制品，说明炮制后减小毒性及副作用[1]。

### 【药理作用】

#### 一、远志的药理作用

**1. 祛痰镇咳作用** 采用酚红法和氨水引咳法测定 4 个新的远志皂苷的祛痰和镇咳作用，结果发现多数具有比较明显的祛痰和镇咳作用[6]。

**2. 抗衰老作用** 远志水煎剂可使衰老小鼠 RBC 中 SOD、肝组织 GSH-Px 活性明显升高，提示远志水煎剂对衰老小鼠具有抗衰老作用，且最佳用药时间为 30 天[7]。

**3. 促进体力和智力作用** 远志可使大鼠反射和非条件反射次数均增多，间脑中辅酶 I 浓度显著增高，海马、尾纹核和脑干内的辅酶 I 和还原型辅酶 I 浓度均增高，表明远志具有促进动物体力和智力作用[8]。

**4. 降压作用** 通过大鼠麻醉后左颈总动脉记录平均动脉压，以及尾袖法测定清醒大鼠和肾性高血压大鼠收缩压的方法，研究远志皂苷对血压的影响，结果证明远志皂苷有降压作用[9]。

**5. 抗痴呆和脑保护活性** 对 KCN 低氧脑障碍的作用进行了研究，发现远志中几种酰基糖具有缩短正向反射消失持续时间的作用，表明远志脑保护作用出现的部分原因与酰基糖有关[10]。

**6. 镇静和抗惊厥作用** 远志根皮、未去木心的远志全根和根部木心对巴比妥类药物均有协同作用[11]。

**7. 抗抑郁作用** 远志醇提物 YZ-50（富含寡糖酯类）可显著提高慢性应激大鼠海马区 BDNF 及其受体 TrkbmRNA 的表达[12]，调控慢性应激抑郁模型大鼠海马区 BCL-2/Bax 比例，抑制神经细胞的凋亡[13]；明显降低慢性应激大鼠血清中促肾上腺皮质激素释放激素、促肾上腺皮质激素和皮质酮激素水平，从而改善抑郁症状[14]。

## 二、制远志的药理作用

**1. 胃肠推动作用** 蜜炙远志可通过调控胃肠 cajal 间质细胞 c-kit、SCFmRNA 和蛋白的表达、促进胃肠协调运动的恢复、改善胃肠黏膜的屏障功能等多层次、多途径来实现其改善胃肠动力、减轻远志胃肠靶器官毒性的目的，远志中所含的总皂苷是其产生胃肠动力异常的主要成分[15]。

**2. 镇咳作用** 通过对氨水引咳法实验研究发现，蜜远志较远志和制远志镇咳、化痰作用增强[16]。

**3. 促进智力能力** 将小鼠放入电压在 36V 的跳台仪中，对跳台错误次数进行计数，远志甘草制后，能够减少小鼠跳台的错误次数，且小鼠脑内 5-HT、NE 及 DA 含量均升高[16]。

【化学成分】

**远志** 主要成分为远志皂苷 A、B、C、D、E、F 和 G 等三萜皂苷成分，且为指标性成分，此外尚含有叫酮、寡糖酯类、生物碱类、多元酚苷、脂肪油类等化合物[17]。

**制远志** 远志在炮制前后其主要成分没有发生明显的变化，仅表现为含量上的增减[18]。

【含量测定】 针对远志中细叶远志皂苷的含量变化进行炮制前后的对比[4]。

表 18-2 远志、蜜远志及甘草制远志中细叶远志皂苷的质量分数（%）

| 样品 | 细叶远志皂苷 |
| --- | --- |
| 远志 | 2.63 |
| 蜜远志 | 2.58 |
| 制远志 | 3.67 |

可发现细叶远志皂苷的含量顺序为制远志 > 远志 > 蜜远志。

【药物代谢】

远志皂苷的水解产物的代谢做了研究，远志皂苷的水解产物为 3,4,5-三甲氧基肉桂酸（TMCA）、对甲氧基肉桂酸（PMCA）、细叶远志皂苷（TF）。研究了远志皂苷水解物经口服和静脉给药后在大鼠体内的药代动力学特性。体内药代动力学结果显示大鼠口服远志皂苷水解物 100mg/kg（相当于 TMCA 24.70mg/kg，PMCA 7.70mg/kg，TF 14.90mg/kg）后，TMCA 和 PMCA 能在 9 分钟内很快达到血药浓度的峰值（6.33pg/ml 和 4.54ig/ml），可以快速发挥作用，有较高生物利用度，分别为 90.12% 和 98.30%，同时 TMCA 和 PMCA 在体内被很快消除，其消除半衰期分别为 0.63 小时和 1.02 小时。TF 在 24 分钟达到血药浓度的峰值 0.37ag/ml，而且生物利用度很低，仅为 2.09%，但其在体内消除较慢约 5 小时。

大鼠静脉给予远志皂苷水解物 20mg/kg（相当于 TMCA 4.94mg/kg，PMCA 1.54mg/kg，TF 2.98mg/kg）后，TMCA 和 PMCA 的血浆药物浓度快速下降，每小时总体清除率 CL 分别为 5.25L/kg 和 2.40L/kg，表明 TMCA 和 PMCA 在大鼠血浆中被快速清除，体内滞留时间短；而 TF 的每小时 CL

为 0.22L/kg，显示其清除缓慢，能在体内长时间滞留。研究表明，TMCA、PMCA 和 TF 都可能是远志皂苷水解物益智药效的活性成分[19]。

【不良反应】 服用或接触远志均可发生咽痒，胸闷气紧，呼吸困难，全身燥热发痒，皮肤出现密集的粟粒状的红色丘疹，或伴心慌头晕，恶心呕吐[20,21]。

【毒性】 临床毒性尚不明确。动物实验显示，蜜远志 $LD_{50}$ [（14.4±0.08）g/kg]] 高于远志 [（7.18±1.38g/kg]]，毒性相对低。对胃肠的抑制作用与远志相比有降低趋势，且减毒作用并未受加蜜量的影响。其中，远志总皂苷的毒性及其对胃肠的毒性作用明显大于生、蜜远志水提物，提示远志化学成分中远志总皂苷为其主要毒性物质基础，也可能为其胃肠毒性的物质基础[22]。

【生制远志成分、药效与功用关系归纳】 由远志炮制前后的对比研究，提示了细叶远志皂苷、远志皂苷元、远志酸、3,6'-二芥子酰基蔗糖含量上的变化是引起远志生制品药效差异的物质基础。其变化关系如图 18-5 所示：

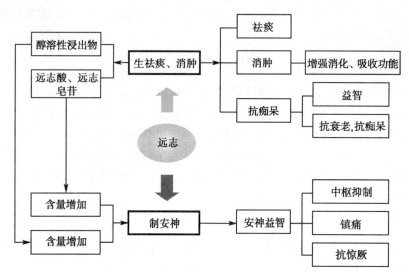

图 18-5 生制远志成分、药效与功用关系图

（张 凡）

## ● 参考文献 ●

[1] 龚千峰. 中药炮制学 [M]. 北京：中国中医药出版社，2012：360.

[2] 张文娟，房敏峰，李云峰，等. 正交试验法优选甘草制远志炮制工艺 [J]. 中成药，2008，30（2）：232-236.

[3] 吴晖晖. 蜜炙远志减毒存效的工艺优选及相关实验研究 [D]. 成都：成都中医药大学，2007.

[4] 王雪洁，李震宇，薛水玉，等. 基于植物代谢组学技术的远志不同炮制品质量控制研究 [J]. 中草药，2012，43（9）：1727-1737.

[5] 林敬开，闫小平，官仕杰，等. 远志不同炮制品皂苷类成分含量的比较 [J]. 中国实验方剂学杂志，2011，17（11）：89-91.

[6] 彭汉铎. 四种远志皂苷的镇咳和祛痰作用 [J]. 中国药学杂志，1998，3（8）：49.

[7] 李光植，黄瑛，王琳. 远志对 D-半乳糖致衰小鼠红细胞中超氧化物歧化酶肝组织谷胱甘肽过氧化物酶活性影响的实验研究 [J]. 黑龙江医药科学，2000，23（1）：4-5.

[8] 郑秀华，沈政. 远志、石菖蒲对大鼠穿梭行为及脑区域代谢率的影响 [J]. 锦州医学院学报，1991，12（5）：288-290.

[9] 彭汶铎. 远志皂苷的降压作用及其机制 [J]. 中国药理学报，1999，20（7）：639-642.

[10] Kim H M，Lee E H，Na H J，et al. Effect of Polygala tenuifolia root extract on the tumor necrosis factor-a secrection from mouse astrocytes [J]. J Ethao Pharmacol. 1998，61：201-208.

[11] 聂淑琴. 远志中天然前提药物的筛选 [J]. 国外医学—中医中药分册，1996，18（6）：39-40.

[12] 孙艳, 谢婷婷, 王东晓, 等. 中药远志对慢性应激抑郁大鼠 BDNF 及其受体 Trkb mRNA 表达的影响 [J]. 南方医科大学学报, 2009, 29 (6): 1199-1203.

[13] 谢婷婷, 刘屏, 孙艳, 等. 远志 YZ-50 对慢性应激抑郁模型大鼠海马 Bax、Bcl-2 表达的影响 [J]. 中国药物应用与监测, 2008, 5 (6): 14-17.

[14] 谢婷婷, 孙艳, 王东晓, 等. 远志 YZ-50 对慢性应激抑郁模型大鼠行为学及血清 CRH、ACTH 和 COR 的影响 [J]. 解放军药学学报, 2008, 24 (2): 95-98.

[15] 杨伟峰. 蜜炙远志调控胃肠 Cajal 间质细胞及其关联机制的研究 [D]. 成都: 成都中医药大学, 2009.

[16] 王光志, 陈林, 万德光, 等. 不同炮制方法对远志药效学的比较研究 [J]. 成都医学院学报, 2011, 06 (04): 280-282, 295.

[17] 吕刚. 远志化学成分的研究 [D]. 长春: 长春中医药大学, 2007.

[18] 董敏. 远志蜜炙前后化学成分对比研究 [D]. 成都: 成都中医药大学, 2007.

[19] 王倩. 远志皂苷水解物的药代动力学研究 [D]. 北京: 北京协和医学院, 2012.

[20] 杨树先, 潘凤阳. 远志致过敏反应 1 例 [J]. 中国中药杂志, 1993, 18 (4): 246.

[21] 孙秀芳. 远志引起过敏反应 1 例 [J]. 新疆中医药, 1997, 15 (1): 38.

[22] 武云. 生远志与蜜远志的毒理及其对胃肠运动影响的实验研究 [D]. 成都: 成都中医药大学, 2005.

## 紫 石 英

【来源】 本品为氟化物类矿物萤石族萤石, 主含氟化钙 ($CaF_2$). 采挖后, 除去杂石。主产于浙江、甘肃、山西、江苏、湖北等地。

生制紫石英鉴别使用表

| 处方用名 | 紫石英 | 煅紫石英 |
|---|---|---|
| 炮制方法 | 净制 | 醋煅 |
| 性状 | 不规则碎块, 表面紫色或绿色, 半透明至透明, 有玻璃样光泽。气微, 味淡 | 不规则碎块或粉末, 表面黄白色、棕白色或紫色, 无光泽, 质酥脆。有醋香气, 味淡 |
| 性味 归经 | 甘, 温 归心、肝经 | 辛、甘, 平 归心、肝、肺经 |
| 功能 主治 | 镇心安神 用于惊悸不安, 失眠多梦 | 温肺平喘、温肾暖宫 用于肺虚寒咳、宫冷不孕 |
| 炮制作用 | 去除杂质, 利于调剂 | 易于粉碎和有效成分煎出, 增强温肺气, 暖下焦的作用 |
| 用法 用量 | 水煎口服, 先煎 9 ~ 15g | 水煎口服, 先煎 9 ~ 15g |
| 配伍 | 常与酸枣仁、党参、远志、茯苓、柏子仁、牡蛎、寒水石、龙骨、大黄等配伍治疗痰热所致的癫痫抽搐。如止痫散 | 常与紫菀、款冬花、杏仁、香附、当归、川芎、枸杞子、熟地黄、肉苁蓉、山茱萸等配伍治疗肺虚寒咳, 宫冷不孕。如加味震灵丹 |
| 药理作用 | 镇静催眠、改善生殖系统功能 | 止咳作用增强 |
| 化学成分 | $CaF_2$, $Fe_2O_3$ | $Ca^{2+}$ 溶出增加, 有害元素减少 |
| 含量测定 | 氟化钙 ($CaF_2$) 不得少于 85% | 氟化钙 ($CaF_2$) 不得少于 80% |

## 注释

【炮制方法】

紫石英: 取原药材, 除去杂质, 洗净, 干燥, 砸成碎块[1]。

醋煅紫石英：净紫石英块，置煅制容器内，加盖，武火加热，煅至红透，立即倒入醋中淬制，冷却后取出，干燥，碾成粉末。以化学成分含量为指标，对紫石英醋煅工艺进行优化，优化参数为：600℃下煅烧10分钟，以总酸含量为6.19g/ml的醋煅淬3次，醋用量30%（$V/W$）[2]。

【性状差异】 紫石英有玻璃样光泽，手触有油滑感。煅紫石英无光泽，有醋香气，质地酥脆。

【炮制作用】

紫石英味甘，性温，归心肺肾经，具有镇心安神、温肺、暖宫的功效。紫石英偏于镇心安神，多用于心悸易惊、失眠多梦。如治各种类型癫痫的止痫散（《中华人民共和国卫生部药品标准》）。

煅紫石英质地松脆，温肺降逆、散寒暖宫力强。多用于肺虚寒咳、宫冷不孕等。如治操劳过度、血气耗损、冲任不固、白带频下的加味震灵丹（《中医方剂大辞典》）。

紫石英主要含氟化钙（$CaF_2$）。煅淬可以改变紫石英的理化性质，减少副作用，除去不纯成分，并使紫石英酥脆而易于粉碎，利于煎出有效成分$Ca^{2+}$。醋淬后，紫石英水煎液中的$Ca^{2+}$和$Fe^{2+}$的含量均增加，同时醋淬可以引药入肝，可能是其活血化瘀及疏肝止痛的作用增强的主要原因。紫石英的煅制除易于粉碎外，还有减毒增效的作用。煅淬能使矿物药中有害元素含量降低，一方面是由于在高温下，某些元素如砷、汞本身易挥发；另一方面可能是在高温煅淬过程中醋的加入能使部分有害元素迅速溶解，并随着醋液的挥发而带走[3,4]。

综上，紫石英煅淬后一些有害元素的含量降低，并且质地变得酥脆而易于粉碎，利于煎出有效成分，这些在一定程度上揭示了紫石英炮制后引药入肝，增强了活血化瘀的作用，便于服用的机制[5]。

【药理作用】

## 紫石英的药理作用

**1. 镇静催眠** 不同色泽紫石英可延长戊巴比妥钠小鼠睡眠时间，与戊巴比妥钠可产生协同作用，具有明显的催眠作用；对发生惊厥动物数和惊厥潜伏期没有明显影响。紫石英具有一定的镇静安神作用，且各种色泽的紫石英没有明显的药效差异[6]。

**2. 对生殖系统的作用** 紫石英可明显提高卵泡刺激素受体（FSHR）在卵巢颗粒细胞中的表达强度，其对FSHR的激动作用及对淋巴细胞归巢受体（LHR）的抑制作用可能源于紫石英中氟化钙和其他成分的共同作用。紫石英对FSHR，LHR在卵巢组织中表达水平的影响，可能是其改善大鼠排卵障碍的机制之一[7]。紫石英通过调整卵巢卵泡内膜细胞TGF与EGF的表达，参与生殖内分泌系统的调节，改善排卵障碍的内分泌及代谢紊乱[8]。紫石英具有兴奋卵巢分泌功能的作用，将其作用于排卵功能低下的妇女，经阴道脱落细胞检查，发现其雌激素水平有明显的提高。

【化学成分】

**紫石英** 主要含$CaF_2$，及杂质如氧化铁，稀土元素等。

**煅紫石英** 煅淬后有效成分$Ca^{2+}$的溶出量增加，铅、镉、砷、汞、铜等有害元素的含量有不同程度的降低。

【含量测定】 按2010年版《中国药典》紫石英项下【含量测定】方法[1]，紫石英生制品中氟化钙以及水煎液中钙离子和铁离子的含量测定结果[9,10]如下，见表18-3。

表18-3 中药紫石英中氟化钙及水煎液中钙离子和铁离子的含量测定结果

| 样品 | $CaF_2$/% | 水煎液中Ca/（mg/g） | 水煎液中Fe/（mg/g） |
|---|---|---|---|
| 紫石英 | 84.81±0.83 | 0.4629±0.02205 | 6.525±0.6835 |
| 煅紫石英 | 82.29±0.60 | 0.9480±0.03037 | 8.911±1.556 |
| 煅醋淬紫石英 | 85.91±1.41 | 1.042±0.01400 | 14.275±0.2917 |
| 煅醋淬水飞紫石英 | 86.31±1.30 | 0.9783±0.03164 | 18.227±0.3751 |

紫石英经炮制后，各样品水煎液的 Ca，Fe 含量均较生品显著升高，煅醋淬品和煅醋淬水飞品的 Ca，Fe 含量与煅制品相比，含量显著升高。

**【毒性】** 不同色泽紫石英对小鼠未见急性毒性反应[6]。紫石英主要含 $CaF_2$，人体摄入氟过多，便可出现骨氟症，牙齿、骨骼损伤，对神经系统、肾脏、心血管及甲状腺等也有损害，因此紫石英不能久服。

**【生制紫石英成分、药效与功用关系归纳】** 由紫石英煅制前后的对比研究，初步认为金属元素的变化可能是引起紫石英生制品药效差异的物质基础。其变化关系如图 18-6 所示：

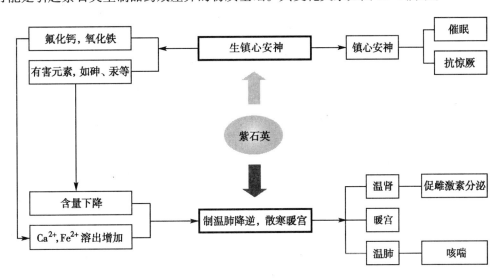

**图 18-6 生制紫石英成分、药效与功用关系图**

(史 辑)

● 参 考 文 献 ●

［1］国家药典委员会. 中华人民共和国药典（一部）［S］. 北京：中国医药科技出版社，2010：316.

［2］张贞丽，谢鸿霞，吕海平，等. 醋煅紫石英炮制工艺的实验研究［J］. 中成药，1997，19（2）：21-22.

［3］张贞丽，谢红霞，吕海平，等. 紫石英炮制品的化学成分研究［J］. 中成药，1999，21（7）：350-352.

［4］谭朝阳，袁宏佳，刘文龙，等. 煅制对紫石英中有害元素铅、镉、铜、砷、汞影响的研究［J］. 湖南中医药大学学报，2011，31（5）：37-40.

［5］李果，夏降江. 论紫石英"暖宫"内涵［J］. 四川中医，2005，2（12）：34-35.

［6］王怡微，朱传静，王彦礼，等. 不同色泽紫石英镇静催眠抗惊厥作用的研究［J］. 中国实验方剂学杂志，2011，17（15）：199-201.

［7］付灵梅，谭朝阳，王丽君，等. 紫石英对排卵障碍大鼠卵巢局部卵泡刺激素受体、黄体生成素受体表达的影响［J］. 中国实验方剂学杂志，2011，17（5）：184-196.

［8］付灵梅，谭朝阳，曾光辉. 紫石英对排卵障碍大鼠卵巢局部 TGF-OL、EGF 的影响［J］. 中国中医药科技，2011，18（6）：483-484.

［9］张贞丽，袁敏，高燕，等. 中药紫石英主成分氟化钙含量测定方法的研究［J］. 药物分析杂志，2010，30（3）：495-498.

［10］陈青莲，王平，王身艳. 紫石英不同炮制品的成分比较［J］. 中药材，1999，22（2）：73-74.

❧ 龙 骨 ❧

**【来源】** 为古代哺乳动物如象类、犀牛类、三趾马等的骨骼化石。挖出后，除去泥土及杂质。主产于产河南、山东、甘肃、山西、陕西等地。

生制龙骨鉴别使用表

| 处方用名 | 龙骨 | 煅龙骨 |
|---|---|---|
| 炮制方法 | 净制 | 煅制 |
| 性状 | 不规则的碎块，表面类白色，灰白色或浅黄色，有的具蓝灰色或红棕色或棕色、黄白色斑点。质硬脆，气微，吸舌力很强 | 呈灰白色或灰褐色块状。质轻，酥脆易碎，表面显粉性，吸舌力强 |
| 性味<br>归经 | 甘、涩，平<br>归肝、心、肾、大肠经 | 甘、涩，平<br>归心、肝、肾、大肠经 |
| 功能<br>主治 | 平肝潜阳<br>用于怔忡多梦，惊痫，头目眩晕 | 收敛固涩、生肌<br>用于盗汗，自汗，遗精，带下，崩漏，白带，久泻久痢，疮口不敛 |
| 炮制作用 | 洁净药物 | 增加有效成分的溶出率 |
| 用法<br><br>用量 | 水煎口服（需先煎）或入中成药<br>外用：研末撒或调敷<br>15～30g | 水煎口服（需先煎）或入中成药<br>外用：研末撒或调敷<br>15～30g |
| 配伍 | 常与牡蛎、柴胡、酸枣仁等配伍。用以治疗心气不足，神志不安，失眠、怔忡，如柴胡加龙骨牡蛎汤 | 常与牡蛎、山茱萸、黄芪等配伍，用以心肾气虚不固，虚阳浮越之汗出，心烦心悸及发热等症，如二加龙骨牡蛎汤 |
| 药理作用 | 镇静、催眠、抗惊厥、促凝 | 收敛、造血、促进发育 |
| 化学成分 | 主要含有碳酸钙（$CaCO_3$）及磷酸钙[$Ca_3(PO_4)_2$]，尚含铁、钾、钠、氯、硫酸根等 | 主要含有碳酸钙（$CaCO_3$）及磷酸钙[$Ca_3(PO_4)_2$]，其中碳酸钙成分有所增加，尚含铁、钾、钠、氯、硫酸根等，有 CaO 生成 |
| 注意 | 有湿热、实邪者忌服 | 有湿热、实邪者忌服 |

## 注释

【炮制方法】

龙骨：取原药材，除去杂质及灰屑，刷净泥土。

煅龙骨：取净龙骨小块，置耐火容器内，用武火加热，煅至红透，取出放凉，碾碎[1]。也有报道煅龙骨最佳炮制工艺为：在温度 660℃下，煅制时间 10 分钟，醋淬 1 次。晾凉，加工成碎块[2]。

龙骨除煅制以外尚有酒蒸、酒煮、醋煮等炮制方法。

【性状差异】 龙骨为不规则的碎块，表面类白色、灰白色、黄白色或浅棕色，质硬脆。煅龙骨呈灰白色或灰绿色，表面显粉性，质酥。

【炮制作用】

龙骨，味甘、涩，性平，归心、肝经。生品偏于平肝潜阳、镇惊安神，能收敛浮越之元气，功长治疗肝阳上亢之眩晕、失眠、多梦。如治惊痫的镇心定痫汤。

煅龙骨味偏涩，收敛固涩作用增强。善于敛汗止血涩肠。多用于治疗衄血吐血、崩漏、白带过多、休息痢、久痢脱肛、遗尿等症，常与煅牡蛎等配伍使用，如治血崩不止的龙骨散[1]。

龙骨煅后能使部分钙盐受热转化为钙的氧化物。龙骨火煅醋淬后，其煎液中钙离子含量明显高于火煅不淬的龙骨。煅淬龙骨水煎液中 Mg、Zn、Fe、Mn、Cu 等微量元素含量也明显高于龙骨。X 衍射分析和热分析表明：煅龙骨与龙骨在矿物组成分无变化（磷灰石、方解石）；或有少量 CaO 在煅制过程形成，但量极少（＜5%）[1]。

龙骨中含有微量元素 Mn、Ca 等分别能产生中枢抑制、镇静催眠的作用[3-5]。在煅制后，与生品作用相比较其收敛作用增强，表现为造血、止尿和收敛创面等[6]。

【药理作用】

## 一、龙骨的药理作用

**1. 中枢抑制和骨骼肌松弛作用**　龙骨中含有的微量 $Mn^{2+}$ 对调节中枢神经系统的功能有重要作用，可促进中枢抑制和骨骼肌松弛[3]。

**2. 免疫作用**　龙骨能够增加小鼠免疫器官胸腺和脾脏的相对重量，而且能够明显增强小鼠单核巨噬细胞对血清碳粒的吞噬能力，提高免疫力，加速损伤组织的修复过程[7]。

**3. 其他作用**　龙骨含有的碳酸钙、磷酸钙及某些有机物，具有镇静催眠、抗惊厥、促进血液凝固、降低血管通透性、减轻骨骼肌兴奋性等作用[4,5]。

## 二、煅龙骨的药理作用

**1. 造血作用**　煅龙骨可促进小鼠的造血功能，提高血液中红细胞数目、血红蛋白含量，并可提高小鼠血液中淋巴细胞比率[6]。对水负荷小鼠尿量有一定减少的作用，还可促进小鼠心脏、肝脏、肾脏的生长发育。

**2. 收敛创面的作用**　对金黄色葡萄球菌所致的创面有收敛的作用，可降低小鼠血液中的白细胞计数（WBC）、血小板计数（PLT）、淋巴细胞百分比（LY%）水平[6]。

【化学成分】

**龙骨**　主要含碳酸钙、磷酸钙及铁、钾、钠、氯、硫酸根等，还含有甘氨酸、胱氨酸、蛋氨酸、异亮氨酸、苯丙氨酸等成分[5]。

**煅龙骨**　龙骨在煅制之后有少量 CaO 生成。

【含量测定】　对龙骨炮制前后的钙盐进行了测定，结果发现在煅制之后龙骨的碳酸钙成分有所增加[8]。

表 18-4　龙骨与煅龙骨碳酸钙的含量（%）

| 样品 | 碳酸钙 |
| --- | --- |
| 龙骨 | 87.38 |
| 煅龙骨 | 91.28 |

【不良反应】　接触龙骨粉后裸露部位会有麻痒，浮肿以及出现红疹等过敏反应，此外也有心动过速、多发室性期前收缩，部分呈二联律或三联律的心血管系统不良反应，另有龙骨可使原有贫血状态加重的相关报道[9-11]。

【生制龙骨成分、药效与功用关系归纳】　由龙骨煅制前后的对比研究，提示了碳酸钙以及其他无机元素的变化是引起龙骨生制品药效差异的物质基础。其变化关系如图 18-7 所示：

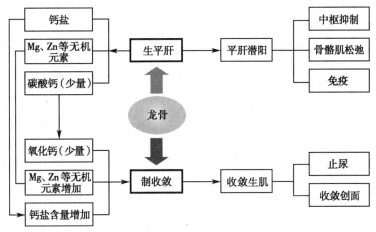

图 18-7　生制龙骨成分、药效与功用关系图

（张　凡）

—•— 参考文献 —•—

[1] 吴皓. 中药炮制学 [M]. 北京：人民卫生出版社，2012：276.
[2] 贾桂芝，于鹤丹，苏晓伟. 龙骨最佳炮制条件的实验研究 [J]. 中药材，1992，15 (8)：24-25.
[3] 袁晓红. 龙骨药对的临床应用 [J]. 中国民族民间医药，2008，27 (6)：72-73.
[4] 李光华，库宝善，周旭，等. 浅谈龙骨的基本成分与炮制 [J]. 辽宁中医杂志，2001，28 (6)：372.
[5] 刘明怀. 龙骨牡蛎临床应用浅析 [J]. 中国药业，2006，15 (7)：57-58.
[6] 黄玉慧. 煅龙骨的替代研究 [D]. 成都中医药大学，2012.
[7] 库宝善，李光华，周旭，等. 龙骨免疫作用的实验研究 [J]. 江苏中医药，2003，24 (4)：54-55.
[8] 毛维伦，许腊英，洪爱仙，等. 煅制龙骨钙及其微量元素分析 [J]. 中国中药杂志，1989，14 (12)：21-23, 58.
[9] 张兆湘. 服龙骨煎剂致严重心律失常 1 例 [J]. 中药通报，1988，13 (11)：51.
[10] 高天德，刘华. 贫血病误用龙骨牡蛎 2 例报告 [J]. 实用中药杂志，1987，1：102.
[11] 张礼洪. 接触龙骨粉致过敏反应 2 例 [J]. 中药通报，1987，12 (9)：53.

## 龙　齿

【来源】　为古代哺乳动物如三趾马、犀类、鹿类、牛类、象类、羚羊类等的牙齿化石 Dens draonis。采挖后，除去泥土，敲去牙床。主产河南、河北、山西、内蒙古等地。

生制龙齿鉴别使用表

| 处方用名 | 龙齿 | 煅龙齿 |
| --- | --- | --- |
| 炮制方法 | 净制 | 煅制 |
| 性状 | 齿状或不规则的碎块，表面青灰色、暗棕色（青龙齿）或黄白色（白龙齿），有的可见具光泽的釉质层。质坚硬，断面粗糙，具吸舌性 | 为不规则的碎块或粉末，呈灰白色或白色。质酥松，无光泽，吸舌性较强于龙齿，无臭，无味 |
| 性味 归经 | 甘、涩，凉<br>归心、肝经 | 甘、涩，凉<br>归心、肝经 |
| 功能 主治 | 镇静安神、除烦解热<br>用于惊痫，癫狂，怔忡 | 收敛固涩、生肌<br>用于盗汗，自汗，遗精，带下，崩漏，白带，久泻久痢，疮口不敛 |
| 炮制作用 | 洁净药物 | 增加有效成分的溶出率 |
| 用法 用量 | 水煎口服（需先煎）或入中成药<br>9~15g | 水煎口服（需先煎）或入中成药<br>9~15g |
| 配伍 | 常与牡蛎、茯神等配伍，用以治疗心火亢盛，惊痫、癫狂等症，如龙齿丸 | 常与牡蛎、磁石等配伍，用于治疗小儿五痫，并大小痴痫，如五痫丸 |
| 药理作用 | 镇静、催眠、抗惊厥、促凝血 | 收敛固涩作用增强 |
| 化学成分 | 主要含有碳酸钙（$CaCO_3$）及磷酸钙 [$Ca_3(PO_4)_2$]，尚含铁、钾、钠、氯、硫酸根等 | 主要含有碳酸钙（$CaCO_3$）及磷酸钙 [$Ca_3(PO_4)_2$]，尚含铁、钾、钠等，有 $CaO$ 生成，钙盐含量增加 |
| 注意 | 感冒发烧者不宜饮用 | 感冒发烧者不宜饮用 |

## 注释

【炮制方法】

龙齿：取原药材，除去泥土及杂质，打碎。

煅龙齿：取净龙齿小块，置耐火容器内，加盖，用武火加热，煅至灰白色，质酥松，取出，放凉，碾成粉末[1]。

龙齿除煅制以外，另还有炙法、水飞、醋煮等炮制方法。

【性状差异】　龙齿有可见光泽的釉质层，炮制后质地疏松，无光泽。

【炮制作用】

龙齿，味甘、涩，性凉。归心、肝经。龙齿具有镇静安神、除烦解热的功效。用于惊痫、癫狂、怔忡等症。如治小儿惊风的龙齿散[1]。

龙齿煅后，寒性降低，解热镇惊功效缓和，收敛固涩作用增强，并有较强的安神宁志功效，用于失眠多梦。

龙齿中主要成分为磷酸钙、碳酸钙等，尚含有少量铁、钾、钠、硫酸根等。对不同产地来源的龙齿水煎液中钙的煎出率测定结果显示，煅品普遍高于生品。另外煅品中人体必需的微量元素 Mn、Cu、Zn、V、Cr 的含量亦有不同程度的增加[2]。

【药理作用】

龙齿的药理作用

**1. 中枢抑制作用**　龙齿能显著增强戊巴比妥钠的催眠率[3]。

**2. 抗惊厥作用**　连续灌胃给予龙齿混悬液 4 天，各组分别以 0.1ml/10g 皮下注射 0.05% 回苏灵溶液，观察小白鼠抽搐、强直惊厥及死亡发生的时间，发现龙齿有明显抗惊厥作用[3]。

**3. 凝血作用**　连续给药 4 天后，用内径 1mm 的玻璃毛细管于眼球后静脉丛取血测定血凝时间，发现龙齿有缩短正常小鼠凝血时间的作用[3]。

【化学成分】

龙齿　主要成分为磷酸钙、碳酸钙等，尚含有少量铁、钾、钠、硫酸银等。

煅龙齿　煅制品水煎液中钙的煎出率高于生品。另外煅制品中人体必需的微量元素 Mn、Cu 等含量也有所增加[4]。

【含量测定】　采用 EDTA（乙二胺四乙酸）容量法，选用钙黄绿素作指示剂，测定钙盐的含量[5]。

表 18-5　龙齿与煅龙齿的钙盐含量（%）

| 样品 | 钙盐 |
| --- | --- |
| 龙齿 | 58.39 |
| 煅龙齿 | 65.23 |

【生制龙齿成分、药效与功用关系归纳】　由龙齿煅制前后的对比研究，提示了钙盐和无机元素含量的变化是引起龙齿生制品药效差异的物质基础。其变化关系如图 18-8 所示：

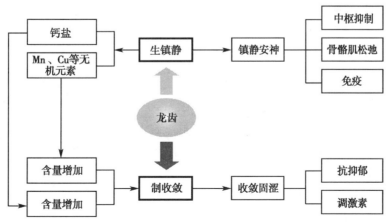

图 18-8　生制龙齿成分、药效与功用关系图

（张　凡）

## ▪ 参考文献 ▪

[1] 龚千峰. 中药炮制学 [M]. 北京：中国中医药出版社，2012：267.

[2] 张家俊，陈文为. 中药酸枣仁、龙齿、石菖蒲对小鼠脑组织单胺类神经递质及其代谢物的影响 [J]. 北京中医药大学学报，1995，18（06）：64-66，70.

[3] 黄寅墨，刘淑花. 龙骨、龙齿、花蕊石微量元素及药理作用比较 [J]. 中成药，1990，12（6）：31-32.

[4] 李文旭，张绍琴，任涛. 龙齿及其煅制品中钙盐及微量元素含量的定测 [J]. 中药材，1995，18（1）：24-28.

[5] 朱立俏. 龙齿炮制前后钙盐含量的变化 [J]. 食品与药品，2013，15（6）：422-423.

# 第十九章

# 平肝息风药

## ～ 石 决 明 ～

**【来源】** 本品为鲍科动物杂色鲍 *Haliotis diversicolor* Reeve、皱纹盘鲍 *Haliotis discus hannai* Ino、羊鲍 *Haliotis ovina* Gmelin、澳洲鲍 *Haliotis ruber*（Leach）、耳鲍 *Haliotis asinina* Linnaeus 或白鲍 *Haliotis laevigata*（Donovan）的贝壳。夏、秋二季捕捞，去肉，洗净，干燥。主产于广东、福建、山东、辽宁等地。

### 生制石决明鉴别使用表

| 处方用名 | 石决明 | 煅石决明 |
|---|---|---|
| 炮制方法 | 净制 | 煅制 |
| 性状 | 不规则的块状或碎片，外面粗糙呈灰棕色，具有青灰色斑。内面光滑，有珍珠样光泽。质坚硬，不易破碎。无臭，味微咸 | 不规则的细块或细粉，灰白色或青灰色，无光泽。质地酥脆。断面呈层状 |
| 性味<br>归经 | 咸，寒<br>归肝经 | 咸，微寒<br>主入肝经 |
| 功能<br>主治 | 平肝潜阳，清肝明目<br>用于头痛眩晕，目赤翳障，视物昏花，青盲雀目 | 平肝潜阳，清肝明目，固涩收敛<br>用于目赤翳障，青盲雀目，痔漏成管 |
| 炮制作用 | 除去杂质 | 降低咸寒之性，缓和平肝潜阳作用，增强固涩收敛，清肝明目的作用。使质地疏松，利于有效成分煎出 |
| 用法<br>用量 | 水煎口服或入中成药。先煎<br>6～20g | 水煎口服或入中成药。先煎<br>6～20g |
| 配伍 | 常与羚羊角、生地黄、牡丹皮、白芍等配伍治疗肝阳上亢所致的头痛，如羚羊角汤；与钩藤、夏枯草、菊花、天麻、栀子、黄芩等配伍治疗肝阳上亢，肝风内动，如天麻钩藤饮 | 常与桑叶、荆芥、木贼草、菊花等配伍治疗肝经实火，青盲内障，如石决明散。与菟丝子、熟地黄、五味子、知母等配伍治疗肝肾两虚少血，头晕目眩，如石决明丸 |
| 药理作用 | 保肝、降压、抗心律失常、中和胃酸 | 保肝、降压、抑菌、中和胃酸 |
| 化学成分 | 主要含 $CaCO_3$，少量的 $CaSO_4$、$Ca_3(PO_4)_2$，以及 Sr、Zn、Cr、Cu、Fe、Mg、Al、K、Mn、Si 等微量元素 | 主要为 CaO，以及 Sr、Zn、Cr、Cu、Fe、Mg、Al、K、Mn、Si 等微量元素 |
| 检查<br>浸出物 | 总灰分不得过 55.0%，酸不溶性灰分不得过 15%<br>水溶性浸出物不得少于 0.5%，醇溶性浸出物不得少于 0.1% | 总灰分不得过 55.0%，酸不溶性灰分不得过 15%<br>水溶性浸出物不得少于 4.0%，醇溶性浸出物不得少于 0.5% |
| 含量测定 | 含碳酸钙（$CaCO_3$）不得少于 93.0% | 含碳酸钙（$CaCO_3$）不得少于 95.0% |
| 注意 | 脾胃虚寒者慎服；消化不良，胃酸缺乏者禁服 | 肝肾功能不全者不宜长期使用 |

## 注释

**【炮制方法】**

石决明：取原药材，除去杂质，漂洗干净，干燥，砸成碎块或碾成粉末[1,2]。

煅石决明：取净石决明块或粗粉，置煅制容器内，用武火加热，煅至灰白色或青灰色易碎时，取出，放凉，碾成粉末[1,2]。以石决明成品收率、粉碎率、外观性状、水煎出物得率及钙离子的煎出量为指标，对石决明的煅制工艺进行优化，优化参数为：石决明于900℃煅制1.5小时，取出以1.2倍量醋淬制[3]。

除煅石决明外，还有盐石决明、火硝制石决明[4]、酸奶制石决明[5]。

**【性状差异】**　石决明呈不规则的块状或碎片，质坚硬，不易破碎。无臭，味微咸。煅石决明呈不规则的碎块或粉末，质地酥脆。

**【炮制作用】**　石决明，味咸，性寒，主入肝经，具有较强的平肝潜阳，清肝明目的功能，为凉肝，镇肝之要药。肝开窍于目，是以保肝之药，性善明目。石决明其性寒，偏于平肝潜阳。

煅石决明可降低咸寒之性，增强收敛固涩及明目的作用。且煅后质地疏松，便于粉碎，有利于有效成分煎出。

石决明主要含$CaCO_3$，含量可达93%以上；还包括少量的色素和糖蛋白类成分。炮制后$CaCO_3$转化为$CaO$，水煎液中的$Ca^{2+}$离子浓度增加，而且高温使得部分有机物质灰化为无机成分，致使石决明炮制前后水煎液的成分变化较大。石决明的水煎液具有明确的保肝、降压、延缓白内障的作用。因此，煅制后石决明的药理活性也得到增强[6]。

**【药理作用】**

### 石决明的药理作用

**1. 保肝**　石决明水煎液对四氯化碳所致的急性肝损伤具有保护作用[7]。

**2. 降压**　石决明水煎液对正常麻醉大鼠及自发性高血压大鼠的血压均具有调节作用。能够明显地逆转动脉血管的重构，其机制可能与上调血管脂联素表达有关[8-10]。

**3. 延缓白内障**　石决明提取液对白内障大鼠的晶状体有保护作用，可延缓白内障的发展。其对体外培养人晶状体上皮细胞氧化损伤具有保护作用，可提高细胞内抗氧化水平，减少有害产物的生成，降低细胞凋亡率，促进细胞增殖。同时，还能减缓白内障大鼠晶状体上皮细胞内质网应激反应，进而延缓白内障的发展[11-13]。

**4. 抗膜过氧化**　石决明中含有人体必需的微量元素，其中锌是维持晶状体内糖代谢过程中80%的无氧酵解酶系不可缺少的微量元素，并能对抗膜过氧化[14]。

**5. 抗急性损伤**　石决明粉末对局部损伤，能有效地促进止血，改善创面血液循环，消除局部炎症，显著促进肉芽组织生长[15,16]。

**6. 中和胃酸**　石决明中碳酸钙作为制酸物质，具有中和胃酸的作用。可用于治疗胃溃疡、胃炎等胃酸过多症[17]。

**7. 抑菌**　石决明提取物对铜绿假单胞菌有明显的抑菌作用[9]。

**【化学成分】**

**石决明**　主要含$CaCO_3$，少量的$SiO_2$、$CaSO_4$、$Ca_3(PO_4)_2$；Sr、Zn、Cr、Cu、Fe、Mg、Al、K、Mn、Si等微量元素。此外还含有3.67%左右的有机质[18-22]。

**煅石决明**　CaO及Sr、Zn、Cr、Cu、Fe、Mg、Al、K、Mn、Si等微量元素含量增加。

**【含量测定】**　照2010年版《中国药典》一部石决明项下【含量测定】方法[1]，生煅石决明中$CaCO_3$含量有差异，结果见表19-1。

**【生制石决明成分、药效与功用关系归纳】**　由石决明煅制前后的对比研究，初步认为$CaCO_3$分解和微量元素的变化是引起石决明生制品药效差异的物质基础。其变化关系如图19-1所示：

表 19-1　石决明与煅石决明的含量（%）

| 样品 | CaCO₃ |
|------|-------|
| 石决明 | 93 |
| 煅石决明 | 95 |

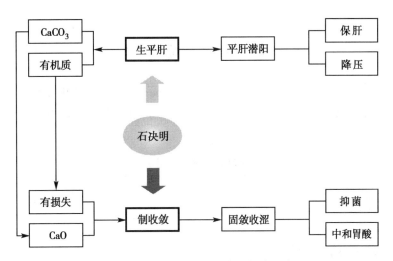

图 19-1　生制石决明成分、药效与功用关系图

（单国顺）

# 参考文献

[1] 国家药典委员会. 中华人民共和国药典（一部）[S]. 北京：中国医药科技出版社，2010：84-85.

[2] 贾天柱. 中药炮制学 [M]. 上海：上海科学技术出版社，2013：243-244.

[3] 李超英，高雅言，杨辛欣. 石决明炮制工艺研究 [J]. 中国药房，2008，19（33）：2621-2623.

[4] 庞秀生，渠弼，郭艾. 火硝制石决明的质量标准研究 [J]. 中国民族医药杂志，2009，1，53-54.

[5] 陈少丽，王磊磊，张志杰，等. 正交试验法研究酸牛奶制石决明的炮制工艺 [J]. 中国民族医药杂志，2012，（9）：47-50.

[6] 宫照逊，杨广先，于桂荣，等. 石决明生品及煅品中钙盐的含量测定 [J]. 山东中医杂志，2000，19（10）：628.

[7] 李小芹，吴子伦，高英杰，等. 三种石决明对小鼠急性肝损伤的影响比较 [J]. 中药材，1997，20（10）：521-522.

[8] 陈孝银，汪学军，叶开河. 天麻钩藤饮对 SHR 血清 Ca²⁺ 浓度及血管平滑肌细胞钙通道的影响 [J]. 中国病理生理杂志，2008，24（1）：68-72.

[9] 刘爽，肖云峰，李文妍. 石决明药理作用研究 [J]. 北方药学，2011，8（11）：21.

[10] 钟广伟，李炜，陈民敬，等. 天麻、钩藤、石决明、牡蛎、牛膝混合剂对高血压大鼠血管重构的影响 [J]. 中华高血压杂志，2008，16（9）：812-816.

[11] 崔丽金. 石决明提取液对体外培养晶状体上皮细胞氧化损伤保护作用的研究 [D]. 福建医科大学硕士论文，2012.

[12] 祁磊. 石决明防治 D-半乳糖大鼠白内障及其抗氧化机制的研究 [D]. 福建中医药大学硕士论文，2012.

[13] 郑玛丽. 石决明水提液对白内障大鼠晶状体上皮细胞内质网应激影响的研究 [D]. 福建中医药大学硕士论文，2013.

[14] 郭彩华，邱澄宇，倪辉，等. 灌石决明口服液的小鼠全血清锌水平 [J]. 微量元素与健康研究，2002，19（1）：1-3.

[15] 王昌荣，田红霞，吕俐. 石决明治疗局部皮肤破损 48 例 [J]. 中国民间疗法，2006，14（1）：4-5.

[16] 张龙. 中药石决明治疗难愈性皮肤溃疡的临床对比研究 [D]. 大连医科大学硕士论文，2010.

[17] 居明乔. 石决明中和胃酸酸量的研究 [J]. 基层中药杂志，2001，15（6）：13-14.

[18] 吴德康，吴启南. 羊鲍的贝壳成分分析 [J]. 基层中药杂志，1997，11（1）：42-43.

[19] 文红梅，练鸿振，吴德康，等. 皱纹盘鲍与白鲍贝壳的成分研究 [J]. 中国药学杂志，1999，34（2）：85-87.

[20] 吴德康，吴启南，叶冠，等. 石决明成分与结构的分析研究 [J]. 中草药，2000，51（12）：887-888.

[21] 万新民，吴德康，张余生. 石决明成分与结构分析 [J]. 时珍国医国药，2000，11（7）：596-597.

[22] 张刚生，谢先德. CaCO$_3$ 生物矿化的研究进展-有机质的控制作用 [J]. 地球科学进展，2000，15（2）：204-209.

# 牡　蛎

【来源】　本品为牡蛎科动物长牡蛎 *Ostrea gigas* Thunberg、大连湾牡蛎 *Ostrea talienwhanensis* Crosse 或近江牡蛎 *Ostrea rivularis* Gould 的贝壳。全年均可捕捞，去肉，洗净，晒干。分布于温带、热带、各大洋沿岸水域。

生制牡蛎鉴别使用表

| 处方用名 | 牡蛎 | 煅牡蛎 |
|---|---|---|
| 炮制方法 | 净制 | 煅制 |
| 性状 | 为不规则的块状或粉末，灰白色，黄色或黄褐色，质硬，气微腥，味微咸 | 为粉末状，灰白色或青灰色，质酥松 |
| 性味<br>归经 | 咸，微寒<br>归肝、胆、肾经 | 咸，微寒<br>归肝、胆、肾经 |
| 功能<br>主治 | 重镇安神，潜阳补阴，软坚散结<br>用于惊悸失眠，眩晕耳鸣，瘰疬痰核，癥瘕痞块 | 收敛固涩，制酸止痛<br>用于自汗盗汗，遗精滑精，崩漏带下，胃痛吞酸 |
| 炮制作用 | 去除杂质 | 使质地酥脆，易于粉碎，利于有效成分溶出，增强收敛固涩的作用 |
| 用法<br>用量 | 水煎口服或入中成药<br>9～30g | 水煎口服或入中成药<br>9～30g |
| 配伍 | 常与代赭石、白芍、龙骨等配伍治疗肝阳上亢，头目眩晕，如镇肝熄风汤；常与白芍、龟甲、生地黄等配伍治疗热病后真阴被劫，内风暗动，如大定风珠；常与玄参、浙贝母、夏枯草等配伍治疗瘰疬、瘿瘤等，如内消瘰疬丸；常与泽泻、葶苈子、海藻等配伍治疗大病瘥后，腰以下水肿，或小便淋涩，阴囊肿痛，如牡蛎泽泻散 | 常与麻黄根、黄芪、浮小麦配伍治疗气阴不足，自汗盗汗，体倦神怠，如牡蛎散；常与芡实、莲须、沙苑子等配伍治疗肾虚精关不固，梦遗或滑精，如金锁固精丸；常与阿胶、赤石脂、当归等配伍治疗冲任不固，崩中漏下，如牡蛎丸；常与山药、龙骨、乌贼骨等配伍治疗脾胃虚弱，带脉为病，如清带汤 |
| 药理作用 | 镇静、抗溃疡 | 抗溃疡、保肝作用、增强免疫作用、抗肿瘤作用、延缓衰老作用、降血糖作用 |
| 化学成分 | 碳酸钙、微量元素、氨基酸 | 煅后微量元素显著增加，特别是 Zn 元素；碳酸钙部分转变成了钙的氧化物 |
| 含量测定 | 含碳酸钙（CaCO$_3$）不得少于 94.0% | 含碳酸钙（CaCO$_3$）不得少于 94.0% |
| 注意 | 虚而有寒者忌之 | 虚而有寒者忌之 |

## 注释

【炮制方法】

牡蛎：取原药材，洗净，干燥，碾碎[1]。

煅牡蛎：取净牡蛎或粗粉，置煅制容器内，用武火加热，煅至酥脆时取出，放凉，碾成粉末。以

牡蛎煎出液中 $Ca^{2+}$ 含量为指标，对牡蛎煅制工艺进行了优化，优化参数为：煅制温度为550℃，时间为2.5小时，煅后醋淬[2]。

除煅牡蛎外，还有盐制牡蛎。

**【性状差异】**　牡蛎为不规则的块状或粉末，灰白色。煅牡蛎为粉末状，灰白色或青灰色。

**【炮制作用】**　牡蛎，咸，微寒。归肝、胆、肾经，具有重镇安神、潜阳补阴、软坚散结、收敛固涩的功效。牡蛎重镇安神，潜阳补阴，软坚散结作用较强，用于治疗惊悸失眠、眩晕耳鸣、瘰疬痰核、癥瘕痞块。如用于治疗肝阳上亢，头目眩晕，或有耳中蝉鸣，阳气浮越，精神不安的镇肝熄风汤（《医学衷中参西录》）；用于治疗热病后真阴被劫，内风暗动，手足瘛疭，口干咽燥的大定风珠（《温病条辨》）；用于治疗瘰疬、瘿瘤等的内消瘰疬丸（《医学心悟》）；用于治疗大病瘥后，腰以下水肿，或小便淋涩，阴囊肿痛的牡蛎泽泻散（《伤寒杂病论》）。

牡蛎煅制后，增强制酸及收敛作用。常用于虚汗、遗精、带下、崩漏等证。如用于治疗气阴不足，自汗盗汗，体倦神怠的牡蛎散（《三因极一病证方论》）；用于治疗肾虚精关不固，梦遗或滑精，或兼小便余沥，腰脚酸软的金锁固精丸（《太平惠民和剂局方》）；用于治疗冲任不固，崩中漏下，日久不愈者的牡蛎丸（《证治准绳》）；用于治疗脾胃虚弱，带脉为病，白带绵下，清稀如水液的清带汤（《医学衷中参西录》）。

牡蛎煅后醋淬能增大煎出液中 $Ca^{2+}$ 含量[2]，且炮制后碳酸钙部分转变成了钙的氧化物，这与煅牡蛎增强收敛固涩的功效相符[3]。牡蛎有协同戊巴妥钠睡眠的作用，牡蛎的镇静、催眠、安神作用随着煅制温度的逐步升高而逐渐降低[4]。

**【药理作用】**

## 一、牡蛎的药理作用

**1. 镇静作用**　牡蛎能明显延长戊巴比妥钠阈剂量所致的小鼠睡眠时间，但高温煅制会破坏牡蛎的镇静作用的成分[4]。

**2. 抗实验性胃溃疡作用**　牡蛎水煎液对溃疡有明显的预防作用[5]。

## 二、煅牡蛎的药理作用

**抗实验性胃溃疡作用**　牡蛎经煅制后，能明显提高抗实验性胃溃疡活性[5]。

**【化学成分】**

**牡蛎**　主要含碳酸钙；微量元素，如 Fe、Mn、Cu、Zn 等；氨基酸，如甘氨酸、胱氨酸、蛋氨酸、苯丙氨酸等17种氨基酸[6,7]。

**煅牡蛎**　煅制后碳酸钙部分转变成了钙的氧化物，增加了钙的溶出；钙、锌等含量增高。

**【含量测定】**　照2010年版《中国药典》牡蛎项下含量测定法[1]，采用 EDTA 滴定法对碳酸钙含量进行测定。测定发现牡蛎和煅牡蛎水煎液中 $Ca^{2+}$ 含量不同[8]，见表19-2。

表19-2　生、煅牡蛎中总 Ca 含量、水煎液 $Ca^{2+}$ 含量和总成分煎出率的比较

| 编号 | 总 Ca 含量/(mg/ml) | 水煎液 $Ca^{2+}$ 含量/(mg/ml) | 总成分煎出率/% |
|---|---|---|---|
| 1 | 38.49±0.09 | 0.32±0.06 | 0.35±0.07 |
| 2 | 39.29±0.05 | 0.30±0.01 | 0.65±0.00 |
| 3 | 39.29±0.04 | 0.29±0.07 | 0.80±0.00 |
| 4 | 39.64±0.02 | 0.41±0.02 | 0.92±0.04 |
| 5 | 39.82±0.02 | 0.99±0.05 | 1.53±0.04 |
| 6 | 48.94±0.01 | 5.06±0.11 | 2.50±0.00 |
| 7 | 56.50±0.05 | 6.11±0.00 | 2.65±0.00 |

编号1为牡蛎样品，编号2~7分别为在350℃煅制8小时，在600、700、800、900、1000℃煅制

1 小时的煅牡蛎样品。从实验结果可以发现，牡蛎在 700℃以下煅制时，水煎液中 $Ca^{2+}$ 含量与生品相比没有明显变化；但在 900℃以上煅制 1 小时，煎液中的 $Ca^{2+}$ 含量则有多倍数的增加；煅制品的总成分煎出率均高于生品，随着煅制温度的提高，煅制品的总成分煎出率明显增加，在 800℃以上煅制，总成分煎出率增加更为显著。

**【生制牡蛎成分、药效与功用关系归纳】** 由牡蛎煅制前后的对比研究，初步认为碳酸钙的分解及微量元素的变化是引起牡蛎生制品药效差异的物质基础。其变化关系如图 19-2 所示：

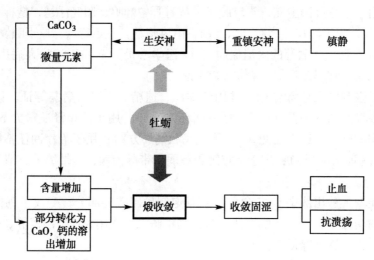

图 19-2 生制牡蛎成分、药效与功用关系图

（鞠成国）

● **参 考 文 献** ●

[1] 国家药典委员会. 中华人民共和国药典（一部）[S]. 北京：中国医药科技出版社，2010：161-162.
[2] 刘萍，吴清平. 正交试验法探讨牡蛎最佳炮制工艺 [J]. 中成药，1993，15（10）：19-20.
[3] 李社花. 煅牡蛎的加工炮炙条件 [J]. 中国中药杂志，2000，25（1）：53-54.
[4] 钟洁雯，陈建伟，李祥，等. 中药牡蛎对戊巴比妥钠催眠作用的影响 [J]. 中华中医药学刊，2009，27（3）：499-500.
[5] 聂淑琴，李铁林，江文君，等. 生牡蛎与煅牡蛎抗实验性胃溃疡作用的比较研究 [J]. 中国中药杂志，1994，19（7）：405-407.
[6] 袁铣帆，陈楚城. 不同炮制方法对五味中药钙离子煎出量的影响 [J]. 中国中药杂志，1991，16（3）：150.
[7] 闫兴丽，张建军，曾凤英. 三种牡蛎矿质元素的含量测定与分析 [J]. 中国中医基础医学杂志，2009，15（3）：218-219.
[8] 李铁林，江文君. 炮制条件对煅牡蛎质量影响的研究 [J]. 中国中药杂志，1993，18（12）：723-725.

● **赭 石** ●

**【来源】** 本品为氧化物类矿物刚玉族赤铁矿，主含三氧化二铁（$Fe_2O_3$）。采挖后，除去杂石。主产于河北、山西、山东等地。

生制赭石鉴别使用表

| 处方用名 | 赭石 | 煅赭石 |
|---|---|---|
| 炮制方法 | 净制 | 煅制 |
| 性状 | 红棕色，表面有乳头状凸起，略有金属光泽。体重，质坚，砸碎后断面显层叠状。气微，味淡 | 为粉末状。暗褐色或紫褐色，光泽消失。质地酥脆。略带醋气 |

续表

| | | |
|---|---|---|
| 性味<br>归经 | 苦，寒<br>归肝、心、肺、胃经 | 苦、甘，微寒<br>归肝经、心经、胃经 |
| 功能<br>主治 | 平肝潜阳，重镇降逆，凉血止血<br>用于眩晕耳鸣，呕吐，噫气，呃逆，喘息，吐血，衄血，崩漏下血 | 平肝镇逆，凉血止血<br>用于噫气呕逆，噎膈反胃，哮喘，惊痫，吐血，鼻衄，肠风，痔瘘，崩漏带下 |
| 炮制作用 | 去除杂质 | 易于粉碎和煎出有效成分，降低苦寒之性，偏于收敛，平肝止血作用增强 |
| 用法<br>用量 | 水煎口服或入中成药<br>9~30g | 水煎口服或入中成药<br>9~30g |
| 配伍 | 常与牛膝、牡蛎、生龟甲等配伍治疗肝阳上僭，头目眩晕，脑中作痛发热，目胀耳鸣，心中烦热，面色如醉，如镇肝熄风汤；常与旋覆花、人参、半夏等配伍治疗中虚痰结，胃气上逆，噫气呕吐，呃逆，如旋覆代赭石汤 | 常与茜草炭、白茅根、三七等配伍治疗肝胃气逆所致的略血，呕血，衄血，肠风便血。常与艾叶炭、补骨脂、附子等配伍治疗产后血崩，或冲任不固，崩中漏下，如固经丸。亦可用代赭石一味治疗吐血，衄血 |
| 药理作用 | 抗炎、镇静、抗惊厥 | 抗炎、抗惊厥、止血 |
| 化学成分 | 主含三氧化二铁（$Fe_2O_3$），其中铁70%，氧30%，并含硅、铝、钛、镁、锰、钙、铅、砷等杂质 | 氧化亚铁含量增加，$Ca^{2+}$溶出增加，砷含量降低 |
| 含量测定 | 本品含铁（Fe）不得少于45.0% | 本品含铁（Fe）不得少于45.0% |
| 注意 | 孕妇慎用 | 孕妇慎用 |

## 注释

【炮制方法】

赭石：取原药材，除去杂质，砸碎[1]。

煅赭石：取净赭石，砸成碎块，高温煅烧至红透，醋淬后，碾成粗粉[1]。以 Fe(Ⅱ) 和 Fe(Ⅲ) 的溶出量为考察指标，对赭石的煅淬工艺进行优化，优化参数为：650℃煅烧3小时，30%的食醋淬1次[2]，每100kg赭石，用醋30kg。

【性状差异】　赭石红棕色。煅赭石为粉末状，暗褐色或紫褐色，无光泽，略带醋气。

【炮制作用】　赭石，味苦，性寒，归肝、心经。有平肝潜阳，重镇降逆，凉血止血的功能。用于眩晕耳鸣，呕吐，噫气，呃逆，喘息，吐血，衄血，崩漏下血。赭石以重镇潜阳为主，如治疗肝阳上僭，头目眩晕，脑中作痛发热，目胀耳鸣，心中烦热，面色如醉的镇肝熄风汤（《医学衷中参西录》）；治疗中虚痰结，胃气上逆，噫气呕吐，呃逆的旋覆代赭石汤（《伤寒杂病论》）。

赭石煅制后，偏于收敛止血，降低了苦寒之性，增强了平肝止血作用。如治疗产后血崩，或冲任不固，崩中漏下的固经丸（《证治准绳》）。

Fe 能促进血红细胞和血红素的形成，Fe、Mn、Cu 有协同造血作用。Fe 是赭石发挥功效的主要成分，煅赭石水煎液中 Fe 元素含量较赭石中剧增，赭石经煅红醋淬后其中部分 $Fe^{3+}$ 可以被还原成 $Fe^{2+}$，使氧化亚铁含量增加[3]。代赭石锻制后，Mn、Cu 元素也有不同程度的增加，煅品比生品 $Ca^{2+}$ 的溶出量增加了26倍[4]，这些都说明赭石炮制后平肝止血作用的增强与所含的铁及微量元素的煎出量增加有一定的相关性。有害物质 As 在煅赭石煎液中的含量低于赭石煎液[5]。赭石的抗炎作用优于煅赭石，煅赭石的镇静、抗惊厥、缩短凝血时间作用优于赭石。生、煅赭石药理作用差异与其所含微量元素有一定的相关性[6]。

【药理作用】

## 一、赭石的药理作用

**1. 镇静、抗惊厥作用** 赭石能缩短小鼠入睡潜伏期时间，对戊巴比妥钠有协同作用；能明显拮抗戊四氮诱发小鼠的惊厥作用，延长抽搐潜伏期时间[7]。

**2. 抗炎作用** 通过赭石对二甲苯所致小鼠耳廓肿胀的实验发现，除肾状赭石制品无明显的抗炎作用外均有抗炎作用，其中肾状赭石生品抗炎作用最强[8]。

## 二、煅赭石的药理作用

**1. 抗惊厥作用** 煅赭石能显著对抗戊四氮诱发小鼠的惊厥作用，延长抽搐潜伏期时间，减少惊厥动物数[6]。

**2. 抗炎作用** 煅赭石能显著抑制小鼠足肿胀度[6]。

**3. 止血作用** 煅赭石能显著缩短小鼠的凝血时间和出血时间[6]。

【化学成分】

**赭石** 除主要化学成分 $Fe_2O_3$ 外，尚含有多种微量元素 Fe、Zn、Cu、Mn、Co、Ni 等。

**煅赭石** 赭石经煅红醋淬后其中部分 $Fe^{3+}$ 可以被还原成 $Fe^{2+}$，使氧化亚铁含量增加[3]；$Ca^{2+}$ 的溶出量增加[4]；赭石煅制后含砷量降低[5]。

【红外光谱异同点】

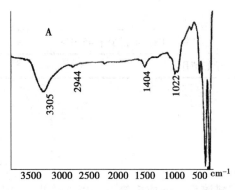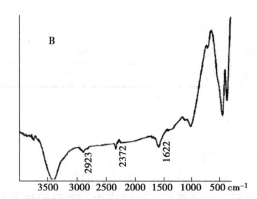

**图 19-3** 赭石（A）及煅赭石（B）红外光谱图

从赭石红外光谱图可见，赭石煅制后，吸收峰数量和位置未发生明显变化，各吸收峰强度较三氧化二铁的吸收峰强度有所减弱，较赭石生品各吸收峰强度有所增强，说明赭石煅制后主要组成没有改变，但含量有所增加，导致红外吸收峰强度有所增强[9]。

【含量测定】 采用碘量法[10]测定 14 目筛粗粉中赭石生制品中砷元素，结果显示生制品中砷含量差异较大，见表 19-3。

**表 19-3** 赭石生品与炮制品中砷元素的含量比较（%）

| 样品 | 赭石 | 煅赭石 | 煅淬赭石 |
| --- | --- | --- | --- |
| 砷 | 0.03 | 0.014 | 0.01 |

用紫外-可见分光光度计测定铁含量[11]，生制品中铁的含量有差异，见表 19-4、表 19-5。

**表 19-4** 赭石生、制品醋煎液中 $Fe^{2+}$、$Fe^{3+}$ 的含量比较

| 样品 | 总铁/(mg/g) | $Fe^{3+}$/(mg/g) | $Fe^{2+}$/(mg/g) | 精密度/mg | 总铁回收率/% |
| --- | --- | --- | --- | --- | --- |
| 赭石 | 9.05 | 6.71 | 2.34 | 6.15 | 94.67 |
| 煅赭石 | 9.08 | 6.81 | 2.27 | 5.45 | 92.34 |

表 19-5　赭石生、制品水煎液中铁的含量比较

| 样品 | 总铁/（mg/g） | 精密度/% | 总铁回收率/% |
|---|---|---|---|
| 赭石 | 0.101 | 0.565 | 93.28 |
| 煅赭石 | 0.305 | 0.485 | 92.49 |

【**不良反应**】　赭石（特别四川省赭石）含有对人体有害的铅、砷、钛等微量元素，应防止因使用不当引起的对人体的危害，这也是赭石不能久服，中病即止的一大原因[12]。

【**毒性**】　临床毒性尚不明确。动物实验有报道："小鼠每日服 2g，第七天百分之百死亡，死前动作迟钝，肌肉无力及间发性痉挛，最后共济失调或瘫痪……症状很似砷中毒。"[13]

因含有害元素砷，不宜长期服用，孕妇慎用。孕妇和婴幼儿一般不用赭石，以避免影响小儿智力发育[14]。肝肾功能受损严重者应禁用赭石。

【**生制赭石成分、药效与功用关系归纳**】　由赭石煅制前后的对比研究，提示了 $Fe^{3+}$、$Fe^{2+}$ 及微量元素的含量变化是引起赭石生、制品药效差异的物质基础。其变化关系如图 19-4 所示：

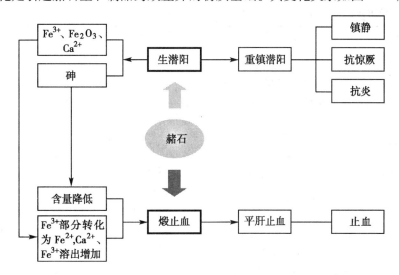

图 19-4　生煅赭石成分、药效与功用关系图

（鞠成国）

● 参 考 文 献 ●

[1] 国家药典委员会. 中华人民共和国药典（一部）[S]. 北京：中国医药科技出版社，2010：348-349.

[2] 丁霞，李冠业，高思国. H 点标准加入法同时测定代赭石及其炮制品在不同介质中的 Fe（Ⅱ）和 Fe（Ⅲ）[J]. 中成药，2011，33（4）：637-641.

[3] 刘环香，曾本富，罗顺德. 煅淬对赭石中亚铁离子含量的影响 [J]. 中成药，1988，10（11）：18.

[4] 刘长业，王富卿. 矿物类与贝壳类药煅制新法 [J]. 四川中医，1989，（7）：53.

[5] 张亚敏，李大经，张宏，等. 代赭石的不同炮制方法对含砷量的影响 [J]. 吉林中医药，1987，（4）：36-37.

[6] 刘淑花，毕俊英. 生或煅赭石微量元素含量及药理作用比较 [J]. 微量元素与健康研究，2003，20（1）：6-7.

[7] 刘淑花，李世纪，于开明，等. 磁石赭石微量元素及药理作用研究 [J]. 微量元素与健康研究，2008，25（4）：18-19.

[8] 熊南燕，王永艳，姜燕. 3 种不同性状赭石的药理作用研究 [J]. 时珍国医国药，2010，21（1）：1133-1134.

[9] 刘丹. 中药赭石煅制研究 [D]. 南京中医药大学硕士论文，2009.

[10] 郑建涵，吴振华. 中药代赭石最佳炮制方法探讨 [J]. 中医药学刊，2006，24（8）：1559-1560.

[11] 康莲薇，熊南燕，李树鱼. 赭石的不同煎出液中 $Fe^{2+}$、$Fe^{3+}$ 含量测定研究 [J]. 实验技术与管理，2011，28（3）：36-38.

[12] 康莲薇，熊南燕，韩勤业. 代赭石的化学成分与临床应用概述 [J]. 环球中医药，2009，2 (6)：451-453.

[13] 天津医学院药理教研组. 中药代赭石的毒理、药理学研究 [J]. 中华放射学杂志，1960，8 (3)：203.

[14] 刘雄. 临床运用赭石需注意毒性作用 [J]. 光明中医，2010，25 (2)：303-304.

# ～ 天 麻 ～

【来源】 本品为兰科植物天麻 *Gastrodia elata* Bl. 的干燥块茎。立冬后至次年清明前采挖，立即洗净，蒸透，敞开低温干燥。主产于四川、云南、贵州等地。

生制天麻鉴别使用表

| 处方用名 | 天麻 | 酒天麻 |
|---|---|---|
| 炮制方法 | 切制 | 酒制 |
| 性状 | 呈不规则的薄片。外表皮黄白色至淡黄棕色，有时可见点状排成的横环纹。切面黄白色至淡棕色。角质样，半透明。气微，味甘 | 呈不规则薄片，外表皮黄色至深黄色，有横环纹，切面黄色至深黄色，味甘，微有酒气 |
| 性味 归经 | 辛、甘，性平 归肝经 | 辛、甘，微温 归肝经 |
| 功能 主治 | 息风止痉，平抑肝阳，祛风通络 用于小儿慢惊风，癫痫抽搐，破伤风，头痛眩晕，口眼㖞斜等 | 祛风通络，止痛 用于偏正头痛，手足不遂，风湿痹痛等 |
| 炮制作用 | 利于调剂和成分煎出 | 增强祛风通络止痛作用 |
| 用法 用量 | 水煎口服或入中成药 3～10g | 水煎口服或入中成药 3～10g |
| 配伍 | 常与钩藤、羚羊角、全蝎、黄芩、牛膝、半夏、白术、茯苓、秦艽、桑寄生、天南星、白附子、人参、白术、僵蚕、防风、蝉蜕等配伍，治疗肝风内动所致的惊悸壮热，手足抽搐等。如天麻钩藤饮等 | 常与制乌头、地榆、没药、羌活、制附片、白芷、川芎、酒牛膝等配伍，治风湿痹痛、偏正头痛、手足不遂等。如天麻散、天麻丸等 |
| 药理作用 | 保护神经细胞、抗惊厥、镇静催眠、镇痛、抗眩晕、益智、抗衰老、改善心血管系统和微循环等 | 保护神经细胞、镇痛、抗惊厥、镇静催眠、抗衰老等 |
| 化学成分 | 含酚酸及苷、多糖、甾醇、有机酸等成分 | 天麻素、多糖等成分含量增加 |
| 检查 浸出物 含量测定 | 水分不得过 12.0% 总灰分不得过 4.5% 乙醇浸出物不得少于 10.0% 含天麻素不得少于 0.20% | 水分不得过 12.0% 总灰分不得过 4.5% 乙醇浸出物不得少于 10.0% 含天麻素不得少于 0.20% |
| 注意 | 若肝虚在血，证见口干便闭，及犯类中风等证者，切不宜服 | 若肝虚在血，证见口干便闭，及犯类中风等证者，切不宜服 |

## 注释

【炮制方法】

天麻：取原药材，除去杂质，洗净，润透或蒸软，切薄片，干燥[1]。

酒炙天麻：取天麻片，喷淋定量的黄酒拌匀，闷润至酒被吸尽，置炒制容器内，用文火炒干，取出晒晾，筛去碎屑。

除酒炙天麻外，还有煨天麻、炒天麻和麸炒天麻。

【性状差异】 天麻切面黄白色，酒天麻切面深黄色，微有酒气。

【炮制作用】 天麻，味甘、平。因味甘质润，主入肝经，而有息风止痉之功，可治各种病因之肝风内动，惊痫抽搐，不论寒热虚实，皆可应用。天麻以平肝息风、止痉为主，主要用于小儿慢惊风，癫痫抽搐，破伤风，头痛眩晕，口眼㖞斜等，如天麻钩藤饮等。天麻蒸制还可以起到杀酶保苷作用。

天麻酒制后，以通达血脉、祛风通络、止痛为主，主要用于偏正头痛，手足不遂，风湿痹痛等。

天麻中含有多种酚性成分，如天麻素、天麻苷元、赤箭苷等，具有保护神经细胞、清除自由基、抗惊厥、镇静、抗衰老等活性。故天麻具有息风止痉之功。

天麻酒制后，天麻素、多糖等成分含量增加，使其抗氧化、抗炎、止痛作用增强，故酒天麻通络止痛作用强于生品。

【药理作用】

**1. 对神经细胞损伤的保护作用** 天麻素可抑制兴奋性氨基酸诱导的细胞死亡和凋亡，具有清除自由基的能力，对神经元具有保护作用。并检测到天麻素对大鼠的脑缺血再灌注损伤模型有保护作用[2,3]。

**2. 抗惊厥作用** 香兰素以及其共生菌蜜环菌有抗癫痫的作用。香草醇在无明显中枢镇静作用时，就能抑制大鼠点燃效应的全身性阵挛发作。缩短阿尔茨海默病（AD）时程，在不产生中枢镇静作用的剂量下就能显著改善脑电波，产生抗癫痫作用[4]。

**3. 镇静催眠、镇痛作用** 天麻的镇静、催眠作用可能与其降低脑内多巴胺（DA）和去甲肾上腺素（NA）的含量有关，而脑内 DA、NA 含量的降低可能与天麻抑制中枢 DA、NA 能神经末梢对 DA、NA 的重摄取和储存有关。此外天麻具有明显的镇痛作用[5-7]。

**4. 抗眩晕作用** 天麻多糖（GEP）与蜜环菌多糖（AMP）活性相似，均能显著缩短眩晕小鼠逃避电击所用的时间，增加眩晕后小鼠的进食量。GEP 与 AMP 对机械旋转所致的眩晕均具有一定疗效[8]。

**5. 益智、抗衰老及其对阿尔茨海默病的作用** 连续服用天麻可降低血清 LPO 浓度，具有改善记忆、抗衰老、益智作用。天麻素对诱导的 AD 神经细胞的作用，推断天麻素具有预防和治疗阿尔茨海默病的潜在功效[9]。

**6. 对心血管系统和微循环的作用** 天麻具有降低血压和外周血管阻力，增加动脉中血流惯性，以及中央和外周动脉的顺应性等作用，对人体的心血管系统起到很好的保护作用。天麻中的天麻多糖具有很好的降血压作用，天麻提取物 $G_2$ 具有显著的抗血小板聚集作用。天麻注射液（1g/kg）颈外静脉注射，可明显扩张麻醉大鼠肠系膜动脉管径，血流加快，给药 1ml 后即可发挥作用，15 分钟达最大，但对小静脉作用不明显。天麻煎剂能对抗大鼠肾上腺素（AD）的缩血管效应，对大鼠微循环障碍有显著的预防作用，阻止血栓形成。并对缺血、缺氧及血液再灌流造成的大鼠脑组织损伤有保护作用[10]。

**7. 抑菌作用** 天麻抗真菌蛋白基因（GAFP）是从天麻块茎中分离出来的，体外抑菌实验证明天麻抗真菌蛋白对苹果树轮纹病菌、小麦赤霉菌、葡萄霜霉病菌、棉花黄萎病菌以及杉木炭疽病菌等均有一定的抑制作用。

**8. 其他作用** 天麻具有一定的增强免疫和抗炎作用。通过对刚果红廓清功能的测定，发现天麻水煎液能增强小鼠非特异性免疫。天麻注射液能显著增强小鼠机体的非特异性免疫作用和 T 细胞的免疫应答，还能促进特异性体液抗体形成，提高小鼠特异性抗原结合细胞能力，溶血空斑实验和抗绵羊红细胞抗体（SRBC）实验表明，天麻可增强小鼠细胞免疫和体液免疫能力[11,12]。

【化学成分】

**天麻** 主要含酚类成分及苷类，如天麻素；多糖类、甾醇、有机酸类成分[13-15]。

**酒天麻** 主要含天麻素、天麻苷元、赤箭苷等酚性成分。酒制后天麻素、多糖等成分含量较生品增加。

【药物代谢】　天麻素在大鼠肝、肾和脑不同区域组织匀浆中的代谢研究结果表明，天麻素在非酶体系中稳定，在肝、肾、脑组织匀浆中天麻素可被代谢为天麻苷元。在组织中的代谢，以肾最快，脑次之，肝最小；在脑组织中，天麻素在小脑、丘脑、脑桥与延脑区域代谢速度快于皮层、纹状体和海马区[16,17]。

【不良反应】　天麻及天麻制剂偶有过敏性反应及中毒的发生。如：口服天麻粉引起荨麻疹药疹；口服天麻丸引起过敏性紫癜；肌注天麻注射液致过敏性休克；大剂量服天麻致肾功能衰竭及昏迷等。天麻中毒解救的方法为：早期催吐，洗胃；出现过敏性反应及肾功能衰竭时，可对症处理[18]。

【毒性】　天麻有一定毒副作用，中毒剂量是40g以上，中毒潜伏期是1~6小时[19]。

【生制天麻成分、药效与功用关系归纳】　由天麻酒制前后的对比研究，初步认为天麻素和多糖的变化是引起天麻生制品药效差异的物质基础。其变化关系如图19-5所示：

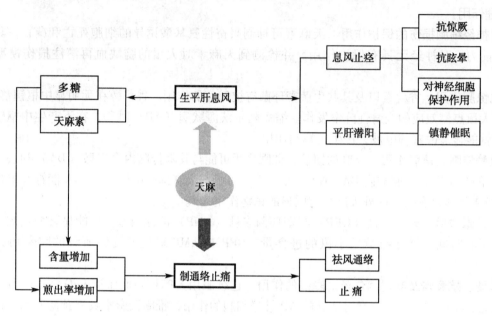

图19-5　生制天麻成分、药效与功用关系归纳

（才　谦）

---

## 参考文献

[1] 国家药典委员会. 中华人民共和国药典（一部）[S]. 北京：中国医药科技出版社，2010：54.

[2] 李运曼，陈芳萍，刘国卿. 天麻素抗谷氨酸和氧自由基诱导 PCI2 细胞损伤研究 [J]. 中国药科大学学报，2003，34（5）：456.

[3] 刘凌钊，陈婉辉，邓慧，等. 天麻在肾缺血再灌注损伤中的作用机制 [J]. 广东医学，2005，26（7）：910-911.

[4] 赵岚，蔡际群. 天麻等复方中药对遗传性震颤大鼠癫痫小发作的作用 [J]. 辽宁药物与临床，2003，6（2）：68-69.

[5] 黄俊华. 天麻注射液及天麻贰药理作用初步研究 [J]. 中国医学科学院学报，1985，7（5）：399.

[6] 黄彬，石京山. 天麻对大鼠脑内多巴胺含量及释放的影响 [J]. 贵州医药，1993，17（1）：14-15.

[7] 黄彬，石京山. 天麻对大鼠脑内去甲肾上腺素含量及释放的影响 [J]. 贵州医药，1993，17（6）：31.

[8] 周菊芬. 天麻注射液治疗真性眩晕26例 [J]. 现代中医结合杂志，2009，18（36）：4538.

[9] 李世辉，朱虹江. 天麻醒脑胶囊治疗颈性眩晕60例临床观察 [J]. 云南中医中药杂志，2009，30（5）：11-12.

[10] 涂晋文，徐家才. 愈风汤天麻汤防治缺血性中风机理的实验研究 [J]. 湖北中医杂志，1995，17（2）：51.

[11] 龚海洋，王红，徐哲，等. 二十一种中药对小鼠免疫药理作用的初步研究 [J]. 中药药理与临床，1995（2）：30.

[12] 王曙光，曹东，杨小洁，等. 鲜天麻蜜膏对小鼠免疫功能的影响 [J]. 蜜蜂杂志，1997，7（3）：42.

[13] 周俊，杨雁宾，杨崇仁. 天麻中的新酚甙-天麻素 [J]. 科学通报，1979，24（7）：335.

[14] 周俊，杨雁宾，杨崇仁. 天麻的化学研究 I，天麻化学成分的分离和鉴定 [J]. 化学学报，1979，37（3）：183.

[15] 周俊，浦湘渝，杨雁宾. 新鲜天麻的九种酚性成分 [J]. 科学通报，1981，26（18）：118.

[16] XU S，BIAN R，CHEN X. Experiment technology of pharmacology（药理学实验方法）[M]. Beijing：Beijing People Sanitation Press，2002，3：Appendix 1849.

[17] ZHOU MJ，CHEN XY，ZHONG DF. Metabolism of trans-resveratrol-3-O-glucoside in vitro in rat tissues [J]. 药学学报，2007，42（5）：520-524.

[18] 胡昌江. 临床中药炮制学 [M]. 北京：人民卫生出版社，2008.

[19] 蒲昭和. 有关天麻毒副作用的临床报道及认识 [J]. 中国中医药信息杂志，1997，4（3）：12-13.

# ∽ 僵 蚕 ∽

【来源】 本品为蚕蛾科昆虫家蚕 *Bombyx Mori* Linnaeus 4～5 月龄的幼虫感染（或人工接种）白僵菌 *Beauveria Bassiana*（Bals.）Vuillant 而致死的干燥体。多于春、秋季生产，将感染白僵菌病死的蚕干燥。主产于浙江、江苏、四川等养蚕区。

生制僵蚕鉴别使用表

| 处方用名 | 僵蚕 | 麸炒僵蚕 |
| --- | --- | --- |
| 炮制方法 | 净制 | 麸炒 |
| 性状 | 略呈圆柱形，多弯曲皱缩。表面灰黄色，质硬而脆，易折断。气微腥。味微咸 | 呈圆柱形，多弯曲。表面黄色，偶有焦斑。略有腥气 |
| 性味 归经 | 咸、辛，平 归肺、肝、胃经 | 咸、辛，平 归肝、肺、胃经 |
| 功能 主治 | 息风止痉，祛风止痛 用于惊痫抽搐，风疹瘙痒，肝风头痛 | 化痰散结 用于瘰疬痰核，中风失音 |
| 炮制作用 | 去除杂质 | 矫正不良气味，便于粉碎和服用 |
| 用法 用量 | 水煎口服或研末吞服 水煎：5～10g；研末：1～1.5g | 水煎口服或研末吞服 水煎：5～10g；研末：1～1.5g |
| 配伍 | 常与全蝎、白附子、天麻、朱砂、牛黄、天南星等配伍，治疗惊痫抽搐、口眼㖞斜症状。如千金散、牵正散等 | 常与党参、白术、天麻、全蝎、浙贝母、夏枯草等配伍，治疗咽喉肿痛，痰热久咳等症。如六味汤，八风丹 |
| 药理作用 | 抗凝、抗血栓、抗惊厥、抗癌、降糖、降脂等 | 抗惊厥作用降低、抗血栓、抗癌、降糖、抑制酪氨酸酶作用等 |
| 化学成分 | 蛋白质、氨基酸、草酸铵、白僵菌素、黄酮类 | 草酸铵的含量降低；槲皮素、山柰酚含量增高；氨基酸含量下降 |
| 检查 | 水分不得过 13.0%，总灰分不得过 7.0%，酸不溶性灰分不得过 2.0% | 水分不得过 13.0%，总灰分不得过 7.0%，酸不溶性灰分不得过 2.0% |
| 浸出物 | 醇浸出物不得少于 20.0% | 醇浸出物不得少于 20.0% |
| 注意 | 血小板减少，凝血机制障碍及出血倾向者应慎用。肝性昏迷者慎用 | 血小板减少，凝血机制障碍及出血倾向者应慎用。肝性昏迷者慎用 |

## 注释

### 【炮制方法】

僵蚕：取原药材，淘洗后干燥，除去杂质[1]。

　　麸炒僵蚕：将麸皮撒入热锅内，即刻烟起，随即投入均匀的净僵蚕，炒至僵蚕表面呈亮黄色、麦麸黑色时，立即取出，筛去麸皮。以化学成分含量变化为指标，对僵蚕麸炒炮制工艺进行优化，优化参数为：每100kg僵蚕加麦麸10kg，炒制温度为180℃，炒制时间为5分钟[2]。

　　【性状差异】　僵蚕略呈圆柱形，多弯曲皱缩，表面灰白色，气腥、味微咸。麸炒僵蚕表面呈淡黄色，偶有焦斑，掰断后断面无亮碴，色白，气微腥。（见文末彩图95）

　　【炮制作用】　僵蚕，味咸、辛，性平，归肝、肺、胃经，具有息风止痉、祛风止痛、化痰散结的功效，用于风热头痛、喉痛、中风面瘫、风疹瘙痒，如六味汤《咽喉秘旨》。生品散风热，药力较猛，并具有一定的腥咸气味，易诱发患者恶心呕吐，对胃肠道产生刺激，服用不当还会造成过敏反应，故僵蚕多炮制后入药。

　　麸炒后长于化痰定惊、散结止痛。用于瘰疬肿毒、小儿惊风、惊痫抽搐等症，如千金散《保元》。僵蚕麸炒后可矫正不良气味，同时有助于除去僵蚕虫体上的菌丝和分泌物，便于粉碎和服用。

　　牛磺酸是一种含硫的非蛋白氨基酸，具有多种生理功能，广泛地存在于动物体内。僵蚕生品水提液中牛磺酸的含量约为氨基酸总量的1.5%，而炮制品水提液中牛磺酸的含量为总氨基酸的2.2%[3]。僵蚕经过炮制后，游离氨基酸的含量有不同程度的下降。麸炒僵蚕的游离氨基酸总量下降的最显著，仅为生品总量的48.8%[3]。

　　僵蚕中含有的草酸铵是其抗惊厥的有效成分，但生品中过多的草酸铵容易引起人体血氮升高从而导致患者昏迷和抽搐，而僵蚕经过炮制后正可以适度降低草酸铵的含量[3]。

　　桑叶富含黄酮类化合物，所以僵蚕体内也含有一定量的黄酮类成分，如槲皮素和山柰酚等。僵蚕经过麸炒后，槲皮素与山柰酚的含量增加[4]。

　　白僵菌产生的白僵菌素是僵蚕抑菌的主要活性成分之一，但是对其炮制前后含量变化未见报道。

　　【药理作用】

<h2 align="center">一、僵蚕的药理作用</h2>

　　**1. 抗凝、抗血栓、促纤溶**　僵蚕水提液体内外实验均具有较强的抗凝作用、促纤溶活性[5,6]。

　　**2. 抗惊厥作用**　白僵蚕的水煎液与有机试剂萃取后的醇提液具有抗惊厥作用，对抗士的宁的物质主要为草酸铵[7,8]。白僵蚕抗惊厥活性部位为氯仿及乙酸乙酯萃取部位[9]。白僵蚕醇提物能抑制由MET建立的MES癫痫大发作试验模型[10]。

　　**3. 抗癌作用**　僵蚕醇提物对小鼠ECA实体型抑制率为36%；对小鼠$S_{180}$也有抑制作用；体外可抑制人体肝癌细胞的呼吸，可用于直肠腺癌型息肉的治疗等[11,12]。

　　**4. 催眠作用**　白僵蚕醇提液对小鼠有催眠作用，小鼠按0.5g/20g体重口服，或0.25g/20g体重皮下注射，其催眠效力与皮下注射50mg/kg的苯巴比妥的效力相当[13]。

　　**5. 降糖、降脂作用**　僵蚕对糖尿病及高脂血症有治疗作用，临床实验表明白僵蚕代用家蚕复方蛹油治疗20例轻度高脂血症，血清胆固醇平均下降22.4%，甘油三脂平均下降47.14%[14]。

　　**6. 抑菌作用**　白僵蚕活性提取物对大肠杆菌的抑菌活性，发现白僵蚕提取物对大肠杆菌具有明显的抑菌活性，并且白僵蚕的抗炎活性与其抑菌活性相关[15]。

<h2 align="center">二、麸炒僵蚕的药理作用</h2>

　　**1. 抗氧化作用**　麸炒僵蚕甲醇提取部位具有一定的体外抗氧化能力，当提取浓度相当生药质量浓度80g/L小鼠肝脏微粒体脂质过氧化的抑制率达到最大，当提取浓度相当生药质量浓度20g/L时，麸炒僵蚕对·OH的清除率达到最大[16]。

　　**2. 对酪氨酸酶抑制作用**　麸炒僵蚕甲醇提取部位对酪氨酸酶具有一定抑制作用，当提取浓度相当于生药质量浓度的20g/L时，麸炒僵蚕对酪氨酸酶的抑制率达到最大，这或许是僵蚕能"灭黑暗"的原因所在[16]。

【化学成分】

**僵蚕**　含蛋白质、氨基酸，核苷酸、碱基，草酸铵及微量元素，白僵菌素等成分[17-19]。

**麸炒僵蚕**　草酸铵的含量下降；槲皮素、山奈酚的含量增加；牛磺酸含量升高；游离氨基酸的含量下降[3,4]。

【不良反应】　食用僵蚕后有时会引起一些不良反应如肢体震颤等，严重者伴有意识障碍、眼球水平震颤、运动性失语、共济失调、肌张力增高、腱反射亢进等体征[20]。还可引起脑电图表现中度异常，α节律消失，仅双枕区见少量慢化。还可引起眼肌麻痹、瞳孔扩大、复视及斜视，严重病例有视网膜动脉痉挛、水肿、出血及视盘水肿[21]。

【生制僵蚕成分、药效与功用关系归纳】　由僵蚕麸炒前后的对比研究，初步认为草酸铵、氨基酸、槲皮素及山奈酚的含量变化是引起僵蚕生制品药效差异的物质基础。其变化关系如图19-6所示。

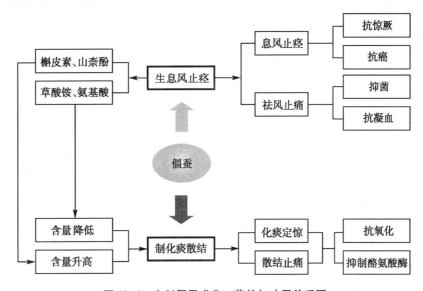

图19-6　生制僵蚕成分、药效与功用关系图

（姜　丽）

### 参考文献

[1] 国家药典委员会. 中华人民共和国药典（一部）[S]. 北京：中国医药科技出版社，2010：352.

[2] 张昌文，彭宣文. 白僵蚕麸炒炮制工艺研究 [J]. 北方药学，2013，10（4）：39.

[3] 赵清，徐月清，冯天铸，等. 不同炮制方法对僵蚕指标性成分的含量影响研究 [J]. 时珍国医国药，2011，22（3）：657-660.

[4] 赵清，郝丽静，马晓莉，等. 六种僵蚕炮制品的薄层鉴别与含量测定研究 [J]. 辽宁中医杂志，2010，37（12）：2421-2424.

[5] 彭延古，葛金文，邓奕辉. 僵蚕抗凝血活性初步研究 [J]. 湖南中医学院学报，2000，20（4）：18-19.

[6] 彭延古，李露丹，邓奕辉. 僵蚕抗实验性静脉血栓及作用机理的研究 [J]. 血栓与止血，2001，7（3）：104-105.

[7] 汤化琴，徐东琴. 僵蚕与氯化铵药理作用实验探讨 [J]. 天津中医学院学报，1992，10（3）：40-41.

[8] 邢少华，刘树民. 动物病理产物药的药用价值初探 [J]. 中医药学报，1990，17（6）：40-41.

[9] 严铸云，李晓华，陈新，等. 僵蚕抗惊厥活性部位的初步研究 [J]. 时珍国医国药，2006，16（5）：696-697.

[10] 姚宏伟，何欣暇，何巧燕，等. 僵蚕和蜈蚣醇提物抗惊厥作用的药效学比较研究 [J]. 中国药物与临床，2006，5（3）：221-223.

[11] 李军德，姜凤梧. 我国抗癌动物药概述 [J]. 中成药，1992，14（2）：40-42.

[12] 王居祥，朱超林，戴虹. 僵蚕及僵蛹的药理研究与临床应用 [J]. 时珍国医国药，1999，9（8）：82-84.

[13] 黄海英，彭新君，彭延古. 僵蚕的现代研究进展 [J]. 湖南中医学院学报，2003，24（4）：62-64.

[14] 陈可冀. 抗衰老中药学 [M]. 北京：中医古籍出版社，1989：309.

[15] 项林平，柴卫利，王钰，等. 僵蚕抑菌活性成分的提取及其对大肠杆菌的抑制作用 [J]. 西北农林科技大学学报（自然科学版），2010，38（3）：50-54.

[16] 赵清，霍利琴，贾天柱. 不同炮制方法对僵蚕体外抗氧化活性及其对酪氨酸酶抑制能力的影响 [J]. 中国实验方剂学杂志，2014，20（3）：17-23.

[17] 李冬生，王金华，胡征，等. 白僵蚕主要化学成分及其挥发油的分析 [J]. 北学与生物工程，2003，19（6）：2224.

[18] 李伟，文红梅，张艾华，等. 高效液相色谱法测定僵蚕中 4 种核苷、碱基的含量 [J]. 药物分析杂志，1996，16（6）：406-407.

[19] 彭新君，许光明，李明娟，等. 高效液相色谱法测定僵蚕中草酸胺的含量 [J]. 中南药学，2006，4（4）：255-257.

[20] 颜辉，王国基，王俊，等. 僵蚕成分及药理作用研究进展 [J]. 中国蚕业，2004，24（4）：87-88.

[21] Kumar V, Singh GP, Babu AM, et al. Germination, penetration, and invasion of Beauveria bassiana on silkworm, Bombyx mori, causing white muscardine [J]. Italian Journal of Zoology, 1999, 66 (1): 39-43.

# 地 龙

【来源】 本品为钜蚓科动物参环毛蚓 *Pheretima aspergillum*（E. Perrier）、通俗环毛蚓 *Pheretima vulgaris* Chen、威廉环毛蚓 *Pheretima guillelmi*（Michaelsen）或栉盲环毛蚓 *Pheretima pectinifera* Michaelsen 的干燥体。前一种习称"广地龙"，后三种习称"沪地龙"。广地龙春季至秋季捕捉，沪地龙夏季捕捉，及时剖开腹部，除去内脏和泥沙，洗净，晒干或低温干燥。主产于广西、广东、福建等地。

生制地龙鉴别使用表

| 处方用名 | 地龙 | 酒地龙 |
|---|---|---|
| 炮制方法 | 净制、切制 | 酒制 |
| 性状 | 广地龙：薄片状小段，背部棕褐色，腹部浅黄棕色，略呈革质，不易折断，气腥，味微咸<br>沪地龙：不规则碎段，表面灰褐色，易折断 | 广地龙：表面棕黄色，偶有焦斑，略具酒气<br><br>沪地龙：表面棕褐色，偶有焦斑，略具酒气 |
| 性味<br>归经 | 咸，寒<br>归肝、脾、膀胱经 | 咸，微寒<br>归肝、脾、膀胱经 |
| 功能<br>主治 | 清热定惊，通络，平喘，利尿<br>用于高热神昏，惊痫抽搐，关节痹痛，肢体麻木，半身不遂，肺热喘咳，水肿尿少 | 通经活络<br>用于风湿瘀阻颈椎病，经络不和中风的半身不遂，口眼㖞斜，风寒湿痹，骨节酸痛 |
| 炮制作用 | 去除杂质，利于煎出 | 利于粉碎和去腥，便于服用，增强通经活络作用 |
| 用法<br>用量 | 水煎口服或入中成药<br>5~10g | 水煎口服或入中成药<br>5~10g |
| 配伍 | 常与白糖共捣烂，敷患处，或与豆粉研涂，治疗疮毒、瘰疬、急性腮腺炎、慢性下肢溃疡、烫伤、阴茎疮，如蚯蚓散；常与麝香、木鳖子等配伍，治疗痰气凝滞，如小金丸；常与胆南星、制川乌、制草乌等配伍治疗痹病，如小活络丸 | 常与当归、红花、川芎等配伍，治疗中风后遗症，半身不遂者，如补阳还五汤；常与川乌、天南星、乳香等配伍，治疗寒湿侵袭经络作痛，肢体不能屈伸，如活络丹；常与官桂、苏木、当归等配伍，治疗跌扑损伤，瘀血停滞于太阳经中，致腰脊臂痛不可忍，如地龙散 |
| 药理作用 | 解热、抗炎、镇痛、抗心律失常、平喘止咳、抗肿瘤、利尿、抗氧化、促进伤口愈合、抑制瘢痕等作用 | 止咳、化痰、平喘、抗凝、利尿、通络等作用 |

续表

| | | |
|---|---|---|
| 化学成分 | 蛋白质、氨基酸、酶类、脂类、核苷酸、微量元素、蚯蚓解热碱、蚯蚓素、蚯蚓毒素、胍、碳水化合物等 | 黄嘌呤与次黄嘌呤含量增加 |
| 检查 | 杂质不得过6%；水分不得过12.0%；总灰分不得过10.0%；酸不溶性灰分不得过5.0%；含重金属不得过百万分之三十 | 待测 |
| 浸出物 | 水溶性浸出物不得少于16.0% | 待测 |
| 注意 | 脾胃虚寒不宜服，孕妇禁服；鲜地龙因附带某些寄生虫入药应注意避免其传播某些疾病 | 脾胃虚寒不宜服，孕妇禁服 |

## 注释

**【炮制方法】**

地龙：取原药材，除去杂质，洗净切段，干燥[1]。

酒地龙：取净地龙段，加黄酒拌匀，闷润，待酒被吸尽后，置炒制容器内，用文火加热，炒干时，取出，放凉。每100kg地龙，用黄酒12.5kg。

除有酒制外、还有蛤粉制、熬制、醋制、油制、蛤粉炒制、盐制等方法。

**【性状差异】**　广地龙体背棕褐色，不易折断；沪地龙体表灰褐色，易折断。酒地龙表面棕黄色或棕褐色，偶具焦斑，有酒气。

**【炮制作用】**　地龙，味咸、性寒。入肝、脾、肺经，具有清热定惊、平喘、利尿、通络的作用。《本草纲目》称："性寒而下行，性寒故能解诸热疾，下行故能利小便，治足疾而通经络也。"如用于治疗各种疮毒，瘰疬，急性腮腺炎，慢性下肢溃疡，烫伤，阴茎疮的蚯蚓散（《证治准绳》）；治痰气凝滞所致的瘰疬、瘿瘤、乳岩、乳癖的小金丸（《中华人民共和国药典》）；治风寒湿邪闭阻、痰瘀阻络所致痹病的小活络丸（《中华人民共和国药典》）。

地龙酒制后，祛除腥味，借助酒的升腾作用，使能行气，增强通经活络祛风作用。如用于治疗气虚血滞，经络不利所致的中风后遗症，半身不遂者，如补阳还五汤（《医林改错》）；用于治疗寒湿侵袭经络作痛，肢体不能屈伸，如活络丹；常与官桂、苏木、当归等配伍用于治疗跌扑损伤，瘀血停滞于太阳经中，致腰脊臂痛不可忍，如地龙散（《兰室秘藏》）。

地龙含多种活性成分，如高度不饱和脂肪酸如油酸、亚油酸、花生四烯酸和酶类成分，具有较高的药理活性，是地龙活血化瘀、防治心脑血管疾病的物质基础。地龙酒炙后能明显抑制血小板聚集[2]，可能为其预防和治疗各种血栓性疾病的机制之一，发挥抗血栓作用的主要成分为地龙溶栓酶[3]，酒制后地龙溶栓酶含量增加。地龙中黄嘌呤与次黄嘌呤是平喘止咳成分，炮制后含量也有不同程度的增高[4]。

**【药理作用】**

### 一、地龙的药理作用

**1. 解热、抗炎、镇痛作用**　地龙粉剂有明显的镇痛作用，与对乙酰氨基酚合用有协同作用，且对内毒素制热兔有明显的解热作用[5]。

**2. 抗心律失常作用**　地龙复合制剂对氯仿-肾上腺素、乌头、氯化钡造成的动物心律失常有明显的拮抗作用，并有抑制心脏传导作用[6]。

**3. 平喘作用**　地龙作为一种外源蛋白，在发挥平喘功能的同时不会引起过敏反应，可用于临床[7]。

**4. 抗肿瘤作用**　地龙的提取物可以对多种癌细胞产生不同程度的抑制效果[8]；地龙提取物QY-I对S180荷瘤鼠的抑制率达79.0%，使荷瘤小鼠中的CAT、GSH-R及SOD活性较对照组明显增加

$(P < 0.05)^{[9]}$。

**5. 抗凝作用** 地龙有抗凝作用，抗凝的活性成分主要为游离氨基酸[10,11]。

**6. 促进伤口愈合、抑制瘢痕作用** 鲜地龙外敷对兔耳瘢痕形成有抑制作用，可减少创面炎性反应，促进创面愈合，减少瘢痕形成；减少瘢痕组织中的成纤维细胞数量和胶原含量，减轻瘢痕纤维化程度，使瘢痕软化、变小，从而达到抑制瘢痕的作用[12]。

二、酒地龙的药理作用

**止咳、化痰、平喘作用：**蛤粉制、黄酒制、醋制广地龙使动物的咳嗽潜伏期显著延长；蛤粉制、黄酒制、醋制广地龙使动物的气管酚红排泌量显著提高；蛤粉制、黄酒制、醋制广地龙使动物引喘潜伏期显著延长[13]。

**【化学成分】**

**地龙** 含有酶类和蛋白质最多，此外还含有丰富的氨基酸、酯类、多种核苷酸、蚯蚓解热碱、蚯蚓素、蚯蚓毒素、胍、碳水化合物、微量元素、琥珀酸等[14]。

**酒地龙** 地龙酒制后，地龙溶栓酶含量升高；黄嘌呤和次黄嘌呤含量升高；琥珀酸含量降低。

**【含量测定】** 采用反相高效液相色谱法对两种地龙中次黄嘌呤、黄嘌呤、尿嘧啶及尿苷进行了含量测定[15]，见表19-6。

表19-6 样品测定结果（%，n=4）

| 样品 | 尿嘧啶 | 次黄嘌呤 | 尿苷 | 黄嘌呤 |
|---|---|---|---|---|
| 广地龙 | 0.0177 ± 0.0007 | 0.062 ± 0.001 | 0.0122 ± 0.0002 | 0.0657 ± 0.002 |
| 土地龙 | 0.0119 ± 0.0002 | 0.0471 ± 0.0004 | 0.0117 ± 0.0003 | 0.077 ± 0.003 |

**【不良反应】** 地龙注射液肌肉注射有引起过敏性休克的病例报道[16]。地龙对子宫有兴奋作用，能引起痉挛性收缩。服用含地龙中药复方制剂可致皮肤瘙痒和过敏性肠炎。

**【毒性】** 地龙的毒性极低，长期应用较安全。通过大鼠及杂种犬的长期毒性试验，将蚯蚓素分高、中、低剂量组拌食喂养三个月。结果表明各剂量组蚯蚓素对大鼠及犬的体征、血液学的指标、血清生化指标、镜下组织学检查等均无不良影响[17]。

**【生制地龙成分、药效与功用关系归纳】** 由地龙酒制前后的对比研究，初步认为黄嘌呤、次黄嘌呤，溶栓酶的含量变化是引起地龙生制品药效差异的物质基础。其变化关系如图19-7所示：

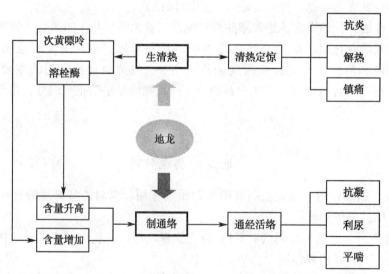

图19-7 生制地龙成分、药效与功用关系图

（鞠成国）

**· 参 考 文 献 ·**

[1] 国家药典委员会. 中华人民共和国药典（一部）[S]. 北京：中国医药科技出版社，2010：113-114.

[2] 韩正雪，赖光强，张维，等. 地龙酒制剂对血小板聚集的影响 [J]. 中国实用医药，2008，3（17）：26-27.

[3] 刘亚明，郭继龙，刘必旺，等. 中药地龙的活性成分及药理作用研究进展 [J]. 山西中医，2011，27（3）：44-45.

[4] 李钟，黄艳玲，李文姗. 炮制对广地龙次黄嘌呤和肌苷含量的影响 [J]. 中药材，2009，32（1）：32.

[5] 陈斌艳，张蕾，虞礼敏，等. 地龙粉剂对大鼠、小鼠与兔的解热镇痛作用 [J]. 上海医科大学学报，1996，23（3）：225-226.

[6] 沈谦受. 地龙对实验性心律失常作用的研究 [J]. 湖南医药杂志，1982，(6)：68-70.

[7] 孙晓东，房泽海. 鲜地龙平喘活性蛋白可能致敏性的研究 [J]. 科技资讯，2009，(14)：6-7.

[8] 洪丰颖，李小励，尹友生. 地龙对肾小球疾病患者血浆一氧化氮的影响（附52例分析）[J]. 福建医药杂志，2005，27（6）：143-144.

[9] 林少琴，邹开煌. 蚯蚓QY-I对荷瘤小鼠免疫功能及抗氧化酶的影响 [J]. 海峡医学，2002，14（1）：10-12.

[10] 何红，车庆明，孙启红. 地龙提取物的抗凝血作用 [J]. 中草药，2007，38（5）：733-735.

[11] 张砾岩，李玲. 地龙抗血栓有效部位的提取方法初探 [J]. 中成药，2010，32（5）：758-760.

[12] 吴俊荣，宫英勃，黄长军，等. 鲜地龙外敷抑制瘢痕形成的实验研究 [J]. 中国中医药科技，2008，15（4）：272.

[13] 利红宇，李钟，黄艳玲，等. 不同炮制的广地龙平喘化痰止咳药效比较 [J]. 时珍国医国药，2010，21（6）：1464-1465.

[14] 刘凯，张宇寰，姚琳. 中药地龙的化学成分及药理作用研究概况 [J]. 哈尔滨医药，2010，30（1）：57-58.

[15] 李伟，文红梅，钟进，等. HPLC测定地龙中次黄嘌呤、黄嘌呤、尿嘧啶、尿苷的含量 [J]. 中药材，1996，19（12）：625-627.

[16] 黄彩云，冯广革. 肌注地龙注射液致过敏性休克1例 [J]. 右江民族医学院学报，2000，(6)：642.

[17] 陈可夫，石银珍，万前程，等. 蚯蚓素安全性毒理学评价试验 [J]. 荆门职业技术学院学报，2000，15（6）：57-64.

## 珍　珠

【来源】　本品为珍珠贝科动物马氏珍珠贝 *Pteria martensii*（Dunker）、蚌科动物三角帆蚌 *Hyriopsis cumingii*（Lea）或褶纹冠蚌 *Cristaria plicata*（Leach）等双壳类动物受刺激形成的珍珠。自动物体内取出，洗净，干燥。主产于我国广东、广西、台湾、黑龙江、安徽等地。

**生制珍珠鉴别使用表**

| 处方用名 | 珍珠粉 | 水解珍珠 |
|---|---|---|
| 炮制方法 | 净制，水飞 | 酸水解，酶水解 |
| 性状 | 白色粉末，无光点，质重。气微腥，味微咸，尝之无渣感 | 水解珍珠粉，白色或类白色粉末，味微咸，涩；能溶于热水或冷水<br>水解珍珠液，淡黄色澄明液体 |
| 性味<br>归经 | 甘、咸，寒<br>归心、肝经 | 甘、咸，寒<br>归心、肝经 |
| 功能<br>主治 | 安神定惊，明目消翳，解毒生肌，润肤祛斑<br>用于惊悸失眠，惊风癫痫，目赤翳障，疮疡不敛，皮肤色斑 | 安神定惊，明目消翳，解毒生肌，润肤祛斑<br>用于惊悸失眠，惊风癫痫，目赤翳障，疮疡不敛，皮肤色斑 |
| 炮制作用 | 便于制剂和服用，但不易吸收 | 提高有效成分在水中的溶解度，易于吸收，增强疗效 |

续表

| | | |
|---|---|---|
| 用法 | 多入丸散用 | 水解珍珠粉，多入丸散用。水解珍珠液，用于口服液等 |
| 用量 | 0.1～0.3g，外用适量 | 0.1～0.3g，外用适量 |
| 配伍 | 常与朱砂、琥珀、胆南星、牛黄、熊胆、冰片、炉甘石、血竭等配伍治疗惊悸怔忡、目赤翳障、疮疡溃烂。如金珀镇心丸、真珠丸、珍珠散 | 常与朱砂、琥珀、胆南星、牛黄、熊胆、冰片、炉甘石、血竭等配伍治疗惊悸怔忡、目赤翳障、疮疡溃烂。如金珀镇心丸、真珠丸、珍珠散 |
| 药理作用 | 抗疲劳、提高机体抵抗力、抗炎、抗衰老、延年益寿、明目 | 抗疲劳、提高机体抵抗力、抗炎、抗衰老、延年益寿、明目 |
| 化学成分 | 主含碳酸钙，多种氨基酸，锰、铜、铁、钠、锌、硅等金属元素 | 主含水溶性钙（乳酸钙等），多种氨基酸，锰、铜、铁、钠、锌、硅等金属元素 |
| 注意 | 疮疡内毒不尽者不宜用，无实火郁热者慎服 | 疮疡内毒不尽者不宜用，无实火郁热者慎服 |

## 注释

**【炮制方法】**

珍珠粉：取原药材，洗净，晾干，碾细，置研钵内，加适量水共研成糊状，再加水，搅拌，倾出混悬液。残渣再按上法反复操作数次，合并混悬液，静置，分取沉淀，干燥，研散，制成最细粉[1]。

水解珍珠：取珍珠粉，经酶解、酸化、干燥制成极细粉[2]。以水解获得的水溶性珍珠粉重量和含氮比为指标综合评分，考察各因素的影响，最佳工艺为20%的酸，水解温度65℃，水解时间3小时，搅拌速度250r/min[3]。

此外，还有煅制珍珠、乳制珍珠等。

**【性状差异】**  珍珠粉为白色粉末，无光点。尝之无渣感。水中不溶。水解珍珠粉为白色或类白色粉末，水中可溶。水解珍珠液为淡黄色澄明液体。（见文末彩图96）

**【炮制作用】**  珍珠，味甘、咸，性寒。常用水飞法制成珍珠粉，用于惊悸失眠，惊风癫痫，目赤翳障，疮疡不敛，皮肤色斑。

珍珠主要含$CaCO_3$，高达95%以上，因质地坚硬，难溶于水，若不经过加工处理，人体对它的吸收利用率很低，口服的吸收利用率仅为5%～30%，外用时则低于0.1%[4,5]。将珍珠粉或珍珠层粉用酸或用酶水解后，将其不溶成分碳酸钙和角质蛋白变成可溶于水，且90%以上能被人体直接吸收利用的活性钙及游离氨基酸，既保持了珍珠的原有成分和功效，又速溶于水，极易吸收、利用，且还能迅速补充缺钙机体所需之钙，是传统珍珠粉换代产品[6]。

水解后的珍珠粉具有良好的热溶性和冷溶性，25℃时，溶解度约为100mg/ml，而普通珍珠粉溶解度<50μg/ml，两者相差2000倍以上[5]。口服吸收利用率达95%以上，外用时的吸收利用率也提高了几十倍[4,5]，显著提高疗效。

**【药理作用】**

### 一、珍珠粉的药理作用

**1. 对中枢神经系统的作用**  珍珠粉可使小鼠痛阈明显升高，有一定镇痛作用；可对抗咖啡因引起的惊厥，使小鼠脑内单胺类递质5-HT、5-HIAA的含量升高，NA水平有所下降。实验结果提示，珍珠粉对中枢神经系统有一定程度的抑制作用[7]。

**2. 抗炎作用**  采用小鼠、大鼠抗炎模型及小鼠晶体体外培养氧化损伤模型，观察珍珠水提取液的抗炎、抗氧化作用。结果证明珍珠水提取液具有显著的抑制二甲苯引起的小鼠耳廓肿、蛋清引起的大鼠足跖肿和醋酸引起的毛细血管通透性增高，能明显提高眼组织的SOD活性和降低过氧化物（MDA）水平。能提高眼组织的抗氧化能力，有抗眼疲劳及延缓眼组织细胞衰老的作用[8]。

**3. 延缓衰老作用** 珍珠粉能降低血中过氧化脂质降解产物丙二醛（MDA）的含量，提高血中超氧化物歧化酶（SOD）活力，并能延长果蝇的平均寿命，具有延缓衰老的作用[9]。

**4. 增强免疫功能** 珍珠粉能明显地提高外周血 T 淋巴细胞的比值，增强外周血中性白细胞的吞噬功能及提高脾脏抗体形成细胞的比值。表明珍珠粉具有一定的增强免疫功能的作用[10]。

**5. 抗疲劳作用** 珍珠粉能显著延长小鼠负重游泳时间，降低运动后小鼠血清尿素含量，增加小鼠肝糖原，且无降低运动小鼠血乳酸的作用，有良好的抗疲劳作用[11]。

**6. 保肝作用** 珍珠粉可降低食用酒精诱导的肝损伤小鼠血清中 ALT、AST 水平，降低肝损伤小鼠的肝脏 MDA 的水平，提高 SOD 的活性，降低肝脏指数[12]。

**7. 延年益寿作用** 珍珠对果蝇的平均寿命和最高寿命均有显著的延长作用，对 $^{60}$Co 照射后小鼠的造血功能损伤有明显的减轻作用，并可延长受辐射小鼠的存活时间，可提高动物对不良因素的抵御力，对延寿有益[13]。

## 二、水解珍珠的药理作用

**1. 抗衰老作用** 珍珠水解液可提高中老龄大鼠红细胞，脑匀浆超氧化物歧化酶活性，减少血清脂质过氧化物的生成，降低脑脂褐质的含量，并接近于年轻大鼠水平；能增加绵羊红细胞致敏小鼠血清溶血素水平，提高小鼠耐缺氧能力，延长小鼠的游泳时间，减少小鼠自发活动次数。提示该品具有一定的抗衰老作用[14]。将珍珠粉拌入饲料中，对 15 月龄老年鼠能非常明显降低过氧化脂质，明显提高 SOD 和 GSH-Px 的活性，对 1 月龄小鼠亦有同样作用，表明珍珠粉有清除体内自由基和抑制自由基反应的重要作用[15]。

**2. 耐缺氧能力** 将小鼠放入装有 10g 钠石灰的 250ml 磨口广口瓶中，密塞，珍珠水解液经口给药（0.2g/kg，0.6g/kg，2.0g/kg），可明显提高小鼠在缺氧条件下的存活时间，提高小鼠耐缺氧能力[16]。

**3. 抗疲劳作用** 珍珠水解液经口给药（0.6g/kg，2.0g/kg）可明显延长负重小鼠的游泳时间[16]。

**4. 镇静作用** 珍珠水解液（2.0g/kg）能明显减少 2 分钟内小鼠的自发活动次数[16]。酶解珍珠液可使小鼠表现出安静、自发活动减少等现象，能明显延长阈剂量戊巴比妥钠诱导的小鼠睡眠时间，同时对阈下剂量戊巴比妥钠诱导小鼠睡眠发生率有明显升高，而且还能明显缩短巴比妥钠诱导的睡眠潜伏期，具有中枢镇静作用[17]。

**5. 降血糖作用** 珍珠水解液（2.0g/kg、1.0g/kg）能明显降低实验性糖尿病小鼠、实验性糖尿病大鼠血糖[16]。

**6. 抗炎作用** 可溶性珍珠粉和珍珠粉对角叉菜胶诱发小鼠足跖肿胀和二甲苯诱发小鼠耳廓肿胀模型，均有一定的抗炎作用，但可溶性珍珠粉的作用略好于珍珠粉[18]。

**7. 抗氧化作用** 水解珍珠粉对 D-半乳糖及臭氧所致小鼠衰老模型作用明显，可显著提高全血 GSH-Px 的活性，显著降低血清 MDA 的含量，显著降低心脏脂褐素的含量，显著降低脑脂褐素的含量[19]。

**8. 免疫调节功能** 水溶性珍珠粉可增强 DNFB 引起的小鼠迟发性变态反应、增强小鼠产生血清溶血素的能力以及增强小鼠 NK 细胞活性的作用；具有增强小鼠淋巴细胞增殖能力、增强小鼠产生抗体生成细胞的能力、增强小鼠碳廓清能力以及增强小鼠腹腔巨噬细胞吞噬能力的作用[20]。

**9. 对心脏的作用** 水溶性珍珠粉能提高心肌收缩力、对心肌的基础张力呈现双向型影响（即低浓度时抑制，高浓度时增加），但不影响心律。普通珍珠粉则几乎都呈负性作用[21]。

**【化学成分】**
珍珠粉 主含碳酸钙，多种氨基酸，锰、铜、铁、钠、锌、硅等金属元素。
水解珍珠 主含水溶性钙，多种氨基酸，锰、铜、铁、钠、锌、硅等金属元素。

**【含量测定】** 利用原子吸收光谱法测定珍珠粉中 Ca 及 7 种微量元素的含量，珍珠粉中 Ca 的含量较高，是其主要成分，Mn、Sr、Fe、Na 的含量也较为丰富，而 Zn、Mg、Cu 的含量较少[22]。结果见表 19-7。

表 19-7  珍珠粉中各元素的含量 （μg/g）

| 元素 | 含量 | 元素 | 含量 |
|---|---|---|---|
| Zn | 6.46 | Mg | 8.34 |
| Na | 98.86 | Cu | 5.46 |
| Fe | 170.88 | Mn | 589.78 |
| Ca | 377084.00 | Sr | 268.66 |

用原子吸收法测定水解珍珠粉中的化学元素含量，其中 Mn，Cr，Se 和 Ni 用石墨炉原子吸收法，其余元素用火焰原子吸收法[23]。结果见表 19-8。

表 19-8  水解珍珠粉中化学元素含量 （μg/g）

| 元素 | 含量 | 元素 | 含量 |
|---|---|---|---|
| Ca | 98420 | Sr | 5.84 |
| Mg | 15.60 | Mo | 0.0066 |
| Cu | 5.74 | Cr | 0.0682 |
| Zn | 7.98 | Se | 0.0140 |
| Fe | 67.77 | Ni | 0.0253 |
| Mn | 46.22 | | |

采用邻苯二甲醛 （OPA） 柱前衍生反相高效液相色谱法，荧光检测，梯度洗脱的方法检测珍珠粉中的氨基酸含量[24]，结果发现水解珍珠粉和纳米珍珠粉的总氨基酸含量增加。

【毒性】  珍珠粉、水解珍珠粉属实际无毒级，未见遗传毒性，珍珠粉 30 天喂养实验未发现明显毒性反应，临床剂量安全[25-27]。

【生制珍珠成分、药效与功用关系归纳】  由珍珠水解前后的对比研究，初步认为珍珠中碳酸钙水解成可溶性钙是生制品药效差异的物质基础。其变化关系如图 19-8 所示：

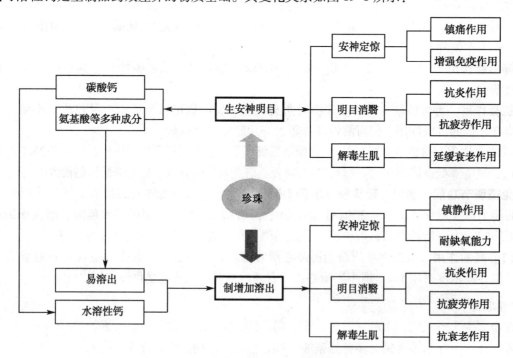

图 19-8  生制珍珠成分、药效与功用关系图

（高  慧）

## 参考文献

[1] 国家药典委员会. 中华人民共和国药典（一部）[S]. 北京：中国医药科技出版社，2010：219.

[2] 董志华. 水溶性珍珠粉不同制备工艺比较研究 [J]. 湖南中医药导报，2004，10（12）：58-59.

[3] 李慧，王四旺，薛丽. 珍珠水解工艺的正交实验及微量元素的测定 [J]. 时珍国医国药，2006，17（5）：741-742.

[4] 宁旭仕，玉明. 神奇功效话珍珠 [J]. 科学大观园，2000，（4）：72.

[5] 徐向. 可溶性珍珠粉制备工艺的研究 [J]. 水产科技情报，1997，24（4）：167-168.

[6] 邹贤刚，梁祖珍. 速溶珍珠粉的研制 [J]. 食品工业科技，1996，（5）：55-56.

[7] 潘建新，顾振纶，钱曾年，等. 珍珠粉对中枢神经系统影响的研究 [J]. 中成药，1999，21（11）：596-597.

[8] 周大兴，吴森林. 珍珠水提取液的抗炎、抗氧化作用 [J]. 浙江中医学院学报，2001，25（4）：41.

[9] 钱荣华，竹剑平. 珍珠粉延缓衰老作用的实验研究 [J]. 浙江临床医学，2003，5（9）：718.

[10] 王潮临，宁耀瑜，程建祥，等. 珍珠粉对大鼠免疫功能的影响 [J]. 广西医科大学学报，1994，11（3）：280-282.

[11] 张锦卫，竹剑平. 珍珠粉抗疲劳作用的实验研究 [J]. 中国医院药学杂志，2005，25（4）：358-359.

[12] 赵斐，竹剑平. 珍珠粉对小鼠酒精肝的保护作用的实验研究 [J]. 中外医疗，2008（25）：30.

[13] 徐志，胡德荣，曹彩，等. 珍珠末对果蝇寿命和小鼠抗辐射能力的影响 [J]. 中成药，1998，20（2）：29.

[14] 胡盛珊，王大元，刘建平，等. 珍珠水解液抗衰老作用的实验研究 [J]. 中草药，1994，25（4）：203-205.

[15] 洪长福，钟惠仙，何令媛，等. 速溶珍珠粉抗衰老作用的实验研究 [J]. 中国老年学杂志，1995，15（4）：236-237.

[16] 田月洁，李艳，刘兆平，等. 珍珠水解液主要药效学研究 [J]. 山东医药工业，1998，17（6）：41-43.

[17] 樊柏林. 酶解珍珠液改善睡眠作用试验 [J]. 预防医学情报杂志，2000，16（4）：46-47.

[18] 吴希美，沈文会，谢强敏. 可溶性珍珠粉和珍珠粉的抗炎作用比较 [J]. 中国药理学会通讯，2000，17（4）：50.

[19] 李端，徐翔，李丹，等. 水解珍珠粉对 D-半乳糖或臭氧所致衰老模型小鼠的抗氧化作用 [J]. 中药药理与临床，1996，（5）：32-34.

[20] 杨明晶，吕中明，俞萍. 水溶性珍珠粉对小鼠免疫调节功能的影响 [J]. 江苏预防医学，2005，16（3）：65-67.

[21] 章蕴毅，顾文，吴中，等. 水溶性珍珠粉对心脏的药理作用 [J]. 中成药，1994，16（9）：35-37.

[22] 董娜，梁婧，刘雨晴，等. 珍珠粉中微量元素测定 [J]. 安徽农业科学，2011，39（1）：315-316.

[23] 李慧，王四旺，薛丽. 珍珠水解工艺的正交实验及微量元素的测定 [J]. 时珍国医国药，2006，17（5）：741-742.

[24] 陈稚，陈波，揭新明，等. 邻苯二甲醛柱前衍生反相高效液相色谱法检测珍珠粉中的氨基酸含量 [J]. 时珍国医国药，2007，18（7）：1680-1681.

[25] 吴家瑜，竹剑平. 水溶性珍珠粉的毒理实验研究 [J]. 中华中医药学刊，2009，27（2）：397-399.

[26] 沈链链，钟义红，李世芬. 珍珠粉的食用安全性毒理学评价 [J]. 包头医学院学报，2013，29（5）：21-24.

[27] 丘丰，臧雪冰，胡怡秀，等. 活性珍珠粉遗传毒性研究 [J]. 实用预防医学，1996，3（3）：187-188.

# 第二十章 ●●●●

# 补 虚 药

〜 人 参 〜

**【来源】** 本品为五加科植物人参 *Panax ginseng* C. A. Mey. 的干燥根和根茎。多于秋季采挖，洗净经晒干或烘干。主产于吉林、辽宁、黑龙江等地。

**生制人参鉴别使用表**

| 处方用名 | 人参 | 红参 |
|---|---|---|
| 炮制方法 | 净制 | 蒸制 |
| 性状 | 主根呈纺锤形或圆柱形。表面灰黄色，上部或全体有疏浅断续的粗横纹及明显的纵皱纹，下部有支根2~3条，并着生多数细长的须根，须根上常有不明显的细小疣状突出。根茎具不定根和稀疏的凹窝状茎痕。质较硬，断面淡黄白色，显粉性。香气特异，味微苦、甘 | 主根呈纺锤形、圆柱形或扁方柱形。表面半透明，红棕色，偶有不透明的暗黄褐色斑块；下部有2~3条扭曲交叉的支根，并带弯曲的须根或仅具须根残迹。根茎上有数个凹窝状茎痕，有的带有1~2条完整或折断的不定根。质硬而脆，断面平坦，角质样。气微香而特异，味甘、微苦 |
| 性味 归经 | 甘、微苦，性平 归脾、肺、心、肾经 | 甘、微苦，温 归脾、肺、心、肾经 |
| 功能 主治 | 大补元气，复脉固脱，补脾益肺，生津养血，安神益智 用于体虚欲脱，肢冷脉微，脾虚食少，肺虚喘咳，津伤口渴，内热消渴，气血亏虚，久病虚羸，惊悸失眠，阳痿宫冷 | 大补元气，复脉固脱，益气摄血 用于体虚欲脱，肢冷脉微，气不摄血，崩漏下血 |
| 炮制作用 | 利于调剂和成分煎出 | 利于调剂和成分煎出，增强滋补作用 |
| 用法 用量 | 另煎兑服；也可研粉吞服 3~9g | 另煎兑服 3~9g |
| 配伍 | 常与茯苓、白术等配伍，用以虚湿盛证，脾气虚弱，湿邪内生，症见脘腹胀满，不思饮食，便溏，四肢乏力，如参苓白术汤 | 常与麦冬、五味子等配伍，用于治疗气阴两亏之心悸气短、脉微自汗或用以补肾生精、益气养血。如生脉饮 |
| 药理作用 | 心血管双向调节、中枢神经系统双向调节、增强免疫、抗疲劳、适应原样作用 | 抗肿瘤、抗肝毒、免疫调节、抗衰老 |
| 化学成分 | 人参皂苷类；二醇类皂苷：$Ra_1$、$Ra_2$、$Ra_3$、$Rb_1$、$Rb_2$、$Rb_3$、$Rc_1$、Rd；三醇类皂苷：Re、Rf、$Rg_1$、$Rg_2$、$Rh_1$ | 除生晒参皂苷以外，红参另含 $Rg_3$、$Rs_1$、$Rs_2$、麦芽粉等 |
| 检查 | 水分不得过12.0%；总灰分不得过5.0% | 水分不得过12.0% |

续表

| 含量测定 | 本品按干燥品计算，含人参皂苷 $Rg_1$（$C_{42}H_{72}O_{14}$）和人参皂苷 Re（$C_{48}H_{82}O_{18}$）的总量不得少于 0.30%，人参皂苷 $Rb_1$（$C_{54}H_{92}O_{23}$）不得少于 0.20% | 本品按干燥品计算，含人参皂苷 $Rg_1$（$C_{42}H_{72}O_{14}$）和人参皂苷 Re（$C_{48}H_{82}O_{18}$）的总量不得少于 0.25%，人参皂苷 $Rb_1$（$C_{54}H_{92}O_{23}$）不得少于 0.20% |
| 注意 | 不能与藜芦、五灵脂同用 | 不能与藜芦、五灵脂同用 |

## 注释

【炮制方法】 生晒参：取鲜人参洗净，略煮烫，晒干或烘干。取生晒参，除去杂质，洗净，润透，切薄片，干燥。用时粉碎或捣碎。

红参：取鲜边条人参，洗净，蒸 2~3 小时，至表面红棕色，干燥。用时蒸软或润透，切薄片或直接粉碎、碾捣成末[1]。

此外还有活性参、大力参等。

【性状差异】 生晒参为圆形或类圆形薄片。红参表面为红棕色或深红色，角质样。（见文末彩图97）

【炮制作用】 生晒参，味甘、微苦，性平。具有大补元气、复脉固脱、补脾益肺、生津、安神的功效。多用于体虚欲脱、肢冷脉微、脾虚食少、肺虚喘咳、津伤口渴、内热消渴、久病虚羸、惊悸失眠、阳痿宫冷以及心力衰竭、心源性休克等。如补脾胃、益肺气的参苓白术散。

红参，味甘、微苦，性温。具有大补元气、复脉固脱、益气摄血的功效。多用于体虚欲脱、肢冷脉微、气不摄血、崩漏下血者。如治气阴两亏、心悸气短、脉微自汗的生脉饮[1]。

鲜人参和生晒参均含有人参皂苷 Ro、$Rb_1$、$Rb_2$、Rc、Rd、Re、Rf、$Rg_1$ 和 $Rg_2$；还含有鲜人参和生晒参特有的天然原形皂苷类，即丙二酸单酰基—人参皂苷 $Rb_1$、$Rb_2$、Rc 和 Rd。红参中除含有人参皂苷 Ro、$Rb_1$、$Rb_2$、Rc、Rd、Re、Rf、$Rg_1$ 和 $Rg_2$ 外，尚含有红参特有的成分 20(R)-人参皂苷 $Rg_2$、20(S)-人参皂苷 $Rg_1$、20(R)-参皂苷 $Rn_1$、人参皂苷 $Rh_2$、人参皂苷 $Rs_1$ 和人参皂苷 $Rs_2$ 等。人参在蒸制过程中，存在于鲜人参中天然的丙二酸单酰基-人参皂苷 $Rb_1$、$Rb_2$、Rc、Rd，在红参中已不复存在，天然的 S-构型皂苷，经加工后转变为 R-构型；此外，红参中的人参皂苷比鲜人参和生晒参有明显增加[2]。

蒸制过程中对人参皂苷的影响：在加工红参全过程中，人参二醇型丙二酸单酰基人参皂苷 $Rb_1$ 主要被水解转化为 20S-人参皂苷 $Rg_3$ 和 $Rb_1$，其次为人参皂苷 Rd 和 $Rh_2$。其水解转化率依次为 26.15%、25.23%、0.20%、0.001%。人参三醇型中的人参皂苷 Re 水解生成人参皂苷 $Rg_2$、$Rh_1$ 和 $Rg_1$，其总转化率依次为 48.73%、11.28%、0.002%[3]。

蒸制过程中对田七素的含量影响：田七素在鲜人参和生晒参中的含量为 0.51%、0.50%，加工成红参后田七素含量降低为 0.26%，其机制在于田七素受热发生脱羧降解反应，生成 1-醛基-二氨基丙酸，并生成 $CO_2$ 和 $H_2O$，从而降低人参的毒性[4]。

蒸制过程中对焦谷氨酸含量有明显影响。在人参加工过程中，加工时的温度条件决定着人参体内二者的相互转化的方向，蒸制时间的长短则决定着加工品人参中焦谷氨酸含量的多寡，这种互逆的化学反应确存在于人参的炮制过程中，对于人参的加工生产来说，适当地控制加工条件，可提高成品人参中有效成分的含量。鲜人参、生晒参、大力参和红参中谷氨酸含量分别为 1.3078%、1.2630%、1.4110%、1.0020%[5]。

蒸制过程中产生麦芽酚等新成分：确认麦芽酚及其葡萄糖苷是红参特有成分，精氨酸双糖苷的含量红参比生晒参高 3 倍，它们是红参加工中产生的。红参加工过程中有梅拉德反应参与，控制其反应条件对提高红参加工质量有重要意义。此外还含有人参炔二醇、人参炔三醇[6]。

基于人参在炮制过程中的化学变化，其药理作用也发生了改变。红参在保肝、促进组织血液循环、抗血栓、纤维蛋白溶解活性、网状内皮系统的吞噬活性和抗衰老作用等强度上，大于生晒参。

【药理作用】

# 一、生晒参的药理作用

**1. 抗疲劳作用**　实验研究表明人参皂苷 Rg₁ 可以使血清血液中 CK、LDH 活性显著降低，可以大大减轻对细胞的损伤[7]。在小鼠负重游泳实验中，人参皂苷可通过抗氧自由基作用、对能源物质和乳酸代谢的调节作用，降低小鼠血清尿素氮的产生和小鼠血乳酸的含量，缓解疲劳[8]。

**2. 改善记忆功能**　精制原人参二醇皂苷（PDS）具有良好的改善小鼠记忆障碍的作用，人参皂苷 Rb₁ 可减少铅的沉积，对染铅小鼠的学习记忆障碍有改善作用[9]。人参皂苷 Rg₂ 能明显改善 MID 模型大鼠的学习记忆能力[10]。人参皂苷 Re 能增强自然衰老小鼠海马区神经影响因子蛋白的表达，能显著对抗自然衰老引起的记忆获得障碍[11]。

**3. 抗应激作用**　人参多糖可促进冷应激条件下的睾酮生成，加强雄激素受体 mRNA 表达。人参总皂苷可以有效缓解束缚游泳复合应激引起的睾酮代谢紊乱和其他系统的损害，对烟碱诱发酪氨酸羟化酶和多巴胺 β 羟化酶 mRNA 的逆转录有显著作用[12]。

**4. 抗抑郁作用**　20(S)-原人参二醇有通过调节 NA 和 5-HT 的含量，改善嗅球模型大鼠的行为异常，产生抗抑郁作用。研究认为人参总皂苷是通过调节促炎因子和抗炎因子间表达的不平衡对"行为绝望"模型小鼠有一定的抗抑郁作用[13]。

**5. 对神经细胞损伤的保护作用**　人参皂苷 Rb₁ 通过抑制细胞内 $Ca^{2+}$ 超载，抑制氧自由基引起的脂质过氧化，提高细胞存活率，明显降低自由基对神经元损伤程度，从而表现出对 $H_2O_2$ 所致大鼠皮层神经元细胞损伤有保护作用[14]。

**6. 镇静及镇痛作用**　生晒参中人参皂苷 Rb₁、Rb₂、Rc、Rd 的混合物有镇静作用，可以使中枢神经系统在兴奋或者抑制的状态趋于平衡，并认为 Rd 是通过脊髓背角内 P 物质和 NK-1 受体表达的影响从而达到镇痛作用[15]。

**7. 保护心肌**　生晒参提取物可以改善蛋白、血管内皮生长因子受体的 mRNA 表达、缺氧诱导因子-α 和微血管密度，促进侧支循环缓解心肌缺血症状。人参皂苷 Rb₁ 对急性心肌梗死后心室重构发挥有效作用，人参皂苷 Rg₁ 刺激心肌局部组织，使其分泌 G2CSF 达到诱导骨髓细胞转移至心肌组织进而再向血管内皮细胞分化，从而达到保护心肌的作用[16]。

**8. 对血管的作用**　人参提取物能够促进 VEGFR-2、Ras、MAPK 这三个关键信号蛋白的表达，达到促进人脐静脉内皮细胞血管生成的作用。人参皂苷 Re 与 Rg₁ 能明显扩张腹腔注射盐酸肾上腺素小鼠耳廓微血管管径，增加微血管血流速度和微血管交叉网开放数目[17]。

**9. 阻滞钙通道**　人参皂苷 Rb₁ 对缺血后的心室肌细胞 L-型钙离子通道峰值电流明显降低作用，对缺血心室肌细胞钙离子通道的开放有抑制作用[18]。人参皂苷 Rg₁ 能够增加小肠平滑肌 NO 浓度，从而抑制细胞外钙内流和内钙释放，调节小肠平滑肌收缩[19]。

**10. 抗自由基作用**　人参黄酮、人参二醇组皂苷和人参炔醇等具有抑制或清除自由基的作用[20]。

**11. 保护脑组织**　人参 Rb 组皂苷可通过提高体内抗氧化酶活性，改善异常的血液流变学来实现对大鼠实验性脑缺血的保护作用[21]。人参茎叶皂苷是通过增强 D-半乳糖拟衰老小鼠脑组织的抗氧化及能量代谢能力，改善脑组织的病理性损伤，保护脑组织。

**12. 抗休克作用**　人参皂苷对动脉压有回升作用，在注射脂多糖后，内生肌酐清除率和肾血浆流量均有所恢复，保护内毒素休克致肾衰大鼠[22]。

**13. 抗心律失常作用**　人参茎叶皂苷有抗氯仿诱发的小鼠心律失常，预防乌头碱诱发的小鼠心律失常的作用[23]。人参皂苷 Re 对触发性室性心律失常有治疗作用[24]。

**14. 对消化系统的治疗作用**　人参皂苷能够增强人体消化、吸收功能[25]。

**15. 对血液及造血系统的作用**　人参中的总皂苷有溶血作用。人参总皂苷（TSPG）能促进冷冻骨髓造血细胞的复苏、增殖，提高骨髓细胞冷冻损伤的可恢复性，对应用冻存骨髓造血细胞进行造血移植有一定作用[26]。人参皂苷和人参多糖对骨髓多能间充质干细胞（BM-MSC）造血细胞因子mRNA表达均有促进作用[27]。人参多糖能促进胸腺细胞和脾细胞，诱导微环境中的基质细胞合成和分泌外源性粒单系集落刺激因子（GM-CSF）或 GM-CSF 样活性，进而促进人粒单系造血祖细胞的增殖和分化[28]。

**16. 对生殖系统的作用** 低浓度的人参皂苷 $Rb_1$ 对精子运动参数均有明显的促进作用，而高浓度则有抑制作用[29]。人参皂苷 $Rg_3$ 可以通过调节血管内皮生成因子表达、微血管密度数量、抑制子宫内膜异位细胞中 ID-1 和 NRP1 基因表达，而在 EMs 血管生成中发挥重要作用[30]。

**17. 对免疫系统的作用** 人参皂苷、二醇苷和多糖等均具有免疫促进作用[31]。人参总皂苷和小檗碱可通过增加 PG 细胞分泌 TGF-β1 来增强人肺癌 PG 细胞导致的淋巴细胞株 Jurkat 细胞生长抑制和凋亡[32]。人参多糖可以通过诱导脐血的单核细胞定向分化为树突状细胞，改善其免疫功能[33]。

**18. 对酶活性的作用** 人参皂苷 Rc、$Rb_1$、$Rb_2$、Rg、Rd 对胰脂肪酶活性均有很强的抑制作用，相其中 Rc 抑制作用最强。人参皂苷 Re 可显著抑制心肌缺血再灌注中性粒细胞浸润及髓过氧化物酶活性[34]。$Rg_1$、$Rb_1$ 使 α 分泌酶基因 ADAM9、ADAM10 的蛋白和 RNA 表达增高[35]。

**19. 对肿瘤的作用** 20(S)-原人参二醇（Ppd）能通过抑制肿瘤组织中血管内皮生长因子及其mRNA 的表达、促进了胃癌细胞凋亡而抑制胃肿瘤细胞的增殖[36]。

**20. 对衰老的作用** 人参皂苷可通过减少 LPO、MDA 量，促进 NBM 神经元 TrkB mRNA 表达、阻止神经元产生过量硝酸盐，在细胞和分子水平上的适度调节，影响细胞周期调控因子、衰老基因表达、延长端粒长度、增强端粒酶活性等过程来实现抗衰老的效果[37]。

## 二、红参的药理作用

**1. 抗肝毒作用** 白参加工成红参的过程中，部分天然 S-构型转变为 R-构型，使红参比白参有更强的抗肝毒活性[38]。

**2. 对循环系统的影响** 以红参和白参 70% 甲醇提取液能有效地增强动物主要内脏组织血流量，抑制由内毒素血清基引起的血流量减少及诱发性血小板凝集，其作用为红参明显大于白参[39]。

**3. 对网状内皮系统吞噬作用** 红参的 70% 甲醇提取物可提高小鼠网状内皮系统的吞噬活化作用的强度[40]。

**4. 抗衰老作用** 红参加工过程中产生的麦芽酚有显著的抗过氧化作用，可延缓了细胞整合性的降低，也减轻了脂类过氧化物对酶灭活作用而起到抗衰老的效果[41,42]。

**5. 抗肿瘤作用** 红参特有皂苷 $Rb_2$ 在体外试验中对 Morris 肝癌、人子宫颈癌、B16 恶性黑色素瘤、Hela 细胞均有明显抑制其增殖作用。这些特有成分能与癌细胞膜结合，发生一种膜修饰作用，诱导癌细胞的逆转。结果表明，红参明显强于白参[43]。

**6. 对内分泌系统的影响** 红参能使血中胆固醇降低，具有抗脂肪肝的作用。临床上，红参对肾上腺素之人工糖尿病的抑制作用较白参为显著[44]。

**7. 降血糖** 人参二醇组皂苷（PDS）可降低 2 型糖尿病大鼠的血糖，改善血脂代谢紊乱，提高肝脏及外周组织胰岛素敏感性，改善胰岛素抵抗。外国有报道称红参多糖加强血清脂蛋白脂肪酶、脂蛋白、脂分子水解酶的活性，降低甘油三酯和非酯化脂肪酸，达到降低大鼠高血脂，治疗高脂血症[45]。

**8. 对生殖系统的影响** 红参提取物能够提高大鼠氧化应激，能有效恢复大鼠睾丸功能障碍[46]。

## 三、生晒参、红参之复方的药理作用差异

**1. 生晒参、红参之生脉饮的药理作用差异** 以不同人参炮制品的生脉饮作比较，测定对诱发性心肌缺血、失血性冠状动脉主干结扎性心肌缺血、失血性休克、耐缺氧的影响。以红参组成的生脉散方，其抗心肌缺血，抗休克及提高耐缺氧能力的作用明显优于生晒参组方者，结果表明生脉饮以用红参为宜[47]。

**2. 生晒参、红参之四君子汤的药理作用差异** 以不同人参炮制品的四君子汤进行了对比，考察

其对脾气虚模型大鼠的影响，在升高血清中 GAS、SP 含量和 CHE 活性，降低血清中的 SS、VIP 和 NO 含量方面，生晒参四君子汤的指标结果要优于红参四君子汤，结果表明四君子汤用于脾气虚证时选择生晒参为宜[48]。

**【化学成分】**

**生晒参**　皂苷是人参的主要活性成分，根据皂苷元的结构可分为 A，B，C 三种类型[49]，目前已知的人参皂苷已超过 30 种，如 $Ra_{1\sim3}$、$Rb_{1\sim3}$、Rc、Rd、$Rg_{1\sim3}$、Re、Rh 等。

**红参**　人参在蒸制过程中，二醇型人参皂苷 $Rb_1$ 会发生水解，生成 20S- 人参皂苷 $Rg_3$，$Rb_1$，Rd 和 $Rh_2$，三醇型人参皂苷 Re 水解生成人参皂苷 $Rg_2$、$Rh_1$ 和 $Rg_1$，此外因发生梅拉德反应，也会生成多种新成分，如麦芽酚及其苷[5,6]。

**【高效液相色谱异同点】**

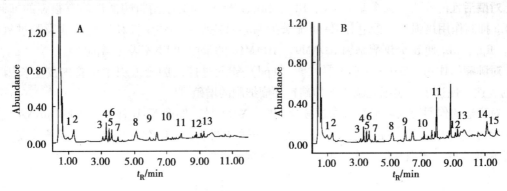

图 20-1　生晒参（A）、红参（B）HPLC 鉴别色谱图
1. Re，2. $Rg_2$，3. Rf，4. $Rb_1$，5. Re，6. $Rg_3$ + $Rb_2$，7. Rd，8. $Rh_1$，9. $Rg_3$，10. $F_4$，11. Ro 去掉一个糖基，
12. $Rk_1$，13. $Rg_5$，14. 原人参二醇 15. Ro

从谱峰信息中可以看出：人参皂苷 $Rg_3$、$Rg_5$、$Rk_1$、Rf 和生晒参二醇在红参中的含量明显高于在生晒参中的含量[50]。

**【含量测定】**　采用 HPLC 法同时测定了生晒参和红参的中 14 种人参皂苷的含量，结果见表 20-1。

表 20-1　生晒参和红参 14 种人参皂苷的含量测定结果

| 样品 | 人参皂苷的质量分数（%） | | | | | | | | | | | | | |
|---|---|---|---|---|---|---|---|---|---|---|---|---|---|---|
| | M-$Rb_1$ | M-Rc | M-$Rb_2$ | M-Rd | Ro | $Rb_1$ | Rc | $Rb_2$ | Rd | $Rg_1$ | Re | $Rb_3$ | Rf | $Rg_2$ |
| 生晒参 | 0.333 | 0.165 | 0.194 | 0.085 | 0.402 | 0.318 | 0.168 | 0.206 | 0.118 | 0.350 | 0.246 | 0.012 | 0.054 | 0.033 |
| 红参 | 0 | 0 | 0 | 0 | 0.395 | 0.325 | 0.219 | 0.215 | 0.084 | 0.281 | 0.086 | 0.015 | 0.021 | 0.011 |

可见人参在蒸制前后不同的皂苷成分有升高也有降低[51]。

**【药物代谢】**　人参皂苷 $Rg_1$：大鼠灌胃给药人参皂苷 $Rg_1$ 100mg/kg，于给药后 15 分钟检测到血浆中含有 $Rg_1$，并于 30 分钟达到峰值（0.9μg/ml），6 小时后检测不到。在胃和小肠，15 分钟后仍有（42.3 ±1.6）% 和（35.6 ±4.3）% 的 $Rg_1$；30 分钟后，大部分的 $Rg_1$ 推进到了小肠，此时，大肠中有（56.7 ±5）% 的 $Rg_1$。大鼠静脉注射人参皂苷 $Rg_1$ 5mg/kg，2 分钟时的血药质量浓度为（8.9 ±1.0）μg/ml，60 分钟后检测不到，其口服生物利用度仅有 1.9%[52]。

人参皂苷 $Rb_1$：给大鼠静脉注射人参皂苷 $Rb_1$ 5mg/kg，5 分钟后在肾、心、肝中的分布量分别为（9.0 ±1.6）、（5.3 ±0.9）、（2.9 ±0.6）μg/g，肺中分布量为（3.3 ±0.5）μg/g，在 30 ~ 60 分钟达最大为 5.0μg/g；脑中和脾中分布量低于 0.5μg/g，5 分钟后检测不到人参皂苷 $Rb_1$ 的存在。给药后 48 小时内，大部分人参皂苷 $Rb_1$ 在尿中排泄掉，几乎不经胆汁排泄。测得人参皂苷 $Rb_1$ 的动力学特点符合两室模型，$t_{1/2}(\alpha)$ = 11.6 分钟，$t_{1/2}(\beta)$ = 14.5 小时[53]。

人参皂苷 Re：研究了人参皂苷 Re 在大鼠体内的经时过程并计算药动学参数，采用 HPLC 法测定大鼠静脉注射给药后血浆中人参皂苷 Re 的血药质量浓度。结果 3 种不同剂量（20、30、40mg/kg）的人参皂苷 Re，药动学特点均成双隔室模型，$t_{1/2}(\alpha)$ 分别为 6.505、6.817、4.499 分钟，$t_{1/2}(\beta)$ 分别为 28.96、30.49、27.57 分钟，AUC 分别为 599.31、1025.65、1415.7mg·min/L。结果表明主要动力学参数十分相近，且 AUC 随剂量增加而成比例增加，说明在此剂量范围内人参皂苷 Re 的消除为线性动力学[54]。

**【不良反应】** 人参使用不当，会产生副作用，阴虚火盛者使用以后可出现便秘、鼻衄。人参虽可益气健脾，提高人体消化功能，但若长期过量使用，亦可出现脘腹胀满，食欲减退，初感外邪而无虚证时若投人参，也可使表邪久滞不出去，加重病情[55]。

近年来很多人把人参当作一种兴奋剂、营养补剂和强壮剂来服用，多因为用法、用量不当而引起许多不良反应，主要表现为兴奋神经中枢，常见有兴奋，欣快感，烦躁，焦急，不眠，神经质，血压升高，浮肿，食欲减退，性欲增强，腹泻，皮疹，精神错乱，人格丧失等，有个别患者停止服用人参后出现低血压症，软弱无力和震颤等[56]。

**【毒性】** 体外实验研究将整个大、小鼠胚胎分别置于不同浓度的人参皂苷 Rg₁ 中进行培养，并在 48 小时培养期末对它们的生长及分化情况进行评分。结果表明 Rg₁ 对大小鼠器官发生都具有胚胎毒性，并且大鼠更敏感[57]。体外研究表明，人参皂苷提取物对新生大鼠的心脏有毒性作用，在新生鼠心肌培养基中加入 $100\mu l$ 的人参皂苷提取物后，可见新生大鼠的心肌细胞由于钙离子过载而出现了一个快速的停止跳动现象，连续稀释后则异常消失；用同样浓度的人参皂苷提取物培养成年大鼠心肌，仅出现了钙离子的瞬时变化，而后随即恢复正常[58]。

**【生制人参成分、药效与功用关系归纳】** 由人参蒸制前后的对比研究，提示了人参皂苷的化学变化以及新成分的生成是引起人参生制品药效差异的物质基础。其变化关系如图 20-2 所示：

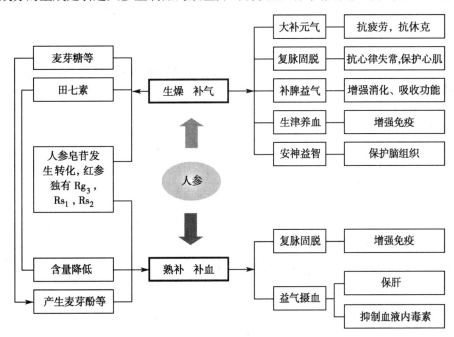

**图 20-2　生晒参、红参成分、药效与功用关系图**

（张 凡）

• **参考文献** •

[1] 贾天柱. 中药炮制学 [M]. 上海：上海科学技术出版社. 2008：260.

[2] 陈燕. 鲜人参、生晒参和红参的比较研究 [J]. 海峡药学，2006，18（4）：137-139.

[3] 李向高，富力，鲁歧，等. 红参炮制加工中的皂苷水解反应及其产物的研究 [J]. 吉林农业大学学报，2000，22 (2)：1-9.

[4] 李向高，郑毅男，张连学，等. 田七素在加工红参中的变化及其转化机理 [J]. 吉林农业大学学报，2005，27 (4)：405-407.

[5] 秦波. 人参加工过程中焦谷氨酸转化机理及其生物活性的研究 [D]. 长春：吉林农业大学，1992.

[6] 李向高，郑毅男，刘墨祥，等. 红参加工中梅拉德反应及其产物的研究 [J]. 中国中药杂志，1999，24 (5)：274.

[7] 陈林军，王莹，蔡东联，等. 人参皂苷 $Rg_1$ 与 1,6-二磷酸果糖配伍抗疲劳作用的研究 [J]. 氨基酸和生物资源，2010，32 (4)：58-62.

[8] 陈东方，李立，张聪恪，等. 人参三七提取物抗疲劳作用的研究 [J]. 安徽农业科学，2011，39 (8)：4536-4537.

[9] 刘微，王艳春，范红艳，等. 人参皂苷 $Rb_1$ 对染铅小鼠骨铅含量及行为记忆的影响 [J]. 吉林大学学报（医学版），2009，35 (5)：848-851.

[10] 宫志华，刘明霞，宫丽丽，等. 人参皂苷 $Rg_2$ 抗 MTD 大鼠海马神经元凋亡的研究 [J]. 现代生物医学进展，2010，10 (6)：1069-1075.

[11] 李栋，侯海峰. 人参皂苷改善老龄小鼠学习记忆的研究 [J]. 营养学报，2009，31 (6)：596-599，603.

[12] 尹喜玲. 抗应激所致睾酮代谢紊乱药物筛选动物模型 [D]. 北京：北京大学，2004 年.

[13] 陶震，鲁毅，司梁宏，等. 人参总皂苷对小鼠的抗抑郁作用 [J]. 药学与临床研究，2010，18 (4)：360-362.

[14] 吴艳萍，吴芹，陆远富，等. 人参总皂苷对 $H_2O_2$ 所致大鼠皮层神经元细胞损伤的保护作用 [J]. 遵义医学院学报，2003，26 (4)：325-326，329.

[15] 曹荣，屠令锋，段丽，等. 人参皂苷-Rd 对 SNI 大鼠痛敏异常及脊髓背角内 P 物质和 NK-1 受体表达的影响 [J]. 神经解剖学杂志，2011，27 (1)：8-13.

[16] 李朋，刘正湘. 人参皂苷 $Rb_1$ 对急性心肌梗死大鼠心室重构的影响 [J]. 实用心脑肺血管病杂志，2006，14 (2)：118-121.

[17] 邱雪，洪铁，孟勤，等. 人参皂苷单体 $Rb_1$、Re 及 $Rg_1$ 对肾上腺素所致小鼠耳廓微循环障碍的改善作用 [J]. 吉林大学学报（医学版），2009，35 (2)：314-317.

[18] 张文杰，李丽，赵春燕，等. 人参皂苷单体 $Rb_1$ 对缺血心室肌细胞动作电位及 L-型钙离子通道的影响 [J]. 吉林大学学报（医学版），2007，33 (6)：978-981.

[19] 李茜，马会杰，关玥，等. 人参皂苷 $Rg_1$ 对家兔离体小肠平滑肌自发收缩活动的影响 [J]. 中国药理学通报，2009，25 (10)：1350-1354.

[20] 董顺福，徐冲，韩林，等. 补气活血类中药黄酮与锌协同的抗自由基作用 [J]. 中国组织工程研究与临床康复，2011，15 (15)：2777-2780.

[21] 张涵亮，于晓风，曲绍春，等. 人参 Rb 组皂苷对大鼠实验性脑缺血的影响 [J]. 中国老年学杂志，2011，31 (12)：2247-2249.

[22] 于蕾，黄民，王健春，等. 人参二醇组皂苷对感染性休克大鼠体内血栓素 $B_2$ 及 6-酮-前列腺素 $F1\alpha$ 的影响 [J]. 中国实验方剂学杂志，2011，17 (16)：177-179.

[23] 唐泽耀，唐田田，付雷，等. 人参茎叶皂苷对实验性小鼠心电改变及死亡时间的影响 [J]. 实验动物科学，2009，26 (4)：4-7.

[24] 杨敏春. 人参也会导致心律失常 [J]. 健康人生，2009，(1)：34.

[25] 曾宏翔，周文博，高建平，等. 人参调脾散对腹泻型肠易激综合征患者结肠黏膜 5 羟色胺 3 受体 mRNA 表达的影响 [J]. 中国中西医结合消化杂志，2009，17 (1)：28-30.

[26] 王建伟，王亚平，王莎莉，等. 人参总皂苷诱导红系血细胞增殖的信号转导研究 [J]. 解剖学报，2006，37 (6)：646-649.

[27] 危建安，程志安，温建炫，等. 人参多糖与人参皂苷诱导大鼠骨髓间充质干细胞造血细胞因子表达的作用比较 [J]. 中国中西医结合杂志，2011，31 (3)：372-375.

[28] 戴勤，王亚平，周开昭，等. 人参多糖对粒单系造血祖细胞增殖分化的影响 [J]. 基础医学与临床，2004，24 (1)：52-55.

[29] 陈智，刘继红，尹春萍，等. 人参皂苷 $Rb_1$ 体外对人精子运动参数的影响 [J]. 中国男科学杂志，2006，20

(6)：6-8.

[30] 宋志英，傅葵，胡丽燕，等. 人参皂苷 Rg₃ 对子宫内膜异位症组织中 ID-1 和 NRP-1 基因表达的影响 [J]. 中国药物与临床，2011，11 (7)：768-771.

[31] 雷萍，关洪全，王昊，等. 不同产地人参水煎剂对免疫抑制小鼠细胞免疫功能的影响 [J]. 中国实验方剂学杂志，2011，17 (8)：218-220.

[32] 郝钰，王萍，吴珺，等. 人参总皂苷和小檗碱对肺癌 PG 细胞分泌免疫抑制性细胞因子的影响 [J]. 中西医结合学报，2008，6 (3)：278-282.

[33] 黑秀明，黄志华，高立超，等. 人参多糖诱生脐血来源树突状细胞的免疫机制研究 [J]. 国医论坛，2009，24 (5)：35-38.

[34] 郑振中，刘正湘，刘晓春，等. 人参皂苷 Re 抑制心肌缺血再灌注损伤中性粒细胞浸润和髓过氧化物酶活性的研究 [J]. 临床心血管病杂志，2004，20 (12)：736-738.

[35] 魏翠柏，贾建平，王芬，等. 人参皂苷 Rg₁、Rb₁ 对淀粉样前体蛋白分泌酶代谢途径的影响 [J]. 中国中医药信息杂志，2008，15 (9)：28-30.

[36] 冷吉燕，王桂贤，崔倩卫，等. 20($S$)-原人参二醇对胃癌血管形成的抑制作用 [J]. 中国老年学杂志，2010，30 (20)：2956-2959.

[37] 雷秀娟，冯凯，孙立伟，等. 人参皂苷抗衰老机制的研究进展 [J]. 氨基酸和生物资源，2010，32 (1)：44-47，78.

[38] 叶定江，中药炮制学 [M]. 上海：上海科学技术出版社，1996：243.

[39] 松田秀秋，久保道德，水野瑞夫. 药用人参の药理学研究（第 8 版）循环器系に及はす赤参よ白参影响 [J]，生药学杂志，1987，42 (2)：125.

[40] 赵桂芝译，人参对人早幼粒细胞白血病细胞增殖的抑制作用 [J]. 国际中医中药杂志. 2006，28 (3)：100.

[41] 杨秀伟. 红参化学、药理和临床研究进展 [J]. 中成药研究 1984，(5)：30.

[42] 李向高. 人参的抗衰老作用 [J]. 中成药研究. 1984，(10)：32.

[43] 李向高. 人参的抗肿瘤作用 [J]. 中成药研究. 1982，(11)：1.

[44] 山本昌弘. 长期给予药用人参对高脂血症的影响 [J]. 国外医学中医中药分册，1984，6 (2)：56.

[45] Yi-Seong KWAK, Jong-Soo KYUNG, Jong Soo KTM, et al. Anti-hyperlipidemic Effects of Red Ginseng Acidic Polysaccharide from Korean Red Ginseng [J]. Biological and Pharmaceutical Bulletin, 2010, 33 (3)：468-472.

[46] Kim Young-Ho, Kim Gun-Hwa, Shin Ju-Hyun, et al. Effect of Korean Red Ginseng on Testicular Tissue Injury after Torsion and Detorsion [J] Korean J Urol, 2010, 51 (11)：794-799.

[47] 叶定江，方泰惠，季洪法，等. 生脉散中红参与生晒参的药效比较研究 [J]. 南京中医药大学学报，2001，17 (4)：218-220.

[48] 赵远，孙娜，景海漪，等. 四君子汤中用生晒参或红参对脾气虚证模型大鼠的影响 [J]. 中国药房，2014，25 (3)：208-210.

[49] 匡海学，中药化学 [M]. 北京：中国中医药出版社. 2008：253.

[50] 郑重，宋凤瑞，刘淑莹，等. 人参、红参皂苷类成分指纹图谱研究 [J]. 质谱学报，2012，33 (06)：327-333.

[51] 刘志，阮长春，刘天志，等. HPLC 法同时测定林下参、鲜人参、生晒参和红参中 14 种人参皂苷 [J]. 中草药，2012，(12)：2431-2434.

[52] 张经纬，王广基，孙建国，等. 人参皂苷 Rg₁ 的药效学和药代动力学研究进展 [J]. 中国药科大学学报，2007，38 (3)：283-288.

[53] 杨柳，许舜军，曾星，等. 人参皂苷 Rb₁ 在大鼠体内的药物代谢研究 [J]. 高等学校化学学报，2006，27 (6)：1042-1044.

[54] 陈广通，杨敏，果德安. 人参皂苷 Re 在大鼠体内的代谢研究 [J]. 中国中药杂志，2009，34 (12)：1540-1543.

[55] 叶凤. 几种滋补中药的补益作用与不良反应 [J]. 陕西中医，2009，30 (4)：481-482.

[56] 孙明开，仇祝巧. 人参进补也有毒 [J]. 中国民间疗法. 2005，13 (8)：63.

[57] LiuP, YinH, XuY, et al. Effects of ginsenoside Rgl on postimplantation rat and mouse embryos cultured in vitro [J]. Toxicol In Vitro, 2006, 20 (2)：234-238.

[58] Poindexter BJ, Allison AW, Blck RL, et al. Ginseng: cardioconic in adult rat cardiomyocytes, cardiotoxic in neonatal rat cardiomyocytes [J]. Life Sci, 2006, 79 (25): 2337-2344.

# ～ 党 参 ～

【来源】 本品为桔梗科植物党参 *Codonopsis pilosula* (Franch.) Nannf.、素花党参 *Codonopsis pilosula* Nannf. var. *modesta* (Nannf.) L. T. Shen 或川党参 *Codonopsis tangshen* Oliv. 的干燥根。秋季采挖，洗净，晒干。主产于甘肃、山西、陕西、四川等地。

生制党参鉴别使用表

| 处方用名 | 党参 | 米炒党参 |
|---|---|---|
| 炮制方法 | 切制 | 炒制 |
| 性状 | 类圆形或椭圆形厚片或小段。外表皮灰黄色至黄棕色，切面皮部淡黄色至淡棕色。有特殊香气，味微甜 | 类圆形或椭圆形厚片或小段。切面深黄色，具香气 |
| 性味 归经 | 甘，平 归脾、肺经 | 甘，平 主入脾经 |
| 功能 主治 | 健脾益肺，养血生津 用于脾肺气虚，食少倦怠，咳嗽虚喘等证 | 补气健脾 用于脾胃虚弱，食少便溏 |
| 炮制作用 | 利于调剂和成分煎出 | 增强补气健脾的作用 |
| 用法 用量 | 水煎口服或入中成药 9~30g | 水煎口服或入中成药 9~30g |
| 配伍 | 常与五味子、黄芪等配伍治疗咳嗽气短，气怯，声低。如补肺汤。与当归、熟地同用治疗气血两亏，形体羸弱，倦怠乏力，面色无华。如两仪膏 | 常与白术、陈皮、山药、扁豆等配伍治脾胃虚弱，便溏者。如理中汤。还可与黄芪、白术、升麻、肉豆蔻等配伍治疗中气下陷，小腹坠胀，久痢脱肛等 |
| 药理作用 | 抑制中枢神经、保护心血管、提高机体免疫力、抗溃疡及胃肠保护作用 | 改善免疫力，促进血液循环作用增强 |
| 化学成分 | 挥发油，三萜皂苷，多糖，黄酮及聚炔烯苷类化合物等 | 挥发油，三萜皂苷及聚炔烯苷类化合物等，浸出物含量增加 |
| 检查 浸出物 | 水分不得过 16.0%；总灰分不得过 12.0% 45% 乙醇浸出物不得少于 45.0% | 水分不得过 10.0%；总灰分不得过 9.0% 45% 乙醇浸出物不得少于 50.0% |
| 注意 | 不宜与藜芦同用。轻证、慢证疾病，多采用党参代人参。但重症、急症仍用人参为主，实证、热证禁服，正虚邪实证，不可单独应用 | 不宜与藜芦同用。轻证、慢证疾病，可用党参代人参。但重症、急症仍用人参为主，实证、热证禁服，正虚邪实证，不可单独应用 |

## 注释

【炮制方法】

党参：取原药材，除去杂质和残茎，洗净、润透，切厚片或段，干燥[1-4]。

米炒党参：将米加入锅内，文火加热，待烟冒出时，倒入党参片，轻轻翻动至米成老黄色时，取出，放凉，筛去焦米。每 100kg 党参用米 20kg。

除米炒党参，还有蜜党参、土炒党参、麸炒党参等。

【性状差异】 党参外表皮灰黄色至黄棕色，切面皮部淡黄色至淡棕色。米炒党参，切面颜色呈老黄色，表皮颜色加深。

**【炮制作用】** 党参，味甘，性平，主归脾肺二经，因其甘平而不燥不腻，故有补脾肺气和养血生津之效果。可补中益气，养血生津，《本草从新》也记载其："补中益气，和脾胃，除烦渴。中气虚弱，用以调补，甚为平安。"多用于中气不足的体虚倦怠，食少便溏等症。但其药效较人参薄弱，且不能持久，故需在临床上加大剂量。常与五味子、黄芪同用，可补肺、敛肺，如用于咳喘气短，气怯，声低的补肺汤[4,5]。

张仲岩《修事指南》中指出"糯米饭制润燥而泽土"。党参米炒后，借米谷之气，增强了党参的健脾止泻作用。正如《时病论》中所言，党参"米炒，治脾土虚寒泄泻"。因此米炒党参在临床上多用于脾胃虚弱、食少便溏。如治脾虚泄泻的理中汤[2,4,5]。

蜜党参，即以蜜水拌炒用。取蜂蜜的甘缓之性，增强补中益气的作用，即可补中益气，又能润燥养阴。故《得配本草》中有"补肺，蜜拌蒸熟"的说法。多用于脾肺气虚，中气下陷。土炒党参，即以灶心土拌炒用，以达到增强补脾止泻的作用[2,4,5]。

现代研究表明，炮制可使党参药材的质地变得疏松，浸出物含量增加[6]。并产生具有增强大鼠红细胞变形活性及抗氧化、改变血液流变学作用的 5-羟甲基糠醛（5-HMF）[7]，使米炒党参对肝细胞及血管内皮细胞均具有一定的保护作用[8-10]。此外，党参中的多糖类在米炒后会降低[11]，这可能与党参炮制品补益作用增强有关。故炮制可使党参产生促进血液循环，提高机体的免疫力的作用。

**【药理作用】**

## 一、党参的药理作用

**1. 中枢神经系统抑制作用** 党参水提物能延长戊巴比妥钠及乙醚引起的睡眠时间，表现出镇静作用。还具有促记忆、改善学习记忆障碍的作用[12-15]。

**2. 心血管保护作用** 党参提取物对离体血管肌条有舒张作用，可提高小鼠心肌中糖原、琥珀酸脱氢酶和乳酸脱氢酶的含量，以解除运动性心肌疲劳，还对实验性心肌缺血具有保护作用[16-19]。

**3. 抗胃溃疡和黏膜损伤的作用** 党参粗多糖提取物可有效对抗由压力、乙酸和氢氧化钠所致的胃溃疡，对幽门结扎型和吲哚美辛引起的胃溃疡也有一定疗效。其水煎剂对无水乙醇性胃黏膜损伤有快速保护作用[20-22]。

**4. 促进胃肠蠕动** 党参提取物能兴奋大鼠结肠肌条的收缩，加快小肠推动及促胃动力作用，这种作用可能与胆碱能系统有关，而与 DA 和 5-HT 受体无关[23-26]。

**5. 提高机体免疫力** 党参水提液对鼠 J774 巨噬细胞的吞噬活性有明显的增强作用。而党参多糖能够提高小鼠腹腔巨噬细胞吞噬功能，可增加免疫器官重量。同时对正常脾淋巴细胞增殖也有促进作用[27-31]。

**6. 抗氧化和抗衰老作用** 党参提取物可调节 SOD 和谷胱甘肽过氧化物酶（GSH-Px）的表达，并对体内自由基具有清除作用而表现出抗氧化活性。此外，还可改善亚急性衰老模型小鼠大脑的组织学病变而具有延缓衰老的作用[32-36]。

**7. 抗炎、镇痛、抗疲劳作用** 党参甲醇提取物还具有不同程度的镇痛与抗炎效应。对醋酸引起的小鼠疼痛扭腰有明显抑制作用，对角叉菜胶引起的大鼠足趾炎性水肿也具有明显抑制作用。还可防止巴豆油引起小鼠耳水肿胀。

此外，党参提取物还能明显增强小鼠耐高温能力、提高小鼠游泳能力，增强缺氧状态下小鼠的存活率，其机制可能与提高其中枢神经系统的兴奋性有关。

## 二、制党参的药理作用

抗炎及抗疲劳作用 炭粒廓清实验和抗疲劳实验显示，蜜炙党参具有一定的抗炎及抗疲劳作用，但其作用能力不如生品[37,38]。

**【化学成分】**
**党参** 主要成分有挥发油，三萜皂苷，多糖，黄酮及聚炔烯苷类等[6-9]。
**米炒党参** 挥发油及多糖降低，浸出物含量增加，并有新成分 5-羟甲基糠醛生成[7]。

**【生制党参成分、药效与功用关系归纳】**　由党参炮制前后的对比研究，初步认为挥发油和多糖的变化是引起党参生制品药效差异的物质基础。其变化关系如图20-3所示：

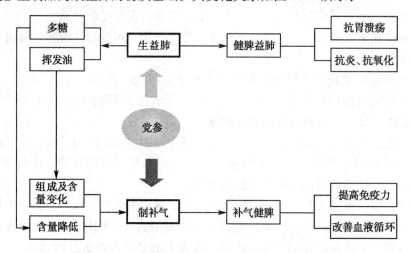

图20-3　生制党参成分、药效与功用关系图

（单国顺）

━━━━━━━━━━━━━━━━━━━━━━━━　● **参考文献** ●　━━━━━━━━━━━━━━━━━━━━━━━━

[1] 国家药典委员会. 中华人民共和国药典（一部）[S]. 北京：中国医药科技出版社，2010：264-265.

[2] 贾天柱. 中药炮制学 [M]. 北京：中国中医药出版社，2002：104-105.

[3] 宋英，周小初，王冰，等. 析因设计-效应面法优化党参饮片炮制工艺 [J]. 中国中医药信息杂志，2008，15
(11)：49-95.

[4] 叶定江，原思通. 中药炮制学辞典 [M]. 上海：上海科学技术出版社，2005：296-297.

[5] 叶定江，张名伟，姚石安. 中药临床的生用与制用 [M]. 南昌：江西科学技术出版社，1991：243-245.

[6] 靳凤云，田源红，龙安治. 炮制对党参醇溶性浸出物的影响 [J]. 贵阳中医学院学报，2001，23 (4)：63.

[7] 周玥，雷海民，李飞，等. 党参炮制原理探讨 [J]. 世界中医药，2009，4 (3)：161-163.

[8] 耿放，王喜军. 5-羟甲基-2-糠醛（5-HMF）在中药复方中的研究现状及相关药效探讨 [J]. 世界科学技术-中医
药现代化，2005，7 (6)：52-54.

[9] Sharma VK, Choi J, Sharma N, et al. In vitro antityrosinase activity of 5-(Hydroxymethyl)-2-furfural isolated from Dic-
tyophora indusiata [J]. Phytother Res, 2004, (18)：841-844.

[10] 丁霞，王明艳，余宗亮，等. 山茱萸中5-羟甲糠醛的分离鉴定及生物活性研究 [J]. 中国中药杂志，2008，
33 (4)：392-396.

[11] 彭鹏，罗燕，谷新利，等. 不同炮制方法对黄芪、党参中多糖含量的影响 [J]. 中兽医医药杂志，2008，(6)：
46-47.

[12] 张晓丹，刘琳，佟欣. 党参、黄芪对中枢神经系统作用的比较研究 [J]. 中草药，2003，34 (9)：822-823.

[13] 张丽慧，张士善. 党参和人参促记忆作用的对比研究 [J]. 杭州医学高等专科学校学报，1998，41 (1)：
45-48.

[14] 张丽慧，张士善. 党参和人参的正丁醇提取物对小鼠促记忆作用比较 [J]. 中国药理学通报，1996，12 (3)：
272-274.

[15] 姚娴，王丽娟，刘干中. 党参对苯异丙基腺苷所致小鼠学习记忆障碍的影响 [J]. 中药药理与临床，2001，17
(1)：16-17.

[16] 李丹明，李红芳，李伟，等. 党参和丹参对兔离体主动脉平滑肌运动的影响 [J]. 甘肃中医学院学报，2000，
17 (2)：15-17.

[17] 林谦，于友华. 党参对冠心病心绞痛患者的血液细胞及对小鼠心肌作用的定量细胞化学观察 [J]. 中国组织化
学与细胞化学杂志，1994，3 (4)：398-402.

[18] 孙常义, 王伟平, 裴海泓. 党参对运动后小鼠心肌作用的影响 [J]. 吉林工业大学学报, 1998, 28 (4): 81-84.

[19] 张晓丹, 佟欣, 刘琳, 等. 党参、黄芪对实验性心肌缺血大鼠心电图影响的比较 [J]. 中草药, 2003, 34 (11): 1018-1020.

[20] 韩朴生, 姜名瑛, 徐秋萍, 等. 党参提取物对大鼠实验性溃疡和胃黏膜防御因子的影响 [J]. 中药药理与临床, 1990, 6 (1): 19.

[21] Wang ZT, Du Q, Xu GJ, et al. Investigations on the protective action of Condonopsis pilosula (Dangshen) Extract on Experimentally-Induced Gastric Ulcer in Rats [J]. Gen Pharmac, 1997, 28 (3): 469-473.

[22] 李林, 潘志恒, 王竹立, 等. 党参等中药对胃粘膜的快速保护作用 [J]. 中国医师杂志, 2001, 3 (2): 112-114.

[23] 刘克敬, 谢冬萍, 李伟, 等. 陈皮、党参等中药对大鼠结肠肌条收缩活动的影响 [J]. 山东大学学报 (医学版), 2003, 41 (1): 34-36.

[24] 李伟, 郑天珍, 张英福, 等. 党参、枳实对大鼠胃肌条收缩活动的影响 [J]. 中国中医基础医学杂志, 2001, 7 (10): 31-33.

[25] 郑天珍, 李伟, 张英福, 等. 党参对动物小肠推进运动的实验研究 [J]. 甘肃中医学院学报, 2001, 18 (1): 19-20.

[26] 郑天珍, 李伟, 田治锋, 等. 党参对动物在体胃运动的影响 [J]. 兰州医学院学报, 2000, 26 (4): 1-2.

[27] 贾泰元, BENJAMINHS LAU. 党参对鼠 J774 巨噬细胞吞噬活性的增强效应 [J]. 时珍国医国药, 2000, 11 (9): 769-770.

[28] 杨光, 李发胜, 刘辉, 等. 党参多糖对小鼠免疫功能的影响 [J]. 中药药理与临床, 2005, 21 (4): 39.

[29] 张晓君, 祝晨曦, 胡黎, 等. 党参多糖对小鼠免疫和造血功能的影响 [J]. 中药新药与临床药理, 2003, 14 (3): 174-176.

[30] Wang ZT, Ng TB, Yeung HW, et al. Immunomodulatory effect of a polysaccharide-enriched preparation of Codonopsis pilosula roots [J]. Gen Pharmac, 1996, 27 (8): 1347-1350.

[31] 许建安. 恩施地区板桥党参抗炎和免疫作用实验研究 [J]. 亚太传统医药, 2011, 7 (4): 11-12.

[32] 黄丽亚, 崔显念. 党参与首乌等混合注射液上调抗氧化酶表达作用的实验研究 [J]. 时珍国医国药, 2006, 17 (11): 2195-2196.

[33] 李贵荣, 杨胜圆. 党参多糖的提取及其对活性氧自由基的清除作用 [J]. 化学世界, 2001 (8): 421-423.

[34] 王平, 王敏, 洪小平, 等. 党参对亚急性衰老模型小鼠大脑形态结构的影响 [J]. 湖北中医杂志, 2005, 27 (7): 3-4.

[35] 许爱霞, 张振明, 葛斌, 等. 党参多糖抗衰老作用机制的实验研究 [J]. 中国现代应用药学杂志, 2006, 23 (8): 729-731.

[36] 郭美, 刘丽莎, 何敏, 等. 党参抗衰老作用的研究进展 [J]. 中国老年学杂志, 2013, 33 (5): 1205-1207.

[37] 杨中林, 刘海臣, 林蔚. 党参的炮制研究 [J]. 中药材, 1990, 13 (4): 25-26.

[38] 张引, 杜跃中, 王明芝, 等. 党参不同的炮制方法对其功效的影响 [J]. 人参研究, 2006, 4: 16.

## 黄　芪

**【来源】** 本品为豆科植物蒙古黄芪 *Astragalus membranaceus* (Fisch.) Bunge. var. *mongholicus* (Bunge.) Hsiao 或膜荚黄芪 *Astragalus membranaceus* (Fisch.) Bunge. 的干燥根。春、秋二季采挖，除去须根和根头，晒干。主产于山西、甘肃、黑龙江和内蒙古等地。

生制黄芪鉴别使用表

| 处方用名 | 黄芪 | 炙黄芪 |
|---|---|---|
| 炮制方法 | 切制 | 蜜炙 |
| 性状 | 为类圆形或椭圆形厚片。外表皮黄白色至淡棕褐色。切面皮部黄白色，木部淡黄色，有放射状纹理及裂隙。气微，味微甜，嚼之微有豆腥味 | 呈圆形或椭圆形的厚片，外表皮淡棕黄色或淡棕褐色，略有光泽。切面皮部黄白色，木部淡黄色，有放射状纹理和裂隙。具蜜香气，味甜，略带黏性，嚼之仍微有豆腥味 |

续表

| 性味 归经 | 甘，微温 归肺、脾经 | 甘，温 归肺、脾经 |
|---|---|---|
| 功能 主治 | 补气升阳，固表止汗，利水消肿，生津养血，行滞通痹，托毒排脓，敛疮生肌 用于气虚乏力，食少便溏，中气下陷，久泻脱肛，便血崩漏，表虚自汗，气虚水肿，内热消渴，血虚萎黄，半身不遂，痹痛麻木，痈疽难溃，久溃不敛 | 益气补中 用于气虚乏力，食少便溏 |
| 炮制作用 | 利于调剂和成分煎出 | 增强补益作用，长于益气补中 |
| 用法 用量 | 水煎口服或入中成药 9～30g | 水煎口服或入中成药 9～30g |
| 配伍 | 常与煅牡蛎、麻黄根、浮小麦、白术、防风、当归、川芎、穿山甲等配伍治疗卫气不足而表虚自汗，易感风邪、恶风，因气虚血亏而无生化促进之力等症。如牡蛎散、玉屏分散、透脓散等 | 常与党参、人参、当归、白术、紫菀等配伍治疗脾胃虚弱、气血两虚之倦怠乏力、吐血、便血、崩漏，中气下陷、脾肺气虚等症。如黄芪膏、参芪膏、归脾汤、补中益气汤、肺脾益气汤等 |
| 药理作用 | 促进机体代谢、抗疲劳、利尿、增强免疫，抗衰老，抗缺氧作用较强 | 非特异性免疫功能，抗疲劳作用较生品较强 |
| 化学成分 | 苷类、多糖、黄酮、氨基酸、微量元素等 | 苷类、多糖、黄酮、氨基酸、微量元素等。能明显检出蜂蜜成分 |
| 检查 浸出物 含量测定 | 水分不得过 10.0%；总灰分不得过 5.0% 水溶性浸出物不得少于 17.0% 黄芪甲苷含量不得少于 0.040%，毛蕊异黄酮葡萄糖苷含量不得少于 0.020% | 水分不得过 10.0%；总灰分不得过 4.0% 水溶性浸出物不得少于 35.0% 黄芪甲苷含量不得少于 0.030%。毛蕊异黄酮葡萄糖苷含量不得少于 0.020% |

## 注释

**【炮制方法】**

黄芪：取原药材，除去杂质，大小分开，洗净，润透，切厚片，干燥[1]。

炙黄芪：取黄芪饮片，加入用开水稀释的炼蜜，拌匀，闷润至蜜被吸尽后，置炒制容器内，用文火炒至黄色至深黄色，不粘手时取出，放凉，即可。以外观性状和蜜炙前后化学成分含量为权重指标，对黄芪蜜炙工艺进行优化，优化参数为：炼蜜和水 2∶1 混合（w/w）加入净黄芪片，拌匀，闷润 30 分钟，200～240℃炒炙至饮片表面温度达到 100℃，取出，放凉，筛去碎屑。每 100kg 黄芪，加蜜 25kg[2]。

除了炙黄芪，还有盐麸制黄芪、酒黄芪等。

**【性状差异】**　黄芪切面黄白色，豆腥气重。炙黄芪切面及表皮均颜色加深，有蜜香气，略带黏性，甜味浓。（见文末彩图 98）

**【炮制作用】**　黄芪，味甘，性微温。具有补气固表，利尿托毒，排脓，敛疮生肌的功能。长于益胃固表，托毒生肌，利尿退肿。常用于表卫不固的自汗或体虚易于感冒，气虚水肿，痈疽不溃或溃久不敛。如治卫气不固的牡蛎散（《太平惠民和剂局方》），治疗易感风邪、恶风的玉屏风散（《丹溪心法》），治水肿的防己黄芪汤（《金匮要略方论》），治痈疽难溃的透脓散（《外科正宗》）。

黄芪蜜炙后，增加温补之性，性温。如清·《药品辨义》记载"用蜜炙能温中健脾……"，以及清·《得配本草》中"补虚蜜炒"等。炙黄芪长于益气补中。多用于脾肺气虚，食少便溏，气短乏力或兼中气下陷之久泻脱肛，子宫下垂以及气虚不散不能摄血的便血、崩漏等，也可用于气虚便秘。

如治疗脾胃虚弱的黄芪膏和参芪膏（《全国中药成药处方集》），治气虚阳弱、肢体倦怠的归脾汤（《校注妇人良方》），治疗脾胃虚弱的补中益气丸（《中国药典》）。

黄芪多糖具有免疫调节活性，可显著增强非特异性免疫功能和体液免疫功能，蜜炙黄芪较生品多糖含量增加，可使补益作用增强。蜜炙用辅料蜂蜜具有补中益气缓急等作用，黄芪蜜炙过程中蜂蜜的加入对黄芪蜜炙增强补益可起到一定的协同作用。现代药理研究表明黄芪补气固表、利尿、脱毒排脓、敛疮生肌的作用与黄酮和皂苷类成分有关，黄芪甲苷和黄酮苷由于在蜜炙过程中发生了水解和解离，含量有所下降，推测与黄芪蜜炙后相应药理作用的减弱有关，同时该类成分的含量降低也相对突出了多糖的药效作用。另黄芪具有一定的抗氧化活性，蜜炙过程可使其抗氧化成分如皂苷类成分部分氧化而失去氧化活性。此外，黄芪蜜炙后主要成分含量之间的比例发生改变，推测也与生炙黄芪药理作用差异有一定的关系。综上，通过上述化学成分的变化和药理作用，证明了黄芪生熟异用传统理论的合理性。

**【药理作用】**

## 一、黄芪的药理作用

**1. 增强免疫、抗疲劳作用**　黄芪能增强网状内皮系统的吞噬功能，对小鼠具明显的碳粒廓清和增加脾重的作用，可提高淋巴因子（白介素-2）激活的自然杀伤细胞（LAK）的活性。黄芪多糖具有明显的抗疲劳和耐低温作用，能使正常以及虚损小鼠的抗生存时间明显延长，增加大白鼠的应激能力[3,4]。

**2. 调节血糖作用**　黄芪多糖对血糖具有双向调节作用，可使葡萄糖负荷后小鼠的血糖水平显著下降，并能明显对抗肾上腺素引起的小鼠血糖水平升高，而对胰岛素低血糖无明显影响[5]。

**3. 对血液系统的影响**　黄芪多糖可用于抗动脉粥样硬化后，明显降低血清中总胆固醇、甘油三酯、MDA 和 ET，并升高 NO、SOD 及总抗氧化活力。黄芪注射液治可改善心衰者体内神经内分泌因子异常的状况[6]。

**4. 对心血管系统的影响**　黄芪甲苷对正常心功能受抑制大鼠左室可表现正性肌力作用，改善收缩和舒张功能，不增加心肌耗氧量。黄芪对正常心脏有加强收缩的作用，对因中毒或疲劳而衰竭的心脏，强心作用更显著。并可改善病毒性心肌炎患者的左心室功能，还有一定抗心律失常作用。可双相调节血压，能增加人体总蛋白和白蛋白量，降低尿蛋白。促进再生障碍性贫血患者血红蛋白、血清蛋白与白蛋白的升高。黄芪可显著降低家兔血液流变学指标，其性质与强度和丹参注射液相同。黄芪注射液可使离体心脏收缩加强，对大鼠离体子宫有兴奋、收缩作用，在试管内对鸡胚股骨有促进生长作用[7,8]。

**5. 对肾脏、肝脏的影响**　黄芪通过调节蛋白质代谢紊乱，提高血浆白蛋白水平，降低尿蛋白量，在肾小球疾病中发挥积极作用[9]。

**6. 其他作用**　黄芪可使细胞的生理代谢增强，促进血清和肝脏的蛋白质更新，对蛋白质代谢的促进作用。黄芪对痢疾杆菌、肺炎双球菌、溶血性链球菌 A，B，C 及金黄色、柠檬色、白色葡萄球菌等均有抑制作用。黄芪对口腔病毒及流感仙台 $BB_1$ 病毒的致病作用也有一定的抑制作用，但无直接灭活作用。黄芪具有类似激素样作用，可延长小鼠的动情期，对小鼠的发育有良好的影响。

## 二、炙黄芪的药理作用

**1. 调节免疫功能**　黄芪蜜炙后，可增强小鼠非特异性免疫功能，表现为提高单核巨噬细胞的吞噬活性和小鼠主要脏器指数。

**2. 抗疲劳作用**　蜜炙后，可延长小鼠游泳时间。实验结果表明，炙黄芪组作用整体略好于生黄芪组。与空白对照相比，给予生、炙黄芪的小鼠血清和肝脏组织中乳酸含量、血尿素氮的含量均显著降低，差异具有统计学意义（$P < 0.05$）。各组比较结果，血清和肝脏组织中乳酸含量以及血尿素氮的含量炙黄芪均低于黄芪组。表明黄芪能减少小鼠运动后乳酸在血清和肝脏组织中的堆积，降低小鼠运动后尿素氮的生成，且炙品优于生品。

**3. 补益作用**　炙黄芪对气虚血瘀模型造成的大鼠血液黏度增高，均有明显降低高、低切变率下全血黏度的作用，作用强于黄芪，该实验结果也间接反映黄芪水煎剂对红细胞变性具有较好的保护作用。

**4. 抗耐缺氧作用**　炙黄芪可增加缺氧存活时间，炙品作用明显要优于生品。

### 三、生、炙黄芪之复方的药理作用差异

**1. 生、炙黄芪之防己黄芪汤的药理作用差异**　用黄芪制备的黄芪防己汤作用明显强于炙黄芪制备的防己黄芪汤。利尿试验结果显示，用黄芪制备的防己黄芪汤作用优于炙黄芪制备的防己黄芪汤。由此说明，防己黄芪汤应用黄芪。

**2. 生、炙黄芪之补中益气丸的药理作用差异**　用炙黄芪制备的补中益气丸作用明显强于用黄芪制备的补中益气丸。小鼠游泳时间、小鼠耐缺氧时间，小鼠血乳酸、肝脏组织中乳酸、血尿素氮等指标的含量测定结果显示，用炙黄芪制备的补中益气丸的抗疲劳、耐缺氧作用明显强于生黄芪制备的补中益气丸。由此说明，补中益气丸宜用炙黄芪。

【化学成分】
**黄芪**　主要成分为皂苷、黄酮和多糖等，皂苷类成分包括黄芪皂苷Ⅰ～Ⅷ，乙酰基黄芪皂苷，异黄芪皂苷Ⅰ和Ⅱ以及大豆皂苷等[10-13]。黄酮类成分有槲皮素、芒柄花苷、毛蕊异黄酮，毛蕊异黄酮葡萄糖苷等[14-19]。多糖包括黄芪多糖Ⅰ、Ⅱ、Ⅲ等。

**炙黄芪**　黄芪经蜜炙后黄芪皂苷Ⅰ、Ⅲ含量有所增加，黄芪甲苷含量降低。毛蕊异黄酮苷含量明显降低，芒柄花苷、毛蕊异黄酮和芒柄花素含量变化不大，略有下降。多糖含量有所增加。

【含量测定】　照2010年版《中国药典》一部　黄芪项下【含量测定】方法，生炙黄芪中黄芪甲苷和毛蕊异黄酮葡萄糖苷的含量有一定的差异，蜜炙后二者含量均有所降低。见表20-2。

表20-2　黄芪与炙黄芪黄芪甲苷和毛蕊异黄酮葡萄糖苷含量（mg/g）

| 样品 | 黄芪甲苷 | 毛蕊异黄酮葡萄糖苷 |
|---|---|---|
| 黄芪 | 0.064 | 0.36 |
| 炙黄芪 | 0.061 | 0.28 |

【生制黄芪成分、药效与功用关系归纳】
蜜炙前后的对比研究，提示了蜂蜜的加入和多糖、黄酮和皂苷等成分含量的变化是引起黄芪生制品药效差异的物质基础。其变化关系如图20-4所示：

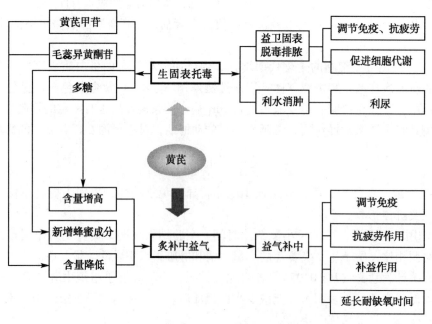

图20-4　生制黄芪成分、药效与功用关系图

（孙立立　周　倩）

◆ 参 考 文 献 ◆

[1] 国家药典委员会. 中华人民共和国药典（一部）[S]. 北京：中国医药科技出版社，2010：283-284.
[2] 周倩，孙立立. 多指标综合评分法优选黄芪最佳蜜炙工艺 [J]. 中成药，2013，35（7）：158-161.
[3] 张建新. 黄芪对小鼠免疫功能影响的研究 [J]. 时珍国医国药，2000，11（6）：488-489.
[4] 刘景田. 血液免疫学研究 [M]. 上海：第二军医大学出版社，1988：190.
[5] 刘筠，毛淑梅，康白. 黄芪多糖对糖尿病大鼠血糖、胰岛素和C肽含量的影响 [J]. 中医药临床杂志，2010，22（3）：201-202.
[6] 李靖，朱建华，黄崇勤，等. 黄芪皂苷对培养心肌细胞损伤的影响 [J]. 中国现代医学杂志，1998，8（8）：7-9.
[7] 刘志高，熊正明，余细勇. 黄芪注射液对充血性心力衰竭患者免疫功能的影响 [J]. 中国中西医结合杂志，2003，23（5）：351-353.
[8] 王道苑. 黄芪多糖对核酸酶及其抑制因子平衡系统的保护作用 [J]. 中西药结合杂志，1987，7（2）：93-96.
[9] 郭世宁，张克家. 黄芪多糖的药理研究进展 [J]. 中兽医学杂志，1996，83（2）：41-43.
[10] Kitagawa L, Wang HK, Takagi A, et al. Saponin and Sapogenol XXXV. Chemical Constituents of Astragali Radix, the Root of Astragalus membranaceus Bunge (2). Astragalosides I, II and IV, Acetylastragaloside I and Isoastragalosides I and II [J]. Chem. Pharm. Bull., 1983, 31 (2)：698-708.
[11] Hirotani M, ZhouY, Lui HK. Astragalosides from hairy rootcuhure of astragalus membranceus [J]. Phytochem, 1994, 36 (3)：665-670.
[12] Hirotani M, Zhou Y, Lui HK. Cycloanane triterpeneglycosides from the hairy root cuLtures of astragalus membranceus [J]. *Phytochem*, 1994, 37 (5)：1403-1407.
[13] ZhuYZ, Lu SH, Okada YT, et al. Two new cycloartanetypeglycosides, mongholicoside I and II from the aerial part of astragalus mongholicus Bunge [J]. Chem Pharm BuLl, 1992, 404 (8)：2230-2232.
[14] 王志学，邢瑛，周建树. 黄芪化学成分的研究 [J]. 中草药，1983，14（3）：1.
[15] 吕归宝，黄乔书. 黄芪中黄酮类似物的分离鉴定 [J]. 中草药，1984，15：452.
[16] Anas. Isoflavans and a pterocarpan from Astragalus mongholicus [J]. *Phytochem*, 1991, 30 (8)：764-768.
[17] 宋纯清，郑志仁，刘涤，等. 膜荚黄芪中异黄酮化合物 [J]. 植物学报，1997，39（8）：764-768.
[18] 宋纯清，郑志仁，刘涤，等. 膜荚黄芪中紫檀烷异黄烷化合物 [J]. 植物学报，1997，39（12）：1169-1171.
[19] He ZQ, Findlay JA. Constituents of Astragalus membranaceus [J]. J Natur Prod, 1991, 54 (3)：810-815.

## ❧ 白 术 ❧

**【来源】** 本品为菊科植物白术 *Atractylodes macrocephala* Koidz. 的干燥根茎。冬季下部叶枯黄、上部叶变脆时采挖，除去泥沙，烘干或晒干，再除去须根。主产于浙江、安徽、江西、湖南、湖北等地。

生制白术鉴别

| 处方用名 | 白术 | 麸炒白术 |
|---|---|---|
| 炮制方法 | 切制 | 麸炒 |
| 性状 | 不规则的厚片。切面黄白色至淡棕色，散生棕黄色的点状油室，木部具放射状纹理；气清香，味甘、微辛，嚼之略带黏性 | 不规则的厚片，切面深黄色，散生棕黄色的点状油室，木部具有放射状纹理，偶见焦斑，略有焦香气 |
| 性味 归经 | 苦、甘，温 归脾、胃经 | 微苦、甘，温 归脾、胃经 |
| 功能 主治 | 燥湿健脾，利水消肿 痰饮、水肿、风湿痹痛 | 健脾消食，和胃 用于脾胃不和，脘腹胀满，食少纳呆 |

续表

| 炮制作用 | 利于调剂和成分煎出 | 缓和温燥之性，增强益气健脾的作用 |
|---|---|---|
| 用法<br>用量 | 水煎口服或入中成药<br>6~12g | 水煎口服或入中成药<br>6~12g |
| 配伍 | 常与茯苓、泽泻等配伍治疗水湿内停，水肿，小便不利等。如五苓散。与桂枝、茯苓、甘草等配伍治疗痰饮、眩晕，心悸等证。如苓桂术甘汤。或与附子、甘草等配伍治疗风湿相搏，身体烦痛，如白术附子汤 | 常与人参、茯苓、甘草等配伍治疗脾气虚弱，运化失常，食少，便溏，脘腹胀痛，倦怠乏力等。如四君子汤。与枳实配伍可用于脾虚不运，积滞内停，食欲不振，脘腹痞满等。如枳术丸。或与当归、白芍、砂仁等配伍治疗胎气不和或胎动不安。如安胎如圣散 |
| 药理作用 | 利尿、抗炎、改善胃肠功能、抗癌、抗衰老等 | 改善胃肠功能、抗炎、抗癌等 |
| 化学成分 | 挥发油、烯炔类、苷及多糖类 | 挥发油总量降低，但白术内酯类成分增加 |
| 检查 | 水分不得过15.0%；总灰分不得过5.0%；酸不溶性灰分不得过1% | 水分不得过11.0%；总灰分不得过5.5%；酸不溶性灰分不得过0.7% |
| 浸出物 | 60%乙醇浸出物不得少于35.0% | 60%乙醇浸出物不得少于39.0% |
| 含量测定 | 按干燥品计算，白术内酯Ⅰ、Ⅱ、Ⅲ总量不得少于0.04% | 按干燥品计算，白术内酯Ⅰ、Ⅱ、Ⅲ总量不得少于0.06% |
| 注意 | 实邪内壅，阴虚内热，津液亏耗者慎服，气滞胀闷者忌服 | |

## 注释

**【炮制方法】**

白术：取原药材，除去杂质和残茎，洗净、润透，切厚片，干燥[1,2]。以白术内酯Ⅰ、Ⅱ、Ⅲ的含量作为指标，采用正交试验法优选白术软化切制工艺。优化参数为：白术在30℃下，每100kg白术，用30kg水喷淋软化8小时，纵切为厚度约为5~6mm的厚片，干燥[3]。

麸炒白术：取蜜麸皮或麸皮，撒入用中火加热至一定程度的炒制容器内，即刻烟起时，投入生白术饮片，快速翻炒，至表面呈深黄色，有香气逸出时，取出，筛去焦麸，放凉即可[1,2]。以苍术酮和白术内酯Ⅰ、Ⅱ、Ⅲ的含量为指标，对白术麸炒工艺进行优化，优化参数为：每100kg白术，用麦麸10kg，于170~180℃，炒2分钟为宜[4]。

除麸炒白术外，还有炒白术、土炒白术、米泔制白术[2,5]。

**【性状差异】**　白术饮片切面黄白色至淡棕色。麸炒白术饮片切面颜色变深黄，并有焦香气[1,2,5]。（见文末彩图99）

**【炮制作用】**

白术，味甘、苦，性温，主入脾胃经，有健脾、燥湿之功。前人谓之"脾脏第一要药"。多用于脾虚食少，腹胀泄泻，痰饮眩悸，水肿，自汗，胎动不安。《本草通玄》言："补脾胃之药，更无出其右者。土旺则能健运，故不能食者，食停滞者，有痞积者，皆用之也。土旺则能胜湿，故患痰饮者，肿满者，湿痹者，皆赖之也。"本品长于补气以复脾运，又能燥湿、利尿以除湿邪。故可与茯苓、泽泻等配伍治疗水湿内停，水肿，小便不利等证。如五苓散。亦可与桂枝、茯苓、甘草等配伍治疗痰饮、眩晕，心悸等证。如苓桂术甘汤。

经麸炒后，白术的苦味和温燥之性皆有所缓和，且由于麦麸具有补中益气的作用，二者同炒时可协同增效，以达到增强健脾消食、强胃的作用。故白术多与人参、茯苓、甘草等配伍治疗脾气虚弱，运化失常等。如四君子汤。此即"麦麸制去燥烈而和胃"。

炒白术是用武火将白术炒至表面焦黄色。此法亦是为了缓和白术的燥性，增强其健脾益气的作用。土炒白术，是以灶心土拌炒白术，可借土气资助脾土，增强补脾止泻的作用。多用于脾虚食少，泄泻便溏，胎动不安等症。泔制白术是以米泔水浸渍白术，借谷气以和脾。用于脾胃虚弱，食少泄泻等症[2,5]。

中医理论认为"燥胜则干"。而在传统上，生白术性燥而祛湿利水，麸炒后燥性减缓而健脾作用增强。从白术生、麸炒品对 Wistar 大鼠饮水量及排尿量实验结果可见，白术生品可以增加大鼠饮水量及排尿量，表现出与传统理论相符的"燥湿利水"功效，麸炒品则未表现出如生品一般的利水作用。现有研究则普遍认为，苍术酮为白术的主要燥性成分之一。主要表现在苍术酮可抑制中国白兔唾液腺分泌，增加昆明种小鼠饮水量，且有很强的利尿作用。而这些作用与其对 $Na^+/K^+$-ATP 酶的抑制作用有关[6]。白术经炒制后，其所含的苍术酮可转化为具有抗炎、抗肿瘤、调节胃肠功能及抗菌等作用[6-13]的白术内酯 Ⅰ、Ⅱ、Ⅲ 等成分[14]，对胃肠蠕动及营养物质的吸收方面的作用增加，且对脾虚模型动物的胃肠功能及胃肠激素水平调节作用也较生白术强。因此，可将白术炮制的原理归纳为"减酮减燥，增酯增效"，即通过炮制来增加白术中的内酯类成分含量，从而增强炮制品的补益作用。而这一理论也与白术用于治疗痰饮水肿等脾失健运而致的水液内停之症，而麸炒白术用于治疗脾虚食少导致的脾虚运化失常，食少胀满之症的情况相吻合。

【药理作用】

## 一、白术的药理作用

**1. 改善消化系统功能的作用** 白术水煎液可抑制大鼠胃肠运动，且这种作用呈现出剂量依赖。此外，其对脾虚大鼠的胃肠激素及神经递质水平具有一定的调节作用[15-17]。

**2. 利尿作用** 白术煎剂和流浸膏对大鼠、兔、狗等均具有持久的利尿作用。该作用可能与白术中主要活性成分苍术酮有关，它可强烈抑制 $Na^+/K^+$-ATP 酶的活性，从而降低细胞内 $Na^+$、$K^+$ 的交流，发挥利尿的作用[18]。

**3. 消腹水作用** 白术水煎剂具有显著的消腹水作用，可显著地开大腹膜孔，并使腹膜孔开放数目增加，分布密度明显增高[19]。

**4. 免疫、抗炎作用** 白术中挥发油及多糖类成分能显著提高小鼠腹腔巨噬细胞的活性，增强机体非特异性免疫功能。其水煎液对 2,4,6-三硝基苯磺酸致溃疡性结肠炎大鼠的炎症因子水平具有调节作用[20,21]。

**5. 抑制子宫平滑肌的收缩** 对未孕小鼠离体子宫自发性收缩及药物兴奋性收缩呈显著抑制作用[22]。

**6. 抑制肿瘤作用** 白术提取物可降低瘤细胞的增殖率，降低瘤组织的侵袭性，提高机体抗肿瘤反应能力及对瘤细胞的细胞毒作用[23-25]。

**7. 抗氧化、抗衰老作用** 可提高小鼠红细胞 SOD 活性，抑制小鼠脑单胺氧化酶 B 的活性，对抗红细胞自氧化溶血，并有清除活性氧自由基的作用。可显著提高老年小鼠全血谷胱甘肽-过氧化物酶（GSH-PX）活力，显著降低红细胞中丙二醛含量[26]。

**8. 调节心血管的作用** 白术中的双白术内酯对豚鼠离体心房肌有负性肌力和负性频率作用[27]。

**9. 抗菌作用** 白术水煎剂对絮状表皮藓菌、星形奴卡菌、脑膜炎球菌、金黄色葡萄球菌、溶血链球菌、枯草杆菌等均有抑制作用[15]。

**10. 其他作用** 水煎剂具有抗凝血作用。少量挥发油还具有镇静的作用。

## 二、麸炒白术的药理作用

**1. 调节胃肠功能** 白术经麸炒后可以促进胃肠蠕动，并增加对营养物质的吸收，对利血平及大黄致脾虚模型的大鼠均具有很好的治疗作用，可使脾虚模型大鼠的胃肠激素和神经递质水平恢复到正常水平，其作用强于生品。同时，白术生制品提取物对小肠上皮细胞的增殖和对营养物质的吸收也具有促进作用，且制品作用较生品强（$P < 0.05$）[18]。

**2. 抗炎作用** 麸炒白术对角叉菜胶致足肿胀和醋酸致腹膜炎症模型的小鼠具有治疗作用。对溃疡性结肠炎大鼠的炎症因子水平也可进行调节。但麸炒品较生品弱。

### 三、生、制白术之复方的药理作用差异

**1. 生、制白术之枳术丸的药理作用差异**　麸炒白术制备的枳术丸对脾虚积滞模型大鼠胃肠激素（GAS、SS）及神经递质（NO、CHE）分泌水平的影响作用优于用白术制备的枳术丸（$P < 0.05$）。此外，在对小肠上皮细胞（IEC-6）的细胞增殖率、迁移率、葡萄糖吸收及碱性磷酸酶活性（ALP）的作用上也以麸炒白术制备的枳术丸为优。提示枳术丸中宜用麸炒白术。

**2. 生、制白术之白术茯苓汤的药理作用差异**　白术制备的白术茯苓汤在对"湿困脾阻"模型大鼠利尿作用及其炎症因子的分泌水平调节方面，均优于麸炒白术制备的白术茯苓汤组，且表现出一定差异性（$P < 0.05$）。提示白术茯苓汤中以白术入药更为合理。

**【化学成分】**
**白术**　主要含有挥发油类成分，包括苍术酮、白术内酯Ⅰ、Ⅱ、Ⅲ、Ⅳ、Ⅴ、Ⅵ、Ⅶ、3β-乙酰氧基苍术酮、脱水苍术内酯、白术内酰胺等；以及白术多糖、苷类、氨基酸以及香豆素和甾醇类成分的报道。
**麸炒白术**　白术麸炒后苍术酮的含量降低，而白术内酯Ⅰ、Ⅱ、Ⅲ的含量明显增加。

**【含量测定】**　鉴于2010年版《中国药典》白术项下，并没有收载对白术中主要活性成分苍术酮和白术内酯Ⅰ、Ⅱ、Ⅲ的含量测定方法，因此，参考有关文献报道[28]，对白术中苍术酮和白术内酯Ⅰ、Ⅱ、Ⅲ的含量进行测定，结果白术经麸炒后内酯类成分的含量皆有所升高，而苍术酮的含量下降。详细结果见下表。

表20-3　白术与麸炒白术中主要成分的含量比较（%）

| 样品 | 白术内酯Ⅰ | 白术内酯Ⅱ | 白术内酯Ⅲ | 苍术酮 |
|---|---|---|---|---|
| 白术 | 0.013 | 0.015 | 0.021 | 0.22 |
| 麸炒白术 | 0.024 | 0.023 | 0.028 | 0.15 |

**【药物代谢】**　大鼠灌胃生制品白术后，对大鼠血液中白术内酯Ⅲ的代谢情况进行研究表明，白术经麦麸炒制后，能改善白术内酯Ⅲ在体内的吸收、分布情况，促进白术内酯Ⅲ在脾、胃的吸收。减缓到达大小肠的时间，这一结果也与白术炮制后健脾作用增强的传统理论相吻合。

**【毒性】**　白术提取液急性经口毒性、细胞毒性和遗传毒性评价及白术挥发油乳剂进行长期毒性试验结果均显示白术在临床常规剂量下，是一种安全、低毒的药物[29-32]。

**【生制白术成分、药效与功用关系归纳】**　由白术麸炒前后的对比研究，初步认为挥发油和白术多糖的变化是引起白术生制品药效差异的物质基础。其变化关系如图20-5所示：

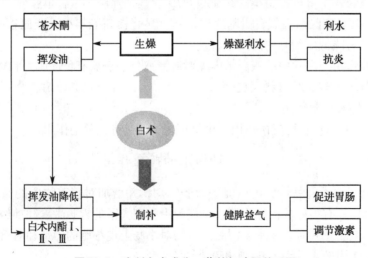

图20-5　生制白术成分、药效与功用关系图

（单国顺）

## 参考文献

[1] 国家药典委员会. 中华人民共和国药典（一部）[S]. 北京：中国医药科技出版社，2010：95-96.

[2] 贾天柱. 中药炮制学 [M]. 北京：中国中医药出版社，2002：107-108.

[3] 杨彦华，周远征，赵文龙，等. 白术软化切制工艺研究 [J]. 中成药，2013，35（10）：2225-2229.

[4] 赵文龙，吴慧，贾天柱. 麸炒白术的炮制工艺优化 [J]. 中国实验方剂学杂志，2013，19（8）：7-10.

[5] 叶定江，原思通. 中药炮制学辞典 [M]. 上海：上海科学技术出版社，2005：240-242.

[6] Endo K, Taguchi T, Taguchi F, et al. Anti-inflammatory Principles of Atractylodes Rhizomes [J]. Chem Pharm Bull, 1979, 27 (2)：2954-2958.

[7] Li CQ, He LC, Dong HY, et al. Screening for the Anti-inflammatory activity of fractions and compounds from Atractylodes macrocephala koidz [J]. J. Ethnopharmacol, 2007, 114 (2)：212-217.

[8] Dong H, He L, Huang M, et al. Anti-inflammatory components isolated from Atractylodes macrocephala Koidz [J]. Nat Prod Res, 2008, 22 (16)：1418-1427.

[9] Liu Y, Jia Z, Dong L, et al. Arandomized pilot Study of Atractylenolide I on Gastric cancer cachexia patients [J]. Evid-Based Compl Alt Med, 2008, 5 (37)：337-344.

[10] Ye Y, Chou G. X, Wang H, et al. Effects of Sesquiterpenes isolated from Largehead Atractylodes Rhizome on growth, migration and differentiation of B16 Melanoma Cells [J]. Integr Cancer Ther, 2011, 10 (1)：92-100.

[11] Kang TH, Bang JY, Kim MH, et al. Atractylenolide Ⅲ, a sesquiterpenoid, induces apoptosis in Human lung carcinoma A549 Cells via Mitochondria-mediated death pathway [J]. Food Chem. Toxicol, 2011, 49 (2)：514-519

[12] Wang KT, Chen LG, Wu CH, et al. Gastroprotective activity of atractylenolide Ⅲ from Atractylodes Ovata on Ethanol induced gastric ulcer in vitro and in vivo [J]. J Pharm Pharmacol, 2010, 62 (3)：381-388.

[13] Jeong SI, Kim SY, Kim SJ, et al. Antibacterial activity of Phytochemicals isolated from Atractylodes japonica against methicillin-resistant Staphylococcus aureus [J]. Molecules, 2010, 15 (10)：7395-7402.

[14] 赵文龙，吴慧，单国顺，等. 麸炒白术"减酮减燥，增酯增效"炮制理论的再印证 [J]. 中国中药杂志，2013，38（20）：3493-3497.

[15] 李岩，孙思予，周卓. 白术对小鼠胃排空及小肠推进功能影响的实验研究 [J]. 辽宁医学杂志，1996，16（4）：186.

[16] 马晓松，樊雪萍，陈忠，等. 白术对动物胃肠运动的作用及其机制的探讨 [J]. 中华消化杂志，1996，16（5）：261-264.

[17] 赵文龙，杨彦华，贾天柱. 白术生、制品对脾虚大鼠血清 SS，GAS，CHE 的影响 [J]. 中国实验方剂学杂志，2013，19（14）：212-214.

[18] 周德文. 术类的药理和药效. 国外医药·植物药分册 [J]. 1996，11（3）：120-122.

[19] 李继承，吕志莲，石光和. 腹膜孔的药物调节和计算机图像处理 [J]. 中国医学科学院学报，1996，18（3）：219-223.

[20] 汤新慧. 白术多糖对小鼠免疫功能的影响 [J]. 中医研究，1998，11（2）：7-9.

[21] 关晓辉，曲娴，杨志萍，等. 白术挥发油对小鼠免疫功能的影响 [J]. 北华大学学报（自然科学版），2001，2（2）：122-123.

[22] 周海虹，徐兆甘，杨端芬. 白术提取物对子宫平滑肌作用的研究 [J]. 安徽中医学院学报，1993，12（4）：39-40.

[23] 张宗，张鸿翔，史天良，等. 白术挥发油的抗肿瘤作用的研究 [J]. 肿瘤研究与临床，2006，18（12）：799-820.

[24] 邱根全，赵旭升，孙烨，等. 白术挥发油对癌性恶病质的实验研究 [J]. 西安交通大学学报：医学版，2006，27（5）：477-479.

[25] 王郁金，苏衍进，郑光娟. 白术挥发油对小鼠 H22 肝癌淋巴道转移模型的影响 [J]. 现代中医药，2009，29（4）：74-75.

[26] 李怀荆. 白术水煎剂对老年小鼠抗衰老作用影响 [J]. 佳木斯医学院学报，1996，19（1）：9-10.

[27] 浦含林，王正濂，黄巧娟，等. 双白术内酯对豚鼠离体心房肌的作用 [J]. 中国药理学通报，2000，16（1）：60-62.

[28] 吴慧，赵文龙，单国顺，等. HPLC 波长切换法同时测定白术及其不同麸制品中白术内酯Ⅰ、Ⅱ、Ⅲ [J]. 中成药，2013，35（11）：2484-2487.

[29] 杨广文，朱秀卿，王翕，等. 白术挥发油灌胃对大鼠长期毒性的研究 [J]. 中国药物与临床，2003，3（5）：411-412.

[30] 松原利行. 白术的减肥作用及亚急性毒性试验 [J]. 国外医学中医中药分册，2005，27（5）：313.

[31] 赵安莎，孙于兰，张立实. 白术提取液安全性评价 [J]. 中国公共卫生，2006，22（1）：43-45.

[32] 王东升，李锦宇，罗超应，等. 白术提取液急性毒性试验 [J]. 西北农业学报，2011，20（5）：40-43.

# 山　药

**【来源】**　本品为薯蓣科植物薯蓣 *Dioscorea opposita* Thunb. 的干燥根茎。冬季茎叶枯萎后采挖，切去根头，洗净，除去外皮和须根，干燥，或趁新鲜切厚片，干燥；也有选择肥大顺直的干山药，置清水中，浸至无干心，闷透，切齐两端，用木板搓成圆柱状，晒干，打光，习称"光山药"。主产于河南、山西、陕西等省。

**生制山药鉴别使用表**

| 处方用名 | 山药 | 麸炒山药 |
|---|---|---|
| 炮制方法 | 切制 | 麸炒 |
| 性状 | 呈类圆形的厚片，表面类白色或淡黄白色，质脆，易折断，断面类白色，富粉性。气微味淡，微酸，嚼之发黏 | 呈类圆形的厚片，表面亮黄白色或黄色，偶见焦斑，略有焦香气。质松脆 |
| 性味归经 | 甘、平<br>归脾、胃、肾经 | 甘、平<br>主归脾、胃经 |
| 功能主治 | 补脾养胃，生津益肺，补肾涩精<br>用于肾虚遗精，尿频，肺虚喘咳，阴虚消渴 | 益脾和胃，补肾固精<br>用于脾虚食少，泄泻便溏 |
| 炮制作用 | 利于调剂和成分煎出 | 增强健脾止泻作用 |
| 用法用量 | 水煎服或入中成药<br>15~30g | 水煎服或入中成药<br>15~30g |
| 配伍 | 常与地黄、山茱萸、枸杞、杏仁、阿胶、人参、黄芪、五味子、天花粉配伍。如健脾丸、六味地黄丸、薯蓣丸等 | 常与白术、人参、茯苓、芡实、五味子、乌药、益智仁、甘草配伍。如小儿参术健脾丸、完带汤、必元煎、参苓白术散等 |
| 药理作用 | 改善消化功能，提高免疫力，降血糖、降血脂，抗衰老等 | 改善消化功能，提高免疫力，降血糖、降血脂，抗衰老等 |
| 化学成分 | 含皂苷、环肽、尿囊素、多糖、氨基酸等成分 | 尿囊素和多糖含量增加，且单糖组成发生变化 |
| 检查 | 水分不得过 16.0%<br>总灰分不得过 2.0% | 水分不得过 12.0%<br>总灰分不得过 4.0% |
| 浸出物<br>含量测定 | 水溶性浸出物不得少于 4.0%<br>尿囊素含量不得低于 1.5% | 水溶性浸出物不得少于 4.0%<br>尿囊素含量不得低于 1.5% |

## 注释

**【炮制方法】**

山药：取原药材，除去杂质，分开大小个，泡润至透，切厚片，干燥[1]。

麸炒山药：将锅加热至均匀撒入麦麸，即刻烟起时投入已干燥的净山药片，拌炒至山药片呈亮黄色略具香气时取出，去麸皮，晾凉。一般按每100kg山药用麦麸10kg。

除麸炒山药外，还有土炒品、米炒品、蜜麸炒品和炒黄品等。

**【性状差异】** 山药切面类白色或淡黄白色，麸炒山药切面亮黄色或黄色，有焦香气。（见文末彩图100）

**【炮制作用】** 山药，味甘，性平。归脾、肺、胃经。《神农本草经》认为其能"补虚羸，除寒热邪气，补中益气力，长肌肉"[2]。功效偏补肾生精，益肺肾之阴，用于纠治肾虚遗精，尿频，肺虚喘咳，阴虚消渴。如健脾丸、六味地黄丸、薯蓣丸等。

麸炒山药，借真火之气，增加燥温之性。故麸炒后长于益脾和胃，益肾固精，主要作为滋阴或补阳的臣药，功偏补益，用于治疗脾虚食少，泄泻便溏[3]。如小儿参术健脾丸、完带汤、必元煎、参苓白术散等。

山药含皂苷、尿囊素、多糖等活性成分，其中尿囊素具有促进细胞生长，加快伤口愈合，软化角质蛋白等生理功能，是抗溃疡药剂。可用作缓解和消化道溃疡及炎症，对骨髓炎、糖尿病、肝硬化均有较好疗效；薯蓣皂苷有促激素作用；山药多糖具有调节胃肠运动和吸收功能的作用，对脾虚小鼠有一定的补脾健胃作用，其作用机制之一可能是调节免疫。山药水煎剂有缓解胃肠平滑肌痉挛及对抗神经介质的作用。故山药有补益脾肾之功。

现代研究表明，山药麸炒后，尿囊素和多糖的溶出增加[4]。总糖含量增加了5.25%，溶出率增加了16.70%。HPLC-ELSD分析显示，山药麸炒前后粗多糖成分均由鼠李糖及葡萄糖组成，麸炒后单糖组成发生一定变化，葡萄糖所占比例增高[5]。这些变化使炒山药后对胃肠调节功能增强。

**【药理作用】**

## 一、山药的药理作用

**1. 提高免疫功能** 山药多糖具有良好的免疫调节作用。山药多糖可延长免疫功能低下小鼠的缺氧耐受时间，提高脾指数、胸腺指数，改善胸腺、脾脏的组织结构。山药多糖对BCG和LPS诱导的小鼠免疫性肝损伤有保护作用[6-8]。

**2. 改善消化功能** 山药有缓解胃肠平滑肌痉挛及对抗神经介质的作用。此外，山药还能增强小肠吸收功能，抑制血清淀粉酶的分泌[9]。

**3. 降血糖、降血脂** 山药中黏蛋白能降低小鼠的血糖和血脂含量，提高肝糖原和心肌糖原含量，促进血糖利用[10,11]。

**4. 抗衰老** 山药可显著提高衰老模型大鼠脑中的超氧化物歧化酶（SOD）、谷胱甘肽过氧化物酶（GSH-PX）的活性，降低氧化产物MDA的含量，从而产生抗衰老作用[12]。

**5. 抗肿瘤、抗突变作用** 山药中薯蓣皂苷具有抗肿瘤、抗突变作用[13]。

**6. 促进肾脏再生修复** 山药灌胃预处理对大鼠肾脏缺血再灌注损伤有保护作用和促进肾脏再生修复的作用[14]。

## 二、麸炒山药的药理作用

**1. 对小肠收缩的影响** 用离体回肠法观察山药不同饮片其对小肠收缩作用的影响，结果表明麸炒山药较山药对离体小肠抑制收缩的作用更强，提示山药经麸炒后可增强其健脾作用，其健脾作用增强可能与调节小肠收缩作用有关[15]。

**2. 对免疫功能的影响** 采用碳粒廓清法及血清溶血素试验法，比较山药及其麸炒品不同提取方法所得的多糖对小鼠非特异性和特异性免疫功能的影响。结果显示山药经麸炒后冷浸提取的多糖在增加碳粒廓清指数K，增强单核巨噬细胞的吞噬功能及提高溶血素水平方面较生品有更强的作用。这说明山药经麸炒后冷浸提取的多糖较生品具有更强的增强细胞免疫和体液免疫的作用[16]。

**3. 对胃肠功能的影响** 麸炒后的山药多糖对脾虚小鼠胃排空及小肠推进的作用优于山药多糖，且对脾脏指数、胸腺指数的影响方面，麸炒品亦优于生品[17]。

【化学成分】

**山药** 皂苷、环肽、尿囊素、多糖、氨基酸。

**麸炒山药** 麸炒后尿囊素含量升高，多糖含量增加，且其单糖组成发生变化。

【生制山药成分、药效与功用关系归纳】 由山药麸炒前后的对比研究，提示了尿囊素和多糖的变化是引起山药生制品药效差异的物质基础。其变化关系如图20-6所示：

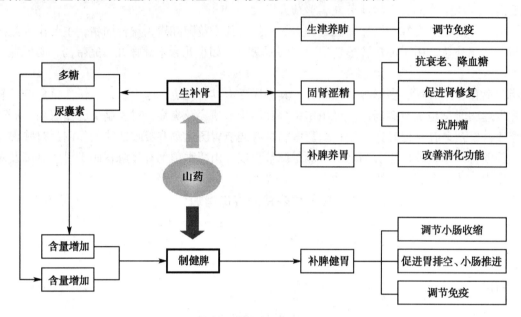

**图 20-6 生制山药成分、药效与功用关系归纳**

（才 谦）

---

• **参 考 文 献** •

[1] 国家药典委员会. 中华人民共和国药典（一部）[S]. 北京：中国医药科技出版社，2010：27.

[2] 黄爽. 神农本草经 [M]. 北京：中医古籍出版社，1982：49.

[3] 国家中医药管理局中华本草编委会. 中华本草 [M]. 上海：上海科学技术出版社，1999：7292.

[4] 王海波，蔡宝昌，李伟东. 山药麸炒前后尿囊素含量的比较 [J]. 南京中医药大学学报，2004，20（3）：165-166.

[5] 蔡皓，傅紫琴，李俊松，等. 山药麸炒前后多糖成分的含量及单糖组成研究 [J]. 南京中医药大学学报，2008，24（2）：104-106.

[6] 徐增莱，汪琼，赵孟. 怀山药多糖的免疫调节作用研究 [J]. 时珍国医国药，2007，18（5）：1040-1041.

[7] 赵国华，李志孝，陈宗道. 山药多糖的免疫调节作用 [J]. 营养学报，2002，24（2）：187-188.

[8] 杨金莲，敖万根，席小明，等. 山药多糖对SD大鼠生长性能和免疫功能的影响 [J]. 江西中医学院学报，2010，22（6）：60-63.

[9] 孔晓朵，白新朋. 山药的活性成分及生理功能研究进展 [J]. 安徽农业科学，2009，13（13）：5979-5981．5984.

[10] 胡国强，杨保华，张忠泉. 山药多糖对大鼠血糖及胰岛释放的影响 [J]. 山东中医杂志，2001，23（4）：230-231.

[11] 郜红利，肖本见，梁文梅. 山药多糖对糖尿病小鼠降血糖作用 [J]. 中国公共卫生，2006，22（7）：804-805.

[12] 相湘. 山药的抗衰老作用研究 [J]. 医药论坛杂志，2007，28（24）：109-110.

[13] 王雅茜，王光慈，贺稚非. 山药多糖抗突变作用的体外实验研究 [J]. 营养学报，2001，23（1）：76.

[14] 唐群，吴华，雷久士. 山药多糖预处理对大鼠肾缺血再灌注损伤的抗氧化保护作用 [J]. 实验研究，2013，10

(9)：21-24.

[15] 孔翠萍，柴川，崔小兵. 山药不同炮制品对小肠收缩及对消化酶活性的影响 [J]. 中国民族民间医药，2012，62-63.

[16] 程林，陈斌，蔡宝昌. 山药及其麸炒品的多糖部位对小鼠免疫功能的影响 [J]. 中药新药与临床药理，2006，17（2）：86-89.

[17] 傅紫琴，蔡宝昌，卞长霞，等. 山药及其麸炒品的多糖成分对脾虚小鼠胃肠功能的影响 [J]. 药学与临床研究，2008，16（3）：181-183.

## 〜 白 扁 豆 〜

**【来源】** 本品为豆科植物扁豆 *Dolichos lablab* L. 的干燥成熟种子。秋、冬二季采收成熟果实，晒干，取出种子，再晒干。主产于辽宁、河北、山西、陕西等地。

生制白扁豆鉴别使用表

| 处方用名 | 白扁豆 | 炒白扁豆 | 扁豆衣 |
|---|---|---|---|
| 炮制方法 | 净制 | 炒制 | 燀制 |
| 性状 | 表面淡黄白色或淡黄色，平滑，略有光泽，气微，味淡，嚼之有豆腥气 | 表面微黄色，略具焦斑，有香气 | 为不规则的卷缩状或片状，淡黄白色，质脆，易碎 |
| 性味归经 | 甘，微温<br>归脾、胃经 | 微温<br>归脾、胃经 | 甘、苦，温<br>归脾、大肠经 |
| 功能主治 | 健脾化湿，和中消暑<br>用于脾胃虚弱，食欲不振，大便溏泻，白带过多，暑湿吐泻，胸闷腹胀 | 健脾化湿<br>用于脾虚泄泻，白带绵下 | 祛暑化湿<br>用于暑热所致的身热，头目眩晕，暑日酒食所伤、伏热、烦渴 |
| 炮制作用 | 去除杂质 | 增强健脾止泻作用 | 分离特定药用部位，增加药用品种 |
| 用法用量 | 水煎口服或入中成药<br>9～15g | 水煎口服或入中成药<br>9～15g | 水煎口服或入中成药<br>3～9g |
| 配伍 | 常与香薷、厚朴等配伍治疗暑湿吐泻，如香薷散 | 常与白术、苍术、芡实等配伍治疗脾气虚证，如参苓白术散 | 常与苏梗、木香、茯苓等配伍治疗小儿泄泻，如疏运汤 |
| 药理作用 | 抗菌、抗病毒、增强免疫功能、抗氧化、抗神经细胞缺氧性坏死与凋亡 | 抗菌、抗病毒、提高细胞的免疫功能 | 止泻、抗浮肿 |
| 化学成分 | 蛋白质、磷脂、氨基酸、血细胞凝集素、甾醇、糖、无机元素等多种成分 | 总磷脂、磷脂酰胆碱和植物凝集素减少。但成分检出率增加 | 待测 |
| 检查浸出物 | 水分不得过14.0%<br>水浸出物含量不得低于22.00%，65%乙醇浸出物含量不得低于16.00% | 待测<br>待测 | 待测<br>待测 |
| 注意 | 患寒热病者，不可食白扁豆 | 患寒热病者，不可食白扁豆 | |

## 注释

**【炮制方法】**

白扁豆：取原药材，除去杂质，用时捣碎[1]。

扁豆衣：取净白扁豆置沸水中，稍煮至皮软后，捞出，在冷水中稍泡，取出，搓开种皮与种仁，干燥，筛取种皮。

炒白扁豆：取净白扁豆或白扁豆仁，置热锅中，用文火炒至微黄，略有焦斑时，有香气溢出时，取出放凉，用时捣碎。

**【性状差异】**　白扁豆表面淡黄白色或淡黄，质坚硬。炒白扁豆色微黄，具焦斑。扁豆衣为不规则的卷缩状或片状，淡黄白色，易碎。（见文末彩图101）

**【炮制作用】**

白扁豆，味甘，性微温。《药品化义》言其："味甘平而不甜，气清香而不窜，性温和而色微黄，与脾性最和"。白扁豆生用清暑，化湿能力强，用于暑湿和消渴。如治夏季伤于暑湿，腹痛吐泻的香薷散（《局方》）。

炒白扁豆，性微温，偏于健脾止泻。用于脾虚泄泻，白带过多。如治脾胃虚弱，运化失常，大便泄泻，饮食不佳，神疲体倦的参苓白术散（《局方》）。

炒制是为了分离不同的药用部位。扁豆衣气味俱弱，健脾作用较弱，偏于去湿化暑。如治小儿泄泻的疏运汤。

白扁豆中所含血细胞凝集素A不溶于水，是白扁豆的毒性成分，凝集素B可溶于水，有抗胰蛋白酶活性作用，加热蒸汽消毒或煮沸1小时后，活力损失86%~94%。因此加热处理能降毒；另外，白扁豆炒后利于有效成分煎出，增强健脾作用。

**【药理作用】**

### 白扁豆的药理作用

**1. 增强免疫作用**　白扁豆多糖可显著提高正常小鼠腹腔巨噬细胞的吞噬指数和吞噬百分率（$P < 0.01$），可显著促进溶血素的形成[2,3]。

**2. 抗氧化作用**　白扁豆多糖对Fenton反应的羟基自由基和邻苯三酚自氧化体系产生的超氧阴离子自由基的清除作用结果表明，白扁豆中的多糖对超氧阴离子自由基和羟基自由基有不同程度的清除作用[4]。

**3. 抗菌、抗病毒作用**　100%白扁豆煎剂用平板纸片法，对痢疾杆菌有抑制作用；对食物中毒引起的呕吐、急性胃肠炎等有解毒作用。白扁豆水提物对小鼠Columbia SK病毒有抑制作用。

**4. 抗神经细胞缺氧性坏死与凋亡**　白扁豆多糖具有促进神经细胞生长，阻断缺氧引起的神经细胞生长抑制，以及显著的抗神经细胞缺氧性凋亡功效[5]。

**【化学成分】**

白扁豆　主含蛋白质、磷脂、碳水化合物、血细胞凝集素A和B、磷脂、豆甾醇、钙、磷、铁、锌等多种成分。

炒白扁豆　总磷脂含量减少6.5%~9.4%，磷脂酰胆碱的摩尔百分比较生品减少约18%~25%。凝集素A和B活力降低。

**【毒性】**　白扁豆中含对人的红细胞非特异性植物凝集素（phytoagglutinin）。不溶于水的凝集素，有抗胰蛋白酶的活性，可抑制实验动物的生长，故属毒性成分。另含一种酶，有非竞争性抑制胰蛋白酶的活性，加热亦降低其活性，于10mg/kg浓度时，由于抑制了凝血酶（thrombin），可使枸橼酸血浆的凝固时间由20秒延长至60秒。

**【生制白扁豆成分、药效与功用关系归纳】**　由白扁豆炮制前后的对比研究，提示了凝集素等成分的变化是引起白扁豆生制品药效差异的物质基础。其变化关系如图20-7所示：

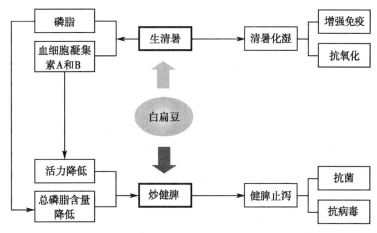

图 20-7 生制白扁豆成分、药效与功用关系图

（鞠成国）

## 参 考 文 献

[1] 国家药典委员会. 中华人民共和国药典（一部）[S]. 北京：中国医药科技出版社，2010：101.
[2] 弓建红，许小华，王俊敏，等. 白扁豆多糖对正常小鼠体内抗氧化和免疫实验研究 [J]. 食品工业科技，2010，31（9）：337-338.
[3] 张振凌. 中药猫爪草多糖的免疫活性研究 [J]. 时珍国医国药，2007，18（3）：538.
[4] 刘富岗，弓建红，杨云，等. 白扁豆等4种中药多糖的体外抗氧化活性研究 [J]. 河南科学，2009，27（10）：1212-1215.
[5] 姚于飞，胡国柱，高幼奇，等. 白扁豆多糖抗神经细胞缺氧性坏死与凋亡 [J]. 中药药理与临床，2012，28（3）：58-62.

## ❧ 甘 草 ❧

【来源】 本品为豆科植物甘草 *Glycyrrhiza uralensis* Fisch.、胀果甘草 *Glycyrrhiza inflate* Bat. 或光果甘草 *Glycyrrhiza glabra* L. 的干燥根和根茎。春、秋二季采挖，除去须根，晒干。主产于内蒙古、甘肃、新疆和宁夏等地。

**生制甘草鉴别使用表**

| 处方用名 | 甘草 | 炙甘草 |
|---|---|---|
| 炮制方法 | 切制 | 蜜炙 |
| 性状 | 类圆形或椭圆形厚片，切面黄白色，略显纤维性，具粉性，中间有明显的棕色形成层环纹及射线。周边棕红色、棕色或灰棕色。气微，味甜而特异 | 呈类圆形或椭圆形切片。外表皮红棕色或深棕色，微有光泽。切面黄色至深黄色，略有黏性。具焦香气，味甜 |
| 性味<br>归经 | 甘，平<br>归心、肺、脾、胃经 | 甘，温<br>归肺、脾经 |
| 功能 | 补脾益气，清热解毒，祛痰止咳，缓急止痛，调和诸药 | 补脾和胃，益气复脉 |
| 主治 | 用于脾胃虚弱，倦怠乏力，心悸气短，咳嗽痰多，脘腹、四肢挛急疼痛，痈肿疮毒，缓解药物毒性、烈性 | 用于脾胃虚弱，倦怠乏力，心动悸，脉结代 |

续表

| 炮制作用 | 利于调剂和成分煎出 | 增强补脾益气的作用 |
|---|---|---|
| 用法<br>用量 | 水煎口服或入中成药<br>2～10g | 水煎口服或入中成药<br>2～10g |
| 配伍 | 常与桔梗、鼠黏根、金银花、野菊花、蒲公英等配伍治疗咽喉肿痛、肺热咯血、痈疽肿毒等症。如桔梗汤、甘草鼠黏汤等 | 常与人参、白术、茯苓、桂枝、生地黄、白芍、黄连、干姜、半夏等配伍治疗脾胃气虚、心悸脉代、拘挛疼痛、心下痞满等症。如四君子汤、炙甘草汤、芍药甘草汤，甘草泻心汤等 |
| 药理作用 | 抗溃疡、镇咳、祛痰、平喘、抗菌、抗病毒、抗炎、抗过敏作用、解毒等作用较强 | 抗心律失常、非特异性免疫、止痛作用较强 |
| 化学成分 | 三萜类、黄酮类、生物碱和多糖等 | 三萜类、黄酮类、生物碱和多糖等。能明显检出蜂蜜成分 |
| 检查 | 水分不得过12.0%；总灰分不得过7.0%。酸不溶性灰分不得过2.0% | 水分不得过10.0%；总灰分不得过5.0% |
| 浸出物<br>含量测定 | 水溶性浸出物不得少于17.0%<br>甘草苷含量不得少于0.50%，甘草酸不得少于2.0% | 水溶性浸出物不得少于35.0%<br>甘草苷含量不得少于0.50%，甘草酸不得少于1.0% |
| 注意 | 不宜与海藻、京大戟、红大戟、甘遂、芫花同用 | 不宜与海藻、京大戟、红大戟、甘遂、芫花同用 |

## 注释

【炮制方法】

甘草：取原药材，除去杂质，洗净，润透，切厚片，干燥[1]。

炙甘草：取甘草饮片，加入用开水稀释的炼蜜，拌匀，闷润至蜜被吸尽后，置炒制容器内，用文火炒至黄色至深黄色，不粘手时取出，晾凉即可。以外观性状和蜜炙前后化学成分含量为权重指标，对甘草蜜炙工艺进行优化，优化参数为：炼蜜和水1:0.5混合（w/w）加入净甘草片，拌匀，闷润30分钟，置锅内，130℃（锅底温度）炒炙20分钟，取出，放凉，筛去碎屑[2]。每100kg甘草，加炼蜜25kg。

除炙甘草外，还有清炒甘草。

【性状差异】　甘草切片表面黄白色，周边棕色或灰棕色。炙甘草表面和切面颜色均有所加深，外表皮呈红棕色或深棕色，微有光泽，切面呈黄色至深黄色，有蜜香气。（见文末彩图102）

【炮制作用】　甘草，味甘，性平。生甘草性平，主入心、肺、脾、胃经，具有补脾益气，清热解毒，祛痰止咳，缓急止痛，调和诸药的功能。用于脾胃虚弱，倦怠乏力，心悸气短，咳嗽痰多，脘腹、四肢挛急疼痛，痈肿疮毒，缓解药物毒性、烈性。故甘草治疗咽喉肿痛、肺热咳嗽、痈疽肿毒等症，如用于咽喉肿痛桔梗汤（《注解伤寒论》），用于肺热咯血的甘草鼠黏汤（《沈氏尊生书》），以及治疗痈疽肿毒的国老膏（《普济方》）等。

甘草蜜炙后，性微温，以补脾和胃，益气复脉力胜。常用于脾胃虚弱，倦乏力，心动悸，脉结代。如治疗脾胃虚弱的四君子汤（《局方》），治疗心悸脉代的炙甘草汤（《注解伤寒论》），治疗心下痞满的甘草泻心汤（《注解伤寒论》）等。

元·《汤液本草》中就提出甘草"生用大泻火热，炙之则温"。李杲也认为"甘草味甘生寒，炙温纯阳"，明·《本草蒙筌》亦云："生泻火，炙温中"。均是指甘草生凉熟温的特性。现代研究及临床应用表明，蜂蜜具有补中益气缓急等作用，因此蜂蜜的加入对与甘草蜜炙增强补益可起到一定的协同作用。此外蜜炙后甘草酸和甘草苷等主要成分含量均有所下降，推测为甘草在炮制过程中其黄酮苷和三萜苷发生了水解。另外，指纹图谱研究表明生炙甘草主要成分含量的比例关系发生变化，极性较大的成分含量明显增加。药理实验研究表明甘草作用偏重与祛痰镇咳、解毒，经蜜炙后补益作用明显增强，据此推测甘草蜜炙后药效作用增强与上述成分变化有关，且此变化为加热和加蜜同时作用的结果[3]。

**【药理作用】**

## 一、甘草的药理作用

**1. 对消化系统的作用** 甘草次酸制剂（生胃酮）在西欧被列为上消化道溃疡的治疗药物。甘草煎剂、甘草浸膏、异甘草素等黄酮类成分可降低肠管紧张度，减少收缩幅度，对氯化钡、组胺引起肠管痉挛收缩解痉作用明显，其中以甘草苷元的解痉作用最强[4]。

**2. 解毒作用** "甘草能解百药毒"[5]。甘草及其多种制剂对多种药物中毒、动物毒素中毒、细菌毒素中毒及其机体代谢产物中毒，都有一定的解毒作用，能缓解中毒症状，降低中毒动物死亡率。其主要有效成分是甘草甜素。应用大黄甘草汤抢救毒鼠强中毒有很好的效果[6]。

**3. 镇咳祛痰作用** 甘草制剂口服后能覆盖在发炎的咽部黏膜上，缓和炎性刺激而镇咳。甘草次酸胆碱盐对豚鼠吸入氨水和电刺激猫喉上神经引起的咳嗽都有明显的抑制作用，强度与可待因近似。故认为其镇咳作用为中枢性的。甘草还能促进咽部和支气管黏膜分泌，使痰易于咳出，呈现祛痰镇咳作用[7]。

**4. 肾上腺皮质激素样作用** 甘草粉、甘草浸膏、甘草甜素、甘草次酸均有脱氧皮质酮样作用，能使健康人及多种动物的尿量和钠排出减少，钾排出增加。长期应用可出现水肿及高血压等症状。小剂量甘草甜素或甘草次酸能使大鼠胸腺萎缩及肾上腺重量增加，尿内游离型 17-羟皮质类固醇增加，血中嗜酸性白细胞和淋巴细胞减少；大剂量时糖皮质激素样作用不明显，只呈现盐皮质激素样作用[8,9]。

**5. 抗炎、抗变态反应** 甘草具有糖皮质激素样抗炎作用，抗炎的主要有效成分是甘草甜素和甘草次酸。对大鼠棉球性肉芽肿、甲醛性足肿胀、角叉菜胶性关节炎等均有一定的抑制作用[10]。甘草甜素能明显抑制小鼠被动皮肤过敏反应，拮抗组胺、乙酰胆碱和慢反应物质对兔离体回肠和豚鼠离体气管平滑肌的收缩。

**6. 抗病毒作用** 甘草甜素能直接破坏试管内的病毒细胞，对水痘、带状疱疹病毒、HIV、HBV病毒有一定的抑制作用。甘草甜素对病毒粒子直接作用，这与其能诱生干扰素、增加 NK 细胞活性有一定关系[11]。

## 二、炙甘草的药理作用

**1. 增强非特异性免疫功能** 生、炙甘草提取液均可提高小鼠非特异性免疫功能，炙甘草作用较生品作用更强，表现为可显著增加小鼠体重，提高单核巨噬细胞的吞噬活性等。炙甘草对小鼠主要免疫器官有明确的作用，胸腺和脾脏指数较空白组有增大的趋势，且作用优于生品[12]。

**2. 抗疲劳作用** 炙甘草水煎液可明显延长脾虚小鼠爬杆时间和负重游泳时间，与空白组相比有显著性差异，且作用优于生品[12]。

**【化学成分】**

**甘草** 主要含有皂苷类，黄酮类，生物碱类，多糖类等成分。主要成分有甘草酸，甘草苷，异甘草苷，新甘草苷，新异甘草苷，甘草利酮等[13]。

**炙甘草** 甘草蜜炙后，化学成分没有明显质的改变，主成分甘草酸、甘草苷含量降低，化学成分的比例发生了一定的变化。

**【含量测定】** 照 2010 年版《中国药典》一部甘草项下【含量测定】方法[1]，生、炙甘草中甘草酸和甘草苷的含量有一定的差异。见表 20-4。

表 20-4 甘草与炙甘草甘草酸和甘草苷含量（mg/g）

| 样品 | 甘草酸 | 甘草苷 |
|---|---|---|
| 甘草 | 1.91 | 1.51 |
| 炙甘草 | 1.57 | 1.09 |

**【药物代谢】** 甘草甜素在体内主要以其代谢物甘草次酸的形式被吸收，分布到各个组织器官，最终以甘草次酸的形式排出体外[14]。

**【生制甘草成分、药效与功用关系归纳】**

蜜炙前后的对比研究提示了蜂蜜的加入和化学成分比例关系的变化是引起甘草生制品药效差异的物质基础。其变化关系如图 20-8 所示：

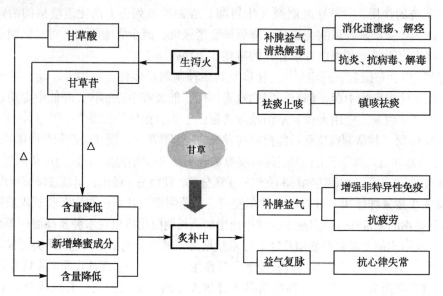

图 20-8　生制甘草成分、药效与功用关系图

（孙立立　周 倩）

---

● **参 考 文 献** ●

---

[1] 国家药典委员会. 中华人民共和国药典（一部）[S]. 北京：中国医药科技出版社，2010：80-81.

[2] 周倩，张泰，石典花，等. 正交试验法优选甘草最佳蜜炙工艺 [J]. 中成药，2010，32（3）：101-104.

[3] 周倩，孙立立. 蜜炙对甘草化学成分影响研究 [J]. 中国药学杂志，2013，48（10）：768-772.

[4] 李明. 甘草的研究概况 [J]. 甘肃中医学院学报 [J]，2000，17（3）：59-63.

[5] 凌一揆. 中药学. 上海：上海科学技术出版社，1992：215-216.

[6] 邓少玲，陈文雄. 大黄甘草汤在毒鼠强中毒抢救中的应用 [J]. 中国药房，2002，13（7）：421-422.

[7] 李仪奎，刘青云，沈映君，等. 中药药理学 [M]. 北京：中国中医药出版社，1997：9.

[8] 阴健，郭力弓. 中药现代研究与临床应用 [M]. 北京：学苑出版社，1994.

[9] 黄正明，崔祝梅. 中药药理 [M]. 兰州：甘肃科学技术出版社，1990：214.

[10] 朱任之. 甘草次酸钠口服给药的抗炎及免疫调节作用 [J]. 中国药理学通报，1996，12（6）：121-123.

[11] 王访，苏耀海. 甘草的药理作用及临床应用 [J]. 时珍国医国药，2002，13（5）：303-304.

[12] 孙付军，周倩，王春芳，等. 甘草蜜炙前后药效学比较 [J]. 中国实验方剂学杂志，2010，16（4）：115-118.

[13] 惠寿年，董阿玲. 国内对甘草化学成分的研究进展 [J]. 中草药，1999，30（4）：313-315.

[14] 张军，陈玫，居文政，等. LC-MS/MS 法测定人血浆中甘草次酸的含量及其临床药代动力学研究 [J]. 中国药理学通报，2011，27（9）：1313-1316.

## 鹿 茸

**【来源】** 本品为鹿科动物梅花鹿 *Cervus nippon* Temminck 或马鹿 *Cervus elophus* Linnaeus 的雄鹿未骨化密生茸毛的幼角。前者习称"花鹿茸"，后者习称"马鹿茸"。夏、秋二季锯取鹿茸，经加工后，阴干或烘干。主产于吉林、黑龙江、辽宁。

生制鹿茸鉴别使用表

| 处方用名 | 鹿茸片 | 鹿茸粉 | 酒鹿茸 |
|---|---|---|---|
| 炮制方法 | 切制 | 研粉 | 酒制 |
| 性状 | 呈类圆形或椭圆形薄片；外皮红棕色或棕色，有的可具有残留的毛茸；切面平坦，乳白色、淡黄色或红棕色，中央密布灰褐色细孔，气微腥 | 呈乳白色、淡黄色或红棕色细粉，气微腥。显微观察发现茸毛较多，黄棕色团块较多且颜色深，无长管状完整骨组织等 | 呈类圆形或椭圆形薄片；外皮灰棕色或灰红色，无残留毛茸；切面中心平坦但周边有小泡，灰白色、灰黄色或灰红色，中央灰褐色细孔不明显，气香 |
| 性味<br>归经 | 甘、咸，温<br>归肾、肝经 | 甘、咸，温<br>归肾、肝经 | 甘、咸、辛，微热<br>主入肝、肾经 |
| 功能<br><br>主治 | 壮肾阳，益精血，强筋骨，调冲任，托疮毒<br>用于肾阳不足，精血亏虚，阳痿滑精等 | 壮肾阳，益精血，强筋骨，调冲任，托疮毒<br>用于肾阳不足，精血亏虚，阳痿滑精等 | 强肾阳，通脉络，强筋骨，资其活血活络作用<br>多用于肾阳不足，冷痹、腰膝疼痛等 |
| 炮制作用 | 利于调剂和成分溶出 | 便于冲服 | 增强补肾活血通络作用 |
| 用法<br>用量 | 研末冲服或入丸、散<br>1~2g | 冲服或入丸、散<br>1~2g | 研末冲服或入丸、散<br>0.5~1.5g |
| 配伍 | 常与巴戟肉、淫羊藿、牛膝、熟地黄等配伍治疗阳虚证或兼有阴虚证等。如茸附汤、加味地黄丸等 | 常与巴戟肉、淫羊藿、牛膝、熟地黄等配伍治疗阳虚证或兼有阴虚证等。如茸附汤、加味地黄丸等 | 常与牛膝、巴戟肉、官桂、炮附子等配伍治疗肾阳虚腰背冷痛等。如鹿茸丸、鹿茸散等 |
| 药理作用 | 影响心血管系统、神经系统、物质代谢、性功能等，抗氧化、抗应激等作用 | 影响心血管系统、神经系统、物质代谢、性功能等，抗氧化、抗应激等作用 | 影响心血管系统、神经系统、运动系统、免疫功能等，抗风湿、抗炎、镇痛等作用 |
| 化学成分 | 氨基酸、活性多肽、糖类、脂类、甾类化合物等 | 氨基酸、活性多肽、糖类、脂类、甾类化合物等 | 氨基酸、活性多肽、糖类、脂类、甾类化合物等 |
| 注意 | 肝肾阴虚者慎用 | 肝肾阴虚者慎用 | 肝肾阴虚者慎用 |

## 注释

【炮制方法】

鹿茸片：取原药材，燎去茸毛，刮净，以布带缠绕茸体，自锯口面小孔灌入热白酒，并不断添酒，至润透或灌酒稍蒸，横切薄片，压平，干燥[1]。目前有在产地直接切片应用的。

鹿茸粉：鹿茸，燎去茸毛，刮净，劈成碎块，研成细粉[1]。

酒鹿茸：取鹿茸片置文火上烘热，投入白酒中淬，淬后再烘，如此反复3~4次，酒被吸尽呈灰黄色，周边起有小泡并有酥香味，酥脆，研细。每100kg鹿茸片，用白酒100kg[2]。

除酒鹿茸外，还有乳制鹿茸，羊脂油制鹿茸，黄精制鹿茸等[2]。

由于历史的原因和各地用药习惯不同，有些地方习惯使用排血茸，而现在鹿场为利于鹿茸的有效成分保存，则多数加工带血茸。排血茸：鹿茸锯下后，加工分为烫茸和烘茸两大过程。烫茸的目的是用将沸的水反复煮炸鹿茸，回水排净茸血；烘茸是将炸过的鹿茸及时干燥。过去干燥方法跟不上，锯下的茸容易腐烂，所要炸茸排血，使易干燥，利保存，其实鹿茸最精华的部分已被扔掉，是极大的浪费。所以，现在以加工血茸为多。带血茸：是用2枚铁钉钉在锯下鹿茸的锯口上约1cm的地方，然后用烧红的烙铁烫封锯口，使茸血不流出，再放入烘箱烘干即可[3]。

炸茸片的类型从角尖至下部，饮片质量从优到劣依次主要有血片、腊片、粉片、沙片、老角片等[4]。

腊片：鹿茸角尖部去血的鹿茸片，习称腊片。

血片：鹿茸角尖部未去血的鹿茸片，习称血片。

粉片：鹿茸角中上部的鹿茸片，习称粉片或蛋黄片。其中，上段为白粉片，下段为血粉片。

沙片：鹿茸角中下部的鹿茸片，习称沙片或风片。其中，上段为白沙片，下段为血沙片。

老角片：鹿茸角下部的鹿茸片，习称老角片或芝麻片。又称骨沙片。

【性状差异】 鹿茸片切面颜色较光亮，呈乳白色，微具腥气。鹿茸粉呈淡黄色细粉末状，气微腥。而酒鹿茸其切面颜色灰暗，呈灰白色，具酒酥香气。

【炮制作用】 鹿茸，又名斑龙珠，味甘、咸，性温。鹿茸片，主入肾、肝经，具有壮肾阳，益精血，强筋骨，调冲任，托疮毒等作用，偏重用于肾阳虚诸证。如治肾阳虚衰，精血不足的参茸固本丸。

鹿茸片酒制后，增强了其温热性，并微具辛味，辛甘化阳，能补助一身之元阳，故增强其活血止痛的作用，主入肝、肾经。多用于冷痹骨节、腰膝、腰背疼痛等症。如治疗肾阳虚腰背冷痛的鹿茸丸等[5]。

酒鹿茸的功用借助于辅料酒的作用如王好古称"酒能行诸经不止。味之辛者能散，可以通行一身"，尤善活血止痛，以区别于鹿茸片。

乳制鹿茸，即以鹿茸片蘸牛乳汁烤炙至汁层呈黄色，晒干用，能增强补益作用，多用于肾阳虚甚者。羊脂油制鹿茸可增强补肾壮阳的作用。黄精制鹿茸可避免人口渴[2]。

鹿茸主要含有甾体类化合物和多肽及氨基酸类成分，其中前者使其具有雌激素样作用[6]，多肽的营养神经细胞、促进创伤愈合、抗骨质疏松等活性与其补益作用相关。由于酒对鹿茸中有效成分的良好促溶作用，使酒鹿茸祛风通络止痛作用增强。

【药理作用】

### 鹿茸片的药理作用

**1. 提高免疫力** 对免疫功能低下模型小鼠细胞的免疫功能研究表明，鹿茸片能增强机体免疫且能调节免疫功能[7]。

**2. 抗肿瘤作用** 鹿茸多糖可激活免疫功能低下小鼠免疫机制，杀伤肿瘤细胞，促进抗肿瘤免疫应答，有利于肿瘤治疗[7]。

**3. 增强性功能** 鹿茸片中鹿茸多肽可使雄鼠血浆中和腺垂体细胞培养液中黄体生成素含量增多，并呈明显的量效关系。体内实验还表明其能使雄鼠血浆中的睾酮含量增多[8]。此外鹿茸片还可促进未成年雌性小鼠子宫发育，其作用可参考雌二醇[9]。

**4. 促进创伤愈合** 鹿茸多肽对表皮细胞和成纤维细胞的增殖有明显的促进作用，并且能加速皮肤的创伤愈合[10]。

**5. 抗炎作用** 鹿茸多肽对各种急、慢性炎症具有明显的抑制作用[11,12]。

**6. 对神经损伤的影响** 鹿茸多肽在体外可明显促进神经干细胞向神经元分化，对神经损伤有较好的治疗效果[13]。

**7. 抗骨质疏松作用** 鹿茸多肽对离体的兔肋软骨细胞、人胚关节软骨细胞及鸡胚头盖骨的成骨细胞的 DNA 合成和细胞增殖都有明显的促进作用，且无种属的特异性[14]。

【化学成分】

**鹿茸片、鹿茸粉** 主要成分为氨基酸、活性多肽、糖类、脂类（包括 10 种磷脂组分和 9 种脂肪酸组分）、甾类化合物等[15]。

**酒鹿茸** 与生品化学成分种类上基本相同，但由于辅料白酒作用，如脂类成分等存在含量差异。

【生制鹿茸成分、药效与功用关系归纳】 由鹿茸酒制前后的对比考察，其变化关系如图 20-9 所示。

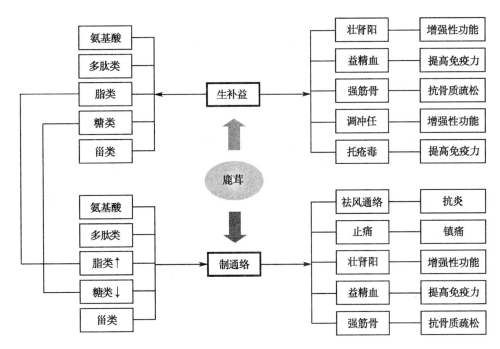

图 20-9 生制鹿茸成分、药效与功用关系图

(徐 钢)

## ◆ 参 考 文 献 ◆

[1] 国家药典委员会. 中华人民共和国药典（一部）[S]. 北京：中国医药科技出版社，2010：302-303.
[2] 叶定江，原思通. 中药炮制学辞典 [M]. 上海：上海科学技术出版社，2005：532-533.
[3] 吴伟璠. 排血茸与带血茸的区别及其伪品鉴别 [J]. 时珍国医国药，2000，11（8）：712-713.
[4] 王艳梅. 东北梅花鹿茸主要成分系统性比较研究 [D]. 哈尔滨：东北林业大学，2004.
[5] 叶定江，张世臣. 中药炮制学 [M]. 北京：人民卫生出版社，1999：708-709.
[6] 王本祥. 现代中药药理与临床 [M]. 天津：天津科技翻译出版公司，1460-1465.
[7] 唐巍然，于晓红，闻杰，等. 鹿茸多糖对免疫功能低下模型小鼠细胞免疫功能的影响 [J]. 中国中医药科技，
    2000，7（4）：234-237.
[8] 何刚，王本祥，张伟，等. 鹿茸多肽对雄鼠黄体生成素和睾丸酮分泌的影响 [J]. 中成药，1994，16（11）：
    33-35.
[9] 高云端，孙尚奎，李柏岩，等. 鹿茸精注射液性激素样作用的实验研究 [J]. 中药药理与临床，1990，6（2）：
    23-25.
[10] 翁梁，周秋丽，王丽娟，等. 鹿茸多肽促进表皮和成纤维细胞增殖及皮肤创伤愈合 [J]. 药学学报，2001，36
    （11）：817-820.
[11] 白静丽，杨世忠，赵玉春，等. 鹿茸生长素治疗慢性肝炎的临床及实验研究 [J]. 长春中医学院学报，2000，
    16：1-4.
[12] 赵世臻. 鹿产品及其保健 [M]. 北京：中国农业出版社，2001：20-23.
[13] 陈东，孟晓婷，刘佳梅，等. 鹿茸多肽对胚胎大鼠脑神经干细胞体外诱导分化的实验研究 [J]. 解剖学报，
    2004，35（3）：1-243.
[14] 郭颖杰. 鹿茸多肽对骨、软骨细胞增殖的实验研究 [J]. 中国生化药物杂志，1998，19（2）：74-75.
[15] 裴文萱，李飞，董玲. 鹿茸的化学成分及生物活性研究进展 [J]. 世界科学技术—中医药现代化，2012，14
    （5）：2065-2068.

## ❧ 鹿 角 ❧

【来源】 本品为鹿科动物马鹿 *Cervus elaphus* Linnaeus 或梅花鹿 *Cervus nippon* Temminck 已骨化的

角或锯茸后翌年春季脱落的角基，分别习称"马鹿角"、"梅花鹿角"、"鹿角脱盘"。多于春季拾取，除去泥沙，风干。主产于吉林、黑龙江、辽宁。

生制鹿角鉴别使用表

| 处方用名 | 鹿角（片、粉） | 鹿角胶 | 鹿角霜 |
|---|---|---|---|
| 炮制方法 | 切片、锉粉 | 制胶 | 制霜 |
| 性状 | 呈骨质圆形、椭圆形或不规则薄片。切面四周黄白或灰白色，细密，中部灰褐色或褐棕色，有细蜂窝状小孔。质坚硬而脆。鹿角粉呈粉末状、白色，无臭。味微咸 | 呈扁方形块状胶体。黄棕色或红棕色，半透明，有的上部有黄白色泡沫层。质脆，易碎，断面光亮。气微，味微甜 | 呈不规则的骨质块状或粉末。表面灰白色，显粉性。体轻，质酥，可见蜂窝状小孔。有吸湿性。气微，味淡，嚼之有黏牙感 |
| 性味归经 | 咸，温归肾、肝经 | 甘、咸，温归肾、脾、肝经 | 咸、涩，温归肝、肾经 |
| 功能主治 | 温肾强骨，行血消肿用于肾阳不足，阳痿遗精，腰脊冷痛，阴疽疮疡，乳痈初起，瘀血肿痛 | 温补肝肾，益精养血用于肝肾不足所致的腰膝酸冷，阳痿遗精，崩漏下血等 | 温肾助阳，收敛止血用于脾肾阳虚，白带过多，遗尿尿频，崩漏下血，疮疡不敛 |
| 炮制作用 | 利于调剂和成分煎出 | 利于服用，增强补阳、补血作用 | 补阳力弱，产生收涩止血作用 |
| 用法用量 | 内服或外敷均可6～15g | 烊化兑服3～6g | 先煎9～15g |
| 配伍 | 常与肉苁蓉、菟丝子、巴戟天等配伍治疗肾阳不足，阳事不举；常与熟地、肉桂等配伍治疗阴疽漫肿；配伍牛膝治疗肾亏气衰，发落齿槁，腰脊酸痛等症，如鹿角丸等 | 常与生姜、生地黄配伍治疗腰背疼痛等病证如鹿角胶煎；常与龙骨、桂心、当归等配伍治疗妇人白带下不止，面色萎黄等病证，如鹿角胶散 | 常与当归、乌贼骨、龙骨、棕榈炭等配伍治疗冲任不固，崩漏不止；常与龙骨、牡蛎、芡实、金樱子等配伍治疗肾关不固，遗精滑泄等病证，如鹿角霜饮等 |
| 药理作用 | 壮阳、抗氧化、抗乳腺增生等方面较强 | 抗胃黏膜损伤、抗骨质疏松、性激素样作用方面较强 | 抗不孕、抗乙型肝炎、镇痛、改善心肌功能等 |
| 化学成分 | 无机元素、氨基酸、多肽、蛋白质、激素类化合物等 | 无机元素、氨基酸、不均一的多分散体系的水解胶原蛋白等 | 磷酸钙、碳酸钙、氮化物、多种氨基酸等 |
| 检查浸出物 | 热浸法测定水溶性浸出物不得少于17.0% | 水分不得过15.0%；总灰分不得过3.0% | 水分不得过8.0% |
| 注意 | 阴虚火旺者忌服 | 阴虚火旺者忌服 | 阴虚火旺者忌服 |

## 注释

### 【炮制方法】

鹿角片：取原药材，洗净，锯段，用温水浸泡，捞出，镑片，晾干[1]。

鹿角粉：取净角片，研成细粉，或取净鹿角锉末研成细粉[2]。

鹿角胶：鹿角经水煎煮、浓缩制成的固体胶。将鹿角锯段，漂泡洗净，分次水煎，滤过，合并滤液（或加入白矾细粉少量），静置，滤取胶液，浓缩（可加适量黄酒、冰糖和豆油）至稠膏状，冷凝，切块，晾干，即得[1]。

鹿角霜：鹿角熬制去胶后的角渣块，除去杂质，捣碎或研碎[2]。

**【性状差异】** 鹿角片呈骨质薄片；鹿角粉呈白色骨质粉末；鹿角胶呈扁方形块胶体，半透明；鹿角霜呈灰白色不规则的骨质块状或粉末，可见蜂窝状小孔。

**【炮制作用】** 鹿角片或粉，味咸，性温。归肾、肝经。温肾阳，强筋骨，行血消肿。可做鹿茸之代用品，唯效力较弱，然而兼有活血散瘀消肿之功。用于肾阳不足，阳痿遗精，腰脊冷痛，阴疽疮疡，乳痈初起，瘀血肿痛。如治疗肾亏气衰，发落齿槁，腰脊酸痛的鹿角丸等。

鹿角胶，甘、咸，温。归肾、肝经。具温补肝肾，益精养血之功。效用虽不如鹿茸之峻猛，但比鹿角力胜，并有良好的止血作用。用于肝肾不足所致的腰膝酸冷，阳痿遗精，虚劳羸瘦，崩漏下血，便血尿血，阴疽肿痛。如治疗妇人白带下而不止，面色萎黄的鹿角胶散等。

鹿角霜，味咸、涩，性温。归肝、肾经。具有温肾助阳，收敛止血作用。其功似鹿角而力较弱，但具收敛之性，有涩精、止血、敛疮之功。用于脾肾阳虚，白带过多，遗尿尿频，崩漏下血，疮疡不敛；内服治崩漏、遗精、尿频，外用治创伤出血及疮疡久溃不敛。如治腰痛，尿频的鹿角霜方等[3]。

鹿角中含有蛋白质、多肽、氨基酸、磷脂胆碱，神经酰胺及少量雌酮等成分。鹿角、鹿角胶则以蛋白质、多肽、氨基酸等水溶性成分为主，而鹿角霜在熬制后去除部分胶原蛋白，水溶性成分含量显著降低，而对神经酰胺，磷脂胆碱等脂溶性成分含量影响不大。另外，三者中均含有一定量的无机元素如磷酸钙、碳酸钙等以及大量的种类丰富的氨基酸等。这些成分的变化可能是其功效差异的主要原因。具体表现为鹿角片或粉的壮阳、抗氧化作用较好。而鹿角胶的抗骨质疏松、抗胃溃疡活性明显。鹿角霜以镇痛、抗炎、调节激素作用显著。

**【药理作用】**

### 一、鹿角片或粉的药理作用

**1. 壮阳作用** 鹿角片或粉中的多肽能显著地增加雄鼠血浆和腺垂体细胞培养液中促黄体生成素（LH）的含量，还能显著地增加雄鼠血浆中睾酮（T）的含量、降低雌鼠血浆和雌鼠腺垂体细胞培养液中垂体泌乳素（PRL）含量等，说明鹿角片或粉具有一定的壮阳作用[4]。

**2. 抗氧化作用** 给小鼠局部给予适量鹿角粉膏，然后检测其皮肤中的超氧化物歧化酶（SOD）含量，结果显示其具有显著提高衰老皮肤中SOD酶活力的作用，外用具有一定抗皮肤衰老作用[5]。

**3. 抗乳腺增生作用** 鹿角片或粉对乳腺增生模型大鼠具有明显的治疗作用，全部治疗组大鼠的乳头红肿、乳腺小叶、腺泡、导管增生均较轻；血清中 $E_2$、孕酮、睾酮、LH 不同程度降低，PRL 不同程度升高[6]。

### 二、鹿角胶的药理作用

**1. 抗胃黏膜损伤作用** 鹿角胶溶液对强烈的胃黏膜损伤剂——无水乙醇造成的大鼠胃黏膜损伤，能够降低胃黏膜损伤指数，增强胃黏膜屏障，具有显著的保护作用[7]。

**2. 抗骨质疏松作用** 鹿角胶有促进大鼠骨矿物含量增加的趋势，增加骨小梁厚度及面积；同时能减少去卵巢大鼠破骨细胞数目，抵制骨吸收，从而降低骨转换，提高骨质量[8]。

**3. 性激素样作用** 鹿角胶给大鼠灌胃可显著缩短电刺激诱发阴茎勃起的潜伏期限，对雄性大鼠精液囊和前列腺有明显的增重作用，并对雄鼠交配能力有增强趋势[9]。

### 三、鹿角霜的药理作用

鹿角霜的现代药理研究甚少，仅表现在抗不孕[10]、抗乙型肝炎[11]、镇痛[12]等方面。

**【化学成分】** 对于鹿角及其炮制品而言，鹿角胶保留了其自身的胶原蛋白，而鹿角霜则去除了这些组分。

【生制鹿角成分、药效与功用关系归纳】　由鹿角炮制前后的对比考察，其变化关系如图 20-10 所示：

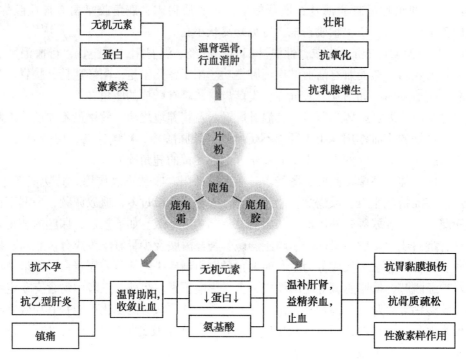

图 20-10　生制鹿角成分、药效与功用关系图

（徐　钢）

## 参考文献

[1] 国家药典委员会. 中华人民共和国药典（一部）[S]. 北京：中国医药科技出版社，2010：302-303.

[2] 叶定江，原思通. 中药炮制学辞典 [M]. 上海：上海科学技术出版社，2005：530-531.

[3] 高学敏. 中药学 [M]. 北京：中国中医药出版社，2005：439-440.

[4] 何刚，何玲利，葛德培. 鹿角多肽对雄鼠黄体生成素、睾酮及雌鼠催乳素分泌的影响 [J]. 中成药，2005，27（6）：5-6.

[5] 李凌霞，李季委. 鹿角膏对老龄小鼠皮肤超氧化物歧化酶活力影响的实验研究 [J]. 中国中医药科技，2010，17（4）：347-349.

[6] 徐国兵，王峥涛. 鹿角对大鼠乳腺增生模型的治疗作用 [J]. 中国药科大学学报，2006，37（4）：349-352.

[7] 吴静，余仕龙，王峰，等. 鹿角胶对大鼠胃黏膜保护作用的实验研究 [J]. 实用医学杂志，2007，23（17）：2636-2638.

[8] 蒙海燕，曲晓波，李娜，等. 鹿茸及鹿角胶对去卵巢大鼠骨质疏松症的影响 [J]. 中药材，2009，32（2）：179-181.

[9] 牛晓晖，李鹏飞，贾雪婷，等. 中国鹿科动物源药材药理作用十年研究进展（二）[J]. 吉林中医药，2012，32（7）：702-704.

[10] 赵晓琴. 重用鹿角霜治疗不孕症 [J]. 中医杂志，2003，44（5）：333-335.

[11] 朱树宽. 鹿角霜治疗乙型肝炎病毒携带者 [J]. 中医杂志，2003，44（5）：332-334.

[12] 邵冬珊. 胃痛日久用鹿角霜 [J]. 中医杂志，2003，44（5）：331-333.

## ❧ 巴　戟　天 ❧

【来源】　本品为茜草科植物巴戟天 *Morinda officinalis* How. 的干燥根。全年均可采挖，洗净，除去须根，晒至六七成干，轻轻锤扁，晒干。主产于广东、广西、福建等地。

生制巴戟天鉴别使用表

| 处方用名 | 巴戟天 | 巴戟肉 | 盐巴戟天 | 制巴戟天 |
|---|---|---|---|---|
| 炮制方法 | 净制 | 蒸去心 | 盐蒸 | 甘草水煮 |
| 性状 | 扁圆柱形，表面灰黄色，具纵纹，断面紫色，易与木部剥离；木部坚硬，黄棕色 | 扁圆柱形短段，表面灰黄色，具纵纹和横裂纹。切面皮部厚，紫色或淡紫色，中空 | 扁圆柱形短段，表面黑灰色，切面皮部厚，断面紫色，中空 | 扁圆柱形短段，表面灰黄色或暗色，具纵纹和横裂纹。切面皮部厚，紫色或淡紫色，中空 |
| 性味归经 | 辛、甘、温 归肝、肾经 | 味甘，温 归肝、肾经 | 甘、咸、微温 归肾、肝经 | 甘，温 归脾、肾、肝经 |
| 功能 | 强筋骨，祛风湿，补肾阳 | 补肾阳，强筋骨，祛风湿 | 补肾阳 | 脾肾双补 |
| 主治 | 用于肾虚型风湿痹痛，筋骨痿软 | 用于肾虚型风湿痹痛 | 用于阳痿遗精，宫冷不孕，月经不调，少腹冷痛 | 用于脾肾虚损，腰腿疼痛，筋骨无力等 |
| 炮制作用 | 利于调剂（药材少用） | 提高药效 | 增强补肾助阳之功，免伤阴之弊 | 增强补脾作用 |
| 用法用量 | 水煎口服 3~10g | 水煎口服或入中成药 3~10g | 水煎口服或入中成药 3~10g | 水煎口服或入中成药 3~10g |
| 配伍 | 与牛膝、羌活、杜仲、沉香、附子、补骨脂配伍治疗肾虚作喘，风湿症。如巴戟天汤，黑锡丹 | 与牛膝、羌活、杜仲、沉香、附子、补骨脂配伍使用 | 与海狗肾、菟丝子、人参、肉桂、吴茱萸、高良姜、荔枝核配伍治疗肾阳不足症。如龟鹿二胶丸 | 与山药、杜仲、菟丝子配伍治疗脾肾双虚证。如锁阳固精丸 |
| 药理作用 | 提高机体免疫力、抗肿瘤、抗氧化、抗骨质疏松、抗炎镇痛 | 补肾、祛风湿的作用增强 | 补肾、祛风湿作用增强 | 补脾、补肾作用增强 |
| 化学成分 | 蒽醌、环烯醚萜苷、寡糖、多糖 | 蒽醌、耐斯糖含量增加；水晶兰苷含量下降 | 水晶兰苷、耐斯糖、蒽醌的含量均增加 | 蒽醌类、总多糖含量增加；水晶兰苷含量下降 |
| 检查 | 水分不得15.0% 总灰分不得6.0% | 水分不得过15.0% 总灰分不得过6.0% | 水分不得过15.0% 总灰分不得过6.0% | 水分不得过15.0% 总灰分不得过6.0% |
| 浸出物 | 水溶性浸出物不得少于50.0% | 水溶性浸出物不得少于50.0% | 水溶性浸出物不得少于50.0% | 水溶性浸出物不得少于50.0% |
| 含量测定 | 含耐斯糖不得少于2.0% | 含耐斯糖不得少于2.5% | 含耐斯糖不得少于4.0% | 含耐斯糖不得少于2.5% |
| 注意 | 阴虚火旺者或有湿热证不宜使用 | 阴虚火旺者或有湿热证不宜使用 | 阴虚火旺者或有湿热证不宜使用 | 阴虚火旺者或有湿热证不宜使用 |

## 注释

【炮制方法】

巴戟天：取原药材，除去杂质[1]。

巴戟肉：取净巴戟天，置蒸器内，加热蒸透，取出，趁热除去木质心，切段，干燥。以蒸制前后化学成分含量为指标，对巴戟天蒸制工艺进行优化，优化参数为：净巴戟天，常压蒸制1小时，趁热除去木心，切段，50℃烘箱烘12小时。

盐巴戟天：取净巴戟天，加盐水拌匀，加热蒸透，除去木质心，切段，干燥。以盐制前后化学成分含量为指标，对巴戟天盐蒸的最佳工艺进行优化，优化参数为：每1kg巴戟天药材喷洒2%盐水溶液拌匀闷润 4 小时，常压蒸制 1 小时，趁热抽去心，50℃烘箱烘 12 小时。

制巴戟天：取净甘草片，加水煎煮，滤过。取甘草煎液与净巴戟天拌匀，置加热容器内，煮至甘草汁被吸尽，除去木质心，切段，干燥。以甘草水煮制前后化学成分含量为指标，对制巴戟的最佳工艺进行优化，优化参数为：取甘草，捣碎，加水煎汤，去渣，得甘草汁。（6g 甘草得 150ml 甘草汁）。将甘草汁加入净巴戟天拌匀，闷润 5 小时，武火煮至甘草水被吸尽，趁热除去木心，切段，干燥。

**【性状差异】**　巴戟天呈中间有木心相连的连珠状，质韧，肉厚。巴戟肉为去心的扁圆形短段。盐巴戟质柔润，味微咸而微涩。制巴戟表面褐色，气微，味甘而微涩。（见文末彩图 103）

**【炮制作用】**　巴戟天，味甘、辛，性微温，归肾、肝经，具有补肾阳、强筋骨、祛风湿的功效。以补肝肾祛风湿力胜，适用于肾虚兼有风湿之症，多用于风冷腰痛、行步困难，脚气水肿，筋骨萎缩无力等症。巴戟肉功用同巴戟天，只是去除了非药用部位的木质心，力更胜之。

盐巴戟天，功专入肾，且温而不燥，增强补肾助阳作用，多服久服又无伤阴之弊。常用于阳痿早泄、尿频或失禁、宫冷不孕、月经不调。如治肾阳不足、精血亏虚、阳痿早泄、梦遗滑精、腰痛酸软、筋骨无力、眩晕耳鸣的龟鹿二胶丸（《部颁标准》）。制巴戟天甘温补益作用增强，偏于补肾助阳、益气养血。可用于肾气虚损、胸中短气、腰脚疼痛、筋骨无力等症，如锁阳固精丸（《药典》）。

巴戟天主要含蒽醌（茜素型）、环烯醚萜苷、寡糖和多糖类成分。巴戟天补肾壮阳的有效部位为寡糖和总蒽醌类成分；抗风湿作用的有效部位为水晶兰苷为代表环烯醚萜苷类成分。盐炙后巴戟天中水晶兰苷含量、寡糖、蒽醌的含量明显增加[2]，故盐巴戟的抗风湿和补肾壮阳作用明显增强。蒽醌类成分如 1,2-二甲氧基-3-羟基蒽醌，1-甲氧基-2-羟基蒽醌等在甘草水炙后均增加，总多糖含量也明显增加，与制巴戟炮制后脾肾双补作用增强有关。

同时，对巴戟天的木心和肉中的化学成分进行了比较发现，巴戟天木心中有效成分的含量均明显低于巴戟肉，故去心可以提高炮制品的有效成分含量，从而提高疗效。

**【药理作用】**

## 一、巴戟天的药理作用

**1. 免疫调节功能**　巴戟天水提液可以促进小鼠脾淋巴细胞产生白细胞介素-2 和干扰素-γ；增强单核吞噬细胞的廓清率及腹腔巨噬细胞的吞噬功能[3]。巴戟多糖能增加幼年小鼠胸腺重量，提高小鼠巨噬细胞吞噬百分率、免疫特异玫瑰花结形成细胞（RFC）的形成[4]。提示其具有促进体液免疫和细胞免疫的能力。

**2. 抗肿瘤作用**　巴戟天蒽醌类成分对 L1210 白血病细胞生长有抑制作用。巴戟天水提液明显抑制小鼠 HepA 肿瘤生长，可能是通过调控机体的免疫功能，激活淋巴细胞和抗癌因子活性达到抗癌目的[5]。

**3. 调节甲状腺功能**　巴戟天水煎液能增加甲状腺功能低下小鼠的耗氧量，使甲低小鼠脑中的 M 受体最大结合容量恢复正常。巴戟天对甲低阳虚证的内分泌功能障碍具一定调整作用[6]。

**4. 抗衰老及抗疲劳作用**　巴戟天水煎液能显著增加小白鼠体重、延长持续游泳时间，提高在吊网上的运动能力，降低在缺氧状态下的氧耗量，延长耐缺氧持续时间[7]；提高血清超氧化物歧化酶和谷胱甘肽过氧化物酶活性并降低血清丙二醛含量[8-10]；对精子运动功能具有保护作用。巴戟天可提高运动大鼠抗自由基氧化的功能，使大鼠运动能力明显增强[11]。

**5. 对生殖系统的影响**　巴戟天醇提取物可作用于精原细胞和初级精母细胞，降低雄性小白鼠的精子基础畸形率[12]。

**6. 促进骨生长作用**　巴戟天能促进体外培养成骨细胞（OB）增殖，促进成骨细胞分泌碱性磷酸酶与骨钙素、促进成骨细胞转化生长因子 B1mRNA 的表达。促进骨髓基质细胞（BMSCs）向成骨细胞分化，机制可能是增加细胞内碱性磷酸酶的活性、骨钙素的含量而发挥效应[13]。

**7. 对造血功能的影响**　巴戟天能促进造血干细胞增殖，且能诱导定向分化，具有类生长因子和协同生长因子作用[14]。

**8. 增强记忆作用**　巴戟素可明显改善衰老大鼠空间学习记忆力下降，尤以空间探索过程为突出，巴戟素对海马突触长时程增强（LTP）效应可能是促学习记忆作用的突触机制之一[15]。

## 二、巴戟天炮制品的药理作用

**1. 补肾壮阳作用** 巴戟天、巴戟肉、盐巴戟天、制巴戟天四种炮制品均可以改善肾阳虚小鼠的症状，其中盐巴戟组治疗效果最为显著，其次是制巴戟、巴戟肉、巴戟天[16]。

**2. 抗风湿作用** 盐巴戟天能显著减轻模型大鼠足肿胀，与药物干预血清中 IL-1β、TNF-α、IL-6、INF-γ 等致炎因子有关，可以降低 IL-1β、TNF-α、IL-6、INF-γ 致炎因子水平，其次是巴戟肉。巴戟天、制巴戟天祛风湿效果不是很显著。

**3. 脾肾双补作用** 巴戟天各炮制品对脾肾两虚证大鼠有一定的保护作用，其中制巴戟天能够综合调整甲状腺轴激素含量，肾上腺轴激素含量，性激素水平和环核苷酸水平从而防治脾肾两虚证，作用优于其他炮制品种。

## 三、生、制巴戟天之复方的药理作用差异

**1. 生、制巴戟天之金刚片的药理作用差异** 补肾壮阳作用：生、盐、制巴戟天制备的金刚片均表现为较强的补肾壮阳作用（小鼠体重，睾酮、皮质醇、肌酐的含量，睾丸系数、精囊腺系数），但三者并无显著性差异。但是采用盐巴戟天制备的金刚片组补肾壮阳作用最优，其次是制巴戟天制备组，二者均优于生巴戟天制备组。

**2. 生、制巴戟天之真火除痹汤的药理作用差异** 抗风湿作用：生、盐、制巴戟天制备的真火除痹汤均表现为较好的抗风湿作用（足趾肿胀程度，TNF-α、IL-1β、IL-6、IL-2、INF-γ 等细胞因子含量测定），但三者并无显著性差异。但是采用制巴戟天制备的真火除痹汤组作用最优，其次是盐巴戟制备组，二者均优于巴戟天制备组。

【化学成分】

**巴戟天** 主要含环烯醚萜苷类，如水晶兰苷，四乙酰车叶草苷，车叶草苷，车叶草苷酸；蒽醌，如 rubiadin，rubiadin-1-methylether，2-羟基-1-甲氧基蒽醌，3-羟基-1-甲氧基-2-甲基蒽醌；寡糖，如蔗糖、耐斯糖、菊粉六糖[17]。此外还含有黄酮、多糖等化学成分[4]。

**巴戟肉** 蒽醌和耐斯糖的含量增加，水晶兰苷含量下降。

**盐巴戟天** 寡糖、环烯醚萜苷类、蒽醌类成分含量增加。

**制巴戟天** 蒽醌和总多糖的含量增加，水晶兰苷含量下降。

【高效液相色谱异同点】

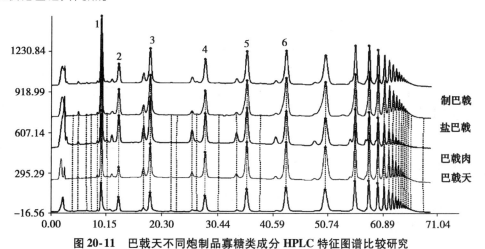

图 20-11 巴戟天不同炮制品寡糖类成分 HPLC 特征图谱比较研究

1. 果糖；2. 葡萄糖；3. 蔗糖；4. 蔗果三糖；5. 耐斯糖；6. 蔗果五糖

巴戟天盐制后，寡糖类成分显著增加，可能是由于在炮制过程中，多糖水解成寡糖，另外辅料盐的加入可能会促进寡糖的溶出。

【含量测定】　照 2010 年版《中国药典》巴戟天项下【含量测定】方法[1]，生制巴戟天中耐斯糖含量有明显差异，见表 20-5。

表 20-5　巴戟天及其不同炮制品寡糖含量测定结果（mg/g）

| 样品 | 果糖 | 葡萄糖 | 蔗糖 | 蔗果三糖 | 耐斯糖 | 蔗果五糖 |
|---|---|---|---|---|---|---|
| 生品 | 64.70 | 19.81 | 41.43 | 28.82 | 40.54 | 44.72 |
| 巴戟肉 | 77.44 | 22.60 | 58.60 | 32.98 | 45.74 | 52.24 |
| 盐蒸品 | 105.62 | 42.42 | 69.02 | 37.24 | 45.86 | 50.17 |
| 盐炒品 | 85.52 | 35.40 | 55.84 | 33.23 | 46.15 | 50.53 |
| 甘草炙品 | 75.30 | 17.09 | 52.10 | 30.78 | 41.88 | 46.11 |

由表 20-5 可见巴戟天炮制后寡糖类成分发生了量的变化，其中巴戟肉、盐巴戟和制巴戟天中的寡糖的量均较生品明显增加，而盐巴戟中寡糖类成分含量增加幅度最大，说明盐蒸巴戟天有利于寡糖类成分的溶出。

【药物代谢】　巴戟天生品、盐巴戟天和制巴戟天提取液分别灌胃进入大鼠体内后，水晶兰苷瞬间就可在血液供应丰富的组织（如血液、肝、肾等）分布达到动态平衡，然后再在血液供应较少或血流缓慢的组织（如脂肪、皮肤、骨骼等）分布达到动态平衡。大鼠灌胃制巴戟天和盐巴戟天后达峰时间明显加快，大鼠灌胃制巴戟天后消除时间延长，说明巴戟天经不同辅料炮制后，促进了水晶兰苷在体内的吸收，延长消除时间。通过水晶兰苷的平均药时曲线图，发现大鼠灌胃巴戟天生品及其炮制品后血浆中水晶兰苷的药时曲线有双峰，说明水晶兰苷在体内可能存在肝肠循环。

【不良反应】　最常报告的不良事件为口干、疲乏和困倦。所有不良事件均为轻度，并且在研究结束时均自行缓解。

【毒性】　临床毒性尚不明确。按照经典小鼠急性毒性试验方法，连续给巴戟天不同炮制品醇提液，观察 7 天，记录各组动物体重变化，毒性症状及死亡情况，不能测出 $LD_{50}$ 值。但是从病理切片结果看，生巴戟、巴戟肉、盐巴戟对小鼠肝脏和肾脏具有一定的毒性，而制巴戟可很好地缓解这一现象。

【生制巴戟天成分、药效与功用关系归纳】　由巴戟天炮制前后的对比研究，初步认为蒽醌、环烯醚萜苷和寡糖的变化是引起巴戟天生制品药效差异的物质基础。其变化关系如图 20-12 所示：

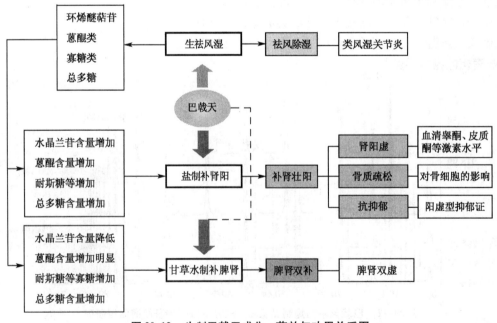

图 20-12　生制巴戟天成分、药效与功用关系图

（史　辑）

• 参 考 文 献 •

[1] 国家药典委员会. 中华人民共和国药典（一部）[S]. 北京：中国医药科技出版社，2010：75.

[2] 景海漪，崔妮，史辑，等. 巴戟天及不同炮制品蒽醌含量比较研究 [J]. 亚太传统医药，2014，10（1）：21-23.

[3] 陈忠，方代南，纪明慧. 南药巴戟天水提液对小鼠免疫功能的影响 [J]. 科技通报，2003，19（3）：244-246.

[4] 陈小娟，李爱华，陈再智. 巴戟天多糖免疫药理研究 [J]. 实用医学杂志，1995，11（5）：348-349.

[5] 冯昭明，肖柳英，张丹，等. 巴戟天水提液对小鼠肝癌模型的作用 [J]. 广州医药，1999，30（5）：65-66.

[6] 徐敏，邓响潮，张晓晖，等. 巴戟滋补膏对甲状腺切除后致阳虚兔血清甲状腺激素等水平的影响 [J]. 华西医科大学学报，1994，25（4）：431-434.

[7] 徐超斗，张永祥，杨明，等. 巴戟天寡糖的促免疫活性作用 [J]. 解放军药学学报，2003，19（6）：466-468.

[8] 付嘉，熊彬，郑冰生，等. 巴戟天对 D-半乳糖致衰老大鼠抗氧化系统作用的实验研究 [J]. 中国老年学杂志，2004，12（24）：1206.

[9] 潘新宇，牛岭. 巴戟天对运动训练大鼠骨骼肌自由基代谢及运动能力的影响 [J]. 中国临床康复，2005，9（48）：162-163.

[10] 吴拥军，石杰，屈凌波，等. 流动注射化学发光法及光度法用于巴戟天提取液抗氧化活性的研究 [J]. 光谱学与光谱分析，2006，26（9）：1688-1691.

[11] 李斐菲，吴拥军，屈凌波，等. 中药巴戟天抗自由基活性的研究 [J]. 光谱学实验室，2005，22（3）：554-555.

[12] 于成军，邓志华，余书勤，等. 巴戟天醇提物对大鼠精子的影响及其抗自由基作用 [J]. 山东医药工业，1994，13（4）：11-12.

[13] Zhu MY, Wang CJ, Zhang HS, et al. Protective effect of polysaccharides from Morinda officinalis on bone loss in ovariectomized rats [J]. International Journal of Biological Macromolecules. 2008,（43）：276-278.

[14] 尹永英. 巴戟天对脐血 CD34$^+$ 细胞体外扩增的影响 [J]. 现代预防医学，2006，33（8）：1351-1352.

[15] 梁宏宇，吴伟，陈宏花. 巴戟素对血管性痴呆大鼠的行为学影响及其机制的探讨 [J]. 当代医药卫生，2005，2（5）：8-9.

[16] 崔妮，史辑，景海漪，等. 巴戟天不同炮制品补肾壮阳作用研究 [J]. 中国中药杂志，2013，38（22）：3898-3901.

[17] 史辑，姜永粮，贾天柱. 巴戟天属植物化学成分的研究进展 [J]. 广州化工，2009，37（9）：46-53.

## 肉 苁 蓉

【来源】 本品为列当科植物肉苁蓉 *Cistanche deserticolae* Y. C. Ma 或管花肉苁蓉 *Cistanche tubulosa* (Schenk) Wight 的干燥带鳞叶的肉质茎。春季苗刚出土时或秋季动土之前采挖，除去茎尖。切段，干燥。主产于内蒙古、新疆、宁夏、甘肃等。

生制肉苁蓉鉴别使用表

| 处方用名 | 肉苁蓉 | 酒肉苁蓉 |
|---|---|---|
| 炮制方法 | 切制 | 酒炙 |
| 性状 | 不规则厚片，表面棕褐色或灰棕色，有的可见肉质鳞叶，切面有淡棕色或棕黄色点状维管束，排列成波状环纹 | 表面黑棕色，切面点状维管束，排列成波状环纹，质柔润。略具酒气 |
| 性味 归经 | 甘、咸、温 归大肠、肾经 | 甘、咸、微辛，温 归肾经 |
| 功能 主治 | 补肾阳，润肠通便 用于津枯肠燥便秘，肾气不足所致的小便混浊，遗精遗尿 | 补肾阳，益精血 用于肾阳不足，精血亏虚，阳痿不孕，腰膝酸软，筋骨无力 |

续表

| 炮制作用 | 利于调剂和成分煎出 | 增强补肾助阳之功 |
|---|---|---|
| 用法<br>用量 | 水煎口服或入中成药<br>10~20g | 水煎口服或入中成药<br>10~20g |
| 配伍 | 常与山药、茯苓、菟丝子、当归、地黄、白芍等配伍治疗津枯肠燥便秘。如通便灵胶囊 | 常与菟丝子、蛇床子、五味子、淫羊藿当归、熟地、肉桂、附子、杜仲、续断、菟丝子等配伍治疗腰痛、阳痿、不孕。如益肾兴阳胶囊、肉苁蓉散 |
| 药理作用 | 免疫调节、抗衰老、抗疲劳、补肾阳、通便作用 | 补肾作用增强 |
| 化学成分 | 苯乙醇苷、环烯醚萜苷、木脂素、多糖、生物碱等 | 毛蕊花糖苷、松果菊苷的含量下降，肉苁蓉苷 A 含量增加；甜菜碱的含量增加 |
| 检查<br>浸出物 | 水分不得过 10.0%；总灰分不得过 8.0%<br>乙醇浸出物，肉苁蓉不得少于 35.0%，管花肉苁蓉不得少于 25.0% | 水分不得过 10.0%；总灰分不得过 8.0%<br>乙醇浸出物，肉苁蓉不得少于 35.0%，管花肉苁蓉不得少于 25.0% |
| 含量测定 | 松果菊苷和毛蕊花糖苷的总量不得少于 0.3%；管花肉苁蓉的松果菊苷和毛蕊花糖苷的总量不得少于 1.5% | 松果菊苷和毛蕊花糖苷的总量不得少于 0.3%；管花肉苁蓉的松果菊苷和毛蕊花糖苷的总量不得少于 1.5% |
| 注意 | 阴虚火旺及大便泄泻者忌服；肠胃有实热之大便秘结者亦不宜用 | 阴虚火旺忌服 |

## 注释

**【炮制方法】**

肉苁蓉：取原药材，除去杂质，洗净润透，切厚片，干燥[1]。以化学成分含量为指标，对肉苁蓉切制工艺进行优化，优化参数为：隔水蒸软 2 小时将肉苁蓉软化，然后切成 6mm 厚片，70℃烘干[2]。

酒肉苁蓉：取净肉苁蓉片，加黄酒拌匀，密闭，炖或蒸至酒被吸尽，表面现黑色或灰黄色，取出，干燥。以化学成分含量为指标，对肉苁蓉酒制工艺进行优化，优化参数为：净肉苁蓉片加入黄酒30%，水 25%，拌匀闷润后，置锅内常压蒸炖 12 小时[3]。管花肉苁蓉酒浸的最佳工艺为饮片规格厚度为 6mm 的净药，米酒浸制 120 分钟[4]。

**【性状差异】** 肉苁蓉，表面棕褐色或灰棕色。酒肉苁蓉表面黑棕色质柔润，微具酒气。

**【炮制作用】** 肉苁蓉，味甘、咸，性温，归肾、大肠经，具有补肾阳、益精血、润肠通便的功效。以补肾止浊、滑肠通便力强，多用于便秘、白浊。如泻热导滞、润肠通便的通便灵胶囊（《部颁标准》）。

酒苁蓉，增强补肾助阳的作用，减少滑肠之弊。多用于阳痿、腰痛、不孕。如治肾阳亏虚的益肾兴阳胶囊（《部颁标准》）；治肾虚阳痿的肉苁蓉散（《中医方剂大辞典》）。

肉苁蓉主要含苯乙醇苷类、生物碱类、有机酸、环烯醚萜苷类等成分。苯乙醇苷是肉苁蓉发挥抗衰老、抗疲劳、补肾助阳、提高学习记忆、抗阿尔茨海默病等生物活性的主要物质基础。毛蕊花糖苷可明显增加精囊前列腺、包皮腺、肛提肌质量[5]。松果菊苷能促进衰老小鼠胸腺和脾脏质量的增加。甜菜碱是肉苁蓉中产生雄性激素样作用物质基础。这与肉苁蓉的补肝肾功效一致。

酒肉苁蓉中肉苁蓉苷 A 的量在蒸制 12 小时以内升高，而松果菊苷、毛蕊花糖苷、异毛蕊花糖苷、肉苁蓉苷 C、2′-乙酰基毛蕊花糖苷的量逐渐降低。原因可能是苯乙醇苷类化合物分子结构中有酚羟基及苷键，易发生氧化及水解而被破坏。同时可能存在其他成分向肉苁蓉苷 A 转化[5,6]。酒蒸还有杀酶的作用，防止苯乙醇苷类成分的水解。甜菜碱经酒制后含量明显升高[7]，故酒肉苁蓉的促性激素样作用增强。

8-表马钱酸和丁二酸的含量在肉苁蓉酒制后也会降低，此类成分属于有机酸，易溶于水，炮制过程可能造成有机酸的流失；环烯醚萜苷类成分京尼平苷的含量炮制后也有所降低；此外蔗糖的含量在肉苁蓉酒制后增加。这些成分含量和比例的变化可能是生制肉苁蓉功效差异的主要原因。

综上，通过苯乙烯苷、生物碱、有机酸、环烯醚萜苷的含量变化和药理作用，证明了肉苁蓉酒制后补肾助阳作用增强。

**【药理作用】**

## 一、肉苁蓉药理作用

**1. 补肾壮阳及通便** 肉苁蓉可明显增加"肾阳虚"小鼠的体重，也能使"肾阳虚"小鼠的耐寒时间明显延长，证明具有通便润燥和温补肾阳的作用[8,9]。

**2. 抗疲劳作用** 肉苁蓉水煎液对肾阳虚小鼠具有明显的抗疲劳作用[10]。可明显延长小鼠的负重游泳时间[11]。肉苁蓉可以减轻血睾酮受高强度运动量的影响，并能维持在正常生理水平[12,13]。

**3. 抗衰老作用** 肉苁蓉总苷能明显提高亚急性衰老小鼠超氧化物歧化酶（SOD）的活性，并明显降低小鼠脑、肝中的脂质过氧化物的含量，具有抗氧化及延缓衰老的作用[14]。肉苁蓉多糖能显著提高衰老大鼠肝线粒体抗氧化能力，改善线粒体能力代谢从而发挥抗衰作用[15]。肉苁蓉苯乙醇苷类对 D-半乳糖致衰老模型小鼠有较好的延缓衰老作用[16]。松果菊苷可延缓人肺成纤维细胞 MRC-5 细胞的衰老[17]。

**4. 增强记忆力** 肉苁蓉总苷可以明显降低正常大鼠水迷宫实验到达终点的时间[18]。肉苁蓉总苷对痴呆大鼠也具有明显的改善记忆功能的作用[19]。肉苁蓉多糖能通过增强 Bel-2 的表达及抑制 Caspase-3 的表达，抑制海马神经元的凋亡，改善阿尔茨海默病模型大鼠学习记忆能力[20]。

**5. 免疫调节** 肉苁蓉可兴奋垂体、肾上腺皮质或有类似肾上腺皮质激素样作用[21]。肉苁蓉总苷能提高模型小鼠淋巴细胞转化能力、腹腔巨噬细胞吞噬功能、NK 细胞活性、CD4+T 细胞和 CD8+T 细胞含量、外周血 IL-2 含量，并可明显增强 D-半乳糖致衰小鼠的免疫功能[22]。

## 二、酒肉苁蓉药理作用

**1. 通便作用** 在一定范围内黄酒浓度增加，黄酒炮制品通便作用会有所加强[23]。肉苁蓉通便作用最强，炮制后通便作用减弱[24]。

**2. 补肾阳作用** 肉苁蓉可促进幼龄小鼠及大鼠睾丸生长发育，增加精囊前列腺的重量，证明具有促激素样作用，生品和炮制品无明显差别。对幼年去势大鼠，无论是生品还是炮制品，均可明显增加副性器官的重量，显示了雄激素样作用[25]。

**【化学成分】**

**肉苁蓉** 主要成分为生物碱类，如甜菜碱；苯乙醇苷类，如肉苁蓉苷 A、B、C、D、E、G、H，松果菊苷等；环烯醚萜苷类，如京尼平苷；还含有机酸类，木脂素苷，以及一些挥发性成分[26]。

**酒肉苁蓉** 酒制后苯乙醇苷类化合物易发生氧化及水解而被破坏；甜菜碱含量增加；京尼平苷以及有机酸的含量下降。

**【高效液相色谱异同点】**

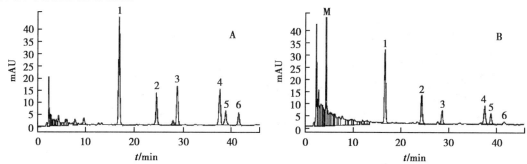

图 20-13 生品（A）和制品（B）20h 的高效液相色谱图

1. 松果菊苷；2. 肉苁蓉苷 A；3. 毛蕊花糖苷；4. 异毛蕊花糖苷；5. 肉苁蓉苷 C；6. 2'-乙酰基毛蕊花糖苷；

M. 酒蒸后增加的成分（$t_R = 4.3$min）

比较生品与不同酒蒸时间的炮制品 HPLC 色谱图时发现，酒蒸后保留时间为 4.3 分钟处有一新的色谱峰出现，且随着酒蒸时间的延长此色谱峰峰面积逐渐增加，另外松果菊苷、肉苁蓉苷 A、毛蕊花糖苷、异毛蕊花糖苷、肉苁蓉苷 C，及 6.2′-乙酰基毛蕊花糖苷含量炮制前后也发生变化。表明肉苁蓉酒蒸后不但有已知成分量的变化，还有成分的质变，而酒蒸后新产生成分可能是肉苁蓉炮制后补肾阳作用增强的主要药效成分之一[5]。

【含量测定】　照 2010 年版《中国药典》肉苁蓉项下【含量测定】方法[1]，肉苁蓉及酒肉苁蓉中松果菊苷和毛蕊花糖苷的含量有一定的变化，见表 20-6。

表 20-6　肉苁蓉不同炮制时间松果菊苷及毛蕊花糖苷的含量（mg/g）

| 炮制时间 | 松果菊苷 | 肉苁蓉苷 A | 毛蕊花糖苷 | 异毛蕊花糖苷 | 肉苁蓉苷 C | 2′-乙酰基<br>毛蕊花糖苷 |
|---|---|---|---|---|---|---|
| 0h | 0.43 | 0.079 | 0.14 | 0.11 | 0.049 | 0.039 |
| 4h | 0.37 | 0.079 | 0.11 | 0.098 | 0.033 | 0.032 |
| 8h | 0.34 | 0.087 | 0.11 | 0.098 | 0.033 | 0.018 |
| 12h | 0.33 | 0.092 | 0.097 | 0.087 | 0.030 | 0.0089 |
| 16h | 0.31 | 0.069 | 0.077 | 0.070 | 0.022 | 0.0091 |
| 20h | 0.21 | 0.061 | 0.042 | 0.038 | 0.021 | — |

8 ~ 12 小时内肉苁蓉苷 A 含量增加可能是由于其他成分向肉苁蓉苷 A 转化所致[5]。

【毒性】　临床毒性尚不明确。动物实验显示，管花肉苁蓉提取物对大鼠 90 天喂养试验的结果显示，未见动物出现中毒体征，亦未见明显的靶器官毒性病理改变，且对大鼠的体重、食物利用率、脏器重量和脏体比，以及血液学各项指标均无明显影响。通过体外试验系统、体内体细胞及生殖细胞试验的系统检测，亦均未发现有遗传毒理学方面的改变[27]。

【生制肉苁蓉成分、药效与功用关系归纳】　由肉苁蓉酒制前后的对比研究，初步认为苯乙醇苷、生物碱、环烯醚萜苷等成分的变化是引起肉苁蓉生制品药效差异的物质基础。其变化关系如图 20-14 所示：

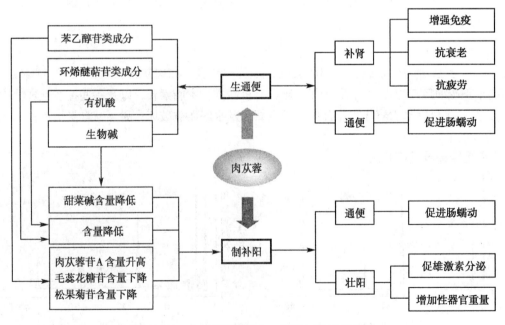

图 20-14　生制肉苁蓉成分、药效与功用关系图

（史　辑）

**参考文献**

[1] 国家药典委员会. 中华人民共和国药典（一部）[S]. 北京：中国医药科技出版社，2010：126.

[2] 姜勇，鲍忠，孙永强，等. 肉苁蓉片的炮制工艺研究 [J]. 中国药学杂志，2011，46（14）：1074-1076.

[3] 陈妙华. 肉苁蓉最佳炮制方法的筛选 [J]. 中药材，1996，19（10）：508-509.

[4] 刘雯霞，谭勇，李盈，等. 正交实验法优选管花肉苁蓉酒浸炮制工艺的研究 [J]. 石河子大学学报（自然科学版），2012，30（6）：735-738.

[5] 马志国，谭咏欣. 酒蒸不同时间肉苁蓉中 6 种苯乙醇苷类成分的变化 [J]. 中成药，2011，33（11）：1951-1954.

[6] 张思巨，陈妙华. 肉苁蓉生品及不同炮制品麦角甾苷含量比较研究 [J]. 中国药学杂志，1996，31（6）：335-337.

[7] 张淑运，巢志茂，陈妙华，等. 肉苁蓉炮制前后甜菜碱的含量 [J]. 中国中药杂志，1995，20（7）：409-411.

[8] 吴波，顾少菊，傅玉梅，等. 肉苁蓉和管花肉苁蓉通便与补肾壮阳药理作用的研究 [J]. 中医药学刊，2003，21（4）：539-541.

[9] 何伟，宋桂珍，武桂兰，等. 肉苁蓉中雄性激素样作用活性成分的初探 [J]. 中国中药杂志，1996，21（9）：564-565.

[10] 龚梦鹃，刘新民，王立为. 肉苁蓉对肾阳虚小鼠抗疲劳作用研究 [J]. 中医药导报，2007，13（11）：8-10.

[11] 张田，魏涛，高兆兰，等. 野生肉苁蓉及其组织细胞培养物润肠通便、抗疲劳功能的比较研究 [J]. 食品工业科技，2009，30（12）：155-156，161.

[12] 周海涛，曹建民，林强. 肉苁蓉对运动大鼠睾酮含量、物质代谢及抗运动疲劳能力的影响 [J]. 中国药学杂志，2012，47（13）：1035-1037.

[13] 倪慧，张娟，卿德刚，等. 复方管花肉苁蓉片抗疲劳作用研究 [J]. 新疆医科大学学报，2012，35（7）：867-869，873.

[14] 吴波，付玉梅. 肉苁蓉总苷对亚急性衰老小鼠抗脂质过氧化作用的研究 [J]. 中国药理学通报，2005，21（5）：639-641.

[15] 徐辉，魏晓东，张鹏霞. 肉苁蓉多糖对衰老大鼠肝线粒体保护作用的研究 [J]. 中国老年学杂志，2008，28（9）：866-867.

[16] 玄国东，刘春泉. 肉苁蓉苯乙醇苷对 D-半乳糖致衰老模型小鼠的抗衰老作用研究 [J]. 中药材，2008，31（9）：1385-1388.

[17] Xie H, Zhu H, Cheng C, et al. Echinacoside retardscellular senescence of human fibroblastic cells MRC-5 [J]. Pharmazie, 2009, 64（11）：752-754.

[18] 胡余明，胡怡秀，刘秀英，等. 苁蓉总苷对正常小鼠学习记忆功能的影响研究 [J]. 中国预防医学杂志，2007，8（4）：370-373.

[19] 皋聪，王传社，巫冠中. 苁蓉总苷对血管性痴呆大鼠学习记忆的影响及机制研究 [J]. 中草药，2005，36（12）：1852-1855.

[20] 尹刚，龚道恺，刘帮会，等. 肉苁蓉多糖对阿尔茨海默病模型大鼠的学习记忆能力及海马神经元 Bcl-2 和 Caspase-3 表达的影响 [J]. 时珍国医国药，2013，24（5）：1091-1092.

[21] 李媛，宋媛媛，张洪泉. 松果菊苷对衰老小鼠免疫功能和线粒体 DNA 相对含量的影响 [J]. 中国药理学通报，2010，26（6）：810-813.

[22] 张涛，柳朝阳，王建杰，等. 肉苁蓉总苷对 D-半乳糖致衰老模型小鼠免疫功能的影响 [J]. 中国老年学杂志，2004，24（5）：441-442.

[23] 段哲，贾敏，张展豪，等. 不同浓度黄酒炮制肉苁蓉对小鼠通便作用的影响 [J]. 安徽医药，2012，16（4）：438-439.

[24] 张勇，吴焕，王顺年，等. 肉苁蓉类药材及其炮制品通便作用的比较研究 [J]. 中成药，1993，15（5）：20-22.

[25] 何伟，舒小奋，宗桂珍，等. 肉苁蓉炮制前后补肾壮阳作用的研究 [J]. 中国中药杂志，1996，21（9）：534-535.

[26] 雷丽，宋志宏，屠鹏飞. 肉苁蓉属植物的化学成分研究进展 [J]. 中草药，2003，34（5）：473-476.

[27] 李敏杰，田峰，杜军，等. 管花肉苁蓉提取物急性毒性、遗传毒性及亚慢性毒性试验研究 [J]. 毒理学杂志，2013，27（5）：400-403.

## ❧ 仙 茅 ❧

【来源】 本品为石蒜科植物仙茅 *Curculigo orchioides* Gaertn. 的干燥根茎。秋、冬二季采挖，除去根头和须根，洗净，干燥。主产于西南和华南地区。

生制仙茅鉴别使用表

| 处方用名 | 仙茅 | 酒仙茅 |
|---|---|---|
| 炮制方法 | 切制 | 酒制 |
| 性状 | 呈圆柱形短段，表面棕色至褐色，质硬而脆，易折断，断面不平坦，灰白色至棕褐色，气微香，味微苦、辛 | 呈圆柱形短段，表面深褐色，断面不平坦，灰黄色至棕褐色，微有酒气 |
| 性味<br>归经 | 辛，热；有毒<br>归肾、肝、脾经 | 辛，热；有毒<br>主归肾经 |
| 功能<br>主治 | 补肾阳，强筋骨，祛寒湿<br>用于阳痿精冷，筋骨痿软，腰膝冷痛，阳虚冷泻 | 补肾助阳作用增强<br>用于肾虚腰膝酸软，阳痿早泄 |
| 炮制作用 | 去除杂质，利于煎出 | 降低毒性，增加补肾壮阳作用 |
| 用法<br>用量 | 水煎口服或入中成药<br>3～10g | 水煎口服或入中成药<br>3～10g |
| 配伍 | 常与附子、杜仲、独活等配伍用于治疗寒湿痹痛，腰膝冷痛，筋骨痿软等症；可单味连根茎煎服，或以新鲜者捣烂外敷，具有解毒消痈的作用，用于治疗痈疽火毒，漫肿无头，色青黑者，亦可与半边莲共煎服，治毒蛇咬伤 | 常与淫羊藿、巴戟天、阳起石等配伍用于治疗肾阳不足，阳痿精冷，或兼滑精、畏寒，精神衰疲等症，亦可单味泡酒服，治阳痿不举，如仙茅酒；常与枸杞子、车前子、柏子仁等配伍用于治疗肝肾虚弱，头目眩晕、腰腿酸软，精神疲惫，如仙茅丸；常与阿胶、园参、鸡内金配伍用于治疗肾不纳气，肺气上逆而致的哮喘咳嗽，痰多清稀，如神秘散 |
| 药理作用 | 抗高温、抗惊厥、增强免疫功能、抗衰老作用、对乳腺影响、延缓生殖系统老化、抗炎、抗骨质疏松等作用 | 抗骨质疏松作用增强 |
| 化学成分 | 皂苷、酚及其苷、多糖、氨基酸、微量元素等 | 仙茅苷、苔黑酚葡萄糖苷含量明显升高，多糖、氨基酸含量也升高 |
| 检查 | 水分不得过 13.0%；总灰分不得过 10.0%；酸不溶性灰分不得过 2.0% | 待测 |
| 浸出物 | 乙醇浸出物不得少于 7.0% | 待测 |
| 含量测定 | 本品按干燥品计算，含仙茅苷（$C_{22}H_{26}O_{11}$）不得少于 0.080% | 待测 |
| 注意 | 凡阴虚火旺者忌服 | 凡阴虚火旺者忌服 |

## 注释

【炮制方法】

仙茅：取原药材，除去杂质，洗净、润透，切段，干燥[1]。

酒仙茅：取净仙茅段，加入定量的黄酒拌匀，闷润，待酒被吸尽后，置炒制容器内，用文火加热，炒干，取出放凉。以仙茅苷的含量为指标，对仙茅的酒炙工艺进行优化，优化参数为：每100kg仙茅用黄酒10kg，闷润，待酒被吸尽后，置锅底温度为100~110℃的炒制容器内，炒制10分钟，取出，放凉为宜。

除酒仙茅外，还有米仙茅、米泔制仙茅。

【性状差异】 仙茅表面棕色至褐色。酒仙茅深褐色，有酒香气。（见文末彩图104）

【炮制作用】

仙茅，味辛，性热、有毒，归肾、肝、脾经。具有消散痈肿、补肾阳、强筋骨、祛寒湿、益精血等功效。常用于痈疽肿痛、肾阳不足、阳痿精冷、筋骨痿软、腰膝冷痹、阳虚冷泻等症[2]。如治乳癖的二仙汤（《中医方剂临床手册》）。

酒仙茅，可降低毒性，以补骨壮阳为主。如用于治疗肾阳不足，阳痿精冷，或兼滑精、畏寒，精神衰疲等症，亦可单味泡酒服，治阳痿不举的仙茅酒（《万氏家抄方》）；用于治疗肝肾虚弱，头目眩晕、腰腿酸软，精神疲惫的仙茅丸（《圣济总录》）；用于治疗肾不纳气，肺气上逆而致的哮喘咳嗽，痰多清稀的神秘散（《三因极一病证方论》）。

仙茅苷、仙茅多糖具有补肾壮阳，增强免疫的生物活性[3]。仙茅酒制后，仙茅苷含量明显增加[4]，可能增强了其补骨壮阳作用。仙茅水提物对骨髓细胞有明显的向神经细胞诱导分化的作用，酒炙后水提物增加，可能与其增强免疫的药理作用相关[5]。仙茅酒制后温肾壮阳作用增强，可能与其水提物能定向诱导骨髓干细胞向神经元细胞分化有关。这一药理作用变化与传统中医的"肾主骨生髓"理论相符。

【药理作用】

## 一、仙茅的药理作用

**1. 适应原样作用** 仙茅醇浸剂40g/kg有明显的抗缺氧作用和抗高温作用[6]。

**2. 雄性激素样作用** 仙茅能增加大鼠的精囊腺指数，具有雄性激素样作用[6]。

**3. 对中枢神经系统的影响** 仙茅能延长小鼠对巴比妥的睡眠时间，能明显延长小鼠对印防己毒素所致惊厥的潜伏期[6]。

**4. 抗骨质疏松** 仙茅的乙酸乙酯层、正丁醇层萃取物均能恢复大鼠因去势而引起的"低骨形成、高骨吸收"的骨质疏松现象，具有抗骨质疏松作用。

**5. 调节免疫功能的作用** 仙茅多糖可提高正常小鼠的脾指数级胸腺指数，增厚足跖厚度，增加血清血溶素，从而具有提高免疫功能的作用[7]。

**6. 补肾壮阳作用** 仙茅正丁醇部位能使去势雄性小鼠附性器官（包皮腺、精液囊、前列腺）重量明显增加，具有补肾壮阳作用，其有效成分可能为仙茅素A[8]。

**7. 清除自由基** 仙茅苷对羟自由基和超氧阴离子自由基均有良好的清除作用，其清除率略低于茶多酚[9]。

**8. 预防和改善雌激素水平作用** 仙茅水煎剂能使成年大鼠乳腺结构得到明显改善，重量指数显著增加，乳腺组织胞浆和胞核雌、孕激素受体的数量明显升高，增生或萎缩的重量指数恢复正常，并使核/浆雌、孕激素受体比值趋于正常，说明仙茅能够预防与改善性激素水平异常导致的乳腺萎缩或增生[10]。

**9. 其他作用** 仙茅可以通过上调cAMP-PKA信号通路从而调控肝脏细胞L02细胞的药物代谢酶细胞色素P4503A的表达，作用与cAMP-PKA信号通路激动剂相似[11]。仙茅水煎剂可使红细胞$Na^+$/$K^+$-ATP酶活性显著提高；扩张冠脉、强心、加快心率作用，可使嘌呤系统转化酶活性增加，并促进胆囊收缩素释放[12]。

## 二、酒仙茅的药理作用

抗骨质疏松作用 酒仙茅的乙酸乙酯层、正丁醇层萃取物均能恢复大鼠因去势而引起的"低骨形成、高骨吸收"的骨质疏松现象。

【化学成分】

仙茅 含有糖类、皂苷类、酚类、微量元素、石蒜碱等成分，其中仙茅药材微量元素含量高低顺序依次为：Ca > K > P > S > Fe > Mn > Sr > Zn > V > Cr > Cu > Co > Rb > Ni > Br > As[13]。

**酒仙茅** 仙茅酒炙后仙茅苷、苔黑酚葡萄糖苷的含量升高，多糖、氨基酸含量也升高。

**【高效液相色谱异同点】**

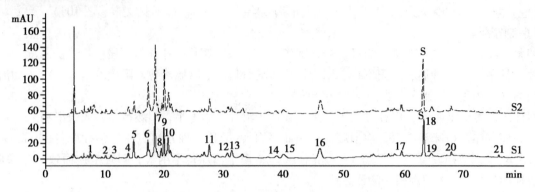

图 20-15 仙茅酒炙前后的 HPLC 鉴别色谱图

S 仙茅苷；S1 生仙茅；S2 酒仙茅

由仙茅酒炙前后 HPLC 谱图可见，仙茅酒炙后未发现新的化合物峰，仙茅苷含量明显增加。

**【含量测定】** 照 2010 年版《中国药典》仙茅项下【含量测定】方法[1,3]，经不同炮制方法仙茅中仙茅苷含量有差异，见表 20-7。

表 20-7 生品与不同干燥品仙茅苷含量的比较（％，n = 3）

| | 生品 | 烘干品 | 微波品 | 炒干品 | 阴干品 |
|---|---|---|---|---|---|
| 仙茅苷 | 0.2074 | 0.2747 | 0.2633 | 0.3068 | 0.2386 |

**【不良反应】** 有报道称，仙茅临床服用过量会引起全身冷汗、四肢厥逆、麻木、舌肿胀、烦躁继而昏迷等毒性反应[14]。

**【毒性】** 临床毒性尚不清楚。一般认为在《中国药典》每日用量情况下，仙茅无明显毒性。但也有学者提示临床不恰当的长期、大剂量给予仙茅，应当注意可能对肝、肾、生殖器官（睾丸、卵巢）等造成的毒性作用[15]。

**【生制仙茅成分、药效与功用关系归纳】** 由仙茅酒制前后的对比研究，提示了仙茅苷等成分的变化是引起仙茅生制品药效差异的物质基础。其变化关系如图 20-16 所示：

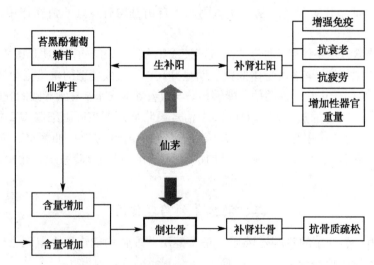

图 20-16 生制仙茅成分、药效与功用关系图

（鞠成国）

· 参考文献 ·

[1] 国家药典委员会. 中华人民共和国药典（一部）[S]. 北京：中国医药科技出版社，2010：94.

[2] 丁安伟. 现代中药临床手册 [M]. 南京：江苏科学技术出版社. 2000：337-338 .

[3] 杜中梅，关复敏，贾天柱. 正交法优选酒炙仙茅的最佳炮制工艺 [J]. 2008，30（6）：883-885.

[4] 聂诗明，张丽萍，卢水珍，等. 正交试验法优选仙茅提取工艺的研究 [J]. 中成药，2002，24（9）：665-667.

[5] 沈骤睿，吕文科，杨松涛. 中药仙茅对骨髓干细胞向神经元细胞定向诱导的实验研究 [J]. 成都中医药大学学报，2005，28（4）：8-11.

[6] 陈泉生，陈万群，杨士琰. 仙茅的药理研究 [J]. 中国中药杂志，1989，14（10）：42.

[7] 余小红. 仙茅多糖对小鼠免疫功能影响的实验研究 [J]. 海峡药学，2011，23（3）：33.

[8] 张梅，宋芹，郭平. 仙茅对去势小鼠补肾壮阳作用有效成分研究 [J]. 四川中医，2006，24（2）：22.

[9] 吴琼，程小卫，雷光青，等. 仙茅苷对自由基的清除作用 [J]. 中国现代应用药学杂志，2007，24（1）：6.

[10] 李培英，欧阳惠卿. 补肾活血中药对乳腺萎缩、增生雌性大鼠乳腺形态结构的影响 [J]. 中国中西医结合杂志，2001，21（6）：448.

[11] 李敏，杨红莲 王斌，等. 基于L02细胞CYP3A变化的辛热药附子、仙茅药性表达研究 [J]. 中华中医药杂志，2010，25（12）：2351-2355.

[12] 丁安荣，李淑莉. 黄精等六种补益药对小鼠红细胞膜 $Na^+/K^+$-ATP 酶活性影响 [J]. 中成药，1990，12（9）：28-30.

[13] 董国明，张汉明. 仙茅属植物根茎微量元素含量分析 [J]. 微量元素与健康研究，1998，15（3）：56.

[14] 李卓. 浅谈补益类中药的不良反应 [J]. 中国工业医学杂志，2002，15（4）：204-205.

[15] 鲍荟竹，赵军宁，宋军，等. 仙茅醇提取物大鼠长期毒性试验研究 [J]. 中药药理与临床，2011，27（3）：70-73.

## 淫 羊 藿

**【来源】** 本品为小檗科植物淫羊藿 *Epimedium brericornu* Maxim.、箭叶淫羊藿 *Epimedium sagittatum*（Sieb. et Zucc.）Maxim.、柔毛淫羊藿 *Epimedium pubescens*. Maxim. 或朝鲜淫羊藿 *Epimedium koreanum* Nakai 的干燥叶。夏、秋季茎叶茂盛时采收，晒干或阴干。主产于甘肃、湖北、四川、浙江等地。

生制淫羊藿鉴别使用表

| 处方用名 | 淫羊藿 | 炙淫羊藿 |
|---|---|---|
| 炮制方法 | 净制、切制 | 油炙 |
| 性状 | 呈丝片状。上表面绿色，可见网纹状叶脉；下表面灰绿色被白粉，边缘有细刺状锯齿。近革质。味苦 | 呈丝片状，表面浅黄色，并显油亮光泽，微有羊脂油气 |
| 性味 归经 | 辛、甘，温 归肝、肾经 | 辛、甘，热 归肾、肝经 |
| 功能 主治 | 祛风湿，强筋骨，补肾阳 用于风湿痹痛，麻木拘挛，肾阳虚衰，阳痿遗精，筋骨痿软 | 补肾阳，强筋骨 用于肾阳虚，阳痿遗精，不孕，筋骨痿软 |
| 炮制作用 | 利于煎出，便于调剂 | 增强温肾助阳作用 |
| 用法 用量 | 水煎口服或入中成药 6～10g | 水煎口服或入中成药 6～10g |

续表

| 配伍 | 常与杜仲、巴戟天、桑寄生、威灵仙、苍耳子、桂心等配伍，治疗风寒湿痹。如仙灵脾散 | 常与巴戟天、枸杞子、熟地黄、鹿茸、当归、巴戟天、桑螵蛸等配伍，治疗肾阳不足。如三肾丸 |
|---|---|---|
| 药理作用 | 增强生殖功能、调节免疫系统、抗抑郁、抗肿瘤 | 温肾壮阳、提高性功能 |
| 化学成分 | 黄酮、多糖、木脂素、生物碱等 | 淫羊藿苷、宝藿苷 I 含量增加；朝藿定 A、朝藿定 B、朝藿定 C 含量下降；微量元素含量增加 |
| 检查 | 水分不得过 12.0%<br>总灰分不得过 8.0% | 水分不得过 8.0%<br>灰分不得过 8.0% |
| 浸出物含量测定 | 稀乙醇浸出物不得少于 15.0%<br>淫羊藿苷（$C_{33}H_{40}O_{15}$）不得少于 0.40% | 稀乙醇浸出物不得少于 12.0%<br>淫羊藿苷（$C_{33}H_{40}O_{15}$）和宝藿苷 I（$C_{27}H_{30}O_{10}$）的总量不得少于 0.60% |
| 注意 | 阴虚火旺者不宜服 | 阴虚火旺者不宜服 |

## 注释

**【炮制方法】**

淫羊藿：取原药材，除去杂质，喷淋清水，稍润，切丝，干燥[1]。

炙淫羊藿：取羊脂油加热熔化，加入淫羊藿丝，用文火炒至均匀有光泽，取出，放凉。以油炙前后化学成分含量为权重指标，对淫羊藿的油炙工艺进行优选，优化参数为：取羊脂油加热熔化，当温度达到 160℃时加入淫羊藿丝，控制温度在 160℃左右，翻炒 7 分钟至药材均匀有光泽，取出，放凉。每 100kg 淫羊藿用羊脂油（炼油）20kg[2]。

除炙淫羊藿外，还有酒制淫羊藿和炒淫羊藿[3]。

**【性状差异】** 淫羊藿表面呈绿色或黄绿色，无油亮光泽。炙淫羊藿表面浅黄色，显油亮光泽，微有羊脂油气。（见文末彩图 105）

**【炮制作用】** 淫羊藿，辛、甘，温，归肝、肾经。偏于祛风湿，多用于风寒湿痹，中风偏瘫及小儿麻痹症等。如治风寒湿痹的仙灵脾散（《太平圣惠方》）。

炙淫羊藿，可增强温肾补阳，强筋骨的功效。多用于肾阳虚衰，阳痿，遗精，腰膝酸软，筋骨痿软之证。如治肾阳不足的三肾丸（《全国中药成药处方集》）。

淫羊藿酒制后，增强温阳散寒的功效，且能活血通络。多用于肾阳不足阴寒内盛之风湿痹痛，四肢麻木，筋骨痿软等症。

淫羊藿在加热炮制过程中，由于高温作用，淫羊藿黄酮类化合物的结构易发生苷键裂解使苷元和次生苷含量增加，而二糖苷或多糖苷类成分减少。其中具有温肾作用的活性成分淫羊藿苷、宝藿苷 I 的含量增加，其中朝鲜淫羊藿炮制品中淫羊藿苷、宝藿苷 I 的含量增加得最多，淫羊藿苷的含量增加了 32.93%，宝藿苷 I 的含量增加了 11.50%。这与制淫羊藿偏重于温肾助阳作用相一致；朝藿定 A、朝藿定 B、朝藿定 C 在加热过程中降解为箭藿苷 A、箭藿苷 B 和 2′-O-rhamnosylicariside II，含量降低，其中巫山淫羊藿中朝藿定 A、朝藿定 B 下降得最多，分别下降了 29.63%、29.22%，黔岭淫羊藿中朝藿定 C 下降得最多，含量下降了 17.53%[4,5]。但是目前还有报道认为宝藿苷 I 的含量在油炙后下降[2]，这可能与淫羊藿的品种及炮制工艺不同有关。但是淫羊藿在油炙过程中，黄酮类成分都会由多糖苷向次级糖苷转变，次级糖苷向更低级糖苷转变的规律。

另外，朝鲜淫羊藿经羊脂油炮制后可提高其微量元素的溶出率，使与肾功能有密切关系的 Ca、Mn、Fe、Mg、Zn 等微量元素的含量明显增加。故炙淫羊藿温肾助阳的作用强于淫羊藿[6]。

**【药理作用】**

### 一、淫羊藿的药理作用

**1. 对生殖系统的作用** 淫羊藿苷可以改善大鼠勃起功能。淫羊藿水提物对于肾阳虚小鼠的交配能力有显著的提高，对于肾阳虚小鼠的血清睾酮含量也有显著提高[7]。

**2. 镇痛作用** 淫羊藿水提物对于小鼠痛阈均有明显的提高[8]。

**3. 心脑血管的作用** 淫羊藿苷能够改善脑缺血模型对于 COII mRNA 表达的降低作用。淫羊藿苷对于血管平滑肌有扩张作用，且淫羊藿苷扩张血管机制是与钙通道阻滞作用相关[9]。淫羊藿总黄酮能通过降血糖与抗氧化等途径保护糖尿病小鼠的内皮损伤[10]。

**4. 免疫系统的作用** 淫羊藿具备调节血透患者的细胞免疫功能[11]。淫羊藿总黄酮及多糖对大鼠下丘脑-垂体-肾上腺轴及细胞免疫的调节作用侧重不同，淫羊藿总黄酮主要影响下丘脑-垂体-肾上腺轴的分泌，而淫羊藿多糖则能明显提高细胞免疫作用[12]。淫羊藿苷能明显提高环磷酰胺所导致的免疫抑制小鼠的淋巴细胞增殖反应，能提高脾细胞 TNF-α 的产生，提示了淫羊藿苷的逆转化疗小鼠免疫抑制状态的作用[13]。

**5. 抗抑郁作用** 淫羊藿水提取物能显著改善小鼠悬尾及游泳不动的时间，并显著地抑制了小鼠脑与肝脏组织内单胺氧化酶 A、B 的活性，提示了淫羊藿提取物具有一定的抗抑郁作用[14]。

**6. 抗肿瘤作用** 淫羊藿的黄酮类成分对多种肿瘤增殖具有一定的抑制作用，其作用机制可能与诱导细胞分化、凋亡及抑制细胞的转移相关[15]。淫羊藿中的化合物淫羊藿苷、朝藿素 B、宝藿苷 I 及木犀草素能抑制人体乳腺癌、肝癌细胞株的生长[16]。

**7. 对下丘脑-垂体-肾上腺轴的影响** 淫羊藿水煎液灌服小鼠，可明显降低肾阳虚小鼠肾上腺素含量[2]。

## 二、炙淫羊藿的药理作用

**1. 镇痛作用** 炙淫羊藿水煎液灌服小鼠，使用热板法检测小鼠痛阈提高百分率，结果显示炙淫羊藿对于小鼠痛阈均有明显的提高，但生品镇痛作用有强于炙品的趋势[8]。

**2. 抗炎作用** 炙淫羊藿水煎液灌服小鼠，使用二甲苯致小鼠耳肿胀实验，结果显示炙淫羊藿有明显的抗炎作用，且生品镇痛作用有强于炙品的趋势[17]。

**3. 对生殖系统的作用** 炙淫羊藿水煎液灌服小鼠，与淫羊藿比较可显著提高肾阳虚小鼠的交配能力、耐寒能力、脏器指数（精囊腺、睾丸、胸腺、包皮腺）、自主活动性及血清睾酮含量（$P < 0.05$）。以交配及耐寒实验验证温肾助阳的作用，观察其脏器指数、自主活动性及血清睾酮的含量，结果显示炙淫羊藿的温肾助阳作用明显强于淫羊藿[18]。

**4. 对下丘脑-垂体-肾上腺轴的影响** 炙淫羊藿水煎液灌服小鼠，可明显降低肾阳虚小鼠肾上腺素的含量，有助于增加肾上腺皮质内固醇的合成，且其有效剂量降低[2]。

## 三、生制淫羊藿之复方的药效作用差异

**1. 生、炙淫羊藿之仙灵脾散的药理作用差异[2]** 镇痛作用：采用热板法比较分别加入生、炙淫羊藿的仙灵脾散对小鼠镇痛作用的影响。结果显示生或炙淫羊藿制备的仙灵脾散对于小鼠痛阈均有明显的提高，但生、炙品之间没有明显的统计学差异。

**2. 生、炙淫羊藿之二仙汤的药理作用差异[2]** 补阳作用：以小鼠交配能力及耐寒能力实验研究分别将生、制淫羊藿纳入二仙汤后温肾壮阳的药理作用。交配实验记录雄性小鼠对于动情期雌鼠的跨骑潜伏时间、30 分钟内跨骑次数。耐寒能力实验记录小鼠在 -18℃ 的冰箱内的死亡时间。两个实验均显示分别加入生、炙淫羊藿后的二仙汤对于氢化可的松所致肾阳虚模型有明显的治疗作用（$P < 0.05$），且炙淫羊藿二仙汤治疗作用强于淫羊藿二仙汤，说明了二仙汤中宜使用炙淫羊藿科学依据。

【化学成分】

**淫羊藿** 以黄酮类化合物为主，如：淫羊藿苷、朝藿定 A、B、C、箭藿苷 A、B、C、淫羊藿次苷 I、宝藿苷 I 等；尚含有少量木脂素类、酚苷类、紫罗酮类、倍半萜类等成分[19]。

**炙淫羊藿** 羊油炙后，淫羊藿中朝藿定 A₁ 与淫羊藿苷的含量升高[2]；朝藿定 A、朝藿定 B、朝藿定 C 含量下降[4,5]。

【高效液相色谱异同点】

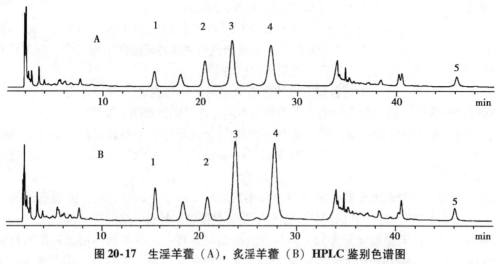

**图 20-17　生淫羊藿（A），炙淫羊藿（B）HPLC 鉴别色谱图**

1. 朝藿定 $A_1$；2. 朝藿定 B；3. 朝藿定 C；4. 淫羊藿苷；5. 宝藿苷 I

由淫羊藿炮制前后 HPLC 谱图可见，朝藿定 $A_1$ 与淫羊藿苷含量有明显的升高，朝藿定 B 与宝藿苷 I 含量变化不大，而朝藿定 C 含量明显降低[2]。

【含量测定】　生、制淫羊藿中五种主要的黄酮类成分含量有明显的差异，含量测定结果见表 20-8[2]。

**表 20-8　淫羊藿与炙淫羊藿主要黄酮类成分含量（%）**

| 样品 | 朝藿定 $A_1$ | 朝藿定 B | 朝藿定 C | 淫羊藿苷 | 宝藿苷 I |
|---|---|---|---|---|---|
| 淫羊藿 | 0.302 | 0.637 | 1.245 | 0.994 | 0.220 |
| 炙淫羊藿 | 0.357 | 0.336 | 1.225 | 1.131 | 0.161 |

【药物代谢】　生、制淫羊藿中淫羊藿苷在大鼠体内的药代动力学研究表明，炙淫羊藿中淫羊藿苷吸收量较淫羊藿有显著性的升高，说明了淫羊藿经过炮制后淫羊藿苷更容易被吸收，而发挥温肾助阳作用[20]。

【生制淫羊藿成分、药效与功用关系归纳】　由淫羊藿羊脂油炙前后的对比研究，初步认为淫羊藿黄酮类成分的变化是引起淫羊藿生制品药效差异的物质基础。其变化关系如图 20-18 所示：

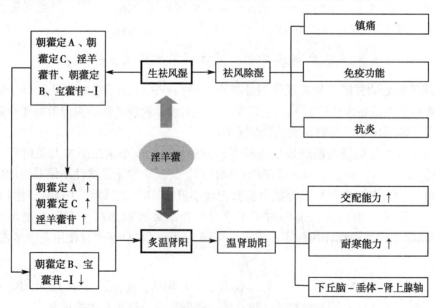

**图 20-18　生制淫羊藿成分、药效与功用关系图**

（胡昌江　熊　瑞）

· **参 考 文 献** ·

[1] 国家药典委员会. 中华人民共和国药典（一部）[S]. 北京：中国医药科技出版社，2010：306.

[2] 周一帆. 淫羊藿生熟异用相关研究 [D]. 成都：成都中医药大学博士论文，2013.

[3] 叶定江. 中药大辞典 [M]. 上海：上海科学技术出版社，2009.

[4] 金晓勇，贾晓斌，孙娥，等. 炙淫羊藿炮制过程中5种黄酮类成分变化规律研究 [J]. 中国中药杂志，2009，34（21）：2738-2742.

[5] 陈彦，贾晓斌，范晨怡，等. 不同品种淫羊藿生品与炮制品中5种黄酮类成分的含量比较 [J]. 中华中医药杂志，2009，24（5）：565-570.

[6] 刘春明，李丽，刘志强，等. 炮制前后朝鲜淫羊藿化学成分的变化规律研究 [J]. 分析测试学报，2004，23（1）：67-69.

[7] 许青媛. 淫羊藿对大鼠性腺功能的影响 [J]. 中药药理与临床，1996，（2）：22.

[8] 叶丽卡，陈济民. 淫羊藿的药理研究进展 [J]. 中国中药杂志，2001，26（5）：293-295.

[9] 李梨，周岐新，石京山. 脑缺血再灌注对小鼠脑细胞色素 C 氧化酶亚基Ⅱ mRNA 表达的影响及淫羊藿苷的作用 [J]. 第三军医大学学报，2006，28（7）：685-687.

[10] 韩爱萍，张洁. 淫羊藿总黄酮对糖尿病小鼠血管功能的影响 [J]. 南京中医药大学学报，2011，27（3）：243-246.

[11] 汪年松，唐令诠. 淫羊藿对维持性血液透析患者细胞免疫功能的影响 [J]. 中国中西医结合肾病杂志，2001，2（1）：31-32.

[12] 沈自尹，张玲娟，蔡定芬. 淫羊藿总黄酮和多糖对大鼠垂体-肾上腺-免疫网络作用的研究 [J]. 中国中西医结合杂志，1998，18（基础理论研究特集）：196-198.

[13] 赵连梅，纪昕，潘晓明. 淫羊藿苷（ICA）对化疗后免疫抑制小鼠的免疫促进作用 [J]. 中国免疫学杂志，2009，25（12）：1092-1099.

[14] 钟海波，潘颖，孔令东. 淫羊藿提取物抗抑郁作用研究 [J]. 中草药，2005，36（10）：1506-1510.

[15] 吕祥，吴金峰. 淫羊藿苷抗肿瘤作用的研究进展 [J]. 中医杂志，2009，50（增刊）：258-259.

[16] 王婷，张金超，陈瑶. 6种淫羊藿黄酮抗氧化和抗肿瘤活性的比较 [J]. 中国中药杂志，2007，32（8）：715-717.

[17] 陈正爱，曲香芝，尹大维，等. 不同炮制方法的淫羊藿对小鼠抗炎作用的影响 [J]. 时珍国医国药，2006，17（1）：48-49.

[18] 李寅超，何永侠，孙曼，等. 比较以不同品质的羊脂油炙淫羊藿的温肾阳作用 [J]. 中国实验方剂学杂志，2013，19（19）：198-202.

[19] 韩广轩，王麦莉，张军东，等. 淫羊藿化学成分研究进展 [J]. 药学实践杂志，2002，20（6）：399-401.

[20] 赵艳红，贾晓斌，陈彦. 淫羊藿苷大鼠在体肠吸收动力学的研究 [J]. 中华中医药杂志，2007，22（10）：681-684.

## ～ 胡 芦 巴 ～

【**来源**】 本品为豆科植物胡芦巴 *Trigonella foenum-graecum* L. 的干燥成熟种子。夏季果实成熟时采割植株，晒干，打下种子，除去杂质。主产于河南、安徽、四川等地。

生制胡芦巴鉴别使用表

| 处方用名 | 胡芦巴 | 盐胡芦巴 |
|---|---|---|
| 炮制方法 | 净制 | 盐炙 |
| 性状 | 略呈斜方形或矩形，表面黄绿色或黄棕色，平滑，两侧各具一深斜沟，相交处有点状种脐，质坚硬，不易破碎 | 斜方形或矩形，微鼓起，表面棕色，断面深黄色，偶见焦斑，有炒香气，味微咸苦 |

续表

| | | |
|---|---|---|
| 性味<br>归经 | 味苦、性温<br>归肝、肾经 | 味苦、微咸，性温<br>归肾经 |
| 功能<br>主治 | 温肾助阳，祛寒止痛<br>用于肾阳不足，小腹冷痛，寒疝腹痛，寒湿<br>脚气 | 专于入肾，温补肾阳<br>用于疝气疼痛、肾虚腰痛、阳痿遗精 |
| 炮制作用 | 利于调剂 | 引药入肾，温补肾阳力专 |
| 用法<br>用量 | 水煎口服或入中成药<br>4.5~9g | 水煎口服或入中成药<br>5~10g |
| 配伍 | 与补骨脂、木瓜、炮附子、硫黄配伍治疗寒湿<br>脚气、肾虚胀冷。如妇科万应膏、胡芦巴丸 | 与吴茱萸、川楝子、茴香、巴戟天、附子、补骨<br>脂、杜仲、怀牛膝、淫羊藿（油炙）伍治疗阳痿<br>遗精、疝气疼痛、气攻头痛。如强阳保肾丸 |
| 药理作用 | 降血糖、降血脂、抗溃疡、抗炎镇痛、抗氧化、<br>保肝 | 补肾、镇痛作用增强 |
| 化学成分 | 呋甾烷型甾体皂苷、黄酮、生物碱、三萜类、<br>香豆素、多糖 | 薯蓣皂苷元含量下降，胡芦巴碱含量下降 |
| 检查 | 水分不得过 15.0%；总灰分不得过 5.0%；酸不<br>溶性灰分不得过 1.0% | 水分不得过 11.0%；总灰分不得过 7.5% |
| 浸出物<br>含量测定 | 醇溶性浸出物不得少于 18.0%<br>胡芦巴碱不得少于 0.45% | 醇溶性浸出物不得少于 18.0%<br>胡芦巴碱不得少于 0.45% |
| 注意 | 阴虚火旺禁用，湿热者忌用，捣碎入煎剂 | 阴虚火旺禁用，湿热者忌用，捣碎入煎剂 |

## 注释

**【炮制方法】**

胡芦巴：取原药材，除去杂质，洗净，干燥。用时捣碎[1]。

盐胡芦巴：取净胡芦巴，用盐水拌匀，闷润，文火加热，炒至鼓起，颜色加深，断面淡黄色，有香气，取出放凉。以盐制前后化学成分含量为指标，对胡芦巴盐制工艺进行优化，优化参数为：100g胡芦巴，用食盐 2g 加 40ml 水溶解，在 200℃炒炙 10 分钟，每分钟翻炒 20 次[2]。

此外胡芦巴还有炒胡芦巴、酒胡芦巴炮制品种[3]。

**【性状差异】**　胡芦巴表面黄绿色或黄棕色，质坚硬。盐胡芦巴微鼓起，表面黄棕色至棕色，偶见焦斑。略具香气，味微咸。

**【炮制作用】**　胡芦巴，味苦，性温，归肾经。具温肾阳、逐寒湿、止痛的功效。生品长于散寒逐湿，多用于寒湿脚气。如治寒湿脚气，腰膝疼痛，行步无力的胡芦巴丸（《杨氏家藏方》）。

炒胡芦巴，苦燥之性稍缓，温补肾阳的作用增强，祛寒湿作用减弱。可用于肾虚冷胀。如治宫寒血滞的妇科万应膏（《实用中成药手册》）。盐胡芦巴，可引药入肾，以温肾助阳为主。常用于疝气疼痛、肾虚腰痛、阳痿遗精。如治腰酸腿软、阳痿遗精的强阳保肾丸（《药典》）。

胡芦巴主要含皂苷、黄酮、生物碱类成分。胡芦巴总皂苷具有抗脑缺血作用，总甾体皂苷中的薯蓣皂苷、替告皂苷等均是治疗心脑缺血性疾病的有效成分。薯蓣皂苷元还可以抑制胆固醇的吸收，增加胆固醇的分泌，增加中性胆固醇的粪便排泄。

胡芦巴经炒后，种子膨胀，种皮爆破，质地变得疏松，易粉碎，有利于有效成分煎出。同时，加热使植物中的酶失活，减少苷键水解，使皂苷及黄酮类成分以苷的形式进入体内，再缓缓分解成苷元而增强其补肾、壮阳、止痛作用[4]。炒胡芦巴和盐炙胡芦巴中薯蓣皂苷元的含量较生品下降[5]。

胡芦巴中的胡芦巴碱具有降血糖，降血脂等药理作用。炒制过程中部分胡芦巴碱可在高温（214~

215℃）下分解，导致胡芦巴碱含量降低，重炒胡芦巴的胡芦巴碱含量就明显低于其他样品。因此炒制过程中要尽量控制好温度，避免炮制过度。同时由于胡芦巴碱是生物碱内盐，易溶于水，故在整个炮制过程中，尽量减少用水量及与水接触的时间。

胡芦巴豆胶（主要是半乳甘露聚糖）可降低非胰岛素依赖型糖尿病患者的血糖水平，另外胡芦巴胶体在消化道内形成胶体屏障，抑制胆盐吸收，减少肝内循环，因而降低血清胆固醇浓度。但是目前对此类成分在炮制前后变化规律尚无报道。

综上，通过皂苷类、黄酮、生物碱类成分的变化和药理作用，说明了胡芦巴"祛湿生用，补肾盐制"的合理性。

【药理作用】

### 胡芦巴药理作用

**1. 降血糖作用** 胡芦巴甲醇提取物以及甲醇提取后的残渣与葡萄糖同时喂养正常大鼠和糖尿病大鼠，二者血糖均显著降低。甲醇提取后残渣对不同喂养状态的大鼠也显示出降低血糖的活性；而从胡芦巴种子分出的可溶性食用纤维对正常大鼠和非胰岛素依赖型糖尿病大鼠无降糖活性，但同时喂养葡萄糖时血糖明显降低[6]。

**2. 降血脂作用** 胡芦巴种子富含纤维（53.9%）和甾体皂苷（4.8%），其脱脂部分可显著降低正常狗的血清胆固醇水平（$P < 0.05$）。另外其总提取物对糖尿病型高血脂狗的血清总胆固醇也有降低作用，说明胡芦巴种子提取物脱脂部分有降血脂活性（油脂部分则无作用）[7-9]。

**3. 保肝作用** 胡芦巴提取物能有效地抑制四氯化碳和 D-氨基半乳糖引起急性肝损伤的小鼠血清 ALT 和 AST 的升高，呈现良好的剂量效应关系[10]。

**4. 对急性肾衰竭作用** 胡芦巴对慢性肾功能衰竭有治疗活性，能降低血中尿素氮和肌酐水平，对肾组织损伤有明显保护和治疗作用[11]。

**5. 抗肿瘤作用** 胡芦巴种子所含的番木瓜碱对淋巴样白血病有显著的活性。种子所含的胡芦巴碱在 12.5mg/kg 水平上能使白血病 P388 小鼠生命延长 31%，并对小鼠肝癌（HAc）有明显的抑制作用。胡芦巴种子的水提取物对埃利希腹水癌细胞生长的抑制率超过 70%。能提高小鼠腹膜流出物（分泌液）细胞和巨噬细胞的数量[12]。

**6. 抗氧化作用** 在四氧嘧啶诱导的糖尿病大鼠饮食中加入胡芦巴后，可使大鼠脂质过氧化减轻，血中谷胱甘肽和 β-胡萝卜素含量明显升高，维生素 E 含量下降。在正常大鼠饮食中加入胡芦巴，其抗氧化剂水平高于喂普通饲料的大鼠[6]。

**7. 抗溃疡作用** 胡芦巴种子水提取物和从种子中分离出来的凝胶部分具有明显的抗胃溃疡活性。这种作用不仅由于抑制胃酸分泌，而且对胃黏膜糖蛋白也有一定的作用[13]。

【化学成分】

**胡芦巴** 主要含甾体皂苷，如薯蓣皂苷、替告皂苷；生物碱，如胡芦巴碱，龙胆碱；黄酮，如牡荆素，木犀草素；多糖，如胡芦巴豆胶等。

**盐胡芦巴** 薯蓣皂苷元的含量降低[13]，胡芦巴碱含量也降低[5]。

【含量测定】 照 2010 年版《中国药典》胡芦巴项下【含量测定】方法，生、制胡芦巴中胡芦巴碱含量有明显差异[13]，见表 20-9。

表 20-9 生、盐胡芦巴中胡芦巴碱含量（mg/g）

| 样品 | 胡芦巴碱 |
| --- | --- |
| 胡芦巴 | 4.6155 ± 0.0683 |
| 盐胡芦巴 | 4.4140 ± 0.0333 |

【药物代谢】 大鼠尾静脉注射胡芦巴碱后，约 3 小时可达最大吸收峰，属中速吸收药物。胡芦

巴碱自血液消除较快，从血浆迅速向组织转移，并在体内不易蓄积，分布容积较小等药物动力学特征。其药物动力学行为符合二室开放模型，药物主要分布于中央室而在周边室分布较少。胡芦巴碱为水溶性两性化合物，这些药物动力学行为可能与本品物理性质有关[14]。

**【生制胡芦巴成分、药效与功用关系归纳】**　由胡芦巴盐制前后的对比研究，初步认为生物碱、皂苷、黄酮的变化是引起胡芦巴生制品药效差异的物质基础。其变化关系如图 20-19 所示：

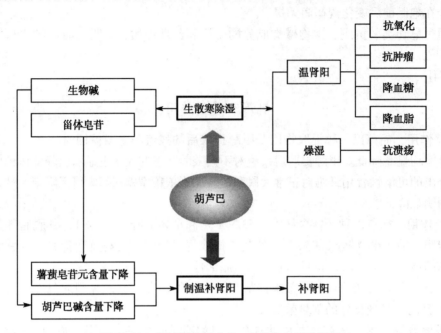

图 20-19　生制胡芦巴成分、药效与功用关系图

（史　辑）

- 参 考 文 献 -

［1］国家药典委员会. 中华人民共和国药典（一部）［S］. 北京：中国医药科技出版社，2010：225.

［2］王子涛，李金莲，胡昌江，等. 正交实验法筛选胡芦巴盐炙工艺的研究［J］. 四川中医，2008，26（6）：43-44.

［3］郑彧，肖洪贺，常成栋，等. 正交法优选酒制胡芦巴炮制工艺［J］. 中成药，2013，35（8）：1733-1736.

［4］杨云，张寒娟，孙维英，等. 产地和炮制工艺对胡芦巴中薯蓣皂苷元含量的影响［J］. 中成药，2008，30（6）：1491-1493.

［5］杨云，石延榜，孙维英，等. 胡芦巴净制和炒制工艺对胡芦巴碱含量的影响［J］. 中成药，2008，29（8）：1184-1186.

［6］Zia T, Hasnain SN, Hasan SK, et al. Evaluation of the oral hypoglycaemic effect of trigonella foenum-graecum L. In normal mice［J］. J Ethnopharmacol, 2001, 75（23）：191-195.

［7］荆宇，赵余庆. 胡芦巴化学成分和药理作用研究进展［J］. 中草药，2003，34（12）：1146-1148.

［8］Ravikumar P, Anuradha CV. Effect of fenugreek seeds on blood lipid peroxidation and antioxidants in diabetic rats［J］. Phytother Res, 1999, 13（3）：197-201.

［9］朱宝立，班永宏，段金廒. 胡芦巴对急性化学性肝损伤的保护作用［J］. 中国医学工业杂志，2000，13（1）：19-21.

［10］尚明英，蔡少青，王璇. 中药胡芦巴宏量及微量元素分析［J］. 中药材，1998，21（11）：574-575.

［11］左风. 胡芦巴种子提取物的抗肿瘤活性［J］. 国外医学（中医中药分册），2002，24（2）：114-115.

［12］Suja PR, Anuradha CV, Viswanathan P, et al. Gastroprotective effect of fenugreek seeds (Trigonella foenum-graecum) on experimental gastric ulcer in rats［J］. J Ethnopharmacol, 2002, 81（3）：393-397.

［13］李金连. 盐炙胡芦巴炮制工艺及质量标准初步研究［D］. 成都：成都中医药大学硕士论文. 2011.

［14］赵怀清，曲燕，王学娅，等. 胡芦巴碱的 HPLC 法测定及药代动力学研究［J］. 药学学报，2003，38（4）：279-282.

# 杜 仲

【来源】 本品为杜仲科植物杜仲 *Eucommia ulmoides* Oliv. 的干燥树皮。4～6 月剥取，刮去粗皮，堆置"发汗"至内皮呈紫褐色，晒干。主产于贵州、四川、广西、湖北等地。

生制杜仲鉴别使用表

| 处方用名 | 杜仲 | 盐杜仲 |
|---|---|---|
| 炮制方法 | 切制 | 盐炙 |
| 性状 | 呈小方块或丝状。外表面淡棕色或灰褐色，有明显的皱纹，内表面暗紫色，光滑。断面有细密、银白色、富弹性的橡胶丝相连 | 方块或丝状。表面黑褐色，内表面褐色，橡胶丝易折断，断面棕褐色。味微咸 |
| 性味归经 | 味甘，温<br>归肝、肾经 | 味甘、微咸，温<br>归肝，肾经 |
| 功能主治 | 补肝肾，强筋骨<br>用于头晕目眩，湿重腰痛，筋骨无力，阴下湿痒 | 补肝肾，强筋骨，安胎<br>用于肝肾不足，腰膝酸痛，筋骨无力，妊娠漏血，胎动不安 |
| 炮制作用 | 利于调剂和成分煎出 | 增强补肝肾作用 |
| 配伍 | 常与枸杞子、菊花、白芍、独活、桑寄生、细辛、白术、附子配伍治疗筋脉失养、头目眩晕、阴下湿痒 | 常与肉苁蓉、菟丝子、萆薢、盐补骨脂、炒核桃仁、大蒜、续断、巴戟天、肉苁蓉、制菟丝子配伍治疗肾虚骨痿、胎元不固。如添精补肾膏、青娥丸 |
| 用法用量 | 水煎口服或入中成药<br>6～10g | 水煎口服或入中成药<br>6～10g |
| 化学成分 | 木脂素、环烯醚萜、黄酮类、多糖等 | 京尼平苷等环烯醚萜类成分含量明显下降；木脂素糖苷含量下降，苷元增加；绿原酸含量增加 |
| 药理作用 | 降压、降血脂、抗肿瘤、增强机体免疫作用、抗氧化、降血糖、抗骨质疏松 | 降压、补肾阳、保胎、抗氧化、增强免疫力、抗骨质疏松作用增强 |
| 检查<br>浸出物<br>含量测定 | 水分不得过 13.0%<br>总灰分不得过 10.0%<br>浸出物不得少于 12.0%<br>松脂醇二葡萄糖苷不得少于 0.10% | 水分不得过 13.0%<br>总灰分不得过 10.0%<br>浸出物不得少于 12.0%<br>松脂醇二葡萄糖苷不得少于 0.10% |
| 注意 | 温补之品，阴虚火旺者慎用 | 温补之品，阴虚火旺者慎用 |

## 注释

【炮制方法】

杜仲：取原药材，刮去粗皮，洗净润透，切丝或块，干燥。筛去碎屑[1]。

盐杜仲：取净杜仲块或丝，加盐水拌匀，稍闷，待盐水被吸尽后，置炒制容器内，用中火炒至表面焦黑色，丝易断时，取出放凉。以盐制前后化学成分含量为指标，对杜仲盐炙工艺进行优化，优化参数为：每 100kg 杜仲用 2kg 盐，加水 40ml 溶解后，喷洒拌匀润透，150℃炒制 10 分钟[2]。

【性状差异】 杜仲的橡胶丝韧硬。盐杜仲的橡胶丝减少且易断，略有咸味。

【炮制作用】　杜仲，味甘，性温，归肝、肾经，具有补肝肾、强筋骨、安胎的功效。

生品偏于益肝舒筋。可用于头目眩晕、阴下湿痒；或用于浸酒。盐杜仲引药入肾，直达下焦，温而不燥，增强了补肝肾、强筋骨、安胎的作用。用于肾虚腰痛、筋骨无力、阳痿滑精、妊娠漏血、胎动不安及高血压。如用于肾虚腰痛，起坐不利，膝软乏力等症的青蛾丸（《药典》）和用于肾阳亏虚，精血不足的添精补肾膏（《药典》）。

去除非药用部位和加热炮制的作用至明代后理解愈加深刻。明代始载"孕娠用糯米同炒之"、"其功入肾，用姜汁或盐水润透，炒去丝，补中强志"，清代有"惯堕胎者，受孕一二月，用杜仲八两，糯米煎汤浸透，炒断丝"，"肾虚腰痛，杜仲炙黄"，"去皮用，治泻痢酥炙。除寒湿酒炙。润肝肾蜜炙。补腰肾盐水炒，治酸痛姜汁炒"。

杜仲主要含有环烯醚萜苷、木脂素类成分，以及有机酸及杜仲胶等成分。传统上认为，杜仲含有较多杜仲胶，阻碍了有效成分的溶出，炮制加热后，杜仲胶破坏，使有效成分易溶出，杜仲炮制后醇溶性浸出物有所增加。杜仲绿原酸类化合物抑菌活性强[3]。杜仲中绿原酸含量明显低于各炮制品，这可能是由于杜仲中橡胶丝的作用使其有效成分难以溶出，盐制杜仲中绿原酸的含量高于清炒法[4]。

杜仲中的环烯醚萜苷类成分，如京尼平苷酸和京尼平苷，具有保肝利胆、抗肿瘤、降低血压的功效。由于环烯醚萜类化合物结构不稳定，对温度敏感，易发生氧化或聚合反应，因此高温炮制对此类成分影响明显[5]。当温度达到140℃以上时，杜仲中的京尼平、甾二醇明显减少。当温度达到160℃以上时，杜仲醇也会减少[6]。同时在高温盐炙品的HPLC指纹图谱中，京尼平苷酸的色谱峰峰面积与生品相比，减少了15.8%。另外桃叶珊瑚苷分子结构中存在双缩醛结构，极不稳定，在提取分离过程中，易受温度、弱酸、弱碱、氧化作用的影响而发生变化[7]。

杜仲中还含有木脂素二葡萄糖苷，如中脂素二葡萄糖苷，松脂醇二葡萄糖苷，丁香脂素二葡萄糖苷，具有降血压的功效，且降压作用持续、平稳、无不良反应。生品中松脂醇二葡萄糖苷含量高于炮制品的2倍以上，炮制后木脂素类成分的苷元显著增加，可能是由于在炮制过程中，木脂素二葡萄糖苷的糖苷键断裂，使木脂素二葡萄糖苷降解成相应的苷元所致[8]。

综上，通过环烯醚萜苷类、木脂素类、杜仲胶以及绿原酸的变化和药理作用，说明了杜仲"祛湿生用，补腰肾盐水炒"传统理论的合理性。

【药理作用】

## 一、杜仲药理作用

**1. 降血压作用**　杜仲的降血压成分主要为松脂醇二葡萄糖苷，降压机制为抑制磷酸二酯酶，使血管平滑肌中的 cAMP 的浓度升高，从而激活蛋白激酶 A，抑制钙离子内流，舒张血管，降低血压[9]。

**2. 降血脂作用**　杜仲黄酮可以降低营养性高脂血症小鼠的血浆总胆固醇、总三酰甘油及低密度脂蛋白等指标，提高高密度脂蛋白水平，说明杜仲黄酮具有较好的降血脂作用[10]。

**3. 抗肿瘤作用**　杜仲中含有多种木脂素，京尼平苷、京尼平苷酸等成分是抗肿瘤的有效成分。杜仲中多糖能诱导肿瘤细胞凋亡来直接杀伤肿瘤细胞[11]。

**4. 抗氧化作用**　杜仲中黄酮对超氧阴离子有清除作用，通过检测小鼠体内 MDA 含量、SOD 与 GSH-PX 的活性发现杜仲醇提物在体内有明显的抗氧化作用[12-14]。

**5. 免疫增强作用**　杜仲可以提高单核巨噬细胞和腹腔巨噬细胞的吞噬活性，激活免疫系统；促进 T 淋巴细胞的增殖分化；促进淋巴因子和白细胞介素的产生[15,16]；杜仲中含糖醛酸的酸性多糖类具有抗破坏人体免疫系统病毒的功能，能够兴奋网状内皮系统，可激活免疫细胞，调节补体和抗体的平衡，增强机体非特异性免疫功能[17]。

**6. 抗骨质疏松作用**　杜仲醇提取物具有抗骨质疏松的作用[18]。杜仲醇提物能提高骨线密度，提升血清雌激素水平，抑制血清 IL-6 的产生，杜仲醇提取物能对抗去卵巢后的骨质疏松[19,20]。

**7. 降血糖作用**　杜仲次生代谢物具有降血糖的作用，作用机制是增加糖酵解的代谢过程，抑制糖质新生[21,22]。

## 二、盐杜仲药理作用

**1. 补肾作用**　杜仲和盐杜仲均可使类阳虚小鼠红细胞超氧化物歧化酶活力增强，肾上腺增重，但二者的作用强度无明显差别。杜仲对类阳虚小鼠有一定的保护作用，可使低下功能恢复正常，这与中医认为杜仲可补虚助阳补肝肾是一致的[23]。盐炙杜仲可明显促进雄性动物的生长发育，增加动物生长峰值期的生长量并使生长期相应缩短[3]。

**2. 安胎与抑制子宫收缩作用**　杜仲炮制后，对离体子宫自主收缩的抑制作用增强，对乙酰胆碱引起子宫痉挛性收缩的拮抗作用增强，但是对垂体后叶素引起子宫痉挛性收缩的拮抗作用减弱。杜仲能使离体子宫自主收缩减弱，并拮抗子宫收缩剂的作用而解痉，这与中医用杜仲治疗胎动不安是一致的[24]。

**3. 增强免疫作用**　杜仲（水煎液、醇煎液）、盐杜仲（水煎液、醇煎液）两个剂量组均可显著增加小鼠单核-巨噬细胞的炭粒廓清指数 K 及吞噬指数，并延长小鼠在疲劳仪上的跌落时间。杜仲和盐杜仲均可提高小鼠非特异性免疫功能及抗疲劳能力，且作用以醇提液更显著[25]。

**4. 抗骨质疏松作用**　炮制能加强杜仲的抗骨质疏松作用，盐制杜仲通过上调血清 E2 水平，提高血清 IGF-I 含量而对去卵巢大鼠的骨质疏松症有预防或延缓发生的作用[26,27]。

**5. 抗氧化作用**　盐杜仲清除 DPPH 活性大于生品，抗氧化活性增强，为抗氧化角度揭示杜仲"盐制入肾"的炮制原理[28]。

**【化学成分】**
　**杜仲**　主要含木脂素类、环烯醚萜苷类、苯丙素类、黄酮类、多糖、氨基酸、杜仲胶等成分[3]。
　**盐杜仲**　松脂醇二葡萄糖苷、中脂素二葡萄糖苷、丁香脂素二葡萄糖苷炮制后含量下降，苷元的含量增加[8]；环烯醚萜苷类成分经炮制后含量下降[6]；绿原酸的含量增加[4]，杜仲胶被破坏。

**【高效液相色谱异同点】**

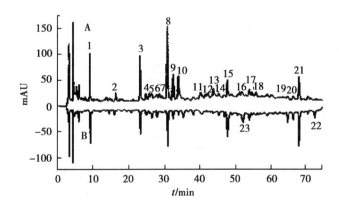

图 20-20　杜仲生品（A）、炮制品（B）HPLC 指纹图谱比较研究
1. 京尼平苷酸；3. 绿原酸；8. 松脂醇二葡萄糖苷；9. 中脂素二葡萄糖苷；10. 丁香脂素二葡萄糖苷；
19. (-) medioresinol；20. 中脂素；21. 松脂素；22. 表松脂素；23. 阿魏酸

从图谱中可以看出中脂素二葡萄糖苷，松脂醇二葡萄糖苷，丁香脂素二葡萄糖苷炮制后含量下降，苷元显著增加[29]。

杜仲经盐制之后，特征峰由 23 个减少为 16 个，消失部分色谱峰，同时出现一些新的色谱峰。杜仲盐制之后松脂醇二葡萄糖苷含量下降，绿原酸含量增加[29]。

**【含量测定】**　按 2010 年版《中国药典》一部杜仲项下【含量测定】方法[1]，杜仲盐炙前后松脂醇二葡萄糖苷的含量发生了较大的变化，见表 20-10。

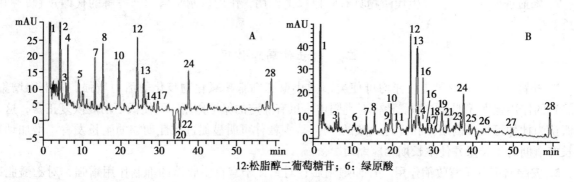

12:松脂醇二葡萄糖苷；6：绿原酸

**图 20-21　盐杜仲（A）及杜仲药材（B）指纹图谱及各对照品相应的色谱峰**

**表 20-10　盐杜仲及杜仲中松脂醇二葡萄糖苷的含量（$n=3$）**

| 样品 | 松脂醇二葡萄糖苷% |
| --- | --- |
| 盐杜仲 | 0.1663 |
| 杜仲 | 0.3402 |

生品中松脂醇二葡萄糖苷含量高于盐制品 2 倍以上[7]。

【毒性】　临床毒性尚不明确。动物最大耐受量试验结果表明，小鼠仅在给药后 3～4 小时比较安静，活动减少，但随后恢复正常的活跃度，饮食和饮水也恢复正常以后，小鼠毛色光滑，精神状态良好，粪便性状未见异常，无死亡发生。杜仲提取物的最大耐受量（MTD）超过成人口服量的 100 倍。故认为本品具有很大的安全性[30]。

【生制杜仲成分、药效与功用关系归纳】　由杜仲盐制前后的对比研究，初步认为杜仲胶、木脂素、环烯醚萜苷、有机酸的变化是引起杜仲生制品药效差异的物质基础。其变化关系如图 20-22 所示：

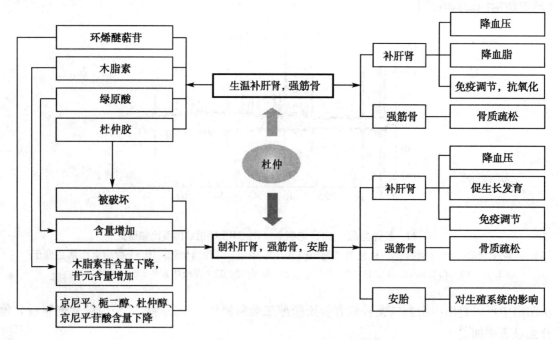

**图 20-22　生制杜仲成分、药效与功用关系图**

（史　辑）

• 参考文献 •

[1] 国家药典委员会. 中华人民共和国药典（一部）[S]. 北京：中国医药科技出版社，2010：154.

[2] 张萍，张南平，林瑞超. 多指标正交试验法优选杜仲药材最佳炮制工艺 [J]. 药物分析杂志，2009，29（11）：1817-1820.

[3] 赵玉英，成军. 杜仲化学成分研究概况 [J]. 天然产物研究与开发，1995，7（3）：46-48.

[4] 彭修娟，张亚强，宋小妹. 炮制方法对杜仲中绿原酸含量的影响 [J]. 亚太传统医药，2009，5（6）：29-31.

[5] 张琼，黄平，彭松. 杜仲炮制品 HPLC 指纹图谱的研究 [J]. 齐鲁药事，2009，28（2）：84-85.

[6] 曹宇，贾天柱，许枬. 炮制对杜仲化学成分的影响 [J]. 中成药，2009，31（6）：900-902.

[7] 陈晓昱，骆莉莉，任广聪，等. 杜仲炮制前后松脂醇二葡萄糖苷含量的比较 [J]. 华西药学杂志，2008，23（5）：592-593.

[8] 刘可鑫，周翎，刘攀峰，等. 盐制对杜仲化学成分含量变化的影响 [J]. 中成药，2011，33（2）：280-284.

[9] 罗丽芳，吴卫华，欧阳冬生，等. 杜仲的降压成分及降压机制 [J]. 中草药，2006，37（1）：150-152.

[10] 刘静，濮智颖，李爱玲，等. 杜仲叶黄酮降血脂及抗氧化作用的研究 [J]. 安徽农业科学，2010，38（11）：5631-5632.

[11] 辛晓明，王大伟，赵娟，等. 杜仲多糖抗肿瘤作用研究 [J]. 医药导报，2009，28（6）：719-721.

[12] 李健民，徐艳明，朱魁元，等. 杜仲抗氧化生物活性研究进展 [J]. 中医药学报，2010，38（2）：137-139.

[13] 张强，苏印泉，张京芳. 杜仲叶不同萃取物抗氧化活性比较分析 [J]. 食品科学，2011，32（13）：23-27.

[14] Dong WB, Liu D, Yang J, et al. Preparation of Eucommia ulmoides leaves antioxidant and its antioxidation activity in vitro and in vivo [J]. The Open Mater Sci, 2011, 5：15-20.

[15] 胡佳玲. 杜仲研究进展 [J]. 中草药，1999，30（5）：394-396.

[16] 宁康健，吕锦芳，赵晶晶. 杜仲对小鼠腹腔巨噬细胞吞噬能力的影响 [J]. 中国中医药科技，2004，11（5）：296-297.

[17] 宫本红. 杜仲叶多糖的提取分离及生物活性研究 [D]. 贵州大学硕士学位论文，2008.

[18] 肖润梅，陈勇. 药材醇提物对骨质疏松小鼠生化指标影响的比较 [J]. 上海师范大学学报（自然科学版），2007，36（3）：86-88.

[19] 白立炜，翁孝刚，索新华，等. 杜仲叶醇提物预防去势大鼠骨质疏松症的实验研究 [J]. 中国民康医学，2008，30（20）：1715-1717.

[20] Zhang R, Liu ZG, Li C, et al. Du-zhong（Eucommia ulmoides Oliv.）cortex extract prevent OVX-induced osteoporosis in rats [J]. Bone, 2009, 45：553-559.

[21] Zhang WP, Fujikawa T, Mizuno K, et al. Eucommia leaf extract（ELE）prevent OVX-induced osteoporosis and obesity in rats [J]. Am J Chin Med, 2012, 40：734-752.

[22] 颜秋萍. 车前草和杜仲提取物对肝损伤的保护作用 [D]. 广东：广东工业大学. 2012.

[23] 李献平，王勤. 杜仲炮制前后补肾作用初探 [J]. 中成药，1988，10（1）：15.

[24] 陈贤均，赵红刚. 盐制杜仲对小鼠生长发育与脏器系数的影响 [J]. 四川中医，2005，23（11）：29-31.

[25] 王宇华，许惠琴，狄留庆，等. 生杜仲和盐杜仲对小鼠免疫功能的影响和抗疲劳作用研究 [J]. 中药药理与临床，2008，24（2）：49-50.

[26] 张贤，蔡建平，丁晓方，等. 盐杜仲对去卵巢大鼠骨代谢生化指标、骨密度及生物力学的影响 [J]. 四川中医，2009，27（3）：12-14.

[27] 童妍，李娜，李锐. 盐制杜仲对去势大鼠骨密度及血清 IGF-I 的影响 [J]. 中国实验方剂学杂志，2013，19（17）：255-257.

[28] 董媛媛，石智华，邓翀，等. 从抗氧化角度评价杜仲"盐制入肾"的炮制机理 [J]. 现代中医药，2013，33（1）：77-79.

[29] 平丽，杨中林，张丹，等. 杜仲生品及盐炙品 HPLC 指纹图谱比较研究 [J]. 中医药学报，2009，37（6）：65-68.

[30] 刘月凤，龚朋飞，袁慧，等. 杜仲提取物的急性毒性试验研究 [J]. 陕西农业科学，2009，54（3）：52-53.

# 续　断

【来源】　本品为川续断科植物川续断 *Dipsacus asper* Wall. Ex Henry 的干燥根。秋季采挖，除去根和须根，用微火烘至半干，堆至"发汗"至内部变绿色时，再烘干。主产于四川。

生制续断鉴别使用表

| 处方用名 | 续断 | 盐续断 | 酒续断 |
|---|---|---|---|
| 炮制方法 | 净制、切制 | 盐炙 | 酒炙 |
| 性状 | 类圆形厚片，表面粗糙，有沟纹，微带墨绿色或棕色，有黄色花纹气微，味苦 | 类圆形厚片，表面黑褐色，味微咸 | 类圆形厚片，表面浅黑色或深褐色，略具酒香气 |
| 性味归经 | 苦、辛，微温<br>归肝、肾经 | 苦、辛，微咸，平<br>归肾经 | 苦、辛，温<br>归肝、肾经 |
| 功能主治 | 补肝肾，强筋骨<br>用于风湿痹痛，跌打损伤，筋伤骨折 | 补肝肾，止崩漏<br>用于腰膝酸软，胎动漏血 | 强筋骨，续折伤<br>用于风湿痹痛，跌扑损伤，筋伤骨折 |
| 炮制作用 | 利于调剂和成分煎出 | 引药下行，增强补肾强腰的作用 | 增强活血脉、通经络、强筋骨的作用 |
| 用法用量 | 水煎口服或入中成药<br>9～15g | 水煎口服或入中成药<br>9～15g | 水煎口服或入中成药<br>9～15g |
| 配伍 | 常与杜仲、牛膝、桑寄生、当归、附子、萆薢等配伍治疗肢肿、肌肉麻木。如跌打活血散、祛风止痛片 | 常与杜仲、菟丝子、沙苑子、阿胶、艾叶等配伍治疗崩漏滑胎，肾虚腰痛，腰膝酸软。如妇宝颗粒 | 常与秦艽、独活、川芎、杜仲、当归、乳香、没药、炮姜等配伍治疗风湿痹痛，跌打损伤。如接骨散 |
| 药理作用 | 调节子宫功能、抗骨质疏松、抗炎、镇痛 | 抗炎、镇痛、抗凝血 | 抗炎、镇痛、抗凝血作用增强 |
| 化学成分 | 三萜皂苷类、环烯醚萜苷、酚酸、生物碱类、挥发油类等化学成分 | 总皂苷含量增加、川续断皂苷Ⅵ含量增加、续断皂苷X含量下降；总生物碱含量增加 | 总皂苷含量增加、川续断皂苷Ⅵ含量增加明显、续断皂苷X含量下降；总生物碱含量下降 |
| 检查 | 水分不得过10.0%；总灰分不得过12.0%；酸不溶性灰分不得过3.0% | 水分不得过10.0%；总灰分不得过12.0%；酸不溶性灰分不得过3.0% | 水分不得过10.0%；总灰分不得过12.0%；酸不溶性灰分不得过3.0% |
| 浸出物含量测定 | 水浸出物不得少于45.0%<br>川续断皂苷Ⅵ不得少于1.5% | 水浸出物不得少于45.0%<br>川续断皂苷Ⅵ不得少于1.5% | 水浸出物不得少于45.0%<br>川续断皂苷Ⅵ不得少于1.5% |

## 注释

### 【炮制方法】

续断：取原药材，除去杂质，洗净润透，切厚片，干燥[1]。

盐续断：取净续断片，加食盐水拌匀，闷润，待盐水被吸尽后，置炒制容器内，文火加热炒干，取出放凉。以化学成分含量为指标，对续断盐炙工艺进行优化，优化参数为：每500g续断药材用10g

盐浸润 45 分钟，150℃炒制 8 分钟[2]。

酒续断：取净续断片，加黄酒拌匀，闷润，待酒被吸尽后，置炒制容器内，文火加热炒干，取出放凉。以化学成分含量为指标，对续断酒炙工艺进行优化，优化参数为：用 10% 的黄酒浸润，150℃下锅，炒 6 分钟[3]。

**【性状差异】** 续断表面微墨绿色或棕色。酒续断片表面微黑色或灰褐色。盐续断表面黑褐色，味微咸。

**【炮制作用】** 续断，味苦，辛，甘，性微温，具有补而能宣、行而不泄的特性；能够补肝肾、强筋骨、调血脉、续折伤、止崩漏。续断补肝肾、通血脉力强。如治跌打损伤、瘀血疼痛、闪腰岔气的跌打活血散（《药典》）；治四肢麻木、腰膝疼痛、风寒湿痹的祛风止痛片（《药典》）。

盐续断引药下行，增强补肾强腰的作用，多用于腰膝酸软。如治肾虚夹瘀所致的腰酸腿软、小腹胀痛、白带、经漏的妇宝颗粒（《药典》）。

酒续断能增强通血脉、强筋骨、止崩漏作用，多用于风湿痹痛、跌打损伤等。如用于骨折脱臼，跌打损伤，疼痛剧烈以及金疮出血的接骨散（《临床常用中药手册》）。

《本草汇言》中曾明确指出："续断，补续血脉之药也。大抵所断之血脉非此不续，所伤之筋骨非此不养，所滞之关节非此不利"。

续断主要含皂苷和生物碱类成分，其中川续断皂苷Ⅵ具有促进骨髓间充质干细胞增殖和向成骨细胞分化的能力，能促进骨折愈合，抗骨质疏松；总生物碱具有安胎、治疗先兆性流产和习惯性流产的作用。

盐续断中川续断皂苷Ⅵ含量也有所增加，川续断皂苷Ⅹ含量下降，说明盐炙过程中发生了川续断皂苷Ⅹ水解生成川续断皂苷Ⅵ的过程。盐续断总生物碱的含量提高，因此用于治疗崩漏下血用盐炙续断较好[4]。

续断酒炙后总皂苷含量明显增加，总生物碱含量下降。因此酒续断的通血脉，强筋骨的作用最强。酒续断中的川续断皂苷Ⅵ含量最高，而含糖较多的川续断皂苷Ⅹ含量有所下降，推断是其在炮制过程中水解成含糖较少的川续断皂苷Ⅵ的原因[5,6]。综上，续断酒制或盐炙后皂苷类成分变化可能是制品抗炎、镇痛、抗凝血活性增强的原因。通过生物碱和皂苷类成分的变化和药理作用，一定程度上说明了续断"盐炙补肾强腰，酒炙增强通血脉、强筋骨"的合理性。

**【药理作用】**

## 一、续断药理作用

**1. 对生殖系统的作用** 川续断浸膏、总碱、挥发油对离体子宫平滑肌的收缩幅度、自发收缩频率、子宫肌肉张力均有作用。川续断生物碱具有松弛子宫平滑肌和对抗催产素的作用，可以显著减低子宫平滑肌的收缩幅度和张力，并对抗大鼠摘除卵巢后导致的流产[7]，分离出的单体化合物 DA303 可以降低妊娠大鼠离体和在体子宫的收缩频率和强度，对抗催产素引起的时相性收缩，并随剂量的增大而增大[8]。

**2. 抗骨质疏松** 续断浸膏可以改善骨质疏松、骨折愈合骨痂的生物力学性能[9]，一定浓度的续断培养液可以促进骨细胞的增殖和骨细胞碱性磷酸酶的分泌，并且在一定浓度范围内促进人成骨细胞的分化与增殖[10]。

**3. 对神经系统的作用** 续断乙醇（皂苷提取部位）提取物可以降低产生淀粉状蛋白的细胞数量，降低沉积在神经元外壳的淀粉状蛋白[4]，对 AD 模型大鼠有治疗效果[11]；续断可以促进 AD 模型大鼠海马结构内和顶叶皮层内受损 SS 神经元的恢复，改善 AD 大鼠的学习记忆能力[12]。

**4. 抗炎、镇痛** 续断镇痛作用的机制可能是氨基丁酸、5-羟色胺、肾上腺素能受体介导[13]。续断 70% 乙醇提取物具有强的抗炎作用，机制可能和抑制变态反应及抗过氧化有关[14]。

**5. 免疫调节活性** 续断的热水提取物中含有抗补体多糖和免疫调节作用的高分子活性成分，续断多糖具有增强机体免疫功能和抗肿瘤的作用[15,16]。

## 二、盐续断、酒续断药理作用

抗炎、镇痛、抗凝血作用　续断不同炮制品均具镇痛、抗炎及抗凝血作用，其中以酒炙续断作用较强，盐炙续断作用较弱，说明不同的炮制方法对续断的药效存在影响，但各制品间经统计学分析无显著性差异[17,18]。

【化学成分】

续断　主要含三萜皂苷、生物碱类成分。三萜皂苷的苷元多数为常春藤皂苷元，少数为齐墩果酸皂苷元，分别在 C-3 位和 C-28 位连接不同的糖链；生物碱有龙胆碱，喜树次碱和坎特莱茵碱等[19]。此外还含有环烯醚萜苷、黄酮类成分。

酒续断　续断酒炙后三萜皂苷含量增加，总生物碱含量下降。

盐续断　续断盐炙后三萜皂苷含量增加，总生物碱含量增加。

【含量测定】　照 2010 年版《中国药典》续断项下【含量测定】方法[1]，不同炮制品中川续断皂苷Ⅵ的含量有一定的变化[4]，见表 20-11。

表 20-11　续断不同炮制品中川续断皂苷Ⅵ和川续断皂苷Ⅹ的测定结果（mg/g）

| 样品 | 川续断皂苷Ⅵ | 川续断皂苷Ⅹ |
| --- | --- | --- |
| 续断 | 23.32 ± 1.16 | 11.24 ± 0.78 |
| 酒续断 | 25.07 ± 0.87 | 10.02 ± 0.69 |
| 盐续断 | 24.39 ± 0.91 | 10.18 ± 0.78 |

【生制续断成分、药效与功用关系归纳】　由续断炮制前后的对比研究，初步认为生物碱和续断皂苷的变化是引起续断生、制品药效差异的物质基础。其变化关系如图 20-23 所示：

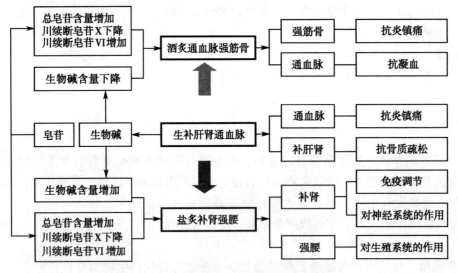

图 20-23　生制续断成分、药效与功用关系图

（史　辑）

## 参考文献

[1] 国家药典委员会. 中华人民共和国药典（一部）[S]. 北京：中国医药科技出版社，2010：309.

[2] 许腊英，陈华曦，杨庆，等. 酒炙续断最佳炮制工艺的研究 [J]. 中国医院药学杂志，2008，28（17）：1475-1477.

[3] 张丹，颜学伟，王刚，等. 正交试验优选盐炙续断炮制工艺 [J]. 中国实验方剂学杂志，2012，18（7）：27-29.

[4] 樊媛洁, 翟永松, 王满元. 不同炮制方法对续断饮片中川续断皂苷Ⅵ, Ⅹ含量的影响 [J]. 中国实验方剂学杂志, 2013, 19 (17): 22-24.

[5] 马新飞, 陆兔林, 毛春芹, 等. HPLC法测定不同续断炮制品中川续断皂苷Ⅵ [J]. 中草药, 2007, 38 (5): 707-708.

[6] 张丹, 曹纬国, 陶燕铎, 等. 不同炮制方法对续断中总生物碱含量的影响 [J]. 时珍国医国药, 2011, 22 (9): 2242-2244.

[7] 龚小健, 季晖, 王青, 等. 川续断总生物碱对妊娠大鼠子宫的抗致痉及抗流产作用 [J]. 中国药科大学学报, 1997, 29 (6): 459-461.

[8] 龚小健, 吴知行, 陈真, 等. 川续断DA303对大鼠子宫的作用 [J]. 中国药科大学学报, 1996, 27 (1): 48-51.

[9] 卿茂盛, 陈小砖, 邹志鹏. 续断对大鼠骨质疏松性骨折愈合影响的生物力学实验研究 [J]. 中国医学物理学杂志, 2002, 29 (3): 159-160.

[10] 郑志永. 续断对人成骨细胞增殖和分化作用研究 [J]. 山东中医药大学学报, 2006, 30 (5): 388-389.

[11] 胡海涛, 杨杰, 钱亦华, 等. 续断对Alzheimer病模型大鼠海马结构淀粉样沉积的影响 [J]. 中国老年学杂志, 1999, 19 (3): 160-161.

[12] 冯改丰, 胡海涛, 王唯析, 等. 续断和维生素E对阿尔茨海默病模型人鼠顶叶皮层内生长抑素神经元的影响 [J]. 西安交通大学学报, 2003, 24 (6): 640-641.

[13] Hong-Won Suh, Dong-Keun Song, Sung-Oh Huh, et al. Antinociceptive mechanisms of Dipsacus saponin C administered intrathecally in mice [J]. Journal of Ethnopharmacology, 2000, 7: 1211-1218.

[14] 王一涛, 王家奎, 杨奎, 等. 续断的药理学研究 [J]. 中国药理与临床, 1996, 13 (3): 20-22.

[15] Zhang-Jin Zhang, Yi-HuaQian Hai-Tao H, et al. The herbal medicine Dipsacus asper wall extract reduces the cognitive deficits and overexpression of beta-amyloid protein induced by alumium exposure [J]. Life Sciences, 2003, 73: 2443-2454.

[16] 翟现, 向东山, 武芸, 等. 五鹤续断中多糖提取工艺的研究 [J]. 安徽农业科学, 2007, 35 (31): 9807-9821.

[17] 陈旭, 张先洪, 陆兔林. 炮制对续断药理作用影响 [J]. 中成药, 2001, 23 (11): 799-781.

[18] 辛继兰, 赵亚娟. 续断及其炮制品的药效学研究 [J]. 中医药学报, 2002, 30 (4): 16-18.

[19] 朱净民. 川续断的化学成分及质量标准研究 [D]. 北京中医药大学硕士论文, 2011.

# ～ 补 骨 脂 ～

【来源】 本品为豆科植物补骨脂 *Psoralea corylifolia* L. 的干燥成熟果实。秋季果实成熟时采收果序。晒干, 搓出果实, 除去杂质。主产于四川、河南、陕西、安徽。

**生制补骨脂鉴别使用表**

| 处方用名 | 补骨脂 | 盐补骨脂 |
|---|---|---|
| 炮制方法 | 净制 | 盐制 |
| 性状 | 呈肾形, 略扁。表面黑色、黑褐色或灰褐色, 质硬, 种仁显油性。气香, 味辛、微苦 | 呈肾形, 略扁, 表面黑色或黑褐色, 微鼓起。断面灰白色, 气微香, 味微咸 |
| 性味 归经 | 辛、苦, 温。偏燥 归脾、肾经 | 辛、苦、微咸, 温 归肾、脾经 |
| 功能 主治 | 温肾助阳, 纳气平喘, 温脾止泻; 外用消风祛斑。其性燥毒, 多外用 外用治白癜风, 斑秃 | 温肾助阳, 纳气平喘, 温脾止泻 用于肾阳不足, 阳痿遗精, 遗尿尿频, 腰膝冷痛, 肾虚作喘, 五更泄泻 |
| 炮制作用 | 去除杂质, 利于制剂 | 缓和辛窜温燥之性, 增强补肾纳气作用 |
| 用法 用量 | 捣碎, 制成酊剂外涂或水煎服 6~10g | 捣碎, 水煎服或入中成药 6~10g |

续表

| 配伍 | 常与刺五加、紫草、玄参、赤芍、熟地、当归等配伍。外用单味捣烂外敷 | 常与杜仲、菟丝子、小茴香、肉豆蔻、五味子、附子、肉桂等配伍治疗肾虚阳痿、腰膝冷痛、五更泄泻、虚痰喘咳。如补骨脂丸、青蛾丸、四神丸 |
|---|---|---|
| 药理作用 | 促进成骨细胞的增殖与分化，植物雌激素作用，免疫调节，抗癌，抑菌、抗病毒、抗氧化，杀伤白血病原代细胞 | 抑菌，止泻，增强肾功能，抑制胃肠运动 |
| 化学成分 | 香豆素、黄酮、挥发油等类成分 | 补骨脂苷和异补骨脂苷的含量下降；补骨脂素和异补骨脂素的含量增加，挥发油类含量略有减少 |
| 检查 | 水分不得过 9.0%；总灰分不得过 8.0%；酸不溶性灰分不得过 2.0% | 水分不得过 7.5%；总灰分不得过 8.5% |
| 含量测定 | 补骨脂素（$C_{11}H_6O_3$）和异补骨脂素（$C_{11}H_6O_3$）的总量不得少于 0.70% | 补骨脂素（$C_{11}H_6O_3$）和异补骨脂素（$C_{11}H_6O_3$）的总量不得少于 0.70% |
| 注意 | 阴虚火旺者忌服 | 阴虚火旺者忌服 |

## 注释

【炮制方法】

补骨脂：取原药材，除去杂质，用时捣碎[1]。

盐补骨脂：取净补骨脂，加盐水拌匀，室温闷润，炒干，取出，放凉，用时捣碎。以补骨脂中补骨脂素、异补骨脂异素、补骨脂甲素、补骨脂乙素为评价指标，对补骨脂盐炙工艺进行优选，优化参数为：每100kg 补骨脂用食盐 2kg，加 25 倍水溶解，闷润 10.3 小时，炒炙 12 分钟，炒炙温度为170℃[2]。

【性状差异】　补骨脂黑色、黑褐色或灰褐色，断面白色。盐补骨脂微鼓起，断面浅黄色，气微香，味微咸。

【炮制作用】　补骨脂，味辛、苦，性温，归脾、肾经。补骨脂辛热而燥，服用时间较长或用量较大有伤阴之弊，故生品多外用。用于银屑病、白癜风、扁平疣、斑秃的治疗。如用于治疗白癜风的白癜搽剂[3]。

盐补骨脂，缓和辛窜温燥之性，并引药入肾，增强补肾纳气作用。多用于阳痿，腰膝冷痛，滑精，遗尿，尿频，肾阳虚哮喘。《增补万病回春》记载"温腰膝酸痛与阳不固精，盐酒炒用"，如用于补肾益气、养血生精的人参鹿茸丸；用于脾肾虚寒、五更泄泻的四神丸[1]。

补骨脂挥发性成分刺激性较强，故多外用。补骨脂中主要活性成分为补骨脂素、异补骨脂素、补骨脂甲素、补骨脂乙素，其中补骨脂素具有明确的抗肿瘤、补骨、治疗皮肤病、抗前列腺炎作用[4]。异补骨脂素具有植物雌激素作用，该效应可通过作用于靶细胞雌激素受体途径实现[5]。补骨脂盐炙过程中，挥发油含量降低，补骨脂素、异补骨脂素含量增加[6]，使得补骨脂的辛香温燥之性减弱，故用于补肾助阳时多用制品，符合传统"补骨脂，入药微炒用"的传统理论。

盐炙后可能由于补骨脂苷和异补骨脂苷降解为补骨脂素和异补骨脂素，致补骨脂素和异补骨脂素含量有所增加，同时与骨形成有关的微量元素含量也有所增加，表现为盐补骨脂抗骨质疏松作用增强，对急性以及脾虚泄泻的实验动物具有良好的止泻作用。盐制时挥发油由于加热挥发，含量下降，可能与补骨脂炮制后辛燥之性缓和有关。故补骨脂盐炙后引药入肾，增强入肾经助阳作用。

**【药理作用】**

### 一、补骨脂的药理作用

**1. 对新生大鼠颅骨成骨细胞的影响** 一定浓度的补骨脂素体外能提高成骨细胞内碱性磷酸酶的活性，促进成骨细胞的增殖与分化[7]。

**2. 对实验性白癜风的影响** 补骨脂素凝胶对实验性白癜风有良好的治疗作用，模型组与对照组比较，对皮肤黑色素分布的影响差异有极显著性（$P < 0.01$），对胆碱酯酶和酪氨酸酶活性的影响差异具显著性（$P < 0.05$）；高、中、低剂量组间差异无显著性（$P > 0.05$），表明补骨脂素凝胶对实验性白癜风具有良好的治疗作用[3,8]。

**3. 雌激素样作用** 补骨脂素具有植物雌激素作用，并且其作用是通过利用雌激素受体途径介导的[6]。

**4. 对小鼠免疫的影响** 研究发现补骨脂总黄酮对小鼠免疫器官有一定的影响；补骨脂多糖对正常小鼠的机体免疫具有增强作用[9,10]。

**5. 抗癌作用** 补骨素和异补骨脂素对胃癌细胞 BGC-823、Hela 癌细胞的生长有较强抑制作用，逆转人乳腺癌 MCF-7/ADR 多药耐药性的作用[11-15]。

**6. 杀虫抑菌作用** 补骨脂素与鸦胆子合剂治疗卡氏肺孢子虫肺炎大鼠，可增强免疫调节作用，并抑制及杀灭卡氏肺孢子虫。补骨脂素和 8- 甲氧基补骨脂素可抑制大肠杆菌 0157BH7 和藤黄微球菌的生长，其中补骨脂素是最有效的抗菌剂[16-18]。

**7. 抗氧化作用** 补骨脂总黄酮可将小白鼠肝脏中 SOD 活力提高 14.84%，并对免疫器官也有一定的影响，提示补骨脂总黄酮有一定的抗氧化作用[19]。

**8. 对白血病原代细胞杀伤作用** 短期用药和长期用药均显示补骨脂素对白血病原代细胞具有显著杀伤作用[20]。

### 二、盐补骨脂的药理作用

**1. 抑菌作用** 盐补骨脂体外抑菌作用较生品增强[21,22]。

**2. 对免疫及肠运动的影响** 盐补骨脂在提升环磷酰胺引起的白细胞降低和拮抗大黄引起的肠运动亢进方面，较生品均显著增强[23]。

**3. 止泻作用** 盐补骨脂对急性以及脾虚腹泻治疗作用优于生品及水炙品，盐炙后止泻作用增强可能与抑制胃肠运动、促进胃动素分泌有关[24]。

### 三、生制补骨脂之复方的药理作用差异

补骨脂盐炙前后入二神丸的药理研究表明，盐炙补骨脂二神丸对急性腹泻的止泻效果、慢性腹泻肠推进影响、提高脾虚小鼠胃动素作用三个方面均优于用生补骨脂二神丸，这也与补骨脂盐炙后增强补肾助阳止泻作用有关[25]。

**【化学成分】**

**补骨脂** 主要含香豆素类（补骨脂素、异补骨脂素、8-甲氧基补骨脂素、补骨脂苷、异补骨脂苷等）、黄酮类（二氢黄酮类、查耳酮类等）和单萜类成分（补骨脂酚，2,3-环氧补骨脂酚，3-羟基补骨脂酚等），此外还含有机酸、树脂、脂肪油、挥发油等多种成分。

**盐补骨脂** 补骨脂盐炙后补骨脂素、异补骨脂素含量有所增加，补骨脂酚类等有毒成分的含量降低；同时盐炙可使补骨脂中与肾有关的微量元素 Mn、Ca、Mg、Fe、Zn 含量增加。

**【高效液相色谱异同点】**

在色谱图中保留时间 40 分钟左右的 3 个色谱峰在炮制品中含量较生品有所降低，而 50 分钟左右的 3 个色谱峰较生品明显增加，炮制品较生品多出了个新色谱峰 X。如图 20-24。

**【含量测定】** 照 2010 年版《中国药典》一部补骨脂项下【含量测定】方法[4]，生制补骨脂中补骨脂素和异补骨脂素含量差异不大，见表 20-12。

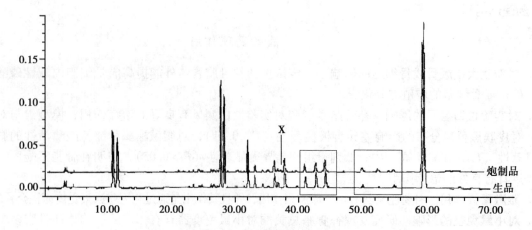

图 20-24　补骨脂生品与补骨脂盐炙品的 HPLC 鉴别色谱图

表 20-12　生制补骨脂中补骨脂素与异补骨脂素的含量（%）

| 样品 | 补骨脂素 | 异补骨脂素 |
| --- | --- | --- |
| 补骨脂 | 0.36 | 0.31 |
| 盐补骨脂 | 0.37 | 0.32 |

【不良反应】　补骨脂的副作用古代就有认识。《本草经疏》中记载：凡病阴虚火动，梦遗，尿血，小便短涩及目赤口苦舌干，大便燥结，内热作渴，火升目赤，易饥嘈杂，湿热成痰，以致骨乏无力者，皆不宜服。《得配本草·卷二·草部》中记载：阴虚下陷，内热烦渴，眩晕气虚，怀孕心胞热，二便结者禁用。因此阴虚火旺者忌用。

【毒性】　补骨脂中提取出的补骨脂酚等成分的抗着床抗早孕的实验和亚急性毒性试验表明，补骨脂酚对小鼠肾脏有一定的毒害作用，而对其他脏器未见药物所致的组织形态学的改变[26]。

【生制补骨脂成分、药效与功用关系归纳】　由补骨脂盐制前后的对比研究，初步认为挥发油、微量元素和香豆素类的变化是引起补骨脂生、制品药效差异的物质基础。其变化关系如图 20-25 所示：

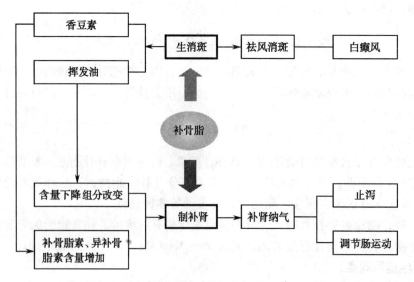

图 20-25　生制补骨脂成分、药效与功用关系图

（胡昌江　熊　瑞）

· **参考文献** ·

[1] 国家药典委员会. 中华人民共和国药典（一部）[S]. 北京：中国医药科技出版社，2010：174.

[2] 丁黎艳，郭晏华，黄婷，等. 星点设计-效应面法优化补骨脂炮制工艺 [J]. 中国现代中药，2013，15（1）：56-59.

[3] 彭六保. 补骨脂治疗白癜风的药理作用与制剂开发 [J]. 今日药学，2009，19（12）：10.

[4] 张红莲，王雅楠，王建华. 补骨脂的化学成分及药理活性研究概况 [J]. 天然产物研究与开发，2010，22（5）：909-913.

[5] 赵丕文，牛建昭，王继峰，等. 异补骨脂素的植物雌激素作用及其机制的探讨 [J]. 中国药理学通报，2009，25（9）：1193-1197.

[6] 方艳夕，谭志静，俞浩，等. 不同炮制方法对补骨脂中补骨脂素和异补骨脂素含量的影响 [J]. 中药材，2010，33（7）：1062-1064.

[7] 王建华，王艳. 补骨脂素对大鼠成骨细胞增殖与分化的影响 [J]. 天然产物研究与开发，2007，19（5）：844-846.

[8] 黄芳芳，梁淑明，王来友. 补骨脂素凝胶对实验性白癜风的疗效 [J]. 中国医院药学杂志，2007，27（1）：36-37.

[9] 刘娟，朱兆荣，张玲，等. 补骨脂粗黄酮对去卵巢小鼠的影响 [J]. 中兽医学杂志，2005，1：4-6.

[10] 李发胜，杨光，徐恒瑰，等. 补骨脂多糖的提取及免疫活性研究 [J]. 中国药师，2008，11（2）：140-142.

[11] 郭江宁，吴候，翁新楚，等. 补骨脂化学成分的分离与鉴定 [J]. 中药材，2003，26（3）：185.

[12] 朱大元，陈正雄，周炳南，等. 补骨脂化学成分的研究 [J]. 药学学报，1979，14（10）：605-611.

[13] 吴军正，司徒镇强，陈建元，等. 补骨脂素和8-甲氧基补骨脂素对涎腺粘液表皮样癌高转移 [J]. 第四军医大学学报，2000，21（8）：911-914.

[14] 蔡宇. 补骨脂素逆转人乳腺癌细胞多药耐药性的研究 [J]. 肿瘤，2004，24（3）：204-241.

[15] 蔡宇，杨燕霞，梁少玲，等. 补骨脂素对乳腺癌多药耐药细胞株 Bcl-l2 基因蛋白表达的影响 [J]. 中药材，2004，27（11）：855-856.

[16] 任一鑫，秦元华，郑莉莉，等. 鸦胆子与补骨脂对大鼠卡氏肺孢子虫肺炎疗效的电镜观察 [J]. 中国寄生虫学与寄生虫病杂志，2006，24（6）：59-61.

[17] Ulate-Rodriguez J, Schafer, H. W., Zottola, E. A.. Inhibition of Listeria monocytogenes, Escherichia coli O157：H7 and Micrococcus luteus by linear furanocoumarins：In culture media [J]. Food Protection, 1997, 60：1046-1049.

[18] Ulate-Rodriguez J, Schafer, H. W., Zottola, E. A. Inhibition of Listeriamonocytogenes, Escherichia coli O157：H7 and Micrococcus luteus by linear furanocoumarins：In a model food system. [J]. Food Protection, 1997, 60：1050-1054.

[19] 朱兆荣，李玉强，刘娟，等. 补骨脂总黄酮抗氧化作用研究 [J]. 中国兽药杂志，2005，39（2）：18-20.

[20] 沈建良，黄友章，杨平地，等. 预激态补骨脂素对白血病原代细胞杀伤作用的研究 [J]. 临床肿瘤学杂志，2006，11（7）：502-504.

[21] 余建清，雷嘉川，何光明. 补骨脂不同炮制品抗菌作用的研究 [J]. 中医药学报，1997，24（4）：28-29.

[22] 李昌勤，赵琳，康文艺. 补骨脂生品及炮制品体外抑菌活性研究 [J]. 中成药，2012，34（1）：109-112.

[23] 姚祥珍，沈鸿，富杭育. 补骨脂古今主要炮制品药理作用的比较 [J]. 中国药杂志，1996，21（9）：539-541.

[24] 余凌英，胡昌江，陈杰，等. 补骨脂盐炙对实验动物止泻作用影响的研究 [J]. 四川中医，2009，27（10）：43-44.

[25] 陈杰. 补骨脂盐炙前后药理研究及不同品种盐盐炙对化学成分影响 [D]. 成都：成都中医药大学硕士论文，2009.

[26] 张玉顺，刘玉琦，吴子伦，等. 补骨脂酚对小鼠肾脏毒害作用的研究 [J]. 中药通报，1981，6（3）：30-32.

## ～ 益 智 仁 ～

【来源】 姜科植物益智 *Alpinia oxyphylla* Miq. 的干燥成熟果实，栽培或野生。夏、秋间果实由绿变红时采收，晒干或低温干燥。主产于海南、广东、广西等地。

**生制益智仁鉴别使用表**

| 处方用名 | 益智仁 | 盐益智仁 |
|---|---|---|
| 炮制方法 | 净制 | 盐炙 |
| 性状 | 呈不规则的扁圆形，表面灰褐色或灰黄色，外被淡棕色膜质假种皮；质坚硬。具辛香气，味辛、微苦 | 呈不规则扁圆形。表面深褐色，略具焦斑，微有咸味 |
| 性味归经 | 辛、温<br>归脾、肾经 | 辛、温<br>主归肾经 |
| 功能主治 | 暖肾固精，温脾止泻摄唾<br>用于脾寒泄泻，唾涎自流 | 暖肾缩尿，温脾止泻<br>用于遗精、早泄，尿频、遗尿，疝气疼痛，小便白浊 |
| 炮制作用 | 利于调剂，保证药物净度 | 缓和辛燥之性，增强补肾缩尿，摄精作用 |
| 用法用量 | 水煎口服或入中成药<br>5～10g | 水煎口服或入中成药<br>5～10g |
| 配伍 | 常与干姜、乌梅、小茴香、党参、半夏、陈皮等配伍，治疗伤寒阴盛，呕吐泻痢，脾胃虚寒、不能固摄。如益智散、摄秽方 | 常与乌药、芡实、山药、炮姜、小茴香、萆薢、茯苓等配伍，治疗梦泄，寒凝疝痛连小腹挛搐。如缩泉丸、三仙丸、益智仁散 |
| 药理作用 | 中枢抑制、益智、强心、止泻、抗溃疡、抗癌 | 益智、强心、止泻、缩尿，抗溃疡、抗癌 |
| 化学成分 | 萜类、黄酮类、庚烷类、甾醇类、有机酸类 | 挥发油含量降低；圆柚酮含量先增加后降低 |
| 检查 | 水分不得过 15.0%；总灰分不得过 6.72%；酸不溶性灰分不得过 0.50% | 水分不得过 10.0%；总灰分不得过 10.0%；酸不溶性灰分不得过 0.50% |
| 浸出物含量测定 | 水浸出物不得少于 10.0%<br>圆柚酮不少于 0.1%；挥发油不得低于 1.0% | 水浸出物不得少于 15.0%<br>挥发油不得低于 0.9% |
| 注意 | 阴虚火旺或因热而患遗精、尿频、崩漏等证均忌服 | 阴虚火旺或因热而患遗精、尿频、崩漏等证均忌服 |

## 注释

**【炮制方法】**

益智仁：取原药材，除去杂质，用时捣碎[1]。

盐益智仁：取益智仁，加盐水拌匀，稍闷，待盐水被吸尽后，置炒制容器内，用文火加热，炒干至颜色加深为度，取出晾凉[1]。以盐炙前后化学成分含量为权重指标，对益智仁盐炙工艺进行优化，优化参数为：100kg 益智仁用食盐 2kg 加 40L 水溶解，与益智仁拌匀，闷润 30 分钟，在 250℃炒炙 8 分钟，取出，放凉即可[2]。

除盐益智仁外，还有炒益智仁[3]。

**【性状差异】** 益智仁表面呈灰褐色，盐益智仁深褐色，略具焦斑，微有咸味。（见文末彩图 106）

**【炮制作用】** 益智仁，辛，温。归脾、肾经。生益智仁，主入脾经，具有温脾止泻的功能，以温脾摄涎唾为主，如治伤寒阴盛，呕吐泄痢的益智散（《和济局方》）；治脾胃虚寒、不能固摄的摄秽方（《中药临床应用》）。

盐益智仁，辛燥之性缓和，主入肾经，专行下焦，长于温肾，固精，缩尿，用于肾经虚寒的遗尿，遗精、早泄等。如治肾气虚寒致膀胱不约，小便频数或遗尿，既可单用本品与食盐同煎服，又可与山药、乌药等同用，如治小便频数，夜卧遗尿的缩泉丸（《中国药典》）；治梦泄的三仙丸（《世医得效方》）；治寒凝疝痛连小腹挛搐的益智仁散（《济生方》）[3-6]。

益智仁主要止泻作用的有效部位为挥发油，盐炙前后挥发油的化学成分发生变化，消失的化合物有35种，盐炙后增加的化合物有16种[7]。圆柚酮为益智仁中止泻作用的有效成分之一，并且也是益智仁挥发油中含量最高的组分，其百分含量达到12%以上。生品和盐炙品水煎液中，挥发油和圆柚酮的含量均是生品高。甲醇超声提取后HPLC测定圆柚酮的含量，盐炙品稍微高于生品；但是在水煎煮过程中，圆柚酮的含量则是先升高后降低，盐炙品水煎液中圆柚酮的含量在5分钟以前比生品稍高，而在10分钟以后则比生品要低。益智仁盐炙后，水分含量降低，质地变得松脆，易于粉碎，同时表皮破碎，组织细胞疏松，使得在水煎过程中，盐炙品中的药效成分较之生品，溶出更快，挥散更多，损失更大[8]。故盐炙后止泻作用减弱，而温肾作用增强，表现为生品修复胃肠损伤，对抗番泻叶的泻下作用，而盐炙品表现为肾脏损伤的修复作用，缓和肾脏排泄功能障碍，利于尿液排出。

综上，通过益智仁挥发油成分变化和药理作用，证明了"生用温脾止泻，盐炙后温肾缩尿"传统理论的合理性。

【药理作用】

### 一、益智仁的药理作用

**1. 对神经系统的作用** 益智仁氯仿提取物和水提物能明显提高戊巴比妥阈下剂量的小白鼠睡眠率，具有中枢抑制作用[9]。益智醇提物可明显减轻谷氨酸兴奋毒性引起的神经细胞损伤和凋亡，对原代神经细胞有保护作用[10]。益智仁水提取物能够有效抑制局部缺血造成的神经元细胞凋亡，对海马CAI神经元细胞有保护作用[11]。益智仁水提取物能明显提高东莨菪碱导致的记忆获得障碍大鼠和D-半乳糖诱导脑老化小鼠学习和记忆能力，具有较好的益智作用[12]。

**2. 对心血管系统的作用** 益智仁中的分离得到的益智酮甲，实验表明该成分具有强心作用，且其作用机制为抑制心肌的$Na^+/K^+$泵[13]。

**3. 对胃肠道系统的作用** 益智仁提取物能影响小鼠小肠中磺胺脒（Sulfaguanidine）的吸收，从而产生止泻作用[14]。益智仁的丙酮提取物能显著抑制盐酸乙醇引起的大鼠胃损伤，乙醇提取液对番泻叶所致的小鼠腹泻有显著对抗作用，对正常小鼠胃排空和小肠推进有明显的抑制作用[15]。

**4. 抗癌作用** 益智仁水提物具有抑制肉瘤细胞增长的中等活性[16]。益智的甲醇提取物有抑制小鼠皮肤癌细胞增长活性和诱导HL-60细胞凋亡活性[17]。益智仁中二芳基庚酮类化合物益智酮甲和益智酮乙能够减少鼠皮肤癌细胞中的肿瘤坏死因子的产生。同时，益智酮甲、益智酮乙还可抑制由TPA诱导的皮肤癌恶化过程中环加氧酶和诱导型NOs的活性[18]。

**5. 镇痛作用** 益智酮甲（Yakuchinone A）具有镇痛作用，且作用效果比吲哚美辛强[19]。

**6. 抗过敏作用** 益智仁水提物具有明显抗过敏作用，且该作用与水提物给药途径密切相关[20]。

**7. 抗衰老、抗氧化作用** 益智仁提取液对水蚤的生长、发育、繁殖和寿命等有较为显著的促进作用。益智仁水提液发酵后，抗氧化活性增强，具有较高的自由基清除活性。益智经提取挥发油后的渣及益智茎、叶的提取物均有较强的抗氧化活性[21]。

### 二、盐益智仁的药理作用

**1. 保护肾脏作用** 盐益智仁石油醚部位可通过改善肾脏病理损伤程度，缓和肾脏排泄功能障碍，提高机体免疫力而达到"温肾"作用[22]。

**2. 缩尿作用** 能促进肾阳虚多尿模型大鼠分泌和释放AVP，使机体合成cAMP量增加，从而使肾脏集合管AQP-2蛋白的表达量上升，对水的通透性增强达到"缩尿"作用[23]。

### 三、生制益智仁之复方的药效作用差异

**缩尿作用** 将益智仁盐炙前后分别配伍成缩泉丸，用醇水双提物灌胃给药，针对腺嘌呤致小鼠肾阳虚尿多模型，生品缩泉丸各剂量组与模型组均无显著性差异，盐炙后配成的缩泉丸在3g/kg时能显著降低尿量，且有随剂量的增大而降低的趋势。实验结果提示，为增强其缩尿的功效，缩泉丸中的益

智仁以盐炙品配方为佳[24]。

【化学成分】

**益智仁**　主要含有倍半萜类，如圆柚酮，圆柚醇等；单萜类，二萜类，甾醇类，二苯庚烯类，如益智酮甲，益智酮乙，益智醇等[25]。

**盐益智仁**　益智仁盐炙后水煎液中的圆柚酮含量先增加后下降；挥发油含量有所降低[8]。

【含量测定】　益智仁、盐益智仁中圆柚酮含量有明显差异[26]，结果见表 20-13。

表 20-13　益智仁与盐益智仁的圆柚酮含量（mg/g）

| 样品 | 益智仁 | 盐益智仁 |
| --- | --- | --- |
| 圆柚酮 | 3.113±0.110 | 4.417±0.455 |

【药物代谢】　研究表明生炙益智仁其"入血成分"11,12-二羟基圆柚酮代谢过程相似，盐炙能加快机体对11,12-二羟基圆柚酮的吸收，增加其生物利用度[27]。

【生制益智仁成分、药效与功用关系归纳】　由益智仁盐炙前后的对比研究，初步认为益智仁挥发油的变化是引起益智仁生制品药效差异的物质基础。其变化关系如图 20-26 所示：

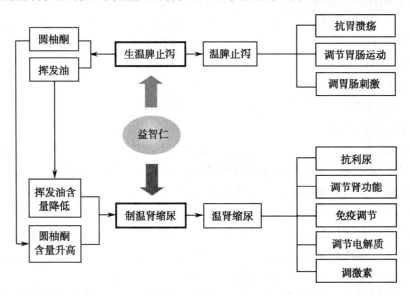

图 20-26　生制益智仁成分、药效与功用关系图

（胡昌江　熊瑞）

**参考文献**

[1] 国家药典委员会. 中华人民共和国药典（一部）[S]. 北京：中国医药科技出版社，2010：273.

[2] 李兴迎，胡昌江，林辉，等. 中药益智仁盐炙工艺的正交实验法研究 [J]. 时珍国医国药，2008，19（7）：1574-1574.

[3] 国家中药管理局《中华本草》编委会. 中华本草 [M]. 上海：上海科学技术出版社，1999.

[4] 贾天柱. 中药炮制学 [M]. 上海：上海科学技术出版社，2008.

[5] 叶定江，张世臣，黄维良，等. 中药炮制学 [M]. 上海：上海科学技术出版社，1995.

[6] 胡昌江. 临床中药炮制学 [M]. 北京：人民卫生出版社，2008.

[7] 黄勤挽，胡昌江，李兴迎，等. 益智仁盐炙前后挥发油成分对比研究 [J]. 时珍国医国药，2008，17（5）：3-4.

[8] 李兴华. 益智仁温脾止泻作用及盐炙对其影响的研究 [D]. 成都：成都中医药大学，2009.

[9] 黄凤和，林明世，钟然，等. 益智仁药理作用初步研究 [J]. 广东医药学院学报，1989，5：48-50.

[10] Yu XY, An IJ, Wang YQ, et al. Neuroprotective effect of Alpinia oxyphylla Miq. fruits against glutamate-induced ap-

optosis in cortical neurons [J]. Toxicol Lett, 2003, 144 (2): 205-212.

[11] Koo BS, Lee WC, Chang YC, et al. Protective effects of Alpinae oxyphylla Furtus (Alpinia oxyphylla MIQ) water-extracts on neurons from ischemic damage and neuronal cell toxieity [J]. Phytother Res, 2004, 18 (2): 142-148.

[12] 嵇志红, 于新宇, 张晓利, 等. 益智仁水提取物对东茛菪碱所致记忆获得障碍大鼠的干预效应 [J]. 中国临床康复, 2005, 8 (9): 120-122.

[13] 嵇志红, 张炜, 张晓利, 等. 益智仁水提取物对脑老化小鼠海马 SOD 活力及蛋白含量的影响 [J]. 大连大学学报, 2006, 27 (4): 73-81.

[14] Sakai K, Oshima N, Kutsuna T, et al. Pharmaceutical studies on crude drugs I. Effect of the Zingiberaceae crude drug extracts on sulfaguanidine absorption from rat small intestine [J]. Yakugaku Zasshi, 1986, 106 (10): 947.

[15] Yamahara J, Li YH, Tamai Y. Anti-ulcer effect in rats of bitter cardamon constituents [J]. Chem Pharm Bull, 1990, 38: 3053-3064.

[16] Itokawa H, Watanabe K, Mihashi S. Screening test for antitumor activity of crude drugs [J]. Shoyakugaku Zasshi, 1979, 33: 95-101.

[17] Lee E, Park KK, Lee JM, et al. Suppression of mouse skin tumor promotion and induction of apoptosis in HL-60 cells by Alpinia oxyphylla Miquel (Zingiberaceae) [J]. Carcinogenesis, 1998, 4: 1377-1381.

[18] Chun KS, Park KK, Lee J, et al. Inhibition of mouse skin tumor promotion by anti-inflammatory diarylheptanoids derived from Alpinia oxyphylla Miquel (Zingiberaceae) [J]. Oncol Res, 2002, 13: 37-45.

[19] Kiuchi F, Shibuya M, Sankawa U. Inhibitors of prostaglandin biosynthesis from Alpinia officinarum [J]. Chem Pharm Bull, 1982, 30: 2279.

[20] Kim SH, Choi YK, Jeong HJ, et al. Suppression of immunoglobulin E-mediated anaphylactic reaction by Alpinia oxyhylla in rats [J]. Immunopharmacol Immunotoxicol, 2000, 22 (2): 267-277.

[21] 李克才. 益智仁对水蚤寿命的影响 [J]. 生物学杂志, 1999, 4: 20-23.

[22] 李文兵, 胡昌江, 吴珊珊, 等. 益智仁盐炙前后对肾阳虚多尿大鼠肾脏改善作用研究 [J]. 中成药, 2012, 34 (9): 1767-1769.

[23] 吴珊珊, 胡昌江, 潘新, 等. 益智仁盐炙前后对肾阳虚多尿大鼠 AQP-2 与 AVPR-V2 表达的影响 [J]. 中国医院药学杂志, 2013, 33 (21): 1747-1750.

[24] 帅小翠, 胡昌江, 王虎, 等. 益智仁盐炙前后对缩泉丸缩尿作用的影响 [J]. 成都中医药大学学报, 2011, 34 (3): 69-71.

[25] 张俊清, 王勇, 陈峰, 等. 益智的化学成分与药理作用研究进展 [J]. 天然产物研究与开发 2013, 25: 280-287.

[26] 李文兵. 基于中医"标本兼治"研究益智仁盐炙"温肾缩尿"作用机理 [D]. 成都: 成都中医药大学, 2013.

[27] 龙兰艳. 益智仁炮制前后药代学及相关研究 [D]. 成都: 成都中医药大学, 2012.

# 菟 丝 子

【来源】 本品为旋花科植物南方菟丝子 *Cuscuta australis* R. Br. 或菟丝子 *Cuscuta chinensis* Lam. 的干燥成熟种子。秋季果实成熟时采收植株, 晒干, 打下种子, 除去杂质。主产于河北、山西、陕西、山东等地。

生制菟丝子鉴别使用表

| 处方用名 | 菟丝子 | 盐菟丝子 |
|---|---|---|
| 炮制方法 | 净制 | 盐炙 |
| 性状 | 呈类球形, 直径 1~2mm。表面灰棕色至棕褐色, 具细密突起的小点, 种脐线形或扁圆形。断面白色 | 呈类球形, 表面棕黄色, 有裂隙, 断面淡黄色, 略有香气, 味微咸 |
| 性味 归经 | 辛、甘, 温 归肝、肾、脾经 | 辛、甘, 平 归肾、肝、脾经 |

续表

| 功能主治 | 养肝明目，外用消风祛斑<br>用于目昏耳鸣，目暗不明，外治白癜风 | 补益肝肾，固精缩尿，安胎，止泻<br>用于肝肾不足，腰膝酸软，阳痿遗精，遗尿尿频，肾虚胎漏，胎动不安 |
|---|---|---|
| 炮制作用 | 利于调剂 | 增强补肾固涩，安胎作用 |
| 用法用量 | 水煎口服或入中成药<br>6~12g | 水煎口服或入中成药<br>6~12g |
| 配伍 | 常与熟地黄、女贞子、桑葚子、枸杞子等配伍治疗目暗不明。如石斛夜光丸 | 常与枸杞子、五味子、覆盆子、车前子、熟地、山茱萸、鹿角胶、阿胶、续断、桑寄生等配伍治疗遗精、遗尿、带下、滑胎。如龟鹿补肾丸，左归丸 |
| 药理作用 | 补肾阳、提高免疫、抗衰老、保肝明目、调节内分泌、抗心肌缺血 | 性激素样作用、抗衰老、抗应激能力作用增强 |
| 化学成分 | 黄酮、甾类、生物碱、木脂素类、多糖类成分 | 金丝桃苷含量增加，山柰酚、槲皮素含量增加；多糖含量增加 |
| 检查<br>含量测定 | 水分不得过10.0%；总灰分不得过10.0%；酸不溶性灰分不得过4.0%<br>金丝桃苷不得少于0.10% | 水分不得过10.0%；总灰分不得过10.0%；酸不溶性灰分不得过4.0%<br>金丝桃苷不得少于0.10% |
| 注意 | 阴虚火旺，大便燥结，小便短赤者不宜服用 | 阴虚火旺，大便燥结，小便短赤者不宜服用 |

## 注释

【炮制方法】

菟丝子：取原药材，除去杂质，淘净，干燥。用时捣碎[1]。

盐菟丝子：取净菟丝子，加盐水拌匀，闷润，待盐水被吸尽后，置炒制容器内，文火炒至略鼓起，爆裂声减弱，并有香气逸出时，取出放凉。以化学成分含量为指标，对菟丝子盐炙工艺进行优化，优化参数为：100kg菟丝子，用2kg的盐，用40ml水溶解后，润透，100℃炒炙4分钟[2]。

除盐菟丝子外，还有炒菟丝子[3]、酒菟丝子[4]和酒菟丝子饼[5]炮制品种。

【性状差异】　菟丝子表面灰棕色至棕褐色。盐菟丝子表面棕黄色，有裂隙，断面淡黄色。略有香气，味微咸。

【炮制作用】　菟丝子，味辛，性温，归肝肾脾经。具有补肾养肝，固精缩尿，明目，止泻，安胎的功能。生品长于养肝明目。可用于阴阳两虚、阳痿、早泄及肝虚目暗。如治肝肾两亏，阴虚火旺，内障目暗，视物昏花的石斛夜光丸（《药典》）。

炒菟丝子，辛味缓和，补肾养肝作用增强。如治肾虚腰痛、尿后余沥、遗精早泄、阳痿不育的五子衍宗丸（《药典》）；滋补肝肾的七宝美髯颗粒（《药典》）。故临床上宜生用者可考虑炒后入药。

盐菟丝子引药下行，增强其补肾作用，不温不寒，平补阴阳。长于补肾固精、安胎。多用于阳痿、滑精、遗尿、带下、胎气不固及消渴。如治肾阳虚所致的身体虚弱、精神疲乏、腰腿酸软、头晕目眩、小便夜多的龟鹿补肾丸（《药典》）。

酒菟丝饼，增强温肾壮阳固精作用。多用于腰膝酸软、目昏耳鸣、肾虚胎漏、脾肾虚泄、消渴、遗精、白浊。酒炙菟丝子饼工艺繁杂，对有效成分溶出影响不明显，现代应用并不广[6]。

菟丝子主要含有黄酮、有机酸和多糖类成分。菟丝子黄酮能改善心血管血流动力学，增强免疫作用，与菟丝子补肝肾功能密切相关。炒菟丝子、盐菟丝子中黄酮类成分含量均增加，特别是黄酮苷元的含量增加非常明显。炒菟丝子的槲皮素含量增加显著，盐菟丝子中山柰酚的增加明显，可能是由于菟丝子中金丝桃苷、芦丁等苷类物质受热发生分解，转化为苷元所致[6]。故炒制和盐制后菟丝子补肝肾作用都增强。

菟丝子炒制后可提高煎出效果，便于粉碎，可以使绿原酸相对稳定，在热水或醇溶液中的溶解度增大。炒菟丝子、盐菟丝子中绿原酸的含量增加。炒菟丝子绿原酸含量比生品增加 26.3%，比盐炙品增加 12.5%。制成饼后绿原酸的含量下降[6]。

菟丝子多糖可以清除氧自由基及抗脂质过氧化，具有抗衰老和补阳作用。盐炙后多糖含量变化明显，为生品 2.1 倍，盐菟丝子药性的变化和补肾固精安胎作用的增强，与多糖的变化应该有一定关系[7]。

综上，通过黄酮、绿原酸和多糖的变化和药理作用，一定程度上说明了菟丝子盐炙后补肾作用增强的机制。

【药理作用】

### 一、菟丝子药理作用

**1. 补肾作用** 连续灌胃菟丝子和南方菟丝子 7 天后，"阳虚"小鼠脾脏 T、B 淋转值明显上升[8]。

**2. 免疫调节作用** 南方菟丝子中的糖苷类有增强免疫的作用[9]。不同浓度的金丝桃苷对小鼠免疫功能具有双向调节作用[10]。菟丝子能明显增强衰老模型小鼠的红细胞免疫功能，具有延缓衰老作用[11]。

**3. 对生殖系统的影响** 小粒菟丝子的补肾壮阳作用强于金灯藤[12]。菟丝子可明显提高人体精子体外活动功能，而对精子的膜功能无明显不良影响[13]。菟丝子提取物能明显促进小鼠睾丸及附睾的发育，具有促性腺激素样作用[14]。

**4. 对内分泌系统的影响** 菟丝子黄酮可下调心理应激大鼠下丘脑神经递质 β-EP，上调腺垂体 LH 水平，菟丝子黄酮可以调节下丘脑-垂体-卵巢轴功能[15]。

**5. 抗衰老作用的影响** 菟丝子对老龄小鼠具有明显的抗氧化作用[16]。菟丝子水煎剂小鼠连续灌胃 55 天后，12~14 月龄小鼠红细胞 SOD 活性增强，其他各指标与对照组同龄小鼠接近，表明菟丝子具有抗氧化作用[17]。

**6. 保肝明目作用** 菟丝子对小鼠 CCl₄ 肝损伤的具有保护作用[18]。灌胃菟丝子提取液能减轻半乳糖致大鼠晶状体浑浊程度，菟丝子对大鼠半乳糖性白内障具有缓解、治疗作用。黄酮类化合物能够抑制糖性白内障的关键酶-醛糖还原酶活性[19-21]。

**7. 神经营养因子样活性** 菟丝子提取物在诱导 PC12 细胞分化的同时，还可明显提高有丝分裂原激活的蛋白激酶（MAPK）磷酸化。同时该提取物能一定程度地抑制去血清引起的细胞凋亡，表明其有神经营养样作用[22]。

**8. 对心血管系统作用** 菟丝子黄酮可减轻实验性心肌缺血的程度和范围，并有效改善心脏血流动力学、增加冠脉血流量、减少冠脉阻力，而使缺血心肌供血量增加；同时降低心肌耗氧，而使心肌能量消耗下降[23]。

### 二、盐菟丝子药理作用

**1. 抗衰老作用** 菟丝子生制品均可使 D-半乳糖衰老模型小鼠的 IL-2 含量明显回升。菟丝子通过调整 T 淋巴细胞组成而使 IL-2 产生和分泌增加，进而增强了老年小鼠的免疫功能而达到延缓免疫老化的作用[24]。

**2. 补肾作用** 盐炙品的雄激素样作用和雌激素样作用均比其他炮制品强。盐菟丝子可明显增加幼年小鼠胸腺和脾的重量[25]。

**3. 抗应激能力** 菟丝子及其炮制品能使小鼠常压耐缺氧的存活时间延长，盐炙品的耐缺氧作用最强，盐炙品的耐高温作用最强[25]。

**【化学成分】**

**菟丝子**　主要含有黄酮类成分，如金丝桃苷、紫云英苷、槲皮素、山柰酚等；绿原酸，多糖类，木脂素类和甾类成分[25]。

**盐菟丝子**　金丝桃苷、槲皮素、山柰酚的含量均有所升高[26]，绿原酸和多糖含量也增加[6,7]。

**【高效液相色谱异同点】**

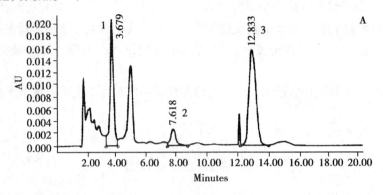

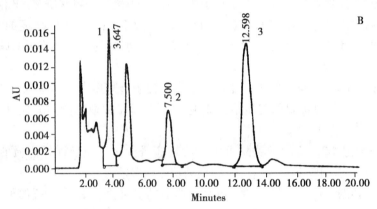

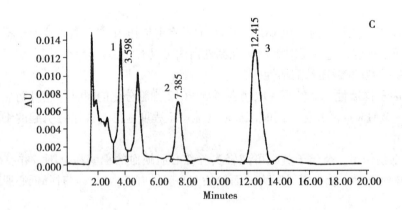

图 20-27　菟丝子生品（A）、清炒品（B）、盐制品（C）HPLC 色谱图

按时间顺序 1. 金丝桃苷；2. 山柰酚；3. 槲皮素

菟丝子经清炒、盐炙后，金丝桃苷、槲皮素和山柰酚含量均比菟丝子高，其中清炒品槲皮素含量比生品增加 2 倍以上，山柰酚含量增加 19.9%；盐炙品槲皮素含量比生品增加 3 倍以上，山柰酚含量增加 15.9%[27]。

**【含量测定】**　照 2010 年版《中国药典》菟丝子项下【含量测定】方法，菟丝子、盐菟丝子中金丝桃苷含量有明显差异，见表 20-14。

表 20-14 菟丝子不同炮制品中 5 种主要成分含量测定（%）

| 炮制品 | 绿原酸 | 金丝桃苷 | 槲皮素 | 山柰酚 | 异鼠李素 |
|---|---|---|---|---|---|
| 菟丝子 | 4.57 ± 0.01 | 7.57 ± 0.03 | 0.291 ± 0.001 | 1.23 ± 0.01 | 0.100 ± 0.001 |
| 炒菟丝子 | 5.77 ± 0.03 | 10.08 ± 0.05 | 0.672 ± 0.003 | 1.24 ± 0.01 | 0.117 ± 0.001 |
| 盐菟丝子 | 5.13 ± 0.06 | 9.46 ± 0.04 | 0.622 ± 0.002 | 1.52 ± 0.01 | 0.157 ± 0.002 |
| 酒菟丝子 | 5.57 ± 0.01 | 10.43 ± 0.06 | 0.591 ± 0.001 | 0.92 ± 0.02 | 0.187 ± 0.002 |
| 菟丝子饼 | 3.87 ± 0.02 | 8.79 ± 0.04 | 0.294 ± 0.003 | 0.70 ± 0.01 | 0.089 ± 0.001 |

【药物代谢】 菟丝子、盐菟丝子提取物灌胃后大鼠血浆中槲皮苷的吸收代谢过程均符合二室模型。分析药动学参数发现，大鼠灌服菟丝子生、制品提取物后，槲皮苷药时曲线下面积 AUC（0~t）、AUC（0~∞）、达峰浓度 $C_{max}$，均为盐炙品 > 生品，有显著性差异，说明盐炙能促进槲皮苷的吸收。消除半衰期 $t_{1/2}$：盐炙品 > 生品，有显著性差异，说明盐炙能延缓槲皮苷在体内的消除。菟丝子与盐菟丝子提取物中槲皮苷量相近的情况下，槲皮苷的生物利用度，盐炙品约为生品的 1.5 倍，盐炙可提高菟丝子中槲皮苷的生物利用度，为菟丝子盐炙增效提供了科学依据[28]。

【毒性】 临床毒性尚不明确。动物实验显示，菟丝子水提液剂量达 40g/kg 时，对孕鼠体重、生殖器官重量无影响，对胚胎发育有轻微影响，但未致畸；而在 20g/kg 以下剂量时对胚胎的发育无毒性影响。菟丝子水提液灌胃剂量在 40g/kg 时可诱发孕鼠及胚胎微核率增加，有潜在遗传毒性；而在 20g/kg 以下剂量时无遗传毒性[29]。

【生制菟丝子成分、药效与功用关系归纳】 由菟丝子盐制前后的对比研究，提示黄酮、绿原酸、多糖的变化是引起菟丝子生制品药效差异的物质基础。其变化关系如图 20-28 所示：

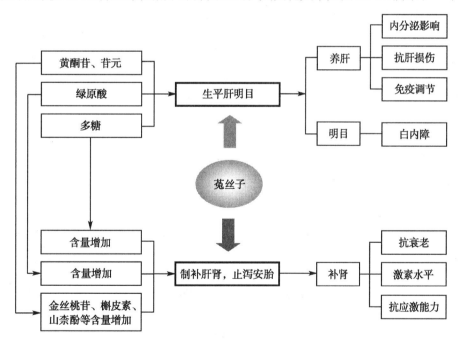

图 20-28 生制菟丝子成分、药效与功用关系图

（史 辑）

• 参考文献 •

[1] 国家药典委员会. 中华人民共和国药典（一部）[S]. 北京：中国医药科技出版社，2010：290.
[2] 伍志红. 多指标综合评分法优选盐菟丝子的最佳炮制工艺 [J]. 中国实用医药，2012, 7（29）：251-252.
[3] 徐鑫，张学兰，唐超. 正交法优选炒菟丝子的最佳炮制工艺 [J]. 中成药，2011, 33（2）：359-361.

[4] 江苏新医学院. 中药大辞典（下）：上海：上海科学技术出版社，1977，2006.

[5] 孙笑宇，程序，贾天柱. 正交试验优选蒸制菟丝子饼的炮制工艺 [J]. 中国实验方剂学杂志，2013，19（20）：27-29.

[6] 肖岚，杨梓懿，石继连. HPLC 同时测定菟丝子不同炮制品中 5 种主要活性成分含量 [J]. 湖南中医药大学学报，2012，32（7）：50-54.

[7] 肖岚，杨梓懿，陈曦. 不同炮制方法对菟丝子中多糖含量的影响 [J]. 湖南中医药大学学报，2011，31（5）：44-46.

[8] 郭澄，张俊平，苏中武. 中药菟丝子对小鼠淋转功能的影响 [J]. 时珍国药研究，1997，8（6）：515-518.

[9] 李更声，陈雅妍，李顺成. 南方菟丝子水溶性成分免疫活性的研究 [J]. 中国中医药科技，1997，4（4）：256-258.

[10] 顾立刚，叶敏，阎玉凝，等. 菟丝子金丝桃苷体内外对小鼠免疫功能的影响 [J]. 中国中医药信息杂志，2001，8（10）：42-44.

[11] 王昭，朴金花，张凤梅，等. 菟丝子对 D-半乳糖所致衰老模型小鼠红细胞免疫功能的影响 [J]. 黑龙江医药科学，2003，26（6）：16-18.

[12] 宓鹤鸣，郭澄，宋宏涛，等. 三种菟丝子补肾壮阳作用的比较研究 [J]. 中草药，1991，22（12）：547-549.

[13] 彭守静，陆仁康，俞丽华，等. 菟丝子等对人精子体外运动和膜功能的影响 [J]. 中国中西医结合杂志，1997，17（3）：145-148.

[14] 熊跃斌，周楚华. 淫羊藿及菟丝子醇提物对雄性生殖功能的影响 [J]. 中国药学杂志，1994，29（2）：89-90.

[15] 王建红，王敏章，欧阳栋，等. 菟丝子黄酮对应激雌性大鼠下丘脑 β-EP 与腺垂体 FSH、LH 的影响 [J]. 中药材，2002，25（12）：886-887.

[16] 郭军，白书阁，王玉明，等. 菟丝子抗衰老作用的实验研究 [J]. 中国老年学杂志，1996，16（1）：37-38.

[17] 郭军，马宏岩. 菟丝子对糖尿病患者抗氧化能力的影响 [J]. 佳木斯医学院学报，1997，20（1）：19-20.

[18] 郭澄，苏中武，李承祜. 中药菟丝子保肝活性的研究 [J]. 时珍国药研究，1992，3（2）：62-63.

[19] 杨涛，梁康，张昌颖. 四种中草药对大鼠半乳糖性白内障防治效用的研究 [J]. 北京医科大学学报，1991，23（2）：97-99.

[20] 杨涛，梁康，侯纬敏. 四种中草药对大鼠半乳糖性白内障相关酶的影响 [J]. 生物化学杂志，1991，7（6）：731-736.

[21] 杨涛，梁康，侯纬敏. 四种中草药抗白内障形成中晶状体脂类过氧化水平及脂类含量的变化 [J]. 生物化学杂志，1992，8（2）：164-167.

[22] 刘建辉，姜波，包永明，等. 菟丝子提取物在 PC12 细胞株中的神经营养样作用 [J]. 生物化学与生物物理进展，2003，30（2）：226-227.

[23] 郭澄，邵元福，张纯. 菟丝子生物学及其应用 [M]. 成都：成都科技大学出版社，1996：66-69.

[24] 朴金花，欧芹，王昭，等. 生菟丝子、盐制菟丝子对 D-半乳糖所致衰老模型小鼠免疫功能影响. 中国老年学杂志，2005，25（2）：452-453.

[25] 谢君. 菟丝子炮制工艺及质量标准规范化研究 [D]. 辽宁中医药大学硕士学位论文，2010.

[26] 李秋红，王晓蕾，李廷利，等. HPLC 测定菟丝子炮制前后金丝桃苷和槲皮素的含量 [J]. 中成药，2009，31（9）：1394-1396.

[27] 李继红，李秋红，郭倩倩. HPLC 法测定菟丝子炮制前后化学成分含量 [J]. 中兽医医药杂志，2009，27（5）：37-39.

[28] 王莉，张学兰，赵资堂，等. 菟丝子生制品提取物中槲皮苷在大鼠血浆的药动学特征的比较 [J]. 中成药，2014，36（2）：401-404.

[29] 夏卉芳. 菟丝子水提液对大鼠胚胎发育毒性的实验研究 [D]. 遵义医学院硕士学位论文，2012.

## ❧ 沙 苑 子 ❧

【来源】 本品为豆科植物扁茎黄芪 *Astragalus complanatus* R. Br. 的干燥成熟种子。秋末冬初果实成熟尚未开裂时采割植株，晒干，打下种子，除去杂质，晒干。主产于河北、山西、陕西、山东等地。

生制沙苑子鉴别使用表

| 处方用名 | 沙苑子 | 盐沙苑子 |
|---|---|---|
| 炮制方法 | 净制 | 盐炙 |
| 性状 | 呈肾形而稍扁，表面光滑，灰褐色。边缘一侧凹处具圆形种脐，质坚硬，不易破碎 | 表面鼓起，深褐绿色或深灰褐色，气微，味微咸，嚼之有豆腥味 |
| 性味<br>归经 | 甘，温<br>归肝、肾经 | 辛、甘、微咸，平<br>归肝、肾、脾经 |
| 功能<br>主治 | 养肝明目<br>用于肝肾虚衰，视物昏暗，失眠，头晕头痛 | 补肾助阳，固精缩尿<br>用于肾虚腰痛，遗精早泄，遗尿尿频，白浊带下 |
| 炮制作用 | 利于调剂 | 引药入肾经，增强补肾固精，缩尿作用 |
| 用法<br>用量 | 水煎口服或入中成药<br>9~15g | 水煎口服或入中成药<br>9~15g |
| 配伍 | 常与菊花、枸杞子、女贞子、茺蔚子、青葙子配伍治疗目暗不明。如琥珀还睛丸 | 常与杜仲、桑寄生、续断、怀牛膝、芡实、莲须、龙骨、牡蛎、益智仁、乌药、芡实、覆盆子配伍治疗遗尿、早泄、滑胎、腰痛。如锁阳补肾胶囊、沙苑子颗粒 |
| 药理作用 | 降血压、降血脂、抑制血小板聚集、保肝、抗炎、镇痛、抗肿瘤、抗衰老 | 补肾作用增强 |
| 化学成分 | 黄酮、三萜类、有机酸类、氨基酸、多肽、甾醇、多糖等成分 | 沙苑子苷A含量增加，鼠李柠檬素含量下降 |
| 检查 | 水分不得过13.0%；总灰分不得过5.0%；酸不溶性灰分不得过2.0% | 水分不得过10.0%；总灰分不得过6.0%；酸不溶性灰分不得过2.0% |
| 含量测定 | 沙苑子苷A不得少于0.060% | 沙苑子苷A的含量不得少于0.050% |
| 注意 | 阴虚火旺及小便不利者忌服 | 阴虚火旺及小便不利者忌服 |

## 注释

【炮制方法】

沙苑子：取原药材，除去杂质，洗净干燥。用时捣碎[1]。

盐沙苑子：取净沙苑子，加盐水拌匀，稍闷，待盐水被吸尽后，置炒制容器内，文火炒干，取出放凉。以化学成分含量为指标，对沙苑子盐炙工艺进行优化，优化参数为：每50g沙苑子加20ml盐水（含1g盐），闷润2小时，在120~130℃炒制1分钟[2]。

除盐沙苑子外，还有清炒沙苑子[3]和酒蒸沙苑子[4]。

【性状差异】 沙苑子表面光滑，褐绿色，断面白色。盐沙苑子表面鼓起，棕褐色，断面淡黄色，微有咸味。

【炮制作用】 沙苑子，味甘，性温，归肝、肾经，具有温补肝肾、固精缩尿、明目的功效。沙苑子因其温而不燥，性降而补，故壮阳作用并不强，但固涩作用较好，且能补肝明目。多用于肝虚目昏。如用于肝肾两亏、虚火上炎所致的内外翳障、瞳孔散大、视力减退、夜盲昏花的琥珀还睛丸（《药典》）。

盐沙苑子，引药下行入肾，增强温补肝肾、固精缩尿作用，且药性平和，能平补阴阳。多用于肾虚腰痛、遗精、早泄、白浊带下、小便余沥、遗尿。如用于肾阳虚或肾阴虚引起的阳痿、遗精、早泄的锁阳补肾胶囊（《部颁标准》）；用于肾虚腰痛，遗精早泄，白浊带下的沙苑子颗粒（《部颁标准》）。

沙苑子总黄酮是沙苑子中主要的生物活性部位，具有明显的降低血清胆固醇、甘油三酯作用，有降脂保肝的作用。其中沙苑子苷 A 具有保护肝细胞、抑制肝纤维化形成的作用，有较明显的抗血小板聚集作用。与沙苑子的补肝肾作用吻合。

盐沙苑子总黄酮含量增加，使其抑制肾阳虚小鼠体重的降低和抑制小鼠性器官系数萎缩。沙苑子苷 A 和鼠李柠檬素为苷和苷元的关系，盐沙苑子中沙苑子苷 A 含量增加，鼠李柠檬素的含量降低，其原因可能为在炮制加热过程中酶解沙苑子苷 A 的自生酶被破坏，即"杀酶保苷"原理[5]。

综上，通过黄酮类成分的变化和药理作用，基本上说明了沙苑子"生用养肝明目，熟用补肾助阳"的合理性。

**【药理作用】**

## 一、沙苑子药理作用

**1. 对心血管系统的作用**　沙苑子总黄酮能使实验性高脂血症大鼠的血液流变学指标，全血比黏度和全血还原度显著下降。沙苑子总黄酮有显著抗血小板聚集作用[6]。

**2. 保肝作用**　沙苑子不同提取部位能显著降低正常小鼠及 $CCl_4$ 肝损伤大鼠的肝糖原、甘油三酯和肝总蛋白。沙苑子黄酮有改善肝功能、预防肝纤维化，可能与其抗脂质过氧化和提高机体的抗氧化酶活性有关[7]。

**3. 调节血脂**　沙苑子水提液、油提液、乙醇提取液可以降低高脂血症大鼠血中甘油三酯（TG）、总胆固醇（TC）、高脂血症大鼠肝脏中脂肪（粗）含量[8]，升高血清高密度脂蛋白胆固醇（HDL-C）；FAC 可以降低高脂血症大鼠血清 TC、TG、低密度脂蛋白胆固醇（LDL-C），升高血清 HDL-C，减轻了肝脂肪病变，也改善了活动减少及厌食状况[9-10]。

**4. 免疫调节作用**　沙苑子提取物可以增加胸腺、脾脏重量，促进了肝脏 Kupfer 细胞和脾脏细胞吞噬功能，增加了溶血素含量[11]；沙苑子水煎液可以提高小鼠的脾细胞或血清溶菌酶活力，促进植物血凝素（PHA）刺激小鼠及正常小鼠脾脏对 3H-TdR 的掺入[12,13]。

**5. 降压作用**　沙苑子黄酮可以降低肾血管性高血压模型大鼠（RHR）血压，可能与其降低血管紧张素 II 有关[14]；降低了自发性高血压大鼠收缩压、舒张压，其中舒张压的下降更为明显，可能是通过降低外周阻力引起的[15]。

**6. 抗自由基、抗氧化、抗衰老、耐疲劳作用**　沙苑子水煎液可以降低 D-半乳糖致衰老模型雌性小鼠体内 MDA 含量，提高 SOD、GSH-Px 活性，可能与中断脂质过氧化反应，提高抗氧化酶活性，清除体内自由基有关[16]。沙苑子水溶液能升高 T-SOD、CAT、GSH-Px 活性，降低 MDA 含量，可阻止细胞膜的脂质过氧化，提高大鼠运动能力，延缓运动性疲劳发生[17]。

**7. 镇痛作用**　沙苑子水煎醇沉液可延迟小鼠舔足趾反应，延长了小鼠痛反应潜伏期，镇痛作用维持 150 分钟以上；能降低酒石酸锑钾所致小鼠的扭体反应次数，增加小鼠自发活动[18]，提示沙苑子具有镇痛作用。

**8. 抗肿瘤作用**　沙苑子总黄酮能抑制肝癌 H22 移植瘤模型小鼠移植瘤细胞增殖和集落的生成，其作用与诱导肿瘤细胞凋亡有关[19]。

## 二、盐制沙苑子药理作用

补肾作用　沙苑子和盐沙苑子均能够抑制肾阳虚小鼠体重的降低，并抑制小鼠性器官系数的萎缩，二者均具有补肾作用，其中盐炙品高剂量组的补肾作用最强，生品低剂量组最弱。

**【化学成分】**

沙苑子　主要含有黄酮和三萜类成分。黄酮主要有鼠李柠檬素-3,4-$O$-β-D-双葡萄糖苷、沙苑子苷 A、鼠李柠檬素等；三萜类成分属齐墩果酸型，如黄芪苷Ⅷ甲脂、大豆皂苷Ⅰ甲脂、3-$O$-α-L-吡喃鼠李糖基（1-2）-β-D-吡喃木糖基（1-2）-6-$O$-甲基-β-D-吡喃葡萄糖醛酸基-大豆皂醇 B-22-β-D-

吡喃葡萄糖苷等[20]。

**盐炙沙苑子** 沙苑子苷 A 含量增加，鼠李柠檬素的含量下降。

**【含量测定】** 照 2010 年版《中国药典》沙苑子项下【含量测定】方法[1]，沙苑子不同炮制品中沙苑子苷 A 的含量有较大差异[21]，见表 20-15。

表 20-15 沙苑子不同炮制品沙苑子苷 A 的含量（mg/g）

| 样品 | 沙苑子苷 A | RSD/% | 鼠李柠檬素 | RSD/% |
|---|---|---|---|---|
| 生品 | 1.179 | 1.24 | 0.2576 | 1.32 |
| 清炒品 | 0.942 | 0.87 | 0.3045 | 1.53 |
| 清水闷润炒干品 | 1.238 | 0.72 | 0.2367 | 1.28 |
| 盐水闷润炒干品 | 1.419 | 1.44 | 0.2018 | 1.67 |
| 盐水闷润烘干品 | 1.257 | 0.94 | 0.2274 | 1.22 |
| 盐水闷润蒸后烘干品 | 1.143 | 1.47 | 0.2714 | 0.62 |
| 盐水闷润蒸后炒干品 | 1.241 | 1.56 | 0.2155 | 1.92 |
| 盐水闷润后微波品 | 1.216 | 1.21 | 0.2162 | 1.44 |

**【毒性】** 临床毒性尚不清楚。动物实验显示，沙苑子毒性较低。灌胃给予小鼠沙苑子煎剂无法测得 $LD_{50}$，毒性在 100g/kg 以上[18]。另有报道灌胃给予大鼠以沙苑子 100% 水煎醇沉剂，用寇氏法测得 $LD_{50}$ 为（37.75±1.048）g/kg[22]。长期毒性试验表明，灌胃给予大鼠沙苑子 5.0，2.5，1.0g/kg，1 次/日，连续给药 60 日，结果各剂量组大鼠的血象，肝功能、肾功化验值与对照组相比，均在正常范围内，心、肝、脾、肺、肾未见明显的病理变化[23]。

**【生制沙苑子成分、药效与功用关系归纳】** 由沙苑子盐制前后的对比研究，初步认为黄酮的变化是引起沙苑子生制品药效差异的物质基础。其变化关系如图 20-29 所示：

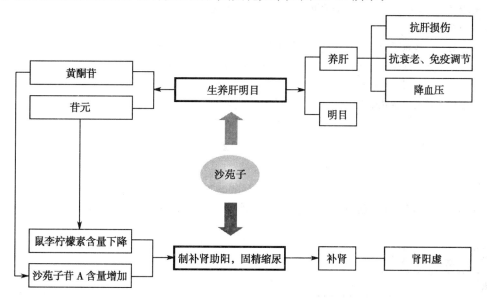

图 20-29 生制沙苑子成分、药效与功用关系图

（史 辑）

━━━━━━━━━━━━━━━ ● 参 考 文 献 ● ━━━━━━━━━━━━━━━

[1] 国家药典委员会. 中华人民共和国药典（一部）[S]. 北京：中国医药科技出版社，2010：171.

[2] 孙建中，祁东利，赵佳丽，等. 正交试验法优选盐炙沙苑子炮制工艺 [J]. 辽宁中医药大学学报，2010，12 (10)：195-196.

[3] 邱凤邹，黄伟东，陆燕萍. 清炒沙苑子炮制工艺初探 [J]. 中国现代药物应用，2009，3 (18)：21-22.

[4] 李秀芹，李景丽，杜晓盼，等. 沙苑子酒蒸炮制工艺优选 [J]. 中国实验方剂学杂志，2012，18（19）：50-53.

[5] 张建中，张怀，贾天柱，等. 沙苑子及其炮制品中沙苑子苷 A 和鼠李柠檬素的含量测定研究 [J]. 中成药，2010，32（8）：1368-1371.

[6] 许青媛. 沙苑子总黄酮对实验性高脂血症血液流变学的影响 [J]. 陕西医学杂志，1987，16（5）：61-62.

[7] 孙利兵，王尉平，顾振纶，等. 沙苑子黄酮对 CCl₄ 致小鼠慢性肝纤维化的保护作用 [J]. 苏州大学学报：医学版，2010，30（1）：90-93.

[8] 张秋菊，张建军，贾德贤，等. 沙苑子提取物降脂作用实验研究 [J]. 北京中医药大学学报，2007，30（5）：323-325.

[9] 许青媛. 沙苑子总黄酮的降脂作用 [J]. 陕西医学杂志，1989，18（1）：59-60.

[10] 谢梅林，朱路佳，刘春宇，等. 沙苑子提取物调脂和保肝作用的实验研究 [J]. 中国实验方剂学杂志，2003，9（6）：27-29.

[11] 段泾云. 沙苑子提取物对小鼠免疫功能的影响 [J]. 西北药学杂志，1992，7（1）：22-23.

[12] 阎惠勤，王璨清，赵绪民，等. 沙苑子水煎剂对正常小鼠免疫功能的影响 [J]. 陕西中医，1991，12（7）：328-329.

[13] 王臻清，赵续民，阎惠勤. 沙苑子煎剂对小鼠脾脏细胞免疫功能的影响 [J]. 陕西新医药，1985，14（2）：47-49.

[14] 李景新，薛冰，陈连璧. 沙苑子总黄酮对高血压大鼠的降压作用及血管紧张素含量的影响 [J]. 中国药理学与毒理学杂志，2002，16（5）：336-338.

[15] 薛冰，李景新，陈连璧. 沙苑子总黄酮对 SHR 的降压及血流动力学影响 [J]. 中国中药杂志，2002，27（11）：855-858.

[16] 肖爱珍，王忠，谷顺才，等. 沙苑子的抗衰老作用 [J]. 航空军医，2004，32（4）：155-156.

[17] 马兰军，毛雁，熊正英. 沙苑子对运动训练大鼠肝脏自由基代谢的影响 [J]. 西安交通大学学报（医学版），2007，28（4）：409-410.

[18] 陈光娟，沈雅琴，马树德. 沙苑子的药理研究 [J]. 中草药，1993，24（2）：83-85.

[19] 张熠，韦翠萍，刘春宇，等. 沙苑子黄酮对 S180 小鼠的抑瘤作用及对其免疫功能的影响 [J]. 中草药，2006，37（8）：1221-1223.

[20] 常玉华，张清安. 沙苑子化学成分研究现状与展望 [J]. 陕西农业科学，2011，57（6）：139-140.

[21] 孙建中. 盐炙沙苑子炮制工艺与作用研究 [D]. 辽宁中医药大学硕士学位论文，2010.

[22] 周佩芳，段泾云，马树德. 沙苑子抗炎作用的研究 [J]. 西北药学杂志，1988，3（2）：14-16.

[23] 魏德泉. 沙苑子及其提取物的药理作用研究 [J]. 西北药学杂志，1986，1（1）：30-32.

## 蛤　　蚧

**【来源】**　本品为壁虎科动物蛤蚧 *Gekko gecko* Linnaeus 的干燥体。全年均可捕捉，除去内脏，拭净，用竹片撑开，使全体扁平顺直，低温干燥。主产于广西、云南、贵州等地。

生制蛤蚧鉴别使用表

| 处方用名 | 蛤蚧 | 酒蛤蚧 | 酥蛤蚧 |
|---|---|---|---|
| 炮制方法 | 净制 | 酒炙 | 油炙 |
| 性状 | 呈不规则的片状小块，表面灰黑色或银灰色，有棕黄色的斑点及鳞甲脱落的痕迹，脊椎骨和肋骨突起 | 不规则的片状小块，表面黄色，微有酒香气，味微咸 | 不规则的片状小块，表面深黄色，质较脆 |
| 性味<br>归经 | 味咸，平<br>归肺、肾 | 味咸，温<br>归肾、肺 | 味咸，温<br>归肺、肾 |
| 功能<br>主治 | 补肺益肾，纳气定喘<br>用于肺虚咳嗽或肾虚作喘 | 补肾壮阳，助阳益精<br>用于肾阳不足，精血亏损的阳痿 | 补肺益肾，纳气定喘<br>用于肺虚咳嗽或肾虚作喘 |

续表

| 炮制作用 | 去除毒性部位 | 易于粉碎和服用，增强补肾壮阳的作用 | 易于粉碎，减少腥臭气 |
|---|---|---|---|
| 用法用量 | 多人丸散或酒剂 3~6g | 多人丸散或酒剂 3~6g | 多人丸散或酒剂 3~6g |
| 配伍 | 常与人参、胡桃、百部、紫菀、五味子、人参、熟地、麦冬配伍治疗肺虚劳嗽、肾虚作喘症。如蛤蚧治痨丸，如意定喘丸 | 常与人参、鹿茸、淫羊藿配伍治疗肾虚阳痿症。如西汉古酒 | 常与人参、贝母、杏仁、肉桂、人参、苏子配伍治疗产后气喘、气血两脱症。如蛤蚧救喘丹 |
| 药理作用 | 止咳、祛痰、平喘、抗炎、抗肿瘤、促性激素样作用、免疫调节 | 抗衰老、抗肿瘤作用增强 | 止咳、祛痰、平喘作用增强 |
| 化学成分 | 核苷、氨基酸、磷脂、微量元素 | 核苷、磷脂等成分溶出增加 | 核苷、磷脂等成分溶出增加 |
| 注意 | 外感风寒咳嗽及阴虚火旺者忌用 | 外感风寒咳嗽及阴虚火旺者忌用 | 外感风寒咳嗽及阴虚火旺者忌用 |

## 注释

**【炮制方法】**

蛤蚧：取原药材，除去鳞片及头足，切成小块，干燥[1]。

酒蛤蚧：取蛤蚧块，用黄酒拌匀，闷润至透，至炒制容器内，文火炒干或烘干。酒蛤蚧的最佳炮制工艺为：黄酒适量（每千克净蛤蚧用黄酒0.2kg），均匀喷洒于蛤蚧表面，闷润至透；置电热干燥箱的烘盘内，摊平，加热至110℃，烘烤20分钟，至蛤蚧外表呈微黄色时为度，取出放凉即得[2]。

酥蛤蚧：取净蛤蚧置烘箱或烤箱内预热，均匀涂布酥油或麻油，在80~100℃烘烤，反复操作，至焦黄色酥脆时，取出放凉。酥蛤蚧的最佳炮制工艺为：酥油适量（每千克净蛤蚧用酥油0.1kg），均匀涂于蛤蚧的一面，放入微波炉内用高火加热1分钟，待凉后再如此反复加热2次，待蛤蚧表面微黄，未涂酥油的一面有酥油渗出为度，取出放凉即得[3]。

**【性状差异】** 蛤蚧表面灰黑色或银灰色。酒蛤蚧表面黄色，稍具酒香气。油酥蛤蚧表面深黄色油亮，具油气。

**【炮制作用】** 蛤蚧，味咸，性平，归肺、肾经，具有补肺益肾、纳气定喘、助阳益精的功效。生品以补肺益精、纳气定喘见长，常用于肺虚咳嗽或肾虚作喘。如治肺痨、潮热、盗汗、咳嗽、咯血的蛤蚧治痨丸（《部颁标准》）；治由肺气阴两虚所致的支气管哮喘、虚劳久咳、肺气肿、肺心病的如意定喘丸（《部颁标准》）。

酒蛤蚧，增强其助阳益肾功用，用于肾阳不足、精血亏虚的阳痿。同时也去除了蛤蚧的部分腥臭味，利于服用。如与人参、五味子、核桃肉共研末为丸，治肾虚阳痿、性功能减退的西汉古酒（《部颁标准》）。

蛤蚧酥油制后，增强了蛤蚧的益肺、纳气、助阳益精的功用，用于肺虚咳嗽或肾虚作喘等。同时使蛤蚧变得酥脆，容易粉碎，便于制剂和患者服用。

生制蛤蚧的功用差异如《本草纲目》所述："炙令黄色，熟捣，口含少许，奔走不息者，始为真也"。《雷公炮炙论》："毒在眼，勿伤尾，效在尾也"。

蛤蚧含有丰富的核苷、磷脂类成分。核苷不仅是构成核酸 RNA、DNA 单体的前体，也是生物氧化和能量代谢中的能源物质和抗病毒、抗肿瘤药物的中间体，具有重要的生物活性。磷脂是动物和人体细胞膜的重要组成部分，具有溶解和清除某些过氧化脂质，调节内分泌体系，延缓衰老等作用。蛤蚧经酒制后，有效成分的溶出会增加，故抗衰老、抗肿瘤等作用也相应增强。

蛤蚧体、尾部的氨基酸含量较高，各类氨基酸总量高出眼部近 1 倍；眼部各类氨基酸的总量与其他部位比较最低；头部氨基酸含量低于体尾部[4]。蛤蚧各部分均检出胱氨酸。蛤蚧含有丰富的 Zn、Fe、Mg、Ca 等元素，均与中医肾的关系密切。蛤蚧尾 Zn，Fe 含量最高，蛤蚧身 Mg 的含量高，头部 Ca 的含量高[4]。

## 【药理作用】

### 蛤蚧药理作用

**1. 抗肿瘤**　蛤蚧组荷肉瘤鼠体重增加，瘤重明显减轻，抑瘤率明显增高，脾指数明显降低。小鼠淋巴肉瘤光镜及电镜下病理变化显示蛤蚧能促进肿瘤细胞死亡[5,6]。

**2. 止咳、祛痰、平喘作用**　蛤蚧高中低剂量能延长小鼠的咳嗽潜伏期，减少咳嗽次数；高中低剂量均能明显增加小鼠气管对酚红的排泌，显示有较好的祛痰作用[7]。蛤蚧能明显延长豚鼠的引喘潜伏期，显著抑制哮喘反应，表明蛤蚧具有良好的平喘作用[8]。

**3. 性激素样作用**　蛤蚧提取物（GEH）具有双相性激素样作用。可使正常小鼠睾丸显著增重，可使去势动物前列腺和精囊增重。可使未成年雌性小鼠的子宫，卵巢显著增重，使阴道口开放时间提前，使未成年雌性大鼠出现动情期[9]。

**4. 免疫增强作用**　蛤蚧身和尾的醇提物均可提升豚鼠白细胞的运动力、肺和支气管吞噬细胞对细菌的吞噬功能和腹腔吞噬细胞的吞噬功能[5]。

**5. 抗炎作用**　蛤蚧各部位均能明显抑制二甲苯致鼠耳的炎症肿胀，能明显抑制冰醋酸所致毛细血管通透性的增强，且与阿司匹林无显著性差异[10]。

## 【化学成分】

**蛤蚧**　主要含有核苷类，如尿嘧啶、黄嘌呤、次黄嘌呤；磷脂类成分；氨基酸；多肽、微量元素、脂肪酸等成分[11]。

**酥蛤蚧**　有效成分溶出增加。

**酒蛤蚧**　有效成分溶出增加。

## 【不良反应】
蛤蚧眼、脑急性毒性实验提示，以相当 25～200 倍剂量，分别给健康小鼠灌胃观察 72 小时，未见小鼠活动和进食异常及死亡，说明蛤蚧用药安全范围是很大的。但有报道应用蛤蚧定喘丸引起上消化道出血的病例，是否与蛤蚧本身引起有关，目前尚难下结论[12]。

## 【毒性】
蛤蚧毒性较低，未能测出蛤蚧醇提物经口 $LD_{50}$，灌胃最大耐受量大于 135g/kg。腹腔注射醇提物脂溶性部分的 $LD_{50}$ 为 5.24g/kg，水溶性部分的 $LD_{50}$ 与脂溶性相近。蛤蚧眼及脑在相当于 25～200 倍剂量下未见动物出现毒性反应[10]。广西蛤蚧 MTD＞32g 生药/kg，相当于成人临床日用量的 320 倍，毒性作用较小，在人临床常用量的范围内使用是安全的[7]。

除蛤蚧眼组出现躁动不安、四处走窜、轻微抽搐外，其余各组未见任何异样，各组无一死亡[10]。蛤蚧眼有小毒，验证了古人论述的"蛤蚧毒在其眼"。为确保用药安全。蛤蚧眼应作为非药用部位去掉。

## 【生制蛤蚧成分、药效与功用关系归纳】
由蛤蚧油制前后的对比研究，初步认为核苷和磷脂等的变化是引起蛤蚧生制品药效差异的物质基础。其变化关系如图 20-30 所示：

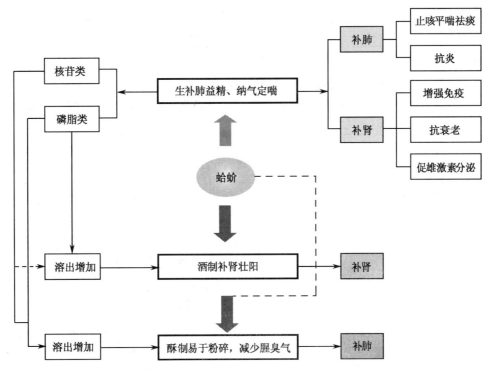

图 20-30 生制蛤蚧成分、药效与功用关系图

（史 辑）

**参 考 文 献**

[1] 国家药典委员会. 中华人民共和国药典（一部）[S]. 北京：中国医药科技出版社，2010：323.

[2] 贺喜格图. 蛤蚧炮制新法 [J]. 中成药，1994，16（8）：57.

[3] 王晓莉，王永臻. 介绍蛤蚧炮制的两种新方法 [J]. 甘肃中医学院学报，2008，25（5）：41.

[4] 范玉林，王海波. 蛤蚧体与蛤蚧尾化学成分的比较 [J]. 中成药，1989，11（1）：35-36.

[5] 尤琪，韩世愈，黄明莉. 蛤蚧对 S180 荷肉瘤小鼠的抑瘤作用及对免疫系统的影响 [J]. 哈尔滨医科大学学报，2005，39（5）：402-404.

[6] Liu F，Wang JG，Wang SY，et al. Antitumor effect and mechanism of Gecko on human esophageal carcinoma cell lines in vitro and xenografted sarcoma 180 in Kunming mice [J]. World Journal of gastroenterology，2008，25（14）：3990-3996.

[7] 乔赟，周烨，叶晶，等. 广西人工繁育蛤蚧药效学研究 [J]. 中药药理与临床，2012，28（1）：102-105.

[8] 李红，苏赟. 蛤蚧定喘分散片药效学及毒理学研究 [J]. 医药论坛杂志，2008，29（10）：11-13.

[9] 覃俊佳，方红，陈明丽. 蛤蚧的激素样作用实验观察 [J]. 广西中医药，1983，6（2）：37-39.

[10] 李刚. 蛤蚧的化学、药理及临床研究进展 [J]. 云南中医杂志，1994，16（2）：43-45.

[11] 吴占平，申长征. 蛤蚧定喘丸致上消化道出血一例 [J]. 中国中药杂志，1992，17（1）：55.

[12] 胡觉民，李军，覃云英，等. 蛤蚧药理实验研究 [J]. 天津中医，1989，5（3）：24-26.

❧ 当 归 ❧

【来源】 本品为伞形科植物当归 *Angelica sinensis*（Oliv.）Diels 的干燥根，秋末采挖，除去须根和泥沙，待水分稍蒸发后，捆成小把，上棚，用烟火慢慢熏干。主产于甘肃、四川、陕西等地。

生制当归鉴别使用表

| 处方用名 | 当归 | 酒当归 |
|---|---|---|
| 炮制方法 | 切制 | 酒制 |
| 性状 | 呈类圆形、椭圆形或不规则薄片。切面黄白色或淡棕黄色，平坦，有裂隙，中间有浅棕色的形成层环，并有多数棕色的油点，香气浓郁 | 呈类圆形、椭圆形或不规则薄片。切面深黄色或浅棕黄色，略有焦斑。香气浓郁，并略有酒香气 |
| 性味归经 | 甘、辛，温<br>归肝、心、脾经 | 甘、辛，温<br>归心、肝、脾经 |
| 功能主治 | 补血活血，调经止痛，润肠通便<br>用于血虚萎黄，眩晕心悸，月经不调，风湿痹痛，肠燥便秘 | 增强活血通经作用<br>用于经闭痛经，风湿痹痛，跌扑损伤 |
| 炮制作用 | 利于调剂和成分煎出 | 增强活血通经的作用 |
| 用法用量 | 水煎口服或入中成药<br>6~12g | 水煎口服或入中成药<br>6~12g |
| 配伍 | 常与黄芪、白术、龙眼肉、人参、甘草、生姜、大枣、防风、枳壳、桂枝、细辛等配伍，治疗血虚证、血瘀证。如连归丸、润肠丸 | 常与川芎、白芍、熟地、阿胶、艾叶、桃仁、红花、香附、延胡索、人参、黄芪、大黄等配伍，治疗血虚血滞证。如四物汤 |
| 药理作用 | 补血、抗凝血、抗氧化、抗衰老、增强免疫功能、促进造血功能 | 活血、抑制子宫平滑肌、抗氧化 |
| 化学成分 | 挥发油、有机酸及其酯类、多糖、香豆素、氨基酸 | 阿魏酸、挥发油、多糖溶出增加；新生成5-羟甲基糠醛 |
| 检查 | 水分不得过15.0%；总灰分不得过7.0%；酸不溶性灰分不得过2.0% | 水分不得过10.0%；总灰分不得过7.0%；酸不溶性灰分不得过2.0% |
| 浸出物含量测定 | 70%乙醇浸出物不得少于45.0%<br>阿魏酸不得少于0.050% | 70%乙醇浸出物不得少于50.0%<br>阿魏酸不得少于0.050% |
| 注意 | 湿盛中满、大便泄泻者忌服 | 湿盛中满、大便泄泻者忌服 |

## 注释

【炮制方法】

当归：取原药材，除去杂质，洗净润透，切薄片，晒干或低温干燥[1]。

酒当归：取净当归片，用黄酒拌匀，闷润，待酒被吸尽后，置炒制容器内，用文火加热至深黄色，取出晾凉。每100kg当归片，用黄酒10kg。以化学成分含量变化为指标，对当归酒炙工艺进行优化，优化参数为：黄酒用量10%，闷润1小时，140℃炒制15分钟[2]。

除酒当归外，还有土炒当归和当归炭[3]。

【性状差异】　当归片呈不规则薄片，切面黄白色或淡棕黄色，香气浓郁。酒当归外表呈深黄色，并且略具焦斑，具酒香气。（见文末彩图107）

【炮制作用】　当归，味甘、辛，性温，偏甘温，取其润性，补血、调经、润肠通便，如治疗血虚烦躁的当归补血汤、治疗痔漏和脱肛便血的连归丸。

酒当归，偏辛温，取其散性，增强活血散瘀之功，如治血虚虚滞，崩中漏下的四物汤。生当归入肝、心、脾经，酒制入血分，增强活血通经之功。

当归酒制前后功效变化，与阿魏酸、挥发油、多糖的含量变化相关。阿魏酸有抗血栓作用、抗氧化作用、降低人体的血液黏度、清除血管壁血脂的沉积、促进血液循环等作用。当归挥发油对子宫具有双向的调节作用、降低血小板聚集率、延长凝血酶原时间、镇静、镇痛、抗炎作用。当归多糖为当归补血、抗氧化的主要活性物质。

酒当归中挥发油和阿魏酸含量略有降低，但酒炙品中挥发油和阿魏酸的提取率均明显高于生品，说明酒炙可提高当归中挥发油和阿魏酸的提取率。当归酒炙后活血通经作用增强，与当归酒炙后挥发油和阿魏酸的提取率增加有关[4]。

酒当归使糖类有效成分的溶解度增加，还原性糖、水溶性糖、多糖均高于当归[5]。当归炮制后新生成5-羟甲基糠醛[6]。

酒当归较当归活血通经作用和抗氧化作用增强。主要用于经闭痛经，风湿痹痛，跌扑损伤等症。酒制当归前后化学成分和药效作用的变化很好地说明了酒制"活血通经"的相关性。

【药理作用】

## 一、当归的药理作用

**1. 抗血小板聚集** 当归挥发油成分正丁烯基苯酚和藁本内酯有抑制血小板聚集的作用。阿魏酸钠能明显抑制血小板聚集，抑制羟色胺血栓素（TXA2）样物质的释放，选择性抑制TXA2合成酶活性，使前列环素（PGI2/TXA2）比率升高[7]。

**2. 抗凝血作用** 当归多糖及其硫酸酯可显著延长凝血时间、缩短出血时间；显著延长凝血酶时间和活化部分凝血活酶时间，其抗凝血作用主要是影响内源性凝血系统[8]。

**3. 补血作用** 当归多糖可促进骨髓和脾细胞造血功能，显著增加血红蛋白和红细胞数[9]。

**4. 促进骨细胞增殖作用** 当归水提物在浓度小于125μg/ml时，可增加人骨纤维母细胞（OPC-I）的增殖，同时直接刺激碱性磷酸酶的活性、蛋白质以及OPC-1特异性I型胶原的合成，并呈现剂量依赖性[10]。

**5. 抗氧化与抗衰老作用** 当归注射液具有抗氧化作用，能显著延缓肌肉萎缩，增加肌肉组织SOD的含量，其机制可能与当归促进肌肉血液循环、改善代谢有关[11,12]。

**6. 增强机体免疫功能** 当归多糖可促进巨噬细胞分泌细胞因子，增强免疫功能。当归多糖能增强白介素-2（IL-2）、白介素-4（IL-4）、白介素-6（IL-6）和γ干扰素（INF-γ）的表达，其过程是首先激活涉及非特异性免疫作用的巨噬细胞和NK细胞，然后是T辅助细胞，增加抗体数量，进而协同增强免疫功能[13]。

**7. 对脑缺血损伤的保护作用** 当归多糖可缓解脑缺血后细胞的凋亡，因此对脑缺血损伤具有保护作用[14]。

**8. 抗肿瘤作用** 当归多糖对多个肿瘤瘤株具有抑制作用[15]。

**9. 抗损伤作用** 大鼠海绵体神经（CN）钳夹损伤可致阴茎组织一氧化氮合酶（NOS）的活性降低，当归注射液能一定程度地避免阴茎组织NOS活性下降[16]。

**10. 保肝作用** 当归提取物可减轻肝纤维化，提高肝细胞SOD和降低MDA，对多种肝损伤模型具有保护作用[17]。

**11. 镇痛抗惊厥作用** 当归多糖及其分离出的多种组分均有镇痛作用。当归多糖可显著抑制己烯雌酚、缩宫素和醋酸诱发的小鼠扭体反应，提高热板法所致小鼠痛觉反应的痛阈，作用强度与剂量有关。高压氧条件下当归能够逆转脑内氨基酸类神经递质的异常改变，这可能是它延缓氧惊厥发生的作用途径之一[18,19]。

## 二、酒当归的主要药理作用

**1. 活血作用** 当归酒制品水溶物增高，阿魏酸几乎无降低，糠质减少，多糖含量增加，活血作用增强[20]。

**2. 补血作用** 当归多糖能显著提高血虚模型鸡的红细胞数、血红蛋白含量、血细胞比容和降低血沉值，显著提高血虚模型鸡血清中EPO和IL-3的含量，其中酒当归作用优于生品[21]。

**3. 抗氧化作用** 当归、酒当归水提液、醇提液对·OH和O₂⁻自由基均具有清除作用，其中水提液、醇提液酒当归作用均优于生品；当归、酒当归水提液、醇提液对小鼠肝组织匀浆自发性 MDA 生成均具有抑制作用，其中水提液酒当归优于生品，醇提液生品优于酒制品；当归、酒当归水提液、醇提液对 $H_2O_2$ 诱导的红细胞膜脂质过氧化均具有抑制作用，其中水提液、醇提液生品作用优于酒制品；当归、酒当归水提液、醇提液对 $H_2O_2$ 诱导的红细胞溶血均具有抑制作用，其中水提液酒当归优于生当归，醇提液生当归优于酒当归[22]。阿魏酸、丁基酞内酯与清除羟自由基呈正相关关系，洋川芎内酯 H 和 levistolide A 与清除氧自由基密切相关[23]。

**【化学成分】**

**当归**　主要含挥发油，如藁本内酯、佛手柑内酯、β-蒎烯、α-蒎烯、β-水芹烯、月桂烯等；有机酸类，如阿魏酸等；另外还有香豆素、单萜、多糖等成分[24]。

**酒当归**　阿魏酸、挥发油和多糖的溶出率增加；新生成 5-羟甲基糠醛[4-6]。

**【含量测定】**　当归、酒当归中阿魏酸、挥发油含量及提取率测定结果[25]，见表 20-16。

**表 20-16　当归、酒当归阿魏酸、挥发油含量及提取率比较（%）**

| 样品 | 阿魏酸 | 阿魏酸提取率 | 挥发油 | 挥发油提取率 |
|---|---|---|---|---|
| 当归 | 0.059 | 77.97 | 0.355 | 43.38 |
| 酒当归 | 0.056 | 91.07 | 0.347 | 50.14 |

**【药物代谢】**　当归中阿魏酸在大鼠体内的代谢物主要以甲基化、硫酸结合、葡萄糖醛酸结合等形式存在[26]。

**【不良反应】**　当归的临床不良反应主要为过敏反应：有过敏性皮疹、过敏性休克、过敏性哮喘等临床报道[27-29]。

**【毒性】**　临床毒性尚不清楚。动物实验表明，当归的毒性主要表现在中枢运动神经系统和呼吸系统，动物可因呼吸抑制而致死，引起上述症状的物质可能是挥发油成分苯乙酮、二正丁烯基苯肽、反藁本内酯，由于这些成分脂溶性强，易透过血脑屏障，对中枢神经系统有广泛抑制作用，其作用可能涉及边缘系统，易导致中枢运动神经系统与呼吸系统毒性反应。病理组织观察结果表明：当归毒性的靶器官是肾与肺脏，可致肺组织广泛性淤血，肾小球毛细血管肿胀，108g/kg 剂量对小鼠的死亡率为 70%[30]。

**【生制当归成分、药效与功用关系归纳】**　由当归酒炙前后的对比研究，初步认为挥发油、阿魏酸和多糖的变化是引起当归生制品药效差异的物质基础。其变化关系如图 20-31 所示：

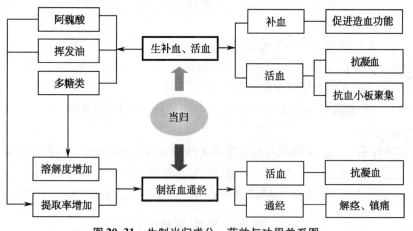

**图 20-31　生制当归成分、药效与功用关系图**

（丁安伟，张　丽）

━━━━━━━━━━━━━•　**参考文献**　•━━━━━━━━━━━━━

[1] 国家药典委员会. 中华人民共和国药典（一部）[S]. 北京：中国医药科技出版社，2010：124.

[2] 滕菲，张学兰，张坤. 正交试验法优选酒当归的炮制工艺 [J]. 中华中医药学刊，2009，27（1）：215-217.

[3] 王祝举，唐力英，宋秉生，等. 当归炮制历史沿革研究 [J]. 中国实验方剂学杂志，2010，16（3）：135-138.

[4] 滕菲. 当归饮片炮制规范花研究 [D]. 山东中医药大学硕士学位论文，2009.

[5] 靳凤云，田源红，杨文洵. 炮制对当归中糖含量的影响 [J]. 中国中药杂志，2000，25（8）：474-475.

[6] 周桂芬，吕圭源，陈素红. 当归炮制后新产生成分的分离和结构鉴定 [J]. 中华中医药学刊，2010，28（6）：1320-1322.

[7] 严晓红，欧阳静萍，涂淑玲，等. 当归对氧化低密度脂蛋白所致血管内皮细胞损伤的保护作用 [J]. 湖北医科大学学报，1999，20（3）：181-183.

[8] 杨铁虹，商澎，梅其炳. 当归多糖硫酸酯对凝血和血小板聚集的作用 [J]. 中草药，2002，33（11）：1010-1013.

[9] 张晓君，祝晨陈，胡黎. 当归多糖的免疫活性和对造血功能影响 [J]. 中药药理与临床，2002，18（5）：24-26.

[10] Yang Q, Stephen M. Populo, Zhang JY, et al. Effect of Angelica sinensis on the proliferation of human bone cells [J]. Clinica Chimica Acta, 2002, 324（1-2）：89.

[11] 戚晓利，徐秀芳，魏晓东. 当归D-半乳糖衰老模型小鼠抗氧化系统的研究 [J]. 黑龙江医药科学，2003，26（1）：2.

[12] 袁新初，张端莲. 当归注射液对更年期大鼠超氧化物歧化酶和脂质过氧化物的影响 [J]. 中草药，2001，32（9）：822-825.

[13] Sang BaeHan, Young HeeKim, ChangWooLee, et al. Characteristic immunostimulation by angelan isolated from Angelica gigas Nakai [J]. Immunopharmacology, 1998, 40：39-44.

[14] 杨静薇，欧阳静萍，廖维靖. 当归对大鼠局灶性脑缺血损伤保护作用的研究 [J]. 中国病理生理杂志，2000，16（10）：100-103.

[15] 王瑾，刘君炎，夏丰年，等. 当归多糖促进瘤苗抗瘤作用初探 [J]. 辽宁中医杂志，1999，26（1）：39-41.

[16] 胡万里，胡礼泉，程蓓. 当归对大鼠海绵体神经损伤后阴茎NOS活性的影响 [J]. 中华男科学，2001，7（1）：29.

[17] 李青，邓长生，朱尤庆，等. 当归注射液对实验性大鼠肝纤维化的防治作用 [J]. 医学通报，2000，19（2）：101.

[18] 乐江，彭仁，孔锐，等. 当归粗多糖镇痛作用的实验研究 [J]. 中国药学杂志，2002，37（10）：746-748.

[19] 李润平，张汉明，陶恒沂. 当归对高压氧暴露中的大鼠脑内氨基酸含量的影响 [J]. 解放军药学学报，2002，18（4）：212-213.

[20] 田林，宋步昌，牛韬，等. 当归炮制现代研究 [J]. 中西医结合杂志，2003，32：64-65.

[21] 王彦超，季晓明，韩志帅，等. 当归及其炮制品对血虚鸡血液生理指标的影响 [J]. 中国家禽，2012，24（10）：13-14.

[22] 王彦超. 当归不同炮制品多糖含量的比较及其对血虚模型鸡造血机能的影响 [D]. 郑州：河北农业大学硕士学位论文，2012.

[23] 郭延生，华永丽，邓红娟，等. 当归不同炮制品清除自由基谱效关系研究 [J]. 中成药，2010，32（12）：2107-2111.

[24] 刘雪东，李伟东，蔡宝昌. 当归化学成分及对心脑血管系统作用研究进展 [J]. 南京中医药大学学报，2010，26（2）：155-157.

[25] 腾菲，张学兰，徐鑫，等. 炮制对当归中挥发油和阿魏酸含量及其提取率的影响 [J]. 中华中医药学会中药炮制分会2008年学术研讨会论文集，2008：346.

[26] 丁雯，钱大玮，段金廒，等. 当归赤芍药对中阿魏酸和没食子酸在大鼠血浆和尿液中的代谢物研究 [J]. 中国中药杂志，2012，37（3）：366-368.

[27] 刘爱敏，赵现朝. 当归过敏引起喘息1例报告 [J]. 湖南中医药导报，2000，6（2）：29.

[28] 刘生良. 复方当归注射液致过敏性皮疹1例报告 [J]. 新中医，2005，37（2）：25.

[29] 魏武，童庆伟. 复方当归注射液致过敏性休克1例 [J]. 华中医学杂志，2005，29（3）：192.

[30] 王胜春，刘明义，胡泳武. 当归莪术延胡索及其配伍对小鼠的毒性反应 [J]. 时珍国医国药，2004，15（4）：211.

## ❧ 地 黄 ❧

**【来源】** 本品为玄参科植物地黄 *Rehmannia glutinosa* Libosch. 的新鲜或干燥块根。秋季采挖，除去芦头、须根及泥沙，鲜用；或将地黄缓缓烘焙至约八成干。前者习称"鲜地黄"，后者习称"生地黄"，"熟地黄"为生地黄的炮制加工品。主产于河南温县、博爱、武陟（古怀庆府）以及山东、山西等。

生制地黄鉴别使用表

| 处方用名 | 鲜地黄 | 生地黄 | 熟地黄 | 生地黄炭 | 熟地黄炭 |
|---|---|---|---|---|---|
| 炮制方法 | 清洗，捣汁 | 切制 | 酒炖；蒸制 | 炒制或焖煅 | 炒制或焖煅 |
| 性状 | 纺锤形或条状。表面浅红黄色，具纵皱纹，芽痕，横长皮孔样突起及不规则疤痕。肉质，断面皮部淡黄白色，可见橘红色油点。气微，味微甜、微苦 | 类圆形或不规则厚片。外表皮黑褐色或棕灰色，极皱缩，具不规则的横曲纹。切面棕黑色或乌黑色，有光泽，具黏性。气微，味微甜 | 不规则的块片、碎块，大小、厚薄不一。表面乌黑色，有光泽，黏性大。质柔软而带韧性，不易折断，断面乌黑色，有光泽。气微，味甜 | 类圆形或不规则厚片。表面焦黑色，味微苦，涩，略有甜味 | 本品呈类圆形厚片，表面焦黑色，轻松膨胀，中心部有蜂窝状裂隙，有焦苦味 |
| 性味<br>归经 | 甘，苦，寒；归心、肝、肾经 | 甘，寒；归心、肝、肾经 | 甘，微温；归肝、肾经 | 味微苦，涩；归脾、心、肝经 | 气微，味苦；归脾、心、肝经 |
| 功能主治 | 清热生津，凉血，止血。用于热入营血，血热妄行所致吐血、衄血，温毒发斑，咽喉肿痛等 | 清热凉血，养阴生津。用于热病伤阴，舌绛烦渴，津伤便秘，阴虚发热，骨蒸劳热，内热消渴，热入营血等 | 补血滋阴，益精填髓。用于血虚萎黄，心悸怔忡，月经不调，崩漏下血，肝肾阴虚，腰膝酸软，盗汗遗精，耳鸣，眩晕，内热消渴，潮热，须发早白等 | 凉血止血。用于吐血、衄血，崩漏及其他多种出血病证 | 补血止血。用于崩漏或虚损性出血 |
| 炮制作用 | 去除杂质，捣汁便于服用 | 利于贮藏，保存药效，缓和药性；切片便于调剂、制剂 | 蒸炖改变药性，滋阴、益精填髓作用 | 减少了滋腻之性，并增强了凉血止血的作用 | 减少了滋腻之性，并增强补血止血作用 |
| 用法<br>用量 | 捣汁，煎服，外用<br>12~30g | 水煎口服或入中成药<br>10~15g | 水煎口服或入中成药<br>9~15g | 水煎口服或入中成药<br>6~9g | 水煎口服或入中成药<br>9~15g |

| 处方用名 | 鲜地黄 | 生地黄 | 熟地黄 | 生地黄炭 | 熟地黄炭 |
|---|---|---|---|---|---|
| 配伍 | 常与鲜茅根、鲜生藕、鲜生姜、石斛、黄小蓟、升麻、麦冬、黄柏等配伍治疗血热出血，如瘾疹瘙痒、乳痈、四生丸、五汁一枝煎、小蓟饮、地黄饮等 | 常与玄参、木通、麦冬、连翘、淡竹叶、犀角、黄连、丹参、地榆等配伍治疗阴明温病，疗阴亏便秘，心经火热、热入营分等。如增液汤、导赤散、清营汤、两地汤等 | 常与当归、白芍、阿胶、艾叶、黄芪、知母、黄柏、龟甲、何首乌等配伍治疗营血虚滞、血虚有寒、肝肾阴虚等。如四物汤、胶艾汤、大补阴汤、六味地黄丸、大补阴丸等 | 常与荷叶炭、棕榈炭、当归炭、黄芩炭等配伍治疗吐血、咯血、衄血，如人参宝治红、安胎饮 | 常与当归炭、白芍炭、何首乌炭、炒香附等配伍治疗慢性出血，久泻、久漏以养血固经，治疗血虚出血证 |
| 药理作用 | 降血糖、清热和抗炎、抑郁作用较强 | 降血糖、降压、镇静和抗炎、清热、降温 | 抗衰老、增强免疫、益智、促进造血功能 | 清热、抗炎、止血 | 补血、止血 |
| 化学成分 | 含环烯醚萜、麦角甾苷、梓醇、维生素A样成分、生物碱和糖类物质和糖类等成分 | 含环烯醚萜、梓醇、氨基酸等。梓醇、毛蕊花糖苷含量较鲜品降低 | 还原糖、果糖含量增加，水苏糖、棉籽糖、毛蕊花糖苷含量降低。生成5-羟甲基糠醛 | 糖苷、环烯醚萜、氨基酸、炭素、鞣质等 | 糖苷、环烯醚萜、氨基酸、炭素、鞣质等 |
| 检查 | 水分约70%~80% | 水分不得过15.0%；总灰分不得过8.0%；酸不溶性灰分不得过3.0% | 水分不得过15.0%；总灰分不得过8.0%；酸不溶性灰分不得过3.0% | 水分不得过7.0%；总灰分不得过6.0%；酸不溶性灰分不得过1.6% | 水分不得过6.0%。总灰分不得过6.0%；不溶性灰分不得过2.2% |
| 浸出物 | 水溶性浸出物不得少于75.0% | 水溶性浸出物不得少于65.0% | 水溶性浸出物不得少于65.0% | 水溶性浸出物不得少于63.0%；醇溶性浸出物不得少于12.0% | 水溶性浸出物不得少于50.0%；醇溶性浸出物不得少于28.0% |
| 含量测定 | 梓醇($C_{15}H_{22}O_{10}$)含量不得少于2.0%，毛蕊花糖苷($C_{29}H_{36}O_{15}$)含量不得少于0.08% | 梓醇($C_{15}H_{22}O_{10}$)含量不得少于0.20%，毛蕊花糖苷($C_{29}H_{36}O_{15}$)含量不得少于0.02% | 毛蕊花糖苷($C_{29}H_{36}O_{15}$)含量不得少于0.02% | 毛蕊花糖苷($C_{29}H_{36}O_{15}$)含量不得少于0.02% | 毛蕊花糖苷($C_{29}H_{36}O_{15}$)含量不得少于0.010% |
| 注意 | 脾胃有湿邪及阳虚便溏者忌服 | 脾虚湿滞宜使用 | 凡气滞痰多、脘腹胀痛、食少便溏者忌服 | | |

## 注释

**【炮制方法】**

鲜地黄：秋季采挖，除去芦头、须根及泥沙，洗净，鲜用[1]。

生地黄：取原药材，除去杂质，大小分档，用水稍泡，洗净，闷润，切厚片，干燥，筛去碎屑[2]。

熟地黄：（1）取生地黄，大小分档，洗净，加黄酒拌匀、润透，置适宜的蒸制容器炖至酒吸尽，取出，晾晒至外皮黏液稍干时，切厚片或块，干燥，即得。每100kg生地黄，用黄酒30~50kg[1]。酒炖时间在48小时左右。

（2）取生地黄，大小分档，洗净，置适宜的蒸制容器蒸至黑润，取出，晒至约八成干时，切厚片或块，干燥，即得[1]。清蒸时间在24小时左右。

生地黄炭：取生地黄片，大小分档，置炒制容器内，用武火炒至焦黑色，发泡鼓起时，取出，晾干。或取生地黄块用焖煅法煅炭。以吸附力和水浸出物的含量为指标，采用正交试验法，对时间、温度、炮制方法3个因素进行考察，并采用综合评分法优选出生地黄炭的最佳炮制工艺：200℃，炒20分钟[3]。

熟地黄炭：取熟地黄片，武火炒至黑色时，取出放凉，或取熟地黄块用焖煅法煅炭。以吸附力和水溶性浸出物的含量为指标，正交试验法对炮制温度、时间和炮制方法3个因素进行考察，采用综合评分法优选出熟地炭的最佳炮制工艺为：炮制温度200℃，烘15分钟[4]。

**【性状差异】** 鲜地黄根的特征完整，味微甜、微苦；生地黄为厚片，切面棕黑色或乌黑色，味微甜；熟地质柔软而带韧性，切面乌黑色，有光泽，味甜。生地黄炭呈黑棕色，表皮焦脆，有焦苦味。熟地焦黑色，略显油润光泽，质轻松膨胀，味甜微苦。（见文末彩图108）

**【炮制作用】**

鲜地黄，味甘、苦，性寒。因味苦性寒，归心、肝、肾经，故能清邪热及血分热邪，用于热入营血，血热妄行，咽喉肿痛，舌绛烦渴，温毒发斑等。《名医别录》曰："主妇人崩中血不止，及产后血上薄心、闷绝，伤身、胎动不安、胎不落，堕坠踠折，瘀血留血，鼻衄吐血，皆捣饮之"。如治血热妄行所致吐血、衄血的四生丸。治经候过多，遂至崩漏的小蓟汤。治肺脏气壅，外伤风冷，语声嘶不出，咽喉干痛的生地黄煎。治从高堕下，瘀血胀心，面青短气欲死的鲜地黄汁，治乳痈、瘾疹痒痛、癣的方中也多用鲜地黄汁。其中鲜地黄的应用形式多为"捣烂，生布绞取自然汁"（《圣济总录》）、"三捣三压，取汁令尽"（《千金方》）、"捣取汁"（《备急千金要方》）、"研取自然汁"（《妇人大全良方》）、"研，取汁留滓"（《妇人大全良方》）等。

生地黄，性寒，味甘。加热除去水分含糖量增高，减少苦味，养阴生津作用增强，清热凉血作用稍逊于鲜地黄，《本草汇言》称生地为"益阴上品"。归心、肝、肾经，尤善于治疗阳明温病、津亏便秘、心经火热证、热入营分证、热病伤阴，舌绛烦渴，阴虚发热，骨蒸劳热，内热消渴等。多与玄参、木通、麦冬、淡竹叶、犀角、芍药、牡丹皮、丹参等配伍应用，如增液润燥的增液汤，清心凉血、利水通淋的导赤散，清营解毒、透热养阴的清营汤，清热解毒、凉血散瘀的犀角地黄汤等。

熟地黄加酒长时间的蒸炖炮制药性由寒转温，味由苦转甜，功能由清转补。甘温质润，入肝肾而功专养血滋阴，填精益髓，凡真阴不足，精髓亏虚者，皆可用之。《本草纲目》云：熟地黄"填骨髓，长肌肉，生精血，补五脏、内伤不足，通血脉，利耳目，黑须发，男子五劳七伤，女子伤中胞漏，经候不调，胎产百病。"《本草从新》亦云："滋肾水，封填骨髓，利血脉，补益真阴，聪耳明目，黑发乌须"。"大补五脏之阴"，"大补真水"。常与当归、白芍、川芎、阿胶、艾叶、白芍、山茱萸、知母、黄柏、龟甲、何首乌等同用。如补血活血的四物汤，补血调经、止血安胎的胶艾汤，滋阴补肾的六味地黄丸，滋阴降火的大补阴丸等。

鲜、生、熟地黄三者虽同出一物，但因加工炮制方法不同，其性味归经、功能主治则不同。如《本草逢原》所述："生地黄乃新掘之鲜者，为散血之专药……凡药之未经火者，性皆行散，已经炙焙，性皆守中，不独地黄为然也。"鲜地黄中具有降糖、抗炎等作用的环烯醚萜苷及苷元和其他多种成分在加工炮制过程中含量均会发生不同程度的降低，因而降血糖、抗炎、清热等作用缓和或降低；生地加热蒸（炖）炮制后有部分多糖和低聚糖水解成还原糖，增加3倍左右，产生5-羟甲基糠醛等新成分，熟地黄还原糖等成分具有显著的补血、增强免疫等作用，因此熟地黄补血、抗衰老、增强免疫等作用增强。充分体现了生泻熟补的炮制作用。

生地黄炭，味微苦，涩，略有甜味。归心、肝、肾经，尤善于凉血止血，用于吐血，衄血，尿血，崩漏及其他多种出血病证。常与荷叶炭、棕榈炭、侧柏叶、黄芩炭、当归炭等配伍。如八宝治红丹《全国中药成药处方集》、安胎饮《医方简义》。

熟地炭气微，味苦。归肝、肾经。以补血止血为主。用于崩漏或虚损性出血。常与当归炭、白芍炭、何首乌炭配伍以养血固经，治疗血虚出血。

古代文献多有有关地黄炭炮制的记载，如："以竹刀子切，放铜器内炒令黑白"[5]，"锉碎，盐泥固济入罐子内，用瓦一片盖口炭火十斤烧赤，放冷取出"[6]，"纸包烧存性"[7]，"怀生地砂仁、酒、姜三味拌蒸，九晒收，再以瓦焙为炭"[8]等。炮制后减少了生地黄的滋腻之性，并增强了凉血止血的作用。熟地黄炭炮制最早见于宋·《太平圣惠方》"烧令黑"[5]。明·《济阴纲目》有"姜汁浸焙，锉碎，入砂锅内，纸筋盐泥固济，火煅过"[9]。清·《得配本草》有"补脾胃炒炭存性"[10]。清·《沈氏女科辑要》有"锉碎，入砂锅内，纸筋盐泥固济，火煅过"[11]。

HPLC法测定地黄不同炮制品中梓醇的含量，结果生地黄炭和熟地黄炭中梓醇含量相当，均明显低于生地黄和熟地黄的含量[12]。生地黄炒炭和生地黄煅炭均具有一定的止血作用，且制炭后地黄的止血作用增强，但两种制炭方法炮制的生地黄炭对其止血作用没有显著差异[13]。生地黄炒炭、生地黄煅炭均能够缩短小鼠出血时间（$P<0.05$）和凝血时间（$P<0.05$）。生地黄炭对色素亚甲基蓝的吸附力比生地黄强，即饮片中炭素含量增加，因炭素是一种重要的止血成分，进而推断生地黄制炭后止血作用增强与炭素有一定关系[14]。

熟地黄炒炭能显著缩短小鼠出血时间（$P<0.01$）和凝血时间（$P<0.01$），表明熟地黄炒炭后产生了止血和凝血作用[15]。对生地黄、生地炭、熟地炭的水煎液治疗出血效果进行分析，结果均无显著性差异[15]。体现了地黄炒炭后降低凉血成分和作用，增强止血功效。即"生凉熟止"的炮制作用。

## 【药理作用】

### 一、鲜地黄的药理作用

**1. 降糖作用** 鲜地黄水苏糖可以使小鼠糖尿病模型血糖浓度降低[16]。梓醇对正常小鼠葡萄糖致高血糖有显著的降糖作用，对四氧嘧啶糖尿病小鼠的血糖升高也有明显的抑制作用，改善糖尿病小鼠的糖耐量[17]。

**2. 止血、调节免疫作用** 鲜地黄汁拮抗阿司匹林诱导的小鼠凝血时间延长。鲜地黄汁、鲜地黄水煎液能使类阴虚小鼠的脾脏淋巴细胞碱性磷酸酶的表达能力明显增强。鲜地黄汁还可增强ConA诱导的脾脏淋巴细胞转化功能[18]。

**3. 抗炎作用** 鲜地黄汁能显著性减轻小鼠足肿胀度，减少PGE2、HIS、5-HT等炎性介质的合成与释放，降低炎症组织中MDA含量，提高血清中SOD活性，并且能够降低NO的含量以减少炎症过程中自由基的产生。

**4. 清热作用** 鲜地黄汁可能通过调节甲亢阴虚模型大鼠血清中T3、T4的含量和血浆中cAMP、cAMP/cGMP而达到清热滋阴作用，并能极显著的降低阴虚发热大鼠全血黏度及血浆黏度。

**5. 抗抑郁作用** 鲜地黄粉能显著改善小鼠悬尾应激、强迫游泳以及利血平所致的眼睑下垂抑郁模型，对利血平所致的运动不能抑郁模型有明显改善，说明鲜怀地黄粉对小鼠的抑郁模型有较好的治疗作用[19]。

### 二、生地黄的药理作用

**1. 降糖作用** 地黄梓醇能明显降低四氧嘧啶致糖尿病小鼠的血糖水平、改善糖耐量和血脂水平，并且呈剂量依赖关系[20]。地黄寡糖灌胃给药对2型糖尿病大鼠的血糖有降低作用，其机制与降低肝葡萄糖-6-磷酸酶的活性有关，也可能与增加大鼠肝糖原合成和促进胰岛素分泌有关[21]。

**2. 降压、镇静和抗炎作用**　怀地黄的降压、镇静、抗炎作用的有效成分存在于水提取物中[22]。地黄的降压作用可能与其扩张血管及利尿作用有关。

**3. 解热作用**　地黄水提液可显著降低阴虚热盛证型家兔发热高峰值，并缩短发热时间；抑制阴虚热盛证型发热家兔血浆 cAMP 含量过高及 cAMP/cGMP 比值升高；有改善阴虚热盛证型发热家兔血浆白细胞急剧降低和升高的趋势[23]。

**4. 保护胃黏膜作用**　干地黄对胃黏膜有快速保护作用，其机制可能与胃黏膜内辣椒辣素敏感神经元的传入冲动增多有关[24]。

**5. 降温作用**　生地能抑制体温中枢，具有较好的降低体温的作用。使处于亢进状态的代谢功能和过高的内分泌功能所引起的阴虚内热的病情恢复正常，从而改善了胃热的感觉和症状[25]。

**6. 利尿作用**　生地黄有弱的利尿作用，其利尿机制与强心和扩张肾血管有关，其有效成分为醇苷及其衍生物[25]。

**7. 保肝作用**　通过给大鼠口服地黄低聚糖 2 周，可以明显改善慢性硫代乙酰胺中毒可导致的大鼠肝损害后继发记忆障碍及学习能力下降。说明地黄低聚糖对大鼠肝损伤造成的血氨升高和认知障碍有改善作用[26]。

**8. 肾脏保护作用**　地黄浸膏 2～4g/kg 给药，对大鼠缺氧心、脑、肾线粒体有明显的保护作用，用药后 ST3，RCI 值较模型组提高并呈剂量依从关系，地黄对肾脏的保护作用相对心、脑强[27]。地黄提取物可上调肾组织 MMP-2、TMP-2 的表达，调节 MMP-2/TMP-2 的比例失衡，促进细胞外基质成分的降解，减缓多柔比星肾病大鼠肾小球硬化的进程[28]。

**9. 抗心肌缺血作用**　地黄能消退 L-甲状腺素引发的大鼠缺血性心肌肥厚，抑制心、脑线粒体中 $Ca^{2+}/Mg^{2+}$-ATPase 活力的升高，从而避免 ATP 耗竭和缺血损伤而保护心脑组织[29]。

**10. 抗骨质疏松作用**　发现地黄提取物能抑制破骨细胞的生长和再吸收，其机制可能是该种药物通过刺激成骨细胞的增殖能力而发挥作用，并能使经卵巢切除术诱导的大鼠骨质疏松得以逆转[30]。

### 三、熟地黄的药理作用

**1. 抗衰老作用**　熟地黄的氯仿提取物能显著降低小鼠脑 MDA 含量，具有延缓脑衰老作用[31]。熟地黄水提液能显著提高小鼠红细胞膜 $Na^+/K^+$-ATPase 活性，显著降低 MDA 含量（$P < 0.01$）[32]。熟地氯仿及乙醇提取物均能明显提高 D-半乳糖致衰老模型小鼠脑组织中 NOS 和 SOD 的活性，使 NO 含量增加，LPO 含量无明显降低[33]。熟地黄多糖有抗氧化作用[34]。熟地黄可缩短 D-半乳糖衰老模型大鼠 Morris 水迷宫中找到平台时间，改善 D-半乳糖衰老模型大鼠学习记忆能力，提高脑组织的抗氧化能力，减缓脑细胞衰老的进程[35]。熟地黄能有效抵抗老化进程中血清 E2 浓度、脾细胞 ER 含量和成骨细胞 PR 含量下降[36]。

**2. 益智作用**　熟地黄可调节痴呆模型动物脑 Glu 和 GABA 含量，提高 NMDRl，GABAR 在海马的表达[37]。延长 MSG 大鼠跳台实验潜伏期、减少错误次数；缩短水迷宫实验寻台时间，提高跨台百分率；提高 c-foc，NGF 在海马的表达[38]。降低血中 CORT 水平，防止继发性脑损伤；直接保护脑组织，改善脑功能，使反映脑功能的递质、受体、生长因子、基因表达产生有益的变化，具有益智、改善学习记忆作用[39]。熟地黄能降低脑组织胆碱酯酶活性、抑制铝离子在脑组织堆积，改善学习记忆障碍模型小鼠学习记忆能力的作用[40]。

**3. 增强免疫作用**　地黄多糖对低下的免疫功能有显著的兴奋作用[41]。熟地能增加细胞免疫功能和红细胞膜的稳定性；并有促进凝血的功用[42]。熟地黄粗多糖组可显著对抗造模所致动物胸腺和脾脏的萎缩，显著增加模型动物胸腺皮质厚度和皮质细胞数，显著增加脾小结大小和皮质细胞数[43]。

**4. 改善心脑血管作用**　熟地黄水提液可显著降低心肌 LPF 含量（$P < 0.05$），显著提高 GSH-Px 的活性（$P < 0.01$）[44]。

**5. 促进造血功能**　熟地水煎剂、熟地多糖可升高血虚模型小鼠血象，对抗环磷酰胺所致小鼠 WBC 下降[45]。熟地黄多糖可显著提高放血与环磷酰胺并用致血虚模型大鼠的血象，提高模型大鼠血

IL-2、IL-6、EPO 的水平，说明熟地黄多糖可促进机体的造血功能[46]。

## 四、鲜、生、熟地黄药理作用比较

**1. 降糖作用比较** 地黄不同炮制品水煎组和醇提组均能不同程度地改善糖尿病大鼠多饮、多食和体重下降的症状，其中生地黄水煎组的作用尤为突出。生地黄水煎组和生地黄醇提组均能不同程度地降低糖尿病大鼠的空腹血糖和餐后血糖，熟地黄水煎组、熟地黄醇提组对降低糖尿病大鼠空腹血糖和餐后血糖的作用不明显。

**2. 抗炎作用比较** 鲜地黄汁、生地黄水煎和生地黄醇提均能显著性减轻小鼠足肿胀度，减少 PGE2、HIS、5-HT 等炎性介质的合成与释放，降低炎症组织中 MDA 含量，提高血清中 SOD 活性，并且能够降低 NO 的含量以减少炎症过程中自由基的产生，而熟地黄水煎组和熟地黄醇提作用不明显。

**3. 对甲亢阴虚模型大鼠作用的比较** 地黄不同炮制品均能改善阴虚模型大鼠的症状，可能通过调节甲亢阴虚模型大鼠血清中 T3、T4 的含量和血浆中 cAMP、cAMP/cGMP 而达到滋阴作用，其中鲜地黄的作用最明显，生地黄次之，鲜地黄组、生地黄组与模型对照组相比，极显著性降低阴虚发热大鼠全血黏度及血浆黏度，说明二者对发热引起的血液黏度增高有明显改善作用，清热效果明显，而熟地黄在此方面的作用不甚明显。

**4. 对免疫抑制模型小鼠作用的比较** 熟地黄和鲜地、生地、熟地多糖脏器指数、CD3+、CD4+、CD8+ 及 CD4+/CD8+ 与模型组相比均有显著性差异（$P < 0.05$）；生地黄与熟地黄相比，熟地黄增强免疫的功效优于生地黄。

**5. 对血虚动物模型作用的比较** 熟地及鲜地黄多糖组、生地黄多糖组和熟地黄多糖组均能显著升高血虚小鼠外周血白细胞（WBC）、红细胞（RBC）和血小板数（PLT），能显著升高外周血红蛋白数量，病理切片显示，熟地黄及三组多糖有明显的增强造血的功效。

## 五、生地黄炭的药理作用

**1. 止血作用** 生地炭及生地炭的水煎液能显著缩短各组小鼠出血时间，凝血时间，提高血小板的聚集功能，并对凝血系统的四项指标 TT、PT、APTT、FIB 有一定的影响，使得止血作用增强。

**2. 凉血作用** 生地黄炭能改善血热出血模型大鼠的热像症状，使其体重恢复正常，摄食量增加、饮水量相对减少（$P < 0.05$，$P < 0.01$），肛温显著降低（$P < 0.05$），粪便含水量显著增加（$P < 0.05$）；降低大鼠全血黏度高、中、低切值及血浆黏度以及血浆中 FIB 含量的（$P < 0.01$，$P < 0.05$）；缩短其凝血酶时间（TT），凝血酶原时间（PT），活化部分凝血活酶时间（APTT），改善其血热出血症状。

## 六、熟地黄炭的药理作用

**1. 止血作用** 熟地炭及其水部位均可缩短正常大鼠凝血酶时间、凝血酶时间、凝血酶原时间、活化部分凝血活酶时间，降低血浆纤维蛋白原含量，提高 ADP 诱导的血小板聚集率。

**2. 补血作用** 对于血虚出血模型大鼠，灌胃给予相应的药液，发现熟地炭及其水部位均可缩短大鼠 PT、TT、APTT，降低 FIB 的含量。熟地黄炭品可提高白细胞（WBC）、红细胞（RBC）和血红蛋白（HGB）水平，熟地炭可降低大鼠血浆黏度、以及高、中、低浓度全血还原黏度，熟地炭水部位组能降低大鼠高切下的全血还原黏度。

**【化学成分】**

**鲜地黄** 主要含梓醇、糖类（水苏糖、葡萄糖、果糖、蔗糖、D-甘露醇等）、麦角甾苷、生物碱、脂肪酸、色素、维生素 A 样物质和 11 种氨基酸及黄酮类化合物、强心苷、菊糖等，以及大量水分约 73%~80%。

**生地黄** 主要含环烯醚萜、糖及氨基酸等类成分。环烯醚萜苷包括梓醇，二氢梓醇，氯化梓醇，益母草苷，蜜力特苷，桃叶珊瑚苷，地黄苷 A、B、C、D，筋骨草苷，去羟栀子苷等。

**熟地黄** 主要含环烯醚萜及其苷类（如益母草苷，桃叶珊瑚苷，单蜜力特苷，蜜力苷，地黄苷

A、B、C、D，美利妥双苷等），单萜（如焦地黄素 A、B、C，焦地黄内酯、焦地黄呋喃，地黄苦苷元，去羟栀子苷，筋骨草苷，8-表番木鳖酸，乙酰梓醇苷等）。与鲜、生地黄相比还原糖、果糖含量增加，产生新成分 5-羟甲基糠醛。

**生地黄炭**　地黄制炭后，化学成分的种类变化不大，产生了炭素和鞣质，总多糖、毛蕊花糖苷、梓醇的含量降低。生地炭炮制前后总多糖含量：生品 17.30%，炭品 7.22%。

**熟地黄炭**　熟地黄主要成分有苷类、糖类及氨基酸。熟地黄炒炭后梓醇、毛蕊花糖苷、水苏糖、氨基酸等成分均明显降低。熟地制炭前后总多糖含量有所降低，熟地黄炮制前后总多糖含量为：熟地黄 3.328mg/g，熟地炭 1.886mg/g。熟地制炭后 5-羟甲基糠醛含量有所增加，熟地黄炮制前后 5-羟甲基糠醛含量：熟地黄 0.169%，熟地炭 0.319%。

**【高效液相色谱异同点】**

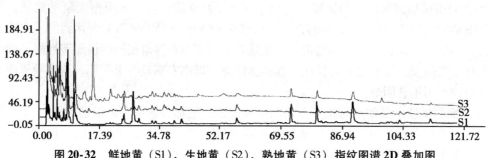

图 20-32　鲜地黄（S1）、生地黄（S2）、熟地黄（S3）指纹图谱 2D 叠加图

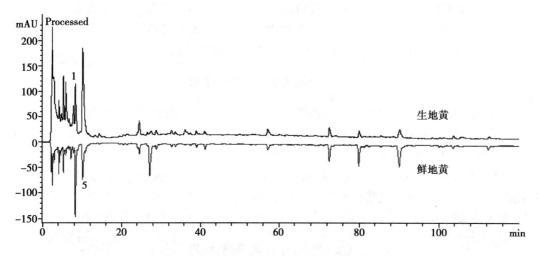

图 20-33　鲜地黄与生地黄 HPLC 指纹图谱比较

1. 梓醇；5. 5-羟甲基糠醛

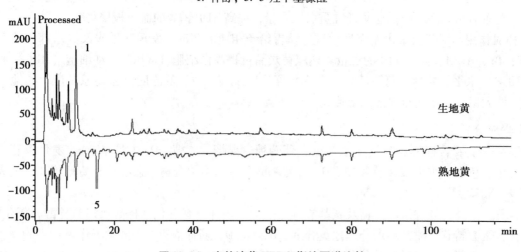

图 20-34　生熟地黄 HPLC 指纹图谱比较

1. 梓醇；5. 5-羟甲基糠醛

通过对同批鲜地黄、生地黄和熟地黄饮片的指纹图谱进行分析，发现同批鲜地黄、生地黄和熟地黄之间有明显区别。生地黄与鲜地黄相比，部分色谱峰的峰面积降低，其中梓醇的峰面积明显降低，说明在炮制过程中梓醇可能发生改变；且鲜地黄色谱图中有一明显色谱峰在生地黄相应位置未出现，具体为何种成分目前正在进一步研究中。熟地黄与生地黄相比，梓醇的色谱峰面积也明显降低；另外，熟地黄色谱图中出现一生地黄中未见的明显色谱峰，经对照品对比确定为 5-羟甲基糠醛的色谱峰。

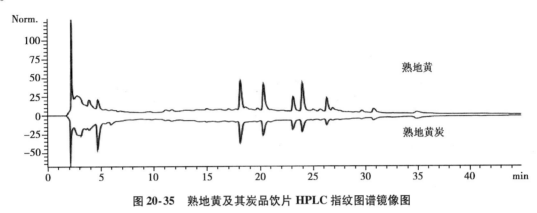

**图 20-35 熟地黄及其炭品饮片 HPLC 指纹图谱镜像图**

从 HPLC 可见，熟地黄与熟地黄炭的成分差异主要表现在含量上，没有明显质的变化。

【含量测定】 照 2010 年版《中国药典》一部地黄项下【含量测定】方法[1]，生熟地黄中梓醇含量有明显差异，见表 20-17。

**表 20-17 鲜地黄、生地黄和熟地黄中部分化学成分含量（%）**

| 成分名称 | 鲜地黄 | 生地黄 | 熟地黄 | 含量变化 |
|---|---|---|---|---|
| 还原糖 | 3.90 | 12.60 | 39.35 | 增加 |
| 果糖 | — | 3.18 | 11.88 | 增加 |
| 葡萄糖 | — | 4.15 | 9.02 | 增加 |
| 5-羟甲基糠醛 | — | 0.01 | 0.24 | 增加 |
| 麦角甾苷 | 0.116 | 0.045 | 0.024 | 减少 |
| 梓醇 | 3.46 | 0.81 | 0.33 | 减少 |
| 多糖 | 9.02 | 16.59 | 3.33 | — |
| 水苏糖 | 25.16 | 9.06 | 5.57 | 减少 |

照 2010 年版《中国药典》一部，地黄项下【含量测定】方法，生地黄和地黄炭中梓醇以及熟地黄和熟地黄炭中毛蕊花糖苷含量有明显差异，见表 20-18。

**表 20-18 地黄及其炭中梓醇和毛蕊花糖苷含量（%）**

| 样品 | 梓醇 | 毛蕊花糖苷 |
|---|---|---|
| 生地黄 | 0.068 | 0.045 |
| 生地黄炭 | 0.020 | 0.022 |
| 熟地黄 | — | 0.024 |
| 熟地黄炭 | — | 0.013 |

【生制地黄成分、药效与功用关系归纳】 由地黄炮制前后的对比研究，提示了环烯醚萜苷类、糖类、氨基酸、微量元素等的变化，以及新物质 5-羟甲基糠醛的产生是引起地黄生制品药效差异的物质基础。其变化关系如图 20-36、20-37 所示：

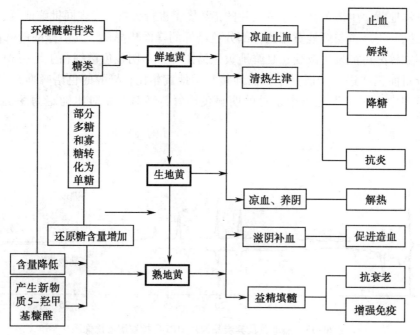

图 20-36　地黄炮制前后成分、药效与功用关系图

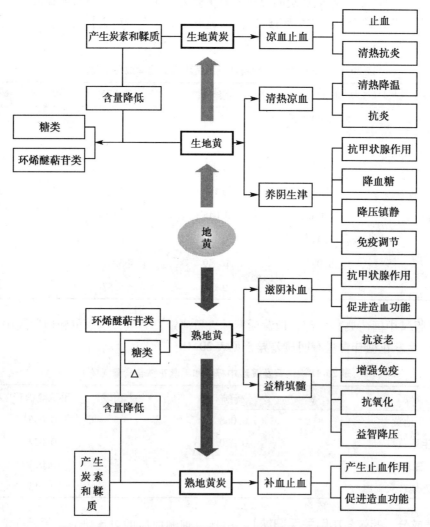

图 20-37　生地黄、熟地黄制炭前后成分、药效与功用关系图

（张振凌　刘鸣昊）

• 参 考 文 献 •

[1] 国家药典委员会. 中华人民共和国药典（一部）[S]. 北京：中国医药科技出版社，2010：263-265.

[2] 丁安伟. 中药炮制学 [M]. 北京：高等教育出版社，2007.

[3] 李亚萍，李娴，王娜，等. 正交试验法优选生地黄炭的最佳炮制工艺研究 [J]. 中医报，2012，27（12）：
1617-1618.

[4] 王娜，张振凌，李娴，等. 熟地炭炮制工艺的优选 [J]. 中国实验方剂学杂志，2012，18（21）：12-14.

[5] 宋·王怀隐. 太平圣惠方 [M]. 北京：人民卫生出版社，1982：425，1008，1257.

[6] 宋·赵佶. 圣济总录 [M]. 北京：人民卫生出版社，1982：2037.

[7] 清·刘若金. 本草述 [M]. 北京：萧兰陵堂刊本，1936.

[8] 清·赵学敏. 本草纲目拾遗 [M]. 北京：人民卫生出版社，1957：72.

[9] 明·武之望. 济阴纲目 [M]. 上海：上海科技卫生出版社，1959：386.

[10] 清·严西亭. 得配本草 [M]. 上海：上海卫生出版社，1959：19.

[11] 清·沈又彭. 沈氏女科辑要 [M]. 南昌：江苏科学技术出版社，1985：86.

[12] 杨培民，曹广尚. HPLC 法测定地黄不同炮制品中梓醇的含量 [J]. 齐鲁药事. 2009，28（10）：598-600.

[13] 李娴，刘雅琳，卫向龙，等. 比较不同制炭方法炮制的生地黄炭对小鼠出血、凝血时间的影响 [J]. 中医学报，
2012，27（1）：56-57.

[14] 李娴，卫向龙，王娜，等. 炒生地黄炭、熟地黄炭对小鼠出、凝血时间的影响 [J]. 中药材，2012，（1）：
37-38.

[15] 林晓兰. 中药炭药的止血应用及作用机理分析 [J]. 首都医药，1998，5（6）：30.

[16] 武卫红. 地黄寡糖的制备工艺及药理活性研究 [D]. 山东：山东大学，2006.

[17] 赵素荣. 地黄梓醇提取分离工艺及其生物活性研究 [D]. 北京：中国人民解放军军事医学科学院，2006。

[18] 梁爱华. 鲜地黄与干地黄止血和免疫作用的比较 [J]. 中国中药杂志，1999，24（11）：663-666.

[19] 苗明三. 鲜怀地黄粉对小鼠抑郁模型的影响 [J]. 中医学报，2011，26（7）：813-815.

[20] 赵素容，卢充伟，陈金龙，等. 地黄梓醇降糖作用的实验研究 [J]. 时珍国医国药，2009，20（1）：171-172.

[21] 曾艳，贾正平，张汝学，等. 地黄寡糖在 2 型糖尿病大鼠模型上的降血糖作用及机制 [J]. 中国药理学通报，
2006，22（4）：411-415.

[22] 刘鹤香，曹中亮，常东明，等. 怀地黄的降压镇静抗炎作用及有效部分分析 [J]. 新乡医学院学报，1998，15
（3）：219-221.

[23] 崔瑛，王君明，冯志毅，等. 地黄对家兔阴虚热盛证型发热的解热作用 [J]. 河南中医，2007，27（1）：
31-33.

[24] 王竹立，李林，叶美红，等. 干地黄对胃粘膜的快速保护作用及其机制 [J]. 中国中西医结合脾胃病杂志，
2000，8（5）：265-267.

[25] 王朴. 生地黄的现代药理研究与临床应用 [J]. 中国中医药现代远程教育，2008，6（8）：689.

[26] 龚韬，廖磊，侯晓明，等. 地黄低聚糖对大鼠肝损伤造成的血氨升高和认知障碍的影响 [J]. 北京中医药，
2009，28（6）：470-472.

[27] 汤依群，戴德哉，黄宝. 地黄对缺氧大鼠心脑肾线粒体呼吸功能的保护作用 [J]. 中草药，2002，33（10）：
915-917.

[28] 李广波，秦娜，林瑞霞，等. 地黄提取物对多柔比星肾病大鼠肾脏的保护作用机制 [J]. 实用儿科临床杂志，
2010，25（23）：1815-2010.

[29] 陈丁丁，戴德哉，章涛，等. 地黄煎剂消退 L-甲状腺素诱发的大鼠心肌肥厚并抑制其升高的心、脑线粒体
$Ca^{2+}$，$Mg^+$-ATP 酶活性 [J]. 中药药理与临床，1997，13（4）：27-28.

[30] Ohko, Kin SW, Kin JY, et al. Effect of Rehmannia glutimosa Libosch extracts on bone metabolism. Chin ChinActa,
2003334：185-195.

[31] 曲凤玉，于德成，欧芹，等. 熟地黄不同溶媒提取液对 D-半乳糖衰老小鼠脑 SOD 和 MDA 影响的实验研究 [J].
黑龙江医药科，1998，（5）：5.

[32] 田丽华，武冬梅，张楠楠，等. 熟地黄水提液对小鼠红细胞膜 $Na^+/K^+$-ATPase 活性及 MDA 含量的影响 [J].

黑龙江医药科学，1999，(6)：13.

[33] 张鹏霞，曲凤玉，欧芹，等. 熟地提取液对衰老模型小鼠脑组织 NOS、NO、SOD、LPD 的影响 [J]. 中国老年学杂志，1999，(3)：174.

[34] 苗明三.（怀）熟地黄多糖抗氧化作用 [J]. 中国中医药信息杂志，2002，(10)：32.

[35] 安红梅，史云峰，胡兵，等. 熟地黄对 D-半乳糖衰老模型大鼠脑衰老的作用研究 [J]. 中药与临床，2008，24 (3)：59-60.

[36] 高治平. 熟地黄对雌性小鼠老化进程中雌、孕激素受体含量的上调作用 [J]. 山西中医学院学报，2000，4 (1)：1-3.

[37] 崔瑛，颜正华，侯士良，等. 熟地黄对动物学习记忆障碍及中枢氨基酸递质、受体的影响 [J]. 中国中药杂志，2003，(3)：263.

[38] 崔瑛，侯士良，颜正华，等. 熟地黄对毁损下丘脑弓状核大鼠学习记忆及海马 c-fos，NGF 表达的影响 [J]. 中国中药杂志，2003，(4)：362.

[39] 崔瑛，颜正华，侯士良，怀庆熟地黄益智作用研究（D），北京中医药大学博士论文，2002，5.

[40] 崔瑛，沈云辉，侯士良，等. 熟地黄对记忆障碍模型小鼠记忆力影响的实验研究 [J]. 河南中医学院学报，2003，18 (5)：32-34.

[41] 苗明三，方晓艳. 怀地黄多糖免疫兴奋作用的实验研究 [J]. 中国中医药科技，2002，(3)：159.

[42] 王林嵩，侯进怀，田建伟，等. 熟地和杜仲对猕猴细胞免疫功能的影响 [J]. 河南医学研究，1994，(1)：40.

[43] 苗明三，孙艳红，史晶晶，等. 熟地黄粗多糖对血虚模型小鼠胸腺和脾脏组织形态的影响 [J]. 中华中医药杂志（原中国医药学报），2007，22 (5)：318-320.

[44] 武冬梅，付正宗，楚振升，等. 熟地黄水提液对小鼠心肌 LPF、GSH-Px 的影响 [J]. 黑龙江医药科学，2000，(1)：37.

[45] 黄霞，庆慧，王惠森，等. 熟地水剂煎剂及其提取物对小鼠外周血象影响的比较研究 [J]. 中成药，2002，(2)：111.

[46] 苗明三，王智明，孙艳红. 怀熟地黄多糖对血虚大鼠血象及细胞因子水平的影响 [J]. 中药药理与临床，2007，23 (1)：39-40.

# ❧ 何 首 乌 ❧

**【来源】** 本品为蓼科植物何首乌 *Polygonum multiflorum* Thunb. 的干燥块根。秋、冬二季叶枯萎时采挖，削去两端，洗净，个大的切成块，干燥。主产于广东、贵州、云南及四川等。

生制何首乌鉴别使用表

| 处方用名 | 何首乌 | 制何首乌 |
|---|---|---|
| 炮制方法 | 切制 | 蒸制 |
| 性状 | 不规则的厚片或块。外表皮红棕色或红褐色，皱缩不平。切面浅黄棕色或浅红棕色，显粉性，有云锦状花纹，气微，味微苦而甘涩 | 不规则皱缩状的块片。表面黑褐色或棕褐色，凹凸不平。切面角质样，棕褐色或黑色。气微，味微甘而苦涩 |
| 性味归经 | 苦、甘、涩，微温<br>归肝、心、肾经 | 甘、微苦，微温<br>归肾、肝、心经 |
| 功能主治 | 润肠通便，解毒，消痈，截疟<br>用于肠燥便秘，疮痈瘰疬，风疹瘙痒，久疟体虚，高血脂 | 补肝肾，强筋骨，益精血，乌须发，化浊降脂<br>用于腰膝酸软，眩晕耳鸣，血虚萎黄，肢体麻木，崩漏带下，须发早白，高脂血症 |
| 炮制作用 | 利于调剂和成分煎出 | 增强补肝肾、益精血作用。降低了滑肠致泻的副作用 |

续表

| 用法用量 | 水煎口服或入中成药<br>3~6g | 水煎口服或入中成药<br>6~12g |
|---|---|---|
| 配伍 | 常与炙黄芪、党参、生白术、熟地、杏仁、桃仁、川厚朴、白芍、当归、炙甘草等配伍治疗老年性便秘，如润肠方。也可与鳖血、朱砂同用，解毒截疟，又略兼补益，如何首乌丸 | 常与茯苓、枸杞、熟地、牛膝、菟丝子等配伍治疗肝肾两虚，精血不足导致的须发早白，虚阳上亢所致的头晕目眩，两耳虚鸣等，如七宝美髯丹、滋阴地黄丸等 |
| 药理作用 | 泻下作用，抗氧化，降血脂及抗动脉粥样硬化，抗血栓等 | 抗衰老，调节免疫，乌须发，促进造血功能，保护神经，调节代谢 |
| 化学成分 | 蒽醌苷，二苯乙烯苷，卵磷脂类，多糖等 | 蒽醌苷元，二苯乙烯苷，卵磷脂类，多糖，5-羟甲基糠醛含量增加 |
| 检查<br>浸出物<br>含量测定 | 水分不得过10.0%；总灰分不得过5.0%<br><br>含2,3,5,4′-四羟基二苯乙烯-2-$O$-β-D-葡萄糖苷（$C_{20}H_{22}O_9$）不得少于1.0%，结合蒽醌以大黄素（$C_{15}H_{10}O_5$）和大黄素甲醚（$C_{16}H_{12}O_5$）的总量计，不得少于0.05% | 水分不得过12.0%；总灰分不得过9.0%<br>乙醇浸出物不得少于5.0%<br>含2,3,5,4′-四羟基二苯乙烯-2-$O$-β-D-葡萄糖苷（$C_{20}H_{22}O_9$）不得少于0.70%，游离蒽醌以大黄素（$C_{15}H_{10}O_5$）和大黄素甲醚（$C_{16}H_{12}O_5$）的总量计，不得少于0.10% |
| 注意 | 肝功能异常者慎用，大便溏泄及痰湿内蕴者慎服，有家族性何首乌过敏案报道。忌铁器 | 肝功能异常者慎用，大便溏泄及痰湿内蕴者慎服，有家族性何首乌过敏案报道。忌铁器 |

## 注释

**【炮制方法】**

何首乌：取原药材，除去杂质，洗净，稍浸，润透，切成厚片或块，干燥[1]。

制何首乌：取何首乌片或块，置非铁质的适宜容器内，加黑豆汁拌匀，蒸至内外均呈棕褐色至黑褐色时，取出，干燥[2]。每100kg何首乌片（块）用黑豆10kg。

除黑豆汁制何首乌外，现行还有清蒸、酒润、酒蒸、熟地汁蒸[3]。

**【性状差异】** 何首乌表面淡红色或棕黄色，味稍苦涩；制何首乌表面棕褐色至黑色，味甘微苦[2]。（见文末彩图109）

**【炮制作用】**

何首乌，味苦、甘、涩，性平。归肝、心、肾经。何首乌苦泄性平，具有解毒消痈，润肠通便，泻下的作用[4]。多用于肠燥便秘、疮痈痒痛、瘰疬等症。大便秘结可单味煎服，亦可与芝麻等同用。疮痈痒痛常与防风、苦参、薄荷同用，能养血祛风，消肿止痒，可用于疮痈痒痛，如何首乌散（《外科精要》）。瘰疬常与夏枯草、贝母、当归、香附、川芎等同用，能养血滋阴，疏肝消瘰，可用于瘰疬日久、寒热、形体羸瘦。配伍昆布（酒洗）、海带、川牛膝、当归（酒洗）、乌贼骨、桑寄生等，可治瘰疬，如妙灵散（《金鉴》）[4]。

何首乌黑豆汁制后，味甘而厚入阴，性由平转为微温，归肝、心、肾经，减轻了其滑肠致泻的作用，增强了补肝肾，益精血，乌须发，强筋骨的作用。须发早白常与制何首乌（黑豆汁制）、茯苓（人乳制）、酒牛膝、酒当归、酒杞子、补骨脂（黑芝麻制）、酒菟丝子同用，能补肝肾，益精血，强筋骨。亦可用于肝肾两虚，精血不足，须发早白，如七宝美髯丹（《纲目》）。头目眩晕常与熟地、山茱萸、茯苓、菊花、丹皮同用，能增强补肝肾作用。久疟不止常与人参、当归、陈皮、煨姜同用，能补气血，截疟，可用于气血俱虚，久疟不止，面色萎黄，如何人饮（《景岳》）。

何首乌中结合型蒽醌类化合物含量较高，故其泻下作用较强；二苯乙烯苷含量较高，故其抗氧化作用强于制何首乌。制何首乌中结合型蒽醌类成分转化为游离型蒽醌类，减轻了其致泻的作用，增强了滋补肝肾、养肝益血、乌须发、强筋骨之功。制何首乌总糖含量明显升高[5]，故制何首乌的调节免疫作用增强。何首乌经炮制之后，新发现了5-羟基麦芽酚和5-羟甲基糠醛[6]，所以制何首乌能降低心肌缺血小鼠血清中乳酸脱氢酶（LDH）含量，降低心肌缺血小鼠心肌组织中丙二醛（MDA）含量[7]。

综上所述，何首乌主要用于润肠通便，制何首乌主要用于补肝肾，强筋骨，益精血，乌须发。

**【药理作用】**

## 一、何首乌的药理作用

**1. 泻下作用**　大鼠及豚鼠肠肌实验表明，何首乌中大黄素有类似乙酰胆碱的作用，并可被阿托品所对抗。大黄素能与作用器官的肌肉蛋白结合而表现胆碱能的作用。它能抑制ATP酶的活性，抑制$Na^+$、$K^+$从肠腔转运至细胞，使水分滞留在肠腔，从而刺激大肠，使其推进性蠕动增加而利于排便[8]。

**2. 抗氧化作用**　何首乌可以消除体内氧原子，提高抗氧化能力，对几种自由基清除表现出了不同的效能。实验证实二苯乙烯苷抗氧化性能明显较白藜芦醇突出[9]。

**3. 调节血脂作用**　何首乌中二苯乙烯苷能降低大鼠血清总胆固醇（TC）及血清甘油三酯（TG）的含量，升高低密度脂蛋白受体的表达[10,11]。何首乌主要作用于肝脏而表现出较好的治疗非酒精性脂肪肝的效果[12]。

## 二、制首乌的主要药理作用

**1. 抗衰老及调节免疫作用**　制何首乌能拮抗免疫抑制剂氢化可的松或泼尼松龙引起的小鼠胸腺萎缩与退化作用，增加其胸腺、肾上腺、脾脏和腹腔淋巴结的重量，提高白细胞总数，促进腹腔巨噬细胞的吞噬功能，降低小鼠循环免疫复合物的含量[13]。

**2. 促进造血功能**　制何首乌对小鼠粒系祖细胞（CFU-D）的生长有促进作用，制何首乌提取液$PM_2$可使骨髓造血干细胞（CFU-S）明显增加，提高小鼠粒-单系祖细胞产生率，并使骨髓红系祖细胞（BFU-E，CFU-E）比值升高[14]。

**3. 对心血管的作用**　制何首乌具有减慢心率，增加冠脉流量的作用，其提取液对犬心肌缺血再灌注损伤具有预防作用[15]。制何首乌醇提物对家兔红细胞磷脂成分及电泳率影响的实验表明[16]，制何首乌有降低血小板与红细胞聚集的作用，同时也减弱了两者与血管内皮的吸附，有效避免微血栓的形成。

**4. 神经保护作用**　衰老伴有脑内单胺类递质含量变化，脑内单胺氧化酶-B（MAO-B）活性增加。制何首乌能降低脑内MAO-B活性，提高脑组织中5-羟色胺（5-HT）、去甲肾上腺素（NE）及多巴胺（DA）含量[10]。制何首乌能够增加大鼠中枢神经系统纹状体多巴胺受体$D_2$含量，改善老年大鼠中枢多巴胺能神经系统[17]。

**5. 改善骨质疏松作用**　制何首乌水提液可通过增强骨碱性磷酸酶（ALP）活性，抑制骨胶原、骨钙、骨磷的丢失，从而抑制去卵大鼠的骨质疏松[18]。

**6. 乌须发作用**　制何首乌能够调节改善身体新陈代谢，对贫血、神经衰弱引起的黑发转白有抑制作用[18]。

## 三、生、制何首乌之复方的药理作用差异

**生、制何首乌之精乌胶囊的药理作用差异**

**1. 对生发乌发作用的影响**　在毛长的测定结果中，何首乌之精乌胶囊与制何首乌之精乌胶囊均有促进毛发生长的作用，且都呈一个时间的趋势，随着时间的推移，毛发越来越长，且波动性也越来越小，但制何首乌之精乌胶囊组毛发生长效果无论是起效速度还是毛发长度均好于生何首乌之精乌胶

囊组。

**2. 对抗氧化能力的影响**  从 DPPH 法与羟基自由基（OH·）清除能力的测定法所得一致性结果可知：生何首乌制备的精乌胶囊抗氧化能力强于制何首乌制备的精乌胶囊，其原因与制何首乌受热降低了 THSG 含量有关，从而降低了精乌胶囊的抗氧化能力。

【化学成分】

**何首乌**  主要有二苯乙烯苷类、醌类（萘醌和蒽醌）、黄酮类、脂肪酸类、卵磷脂类、鞣质等。

**制何首乌**  何首乌经黑豆汁制后，所含二苯乙烯苷含量下降，结合型蒽醌类化合物转变为游离型蒽醌类化合物，总糖含量增多，卵磷脂类及鞣质类含量降低。同时，制何首乌中检测出了 5-羟基麦芽酚和 5-羟甲基糠醛[5-7]。

【高效液相色谱异同点】

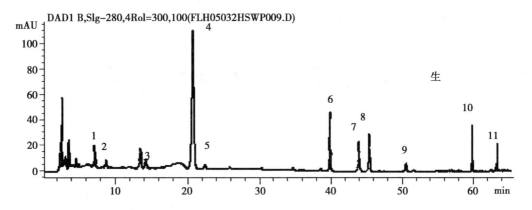

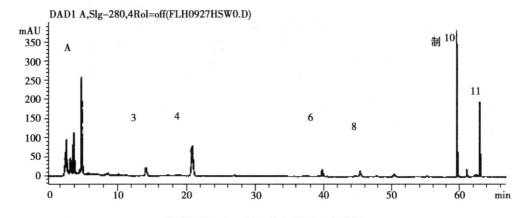

**图 20-38  生、制何首乌 HPLC 色谱图**

4. 二苯乙烯苷；10. 大黄素；11. 大黄素甲醚；A. 5-羟甲基糠醛

从上图中可以明显看出：何首乌炮制前后，二苯乙烯苷含量降低，大黄素和大黄素甲醚含量升高。而且，炮制之后，出现新的物质 A，经鉴定，物质 A 为 5-羟甲基糠醛[19]。

【含量测定】  照 2010 年版《中国药典》一部何首乌项下【含量测定】方法[1]，何首乌与制何首乌各成分含量有明显差异，详见表 20-19。

**表 20-19  何首乌与制何首乌各成分含量**（mg/g）

| 样品 | 二苯乙烯苷 | 游离型大黄素 | 游离型大黄素甲醚 | 5-羟甲基糠醛 | 结合型大黄素 | 结合型大黄素甲醚 |
|---|---|---|---|---|---|---|
| 何首乌 | 32.81 | 0.321 | 0.218 | — | 1.394 | 0.542 |
| 制何首乌 | 10.33 | 1.054 | 0.564 | 0.046 | 0.101 | 0.099 |

注："—"表示未检测到

【药物代谢】　灌胃给药后，在胃内二苯乙烯苷以原形药物的形式吸收入血，然后主要在肝脏及肾脏内代谢为葡萄糖醛酸结合物（$M_1$），$M_1$ 与原形药物经血液循环再次流经肝脏时，在肝脏内酶的作用下转化为代谢物（$M_2$），直接经胆汁排出体外，同时少量 $M_1$ 与极少量原形药物一同排出。在肠道内菌群或酶的作用下，经胆汁排入肠道内的代谢物被水解为原形药物，随粪便排出体外[20-22]。

【不良反应】　何首乌的不良反应主要有皮肤过敏性病变、家族性何首乌过敏、药物热、眼部色素沉着、上消化道出血等[23]，还有因多次服用何首乌导致多次肝损伤的情况[24]。

【毒性】　何首乌毒性主要表现为不同程度的肝损伤作用，且大剂量何首乌醇提物的毒性作用较明显。主要体现在对体重增长的抑制作用、脏器指数异常、DBIL、ALB、CREA、ALP 和 CK 等多项肝肾功能生化指标的显著改变，以及引起多个脏器（肝脏、肾脏和肺脏）的病理改变[25]。

【生制何首乌成分、药效与功用关系归纳】　由何首乌炮制前后对比研究，提示蒽醌类化合物的改变是引起何首乌生制品药效差异的物质基础，其变化关系如图 20-39 所示：

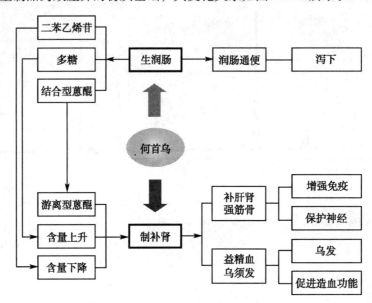

图 20-39　生制何首乌成分、药效与功用关系图

（俞　捷　赵荣华）

### 参考文献

[1] 国家药典委员会. 中华人民共和国药典（一部）[S]. 北京：中国医药科技出版社，2010：164-165.

[2] 北京市药品监督管理局. 北京市中药饮片炮制规范 [M]. 北京：化学工业出版社，2008：60.

[3] 周滢，罗承娟，邓中甲. 何首乌炮制历史沿革研究 [J]. 中国医药导报，2010，4（7）：9-10.

[4] 叶定江，张世臣. 中药炮制学 [M]. 北京：人民卫生出版社，1999：358-359.

[5] 刘振丽，宋志前，张玲，等. 不同炮制工艺对何首乌中成分含量的影响 [J]. 中国中药杂志，2005，30（5）：336-340.

[6] 赵声兰，赵荣华，解奉江，等. 炮制工艺对制何首乌饮片磷脂和总糖的影响研究 [J]. 云南中医中药杂志，2005，26（5）：34-36.

[7] 刘振丽，李林福，宋志前，等. 何首乌炮制后新产生成分的分离和结构鉴定 [J]. 中药材，2007，30（12）：1505-1507.

[8] 李强，夏晓晖. 新编常用中药有效成分手册 [M]. 北京：中国协和医科大学出版社，2008：7-8.

[9] 吕丽爽，汤坚. 二苯乙烯苷和白藜芦醇抗氧化构效关系研究 [J]. 食品与机械，2009，9（25）：57-58.

[10] 黄春林，朱晓新. 中药药理与临床手册 [M]. 北京：人民卫生出版社，2006：767-768.

[11] 韩晓，吴爱成，王伟，等. 何首乌二苯乙烯苷降血脂作用机理研究 [J]. 中华中医药学刊，2006，26（8）：1687-1689.

[12] 李娜. 何首乌降脂作用及其主要成分体外吸收的研究 [D]. 云南中医学院, 2012: 38

[13] 张印发. 何首乌的药理作用研究J]. 中国现代医生, 2007 (9): 149-151.

[14] 周志文, 周金黄, 邢善田. 何首乌提取物对正常小鼠造血功能的影响 [J]. 中药药理与临床, 1991, 7 (5): 19.

[15] 卫培峰, 焦晨莉, 陈丹丹. 何首乌现代药理研究进展 [J]. 现代中医药, 2004 (1): 57-58.

[16] 李建平. 何首乌药理作用研究近况. 中国药业, 2003 (12): 74-75.

[17] 程冠生, 刘理, 彭培国, 等. 何首乌对老年大鼠纹状体神经细胞 $D_2$ 受体的影响. 中华老年医学杂志, 1996, 15 (2): 80.

[18] 李洪兵. 何首乌的现代药理学研究综述 [J]. 云南中医中药杂志, 2012, 33 (6) 72-75.

[19] 丘小惠, 孙景波, 闵江, 等. 不同炮制工艺制首乌 HPLC 化学图谱变化及对大鼠血虚模型的作用研究 [J]. 2006 中国科协年会, 2006: 241-245.

[20] 王春英. 何首乌有效成分二苯乙烯苷的降血脂作用与药物代谢动力学研究 [D]. 河北医科大学, 2008: 89.

[21] Lv G, Lou Z, Chen S, et al. Pharmacokinetics and tissue distribution of 2,3,5,4'-tetrahydroxystilbene-2-O-β-D-glucoside from traditional Chinese medicine Polygonum multiflorum following oral administration to rats [J]. Ethnopharmacol, 2011, 137 (1): 449-456

[22] 孙江浩, 袁志芳, 王春英, 等. 何首乌中二苯乙烯苷在大鼠体内的药动学 [J]. 中草药, 2005, 36 (3): 405-408.

[23] 马占俊. 何首乌的应用及不良反应 [J]. 临床合理用药, 2011, 2 (4): 28.

[24] 俞捷, 谢洁, 赵荣华, 等. 何首乌肝脏不良反应研究进展 [J]. 中草药, 2010, 41 (7): 1206-1209.

[25] 肖小河, 李奇, 赵奎君, 等. 大剂量何首乌醇提物致大鼠多脏器损伤研究 [J]. 环球中医药, 2013, 6 (1): 1-6.

## 白 芍

**【来源】** 本品为毛茛科植物芍药 *Paeonia lactiflora* Pall. 的干燥根。夏秋季采挖, 洗净, 除去头尾和细根, 置沸水中煮后除去外皮或去皮后再煮, 晒干。主产于浙江、安徽、四川。

生制白芍鉴别使用表

| 处方用名 | 白芍 | 酒白芍 | 炒白芍 |
|---|---|---|---|
| 炮制方法 | 切制 | 酒炒 | 清炒 |
| 性状 | 为表面类白色的近圆形或椭圆形的薄片。切面平滑, 角质样 | 为表面微黄色的近圆形或椭圆形的薄片。微具酒气 | 为表面微黄色的近圆形或椭圆形的薄片。偶见有焦斑 |
| 性味 归经 | 微苦、酸, 微寒 归肝、脾经 | 苦、酸, 凉 主入肝经 | 苦、酸, 凉 主入脾经 |
| 功能 主治 | 敛阴止汗, 柔肝止痛 用于血虚萎黄, 自汗, 盗汗, 头痛, 眩晕、耳鸣 | 调经止血, 和中缓急 用于胁肋疼痛, 腹痛, 经性腹痛 | 养血敛阴 用于肝旺脾虚之症 |
| 炮制作用 | 利于调剂和成分煎出 | 降低酸寒之性, 善于和中缓急 | 药性稍缓, 偏重于养血敛阴 |
| 用法 用量 | 水煎口服或入中成药 6~15g | 水煎口服或入中成药 6~15g | 水煎口服或入中成药 6~15g |
| 配伍 | 常与牛膝、龙骨、代赭石、牡蛎等配伍治疗肝阳偏亢症。如镇肝息风汤、建瓴汤等 | 常与柴胡、茯苓、姜半夏、香附等配伍治疗胸膈胀满, 两胁攻痛。如开郁顺气丸等 | 常与白术、陈皮、防风、黄连、黄芩、大黄等配伍治疗脾虚泄泻、湿热痢疾之症。如痛泻要方、芍药汤等 |

续表

| 药理作用 | 镇静、抗惊厥、解热、抑制胃液分泌、抑制消化道溃疡 | 扩张血管、镇静、抗惊厥作用增强 | 镇静、解痉、抗惊厥作用增强 |
|---|---|---|---|
| 化学成分 | 单萜、三萜、黄酮类成分 | 单萜、三萜、黄酮类成分。芍药苷含量降低 | 单萜、三萜、黄酮类成分。芍药苷含量降低 |
| 检查 | 水分不得过 14.0%；总灰分不得过 4.0% | 水分不得过 14.0%；总灰分不得过 4.0% | 水分不得过 10.0%；总灰分不得过 4.0% |
| 浸出物含量测定 | 水溶性浸出物不得少于 22.0%芍药苷含量不得少于 1.2% | 水溶性浸出物不得少于 22.0%芍药苷含量不得少于 1.2% | 水溶性浸出物不得少于 22.0%芍药苷不得少于 1.2% |
| 注意 | 不宜与藜芦同用 | 不宜与藜芦同用 | 不宜与藜芦同用 |

## 注释

**【炮制方法】**

白芍：取原药材，洗净，润透，切薄片，干燥[1]。

酒白芍：取净白芍片，加黄酒拌匀，闷润，待酒被吸尽后，置炒制容器内，用文火加热，炒干，取出，放凉。每 100kg 白芍，用黄酒 10kg。

炒白芍：取净白芍片，置热的炒制容器内，用文火加热，炒至表面微黄色，取出放凉。

除酒白芍、炒白芍外，还有麸炒白芍、醋白芍和焦白芍。

**【性状差异】**　白芍切面类白色或微带棕红色；酒白芍切面微黄色，微具酒气；炒白芍切面微黄色，偶见有焦斑。（见文末彩图 110）

**【炮制作用】**　白芍，味酸、微苦，性微寒。生白芍药性偏凉，主入归肝、脾经，具有养血调经、敛阴止汗，柔肝止痛，平抑肝阳[1]的作用。偏重用于血虚萎黄，自汗，盗汗，头痛眩晕，耳鸣。如治肝阳偏亢的镇肝息风汤、建瓴汤等。

酒白芍，降低酸寒之性，故增强调经止血、和中缓急作用，主入肝经。多用于胁肋疼痛、腹痛、产后腹痛。如治疗胸膈胀满，两胁攻痛的开郁顺气丸[2]。

炒白芍，药性稍缓，故增强养血敛阴的作用，主入脾经。多用于脾虚泄泻之症。如治脾虚泄泻、湿热痢疾的痛泻要方、芍药汤[2]。

白芍、酒白芍、炒白芍的功用差异如《本草纲目》所述"今人多生用，惟避中寒者以酒炒用……"、《得配本草》"伐肝生用，补肝炒用……"。因此，敛阴平肝生用，和中缓急酒制用，养血敛阴炒用。

白芍主要含有萜类成分，萜类具有保肝、调节免疫、抗炎、解热等作用[3-8]。炮制后萜类成分降低，因此，敛阴止汗，柔肝止痛时多用生品。萜类的保肝作用主要是提高血清丙氨酸转氨酶，降低血清蛋白及肝糖原[7]。抗炎作用主要是对白三烯 $B_4$ 前列腺素 $E_2$ 和一氧化氮的抑制[9]。

白芍酒制后萜类含量显著降低，导致其保肝、解热作用明显弱于白芍。白芍酒制后部分苷类转化为苷元，苷元成分抑制副交感神经的兴奋，抑制胃肠道电运动，致使镇痛、镇静和抗惊厥作用增强[6,10]。同样，炒白芍也因增加萜类成分的溶出，故其扩张血管、镇痛、镇静等作用亦强于生白芍[6,10]。

综上，通过萜类成分的变化和药理作用，证明了白芍"敛阴平肝生用，和中缓急酒制用，养血敛阴炒制用"的合理性。

**【药理作用】**

### 一、白芍的药理作用

**1. 调节免疫作用**　白芍总苷（TGP）能促进小鼠腹腔巨噬细胞的吞噬功能[3,4]。白芍总苷的免疫调节作用与其影响的白三烯 $B_4$ 的产生有关[5]。

**2. 镇痛、镇静作用** 芍药苷静脉注射给予大鼠，可见到轻度的镇静作用。白芍镇痛解痉作用是抑制副交感神经末梢乙酰胆碱的游离，具有突触前抑制作用[6,10]。

**3. 抑制平滑肌作用** 芍药苷对豚鼠、大鼠的离体肠管和在体胃运动以及大鼠子宫平滑肌均有抑制作用，并能拮抗催产素引起的收缩。

**4. 抗炎作用** 白芍总苷抑制角叉菜胶引起的大鼠足肿胀和大鼠棉球肉芽肿的形成，并对类风湿关节炎的动物模型大鼠佐剂性关节炎有明显的防治作用[11,12]。抗炎作用是通过降低血球沉降率与类风湿因子滴度、抑制白三烯 $B_4$ 和前列腺素 $E_2$ 和一氧化氮产生[9]。

**5. 抗菌作用** 白芍煎剂对志贺痢疾杆菌、葡萄球菌、铜绿假单胞菌有抑菌作用。白芍总苷具有直接抗病毒作用[7]。

**6. 解热作用** 芍药苷对小鼠正常体温有降低作用，并对人工发热的小鼠有解热作用[6]。

**7. 保肝作用** 白芍总苷可显著改善小鼠肝损伤后的血清丙氨酸转氨酶升高，血清蛋白下降及肝糖原含量降低，并使形态学上的肝细胞变性和坏死得到明显的改善和恢复[7]。白芍总苷对肝癌细胞生长有抑制作用，并能诱导细胞凋亡[8]。

**8. 肾保护作用** 白芍总苷能升高大鼠尿蛋白增加，血肌酐和尿素氮，降低血浆总蛋白和白蛋白。白芍总苷可保护肾小球肾炎大鼠的肾功能，部分逆转受损的肾小球病理改变[13]。

**9. 抑制血小板聚集作用** 白芍总苷具有明显抑制血小板聚集作用[14]，TGP 具有降低血细胞比容、全血高切黏度和低切黏度的作用。说明 TGP 通过提高红细胞的变形能力和降低红细胞聚集性而降低血液全血黏度，从而改善血液流变性[15]。

## 二、制白芍的药理作用

白芍炮制后药理作用普遍增强，镇痛作用较生品明显[16]。白芍的种炮制品煎液均能使离体兔肠自发性收缩活动的振幅加大，随剂量增加，作用加强。加入肾上腺素引起的肠管活动抑制，酒炒、清炒均有不同程度的拮抗作用，并随剂量增加，作用加强[17]。

**【化学成分】**

**白芍** 主要含有萜类，如芍药苷、芍药花苷。另外还有苯甲酸、黄酮、挥发油、脂肪油等成分[18]。

**酒白芍、炒白芍** 白芍炮制后芍药苷含量明显降低[19]。

**【高效液相色谱异同点】**

由白芍炮制前后 HPLC 谱图可见，化学成分炮制前后芍药苷（生品中 6 号峰）含量有明显变化。

**【含量测定】** 照 2010 年版《中国药典》（一部）白芍项下【含量测定】方法[1]。白芍、酒白芍、炒白芍含量有明显差异，见表 20-20[19]。

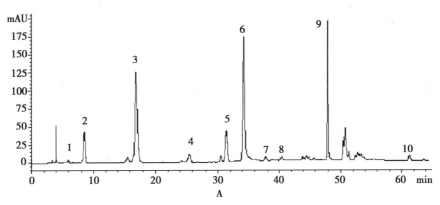

A

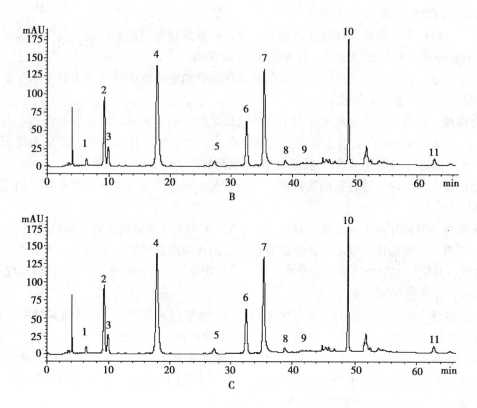

图 20-40　生、酒、炒白芍的 HPLC 鉴别色谱图

A. 白芍；B. 酒白芍；C. 炒白芍

表 20-20　生制白芍芍药苷含量（%）

| 成分 | 白芍 | 酒白芍 | 炒白芍 |
|---|---|---|---|
| 芍药苷 | 4. 12 | 1. 67 | 1. 76 |

【不良反应】　现代药理研究表明，白芍总苷具有抗炎、镇痛、抗应激和免疫调节等作用，临床上白芍总苷被广泛应用于自身免疫疾病治疗中，其不良反应少，主要是大便性状改变，如便稀、便次增多，亦可见纳差、轻度腹痛等[20]。

【毒性】　采用大鼠静脉点滴 [500、1000 和 2000mg/（kg·d），连续给药 30 与 90 天和狗静脉点滴 [280 与 560mg/（kg·d），连续给药 90 天]，长期给药后这两种动物除血小板数目增高外，其摄食、体质量、血尿常规与组织的病理组织学观察亦无明显毒性作用[21]。致畸变试验研究表明，TGP 鼠伤寒沙门菌回复突变试验（1～10000μg/ml），中国仓鼠肺细胞染色体试验（37～333.3μg/ml）和微核试验（39.06～250μg/ml）均呈阴性[22]。长期中医实验未发现白芍对人体有毒性，TGP 的动物毒性研究也显示 TGP 无明显毒性损害，安全范围大[23]。然而，TGP 致突变致畸性研究表明当大剂量大鼠体重增重减低时，对胎仔和胎盘发育具有胚胎毒效应（主要表现为胎仔和胎盘重量明显减轻），但未见 TGP 对胎仔外观、内脏和骨骼形态等产生明显的致畸作用[24]。

【生制白芍成分、药效与功用关系归纳】　由白芍炮制前后的对比研究，初步认为芍药苷等成分的变化是引起白芍生、制品药效差异的物质基础。其变化关系如图 20-41 所示：

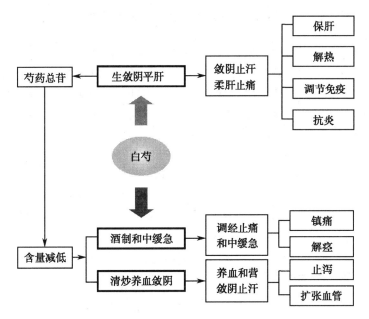

图 20-41 生制白芍成分、药效与功用关系图

(张振秋)

# 参考文献

[1] 国家药典委员会. 中国药典一部 [S]. 北京：中国医药科技出版社，2010：96-97.

[2] 贾天柱. 中药炮制学 [M]. 上海：上海科学技术出版社，2008，8.

[3] 梁群山，魏伟，周爱武，等. 白芍总苷对大鼠腹腔巨噬细胞化学发光的研究 [J]. 中国药理学通报，1988，4（4）：220-223.

[4] 魏文树. 白芍总苷对免疫应答的调节作用 [J]. 中国药理学通报，1987，3（3）：148-150.

[5] 李俊，李延凤，周爱武，等. 白芍总苷对大鼠腹腔巨噬细胞产生白三烯 $B_4$ 的研究 [J]. 中国药理学通报，1992，8（1）：36-38.

[6] 王永祥，陈敏珠，徐叔云. 白芍总苷的镇痛作用 [J]. 中国药理学通报，1993，9（1）：58-62.

[7] 戴俐明，陈学广，徐叔云. 白芍总苷对实验性肝炎的保护作用 [J]. 中国药理学通报，1993，9（6）：449-451.

[8] 王世宏，魏伟，许杜娟，等. 白芍总苷 SMMC27721 细胞增殖的抑制作用 [J]. 安徽医药，2006，10（1）：8-9.

[9] 周强，栗占国. 白芍总苷的药理作用及其在自身免疫性疾病中的应用 [J]. 中国新药与临床杂志，2003，22（11）：687-691.

[10] 高崇凯，王雁，王勇，等. 白芍总苷粉针剂的抗炎镇痛作用 [J]. 中国新药药理与临床药理，2002，13（3）：163-165.

[11] 贾晓益，魏伟，郑咏秋，等. 白芍总苷对胶原性关节炎滑膜组织中 Bcl2，Bax 表达的影响 [J]. 安徽医科大学学报，2006，41（2）：143-146.

[12] 朱蕾，魏伟，郑咏秋. 白芍总苷对胶原性关节炎大鼠滑膜细胞的作用及机制 [J]. 药学学报，2006，41（2）：166-171.

[13] 周登余，徐星铭，戴宏，等. 白芍总苷对大鼠系膜增生性肾小球肾炎的保护作用 [J]. 安徽医科大学学报，2006，41（2）：146-149.

[14] Yang YF. Effect of TGP on platelet congregation in rat [J]. Anhui Tradit Chin Med Coll，1993，12（1）：51-52.

[15] 杨煜，吕文伟，宋瑛士，等. 白芍总苷抗血栓形成作用 [J]. 中草药，2006，37（7）：1066-1068.

[16] 刘皈阳，闫旭，李外，等. 白芍不同炮制品中芍药苷含量及镇痛作用 [J]. 解放军药学学报，2005，21（3）：167-170.

[17] 孙秀梅，张兆旺，王文兰，等. 白芍不同炮制品的成分分析及对离体兔肠活动的影响 [J]. 中国中药杂志，1990，15（6）：24-28.

[18] 张晓燕，李铣. 白芍的化学研究进展 [J]. 沈阳药科大学学报. 2002，19（1）：70-73.

[19] 胡世林，刘岱，杨立新，等. 不同产地白芍中芍药苷和丹皮酚的含量测定及比较 [J]. 中国中药杂志，1994，19 (6)：588-589.

[20] 包国光，李晓霞. 白芍总苷的罕见不良反应 [J]. 中国现代药物应用. 2010, (9)：181.

[21] 李军，李延凤，周爱物，等. 白芍总苷的毒性研究 [J]. 中国药理学通报，1991，7 (1)：53-55.

[22] 王家骥，余素贞，徐德祥，等. 白芍总苷致突变研究 [J]. 中国医药工业杂志. 1990，21 (11)：496-498.

[23] 李俊，李延凤，周爱武，等. 白芍总苷的毒性研究 [J]. 中国药理学通报. 1991，7 (1)：53.

[24] 王家骥，余素贞，徐德祥，等. 白芍总甙致突变致畸性研究 [J]. 癌变·畸变·突变. 1995，7 (5)：280-281.

# ～ 阿　胶 ～

**【来源】**　本品为马科动物驴 *Equus asinus* L. 的干燥皮或鲜皮经煎煮、浓缩制成的固体胶。主产于山东。

**生制阿胶鉴别使用表**

| 处方用名 | 阿胶 | 阿胶珠 |
|---|---|---|
| 炮制方法 | 切制 | 蛤粉炒 |
| 性状 | 呈长方形块、方形块或丁状。棕色至黑褐色，有光泽。质硬而脆，断面光亮，碎片对光照视呈棕色半透明状。气微，味微甘 | 呈类球形。表面黄白色，偶有白色粉末。体轻，质酥，易碎。断面中空或多孔状，淡黄色。气微，味微甜 |
| 性味 归经 | 甘，平 归肺、肝、肾经 | 甘，平 归肺、肝、脾、肾经 |
| 功能 主治 | 滋阴补血 用于虚烦失眠，手足抽动 | 益肺润燥 用于肺虚燥咳，咯血、衄血、便血，胎前产后下血 |
| 炮制作用 | 利于调剂 | 降低了滋腻之性，矫正不良气味 |
| 用法 用量 | 烊化兑服 3~9g | 可直接口服或入丸散 3~9g |
| 配伍 | 常与人参、熟地、枸杞子、山药等配伍如当归养血丸、黄连阿胶汤 | 常与杏仁、马兜铃、生地黄、蒲黄、当归、川芎、艾叶等同用，如阿胶散，阿胶汤，胶艾汤 |
| 药理作用 | 补血养血、抗衰老、抗疲劳、耐缺氧、提高免疫力 | 补血作用增强，免疫调节力增强 |
| 化学成分 | 骨胶原、明胶、蛋白质、氨基酸类成分、微量元素 | 阿胶珠蛋白含量稍降，氨基酸含量增高，总氮量增加；Zn、Fe 的含量升高 |
| 检查 | 水分不得过 15.0%，重金属及有害元素　铅不得过百万分之五；镉不得过千万分之三；砷不得过百万分之二，汞不得过千万分之二，铜不得过百万分之二十。水不溶物不得过 2.0% | 水分不得过 10.0%，总灰分不得过 4.0% |
| 含量测定 | L-羟脯氨酸不得少于 8.0%，甘氨酸不得少于 18.0%，丙氨酸不得少于 7.0%，L-脯氨酸不得少于 10.0% | L-羟脯氨酸不得少于 8.0%，甘氨酸不得少于 18.0%，丙氨酸不得少于 7.0%，L-脯氨酸不得少于 10.0% |
| 注意 | 脾胃虚弱者减量服用/饭后服用，出现不消化的表现暂停服用；三高人群慎用 | 脾胃虚弱者减量服用/饭后服用，出现不消化的表现暂停服用；三高人群慎用 |

## 注释

**【炮制方法】**

阿胶：取阿胶块，50~60℃烘软后切成0.5cm×0.5cm×0.5cm的丁块[1]。

阿胶珠：取适量蛤粉置热锅内，用中火加热至灵活状态时，投入阿胶丁，不断翻动，炒至鼓起呈圆球形，黄白色内无溏心时取出，筛去蛤粉，放凉。蛤粉烫制阿胶珠最佳温度145~160℃，时间3~5分钟[2]。以总氮量为指标，对微波制阿胶珠的最佳炮制工艺进行优选，优化参数为：微波强度为高火，微波时间为4分钟，阿胶丁大小为0.5cm×0.5cm×0.6cm，加水量为15ml[2]。

**【性状差异】** 阿胶为黑褐色长方形或方形胶块，表面有光泽。阿胶珠圆球形，表面黄白色，内里蜂窝状。（见文末彩图111）

**【炮制作用】** 阿胶，味甘，性平入肺、肝、肾经。具有补血、滋阴、润燥、止血等功效，常用于血虚萎黄、心悸眩晕、心烦不眠、虚风内动、崩漏等血虚或出血证。常用方剂如当归养血丸、黄连阿胶汤。

阿胶有"蛤粉炒祛痰"之说。蛤粉性凉入肺清热化痰，阿胶经蛤粉炒后益肺润燥、滋阴补血、清肺化痰作用增强，同时降低了滋腻之性，便于粉碎，矫正了其不良气味。善于滋阴润肺化燥，用于肺阴虚燥咳、久咳痰中带血，血虚之证。常用方剂补肺阿胶汤。

阿胶多由骨胶原（collagen）组成，其水解可得明胶、蛋白质及多种氨基酸。蛋白类含量为60%~80%。蛤粉炒制后部分蛋白水解，总氨基酸和必需氨基酸含量均增加，补益作用增强。

阿胶含多种氨基酸，以甘氨酸、脯氨酸、谷氨酸、丙氨酸和精氨酸为主要氨基酸，其中甘氨酸的含量最高，其次是脯氨酸。炮制后某些氨基酸含量稍有下降，如缬氨酸、蛋氨酸、苯丙氨酸，而某些氨基酸含量则又略有增加，如天门冬氨酸、甘氨酸、脯氨酸，但总的说来阿胶珠比阿胶所含氨基酸含量稍高。通过对阿胶生品及其不同炮制品的水分测定可以得出，水分减少可能是氨基酸含量增加的原因之一[3]。

中医的气、血、津液与元素 Zn、Cu、Fe、Mn 的关系较大，阿胶中含有人体生长发育所必需的锌元素、铁元素等，能增强人体的免疫能力，促进人体内的新陈代谢。制品阿胶珠的 Fe 含量基本上是生品的2倍多，锌含量明显高于生品和蛤粉炒品[3]。

**【药理作用】**

### 一、阿胶的药理作用

**1. 补血养血** 阿胶具有提高红细胞和血红蛋白，促进造血功能的作用。失血性贫血的家兔用阿胶后，血红蛋白、红细胞、白细胞和血小板明显升高[4-7]。

**2. 提高免疫力** 阿胶溶液对脾脏有明显的增重作用，对胸腺略有减轻作用，可明显提高小鼠腹腔巨噬细胞的吞噬能力。阿胶含有多糖成分，能起到双歧因子的作用，从而促进双歧杆菌的生长[8]。

**3. 抗疲劳和耐缺氧能力** 阿胶能显著提高小鼠的耐缺氧能力，增强动物的耐寒冷能力，研究发现喂饲阿胶的小鼠游泳时间延长许多，有显著抗疲劳作用[9]。

**4. 对钙代谢的影响** 阿胶含有大量的钙质，通过甘氨酸的作用，促进钙吸收和贮存，能改善体内钙平衡，预防治疗骨质疏松[10,11]。

**5. 改善微循环** 用内毒素休克狗做实验，证明阿胶对血液黏稠度增加有明显抑制作用，能改善微循环，动脉血压较快地恢复到常态[12]。

**6. 抗肿瘤** 实验发现阿胶对细胞免疫有双向调节作用，并对 NK 细胞的活性有较好的增强作用，而 NK 细胞在阻抑肿瘤的发生中起到一定的作用[12]。

**7. 增强记忆** 阿胶对铅致海马 CA3 区神经元超微结构及功能的损害均具有保护作用，从而改善学习记忆损伤，且有联合增强效应[13]。

### 二、阿胶珠的药理作用

**1. 补血作用** 阿胶生品及不同炮制品均能提高失血性贫血小鼠血液中 RBC、Hb、HCT、PLT 值，具有补血作用，微波阿胶珠高剂量补血作用最强，生品最弱[6]。

**2. 调节免疫作用**　阿胶生品与不同炮制品具有增加脾脏和胸腺重量的作用。对脾脏和胸腺的增强作用强度：微波阿胶珠高剂量组＞微波阿胶珠低剂量组＞生品组＞炒品组[6]。

【化学成分】

阿胶　多由骨胶原组成，其水解可得明胶、蛋白质及多种氨基酸；此外还含多种微量元素，如 K，Na，Ca，Mg，Fe 等[13-15]。

阿胶珠　阿胶炮制后总氮量和总氨基酸增加；部分微量元素如 Zn、Fe 含量增高[16]。

【含量测定】　采用凯氏定氮法对阿胶及其不同炮制品氨基酸进行测定，阿胶及阿胶珠甘氨酸、丙氨酸、脯氨酸的含量有明显差异[17]，见表 20-21。

表 20-21　阿胶生品及不同炮制品氨基酸分析对比（mg/100g）

| 样品 | 生品 | 炒品 | 微波品 |
|---|---|---|---|
| 甘氨酸 | 16948 | 18208 | 18486 |
| 丙氨酸 | 6840 | 7250 | 7411 |
| 脯氨酸 | 9353 | 10261 | 11287 |

【毒性】　无明显急性和长期毒性作用，阿胶临床应用安全[18]。

【生制阿胶成分、药效与功用关系归纳】　由阿胶炮制前后化学成分的对比研究，初步认为氨基酸和微量元素的变化是引起阿胶生制品药效差异的物质基础。其变化关系如图 20-42 所示。

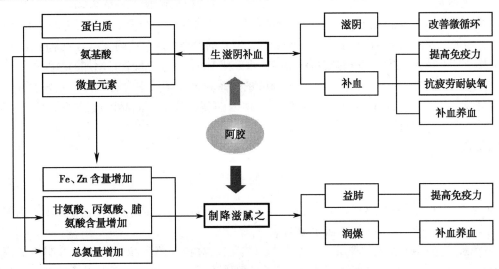

图 20-42　生制阿胶成分、药效与功用关系图

（姜　丽）

参考文献

[1] 国家药典委员会. 中华人民共和国药典（一部）[S]. 北京：中国医药科技出版社，2010：175.

[2] 崔学义. 阿胶珠炮制火候与质量关系的探讨 [J]. 中成药研究，1985，7（6）：15-16.

[3] 陈定一，王静竹，刘文林. 阿胶及其炮制品中氨基酸和微量元素的分析研究 [J]. 中国中药杂志，1991，16（2）：833-835.

[4] 吴宏忠，杨帆，崔书亚，等. 阿胶酶解成分对贫血小鼠造血系统的保护机制 [J]. 华东理工大学学报（自然科学版），2008，34（1）：47-52.

[5] 李宗锋. 阿胶的药理作用 [J]. 中草药，1990，2（2）：27-28.

[6] 崔金玉，贾天柱. 阿胶及其不同炮制品的药理作用 [J]. 中成药，2008，30（12）：1841-1842.

[7] 潘登善. 论阿胶的补血效用 [J]. 陕西中医, 2004, 25 (11): 1032-1033.

[8] 田碧文, 胡宏. 阿胶、五味子、刺五加、枸杞对双歧杆菌生长的影响 [J]. 中国微生态学杂志, 1996, 8 (2): 11-13.

[9] 王红林, 刘同祥, 张建勋, 等. 阿胶益寿晶补气养血作用研究 [J]. 河南中医药学刊, 2002, 17 (1): 19-20.

[10] 刘国华, 侯传香, 孟繁美. 阿胶血钙平的药理作用研究 [J]. 中成药, 1994, 16 (8): 39-41.

[11] 王浴生. 中药药理与临床 [M]. 北京: 人民卫生出版社, 1983, 563.

[12] 姚定方, 张亚霏, 周玉峰, 等. 阿胶对内毒素性休克狗血液动力学及微循环的影响 [J]. 中国中药杂志, 1989, 14 (1): 44-46.

[13] 胡俊峰, 李国珍, 李茂进. 天麻和阿胶对铅所致大鼠海马结构及功能损害的保护作用 [J]. 中华劳动卫生职业病杂志, 2003, 21 (2): 124-127.

[14] 刘颖, 周庆华. 中药阿胶有效成分测定方法的研究 [J]. 中医药信息, 2001, 18 (6): 46-47.

[15] 徐康森, 张林可. 阿胶的真伪鉴别和内在质量的研究: 纯驴、猪、黄牛和水牛皮胶的氨基酸成分的对比研究 [J]. 药物分析杂志, 1989, 9 (3): 152-153.

[16] 霍光华. 阿胶氨基酸矿物成分分析与评价 [J]. 氨基酸和生物资源, 1996, 18 (4): 22-24.

[17] 崔金玉. 阿胶炮制工艺及质量控制研究 [D]. 辽宁中医药大学硕士论文, 大连, 2008.

[18] 刘国华, 王方娟. 阿胶酒的药效与毒性作用研究 [J]. 山东医药工业, 1995, 14 (4): 34-35.

## 麦 冬

**【来源】** 本品为百合科植物麦冬 *Ophiopogon japonicus* (L. f) Ker Gawl. 的干燥块根。夏季采挖，洗净，反复暴晒、堆置，至七八成干，除去须根，干燥。主产于四川、浙江、江苏等地。

生制麦冬鉴别使用表

| 处方用名 | 麦冬 | 朱麦冬 |
|---|---|---|
| 炮制方法 | 净制 | 朱砂制 |
| 性状 | 呈纺锤形，两端略尖。表面黄白色或淡黄色，有细纵纹。质柔韧，断面黄白色，半透明，中柱细小。气微香，味甘、微苦 | 呈纺锤形，两端略尖，表面朱红色，外被朱砂细粉。质地略脆，气微香，味甘、微苦 |
| 性味 归经 | 甘、微苦，微寒<br>归心、肺、胃经 | 甘、微苦，微寒，有毒<br>归心、肺、胃经 |
| 功能 主治 | 养阴生津，润肺清心<br>用于肺燥干咳，阴虚痨嗽，喉痹咽痛，津伤口渴，内热消渴，心烦失眠，肠燥便秘 | 清心除烦<br>用于心烦不安，或不易入眠 |
| 炮制作用 | 去除杂质 | 增强清心除烦、宁心安神作用 |
| 用法 用量 | 水煎口服或入中成药<br>6~12g | 入中成药<br>6~12g |
| 配伍 | 常与杏仁、石膏、阿胶、天冬、生地、北沙参、人参、枇杷叶配伍治疗热灼肺阴，肺痨潮热，咳嗽少痰，及热病后期，阴液耗损，口干咽燥等症。如清燥救肺汤，麦门冬汤 | 常与黄连、生地、玄参、丹参、百合、酸枣仁等配伍治疗温邪入营，心神被扰，心烦躁动，身热口渴及热病后期心阴受伤，神失安宁，少眠或不眠。如清营汤 |
| 药理作用 | 降血糖、保护心血管、调节免疫、抗肿瘤、抗衰老、平喘、抗过敏、镇静作用、抗缺氧的作用 | 具镇静、安眠作用 |
| 化学成分 | 含甾体皂苷、黄酮、糖、甾醇、微量元素和氨基酸等成分 | 含甾体皂苷、黄酮、氨基酸和硫化汞等成分。黄酮含量降低，微量元素含量发生改变 |

续表

| 检查<br>浸出物<br>含量测定 | 水分不得过 18.0%；总灰分不得过 5.0%<br>水浸出物不得少于 60.0%<br>鲁斯可皂苷元（$C_{27}H_{42}O_4$）计，不得少于 0.12% | 水分不得过 18.0%；总灰分不得过 6.0%<br>水浸出物不得少于 60.0% |
|---|---|---|
| 注意 | 感冒风寒或有痰饮湿浊的咳嗽，以及脾胃虚寒<br>泄泻者忌服 | 不宜入煎剂，有肾病的患者应该忌用 |

## 注释

### 【炮制方法】

麦冬：取原药材，除去杂质，洗净，润透，轧扁，干燥[1]。

朱麦冬：取净麦冬，喷水少许，微润，加朱砂细粉，拌匀，取出，晾干。每100kg 麦冬，用朱砂粉2kg[2]。

除朱麦冬外，还有蜜麦冬。

### 【性状差异】
麦冬表面黄白色或淡黄色。朱麦冬表面呈红色，外被朱砂细粉。

### 【炮制作用】
麦冬，味甘，微苦，性微寒，以滋阴润肺，益胃生津为主，用于燥热咳嗽、肺痨潮热等，如用于热灼肺阴，肺痨潮热，咳嗽少痰，或干咳无痰，咽痛咳喘的清燥救肺汤（《医门法律》），麦门冬汤（《金匮要略》）。

朱麦冬，味甘微苦，性寒，因朱砂的协同作用，以清热除烦力胜，多用于心烦不安，不易入眠，如清营汤（《温病条辨》）。

麦冬的主要活性成分为甾体皂苷、黄酮和多糖，具有调节免疫、抗衰老、耐缺氧、平喘和抗过敏等活性。这与麦冬的滋阴润肺功效吻合。

麦冬用朱砂炮制后，微量元素的溶出率均高于麦冬，尤以 Zn 与 Cu 溶出率较高，这一结果证实了临床上使用朱砂麦冬增强宁心安神作用的正确性[3]。

### 【药理作用】

#### 麦冬的药理作用

**1. 降血糖作用**　麦冬多糖可降低链脲菌素致糖尿病大鼠的血糖值，甘油三酯及改善胰岛素抵抗作用[3-5]。

**2. 心血管保护作用**　麦冬多糖对鼠离体心脏缺血再灌注损伤和皮下注射异丙肾上腺素致急性心肌缺血的保护作用[6]，麦冬药物血清可抗血管内皮细胞凋亡，有效防治血栓性疾病[7,8]。

**3. 免疫调节及抗肿瘤作用**　麦冬多糖对环磷酰胺所致免疫低下小鼠具有保护作用，还对小鼠原发性肝癌实体瘤有一定的抑制作用[9]。麦冬皂苷 B 可通过抑制 Akt/mTOR 信号通路诱导其发生自噬，抑制 HeLa 细胞增殖[10]。

**4. 抗衰老**　麦冬可降低 D 半乳糖衰老模型大鼠的超氧化物歧化酶（SOD）、谷胱甘肽过氧化物酶（GSH-Px）的活性及丙二醛（MDA）的含量，而发挥抗衰老作用[11]。

**5. 平喘及抗过敏**　麦冬多糖能拮抗乙酰胆碱和组胺混合液刺激引起的正常豚鼠和卵白蛋白引起的致敏豚鼠的支气管平滑肌收缩，抑制致敏豚鼠哮喘的发生并具有较显著的抗小鼠耳异种被动皮肤过敏的作用[12]。

**6. 镇静作用**　麦冬能抑制小鼠的自主活动，并能明显延长小鼠戊巴比妥钠协同阈剂量的睡眠时间，具有显著的镇静作用[13]。

**7. 抗缺氧作用**　麦冬多糖具有脑缺血损伤的抗缺氧作用，对脑内乳酸含量有显著降低作用[14]。

### 【化学成分】

**麦冬**　主要成分为多种甾体皂苷、麦冬多糖、高异黄酮类化合物、α-谷甾醇、豆甾醇、多种氨基酸、维生素 A 样物质、铜、锌、铁、钾等成分[15]。

**朱麦冬** 朱麦冬中黄酮类成分降低，微量元素含量发生改变[16,17]。

**【含量测定】** 采用紫外分光光度法测定麦冬、朱麦冬中黄酮含量，麦冬炮制后黄酮含量降低[16]。结果见表20-22。

表 20-22 生制麦冬总黄酮含量测定结果（%）

| 样品 | 总黄酮 |
| --- | --- |
| 麦冬 | 0.0488 ± 0.0039 |
| 朱砂麦冬 | 0.0363 ± 0.0004 |

**【毒性】** 麦冬水煎剂在 +／－S9 条件下均可诱发 L5178Y 细胞 tk 位点突变，提示其可能存在诱变物质；对小鼠骨髓细胞染色体无损伤，经体内代谢活化后未显示遗传毒性作用[18]。麦冬水浸提液未见明显的母体毒性与胚胎/胎儿发育毒性[19]。

**【生制麦冬成分、药效与功用关系归纳】** 由麦冬朱砂制前后的对比研究，提示了黄酮和微量元素的变化是引起麦冬生制品药效差异的物质基础。其变化关系如图20-43所示：

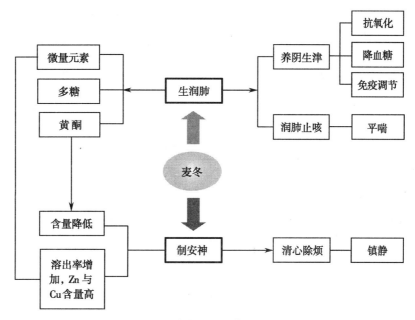

图 20-43 生制麦冬成分、药效与功用关系图

（高 慧）

◆ **参考文献** ◆

[1] 成都中医学院. 中药炮制学 [M]. 上海：上海科学技术出版社，1980：21.

[2] 中华人民共和国卫生部药政管理局. 全国中药炮制规范 [M]. 北京：人民卫生出版社，1988：56.

[3] 王丹蕊，石阶平. 几种植物多糖对链脲菌素致糖尿病大鼠的调节作用及机理探讨 [J]. 成都中医药大学学报，2003，26（3）：20-22.

[4] 宁萌，潘亮，谢文利，等. 麦冬提取物的降糖作用及其抗胰岛素抵抗的机制研究 [J]. 解放军医学杂志，2013，38（1）：26-29.

[5] 何陵湘. 麦冬多糖降血糖作用的药效学观察 [J]. 中国实用医药，2007，2（16）：48-50.

[6] 郑琴，冯怡，徐德生，等. 麦冬多糖 MDG-1 对鼠实验性心肌缺血的保护作用 [J]. 中国中西医结合杂志，2007，27（12）：1116-1119.

[7] 张旭，龚婕宁，卞慧敏，等. 麦冬药物血清抗血管内皮细胞凋亡的分子机制 [J]. 南京中医药大学学报，2001，17（5）：289-290.

[8] 张旭，张超英，王文，等. 麦冬药物血清对血管内皮细胞凋亡相关基因表达及胞内 $Ca^{2+}$ 的影响 [J]. 中国病理生

理杂志, 2003, 19 (6): 789-791.

[9] 韩风梅, 刘春霞, 陈勇. 山麦冬多糖对免疫低下小鼠的保护作用 [J]. 中国医药学报, 2004, 19 (6): 347-348.

[10] 许秋菊, 侯莉莉, 胡国强, 等. 麦冬皂苷 B 诱导人宫颈癌 HeLa 细胞自噬的机制 [J]. 药学学报, 2013, 48 (6): 855-859.

[11] 陶站华, 白书阁, 白晶. 麦冬对 D 半乳糖衰老模型大鼠的抗衰老作用研究 [J]. 黑龙江医药科学, 1999, 22 (4): 36-37.

[12] 汤军, 钱华, 黄琦, 等. 麦冬多糖平喘和抗过敏作用研究 [J]. 中国现代应用药学, 1999, 16 (2): 1-5.

[13] 赵博, 吴长健, 高鸿, 等. 麦冬对小鼠镇静催眠作用的初步探讨 [J]. 咸宁学院学报, 2008, 22 (4): 282-284.

[14] 许燕萍, 陈琪. 麦冬多糖对大鼠脑缺血损伤的抗缺氧作用 [J]. 镇江医学院学报, 1996, 6 (3): 217-218.

[15] 陈屏, 徐东铭, 雷军. 麦冬化学成分及药理作用的研究现状 [J]. 长春中医学院学报, 2004, 20 (1): 35-36.

[16] 宋金春, 曾本富, 蔡鸿生, 等. 麦冬不同炮制品中总黄酮含量分析 [J]. 中药材, 1989, 12 (12): 34-35.

[17] 杨清林, 顾月翠, 姜荣兰. 川麦冬及其炮制品总黄酮和微量元素的比较 [J]. 华西药学杂志, 1995, 10 (2): 77-79.

[18] 胡燕平, 宋捷, 王欣, 等. 麦冬水煎剂的遗传毒性研究 [J]. 中国中医药信息杂志, 2009, 16 (7): 38-40.

[19] 张旻, 刘晓萌, 宋捷, 等. 麦冬水浸提液对大鼠胚胎/胎儿发育毒性研究 [J]. 中国中药杂志, 2010, 35 (17): 2334-2337.

# ❧ 玉　竹 ❧

【来源】　本品为百合科植物玉竹 *Polygonatum odoratum* (Mill) Druce 的干燥根茎。秋季采挖,除去须根,洗净,晒至柔软后,反复揉搓、晾晒至无硬心,晒干;或蒸透后,揉至半透明,晒干。主产于辽宁、河北、湖北、湖南等地。

生制玉竹鉴别使用表

| 处方用名 | 玉竹 | 蒸玉竹 |
|---|---|---|
| 炮制方法 | 切制 | 蒸制 |
| 性状 | 呈不规则厚片或段。外表皮黄白色至淡黄色,半透明。切面角质样或显颗粒性。气微,味甘,嚼之发黏 | 呈不规则厚片或段。外表皮黑色,内部棕黄色。气微,味甘,嚼之发黏 |
| 性味<br>归经 | 甘,微寒<br>归肺、胃经 | 甘,平<br>归肺、胃经 |
| 功能<br>主治 | 养阴润燥,生津止渴<br>用于肺胃阴伤,燥热咳嗽,咽干口渴,内热消渴 | 滋阴益气<br>用于热病伤阴,虚劳发热 |
| 炮制作用 | 利于调剂和成分煎出 | 增强滋阴作用 |
| 用法<br>用量 | 水煎口服或入中成药<br>6~12g | 水煎口服或入中成药<br>6~12g |
| 配伍 | 常与沙参、麦冬、桑叶、地黄、贝母、薄荷、淡豆豉、石膏、知母、天花粉、酸枣仁等配伍治疗阴虚肺燥有热的干咳少痰,阴虚火炎,咯血,咽干,失音,及阴虚之体感受风温及冬温咳嗽,咽干痰结等症,燥伤胃阴,口干舌燥,食欲不振,胃热津伤之消渴,热伤心阴之烦热多汗、惊悸等症。如加味葳蕤汤、玉竹麦冬汤 | 常与石膏、麻黄、杏仁、麦冬、生地、北沙参、党参、黄芪、地骨皮等配伍治疗虚痨干咳,冬温咳嗽,咽干痰结,及阴液耗损,气阴两伤,形体羸瘦,自汗或盗法,虚痨发热等症。如葳蕤汤、益胃汤 |
| 药理作用 | 增强免疫功能、降血糖、抗疲劳、抗肿瘤、抗氧化、抗衰老、降血脂、抗病毒等 | 抗氧化 |

续表

| | | |
|---|---|---|
| 化学成分 | 甾体皂苷、黄酮、多糖、挥发油、微量元素、氨基酸及其含氮化合物 | 多糖、皂苷、醇提物、水提物含量升高；水分和黄酮含量稍有下降 |
| 检查 | 水分不得过 16.0%<br>总灰分不得过 3.0% | 水分不得过 16.0%<br>总灰分不得过 2.8% |
| 浸出物 | 70% 乙醇浸出物不得少于 50.0% | 70% 乙醇浸出物不得少于 50.0% |
| 含量测定 | 玉竹多糖以葡萄糖计，不得少于 6.0% | 玉竹多糖以葡萄糖计，不得少于 6.0% |
| 注意 | 脾虚而有痰湿者不宜服 | |

## 注释

**【炮制方法】**

生玉竹：取原药材，除去杂质，洗净，润透，切片或段，干燥[1]。

蒸玉竹：取净玉竹，置蒸笼内蒸至外表呈黑色，内部棕褐色为度，取出，切片，晒干，即得。

除蒸玉竹外，还有蜜蒸玉竹、酒蒸玉竹。以多糖、皂苷、黄酮、醇提物、水提物和水分含量等指标及抗氧化活性，采用多指标综合评分法，优化玉竹的蜜蒸条件，优化参数为：蜜润时间 2 小时，料液比（炼蜜：玉竹）为 1:4，蜜蒸时间 1 小时，蜜蒸温度 70℃ 为宜[2]。

**【性状差异】** 玉竹外表皮黄白色至淡黄色，半透明。蒸玉竹外表皮黑色，内部棕黄色。

**【炮制作用】** 玉竹，味甘，性微寒。归肺、胃经。具养阴润燥，生津止渴之功。用于肺胃阴伤，燥热咳嗽，咽干口渴，内热消渴。如治疗外邪侵袭，发热咳嗽的加味葳蕤汤（《通俗伤寒论》）；治疗胃热炽盛，烦渴善饥的玉竹麦冬汤（《温病条辨》）。

蒸玉竹滋阴益气力强。多用于热病伤阴，虚劳发热等。如用于虚痨干咳，或冬温咳嗽，咽干痰结的葳蕤汤（《备急千金药方》）；治疗热病后期阴液耗损，或热病中期下后汗出，口干咽燥的益胃汤（《温病条辨》）。

玉竹主要含有多糖以及少量皂苷和黄酮等活性成分，其水提物、醇提物等成分均具有一定的抗氧化，延缓衰老，降血糖，改善心肌缺血，调节免疫的功能作用。

蒸玉竹中多糖、皂苷、醇提物、水提物的含量均有升高，水分和黄酮含量稍有下降[2]。可能是蒸玉竹滋阴作用增强的物质基础。主要表现为玉竹制品的其多糖、水溶物、总黄酮 3 种提取物对 DPPH 自由基的清除率增强，即体外抗氧化作用增强[3]。

**【药理作用】**

### 一、玉竹的药理作用

**1. 调节免疫** 玉竹能提高环磷酰胺造成免疫抑制模型小鼠胸腺、脾脏质量、吞噬百分率、吞噬指数，促进溶血素、溶血斑形成，提高淋巴细胞转化率，说明玉竹饮片能够显著提高小鼠细胞免疫、体液免疫及非特异性免疫功能[4]。

**2. 降血糖作用** 玉竹可降低四氧嘧啶、链脲佐菌素、肾上腺素诱发和淀粉引起的高血糖，降糖机制可能与抑制 $\alpha$-淀粉酶、$\alpha$-葡萄糖苷酶等有关[5-9]。

**3. 抗肿瘤作用** 玉竹多糖可明显抑制 S-180、EAC（S）的生长，明显地促进巨噬细胞功能[10]。玉竹提取物 B 可显著的抑制 CEM 增殖，促进荷瘤鼠细胞分泌的 IL-2 以及腹腔巨噬细胞分泌的 IL-1 和 TNF-a 增强细胞免疫功能且具有直接诱导肿瘤细胞凋亡作用[11]。

**4. 延缓衰老作用** 玉竹水煎液能增高其全血 SOD 的活性，同时还能增强谷胱甘肽过氧化物酶（GSH-Px）的活性，能抑制小鼠全血过氧化脂质（PLO）的形成[12]，玉竹多糖提高小鼠机体中超氧化物歧化酶的活性，增强对自由基的清除能力，抑制脂质过氧化，降低丙二醛含量[13]。

**5. 对心血管系统的作用** 玉竹具有改善心肌功能作用，保护由缺氧缺糖造成的心肌细胞损害，对麻醉大鼠的心肌具有正性肌力作用，玉竹水提物可明显抑制大鼠血栓形成[14-16]。

**6. 抗病毒作用**　玉竹30%乙醇提取物可能具有治疗G细菌感染内毒素性休克的作用，机制可能为产生一氧化氮和拮抗血清中肿瘤因子α[17]。

**7. 抗氧化作用**　玉竹总黄酮具有抗氧化能力，明显增强鼠血液中SOD活性，降低肝组织中MDA含量[18]；玉竹水提液可减轻UVB对角质形成细胞的损伤，抑制UVA引起的成纤维细胞活性下降，其机制可能与其抑制氧化损伤，增强细胞抗氧化能力，减少炎症细胞因子分泌有关[19,20]。

**8. 其他作用**　还具有抗疲劳作用[21]、提高机体耐缺氧能力[22]、抗突变作用[23]、抑制神经酰胺作用[24]。

## 二、蒸玉竹的药理作用

抗氧化作用：玉竹经酒蒸、蜜蒸后，其多糖、水溶物、总黄酮3种提取物的还原能力都有所提高，醇溶物的还原能力降低[3]。

**【化学成分】**

**玉竹**　主要成分有玉竹黏多糖、玉竹果聚糖A、B、C、D[25,26]，甾体皂苷、高异黄烷酮、挥发油、氨基酸、微量元素[27-31]。

**蒸玉竹**　多糖、皂苷、醇提物、水提物含量升高；水分和黄酮含量稍有下降[2]。

**【含量测定】**　比较玉竹及其不同炮制品中多糖、总黄酮、水溶性浸出物、醇溶性浸出物含量[2]，结果见表20-23。

表 20-23　玉竹蜜蒸前后多糖、皂苷、黄酮、醇提物、水提物含量测定结果

| 炮制品 | 多糖（%） | 皂苷（%） | 黄酮（%） | 醇提物（%） | 水提物（%） |
|---|---|---|---|---|---|
| 生品玉竹 | 21.18 | 0.0918 | 0.0998 | 4.75 | 49.20 |
| 蜜蒸玉竹 | 27.96 | 0.1429 | 0.0928 | 19.58 | 73.20 |

**【不良反应】**　食用鲜玉竹根可引起中毒，且发病率高。中毒表现为头晕、恶心、呕吐、腹泻、瞳孔散大，重者可死亡[32]。

**【生制玉竹成分、药效与功用关系归纳】**　由玉竹蒸制前后的对比研究，提示了多糖、皂苷等变化是引起玉竹生制品药效差异的物质基础。其变化关系如图20-44所示：

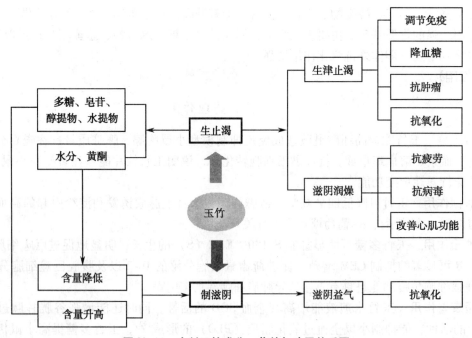

图 20-44　生制玉竹成分、药效与功用关系图

（高　慧）

## ● 参考文献 ●

[1] 国家药典委员会. 中华人民共和国药典（一部）[S]. 北京：中国医药科技出版社，2010：78.

[2] 王冬梅，吕振江，王永红，等. 多指标综合评价玉竹蜜蒸炮制工艺研究 [J]. 中草药，2012，43（10）：1934-1938.

[3] 王冬梅，吕振江，王永红，等. 不同炮制方法对玉竹提取物得率及体外抗氧化作用的影响 [J]. 植物研究，2012，32（5）：621-626.

[4] 吴国学. 玉竹对小鼠免疫抑制调节作用的研究 [J]. 中国医学创新，2013，10（9）：13-14.

[5] Shu XS, Lv JH, Tao J, et al. Antihyperglycemic effects of total flavonoids from Polygonatum odoratum in STZ and alloxan-induced diabetic ra [J]. J Ethnopharmacol, 2009, 124 (3): 539-543.

[6] Chen H, Feng R, Guo Y, et al. Hypoglycemic effects of aqueous extract of Rhizoma Polygonati odorati in mice and rats [J]. J Ethnopharmacol, 2001, 74 (3): 225-229.

[7] 郭常润，戴平，张欣，等. 玉竹总皂苷降血糖作用实验研究 [J]. 海峡药学，2011，23（4）：19-21.

[8] 谢建军，王长松，胡蔓菁. 玉竹多糖预处理对糖尿病大鼠胰岛 β 细胞损伤的影响 [J]. 中国医院药学杂志，2010，30（14）：1200-1203.

[9] Kato A, Miura T. Hypoglycemic action of the rhizomes of Polygonatum officinale in normal and diabetic mice [J]. *Planta Med*, 1994, 60 (3): 201-203.

[10] 许金波，陈正玉. 玉竹多糖抗肿瘤作用及其对免疫功能影响的试验研究 [J]. 深圳中西医结合杂志，1996，6（1）：13-15.

[11] 李尘远，潘兴瑜，张明策，等. 玉竹提取物 B 抗肿瘤机制的初步研究 [J]. 中国免疫学杂志，2003，19（4）：253-254.

[12] 张行海，董盈盈. 葳蕤抗衰老作用的实验研究. 老年学杂志，1993，13（3）：173-174.

[13] 单颖，潘兴瑜，姜东，等. 玉竹多糖抗衰老的实验观察 [J]. 中国临床康复，2006，10（3）：79-81.

[14] 杨立平. 玉竹总苷对大鼠血流动力学的影响 [J]. 湖南中医药导报，2004，10（4）：68-69.

[15] 邓藻镛，程全芬. 玉竹水提物对大鼠血栓形成的影响 [J]. 实用心脑肺血管病杂志，2012，20（7）：1131-1132.

[16] 黄米武，杨锋. 玉竹对体外培养乳鼠心肌细胞缺氧缺糖性损伤的保护作用 [J]. 中国中医药科技，1997，4（4）：220-221.

[17] 卢颖，李会，金艳书，等. 玉竹提取物 A 对内毒素血症小鼠血清中肿瘤坏死因子 α 及一氧化氮水平影响的量效依赖性 [J]. 中国临床康复，2006，10（3）：104-106.

[18] 陈地灵，徐大量，林辉. 玉竹总黄酮体内外抗氧化作用的实验研究 [J]. 今日药学，2008，（6）：13-14.

[19] 王业秋，陈巧云，张宁，等. 玉竹对 UVB 诱导 HaCaT 细胞损伤的保护作用 [J]. 中国美容医学，2012，21（4）：599-601.

[20] 王业秋，陈巧云，鲁光宝，等. 玉竹水提液对长波紫外线诱导的人皮肤成纤维细胞损伤的保护作用 [J]. 时珍国医国药，2011，22（5）：1263-1264.

[21] 吴晓岚，王玉勤，车光昇，等. 黄精和玉竹抗疲劳作用的实验研究 [J]. 中国冶金工业医学杂志，2009，26（3）：271-272.

[22] 孙立彦，刘振亮，孙金霞，等. 玉竹多糖对小鼠耐缺氧作用的影响 [J]. 山东农业大学学报（自然科学版），2008，39（3）：335-338.

[23] 王明艳，赵鸣芳，吴洁. 五种养阴药的抗突变（MN）的作用 [J]. 中国优生与遗传杂志，1998，6（4）：54-55.

[24] Lee CH, Kim SI, Lee KB, et al. Neuraminidase inhibitors from Reynoutria elliptica [J]. Arch Pharm Res, 2003, 26 (5): 367-374.

[25] Tomoda M, Yoshida Y, Tanaka HR, et al. Plant mucilages Ⅱ Isolation and characterization of a mucous polysaccharide odoratan from Polygonatum odoratum var. japonicum rhizomes [J]. Chemical & pharmaceutical bulletin, 1971, 19 (10): 2173-2177.

[26] Tomoda M, Satoh N, Sugiyama A. Isolation and characterization of fructans from Polygonatum odoratum var. japonicum rhizomes [J]. Chemical & pharmaceutical bulletin, 1973, 21 (8): 1806-1610.

[27] 徐践，马萱，李聪晓，等. 功能型山野菜-玉竹 [J]. 蔬菜，2003，(8)：38-39.

[28] 王晓丹，宗希明，吴洪斌，等. 佳木斯白头翁、玉竹、扁蓄、长白沙参、绵马贯众、关卷术中微量元素的测定 [J]. 佳木斯医学院学报，1997，20 (4)：5.

[29] 李丽红，任风芝，陈书红，等. 玉竹中新的双氢高异黄酮 [J]. 药学学报，2009，44 (7)：764-767.

[30] 竺平晖，陈爱萍. GC-MS法对湖南产玉竹挥发油成分的分析研究 [J]. 中草药，2010，41 (8)：1264-1265.

[31] 张永清，丁少纯. 干燥方法对玉竹药材质量的影响 [J]. 基层中药杂志，1998，12 (4)：14-16.

[32] 李绕明. 一起儿童食用鲜玉竹根引起的食物中毒 [J]. 上海预防医学杂志，1999，11 (9)：413.

# ❧ 黄　精 ❧

**【来源】**　本品为百合科植物滇黄精 *Polygonatum kingianum* Coll. et Hemsl. 、黄精 *Polygonatum sibiricum* Red. 或多花黄精 *Polygonatum cyrtonema* Hua 的干燥根茎。按形状不同，习称"大黄精"、"鸡头黄精"、"姜形黄精"。春、秋二季采挖，除去须根，洗净，置沸水中略烫或蒸至透心，干燥。黄精主产于河北、内蒙古、陕西；滇黄精主产于云南、贵州、广西；多花黄精主产于贵州、湖南、云南等地。

生制黄精鉴别使用表

| 处方用名 | 生黄精 | 酒黄精 |
|---|---|---|
| 炮制方法 | 切制 | 酒制 |
| 性状 | 不规则的厚片，淡黄色至黄棕色，切面略呈角质样，可见多数淡黄色筋脉点。质硬韧。气微，味甜，嚼之有黏性 | 不规则的厚片，表面黑色，有光泽，断面深褐色，质柔韧。味甜，微有酒香气，嚼之有黏性 |
| 性味 归经 | 甘，平 归脾、肺、肾经 | 甘，平 主归肺、肾经 |
| 功能 主治 | 补气养阴，健脾，润肺，益肾 用于脾胃气虚，胃阴不足，肺虚燥咳，精血不足，内热消渴等 | 补肾益血，润肺生津 用于肾虚精亏，气血亏损，头晕目眩等 |
| 炮制作用 | 利于调剂和成分煎出 | 增强补气养阴作用。降低滋腻之性 |
| 用法 用量 | 水煎口服或入中成药 外用适量。内服 9～15g | 水煎口服或入中成药 9～15g |
| 配伍 | 常与生地黄、冰糖等配伍用于辟谷，治肺痨咯血，赤白带等。如黄精地黄丸等；与枸杞配伍用于固气助精，补填丹田，活血驻颜等。如复方二精灵等 | 常与当归、海马、砂仁、远志、制何首乌、枸杞子、鹿茸等配伍治气血亏损，肾虚精亏等。如九转黄精丹、海马保肾丸、健脑安神片等 |
| 药理作用 | 抗动脉粥样硬化，抗病原微生物，抗白细胞减少，抗氧化，增强免疫功能 | 抗血小板聚集，抗肿瘤，保肝作用，对心血管系统作用 |
| 化学成分 | 甾体皂苷，黄精多糖，低聚糖，黏液质，等成分 | 黄精总多糖含量下降，薯蓣皂苷元溶出量增加。能明显检出5-羟甲基麦芽酚、5-羟甲基糠醛 |
| 检查 | 水分不得过 15.0% 总灰分不得过 4.0% | 水分不得过 15.0% 总灰分不得过 4.0% |
| 浸出物 含量测定 | 乙醇浸出物不得少于 45.0% 按干燥品计算，含黄精多糖以无水葡萄糖（$C_6H_{12}O_6$）计，不得少于 7.0% | 乙醇浸出物不得少于 45.0% 按干燥品计算，含黄精多糖以无水葡萄糖（$C_6H_{12}O_6$）计，不得少于 4.0% |
| 注意 | 脾虚有湿、咳嗽痰多及中寒泄泻者均不宜服 | 脾虚有湿、咳嗽痰多及中寒泄泻者均不宜服 |

## 注释

**【炮制方法】**

生黄精：取原药材，除去杂质，洗净，略润，切厚片，干燥。

酒黄精：取净黄精，加酒拌匀、润透，密闭，炖透或蒸透，稍晾，切厚片，干燥。每100kg黄精，用黄酒20kg[1]。

除酒黄精外，还有蒸黄精。

**【性状差异】** 生黄精外表皮淡黄色至黄棕色，切面略呈角质样[1]。酒黄精外表棕褐色至黑色，质较柔软，微有酒香气[2]。

**【炮制作用】**

生黄精味甘，性平。归脾、肺、肾经。具有补气养阴，健脾，润肺，益肾功能，如《本经逢原》所述："黄精，宽中益气，使五藏调和，肌肉充盛，骨髓强坚，皆是补阴之功。"生用刺激咽喉，多外用，如治足癣、体癣、神经性皮炎[3]。

生黄精味甘质润，久服多服妨碍脾胃运化，如《本草便读》所述："黄精，为滋腻之品，久服令人不饥，若脾虚有湿者，不宜服之，恐其腻膈也。"而黄精酒制后，使其滋而不腻，更好地发挥补肾益血作用，多用于肾虚精亏，头晕目眩等[2]。

黄精经炮制后，黏液质大量被除去，导致了药材中总多糖含量的下降，同时也达到了消除刺激咽喉副作用的目的[4]。酒制后，5-羟甲基麦芽酚，5-羟甲基糠醛为酒黄精新增加的化学成分[5]，并且2种成分在黄精炮制后都呈规律性变化[6]。而这两种成分能够降低心肌缺血小鼠血清中LDH含量，降低心肌缺血小鼠心肌组织中MDA含量[7]。与生品相比，酒黄精薯蓣皂苷元含量升高[8]，增强了黄精的抗血小板聚集作用、降血脂作用、抗肿瘤作用及保肝作用[9]。现代临床多用于高脂血症，如降脂片；还可用于低血压症、呼吸道继发霉菌感染及白细胞较少症等[10]。

**【药理作用】**

### 一、生黄精的药理作用

**1. 降血脂作用** 生黄精可降低高脂血症大鼠的血清总胆固醇（TC）、血清甘油三酯（TG）。使实验性动脉粥样硬化兔的主动脉壁内膜上的斑块减少和冠状动脉粥样硬化程度减轻[11]。

**2. 抗白细胞减少** 生黄精根茎中所含混合多糖能明显对抗环磷酰胺所致小鼠外周血白细胞减少[12]。

**3. 抗氧化作用** 生黄精水煎剂能明显提高小鼠红细胞及肝脏中超氧化物歧化酶活性，降低小鼠心肌和脑组织中脂褐素的含量[13]。黄精口服液能明显提高机体抗自由基能力，对抑制LPO生成具有独特效力[14]。

**4. 增强免疫功能** 生黄精能提高机体免疫功能、促进DNA、RNA和蛋白质的合成。本品对免疫功能低下患者的淋巴细胞转化有高度激发作用[11]。

### 二、酒黄精的药理作用

**1. 对心血管系统作用** 酒黄精中5-羟甲基糠醛能降低心肌缺血小鼠血清中LDH含量，降低心肌缺血小鼠心肌组织中MDA含量[7]。

**2. 抗血小板聚集作用** 酒黄精中的薯蓣皂苷元在体外有明显的抗血小板聚集活性[9]。

**3. 增强免疫** 酒黄精二氯甲烷提取液能显著提高小鼠碳粒廓清系数和吞噬指数，提示制黄精能显著增强小鼠的非特异性免疫功能[5]。

**【化学成分】**

**生黄精** 主要成分有黄精多糖、低聚糖、黏液质、淀粉以及多种氨基酸等[10]。

**酒黄精** 黄精酒制后总多糖含量下降，还原糖含量增加80%以上[2]，总皂苷溶出量增加，能明显检出 5- 羟甲基麦芽酚，5- 羟甲基糠醛[6]。

**【GC- MS 色谱差异】**[15]

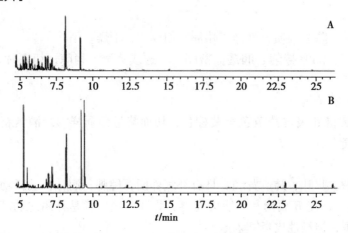

**图 20-45　黄精（A）、酒黄精（B）总离子流图**

**【高效液相色谱异同点】**

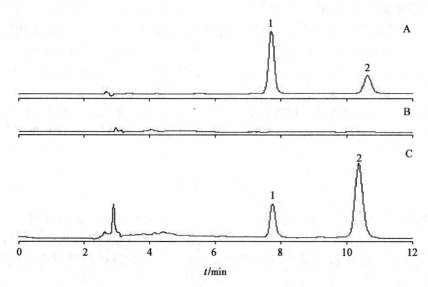

**图 20-46　酒制前后黄精的 HPLC 鉴别色谱图**

1. 5- 羟甲基麦芽酚；2. 5- 羟甲基糠醛

由黄精酒制前后 HPLC 谱图可见，酒制之后，黄精中新产生了羟甲基麦芽酚（5- DMP）5- 羟甲基糠醛（5- HMF）。

**【含量测定】**　根据文献[16]测定方法，生制黄精的成分含量有明显差异，详见表 20-24。

**表 20-24　黄精与酒黄精各成分含量（%）**

| 样品 | 5- 羟甲基麦芽酚 | 5- 羟甲基糠醛 |
| --- | --- | --- |
| 黄精 | — | — |
| 酒滇黄精 | 4. 242 | 0. 232 |
| 酒多花黄精 | 4. 053 | 0322 |
| 酒黄精 | 3. 919 | 0. 339 |

注："—"表示未检测到

**【不良反应】**　生黄精具有麻味，生品服用时，口舌麻木，刺激咽喉。接触过生黄精或其汁液的皮肤会产生瘙痒的感觉[17]。

**【毒性】** 将生黄精及清蒸品、酒蒸品的水提醇沉液按450g/（kg·24h）（相当于原生药）的剂量给小鼠灌服，结果生品组小鼠全部死亡。而炮制组小鼠均无死亡，且活动正常，显示生品具有一定的毒性[17]。

黄精多糖对体外培养的神经细胞的毒性及抗缺氧性坏死和凋亡作用研究表明，黄精多糖在0.5～1.5mg/ml范围内随着浓度增加抗缺氧复氧培养诱导的神经细胞坏死作用增大[18]。

**【生制黄精成分、药效与功用关系归纳】** 由黄精酒制前后对比研究，提示多糖与黏液质含量的变化及新生成的5-羟甲基麦芽酚、5-羟甲基糠醛是引起黄精生制品药效差异的物质基础，其变化关系如图20-47所示：

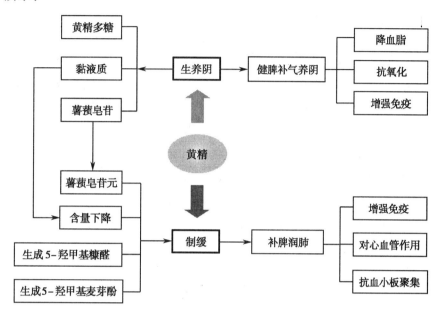

图20-47 生制黄精成分、药效与功用关系图

（俞 捷 赵荣华）

**参考文献**

[1] 贾天柱. 中药炮制学 [M]. 第2版. 上海：上海科学技术出版社，2013：261-262.

[2] 叶定江，张世臣. 中药炮制学 [M]. 北京：人民卫生出版社，1999：385-387.

[3] 叶定江，原思通. 中药炮制学辞典 [M]. 上海：上海科学技术出版社，2005：307-308.

[4] 庞玉新，赵致，冼富荣. 黄精的炮制研究 [J]. 时珍国医国药，2006，(6)：920-921.

[5] 钟凌云，张莹，霍慧君，等. 黄精炮制前后成分及药效变化初步研究 [J]. 中药材，2011，34（10）：1508-1511.

[6] 曾林燕，宋志前，魏征，等. 黄精炮制过程中新产生成分分离及含量变化 [J]. 中草药，2013，44（12）：1584-1588.

[7] 夏云，李志明，朱丹妮，等. 生脉散复方化学动态变化与药效关系的研究-生脉散复方化学的研究 [J]. 中国中药杂志，1998，23（4）：230.

[8] 钟凌云，周烨，龚千锋. 炮制对黄精薯蓣皂苷元影响的研究 [J]. 华中医药学刊，2009，27（3）：538-540.

[9] 李强，夏晓晖. 新编常用中药有效成分手册 [M]. 北京：中国协和医科大学出版社，2008：687-689.

[10] 颜正华. 中药学 [M]. 北京：人民卫生出版社，2006：1032-1034.

[11] 黄春林，朱晓新. 中药药理与临床手册 [M]. 北京：人民卫生出版社，2006：331-332.

[12] 李岩，孙文. 黄精粗多糖对环磷酰胺所致小鼠白细胞减少的抵抗作用 [J]. 吉林中医药大学，1996，16（2）：38.

[13] 刘中申. 黄精对小鼠超氧化物歧化酶和心肌脂褐素的影响 [J]. 中医药学报，1990，5（3）：44.

[14] 陈苍松，王耀华，王华军，等. 黄精口服液对剧烈运动小鼠氧自由基代谢及肌酸激酶影响 [J]. 中医研究，1996，(4)：6.

［15］魏征，曾林燕，宋志前，等. 顶空-气相色谱-质谱联用分析黄精炮制过程化学成分的变化［J］. 中国实验方剂学杂志，2012，18（20）：115-118.

［16］曾林燕，宋志前，魏征，等. 黄精炮制过程中新产生成分分离及含量变化［J］. 中草药，2013，44（12）：1584-1588

［17］冯敬群，侯建平，吴建华，等. 黄精不同炮制品的毒性以及浸出物对比研究［J］. 陕西中医学院学，1991，14（4）：35-36.

［18］文珠，肖移生，唐宁，等. 黄精多糖对神经细胞的毒性及抗缺氧性坏死和凋亡作用研究［J］. 中药药理与临床，2006，22（2）：29-31.

## ～ 百　合 ～

**【来源】**　本品为百合科植物卷丹 *Lilium lancifolium* Thunb.、百合 *Lilium brownie* F. E. Brown var. *viridulum* Baker 或细叶百合 *Lilium pumilum* DC. 的干燥肉质鳞叶。秋季采挖，洗净，剥取鳞茎，置沸水中略烫，干燥。主产于浙江、陕西、湖南、江苏等地。

**生制百合鉴别使用表**

| 处方用名 | 百合 | 蜜百合 |
|---|---|---|
| 炮制方法 | 净制 | 蜜炙 |
| 性状 | 呈长椭圆形片，表面类白色、淡棕黄色或微带紫色。边缘薄，微波状，略向内弯曲。气微，味微苦 | 呈长椭圆形片，表面淡棕黄色，偶见黄色焦斑，光泽明显，略带黏性。边缘薄，微波状，略向内弯曲。味甜 |
| 性味归经 | 甘，寒<br>归肺、心、胃经 | 甘，微寒<br>主入肺经 |
| 功能主治 | 养阴润肺，清心安神<br>用于阴虚失眠燥咳，痨嗽咯血，虚烦惊悸，失眠多梦，精神恍惚 | 润肺止咳<br>用于肺虚久咳，肺痨咳嗽，痰中带血及肺阴亏损，虚火上炎等证 |
| 炮制作用 | 去除杂质，使洁净 | 增强润肺止咳作用 |
| 用法用量 | 水煎口服或入中成药<br>6～12g | 水煎口服或入中成药<br>6～12g |
| 配伍 | 常与知母、生地、麦冬、酸枣仁、丹参、柏子仁等配伍治疗热病后余热未清，虚烦惊悸，神志恍惚，及阴血不足，神失安宁，心烦失眠。如百合知母汤、利肺片、百合固金汤等 | 常与款冬花、熟地、生地、玄参、桔梗、川贝母等清肺祛痰药配伍治疗肺虚久咳，反复不愈，或兼肾阴不足，虚热内扰，咳嗽气促，咯血或痰中带血。如止嗽清果片等 |
| 药理作用 | 止咳祛痰平喘、镇静、抗应激损伤、抗疲劳、抗肿瘤、降血糖、抗氧化及调节免疫 | 止咳 |
| 化学成分 | 含甾体皂苷、多糖、酚酸甘油酯、磷脂、生物碱、氨基酸等成分 | 百合多糖含量增加 |
| 检查 | 水分不得过15.0%，总灰分不得过5.0%，酸不溶性灰分不得过0.2% | 水分不得过13.0%，总灰分不得过5.0%，酸不溶性灰分不得过0.2% |
| 浸出物 | 水溶性浸出物不得少于18.0% | 水溶性浸出物不得少于25.0% |
| 注意 | 风寒咳嗽或中寒便溏者忌服 | |

## 注释

**【炮制方法】**

百合：取原药材，除去杂质[1]。

蜜百合：将炼蜜加适量水稀释后，加入百合饮片中拌匀，闷透，置炒制容器内，用文火炒至不粘手时，取出，放凉即可[2]。每100kg百合，用炼蜜5kg。

**【性状差异】** 百合表面类白色、淡棕黄色或微带紫色，味微苦。蜜百合表面偶见黄焦斑，略带黏性，味甜。

**【炮制作用】** 百合，味甘，性寒。作用平和，能补肺阴，兼能清肺热。《本草纲目拾遗》曰："清痰火，补虚损养阴清心，宁心安神"。《日华子本草》记载："安心，定胆，益智，养五脏"。生品擅长清心安神，适用于热病后余热未清、虚烦惊悸、精神恍惚、心烦等症。如治疗肺痨咳嗽、咳痰咯血的利肺片（《部颁标准》）。

蜜百合，润肺止咳作用增强，多用于肺虚久咳或肺痨咯血。如用于内外伤感，咳嗽痰喘的止嗽清果片（《部颁标准》）。

百合中主要活性成分为百合多糖、甾体皂苷等。其水煎液具有止咳、平喘、祛痰、抗疲劳等活性，醇提取物有镇静作用。与百合的补肺阴，宁心神作用吻合。

蜜炙后总多糖、水浸出物含量增加[3,4]，使百合蜜制后止咳作用增强，而且其作用增强并不是蜜的叠加作用[5]。

**【药理作用】**

### 一、百合的药理作用

**1. 止咳、平喘、祛痰** 百合水煎液能明显延长由$SO_2$、氨水引咳小鼠的潜伏期，减少咳嗽次数，明显增强气管酚红排出量，并可对抗组胺引起的蟾蜍哮喘[6,7]。

**2. 抗疲劳作用** 百合多糖能延长小鼠负重游泳时间，增强抗疲劳能力，升高超氧化物歧化酶、血红蛋白和乳酸脱氢酶活性，降低丙二醛、乳酸和尿素氮含量[8-10]。

**3. 抗肿瘤作用** 百合纯多糖对B16黑色素瘤、H22移植肿瘤及Lewis肺癌细胞都有一定抑制作用，机制尚不明确。还可通过下调CyclinD1表达，诱导HePG2癌细胞凋亡[11-13]。

**4. 免疫调节作用** 百合多糖能增强正常及免疫抑制小鼠的非特异性和特异性免疫功能，包括影响炭粒廓清速度、免疫器官重量、小鼠廓清指数、吞噬指数、促进溶血素、溶血空斑形成，促进淋巴细胞转化等[14-16]。

**5. 降血糖作用** 百合多糖可以促进胰岛B细胞增殖和胰岛素分泌，从而达到降血糖目的，但对$\alpha$-葡萄糖苷酶活性无抑制作用[17,18]。

**6. 抑菌作用** 百合多糖对金黄色葡萄球菌、啤酒酵母菌、黑曲霉菌有较强的抑制作用，对中华根霉抑制较弱，对枯草芽孢杆菌和大肠杆菌无抑制作用[19]。

**7. 镇静、抗应激损伤** 百合的正丁醇提取部位有明显的镇静及抗应激损伤的作用[20]。

**8. 清除自由基** 百合多糖有较强的清除自由基的能力，其作用效果大于对照品苯甲酸钠[21]。

**9. 抗过敏作用** 百合水提液可显著抑制二硝基氯苯（DNCB）所致小鼠的迟发型过敏反应[6]。

### 二、蜜百合的药理作用

止咳作用：蜜百合能明显延长由$SO_2$、氨水引咳小鼠的潜伏期，减少咳嗽次数（$P > 0.05$）。百合加蜜组与百合组差异不显著，而蜜百合组与百合加蜜组差异显著，证明百合和蜂蜜的止咳作用不是简单的效应叠加[5]。

**【化学成分】**

**百合** 主要成分有生物碱、皂苷、磷脂、多糖等活性成分，还含有淀粉、蛋白质、氨基酸、维生素和大量微量元素[22]。

**蜜百合**　百合蜜制后多糖含量增加，浸出物含量增加[3,4]。

【含量测定】　采用苯酚-浓硫酸法[3]，测定了百合及蜜百合中多糖的含量，百合蜜制后多糖含量增加，见表20-25。

表20-25　百合及蜜百合的多糖含量（%）

| 样品 | 多糖 | RSD |
|------|------|-----|
| 百合 | 1.2336 | 1.98 |
| 蜜百合 | 2.2784 | 1.86 |

【毒性】　MTT法测定百合多糖的细胞毒性，结果表明，与葡萄糖标准品溶液作对照，百合多糖几乎可认为无细胞毒性[23]。

【生制百合成分、药效与功用关系归纳】　由百合蜜炙前后的对比研究，提示了皂苷、酚酸甘油酯、苷类、生物碱类和百合多糖的变化是引起百合生制品药效差异的物质基础。其变化关系如图20-48所示：

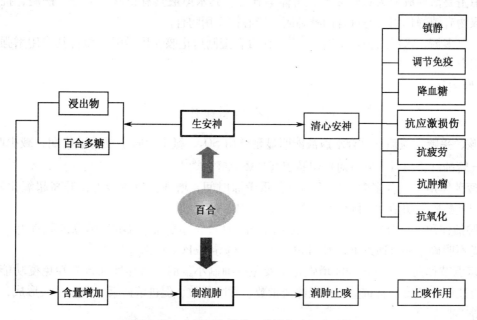

图20-48　生制百合成分、药效与功用关系图

（高　慧）

## 参考文献

[1] 国家药典委员会. 中华人民共和国药典（一部）[S]. 北京：中国医药科技出版社，2010：123.

[2] 贾天柱. 中药炮制学 [M]. 上海：上海科学技术出版社，2008.

[3] 张慧芳，蔡宝昌，张志杰，等. 百合不同炮制品中多糖的测定 [J]. 中草药，2006，37（11）：1675-1677.

[4] 殷放宙，李林，姚庆，等. 蜜百合质量标准的研究 [J]. 中药材，2011，34（9）：1348-1351.

[5] 康重阳，刘昌林，邓三平，等. 百合炮制后对小鼠止咳作用的影响 [J]. 中国中药杂志，1999，24（2）：88-89.

[6] 李卫民，孟宪纾. 百合的药理作用研究 [J]. 中药材，1990，13（6）：31-35.

[7] 江苏新医学院. 中药大辞典 [M]. 上海：上海人民出版社，1977.

[8] 曾明，李守汉，曾爽，等. 兰州百合抗运动性疲劳的实验研究 [J]. 山西师大体育学院学报，2005，20（1）：110-112.

[9] 曾嵘，李福元，龙洛娜. 3种百合水煎液抗疲劳与耐低氧作用比较 [J]. 医药导报，2007，26（8）：850-851.

[10] 何纯莲，杨小红，黄浩，等. 百合多糖的抗疲劳作用 [J]. 湖南师范大学学报：医学版，2009，6（3）：9-13.

[11] 李汾，袁秉祥，弥曼，等. 纯化百合多糖抗肿瘤作用和对荷瘤小鼠免疫功能的影响 [J]. 现代肿瘤医学，2008，16（2）：188-189.

[12] 赵国华，李志孝，陈宗道. 百合多糖的化学结构及抗肿瘤活性 [J]. 食品与生物技术，2002，21（1）：62-65.

[13] 张典，弥曼，姜凤良，等. 百合多糖对人肝癌 HePG2 细胞 CyclinD1 和 Cox-2 的影响 [J]. 细胞与分子免疫学杂志，2011，27（5）：582-584.

[14] 李新华，弥曼，李汾，等. 百合多糖免疫调节作用的实验研究 [J]. 现代预防医学，2010，37（14）：2708-2711.

[15] 苗明三，杨林莎. 百合多糖免疫兴奋作用 [J]. 中药药理与临床，2003，19（1）：15-18.

[16] 胡敏敏，蔡宝昌，张志杰，等. 百合多糖的药效学研究 [J]. 中药新药与临床药理，2007，18（2）：107-109.

[17] 刘成梅，付桂明，涂宗财，等. 百合多糖降血糖功能研究 [J]. 食品科学，2002，23（6）：113-114.

[18] 李玉萍，皮小芳，刘成梅，等. 百合多糖降糖作用机理的体外研究 [J]. 时珍国医国药，2012，23（8）：1964-1966.

[19] 唐明. 百合多糖的提取、纯化及抑菌活性研究 [D]. 长沙：湖南农业大学，2010.

[20] 彭蕴茹，钱大玮，丁永芳，等. 百合不同提取部位的药理活性比较 [J]. 现代中药研究与实践，2006，20（1）：31-32.

[21] 苗明三，百合多糖抗氧化作用研究 [J]. 中药药理与临床，2001，17（2）：12-13.

[22] 曲伟红，周日宝，童巧珍，等. 百合的化学成分研究概况 [J]. 湖南中医药导报，2004，10（3）：75-77.

[23] 余红钢，王蓉，郑耀奇，等. MTT 法测定百合多糖细胞毒性的研究 [J]. 科技信息，2010，（6）：1-2.

# 女 贞 子

**【来源】** 本品为木犀科植物女贞 *Ligustrum lucidum* Ait. 的干燥成熟果实。冬季果实成熟时采收，除去枝叶，稍蒸或置沸水中略烫后，干燥；或直接干燥。主产于浙江、江苏、湖南、福建等地。

**生制女贞子鉴别使用表**

| 处方用名 | 女贞子 | 酒女贞子 |
|---|---|---|
| 炮制方法 | 净制 | 蒸制 |
| 性状 | 呈卵形、椭圆形或肾形。表面黑紫色或灰黑色，皱缩不平。体轻。外果皮薄，中果皮较松软，内果皮木质，油性。气微，味甘、微苦涩 | 呈卵形、椭圆形或肾形，表面黑褐色或灰黑色。外果皮与中果皮紧致，常附有白色粉霜。微有酒香气 |
| 性味<br>归经 | 甘、苦，凉<br>归肝、肾经 | 甘、苦，微凉<br>归肾、肝经 |
| 功能<br>主治 | 清肝明目，滋阴润燥<br>用于肝热目赤，阴虚肠燥便秘 | 滋补肝肾，明目乌发<br>用于眩晕耳鸣，腰膝酸软，须发早白，内热消渴，骨蒸潮热 |
| 炮制作用 | 除去非药用部位 | 缓和凉性，增强补肝肾作用 |
| 用法<br>用量 | 水煎服或入中成药<br>6～12g | 水煎服或入中成药<br>6～12g |
| 配伍 | 常与黄芪、地黄、麦冬、玄参、槟榔、升麻等配伍，治疗津气亏虚等证。如益气润肠汤等 | 常与墨旱莲、何首乌、熟地、川芎、枸杞等配伍，治疗肝肾阴虚、口苦口干、头目眩晕、失眠多梦等。如二至丸、二至活血汤等 |
| 药理作用 | 保肝，免疫调节，抗氧化，抗衰老，抗肿瘤，促进肠道推进 | 保肝，抗炎，增强免疫力，增强脂质过氧化作用较强 |

续表

| 化学成分 | 三萜、环烯醚萜苷、苯乙醇类、糖类、挥发油、多糖等类成分 | 齐墩果酸、红景天苷、酪醇、5-羟甲基糠醛含量增加；D-甘露醇、特女贞苷、女贞苷、多糖含量下降 |
|---|---|---|
| 检查<br>浸出物<br>含量测定 | 水分不得过 8.0%；总灰分不得过 5.5%<br>醇浸出物不得少于 25.0%<br>特女贞苷不得少于 0.70% | 水分不得过 8.0%；总灰分不得过 5.5%<br>醇浸出物不得少于 25.0%<br>特女贞苷不得少于 0.70% |
| 注意 | 糖尿病患者不宜使用 | 糖尿病患者不宜使用 |

## 注释

**【炮制方法】**

女贞子：取原药材，除去杂质，洗净，干燥[1]。

酒女贞子：取净女贞子，用黄酒拌匀，稍闷后置罐内（或其他密闭蒸制容器内），密闭后置水中炖，或直接通入蒸汽蒸至酒完全吸尽，女贞子黑润时，取出，干燥。以化学成分含量变化为指标，对女贞子酒炖炮制工艺进行了优化，优化参数为：取净女贞子，加其重量 20% 的黄酒，不加水，闷润 1 小时，蒸汽加热炖制 10 小时[2]。

除酒炖法和酒蒸法外，还有酒浸和酒黑豆蒸女贞子[3]。

**【性状差异】** 女贞子表面黑紫色或灰黑色。酒女贞子表面黑褐色或灰黑色，常附有白色粉霜。微有酒香气。

**【炮制作用】** 女贞子，味甘、苦，性凉，归肝、肾经。《神农本草经》将其列为上品，谓其"女贞实，味苦平，主补中，安五脏，养精神，除百病。"传统认为，女贞子长于清肝明目，滋阴润燥。多用于肝热目赤，阴虚肠燥便秘。如治疗肾受燥热，真阴受损，小便频数，口渴咽干等症的女贞汤。

酒女贞子，可缓和其凉滑之性，增强补肝肾作用。多用于肝肾阴虚，头晕耳鸣，须发早白，目暗不明。常与墨旱莲配伍用于治疗肝肾亏损，精血不足，须发早白，如二至丸。

女贞子在炮制前有泻下作用，甘露醇为泻下成分之一。酒蒸后 D-甘露醇含量有所下降，这与传统中药炮制理论认为，女贞子蒸后可去寒性避免腹泻是一致的[4]。

女贞子的抗疲劳、抗氧化、调节内分泌、抗肝脏损伤的有效成分在酒中溶解度较好，炮制后煎出率增加，增强了药物的可吸收程度，这可能是其炮制后补肝肾作用增强的主要原因[5]。

女贞子中的环烯醚萜苷类成分特女贞苷具有免疫调节和抗氧化作用，随着酒炖时间的延长，女贞子中的特女贞苷和女贞苷含量逐渐下降，由于特女贞苷和女贞苷含有红景天苷母核，而女贞子酒炖过程中，红景天苷的含量逐渐升高，酪醇为红景天苷的苷元，女贞子炮制后酪醇含量也升高，可能是由红景天苷进一步水解所致[6-8]。

炮制后女贞子中的齐墩果酸含量有所增高，熊果酸变化不明显。推测为女贞子中部分齐墩果酸的苷经炮制后转化为苷元。齐墩果酸具有一定的抗肝损伤作用，其含量的增加有利于女贞子保肝作用的增强[9]。

女贞子随着酒炖制时间的延长，女贞子多糖水解，导致多糖含量逐渐降低；另外女贞子中所含的环烯醚萜苷和多糖水解生成己糖，己糖进一步脱水生成 5-羟甲基糠醛，故 5-羟甲基糠醛含量增加非常明显[10]。

这些化学成分的变化一定程度上引起药效作用差异，从而可以较好地解释女贞子临床常用炮制品的原因。

【药理作用】

## 一、女贞子的药理作用

**1. 保肝作用** 女贞子中的齐墩果酸和红景天苷能降低小鼠血清中谷丙转氨酶的活性[11,12]。

**2. 抗炎抑菌作用** 女贞子粉末对巴豆油引起的小鼠耳肿有抑制作用，且对伤寒杆菌、痢疾杆菌及金黄色葡萄球菌均有一定的抑菌作用[13]。

**3. 抗氧化、抗衰老作用** 女贞子中的有效成分齐墩果酸能清除超氧阴离子自由基和羟自由基，提高机体对自由基的防御力；口服女贞子醇提取液可使高龄期小鼠肝脏 SOD 活性提高 59%；女贞子多糖可通过清除氧自由基和活性氧，提高机体抗氧化酶活力而产生抗衰老的作用[14]。

**4. 促进肠道推进功能** 女贞子粉末对小鼠肠道推进功能有明显的促进作用，能明显缩短小鼠"寒结型便秘"的排便时间，增加排便次数[15]。

**5. 降血糖、降血脂作用** 女贞子中的齐墩果酸对实验性高脂症大鼠有明显的降脂作用，并能减少脂质在家兔主要脏器的沉积[16]。

**6. 对心血管系统的影响** 女贞子水煎液具有强心作用；女贞子中的齐墩果酸可明显抑制粥样硬化斑块的形成，阻止粥样硬化的发生发展，并可减缓和防治血栓的形成[17]。

**7. 抗肿瘤作用** 女贞子多糖可抑制黑色素肿瘤细胞间的黏附能力，打破肿瘤细胞间的黏附力，降低肿瘤细胞表面唾液酸的含量，有利于抑制肿瘤细胞的生长；女贞子中的齐墩果酸和熊果酸可抵抗克隆化高转移人肺癌细胞增殖和侵袭的作用；红景天苷对肝癌细胞有一定的诱导分化作用[18]。

## 二、酒女贞子的药理作用

**1. 保肝作用** 酒女贞子水煎液降低谷丙转氨酶的作用最佳，保护肝脏的作用最强[19]。

**2. 提升白细胞数** 酒女贞子醇提物对环磷酰胺所致小鼠白细胞数下降有提升作用[20]。

**3. 增强非特异性免疫** 酒女贞子醇提物对环磷酰胺所致 RES 吞噬功能下降有明显的提高作用[15]。

**4. 抗炎抑菌作用** 酒女贞子的水煎液对巴豆油引起的小鼠耳肿有抑制作用，且对伤寒杆菌、痢疾杆菌及金黄色葡萄球菌有抑菌作用[13]。

**5. 调节免疫功能** 酒女贞子水提物在增加小鼠胸腺重量、脾脏重量、促进 PHA 诱导的淋巴细胞转化率、提高血清溶血素含量、抑制网状内皮系统活性等方面均较生品显著增强[21]。

**6. 抗氧化作用** 通过对女贞子的不同炮制品水煎液对大鼠离体肝脏组织 MDA 生成的影响比较发现以酒制品水煎液的抗脂质过氧化作用较强[22]。

【化学成分】

**女贞子** 主要含三萜类，如齐墩果酸、熊果酸等；环烯醚萜苷类，如女贞苷等；另外还有醇类，黄酮类，氨基酸和多糖等成分。

**酒女贞子** 女贞子酒制后齐墩果酸、酪醇、红景天苷、5-羟甲基糠醛的含量增加，而特女贞苷、女贞苷、多糖、D-甘露醇的含量下降[4-10]。

【高效液相色谱异同点】

女贞子生品中检出 8 个主要色谱峰，而酒炖品检出 10 个主要色谱峰；生品中 2、7 号峰酒炖后峰面积明显减少，3 号峰酒炖后峰面积明显增加，5、6、8 号峰酒炖后消失，9、10、11、12、13 号峰为新增峰[23]（图 20-49）。

【含量测定】 以齐墩果酸、红景天苷、酪醇、特女贞苷和 5-羟甲基糠醛含量为指标，对女贞子、酒女贞子及二者水煎液进行比较，各指标成分的含量有明显变化[23]，见表 20-26。

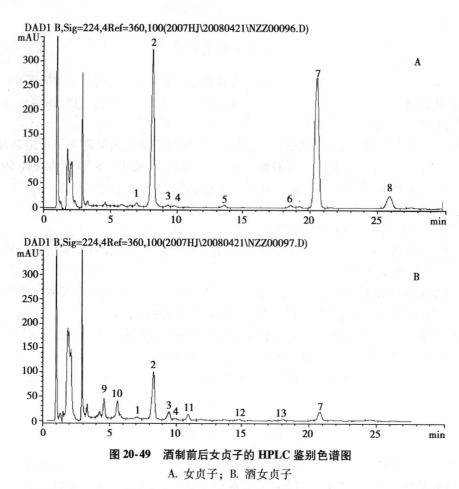

**图 20-49　酒制前后女贞子的 HPLC 鉴别色谱图**

A. 女贞子；B. 酒女贞子

**表 20-26　五种成分的含量测定结果（%）**

| 样品 | 齐墩果酸 | 红景天苷 | 酪醇 | 特女贞苷 | 5-羟甲基糠醛 |
|---|---|---|---|---|---|
| 女贞子 | 1.08 | 0.042 | 0.0072 | 4.2 | 0.015 |
| 酒女贞子 | 1.24 | 0.124 | 0.0080 | 3.59 | 0.476 |
| 女贞子水煎液 | 0.0052 | 0.017 | 0.0041 | 0.23 | 0.002 |
| 酒女贞子水煎液 | 0.0062 | 0.085 | 0.0077 | 0.64 | 0.288 |

　　【药物代谢】　齐墩果酸在人肝微粒体中不代谢，熊果酸在人肝微粒体和人重组 CYP 单酶中的动力学行为符合米氏动力学行为，CYP3A4 和 CYP2C9 参与了熊果酸的代谢[24]。

　　【不良反应】　女贞子入药安全，古代医家认为：脾胃虚者服之，会减食作泻，误用本品补五脏也会滋生病患。现代一般认为：惟恐腹痛作泄，酒蒸以节其性。说明女贞子可能产生腹痛、腹泻等不良反应[25]。

　　【毒性】　临床毒性尚不明确。从女贞子及其蒸制品动物实验的 $LD_{50}$ 值来看，酒蒸品及生品毒性大小接近，总体说来，毒性很小，酒蒸后虽不能降低毒性，但也并未使毒性增大，因而不会影响临床用药安全[20]。

　　【生制女贞子成分、药效与功用关系归纳】　由女贞子酒制前后的对比研究，初步认为齐墩果酸、环烯醚萜苷类、糖类成分的变化可能是引起女贞子生制品药效差异的物质基础。其变化关系如图 20-50所示：

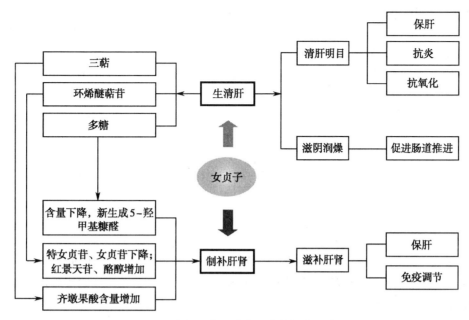

图 20-50 生制女贞子成分、药效与功用关系图

（丁安伟 张 丽）

● 参考文献 ●

[1] 国家药典委员会. 中华人民共和国药典（一部）[S]. 北京：中国医药科技出版社，2010：43.

[2] 张学兰，侯杰，唐超，等. 正交设计优选酒炖女贞子的炮制工艺 [J]. 中成药，2009，31（10）：1564-1567.

[3] 徐苹，张学兰. 女贞子炮制历史沿革研究 [J]. 山东中医药大学学报，2008，32（3）：263-265.

[4] 李曼玲，刘美兰. 女贞子不同炮制品中甘露醇的含量测定 [J]. 中药材，1995，18（5）：215-216.

[5] 王书梅，王灿岭，洪涛. 高效液相色谱法测定不同炮制法的女贞子中齐墩果酸的含量 [J]. 中国医院药学杂志，2005，25（8）：781-782.

[6] 张学兰，侯杰，李慧芬，等. 炮制对女贞子中特女贞苷含量的影响 [J]. 中药材，2009，23（4）：498-500.

[7] 王瑞芳，张学兰，鹿栋尧，等. 女贞子不同工艺炮制品中红景天苷和酪醇含量比较 [J]. 中成药，2009，31（1）：85-88.

[8] 郭娜，马芳，范斌，等. 超高效液相色谱法测定女贞子不同炮制品中女贞苷含量 [J]. 中国中医基础医学杂志，2010. 16（12）：1171-1172.

[9] 张丽，陈汀，曹雨诞，等. 女贞子不同炮制品及不同树龄中齐墩果酸和熊果酸含量研究 [J]. 中国实验方剂学杂志，2011，17（1）：46-48.

[10] 侯杰，张学兰. 炮制对女贞子中多糖和5-羟甲基糠醛含量的影响. 中成药，2009，31（4）：572-575.

[11] 张乐芝，李新芳. 齐墩果酸对大鼠实验性肝损伤作用机理的研究 [J]. 中药药理与临床，1992，8（2）：241.

[12] 王晓东，刘永刚，苏薇薇，红景天苷对小鼠实验性肝损伤的保护作用 [J]. 中药材，2004，27（3）：198-199.

[13] 毛春芹，陆兔林. 女贞子不同炮制品抗炎抑菌作用研究 [J]. 中成药，1996，18（7）：17-18.

[14] 赵英，闻杰，孙忠人. 对小鼠脑、肝过氧化脂质含量及肝SOD活性的影响 [J]. 中医药学报，1990，18（6）：47.

[15] 周爱香，富杭育，沈鸿，等. 女贞子不同炮制品药理作用的比较 [J]. 中药材，1993，16（8）：25-29.

[16] 陈艳玲，刘浩然. 女贞子总三萜酸对食饵性高脂血症大鼠的血脂调节作用 [J]. 中国临床医药研究杂志，2007，16（7）：4-6.

[17] 张子臻. 女贞子能降血糖，改善心肌供血 [J]. 中医杂志，1998，39（9）：518.

[18] 向敏，顾振纶，梁中琴，等. 女贞子提取物的体内抗肿瘤作用 [J]. 江苏药学与临床研究，2002，10（1）：13-15.

[19] 殷玉生，于传树. 女贞子炮制品化学成分和护肝作用的实验研究 [J]. 中成药，1993，15（9）：18-20.

[20] 范秦鹤，侯雅玲，朱爱华，等. 女贞子不同炮制品升高白细胞耐缺氧作用及毒性比较 [J]. 西北药学杂志，

2004, 19 (1): 20-22.

[21] 范秦鹤, 朱爱华, 吕兰熏, 等. 女贞子不同炮制品免疫作用的比较 [J]. 陕西中医学院学报, 1999, 22 (2): 34-35.

[22] 邹韵, 徐娟华, 蒋惠娣, 等. 女贞子不同炮制品的抗脂质过氧化作用研究 [J]. 浙江中医杂志, 1998, (11): 523-524.

[23] 侯杰. 女贞子炮制前后主要有效成分变化规律研究 [D]. 济南: 山东中医药大学硕士学位论文, 2009.

[24] 王亚平, 胡园, 董瑞华, 等. 齐墩果酸和熊果酸的人肝微粒体代谢研究 [J]. 军事医学, 2012, 36 (5): 368-371.

[25] 陈达理, 周立红. 用中药与不良反应 [M]. 北京: 军事科学医学出版社, 1998: 180.

## ∽ 鳖 甲 ∾

【来源】 本品为鳖科动物鳖 Trionyx sinensis Wiegmann 的背甲。全年均可捕捉，以秋、冬二季为多，捕捉后杀死，置沸水中烫至背甲上的硬皮能剥落时，取出，剥取背甲，除去残肉，干燥。主产于河北、湖南、安徽、浙江等地。

生制鳖甲鉴别使用表

| 处方用名 | 鳖甲 | 醋鳖甲 |
|---|---|---|
| 炮制方法 | 净制 | 砂烫醋淬 |
| 性状 | 呈椭圆形或卵圆形，背面隆起，外表面黑褐色或墨绿色，微隆起，略有光泽，内表面类白色。质坚硬。气微腥，味淡 | 黄色至深黄色不规则碎片，略有光泽，质酥脆易碎，具醋气，味淡 |
| 性味归经 | 咸，微寒<br>归肝、肾经 | 咸、微酸，微寒<br>归肝、肾经 |
| 功能主治 | 滋阴潜阳，退热除蒸<br>用于阴虚发热，劳热骨蒸，头晕目眩，虚风内动 | 软坚散结<br>用于癥瘕积聚，阴虚潮热，月经停闭 |
| 炮制作用 | 除去残肉筋膜，矫臭矫味 | 质变酥脆，易于粉碎及煎出有效成分，并能矫臭矫味。醋制还能增强药物入肝消积，软坚散结的作用 |
| 用法用量 | 水煎服，捣碎，先煎<br>9~24g | 水煎口服或入中成药<br>9~24g |
| 配伍 | 常与生地、龟甲、牡蛎、阿胶等配伍，治疗虚风内动证，如三甲复脉汤 | 常与地骨皮、青蒿、知母、草果仁、厚朴、黄芪、柴胡、丹皮、炒䗪虫等配伍，治疗阴虚潮热、癥瘕疟疾、肝脾肿大、瘀血闭阻等证，如清骨散，鳖甲饮、鳖甲煎丸 |
| 药理作用 | 调节机体免疫力，抗癌，抗辐射，抗疲劳及抗缺氧，保护肝脏等 | 抗肝纤维化 |
| 化学成分 | 肽类、氨基酸、微量元素等 | 总肽和总氨基酸含量升高；微量元素 Zn、Fe、Se、Ca 含量增高 |
| 检查浸出物 | 水分不得过 12.0%<br>醇溶性浸出物不得少于 5.0% | 水分不得过 12.0%<br>醇溶性浸出物不得少于 5.0% |

## 注释

**【炮制方法】**

鳖甲：置蒸锅内，沸水蒸 45 分钟，取出，放入热水中，立即用硬刷除去皮肉，洗净，干燥[1]。

醋鳖甲：取净河砂，置炒制容器内，用武火加热至滑利状态时，投入净鳖甲碎块，翻炒至酥，表面深黄色时取出，筛去砂，趁热投入米醋中稍浸，捞出，干燥。以水浸物和氨基酸含量为指标，对鳖甲砂烫醋淬炮制工艺进行优化，优化参数为：250℃砂烫 20 分钟，6% 醋淬[2]。每 100kg 鳖甲，用醋 20kg。

**【性状差异】** 鳖甲外表面黑褐色或墨绿色略有光泽，质坚硬，气微腥，味淡。醋鳖甲表面深黄色或淡棕色，质酥脆，并具醋味。（见文末彩图 112）

**【炮制作用】** 鳖甲，味咸，微寒，无毒，归肝、肾经。为滋阴之要药，具有滋阴潜阳、软坚散结、退热除蒸之功效。鳖甲质地坚硬，有腥臭气，养阴清热，潜阳息风之力较强。多用于热病伤阴或内伤虚热，虚风内动。如用于虚风内动的三甲复脉汤（《温病条辨》）。

醋鳖甲，质变酥脆，易于粉碎及煎出有效成分，并能矫臭矫味。醋制还能增强药物入肝消积，软肝散结的作用。如清骨散（《准绳》），鳖甲煎丸（《金匮》）。

鳖甲主要含骨胶原、氨基酸、多糖及无机元素等，富含 15 种氨基酸，其中甘氨酸（Gly）占氨基酸总量的 17%，脯氨酸（Pro）占 27%，高含量的 Gly 和 Pro 是鳖甲中氨基酸的特征。肽类成分也是鳖甲抗肝纤维化的主要活性物质。鳖甲经醋淬后的浸出物、氨基酸和总肽的含量均有所增加，可见鳖甲经过炮制后，质地变得酥脆，有利于有效成分的煎出[3]。

微量元素有重要药效作用，可调节新陈代谢，补充与平衡人体必需微量元素。鳖甲炮制前后均含有 Cr、Mn、Cu、Zn、Fe、Se、Al 这 7 种人体必需微量元素，且炮制后的含量均有不同程度的增加，其中以 Zn、Fe、Se 的含量增加明显。Ca 的含量高达 203.5mg/g，且炮制后含量增加，说明鳖甲具有益肾坚骨之说是有其物质基础的[4]。

综上，通过氨基酸和微量元素的变化和药理作用，证明了鳖甲砂烫醋淬后有效成分溶出增加，软坚散结作用增强的合理性。

**【药理作用】**

### 一、鳖甲的药理作用

**1. 调节机体免疫力** 鳖甲超微细粉能提高小鼠 NK 细胞活性率，提高小鼠溶血素抗体积数水平和提高小鼠巨噬细胞的吞噬功能[5,6]。

**2. 抗癌** 鳖甲提取物对小鼠 $S_{180}$、$H_{22}$ 和 Lewis 肿瘤细胞体外生长有抑制作用，随着鳖甲提取物浓度的增加，对 $S_{180}$ 肿瘤细胞和 $H_{22}$ 肝癌细胞体外生长抑制率也随着增加[7,8]。

**3. 抗辐射** 鳖甲粗多糖有良好的减轻放射损伤作用，可增加受照小鼠的存活时间和存活率[9,10]。

**4. 抗疲劳及抗缺氧** 鳖甲提取物能提高机体对负荷的适应性，延长小鼠的耐缺氧时间[11]。

**5. 保护肝脏** 能改善肝炎肝硬化患者症状、舌象、脉象，增加血清白蛋白，缩小脾脏，改善预后、阻止肝硬化进展[12-14]。

### 二、醋鳖甲药理作用

抗肝纤维化作用 醋鳖甲对实验性肝纤维化有一定的治疗作用，对大鼠实验性肝纤维化具有明显的保护作用，早期应用可以预防或延缓肝纤维化的形成和发展[15,16]。

**【化学成分】**

**鳖甲** 主要含肽类、氨基酸、微量元素等[17,18]。

**醋鳖甲** 醋淬后氨基酸、总肽含量升高；微量元素 Zn、Fe、Se、Ca 含量增高。

【生制鳖甲成分、药效与功用关系归纳】 由鳖甲炮制前后的对比研究，初步认为氨基酸和微量元素的变化是引起鳖甲生制品药效差异的物质基础。其变化关系如图 20-51 所示。

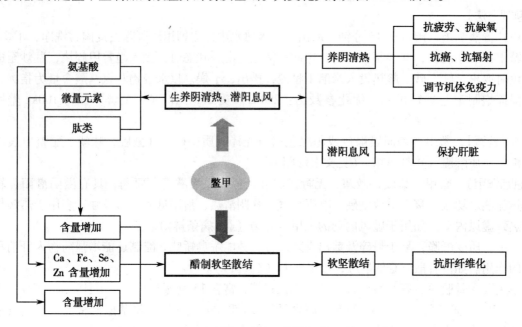

图 20-51　生制鳖甲成分、药效与功用关系图

（姜　丽）

## 参考文献

[1] 国家药典委员会. 中华人民共和国药典（一部）[S]. 北京：中国医药科技出版社，2010：361.

[2] 邢延一. 鳖甲最佳炮制工艺的研究 [D]. 中华中医药学会第四届中药炮制学术会议论文集. 2004, 12.

[3] 邢延一. 醋鳖甲中寡肽类化学成分及炮制原理的研究 [M]. 北京中医药大学硕士学位论文. 2006.

[4] 方达任，张克兰，刘焱文. 龟板、鳖甲炮制前后化学成分的变化 [J]. 中国药学杂志，1989，24（1）：26-28.

[5] 王慧铭，孙炜. 鳖甲多糖对小鼠免疫调节作用的研究 [J]. 中国中药杂志，2007，32（12）：1245-1247.

[6] 王慧铭，孙炜. 鳖甲多糖抗肿瘤免疫调节作用及其机理的研究 [J]. 浙江中医药大学学报，2006，30（4）：347-349.

[7] 王慧铭，潘宏铭，项伟岚，等. 鳖甲多糖对小鼠抗肿瘤作用及其机理的研究 [J]. 中华现代内科学杂志，2005，2（7）：634-635.

[8] 凌笑梅，刘娅，张娅婕，等. 鳖甲提取物对体外肿瘤细胞生长的抑制作用 [J]. 中国公共卫生学报，1997，16（1）：8-9.

[9] 凌笑梅，张娅婕，徐桂珍，等. 鳖甲粗多糖对受 X 射线照射的小鼠的防护作用 [J]. 辐射防护，1998，18（1）：57-60.

[10] 徐桂珍，凌笑梅，张娅捷，等. 鳖甲提取物对大剂量照射小鼠免疫功能的保护作用 [J]. 中国公共卫生学报，1996，15（3）：170-171.

[11] 张大旭，张娅婕. 鳖甲提取物抗疲劳及免疫调节作用研究 [J]. 中国公共卫生，2004，20（7）：834.

[12] 姜宏伟. 单味鳖甲治疗肝炎肝硬化30例 [J]. 临床医学，2007，27（6）：93-94.

[13] 曹鎏，李信梅. 鳖甲两种不同取法对实验大鼠肝纤维化预防保护作用的比较 [J]. 南通医学院学报，2003，23（1）：46-47.

[14] 高建蓉，张赤志. 鳖甲对肝星状细胞增殖影响的研究 [J]. 实用医学杂志，2007，23（11）：1618-1620.

[15] 姚立，姚真敏，余涛. 鳖甲煎口服液对大鼠肝纤维化的影响 [J]. 中药药理与临床，2002，18（6）：5-7.

[16] 李信梅，王玉芹，张德昌，等. 两种不同的鳖甲抗肝纤维化作用的比较 [J]. 基层中药杂志，2001，15（2）：19-20.

[17] 刘焱文，刘生友. 龟板、鳖甲微量元素测定及其滋补作用探析 [J]. 微量元素与健康研究，1994，11（1）：

44-45.

[18] 凌笑梅，张娅婕，张桂英，等. 鳖甲提取物中氨基酸、微量元素及多糖含量的测定 [J]. 中国公共卫生，1999，15（10）：939.

## 龟 甲

【来源】 本品为龟科动物乌龟 *Chinemys reevesii*（Gray）的干燥腹甲及背甲。全年均可捕捉，以秋、冬二季为多，捕捉后杀死，或用沸水烫死，剥取背甲及腹甲，除去残肉，晒干。主产于湖北、湖南、江苏、浙江等地。

生制龟甲鉴别使用表

| 处方用名 | 龟甲 | 醋龟甲 |
| --- | --- | --- |
| 炮制方法 | 净制 | 砂烫醋淬 |
| 性状 | 腹甲呈板片状，近长方椭圆形。外表面黄棕色至棕色，内表面黄白色至灰白色。背甲呈长椭圆形拱状，外表面棕褐色或黑色，内表面黄白色。质坚硬，气腥，味微咸 | 呈不规则的块状。表面黄色或棕黄色，内表面棕黄色或棕褐色。质松脆（手掰即断），气微腥，略有醋酸气 |
| 性味归经 | 咸、甘、微寒<br>归肝、肾、心经 | 咸、甘、微酸、凉<br>归肾、肝、心经 |
| 功能主治 | 滋阴潜阳<br>用于肝风内动，肝阳上亢 | 补肾健骨，养血补心，固精止崩<br>用于劳热咯血，脚膝痿弱，潮热盗汗，痔疮肿痛 |
| 炮制作用 | 洁净药物 | 质地酥脆，易于粉碎，利于煎出有效成分，并能矫臭矫味 |
| 用法用量 | 水煎口服或入中成药<br>9～24g | 水煎口服或入中成药<br>9～24g |
| 配伍 | 常与白芍、阿胶、地黄、牡蛎、鳖甲、龙骨等配伍治疗虚风内动，头目眩晕等症。如大定风珠，镇肝熄风汤等 | 常与炒黄柏、酒知母、熟地、黄芩、香附、白芍等配伍治疗骨蒸潮热，筋骨痿软，崩中漏下等症，如大补阴丸，虎潜丸，固经丸等 |
| 药理作用 | 改善"阴虚"、增强免疫功能、子宫兴奋作用、解热、补血、镇静，抗凝血、增加冠脉流量和提高耐缺氧能力等作用 | 滋阴作用增强、提高免疫功能、解热、补血 |
| 化学成分 | 含动物胶、甾醇、角蛋白、磷脂、骨胶原、氨基酸、微量元素 | 总煎出率增加；氨基酸含量下降；Zn、Fe、Se 含量升高 |
| 浸出物 | 水溶性浸出物不得少于4.5% | 水溶性浸出物不得少于8.0% |

## 注释

【炮制方法】

龟甲：取原药材，置蒸煮锅内，用武火蒸煮，约45分钟后取出，趁热用硬刷除净皮肉及筋膜，洗净，干燥，加工成块状[1]。

醋龟甲：取河砂，置热锅内，用武火180～220℃炒至灵活状态，加入大小分开的净龟甲块，翻动烫至表面黄色，取出，筛去河砂，趁热投入米醋浸淬，取出，晾凉。100kg 龟甲用米醋 30kg[2]。

**【性状差异】**　龟甲外表面黄棕色至棕色，质坚硬，气腥，味微咸。醋炙龟甲表面呈黄色至棕黄色，质松脆（手掰即断），并且略有醋味。（见文末彩图 113）

**【炮制作用】**　龟甲，味咸、甘，性微寒。归肝、肾、心经，具有滋阴潜阳、益肾健骨、养血补心的功效。生龟甲质地坚硬，有腥气，滋阴潜阳之力较强，多用于肝风内动、肝阳上亢等证。如镇肝熄风汤（《参西录》）、大定风珠（《条辩》）。

龟甲砂烫醋淬后质地酥脆，易于粉碎，利于煎出有效成分，并能矫臭矫味。以补肾健骨、滋阴止血力胜，多用于肝肾阴虚之劳热咯血、脚膝痿弱、潮热盗汗证。如大补阴丸（《丹溪》）、虎潜丸（《丹溪》）、固经丸（《入门》）。

醋龟甲（龟下甲）质地疏松，易于有效成分煎出，与龟甲相比，制品的煎出率可提高 4 倍，说明砂烫醋淬龟甲有助于其成分的溶出[3]。

龟甲中检测出 17 种游离氨基酸，炮制后只检测出 15 种，酪氨酸和组氨酸在炮制加工中被损失，总氨基酸含量炮制后明显下降，由 364.60mg 下降至 93.33mg[4]。

微量元素是具有重要生理功能的酶系统和蛋白质系统的关键组成部分，对核酸、激素、细胞膜等起着稳定和激活作用。龟甲中微量元素 Se 的含量高，其次是 Zn、Cu，$SiO_2$ 的含量特别高，常量元素的氧化物中以钙、镁、铁的氧化物的含量较高。龟甲炮制前后均含有 Cr、Mn、Cu、Zn、Fe、Se、Al 7 种人体必需微量元素，且炮制后较炮制前含量有所增加，其中以 Zn、Fe、Se 的含量增加明显，说明炮制后的龟甲能提高滋补作用的效果[4]。

**【药理作用】**

## 一、生龟甲的药理作用

**1. 滋阴作用**　对甲亢阴虚大鼠的红细胞膜 $Na^+/K^+$-ATP 酶的活性有明显抑制作用并使其恢复正常。龟甲煎煮浓缩液具有降低甲亢阴虚动物模型细胞膜 $Na^+/K^+$-ATP 酶活性、血浆 cAMP、尿17（OH）类固醇含量的药理作用[5]。龟甲的煎煮浓缩液可使 3,5′,5-triiodo-L-thyronine（T3）造成的甲亢型阴虚大鼠整体耗氧量降低、痛阈延长、心率减慢、血糖升高、血浆皮质醇含量降低[6]。龟甲对抗 T3 的作用而使动物的生长加快，饮水量有所减少，尿增加，血浆黏度下降，T3、T4 值明显降低。

**2. 补血作用**　龟甲的煎提合成固体物"龟甲胶"及其制成的颗粒剂能增加急性失血致贫血小鼠的 RBC 和 Hb，缩短外伤致出血小鼠的出血时间，并能对抗泼尼松对网状内皮系统吞噬功能的抑制作用[7]。

**3. 增强免疫功能**　龟甲能提高阴虚大鼠的免疫功能。龟甲水提液 0.32g/(20g·d)，阴虚小鼠的甲状腺、胸腺、脾脏和肾上腺明显萎缩，而龟甲水提液对阴虚小鼠甲状腺、胸腺、脾脏萎缩有一定的抑制作用[8]。

**4. 抗衰老作用**　龟甲分别用石油醚、乙酸乙酯、95% 乙醇等极性依次递增的溶剂进行提取，用 DPPH 法进行体外抗氧化活性检测，并与抗坏血酸进行比较，结果表明龟甲的 95% 乙醇部位提取物具有很强的体外抗氧化活性[9]。

**5. 抗骨质疏松作用**　龟甲水、醇提取液对成年雌性去势大鼠骨质疏松的作用，明显提高骨灰重、骨钙含量，龟甲醇提液组骨断裂力[10]。

**6. 保护神经细胞作用**　对神经元的生存、分化、生长起到重要作用，特别在缺血性脑损伤后神经干细胞增殖方面起着非常重要的作用[11]。

**【化学成分】**

**龟甲**　主要含骨胶原、角蛋白、氨基酸、微量元素，甾醇、脂肪酸等[12-15]。

**醋龟甲**　煎出率提高；总氨基酸含量下降；微量元素如 Zn、Fe、Se 的含量增加明显[3,4]。

**【生制龟甲成分、药效与功用关系归纳】**　由龟甲砂烫醋淬前后的对比研究，初步认为氨基酸、微量元素、煎出率的变化是引起龟甲生制品药效差异的物质基础。其变化关系如图 20-52 所示。

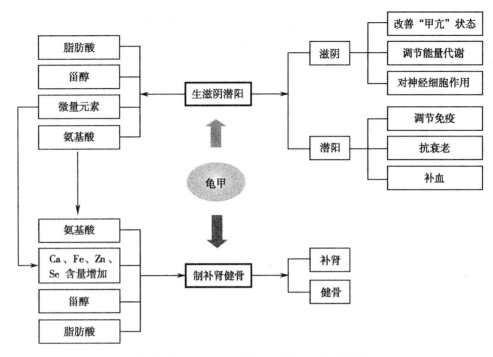

图 20-52　生制龟甲成分、药效与功用关系图

（姜　丽）

## ◆ 参 考 文 献 ◆

[1] 国家药典委员会. 中华人民共和国药典（一部）[S]. 北京：中国医药科技出版社, 2010：505.

[2] 刘振启, 刘杰. 龟甲的鉴别与炮制工艺 [J]. 首都医药, 2011, 03：48.

[3] 孙秀梅, 张兆旺, 孙勇. 龟上下甲不同炮制品煎出物分析比较 [J]. 中成药, 1989, 11 (10)：22-23.

[4] 方达任, 张克兰, 刘焱文. 龟板、鳖甲炮制前后化学成分的变化 [J]. 中国药学杂志, 1989, 24 (1)：26-28.

[5] 宣园园, 黄芳, 窦昌贵. 龟甲提取物的滋阴作用研究 [J]. 南京中医药大学学报, 2003, 19 (3)：164-165.

[6] 杨梅香, 杨勇. 龟上、下甲对甲亢型阴虚大鼠体重、饮水量、尿量、血浆粘度等的影响 [J]. 中药通报, 1988, 13 (2)：41-43.

[7] 聂淑琴, 薛宝云, 戴宝强, 等. 龟甲胶和速溶龟甲胶冲剂主要药效学比较研究 [J]. 中国中药杂志, 1995, 20 (8)：495-496.

[8] 顾迎寒, 卢先明, 蒋桂华, 等. 不同品种龟甲滋阴作用的对比研究 [J]. 时珍国医国药, 2007, 18 (6)：1417-1418.

[9] 谢学明, 李熙灿, 钟远声, 等. 龟板体外抗氧化活性的研究 [J]. 中国药房, 2006, 17 (18)：1368-1370.

[10] 孙苏亚, 王锦, 刘铮, 等. 龟板提取液对去势大鼠骨质疏松的作用 [J]. 中药药理与临床, 1998, 14 (5)：20-22.

[11] 陈东风, 杜少辉, 李伊为, 等. 龟板含药血清体外诱导成年大鼠骨髓间充质干细胞分化为神经元 [J]. 广州中医药大学学报, 2003, 20 (3)：224-226.

[12] 方达任, 张克兰, 刘焱文. 龟板、鳖甲的化学成分研究 [J]. 中成药, 1989, 11 (2)：31-33.

[13] 姜大成, 崔健, 王永生. 13 种龟板化学成分比较 [J]. 中药材, 2000, 23 (2)：66-67.

[14] 孙苏亚, 李发美. 黄喉拟水龟板中三种甾体化合物的分离和鉴定 [J]. 中国中药杂志, 2000, 25 (3)：165-168.

[15] 孙苏亚, 李发美. 龟板中脂肪酸的 GC-MS 分析 [J]. 药物分析杂志, 1999, 19 (6)：406-408.

## ✿ 黑　芝　麻 ✿

**【来源】**　本品为脂麻科植物脂麻 *Sesamum indicum* L. 的干燥成熟种子。秋季果实成熟时采割植株，晒干，打下种子，除去杂质，再晒干。主产于河南、湖北、安徽、江西等地。

**生制黑芝麻鉴别使用表**

| 处方用名 | 黑芝麻 | 炒黑芝麻 |
|---|---|---|
| 炮制方法 | 净制 | 炒黄 |
| 性状 | 呈扁卵圆形，表面黑色，平滑或有网状皱纹，尖端有棕色点状种脐。种皮薄，富油性 | 扁卵圆形，微鼓起，有的可见爆裂痕，有油香气 |
| 性味归经 | 味甘，平<br>归肝、肾、大肠经 | 味甘，平<br>主归肝、肾经 |
| 功能主治 | 凉血解毒<br>用于小儿瘰疬，浸淫恶疮，小儿头疮 | 补肝肾，益精血，润肠燥<br>用于肝肾不足的头痛、头昏、眼花耳鸣，须发早白或脱发，妇人乳少 |
| 炮制作用 | 生黑芝麻滑痰，凉血解毒。现已少用 | 炒后香气浓郁，鼓起爆裂，利于粉碎和煎出有效成分，增强填精补血之功 |
| 用法用量 | 粉碎内服或外用<br>10～30g | 水煎口服或粉碎直接服用<br>10～30g |
| 配伍 | 与连翘配伍治疗小儿瘰疬，也可单用治小儿头疮 | 与桑叶、鸡蛋、蜂蜜配伍治疗肝肾不足、虚秘、乳少。如桑麻丸 |
| 药理作用 | 抗衰老、调血脂、保肝、调节免疫、抗氧化 | 保肝，补肾作用增强 |
| 化学成分 | 木脂素、黑色素、蛋白质、不饱和脂肪 | 木脂素、黑色素等成分炒后溶出增加 |
| 检查 | 水分不得过6.0%；总灰分不得过8.0% | 水分不得过6.0%；总灰分不得过8.0% |
| 注意 | 肠滑便溏及精气不固者忌用 | 肠滑便溏及精气不固者忌用 |

## 注释

【炮制方法】

黑芝麻：取原药材，除去杂质，洗净，干燥。用时捣碎[1]。

炒黑芝麻：取净黑芝麻，用文火加热，炒至爆鸣声减弱，取出，放凉。用时捣碎[2]。

【性状差异】　黑芝麻呈扁卵圆形，表面黑色，外表完整，气微。炒黑芝麻微鼓起、深黑色，有的可见爆裂痕，有香气。（见文末彩图114）

【炮制作用】　黑芝麻，味甘，性平，归肝、肾、大肠经。具有补肝肾、益精血、润肠燥的功能。黑芝麻滑痰，凉血解毒，应用较少。

炒黑芝麻香气浓郁，鼓起爆裂，利于粉碎和煎出有效成分，增强填精补血之功。用于头昏、头痛、眼花、耳鸣、须发早白等。如治肝肾不足，头晕眼花，视物不清，迎风流泪的桑麻丸（《实用中成药手册》）。

黑芝麻生制品功用不同，"滑痰生用，逐风酒蒸，入补蒸晒，炒食不生风病"（《得配本草》）。黑芝麻富含油脂，生用则油腻滑肠胃，唯蒸者性温而补人，加之收贮过程带进灰砂杂质及干瘪瘦壳，修治不宜则用药功效难求。

黑芝麻中的芝麻素具有抗高血压及心血管疾病、保肝、抗氧化、降低胆固醇、抗癌等功效；芝黑素属于儿茶酚型天然黑色素，具有清除体内自由基、抗氧化、降血脂、抗肿瘤、美容等功能。故具有补肝肾作用。

黑芝麻经炒制后，芝麻素、芝黑素等成分的溶出量有所增加，使炒黑芝麻的补肝肾、填精补血的作用增强。由此说明了种子类药材"逢子必炒"的传统炮制理论合理性。此外芝麻经炒后能产生浓郁的香气,利于服用。

**【药理作用】**

黑芝麻的药理作用

**1. 抗衰老** 黑芝麻制剂、复方(核桃、黑芝麻)制剂能显著提高 SOD 活力,明显降低 MDA 活力,但对 GSH-Px 和甘油三酯的活性影响不大。说明黑芝麻具有抗衰老作用[3]。

**2. 调节血脂** 黑芝麻油具有较明显的降血脂作用,其降脂作用主要表现在降低低密度脂蛋白胆固醇,进而降低总胆固醇[4,5]。

**3. 促肾上腺作用** 黑芝麻可增加肾上腺中抗坏血酸及胆固醇含量。

**4. 保护肝脏** 黑芝麻黑色提取物可降低乙醇诱导的急性肝损伤小鼠血清丙氨酸氨基转移酶(ALT)和天门冬氨酸氨基转移酶(AST)活性,降低肝脏 MDA 水平和升高肝脏 SOD 活性,作用机制可能与其抗氧化作用有关[6]。

**5. 调节免疫** 黑芝麻中的芝麻素可以直接作用于组织器官,参与免疫调节的作用[7]。

**6. 抗氧化** 近 50% 的芝麻素在肠道吸收,经门静脉进入血液。在肝脏被代谢后发挥抑制活性氧的作用,其后经胆汁排泄。胆汁中的儿茶酚作为主要代谢物,可清除活性氧,预防肝细胞功能损害,并且控制 Vit E 与 DHA 等易被氧化的化合物的衰变[8,9]。

**【化学成分】**

**黑芝麻** 主要含有木脂素,如芝麻素;黑色素类,如芝黑素;脂肪油,如甾醇、芝麻林素、芝麻酚、维生素 E、叶酸、烟酸、卵磷脂、蛋白质等成分[10]。

**炒黑芝麻** 炒制后黑芝麻中的有效成分的溶出量增加。

**【生制黑芝麻成分、药效与功用关系归纳】** 由黑芝麻炒制前后的对比研究,推断木脂素和黑色素的变化可能是引起黑芝麻生制品药效差异的物质基础。其变化关系如图 20-53 所示:

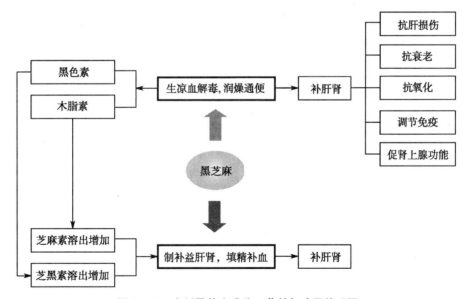

图 20-53 生制黑芝麻成分、药效与功用关系图

(史 辑)

---

● 参考文献 ●

---

[1] 国家药典委员会. 中华人民共和国药典(一部)[S]. 北京:中国医药科技出版社,2010:323.

［2］贾天柱. 中药炮制学 ［M］. 第2版. 上海：上海科学技术出版社，2013：6.

［3］黄万元，陈洪玉，李文静，等. 核桃、黑芝麻对D-半乳糖衰老模型小鼠的抗衰老作用研究 ［J］. 右江民族医学院学报，2009，30（5）：778-779.

［4］张锦玉，关立克. 黑芝麻油对大白耳兔血脂的调节作用 ［J］. 吉林医学，2007，28（1）：19-21.

［5］关立克，张锦玉，邢程. 黑芝麻油对动脉粥样硬化兔血脂和主动脉形态学的影响 ［J］. 时珍国医国药，2007，18（2）：350-351.

［6］刘晓芳，徐利，刘娜，等. 黑芝麻和黑豆色素提取物对急性肝损伤的保护作用 ［J］. 中国实验方剂学杂志，2008，14（5）：68-70.

［7］陆海鹏，李彬. 复方黑芝麻胶囊调节免疫功能作用的实验研究 ［J］. 云南中医中药杂志，2010，31（4）：50-53.

［8］Suja KP，Jayalekshmy A. Antioxidant activity of sesame cake extract ［J］. Food Chemistry，2005，（91）：213-219.

［9］Lee-Wen Chang，Wen-JyeYen. Antioxidant activity of sesame coat ［J］. Food Chemistry，2002，（78）：347-354.

［10］李林燕，李昌，聂少平. 黑芝麻的化学成分与功能及其应用. 农产品加工，2013，11（21）：58-62.

# 第二十一章

## 收 涩 药

### 五 味 子

【来源】 本品为木兰科植物五味子 *Schisandra chinensis* （Turcz.） Baill. 的干燥成熟果实。秋季果实成熟时摘取，晒干或者蒸干，除去果梗及杂质。主产于东北，又称"北五味子"。

生制五味子鉴别使用表

| 处方用名 | 五味子 | 醋五味子 |
|---|---|---|
| 炮制方法 | 净制 | 醋制 |
| 性状 | 不规则的球形或扁球形。表面红色、紫红色或暗红色，皱缩，油润；有的表面呈黑红色或出现"白霜"。果肉柔软，种子表面棕黄色，有光泽，种皮薄而脆。果肉气微，味酸；种子破碎后，有香气，味辛、微苦 | 不规则的球形或扁球形。表面乌黑色，皱缩，油润，稍有光泽。果肉柔软，有黏性，种子表面呈棕红色，有光泽，质脆。果肉气微，有醋香气。种子破碎后，辛味变淡 |
| 性味归经 | 酸、甘、温<br>归肺、心、肾经 | 酸、甘、温<br>归肺、心、肾、肝、胆经 |
| 功能主治 | 收敛固涩、益气生津、补肾宁心<br>用于久嗽虚喘，梦遗滑精，遗尿尿频，久泻不止，自汗盗汗，津伤口渴，内热消渴，心悸失眠 | 收敛固涩<br>用于梦遗滑精，遗尿尿频，久泻不止，自汗盗汗 |
| 炮制作用 | 去除杂质，使洁净 | 增强酸涩收敛之性，涩精止泻作用强 |
| 用法用量 | 水煎口服或入中成药<br>2~6g | 水煎口服或入中成药<br>2~6g |
| 配伍 | 常与红参、麦冬、麻黄、桂枝、细辛、干姜等配伍治疗气阴两亏，心悸气短，脉微自汗，风寒水饮，恶寒发热等症状。如生脉饮、小青龙汤等 | 常与肉豆蔻、补骨脂、山茱萸、茯苓、牡丹皮、熟地黄等配伍治疗肾阳不足所致的泄泻、肾不纳气所致的喘促、胸闷、久咳、气短等症状。如七味都气丸、四神丸等 |
| 药理作用 | 止咳平喘、保肝、抗氧化、提高免疫力、祛痰、兴奋神经、抗惊厥、保护脑神经、扩张血管、降血压、抗肿瘤 | 止咳平喘作用降低，保肝、抗氧化、止泻、补益作用增强 |
| 化学成分 | 含木脂素、挥发油、多糖、有机酸、脂肪油、氨基酸、色素、鞣质等成分 | 木脂素、多糖、鞣质等含量发生变化，能明显检出5-羟甲基糠醛，挥发油含量降低 |

| 检查 | 水分不得过 16.0%；总灰分不得过 7.0%，杂质不得过 1% | 水分不得过 16.0%；总灰分不得过 7.0%，杂质不得过 1% |
|---|---|---|
| 浸出物 | 醇浸出物不得少于 28.0% | 醇浸出物不得少于 28.0% |
| 含量测定 | 五味子醇甲不得少于 0.40% | 五味子醇甲不得少于 0.40% |
| 注意 | 凡表邪未解、内有实热、咳喘初起、麻疹初起者不宜使用 | 凡表邪未解、内有实热、咳喘初起、麻疹初起者不宜使用 |

## 注释

**【炮制方法】**

五味子：取原药材，除去杂质，洗净、润透，切厚片，干燥[1]。

醋五味子：五味子饮片加入米醋，拌匀，于室温闷润，蒸至醋被吸尽，表面显紫黑色，取出，干燥[1]。以醋制前后化学成分含量为权重指标，对五味子醋制工艺进行优化，优化参数为：每 100kg 五味子用米醋 20kg，闷润 1.5 小时，蒸制 5 小时，干燥[2]。

除醋五味子外，还有酒五味子和蜜五味子。

**【性状差异】** 五味子表面红色至暗红色，味辛。醋五味子表面乌黑，味淡。（见文末彩图 115）

**【炮制作用】**

五味子，味酸、甘，性温。归肺、心、肾经，具有收敛固涩，益气生津，补肾宁心的作用，用于久嗽虚喘，梦遗滑精，遗尿尿频，久泻不止，自汗盗汗，津伤口渴，内热消渴，心悸失眠。如治疗气阴两亏，心悸气短，脉微自汗的生脉饮，治疗风寒水饮，恶寒发热的小青龙汤（《药典》）等。

醋五味子，酸味增加，增强酸涩收敛之性，涩精止泻作用增强。多用于梦遗滑精、遗尿尿频、久泻不止。如治疗脾肾虚寒、五更泄泻的四神丸（《药典》）；和用于肾不纳气所致的喘促、胸闷、久咳、气短的七味都气丸（《药典》）等。

生、制五味子功效不尽相同。《仁术便览》："五味子，入补药熟用，入嗽药生用"，明确说明了二者的差异。

酒五味子，能增强益肾固精作用，用于肾虚遗精。蜜五味子，即以蜜拌蒸用，增强补益肺肾作用，多用于肺肾两虚咳喘。

五味子主要活性成分为挥发油和木脂素，其挥发油是五味子止咳平喘的主要物质基础，木脂素是五味子保肝的物质基础。生品中挥发油含量较大。因挥发油具有镇咳作用[3]，所以"入嗽药生用"的传统理论是有科学道理的。

五味子经醋蒸、酒蒸、炒制及蜜炙等不同方法炮制后，其挥发油含量均降低，组成发生变化。因五味子炮制后挥发油含量降低，故制品的止咳平喘作用弱于生五味子。五味子醋制后止泻、补益作用增强，与其木脂素类成分煎出率增加，且相对含量增加有关。五味子的补益作用主要表现为对下丘脑-垂体-肾上腺（HPA）轴有兴奋作用，提高肝肾脏器指数[4]。

综上，通过挥发油和木脂素类成分的变化和药理作用，证明了五味子"入补药熟用，入嗽药生用"传统理论的合理性。

**【药理作用】**

### 一、五味子的药理作用

**1. 保肝作用** 五味子多糖对 $CCl_4$ 中毒小鼠肝组织丙二醛含量具有明显降低作用，体外实验对小鼠肝匀浆脂质过氧化亦产生明显的抑制作用。此外，对部分肝切除小鼠再生有明显促进作用，同时能促进小鼠胆汁分泌，加速了肝内有毒物质的排泄，有利于保护肝脏[5]。

**2. 抗氧化及抗衰老** 五味子粗多糖能显著抑制小鼠肝匀浆脂质过氧化反应，可明显降低老年大鼠血清过氧化脂质（LPO）含量，提高超氧化歧化酶（SOD）活性。五味子粗多糖具有较强的清除氧自由基的能力[6,7]。五味子酚是五味子有效成分中抗氧化作用最强的化合物，可对抗由氧自由基和阿霉素引起的大鼠线粒体损伤[8]。

**3. 免疫促进作用** 五味子多糖可显著提高正常小鼠腹腔巨噬细胞的吞噬百分率和吞噬指数，促进溶血素及溶血空斑形成，促进淋巴细胞转化，具有较好的增强免疫作用；五味子粗多糖、五味子水煎剂具有升高白细胞及增强免疫功能的作用，能明显对抗环磷酰胺所致小鼠外周血白细胞的减少，并增加免疫抑制小鼠胸腺和脾脏重量[9]。

**4. 抗肿瘤作用** 五味子多糖有较好的抑瘤作用，能抑制 S 肉瘤增长的同时，还对脾脏、胸腺有刺激增生作用；其机制可能不是直接杀死瘤细胞，而与细胞凋亡及活化免疫细胞有关[10]。

**5. 降血糖** 五味子具有良好的降糖作用，能明显降低正常及四氧嘧啶糖尿病小鼠的血糖，降低肾上腺素引起的高血糖，提高正常小鼠的糖耐量[11]。

**6. 镇静作用** 五味子挥发油能明显缩短戊巴妥引起小鼠睡眠时间，且与中枢兴奋药士的宁无协同作用，对肝细胞色素 P-450 具有明显诱导作用[12]。

**7. 对呼吸系统作用** 五味子对多种实验动物都有明显的呼吸兴奋作用，使呼吸加深、加快，并且能对抗吗啡的呼吸抑制作用。五味子水煎液可使小鼠气管腺内花生素（PNA）和双花扁豆素（DBA）结合的中性黏多糖明显减少，形态和组织化学检查结果证实五味子的酸性成分有祛痰作用[13,14]。

**8. 对心血管系统的作用** 五味子煎液、水浸出物及稀醇和醇浸出物，对多种实验动物均有降压作用。从五味子中提取戈米辛 A、B、D、C、H、五味子素、五味子丙素、前戈米辛等均能对抗 Na、$CaCl_2$、KCl 等引起的血管收缩。五味子提取液对动物缺氧及急性心肌缺血损伤有较强的保护作用。临床已将五味子用于心肌梗死、期前收缩、甲状腺功能亢进所致心动过速等疾病的治疗方剂中[15-18]。

## 二、醋五味子的药理作用

**1. 保肝作用** 五味子、酒五味子、醋五味子的水煎液对 $CCl_4$、对乙酰氨基酚（APAP）、D-氨基半乳糖（D-Gal）引起的急性肝损伤均有显著的治疗作用，且醋五味子 > 酒五味子 > 五味子，与"入补药熟用"、"醋制引药入肝经"的传统炮制理论是一致的[19,20]。五味子经醋或酒蒸后，其醇提液能使 $CCl_4$ 致肝损伤小鼠肝匀浆的丙二醛（MDA）含量升高，表明抗脂质过氧化能力增强，其中醋制品作用更强[21]。

**2. 镇静催眠作用** 五味子、酒五味子、醋五味子均能减少小鼠自主活动次数、缩短戊巴妥钠的催眠潜伏期、延长小鼠睡眠时间、增加小鼠大脑重量，具有镇静催眠作用，且酒制品、醋制品优于生品[22]。

**3. 免疫促进作用** 五味子及醋五味子（常压蒸或高压蒸）水煎液均可使免疫能力低下小鼠的廓清指数 K、吞噬指数 α、脾脏指数及胸腺指数增加，明显提高免疫力；并可使肾阴虚小鼠转棒耐力、SOD 活力增强，使 MDA 含量降低，增强补益作用，且醋制品作用强于生品。五味子经醋制后，能够降低小鼠肝脏系数、升高肝微粒体蛋白含量，增强对 CYP450 酶的诱导效应，其中对肝微粒体蛋白含量、CYP450 酶诱导的影响，醇提液强于水提液[23]。

**4. 止咳、祛痰、平喘作用** 酒五味子、醋五味子止咳、平喘作用减弱，分析是由于蒸制使止咳平喘成分（挥发油）含量降低所致；五味子及其炮制品都有一定程度的祛痰作用，其中醋制品作用最强，考虑可能是因为醋制使具有祛痰作用的有机酸含量增加所致[20]。五味子能升高过敏性哮喘小鼠免疫因子 Ifn-r、IL-2 水平，降低 IL-4、5、13、17 水平，对过敏性哮喘有一定治疗作用，其机制可能为调节过敏性哮喘小鼠失衡的 Th1、Th2 水平，使 Th1/Th2 达到正常，五味子优于制品[24]。

**5. 止泻作用** 五味子、醋五味子均能明显降低大黄水煎液所致腹泻小鼠的稀便率、稀便级、腹泻指数，能够抑制小鼠胃肠推进，并呈量效关系，醋五味子作用强于五味子[24]。

**6. 补肾作用** 五味子、醋五味子、酒五味子对腺嘌呤所致肾阳虚小鼠，及对氢化可的松致肾阴虚小鼠均有一定的治疗作用，可改善小鼠的激素水平，增加脏器指数，均为酒五味子作用最好[24]。

### 三、生、醋五味子之复方的药理作用差异[24]

**1. 生、醋五味子之四神丸的药理作用差异**

对止泻作用的影响：生、醋五味子制备的四神丸对大黄水煎液所致腹泻小鼠，均有良好的止泻作用，能明显降低腹泻小鼠稀便率、稀便级、腹泻指数，能够抑制小鼠胃肠推进，其中选用醋五味子的四神丸止泻、抑制肠推进作用强于用生五味子。

**2. 生、醋五味子之五子衍宗丸的药理作用差异**

对补肾阳作用的影响：含有生五味子与含有酒五味子的五子衍宗丸，对腺嘌呤所致肾阳虚小鼠的血清皮质醇（Cor）、睾酮（T）、肌酐（Cr）含量，对精囊腺、睾丸的脏器指数均有一定的调节作用，含酒五味子的五子衍宗丸作用较好。

**3. 生、醋五味子之六味丸的药理作用差异**

对补肾阴作用的影响：分别含有不用炮制品（五味子、醋五味子、酒五味子）的六味丸，对氢化可的松致肾阴虚小鼠血清中环磷酸腺苷、环磷酸鸟苷、乙酰胆碱、肌酐等激素水平，及对肾脏、肝脏、脾脏的脏器指数均有一定的影响，含酒五味子的方剂对激素水平与脾脏脏器指数影响最大，含醋五味子的方剂对肝脏、肾脏脏器指数影响最大。

**4. 生、醋五味子之小青龙汤的药理作用差异**

对过敏性哮喘的影响：含有生五味子、醋五味子的小青龙汤，对过敏性哮喘小鼠失衡的 Th1、Th2 均有一定的调节作用，使 Th1/Th2 达到正常，含有五味子的方剂效果更好，差异性明显。

**5. 生、醋五味子之玉泉丸的药理作用差异**

对降血糖作用的影响：含有醋五味子的玉泉丸与含有五味子的玉泉丸都有降血糖作用，两者之间无显著性差异。

**【化学成分】**

**五味子** 主要成分有木脂素，包括五味子甲素、五味子乙素、五味子丙素、五味子醇甲、五味子醇乙、五味子酯甲、五味子酯乙等[25]，还含有挥发油、多糖、有机酸、脂肪油、氨基酸、色素、鞣质等[26]。

**醋五味子** 五味子醋制后挥发油含量降低，能明显检出 5-羟甲基糠醛。

**【高效液相色谱异同点】** 由五味子炮制前后 HPLC 谱图可见，炮制后 5-羟甲基糠醛含量显著升高（图 21-1）。

**【含量测定】** 采用 HPLC 法[24]测定五味子、醋五味子中 6 种木脂素的含量，见表 21-1。

表 21-1 五味子、醋五味子中 6 种木脂素含量（%）

| 样品 | 醇甲 | 醇乙 | 酯甲 | 甲素 | 乙素 | 丙素 |
| --- | --- | --- | --- | --- | --- | --- |
| 五味子 | 0.5863 | 0.0177 | 0.0084 | 0.1315 | 0.4127 | 0.0551 |
| 醋五味子 | 0.5238 | 0.0151 | 0.0085 | 0.1251 | 0.3708 | 0.0455 |

**【药物代谢】** 体外代谢与体内代谢均表明，五味子醇甲代谢率较高，7,8-顺二羟基五味子醇甲为初级代谢产物，7,8-顺二羟基-2-去甲基五味子醇甲及 7,8-顺二羟基-3-去甲基五味子醇甲为次级代谢产物[27]，其代谢可能存在性别差异[28]。

**【不良反应】** 临床应用五味子糖浆有过敏反应的报道，患者出现瘙痒、皮肤潮红、面部和全身出现荨麻疹，亦可出现神经系统症状，如头痛、头晕、感觉迟钝等，应引起注意[29,30]。

**【毒性】** 五味子粗提物的毒性远远大于从五味子中提取的单一成分的毒性，并且大剂量对胃肠道有明显的损伤，因此应限制五味子的使用量[31]。五味子水煎剂在一定条件下可诱发 L5178Y 细胞 tk 位点突变并导致染色体损伤，提示对人体具有潜在的遗传毒性；但对小鼠骨髓细胞染色体无损伤，经

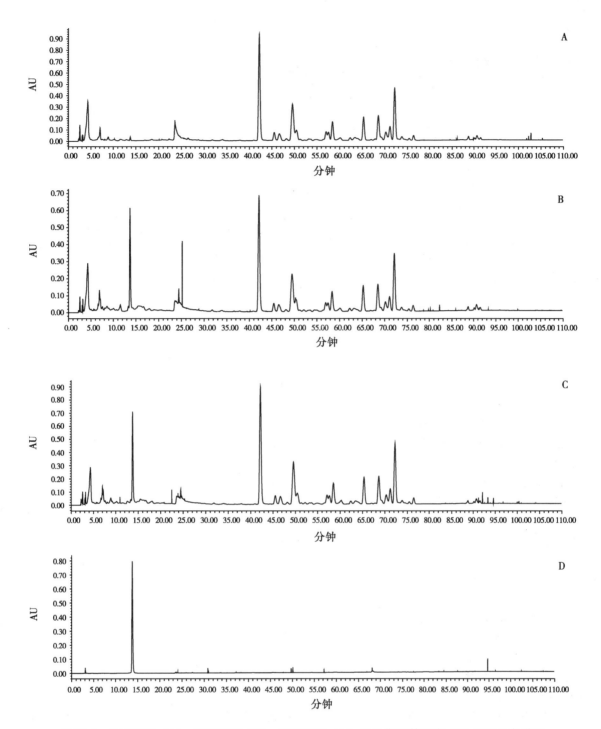

**图 21-1  生五味子（A）、酒五味子（B）、醋五味子（C）及 5-羟甲基糠醛（D）HPLC 色谱图**

体内代谢活化后未显示遗传毒作用[32]。

灌胃给予小鼠五味子挥发油，小鼠活动减少，步态蹒跚，呈抑制状态，呼吸困难死亡，死亡时间在 24～36 小时，$LD_{50}$ 为（8.75±2.41）g/kg[33]。五味子乙醇粗提物（10.00g/kg）给予大鼠 45 天和 90 天后，出现体重降低、血红蛋白降低和尿素氮升高，可以认为 10.00g/kg 剂量对大鼠有一定的毒性。应限制五味子在保健食品中的使用剂量和服用期限[34]。

【生制五味子成分、药效与功用关系归纳】　由五味子炮制前后的对比研究，初步认为挥发油和木脂素等多成分的变化是引起五味子生制品药效差异的物质基础。其变化关系如图 21-2 所示：

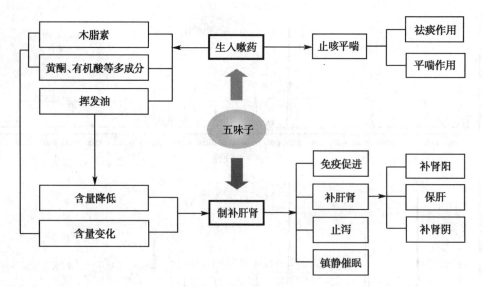

**图 21-2　生制五味子成分、药效与功用关系图**

（高　慧）

# 参考文献

[1] 国家药典委员会. 中华人民共和国药典（一部）[S]. 北京：中国医药科技出版社，2010：62.

[2] 陆兔林，马新飞，苏丹，等. 醋蒸五味子炮制工艺研究 [J]. 中药材，2006，29（12）：1283-1284.

[3] 肖培根. 新编中药志 [M]. 北京：化学工业出版社，2006：4162.

[4] 佟鑫，高慧，裴启洋，等. 五味子"生熟异用"之补肾阴作用 [J]. 中成药，2014.

[5] 高普军，朴云峰，郭晓林，等. 北五味子粗多糖保肝作用的机理 [J]. 白求恩医科大学学报，1996，22（1）：23-25.

[6] 孙文娟，吕文伟，于晓晓，等. 北五味子粗多糖抗衰老作用的实验研究 [J]. 中国老年学杂志，2001，21（6）：454-456.

[7] 谢大泽，湛学军，章涛，等. 枸杞等5种多糖清除氧自由基的实验研究 [J]. 江西医学检验，2002，20（4）：56-58.

[8] 林童俊，刘耕陶. 五味子酚对氧自由基引起大鼠心脏和肝脏线粒体损伤的保护作用 [J]. 中国药理学与毒理学，1990，4（4）：254.

[9] 苗明三，方晓艳. 五味子多糖对正常小鼠免疫功能的影响 [J]. 中国中医药科技，2003，10（2）：100-102.

[10] 黄玲，陈玲，张振林. 五味子多糖对荷瘤鼠瘤体抑制作用的病理学观察 [J]. 中药材，2004，27（3）：202-205.

[11] 袁海波，沈忠明，殷建伟，等. 五味子中 α-葡萄糖苷酶抑制剂对小鼠的降血糖作用 [J]. 中国生化药物杂志，2002，23（3）：112-125.

[12] 应国清，俞志明，单剑峰，等. 北五味子有效组分的研究进展 [J]. 河南中医. 2005，25（6）：85-87.

[13] 孙侃. 北五味子对动物呼吸和血压的作用 [J]. 药学学报，1959，7（7）：277.

[14] 许志奇，彭国瑞，曾祥国，等. 红参、五味子防治小鼠慢性支气管炎的实验研究 [J]. 中药药理与临床，1992，8（6）：28.

[15] 孙侃. 北五味子对动物呼吸和血压的作用 [J]. 药学学报，1959，7（7）：277.

[16] 李庆耀，陈道峰，江明华. 戈米辛J和异型南五味子丁素对大鼠胸主动脉的作用 [J]. 上海医科大学学报，1999，26（4）：280.

[17] 刘菊秀，陈静，苗戎，等. 北五味子对心脏电活动及收缩力的影响 [J]. 中草药，1999，30（4）：280.

[18] 李映红，李湘楚，罗德生，等. 五味子提取液对动物缺氧及心肌缺血的保护作用 [J]. 咸宁医学院学报，1998，12（2）：79.

［19］葛会奇. 五味子炮制工艺规范化及原理研究，博士论文［D］. 沈阳：辽宁中医药大学，2007.

［20］马丽莎. 五味子炮制品对急性肝损伤治疗作用［J］. 中国民族民间医药，2009，2 (2)：7-9.

［21］陆兔林，殷放宙，何箐旋，等. 炮制对五味子药理作用的影响［J］. 中药材，2005，28 (10)：933-935.

［22］陆兔林，毛春芹，吕高虹，等. 五味子不同炮制品补益作用的实验研究［J］. 中国药学杂志，2009，44 (15)：1147-1149.

［23］姚庆，陆兔林，胡芳，等. 五味子不同炮制品对小鼠 CYP450 的诱导作用［J］. 华西药学杂志，2011，26 (3)：249-251.

［24］佟鑫. 五味子"入补药熟用，入嗽药生用"生熟对比研究. 硕士论文［M］. 沈阳：辽宁中医药大学，2014.

［25］余凌虹，刘耕陶. 五味子联苯环辛烯类木脂素成分的结构与药理活性关系和药物创新［J］. 化学进展，2009，21 (1)：66-76.

［26］李晓光，高勤，翁文，等. 五味子有效部位及其药理作用研究进展［J］. 中药材，2005，28 (2)：156-159.

［27］Cui YY, Wang MZ. Metabolic transformation of schizandrin［J］. Yao Xue Xue Bao, 1992, 27 (1)：57-63.

［28］许美娟，王广基，谢海棠，等. 五味子醇甲在大鼠肝微粒体内的代谢动力学和性别差异［J］. 药学学报，2007，42 (7)：730-734.

［29］于克冉，王岩飞，刘富莲. 五味子糖浆致过敏反应1例［J］. 荷泽医专学报，1996，8 (3)：68.

［30］宋红旗. 服五味子糖浆致过敏反应［J］. 中国中药杂志，1990，15 (4)：51.

［31］何来英，冯晓莲，孙明，等. 五味子的急性毒性和遗传毒性研究［J］. 实用预防医学，2004，(11) 4：645-648.

［32］胡燕平，王欣，宋捷，等. 五味子水煎剂的遗传毒性研究［J］. 癌变畸变突变，2009，(21) 4：309-312.

［33］齐治，崔景荣，田建柱，等. 五味子果实挥发油对中枢神经系统的药理作用研究［J］. 北京医科大学学报，1988，20 (6)：457.

［34］何来英，孙明，冯晓莲，等. 五味子的安全性试验-90天喂养试验［J］. 卫生研究，2004，33 (5)：557.

## ～ 乌 梅 ～

**【来源】** 本品为蔷薇科植物梅 Prunus mume (Sieb.) Sieb. et Zucc. 的干燥近成熟果实。夏季果实近成熟时采收，低温烘干后闷至色变黑。主产于四川、湖南、贵州、浙江、福建。

生制乌梅鉴别使用表

| 处方用名 | 乌梅 | 乌梅肉 | 乌梅炭 |
|---|---|---|---|
| 炮制方法 | 净制 | 净制，去核 | 制炭 |
| 性状 | 呈类球形或扁球形，表面乌黑色或棕黑色，皱缩不平，果核椭圆形，棕黄色。气微，味极酸 | 呈不规则形，表面乌黑色或棕黑色，皱缩不平，无核。气微，味极酸 | 呈类球形或扁球形，皮肉鼓起，表面焦黑色。味酸，略有苦味 |
| 性味归经 | 酸、涩，平 归肝、脾、肺、大肠经 | 酸、涩，平 归肝、脾、肺、大肠经 | 酸、苦、涩，平 归肝、脾、大肠经 |
| 功能主治 | 敛肺，涩肠，生津，安蛔 用于肺虚久咳，久泻久痢，虚热消渴，蛔厥呕吐腹痛 | 敛肺，涩肠，生津，安蛔 用于肺虚久咳，久泻久痢，虚热消渴，蛔厥呕吐腹痛 | 涩肠止泻、止血 用于久泻、久痢、便血及崩漏下血等 |
| 炮制作用 | 去除杂质 | 避免滑肠 | 增加收敛止泻、止血的作用 |
| 用法用量 | 水煎口服或入中成药 6～12g | 水煎口服或入中成药 6～12g | 水煎口服或入中成药 6～12g |

续表

| 配伍 | 常与麦冬、人参、天花粉、罂粟壳、杏仁、半夏、蜀椒、黄连、干姜、等配伍治疗气阴不足，虚热内扰，时作口渴，久咳不愈，及蛔厥。如乌梅丸，固肠止泻丸等 | 常与麦冬、人参、天花粉、罂粟壳、杏仁、半夏、蜀椒、黄连、干姜、等配伍治疗气阴不足，虚热内扰，时作口渴，久咳不愈，及蛔厥。如乌梅丸，固肠止泻丸等 | 常与诃子、木香、人参、侧柏炭、海螵蛸、茜草根等配伍治疗脾虚肠滑，大便泄泻，反复不止，及大便下血，崩漏不止。如固肠丸等 |
|---|---|---|---|
| 药理作用 | 抗菌、抗肿瘤、镇咳、抗生育、安蛔、抗氧化、抗过敏 | 抗菌、抗肿瘤、镇咳、抗生育、安蛔、抗氧化、抗过敏 | 止泻、止血 |
| 化学成分 | 含有机酸、氨基酸、挥发油、生物碱、微量元素等类成分 | 有机酸、挥发油、生物碱、微量元素等类成分含量相对增加 | 水浸出物、有机酸、鞣质含量均较生品明显降低 |
| 检查 浸出物 含量测定 | 水分不得过 16.0%<br>总灰分不得过 5.0%<br>水溶性浸出物不得少于 24.0%<br>含枸橼酸不得少于 12.0% | 水分不得过 16.0%<br>总灰分不得过 5.0%<br>水溶性浸出物不得少于 24.0%<br>含枸橼酸不得少于 12.0% | 水分不得过 16.0%<br>总灰分不得过 5.0%<br>水溶性浸出物不得少于 18.0%<br>含枸橼酸不得少于 6.0% |
| 注意 | 外有表邪或内有实热积滞者不宜用 | 外有表邪或内有实热积滞者不宜用 | 外有表邪或内有实热积滞者不宜用 |

## 注释

【炮制方法】

乌梅：取原药材，除去杂质，洗净，干燥[1]。

乌梅肉：取净乌梅，水润使软或蒸软，去核[1]。

乌梅炭：取净乌梅，置炒制容器内，用武火加热，不断翻动，至皮肉发泡，表面呈焦黑色，喷淋少量清水，灭尽火星，取出，文火炒干，取出，放凉，筛去碎屑[2]。以乌梅炭凝血和止血时间及水溶性浸出物、醇溶性浸出物多项指标综合加权评分确定乌梅炭的优选工艺：温度 235℃，每分钟翻炒 80 次，炒制 7.5 分钟[3]。

除乌梅肉、乌梅炭外，还有醋乌梅。

【性状差异】　乌梅表面乌黑色或棕黑色，有果核。乌梅肉无核。乌梅炭外表焦黑色，内部焦褐色。

【炮制作用】　乌梅、乌梅肉，性酸、涩，味平，归肝、脾、肺、大肠经，具有敛肺、涩肠、生津、安蛔的功效。长于生津止渴、敛肺止咳、安蛔，多用于虚热消渴、肺虚久咳、蛔厥腹痛。如用于蛔厥、久痢、厥阴头痛的乌梅丸（《药典》）；治疗肝脾不和、泻痢腹痛的固肠止泻丸（《部颁标准》）。

乌梅炭，涩性增加，长于涩肠止泻、止血，常用于久泻、久痢、便血及崩漏下血等。如固肠丸（《证治准绳》）。

醋乌梅，作用与生乌梅相似，但收敛固涩作用更强，尤其适用于肺气耗散之久咳不止及蛔厥腹痛。如用于和中安蛔的乌梅安胃丸（《全国中药成药处方集》）。

现代研究证明乌梅的有效成分为果肉中的有机酸及水浸物，而核中这两种化合物含量甚少，但核占整个乌梅重量的一半以上，因此去核为去掉非药用部位，可提高乌梅的临床疗效[4]。

乌梅炭增加了收敛止血作用，其水煎液可明显缩短小鼠的凝血时间，而乌梅水煎液却无凝血作用。乌梅炭水浸出物、有机酸、鞣质含量均较乌梅明显降低，说明炒炭可使乌梅中的成分部分破坏，且由于增加了苦涩味，具有收敛止血的作用[5]。

**【药理作用】**

## 一、乌梅、乌梅肉的药理作用

**1. 抗菌作用**　乌梅、乌梅肉及其制剂在体外对大肠埃希菌、伤寒杆菌、霍乱杆菌、百日咳杆菌、炭疽杆菌、白喉杆菌、脑膜炎杆菌、金黄色葡萄球菌、肺炎球菌、溶血性链球菌、人形结核杆菌、铜绿假单胞菌等均有抑制作用，而且对苍须癣菌等真菌也有一定的抑制作用[6,7]。乌梅提取物对金黄色葡萄球菌、大肠埃希菌、枯草芽孢杆菌的最低抑菌浓度（MIC）为 6.25mg/ml，活性 pH 宽（4～7），对热稳定，与糖、盐有协同抑菌的作用[8]。

**2. 抗肿瘤作用**　乌梅具有抑制人原始巨核白血病细胞和人早幼粒白血病细胞生长的作用[9]。乌梅水提物对妇女宫颈癌细胞培养株素 JTC-26 体外筛选有抑制作用，且其抑制率在 90% 以上。此外，乌梅水煎剂对小鼠肉瘤 S180、艾氏腹水癌有抑制作用[9]。

**3. 镇咳作用**　乌梅各入药部位均有镇咳作用，且种仁和核壳的镇咳作用强于净乌梅，表明乌梅镇咳入药部位应为种仁和核壳[10]。

**4. 抗生育作用**　乌梅水煎液可明显增强未孕和早孕大鼠的子宫肌电活动，其作用机制可能是通过增强平滑肌起步细胞的电活动并使其动作电位去极化的速度加快所致[11]。乌梅中枸橼酸避孕栓有较强的杀精子的能力，其作用机制为破坏精子的顶体、线粒体及膜机构[12]。

**5. 安蛔**　乌梅丸有麻醉蛔虫的作用，可使其活动迟钝、静止，呈濒死状态[13]。

**6. 抗氧化作用**　乌梅对邻苯三酚及肾上腺素氧化系统产生的氧自由基有很强的清除能力，并在垂直凝胶电泳中表现出抑制氮蓝四唑光化还原的能力。将乌梅加工成汁喂养小鼠，能显著降低成年小鼠肝、血 LOP 水平和提高小鼠脑、血 SOD 活性。体外试验表明，乌梅果浆有明显抗氧化溶血和抗肝匀浆脂质过氧化作用，且抑制率和剂量呈正相关[13]。

**7. 小肠推进作用**　乌梅、乌梅肉水提物均能明显提高小鼠小肠炭末推进百分率[7]。

## 二、乌梅炭的药理作用

**1. 止血作用**　乌梅炭水煎液可明显缩短小鼠的凝血时间，而乌梅无此作用[14]。运用毛细管法测定小鼠凝血时间，断尾法测定小鼠出血时间，乌梅与乌梅炭石油醚部位无明显凝血作用，乌梅炭与乌梅炭氯仿、醋酸乙酯等部位凝血作用显著，乌梅炭氯仿部位为最佳活性部位[15]。

**2. 降糖作用**　乌梅肉、乌梅炭可使正常小鼠血糖降低[7]。

**3. 抑菌作用**　乌梅炭对金黄色葡萄球菌、大肠杆菌、铜绿假单胞菌、白念珠菌有不同程度的抑菌作用[7]。

**4. 小肠推进作用**　乌梅、乌梅肉、乌梅炭水提物均能明显提高小鼠小肠炭末推进百分率[7]。

**【化学成分】**

**乌梅**　含有丰富的有机酸及氨基酸类，如苹果酸、柠檬酸、草酸等[16-18]。其中最主要的是苹果酸和柠檬酸。此外还有氨基酸，糖类，挥发油，脂类，甾醇类，生物碱等成分[13]。

**乌梅肉**　乌梅制肉还原糖含量约达 1.3%，有 5-羟甲基糠醛生成。乌梅肉中脂类含量较乌梅中少[13]。

**乌梅炭**　乌梅制炭后其水浸出物、有机酸、鞣质含量均较生品明显降低[14]。随炒炭时间的加长，其电导率值减小[19]。

**【毒性】**　临床毒性尚不明确。乌梅、乌梅肉、乌梅炭的长期毒性试验表明[20]，乌梅及其炮制品对大鼠未出现严重的毒性反应，也未显示明显的中毒靶器官，说明乌梅炮制前后的安全性无显著性差异。

**【生制乌梅成分、药效与功用关系归纳】**　由乌梅制炭前后的对比研究，提示了水浸出物、有机酸、鞣质的变化是引起乌梅生制品药效差异的物质基础。其变化关系如图 21-3 所示：

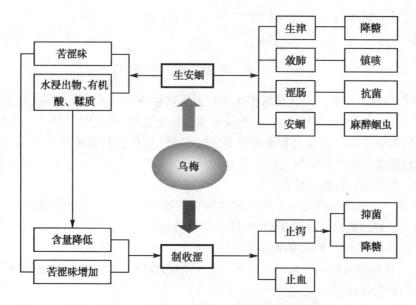

图 21-3　生制乌梅成分、药效与功用关系图

（高　慧）

## 参考文献

[1] 国家药典委员会. 中华人民共和国药典（一部）[S]. 北京：中国医药科技出版社，2010：73-74.

[2] 贾天柱. 中药炮制学 [M]. 上海：上海科学技术出版社，2008：142.

[3] 刘先琼，许腊英. 多指标综合加权评分研究乌梅炭炮制工艺 [J]. 中草药，2009，40（12）：1898-1900.

[4] 赵丽. 乌梅及其炭制品的定性测定 [J]. 时珍国医国药，2008，19（1）：183-184.

[5] 许腊英，刘芬，毛维伦，等. 乌梅古今炮制演变探讨 [J]. 时珍国医国药，2008，19（1）：183-184.

[6] 杨莹菲，胡汉昆，刘萍，等. 乌梅化学成分、临床应用及现代药理研究进展 [J]. 中国药师，2012，15（3）：415-417.

[7] 王璐，张红宇，王莉. 乌梅及其不同炮制品的药理作用比较 [J]. 中药材，2010，33（3）：353-356.

[8] 季宇彬. 抗癌中药药理与应用 [M]. 哈尔滨：黑龙江科学技术出版社，1999，335.

[9] 沈红梅. 乌梅的体外抗肿瘤活性及免疫调节作用初探 [J]. 中国中药杂志，1995，20（6）：365-368.

[10] 陈林. 乌梅不同部位药理作用研究 [J]. 中国药房，2007，18（27）：2089-2090.

[11] 杨东焱. 乌梅对未孕和早孕大鼠子宫平滑肌电活动的影响及其机理探讨 [J]. 中成药，2000，22（12）：850-852.

[12] 黄庆玉，林粤. 乌梅-枸橼酸对人精子穿透宫颈粘液阻抑作用的研究 [J]. 实用妇科杂志，1996，16（12）：2051.

[13] 阮毅铭. 乌梅的化学成份及药理作用概述 [J]. 中国医药导刊，2008，10（5）：793-794.

[14] 牛序莉，张学兰. 炒炭对乌梅成分及凝血作用的影响 [J]. 山东中医杂志，1997，16（5）：219.

[15] 潘新，许腊英，许康，等. 乌梅炭不同溶剂萃取部位凝血作用 [J]. 中国医院药学杂志，2011，31（22）：1844-1846.

[16] 候峰，戚宝婵，李杰胜. 乌梅中齐墩果酸的含量测定方法的研究 [J]. 中成药，2003，25（7）：574.

[17] 沈红梅，乔传卓，苏中武，等. 乌梅中主要有机酸的定量动态分析 [J]. 中国药学杂志，1995，30（3）：133-135.

[18] 苗明三，李振国. 现代实用中药质量控制技术 [M]. 北京：人民卫生出版社，2000，24.

[19] 史克莉，黄凤桥，官少云. 乌梅炭药质量标准的探讨 [J]. 中国中医药信息杂志，2005，12（3）：49-50.

[20] 王璐，张红宇，王莉. 乌梅及其炮制品大鼠长期毒性研究 [J]. 云南中医中药杂志，2010，31（10）：16-68.

## ⤳ 石 榴 皮 ⤳

【来源】 本品为石榴科植物石榴 *Punica granatum* L. 的干燥果皮。秋季果实成熟后收集果皮，晒干。主产于江苏、湖南、山东、四川、湖北和云南等地。

生制石榴皮鉴别使用表

| 处方用名 | 石榴皮 | 石榴皮炭 |
|---|---|---|
| 炮制方法 | 切制 | 炒炭 |
| 性状 | 为不规则的片状或瓢状，外表面红棕色或紫红色，略有光泽。内表面黄色或红棕色，质脆，断面鲜黄色，略显颗粒状。味苦涩 | 不规则的片状或瓢状，表面黑褐色，内表面焦黄色，质脆，断面焦黄色。略显颗粒状 |
| 性味归经 | 酸、涩，温<br>归胃、大肠经 | 酸、涩，温<br>归大肠经 |
| 功能主治 | 涩肠止泻，止血，驱虫<br>用于久泻，久痢，便血，脱肛，崩漏，带下，虫积腹痛 | 收涩力增强<br>多用于久泻，久痢，崩漏 |
| 炮制作用 | 利于调剂和成分煎出 | 增强止血、止泻作用 |
| 用法用量 | 水煎口服或入中成药<br>3~9g | 水煎口服或入中成药<br>3~9g |
| 配伍 | 常与南瓜子、雷丸、槟榔、苦楝根皮、使君子、贯众、陈壁土、白矾、五倍子等配伍用于治疗各种寄生虫、脱肛、癣疮等症。如石榴皮散等 | 常与炮附子、炮姜、煨诃子、煨肉豆蔻、钟乳粉、诃子、木香、巴豆炭、阿胶、大黄炭、鸡冠花、地榆炭等配伍治疗久泻、久痢，脾虚胃寒、泄泻腹痛，小儿久痢不止及夹积作泻、不思饮食，崩漏下血等症。如大断下丸、钟乳益黄丸等 |
| 药理作用 | 收敛、止血、杀菌、抑菌、抑制病毒作用较强 | 止血、止泻作用较强 |
| 化学成分 | 鞣质、生物碱、有机酸和黄酮 | 鞣质、生物碱、有机酸和黄酮 |
| 检查 | 水分不得过15.0%<br>总灰分不得过7.0% | 水分不得过9.0% |
| 浸出物含量测定 | 醇溶性浸出物不得少于15.0%<br>鞣质不得少于10.0% | 醇溶性浸出物不得少于8.0%<br>鞣质不得少于7.5% |

## 注释

【炮制方法】

石榴皮：取原药材，除去杂质，洗净，切决，干燥[1]。

石榴皮炭：取净石榴皮块，置炒制容器内，用武火加热，炒至表面焦黑色，内部棕褐色，喷淋少许清水，灭尽火星，取出，放凉。以外观性状和炮制前后化学成分含量为权重指标，对石榴皮炒炭工艺进行优化，优化参数为：取石榴皮饮片200g，置炒药锅中260℃炒制20分钟，即得。

除石榴皮炭外，还有炒石榴皮。

**【性状差异】**　石榴皮外表面红棕色或紫红色，内表面黄色或红棕色，断面鲜黄色。石榴皮炭表面黑褐色，断面焦黄色。（见文末彩图116）

**【炮制作用】**

石榴皮，味酸、涩，性温。归胃和大肠经。具有涩肠止泻，止血，驱虫功效。主要用于久泻，久痢，便血，脱肛，崩漏，带下，虫积腹痛。如治疗蛔虫心痛，腹中刺痛的石榴皮散《太平圣惠方》。

石榴皮炭，收涩力增强。多用于久泻，久痢，崩漏。如治脾胃虚寒、泄泻腹痛的大断下丸（《杨氏家藏方》），治小儿久痢不止的钟乳益黄丸（《杨氏家藏方》）等。

石榴皮炭中总鞣质含量降低、没食子酸含量和鞣花酸含量增高[2]，推测是大分子的鞣质在炒炭的过程中，发生了水解所致。大分子的鞣质并没有止血效果，而经过炮制之后产生的鞣花酸是良好的凝血剂。没食子酸具有收敛、止泻作用，制品中更易于煎出。两种成分变化使石榴皮炭炮制之后止血作用增强。同时，炒炭后产生新的成分，使化学成分之间比例关系的变化可能亦为石榴皮炒炭后增强止血作用的原因。

**【药理作用】**

## 一、石榴皮的药理作用

**1. 抗菌作用**　石榴皮具有广谱抗菌作用，对多种细菌、霉菌、真菌均具有抑制作用，如志贺、施氏、福氏、宋氏等4种痢疾杆菌及金黄色葡萄球菌、沙门菌、枯草杆菌黑色变种、白念珠菌、痢疾杆菌等[3-6]。

**2. 抗病毒作用**　石榴皮水提液在体外明显抑制淋球菌的生长[7]和抗生殖器疱疹病毒（HSV-2），并证实鞣质是其抗 HSV-2 的活性成分[8]。石榴皮水提液在体外实验中对乙型肝炎病毒（HBV）有灭活作用[9]。

**3. 抗氧化作用**　石榴皮醇提物可明显降低小鼠肝组织自发性 MDA 的生成，减轻 $CCl_4$、$H_2O_2$、$Fe^{2+}$-VitC 所致的肝脏脂质过氧化反应[10]，对维生素 C/$Fe^{2+}$，半胱氨酸/$Fe^{2+}$诱导的大鼠肝微粒体脂质过氧化也有较强的保护作用[11]。同时可对黄嘌呤-黄嘌呤氧化酶系统、$H_2O_2$ 及 UV 照射3种方法引起的细胞膜脂质过氧化产物丙二醛（MDA）的生成增加具有抑制作用，且有剂量依赖关系[12]。

**4. 调血脂作用**　石榴皮粗提物及乙酸乙酯提取物能显著降低高脂模型大鼠血清 TC、TG、LDL-C、FFA 浓度，升高血清 HDL-C 浓度。后者降低高脂模型大鼠肝脂的作用微强于前者。石榴叶鞣质也有相同的作用[13]。此外，还抑制脂酰辅酶 A 胆固醇酰基转移酶（ACAT）的活性，减少肠黏膜细胞内游离胆固醇的吸收[14]。

**5. 其他**　石榴皮还具有抗炎等其他作用[15]。

## 二、石榴皮炭的药理作用

石榴皮和石榴皮炭水煎液、均可缩短小鼠出血、凝血时间，但炭品作用明显强于生品。

**【化学成分】**

**石榴皮**　主要化学成分包括鞣质、黄酮、生物碱、有机酸和氨基酸等。其中鞣质为石榴皮的主要成分，约 10.4%~21.3%，具体包括石榴皮亭 A、石榴皮亭 B、鞣花酸、安石榴林、安石榴苷、木麻黄宁、没食子酸、鞣花单宁、没食子单宁、没食子酰双内酯、安石榴林等[16]。

**石榴皮炭**　总鞣质含量降低，没食子酸和鞣花酸含量有较显著的增加。

**【高效液相色谱异同点】**

由石榴皮炒炭前后 HPLC 谱图可见，炒炭前后成分有一定的差别，其中1号峰没食子酸、11号峰鞣花酸、7号峰和10号峰炒炭后峰面积明显增加，2、3、5和6号峰峰面积炒炭后有所降低，如图21-4所示。

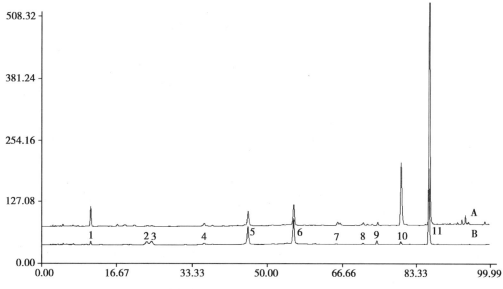

图 21-4 石榴皮炭 (A) 及石榴皮 (B) HPLC 鉴别色谱图

【含量测定】 照 2010 年版《中国药典》一部石榴皮项下【含量测定】方法[1]及研究建立的方法测定，石榴皮和石榴皮炭总鞣质、没食子酸和鞣花酸的含量有一定的差异。见表 21-2。

表 21-2 石榴皮与石榴皮炭鞣质、没食子酸和鞣花酸含量 (%)

| 样品 | 鞣质 | 没食子酸 | 鞣花酸 |
|---|---|---|---|
| 石榴皮 | 12.16 | 0.33 | 0.59 |
| 石榴皮炭 | 9.02 | 1.85 | 1.94 |

【生制石榴皮成分、药效与功用关系归纳】 由石榴皮炒炭前后的对比研究，提示了总鞣质含量降低，没食子酸和鞣花酸等单体鞣质含量明显增高以及化学成分比例关系的变化是引起石榴皮炒炭前后药效差异的物质基础。其变化关系如图 21-5 所示：

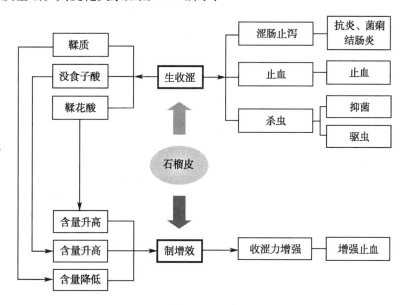

图 21-5 生制石榴皮成分、药效与功用关系图

（孙立立 周 倩）

━━━━━━━━━━━━━━━━━━ • **参考文献** • ━━━━━━━━━━━━━━━━━━

[1] 国家药典委员会. 中华人民共和国药典（一部）[S]. 北京：中国医药科技出版社，2010：87.

[2] 崔翠翠，张学兰，李慧芬. 炮制对石榴皮中没食子酸、鞣花酸和鞣质含量的影响 [J]. 中成药，2010，32（4）：613-615.

[3] 陈枝岚，谢守珍. 14 种中草药体外抗白念珠菌作用研究 [J]. 医药导报，2006，25（8）：765-767.

[4] 左国营，余巍，徐贵丽，等. 18 种中草药提取物抗金葡菌作用的筛选研究 [J]. 中国药师，2005，8（7）：606-608.

[5] 陈枝岚，谢守珍. 十三味中草药体外抗淋球菌的作用研究 [J]. 华南国防医学杂志，2006，20（5）：22-24.

[6] 熊素英，岳田利. 石榴皮提取物抑菌作用研究 [J]. 食品工业，2007，5：18-20.

[7] 张杰，周江桥，詹炳炎. 中药石榴皮对淋球菌感染的体内外抑制作用 [J]. 中国皮肤性病学杂志，1996，10（2）：75-77.

[8] 张杰，詹炳炎，姚学军，等. 石榴皮体外抗生殖器疱疹病毒作用的实验研究 [J]. 中国医药科技，1995，2（1）：28.

[9] 张杰，詹炳炎，姚学军，等. 石榴皮对乙型肝炎病毒（HBV）的体外灭活作用及临床意义 [J]. 中药药理与临床，1997，13（4）：29-31.

[10] 田卉，刘彦军. 石榴皮醇提物的体外抗脂质过氧化作用 [J]. 石河子大学学报（自然科学版），2007，5（24）：475-477.

[11] 周本宏，刘春，吴王月，等. 石榴皮对大鼠肝微粒体脂质过氧化损伤的保护作用 [J]. 中国药学杂志，2006，41（24）：1864-1865.

[12] 周本宏，王慧媛，吴玥，等. 石榴皮对红细胞膜脂质过氧化的保护作用 [J]. 广东药学院学报，2007，23（5）：547-549.

[13] Aviram M, Dornfeld L, Rosenblat M, et al. Pomegranate juice consumption reduces oxidative stress, atherogenic modifications to LDL, and platelet aggregation：studies in humans and in atherosclerotic apolipoprotein E-deficient mice [J]. Am J Clin Nutr, 2000, 71：1062-1076.

[14] 程霜，郭长江，杨继军，等. 石榴皮多酚提取物降血脂效果的实验研究 [J]. 解放军预防医学杂志，2005，23（3）：160-163.

[15] 杨建宇，陈韵，郑春兰，等. 石榴的生物活性及其抗炎和抗肿瘤作用 [J]. 云南大学学报（自然科学版），2008，30（S1）：430-438.

[16] 林勇. 石榴皮的化学、药理与临床研究概述 [J]. 中药材，2010，33（11）：1816-1819.

## ∽ 肉 豆 蔻 ∽

**【来源】** 本品为肉豆蔻科植物肉豆蔻 *Mystica fragrans* Houtt. 的干燥成熟种仁。热带地区广泛栽培。分布于印度尼西亚、马来西亚、西印度群岛、巴西等地，我国海南、云南、台湾等地有栽培。

### 生制肉豆蔻鉴别使用表

| 处方用名 | 肉豆蔻 | 麸煨肉豆蔻 |
| --- | --- | --- |
| 炮制方法 | 净制 | 麦麸煨制 |
| 性状 | 呈卵圆形或椭圆形，表面灰白色或灰黄色。断面有棕黄色相杂的大理石花纹，富油性。气香浓烈，味辛 | 呈卵圆形或椭圆形，表面棕褐色，有裂隙。有油迹。断面有棕黄色相杂的大理石花纹，香气更浓烈，味辛 |
| 性味<br>归经 | 辛，温<br>归脾、胃、大肠经 | 辛，温<br>主归胃、大肠经 |
| 功能<br>主治 | 温中行气，涩肠止泻<br>用于脾胃虚寒，久泻不止，脘腹胀痛，食少呕吐 | 温中行气，固肠止泻<br>用于心腹胀痛，虚弱冷痢，宿食不消，脾胃气滞，五更泻 |

续表

| 炮制作用 | 去除杂质 | 增强固肠作用 |
|---|---|---|
| 用法<br>用量 | 水煎口服或入中成药<br>3~10g | 水煎口服或入中成药<br>3~10g |
| 配伍 | 生品一般不直接入药。<br>蒙药用于治疗心赫依、心刺痛、谵语、昏厥、心慌、司命赫依病、消化不良等症 | 常与白术、诃子、肉桂、补骨脂、吴茱萸、五味子、木香、半夏、生姜配伍治疗泻痢日久，脾肾虚寒，滑脱不禁，五更泄泻，不思饮食，及脾胃气滞所致的脘腹胀痛，食欲不振，呕吐反胃，肠鸣腹痛等。如养脏汤、四神丸、肉豆蔻散等 |
| 药理作用 | 止泻、镇静、抗炎、镇痛、抑菌和抗肿瘤等。<br>有毒性 | 止泻、镇静、抗炎、镇痛、抑菌和抗肿瘤等 |
| 化学成分 | 含挥发油，脂肪油，木脂素，苯丙素，此外还含有齐墩果酸、β-谷甾醇、胡萝卜苷等 | 挥发油降低，但甲基丁香酚，异甲基丁香酚含量升高。挥发油中其他成分也发生了显著变化 |
| 检查<br>含量测定 | 水分不得过 10.0%<br>挥发油不得少于 6.0%（ml/g）；去氢二异丁香酚不得少于 0.10% | 水分不得过 10.0%<br>挥发油不得少于 4.0%（ml/g）；去氢二异丁香酚不得少于 0.080% |
| 注意 | 湿热泻痢者忌服，用量不能过大 | 湿热泻痢者忌服，用量不能过大 |

## 注释

**【炮制方法】**

肉豆蔻：取原药材，除去杂质，洗净，干燥[1]。

麸煨肉豆蔻：肉豆蔻饮片，加入麸皮，麸煨温度 150~160℃，约 15 分钟，至麸皮呈焦黄色，肉豆蔻呈棕褐色，表面有裂隙时取出，筛去麸皮，放凉。用时捣碎。每 100kg 肉豆蔻用麸皮 40kg[1]。

除麸煨肉豆蔻外，还有面裹煨肉豆蔻。

**【性状差异】** 肉豆蔻表面灰白色，气香浓烈。麸煨肉豆蔻经加热表面棕褐色，有油迹，有裂隙，香气更浓烈。（见文末彩图 117）

**【炮制作用】**

肉豆蔻，味辛，性温。归脾、胃、大肠经。具有温中行气，涩肠止泻之功。用于脾胃虚寒，久泻不止，脘腹胀痛，食少呕吐。生品因含大量油脂，有滑肠之弊，且刺激性较强，故生品一般不直接入药。但蒙、藏族多用于治疗心脏病。

麸煨肉豆蔻，固肠作用增强，常用于脾胃虚寒、久泻不止、脘腹胀痛、食少呕吐等症。如治小儿消化不良、食少腹胀泄泻的肥儿丸（《药典》）；治中老年脾肾两虚、五更泄泻的四神丸（《药典》）。

《本草便读》有"肉豆蔻煨熟又能实大肠，止泻痢"。清代《玉楸药解》载：肉豆蔻"辛香颇动恶心，服之欲吐"，故需煨制。

肉豆蔻所含挥发油少量服用能增进胃液分泌及胃肠蠕动，有促进食欲、消胀止痛的功效。若大量服用则有抑制作用，即"燥性"、"酷性"。采取煨、炒等法，可使挥发油部分发生异构化反应，或受热挥发，或被辅料吸附而减少，避免服用量大产生毒副反应。另外肉豆蔻含有脂肪油，具有滑肠作用，通过"煨"、"去油"，使其含量相对减少，则肉果中具有涩肠止泻作用的有效成分、有关成分的含量相对增大，故谓"煨熟又能实大肠、止泻痢"[2]。现代研究从化学和药效学角度较好地揭示了肉豆蔻炮制后的"减毒增效"。炮制后，具有滑肠作用的脂肪油降低，从而减少滑肠副作用；具有毒性的肉豆蔻醚、黄樟醚含量降低，从而减毒；具有止泻作用的甲基丁香酚和异甲基丁香酚含量增加，从而增效。因此，提出肉豆蔻的炮制理论："降醚减毒、增酚增效"。

【药理作用】

# 一、肉豆蔻的药理作用

**1. 对中枢神经系统的作用** 肉豆蔻挥发油中黄樟醚、甲基丁香酚、β₂没药烯、肉豆蔻醚、榄香脂素这5个成分均能透过血脑屏障进入脑组织，其致幻及中度兴奋大脑的作用可能为5种成分相互作用的结果[3]；肉豆蔻挥发油能促进睡眠提高记忆力的功效[4]。

**2. 抗癌作用** 长形肉豆蔻及圆形肉豆蔻挥发油对HepG-2、SGC-7901和KB细胞体外增殖均具有一定的抑制作用，并呈一定的剂量依赖性[5]。肉豆蔻醚能明显提高肝和其他靶组织中GST活性，能使活体产生肝DNA附加体，表明有癌症预防作用[6]。

**3. 对心血管的作用** 肉豆蔻能对心脏进行急、慢性治疗，急性治疗时能兴奋心脏，慢性治疗时导致进行性功能降低。肉豆蔻挥发油具有一定的中枢抑制作用，对急性心肌梗死无对抗作用[7]。

**4. 抗炎抑菌作用** 甲基丁香酚具有明显镇咳、祛痰、镇静、镇痛作用。肉豆蔻油对单核细胞增生李斯特菌有很强的抑制作用[8,9]。

**5. 保肝作用** 肉豆蔻对脂多糖和D-半乳糖胺联合诱导的大鼠肝损伤有很强的保护作用，活性成分为肉豆蔻醚，其作用机制可能是抑制巨噬细胞释放TNF-alph因子[10,11]。

**6. 胃肠平滑肌作用** 肉豆蔻水煎剂对兔离体回肠有轻度兴奋作用，使收缩增加；高浓度表现短时间兴奋随即转为抑制[12]。肉豆蔻水煎液基本无止泻作用，挥发油是止泻的主要成分[13]。肉豆蔻各炮制品都明显抑制小鼠体内小肠推进功能，对新斯的明所致的小鼠推进功能亢进有明显抑制作用，有对抗M受体功能[14]。可用于止泻，其抑菌止痢的主要成分为丁香酚类[15]。

# 二、麸煨肉豆蔻的药理作用

**1. 抗炎作用** 生、制肉豆蔻均有较好的抗炎作用，尤其对蛋清致炎者更为明显，在各炮制品中以生品最强，肉豆蔻醚为抗炎成分[16]。

**2. 止泻作用** 肉豆蔻不同炮制品可显著地抑制小鼠的胃肠墨汁推进率，而生品无此作用。各炮制品能显著抑制新斯的明引起的小肠推进功能亢进；面品和麸品能明显对抗番泻叶和蓖麻油引起的腹泻，滑石粉煨品无此作用，生品也表现出止泻作用[17]。肉豆蔻水煎液的炮制品对肠管的抑制和对抗乙酰胆碱的作用比生品强[18]。肉豆蔻及其炮制品挥发油的止泻作用是面煨＞麸煨＞生品＞滑石粉煨[19]。

【化学成分】

**肉豆蔻** 主要成分为挥发油、脂肪油、木脂素和苯丙素等。挥发油中主要含有肉豆蔻醚、黄樟醚、甲基丁香酚、榄香脂素等；脂肪油主要成分为肉豆蔻酸甘油酯等[20-22]。

**麸煨肉豆蔻** 肉豆蔻经炮制后挥发油中止泻成分甲基丁香酚、异甲基丁香酚含量增加，毒性成分肉豆蔻醚、黄樟醚含量降低[23]。

【高效液相色谱异同点】 肉豆蔻炮制前后挥发油HPLC色谱图对比研究（图21-6）[24]。

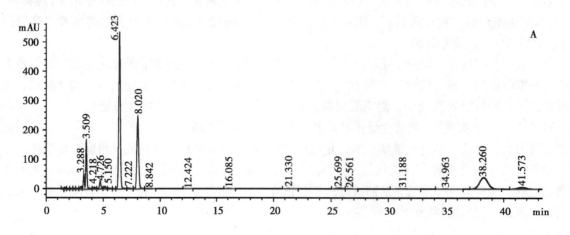

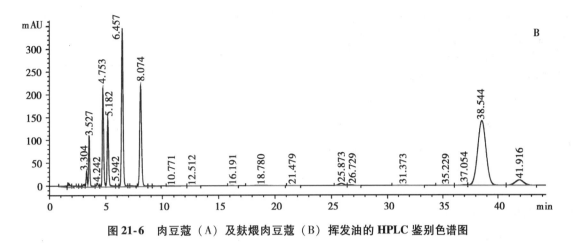

图 21-6　肉豆蔻（A）及麸煨肉豆蔻（B）挥发油的 HPLC 鉴别色谱图

由 HPLC 谱图可见，肉豆蔻炮制后挥发油中甲基丁香酚、甲基异丁香酚含量增加，同时又有两个未知成分增加，丁香酚、异丁香酚、肉豆蔻醚、黄樟醚含量降低。

【含量测定】　采用 HPLC 法[25]，炮制前后肉豆蔻中挥发油含量有明显差异，见表 21-3。

表 21-3　肉豆蔻生品、炮制品挥发油的化学成分及其含量（%）

| No. | 化合物名称 | 相对含量 | |
|---|---|---|---|
| | | 生品 | 炮制品 |
| 1 | α-三环烯 α-tricyclene | — | 0.028 |
| 2 | 3-侧柏烯 3-thujene | 2.92 | 2.77 |
| 3 | α-蒎烯 α-pinene | 18.0 | 13.08 |
| 4 | 莰烯 camphene | 0.87 | 0.615 |
| 5 | β-水芹烯 β-phellandrene | 7.86 | 13.28 |
| 6 | β-香叶烯 β-myrcene | 4.61 | 3.28 |
| 7 | α-水芹烯 α-phellandrene | 1.36 | 1.93 |
| 8 | 3-皆烯 3-carene | 1.46 | 1.57 |
| 9 | 2-皆烯 2-carene | 2.72 | 2.43 |
| 10 | 对伞花烃 p-cymene | 1.17 | — |
| 11 | 柠檬油精 limonene | 8.27 | 6.74 |
| 12 | 桉叶油素 eucalyptol | 0.22 | 0.17 |
| 13 | 罗勒烯 ocimene | — | 0.067 |
| 14 | γ-松油烯 γ-terpinen | 4.24 | 3.53 |
| 15 | 顺式水合桧烯 cis-sabinenehydrate | 3.0 | 1.57 |
| 16 | 异松油烯 terpinolen | 2.18 | — |
| 17 | 3-莰烯 3-camphene | 3.58 | — |
| 18 | 反式-1-甲基-4-异丙基-2-环己烯-醇基 trans-menth-2-en-1-ol | 0.84 | 0.73 |
| 19 | 顺式-1-甲基-4-异丙基-2-环己烯-醇基 cis-p-menth-2-en-1-ol | 0.38 | 0.42 |
| 20 | 1-萜品烯-4-醇 terpine-4-ol | 7.06 | 5.81 |
| 21 | α,α,α-三甲基苯甲醇 α,α,α-trimethyl-benzenemethano | — | 0.058 |
| 22 | α-萜品醇 α-terpineol | 1.59 | 1.19 |

续表

| No. | 化合物名称 | 相对含量 | |
|---|---|---|---|
| | | 生品 | 炮制品 |
| 23 | 3-甲基-6-异丙基-反式-2-环己烯-1-醇 trans-p-menth-1-en-3-ol | 0.14 | 0.21 |
| 24 | 3-甲基-6-异丙基-顺式-2-环己烯-1-醇 cis-p-menth-1-en-3-ol | 0.23 | 0.21 |
| 25 | β-香茅醇 β-citronellol | — | 0.042 |
| 26 | 顺式香叶醇 cis-geraniol | — | 0.091 |
| 27 | 橙花醇乙酸酯 2,6-octen-1-ol, 3,7-dimethyl-, (R)- | 0.16 | – |
| 28 | 黄樟醚 safrole | 7.78 | 5.56 |
| 29 | γ-萜品烯 γ-terpineol | 0.15 | 0.11 |
| 30 | 茴香酮 2-butanone | — | 0.069 |
| 31 | α-荜橙茄苦素（α-库比烯）α-cubebene | 1.27 | 1.10 |
| 32 | 丁香酚 eugenol | 1.11 | 0.50 |
| 33 | β-愈创木烯 β-elemene | — | 0.046 |
| 34 | 古巴烯 copaene | 0.97 | 0.97 |
| 35 | 表-倍半砚水芹烯 epi-bicyclosesquiphellandrene | 0.085 | 0.13 |
| 36 | 甲基丁香酚 methyleugenol | 4.52 | 5.29 |
| 37 | 石竹烯 caryophyllen | — | 0.48 |
| 38 | 佛手柑油烯 bergemotene | 0.31 | 0.28 |
| 39 | 异丁香酚 isoeugenol | 0.66 | 0.33 |
| 40 | 反式 β-金合欢烯 E-β-farnesene | — | 0.088 |
| 41 | α-葎草烯 α-caryophyllene | — | 0.034 |
| 42 | 大根香叶烯 D germacreneD | 0.22 | 0.56 |
| 43 | 甲基异丁香酚 methylisoeugenol | — | 1.33 |
| 44 | α-金合欢烯 α-farnesene | — | 0.056 |
| 45 | β-没药烯 β-bisabolene | 0.15 | 0.14 |
| 46 | 肉豆蔻醚 myristicin | 6.51 | 6.03 |
| 47 | 榄香脂素 elemicin | 1.40 | 2.27 |
| 48 | 甲氧基丁香油酚 methoxyeugenol | 0.15 | 0.139 |
| 49 | 异榄香脂素 isoelemicin | — | 0.026 |

　　【毒性】　现代研究发现肉豆蔻具有毒性。肉豆蔻有麻醉作用。实验证明，肉豆蔻醚和黄樟醚是其毒性成分，当达一定用量时，可引起肝脏脂肪变性而致死；肉豆蔻醚和榄香脂素对正常人有致幻作用；肉豆蔻还对大脑有中度兴奋作用，可引起血管状态不稳定、情绪易冲动、不能进行智力活动等[25]。

　　肉豆蔻挥发油具有明显的毒性，主要表现为中枢神经系统毒性[7]。

　　肉豆蔻及其炮制品挥发油毒性：生品＞滑石粉煨＞麸煨＞面煨[19]。

　　13-甲基肉豆蔻酸以相当于临床拟用量150倍给予大鼠连续口服12周，无明显毒性反应[26]。

　　【生制肉豆蔻成分、药效与功用关系归纳】　由肉豆蔻麸制前后的对比研究，提示了挥发油的变化是引起肉豆蔻生制品药效差异的物质基础。其变化关系如图21-7所示：

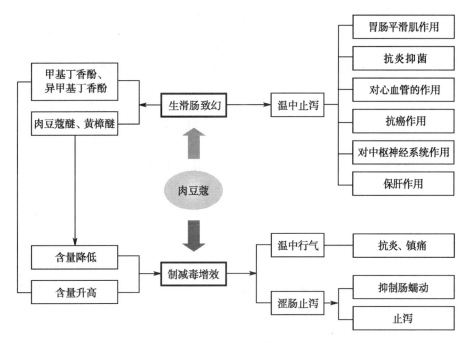

图 21-7 生制肉豆蔻成分、药效与功用关系图

（高 慧）

• 参 考 文 献 •

[1] 国家药典委员会. 中华人民共和国药典（一部）[S]. 北京：中国医药科技出版社，2010：126.

[2] 章西民，陆泽俭. 关于肉豆蔻炮制问题的探讨 [J]. 中国中药杂志，1982，(3)：21-24.

[3] 贾天柱. 肉豆蔻挥发油透过大鼠血脑屏障的化学成分研究 [J]. 中成药，2007，29 (3)：442-443.

[4] Parle M，Dhingra D，Kulkarni SK. Improvement of mouse memory by Myristica fragrans seeds [J]. J Med Food，2004，7 (2)：157-161.

[5] 王远志，李宏志. 两种肉豆蔻挥发油对人癌细胞体外增殖影响的比较研究 [J]. 辽宁中医杂志，2008，6 (35)：847-848.

[6] Hussain SP，Rao AR. Chemopreventive action of mace（Myristica fragrans，Houtt）on methylcholanthrene-induced carcinogenesis in the uterine cervix in mice [J]. Cancer Letters，1991，56 (3)：231-234.

[7] 贾天柱，韩蕾. 肉豆蔻挥发油的药理毒理研究 [J]. 中华中医药学刊，2007，5 (25)：900-902.

[8] 贾天柱. 肉豆蔻不同炮制品抗炎镇痛及抑菌作用比较 [J]. 辽宁中医杂志，1996，23 (10)：474.

[9] Laouer H，Meriem el K，Prado S，et al. An Antibacterial and antifungal phenylpropanoid from Carum montanum（Coss. et Dur.）Benth. et Hook [J]. Phytother Res. 2009，23 (12)：1726-1730.

[10] Checker R，Chatterjee S，Sharma D，et al. Immunomodulatory and radioprotective effects of lignans derived from fresh nutmeg mace（Myristica fragrans）in mammalian splenocytes [J]. International Immunopharmacology，2008，8 (5)：661-669.

[11] 昌友权. 肉豆蔻提取物对 GaIN 致大鼠急性肝损伤的保护作用 [J]. 中国药理学通报，2004，20 (1)：118-119.

[12] 王正益. 肉豆蔻制剂对肠管的影响 [J]. 河南医药，1984，4 (6)：386.

[13] 贾天柱，李洁. 肉豆蔻不同炮制品止泻作用及急性毒性比较 [J]. 中国中药杂志，1997，22 (4)：216-218.

[14] 郭惠玲，侯建平，陈亿新，等. 肉豆蔻不同炮制品对小鼠肠推进及药物性腹泻的影响 [J]. 陕西中医学院学报，2001，24 (4)：46-47.

[15] 贾天柱，沙明. 肉豆蔻不同炮制品挥发油中丁香酚类成分测定 [J]. 中国中药杂志，1997，22 (8)：474-476.

[16] 贾天柱. 肉豆蔻不同炮制品抗炎镇痛及抑菌作用比较 [J]. 辽宁中医杂志，1996，23 (10)：474-476.

[17] 弓宝，冯锦东，魏建和，等. 肉豆蔻及其炮制品的药理学研究进展 [J]. 中国药学杂志，2010，45 (18)：1365-1367.

[18] 陈丽坤，李韶华. 肉豆蔻炮制研究 [J]. 中药材，2002，25（3）：174-176.
[19] 贾天柱，李洁，周粮，等. 肉豆蔻不同炮制品止泻作用及急性毒性比较 [J]. 中国中药杂志，1997，22（4）：216-218.
[20] 王莹，杨秀伟. 肉豆蔻中新木脂素类化合物的定量分析 [J]. 中国现代中药，2005，10（2）：10-13.
[21] 张蕾，徐云峰，沈硕，等. 肉豆蔻的化学成分研究 [J]. 中国现代中药，2010，12（6）：16-19.
[22]《中华本草》编辑委员会. 中华本草（第7卷）[M]. 上海：上海科学技术出版社，1999：1599.
[23] 袁子民，王静，吕佳，等. 肉豆蔻饮片炮制前后挥发油成分的 GC-MS 分析 [J]. 中国中药杂志，2006，31（9）：737-739.
[24] 袁子民. 中药肉豆蔻炮制原理研究，博士论文 [D]. 沈阳：辽宁中医药大学，2006.
[25] 江苏新医学院. 中药大辞典（上册）[M]. 上海：上海科学技术出版社，1977：1600.
[26] 黄枚，陈旭东，贺龙刚. 13-甲基肉豆蔻酸对大鼠长期毒性的研究 [J]. 中国医药导报，2009，6（25）：19-21.

## 诃 子

【来源】 本品为使君子科植物诃子 *Terminalia chebula* Retz. 或绒毛诃子 *Terminalia chebula* Rerz. var. *tomentella* Kurt. 的干燥成熟果实。秋冬二季果实成熟时采收，除去杂质，晒干。诃子主产于广东、广西、云南。绒毛诃子主产于云南、西藏。

生制诃子鉴别使用表

| 处方用名 | 诃子 | 煨诃子 |
|---|---|---|
| 炮制方法 | 净制 | 煨制 |
| 性状 | 长圆形或卵圆形，表面黄棕色或暗棕色，略具光泽。质坚实。气微，味酸涩后甜 | 长圆形或卵圆形，表面深棕色，质地较松脆。味略酸涩，略有焦香气 |
| 性味 归经 | 苦、酸、涩，平 归肺、大肠经 | 苦、微酸、涩，平 归大肠经 |
| 功能 主治 | 涩肠止泻，敛肺止咳，降火利咽 用于肺虚喘咳，久嗽不止，咽痛音哑 | 固肠止泻 用于脾湿胃胀，积滞不化，慢性泄泻 |
| 炮制作用 | 利于调剂和成分煎出 | 增强止泻之功 |
| 用法 用量 | 水煎口服或入中成药 3~10g | 水煎口服或入中成药 3~10g |
| 配伍 | 多与藏茜草、红花、刀豆、豆蔻、山矾叶、紫草茸、獐牙菜，桔梗配伍。可清肺利咽开音。如诃子饮，驴血丸等 | 多与干姜、陈皮、黄芪、蛇床子、杜仲、黄连、木香、甘草配伍，有清热燥湿、行气止痛、涩肠止痢之功效。如诃黎勒散，诃子皮散，诃子散 |
| 药理作用 | 抗菌，强心，抗肿瘤，抗病毒，抗过敏，抗癌，保肝利胆 | 抗氧化，止泻，抑制气管平滑肌收缩 |
| 化学成分 | 鞣质，三萜，黄酮，脂肪族化合物，氨基酸，维生素，矿物质 | 鞣质含量增加，没食子酸含量增加，番泻苷A含量降低 |
| 检查 浸出物 含量测定 | 水分不得过13.0%；总灰分不得过5.0% 水溶性浸出物不得少于30.0% 没食子酸不得少于9.80% | 水分不得过13.0%；总灰分不得过5.0% 水溶性浸出物不得少于30.0% 没食子酸不得少于12.58% |
| 注意 | 凡外邪未解，内有湿热火邪者忌服。虚人不宜独用 | 凡外邪未解，内有湿热火邪者忌服。虚人不宜独用 |

## 注释

**【炮制方法】**

诃子：取原药材，除去杂质，洗净、干燥。用时打碎[1]。

煨诃子：①面裹煨：取净诃子用面粉加水以泛丸法包裹 3~4 层，晒至半干，用砂烫法烫煨，翻埋至面皮焦黄色时取出，筛去砂子，剥去面皮，轧开去核取肉（诃子每 100kg，用面粉 50kg）。②麦麸煨：取净诃子与麦麸同置锅内，用文火加热，缓缓翻煨至麦麸呈焦黄色、诃子呈深棕色时，取出，筛去麦麸，轧开去核取肉（每 100kg 诃子，用麦麸 30kg)[2]。③滑石粉煨：以药效和煨制前后化学成分含量为权重指标，对诃子滑石粉煨的工艺进行优选，优化参数为：每 100kg 诃子，用滑石粉 50kg，滑石粉 240~260℃ 煨至面皮焦黑色[3]。

除煨诃子，还有诃子肉，炒诃子。

**【性状差异】** 诃子表面黄棕色或暗棕色，煨诃子表面深棕色，略有焦香气。

**【炮制作用】**

诃子，味苦、酸、涩、平。生诃子，苦降酸涩，平而偏凉。主入肺经和大肠经。具敛肺气、止咳逆，又下气降火、利咽开音之功，主治久咳、咽痛、失音，无论肺虚或兼热者均宜，如治疗久咳语声不出的诃子饮。

煨诃子，固肠止泻作用增强，用于脾湿胃胀、积滞不化、慢性泄泻。善治中气下陷之脱肛。如温中祛寒，涩肠固脱诃子皮散。

《本草通玄》记载的"生用则能清金行气，煨用则能暖胃固肠。"

诃子中的鞣质是以没食子酸和诃子裂酸为单体的聚合物，为其主要活性成分，有沉淀蛋白或凝集蛋白的作用，与中医认识的收涩作用有关。其鞣质还有抗菌、抗炎等活性，故具有降火、利咽作用。

煨诃子，鞣质成分含量增加，尤其是没食子酸的含量明显增加，表现为抑制肠蠕动和抑菌作用加强，止泻作用增强[4,5]。同时，诃子炮制后，其含有的能刺激大肠蠕动而致泻的番泻苷 A 受热分解，含量下降，从而使其止泻作用相对增强。这些研究结果从化学成分变化的角度解释了诃子"煨熟温胃固肠"的物质基础[6]。

**【药理作用】**

### 一、诃子的药理作用

**1. 抗菌作用** 体外实验证明，诃子对 4~5 种痢疾杆菌都有效，尤以诃子壳为佳。诃子水煎液除对各种痢疾杆菌有效外，且对铜绿假单胞菌、白喉杆菌作用较强，对金黄色葡萄球菌、大肠杆菌、肺炎球菌、溶血性链球菌、变形杆菌、鼠伤寒杆菌亦有作用[7,8]。

**2. 对心脏的作用**

（1）强心作用：大剂量诃子的苯及氯仿提取物具有中等强心作用，乙酸乙酯，丁酮，正丁醇和水的提取物具有很明显的强心作用，这些作用不能被普萘洛尔阻断，提示诃子的强心作用不是通过心脏受体作用的，而是直接作用于心脏所致[9]。

（2）治疗冠心病：药理实验表明，诃子能减轻胆固醇诱导的动脉硬化，具有良好的调血脂作用。诃子醇提物能显著降低全血黏度、血浆黏度、血细胞比容，增强红细胞变形及取向能力，提高红细胞的抗低渗能力，从而有效改善急性应激性血瘀大鼠的微观血液流变学特性。

（3）保护心肌细胞：蒙医认为"诃子可解草乌毒"，诃子对心脏有直接保护作用，进而对抗乌头碱对心脏的毒性。诃子能保护细胞膜，防止乌头碱引起膜损伤以及膜上类脂质双分子层排列紊乱，从而保护心肌细胞[10]。

**3. 抗氧化作用** 诃子粉末具有很强的抗氧化活性。诃子抗氧化性能优于合成抗氧化剂 BHA，介于 BHA 和茶多酚之间[11]。

**4. 抗肿瘤作用** 诃子中的鞣质类化合物有明显的抗肿瘤作用。在诃子作用下，S180 瘤细胞、细胞器与细胞核发生改变，细胞表面微绒毛消失或减少；诃子能提高带瘤宿主及免疫受抑小鼠血清 IL-2 水平，可拮抗荷瘤机体 IL-6 的过度产生[12]。

**5. 保护肝脏作用** 诃子鞣质类成分有一定的保肝作用，诃子提取物以及含药血清对肝细胞的急性损伤具有保护作用[13]。

## 二、煨诃子的药理作用

**1. 抗氧化作用** 诃子不同炮制品能明显提高 D-半乳糖衰老小鼠血清 T-AOC、SOD 含量，诃子不同炮制品与诃子等剂量比较，数值上麦麸煨诃子作用占优[14-17]。

**2. 止泻作用** 诃子不同炮制品均对离体小肠的自主活动和由乙酰胆碱及氯化钡引起的肠肌收缩有明显的抑制作用，所以有很好的止泻作用，诃子提取物可抑制离体肠管平滑肌的运动，降低其紧张度，具有涩肠止泻的功能[18]。

**3. 抑制气管平滑肌收缩作用** 诃子对乙酰胆碱和氰化钾诱发的气管平滑肌收缩无明显作用，而炙诃子对乙酰胆碱诱发的气管平滑肌收缩有明显的抑制作用。这种抑制作用可能与一氧化氮和前列腺素类物质的释放、cGMP 及肾上腺素受体无关，是非上皮依赖性的[19]。

**【化学成分】**

诃子 主要含鞣质，三萜，黄酮，脂肪族化合物，氨基酸，维生素，矿物质[20,21]。

煨诃子 炮制后鞣质、没食子酸的含量增加；番泻苷 A 含量降低[22]。

**【含量测定】** 采用滴定法测定诃子不同炮制品中鞣质的含量，结果发现诃子，诃子肉，煨诃子，炒诃子，砂烫诃子中的鞣质含量有明显差异[2]，诃子经炒、煨或砂烫后，鞣质含量均比生诃子增高。见表21-4。

表21-4 生诃子，炒诃子，煨诃子，砂烫诃子鞣质含量比较（%）

| 生诃子 | 炒诃子 | 煨诃子 | | 砂烫诃子 | |
|---|---|---|---|---|---|
| | | 140～160℃ | 240～260℃ | 160～180℃ | 240～260℃ |
| 15.5 | 35.98 | 17.10 | 24.59 | 33.86 | 31.96 |

**【生制诃子成分、药效与功用关系归纳】** 由诃子煨制前后的对比研究，提示了鞣质和蒽醌苷的含量变化是引起诃子生制品药效差异的物质基础。其变化关系如图21-8所示：

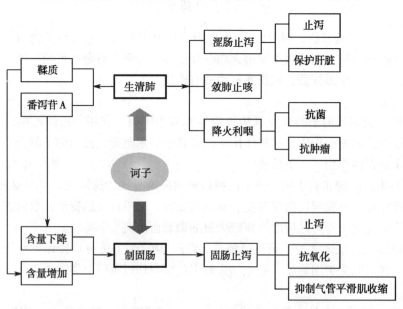

图 21-8 生制诃子成分、药效与功用关系图

（才 谦）

◦ 参考文献 ◦

[1] 国家药典委员会. 中华人民共和国药典（一部）[S]. 北京：中国医药科技出版社，2010：173.
[2] 仲锡铜. 中药煨制法的现代研究 [J]. 山东中医杂志，2002，21（9）：560-561.
[3] 王晓清. 不同炮制方法对诃子质量的影响 [J]. 黑龙江医药，2002，25（4）：35-36.
[4] 贾天柱，王喆星，刘彩田，等. 诃子炮制的初步研究. 中成药研究，1984，6（11）：14-16.
[5] 盛书贵. 论不同炮制法对诃子质量的影响 [J]. 中药天地，2000，9（9）：41-42.
[6] 蒋纪洋，李存兴，徐德春. 诃子炮制的实验研究 [J]. 山东中医杂志，1990，9（6）：34-35.
[7] 张正伟. 诃子的药理学研究进展 [J]. 中国药房，2009，20（12）：955-956.
[8] 李仲兴，王秀华，岳云升，等. 诃子对335株临床菌株的体外抑菌活性的研究 [J]. 中国中医药科技，2000，7（6）：393-394.
[9] 冯世鑫. 诃子化学成分及药理作用的研究进展 [J]. 安徽农业科学，2008，36（25）：10938-10939，10941.
[10] 张述禹，白喜翠，李春汇，等. 诃子醇提取物对实验动物肝功的影响 [J]. 中国民族医药杂志，1997，（4）：41-42.
[11] 魏安池，周瑞宝，瞿水忠. 诃子抗氧化性能的研究 [J]. 郑州粮食学院学报，1998，19（1）：8-12.
[12] 白桦，包狄，刘法. 蒙药阿如拉对S180荷瘤小鼠肿瘤生长及血清IL-2、IL-6的影响 [J]. 中国民族医药杂志，2001，7（1）：36-37.
[13] 蔡小华，谢兵，杜海军. 诃子化学成分及药理作用的研究进展 [J]. 药学进展，2008，32（5）：212-213.
[14] 李庆，姚开，谭敏. 新型天然抗氧化剂-鞣花酸 [J]. 四川食品与发酵，2001，37（4）：10-11.
[15] 罗霄山. 诃子不同炮制品抗氧化抗菌作用的实验研究 [J]. 现代生物医学进展，2008，8（11）：2102-2104.
[16] 贝玉祥，郭英，范逸平，等. 诃子多酚清除活性氧自由基及体外抗氧化作用研究 [J]. 云南民族大学学报，2009，18（1）：51-53.
[17] 吴士云，张晓伟，姚丽娅. 诃子抗氧化活性的研究 [J]. 江苏农业科学，2011，38（1）：368-370.
[18] 程会昌，霍军，宋予震. 诃子、石榴皮提取物对家兔离体肠管运动的对比试验研究 [J]. 安徽农业科学，2008，36（21）：9067-9070.
[19] 庞锦江. 生、炙诃子对气管平滑肌收缩活动的影响 [J]. 中药材，2001，24（2）：120-122.
[20] 丁冈，刘延泽，韩全斌. 诃子属植物化学成分与生物活性研究进展 [J]. 国外医药，1996，11（6）：255-257.
[21] 陈丽坤，李绍华. 诃子不同炮制品功效与微量元素的关系 [J]. 微量元素与健康研究，2002，19（1）：36-38.
[22] 苏孝共. 诃子的炮制研究 [J]. 江西中医学院学报，2006，18（5）：49-50.

## 禹 余 粮

**【来源】** 本品为氢氧化物类矿物褐铁矿，主含碱式氧化铁〔$FeO(OH)$〕。采挖后，除去杂石。主产于浙江、广东等地。

生制禹余粮鉴别使用表

| 处方用名 | 禹余粮 | 醋禹余粮 |
|---|---|---|
| 炮制方法 | 净制 | 煅淬 |
| 性状 | 呈块状集合体，表面红棕色、灰棕色或浅棕色。气微，味淡 | 呈粉末状，黄褐色或褐色。具醋香气 |
| 性味 归经 | 甘、涩，微寒 归胃、大肠经 | 甘、涩，平 归胃、大肠、肝经 |
| 功能 主治 | 涩肠止泻，收敛止血 用于久泻久痢，大便出血，崩漏带下 | 收敛止血 用于崩漏、吐血、咯血 |

| 炮制作用 | 去除杂质 | 利于粉碎和成分煎出。增强收敛止血作用 |
|---|---|---|
| 用法<br>用量 | 煎服或入丸散<br>9~15g | 煎服或入丸散<br>9~15g |
| 配伍 | 常与赤石脂、干姜、木香、山药、白果、芡实配伍治疗肠胃受伤，泄泻反复不止，及脾胃虚寒，大肠损伤，痢疾日久不愈，白带绵下等。如禹余粮丸（《中医方剂大辞典》） | 常与乌贼骨、干姜、棕榈炭、牡蛎、鳖甲、侧柏炭配伍治疗胃络受伤，大便下血，及冲任不固，崩中漏下，月经过多等。如震灵丸（《部颁标准》） |
| 药理作用 | 收敛胃肠管壁黏膜、保护创面和促进红细胞再生 | 抑瘤、促进非特异性抗肿瘤功能 |
| 化学成分 | 含三氧化二铁，铝、镁、钾及多种微量元素，铅、砷含量微 | 主要组成矿物针铁矿转化为赤铁矿 |
| 注意 | 不可久服，实证忌服，孕妇慎服 | 不可久服，实证忌服，孕妇慎服 |

## 注释

**【炮制方法】**

禹余粮：取原药材，除去杂石，洗净泥土，干燥，即得[1]。

醋禹余粮：取净禹余粮，砸成碎块，置适宜的容器内，煅至红透时，立即投入醋液中，反复煅淬至酥，取出，干燥，打碎或研粉。每100kg禹余粮，用醋30kg[1]。以水煎出率为指标，对禹余粮炮制工艺进行优化，优化参数为：采用粒径0.5cm样品，煅制温度550℃，时间25分钟，醋淬3次为宜[2]。

除醋禹余粮外，还有明煅品。

**【性状差异】** 禹余粮为不规则的斜方块。醋禹余粮为粉末状。

**【炮制作用】**

禹余粮，味甘、涩、微寒。归胃、大肠经，具有涩肠止泻、收敛止血的功效。用于久泻久痢，大便出血，崩漏带下。如治久泻、久痢的禹余粮丸（《中医方剂大辞典》）。

醋禹余粮经煅并醋淬后，质地松脆，收敛止血益血作用增强。如治疗崩漏、吐血、咯血的震灵丸（《部颁标准》）。亦用于久泻不止、赤白带下。

煅禹余粮即只经过煅制，未经醋淬。能增强收敛作用。

禹余粮主要由针铁矿、赤铁矿、石英及黏土矿组成[3]。大量黏土分散水中，钙的溶出量大。能保护胃肠黏膜，促进创面愈合，且能促进红细胞生成。故生品涩肠止泻作用较强。铁是禹余粮中补血、止血、破癥瘕的有效成分。

醋禹余粮主组成矿物针铁矿转化为赤铁矿，胶体结构部分被破坏，矿物分散物质减少[4]。其质地变酥脆，易于粉碎及铁溶出，从而使铁含量升高，增强了禹余粮补血、破癥瘕之效[5]。

**【药理作用】**

### 一、禹余粮的药理作用

收敛作用：禹余粮在胃肠中能收敛管壁黏膜，庇护创面，能促进红细胞的新生[6]。

### 二、醋禹余粮的药理作用

抗肿瘤作用：醋禹余粮体内外均有明显的抑制S180肿瘤细胞作用，并提高机体总状况和促进非特异性抗肿瘤功能如 Mφ、NK 细胞活性[7]。

**【化学成分】**

**禹余粮** 含三氧化二铁，铝、镁、钾等常量元素，锰、铜、锌、钴、锡、银、钛、锗等多种微量元素、黏土杂质，铅、砷含量微[8]。

**醋禹余粮** 主组成矿物针铁矿转化为赤铁矿[4]。水煎液中微量元素 Fe、Cu、Zn 的含量明显高于生品[2]。

**【含量测定】**

**1. 微量元素** 采用原子吸收分光光度法[2]，禹余粮煅淬前后其 Fe、Cu、Zn 的含量有明显差异，见表 21-5。

表 21-5　禹余粮与醋禹余粮的微量元素含量（ppm）

| 样品 | Fe | Cu | Zn |
|------|------|------|------|
| 禹余粮 | 19.317 | 0.216 | 1.625 |
| 醋禹余粮 | 36.660 | 2.495 | 5.078 |

**2. 化学组成分析** 采用 X 射线衍射分析法、差热分析法对禹余粮、醋禹余粮的化学组成进行了比较。结果表明：禹余粮生品主含针铁矿、方解石及赤铁矿，并含少量伊利石、高岭石及石英，煅制品主含赤铁矿及方解石，并含少量伊利石、高岭石及石英[4]。

**【生制禹余粮成分、药效与功用关系归纳】** 由禹余粮醋煅淬前后的对比研究，提示了微量元素的变化是引起禹余粮生制品药效差异的物质基础。其变化关系如图 21-9 所示：

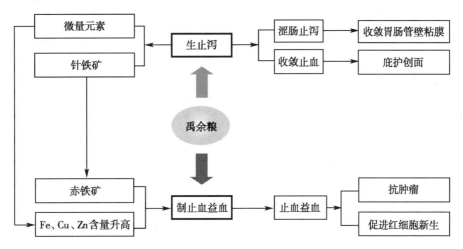

图 21-9　生制禹余粮成分、药效与功用关系图

（高 慧）

**参考文献**

[1] 国家药典委员会. 中华人民共和国药典（一部）[S]. 北京：中国医药科技出版社，2010：244-245.

[2] 方成武，芮正祥，谢明浩. 禹余粮炮制工艺探讨 [J]. 中药材，1997，20（7）：342-243.

[3] 李钢，金同顺，徐群为. 矿物中药禹余粮的分析与研究 [J]. 中国药学（英文版），2002，9（2）：67-70.

[4] 任仁安，刘训红，王春根. 禹余粮炮制前后的化学组成分析 [J]. 南京中医学院学报，1992，8（1）：28-29.

[5] 周海坚. 禹余粮不同炮制方法含铁测定 [J]. 吉林中医药，1999，1：54.

[6] 江南. 禹余粮的传奇及药用 [J]. 东方药膳，2006，（9）：43-44.

[7] 侯琦，维宁，张薇，等. 禹余粮抗肿瘤作用的实验研究 [J]. 肿瘤，1997，17（5）：285-286.

[8] 刘一凡，贺春华，綦行贞，等. 黑龙江省地产太一余粮质量标准的研究 [J]. 黑龙江中医药，1995，（2）：47-48.

# 罂 粟 壳

【来源】　本品为罂粟科植物罂粟 *Papaver somniferum* L. 的干燥成熟果壳。秋季将成熟果实或已割取浆汁后的成熟果实摘下，破开，除去种子和枝梗，干燥。原产于外国，我国部分地区的中药种植基地有少量栽培。

生制罂粟壳鉴别使用表

| 处方用名 | 罂粟壳 | 蜜罂粟壳 |
|---|---|---|
| 炮制方法 | 切制 | 蜜炙 |
| 性状 | 呈不规则的丝或块。外表面黄白色至淡紫色。内表面淡黄色，有的具棕黄色假隔膜。气微清香，味微苦 | 呈不规则的丝或块。表面黄色，略有黏性，味甜，微苦 |
| 性味归经 | 酸、涩、苦，平，有毒<br>归肺、大肠、肾经 | 酸、涩，微甘，平<br>归肺、肾、大肠经 |
| 功能主治 | 敛肺，涩肠，止痛<br>用于久咳，久泻，脱肛，脘腹疼痛 | 敛肺止咳，涩肠，止痛<br>多用于肺虚久咳 |
| 炮制作用 | 利于调剂和成分煎出 | 增强敛肺止咳作用，降低毒性 |
| 用法用量 | 水煎口服或入中成药<br>3~6g | 水煎口服或入中成药<br>3~6g |
| 配伍 | 常与诃子、白术、木香、黄连、砂仁、甘草、当归、白芍等配伍治疗脾胃亏弱，大肠虚滑，泄泻日久不愈，久泻久痢，或用于胃痛腹痛，筋骨疼痛等。如木香散 | 常与五味子、乌梅、款冬花、川贝母等配伍治疗肺气虚弱，咳嗽不已，甚则气喘，自汗，如九仙散 |
| 药理作用 | 镇痛、镇咳、止泻等 | 止咳作用较强 |
| 化学成分 | 含生物碱（如吗啡、可待因、那可汀、罂粟碱、罂粟壳碱等）、多糖、内消旋肌醇、赤藓醇等成分 | 醇浸出物含量增加，含吗啡、可待因等 |
| 检查浸出物含量测定 | 水分不得过 12.0%<br>70% 乙醇浸出物不得少于 13.0%<br>吗啡含量应为 0.06%~0.40% | 水分不得过 12.0%<br>70% 乙醇浸出物不得少于 18.0%<br>吗啡含量应为 0.06%~0.40% |
| 注意 | 本品易成瘾，不宜常服；孕妇及儿童禁用；运动员慎用 | 本品易成瘾，不宜常服；孕妇及儿童禁用；运动员慎用 |

## 注释

【炮制方法】

罂粟壳：取原药材，除去杂质，捣碎或洗净，润透，切丝，干燥[1]。

蜜罂粟壳：将炼蜜加适量水稀释后，加入净罂粟壳丝中拌匀，闷透，置炒制容器内，用文火炒至不粘手时，取出，放凉即可[1]。每 100kg 罂粟壳丝，用炼蜜 25kg。

【性状差异】　罂粟壳气微清香，味微苦。蜜罂粟壳表面有黏性，偶有焦斑，味微甜。

**【炮制作用】**

罂粟壳，味酸、涩、苦，性平，有毒。归肺、大肠、肾经。具敛肺，涩肠，止痛之功。用于久咳，久泻，脱肛，脘腹疼痛。如治大肠虚滑，泄泻日久不愈，腹中疼痛，食欲减退的木香散（《普济本事方》）。

蜜罂粟壳，味酸、涩、微甘，性平，以敛肺止咳力强，多用于肺虚久咳。如治疗肺气虚弱，咳嗽不已，甚则气喘，自汗的九仙散（《医学正传》）。

《本经逢原》认为罂粟壳"蜜制止嗽，醋制止痢"，提示蜜罂粟壳止嗽作用强，醋制罂粟壳止痢效果好。《本草便读》有"其性或言温或言寒，究竟酸涩属阴，当以微寒为是，故每蜜炙用之"的论述，阐明蜜制有制其寒性的作用。《本草备要》记载"凡使壳，洗去蒂及筋膜，醋炒或蜜炒，性紧涩，不制多令人吐逆"。说明炮制能减轻毒副作用。

生物碱是罂粟壳的主要活性成分，其具有良好止痛、止泻和止咳作用。故罂粟壳具有涩肠、止痛、解痉功效。由于其生物碱中的吗啡、可待因有一定的成瘾性，且可引起中枢过度兴奋而引起抑制，导致死亡，是主要毒性表现。

蜜罂粟壳促进活性成分溶出，醇浸出物含量增加近3%。同时可能由于生物碱成分比例有变化，故蜜罂粟壳止咳作用增强。

**【药理作用】**

罂粟壳的药理作用

**1. 镇痛作用** 罂粟壳水煎液可以提高小鼠对高温的痛阈值，与盐酸吗啡片组、盐酸吗啡注射液组比较无显著性差异[2]。

**2. 止咳作用** 吗啡有较强的呼吸抑制和止咳作用，主要是其对呼吸中枢和咳嗽中枢的抑制作用[3]。

**3. 止泻作用** 可松弛胃肠平滑肌，使肠蠕动减少而止泻[4]。

**4. 舒张血管作用** 吗啡、罂粟碱等可舒张血管，特别是罂粟碱能松弛各种平滑肌，尤其是大动脉平滑肌[3]。

**【化学成分】**

**罂粟壳** 含有多种生物碱（如吗啡、可待因、那可汀、那碎因、罂粟碱、罂粟壳碱等），另含有多糖、内消旋肌醇、赤藓醇。

**蜜罂粟壳** 蜜炙后，罂粟壳的醇浸出物含量增加，但吗啡、可待因等生物碱含量无明显变化。

**【含量测定】** 采用可见分光光度法测定罂粟壳中总生物碱的含量[5]，不同样品中总生物碱含量差异较大，0.279%~1.133%。采用HPLC和HPCE法测定罂粟壳中吗啡、可待因和罂粟碱的含量，不同产地样品所含吗啡0.04%~0.10%；可待因0.02%~0.08%；罂粟碱0.009%~0.038%[6]。采用HPLC法测定蜜炙罂粟壳中吗啡含量，约含吗啡0.0539%~0.2056%[7]。

**【不良反应】** 罂粟壳具有止泻作用，因此民间有用罂粟壳煎水内服治疗腹泻的习俗。但是罂粟壳内所含吗啡、可待因，对呼吸中枢有高度选择性抑制作用，中毒的主要表现为昏迷，呼吸中枢抑制，较小的婴儿可并发肺出血。严重者可发生惊厥，呼吸衰竭而死亡。成人内服罂粟壳中毒量30~50g。婴儿血脑屏障功能不健全，剂量掌握不当易致中毒[8,9]。现代药理研究表明，罂粟壳有扩张血管作用，服用后有引起咯血的报道[10]。

**【毒性】** 罂粟是提取毒品鸦片、海洛因的原植物，在我国除药用科研外，一律禁止种植。罂粟壳是毒品罂粟的果壳，含30多种生物碱，是国家管制的麻醉药品[11]。罂粟壳的毒性成分主要为吗啡、可待因、罂粟碱等。吗啡对呼吸中枢有抑制作用，可通过胎盘及乳汁引起新生儿窒息，能使颅内压升高。其慢性中毒主要为成瘾。罂粟壳中毒机制与吗啡相同。它能兴奋脊髓、平滑肌，大剂量抑制血管运动中枢并释放组胺，使周围血管扩张致血压降低[12]。

**【生制罂粟壳成分、药效与功用关系归纳】** 由罂粟壳蜜制前后的对比研究，提示了生物碱的变化是引起罂粟壳生制品药效差异的物质基础。其变化关系如图21-10所示：

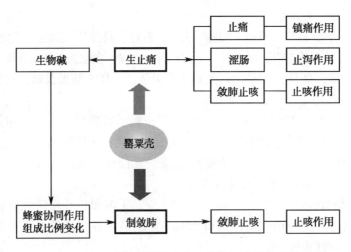

图 21-10　生制罂粟壳成分、药效与功用关系图

（高　慧）

● 参考文献 ●

[1] 国家药典委员会. 中华人民共和国药典（一部）[S]. 北京：中国医药科技出版社，2010：347.

[2] 王华伟，王文萍，高晶晶. 罂粟壳与吗啡镇痛作用对比的实验研究 [J]. 辽宁中医杂志，2008，35（6）：941-942.

[3] Louis Sanford Goodman, Alfred Gilman. The pharmacological Basis of Therapeutics [M]. California of US：The Macmillan Company，1965：247，279，281.

[4] 刘勇民. 维吾尔药志（下册）[M]. 乌鲁木齐：新疆科技卫生出版社，1999：930.

[5] 张忠会，王惠达，杨威. 罂粟壳生物碱的可见分光光度法测定 [J]. 中成药，2002，24（7）：537-538.

[6] 郝红艳，郭济贤，顺庆生. HPLC 和 HPCE 法测定罂粟壳中 3 种生物活性生物碱 [J]. 药学学报，2000，35（4）：289-293.

[7] 何禄仁，宋平顺. 高效液相色谱法测定蜜炙罂粟壳及种子中吗啡含量 [J]. 药物鉴定，2007，16（21）：25-26.

[8] 王喜娥. 婴幼儿腹泻服罂粟壳中毒 5 例 [J]. 中华医药学杂志，2003，2（7）：45-46.

[9] 田爱萍，黄运丽. 罂粟壳中毒 1 例报告 [J]. 中华中医学杂志，2009，33（4）：187.

[10] 何俊清. 罂粟壳引起咯血 1 例报告 [J]. 湖北中医杂志，2003，25（1）：164.

[11] 邸玉敏，张凯，马华. GC/MS 法检验罂粟壳 [J]. 刑事技术，2012（5）：58-59.

[12] 杜俊羽. 大内科急救全书 [M]. 北京：华夏出版社，1996：235-236.

# 山 茱 萸

**【来源】**　本品为山茱萸科植物山茱萸 *Cornus officinalis* Sieb. et Zucc. 的干燥成熟果肉。秋末冬初果皮变红时采收果实，用文火烘或置沸水中略烫后，及时除去果核，干燥。主产于浙江的杭州、河南南阳、陕西汉中等地。

生制山茱萸鉴别使用表

| 处方用名 | 山萸肉 | 酒萸肉 |
|---|---|---|
| 炮制方法 | 净制 | 酒炖或酒蒸 |
| 性状 | 呈不规则的片状或囊状，表面紫红色至紫黑色，皱缩，有光泽。质柔软。气微，味酸、涩、微苦 | 呈不规则的片状或囊状，表面紫黑色或黑色，质滋润柔软。微有酒香气 |

续表

| 项目 | | |
|---|---|---|
| 性味<br>归经 | 酸、涩，微温<br>归肝、肾经 | 酸、辛、涩，温<br>归肾、肝经 |
| 功能<br>主治 | 益肝肾，收涩固脱<br>用于眩晕耳鸣，腰膝酸痛，阳痿遗精，遗尿尿频，崩漏带下，大汗虚脱，内热消渴 | 补肾涩精，固精缩尿<br>用于头目眩晕，腰部冷痛，阳痿早泄，尿频遗尿 |
| 炮制作用 | 去除杂质 | 借酒力温通，助药势，降低其酸性 |
| 用法<br>用量 | 入汤剂或中成药<br>6~12g | 入汤剂或中成药<br>6~12g |
| 配伍 | 常与龙骨、牡蛎、人参等配伍治疗盗汗、自汗。如来复汤；与熟地黄、牡丹皮、山药等配伍治疗肾虚遗精，如六味地黄丸；与益智仁、肉苁蓉、赤石脂等配伍治疗尿频、尿急，如山茱萸散；与乌贼骨、棕榈炭、茜草等配伍治疗月经过多，如固冲汤 | 常与补骨脂、当归、麝香等配伍治疗头目眩晕，如草还丹；与杜仲、地黄、山药等配伍治疗肾虚腰痛，如治腰痛方；与石菖蒲、菊花、五味子等配伍治疗肾虚耳聋，如治耳聋方 |
| 药理作用 | 免疫调节、降血糖、抗氧化及抗癌等作用 | 免疫调节、抗衰老等作用 |
| 化学成分 | 含环烯醚萜、多糖、三萜皂苷、酚酸等类成分 | 部分环烯醚萜、黄酮、皂苷成分的含量降低，而多糖溶出量增加 |
| 检查<br><br>浸出物<br>含量测定 | 水分不得过 16.0%<br>总灰分不得过 6.0%<br>水溶性浸出物不得少于 50.0%<br>马钱子苷不得少于 0.60% | 水分不得过 16.0%<br>总灰分不得过 6.0%<br>水溶性浸出物不得少于 50.0%<br>马钱子苷不得少于 0.50% |
| 注意 | 本品温补收敛，故命门火炽、素有温热及小便不利者不宜用 | 本品温补收敛，故命门火炽、素有温热及小便不利者不宜用 |

## 注释

【炮制方法】

山萸肉：取原药材，除去杂质和残留果核[1]。

酒萸肉：取净山萸肉，用黄酒拌匀，密闭，隔水炖或蒸至酒被吸尽，色变黑润，取出，干燥。以药效和酒制前后化学成分含量为权重指标，对酒萸肉工艺进行优化，优化参数为：每100kg山萸肉，用黄酒20kg，闷润1小时，隔水加热炖6小时[2]。

【性状差异】 山萸肉表面紫红色至紫黑色。酒萸肉表面颜色变为黑紫色，质地柔软，有酒气。（见文末彩图118）

【炮制作用】

山萸肉，味酸、涩，微温。归肝，肾经。《雷公炮炙论》记载"使山茱萸，须去内核"。《证治准绳》记载"去核，取肉制末"。山茱萸果核分量较重，无药效作用。且古人认为核能滑精，故须去除。山茱萸主入肝、肾经，具有补益肝肾，涩精固脱。生品以敛阴止汗力胜，多用于自汗，盗汗，遗精，遗尿。如治肾虚尿多的山茱萸散，治虚汗不止的摄阳汤。

酒茱萸借酒力温通之力，助药之温性，并降低其酸性。以补肾涩精，固精缩尿为主。如治疗肾虚遗精的六味地黄丸，治疗肝阳上亢，头目眩晕的草还丹。

山萸肉蒸制后，以补肾涩精，固精缩尿力强。多用于头目眩晕，腰部冷痛，阳痿早泄，尿频遗尿。

山萸肉中的环烯醚萜苷、多酚、多糖是其活性成分，其中环烯醚萜苷和低分子量多酚具有保护肾脏作用，表现为抑制肾小球系膜系细胞增殖，改善肾病大鼠肾功代谢参数；多糖具有抗疲劳作用，表现为可增加肾阴虚小鼠的负重游泳时间。这与山茱萸具有补益肝肾作用相吻合。

酒茱萸中苷类成分的含量均有所下降，多糖成分增加，可能是酒茱萸抗休克、固虚脱的药理作用降低的原因，这与传统认为固脱敛汗宜用生品的观点相吻合；另一方面，山茱萸炮制后有机酸类成分、多糖类成分、与肝肾有关的药用氨基酸类成分和宏微量元素类成分的含量均有所升高，这些成分含量的增加均有利于增强山茱萸温补肝肾的药理作用，这与目前临床多使用酒茱萸作为补益剂相吻合[3]。

【药理作用】

## 一、山萸肉的药理作用

**1. 对免疫系统的影响**

（1）免疫抑制作用：山萸肉总苷具有良好的免疫抑制作用，灌胃给药能明显延长大鼠异位移植心脏存活时间[4]。

（2）免疫促进作用：山萸肉水溶物能够部分恢复老年小鼠的免疫功能[5]。山茱萸多糖可以使环磷酰胺腹腔注射造成白细胞减少症的小鼠使白细胞的量明显升高[6]。

**2. 抗炎镇痛作用**　山萸肉总苷可抑制大鼠血浆中前列腺素 E-2 的产生，从而抑制前列腺素 E-2 的致炎、致痛作用[7]。

**3. 抗肿瘤作用**　山萸肉的有效成分熊果酸、齐墩果酸、没食子酸均具有抗癌作用，其中齐墩果酸能抑制肿瘤的生成、诱发以及诱导细胞的分化，能有效地抑制肿瘤的血管生成、肿瘤细胞的侵袭和转移等[8]。

**4. 对糖尿病的治疗作用**

（1）对糖尿病心肌病的治疗作用：链佐星所致的糖尿病大鼠山萸肉总三萜烯酸 4 周，大鼠血糖略有下降[9]。

（2）对糖尿病肾病的治疗作用：山萸肉中的活性成分 morroniside 及马钱素能抑制 AGE 诱导的 MCs 增殖，改善 MCs 的形态变化，抑制大鼠 MCs 的细胞周期。山茱萸提取物中的环烯醚萜苷类及低分子量多酚成分可改善糖尿病肾损伤发展相关的代谢参数，其中环烯醚萜苷类可降低血糖水平，减少晚期糖基化终末产物（AGE）在肾脏的蓄积；低分子量多酚成分减少肾脂质过氧化，降低 AGE 受体及 iNOS 的表达水平。山茱萸提取物环烯醚萜总糖苷可有效降低血浆 TGF-B1 蛋白水平及血管小球 TGF-131mRNA 表达，防护肾脏过沉积纤维结合蛋白及层粘连蛋白[10]。

（3）对糖尿病大鼠骨骼肌的保护作用：山萸肉乙醇提取液可降低非胰岛素依赖型糖尿病（NIDDM）大鼠血糖水平，使血胰岛素水平升高，病理切片显示胰岛修复增生[11]。

## 二、酒萸肉的药理作用

**1. 对免疫系统的影响**　山萸肉经酒蒸制后，其多糖对免疫低下小鼠非特异性免疫功能的影响明显增强[12]。

**2. 抗衰老作用**　山萸肉制品多糖较生品更能显著延长肾阴虚小鼠负重游泳时间、耐缺氧时间，提高 SOD 活性，并降低 MDA 含量[13]。

【化学成分】

**山萸肉**　主要成分为有机酸及其酯类、环烯醚萜类、总皂苷、鞣质、多糖、维生素、氨基酸和矿物质等。

**酒萸肉**　酒萸肉与生品相比，总环烯醚萜苷的含量有一定下降，马钱素含量有所降低，莫诺苷的含量除清蒸品以外，酒炖品、酒蒸品、酒蒸加压品中莫诺苷的含量均低于生品。水提多糖增加了18.9%；碱提多糖增加了45.5%；氨基酸天冬氨酸、赖氨酸、亮氨酸、丙氨酸、缬氨酸的含量显著增加；炮制后宏微量元素类成分除铜外，大多数元素的溶出增加，尤以稀土元素 Yb、Ce 及 V、Fe、Ca、P、Cr 等元素含量增加显著[14,15]。

**【生制山茱萸成分、药效与功用关系归纳】**　由山茱萸酒蒸前后的对比研究，初步认为苷类、有机酸、多糖、氨基酸、宏微量元素的变化是引起山茱萸生制品药效差异的物质基础。其变化关系如图21-11所示：

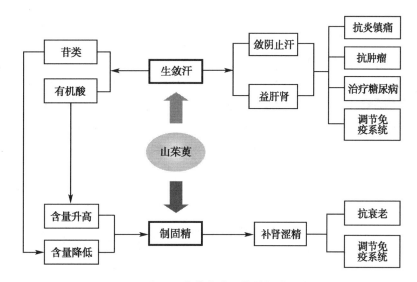

图21-11　生制山茱萸成分、药效与功用关系图

（林桂梅）

## 参 考 文 献

[1] 国家药典委员会. 中华人民共和国药典（一部）[S]. 北京：中国医药科技出版社，2010：263-265.

[2] 丁霞，余宗亮，谢东浩，等. 正交法优选山茱萸酒炖工艺[J]. 中药材，2006，29（7）：658-660.

[3] 赵玉从，李存法，刘国际. 炮制对山茱萸中药效成分的影响[J]. 安徽农业科学，2008，36（35）：15529-15531.

[4] 培英. 皮肤病药物治疗学[M]. 北京：人民卫生出版社，2004：383.

[5] 京华，李春生，李电东. 山茱萸水溶物对老年小鼠淋巴细胞功能的影响[J]. 中国中西医结合杂志，2001，21（1）：35-37.

[6] 杨东旭，任宏雪，储妍，等. 山茱萸多糖对环磷酰胺致小鼠白细胞减少症的影响[J]. 中华中医药学刊，2009，27（6）：1296-1297.

[7] 桂香，李建民，周勇，等. 山茱萸总苷抗炎免疫抑制作用及其机理的大鼠实验研究[J]. 中华微生物学和免疫学杂志，2007，27（4）：316-320.

[8] Chu Q, Satoh K, Kanamoto T, el al. Antitumor potential of three herbal Extracts against human oral squamous cell lines [J]. Anti-cancer Res, 2009, 29 (8): 3211-3219.

[9] Qi MY, Liu HR, Dai DZ, et al. Total triterpene acids, active ingredients from Fructus Corni, attenuate diabetic cardio-myopathy by normalizing ET pathway and expression of FKBP12.6 and SERCA2a in streptozotocin-rats [J]. J Pharmacol, 2008, 60 (12): 1687-1698.

[10] Yamabe N, Kang KS, Matsno Y, el at. Identification of antidiabetic effect of iridoid glycosides and low molecular weight polyphenol fraction of Corni Fructus, a constituent of Hachimi-jio-gan, in strepmzotocin-induced diabetic rats [J]. Biol Pharm Bull, 2007, 30 (7): 1289-1296.

[11] 钱东生，朱毅芳，朱清. 山茱萸乙醇提取液对 NIDDM 大鼠骨骼肌 GLU T4 表达影响的实验研究. 中国中药杂志，2001，26（12）：859-862.

[12] 于淼，王晓先，贾琳. 山茱萸的药理作用研究进展［J］. 东南国防医药. 2010，12（3）：240-243，260.

[13] 傅紫琴，蔡宝昌，余宗亮，等. 山茱萸炮制前后多糖成分对肾阴虚模型小鼠的抗衰老作用［J］. 中药新药与临床理，2007，18（6）：437-439.

[14] 丁霞，蔡宝昌. 山茱萸炮制前后药效成分含量比较［J］. 中成药，2006，28（11）：1597-1600.

[15] 丁霞，朱方石，余宗亮，等. 山茱萸炮制前后宏微量元素及氨基酸成分比较研究［J］. 中药材，2007，30（4）：396-399.

## 桑 螵 蛸

**【来源】** 桑螵蛸为螳螂科昆虫大刀螂 *Tenodera sinensis* Saussure、小刀螂 *Statilia macu lata*（Thunberg）或巨斧螳螂 *Hierodula patellifera*（Serville）或华北刀螂 *Paratenodera augustipennis* Saussure 的干燥卵鞘。分别习称"团螵蛸"、"长螵蛸"及"黑螵蛸"。九月至翌年二月采收，除去树枝，置蒸笼内蒸死虫卵，晒干或烘干。主产于广西、云南、湖北、湖南、河北、辽宁等地。

**生制桑螵蛸鉴别使用表**

| 处方用名 | 桑螵蛸 | 盐桑螵蛸 |
| --- | --- | --- |
| 炮制方法 | 净制，蒸制 | 盐炙 |
| 性状 | 略呈圆柱形或者类圆形，表面浅黄褐色，内部卵呈黄棕色，暗淡无光泽。气微腥，味淡 | 略呈圆柱形或者类圆形，表面黄褐色，或有焦斑，内部卵呈黄棕色，有光泽。气微腥，味微咸 |
| 性味归经 | 甘、咸，平<br>归肝、肾经 | 甘、咸，平<br>归肾、肝经 |
| 功能主治 | 固精缩尿，补肾助阳<br>用于遗精滑精，遗尿尿频，小便白浊 | 补肾固精、缩尿止遗<br>用于遗精滑精，遗尿尿频，小便白浊 |
| 炮制作用 | 消除致泻副作用，杀死虫卵，保存药效。故仍作为生品应用 | 增强补肾固精、缩尿止遗作用 |
| 用法用量 | 研粉服或入中成药<br>5~10g | 研粉服或入中成药<br>5~10g |
| 配伍 | 单用或与远志、龙骨、石菖蒲等配伍，如桑螵蛸散 | 单用或与龙骨、五味子、制附子配伍，如桑螵蛸丸 |
| 药理作用 | 抗氧化，降血糖，抗利尿，免疫调节 | 抗利尿 |
| 化学成分 | 蛋白质、氨基酸、磷脂类、微量元素、宏量元素等 | 蛋白质含量降低；氨基酸含量增高；Zn 含量升高 |
| 检查浸出物 | 水分不得过 15.0%，总灰分不得过 10.0%<br>水溶性浸出物含量不得少于 9.0%，醇溶性浸出物含量不得少于 11.0% | 水分不得过 13.0%，总灰分不得过 10.0%<br>水溶性浸出物含量不得少于 9.0%，醇溶性浸出物含量不得少于 11.0% |

## 注释

**【炮制方法】**

桑螵蛸：取原药材，除去杂质，蒸透，干燥。用时剪碎[1]。

盐桑螵蛸：取净桑螵蛸加入盐水拌匀，闷润后置锅内，用文火加热，炒至有香气逸出时，取出放凉。每100kg桑螵蛸，用食盐2.5kg。以化学成分含量变化为指标，对桑螵蛸的盐炙工艺进行优化，优化参数为：每100g桑螵蛸药材用30ml盐水（含2.5g盐），闷润1小时，100℃（锅底温度）炒10分钟[2]。

【性状差异】 桑螵蛸表面浅黄褐色或黄褐色。体轻，质松，有韧性，味淡。盐桑螵蛸味稍咸，表面颜色加深。（见文末彩图119）

【炮制作用】

桑螵蛸，味甘、咸，性平。入肝，肾经。具有补肾、助阳、固精、缩尿等功能。

依据"盐制入肾，增强补肾固精、缩尿止遗作用"，元朝《世医得效方》首次提出了桑螵蛸盐炙的方法。盐桑螵蛸可引导桑螵蛸专入肾经，增强其补肾助阳的功能，治肾虚遗精、遗尿尿频、白浊等证，如常用方剂桑螵蛸丸（《世医得效方》）。

桑螵蛸蒸制的作用是杀死虫卵，防止翌年孵化，同时消除令人泻的副作用，有利于保存药效，没有药性和质的改变，因此，仍作为生品应用。治小儿遗尿证可单用，或与龙骨、远志等配伍，常用方剂桑螵蛸散（《本草衍义》）。

桑螵蛸含蛋白质、氨基酸、磷脂类、Fe、Cu、Zn、Mn等20余种微量元素及K、P、Ca、Na、Mg等宏量元素。炮制对桑螵蛸中蛋白质类成分产生一定破坏作用。桑螵蛸炮制前后氨基酸类成分变化明显，大部分氨基酸的含量均有所增加，蒸制品增加尤为明显[3]。脂类成分没有产生较大的影响。部分微量元素的含量增加，尤其锌的含量增加明显，锌元素与中医的补肾作用有一定的相关性[4]。

【药理作用】

## 一、桑螵蛸的药理作用

**1. 抗氧化作用** 桑螵蛸具有延长小鼠常压缺氧及游泳时间，增加小鼠胸腺、脾脏、睾丸指数和阳虚小鼠的体温，以及降低高脂大鼠肝中LPO的作用[5]。

**2. 降血糖** 桑螵蛸的石油醚提取物、水提物和醇提物均能降低四氧嘧啶致糖尿病小鼠的血糖水平，但石油醚提取物的作用最为显著[6]。

**3. 抗利尿作用** 团螵蛸和长螵蛸18g/kg剂量灌胃，在末次给药后1小时有抗利尿作用[5]。

**4. 免疫调节** 按9、18g/kg剂量灌胃给药，连续14天，桑螵蛸增加小鼠胸腺脏器指数、及脾脏重量指数，还可增加小鼠睾丸指数，对免疫器官和性器官有增强作用[5]。

## 二、盐桑螵蛸药理作用

抗利尿作用 生制桑螵蛸粉末混悬液对水负荷尿多模型大鼠均有明显的抗利尿作用。模型大鼠在给药后0~1和1~2小时之间尿量降低明显，0~1小时生、蒸、盐炙品的降低率分别是41.12%、69.76%、65.11%。

## 三、生、制桑螵蛸之复方的药理作用差异

**生、制桑螵蛸之桑螵蛸散的药理作用差异**

抗利尿作用 分别以桑螵蛸及盐桑螵蛸制备的桑螵蛸散在抗利尿方面与空白组相比有显著性差异，而盐桑螵蛸散抗利尿作用优于桑螵蛸散（$P < 0.05$）。

【化学成分】

**桑螵蛸** 主要含蛋白质、氨基酸、磷脂类；微量元素、宏量元素等[7-9]。

**盐桑螵蛸** 部分氨基酸的含量增加，蒸制品增加尤为明显；脂类成分没有产生较大的影响；蛋白类成分含量下降；Zn含量升高。

【高效液相色谱异同点】

采用冷浸24小时后超声提取法以及HPLC测定法，对桑螵蛸炮制前后的总成分进行粗略比较，

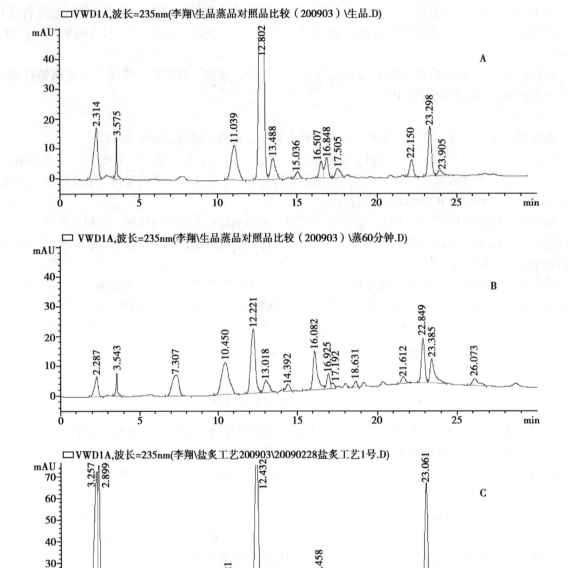

**图 21-12　生品（A）、盐炙品（B）及蒸品（C）桑螵蛸 HPLC 图**

HPLC 图谱表明，三者成分大致相同，但在某些成分的含量上有较大的差异（图 21-12）。

【不良反应】　文献记载桑螵蛸"生用令人泻"。在实验研究过程中，并未发现实验小鼠大便异常。

【毒性】　临床毒性尚不清楚。动物实验显示，连续给药 7 天，均未见各组动物死亡，各组动物的食欲、体重、外观行为、毛发等均未发现明显异常，主要脏器亦未发现明显异常，可以认为生制桑螵蛸对动物灌胃给药急性毒性几乎没有，口服安全[4]。

【生制桑螵蛸成分、药效与功用关系归纳】　由桑螵蛸炮制前后的对比研究，初步认为氨基酸和微量元素的变化是引起桑螵蛸生制品药效差异的物质基础。其变化关系如图 21-13 所示。

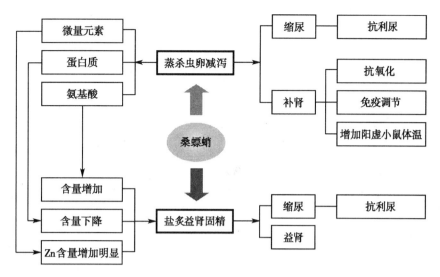

图 21-13 生制桑螵蛸成分、药效与功用关系图

（姜 丽）

● 参 考 文 献 ●

[1] 国家药典委员会. 中华人民共和国药典（一部）[S]. 北京：中国医药科技出版社，2010：281.

[2] 姜丽，李翔，贾天柱. 正交法优选桑螵蛸的盐炙工艺 [J]. 中成药，2010，32（6）：982-984.

[3] 姜丽，李翔，贾天柱. 柱前衍生和柱后衍生法检测生制桑螵蛸中氨基酸 [J]. 现代中医药，2008，28（6）：78-79.

[4] 李翔. 桑螵蛸盐炙工艺与质量标准研究 [D]. 大连：辽宁中医药大学 2010 级硕士论文. 2010.

[5] 谭正怀，雷玉兰，张白嘉，等. 桑螵蛸的药理比较研究 [J]. 中国中药杂志，1997，22（8）：496-499.

[6] 林璐璐，牛长缨，雷朝亮. 桑螵蛸及其粗提物对四氧嘧啶糖尿病小鼠的影响 [J]. 时珍国医国药，2009，20（8）：1901-1903.

[7] 杨会全，程地芸，叶玉兰. 三种桑螵蛸的氨基酸含量分析 [J]. 基层中药杂志，1999，13（3）：16-17.

[8] 许益明，王永珍. 桑螵蛸磷脂及游离氨基酸成分分析 [J]. 中药材，1989，12（8）：24-25.

[9] 叶玉兰，杨会全，程地芸，等. 3 种桑螵蛸的微量元素分析 [J]. 中药材，2001，24（8）：554.

## ∽ 金 樱 子 ∽

【来源】 本品为蔷薇科植物金樱子 *Rosa laevigata* Michx. 的干燥成熟果实。10～11 月果实成熟变红时采收，干燥，除去毛刺[1]。主产于广东、湖南、江西、浙江等省。

生制金樱子鉴别使用表

| 处方用名 | 金樱子肉 | 蜜金樱子肉 |
|---|---|---|
| 炮制方法 | 切制 | 蜜制 |
| 性状 | 表面红黄色或红棕色，味甘、微涩 | 表面暗棕色，有蜜的焦香气，味甜 |
| 性味<br>归经 | 酸、甘、涩，平<br>归肾、膀胱、大肠经 | 甘、微涩微酸，平<br>归肾、膀胱、大肠经 |
| 功能<br>主治 | 固精缩尿，固崩止带，涩肠止泻<br>用于遗精滑精，遗尿尿频，崩漏带下，久泻久痢 | 补肾益元，补中涩肠<br>多用于脾虚久泻、久痢 |

续表

| 炮制作用 | 利于调剂和成分煎出 | 避免腹痛的副作用 |
|---|---|---|
| 用法<br>用量 | 水煎口服或入中成药<br>6~12g | 水煎口服或入中成药<br>6~12g |
| 配伍 | 常与芡实、桑螵蛸、鹿角片等配伍，治疗遗精、尿频、白浊、白带过多等症。如水陆二仙丹 | 常与党参、煨肉豆蔻、炒吴茱萸等配伍，治疗久虚泄泻、下痢等症 |
| 药理作用 | 调节免疫、改善肾功能、降糖降脂作用较强 | 抗菌抗炎、抗氧化、缩尿作用较强 |
| 化学成分 | 多糖、鞣质、黄酮类成分 | 多糖含量增加，鞣质、黄酮含量下降 |
| 检查<br><br>含量测定 | 水分不得过18.0%<br>总灰分不得过5.0%<br>金樱子多糖以无水葡萄糖（$C_6H_{12}O_6$）计，不得少于25.0% | 水分不得过16.0%<br>总灰分不得过5.0%<br>金樱子多糖以无水葡萄糖（$C_6H_{12}O_6$）计，不得少于25.0% |
| 注意 | 本品功专收涩，故有实火、邪实者，不宜使用 | 本品功专收涩，故有实火、邪实者，不宜使用 |

## 注释

**【炮制方法】**

金樱子肉：取净金樱子，洗净，略浸，润透，纵切两瓣，除去毛、核，干燥。

蜜金樱子肉：取炼蜜，加适量开水稀释，淋入金樱子肉内拌匀，闷透，文火炒至表面红棕色，不粘手时，取出晾凉。每100kg金樱子，用炼蜜20kg。

除蜜制金樱子，尚有炒金樱子、麸炒金樱子、砂烫金樱子和盐金樱子[2]。

**【性状差异】**　金樱子肉外表面红黄色或红棕色，味甘、微涩。蜜金樱子外表面暗棕色，有蜜的焦香气，味甜[3]。

**【炮制作用】**

金樱子，味酸、甘而涩，性平，入肾、膀胱、大肠经。味酸收敛，涩可去脱，入大肠而涩肠止久泻，凡脾虚失运，气虚下陷之久泻久痢，脱肛阴挺者，均可用之。金樱子功专固敛，善敛虚散之气，固涩滑脱之关，能敛肾气，固精关，止遗滑，缩小便，疗崩带。凡肾气不足，下元不固而致神疲乏力，腰膝酸软，遗精滑精，尿频遗尿，崩漏带下者均可应用[4]。金樱子生品固涩止脱作用强，多用于遗精、滑精、遗尿、尿频崩漏、带下。如治梦遗滑精、小便失禁的金樱子冲剂（《部颁标准》）[3]；治疗肾虚不摄，遗精白浊的水陆二仙丹（《洪氏》）；治疗小便不禁、梦遗滑精的金樱子煎（《普门医品》）[5]。

蜜金樱子酸味减弱，味偏于甘涩。借蜜甘缓益脾，可用于补中涩肠，多用于脾虚久泻、久痢。蜜金樱子肉治久泻、久痢其固涩作用与生品相似，但用于虚证疗效优于生品，能温中补脾，固肠止泻[4]。如与党参配伍，治疗久虚泄泻、下痢（《泉州本草》）[5]。

蜜金樱子亦可增强补肾益元的作用，所谓："蜜制甘缓难化增益元阳"。

金樱子的主要有效成分为多糖、鞣质和黄酮类物质，具有降脂降糖、抗动脉粥样硬化等功效，且可增加胃液分泌、减少肠黏膜分泌，因而有收敛止泻的的作用[6-8]。

蜜金樱子较金樱子多糖含量升高，水煎液鞣质降低。其生品、蜜制品及其他炮制品均能缓解腹泻症状，稀便或软便率降低，但尤以麸炒品或蜜制品较好[3]。同时蜜金樱子调节免疫、抗菌抗炎及抗氧化的能力增强[9-11]。

综上，通过多糖和鞣质成分的变化及药理作用，证明了金樱子"生者酸涩，熟者甘涩"传统理论的合理性。

【药理作用】

## 一、金樱子的药理作用

**1. 改善肾功作用** 金樱子水提物能抑制家兔离体空肠平滑肌的自主收缩，拮抗乙酰胆碱、氯化钡引起的家兔空肠平滑肌、大鼠离体膀胱平滑肌的痉挛性收缩，拮抗去甲肾上腺素引起的家兔离体胸主动脉条收缩反应。金樱子醇提物显著降低被动型 Heymann 肾炎模型大鼠尿蛋白、血清肌酐和尿素氮水平，升高血清总蛋白含量，减轻肾组织的病理变化，能减轻被动型 Heymann 肾炎模型大鼠肾小球病变并改善肾功能。金樱子对糖尿病大鼠肾脏有保护作用，其机制与抑制糖尿病大鼠肾脏 TGF-$\beta_1$，XI 原蛋白过度表达有关。金樱子治疗组能有效抑制 TGF-$\beta_m$ RNA 在肾组织的表达，下调 TG-$\beta_m$ RNA 在肾脏的表达，减少局部炎症反应，减轻肾脏损害。金樱子治疗组能有效抑制 MCP-1$_m$ RNA 在肾组织的表达，下调 MCP-1$_m$RNA 在肾脏的表达，减少局部炎症反应，减轻肾脏损害，保护肾脏[12]。

**2. 降糖降脂作用** 金樱子干燥粉末能够降低高糖高脂兔血清葡萄糖、甘油三酯，胰岛素无明显变化[6]。

**3. 抗动脉粥样硬化作用** 金樱子可以明显地降低家兔血清胆甾醇及 $\beta$-脂蛋白含量，肝脏与心脏脂肪沉着及主动脉粥样硬化程度明显减轻[7]。

**4. 调节胃肠分泌液作用** 金樱子可以促进胃液分泌，又可使肠黏膜分泌减少[7]。

## 二、蜜金樱子的药理作用

**1. 调节免疫** 金樱子蜜制后多糖含量增加。一定浓度的金樱子多糖可提高小鼠巨噬细胞对血中刚果红的吞噬能力，增加小鼠溶血素的生成，显著恢复免疫功能低下小鼠的迟发性免疫反应（DHT），可降低血中转氨酶活性，逆转肝、脾指数。提示金樱子多糖具有增强小鼠非特异性免疫、体液免疫和细胞免疫作用，还有免疫调节作用[9]。

**2. 抗菌抗炎作用** 金樱子多糖具有一定的抑菌活性，如对大肠杆菌、副伤寒杆菌、白葡萄球菌以及金黄色葡萄球菌等均有较强的抑制作用，抑制二甲苯引起的小鼠耳肿胀[10]。

**3. 抗氧化作用** 金樱子粗多糖能明显降低邻苯三酚发生自氧化的速率；可抑制 $H_2O_2$ 诱导小鼠血红细胞（RBC）溶血；能明显抑制·OH 刺激肝微粒体所引起的脂质过氧化反应的发生，氧化产物丙二醛含量下降[11]。

4. 金樱子及各炮制品均有一定的缩尿作用，尿量减少，尿中 $Na^+$、$Cl^-$ 排谢降低，尤以麸炒和蜜制品最明显[11]。

【化学成分】

**金樱子** 主要的活性成分是多糖类、黄酮类物质、鞣质、乌索酸、齐墩果酸、三萜类及其衍生物以及多种营养成分，富含胡萝卜素，维生素 C、$B_1$、$B_2$，多种氨基酸，矿物质，脂肪酸等[12]。

**蜜金樱子** 金樱子蜜制后多糖含量增加，总黄酮和鞣质含量减少[13]。

【含量测定】 照文献[14]方法，金樱子、蜜金樱子中鞣质和多糖含量有明显差异，见表 21-6。

表 21-6 金樱子及不同炮制品浸出物、鞣质及多糖含量（%）

| 样品 | 生品 | 蜜制品 | 麸炒品 | 盐炙品 | 清炒品 |
|---|---|---|---|---|---|
| 浸出物 | 47.78 | 59.31 | 57.40 | 53.06 | 53.39 |
| 鞣质 | 0.9870 | 0.4373 | 0.7653 | 0.3645 | 0.8746 |
| 多糖 | 30.39 | 37.29 | 35.04 | 29.49 | 31.44 |

【不良反应】 金樱子服用后有时可致腹痛，蜜金樱子可避免腹痛的副作用。有研究表明蜜金樱子较金樱子亚硝酸盐的含量有所下降，亚硝酸盐是致癌物质亚硝胺的前体物[15]。

【生制金樱子肉成分、药效与功用关系归纳】 由金樱子蜜制前后的对比研究，初步认为多糖、总黄酮、鞣质的变化是引起金樱子生制品药效差异的物质基础。其变化关系如图 21-14 所示：

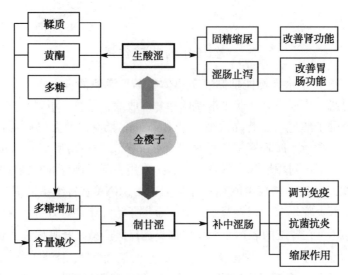

图 21-14　生制金樱子成分、药效与功用关系图

（俞　捷　赵荣华）

● 参 考 文 献 ●

[1] 国家药典委员会. 中华人民共和国药典（一部）[S]. 北京：中国医药科技出版社，2010：206.

[2] 叶定江，原思通. 中药炮制学辞典 [M]. 上海：上海科学技术出版社，2005：357.

[3] 贾天柱. 中药炮制学 [M]. 第 2 版. 上海：上海科学技术出版社，2013：221-222.

[4] 国家药典委员会. 临床用药须知（2010 年版中药饮片卷）[S]. 北京：中国医药科技出版社，2010：1196-1197.

[5] 龚千峰. 中药炮制学 [M]. 北京：中国中医药出版社，2012：283-284.

[6] 张秋菊，尹卫东，席守民，等. 金樱子和鸡内金对饲高糖高脂兔血中糖脂和胰岛素水平的影响 [J]. 中国动脉硬化杂志，2003，11（3）：227-229.

[7] 高学敏. 中药学 [M]. 北京：人民卫生出版社，2000：1919-1921.

[8] 刘焱，高智席. 药用植物金樱子有效成分研究进展 [J]. 遵义师范学院学报，2008，10（3）：49-52.

[9] 张庭延，聂刘旺，刘爱民，等. 金樱子多糖的免疫活性研究 [J]. 中国实验方剂学杂志，2005，11（40）：55-58.

[10] 张庭延，潘继红，聂刘旺，等. 金樱子多糖的抑菌和抗炎作用研究 [J]. 生物学杂志，2005，22（2）：41-42.

[11] 季宇彬. 中药多糖的化学与药理 [M]. 北京：人民卫生出版社，2005：247-248.

[12] 南云生，任雷. 金樱子炮制研究 [J]. 中药材，1993，16（11）：18-20.

[13] 林芳花，彭永宏，曾令达. 金樱子质量标准研究进展 [J]. 广州化工，2010，38（4）：5-8.

[14] 杨梓懿，刘文山，郭锦明，等. 不同炮制方法对金樱子成分的研究 [J]. 中华中医药杂志，2008 增刊，233-235.

[15] 刘焱，李丽，高智席，等. 药食同源野生果金樱子的研究进展 [J]. 安徽农业科学，2010，14：7276-7280.

## ～ 鸡 冠 花 ～

【来源】　本品为苋科植物鸡冠花 *Celosia cristata* L. 的干燥花序。秋季花盛开时采收，晒干。主产于浙江、安徽、山东、四川。

生制鸡冠花鉴别使用表

| 处方用名 | 鸡冠花 | 鸡冠花炭 |
|---|---|---|
| 炮制方法 | 切制 | 炒炭 |
| 性状 | 不规则的块段。扁平，有的呈鸡冠状。表面红色、紫红色或黄白色。可见黑色扁圆肾形的种子。气微，味淡 | 不规则的块段。扁平，有的呈鸡冠状。表面黑褐色，内部焦褐色。可见黑色种子。具焦香气，味苦 |

续表

| 性味 归经 | 甘、涩，凉 归肝、大肠经 | 甘、涩，平 归肝、脾、大肠经 |
|---|---|---|
| 功能 主治 | 凉血止血，止带，止痢 用于吐血，便血，赤白带下，久痢等 | 收敛止血 用于肠风下血，痔漏出血，崩漏等 |
| 炮制作用 | 便于调剂和成分煎出 | 增强止血作用 |
| 用法 用量 | 水煎口服或入中成药 3～10g | 水煎口服或入中成药 3～10g |
| 配伍 | 常与香附、当归、白术、人参、益母草等配伍，治疗妇人湿热带下、湿热痢疾、痔血等症。如束带汤、益母丸等 | 常与当归、生地、山茱萸、白术等配伍，治疗月经过多、崩漏等症。如止崩汤、崩漏止血散 |
| 药理作用 | 止血、抗衰老、降血脂、抗动脉粥样硬化、预防骨质疏松、增强机体免疫力、保肝、止血等作用 | 可缩短大鼠凝血酶原、凝血酶、活化部分凝血活酶时间，具有止血作用 |
| 化学成分 | 黄酮、甾体、三萜、蛋白质、氨基酸、无机元素等成分 | 槲皮素、木犀草素、山柰酚、异鼠李素含量降低；K 含量降低，Ca 含量升高；新生成糠酸成分 |
| 检查 | 水分不得过 13.0% 总灰分不得过 13.0% | 水分不得过 13.0% |
| 浸出物 含量测定 | 水溶性浸出物的含量不得少于 16.0% 槲皮素、木犀草素、山柰酚、异鼠李素不得少于 2.0987% | 水溶性浸出物的含量不得少于 16.0% 槲皮素、木犀草素、山柰酚、异鼠李素不得少于 1.4554% |

## 注释

**【炮制方法】**

鸡冠花：取原药材，去净杂质，晒干[1]。

鸡冠花炭：取净鸡冠花段，置炒制容器内，用中火加热，炒至表面焦黑色，喷淋少许清水，灭尽火星，文火炒干，取出放凉。以凝血作用为指标，对鸡冠花炭的炮制工艺进行优化，优化参数为220℃，加热烘制 5 分钟[2]。

**【性状异同】** 鸡冠花表面红色、紫红色或黄白色。鸡冠花炭表面呈黑褐色，内部呈焦褐色，有焦香气。（见文末彩图 120）

**【炮制作用】**

鸡冠花，味甘、涩，性凉，归肝、大肠经。生鸡冠花收涩之中兼有清热止血的作用，偏重于治疗湿热带下、湿热痢疾、湿热便血和痔血等症。如束带汤、益母丸等。

鸡冠花炭凉性减弱，涩性增强。偏于止血，多用于吐血、便血、崩漏反复不愈及带下、久痢不止。如止崩汤、崩漏止血散。

鸡冠花与鸡冠花炭功效基本相同，主要用于清热止血，炒炭后止血作用增强。鸡冠花含黄酮、鞣质，以及丰富的营养素 $Ca^{2+}$。黄酮类成分有降血脂、止血、降低血管脆性等作用，鞣质、可溶性钙离子有止血的作用[3]。鸡冠花"收涩止血"作用与其促进凝血和抑制纤溶活性有关[4]。

鸡冠花炒炭后，黄酮苷元类成分，如槲皮素、木犀草素、山柰酚、异鼠李素，有一定程度的降低[5]。鸡冠花炒炭后新生成糠酸这个成分，随着炒炭时间越长，炮制温度越高，鸡冠花外表焦褐色越深，同时糠酸的量也相应地升高。糠酸可能为鸡冠花中原有的糖苷等成分经高温分解之后形成的[6]。

鸡冠花炒炭后，Ca 明显升高，元素 K 含量明显降低，P 和 Fe 也有较明显的降低，其余微量元素含量变化不明显，但大部分经炒炭后表现为降低。Ca 含量经炒炭后明显上升，这为鸡冠花炒炭后止血作用增强提供一定的依据[7]。

【药理作用】

## 一、鸡冠花的药理作用

**1. 止血作用**　鸡冠花"收涩止血"的作用与其促进凝血和抑制纤溶活性有关，其止血机制与其所含的丰富营养素 $Ca^{2+}$ 和维生素 C 有关，另外氨基酸和维生素 K 与鸡冠花的止血作用可能有一定的关系[8]。鸡冠花生品能通过影响大鼠内凝性凝血系统以及血浆中凝血因子Ⅷ、Ⅸ、Ⅺ、Ⅻ的活性产生止血、凝血作用[9]。

**2. 抗衰老作用**　鸡冠花可恢复或增强 D-半乳糖所致小鼠衰老模型小鼠血清超氧化物歧化酶（SOD）、谷胱甘肽过氧化物酶 GSH-Px 活性，提高总抗氧化能力（T-AOC）能力，降低血清丙二醛（MDA）含量，减少肝脏脂褐质（LF）的形成和积累。从而全面增强机体抗氧化能力，清除自由基，拮抗 D-半乳糖而抗氧化而延缓衰老。并且随着鸡冠花剂量的增加，抗氧化能力逐步增强[10,11]。

**3. 降血脂及抗动脉粥样硬化**　鸡冠花具有降血脂和肝脏 MDA 的作用，通清除机体过氧化脂质而抗动脉粥样硬化[12]。鸡冠花乙醇提取物可能通过调节体内的锌、铜、钙水平，影响高脂大鼠的血脂水平；同时可以增加其的血清锌，提高锌/铜比值，有利于预防动脉粥样硬化。

**4. 预防骨质疏松**　鸡冠花乙醇提取物有预防和治疗氟中毒引起的骨代谢紊乱，抵抗骨密度（BMD）降低，促进骨骼形成，达到预防骨质疏松的作用[13]。

**5. 增强免疫与抗肿瘤作用**　鸡冠花水提液可有效增强机体特异和非特异免疫功能，对环磷酰胺所致的免疫损伤具有恢复和保护作用，能使小鼠受损免疫器官胸腺和脾脏相对质量恢复至正常水平，同时可以增强正常小鼠细胞免疫功能和巨噬细胞吞噬功能[14]。

**6. 预防糖尿病作用**　鸡冠花黄酮类化合物具有调节糖尿病动物巨噬细胞的吞噬作用，可能有利于减少巨噬细胞激活所引起的免疫病理损伤，增强机体的免疫作用[15]。

**7. 保肝作用**　从鸡冠花种子中分离出的皂苷 celosinA 对小鼠肝损伤（$CCl_4$ 和 DMF 试剂诱导）有明显修复作用，能明显降低小鼠肝化学损伤后分泌的 AST、ALT 以及 ALP 的值[16]。

**8. 抗菌作用**　研究鸡冠花提取物的抗菌活性发现，鸡冠花提取物具有明显抑金黄色葡萄球菌、芽孢杆菌和白念珠菌作用，且不同溶剂提取物的抑菌作用不同[17]。

## 二、鸡冠花炭的药理作用

止血作用　鸡冠花炭可显著缩短大鼠出血时间和凝血时间。实验证明，鸡冠花炭可缩短大鼠凝血酶原、凝血酶、活化部分凝血活酶时间，减少血液中纤维蛋白原含量，从而产生止血作用[8]。

【化学成分】

**鸡冠花**　主要含黄酮、甾体、三萜、脂肪族、维生素、无机元素、蛋白质、氨基酸、色素等成分。

**鸡冠花炭**　黄酮类成分槲皮素、木犀草素、山奈酚、异鼠李素的含量降低[5]；无机元素 Ca 的含量明显升高，K 的含量明显降低[7]；糠酸含量增加[6]。

【含量测定】　通过水解法测定鸡冠花与鸡冠花炭中黄酮类苷元含量，鸡冠花与鸡冠花炭中槲皮素、木犀草素、山奈酚、异鼠李素等 4 种黄酮成分差异较大，结果见表 21-7[5]。

表 21-7　鸡冠花与鸡冠花炭的黄酮类含量（％）

| 样品 | 槲皮素 | 木犀草素 | 山奈酚 | 异鼠李素 |
|---|---|---|---|---|
| 鸡冠花 | 0.0513 | 0.0722 | 2.1441 | 1.0987 |
| 鸡冠花炭 | 0.0448 | 0.0463 | 1.0275 | 0.4554 |

**【毒性】** 临床毒性尚不明确。动物实验表明，在观察期 14 天内，大鼠分别经口灌胃给予鸡冠花、鸡冠花种子生药匀浆，没有出现明显中毒症状，也未出现动物死亡。对于受试物，雌雄 SD 大鼠经口 $LD_{50}$ 均大于 15000mg/kg。根据外来化合物经口急性毒性分级标准判定，鸡冠花叶、种子属无毒类物质[18]。

**【生制鸡冠花成分、药效与功用关系归纳】** 由鸡冠花炒炭前后的对比研究，初步认为黄酮类、微量元素等成分变化是引起鸡冠花生制品药效差异的物质基础。其变化关系如图 21-15 所示：

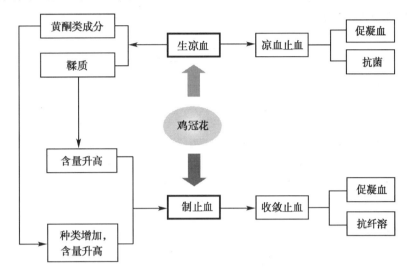

图 21-15 生制鸡冠花成分、药效与功用关系图

（丁安伟 张 丽）

# 参考文献

[1] 国家药典委员会. 中华人民共和国药典（一部）[S]. 北京：中国医药科技出版社，2010：181.

[2] 林祖文，刘光明，刘秋琼. 正交试验优化鸡冠花炭炮制工艺的研究 [J]. 中药材，2010，7（33）：1067-1068.

[3] 包贝华，张丽，丁安伟. 中药止血成分的研究进展 [J]. 中草药，2009，40（8）：1324-1327.

[4] 郭立伟，殷飞，王天山，等. 鸡冠花止血作用及作用机制的初步研究 [J]. 南京中医药大学学报，1996，12（3）：22-26.

[5] 赵显. 鸡冠花及其炭品炮制机理及质量标准研究 [M]. 南京：南京中医药大学硕士学位论文，2012.

[6] 包贝华，张丽，姚卫峰，等. 鸡冠花炒炭后糠酸的变化研究 [J]. 中草药，2011，42（12）：2462-2464.

[7] 赵显，包贝华，陈逸君，等. 鸡冠花炒炭前后无机元素的含量变化 [J]. 光谱实验室，2012，29（2）：1150-1154.

[8] 陈静，姜秀梅，李坦，等. 鸡冠花止血作用研究 [J]. 北华大学学报，2001，2（1）：39-42.

[9] 张丽，朱琼，包贝华，等. 鸡冠花及其炭品对大鼠凝血系统影响的实验研究 [J]. 南京中医药大学学报，2010，26（3）：220-222.

[10] 陈静，朱建强. 鸡冠花对 D-半乳糖小鼠衰老作用的研究 [J]. 中国老年学杂志，2003，23（10）：687-688.

[11] 姜秀梅. 鸡冠花对衰老动物模型作用的研究 [J]. 云南中医中药杂志，2005，26（1）：33-34.

[12] 李万里，田玉慧. 牛磺酸和鸡冠花提取物对大鼠血清锌、铜、钙的影响 [J]. 卫生研究，1998，7（5）：341-343.

[13] 李万里，王萍，王守英，等. 钙与鸡冠花提取物对氟中毒大鼠骨代谢的影响 [J]. 新乡医学院学报，1999，16（4）：289-291

[14] 陈静，吴凤兰，张明珠，等. 鸡冠花对小鼠免疫功能的影响 [J]. 中国公共卫生，2003，19（10）：23-24.

[15] 郭晓玲，李万里，蔚辉杰，等. 鸡冠花黄酮化合物对糖尿病小鼠脾脏及巨噬细胞吞噬功能的影响 [J]. 新乡医学院学报，2005，（4）：22-23.

[16] Wang Y, Lou ZY, Wu QB, et al. A novel hepatoprotective saponin from Celosia cristata L. [J] Fitoterapia, 2010,

（1）：1-7.

[17] Yun SM, Choi BH. Antimicrobial activities of the flower extract of Celosia cristata L [J]. Plant Med, 2008, (1)：74.

[18] 翁德宝，钟才云，朱善良. 鸡冠花叶、种子经口急性毒性试验报告 [J]. 中国野生植物资源，1995, 13 (2)：21-23.

# ❧ 莲　子 ❧

【来源】　本品为睡莲科植物莲 *Nelumbo nucifera* Gaertn. 的干燥成熟种子。秋季果实成熟时采割莲房，取出果实，除去果皮，干燥[1]。主产于湖南、福建、江苏、浙江及南方各地。

生制莲子肉鉴别使用表

| 处方用名 | 莲子肉 | 炒莲子肉 |
|---|---|---|
| 炮制方法 | 净制 | 炒制 |
| 性状 | 呈半椭圆形，一端中心呈乳头状突起，一端钝圆。外表皮淡黄棕色至红棕色，去皮者为白色。内表面类白色或淡黄白色。质硬，粉性，无臭。味甘微涩 | 呈半椭圆形，一端中心呈乳头状突起，一端钝圆。白色莲子肉外表呈深黄色，内表面黄色，有香气逸出，偶有焦斑 |
| 性味归经 | 甘、涩，平<br>归脾、肾、心经 | 甘、涩，偏温<br>归脾、肾、心经 |
| 功能主治 | 补脾止泻，止带，益肾涩精，养心安神<br>用于心悸，失眠，虚烦 | 补脾止泻，益肾涩精<br>用于脾虚泄泻，带下，遗精 |
| 炮制作用 | 分离药用部位，利于调剂 | 加强健脾止泻，补肾涩精作用 |
| 用法用量 | 水煎服或入丸、散。用时捣碎<br>6~15g | 水煎服或入丸、散。用时捣碎<br>6~15g |
| 配伍 | 常与茯苓、酸枣仁、柏子仁、夜交藤、淡竹叶、黄连、栀子仁、牡蛎、珍珠母、合欢皮等配伍[2] | 常与人参、白术、茯苓、薏米、砂仁、山楂、神曲、芡实、龙骨、山药、莲须、菟丝子、金樱子等配伍 |
| 药理作用 | 调节胃肠功能、抑菌、保肝护肝、调节免疫、抗氧化、抗衰老 | 抗氧化、抗衰老、抑菌，保肝护肝、调节免疫、调节胃肠功能 |
| 化学成分 | 黄酮、蛋白质、脂肪、膳食纤维、多聚糖等成分 | 黄酮、蛋白质、多糖等成分<br>淀粉、功能蛋白及多酚含量有所下降 |
| 检查 | 水分不得过 14.0%<br>总灰分不得过 5.0% | 水分不得过 14.0%<br>总灰分不得过 5.0% |
| 注意 | 中满痞胀及大便燥结者，忌服；大便燥者勿服 | 中满痞胀及大便燥结者，忌服；大便燥者勿服 |

## 注释

【炮制方法】

莲子：取原药材，除去杂质，略浸，润透，切开，去心，干燥[1]。

炒莲子肉：取净莲子肉置锅内，用文火加热，炒至黄色并有香气逸出时，取出放凉[2]。

莲子肉炮制方法除了炒制外还有麸制、土制[3]。

【性状差异】　莲子内表面类白色或淡黄白色。炒莲子肉，表面深黄色，偶有焦斑[2]。

【炮制作用】　莲子，味甘而涩，性平，入肾，能益肾固精。常用治肾气不足，精关不固之遗精滑精或心肾不交之小便白浊，梦遗滑精。莲子入脾肾二经，甘可补脾，涩能止泻，既能益精固精，又能固涩止带，为脾虚、肾虚所致带下的常用之品。用治脾虚失运，水湿下注之带下量多色白，或脾肾虚弱，带脉失约之带下清稀，腰膝酸软等症。莲子入心肾二经，能安心神，益肾气，交心肾，用治心肾不交而虚烦、心悸失眠等症[4]。

炒莲子肉长于健脾止泻，补肾涩精。用于脾虚泄泻，肾虚遗精，妇女带下。《本草纲目》中记载："生食有清热凉血，散聚之功，熟食有轻身益气，令人强身，还有清热散淤，养心安神，补肾、益骨、凉血之功效"。生品与炒制品基本功用一致，但清心安神宜用生品[2]。

莲子中含有各种营养成分及药用成分，其中抗性淀粉能够调节血糖稳态、减低餐后胰岛素分泌、增强胰岛素敏感性、减少肠功能失调及结肠癌发病率等[5,6]。丰富的蛋白质成分对·OH均有较好清除作用[7]。莲子多酚能较好地清除氧自由基[8]。莲子多糖类成分具有很好的免疫兴奋作用，可能是莲子补益的主要活性成分[9]。

莲子加热后抗性淀粉含量下降[10]，同时莲子中的功能蛋白及多酚经炒制后含量有所下降，故炒莲子调节血糖及抗氧化作用弱于生品[9]。而成分改变后其调节胃肠运动增强，故健脾作用强于生品。

## 【药理作用】

### 一、莲子的药理作用

**1. 抗衰老**　莲子粉有一定增强免疫力的作用[8]；莲子能延长果蝇的平均寿命 36.37%（♀）和 33.36%（♂）；使雄果蝇最高寿命延长 50.0%～56.82%；并显著降低雄果蝇脂褐素含量[11]。

**2. 抗氧化**　莲子多酚能较好地清除氧自由基[12]。

**3. 抑菌作用**　莲子多酚对金黄色葡萄球菌、沙门菌、大肠杆菌、枯草芽孢杆菌和李斯特菌五种菌种均有抑制作用[13]。

**4. 免疫调节作用**　莲子多糖可促进免疫抑制小鼠脾细胞产生和分泌白细胞介素 1α、白细胞介素 2 的水平，降低血清可溶性白细胞介素 2 受体的水平[8]。

**5. 降血糖作用**　莲子的灰分对链脲菌素诱发的大鼠糖尿病具有很好的降糖效果。链脲菌素诱发的糖尿病大鼠，体内的胰岛含量及总蛋白明显减少，糖化血红蛋白数量下降，趋近可控范围[14]。

**6. 保肝护肝作用**　莲子在保肝护肝中起到的短期作用，以肥胖的白鼠和鹌鹑为研究对象，服用热水浸提野山楂、莲子、绞股蓝混合物的白鼠和鹌鹑，甘油三酸酯和胆固醇的含量显著下降并趋于正常值[15]。

**7. 抗炎作用**　莲子提取物中分离的 NN-B-4 具有显著抗炎作用。研究莲子乙醇提取物对人体外周血单核细胞的体外增殖效应，发现从莲子提取物中分离的 NN-B-4 具有显著抑制植物血凝素所激活人体外周血单核细胞的增殖[16]。

### 二、炒莲子肉的药理作用

对胃肠道的调节功能　炒莲子中主要成分为莲子淀粉，莲子淀粉对双歧杆菌具有增殖作用，用莲子淀粉替代培养基中的葡萄糖，双歧杆菌增殖显著，且增殖效果接近异麦芽低聚糖[17]。

## 【化学成分】

**莲子**　主要功效成分为蛋白质、多酚类、碳水化合物，另外还有脂肪酸、棕榈酸、油酸、亚油酸、亚麻酸、脂肪、膳食纤维、硫胺素、核黄素、烟酸，并含多聚糖，还含有黄酮化合物[7]。有研究者在"太空莲 36 号"中分离出 β-谷甾醇、棕榈酸甘油酯、肉豆蔻酸[18]。

**炒莲子肉**　莲子经炒制后淀粉、功能蛋白及多酚含量有所下降[9,10]。

**【不良反应】**《本草拾遗》：生则胀人腹，中薏令人吐，食当去之。

**【注意】**　大便燥结者不宜使用。

**【生制莲子肉成分、药效与功用关系归纳】**　由莲子炮制前后的对比研究，初步认为淀粉、多糖、莲子酚等成分变化是引起莲子生制品药效差异的物质基础。其变化关系如图 21-16 所示：

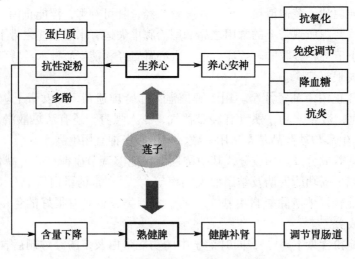

图21-16　生制莲子成分、药效与功用关系图

（俞　捷　赵荣华）

● 参考文献 ●

[1] 国家药典委员会. 中华人民共和国药典（一部）[S]. 北京：人民卫生出版社，2010：256.
[2] 叶定江，张世臣. 中药炮制学 [M]. 北京：人民卫生出版社，1999：615-616.
[3] 叶定江，原思通. 中药炮制学辞典 [M]. 上海：科学技术出版社，2005：368-369.
[4] 国家药典委员会. 临床用药须知（中药饮片卷）[S]. 北京：中国医药科技出版社，2010：1196-1197.
[5] 王竹，杨月欣，周瑞华，等. 抗性淀粉的代谢及对血糖的调节作用 [J]. 营养学报，2003，25（2）：190-195.
[6] 赵国华，阚建全，李洪军，等. 食物中抗性淀粉的研究进展 [J]. 中国粮油学报，1999，14（4）：37-40.
[7] 张羽. 莲子中蛋白质的分离及其食品功能特性研究 [M]. 南京师范大学硕士论文，2013.
[8] 马忠杰，王惠琴，刘丽娟，等. 莲子的抗衰老实验研究 [J]. 中草药，1995，26（2）：81-82.
[9] Miao MS, Yang YL, Fang X Y. Effect of semen nelumbinis polysaccharide on the immune function of cyclophosphamide induced immunosuppressed mice [J]. Journal of Clinical Rehabilitative Tissue Engineering Research，2008，12（53）：10447-10480.
[10] 张怡，曾绍校，梁静，等. 微波干燥对莲子主要品质的影响 [J]. 中国食品学报，2007，7（4）：68-73.
[11] 黄国诚，施少捷，郑强. 莲子对果蝇寿命的影响（摘要）[J]. 医学信息，1995，8（1）：28.
[12] 黄素英，郑宝东. 莲子多酚的抗氧化活性 [J]. 农林大学学报（自然科学版），2010，29（1）：94-97.
[13] 黄素英. 莲子多酚提取及其抗氧化抑菌活性的研究 [D]. 福建农林大学，2010.
[14] Mani SS, Subramanian I P, Pillai S S. Evaluation of hypoglycemic activity of inorganic constituents in nelumbo nucifera seeds on streptozotocin-induced diabetes in rats [J]. Biological Trace Element Research，2010，138（3）：226-237.
[15] Lacour B, Molgaard P, Yi Z. Traditional chinese medicine in treatment of hyperlipidemia [J]. Journal of Ethnopharmacology，1995，45（2）：125-129.
[16] Liu C P, Tsai W J, Lin Y L. The extracts from Nelumbo nucifera suppress cell cycle progression, cytokine genes Expression, and cell proliferation in human peripheral blood mononuclear cells [J]. Life Sciences，2004，75（6）：699-716.
[17] 曾绍校，林鸳缘，郑宝东. 莲子及莲子淀粉对双歧杆菌增殖作用的影响 [J]. 福建农林大学学报，2009，38（4）：417-419.
[18] 易骏，郑远斌，吴锦忠. "太空莲36号"莲子化学成分分析 [J]. 福建中医药，2009，40（2）：58-59.

## ⤮ 荷　叶 ⤮

**【来源】**　本品为睡莲科植物莲 *Nelumbo nucifera* Gaertn. 的干燥叶。夏、秋二季采收，晒至七八成干时，除去叶柄，折成半圆形或折扇形，干燥。主产于湖北、湖南、江西、福建、江苏、浙江、山东、河北。

生制荷叶鉴别使用表

| 处方用名 | 荷叶 | 荷叶炭 |
|---|---|---|
| 炮制方法 | 切制 | 制炭 |
| 性状 | 呈不规则的丝状，上表面深绿色或黄绿色，下表面淡灰棕色，质脆。稍有清香气，味微苦 | 呈不规则的片状，表面棕褐色或黑褐色。气焦香，味涩 |
| 性味<br>归经 | 苦，平<br>归肝、脾、胃经 | 苦、涩，平<br>归肝、脾、胃经 |
| 功能<br>主治 | 清暑化湿，升发清阳，凉血止血<br>用于暑热烦渴，暑湿泄泻，脾虚泄泻，血热吐衄，便血崩漏 | 收涩化瘀止血<br>用于出血症和产后血晕 |
| 炮制作用 | 利于调剂和成分煎出 | 收涩化瘀止血力强 |
| 用法<br>用量 | 水煎口服或入中成药<br>3～10g | 水煎口服或入中成药<br>3～6g |
| 配伍 | 常与连翘、杏仁、瓜蒌壳、陈皮、茯苓、制半夏、甘草、佩兰叶、升麻、苍术、艾叶、柏叶、地黄等配伍 | 常与蒲黄、甘草、黄芩、大蓟、小蓟、侧柏叶、白茅根、茜草、大黄、栀子、丹皮等配伍 |
| 药理作用 | 抗氧化作用、调节血脂、抑菌作用、抑制脂肪酶 | 收涩化瘀止血，止血作用较强 |
| 化学成分 | 生物碱、黄酮类、有机酸、氨基酸及挥发油等成分 | 挥发油和荷叶碱含量极少，槲皮素含量明显增加 |
| 检查<br><br>浸出物<br>含量测定 | 水分不得过 15.0%<br>总灰分不得过 12.0%<br>70.0% 乙醇浸出物不得少于 10.0%<br>荷叶碱（$C_{19}H_{21}NO_2$）不得少于 0.070% | 水分不得过 14.0%<br>总灰分不得过 12.0%<br>70.0% 乙醇浸出物不得少于 10.0%<br>槲皮素（$C_{15}H_{10}O_7$）不得少于 0.400% |
| 注意 | 升散消耗，虚者禁之，上焦邪盛，治宜清降者，切不可用；畏桐油、茯苓、白银 | 升散消耗，虚者禁之，上焦邪盛，治宜清降者，切不可用；畏桐油、茯苓、白银 |

## 注释

**【炮制方法】**

荷叶：取原药材，喷水，稍润，切丝，干燥[1]。

荷叶炭：取净荷叶，放煅锅内装满，上面覆盖一锅，两锅结合处用黄泥封闭，上面锅底贴白纸，用火煅至白纸显焦黄色为止，待凉取出。荷叶炭制炭方法除煅炭外还有炒炭法：将净荷叶丝置热锅内，中火炒至表面成黑褐色时，喷淋清水少许，灭尽火星，炒干，取出，晾干[2]。

除荷叶炭外，还有盐荷叶。

**【性状差异】** 荷叶上表面深绿色或黄绿色，下表面淡灰棕色，气清香。荷叶炭呈不规则的块状，表面呈乌黑色，有焦香气。

**【炮制作用】**

荷叶味苦，性平。归肝、脾、胃经。具有清热解暑，生发清阳，凉血止血的功能，用于暑热烦渴，暑湿泄泻，血热吐衄，便血崩漏。如清络饮（《条辨》）[2]。

荷叶炭收涩化瘀止血力强，用于多种出血证和产后血晕。荷叶炭也常用于痈肿疮毒、水肿、淤血等。如十灰散（《十药》）[2]。

荷叶中主要活性成分荷叶碱和黄酮具有降脂的功效[3,4]。主要是通过使血清 TC，TG，LDL-C 水平下降，HDL-C 升高，达到降脂效果。

荷叶经炭制后荷叶碱和挥发油含量损失，导致降脂、解热效果弱于生品。荷叶经炭制后槲皮素含量明显升高，致使止血作用增强。

综上，荷叶碱和槲皮素成分的变化及药理作用的改变，证明了荷叶"生用清热解暑，制用收涩止血"传统理论的合理性。

【药理作用】

## 一、荷叶的药理作用

**1. 降脂减肥作用**　荷叶水提物制作的胶囊，对于高脂血症具有显著的治疗效果。血清 TC，TG，LDL-C 水平明显下降，HDL-C 明显升高[4]。

**2. 抗氧化作用**　荷叶水提物具有很强的抗氧化作用。对超氧阴离子、羟自由基、氧自由基有很强清除能力[5]。

**3. 抑菌作用**　荷叶提取液对大肠杆菌有较好的抑菌效果。荷叶的乙醇抽提物对 7 种常见的食品腐败菌及致病菌抑菌作用显著，特别是对主要靠无性裂殖繁殖微生物的抑制效果最为显著，抑菌活性成分主要为抗有丝分裂的碱性成分[6]。

**4. 抗病毒作用**　荷叶中的苄基喹啉生物碱具有抗人类免疫缺陷病毒（HIV）活性，荷叶碱在体外具有显著的抗脊髓灰质炎病毒的活力[7]。

**5. 其他作用**　荷叶甲醇提取液的正丁醇可溶部分能抑制 5-羟色胺致肌肉收缩，荷叶碱的精神药理学研究表明，荷叶碱能抑制自发性运动的条件躲避反应等[8]。

## 二、荷叶炭的药理作用

止血作用：老荷叶制炭后，可明显缩短小鼠的出血时间。小鼠口服新老荷叶（每 kg 体重）2g 生药与云南白药组 0.4g/kg 的凝血时间相当[9]。槲皮素对二磷酸腺苷、胶原、钙离子载体和花生四烯酸等诱导剂引起的人血小板聚集反应有显著的抑制作用[10]。

【化学成分】

**荷叶**　主要有效成分为生物碱和黄酮，如荷叶碱、槲皮素。另外还有挥发油、有机酸、维生素 C、β-胡萝卜素、皂苷、甾体[8]。

**荷叶炭**　荷叶经高温制炭后荷叶碱、挥发油成分及荷叶生物总碱明显下降，鞣质含量有所降低，槲皮素含量明显增加。

【高效液相色谱异同点】

由荷叶制炭前后 HPLC 图可知，荷叶经炮制成荷叶炭之后几乎不含荷叶碱，而槲皮素的含量明显增加[11]。

【含量测定】　照 2010 年版《中国药典》一部荷叶项下【含量测定】方法测定荷叶中荷叶碱含量[1]，荷叶与荷叶炭中荷叶碱含量有明显差异；照文献槲皮素含量测定方法测定槲皮素含量，炭品较生品槲皮素含量明显增加[11]，结果见表 21-8。

表 21-8　荷叶、荷叶炭（煅）及荷叶炭（炒）中荷叶碱、槲皮素含量（%）

| 样品 | 荷叶碱 | 槲皮素 |
| --- | --- | --- |
| 荷叶 | 0.5980 | 0.187 |
| 荷叶炭（煅） | 0.0028 | 1.325 |
| 荷叶炭（炒） | 0.0046 | 1.391 |

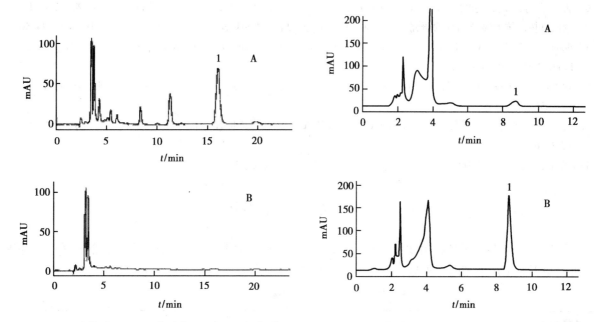

图 21-17 生荷叶（A）及荷叶炭（B）**HPLC 色谱图**     图 21-18 生荷叶（A）及荷叶炭（B）**HPLC 色谱图**
1. 荷叶碱                                                        1. 槲皮素

**【生制荷叶成分、药效与功用关系归纳】** 由荷叶炮制前后的对比研究，初步认为荷叶碱、槲皮素的含量变化是引起荷叶生制品药效差异的物质基础。其变化关系如图 21-19 所示：

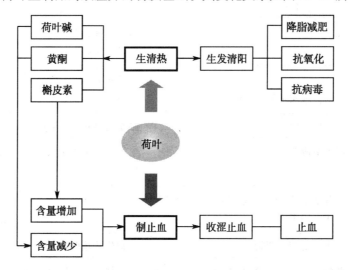

图 21-19 生制荷叶成分、药效与功用关系图

（俞 捷 赵荣华）

• **参考文献** •

［1］国家药典委员会. 中华人民共和国药典（一部）［S］. 北京：中国医药科技出版社，2010：258-259.

［2］叶定江，张世臣. 中药炮制学［M］. 北京：人民卫生出版社，1999：439-441.

［3］赵骏，高岚，齐召鹏，等. 荷叶总生物碱及其盐的提取和降脂作用的比较［J］. 天津中医药，2005，22（2）：161-162.

［4］关章顺，吴俊，喻泽兰，等. 荷叶水提物对人体高脂血症的降脂效果研究［J］. 郴州医学高等专科学校学报，2003，5（3）：3-6.

［5］余以刚，陈海光，曹庆孝. 荷叶水提物清除自由基的 ESR 研究［J］. 中草药，2001，32（8）：693-695.

[6] 唐裕芳, 张妙玲, 刘忠义, 等. 荷叶生物碱的提取及其抑菌活性研究 [J]. 广州食品工业科技, 2004, 20 (2): 51-53.

[7] 柏田良树. 抗 HIV 天然物的研究: 荷叶的抗 HIV 成分 [J]. 国外医学—中医中药分册, 1997, 19 (6): 44-46.

[8] Bous J, Stig JL, Mont J, et al. Antipoliovirus structure- activity relationships of some aporphine alkaloids [J]. J Nat Prod, 1998, 61 (4): 480-482.

[9] 刘淑萍, 樊淑彦, 侯海妮, 等. 荷叶化学成分及药理作用研究进展 [J]. 河北医科大学学报, 2004, 25 (4): 254-256.

[10] 顾振纶, 钱曾年, 肖东, 等. 槲皮素对血小板的抑制作用及其机理分析 [J]. 苏州医学院学报, 1991, 4: 262-265.

[11] 董春永. 荷叶饮片炮制规范化研究 [D]. 济南: 山东中医药大学硕士学位论文, 2010.

# 莲 房

【来源】 本品为睡莲科植物莲 Nelumbo nucifera Gaertn. 的干燥花托。秋季果实成熟时采收, 除去果实, 晒干。主产于湖南、福建、湖北、江苏等省。

生制莲房鉴别使用表

| 处方用名 | 莲房 | 莲房炭 |
|---|---|---|
| 炮制方法 | 切制 | 制炭 |
| 性状 | 呈不规则的块, 表面灰棕色至紫棕色, 具细纵纹及皱纹, 有的可见圆形孔洞。质疏松。气微, 味微涩 | 不规则块或碎块, 表面焦黑色, 具细纵纹及皱纹, 有的可见圆形孔洞。内部焦褐色 |
| 性味 归经 | 苦、涩, 温 归肝经 | 苦、微涩, 温 归肝、脾经 |
| 功能 主治 | 化瘀止血 用于产后瘀阻, 胞衣不下, 痔疮肿痛 | 收涩止血 用于血崩, 血淋, 痔疮出血 |
| 炮制作用 | 利于调剂和成分煎出 | 增加化瘀止血, 收涩止血作用 |
| 用法 用量 | 水煎口服或入中成药 5～10g | 水煎口服或入中成药 5～10g |
| 配伍 | 常与荆芥、枳壳、薄荷、朴硝等配伍能清热祛风、化瘀消痔, 用于痔疮肿痛 | 常与棕榈炭、香附、小蓟、生地、琥珀、车前子、石韦等配伍, 用于血崩不止或月经不调 |
| 药理作用 | 抗氧化、抗癌、抗菌、调脂 | 止血作用增强 |
| 化学成分 | 生物碱、黄酮、蛋白质、胡萝卜素、烟酸、维生素等类成分 | 金丝桃苷含量明显降低, 槲皮素含量明显增加 |
| 检查 | 水分不得过 14.0% 总灰分不得过 7.0% | 水分不得过 14.0% 总灰分不得过 7.0% |

## 注释

【炮制方法】

莲房: 取原药材, 除去杂质, 切成碎块[1,2]。

莲房炭: 取净莲房碎块, 置铁锅内, 用扣锅煅方法, 武火加热, 煅至白米呈焦黄色为度, 停火, 待凉后取出。或置锅内, 用武火加热, 炒至外表焦黑色, 内部焦褐色, 喷淋少许清水, 灭尽火星, 取出晾干[1-4]。

【性状差异】 莲房表面灰棕色至紫棕色。莲房炭表面焦黑色, 内部焦褐色[3-5]。

**【炮制作用】**

莲房苦、涩，温。归肝经。具有化瘀止血功效。生品偏于化瘀，祛风清热，消痔，用于产后瘀阻，胞衣不下，痔疮肿痛。常与荆芥、枳壳、薄荷、朴硝等配伍能清热祛风、化瘀消痔，用于痔疮肿痛。如莲房枳壳汤《疡科选粹》。

莲房炭收涩止血力强，化瘀力较弱，常用于崩漏，尿血，痔血等下部出血症。常与棕榈炭、香附同用，治血崩不止、月经过多，如莲壳散《儒门》。与小蓟、生地、琥珀、车前子、石韦等配伍，用于血崩不止或月经不调。"烧灰止崩带、胎漏、血淋等症"《握灵本草》[2]。莲房炭虽以固涩止血力胜，但止血而不留瘀，故用于崩漏，尿血而有瘀滞者效果最佳。

莲房主要含黄酮、生物碱、维生素等活性成分[6]。其中黄酮类化合物如莲房原花青素（LSPC）能明显降低高血脂兔的血清及肝脏中 TG（$P < 0.05$），显著升高血清 HDL-C 值，有调节血脂的作用[7-9]。LSPC 还具有细胞损伤修护和抗癌作用[10,11]。LSPC 可抑制小鼠大脑组织 AChE 活性，增加大脑组织 SOD 活性，具有一定的益智抗痴呆作用[12,13]，还具有较强的抗氧化作用[14,15]。槲皮素具有促进血小板凝集和抗炎作用。莲子碱具有抑制血小板凝集和调节血脂作用。

莲房炭中金丝桃苷含量下降，而具有止血作用的槲皮素、莲子碱及无机元素钙，镁和有机成分含量显著增加[6]，能明显缩短小鼠的出血时间，有较强的止血作用[16]。

综上，通过莲房中金丝桃苷和槲皮素含量变化和药理作用，证明了莲房"炒炭止血"的传统理论的合理性。

**【药理作用】**

## 一、莲房的药理作用

**1. 调节血脂**　不同剂量的莲房原花青素（LSPC）能明显降低高血脂兔的血清及肝脏中 TG（$P < 0.05$），显著升高血清 HDL-C 值（$P < 0.01$），调脂作用明显[7]。

**2. 心肌缺血的保护作用**　莲房原花青素（LSPC）对急性心肌缺血大鼠模型，可剂量依赖性地拮抗异丙肾上腺素所致大鼠心肌酶释放量，心肌钙含量增加，缩小心肌梗死面积，缓解心肌组织病理损伤程度，升高超氧化物歧化酶与丙二醛的比值，对异丙肾上腺素所致大鼠心肌损伤、麻醉大鼠心肌缺血再灌注和离体大鼠心肌缺血再灌注损伤均表现出明显的保护作用[8,9]。

**3. 细胞损伤修护作用**　适量浓度莲房原花青素（LSPC）对乙醇诱导的肝细胞 L-02 损伤及肝细胞 DNA 损伤有拮抗作用[8]；LSPC 对 8.0Gy 60Co-C 射线亚急性辐射损伤有一定的保护作用。

**4. 抗癌作用**　莲房原花青素（LSPC）对人口腔表皮样癌（KB）细胞具有毒性作用，同时在整体动物水平上首次证明了 LSPC 对 DMBA 诱发金黄地鼠颊囊癌变具有化学预防作用[10]。LSPC 对 B16 细胞生长有抑制作用，并可诱导瘤凋亡效应，最大抑制率达 84.5%，使瘤细胞阻滞于 S 期，瘤细胞内 $Ca^{2+}$ 浓度显著升高，细胞有典型的凋亡形态。LSPC 是以诱导凋亡的方式抑制黑色素瘤 B16 细胞增殖，其凋亡作用可能与细胞被阻断于 S 期和 $Ca^{2+}$ 浓度升高有关[11]。

**5. 改善记忆作用**　莲房原花青素（LSPC）对记忆障碍小鼠的学习记忆功能有不同程度的改善，且可抑制小鼠大脑组织 AChE 活性，增加大脑组织 SOD 活性，具有一定的益智抗痴呆作用[13]。莲房原花青素和银杏内酯联用能够改善东莨菪碱所致小鼠学习记忆障碍[12,13]。

**6. 抗氧化作用**　莲房的原花青素的体外抗氧化能力强于维生素 C[15]。莲房原花青素能提高大鼠机体抗氧化能力，抑制脂质过氧化作用的发生，并能增加皮肤中的胶原蛋白含量[14,15]。

## 二、莲房炭的药理作用

**止血作用**　研究表明，炭品较生品中槲皮素含量明显增加，槲皮素具有止血作用，能明显缩短小鼠的出血时间[6,16]。

**【化学成分】**

**莲房**　含黄酮、莲房原花青素、糖、脂肪、蛋白质、胡萝卜素、烟酸、维生素 $B_2$，$B_1$ 等成分。

**莲房炭**　无机元素钙，镁，槲皮素含量明显增加，金丝桃苷含量明显降低[6]。

**【高效液相色谱异同点】**

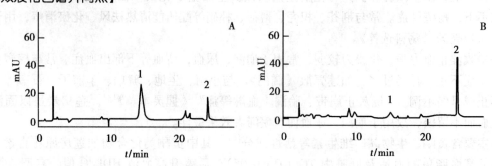

**图 21-20　生莲房（A）及莲房炭（B）HPLC 色谱图**
1. 金丝桃苷；2. 槲皮素

由图 21-20 可以看出莲房生品经高温煅制成炭后金丝桃苷含量明显降低，而槲皮素含量明显增加[6]。

**【生制莲房成分、药效与功用关系归纳】**　由莲房炮制前后的对比研究，初步认为金丝桃苷、槲皮素的含量变化是引起莲房生制品药效差异的物质基础。其变化关系如图 21-21 所示：

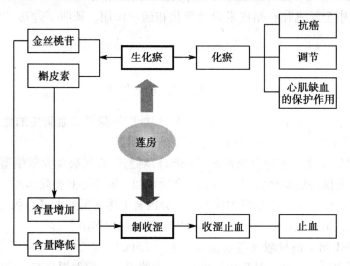

**图 21-21　生制莲房成分、药效与功用关系图**

（俞　捷　赵荣华）

● **参考文献** ●

[1] 药典委员会编. 中华人民共和国药典（一部）[S]. 北京：人民卫生出版社，2010：257.

[2] 国家药典委员会. 临床用药须知（中药饮片卷）[S]. 北京：中国医药科技出版社，2010：1200.

[3] 叶定江，原思通. 中药炮制学辞典 [M]. 上海：上海科学技术出版社，2005，6（1）：369.

[4] 贾天柱. 中药炮制学 [M]. 第 2 版. 上海：上海科学技术出版社，2013，6（2）：151.

[5] 南京中医药大学. 中药大辞典 [M]. 上海：上海科学技术出版社，2006：2510.

[6] 王春丽，张学兰. HPLC 测定莲房不同炮制品中金丝桃苷和槲皮素的含量 [J]. 中成药，2010，32（10）：1730-1732.

[7] 凌智群，谢笔钧，周顺长，等. 莲房原花青素对家兔血脂及肝组织形态的影响 [J]. 天然产物研究与开发，2001，13（4）：62-64.

[8] 张晓晖，张斌，龚培力，等. 莲房原花青素对大鼠心肌缺血再灌注损伤的保护作用 [J]. 药学学报，2004，39（6）：401-405.

[9] 凌智群，谢笔钧，江涛，等. 莲房原花青素对大鼠实验性心肌缺血的保护作用 [J]. 中国药理学通报，2001，17（6）：687-690.

[10] 杜晓芳, 谢笔钧, 张玲珍, 等. 莲房原花青素对人口腔表皮样癌（KB）细胞生长及形态的影响 [J]. 现代口腔医学杂志, 2005, 19（4）: 384-386.

[11] 段玉清, 周密, 张海晖, 等. 莲房原花青素对黑色素瘤 B16 细胞的抑制作用 [J]. 中国药学杂志, 2009, （2）: 103-106.

[12] 唐瑛, 邹瑞, 朱以良, 等. 莲房原花青素对东莨菪碱诱导小鼠学习记忆障碍的影响 [J]. 中国比较医学杂志, 2006, 16（9）: 572.

[13] 张丽, 许继取, 荣爽, 等. 莲房原花青素和银杏内酯联用对东莨菪碱所致小鼠记忆获得性障碍的改善作用（英文）[J]. Neuroscience Bulletin, 2009 （04）: 203-208.

[14] 禹华娟, 孙智达, 谢笔钧. 酶辅助提取莲房原花青素工艺及其抗氧化活性研究 [J]. 天然产物研究与开发, 2010, 22 （1）: 154-158.

[15] 周芸. 莲房原花青素制备工艺及抗氧化活性研究 [D]. 浙江大学研究生学位论文, 2012.

[16] Ishida H, Umino T, Tsuji K, et al. Studies on the antihemostatic substances in herbs classified as Hemostatics in traditional Chinese Medicine. I. on the antihemostatic principles in Sophora japonica L [J]. Chem Pharm Bull, 1989, 37 （6）: 1616-1618.

## 芡 实

【来源】 本品为睡莲科植物芡 *Euryale ferox* Salisb. 的干燥成熟种仁。秋末冬初采收成熟果仁, 除去果皮, 取出种子, 洗净, 再除去硬壳（种子外皮）, 晒干。主产于湖南, 广东, 皖南及江苏等地。

生制芡实鉴别使用表

| 处方用名 | 芡实 | 麸炒芡实 |
|---|---|---|
| 炮制方法 | 净制 | 麸炒 |
| 性状 | 呈类球状, 多为破粒。表面有棕红色内皮, 有凹点状的种脐痕。质较硬, 断面白色, 粉性。气微, 味淡 | 呈类球状, 多为破粒。表面棕色或黄色, 略具焦斑。味淡, 微酸。有麸炒香气 |
| 性味 归经 | 甘、涩、平 归脾、肾经 | 甘、微涩、平 归脾、肾经 |
| 功能 主治 | 益肾固精, 补脾止泻, 除湿止带 用于遗精滑精, 遗尿尿频, 脾虚久泻, 白浊, 带下 | 健脾, 固涩止泻 用于脾虚证和虚多实少者 |
| 炮制作用 | 利于调剂和成分煎出 | 增强健脾作用 |
| 用法 用量 | 水煎口服或入中成药 9~15g | 水煎口服或入中成药 9~15g |
| 配伍 | 多与金樱子、五味子、熟地、党参等配伍, 如水陆二仙丹 | 多与当归、白芍、山药、阿胶等配伍, 如乌鸡白凤丸, 锁阳固精丸 |
| 药理作用 | 延缓衰老, 改善学习记忆能力; 抗运动性疲劳作用; 抗心肌缺血; 抗氧化; 提高运动能力和心肌抗氧化能力 | 改善学习记忆能力; 抗运动性疲劳作用; 抗心肌缺血; 抗氧化; 提高运动能力和心肌抗氧化能力 |
| 化学成分 | 含黄酮、环肽、甾醇、脂类及脂肪烃、氨基酸、蛋白质等成分 | 黄酮、环肽等含量增加 |
| 检查 | 水分不得过 14.0% 总灰分不得过 1.0% | 水分不得过 10.0% 总灰分不得过 1.0% |
| 注意 | 大小便不利者禁服; 食滞不化者慎服 | 大小便不利者禁服; 食滞不化者慎服 |

## 注释

**【炮制方法】**

芡实:取原药材,除去杂质[1]。

麸炒芡实:取麸皮均匀撒在热锅中,持续加热至冒烟时,放入净制后的芡实,迅速翻动,炒至芡实亮黄色,取出,筛去麸皮,放凉。每100kg芡实,用麸皮10kg。

**【性状差异】** 芡实表面有棕红色内皮,麸炒芡实表面棕色或黄色。(见文末彩图121)

**【炮制作用】**

芡实,味甘、涩,性平。《本草经百种录》:芡实又名鸡头实,甘淡,得土之正味,乃脾肾之药也。脾恶湿而肾恶燥,鸡头实淡渗甘香,则不伤于湿,质黏味涩,而又滑泽肥润,则不伤于燥,凡脾肾之药,往往相反,而此则相成,故尤足贵也。

芡实具有益肾固精,补脾止泻,除湿止带之功效,用于遗精滑精,遗尿尿频,脾虚久泻,白浊,带下的治疗,如水陆二仙丹。

麸炒芡实,性偏温,气香,补脾和固涩作用增强,常用于脾虚泄泻和肾虚精关不固的滑精[2],如乌鸡白凤丸,锁阳固精丸。

芡实中含有多种黄酮、环肽、多糖等成分,具有抗疲劳、抗衰老、抗氧化等活性。这些活性与芡实的补肾固精作用基本吻合,故生芡实益肾补脾作用较强。

麸炒芡实质地疏松,黄酮、多糖等成分溶出量明显增加。抗氧化物和糖脂类化合物均有益于恢复心脏血管的弹性。芡实富含多种人体必需的氨基酸、矿物质和维生素,参与多种酶和激素的合成,对人体免疫调节和骨骼生长有促进作用,表现为抗疲劳、促进心脑血管疾病的恢复。故炒芡实的补脾和固涩作用增强。

**【药理作用】**

### 芡实的药理作用

**1. 延缓衰老,改善学习记忆能力** 芡实乙醇、乙酸乙酯、正丁醇提取物均能起到延缓衰老、改善学习记忆能力的作用,其机制可能是通过促进脂类过氧化物的清除,增强脑组织抗氧化能力,改善胆碱能系统在学习和记忆中的作用等实现[3]。

**2. 抗运动性疲劳作用** 芡实多糖显著提高小鼠负重游泳时间,减低运动后血清尿素、乳酸含量,并增加肝糖原的含量,起到抗运动性疲劳的作用[4]。

**3. 抗心肌缺血作用** 芡实水提取物对缺血心脏功能有改善作用,可提高心室功能并缩小心肌缺血面积,引起 thioredoxin-related protein-32(TRP-32)表达增强,此研究结果说明了芡实可减少心脏缺血再灌注的损伤[5]。

**4. 抗氧化作用** 芡实乙醇-三氯甲烷(2:1)提取液具有较高的抗氧化活性,但对其组分和功效因子没有进行过具体的分析。另有研究表明芡实的水和乙醇提取物具有较强的抗氧化功能和清除·OH自由基能力[5,6]。

**5. 提高运动能力和心肌抗氧化能力** 小鼠在灌胃芡实多糖后,力竭时间明显延长,心肌中的 MDA 的含量显著降低,SOD 和 GSH-Px 活力显著增高。芡实多糖能明显提高小鼠的运动能力和心肌的抗氧化能力[7]。

**【化学成分】**

**芡实** 主要含黄酮、环肽、葡糖基甾醇类、脂类及脂肪烃类、氨基酸、蛋白质等[8]。

**麸炒芡实** 芡实麸炒后,环肽和黄酮含量增加,水浸出物含量增加。

**【生制芡实成分、药效与功用关系归纳】** 由芡实炮制前后的对比研究,初步认为环肽、黄酮、多糖的含量变化是引起芡实生制品药效差异的物质基础。其变化关系如图21-22所示:

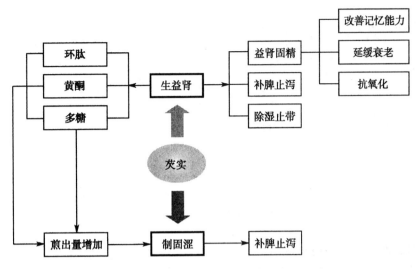

图 21-22 生制芡实成分、药效与功用关系归纳

（才 谦）

**参 考 文 献**

［1］国家药典委员会. 中华人民共和国药典（一部）［S］. 北京：中国医药科技出版社，2010：151.

［2］苏桂云，刘国通. 芡实与麸炒芡实［J］. 首都医药，2011，（15）：49.

［3］沈蓓，吴启南，陈蓉，等. 芡实提取物对 D-半乳糖衰老小鼠学习记忆障碍的改善作用［J］. 中国老年学杂志，2012，32（20）：4429-4431.

［4］刘志国，赵文亚. 芡实多糖对小鼠抗运动性疲劳作用的研究［J］. 中国农学通报，2012，28（21）：269-271.

［5］Samarjit D，Eier D，Utpal R. The effect of Euryale ferox（makhana），a herb of aquqtic origin，on myocardial is chemic reperfusion injury［J］. Molec & Cellul biochem，2006，289：55-63.

［6］刘玉鹏，刘梅，刘俊英，等. 30 种中草药的抗氧化活性研究［J］. 烟台大学学报，2000，13（1）：70-73.

［7］刘志国，赵文亚. 芡实多糖对力竭小鼠运动能力及心肌抗氧化能力的影响［J］. 中国实验方剂学杂志，2013，19（9）：194-196.

［8］沈蓓吴，启南，陈蓉，等. 芡实的现代研究进展［J］. 西北药学杂志，2012，27（2）：185-187.

# 第二十二章

# 其 他 药

## 常 山

【来源】 本品为虎耳草科植物常山 *Dichroa febrifuga* Lour. 的干燥根。秋季采挖，除去须根，洗净，晒干。分布于长江以南各地及甘肃、陕西南部、四川等地区。

生制常山鉴别使用表

| 处方用名 | 常山 | 炒常山 |
|---|---|---|
| 炮制方法 | 净制、切制 | 炒制 |
| 性状 | 外表皮淡黄色，无外皮。切面黄白色，有放射状纹理。质硬。气微，味苦 | 不规则的薄片，表面深黄色。气微，味苦 |
| 性味<br>归经 | 苦、辛，寒；有小毒<br>归肺、肝、心经 | 苦、辛，微寒<br>归肺、肝、心经 |
| 功能<br>主治 | 涌吐痰涎，截疟<br>用于痰饮停聚，胸膈痞塞，疟疾 | 涌吐痰涎，截疟<br>用于痰饮停聚，胸膈痞塞，疟疾 |
| 炮制作用 | 利于调剂和成分煎出 | 生物碱含量降低，催吐作用降低 |
| 用法<br>用量 | 水煎服或入中成药<br>4.5~9g | 水煎服或入中成药<br>5~9g |
| 配伍 | 常与甘草、鳖甲、青蒿、黄芪配伍 | 常与草果、槟榔、厚朴、青皮、陈皮、甘草配伍 |
| 药理作用 | 抗阿米巴、抗疟、解热、抗病毒、抗菌，催吐 | 抗疟，催吐 |
| 化学成分 | 常山碱，常山素，常山次碱 | 常山碱含量降低，常山素，常山次碱 |
| 检查 | 水分不得过10.0%，总灰分不得过4.0% | 水分不得过10.0%，总灰分不得过4.0% |
| 注意 | 孕妇慎用 | 孕妇慎用 |

## 注释

【炮制方法】

常山：取原药材，分开大小，浸泡，润透，切薄片，晒干。

炒常山：取净常山片，置炒药锅内，文火炒至深黄色，取出放凉。

此外还有酒常山[1,2]。

【性状差异】 常山，切面黄白色；炒常山，表面深黄色[3]。

【炮制作用】 常山，味苦、辛，性寒，有毒，归肺、肝、心经，具有截疟、截痰的功效。生用刺激胃，有强烈致吐作用，多用于催吐。如治食宿停水、腠理失和引起的疟疾、胸胁满闷、不思饮食的截疟七宝丸（《部颁标准》）。如治胸中多痰，头痛不欲食以本品配甘草煎汤和蜜服，以吐去痰饮而起效（《肘后方》）；治痰厥头痛，往来寒热以本品配云母粉为散盐汤送下得吐为效（《圣惠方》）。治食中失惊，发搐涎塞，可单用本品冷水如茶，调灌吐涎即苏（《宝庆本草折衷》）[4]。

炒常山或酒常山可减轻恶心呕吐的副作用，毒性降低，既可单用浸酒或酒煎服以治疟疾，也可配伍以祛痰截疟。如治一切疟病，寒热往来，发作有时的胜金丸（《局方》）。又如治小儿急惊风、癫痫、热病抽搐、时气瘴疟的九龙化风丸（《部颁标准》）[5]。

常山含常山碱甲、乙、丙、常山次碱、4-喹唑酮、常山素A等，有抗疟、抗阿米巴原虫、抗流感病毒等作用，现在广泛用于治疗肿瘤、慢性鼻炎、流行性结膜炎、结核性关节炎。常山生物碱既是其有效成分也是其有毒成分。常山经过浸泡、炒制、酒炒等处理，虽然毒性降低，但疗效和生物碱的含量亦降低，故用于治疗疟疾时，以常山药材直接切片或打成粉末生用为宜。有实验结果表明：常山生品的毒性较炮制品大5~7倍，生品用量是炮制品的1/7~1/5时，疗效却显著高于炮制品[5]。

【药理作用】

### 常山的药理作用

**1. 抗疟作用** 常山的水煎液及醇提液对疟疾有显著的疗效。常山碱甲疗效相当于奎宁、常山碱丙抗疟作用最强，约为奎宁的100倍，常山碱乙次之[6]。常山全碱的抗疟效价为奎宁的26倍，常山碱甲、乙、丙对鸡疟的效价分别为1、100和150倍，常山碱乙对鸭疟的效价为奎宁的100倍。常山碱不仅对氯喹敏感的疟原虫有效，对耐氯喹疟原虫亦有效[7]。

**2. 解热作用** 常山煎剂或粗制浸膏对致热家兔有退热作用，且较柴胡显著。常山碱丙对大鼠的退热作用强于阿司匹林[6]。

**3. 抗阿米巴原虫作用** 常山碱乙在体外对溶组织阿米巴原虫有抑制作用，其作用比盐酸依米丁强1倍，对幼年大鼠感染肠阿米巴原虫后，常山乙碱的疗效也比依米丁强，治疗指数也比依米丁大1倍[6]。

**4. 兴奋子宫** 常山碱甲、乙、丙对离体兔受孕子宫和麻醉狗在位子宫均有兴奋作用，对猴的兴奋子宫作用与等量的奎宁相似[6]。

**5. 抗流感病毒** 常山水提液对流感病毒有抑制作用，对感染流感病毒的小鼠有一定的治疗作用[6]。

**6. 催吐** 常山生用具有明显的催吐作用，实验表明常山碱乙的催吐作用于主要是通过刺激胃肠的迷走与交感神经末梢而反射性地引起的[8]。

**7. 对心血管系统的作用** 常山碱甲、乙、丙对麻醉犬有降压作用，降压程度与维持时间都与剂量有关，还可使心收缩振幅减小和脾、肾容积增加。其降压作用与其抑制心脏和扩张内脏血管有关。对离体家兔，三者都有明显的抑制作用。此外，由常山碱乙改造而成的抗心律失常药常咯啉，经临床应用，对心脏期前收缩及心动过速有显著疗效[8]。

**8. 抗肿瘤** 常山碱乙、丙对艾氏腹水癌细胞有明显杀毒作用，对多种实验性肿瘤有一定疗效[9]。

【化学成分】

**常山** 含多种生物碱，主要有常山碱甲、乙、丙、常山次碱、4-喹唑酮，常山素A、常山素B[10,11]。

**炒常山** 常山碱含量降低[12-15]。

【毒性】 过量常山碱可引起恶心、呕吐、腹泻及胃肠黏膜充血、出血[16]。

【生制常山成分、药效与功用关系归纳】 由常山炒制前后的对比研究，揭示了生物碱的变化是引起常山生制品药效差异的物质基础。其变化关系如图22-1所示：

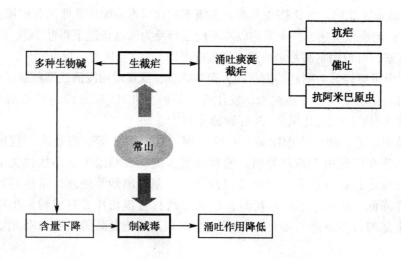

图 22-1　生制常山成分、药效与功用关系图

（俞　捷　赵荣华）

■ 参考文献 ■

[1] 叶定江，丁安伟，蔡宝昌，等. 常山炮制方法的研究 [J]. 中成药研究，1981，18（2）：19-21.
[2] 孙红祥，吴军. 中药常山炮制历史沿革 [J]. 山东中医学院学报，1993，17（6）：1993.
[3] 国家药典委员会. 中华人民共和国药典（一部）[S]. 北京：中国医药科技出版社，293.
[4] 龚千峰. 中药炮制学 [M]. 北京：中国中医药出版社，2012，（1）：203-205.
[5] 贾天柱. 中药炮制学 [M]. 第 2 版. 上海：上海科学技术出版社，2013，（2）：165-166.
[6] 沈映君. 中药药理学 [M]. 北京：人民卫生出版社，2000，（1）：1037-1038.
[7] 黄春林，朱晓新. 中药药理与临床手册 [M]. 北京：人民卫生出版社，2006，（1）：110-112.
[8] 李义奎. 中药药理学 [M]. 北京：中国中医药出版社，1992：216.
[9] 王本祥. 现代中药药理学 [M]. 天津：天津科学技术出版社，1997：264.
[10] 郭志廷，梁剑平，雷宏东. 不同产地常山饮片及其提取物中常山碱含量的测定 [J]. 黑龙江畜牧兽医科技版，
      2013，（2）：118-119.
[11] 张雅，李春，雷国莲，等. 常山化学成分研究 [J]. 中国实验方剂学杂志，2010，16（5）：62-63.
[12] 邓君丽，寻桂华. 常山与白常山的比较鉴别 [J]. 中草药，1996，27（6）：369-370
[13] 潘锋，张节. 常山与其伪品土常山的鉴别 [J]. 中药天地 2001，10（5）：55.
[14] 李春，张雅，林丽美，等. 中药常山中常山碱和异常山碱的含量测定 [J]. 中国药学杂志，2011，46（8）：
      623-625.
[15] 叶定江，赵蕴馥. 常山饮片中常山碱含量差异初步研究 [J]. 中成药研究，1985，7：22-23 .
[16] 郭志廷，梁剑平，雷宏东，等. 常山提取物的急性毒性试验研究 [C]. 中国药学会第十一届全国青年药学工作
      者最新科研成果交流会论文集 [C]. 2012：5.

## 白　矾

【来源】　本品为硫酸盐类矿物明矾石经加工提炼制成，主含含水硫酸铝钾 $[KAl(SO_4)_2 \cdot 12H_2O]$。全年均可采挖。主产于安徽、浙江、山西等地。

生制白矾鉴别使用表

| 处方用名 | 白矾 | 枯矾 |
|---|---|---|
| 炮制方法 | 净制 | 煅制 |

续表

| 性状 | 呈不规则的块状或粒状，无色或淡黄白色，透明或半透明，质硬而脆。气微，味酸、微甘而极涩 | 不透明、白色、蜂窝状固体块状物或细粉，质地松脆。气微，味酸、涩 |
|---|---|---|
| 性味<br>归经 | 酸、涩，寒<br>归肺、脾、肝、大肠经 | 酸、涩，微寒<br>归脾、肝、大肠经 |
| 功能<br><br>主治 | 解毒杀虫，燥湿止痒；内服止血止泻，祛除风痰<br>外治用于湿疹，疥癣，脱肛，痔疮，聤耳流脓；内服用于久泻不止，便血，崩漏，癫痫发狂 | 收湿敛疮，止血化腐<br><br>用于湿疹瘙痒，脱肛，痔疮，聤耳流脓，阴痒带下，鼻衄齿衄，鼻息肉 |
| 炮制作用 | 去除杂质，使洁净 | 降低酸寒之性，增强收敛止血作用 |
| 用法<br><br>用量 | 水煎口服或入中成药<br>0.6～1.5g<br>外用研末敷或化水洗患处<br>外用适量 | 水煎口服或入中成药<br>0.6～1.5g<br>外用研末敷或化水洗患处<br>外用适量 |
| 配伍 | 常与郁金、皂角、生姜、硝石、黄蜡等配伍治疗癫痫、头癣等，如白金丸，二仙散 | 常与诃子、侧柏炭、茜草根、海螵蛸、冰片、五味子等配伍治疗咯血、久泻等，如诃黎勒散 |
| 药理作用 | 抑菌、利胆、祛痰、解毒作用 | 抑菌、利胆作用 |
| 化学成分 | $KAl(SO_4)_2 \cdot 12H_2O$ | $KAl(SO_4)_2$ |
| 检查<br>含量测定 | 重金属不得过百万分之二十<br>含含水硫酸铝钾不得少于99.0% | 重金属不得过百万分之二十<br>含硫酸铝钾不得少于85.0% |
| 注意 | 体虚胃弱及无湿热痰火者忌服 | 无湿热者忌服 |

## 注释

**【炮制方法】**

白矾：取原药材，除去杂质，用时捣碎[1]。

枯矾：取净白矾碎块或粗粉，置煅制容器内，用武火加热至熔化，继续煅至膨胀松泡，呈白色蜂窝状固体，完全干枯，取出，放凉，碾成粉末。经过对炮制温度对结晶水含量的影响优化，认为控制180～260℃合理[2]。

**【性状差异】** 白矾为不规则的块状或粒状，含结晶水，半透明。枯矾为无水不透明的蜂窝状固体块状物或细粉，手捻易碎。（见文末彩图122）

**【炮制作用】** 白矾，味酸、涩，性寒。归肺、脾、肝、大肠经。外用可解毒止痒，常制成散剂、洗剂、含漱剂、注射剂使用，高浓度具有腐蚀性，用于胬肉，痔疮，脱肛。如与黄丹同研制备的二仙散[3]。内服有清热消痰作用，与郁金、皂角、生姜等同用，如治风痰壅盛所致癫痫的白金丸[4]。

枯矾失水后酸寒之性降低，涌吐作用减弱，增强了收涩敛疮、生肌、止血化腐作用[5]，用于湿疹湿疮，聤耳流脓，阴痒带下，久泻，便血，崩漏，鼻衄齿衄，鼻息肉。单味药做成散剂，如治疗疮口不合的生肌散[6]，或与诃子同用，如治疗大肠虚滑的诃黎勒散[7]。

白矾主含$KAl(SO_4)_2 \cdot 12H_2O$，具有强的腐蚀性。内服能刺激胃黏膜而引起发射性呕吐，至肠不吸收，适量抑制肠黏膜分泌而引起止泻；外用稀溶液能起消炎收敛防腐作用，浓溶液侵蚀肌肉引起溃疡。故白矾多外用。

白矾炮制后，失去结晶水为枯矾。其主要成分$KAl(SO_4)_2$纯度增加。内服后可与黏膜蛋白络合，形成保护膜，有利于黏膜再生，还可抑制黏膜分泌和吸附肠异物。外用能和蛋白质反应生成难溶于水的物质而沉淀，减少疮面的渗出物而起生肌保护作用。故白矾生用解毒，煅用生肌。

【药理作用】

## 一、白矾的药理作用

**1. 抗菌作用**　0.5g/ml 的白矾液对铜绿假单胞菌有明显抑制作用，对表皮癣菌、毛霉菌及白念珠菌等真菌高度敏感，此外明矾对金黄色葡萄球菌、变形杆菌、大肠杆菌、炭疽杆菌、痢疾杆菌等均具有抑制作用[8]。

**2. 抗阴道滴虫作用**　10% 明矾液在试管内培养液与药液之比为（1:1）有明显抗阴道滴虫作用[9]。

**3. 利胆作用**　对大鼠十二指肠直接给药，表明明矾有明显的利胆作用，能增加胆汁流量[10]。

**4. 止泻作用**　白矾可抑制小肠黏膜分泌而起止泻作用[11]。

**5. 涌吐祛痰作用**　白矾内服后能刺激胃黏膜，发生反射性呕吐，促进痰液排出[11]。

**6. 收敛消炎作用**　白矾可从细胞中吸收水分，使细胞发生脱水收缩，减少腺体分泌，减少炎症渗出物而有收敛燥湿的作用，并有助于消炎[11]。

## 二、枯矾的药理作用

**1. 抑菌作用**　枯矾较白矾对铜绿假单胞菌有很强的抑制作用，并对金黄色葡萄球菌、溶血性链球菌、肺炎双球菌、大肠杆菌、霉菌呈高度敏感性[12]。

**2. 吸水干燥、收敛、防腐作用**　体外抑菌实验表明白矾炮制成枯矾后，有凝固蛋白、增强吸水干燥、收敛、防腐的作用[12]。

【化学成分】

**白矾**：主要成分为 $KAl(SO_4)_2 \cdot 12H_2O$[1]。

**枯矾**：主要成分为 $KAl(SO_4)_2$[1]。

【含量测定】　对白矾、枯矾进行成分分析，结果见表 22-1，可见炮制后结晶水含量有明显变化[13]。

表 22-1　白矾、枯矾中主要有效成分的含量（%）

| | $KAl(SO_4)_2 \cdot 12H_2O$ | $KAl(SO_4)_2$ | 结晶水 |
|---|---|---|---|
| 白矾 1 | 99.7 | — | 45.6 |
| 白矾 2 | 99.8 | — | 45.5 |
| 枯矾 1 | — | 92.0 | 8.0 |
| 枯矾 2 | — | 88.0 | 12.0 |

【不良反应】　大剂量明矾刺激性大，可引起口腔、喉头烧伤，呕吐，腹泻，虚脱[9]，临床报道有一例死亡[14]。但对白矾小剂量组（人用量的 25 倍）给药后，对小鼠的学习、记忆及其他指标研究表明影响不大，说明目前白矾的人用剂量范围还是较安全的[15]。

【毒性】　关于白矾的毒性，古代就有记载，《药性论》云：使，有小毒。现代药理研究使用白矾的人用量的 25~40 倍，给药 60 天后，除白矾小剂量组外，小鼠均出现学习、记忆障碍，停药 2 周后，记忆障碍有恢复的趋势[15]。对血、脑中铝含量的测定发现，大剂量组脑铝含量均有升高，说明白矾中的铝可在达到一定血铝浓度后进入小鼠脑中；停药 2 周后，血铝水平恢复[16]。小鼠实验中肝、肾功能受到影响，血中丙氨酸氨基转移酶（ALT）、尿素氮（BLJN）水平升高，停药后，ALT 可恢复正常[16]。长期口服白矾后，大鼠迷宫学习记忆能力受损[17]；对明矾中铝在兔体内的代谢研究表明，肾脏排铝能力有限，长期大剂量摄入会导致机体铝蓄积，骨、脑、肝、肾等器官铝蓄积明显[18]。

【生制白矾成分、药效与功用关系归纳】　由白矾煅制前后的对比研究，初步提示了白矾含水量及晶形结构变化是引起白矾生制品药效差异的物质基础。其变化关系如图 22-2 所示：

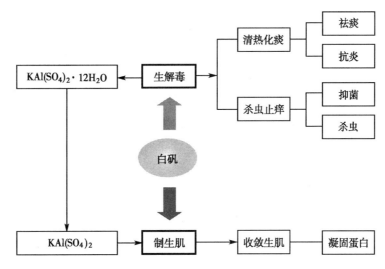

图 22-2　生制白矾成分、药效与功用关系图

（陈晓霞）

◆ 参 考 文 献 ◆

[1] 国家药典委员会. 中华人民共和国药典（一部）[S]. 北京：中国医药科技出版社，2010：99-100.

[2] 尤淑霞，刘圣金，吴德康，等. 白矾和枯矾的 FTIR 指纹图谱比较研究 [J]. 药物分析杂志，2011，31（6）：
1054-1058.

[3] 罗天益. 卫生宝鉴 [S]. 北京：中国医药科技出版社，2010：103.

[4] 许叔微. 普济本事方 [S]. 北京：中国中医药出版社，2007：235.

[5] 贾天柱. 中药炮制学 [M]. 上海：上海科学技术出版社，2008：233.

[6] 王肯堂. 证治准绳 [S]. 北京：人民卫生出版社，2001：78.

[7] 张仲景. 金匮要略 [S]. 北京：人民卫生出版社，2011：345.

[8] 严梅桢，宋红月. 白矾对小鼠肠道菌群的影响 [J]. 中国中药杂志，1998，23（12）：743-745.

[9] 侯士良. 中药八百种详解 [S]. 郑州：河南科学技术出版社，1999：1053.

[10] 陈向明，何功倍. 明矾、胆矾和皂矾利胆作用的比较研究 [J]. 中药通报，1988，12：32-33.

[11] 崔树德. 中药大全 [S]. 哈尔滨：黑龙江科学技术出版社，1989：726.

[12] 乌恩，杨丽敏，白文明. 白矾及其炮制品枯矾体外抑菌作用研究 [J]. 内蒙古医学院学报，2007，29（4）：
259-260.

[13] 张忠春，靳宗跃，王官连. 白矾及其炮制品枯矾质量标准探讨 [J]. 时珍国医国药，1999，10（9）：721.

[14] 卢延旭，孙双龙，邓小军，等. 白矾中毒死亡鉴定 1 例 [J]. 中国法医学杂志，2002，17（3）：161-162.

[15] 伍迎红，周钟鸣，熊玉兰，等. 白矾、氢氧化铝和氯化铝对小鼠学习、记忆及肝肾功能影响的比较 [J]. 中国
中医药信息杂志，2004，11（11）：971-973.

[16] 伍迎红，周钟鸣，熊玉兰，等. 白矾中的铝在正常及血脑屏障通透性升高小鼠血、脑内的分布 [J]. 中国中药
杂志，1999，24（4）：234-235.

[17] 和喜梅，陈小让，何欣. 白矾对大鼠学习记忆能力的影响 [J]. 郑州大学学报（医学版），2006，41（6）：
1075-1078.

[18] 张万起，黄国伟，徐格晟，等. 明矾中铝在兔体内的代谢研究 [J]. 中华预防医学杂志，1998，32（2）：122-123.

◆ 蟾 酥 ◆

【来源】　本品为蟾蜍科动物中华大蟾蜍 *Bufo bufo gargarizans* Cantor 或黑眶蟾蜍 *Bufo melanostictus*
Schneider 的干燥分泌物。多于夏、秋二季捕捉蟾蜍，洗净，挤取耳后腺和皮肤腺的白色浆液，加工，

干燥。主产于河北、山东、四川、湖南、江苏、浙江等地。

生制蟾酥鉴别使用表

| 处方用名 | 蟾酥 | 蟾酥粉 | 乳蟾酥 |
|---|---|---|---|
| 炮制方法 | 粉碎 | 酒制 | 乳制 |
| 性状 | 粒度均匀，黄褐色粉末。气微腥，味初甜，而后有持久的麻辣感 | 棕褐色粉末，略具酒气。棕褐色粉末，气微腥，具有强烈的刺激性，味初甜，而后有持久的麻辣感 | 灰棕色粉末，气味及刺激性比蟾酥粉弱 |
| 性味 归经 | 辛、温，有毒 归心经 | 甘、辛，温 归心经 | 甘、辛，温 归心经 |
| 功能 主治 | 解毒、止痛，开窍醒神 用于痈疽疔疮，咽喉肿痛，中暑神昏，腹痛吐泻 | 解毒止痛、开窍醒神 用于痈疽疮疡、咽喉肿痛，中暑昏厥、痧胀腹痛吐泻 | 解毒止痛，滋阴养血 用于痈疽疮疡、咽喉肿痛 |
| 炮制作用 | 利于粉碎 | 利于活血散壅，并有助于融化、粉碎和研制，降低毒性 | 滋润，助生阴血，并有助于融化、粉碎和研制，降低毒性 |
| 用法 用量 | 多入丸散 0.015～0.03g | 多入丸散 0.015～0.03g | 多入丸散 0.015～0.03g |
| 配伍 | 常与麝香、朱砂同用，如蟾酥丸 | 常与乳香、没药、麝香、血竭同用，如蟾酥合剂。与水飞朱砂、水飞雄黄配伍如蟾酥丸 | 常与血竭、没药、硼砂同用，如飞龙夺命丹。与雄黄、麝香等配伍如蟾酥丸 |
| 药理作用 | 抗肿瘤、镇痛 | 抗肿瘤、强心、升压、兴奋呼吸，镇咳平喘、利尿、兴奋平滑肌、抗血小板聚集，抗炎、增强免疫力及局麻 | 强心、抗肿瘤、抗炎免疫、抗癌、升压 |
| 化学成分 | 蟾蜍毒素类、蟾毒配基类、蟾毒色胺类、环酰胺和小分子肽类、甾醇等 | 蟾毒配基类、蟾毒色胺类成分含量升高 | 蟾毒配基和蟾毒色胺类成分含量略有增加 |
| 含量测定 | 含华蟾酥毒基和脂蟾毒配基的总量不得少于6.0% | 含华蟾酥毒基和脂蟾毒配基的总量不得少于6.0% | 含华蟾酥毒基和脂蟾毒配基的总量不得少于6.0 |
| 注意 | 孕妇慎用 | 孕妇慎用 | 孕妇慎用 |

## 注释

### 【炮制方法】

蟾酥：取原药材，刷净，烘软，切薄片，置石灰缸内干燥，研成最细粉[1]。

蟾酥粉：取原药材，捣碎，加白酒浸渍，时常搅动至呈稠膏状，干燥，粉碎[2]。每10kg蟾酥，用白酒20kg。以华蟾酥毒基和脂蟾毒配基总保留率为指标，对蟾酥粉工艺进行优选，优化参数为：乙醇浓度为55%，药辅比为1∶2，在60℃下炮制12小时[3]。

乳蟾酥：取蟾酥捣碎，加入定量鲜牛乳浸渍，并搅动至稠膏状，干燥，粉碎。每10kg蟾酥，用鲜牛乳20kg。

### 【性状差异】

蟾酥粉棕褐色粉末，气微腥，具有强烈的刺激性。乳蟾酥灰棕色粉末，气味及刺激性比蟾酥粉弱。

**【炮制作用】** 蟾酥，味辛、性温、有毒、入心经，功能消肿止痛，醒神开窍。常用于治疗痈疽疮疡，咽喉肿痛，中暑昏厥，小儿疳积等证。

由于蟾酥作用峻烈，且质硬难碎，故蟾酥常制成蟾酥粉，或加牛乳制成乳蟾酥。取其"酒制有利于活血散壅"，"乳制滋润，助生阴血"。多用于治疗痈疽、咽喉肿痛等证。常用方剂蟾酥丸、六神丸。

蟾酥质地坚硬，其蟾酥甾二烯是主要活性和毒性成分，且含有外源性蛋白、肾上腺素和生物碱类，故大多炮制后入药用。直接服用会对人体产生刺激性，具有副作用。

为了减少蟾酥副作用，便于粉碎，故蟾酥多需炮制加工处理。酒制使得蛋白质变性；乳制中牛奶的氨基酸，会与生物碱发生络合反应，减少人体内蛋白质与之结合[4]。牛奶中的氨基酸成分也可能与蟾酥甾二烯形成结合物，降低蟾酥的毒性。总之，加酒和乳汁均有助于蟾酥融化，利于粉碎和研制，并降低毒性。加酒和乳制后，蟾酥均能消肿止痛。

蟾酥所含的蟾毒配基类化合物对白血病、结肠癌、肝癌、胰腺癌等恶性肿瘤，有明显抗肿瘤作用，且毒副作用较小。蟾酥粉和乳制品蟾酥中蟾毒配基类成分含量与原药材相比，略有增加[5]。

蟾酥中蟾毒色胺类成分如 5- 羟色胺、$N,N$- 二甲基五羟色胺、$N$- 甲基五羟色胺、$N,N,N$- 三甲基五羟色胺和蟾蜍噻咛是生理活性较强的水溶性吲哚类生物碱，加酒和加乳制品中该类成分含量略有增加[5]。

**【药理作用】**

### 蟾酥的药理作用

**1. 强心作用** 蟾毒配基类和蟾蜍毒素类化合物均有强心作用，能直接加强心肌收缩力，无蓄积作用[6]。

**2. 对心肌缺血作用** 蟾酥可使纤维蛋白原的凝集时间延长，其抗凝作用与尿激酶类似，可使纤维蛋白溶酶活性化，从而增加冠状动脉灌流量[7]。

**3. 升压作用** 蟾酥升高动脉血压作用与肾上腺素相似，其升压作用主要来自于周围血管的收缩，部分来自心动作用，该作用不被肾上腺素受体阻断剂阻断[8]。

**4. 抗肿瘤作用** 2% 蟾酥油 280mg/kg，对小鼠 $S_{180}$ 无抑制作用，但可增强环磷酰胺、丝裂霉素、长春新碱的抗癌作用，与氟尿嘧啶或 $^{60}Co$ 合用，则降低两者的疗效[9]。蟾酥注射液 50μg/ml，对 3- 甲基胆蒽（MCA）体外诱发大鼠气管癌变有抑制作用，蟾酥具有逆转大鼠气管上皮的异型性鳞状化，促进气管受损黏膜的修复和保护气管上皮正常分化的作用[10]。

**5. 镇痛** 蟾酥对小白鼠化学刺激引起的疼痛和热板刺激引起的疼痛的影响，蟾酥脂溶性提取物能显著降低小鼠扭体次数，显著提高小鼠热板痛阈值[11]。

**6. 局部麻醉作用** 蟾酥 80% 乙醇提取液，用 50% 丙二醇作助溶剂，配成 0.1% 溶液，有良好的表面麻醉作用，麻醉力不低于丁卡因[12]。

**7. 抗炎免疫作用** 蟾酥能不同程度地提高小鼠细胞免疫和体液免疫功能，蟾酥制剂具有增高小鼠脾脏溶血空斑形成细胞（PEC）活性，促进巨噬细胞吞噬功能以及增高血清溶菌酶滴度等作用[13]。

**【化学成分】**
**蟾酥** 主要成分有蟾蜍毒素类、蟾毒配基类、蟾毒色胺类、环酰胺和小分子肽类、甾醇等[14]。
**蟾酥粉** 蟾毒配基类成分、蟾毒色胺类成分含量略有增加[5]。
**乳蟾酥** 蟾毒配基类成分、蟾毒色胺类成分含量略有增加[5]。

**【药物代谢】** 蟾酥脂溶性成分蟾毒灵、华蟾酥毒基、酯蟾毒配基这三种蟾蜍配基类成分在犬体内代谢较为迅速，静脉给药 90 分钟时，血浆中几乎检测不到[15]。

**【不良反应】** 蟾酥内既含有蟾毒配基之类的强心、升高血压作用的物质，同时其水溶性成分又有降血压作用[16]，过量使用往往导致心跳停止或出现心律不齐等副作用。过量服用的症状为舌头发麻、恶心呕吐、胸部不适、心中躁烦不安、心跳加速并伴有抽搐等现象，严重者可导致心律失常甚至死亡[17]。

**【毒性】**　蟾酥注射液的急性毒性试验表明，用药后 5 分钟各组大鼠开始出现死亡，死亡时间多集中在用药后 5 分钟~4h 之间，$LD_{50}$ 为 102.65mg/kg。亚慢性毒性试验表明，长期连续给药 4 周后，高、中剂量组大鼠体重显著低于对照组；高、中剂量组白细胞（WBC）显著高于对照组，高剂量组大鼠血小板（PLT）与对照组比较差异显著；高、中、低剂量组白蛋白（ALB）显著高于对照组。高、中剂量组大鼠的肝脏系数显著高于低剂量组和对照组，高、中剂量组大鼠肾脏系数显著低于对照组。蟾酥注射液的急性毒性较大，大剂量长期使用可导致肝、肾损伤，故临床应用要注意剂量和疗程[18]。

**【生制蟾酥成分、药效与功用关系归纳】**　由蟾酥炮制前后的对比研究，初步认为蟾毒配基类、蟾毒色胺类的含量变化是引起蟾酥生制品药效差异的物质基础。其变化关系如图 22-3 所示。

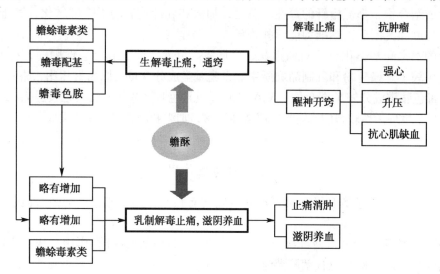

图 22-3　生制蟾酥成分、药效与功用关系图

（姜　丽）

● 参 考 文 献 ●

[1] 浙江省药品食品监督管理局. 浙江省中药炮制规范（2005 版）. 杭州：浙江科学技术出版社，2005：495.

[2] 国家药典委员会. 中华人民共和国药典（一部）[S]. 北京：中国医药科技出版社，2010：505.

[3] 袁旭江，袁梦泓，沈嘉茵，等. 正交法优化蟾酥酒炮制工艺 [J]. 中国实验方剂学杂志，2010，16（6）：46-49.

[4] 赵旅龙，曹阳，罗国安，等. 炮制对蟾酥中四种二烯内酯成分的影响研究 [J]. 中成药，2009，31（5）：759-760.

[5] 曲婷，陈两绵，高慧敏，等. 产地加工和炮制对蟾酥药材及饮片质量的影响 [J]. 中国实验方剂学杂志，2012，18（17）：63-68.

[6] Bick PJ, Poindexter BJ, Sweney RR, et al. Effects of Chan Su, a traditional Chinese medicine, on the calcium transients of isolated cardiomyocytes：Cardiotoxicity due to more than Na, K-ATPase blocking [J]. Life Sci, 2002, 72（6）：699-709.

[7] 程国华. 蟾蜍质量研究及其药理临床应用进展 [J]. 中草药，2001，32（2）：184-186.

[8] 苏永华，牛欣. 蟾蜍制剂的药效作用研究评述 [J]. 北京中医药大学学报，2001，24（2）：51-54.

[9] 张丽皎，王学英，石红梅. 蟾蜍配合化疗治疗消化道恶性肿瘤的临床观察 [J]. 肿瘤研究与临床，2000，12（3）：185-186.

[10] 祝银梅，田鸿生，王典义，等. 蟾酥对大鼠气管体外诱癌与鸡胚皮肤接触培养的抑癌作用观察 [J]. 中西医结合杂志，1989，9（1）：29-31.

[11] 段建民，赵皿，陶静仪. 蟾毒制剂与蟾酥制剂对狗牙髓组织的影响 [J]. 牙体牙髓牙周病学杂志，1999，9（2）：114-116.

[12] Watabe M, Ito K, Masuda Y, et al. Activation of AP-1 is required for bufalin-induced apoptosis in human leukemia U937 cells. Oncogene, 1998, 16 (6): 779-787.

[13] 孙关林, 王振义, 陈淑容, 等. 蟾酥制剂对免疫功能作用的初步研究 [J]. 中西医结合杂志, 1984, 4 (5): 297.

[14] 吴喜燕, 高慧敏, 王智民. 蟾蜍类药材化学成分研究进展 [J]. 中国实验方剂学杂志, 2010, 16 (14): 207-214.

[15] 刘冬, 何秀峰, 杜守颖, 等. 蟾酥提取物中3种蟾蜍甾烯类成分比格犬体内药代动力学 [J]. 中国实验方剂学杂志, 2013, 19 (17): 188-193.

[16] 龚岳亭. 生物活性肽 [M]. 上海: 上海科学技术出版社, 1985: 161-162.

[17] 李树林. 毒物的毒理与毒物分析 [M]. 北京: 人民卫生出版社, 1987: 596-597.

[18] 钟舒红, 胡庭俊, 郝利华, 等. 蟾酥注射液的急性和亚慢性毒性研究 [J]. 中国兽医杂志, 2013, 49 (3): 68-71.

## 硇 砂

【来源】 本品为氯化物矿物铵的齿砂 Sal-ammonte, 或紫色食盐 Hallte, 前者称白硇砂, 主含氯化铵。后者称紫硇砂, 主含氯化钠。主产于青海、甘肃、新疆等地。

**生制硇砂鉴别使用表**

| 处方用名 | 硇砂 | 醋硇砂 |
|---|---|---|
| 炮制方法 | 净制 | 提净 |
| 性状 | 紫硇砂呈不规则结晶状或块状。多呈紫色, 质坚硬, 具玛瑙样光泽, 有氨臭气。味咸、苦, 刺舌<br>白硇砂表面灰白色或暗白色, 稍有光泽, 质重而脆。具土腥气, 味咸、苦, 刺舌 | 炮制后的紫硇砂和白硇砂均为白色或黄白色结晶性粉末。味咸、苦 |
| 性味 归经 | 咸、苦, 温<br>归肝、脾、胃经 | 咸、苦, 温<br>归脾、胃、肝经 |
| 功能 主治 | 消积软坚, 破瘀散结<br>用于息肉、疣赘、痈肿、恶疮 | 增强软坚化瘀、消癥瘕积作用<br>主内服, 治疗癌症 |
| 炮制作用 | 去除杂质 | 降低毒性, 洁净药物, 增强化瘀消癥作用 |
| 用法 用量 | 仅供外用<br>适量 | 研粉内服、制水丸剂、酒服或水煎服<br>制白硇砂 1~3g, 制紫硇砂 0.6~1g |
| 配伍 | 常与轻粉、雄黄等配伍治疗息肉、耳聤、鸡眼等症, 如硇砂散 | 常与硼砂、蟾蜍、枯矾、玄参、黑豆、黄芪、甘草、琥珀、珍珠、芒硝等配伍治疗积年气块等症, 如妇科通经丸 |
| 药理作用 | 腐蚀去息肉、鸡眼 | 抑制肿瘤 |
| 化学成分 | 白硇砂主要为 $NH_4Cl$, 紫硇砂主要为 $NaCl$。含硫化物和多硫化物 | $NH_4Cl$ 或 $NaCl$ 含量增加。硫化物和多硫化物含量降低 |
| 注意 | 孕妇及肝肾功能不全者禁用 | 孕妇及肝肾功能不全者禁用 |

## 注释

【炮制方法】

硇砂: 取原药材, 除去杂质, 碾成小块[1]。

醋硇砂：取硇砂碎块，置沸水中溶化，澄清，除去残渣，倾入瓷盆中，加醋隔水加热蒸发，随时将液面的白色浮霜捞出，置白纸上，干燥即成[1]（每100kg硇砂，用醋50kg）。或将硇砂水溶液加醋后滤过直接蒸发至干。

【性状差异】 生紫硇砂或白硇砂均为块状结晶体。醋制后均呈白色黄白色结晶性粉末。（见文末彩图123）

【炮制作用】 硇砂，味咸、苦，性温。具有消积软坚，破瘀散结功效。主入肝、脾、胃经。主治经闭、癥肿、尿闭、水肿、肾热、膀胱热、目翳胬肉，痈肿疮毒。

硇砂炮制后除去杂质，增加药物纯度，降低了腐蚀毒性，增强软坚化瘀、消癥瘕积聚的作用，可内服。这与古代记载硇砂内服须炮制相吻合。

硇砂有抗炎活性与其消积软坚作用有一定的相关性。硇砂生用有腐蚀肠胃毒性，主要原因为其含有硫化物和多硫化物。硫化物和多硫化物在胃酸的作用下均会产生硫化铵，硫化铵经消化道或呼吸道很快被吸收，当游离的硫化铵在血液中来不及氧化时，则易引起全身性中毒反应[2]。

硇砂经过提净后，除去了其中有毒元素 As、Cd、Cr、P 等[3,4]，同时降低了其中二硫化物及多硫化物的含量[5,6]，进而降低腐蚀毒性，可内服。紫硇砂炮制后，可使肝癌小鼠肿瘤体积显著减小，致瘤块坏死消失[7]。

【药理作用】

### 一、生硇砂的药理作用

消炎作用 紫硇砂对二甲苯所致小鼠耳廓肿胀的抑制率为27.3%，对小鼠棉球肉芽肿组织增生的抑制率为20.0%[7]。

### 二、制硇砂的药理作用

抗肿瘤作用 10%紫硇砂注射液给荷肉瘤 $S_{180}$ 小鼠腹腔注射0.1ml（半数致死量的1/5），每日1次，连续10天，瘤重平均抑制率为68.2%；给荷瓦克癌（W256）大鼠腹腔注射1ml，每日1次，连续16天，癌重平均抑制率为16.0%；给腹水癌小鼠灌胃，每日0.1ml，连续10天，可使其平均存活日数延长[8]。另外紫硇砂提取液还有抗小鼠肝癌的作用[9,10]。

【化学成分】

**白硇砂** 主要成分为含水氯化铵[1]。

**紫硇砂** 主要成分为氯化钠[1]。

**醋硇砂** 主要成分不变，含量有所增加[11]。硫化物和多硫化物含量降低。

【含量测定】 采用硝酸银滴定法[11]测定生、制白硇砂中 $NH_4Cl$ 含量，结果见表22-2：

表22-2 硇砂、醋硇砂中 $NH_4Cl$ 含量

| 样品 | 白硇砂% | 制白硇砂% |
|---|---|---|
| 内蒙天力药业（西藏） | 90.63 | 91.28 |
| 安国药材市场（西藏） | 90.17 | 91.52 |
| 成都荷药河（西藏） | 95.80 | 97.13 |

【毒性】 关于硇砂的毒性，古代各家记载均较详细，如《药性论》："畏浆水，忌羊血，能腐坏人肠胃"。《唐本草》："有毒，不宜多服"。《本草拾遗》："有暴热，损发"。而在其他记载中描述硇砂炮制后毒性大大降低，如《日华子本草》记载："凡修制硇砂，用黄丹、石灰作柜，煅赤使用，并无毒"。《本草衍义》记曰："硇砂，用须水飞过，入瓷器中，于重汤中煮其器，使自干，杀其毒，去其尘秽"。《本草纲目》："硇砂，今时人多用水飞净，醋煮干如霜，刮下用之"。现代实验研究发现小鼠腹腔注射生紫硇砂的半数致死量为3.20g/kg，水制品为3.33g/kg，醋制品为3.42g/kg，白硇砂为0.76g/kg[9]。白硇砂与紫硇砂及其炮制品之间毒性差异较大。另有报道紫硇砂煎剂给小鼠腹腔注射的

半数致死量2.216g/kg，小鼠多在注射后60分钟内死亡[8]。硇砂对造血系统、肝和肾功能的损伤与剂量大小和时间呈一定关系。但在大鼠长期毒性实验组中，中剂量组和低剂量组的结果显示无明显毒性作用，其剂量为临床推荐剂量的20～40倍，由此证明其毒性作用较小[12]。

**【生制硇砂成分、药效与功用关系归纳】** 由硇砂炮制前后的对比研究，初步提示了硇砂纯度变化是引起硇砂生制品药效差异的物质基础。其变化关系如图所示：

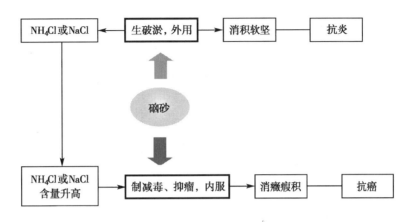

图22-4 生制硇砂成分、药效与功用关系图

（陈晓霞）

## 参 考 文 献

[1] 中华人民共和国卫生部药政管理局. 全国中药炮制规范 [S]. 北京：人民卫生出版社，1988：395.

[2] 邓水蓉，吴荣花. 紫硇砂合理炮制法探讨. 中药材，1997，20（2）：77-78.

[3] 杨全伟，韩建伟，姜丽. 紫硇砂及其3种炮制品中硫的含量测定及比较 [J]. 中国药师，2011，14（4）：502-504.

[4] 余玖霞，陆兔林，毛春芹，等. 白硇砂和紫硇砂及其炮制品中微量元素的测定 [J]. 中草药，2012，43（2）：270-274.

[5] 李轩贞，吴玢. 紫外分光光度法测定自然铜和紫硇砂中的微量硫 [J]. 中成药，1989，11（4）：32-33.

[6] 李轩贞，吴玢. 紫硇砂炮制除毒探讨 [J]. 中国中药杂志，1989，14（10）：18-19.

[7] 孙铭，朱争艳，方淑昌，等. 中药硇砂提取液裸小鼠肿瘤内注射治疗肝癌的实验研究 [J]. 肿瘤防治研究，2002，29（5）：365-372.

[8] 余玖霞，陆兔林，毛春芹，等. 中药硇砂不同品种抗炎作用及急性毒性实验研究 [J]. 南京中医药大学学报，2012，28（1）：77-79.

[9] 梁秀艳，刘进先，吴玉波，等. 硇砂提取液复方制剂抑瘤作用的实验研究 [J]. 中国中医药科技，2008，15（3）：192.

[10] 朱争艳，杜智，方淑昌，等. 矿物中药硇砂提取液抑制肝癌的实验研究 [J]. 临床肝胆病杂志，2006，22（3）：204-206.

[11] 顾艳丽，王烈群，赵元琦. 蒙药白硇砂中含量测定方法研究 [J]. 中国民族医药杂志，2008，12：57.

[12] 梁秀艳，刘进先，吴玉波，等. 硇砂提取液的毒理学实验研究 [J]. 中国中医药科技，2008，15（5）：396.

## 炉 甘 石

**【来源】** 本品为碳酸盐类矿物方解石族菱锌矿，主含碳酸锌（$ZnCO_3$）。采挖后，洗净，晒干，除去杂石。主产于广西、湖南、四川、云南等地。

**生制炉甘石鉴别使用表**

| 处方用名 | 炉甘石 | 煅炉甘石 |
|---|---|---|
| 炮制方法 | 净制 | 煅制水飞 |
| 性状 | 呈不规则的块状。灰白色或淡红色，表面粉性，无光泽，凹凸不平，多孔，似蜂窝。体轻，易碎。气微，味微涩 | 呈白色、淡黄色或粉红色的粉末；体轻，质松软而细腻光滑。气微，味微涩 |
| 性味<br>归经 | 甘，平<br>归肝、脾经 | 甘，平<br>归肝、脾经 |
| 功能<br>主治 | 收湿止痒敛疮<br>用于溃疡不敛，脓水淋漓，湿疮瘙痒 | 解毒明目退翳，收湿止痒敛疮<br>用于目赤肿痛，睑弦赤烂，翳膜遮睛，胬肉攀睛，溃疡不敛，脓水淋漓，湿疮瘙痒 |
| 炮制作用 | 易于粉碎 | 经煅淬水飞后，质地纯净细腻，增强收敛生肌作用 |
| 用法 | 外用 | 外用，不作内服，研末散布或调敷；水飞点眼、吹喉 |
| 用量 | 适量 | 适量 |
| 配伍 | | 常与玄明粉各等份为末点眼，治目赤暴肿，如神应散；与海螵蛸、冰片为细末点眼，可治风眼流泪，如止泪散 |
| 药理作用 | 抗菌、防腐、消炎、止痒、保护创面 | 抗菌、防腐、消炎、止痒、保护创面 |
| 化学成分 | 主要成分为碳酸锌（$ZnCO_3$） | 主要成分为氧化锌（$ZnO$） |
| 含量测定 | 氧化锌（$ZnO$）不得少于 40.0% | 氧化锌（$ZnO$）不得少于 56.0% |

## 注释

【炮制方法】

炉甘石：取原药材，除去杂质，打碎[1]。

煅炉甘石：取净炉甘石块，置耐火容器内，用武火加热，煅至红透，取出，立即倒入水中浸脆，搅拌，倾取上层水中混悬液，残渣继续煅淬 3 至 4 次，至不能混悬为度，合并混悬液，静置，待澄清后倾去上层清水，残渣再按水飞法水飞成细粉，晒干[2]。

除煅炉甘石外，还有制炉甘石，如：黄连汤制炉甘石、三黄汤制炉甘石[3]。

【性状差异】 炉甘石呈不规则块状，灰白色或淡红色，表面粉性。煅炉甘石为细粉状。白色、淡黄色或粉红色。体轻质松软而细腻光滑。（见文末彩图 124）

【炮制作用】 炉甘石，味甘，性平。归肝、脾经。具解毒明目退翳，收湿生肌止痒敛疮作用。

炉甘石不生用、不内服，而作外用。经煅淬水飞后，质地纯洁细腻，适宜于眼科及外敷用，消除了由于颗粒较粗而造成的对局部黏膜的刺激性。如治风火烂眼、暴发赤肿、眼涩眼痒、视物不清的紫金滴眼药（《部颁标准》）；治耳内生疮，破流脓水，痛痒浸淫的红棉散（《部颁标准》）；治疮疡溃烂，腐肉将尽，疮口不收的生肌八宝散（《部颁标准》）。采用黄连及三黄汤拌制，可增强清热明目、敛疮收湿之效。用于目赤肿痛，眼缘赤烂，溃疡不敛，脓水淋漓，湿疮，皮肤瘙痒。

$ZnO$ 能部分吸收创面分泌液，有收敛、保护作用，尚能抑制部分葡萄球菌的繁殖生长，对炎症部位的组织有较好的复生作用。抑菌活性试验表明，炉甘石中起抑菌作用的是 ZnO，而 $ZnCO_3$ 无抑菌活性。煅制水飞法不但使炉甘石中主要成分 $ZnCO_3$ 转变为有效成分 ZnO（大于80%），而且可显著降低炉甘石粒径，提高炉甘石颗粒圆整度，进而达到提高炉甘石抑菌等生物活性[4]。

**【药理作用】** 本品无生用，临床均须经过煅制。

**1. 抗菌** 炉甘石的抗菌有效成分为氧化锌，对表皮葡萄球菌、乙型链球菌、产气杆菌、标准大肠杆菌、标准金黄色葡萄球菌等具有较好的抑菌活性，且其抑菌活性与氧化锌的粒径和含量有关，纳米炉甘石具有较好的抗菌活性[5-7]。

**2. 抗炎** 炉甘石洗剂对小鼠耳肿胀具有较好的抗炎作用[7]。

**3. 镇痛** 炉甘石洗剂对冰醋酸刺激造成的小鼠扭体模型具有良好的镇痛作用[7]。

**【化学成分】**

**炉甘石** 主要含碳酸锌（$ZnCO_3$），尚含铁、钙、镁、锰的碳酸盐。

**煅炉甘石** 煅制后，部分碳酸锌（$ZnCO_3$）分解为氧化锌（ZnO），煅炉甘石的主要成分为氧化锌（ZnO）[8]。

**【含量测定】** 照2010年版《中国药典》炉甘石项下【含量测定】方法[1]，本品按干燥品计算，炉甘石含氧化锌（ZnO）不得少于40.0%。煅炉甘石含氧化锌（ZnO）不得少于56.0%。

**【毒性】** 本品口服后在胃内可生成氯化锌，会刺激腐蚀胃肠道。且有些炉甘石含铅和镉，具有相当大的毒性，所以炉甘石不生用、不内服，而作外用。有学者采用电感耦合等离子质谱法进行了元素分析，研究发现，炉甘石和煅炉甘石中均含有少量的铅（Pb）、镉（Cd）、镁（Mg）、铝（Al）、铁（Fe），普遍含汞（Hg）、铜（Cu）、砷（As）、锑（Ti）、锰（Mn）、镍（Ni）、硒（Se）、铋（Bi）等微量元素，且 Pb、Cd、Hg、Cu、As 等有害的微量元素含量较高，因此，需要严格控制这类元素的含量[9,10]。

**【生煅炉甘石成分、药效与功用关系归纳】** 由炉甘石煅制前后的对比研究，提示了炉甘石性状及 ZnO 含量的变化是引起炉甘石生煅品药效差异的原因。其变化关系如图所示：

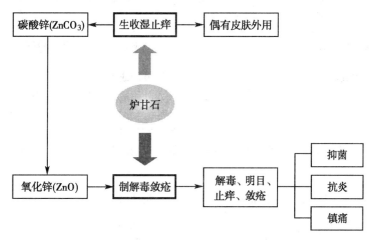

图 22-5 生煅炉甘石成分、药效与功用关系图

（丁安伟 张 丽）

**· 参 考 文 献 ·**

[1] 国家药典委员会. 中华人民共和国药典（一部）[S]. 北京：中国医药科技出版社，2010：211.

[2] 叶定江. 中药炮制学 [M]. 上海：上海科学技术出版社，1996：226.

[3] 蔡宝昌. 中药炮制学 [M]. 北京：中国中医药出版社，2008：246-247.

[4] 李超英，杨辛欣，崔红花，等. 炉甘石炮制方法及其质量标准研究 [J]. 中成药，2008，30（3）：396-399.

[5] 张杰红，银玲，王晓宇，等. 不同粒径炉甘石体外抑菌作用机制的研究 [J]. 中药与临床，2011，2（6）：19-21.

[6] 柳娜，张祥良. 纳米炉甘石体外抗菌作用研究 [J]. 中成药，2005，27（9）：1083-1084.

[7] 周灵君. 中药炉甘石、赤石脂炮制机制及效应评价研究 [D]. 南京：南京中医药大学博士学位论文，2012.

[8] 郭义明，于开峰，刘艳华，等. 炉甘石炮制机理分析 [J]. 中国中药杂志，2005，30（8）：596-599.

[9] 成红砚，杨刚. 原子荧光光度法测定炉甘石中砷、汞的含量 [J]. 贵阳中医学院学报，2008，30（5）：66-67.

[10] 张绍琴，李文旭，崔宇红，等. 炉甘石炮制前后主成分和微量元素含量测定 [J]. 中药材，1992，15（11）：25-27.

## 硼　砂

【来源】　本品为硼酸盐类矿物硼砂矿石，主含含水四硼酸钠（$Na_2B_4O_7 \cdot H_2O$）。矿砂挖出后，溶于沸水中，滤去杂质，滤液放冷后析出结晶，取出干燥。主产于青海、西藏、陕西等地。

生制硼砂鉴别使用表

| 处方用名 | 硼砂 | 煅硼砂 |
| --- | --- | --- |
| 炮制方法 | 净制，碾碎 | 煅制 |
| 性状 | 无色半透明或白色半透明不规则块状或粉末；有玻璃光泽；无臭；味甜略带咸 | 白色不透明粉末；无光泽；无臭；味咸、微苦 |
| 性味归经 | 甘、咸，凉<br>归肺、胃经 | 甘、咸、微苦，凉<br>归肺、胃经 |
| 功能主治 | 外用清热解毒，内服清肺化痰<br>风热喉痹，牙龈肿痛，咽喉噎塞，咳嗽上气，痰盛喘满，气道痞滞 | 燥湿收敛<br>咽喉肿痛，单双乳娥，痈疽疮疖 |
| 炮制作用 | 除去杂质，利于成分煎出 | 增强收敛作用，利于粉碎 |
| 用法用量 | 外用或入中成药<br>外用适量，内服 1.5~3g | 外用或入中成药<br>外用适量，内服 1.5~3g |
| 配伍 | 常与冰片、炉甘石、玄明粉、百部、贝母等配伍用于治疗咽喉肿痛、痰黄黏稠、咳嗽不利等症，如冰硼散 | 常与冰片、炉甘石、玄明粉、雄黄、甘草等配伍用于治疗咽喉肿痛、口舌糜烂等症，如珠黄吹喉散 |
| 药理作用 | 抗肿瘤、抑菌、抗惊厥、保护黏膜 | 抗肿瘤、抑菌 |
| 化学成分 | $Na_2B_4O_7 \cdot 4H_2O$ | $Na_2B_4O_7$ |
| 检查 | 重金属不得过百万分之十<br>砷盐不得过 0.0005% | 重金属不得过百万分之十<br>砷盐不得过 0.0005% |
| 含量测定 | 含 $Na_2B_4O_7 \cdot 4H_2O$ 为 99.0%~103.0% | 含 $Na_2B_4O_7$ 不得少于 80% |
| 注意 | 内服有毒 | 内服有毒 |

## 注释

【炮制方法】

硼砂：取原药材，除去杂质，砸成碎块或碾成粉末[1]。

煅硼砂：取净硼砂碎块或粗粉，置煅制容器内，用武火加热煅至鼓起小泡成雪白酥松块状，取出，放凉，碾成粉末。或置炒制容器内，用武火加热，炒至鼓起小泡成雪白酥松块状，取出，放凉，碾成粉末[1]。

【性状差异】　硼砂呈半透明有玻璃光泽不规则块状或粉末，味甜略带咸。煅硼砂为无光泽白色不透明粉末，味咸、微苦。（见文末彩图 125）

【炮制作用】　硼砂，味甘、咸，性凉。主入肺、胃经。具有清热消痰、解毒防腐功效。外用清热消肿防腐；内服清热化痰，可治咽喉肿痛，目赤翳障、咳嗽痰稠，如治肺热咳嗽的冰硼散[2]。但对黏膜有刺激作用。因此，硼砂多外用入清热剂。

煅硼砂收敛作用增强，临床多用作喉科散剂，如治疗咽喉口舌肿痛糜烂的珠黄吹喉散[3]。

关于硼砂炮制作用，历代采用芫花、甘草等辅料炮制来增强疗效，但主流为方法为"煅"和"炒"，主要是除去生品中含有的结晶水，改变晶型结构，避免对黏膜的刺激，增强燥湿收敛作用，同时使药材质地疏松清扬，有利于粉碎，研制的细粉细腻易溶，外用时降低刺激感。

【药理作用】

### 一、硼砂的药理作用

**1. 抑菌作用**[4]　平板法实验证明 10% 的硼砂对大肠杆菌、铜绿假单胞菌、炭疽杆菌、福氏痢疾杆菌、志贺痢疾杆菌、伤寒杆菌、副伤寒杆菌、变形杆菌及葡萄球菌、白色念珠菌均有抑制作用；纸片法证明硼砂还能抑制白喉杆菌、牛型布氏杆菌、肺炎双球菌、脑膜炎球菌及溶血性链球菌等。

**2. 抗惊厥及抗癫痫作用**[5]　给小鼠灌服 130～260mg/kg 硼砂有抗惊厥作用，该作用可随给药次数的增加而逐渐增强，最大抗惊厥作用产生于给药后 1 周左右。腹腔注射 260mg/kg 硼砂，可对抗电惊厥，其对抗率为 100%。

**3. 防腐及保护皮肤黏膜的作用**[6]　临床用本品冲洗溃疡、脓肿，特别是黏膜发炎，如结膜炎、胃炎等，因其为碱性，可使黏膜去垢。

**4. 抗肿瘤作用**[7]　硼砂有败毒抗癌作用，用于癌瘤积毒。

### 二、煅硼砂的药理作用

抑菌作用[8]　煅硼砂对皮肤羊毛样小孢子癣菌有抑制作用。

【化学成分】
**硼砂**　主要成分为含水四硼酸钠[1]。
**煅硼砂**　主要成分为四硼酸钠[1]。

【含量测定】　采用酸碱滴定法[9]测定硼砂、煅硼砂在硼砂中四硼酸钠含量，见表 22-3。

表 22-3　硼砂、煅硼砂中四硼酸钠含量（%）

| 样品 | 四硼酸钠 |
| --- | --- |
| 生硼砂 | 52.34 |
| 煅硼砂 | 97.51 |

【不良反应】　口服硼砂存在不良反应，主要是由于摄取硼砂后与胃酸作用产生硼酸。硼酸具有积存性，连续摄取后会在体内蓄积，影响消化酶的功能，导致食欲减退、消化不良，抑制营养物质的吸收，促进脂肪分解体重减轻。中毒症状为恶心，呕吐，腹痛，腹泻，严重时呕出物带血或排出脓血便；出现惊厥，烦躁不安及角弓反张等神经症状，严重时休克及昏迷，皮肤红斑，表现为血压下降，循环衰竭，早期发热、黄疸、尿闭等症[10]。

另外，硼砂外用可引起猩红热样皮疹，与铁剂产生沉淀影响铁剂吸收。与青霉素、头孢菌素、先锋霉素、呋喃旦啶、四环素类药物同时使用，可减少这些药物的再吸收，降低治疗效果。硼砂与氨基糖苷类抗生素药物如链霉素、卡那霉素、庆大霉素、新霉素、妥布霉素同用，均能使毒副作用增加，甚至危及生命。硼砂对人的致死量，成人约20g，小孩约5g[11]。但药典中记载硼砂用于治疗癫痫大发作，每日剂量可从0.9g到4.0g长期服用未见不良反应。

【毒性】　历代对硼砂记载均认为其有毒性。现代对硼砂毒性进行了较为全面的研究。其急性毒性实验证明，口服硼砂对小鼠和大鼠致死量（$LD_{50}$）为400~700mg/kg，对豚鼠、犬、兔、猫 $LD_{50}$ 为250~350mg/kg，大动物 $LD_{50}$ 为5.33g/kg。对大鼠90天喂养慢毒性实验，硼剂量分别为0、2.6、8.8、26.3、87.5、262.5mg/（kg·d），最高剂量组动物全部于3~6周死亡；87.5mg/kg组动物体重和肝、肾等脏器重量降低，肾上腺和肾脏的脏器系数（质量与体重之比）明显增加，但肝脏和卵巢脏器系数降低，睾丸重量也明显降低[12]。另外，硼砂还可引起生殖毒性，饲料中硼剂量为170mg/kg时，大鼠出现不育，雄性睾丸萎缩，无精子，雌性排卵减少等[13]。

硼砂毒性作用机制可能是硼可以竞争性抑制两类酶，一类是需要有吡啶或黄素核苷酸为辅酶的氧化还原酶，另一类是酶活性部位上结合有硼酸盐和硼酸衍生物的酶。硼砂与胃酸作用产生的硼酸能与肾上腺素、儿茶酚胺结合，使其丧失活性[14]。

【生制硼砂成分、药效与功用关系归纳】

由硼砂炮制前后的对比研究，提示了硼砂含水量及其结构变化是引起硼砂生制品药效差异的物质基础。其变化关系如图所示：

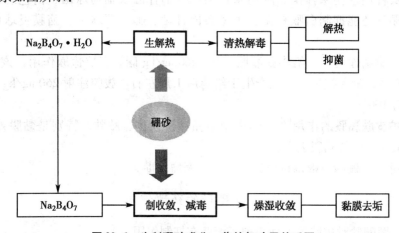

图22-6　生制硼砂成分、药效与功用关系图

（陈晓霞）

## 参考文献

[1] 中华人民共和国卫生部药政管理局. 全国中药炮制规范 [M]. 北京：人民卫生出版社，1988：404.

[2] 国家药典委员会. 中华人民共和国药典（一部）[S]. 北京：中国医药科技出版社，2010：702.

[3] 国家药典委员会. 中华人民共和国药典（一部）[S]. 北京：中国医药科技出版社，2010：973.

[4] 王燕，侯秀红. 制霉菌素联合冰硼散阴道上药治疗单纯性假丝酵母菌性阴道炎的临床观察 [J]. 基层医学论坛，2006，10（12）：1079-1080.

[5] 蔡克中，周福研，孙士斌，等. 硼砂实验性抗癫痫试验 [J]. 中国医院药学杂志，1986，（2）：10-11.

[6] Balakrishnan B, Mohanty M, Umashankar P R, et al. Evaluation of an in situ forming hydrogel wound dressing based on oxidized alginate and gelatin [J]. Biomaterials, 2005, 26 (32)：6335-6342.

[7] 尹龙，徐亮，胡格，等. 抗肿瘤中药及其有效成分的作用研究现状 [J]. 动物医学进展，2006，（1）：43-47.

[8] 叶定江. 中药炮制学 [M]. 上海：上海科学技术出版社，1996：211.

[9] 林小明. 硼砂炮制工艺的探讨 [J]. 中成药，1987，（1）：78-79.

[10] 曹艇，刘梦溪. 食品中非法添加硼砂的危害 [J]. 中国预防医学杂志，2003，4（3）：237-238.

[11] 国家药典委员会. 中华人民共和国药典（二部）[S]. 北京：中国医药科技出版社，2010：1081.

[12] Sylvain IC. Ultrastructural apoptotic lesions induced in rat thymocytes after borax ingestion [J]. Anticaneer Res, 1998, 18（4A）：2455-2461.

[13] Hubbard S, Frank M, Sullivan I, et al. Toxicological effects of inorganic boron compounds in animals. A review of the literature [J]. J Trace Elem Exp Med, 1996, 9（4）：165-173.

[14] 孙金艳，刘大森. 硼对绵羊血液生化指标的影响 [J]. 东北农业大学学报，2004，35（2）：154-158.

# 附　　录

## 附录一　十八反歌

　　本草明言十八反，半蒌贝蔹芨攻乌。藻戟遂芫俱战草，诸参辛芍叛藜芦。

　　十八反列述了 3 组相反药，分别是：甘草反甘遂、京大戟、海藻、芫花；乌头（川乌、附子、草乌）反半夏、瓜蒌（全瓜蒌、瓜蒌皮、瓜蒌仁、天花粉）、贝母（川贝、浙贝）、白蔹、白及；藜芦反人参、沙参（南、北）、丹参、玄参、苦参、细辛、芍药（赤芍、白芍）。

## 附录二　十九畏歌

　　硫黄原是火中精，朴硝一见便相争。水银莫与砒霜见，狼毒最怕蜜陀僧。巴豆性烈最为上，偏与牵牛不顺情。丁香莫与郁金见，牙硝难合京三棱。川乌草乌不顺犀，人参最怕五灵脂。官桂善能调冷气，若逢石脂便相欺。大凡修合看顺逆，炮爁炙煿莫相依。

　　十九畏列述了 9 组 19 味相反药，具体是：硫黄畏芒硝（包括玄明粉），水银畏砒霜，狼毒畏蜜陀僧，巴豆（包括巴豆霜）畏牵牛子（包括黑丑、白丑），丁香（包括母丁香）畏郁金，川乌、草乌（包括附子）畏犀角，芒硝（包括玄明粉）畏三棱，官桂畏石脂，人参畏五灵脂。

## 附录三　六陈歌

　　枳壳陈皮半夏齐，麻黄狼毒及茱萸。六般之药宜陈久，入药方知奏效奇。

## 附录四　妊娠服药禁忌

　　根据药物对胎元损害程度的不同，一般可分为禁用与慎用两类。禁用的大多是毒性较强或药性猛烈的药物，慎用的包括活血祛瘀、破气行滞、攻下通便、辛热及滑利类的中药。

　　妊娠禁用药歌诀：

　　芫斑水蛭与虻虫，乌头附子配天雄；野葛水银并巴豆，牛膝薏苡与蜈蚣；三棱芫花代赭麝，大戟蝉蜕黄雌雄；牙硝芒硝牡丹桂，槐花牵牛皂角同；半夏南星与通草，瞿麦干姜桃仁同；硇砂干漆蟹爪甲，地胆茅根与䗪虫。

　　妊娠禁用中药有：甘遂、京大戟、芫花、玄明粉、芒硝、巴豆、巴豆霜、牵牛子、千金子（大戟科）、猪牙皂、商陆、阿魏、三棱、莪术、丁公藤、水蛭、斑蝥、土鳖虫、蜈蚣、麝香、天山雪莲、黑种草子（维族用药）、马钱子、闹羊花、轻粉、制川乌、草乌叶、附子、天南星、天仙子、雄黄。

　　妊娠慎用中药有：三七、干漆、大黄、王不留行、木鳖子、牛膝、片姜黄、白附子、西红花、肉桂、华山参、冰片、红花、苏木、郁李仁、虎杖、卷柏、枳壳、枳实、禹州漏芦、禹余粮、急性子、穿山甲、桃仁、凌霄花、通草、常山、硫黄、番泻叶、蒲黄、漏芦、赭石、瞿麦、蟾酥。

## 附录五　饮食禁忌

患者在服药或用药期间，对某些食物不宜同时进服，称为服药禁忌，即通常所说的"忌口"。不宜食用与药性相反或影响治疗的食物。

如常山忌葱；地黄、首乌忌葱、蒜、白萝卜；人参忌白萝卜；薄荷忌鳖肉；茯苓忌醋；鳖甲忌苋菜；蜜忌生葱。寒性病服温热药时要忌食生冷物；热性病服寒凉药时要忌食辛辣食物。服镇静安神药时，忌食辛辣、酒、浓茶等刺激和兴奋中枢神经的食物。服人参、西洋参等滋补药时要忌饮茶，高热患者忌食油。

另外，由于疾病关系，在服药期间，凡属生冷、黏腻、腥臭等不易消化及有特殊刺激的食物，都应根据病情予以避免。

又如患哮喘、过敏性皮炎、肝炎、疮疖等患者，在服药时，不能吃鸡、羊、猪头肉、鱼、蟹、虾、韭菜、发菜等食品。

总之，在服药期间，应注意"吃药"和"忌口"相结合，个别患者个别对待，这样才能达到尽快恢复健康的目的。

## 附录六　证候禁忌

是指某类或某种中药不适用于某类或某种证候，在使用时应予以避忌的，又名病证禁忌。

如体虚多汗者，忌用发汗药，以免加重出汗而伤阴津；

阳虚里寒者，忌用寒凉药，以免再伤阳生寒；

阴虚内热者，慎用苦寒清热药，以免苦燥伤阴；

脾胃虚寒、大便稀溏者，忌用苦寒或泻下药，以免再伤脾胃；

阴虚津亏者，忌用淡渗利湿药，以免加重津液的耗伤；

火热内炽和阴虚火旺者，忌用温热药，以免助热伤阴；

妇女月经过多及崩漏者，忌用破血逐瘀之品，以免加重出血；

脱证神昏者，忌用香窜的开窍药，以免耗气伤正；

邪实而正不虚者，忌用补虚药，以免闭门留邪；

表邪未解者，忌用固表止汗药，以免妨碍发汗解表；

湿热泻痢者，忌用涩肠止泻药，以免妨碍清热解毒、燥湿止痢。

又如体虚多汗者忌用发汗力较强的麻黄；

虚喘、高血压及失眠患者，慎用麻黄；

湿盛胀满、水肿者，忌用甘草；

麻疹已透及阴虚火旺者，忌用升麻；

有肝功能障碍者，忌用黄药子；

肾病患者，忌用马兜铃；

授乳期妇女不宜大量使用麦芽等。

## 附录七　七情配伍

### 一、含　义

所谓"七情配伍"，又称配伍七情、中药七情。

前人把单味药的应用及中药之间的配伍关系概括为七种情况，称为"七情"，除"单行"外，皆从双元配伍用药角度论述单味中药通过简单配伍后的性效变化规律。它高度概括了中药临床应用的七种基本规律，是中医遣药用方的基础。"七情"的提法首见于《神农本草经》，其序例云"药有单行者，有相须者，有相使者，有相畏者，有相恶者，有相反者，有相杀者。凡此七情，和合视之。当用相须相使者，勿用相恶相反者"。李时珍也曾精辟地对"七情"进行过概括，即："独行者，单方不用辅也；相须者，同类不可离也；相使者，我之佐使也；相畏者，受彼之制也；相杀者，彼之毒也；相恶者，夺我之能也；相反者，两不相合。凡此七情，合而视之，当用相须相使者良，勿用相恶相反者。若有毒制宜，可用相畏相杀者，不尔不合用也"。

## 二、内　　容

1. **单行**　指用单味药就能发挥预期治疗效果，不需要其他药辅助。

2. **相须**　即性能功效相类似的药物配合使用，可以增强原有疗效。

3. **相使**　即在性能功效方面有某些共性的药物配伍合用，而以一药为主，另一药为辅，辅药能增强主药疗效。

4. **相畏**　即一种药物的毒性反应或副作用，能被另一种药物减轻或消除。

5. **相杀**　即一种药物能减轻或消除另一种药物的毒性或副作用。

6. **相恶**　即两药合用，一种药物能使另一种药物原有功效降低，甚至丧失。

7. **相反**　即两药合用，能产生或增强毒性反应或副作用。如"十八反""十九畏"中的若干药物。

其中相须、相使表示增效，临床用药要充分利用；

相畏、相杀表示减毒，应用毒烈药时须考虑选用；

相恶表示减效，用药时应加以注意；

相反表示增毒，原则上应绝对禁止。

# 附录八　君臣佐使是遣药组方的原则

## 一、君臣佐使制方规律

"方从法出"，方剂是在辨证立法的基础上选择合适的药物组合成方。药物的功用各有所长，也各有所偏，通过合理的配伍，增强或改变其原有的功用，调其偏性，制其毒性，消除或减缓其对人体的不利因素，使各具特性的药物发挥综合作用，达到增效减毒，适应复杂病情的目的，所谓"药有个性之专长，方有合群之妙用"，即是此意。方剂组成要修守自身的规律，即要遵循君、臣、佐、使的制方规律。历代医家多有论述。如《素问·至真要大论》说："主病之谓君，佐君之谓臣，应臣之谓使。"又说："君一臣二，制之小也，君一臣三佐五，制之中也，君一臣三佐九，制之大也。"

根据历代医家的论述可归纳为：

1. **君药**　是针对主病或主证起主要治疗作用的药物。其药力居方中之首，用量较作为臣、佐药应用时要大。在一个方剂中，君药是首要的，是不可缺少的药物。

2. **臣药**　有两种意义，一是辅助君药加强治疗主病或主证的药物；二是针对兼病或兼证起治疗作用的药物。它的药力小于君药。

3. **佐药**　有三种意义，一是佐助药，即协助君、臣药以加强治疗作用，或直接治疗次要的兼证；二是佐制药，即用于消除或减缓君、臣药的毒性与烈性；三是反佐药，即根据病情需要，用与君药性味相反而又能在治疗中起相成作用的药物。佐药的药力小于臣药，一般用量较轻。

4. **使药**　有两种意义，一是引经药，即能引方中诸药以达病所的药物；二是调和药，即具有调和诸药作用的药物。使药的药力较小，用量亦轻。

除君药外，臣、佐、使都各具两种以上涵义。在每一首方剂中不一定每种意义的臣、佐、使药都具备，也不一定每味药只任一职。如病情比较单纯，用一二味药即可奏效，或君、臣药无毒烈之性，便不需用佐药。主病药物能至病所，则不必再加引经的使药。在组方体例上，君药宜少，一般只用一味，《苏沈良方》曾说："主病者，专在一物，其他则节给相为用"。若病情比较复杂，亦可用至二味，但君药不宜过多，多则药力分散，而且互相牵制，影响疗效。正如陶宏景所说："若多君少臣，多臣少佐，则药力不周也。"臣药可多于君药，佐药常常多于臣药，而使药则一二味足矣。总之，每一方剂的药味多少，以及臣、佐、使是否齐备，全视病情与治法的需要，并与所选药物的功用、药性密切相关。

总之，组成一首方剂，首先是依据辨证、治法的确立，选定恰当的药物，并酌定用量，明确君、臣、佐、使的不同地位及其配伍关系，发挥其综合作用，制约其不利因素，使之用药适宜，配伍严谨，主次分明，恰合病情，才能取得良好的治疗效果。

## 二、君臣佐使变化规律与遣药组方

君、臣、佐、使的变化包括三方面：一是君药变化，二是药味增减，三是药量增减，从而使君、臣、佐、使在方中位置变化，方剂的功用与主治亦相应地发生变化，这与遣药组方有着密切的关系。

**1. 君药变化**　君药，是针对主病或主证起主要治疗作用的药物，当处方中君药发生变化时，该方的主攻方向就发生了变化，功用主治自然有所不同。如：治六郁证的越鞠丸、费伯雄在《医方论》中论述："此方注云：统治六郁。岂有一时而六郁并集者乎？须知古人立方，不过昭示大法。气郁者，香附为君；湿郁者，苍术为君；血郁者，川芎为君；食郁者，神曲为君；火郁者，栀子为君。相其病在何处，酌量加减，方能得古人之意而不泥古人之方。"汪韧庵在《医方集解》中解释六味地黄丸的君臣定位谓"血虚阴衰，熟地为君；精滑头昏，山萸为君，小便或多或少、或赤或白，茯苓为君；小便淋漓，泽泻为君，心虚火盛及有淤血，丹皮为君；脾胃虚弱，皮肤干涩，山药为君"。由此可见，君药变化，则整个处方的功用亦随之而变。

**2. 药味增减**　药味增减变化有两种情况，一种是佐使药的加减，因为佐使药在方中的药力较小，不致引起功效的根本改变，所以这种加减是在主证不变的情况下，对某些药进行增减，以适应一些次要兼证的需要；另一种是臣药的加减，这种加减改变了方剂的配伍关系，会使方剂的功效发生根本变化。如三拗汤，即麻黄汤去桂枝。此方仍以麻黄为君，但无桂枝的配合，则发汗力弱，且配以杏仁为臣，其功专主宣肺散寒，止咳平喘，是一首治疗风寒犯肺咳喘的基础方。再如麻黄加术汤，即麻黄汤原方加入白术，此方白术亦为臣药，形成一君二臣的格局。麻黄、桂枝发散风寒，白术祛湿，组成发汗祛风寒湿邪之方，是治疗痹证初起的主要方剂。可以看出，三拗汤与麻黄加术汤虽均以麻黄汤为基础，但由于臣药的增减，其主要药的配伍关系发生了变化，所以其功用与主治则截然不同。

**3. 药量增减**　药量是标识药力的，方剂的药物组成虽然相同，但药物的用量各不相同，其药力则有大小之分，配伍关系则有君臣佐使之变，从而其功用、主治则各有所异。如小承气汤与厚朴三物汤虽均由大黄、厚朴、枳实三药组成，但小承气汤以大黄四两为君，枳实三枚为臣，厚朴二两为佐，其功用则为攻下热结，主治阳明里热结实证的潮热，谵语，大便秘结，胸腹痞满，舌苔老黄，脉沉数。而厚朴三物汤则以厚朴八两为君，枳实五枚为臣，大黄四两为佐使，其功用为行气消满，主治气滞腹满，大便不通。前者行气以助攻下，病机是因热结而浊气不行，后者泻下以助行气，病机是因气郁而大便不下。

总之，临证组方时在遵循君、臣、佐、使的规律下，还要结合患者的病情、体质、年龄、性别与季节、气候以及生活习惯等，予以灵活变化，加减运用，做到"师其法而不泥其方"。根据病机变化而酌定"君、臣、佐、使"以遣药组方，它是理、法、方、药的有机结合，是辨证论治的具体体现。如此才能切中肯綮，获得满意的临床疗效。（摘自张伯礼，高学敏.《临床用药须知》中药饮片卷.北京：中国医药科技出版社，2011）

# 附录九　毒、麻中药的使用

## 一、毒性中药品种

毒性中药品种包括：砒石（红砒、白砒）、砒霜、水银、生马钱子、生川乌、生草乌、生白附子、生附子、生半夏、生南星、生巴豆、斑蝥、青娘虫、红娘虫、生甘遂、生狼毒、生藤黄、生千金子、生天仙子、闹羊花、雪上一枝蒿、红升丹、白降丹、蟾酥、洋金花、红粉、轻粉、雄黄、砒石（红砒、白砒）、水银为一类毒性中药，其余为二类毒性中药。

## 二、用法与用量

### 1. 用法

不可内服：水银、红粉、白降丹、生雪上一支蒿；

内服慎用：雄黄、轻粉、生川乌、生草乌、斑蝥、生白附子、生藤黄；

青光眼、高血压及心动过速者禁用：洋金花、天仙子；

忌食生冷、豆类及牛羊肉：雪上一支蒿；

炮制后使用：生川乌、生草乌、生天南星、生白附子；

炮制后入丸散：斑蝥、生马钱子、生甘遂。

### 2. 用量

砒石、砒霜——0.002～0.004g

蟾酥——0.015～0.03g

斑蝥、青娘虫——0.03～0.06g

雄黄——0.05～0.1g

天仙子——0.06～0.6g

雪上一枝蒿——0.06～0.12g

轻粉——0.1～0.2g

红娘虫——0.1～0.3g

洋金花、生马钱子、生藤黄——0.3～0.6g

生甘遂——0.5～1.5g

闹羊花——0.6～1.5g

生千金子——1～2g

生白附子——3～6g

生半夏、生天南星——3～9g

生附子——3～15g

## 三、麻醉中药——罂粟壳

1. 用量一般3～6g，不宜常服。

2. 儿童禁用。

3. 处方保存3年备查。

4. 不准生用，严禁单味零售。

5. 凭医生处方使用。

6. 禁止在中药材市场销售罂粟壳。

7. 专柜、专锁、专账、专人管理。

# 附录十　中药煎药操作常规

开展中药饮片煎煮服务，应当有与之相适应的场地和设备，卫生状况良好，具有通风、调温、冷藏等设施，应当建立健全中药饮片煎煮的工作制度，操作规程和质量控制措施并严格执行。煎药可选择砂锅，也可选用较牢固的不锈钢器皿等，煎药时切忌使用铜、铁、铝制器皿，煎好的药液也应避免与这类器皿直接接触，煎药用水可用自来水、甜井水，煎前充分浸泡。具体煎煮程序如下。

**1. 核对**　煎煮前先核对。

**2. 浸泡**　冷水将饮片浸泡20~30分钟，不宜使用60℃以上的热水，一般水量以高出药面3~5cm为宜，第二煎则用水量应当酌减。

3. 若发现煎干或煎煳现象，应另取饮片重新煎煮。

**4. 煎煮用火**　应遵循"先武后文"的原则。解表药多用武火，补虚药多用文火。

**5. 煎药时间**　中药煎煮一般分为一煎、二煎。一般药一煎沸后煎20分钟为宜，二煎药沸后煎15分钟为宜；解表药一般沸后用武火煎15分钟为宜，二煎沸后5~10分钟为宜；而滋补药一般沸后煎30分钟，二煎沸后20分钟为宜。

**6. 滤药**　应榨药渣，使药液尽量滤净。将两次煎液合并混匀后分两次服用。

**7. 煎液量**　500~600ml，分2~3次服用。

**8. 煎药标准**　煎液有原处方中各味中药的特征气味，无烟化，无焦化及其他霉烂异味，残渣无硬心，无焦化、烟化，挤出的残液量不超出残渣总重量的20%。

9. 核对发药。

# 附录十一　特殊煎药方法

**1. 先煎**　先煎的目的是为了延长药物的煎煮时间。一般来说，需先煎的饮片，经武火煮沸、文火煎煮10~20分钟后，再与用水浸泡过的其他药物合并煎煮。有些药物因临床治疗需要可适当延长煎煮时间，如：

（1）矿物、动物骨甲类饮片：应打碎先煎20分钟，方可与其他药物同煎。如生蛤壳、生龙骨、生龙齿、生紫石英、生寒水石、生石决明、生珍珠母、生瓦楞子、鳖甲、龟甲、鹿角霜、生磁石、生牡蛎、生石膏、生赭石、自然铜等。

（2）某些有毒饮片：可经过先煎1~2小时达到降低毒性或消除毒性的目的。如含有毒成分乌头碱的生川乌、生草乌或制附子，经1~2小时的煎煮后，可使乌头碱分解为乌头次碱，进而分解为乌头原碱，使毒性大为降低。

**2. 后下**　后下的目的是为了减少药物因煎煮时间过久所造成的成分散失。一般来说，在其他群药文火煎煮15~20分钟后放入需后下的饮片再煎煮5~10分钟即可。

（1）气味芳香，含挥发性成分的饮片不宜煎煮时间过久，以免其有效成分散失，一般在其他群药煎好前5~10分钟入煎即可。如降香、沉香、薄荷、砂仁、豆蔻、鱼腥草等。

（2）含有久煎后有效成分易破碎坏饮片也需后下，一般在其他群药煎好前10~15分钟入煎即可。如钩藤、苦杏仁、徐长卿等。

**3. 包煎**　包煎即是把需包煎的饮片装在纱布袋中，扎紧袋口后与群药共同煎煮。需要包煎的药物主要有以下几类。

（1）含黏液质较多的饮片宜包煎，以免在煎煮过程中粘煳锅底。如车前子、葶苈子。

（2）富含绒毛的饮片宜包煎，以免脱落的绒毛混入煎液后刺激咽喉引起咳嗽，如旋覆花、枇杷叶等。

（3）花粉等微小饮片：如蛤粉、蒲黄、海金沙、六一散等。

**4. 烊化**（溶化）　一些胶类、蜜膏类中药不宜与群药同煎，以免煎液黏稠而影响其他有效成分的煎出及结底烆化。可将此类药置于已煎好的药液中加热溶化后一起服用。也可将此类药置于容器内，加适量水，加热溶化或隔水炖化后，再兑入群药煎液中混匀分服，如阿胶、鳖甲胶、鹿角胶、龟鹿二仙胶等。

**5. 另煎**　一些贵重中药，为使其有效成分充分煎出，减少有效成分被其他药渣吸附引起的损失，需在另器单独煎煮取汁，再将渣并入其他群药合煎，然后将前后不同煎煮的药液混匀后分服。一般饮片通常需另煎 30～40 分钟，如人参、西洋参、西红花等。质地坚硬的贵重药，如羚羊角、水牛角应单独煎煮 2～3 小时。

**6. 兑服**　对于液体中药，放置其他药中煎煮往往会影响其成分，故应待其他药物煎煮去渣取汁后，再行兑入服用，如黄酒、竹沥水、鲜藕汁、姜汁、梨汁、蜂蜜等。

**7. 冲服**　一些用量少的贵细中药宜先研成粉末再用群药的煎液冲服，避免有效成分被其他药渣吸附而影响药效。如雷丸、蕲蛇、羚羊角、三七、琥珀、鹿茸、紫河车、沉香、金钱白花蛇等。

**8. 煎汤代水**　对于质地泡松、用量较大或泥土类不易滤净药渣的药物，可先煎 15～25 分钟，去渣取汁，再与其他药物同煎，如葫芦壳、灶心土等。

# 附录十二　古今度量衡对照

由于我国历史悠久，历代关于度量衡的标准不尽相同，用药计量单位的名称也有多种称谓，有些用法今天已很难准确推算。为了帮助读者了解我国不同朝代度量衡的变化情况，根据《中国度量衡史》、《中药大辞典》、《简明中医辞典》等有关资料，附录古今度量衡对照表，并就古方中一些特殊计量单位等作简要说明，以供参考，希望读者在应用时，对中药剂量的掌握仍应以现代临床实践为依据。

## 一、古方度量衡对照表

| 年代 | 朝代 | | 尺度 | | 容量 | | 衡量 | | |
|------|------|------|-----------|-----------|-----------|-----------|-------------|------------|------------|
| | | | 一尺合市尺 | 一尺合厘米 | 一升合市升 | 一升合毫升 | 一斤*合市两 | 一两*合市两 | 一两*合克数 |
| 约公元前 11 世纪—前 221 年 | 周 | | 0.5973 | 19.91 | 0.1937 | 193.7 | 7.32 | 0.46 | 14.30 |
| 约公元前 221 年—前 206 年 | 秦 | | 0.8295 | 27.65 | 0.3425 | 342.5 | 8.26 | 0.52 | 16.13 |
| 约公元前 206 年—公元 25 年 | 西汉 | | | | | | | | |
| 公元 25—220 年 | 东汉 | | 0.6912 | 23.04 | 0.198 | 198.1 | | | |
| 公元 220—265 年 | 魏 | | 0.7236 | 24.12 | | | 7.13 | 0.45 | 13.92 |
| 公元 265—420 年 | 晋 | 西晋 | 0.7236 | 24.12 | 0.2023 | 202.3 | | | |
| | | 东晋 | 0.7335 | 24.45 | | | | | |
| 公元 420—589 年 | 南朝 | 南宋南齐梁 | 0.7353 | 24.51 | 0.2972 | 297.2 | 10.69 | 0.67 | 20.88 |
| | | 陈 | | | 0.198 | 198.1 | 7.13 | 0.45 | 13.92 |
| 公元 386—581 年 | 北朝 | 北魏 | 0.8853 | 29.51 | | | 7.13 | 0.45 | 13.02 |
| | | 北齐 | 0.899 | 29.97 | 0.3963 | 396.3 | 14.25 | 0.89 | 27.83 |
| | | 北周 | 0.7353 | 24.51 | 0.2105 | 210.5 | 8.02 | 0.50 | 15.66 |
| 公元 581—618 年 | 隋 | （开皇） | 0.8853 | 29.51 | 0.5944 | 594.4 | 21.38 | 1.34 | 41.76 |
| | | （大业） | 0.7065 | 23.55 | 0.1981 | 198.1 | 7.13 | 0.45 | 13.92 |
| 公元 618—907 年 | 唐 | | 0.9330 | 31.10 | 0.5944 | 594.4 | | | |
| 公元 907—960 年 | 五代 | | | | | | | | |
| 公元 960—1279 年 | 宋 | | 0.9216 | 30.72 | 0.6641 | 664.1 | 19.1 | 1.19 | 37.30 |
| 公元 1279—1368 年 | 元 | | | | 0.9488 | 948.8 | | | |
| 公元 1368—1644 年 | 明 | | 0.9330 | 31.10 | 1073.7 | 10.737 | | | |
| 公元 1644—1911 年 | 清 | | 0.9600 | 32.00 | 1035.5 | 10.355 | | | |

注：*为十六进位制

## 二、古方中几种特殊计量单位

在古方中，除了上述计量单位外，还有方寸匕、钱匕、刀圭等，分别列举如下，以供参考。

**1. 方寸匕**　是依古尺正方一寸所制的量器，形状如刀匕。一方寸匕的容量，约等于现代的 2.7ml；其重量，金石药末约为 2g，草木药末约为 1g。

**2. 钱匕**　用汉代的五铢钱币抄取药末以不落力度者称一钱匕，分量比一方寸匕稍小，合一方寸匕的十分之六七。半钱匕者，系用五铢钱的一半面积抄取药末，以不落为度，约为一钱匕的 1/2。钱五匕者，是指药末盖满五铢钱边的"五"字为度，约为一钱匕的 1/4。

**3. 刀圭**　形状像刀头的圭角，端尖锐，中低洼。一刀圭约等于一方寸匕的 1/10。

**4. 字**　古以铜钱抄取药末，钱面共有四字，将药末填去钱面一字之量，即称一字。

**5. 铢**　古代衡制中的重量单位。汉以二十四铢为一两，十六两为一斤。

## 三、公制与市制计量单位的折算

**1. 基本折算**

1 公斤（kg）= 2 市斤 = 1000 克（g）

1 克（g）= 1000 毫克（mg）

**2. 十六进位市制与公制的折算**

1 斤 = 16 两 = 500 克（g）

1 两 = 10 钱 = 31.25 克（g）

1 钱 = 10 分 = 3.125 克（g）

1 分 = 10 厘 = 0.3125 克（g）= 312.5 毫克（mg）

1 厘 = 10 毫 = 0.03125 克（g）= 31.25 毫克（mg）

**3. 十进位市制与公制的折算**

1 斤 = 10 两 = 500 克（g）

1 两 = 10 钱 = 50 克（g）

1 钱 = 10 分 = 5 克（g）

1 分 = 10 厘 = 0.5 克（g）= 500 毫克（mg）

1 厘 = 10 毫 = 0.05 克（g）= 50 毫克（mg）

# 附录十三　小儿及老年人剂量计算法

## 一、按年龄计算法

使用时尚需根据个体发育、营养、体重等酌情定出剂量

| 年龄 | 剂量 | 年龄 | 剂量 |
|---|---|---|---|
| 60 岁以上者 | 3/4 成人剂量 | 2~4 岁 | 1/6~1/4 成人剂量 |
| 14~18 岁 | 3/4 成人剂量 | 1~2 岁 | 1/8~1/6 成人剂量 |
| 11~14 岁 | 1/2~2/3 成人剂量 | 6 个月~1 岁 | 1/12~1/8 成人剂量 |
| 7~11 岁 | 1/3~1/2 成人剂量 | 1~6 个月 | 1/24~1/12 成人剂量 |
| 4~7 岁 | 1/4~1/3 成人剂量 | 初生~1 个月 | 1/24 成人剂量 |

## 二、按体重（kg）计算法

先由年龄估计体重，再计算剂量。

1～6 个月婴儿体重（kg）＝月龄×0.6＋3

7～12 个月婴儿体重（kg）＝月龄×0.5＋3

1 周岁以上儿童体重（kg）＝年龄×2＋8

婴幼儿剂量＝估计体重（kg）×成人剂量/60（成人平均体重）

### 三、按体表面积计算法

本法既适用于儿童又适用于成人，且计算准确，但较烦琐。

体表面积（m²）可按体重推算：

| 体重（kg） | 2 | 3.3 | 5 | 8 | 10 | 15 | 20 | 30 | 40 | 50 | 60 | 70 |
|---|---|---|---|---|---|---|---|---|---|---|---|---|
| 体表面积（m²） | 0.15 | 0.2 | 0.25 | 0.35 | 0.45 | 0.6 | 0.8 | 1.05 | 1.3 | 1.5 | 1.65 | 1.75 |

$$体表面积（m^2）= \sqrt[3]{体重（kg）^2 * 0.1}$$

$$小儿剂量 = 成人剂量 \times \frac{小儿体表面积（m^2）}{1.65（成人60kg体表面积）}$$

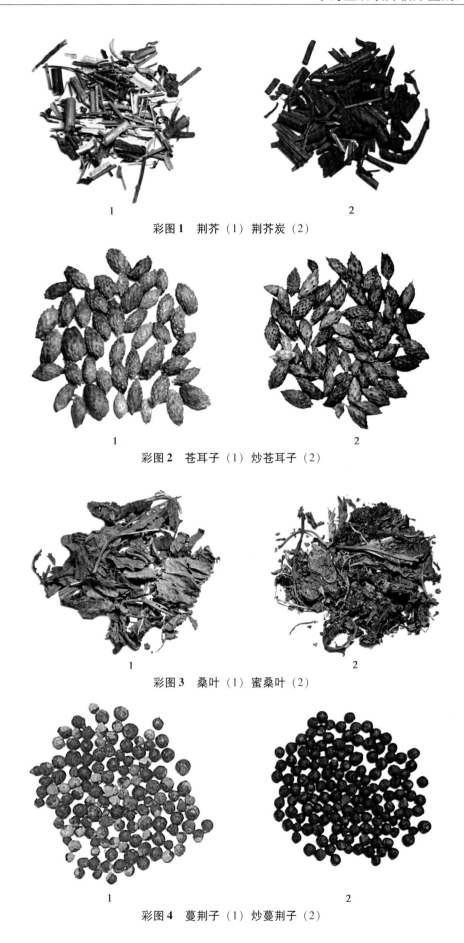

彩图 1　荆芥（1）荆芥炭（2）

彩图 2　苍耳子（1）炒苍耳子（2）

彩图 3　桑叶（1）蜜桑叶（2）

彩图 4　蔓荆子（1）炒蔓荆子（2）

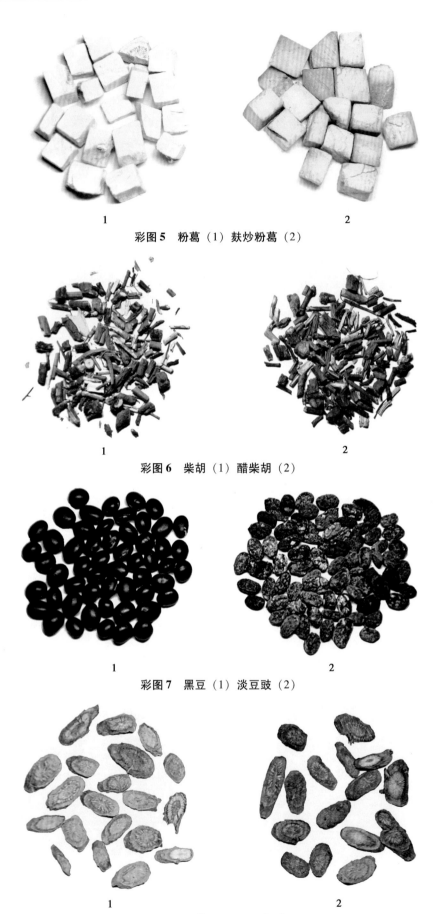

1                                                      2

彩图5　粉葛（1）麸炒粉葛（2）

1                                                      2

彩图6　柴胡（1）醋柴胡（2）

1                                                      2

彩图7　黑豆（1）淡豆豉（2）

1                                                      2

彩图8　黄芩（1）酒黄芩（2）

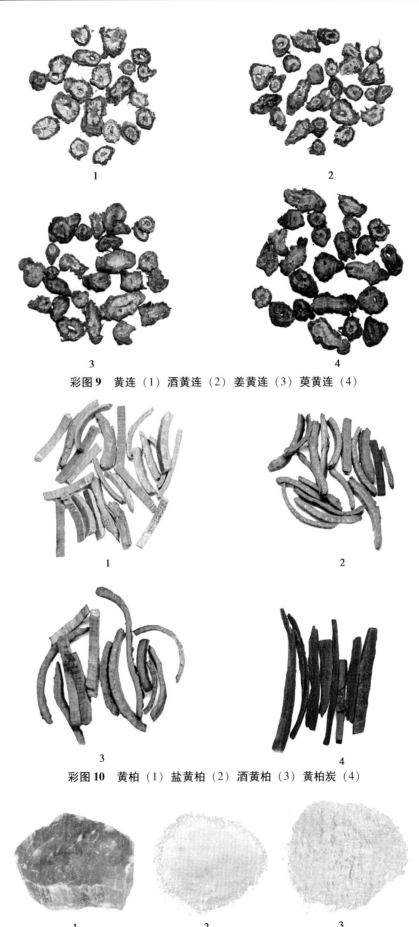

彩图9　黄连（1）酒黄连（2）姜黄连（3）萸黄连（4）

彩图10　黄柏（1）盐黄柏（2）酒黄柏（3）黄柏炭（4）

彩图11　石膏（1）生石膏（2）煅石膏（3）

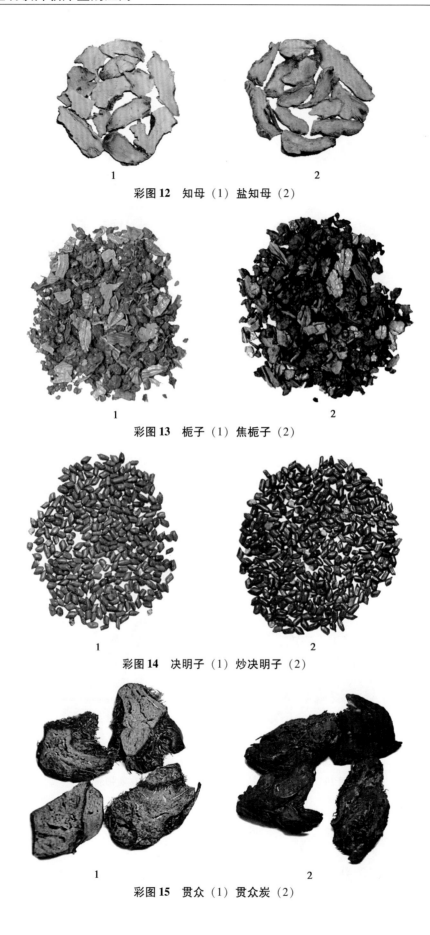

彩图 12　知母（1）盐知母（2）

彩图 13　栀子（1）焦栀子（2）

彩图 14　决明子（1）炒决明子（2）

彩图 15　贯众（1）贯众炭（2）

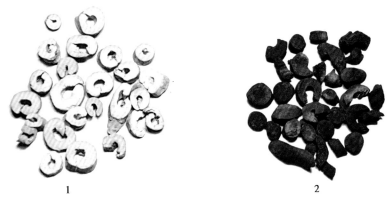

彩图 **16**　丹皮（1）丹皮炭（2）

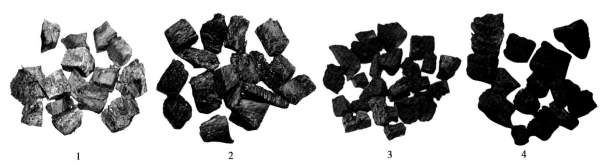

彩图 **17**　大黄（1）酒大黄（2）熟大黄（3）大黄炭（4）

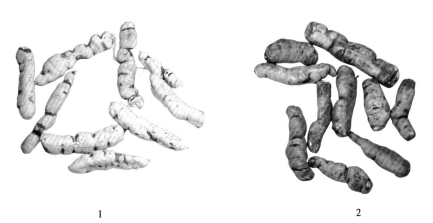

彩图 **18**　甘遂（1）醋甘遂（2）

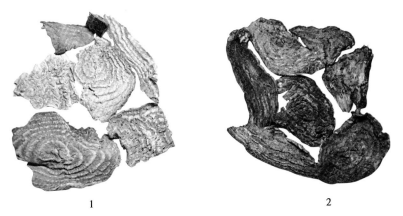

彩图 **19**　商陆（1）醋商陆（2）

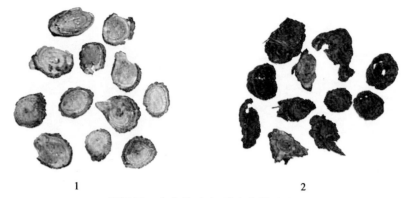

彩图 20 京大戟（1） 醋京大戟（2）

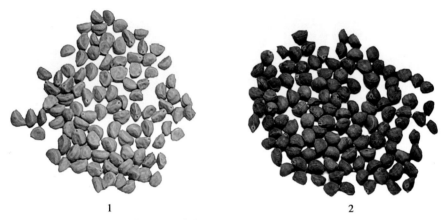

彩图 21 牵牛子（1） 炒牵牛子（2）

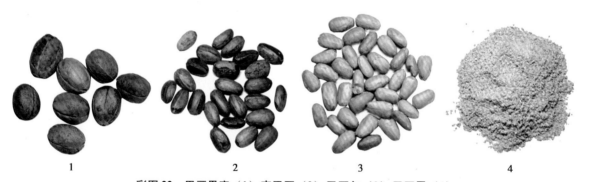

彩图 22 巴豆果实（1） 壳巴豆（2） 巴豆仁（3） 巴豆霜（4）

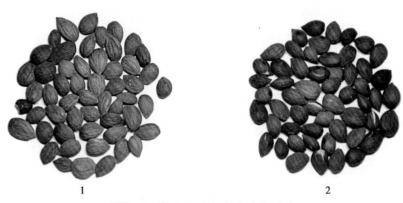

彩图 23 郁李仁（1） 炒郁李仁（2）

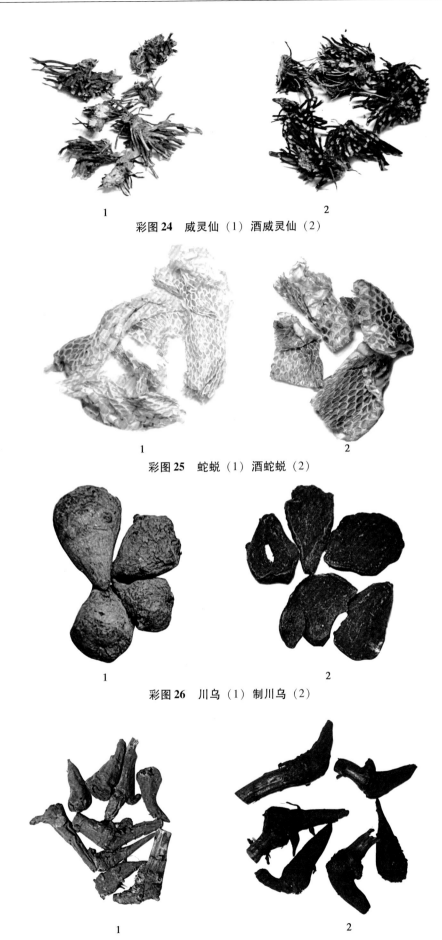

1      2

彩图 24　威灵仙（1）酒威灵仙（2）

1      2

彩图 25　蛇蜕（1）酒蛇蜕（2）

1      2

彩图 26　川乌（1）制川乌（2）

1      2

彩图 27　草乌（1）制草乌（2）

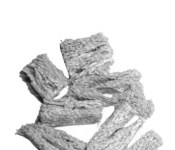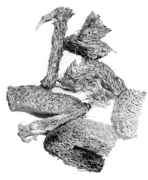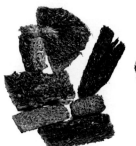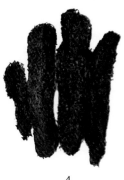

1       2       3       4

彩图 28 丝瓜络（1）炒丝瓜络（2）炒丝瓜络炭（3）煅丝瓜络炭（4）

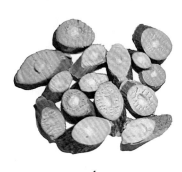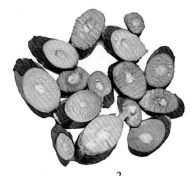

1       2

彩图 29 桑枝（1）炒桑枝（2）

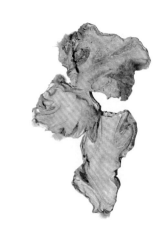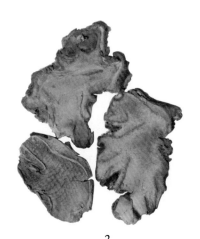

1       2

彩图 30 狗脊（1）砂烫狗脊（2）

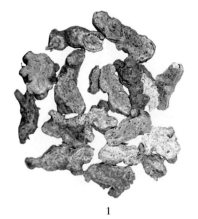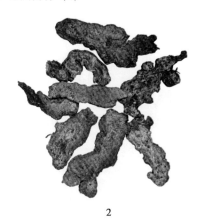

1       2

彩图 31 苍术（1）麸炒苍术（2）

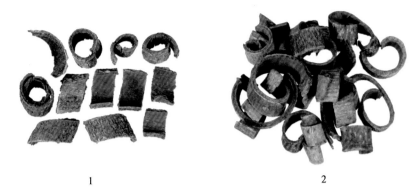

1　　　　　　　　　　　2

彩图 32　厚朴（1）姜厚朴（2）

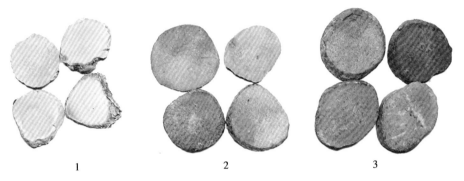

1　　　　　　　　2　　　　　　　　3

彩图 33　泽泻（1）盐泽泻（2）麸炒泽泻（3）

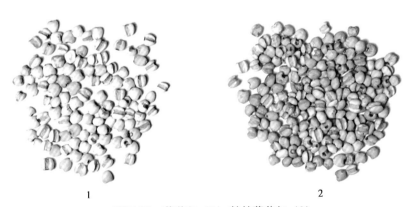

1　　　　　　　　　　　2

彩图 34　薏苡仁（1）麸炒薏苡仁（2）

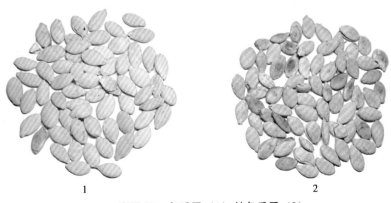

1　　　　　　　　　　　2

彩图 35　冬瓜子（1）炒冬瓜子（2）

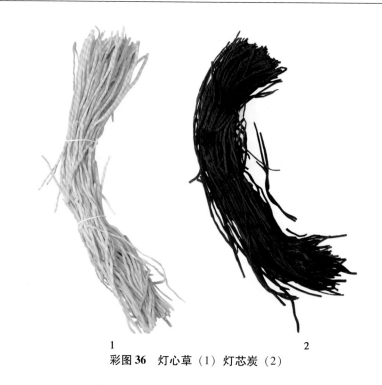

1                                    2

彩图 36  灯心草（1）灯芯炭（2）

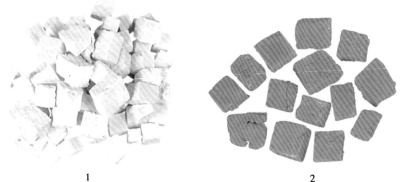

1                                    2

彩图 37  茯苓（1）朱砂茯苓（2）

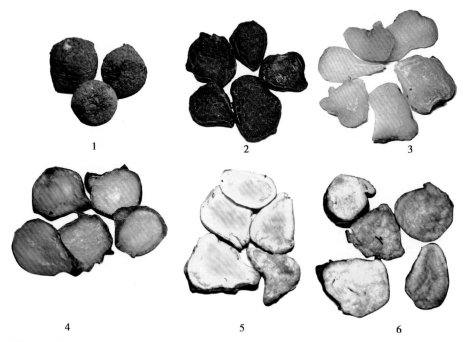

1                    2                    3

4                    5                    6

彩图 38  盐附子（1）淡附片（2）白附片（3）黑顺片（4）炮白附片（5）炮黑顺片（6）

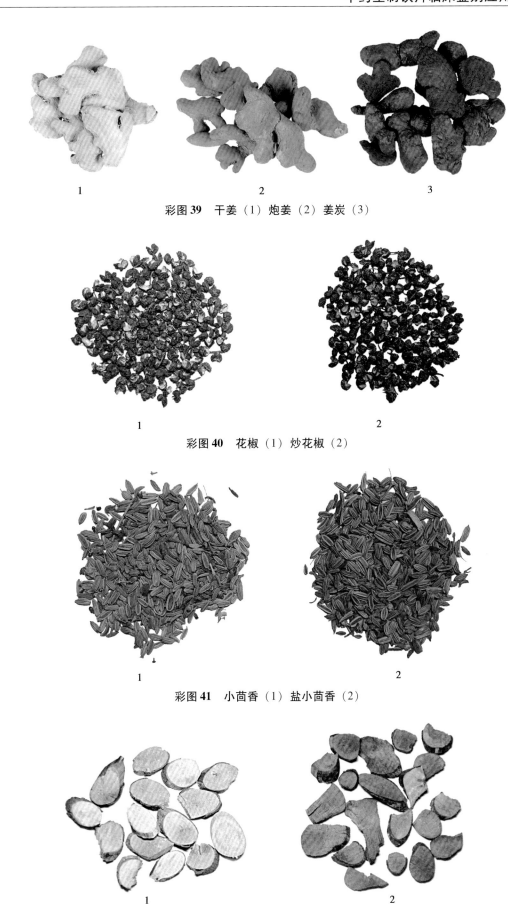

彩图 39　干姜（1）炮姜（2）姜炭（3）

彩图 40　花椒（1）炒花椒（2）

彩图 41　小茴香（1）盐小茴香（2）

彩图 42　乌药（1）炒乌药（2）

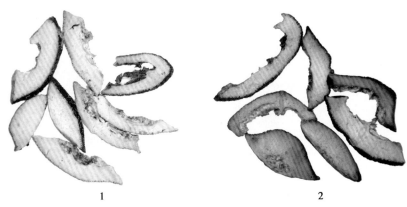

彩图43 枳壳（1）麸炒枳壳（2）

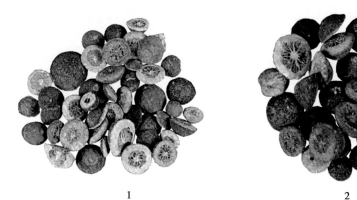

彩图44 枳实（1）麸炒枳实（2）

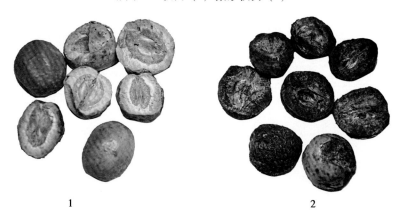

彩图45 川楝子（1）炒川楝子（2）

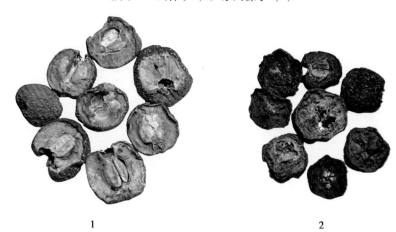

彩图46 山楂（1）焦山楂（2）

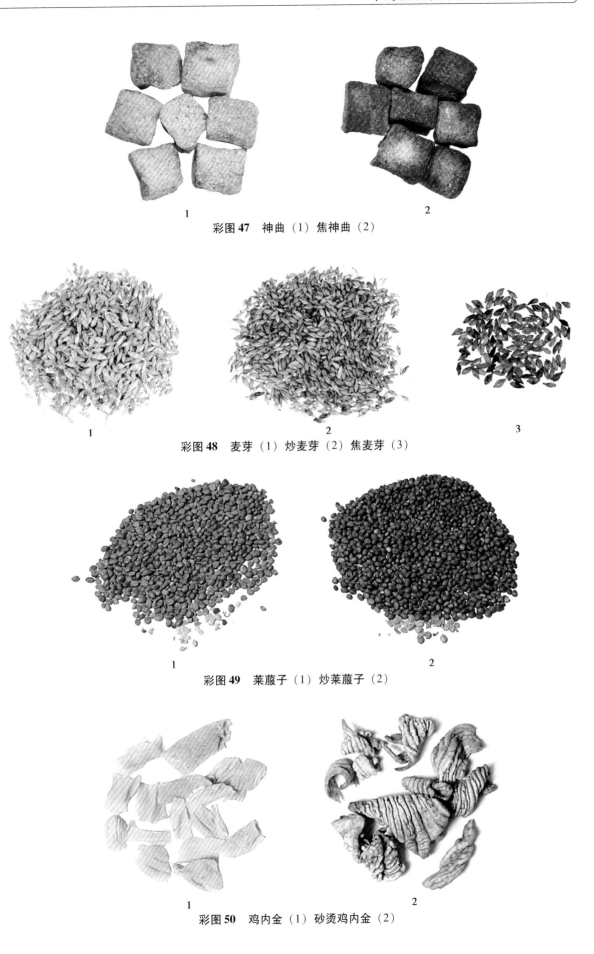

彩图 47　神曲（1）焦神曲（2）

彩图 48　麦芽（1）炒麦芽（2）焦麦芽（3）

彩图 49　莱菔子（1）炒莱菔子（2）

彩图 50　鸡内金（1）砂烫鸡内金（2）

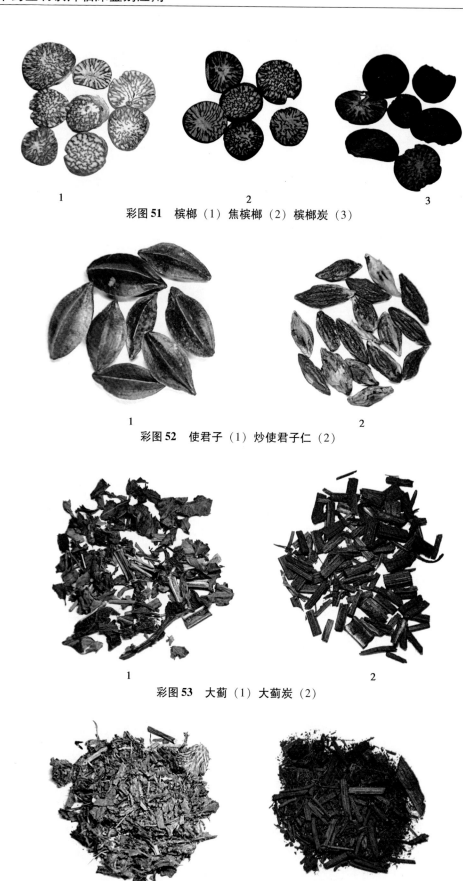

彩图 **51** 槟榔（1）焦槟榔（2）槟榔炭（3）

彩图 **52** 使君子（1）炒使君子仁（2）

彩图 **53** 大蓟（1）大蓟炭（2）

彩图 **54** 小蓟（1）小蓟炭（2）

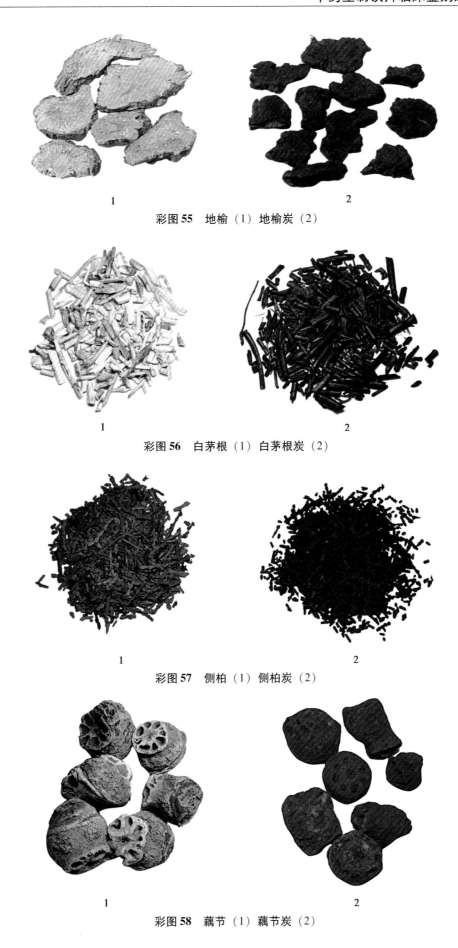

彩图 55 地榆（1）地榆炭（2）

彩图 56 白茅根（1）白茅根炭（2）

彩图 57 侧柏（1）侧柏炭（2）

彩图 58 藕节（1）藕节炭（2）

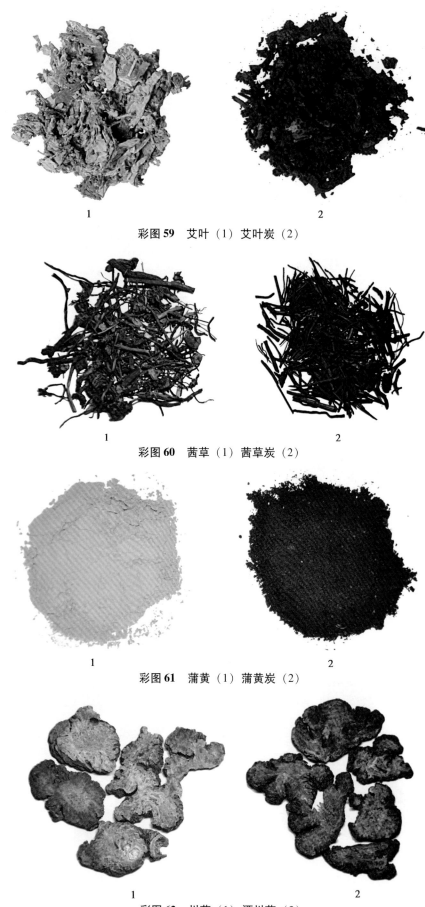

彩图 59　艾叶（1）艾叶炭（2）

彩图 60　茜草（1）茜草炭（2）

彩图 61　蒲黄（1）蒲黄炭（2）

彩图 62　川芎（1）酒川芎（2）

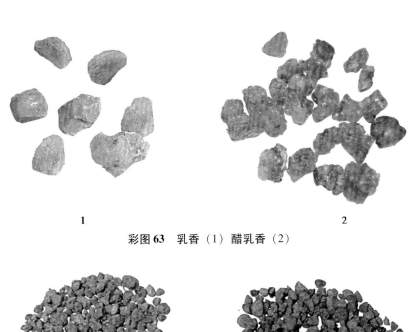

彩图 **63**　乳香（1）醋乳香（2）

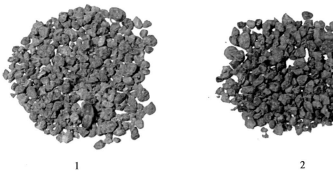

彩图 **64**　延胡索（1）醋延胡索（2）

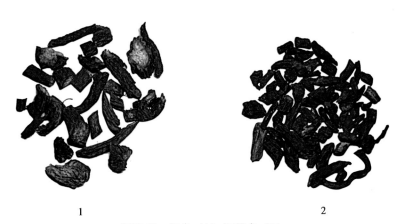

彩图 **65**　丹参（1）酒丹参（2）

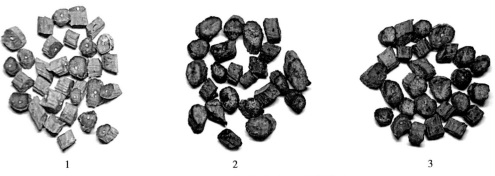

彩图 **66**　牛膝（1）酒牛膝（2）盐牛膝（3）

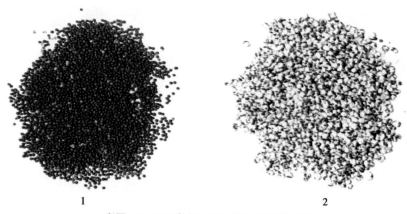

彩图 67　王不留行（1）炒王不留行（2）

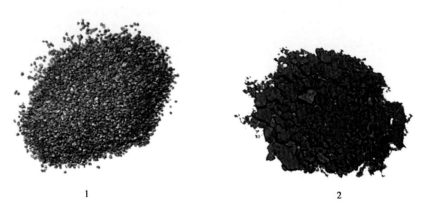

彩图 68　自然铜（1）煅自燃铜（2）

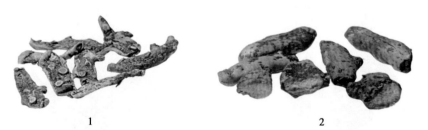

彩图 69　骨碎补（1）砂烫骨碎补（2）

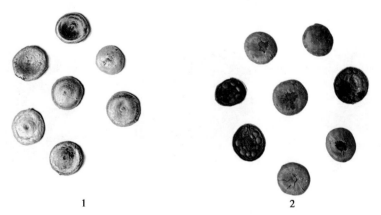

彩图 70　马钱子（1）烫马钱子（2）

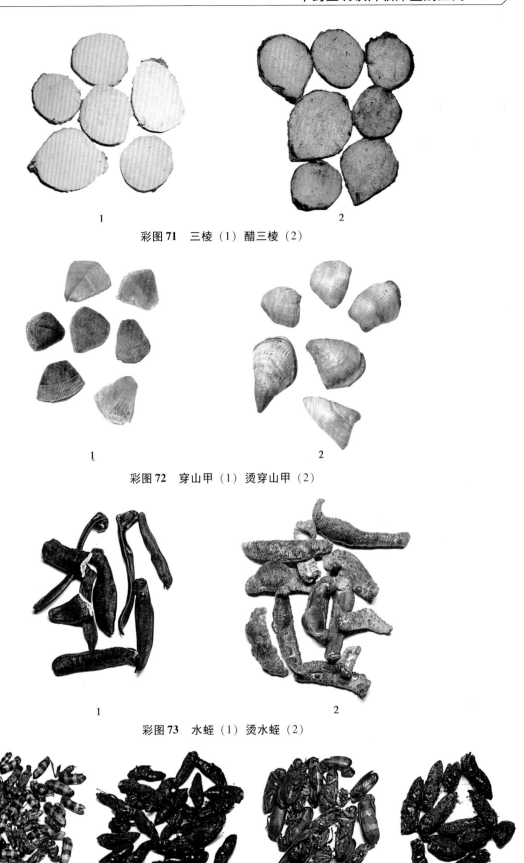

彩图 **71**　三棱（1）醋三棱（2）

彩图 **72**　穿山甲（1）烫穿山甲（2）

彩图 **73**　水蛭（1）烫水蛭（2）

彩图 **74**　黄黑小斑蝥（1）米炒黄黑小斑蝥（2）南方大斑蝥（3）米炒南方大斑蝥（4）

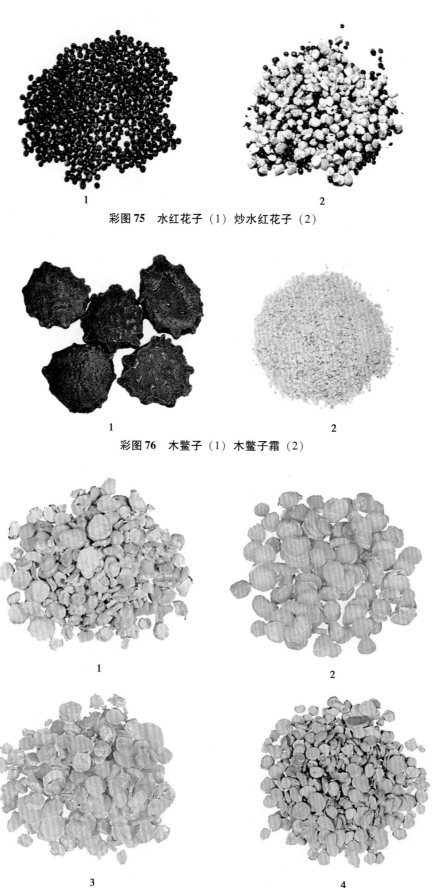

彩图75 水红花子（1）炒水红花子（2）

彩图76 木鳖子（1）木鳖子霜（2）

彩图77 半夏（1）清半夏（2）姜半夏（3）法半夏（4）

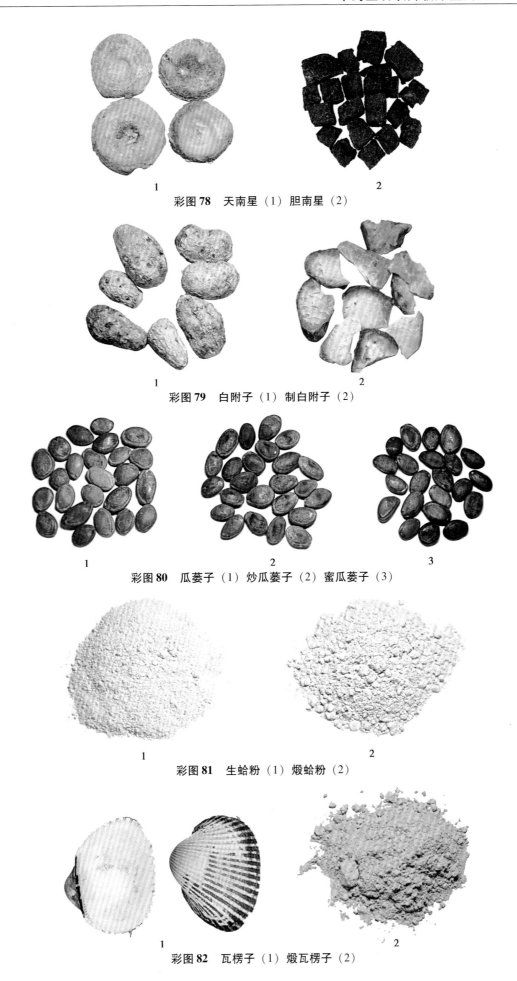

彩图 78　天南星（1）胆南星（2）

彩图 79　白附子（1）制白附子（2）

彩图 80　瓜蒌子（1）炒瓜蒌子（2）蜜瓜蒌子（3）

彩图 81　生蛤粉（1）煅蛤粉（2）

彩图 82　瓦楞子（1）煅瓦楞子（2）

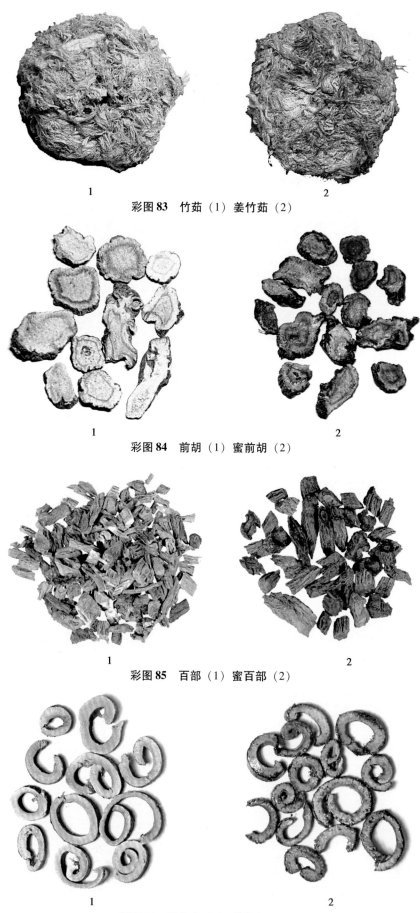

彩图 83　竹茹（1）姜竹茹（2）

彩图 84　前胡（1）蜜前胡（2）

彩图 85　百部（1）蜜百部（2）

彩图 86　桑白皮（1）炙桑白皮（2）

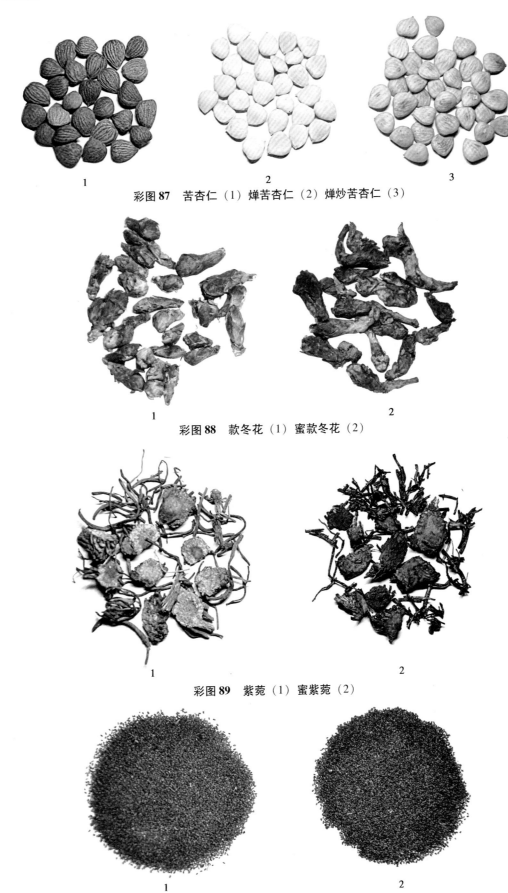

彩图 **87**　苦杏仁（1）燀苦杏仁（2）燀炒苦杏仁（3）

彩图 **88**　款冬花（1）蜜款冬花（2）

彩图 **89**　紫菀（1）蜜紫菀（2）

彩图 **90**　葶苈子（1）炒葶苈子（2）

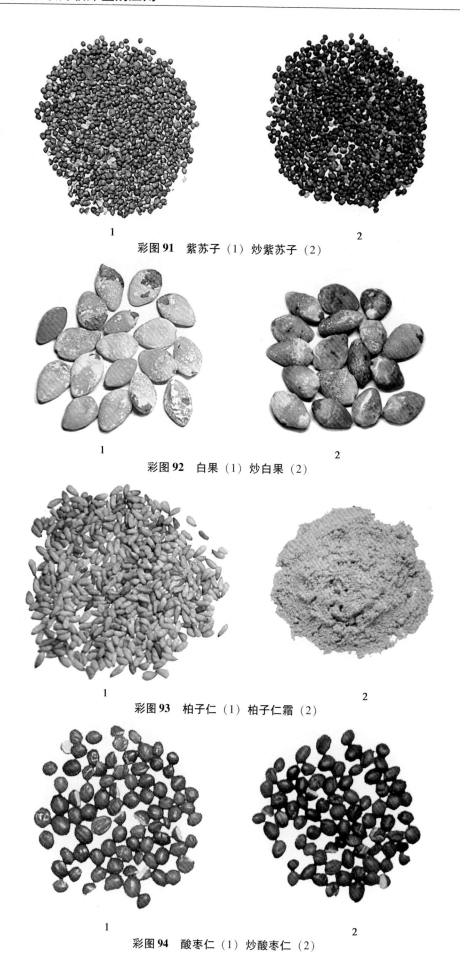

彩图 91　紫苏子（1）炒紫苏子（2）

彩图 92　白果（1）炒白果（2）

彩图 93　柏子仁（1）柏子仁霜（2）

彩图 94　酸枣仁（1）炒酸枣仁（2）

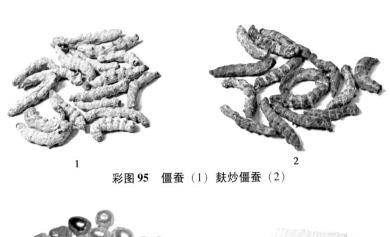

彩图 95　僵蚕（1）麸炒僵蚕（2）

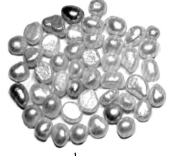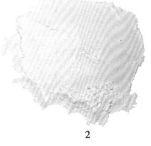

彩图 96　珍珠（1）水飞珍珠（2）

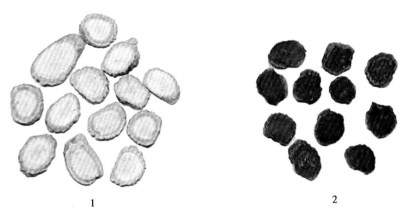

彩图 97　生晒参（1）红参（2）

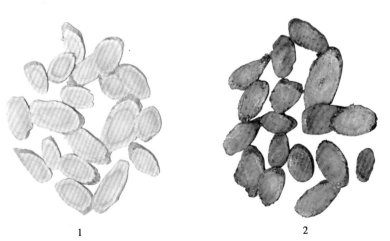

彩图 98　黄芪（1）蜜黄芪（2）

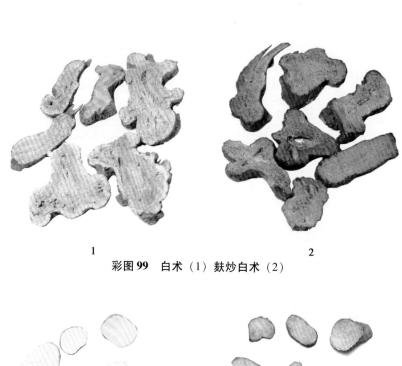

彩图 99  白术（1）麸炒白术（2）

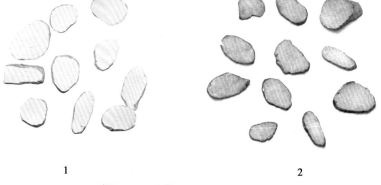

彩图 100  山药（1）麸炒山药（2）

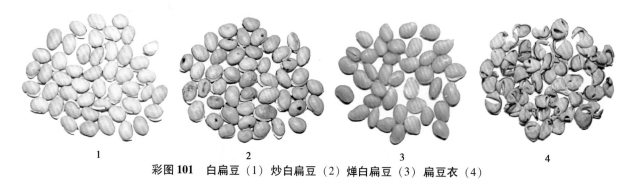

彩图 101  白扁豆（1）炒白扁豆（2）煇白扁豆（3）扁豆衣（4）

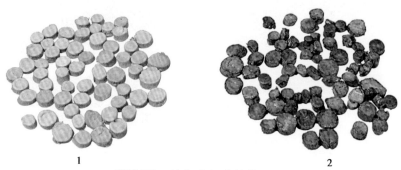

彩图 102  甘草（1）蜜甘草（2）

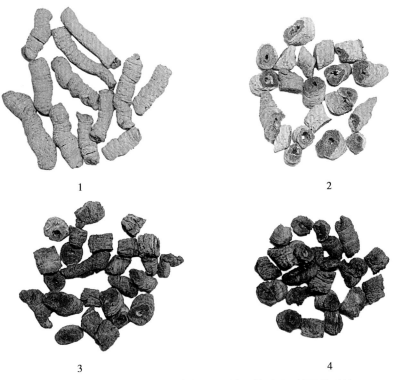

1　　　　　　　　　　　2

3　　　　　　　　　　　4

彩图 103　生巴戟（1）巴戟肉（2）盐巴戟（3）制巴戟（4）

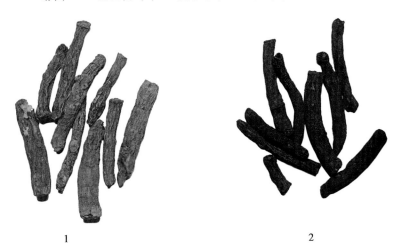

1　　　　　　　　　　　2

彩图 104　仙茅（1）酒仙茅（2）

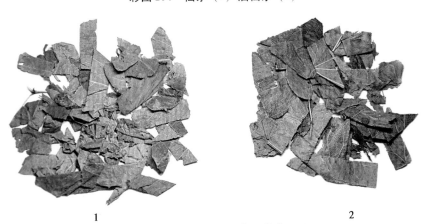

1　　　　　　　　　　　2

彩图 105　淫羊藿（1）炙淫羊藿（2）

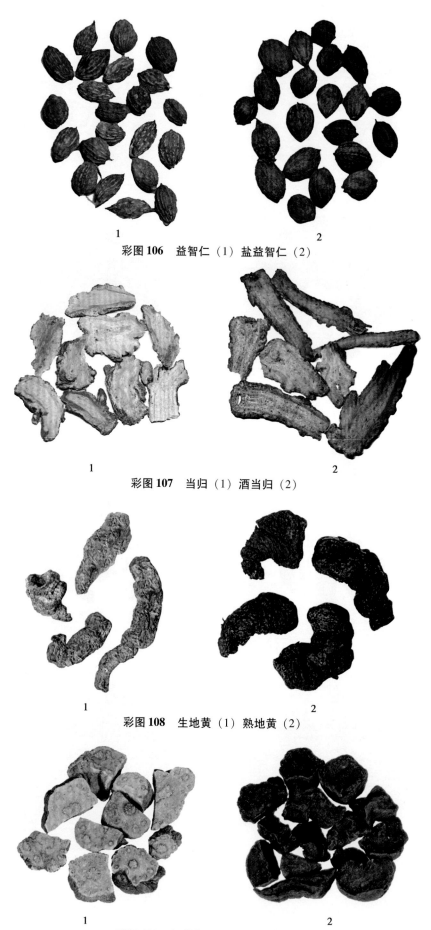

彩图 106 益智仁（1）盐益智仁（2）

彩图 107 当归（1）酒当归（2）

彩图 108 生地黄（1）熟地黄（2）

彩图 109 何首乌（1）制何首乌（2）

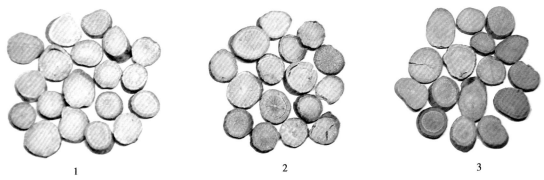

彩图 110　白芍（1）　炒白芍（2）　土炒白芍（3）

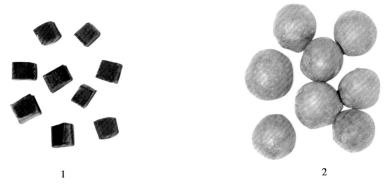

彩图 111　阿胶丁（1）　阿胶珠（2）

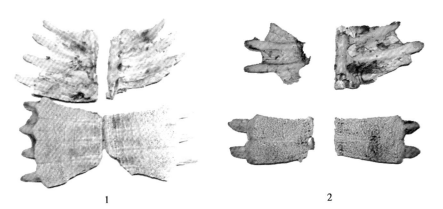

彩图 112　鳖甲（1）　烫鳖甲（2）

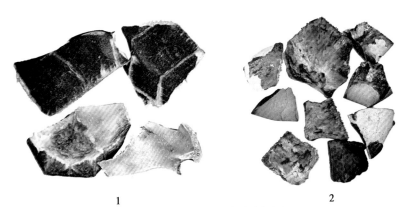

彩图 113　龟板（1）　烫龟板（2）

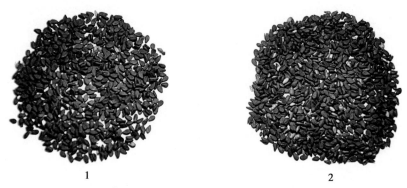

彩图 114　黑芝麻（1）炒黑芝麻（2）

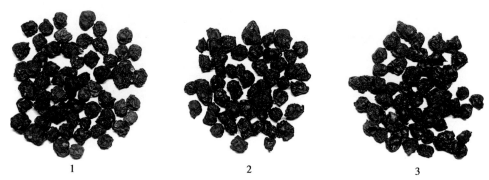

彩图 115　五味子（1）醋五味子（2）酒五味子（3）

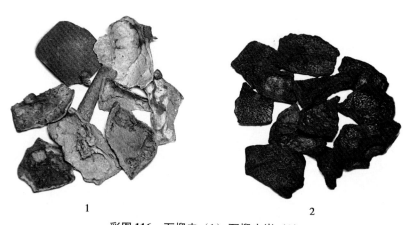

彩图 116　石榴皮（1）石榴皮炭（2）

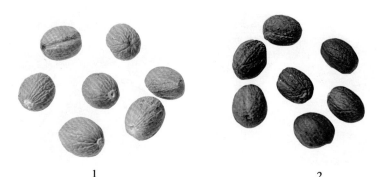

彩图 117　肉豆蔻（1）麸煨肉豆蔻（2）

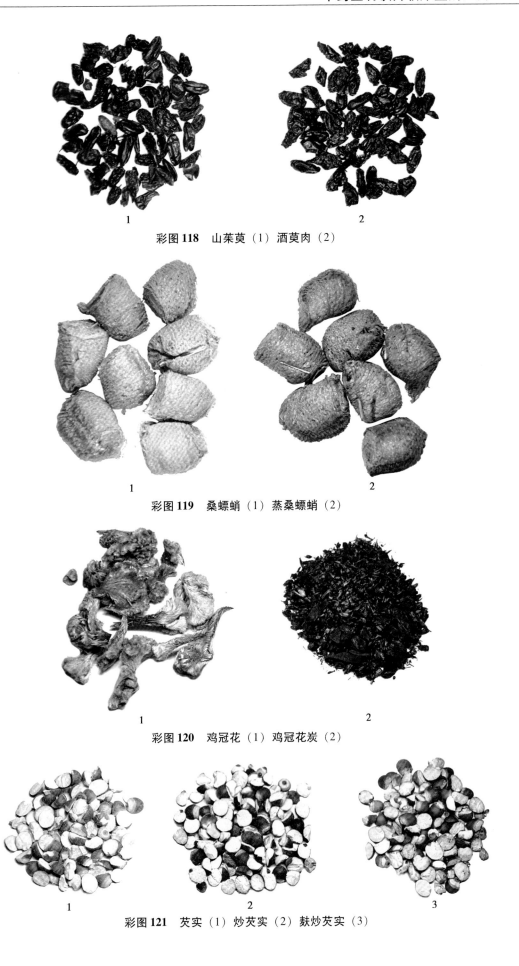

彩图 118　山茱萸（1）酒萸肉（2）

彩图 119　桑螵蛸（1）蒸桑螵蛸（2）

彩图 120　鸡冠花（1）鸡冠花炭（2）

彩图 121　芡实（1）炒芡实（2）麸炒芡实（3）

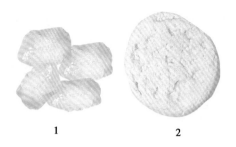

彩图 **122** 明矾（1）煅明矾（2）

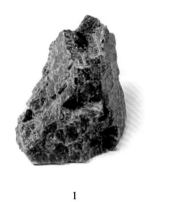

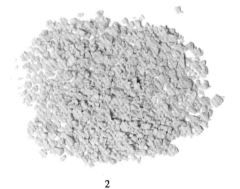

彩图 **123** 硇砂（1）醋硇砂（2）

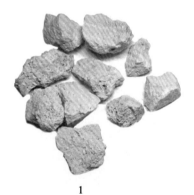

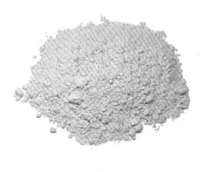

彩图 **124** 炉甘石（1）煅炉甘石（2）

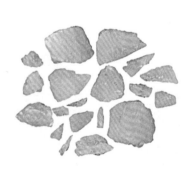

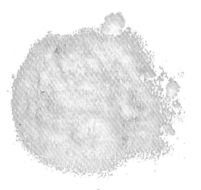

彩图 **125** 硼砂（1）煅硼砂（2）